肿瘤相关神经系统并发症

Neurological Complications of Systemic Cancer and Antineoplastic Therapy

第 2 版

主编

Herbert B. Newton

Mark G. Malkin

主译

万经海　王晓光

人民卫生出版社

·北 京·

图书在版编目（CIP）数据

肿瘤相关神经系统并发症/（美）赫伯特·B. 牛顿
（Herbert B. Newton），（美）马克·G. 马尔金
（Mark G. Malkin）主编；万经海，王晓光主译. —北
京：人民卫生出版社，2023.5
ISBN 978-7-117-34747-1

Ⅰ.①肿⋯ Ⅱ.①赫⋯②马⋯③万⋯④王⋯ Ⅲ.
①肿瘤-并发症-诊疗②神经系统疾病-诊疗 Ⅳ.
①R730.6②R741

中国国家版本馆 CIP 数据核字（2023）第 069502 号

| 人卫智网 | www.ipmph.com | 医学教育、学术、考试、健康，购书智慧智能综合服务平台 |
| 人卫官网 | www.pmph.com | 人卫官方资讯发布平台 |

图字:01-2022-5205 号

肿瘤相关神经系统并发症

Zhongliu Xiangguan Shenjing Xitong Bingfazheng

主　　译：万经海　王晓光
出版发行：人民卫生出版社（中继线 010-59780011）
地　　址：北京市朝阳区潘家园南里 19 号
邮　　编：100021
E - mail：pmph @ pmph.com
购书热线：010-59787592　010-59787584　010-65264830
印　　刷：北京盛通印刷股份有限公司
经　　销：新华书店
开　　本：889×1194　1/16　印张：32
字　　数：1306 千字
版　　次：2023 年 5 月第 1 版
印　　次：2023 年 5 月第 1 次印刷
标准书号：ISBN 978-7-117-34747-1
定　　价：328.00 元

打击盗版举报电话：010-59787491　E-mail：WQ @ pmph.com
质量问题联系电话：010-59787234　E-mail：zhiliang @ pmph.com
数字融合服务电话：4001118166　E-mail：zengzhi @ pmph.com

肿瘤相关神经系统并发症

Neurological Complications of Systemic Cancer and Antineoplastic Therapy

第 2 版

主编

Herbert B. Newton, MD, FAAN
美国奥兰多神经肿瘤中心

Mark G. Malkin, MD, FRCPC, FAAN
美国 Massey 癌症中心神经肿瘤中心

主译

万经海
中国医学科学院肿瘤医院

王晓光
天津医科大学肿瘤医院

人民卫生出版社
·北京·

注　意

本书涉及领域的知识和实践标准在不断变化。新的研究和经验拓展我们的理解,因此须对研究方法、专业实践或医疗方法作出调整。从业者和研究人员必须始终依靠自身经验和知识来评估和使用本书中提到的所有信息、方法、化合物或本书中描述的实验。在使用这些信息或方法时,他们应注意自身和他人的安全,包括注意他们负有专业责任的当事人的安全。在法律允许的最大范围内,爱思唯尔、译文的原文作者、原文编辑及原文内容提供者均不对因产品责任、疏忽或其他人身或财产伤害及/或损失承担责任,亦不对由于使用或操作文中提到的方法、产品、说明或思想而导致的人身或财产伤害及/或损失承担责任。

主 译 简 介

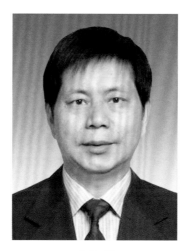

万经海

中国医学科学院肿瘤医院神经外科主任,博士生导师。中国抗癌协会肿瘤神经病学专业委员会主任委员,中国临床肿瘤学会神经肿瘤专家委员会副主任委员,北京肿瘤学会神经肿瘤专业委员会候任主任委员。擅长各种颅脑颅底肿瘤、脊髓肿瘤的微创外科治疗。主编大型专著《脑膜瘤》《颅底肿瘤外科学》。承担国家自然科学基金等各级课题 20 项,发表 SCI 和核心期刊论文 100 余篇。

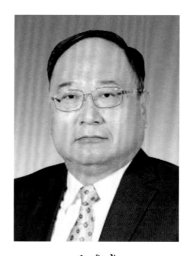

王晓光

天津医科大学肿瘤医院神经肿瘤科主任,主任医师,天津市抗癌协会神经肿瘤专业委员会候任主任委员,中国抗癌协会肿瘤神经病学专业委员会副主任委员,中国抗癌协会神经肿瘤专委会、脑胶质瘤专委会、北京肿瘤学会神经肿瘤专委会及中国医学会同行评议委员会神经肿瘤委员会常委,中国医师协会第二届脑胶质瘤专业委员会委员。获天津市科技进步奖 2 项。参写专著 8 部,发表论文 50 余篇,SCI 12 篇。

译 者 名 单

译 者（按姓氏笔画排序）

万大海	山西医科大学第一医院
王　嵩	天津市第一中心医院
王小营	北京电力医院
王子聿	福建医科大学研究生院
王成伟	山东大学第二医院
王明昭	中国医学科学院肿瘤医院
王根柱	北京电力医院
王晓光	天津医科大学肿瘤医院
仇文进	贵州医科大学附属医院
卢　鑫	江西省肿瘤医院
田　申	中国医学科学院肿瘤医院
邢百倩	北京电力医院
华　磊	徐州医科大学附属医院
刘　珉	同济大学附属东方医院(上海市东方医院)
刘　群	天津市肿瘤医院
刘雨桃	中国医学科学院肿瘤医院
刘荣举	河北医科大学第四医院
刘晓民	天津市环湖医院
寻志坤	北京电力医院
孙　强	北京电力医院
孙军委	中国医学科学院肿瘤医院深圳医院
孙晓祎	中国医学科学院肿瘤医院深圳医院
严东明	海南医学院第一附属医院
李少一	中国医科大学附属盛京医院
李文辉	青海大学附属医院
李东海	江西省肿瘤医院
李守巍	首都医科大学三博脑科医院
李晓晶	北京电力医院
李臻琰	中南大学湘雅医院
杨　堃	海南医学院第一附属医院
杨远达	山西医科大学第一附属医院
肖　瑾	安徽医科大学第一附属医院
佟　静	河北医科大学第四医院
张　烨	中国医学科学院肿瘤医院
张瑞剑	内蒙古自治区人民医院
陈　彤	中国医学科学院肿瘤医院
陈世文	上海市第六人民医院
欧　丹	复旦大学附属肿瘤医院
季　晶	江苏省人民医院
周开甲	福建省肿瘤医院
赵　兵	安徽医科大学第二附属医院
钟春龙	同济大学附属东方医院(上海市东方医院)
段厚州	山西医科大学第一附属医院
原明璐	北京电力医院
顾英豪	淄博市中心医院
高贯涛	河北医科大学第四医院
郭建忠	山西省人民医院
尉辉杰	天津医科大学总医院
蒋　磊	海军军医大学第二附属医院(上海长征医院)
程怀东	安徽医科大学第二附属医院
蒲　军	昆明医科大学第二附属医院
阚志生	中国医学科学院肿瘤医院深圳医院
谭　可	首都医科大学附属北京朝阳医院

审校者（按姓氏笔画排序）

万经海	中国医学科学院肿瘤医院
王洪亮	安徽医科大学第二附属医院
王崧权	山西医科大学第二附属医院
计　晓	安徽医科大学第四附属医院
左赋兴	中国医学科学院肿瘤医院
田　申	中国医学科学院肿瘤医院
出良钊	贵州医科大学附属医院
刘　奇	中国医学科学院肿瘤医院
刘昂斯	中国医学科学院肿瘤医院
李忠东	北京电力医院
李建峰	河北医科大学第四医院
肖　瑾	安徽医科大学第一附属医院
何　洁	安徽医科大学第二附属医院
何永昌	中国医学科学院肿瘤医院河北医院
张　晋	首都医科大学附属北京天坛医院
张　烨	中国医学科学院肿瘤医院
武孝刚	中国人民解放军联勤保障部队第九〇一医院
孟肖利	中国医学科学院肿瘤医院
钱海鹏	中国医学科学院肿瘤医院
高志波	安徽医科大学附属阜阳医院
惠　珂	中国医学科学院肿瘤医院
蔡洪庆	中国医学科学院肿瘤医院
阚志生	中国医学科学院肿瘤医院深圳医院
戴晓芳	华中科技大学同济医学院附属协和医院

主 编 简 介

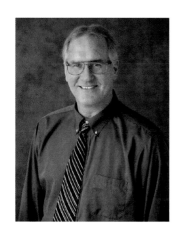

Herbert B. Newton

Newton 博士毕业于美国纽约州立大学布法罗分校，获心理学学位，后在 Roswell 公园癌症研究所获癌症化疗和药理学硕士学位。1984 年于纽约州立大学布法罗分校医学院毕业并在医院大内科完成实习后，赴密歇根州安娜堡密歇根医学中心接受神经内科专科培训。在纪念斯隆-凯特琳癌症中心神经肿瘤科完成访问学习后，Newton 博士加入俄亥俄州立大学医学中心/詹姆斯肿瘤医院神经内科学系并创建了神经肿瘤亚专科。2003 年，Newton 博士被授予神经内科终身教授和 Esther Dardinger 基金会神经肿瘤分委会主席。Newton 博士在临床神经肿瘤、化学治疗、分子生物学以及临床试验方面颇有建树。2015 年从俄亥俄州立大学医学中心退休后担任奥兰多神经肿瘤中心主任，中枢神经系统肿瘤计划/癌症安宁健康研究所/安宁健康奥兰多学院和安宁健康医疗组主任。Newton 博士发表科学论文及论著文章多达 220 篇，并担任 10 部神经病学和神经肿瘤领域教科书的主编和共同主编。

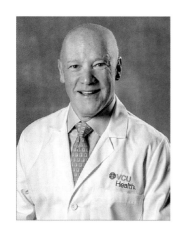

Mark G. Malkin

Malkin 博士现任美国 Massey 癌症中心神经肿瘤中心主任，弗吉尼亚州立大学医学院神经内科神经肿瘤中心主任，William G. Reynolds, Jr. 基金会神经肿瘤分委会主席，神经内科教授。在担任威斯康星医学院 Froedtert 医疗中心神经内科教授、神经肿瘤中心主任之前，Malkin 博士在纪念斯隆-凯特琳癌症中心神经肿瘤科获得临床会员资格，并在 Weill Cornell 医学院任神经内科临床副教授。在纪念斯隆-凯特琳癌症中心与 Jerome Posner 博士和 William Shapiro 博士共同接受神经肿瘤专科培训起，Malkin 博士致力于神经肿瘤相关研究超过 33 年，共发表研究论文及论著文章 100 余篇，并担任多部神经肿瘤领域教科书的共同主编。

编 者 名 单

Manmeet S. Ahluwalia Miami Cancer Institute, Baptist Health South Florida, Miami, FL, United States

Yesne Alici Department of Psychiatry and Behavioral Sciences, Memorial Sloan-Kettering Cancer Center, New York, NY, United States

Deborah Allen Nursing Research, Duke University, Durham, NC, United States

Brian M. Andersen Center for Neuro-Oncology, Department of Medical Oncology, Dana-Farber Cancer Institute, Boston, MA, United States

Joachim M. Baehring Departments of Neurology and Neurosurgery, Yale University School of Medicine, New Haven, CT, United States

Onyinye Balogun Department of Radiation Oncology, Weill Cornell Medicine and New York Presbyterian Hospital, New York, NY, United States

Taylor Beal Southern Methodist University, Dallas, TX, United States

Richard Douglas Beegle Department of Neuroradiology, AdventHealth Medical Group Central Florida Division, Orlando, FL, United States

Ankush Bhatia Department of Neurology, The University of Houston Health Science Center at Houston, McGovern Medical School, Houston, TX, United States

Rachel Boutte Department of Psychology, Virginia Commonwealth University, Richmond, VA, United States

Priscilla K. Brastianos Divisions of Neuro-Oncology and Medical Oncology, Departments of Medicine and Neurology, Massachusetts General Hospital, Boston, MA, United States

Julia Brechbeil Department of Psychology, Virginia Commonwealth University, Richmond, VA, United States

William S. Breitbart Department of Psychiatry, Weill Medical College of Cornell University; Department of Psychiatry and Behavioral Sciences, Memorial Sloan-Kettering Cancer Center; Department of Medicine, Pain and Palliative Care Service, Memorial Sloan-Kettering Cancer Center, New York, NY, United States

Toni Cao Department of Neurology, Northwestern University, Chicago, IL, United States

Alan Carver Department of Neuro-Oncology, Memorial Sloan-Kettering Cancer Center, New York, NY, United States

Marc C. Chamberlain Department of Neurology and Neurological Surgery, University of Washington, Fred Hutchinson Cancer Research Center, Seattle Cancer Care Alliance, Seattle, WA, United States

Samuel T. Chao Department of Radiation Oncology, Taussig Cancer Center, Cleveland Clinic, Cleveland, OH, United States

Eloise Chapman-Davis Department of Obstetrics and Gynecology, Division of Gynecologic Oncology, Weill Cornell Medicine and New York Presbyterian Hospital, New York, NY, United States

Zhi-Jian Chen Neuro-Oncology Program at Massey Cancer Center; Neuro-Oncology Division, Department of Neurology, Virginia Commonwealth University School of Medicine, Richmond, VA, United States

Nathan Cherney Department of Medical Oncology, Shaare Zedek Medical Center, Jerusalem, Israel

Ashish Dahal Divisions of Neuro-Oncology and Medical Oncology, Departments of Medicine and Neurology, Massachusetts General Hospital, Boston, MA, United States

Mark A. Damante Department of Neurological Surgery, The Ohio State University Wexner Medical Center, Columbus, OH, United States

Annick Desjardins Neurosurgery, The Preston Robert Tisch Brain Tumor Center at Duke, Durham, NC, United States

Karan S. Dixit Department of Neurology; Lou & Jean Malnati Brain Tumor Institute, Northwestern University, Chicago, IL, United States

Sean Dodson Department of Neuroradiology, AdventHealth Medical Group Central Florida Division, Orlando, FL, United States

J. Bradley Elder Department of Neurological Surgery, The Ohio State University Wexner Medical Center, Columbus, OH, United States

Marc S. Ernstoff Immuno-Oncology Branch, Developmental Therapeutics Program, Division of Cancer Therapy & Diagnosis, National Cancer Institute, Bethesda, MD, United States

Camilo E. Fadul Department of Neurology, Division of Neuro-Oncology, University of Virginia, Charlottesville, VA, United States

Shannon Fortin Ensign Department of Hematology and Oncology, Mayo Clinic, Phoenix, AZ, United States

Ashley Ghiaseddin Department of Neurosurgery, University of Florida, Gainesville, FL, United States

Sarah Goldberg Section of Medical Oncology, Department of Internal Medicine, Yale University School of Medicine, New Haven, CT, United States

David Gritsch Department of Neurology, Mayo Clinic and Mayo Clinic Cancer Center, Phoenix/Scottsdale, AZ, United States

Craig Horbinski Lou & Jean Malnati Brain Tumor Institute; Department of Neurological Surgery; Department of Pathology, Northwestern University, Chicago, IL, United States

Jana Ivanidze Department of Radiology, Divisions of Neuroradiology and Nuclear Medicine, Weill Cornell Medicine and New York Presbyterian Hospital, New York, NY, United States

Larry Junck Department of Neurology, University of Michigan, Ann Arbor, MI, United States

Jeffrey M. Katz Departments of Neurology and Radiology, Donald and Barbara Zucker School of Medicine at

Hofstra/Northwell, Hempstead, NY, United States

Leon D. Kaulen　Department of Neurology, Heidelberg University Hospital, Heidelberg, Germany

Moh'd Khushman　Department of Hematology-Oncology, The University of Alabama at Birmingham, Birmingham, AL, United States

Cassie Kline　Children's Hospital of Philadelphia, Philadelphia, PA, United States

Priya Kumthekar　Department of Neurology; Lou & Jean Malnati Brain Tumor Institute, Northwestern University, Chicago, IL, United States

Mark Kurzrok　Department of Psychiatry and Behavioral Sciences, Memorial Sloan-Kettering Cancer Center, New York, NY, United States

Autumn Lanoye　Department of Health Behavior, Virginia Commonwealth University, Richmond, VA, United States

Juliana Larson　Divisions of Neuro-Oncology and Medical Oncology, Departments of Medicine and Neurology, Massachusetts General Hospital, Boston, MA, United States

Eudocia Q. Lee　Center for Neuro-Oncology, Department of Medical Oncology, Dana-Farber Cancer Institute; Division of Cancer Neurology; Department of Neurology, Brigham and Women's Hospital; Harvard Medical School, Boston, MA, United States

Denise Leung　Department of Neurology, University of Michigan, Ann Arbor, MI, United States

Angela Liou　Children's Hospital of Philadelphia, Philadelphia, PA, United States

Simon S. Lo　Department of Radiation Oncology, University of Washington School of Medicine, Seattle, WA, United States

Ashlee R. Loughan　Department of Neurology, Virginia Commonwealth University, Richmond, VA, United States

Benjamin Lu　Section of Medical Oncology, Department of Internal Medicine, Yale University School of Medicine, New Haven, CT, United States

Rimas V. Lukas　Department of Neurology; Lou & Jean Malnati Brain Tumor Institute, Northwestern University, Chicago, IL, United States

Mark G. Malkin　Neuro-Oncology Program at Massey Cancer Center; Neuro-Oncology Division, Department of Neurology; Neurology and Neurosurgery, William G. Reynolds, Jr. Chair in Neuro-Oncology, Virginia Commonwealth University School of Medicine, Richmond, VA, United States

Jacob Mandel　Department of Neurology, Baylor College of Medicine, Houston, TX, United States

Kaitlyn Melnick　Department of Neurosurgery, University of Florida, Gainesville, FL, United States

Jennifer Moliterno　Department of Neurosurgery, Yale School of Medicine, New Haven, CT, United States

Maciej M. Mrugala　Department of Neurology, Mayo Clinic and Mayo Clinic Cancer Center, Phoenix/Scottsdale, AZ, United States

Sabine Mueller　University of California, San Francisco, San Francisco, CA, United States; University Children's Hospital Zurich, Zurich, Switzerland

Erin S. Murphy　Department of Radiation Oncology, Taussig Cancer Center, Cleveland Clinic, Cleveland, OH, United States

John Vincent Murray, Jr.　Neuroradiology, Radiology, Mayo Clinic, Jacksonville, FL, United States

Herbert B. Newton　Neuro-Oncology Center; CNS Oncology Program, Advent Health Cancer Institute, Advent Health Orlando Campus & Advent Health Medical Group; Neurology, UCF School of Medicine, Orlando, FL; Neurology & Neurosurgery (Retired), Division of Neuro-Oncology, Esther Dardinger Endowed Chair in Neuro-Oncology, James Cancer Hospital & Solove Research Institute, Wexner Medical Center at the Ohio State University, Columbus, OH, United States

Evan K. Noch　Department of Neurology, Division of Neuro-Oncology, Weill Cornell Medicine and New York Presbyterian Hospital, New York, NY, United States

Barbara J. O'Brien　Department of Neuro-Oncology, University of Texas MD Anderson Cancer Center, Houston, TX, United States

Patrick O'Shea　Case Western Reserve Medical School, Cleveland, OH, United States

Eseosa Odigie　Weill Cornell Medicine, New York, NY, United States

Alexander C. Ou　Department of Neuro-Oncology, University of Texas MD Anderson Cancer Center, Houston, TX, United States

Nina A. Paleologos　Department of Neurology, Advocate Medical Group, Advocate Healthcare, Rush University Medical School, Chicago, IL, United States

Susan C. Pannullo　Department of Neurological Surgery, Weill Cornell Medicine and New York Presbyterian Hospital, New York; Department of Biomedical Engineering, Cornell University, Ithaca, NY, United States

Kester A. Phillips　Department of Neurology, The Ben and Catherine Ivy Center for Advanced Brain Tumor Treatment at Swedish Neuroscience Institute, Seattle, WA, United States

Alberto Picca　Service de Neurologie 2—Mazarin, Neurology Department, Pitié-Salpêtrière Hospital, APHP; OncoNeuroTox Group, Center for Patients with Neurological Complications of Oncologic Treatments, Pitié-Salpetriere Hospital, Paris, France

Alyx B. Porter　Department of Neurology, Mayo Clinic, Phoenix, AZ, United States

Amy A. Pruitt　Department of Neurology, University of Pennsylvania School of Medicine, Philadelphia, PA, United States

Dimitri Psimaras　Service de Neurologie 2—Mazarin, Neurology Department, Pitié-Salpêtrière Hospital, APHP; OncoNeuroTox Group, Center for Patients with Neurological Complications of Oncologic Treatments, Pitié-Salpetriere Hospital, Paris, France

Yasmeen Rauf　University of North Carolina, Chapel Hill, NC, United States

Scott Ravyts　Department of Psychology, Virginia Commonwealth University, Richmond, VA, United States

David A. Reardon　Center for Neuro-Oncology, Department of Medical Oncology, Dana-Farber Cancer Institute, Boston, MA, United States

Varalakshmi Ballur Narayana Reddy　Department of Neurology, University of Florida, Gainesville, FL, United States

Morgan Reid　Department of Psychology, Virginia Commonwealth University, Richmond, VA,

United States

Maricruz Rivera   Department of Neurological Surgery, Weill Cornell Medicine and New York Presbyterian Hospital, New York, NY, United States

Anthony Rosenberg   Department of Neurology, Northwestern University, Chicago, IL, United States

Amber Nicole Ruiz   Departments of Neurology, Neurological Surgery and Medicine, University of Washington, Seattle Cancer Care Alliance, Seattle, WA, United States

Magali de Sauvage   Divisions of Neuro-Oncology and Medical Oncology, Departments of Medicine and Neurology, Massachusetts General Hospital, Boston, MA, United States

Shreya Saxena   Miami Cancer Institute, Baptist Health South Florida, Miami, FL, United States

David Schiff   Division of Neuro-Oncology, University of Virginia Health System, Charlottesville, VA, United States

David Shin   Department of Neurosurgery, University of Florida, Gainesville, FL, United States

Seema Shroff   Department of Pathology, Advent Health, Orlando, FL, United States

Karanvir Singh   Miami Cancer Institute, Baptist Health South Florida, Miami, FL, United States

Mohini Singh   Divisions of Neuro-Oncology and Medical Oncology, Departments of Medicine and Neurology, Massachusetts General Hospital, Boston, MA, United States

Prathusan Subramaniam   Office of Clinical Research, Feinstein Institutes for Medical Research, Manhasset, NY, United States

John H. Suh   Department of Radiation Oncology, Taussig Cancer Center, Cleveland Clinic, Cleveland, OH, United States

Ashley L. Sumrall   Department of Oncology, Levine Cancer Institute, Atrium Health, Charlotte, NC, United States

Lynne P. Taylor   Departments of Neurology, Neurological Surgery and Medicine, University of Washington, Seattle Cancer Care Alliance, Seattle, WA, United States

Jigisha P. Thakkar   Department of Neurology, Division of Neuro-Oncology, Loyola University Chicago, Stritch School of Medicine, Maywood, IL, United States

Joshua L. Wang   Department of Neurological Surgery, The Ohio State University Wexner Medical Center, Columbus, OH, United States

Patrick Y. Wen   Center for Neuro-Oncology, Department of Medical Oncology, Dana-Farber Cancer Institute; Division of Cancer Neurology, Brigham and Women's Hospital; Harvard Medical School, Boston, MA, United States

Timothy G. White   Department of Neurological Surgery, North Shore University Hospital, Manhasset, NY, United States

Kelcie Willis   Department of Psychology, Virginia Commonwealth University, Richmond, VA, United States

Jean-Paul Wolinsky   Lou & Jean Malnati Brain Tumor Institute; Department of Neurology Surgery, Northwestern University, Chicago, IL, United States

Kailin Yang   Department of Radiation Oncology, Taussig Cancer Center, Cleveland Clinic, Cleveland, OH, United States

Lalanthica V. Yogendran   Department of Neurology, Division of Neuro-Oncology, University of Virginia, Charlottesville, VA, United States

Gilbert Youssef   Center for Neuro-Oncology, Department of Medical Oncology, Dana-Farber Cancer Institute; Division of Cancer Neurology, Brigham and Women's Hospital; Harvard Medical School, Boston, MA, United States

Michael N. Youssef   Department of Neurology, UT Southwestern Medical Center, Dallas, TX, United States

Zhen Ni Zhou   Department of Obstetrics and Gynecology, Division of Gynecologic Oncology, Weill Cornell Medicine and New York Presbyterian Hospital, New York, NY, United States

Alicia M. Zukas   Department of Neurosurgery, Division of Neuro-Oncology, Hollings Cancer Center, Medical University of South Carolina, Charleston, SC, United States

中 文 版 序

据估计，约 40% 的人口罹患肿瘤，20% 死于肿瘤。20%~40% 的肿瘤发生神经系统转移（肿瘤并发症），肿瘤放化疗及靶向、免疫治疗不同程度地损伤神经系统（肿瘤治疗并发症）。肿瘤及其治疗相关的神经系统并发症严重影响了人民的身体健康。肿瘤神经系统并发症的诊治是由神经内外科、肿瘤内外科和放射治疗科医生共同完成。神经内外科医生通常对癌症的生物学、行为和治疗不太熟悉；相反，肿瘤内外科、放射治疗科医生对神经系统疾病的诊治相对陌生，因此需要多学科合作方能取得理想的诊疗效果。临床各科医生熟悉各种肿瘤的神经系统并发症及其最新的诊断和治疗方法对各自的临床工作具有重要意义。

美国奥兰多神经肿瘤中心主任 Herbert B. Newton 博士和 Massey 癌症中心神经肿瘤中心主任 Mark G. Malkin 博士于 2016 年组织神经内外科、精神与行为科和肿瘤相关各科专家编写出版了 *Neurological Complications of Systemic Cancer and Antineoplastic Therapy*。该书出版后十分畅销，迅速成为肿瘤神经病学的经典著作和培训教材。此后，肿瘤免疫治疗、靶向治疗的飞速发展以及各种微创神经外科技术、放射治疗新技术的进步，更新了人们对肿瘤神经系统并发症的认识。该书第 2 版于 2022 年 3 月出版，为不同背景和不同学科的临床医生提供了全面、系统的肿瘤神经系统并发症的诊疗参考书，很有实用价值和临床指导意义。

国家癌症中心中国医学科学院肿瘤医院万经海教授、天津医科大学肿瘤医院王晓光教授翻译该书第 2 版并由人民卫生出版社引进出版，及时地把国际上最新的肿瘤及其治疗相关神经系统并发症的诊治经验介绍给国内肿瘤医务工作者，不仅填补了这个领域的空白，更能造福广大肿瘤患者，非常有意义。

赫捷
中国科学院院士
国家癌症中心主任
中国医学科学院肿瘤医院院长
2023 年 1 月

中文版前言

癌症/恶性肿瘤居我国居民过早死亡病因之首。肿瘤和神经系统有着千丝万缕的联系。一方面，肿瘤的转移性和非转移性并发症，以及肿瘤治疗的副作用以不同方式影响神经系统，引起一系列神经系统症状；另一方面，神经系统参与肿瘤微环境的构成，在肿瘤的发生发展、侵袭、转移以及引发癌痛等过程中起着重要的调控作用。肿瘤及其治疗相关的神经系统并发症是肿瘤致死致残的重要原因之一，严重地影响人民的身体健康。正因如此，恶性肿瘤神经病学（cancer neurology）或恶性肿瘤神经科学（cancer neuroscience）应运而生，专门研究肿瘤和神经系统之间的相互作用，从一个全新的角度探索肿瘤发生发展机制和新的防治策略。

肿瘤神经病学领域在国内尚属空白，没有相关学术团体和专业参考书。为此，中国医学科学院肿瘤医院万经海教授和天津医科大学肿瘤医院王晓光教授共同发起成立了中国抗癌协会肿瘤神经病学专业委员会，并引进翻译今年最新版本肿瘤神经病学专著 Neurological Complications of Systemic Cancer and Antineoplastic Therapy，将由人民卫生出版社出版，旨在推动我国肿瘤神经病学事业的发展，造福广大肿瘤患者。为了保证翻译质量，我们组织中国抗癌协会肿瘤神经病学专业委员会各相关专业专家翻译，并组织专门审校团队对译稿进行了逐字逐句的校对。

原著首版由美国奥兰多神经肿瘤中心主任 Herbert B. Newton 博士和 Massey 癌症中心神经肿瘤中心主任 Mark G. Malkin 博士于 2016 年编著出版，2022 年 3 月再版。原著分为 5 大主题，内容涵盖每个主题相关的肿瘤学背景、诊断和鉴别诊断、治疗前评估以及患者护理管理策略，有助于提高肿瘤医务工作者肿瘤及其治疗相关神经系统并发症的早诊早治能力，从而改善患者的神经功能和生活质量，为不同背景和不同学科的临床医生提供新的、全面的肿瘤神经系统并发症的诊疗参考书，很有实用价值和临床指导意义。

本书读者为神经内外科、肿瘤内外科、肿瘤放射治疗科医务工作者。本书可以作为临床肿瘤学各专业继续教育培训参考书。

中国科学院院士、国家癌症中心主任、中国医学科学院肿瘤医院院长赫捷教授在百忙之中为本书撰写了中文版序，在此表示衷心感谢！

原著内容丰富，涉及专业面广，译文不可避免地存在不足甚至错误，欢迎广大读者批评指正。

万经海 王晓光
2023 年 1 月

原 著 前 言

神经系统受累是肿瘤最可怕的并发症之一，它使患者及其亲属感到恐惧，也让他们的医生感到不安。尽管在过去 60 年里，肿瘤治疗取得了许多进展，但该问题仍然很普遍。神经学家、医学肿瘤学家、放射肿瘤学家、神经外科医生和神经肿瘤学家在实践中需要了解可能发生在其患者身上的各种各样肿瘤神经系统并发症，并掌握其最新的诊断和治疗方法。这是至关重要的，因为快速诊断和适当的治疗可以减少神经损伤和保持患者的生活质量。

多年前，Jerome Posner 博士、Harry Greenberg 博士、Victor Levin 博士和 Nicholas Vick 博士开创的神经肿瘤学领域现在已经取得了相当大的成果。在本书的第 1 版出版后 10 年里，肿瘤的分子生物学、分子靶向治疗、免疫治疗和免疫调节治疗方法以及神经影像等方面均取得了巨大进步。先进的磁共振成像技术可以早期发现转移性病变和神经系统损伤。随着立体定向放射外科、调强放射治疗和断层治疗的出现，以及执行适形放疗计划能力的提高，放射治疗方案也变得更加多样化。神经外科治疗神经肿瘤并发症的新方法，如图像引导肿瘤切除技术和术中磁共振成像已被更广泛地接受，这对最大限度地提高生存率和避免神经功能障碍非常重要。

分子生物学的进展提高了我们对肿瘤基因型和表型的理解，并开创了肿瘤个体化治疗的新时代——分子治疗。该治疗方法对神经系统具有特殊影响。

本书第 2 版的目标是为肿瘤及其治疗相关的神经系统并发症提供一个最新、全面、清晰的参考。该书应该有助于医学生、住院医生、研究员以及经验更丰富的主治医生。本书分为 5 个部分，涵盖了广泛的主题，包括转移性神经系统并发症、非转移性神经系统并发症、特定肿瘤的神经系统并发症、抗癌治疗的神经系统并发症以及精神、疼痛、社会心理和支持治疗。每一章都由神经肿瘤学领域或相关研究领域的一名或多名专家撰写，并提供关于每个主题的肿瘤背景、诊断和鉴别诊断的翔实信息以及更实用的患者护理管理策略。我们希望本书将提高临床医生快速和准确地鉴别和治疗肿瘤神经系统并发症的能力，从而改善患者的神经功能和生活质量。

Herbert B. Newton
Mark G. Malkin

原 著 致 谢

感谢编纂此书期间我的妻子 Cindy 和孩子们（Alex Newton 和 Ashley Newton，以及 Sammi Burrell、Skylar Burrell 和 Cameron Burrell）对我的爱、忍耐和支持。

感谢我经治过的神经肿瘤患者和他们的家庭，他们面对病痛所表现出的伟大勇气和力量永远鼓舞着我们。

Herbert B. Newton

感谢同道和同事们对我的信任和支持。

感谢患者和他们的家庭对我的托付。

谨以此书纪念我的父母，Dina Gordon Malkin 博士和 Aaron Malkin 博士，他们哺育了我，培养了我热爱学习、尊重他人的品质，特别是对那些不幸之人的关心。

感谢我的儿子 Adam 那无限的充满智慧的好奇心。

感谢我的妻子 Joy，她那毫无保留的爱永远支撑着我。

Mark G. Malkin

目　录

第二篇
非转移性神经系统并发症

第三篇
特定肿瘤的神经系统并发症

第四篇
抗癌治疗的神经系统并发症

第五篇
精神、疼痛、社会心理和支持治疗

第一篇

转移性神经系统并发症

第1章

神经系统转移瘤的常见症状

Toni Cao, Anthony Rosenberg, Priya Kumthekar, and Karan S. Dixit

Department of Neurology, Northwestern University, Chicago, IL, United States

1 引 言

转移瘤可影响中枢神经系统(central nervous system, CNS)和外周神经系统(peripheral nervous system, PNS)。临床工作中,肿瘤患者的总生存率不断提升和先进影像技术的应用,使得神经系统转移瘤越来越多地被发现。一般而言,肿瘤进入晚期(亦可见于初期)的特征之一为神经系统转移瘤的出现,且多数患者出现神经症状或体征。然而,近三分之一的患者可能仍表现出神经系统功能活动的完整性且无症状[1]。神经系统转移瘤的诊断至关重要,其原因在于与肿瘤患者的发病率和死亡率增加相关。对于现存肿瘤患者,若出现任何新发神经系统症状,应怀疑神经系统受累可能,并作进一步评估。本章将主要讨论中枢和外周神经系统转移瘤的最常见症状。

2 脑转移瘤

脑转移瘤为肿瘤最常见神经系统并发症,亦是成人最常见颅内肿瘤。根据具体原发组织不同,其发病率存在差异,在肿瘤患者中的发生率约为10%~30%[2]。脑转移瘤患者症状表现各异,类似于其他颅内占位病变,包括头痛、癫痫、精神状态改变和神经认知功能下降,以及局灶性运动和躯体感觉缺失。

2.1 头痛

脑肿瘤患者的头痛发生率约为50%[3]。年轻患者和有头痛病史的患者其头痛症状风险增加[4]。脑肿瘤患者的头痛通常并非孤立症状,如Vazquez-Barquero等报道,少于10%的脑肿瘤患者的头痛表现为一种孤立症状,而大多数患者在后续病程的3个月内可发展为中枢神经系统的其他局部症状[5]。

经典的"脑肿瘤性头痛"被描述为:剧烈的、通常发生在清晨或夜间睡眠时、并伴有恶心和呕吐。通常,其表现为定位性头痛,任何增加胸膜腔内压的动作,如咳嗽、打喷嚏或瓦尔萨瓦(Valsalva)动作,均可使其恶化。然而,在临床实践中,典型的脑肿瘤性头痛对脑转移瘤的诊断敏感性和特异性均不足。例如,在Forsyth和Posner的一项研究中,77%的患者有紧张型头痛病史,9%的患者出现类似偏头痛的头痛症状,其余患者亦经历过其他类型的头痛。此外,只有40%的

脑肿瘤性头痛有恶心和呕吐症状[3]。

脑肿瘤性头痛可能具有肿瘤体积依赖性,肿瘤体积增加,头痛概率增加[6]。头痛在快速生长的肿瘤和多发转移瘤中更常见。高达90%的脑室内肿瘤和中线部位肿瘤患者出现头痛症状,可能与颅内压升高有关。与幕上肿瘤(55%~60%)相比,幕下肿瘤(84%)更容易引发头痛。幕上肿瘤位置与头痛位置间无相关性,患者可表现为同侧、对侧或双侧头痛[4,7]。值得注意的是,仅15%~25%的患者表现出视乳头水肿[7]。

鉴于脑肿瘤性头痛表现各异,临床医生应重点关注头痛的"警示信号",并进一步进行影像学检查(见表1-1)[8]。

表1-1 头痛的警示信号症状

警示信号	示例
全身症状	发热、发冷、肌肉疼痛、盗汗、皮疹、突然体重减少、免疫缺陷状态(HIV)、恶性肿瘤、妊娠或产后状态
神经症状或体征	精神状态或意识水平改变、脑神经病变、搏动性耳鸣、虚弱、感觉改变、共济失调、癫痫、意识丧失、视乳头水肿
急性发作症状	突发的、剧烈的头痛
年龄因素	50岁以后
头痛模式改变	频率、强度、位置改变,因Valsalva动作而加剧

2.2 癫痫发作

癫痫发作作为恶性肿瘤的主要表现症状,常见于原发性脑肿瘤;然而脑转移瘤患者癫痫发作的风险呈增加趋势。既往研究报道脑转移瘤患者癫痫发生率约为20%~35%,但在磁共振成像(magnetic resonance imaging, MRI)时代,更多的文献显示,癫痫的发生率较低,为15%[9-11]。脑转移瘤常在就诊时有癫痫发作,估计占80%,而其余患者在病程中出现癫痫发作[11]。与胃肠道恶性肿瘤(21%)和乳腺癌(16%)相比,黑色素瘤(67%)和肺癌(29%)患者因脑转移瘤而癫痫发作的发生率最高[9]。

肿瘤位置亦与癫痫发作风险相关。与枕部、脑干或小脑肿瘤相比,颞叶和邻近运动皮质转移的癫痫发作的风险更高[12,13]。难治性癫痫可由影响中颞和岛叶区域的病变引起[14]。癫痫发作的风险亦随着转移瘤数量的增加和软脑膜受累而增加[11]。尽管脑转移瘤的癫痫发作风险较高;但在

3

近期神经外科医师大会上发布的指南仍然不建议在脑转移瘤患者中常规使用抗癫痫药物,包括术后[15]。

2.3　警示性精神状态/神经认知症状

高达 20% ~ 25% 的脑转移瘤患者可见精神状态变化。最常见症状包括嗜睡、易怒、记忆力丧失和性格变化[16]。患者情绪亦可能发生变化,表现为抑郁和冷漠情绪。有研究称,基于神经心理测试,65% 的颅内转移瘤患者可能存在多个系统的缺陷[17]。精神状态改变或脑病表现更常见于多发性转移瘤和/或颅内压升高的患者中[7]。然而,值得注意,脑转移瘤患者出现脑病和认知功能障碍的主要原因为中毒性代谢性脑病(61%),而非颅内转移所引起的结构异常(15%)[18]。

2.4　局灶性神经功能缺损

转移瘤患者亦可表现出局灶性神经功能缺损。该症状通常呈渐进式发展,并因神经解剖学位置而异。幕上病变可导致运动或感觉障碍、视野缺陷和/或失语,而幕下转移瘤可导致脑神经症状和小脑功能障碍。其中,运动障碍可因解剖位置而异,包括轻偏瘫或偏瘫、步态异常、共济失调和/或不协调。据统计,半数以上的脑转移瘤患者因对侧皮层损伤而表现为轻偏瘫[16]。具体症状和解剖定位见表 1-2。

表 1-2　神经功能缺损及其定位

局灶性神经缺损	定位
轻偏瘫	初级、运动前或辅助运动皮质、丘脑、内囊、脑干、皮质脊髓束
不协调	小脑、基底节、脑干
共济失调	小脑、丘脑、顶叶
步态不稳	初级、运动前或辅助运动皮质、丘脑、内囊、小脑、基底节、脑干

3　软脑膜疾病

软脑膜转移(leptomeningeal metastasis,LM),又称癌性脑膜炎或软脑膜癌病,在实体瘤患者中的发病率为 5% ~ 8%,而在血液系统恶性肿瘤患者中高达 5% ~ 15%[19]。遗憾的是,即便进行治疗,LM 通常预后较差,平均生存期为 2 ~ 4 个月。与 LM 相关的最常见实体瘤包括乳腺癌、肺癌和黑色素瘤[20]。对 LM 的体征和症状的识别对于早期诊断至关重要,在一定程度上可抑制神经功能的恶化[21]。

LM 症状广泛,可涉及整个神经系统,其原因在于脑脊液包着整个脑及脊髓。其广泛的临床表现可归因于脑神经和脊神经功能障碍、颅内压升高、脑膜刺激和弥漫性小脑功能障碍[20]。其具体症状可包括头痛(39%)、恶心和呕吐(25%)、虚弱(21%)、共济失调(17%)、脑病(16%)、复视(14%)和面瘫(13%)[22]。症状的发展从几天到几周不等。

脑神经症状,尤其是多发性脑神经症状是 LM 的典型特征。最常见受累脑神经为展神经(CN Ⅵ)、面神经(CN Ⅶ)和前庭耳蜗神经(CN Ⅷ),分别可导致复视、面瘫和听力丧失。其中,复视是最常见症状,因为多组脑神经(动眼神经、滑车神经和展神经)支配眼球运动[20]。此外,三叉神经痛通常表现为面部疼痛或感觉异常,据报道,约 20% 的患者可出现三叉神经疼痛,因而基于该症状可预测疾病进展[23,24]。听力损失在 LM 首次诊断时并不常见(<5%),但该症状最终可随着疾病进展而发展。后组脑神经损伤可导致吞咽困难、构音障碍和发音困难。LM 亦可影响脊髓神经根,进而导致神经根病或马尾综合征(后续单独讨论)。

临床诊断时,近 20% 的患者出现弥漫性小脑功能障碍(步态不稳、头晕、跌倒),其中检查时应关注共济失调或肢体精细运动[22]。此外,患者可能出现颅内压升高,并伴随头痛、恶心/呕吐、视力模糊和/或脑病。

临床中,对多灶性、并发性或进行性神经症状(脑病、局灶性运动障碍、癫痫、脑神经病变、小脑功能障碍)应尽快进行包括整个神经轴的 MRI 扫描和脑脊液细胞学检查[25]。

4　脊髓转移瘤

脊髓转移瘤(spinal cord metastases)可导致髓内、髓外硬脊膜下或脊髓硬膜外病变。绝大多数(94% ~ 98%)为椎体或硬膜外病变,髓外硬脊膜下病变为 5% ~ 6%,髓内病变为 0.9% ~ 2.1%[26,27]。约 50% 的髓内转移瘤由原发性肺癌发展而来,尤其是小细胞癌,其次为乳腺癌、黑色素瘤、淋巴瘤和肾细胞癌[27]。

脊髓髓内转移通常表现为孤立性病灶,以颈髓和胸髓为常见受累区域。背痛为常见症状,常见疼痛位置为后背中部,典型表现为神经根痛。脊髓症状常表现为不对称的无力,可伴有痉挛并迅速发展为截瘫。患者亦可出现感觉障碍(包括感觉异常、灼热和刺痛),且其与感觉平面相关。运动和感觉障碍的发展模式类似于 Brown-Séquard 综合征(同侧瘫痪和本体感觉消失,对侧痛温觉下降),并可发展为完全横断损伤综合征。此外,随疾病进一步发展,患者可出现自主神经功能障碍及大小便失禁。与症状进展发展较为缓慢的原发性髓内肿瘤(如胶质瘤)相比,大多数脊髓髓内转移患者临床症状在一个月内进展相对迅速[28]。

5　硬膜外脊髓转移/脊髓硬膜外压迫症

转移瘤性脊髓硬膜外压迫症是一种紧急医疗事件,被定义为脊髓症状或神经根压迫症,伴有脊柱机械不稳定[29]。其在肿瘤患者中的发生率高达 10%,且 20% 的肿瘤患者可能以其为首发临床症状[30]。乳腺癌、肺癌和前列腺癌为发生脊髓硬膜外压迫症相关的最常见实体瘤,但也可发生于所有类型的恶性肿瘤[31]。

其最常见症状为进行性背痛,发生率高达 83% ~ 95%,通常先于其他脊髓体征和症状出现(包括运动和膀胱功能障碍)[32]。通常,转移性脊髓硬膜外压迫症易与椎间盘退行性疾病混淆,其原因在于运动、Valsalva 动作和颈部屈曲可使疼痛加重。疼痛最常见发生于胸椎(60% ~ 70%),其次为腰骶部(20% ~ 30%)和颈部(10%)[33]。运动时疼痛提示脊柱不稳定。颈部转移瘤导致的不稳定可在颈部屈曲、伸展、旋转时诱发颈部或肩胛部疼痛，而胸椎转移瘤导致的不稳定通常在患者躺下时诱发疼痛。腰椎机械性不稳定通常继发于机械性神经根痛，即行走或站立时轴向负荷引起的严重神经根疼痛[34]。

肌无力是脊髓硬膜外压迫症的第二常见症状，可见于60%~80%的患者[30]。患者可能感觉身体越来越笨拙；但通过体格检查可能发现其实是肌无力。肌无力通常遵循上运动神经元模式，即对称性的上肢伸肌和/或下肢屈肌无力，但其亦可表现为下运动神经元模式和不对称性无力（远侧大于近侧）。由于肌无力通常较为严重，50%~68%的患者在诊断时通常已经行动不便[29,35]，而50%~70%的患者存在感觉障碍。运动和感觉障碍通常始于远端，并随着疾病进展向近端发展。由于脊髓小脑束受累，患者可能表现为步态共济失调，晚期患者可因自主神经功能障碍导致的大小便失禁[29,35,36]。

对于有转移性脊髓硬膜外压迫症症状的患者，考虑多个脊髓节段受累风险，应立即进行全脊髓扫描，MRI 对比增强最佳。若患者对 MRI 有禁忌，应进行 CT 脊髓造影或 CT 脊柱扫描[33]。

6　马尾综合征

马尾综合征是一种紧急医疗事件，通常由腰骶椎管内大型占位病变引起[37,38]。因 L1 以下脊神经压迫，患者可表现出系列症状，包括腰痛、坐骨神经痛、下肢感觉运动丧失和肠道、膀胱功能障碍。区分完全与不完全性马尾综合征患者的典型特征为"尿潴留"，通常前者存在尿潴留，而后者可能并不存在尿潴留[39]。完全性马尾综合征的五个最常见临床症状为尿潴留、鞍区麻木、双侧下肢疼痛、麻木和无力。直肠张力减低为该综合征的晚期症状，但其并非该综合征的典型症状[38]。马尾综合征亦可见于软脑膜转移瘤患者中[22]。

7　肿瘤性和放射性神经丛病

肿瘤亦可累及颈部、臂丛或腰骶丛。神经丛受累通常归因于邻近肿瘤的直接侵袭，或转移到邻近软组织、骨或淋巴结后的间接侵袭[40,41]。

臂丛神经病变通常可见于乳腺癌、肺癌、淋巴瘤和头颈癌患者[42]。而腰骶丛神经病变常见于结直肠癌、肉瘤、妇科肿瘤和淋巴瘤患者[43]。骶丛神经病变主要与前列腺癌、肛肠癌和妇科肿瘤相关[44]。肢体疼痛是肿瘤性神经丛病变的标志性特征，通常在某一神经根区域，以间歇性疼痛为首发临床症状，后转变为持续疼痛。其他常见症状包括多个神经支配区域的局灶性肌无力和感觉丧失、深反射减弱和肢端水肿[45]。此外，腰骶神经丛病症状亦包括会阴和臀部疼痛，以及肠道、膀胱和性功能障碍[46]。

与此同时，放疗亦可导致迟发性神经丛病，据报道其发病率约为 2%~5%，通常发生于放疗后 1.5 年（3 个月至 14 年）[47,48]。放疗分割剂量与发生放射神经丛病变的风险间存在一定关联，在接受总剂量 60Gy（每次分割剂量为 5Gy）

治疗的乳腺癌患者中，估计发病率为 66%，而在接受总剂量 50Gy（每次分割剂量为 5Gy）治疗患者中，其发病率低于 1%[49]。

区分肿瘤性神经丛病变和放射性神经丛病变非常重要，因为这关系着肿瘤的治疗，虽然因为两者因临床症状重叠而变得具有挑战性。与肿瘤性神经丛病变相比，放射性神经丛病变常无疼痛症状，虽然在病程后期也可出现疼痛症状。放射性神经丛病变通常进展缓慢，更可能涉及整个神经丛，而非特定的主干或分支。Horner 综合征多见于肿瘤性神经丛病变，而非放射性丛神经病变，值得临床医生的重视[45]。此外，淋巴梗阻引起的肿胀在放射性丛神经病变中更为常见[43]。

MRI 具有优越的软组织的评估性能，因而，对于疑似神经丛病变的患者可对受累区域进行相关成像检查。不均匀性、局灶性和结节性增强可显著提示转移瘤受累，而弥漫性、均匀水肿和与已知辐射野相对应的轻度增强则提示放射性神经丛病变[50,51]。若应用 MRI 仍难以区分前述两种实体病变，则可应用 PET-CT，代谢增高提示与肿瘤性神经丛病变病因的一致性更高[52,53]。最后，肌电图亦不失为一种鉴别区分前述两种病变的检查手段，其原因在于高达 40%~60% 的放射性神经丛病变可能存在肌球蛋白血症，而其在肿瘤性神经丛病变中则较为罕见[54,55]。

8　结　　论

系统性肿瘤在病程中的任何时候均可对神经系统任何部分造成影响。随着现代疗效的提升，众多肿瘤总体生存率得以提升，但神经系统转移瘤的发生率可能仍呈持续增加趋势。神经系统恶性肿瘤的发病率和死亡率极高。因此，在早期诊断和干预措施应用过程中，对神经系统转移瘤的体征、症状的识别具有至关重要的作用。

（蒲军　译，何洁　审校）

参考文献

1. Tosoni A, Ermani M, Brandes AA. The pathogenesis and treatment of brain metastases: a comprehensive review. *Crit Rev Oncol Hematol.* 2004;52(3):199–215. https://doi.org/10.1016/j.critrevonc.2004.08.006.

2. Cagney DN, Martin AM, Catalano PJ, et al. Incidence and prognosis of patients with brain metastases at diagnosis of systemic malignancy: a population-based study. *Neuro-Oncology.* 2017. https://doi.org/10.1093/neuonc/nox077.

3. Forsyth PA, Posner JB. Headaches in patients with brain tumors: a study of 111 patients. *Neurology.* 1993;43(9):1678–1683.

4. Kirby S, Purdy RA. Headaches and brain tumors. *Neurol Clin.* 2014;32(2):423–432. https://doi.org/10.1016/j.ncl.2013.11.006.

5. Vazquez-Barquero A, Ibanez FJ, Herrera S, Izquierdo JM, Berciano J, Pascual J. Isolated headache as the presenting clinical manifestation of intracranial tumors: a prospective study. *Cephalalgia.* 1994;14(4):270–272. https://doi.org/10.1046/j.1468-2982.1994.1404270.x.

6. Valentinis L, Tuniz F, Valent F, et al. Headache attributed to intracranial tumours: a prospective cohort study. *Cephalalgia.* 2010;30(4):389–398. https://doi.org/10.1111/j.1468-2982.2009.01970.x.

7. Soffietti R, Ruda R, Mutani R. Management of brain metastases. *J Neurol.* 2002;249(10):1357–1369. https://doi.org/10.1007/s00415-002-0870-6.

8. Dodick DW. Pearls: headache. *Semin Neurol.* 2010;30(1):74–81. https://doi.org/10.1055/s-0029-1245000.

9. Oberndorfer S, Schmal T, Lahrmann H, Urbanits S, Lindner K, Grisold W. The frequency of seizures in patients with primary brain tumors or cerebral metastases. An evaluation from the Ludwig Boltzmann Institute of Neuro-Oncology and the Department of Neurology, Kaiser Franz Josef Hospital, Vienna. *Wien Klin Wochenschr.* 2002;114(21–22):911–916. Haufigkeit von epileptischen Anfallen bei Patienten mit primaren Hirntumoren oder zerebralen Metastasen. Eine Untersuchung des Ludwig Boltzmann Institutes fur NeuroOnkologie und der Neurologischen Abteilung des Kaiser Franz Josef Spitals in Wien.

10. Lynam LM, Lyons MK, Drazkowski JF, et al. Frequency of seizures in patients with newly diagnosed brain tumors: a retrospective review. *Clin Neurol Neurosurg.* 2007;109(7):634–638. https://doi.org/10.1016/j.clineuro.2007.05.017.

11. Chan V, Sahgal A, Egeto P, Schweizer T, Das S. Incidence of seizure in adult patients with intracranial metastatic disease. *J Neuro-Oncol.* 2017;131(3):619–624. https://doi.org/10.1007/s11060-016-2335-2.

12. Wu A, Weingart JD, Gallia GL, et al. Risk factors for preoperative seizures and loss of seizure control in patients undergoing surgery for metastatic brain tumors. *World Neurosurg.* 2017;104:120–128. https://doi.org/10.1016/j.wneu.2017.05.028.

13. Cohen N, Strauss G, Lew R, Silver D, Recht L. Should prophylactic anticonvulsants be administered to patients with newly-diagnosed cerebral metastases? A retrospective analysis. *J Clin Oncol.* 1988;6(10):1621–1624. https://doi.org/10.1200/JCO.1988.6.10.1621.

14. Ruda R, Bello L, Duffau H, Soffietti R. Seizures in low-grade gliomas: natural history, pathogenesis, and outcome after treatments. *Neuro-Oncology.* 2012;14(Suppl. 4):iv55–iv64. https://doi.org/10.1093/neuonc/nos199.

15. Chang SM, Messersmith H, Ahluwalia M, et al. Anticonvulsant prophylaxis and steroid use in adults with metastatic brain tumors: ASCO and SNO endorsement of the congress of neurological surgeons guidelines. *J Clin Oncol Off J Am Soc Clin Oncol.* 2019;37(13):1130–1135. https://doi.org/10.1200/JCO.18.02085.

16. Newton HB. Neurologic complications of systemic cancer. *Am Fam Physician.* 1999;59(4):878–886.

17. Chang EL, Wefel JS, Maor MH, et al. A pilot study of neurocognitive function in patients with one to three new brain metastases initially treated with stereotactic radiosurgery alone. *Neurosurgery.* 2007;60(2):277–283. discussion 283–284 https://doi.org/10.1227/01.NEU.0000249272.64439.B1.

18. Clouston PD, DeAngelis LM, Posner JB. The spectrum of neurological disease in patients with systemic cancer. *Ann Neurol.* 1992;31(3):268–273. https://doi.org/10.1002/ana.410310307.

19. Beauchesne P. Intrathecal chemotherapy for treatment of leptomeningeal dissemination of metastatic tumours. *Lancet Oncol.* 2010;11(9):871–879. https://doi.org/10.1016/S1470-2045(10)70034-6.

20. Wang N, Bertalan MS, Brastianos PK. Leptomeningeal metastasis from systemic cancer: review and update on management. *Cancer.* 2018;124(1):21–35. https://doi.org/10.1002/cncr.30911.

21. Wasserstrom WR, Glass JP, Posner JB. Diagnosis and treatment of leptomeningeal metastases from solid tumors: experience with 90 patients. *Cancer.* 1982;49(4):759–772. https://doi.org/10.1002/1097-0142(19820215)49:4<759::aid-cncr2820490427>3.0.co;2-7.

22. Clarke JL, Perez HR, Jacks LM, Panageas KS, Deangelis LM. Leptomeningeal metastases in the MRI era. *Neurology.* 2010;74(18):1449–1454. https://doi.org/10.1212/WNL.0b013e3181dc1a69.

23. Shapiro WR, Posner JB, Ushio Y, Chernik NL, Young DF. Treatment of meningeal neoplasms. *Cancer Treat Rep.* 1977;61(4):733–743.

24. Lossos A, Siegal T. Numb chin syndrome in cancer patients: etiology, response to treatment, and prognostic significance. *Neurology.* 1992;42(6):1181–1184. https://doi.org/10.1212/wnl.42.6.1181.

25. Nayar G, Ejikeme T, Chongsathidkiet P, et al. Leptomeningeal disease: current diagnostic and therapeutic strategies. *Oncotarget.* 2017;8(42):73312–73328. https://doi.org/10.18632/oncotarget.20272.

26. Tubiana-Hulin M. Incidence, prevalence and distribution of bone metastases. *Bone.* 1991;12(Suppl. 1):S9–10. https://doi.org/10.1016/8756-3282(91)90059-r.

27. Goetz C. Direct metastatic disease. In: *Textbook of Clinical Neurology.* 2nd ed. Saunders; 2003:1042–1051.

28. Mut M, Schiff D, Shaffrey ME. Metastasis to nervous system: spinal epidural and intramedullary metastases. *J Neuro-Oncol.* 2005;75(1):43–56. https://doi.org/10.1007/s11060-004-8097-2.

29. Cole JS, Patchell RA. Metastatic epidural spinal cord compression. *Lancet Neurol.* 2008;7(5):459–466. https://doi.org/10.1016/S1474-4422(08)70089-9.

30. Grossman SA, Lossignol D. Diagnosis and treatment of epidural metastases. *Oncology (Williston Park).* 1990;4(4):47–54. discussion 55, 58.

31. Schaberg J, Gainor BJ. A profile of metastatic carcinoma of the spine. *Spine (Phila Pa 1976).* 1985;10(1):19–20. https://doi.org/10.1097/00007632-198501000-00003.

32. Gabriel K, Schiff D. Metastatic spinal cord compression by solid tumors. *Semin Neurol.* 2004;24(4):375–383. https://doi.org/10.1055/s-2004-861532.

33. Byrne TN. Spinal cord compression from epidural metastases. *N Engl J Med.* 1992;327(9):614–619. https://doi.org/10.1056/NEJM199208273270907.

34. Moliterno J, Veselis CA, Hershey MA, Lis E, Laufer I, Bilsky MH. Improvement in pain after lumbar surgery in cancer patients with mechanical radiculopathy. *Spine J.* 2014;14(10):2434–2439. https://doi.org/10.1016/j.spinee.2014.03.006.

35. Helweg-Larsen S, Sorensen PS. Symptoms and signs in metastatic spinal cord compression: a study of progression from first symptom until diagnosis in 153 patients. *Eur J Cancer.* 1994;30A(3):396–398. https://doi.org/10.1016/0959-8049(94)90263-1.

36. Gilbert RW, Kim JH, Posner JB. Epidural spinal cord compression from metastatic tumor: diagnosis and treatment. *Ann Neurol.* 1978;3(1):40–51. https://doi.org/10.1002/ana.410030107.

37. Brouwers E, van de Meent H, Curt A, Starremans B, Hosman A, Bartels R. Definitions of traumatic conus medullaris and cauda equina syndrome: a systematic literature review. *Spinal Cord.* 2017;55(10):886–890. https://doi.org/10.1038/sc.2017.54.

38. Spector LR, Madigan L, Rhyne A, Darden 2nd B, Kim D. Cauda equina syndrome. *J Am Acad Orthop Surg.* 2008;16(8):471–479. https://doi.org/10.5435/00124635-200808000-00006.

39. Gardner A, Gardner E, Morley T. Cauda equina syndrome: a review of the current clinical and medico-legal position. *Eur Spine J.* 2011;20(5):690–697. https://doi.org/10.1007/s00586-010-1668-3.

40. Kori SH, Foley KM, Posner JB. Brachial plexus lesions in patients with cancer: 100 cases. *Neurology.* 1981;31(1):45–50. https://doi.org/10.1212/wnl.31.1.45.

41. Gwathmey KG. Plexus and peripheral nerve metastasis. *Handb Clin Neurol.* 2018;149:257–279. https://doi.org/10.1016/B978-0-12-811161-1.00017-7.

42. Basso-Ricci S, Della Costa C, Viganotti G, Ventafridda V, Zanolla R. Report on 42 cases of postirradiation lesions of the brachial plexus and their treatment. *Tumori.* 1980;66(1):117–122.

43. Pettigrew LC, Glass JP, Maor M, Zornoza J. Diagnosis and treatment of lumbosacral plexopathies in patients with cancer. *Arch Neurol.* 1984;41(12):1282–1285. https://doi.org/10.1001/archneur.1984.04050230068022.

44. Ladha SS, Spinner RJ, Suarez GA, Amrami KK, Dyck PJ. Neoplastic lumbosacral radiculoplexopathy in prostate cancer by direct perineural spread: an unusual entity. *Muscle Nerve.* 2006;34(5):659–665. https://doi.org/10.1002/mus.20597.

45. Jaeckle KA. Neurologic manifestations of neoplastic and radiation-induced plexopathies. *Semin Neurol.* 2010;30(3):254–262. https://doi.org/10.1055/s-0030-1255219.

46. Brejt N, Berry J, Nisbet A, Bloomfield D, Burkill G. Pelvic radiculopathies, lumbosacral plexopathies, and neuropathies in oncologic disease: a multidisciplinary approach to a diagnostic challenge. *Cancer Imaging.* 2013;13(4):591–601. https://doi.org/10.1102/1470-7330.2013.0052.

47. Fathers E, Thrush D, Huson SM, Norman A. Radiation-induced brachial plexopathy in women treated for carcinoma of the breast. *Clin Rehabil.* 2002;16(2):160–165. https://doi.org/10.1191/0269215502cr470oa.

48. Killer HE, Hess K. Natural history of radiation-induced brachial plexopathy compared with surgically treated patients. *J Neurol.* 1990;237(4):247–250. https://doi.org/10.1007/BF00314628.

49. Delanian S, Lefaix JL, Pradat PF. Radiation-induced neuropathy

in cancer survivors. *Radiother Oncol.* 2012;105(3):273–282. https://doi.org/10.1016/j.radonc.2012.10.012.

50. Iyer VR, Sanghvi DA, Merchant N. Malignant brachial plexopathy: a pictorial essay of MRI findings. *Indian J Radiol Imaging.* 2010;20(4):274–278. https://doi.org/10.4103/0971-3026.73543.

51. Castagno AA, Shuman WP. MR imaging in clinically suspected brachial plexus tumor. *AJR Am J Roentgenol.* 1987;149(6):1219–1222. https://doi.org/10.2214/ajr.149.6.1219.

52. Chandra P, Purandare N, Agrawal A, Shah S, Rangarajan V. Clinical utility of (18)F-FDG PET/CT in brachial plexopathy secondary to metastatic breast cancer. *Indian J Nucl Med.* 2016;31(2):123–127. https://doi.org/10.4103/0972-3919.178263.

53. Ahmad A, Barrington S, Maisey M, Rubens RD. Use of positron emission tomography in evaluation of brachial plexopathy in breast cancer patients. *Br J Cancer.* 1999;79(3–4):478–482. https://doi.org/10.1038/sj.bjc.6690074.

54. Ko K, Sung DH, Kang MJ, et al. Clinical, electrophysiological findings in adult patients with non-traumatic plexopathies. *Ann Rehabil Med.* 2011;35(6):807–815. https://doi.org/10.5535/arm.2011.35.6.807.

55. Harper Jr CM, Thomas JE, Cascino TL, Litchy WJ. Distinction between neoplastic and radiation-induced brachial plexopathy, with emphasis on the role of EMG. *Neurology.* 1989;39(4):502–506. https://doi.org/10.1212/wnl.39.4.502.

第2章

全身转移性疾病的神经影像学

John Vincent Murray, Jr. [a], Richard Douglas Beegle[b], and Sean Dodson[b]

[a]Neuroradiology, Radiology, Mayo Clinic, Jacksonville, FL, United States,
[b]Department of Neuroradiology, AdventHealth Medical Group Central
Florida Division, Orlando, FL, United States

转移性疾病是成人中枢神经系统(central nervous system, CNS)最常见的肿瘤。治疗方法的进步延长了患者的生存期,从而增加了转移性疾病的发生率,其发生率约是原发性中枢神经系统恶性肿瘤的10倍[1]。高达40%的晚期全身恶性肿瘤最终会转移到中枢神经系统[1-3]。

转移性疾病可通过血行播散、中枢神经系统播散、直接蔓延或沿神经侵犯等途径扩散至中枢神经系统。血行播散是最常见的转移方式,也是本章内容的重点。中枢神经系统受累的易感性取决于患者的年龄和恶性肿瘤的原发部位。在成人中,最常累及大脑的原发肿瘤是肺癌、乳腺癌、皮肤癌、胃肠癌和肾癌[4]。最常转移至脊柱和颅骨的原发肿瘤是乳腺癌、肺癌和前列腺癌[5]。前列腺癌很少转移至脑实质,但常累及颅骨和硬脑膜[6]。在患有恶性血液病的儿童中,尤因肉瘤、神经母细胞瘤和骨源性肉瘤最常转移到中枢神经系统[7,8]。本章将重点讨论最佳影像学检查技术,位于不同解剖学位置的中枢神经系统转移性疾病的影像学表现,鉴别诊断和治疗相关的并发症。

1 检查技术的选择

静脉注射钆造影剂后的对比磁共振成像(magnetic resonance imaging, MRI)是中枢神经系统转移性疾病诊断和监测治疗反应的金标准。与MRI相比,计算机断层扫描(computed tomography, CT)在发现和显示中枢神经系统转移性疾病的影像特征方面的敏感性均较低。此外,非对比增强的CT在发现转移性疾病、制定治疗计划或治疗后随访方面均无效。增强CT扫描只应在确实存在MRI禁忌证时使用,而在过去的十年中,MRI的禁忌证已变得不那么常见。不加或加静脉造影剂的CT检查几乎没有任何诊断的价值,且无法向患者解释增加剂量的合理性,因此不应常规进行。非对比增强的头部CT用于伴有急性神经症状的患者,以便进行紧急干预。然而,在日常实践中,这往往是患者在急诊科就诊时获得的首个影像学检查。

对转移性疾病随访过程中的影像学评估具有挑战性,不同阅片者之间的评估结果经常存在很大的差异。对影像的合理评估需要了解肿瘤的类型和患者治疗的详细经过,包括手术干预的日期、化疗方案、放疗范围以及患者是否正在接受类固醇或抗血管生成治疗。为了提高影像评估的一致性并防止患者接受不必要的治疗方案改变,已经建立了包括神经肿瘤学(RANO-BM)、免疫治疗RANO(iRANO)和RANO软脑膜转移(RANO-LM)在内的标准化反应评估准则。标准化和适当的MRI检查规范是必不可少的。早期和准确地发现颅内转移性疾病,有助于适当和及时的治疗干预,从而提高患者的生活质量。颅内转移瘤的数量和大小决定了患者是否接受靶向放疗或全脑放疗[9]。

发现注射造影剂后对比增强的能力在颅内转移性疾病的成像中是至关重要的,因为这是血脑屏障被破坏的主要生物标志物,而中枢神经系统转移性疾病几乎都伴有血脑屏障的破坏。当设计中枢神经系统转移瘤最适合的成像规范时,必须在注射钆造影剂和对比增强成像之间有足够的时间间隔。延迟时间不足会导致发现转移瘤的灵敏度下降[10-12]。我们机构在注射造影剂10分钟后扫描获得对比增强序列。这可以不中断扫描流程,在完成T2快速自旋回波(fast spin-echo, FSE)序列、液体衰减反转恢复(fluid attenuation inversion recovery, FLAIR)序列和灌注成像扫描之后,获得对比增强的T1加权序列。在注射造影剂后进行FLAIR序列扫描可提高对软脑膜转移疾病的检测能力[13-15]。

既往多项研究探讨了检测颅内转移疾病的最佳的对比增强磁共振序列。如果没有磁共振仪器的限制,3T磁体扫描所得的3D FSE T1加权技术如CUBE(GE)、SPACE(Siemens)和VISTA(Philips)是发现颅内转移性疾病相关强化灶的最敏感序列。在1.5T和3T磁体中扫描获得的3D梯度回波脉冲序列,如MPRAGE(Siemens)、BRAVO(GE)和TFE(Philips),是在临床和科研机构中广泛应用的标准序列。与基于梯度回波(GRE)的序列相比,基于自旋回波(SE)的容量序列的对比强化更加明显。当转移病灶直径≤5mm时,这一点尤为重要。研究表明,基于SE的扫描序列可以发现大量更小的转移病灶,而这些病灶在基于GRE的扫描序列中并未发现[16-21]。毫无疑问,未被发现的微小转移灶会导致患者的预后不理想。

脂肪抑制也可以应用于基于SE的序列,并可显著提高检测骨转移瘤的能力。3D TSE技术的重大不足是其对头动的敏感性,以及由于图像伪影而无法与金属框架一起用于立体定向放射治疗的规划。

磁共振灌注成像可以提高鉴别治疗后反应(假性进展、放射性坏死和免疫治疗反应)和真性肿瘤进展的准确性。与治疗后反应相比,真性肿瘤进展区域的相对脑血容量(relative cerebral blood volume, rCBV)和通透性均增加。

基于葡萄糖和氨基酸放射标志物的 PET 也可用于补充 MRI 对疾病反应的评估，进而鉴别真性肿瘤进展和假性进展[22]。

颅内转移疾病的最佳 MRI 成像方案最终取决于扫描仪器。最近发布的一项新的共识和建议，提出了用于脑转移瘤临床试验的标准化脑肿瘤成像方案。其"最低标准"推荐以下序列：参数匹配的对比前和对比后的反转恢复、各向同性的 3D T1 加权梯度回波序列；造影剂注射后轴位的 2D T2 TSE 序列；轴位的 2D 或 3D T2 FLAIR 序列；轴位的弥散加权成像（diffusion-weighted imaging，DWI）；以及对比增强的 2D T1 加权自旋回波序列。理想的方案推荐使用注射钆造影剂前、后的 3D TSE 脂肪饱和序列以及动态磁化率对比（dynamic susceptibility contrast，DSC）灌注序列取代 3D GRE T1 加权序列。对于检测骨转移瘤，脂肪饱和和 T2 加权扫描技术是有效的。建议尽量使用 3T 而不是 1.5T 的磁体扫描获得脑成像。强烈建议在患者随访期间，使用相同的成像方案和磁场强度，从而准确地评估病灶随时间的变化[9]。与标准的 T1 加权像相比，注射造影剂后的 T2 FLAIR 像可提高发现软脑膜疾病的灵敏度，应常规应用[13-15]。本机构还进行了敏感性加权成像（susceptibility-weighted imaging，SWI），以提高血液产物和钙化组织等铁磁性物质的检测灵敏度。SWI 显示的微出血可以作为新生血管的生物标志。考虑到扫描仪器的限制，如条件不允许，可以使用 GRE 成像技术。

2　解剖学位置

2.1　脑实质

脑实质是成人中枢神经系统转移性疾病最常见的部位[23]。大部分位于大脑半球，其次是小脑和基底节。肿瘤部位不同，患者的症状也不同。脑实质肿瘤最常表现为局灶性的神经功能缺失或癫痫发作。

血行转移多发生在灰质白质交界处和动脉分水岭区（图2-1）[24]。这种倾向是由于这些部位的末端小动脉相对较细。然而，脑实质肿瘤的发生远比简单地将肿瘤栓子运送到末端

小动脉要复杂得多。转移瘤的发生存在一个级联过程，包括特定的受体介导的黏附，以及基质蛋白、细胞因子和生长因子的促排，以建立微转移灶可以快速生长的环境。这种级联过程还包括肿瘤抑制基因的失活以及原癌基因的激活[3]。

约半数的脑实质转移瘤为单发的转移。多达三分之一的中枢神经系统转移性疾病患者没有已知的原发恶性肿瘤。平扫和静脉注射造影剂后对比增强的 MRI 是发现中枢神经系统转移性疾病最敏感的成像方式[25]。CT 敏感性较低，但应用更广泛，通常为患者在急诊接受的首个检查（图2-2）。非对比增强的 CT 对发现微小的转移灶相对不敏感，因为大多数转移病灶相对于灰质为等或轻度低密度（图2-3）。细胞高密度、出血和钙化增加了非对比增强的 CT 发现颅内转移灶的敏感性（见图2-2）。血管源性水肿的通常可能是潜在转移性疾病存在的唯一线索（图2-4）。

脑实质转移瘤通常呈圆形，边界清楚。这种影像学表现可以解释为脑实质转移瘤是一种以离心方式生长的外来细胞的小的转移性沉积。它们通常不会像高级胶质瘤那样沿着大脑的白质纤维浸润。转移病灶极少是浸润性的，而一旦呈浸润性生长则很难与胶质母细胞瘤相鉴别。

由于肿瘤内出血和坏死的程度不同，转移瘤的影像学特征存在差异，但继发于血脑屏障的破坏，几乎所有的肿瘤在给予造影剂后均表现出强化。肿瘤强化的方式多种多样，可表现为实性强化、环状强化，和伴有囊变和坏死的不均匀强化。在 MRI 中，大多数转移灶在 T1 加权成像（T1-weighted imaging，T1WI）上呈等或低信号。黑色素细胞瘤的转移灶、伴有亚急性出血的病灶和黏液瘤转移灶例外，表现为 T1 高信号（图2-5 和图2-6）。不同类型的转移瘤在弥散张量成像中的表现也存在差异，细胞密度高的肿瘤弥散更受限制（图2-7）。

脑实质转移性疾病的鉴别诊断广泛。当 CT 或 MRI 表现异常时，瘤周水肿的形式是一个重要的诊断依据。许多转移性疾病患者可表现为四肢无力或麻木，可与脑卒中相混淆。在梗死灶中，细胞死亡最终导致细胞毒性水肿，可累及皮层和下方的白质。而与转移性疾病相关的血管源性水肿，其瘤周水肿累及邻近白质，而不影响皮层。亚急性期梗死可出现继发于血脑屏障破坏的强化，因此，小且散在的亚急性

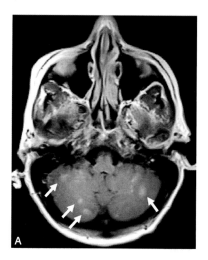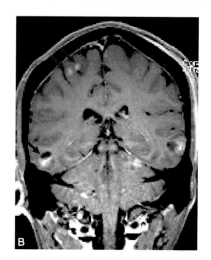

图2-1　多发脑实质转移瘤。轴位（A）和冠状位（B）脂肪饱和的增强 T1WI 扫描显示多发强化病灶，主要位于脑灰、白质交界处（红色箭头）。在小脑内，主要累及小脑分水岭区（白色箭头）

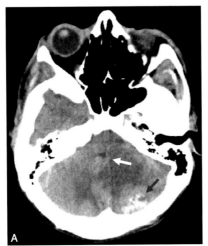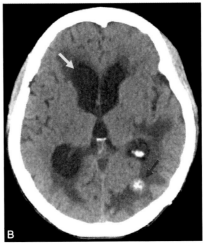

图 2-2　患者精神状态改变,有乳腺癌和宫颈癌病史。轴位 CT 平扫于小脑(A)和凸面的中间层面(B)显示脑实质内多发钙化病变,符合转移性疾病(红色箭头)。大多数转移病灶在 CT 中相对于灰质为等或低密度,但也有一些可继发于瘤内出血或钙化而呈高密度,如本例。病灶周围存在肿瘤相关的血管源性水肿,导致第四脑室部分消失(白色箭头)和侧脑室扩张(黄色箭头),符合阻塞性脑积水

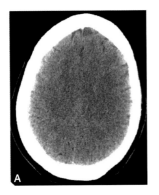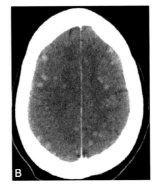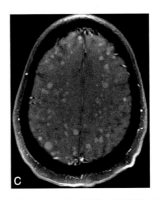

图 2-3　CT 平扫未发现多发转移灶。CT 轴位平扫(A)为相当正常的 CT 扫描表现。对比增强后的轴位 CT(B)和饱和脂肪对比增强后的轴位 T1WI(C)显示多发强化病灶,主要分布在分水岭区和脑灰白质交界区,符合转移性疾病。本病例表明,CT 平扫对发现转移病灶不敏感

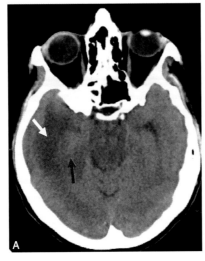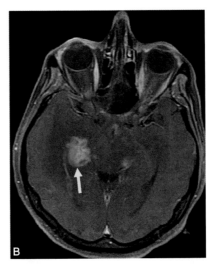

图 2-4　CT 示脑实质转移瘤。脑轴位平扫 CT(A)示右侧颞叶血管源性水肿(白色箭头)。潜在的转移病灶难以显像,呈等密度(红色箭头)。脂肪饱和的轴位增强 T1WI(B)显示右侧颞叶转移灶强化(黄色箭头)

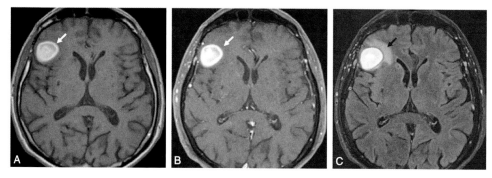

图 2-5　轴位非对比增强 T1WI（A）示右侧额叶 T1 高信号病灶（白色箭头）。轴位脂肪饱和的增强 T1WI（B）显示持续存在的高信号（白色箭头）。由于固有的 T1 高信号，很难评估是否真正伴有强化。轴位 FLAIR 像（C）示周围轻度血管源性水肿（红色箭头）

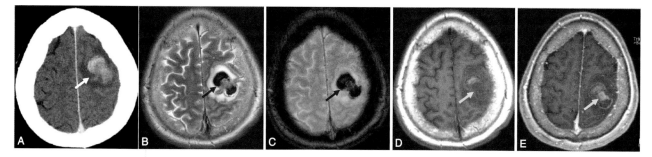

图 2-6　睾丸癌转移灶出血。CT 平扫（A）示左额凸面高密度病灶，继发于转移灶内出血（白色箭头）。轴位 T2WI（B）示信号不均匀，但主要为出血后的 T2 低信号（红色箭头）。轴向 GRE（C）示低信号，证实为病灶内出血（红色箭头）。对比非增强 T1WI（D）和增强 T1WI（E），病灶内实性区域强化，符合转移性肿物（黄色箭头）

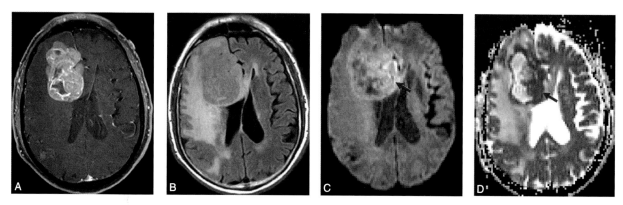

图 2-7　高细胞密度的黑色素瘤转移病灶。脂肪饱和的对比增强 T1WI（A）示右额叶一巨大转移性强化肿物。FLAIR 像（B）示周围明显的血管源性水肿。DWI（C）和 ADC（D）可见弥散受限（红色箭头）。高细胞密度的肿物可以证明这一发现。肿瘤的紧密的细胞学性质限制了水的随机布朗运动

梗死可出现与转移性疾病非常相似的影像学表现。亚急性梗死灶呈脑回样强化且多局限于皮层，而转移性疾病多局限于灰白质交界处，呈环状或实性的肿块样强化（图 2-8）。如果怀疑病变可能为亚急性梗死，则可在 4～8 周内行 MRI 平扫或增强扫描，以确定疾病的演变。

　　脑实质内感染是鉴别诊断之一，特别是环形强化的病变。脑实质内脓肿可表现为环形强化的肿块，类似于中央坏死的环形强化转移病灶。与转移灶相比，典型的脑脓肿强化壁更薄，结节更少。DWI 序列在这些病例中尤为重要，因为脓肿内不增强的中心脓性物质在 DWI 中表现为弥散受限；然而，在未治疗的转移病灶中，中心坏死部分则表现为易于弥散（图 2-9）。治疗后的转移病灶非强化部分可能表现为弥

散受限，提示为治疗后的反应[26]。一些感染可以是多灶性的，明显实性强化，如弓形虫病（图 2-10）。在疑似为感染的病例中，临床病史和治疗后的 MRI 随访可能是有益的。

　　如前所述，转移灶可以是出血性的。单发或多灶性颅内出血可能与转移病灶相似。这些可发生在高血压、创伤、淀粉样血管病、凝血功能障碍和海绵状畸形患者中（图 2-11）。在新型冠状病毒（coronavirus 2019，COVID-19）的时代背景下，了解 COVID-19 会导致不同的颅内病理改变，如颅内微出血，显得非常重要。其病理生理学改变是多种因素作用的结果，可能继发于缺血性梗死、弥漫性血栓性微血管病、伴有微出血的迟发性缺氧性脑白质病、导致血管内皮损伤的细胞因子风暴，或继发于抗凝和 ECMO 治疗后的医源性改变（图 2-12）[27]。

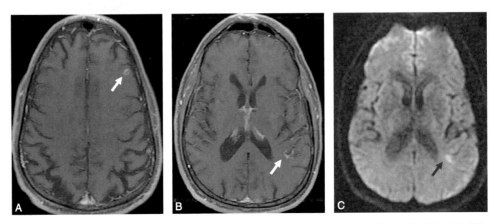

图 2-8　多发亚急性皮层梗死。轴位脂肪饱和增强 T1WI 扫描（A 和 B）示多个小的皮层脑回状强化（白色箭头）。这是亚急性脑皮层梗死演变的典型增强形式，是鉴别转移性疾病的重要特征。轴位 DWI（C）示强化区域弥散受限（红色箭头）

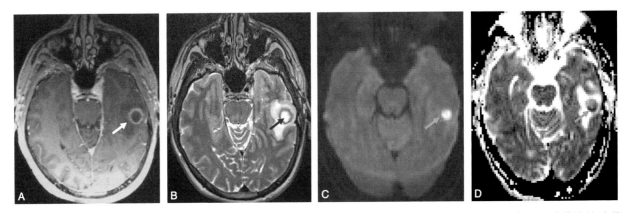

图 2-9　环形强化的脑脓肿。轴位增强 T1WI（A）示左侧颞叶薄壁环形强化病变（白色箭头）。轴位 T2WI（B）可见中心 T2 高信号（红色箭头），DWI（C）及对应的 ADC 图（D）可见内部弥散受限（蓝色箭头），与脓性物质弥散受限一致。在侵袭性肿瘤或脑转移瘤的中央坏死则没有弥散限制

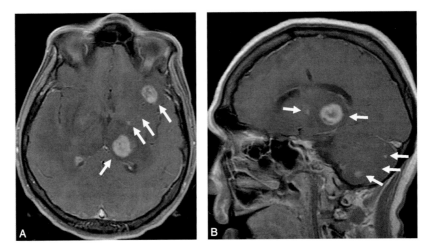

图 2-10　HIV 阳性患者弓形虫感染。轴位（A）和矢状位（B）增强 T1WI 扫描显示大脑和小脑半球（白色箭头）多发强化病变。活检显示这名 HIV 阳性患者患有弓形虫病

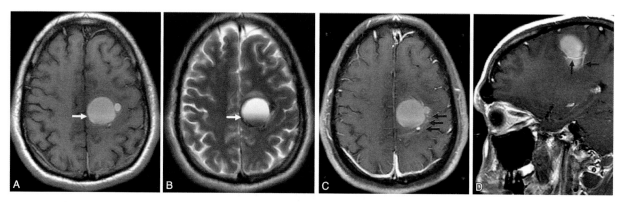

图 2-11　海绵状畸形伴静脉发育异常。轴位平扫 T1WI（A）和 T2WI（B）显示左侧额叶后部病变,病变内部信号不均匀,伴有液体-红细胞比容（白色箭头）。病灶周围可见 T2 低信号边缘,与含铁血黄素环一致。轴位（C）和矢状位（D）增强 T1WI 显示肿块无明显强化,邻近存在发育异常的静脉（红色箭头）

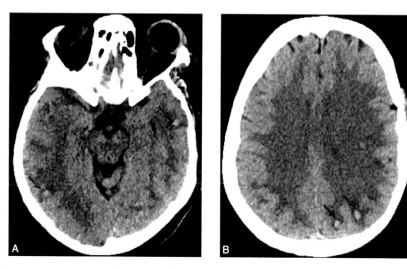

图 2-12　COVID-19 患者多发脑实质内微出血。头部轴位平扫 CT（A 和 B）示多发亚厘米级的高密度病灶,周围轻度血管源性水肿（红色箭头）。这种表现与多发出血性脑转移相似。该病例为继发于 COVID-19 感染相关的多发脑实质内出血

原发性中枢神经系统恶性肿瘤也是转移性疾病的一种鉴别诊断。胶质母细胞瘤（glioblastomas,GBM）往往是位于深部脑白质内的单发病灶,呈浸润性生长,而转移性疾病往往是多发的,位于脑灰白质的交界处,并呈环形局限性生长。然而,大脑皮质中单发的环形强化 GBM 与转移性病变非常相似（图 2-13）。大部分成人小脑的单发肿块是转移瘤,应作

为成人中伴有强化的小脑肿瘤的首选鉴别诊断。然而,原发性中枢神经系统肿瘤,如血管母细胞瘤,也可以发生在成人的颅后窝。血管母细胞瘤通常表现为兼具实性和囊性成分的肿块,尽管转移性病变也可以有相同的影像学表现（图 2-14）。强化结节毗邻脑膜表面,是血管母细胞瘤中具有鉴别意义的影像学特征。

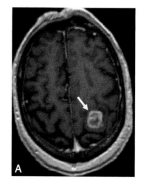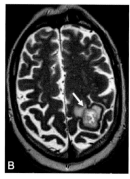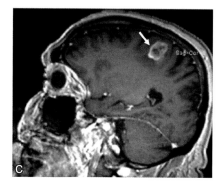

图 2-13　灰白质交界处 GBM。轴位 T1WI（A）、轴位 T2WI（B）和矢状位 T1WI（C）显示左侧中央前回灰白质交界区（白色箭头）可见单发强化病灶。中央的 T2 高信号提示内部坏死。周围有轻度血管源性水肿。由于其位于灰白质交界处且缺乏浸润性特征,最初诊断为转移性病变。病理显示为胶质母细胞瘤

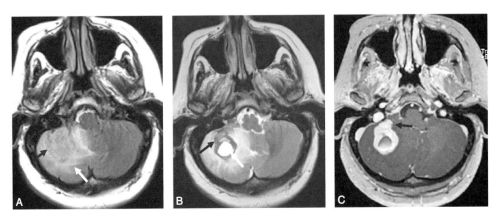

图 2-14　小脑血管母细胞瘤。小脑轴位 FLAIR 像(A)显示右小脑高信号肿块(红色箭头),周围有血管源性水肿(白色箭头)。轴位 T2WI(B)显示肿块(红色箭头)同时具有实性(红色箭头)和囊性(白色箭头)成分。增强 T1WI(C)显示肿瘤邻近脑膜的实性部分明显强化(红色箭头)

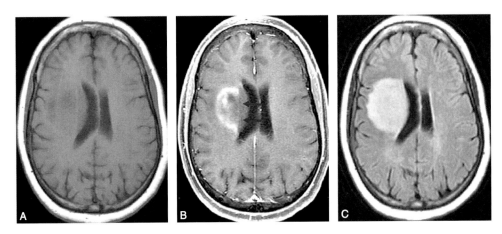

图 2-15　肿瘤样脱髓鞘病变。轴位平扫 T1WI(A)和增强 T1WI(B)显示右额辐射冠不均匀强化肿块,并累及脑室周围白质。沿病灶内侧边缘可见特征性的不完整环形强化(红色箭头)。轴位 FLAIR 像(C)显示病变内高信号

　　最后,肿瘤样脱髓鞘病变也是一种鉴别诊断。典型的脱髓鞘病变表现为不完整的强化环,有助于与转移性病变区分(图 2-15)。

2.2　颅盖和颅底

　　颅骨和硬脑膜是中枢神经系统转移性疾病的第二常见部位。骨转移在乳腺癌、前列腺癌、肺癌和肾细胞癌中最为

常见[5,28]。骨转移性疾病可局限于骨髓,但也可突破骨皮质,侵袭颅内空间或邻近软组织(图 2-16)。

　　与脑实质转移一样,患者的表现取决于肿瘤累及的部位。患者通常无症状,但常表现为头痛或可触及的软组织肿块。随着侵袭颅内,可能有占位效应导致局灶性神经功能缺损或癫痫发作。肿瘤可压迫或侵犯硬脑膜静脉窦,导致血栓形成。此外,可累及脑神经孔导致脑神经病变(图 2-17)。

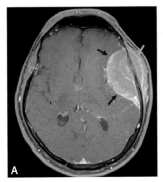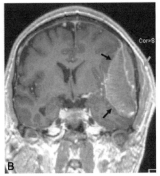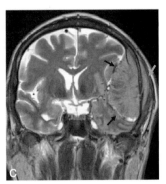

图 2-16　骨外侵袭的颅骨前列腺转移。轴位(A)和冠状位(B)增强 T1WI 和冠状位 T2WI(C)显示前列腺转移累及左侧颅骨,并向骨外侵袭至邻近头皮(蓝色箭头)。同时还侵袭颅内,侵犯硬脑膜(红色箭头),并伴有脑实质的占位效应

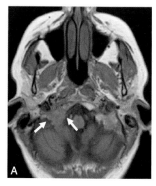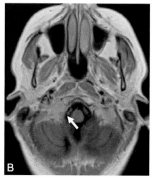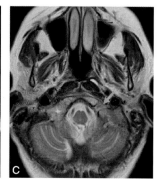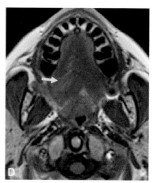

图 2-17　枕骨颅底转移。轴位平扫 T1WI（A）显示右侧枕髁内 T1 低信号病变（白色箭头）。转移灶（白色箭头）呈 T1 低信号（A），并伴有增强（B），浸润正常 T1 高信号骨髓脂肪（A 中绿色箭头表示左斜坡正常骨髓）。轴位 T2WI（C）示 T2 高信号为主的混合信号影。与左侧正常舌下神经管（蓝色箭头）比较，右侧舌下神经管受累（红色箭头）。轴位平扫 T1WI（D）显示右舌较左舌轻度 T1 高信号脂肪浸润（黄色箭头），与右侧舌下神经受累继发的去神经支配萎缩一致

　　骨转移病可在 X 线平片、CT 和 MRI 检查中发现，其中 MRI 最为敏感。根据恶性肿瘤的类型不同，转移病灶在 CT 和 X 线检查中可以表现为溶解性、增生性或混合性，在影像中表现为局限性的或浸润性的。大多数转移瘤为溶骨性的（图 2-18），而前列腺癌和治疗过的乳腺癌最容易导致增生性转移。CT 和 MRI 在评估骨组织病变时是互补的。CT 是评估骨质破坏和骨基质的最佳方法。MRI 是评估骨髓受累、骨外软组织浸润和增强形式的最佳方法。虽然 MRI 是评估软组织浸润情况的最佳检查，但 CT 还可发现骨外及颅内的侵

袭情况；因此，骨性病变应在骨窗和软组织窗同时观察。核医学 Tc-99 骨扫描和 FDG PET/CT 对骨转移具有较高的阴性预测价值。

　　典型的 MRI 表现是，骨髓脂肪的正常 T1 高信号消失，取而代之为 T1 低信号病变，边界清晰或边缘不清。未经治疗的转移瘤在静脉注射对比剂后几乎均出现强化。根据相关硬化的程度，在 T2 加权成像（T2WI）和短时反转恢复序列（short tau inversion recovery，STIR）中，可表现为不同程度的高信号（图 2-19）。

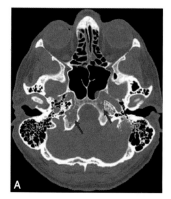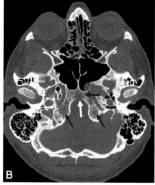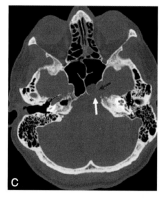

图 2-18　溶骨性转移。颅底轴位平扫 CT（A~C）显示颅底多发溶骨性转移（红色箭头），可见多发骨皮质溶解（白色箭头）

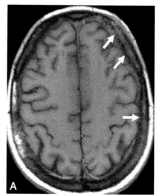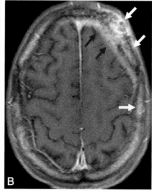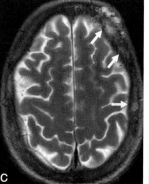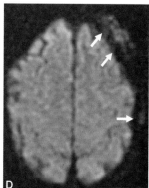

图 2-19　肺癌颅骨转移伴硬脑膜受累。轴位平扫 T1WI（A）显示取代了正常骨髓脂肪信号（白色箭头）的颅骨内多灶性病变。轴位脂肪饱和增强 T1WI 扫描（B）显示多灶性骨转移强化病灶（白色箭头）。肿瘤侵袭颅内，累及硬脑膜导致增厚和强化（红色箭头）。轴位 T2WI（C）显示病灶内不均匀的 T2 高信号，是转移性疾病的典型表现（白色箭头）。DWI（D）显示轻度的弥散受限（白色箭头）

使用脂肪饱和的增强 T1WI 扫描可以提高发现骨内转移的敏感性，因为在非脂肪饱和 T1WI 扫描中一些病变增强后与正常的骨髓脂肪等信号[3,5,24,28]。DWI 序列是一种有用的骨转移筛查工具，一些机构使用全身 DWI 序列作为筛查工具。与正常颅骨低信号相比，骨转移灶呈高信号（见图 2-19）。唯一的例外是增生性骨转移，呈弥漫的低信号，难以在 DWI 上发现。DWI 还可用于监测治疗反应。高细胞密度的转移表现为弥散受限和高信号。随后通过有效的治疗，ADC 值可以正常化，高信号病灶可以消失或变得更像环，尽管溶骨性缺损可能在治疗过程中，尤其是早期，持续存在[29]。相邻脑实质水肿提示脑实质侵犯和/或静脉引流受损[3]。

骨转移的鉴别诊断广泛，可包括多发性骨髓瘤以及许多其他原发性良性和恶性的骨肿瘤。影像学区分溶骨性转移瘤与多发性骨髓瘤往往是不可能的。蛛网膜颗粒、静脉通道/静脉湖、血管瘤和手术缺损也可能被误认为转移性疾病，尽管它们通常具有特征性的影像学特征。

2.3　硬膜

硬脑膜受累最常见的是邻近的颅骨转移瘤直接蔓延的结果，通常在影像学上很明显。然而，薄而光滑的反应性良性硬脑膜强化可伴随颅骨转移发生。结节性硬脑膜强化、厚度>5mm 的硬脑膜强化、分隔骨肿瘤与硬脑膜强化的低信号线消失、软脑膜强化和脑实质水肿都是硬脑膜受侵袭的表现。不伴有颅骨病变的硬脑膜转移较少见，但可继发于血行

扩散，最常见于乳腺癌、前列腺癌、肺癌和胃癌[3,28]。最常见的临床症状包括头痛、颅内压增高的其他体征和局灶性神经功能缺损，尽管部分可能无症状[28]。与颅骨转移性疾病类似，硬脑膜转移可扩散至脑神经导致脑神经病变，并累及硬脑膜静脉窦（图 2-20）。

基于硬脑膜的转移瘤表现为边缘凸起的脑外肿块，伴有或不伴有邻近脑实质的占位效应。由于它们位于血脑屏障之外，会表现为明显强化（图 2-21）[30]。较少见的是弥漫性的硬脑膜增厚和强化，可能是光滑的或结节状的，与弥漫性颅骨肿瘤浸润有关（图 2-22）。T2/FLAIR 高信号及邻近脑沟强化提示软脑膜受侵犯。相邻脑实质水肿提示脑实质受侵犯或静脉引流受损（图 2-23）[3]。

局灶性硬脑膜转移的主要鉴别诊断是脑膜瘤。高达44% 的硬脑膜转移瘤伴有硬脑膜尾征，因此，这不是鉴别硬脑膜转移瘤和脑膜瘤的有效特征[30]。源自乳腺癌或前列腺癌的基于硬脑膜的转移瘤与脑膜瘤难以区分（见图 2-21 和图 2-23）。侵袭性特征包括脑实质侵犯、软脑膜扩散、颅骨破坏和侵犯邻近软组织，特别是在已知原发恶性肿瘤的患者中，这些影像特征强烈支持转移性疾病。然而，侵袭性非典型的脑膜瘤也可以表现出这些特征。脑膜瘤可能表现为邻近颅骨骨质增生，可作为一种鉴别特征（图 2-24）。一个具有挑战性的诊断是碰撞肿瘤，即两种不同类型的肿瘤发生在同一解剖部位。例如，转移性疾病可以扩散至血管性肿瘤，如脑膜瘤（图 2-25）。

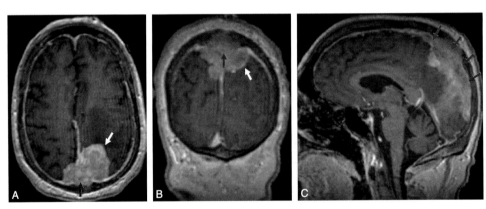

图 2-20　硬脑膜转移伴静脉窦侵犯。轴位（A）、冠状位（B）和矢状位（C）增强 T1WI 扫描显示巨大强化的硬脑膜转移灶（白色箭头）。上矢状窦有一长段受侵犯（红色箭头）

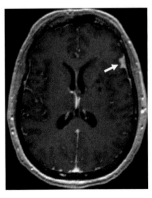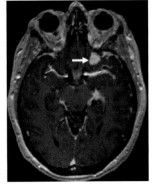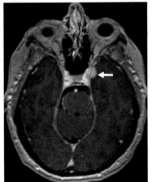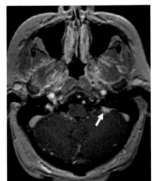

图 2-21　类似脑膜瘤的多灶性硬脑膜转移。多个轴位增强 T1WI 图像显示多发的脑外硬脑膜结节性强化病变（白色箭头）

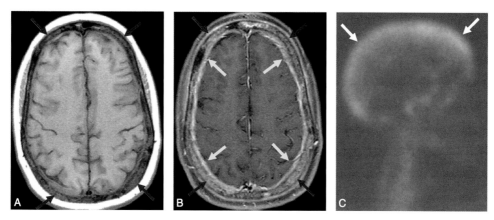

图 2-22　弥漫性颅骨浸润伴硬脑膜受累。轴位平扫 T1WI（A）显示整个颅骨骨髓腔内弥漫性斑片状 T1 低信号（红色箭头）。脂肪饱和的增强 T1WI 扫描（B）显示颅骨内弥漫性斑片状强化（红色箭头）。同时有与硬脑膜受侵犯一致的弥漫性硬脑膜增厚和强化（黄色箭头）。核医学骨扫描（C）显示颅骨弥漫性放射性示踪剂摄取（白色箭头）

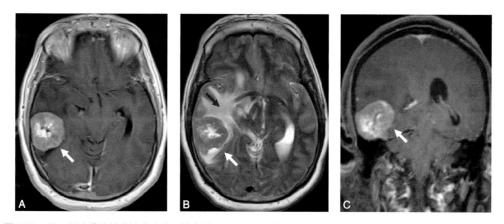

图 2-23　基于硬脑膜的转移性乳腺癌。轴位增强 T1WI（A）、轴位 T2WI（B）和冠状位脂肪饱和的增强 T1WI（C）显示沿右侧颞部凸面的脑外的基于硬脑膜的不均匀强化肿块（白色箭头）。肿块导致邻近脑实质血管源性水肿（红色箭头），提示脑实质受侵犯或静脉引流受损

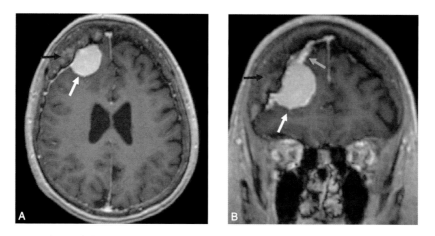

图 2-24　良性脑膜瘤表现为邻近颅骨增生。轴位（A）和冠状位（B）增强 T1WI 扫描显示脑外硬脑膜基底的增强肿块（白色箭头）。本例显示邻近颅骨骨质增生（红色箭头），可用于鉴别脑膜瘤和转移性疾病。肿瘤伴有硬脑膜尾（蓝色箭头），虽然这在转移性疾病中也可见

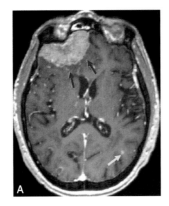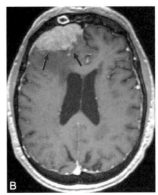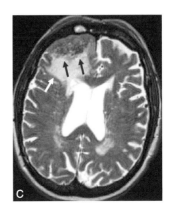

图 2-25　经病理证实的碰撞瘤。轴位增强 T1WI（A，B）示右侧额叶脑外强化的肿块。表现为良性脑膜瘤的非典型特征。边缘不规则，可见软脑膜和脑实质浸润（红色箭头）。同时还有另一个小的脑实质内病变（黄色箭头）。轴位 T2WI（C）显示肿瘤与脑实质边界不清（红色箭头），周围有严重的血管源性水肿（白色箭头），提示脑实质侵犯。病理提示为 WHO Ⅱ级脑膜瘤并有多个内部亚厘米的巢状转移性腺癌，符合碰撞瘤诊断

较少见的弥漫性硬脑膜转移有单独的鉴别诊断。IgG4 相关性肥厚性硬脑膜炎、慢性硬膜下血肿、低颅压和术后反应性硬膜改变可表现为弥漫性硬膜增厚和强化。这些硬膜的表现往往是光滑的，而硬脑膜转移性疾病往往是结节性的。同时，邻近颅骨的骨髓浸润提示弥漫性硬脑膜转移。

2.4　软脑膜

蛛网膜下腔内有脑脊液，并被软脑膜包围。软脑膜由脑膜和蛛网膜组成。蛛网膜又包括硬脑膜-蛛网膜和软脑膜-蛛网膜。然而，软脑膜转移这一术语特指蛛网膜下腔和软脑膜-蛛网膜。

转移性疾病沿软脑膜扩散相比前面提到的其他部位并不多见，但确实预示患者的预后不良[30]。软脑膜转移往往发生在广泛播散和进展的全身系统性癌症中，最常发生在乳腺癌、白血病、淋巴瘤和小细胞肺癌[24]。最常见的传播途径是血液传播，包括经动脉和静脉播撒。在高级别原发性中枢神经系统肿瘤中，也可发生肿瘤细胞脱落转移。肿瘤的直接扩展可通过多种途径发生，包括从脑实质扩展至脑膜，通过硬脑膜侵犯蛛网膜下腔，由脑实质或脉络膜丛的转移侵犯室管膜，或沿血管周围间隙扩散[24]。一旦转移的细胞进入蛛网膜下腔，它们可以沿着大脑表面和整个椎管播散。

早期诊断对于最佳治疗至关重要，因此，应尽量进行整个神经轴的对比增强 MRI 扫描和脑脊液取样。脑脊液取样和影像检查是相辅相成的，因为两者都没有最佳的灵敏度。脑脊液细胞学检查常为假阴性，通常需要重复脑脊液取样来

确定诊断，在 3 次腰椎穿刺后诊断的准确率可达 90%[31]。

软脑膜转移性疾病可导致交通性和非交通性脑积水[24]。脑神经的脑池段可能受到影响，患者可能有症状，也可能没有症状（图 2-26）。

CT 对发现软脑膜转移性疾病的作用有限，通常表现正常。极少数情况下，可以观察到脑脊液轻微的衰减增加所表现出来的"低密度"特征。增强 CT 可显示软脑膜线性强化。前侧小脑小叶受累是一种常见的模式。在某些病例中，沿脑表面可见结节，通常难以与外周的实质内转移瘤相鉴别。一些继发性的症状也可提示软脑膜转移性疾病的存在，如颅内压升高或脑积水。

对比增强 MRI 是发现软脑膜转移性疾病的首选影像检查。MRI 被认为是腰椎穿刺脑脊液细胞学检查的辅助诊断，后者为诊断软脑膜转移性疾病的金标准[24,32,33]。先进的 MRI 技术的出现，如 3D T1-SPACE 成像，大大提高了软脑膜疾病的检测灵敏度，因此在某些情况下成为首选和唯一的诊断方法（图 2-27）[14,34]。对比增强后的 T1WI 显示累及蛛网膜下腔的光滑或结节样强化。软脑膜侵犯的模式包括脑和脊髓表面弥漫性线样覆盖或沿表面的多发结节样病变（见图 2-27 和图 2-28）。累及脑室内可出现沿室管膜表面的强化。也可见沿脑神经的线样或结节样强化（见图 2-26）。FLAIR 序列对发现软脑膜疾病非常敏感，正常脑脊液信号被抑制，导致蛛网膜下腔信号增加（图 2-29）[3,14]。注射对比剂后获得的 FLAIR 序列进一步增加了发现软脑膜疾病的敏感性。

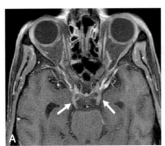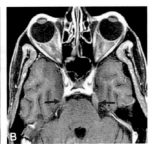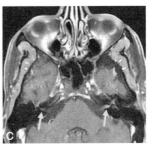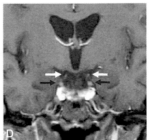

图 2-26　软脑膜癌病导致多发性脑神经麻痹。大脑的轴位脂肪饱和增强 T1WI（A～C）和冠状位脂肪饱和增强 T1WI（D）显示脑神经 Ⅲ（白色箭头）、脑神经 Ⅴ（红色箭头）和脑神经 Ⅶ（黄色箭头）增厚和强化

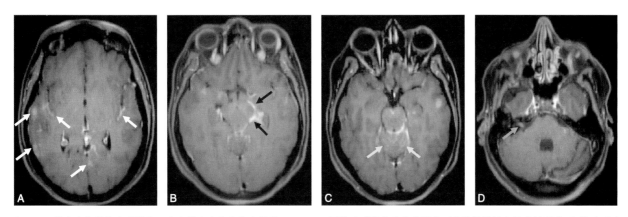

图 2-27　乳腺癌合并软脑膜转移。大脑的多个脂肪饱和增强 T1 SPACE 图像显示沿大脑软脑膜表面多灶性线性和结节性强化，与软脑膜癌一致。在 A 图中，外侧裂和多个脑沟内可见线状和结节状强化（白色箭头）。如图（B）和（C）所示，脑干左侧周围池和大脑脚间窝（红色箭头）内可见脑干表面强化层。小脑上部有小脑小叶强化层（黄色箭头）。如图（D）所示，右侧 IAC（蓝色箭头）内的右侧脑神经Ⅶ/Ⅷ复合体受累

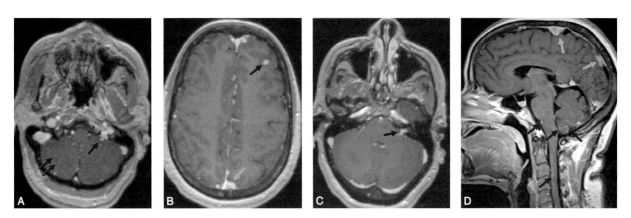

图 2-28　软脑膜和硬膜转移性疾病。多个轴位（A-C）和矢状位（D）增强 T1 加权 MPRAGE 图像显示沿大脑软脑膜表面多发结节强化灶，与软脑膜疾病一致（红色箭头）。还有多灶性硬膜转移性疾病（蓝色箭头）。软脑膜转移可累及脑神经，导致脑神经病变，如（C）所示，左侧脑神经Ⅶ/Ⅷ复合体受累

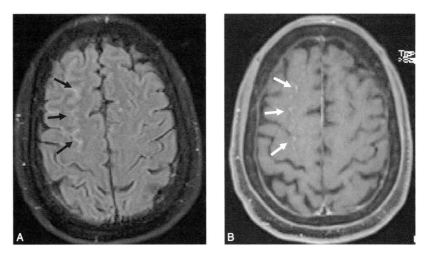

图 2-29　软脑膜转移性疾病。轴位 FLAIR 图像（A）显示右侧大脑半球脑沟内高信号（红色箭头）。蛛网膜下腔 FLAIR 高信号与出血、感染性脑膜炎或继发性软脑膜癌相关。轴位脂肪饱和 T1WI（B）显示与 FLAIR 高信号区域对应的软脑膜强化（白色箭头）

鉴别诊断包括感染性脑膜炎,神经结节病,其他炎症疾病,及较为罕见的癫痫发作后状态。

2.5 其他颅内转移

转移性疾病可扩散到其他不常见的颅内部位,如脑室、脉络膜丛、腺垂体/漏斗柄及松果体。脑室内转移占颅外恶性肿瘤脑转移的 0.9% ~ 4.6%,最常见的是肾细胞癌和肺癌[35]。侧脑室是最常见的转移部位,其次是第三脑室。脑室内转移有两种形式,包括转移到脉络丛(最常见)和室管膜表面(次常见)[3]。

脉络膜丛转移瘤不应与黄色肉芽肿(脉络膜丛囊肿)相混淆,后者非常常见,特别是在老年患者中,但没有临床意义。典型的脉络丛囊肿是双侧的,囊性外观并伴有弥散受限。

脉络膜丛肿瘤的鉴别诊断还包括脑室内脑膜瘤和脉络膜丛乳头状瘤/癌。转移性疾病的影像学表现与这些肿瘤难以区分。在影像学上,可见脉络膜丛肿块样增大,通常为 T2 和 FLAIR 高信号,并伴有不均匀强化(图 2-30)。转移往往富含血管,可导致脑室内出血[3,36]。次常见的是室管膜转移,表现为沿室管膜边缘的强化肿块(图 2-31)。

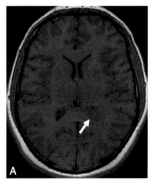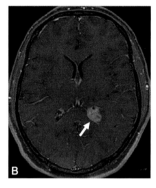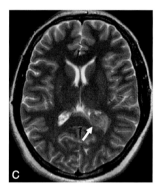

图 2-30 脉络丛转移瘤。轴位非增强 T1WI(A)和脂肪饱和增强 T1WI(B)显示左侧脉络丛累及脉络球(白色箭头)的明显强化的病变。轴位 T2WI(C)证实肿瘤位于脑室内,周围伴有轻度血管源性水肿

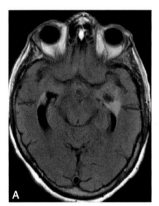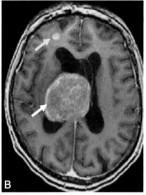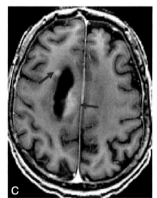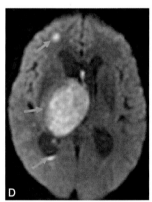

图 2-31 高级别神经内分泌癌伴脑室和室管膜转移。轴位 FLAIR 图像(A)显示侧脑室室管膜表面 FLAIR 高信号结节区(红色箭头)。轴位增强 T1WI(B,C)显示脑室内巨大转移灶(白色箭头)、室管膜多发转移灶(红色箭头)和右侧额叶实质内转移灶(黄色箭头)。轴位 DWI(D)示转移病灶高细胞密度导致弥散受限(蓝色箭头)

垂体转移在尸检标本中的发现率可达 1.9%,其中 71.5% 来自乳腺癌、肺癌、肾癌和前列腺癌[37]。最常见的症状是头痛、视野缺损、眼肌麻痹、垂体功能低下、尿崩症和垂体卒中[37,38]。MRI 是评估蝶鞍和垂体的最佳成像方式。影像学显示浸润性的强化肿物累及垂体和或垂体漏斗,垂体后部高亮信号消失(图 2-32)。可能有相关的骨侵蚀或海绵窦侵袭。

鉴别诊断考虑包括垂体大腺瘤、淋巴细胞性垂体炎和免疫检查点抑制剂诱导的垂体炎。垂体转移瘤看起来与垂体大腺瘤非常相似;然而,垂体大腺瘤很少合并尿崩症[3]。此外,在连续的影像学检查上垂体肿块快速增长提示为转移瘤[37]。

转移性疾病也可扩散到松果体,虽然罕见,仅发生在 0.3% 的颅外恶性肿瘤中[3]。MRI 是最好的成像方式,表现为增大的非均匀性强化的松果体区肿块(图 2-33)。松果体区

转移瘤看起来与其他松果体区肿块非常相似,如生殖细胞瘤、脑膜瘤和原发性松果体肿瘤。

2.6 脊柱脊髓

脊柱转移性疾病可累及骨、硬膜外腔、软脊膜和脊髓。大约 60% ~ 70% 的全身系统性癌症会发生脊柱转移。脊柱是仅次于肺和肝的第三个最常见的转移部位,也是骨转移最常见的部位。脊柱骨转移可能无症状,也可能表现为持续的背部疼痛。有症状的脊髓压迫发生在 10% ~ 20% 的脊柱骨转移疾病中[31]。随着硬膜外肿瘤的扩展和脊髓压迫,可出现肢体无力。由于脊髓丘脑束的交叉模式,感觉异常平面可能在受压部位以下 1 ~ 2 节段[39]。胸椎是最常见的部位,其次是腰椎和颈椎,与红骨髓的分布相对应。

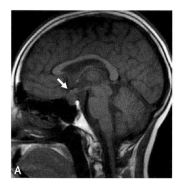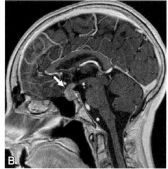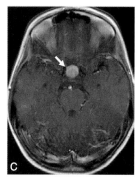

图 2-32　脑垂体转移瘤。矢状位非增强 T1WI(A)、矢状位增强 T1WI(B) 和轴位增强 T1WI(C) 显示侵袭垂体腺体和垂体漏斗的强化肿块(白色箭头)

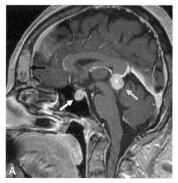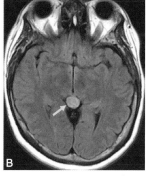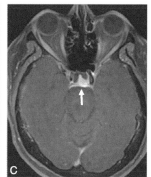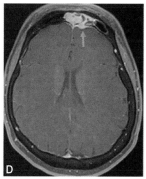

图 2-33　甲状腺癌患者多发脑外转移灶。矢状位增强 T1WI(A) 和轴位脂肪饱和增强 T1WI(B~D) 显示结节性强化占位,累及垂体(白色箭头)、松果体(黄色箭头)和左侧额窦(红色箭头),符合转移性疾病。在(D)图中,左侧额窦转移灶(红色箭头)穿过颅骨内层并累及邻近硬脑膜(蓝色箭头)

脊柱转移常常是血行扩散的结果。不常见的转移方式包括直接蔓延和脑脊液播散。血行转移到椎体并随后播散到硬膜外腔是常见的。血行转移可通过动脉种植,或通过引流椎体静脉血的无瓣 Batson 静脉丛。由于胸内和腹内压力的变化,Batson 静脉丛内的血流方向是可变的。肿瘤细胞的归巢和接受特性比血管路径更为重要。骨转移率高的癌症包括前列腺癌、乳腺癌和肺癌,是脊柱骨转移的主要来源[39]。

硬膜外转移约占脊髓转移性疾病的 95%[31]。包括骨转移,骨转移伴硬膜外或椎旁延伸,以及罕见的孤立性硬膜外转移。脊柱骨转移可以是溶骨性的、混合性的或增生性的。溶骨性转移最常见于乳腺、肺、肾、甲状腺、口咽、黑色素瘤、肾上腺和子宫的原发性肿瘤。乳腺癌、肺癌、卵巢癌、睾丸癌和宫颈癌可为溶骨和增生混合性的。前列腺、膀胱、鼻咽、成神经管细胞瘤、成神经细胞瘤和类癌的原发性肿瘤常为增生性的[31]。

在评估骨转移性疾病时应避免使用 X 线检查,因为在溶骨性转移中,只有直径 1cm 的肿块和 50%~70% 的骨矿物损失后才能发现[39]。增生性转移常表现为多发的斑驳硬化区。

核医学骨扫描是检查整个骨骼系统的标准影像学检查。大多数情况下,转移灶会导致局灶区域的放射物摄取增加。有时,侵袭性的溶骨性转移可表现为"冷"病变。核医学骨扫描不是对肿瘤本身,而是对肿瘤引起的骨反应进行成像。另一种需要注意的是弥漫性骨转移性疾病中的"超扫描",最常见于前列腺癌(图 2-34)。假阴性扫描在多发性骨髓瘤、白血

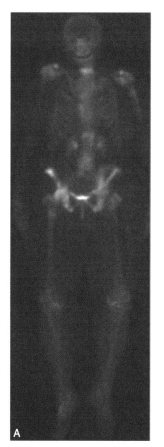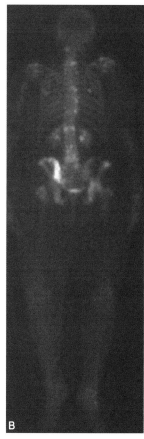

图 2-34　多灶性骨转移瘤。前位(A)和后位(B)全身骨扫描显示继发于轴位和附肢骨的骨转移瘤中多灶性和斑片状区域的放射性示踪剂摄取

病和间变性癌中最常见。任何导致骨转换的因素,包括退行性疾病、创伤和感染,都可能导致放射物摄取增加和假阳性。对比同期的影像学检查,以及对转移和退行性疾病发生部位的解剖学知识,有助于防止假阳性。在已知的原发恶性肿瘤患者中,单发病灶的放射物摄取增加50%提示转移性疾病。摄取增加的多发性病变更可能反映骨转移性疾病[31]。

由于高代谢的恶性肿瘤中糖代谢增加,FDG PET对发现骨转移性疾病很有用(图2-35)。通常情况下,FDG PET与CT融合,与单独FDG PET相比,具有更高的特异性[39]。大多数研究表明,FDG PET比骨扫描更准确,尽管这主要是由于提高了特异性而不是敏感性。研究表明,与骨扫描相比,FDG PET对溶骨性转移瘤更敏感,而对增生性转移瘤较不敏感[40]。经治疗的溶骨性转移灶可能为FDG阴性,但骨扫描仍为阳性[39]。

成骨性转移瘤在CT中表现为硬化性病变,常伴有溶骨区。溶骨性转移瘤表现为骨松质和骨皮质的破坏。病变通常呈圆形,边缘模糊。后部的骨皮质破坏和椎弓根受累是常见的(图2-36)。骨溶解性转移瘤在治疗后往往会硬化。增生性和溶骨性转移均可与椎旁和硬膜外软组织肿块相关,这些肿块往往强化,因此在静脉注射碘造影剂后更容易显示。当患者担心脊髓受压或不能进行MRI检查时,需要进行CT脊髓造影。

MRI是发现脊柱转移性疾病最有用的成像方式。它可以发现CT或核医学骨扫描无法发现的早期骨髓转移。它不仅回答了是否存在转移性疾病的临床问题还可确定受累程度,并确定是否有相关的脊髓或神经根压迫。转移灶的T1信号相对于正常骨髓信号会降低,因此,传统的T1WI扫描是评估脊柱转移性疾病的基本但很必要的MRI序列(图2-37和图2-38)。脂肪饱和T2加权序列是发现骨转移性疾病最重要的序列之一,通常表现为高信号,尽管增生性转移可能

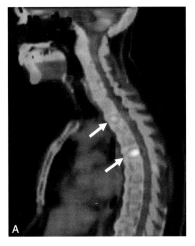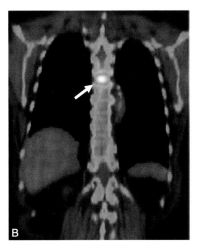

图2-35 局灶性高代谢的骨转移灶。PET CT矢状位(A)和冠状位(B)重建显示累及多个椎体(白色箭头)的局灶性放射性示踪剂活性增高区域,符合高代谢转移灶诊断

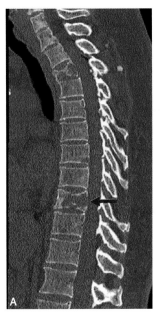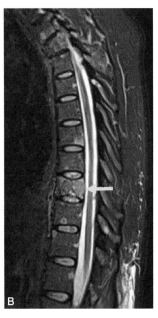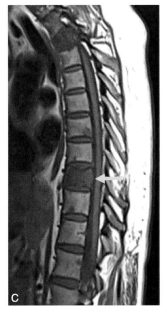

图2-36 胸椎转移伴病理性骨折。矢状位CT(A)显示溶骨性转移性疾病伴锥体后部骨皮质破坏(红色箭头)。同一患者的STIR(B)和T1WI(C)显示骨皮质后缘弯曲(黄色箭头)和典型的病理性骨折的完全性骨髓脂肪置换

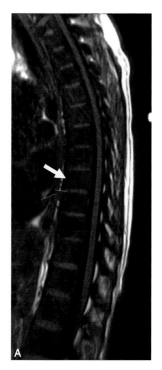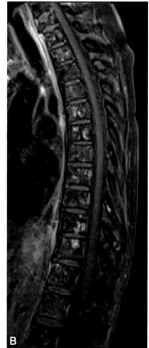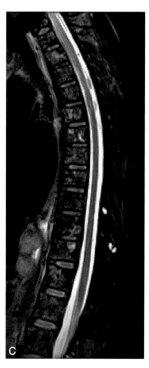

图 2-37　弥漫性骨浸润。胸椎的矢状位非增强 T1WI(A)、矢状位脂肪饱和增强 T1WI(B)和矢状位 STIR 像(C)显示弥漫性骨转移。如图(A)所示弥漫性骨髓浸润,正常的骨髓脂肪 T1 高信号消失。骨髓(白色箭头)比相邻的椎间盘(红色箭头)暗。可见继发于潜在的转移性疾病的弥漫性不均匀强化(B)和弥漫性不均匀 STIR 高信号(C)

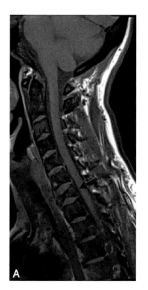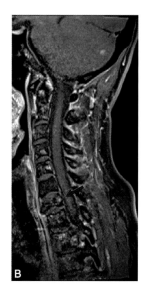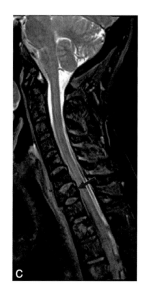

图 2-38　弥漫性骨转移性疾病伴病理性骨折。颈椎矢状位非增强 T1WI(A)、矢状位脂肪饱和增强 T1WI(B)和矢状位 STIR 像(C)显示弥漫性骨转移,骨髓内弥漫性 T1 低信号(A)、不均匀强化(B)和不均匀的 STIR 高信号(C)。C7 处还可见慢性病理性骨折(红色箭头)。注意骨皮质后缘的圆形弯曲,常见于潜在的转移性疾病引起的病理性骨折

是低信号。传统上,这是通过 STIR 序列完成的。另外,在我们的机构,如果可能的话,可以使用 Dixon 脂肪饱和度来提供均匀的脂肪饱和度,与 STIR 序列相比还增加了信噪比[41]。Dixon 采集产生了一个只含脂肪的序列,这在评估骨转移瘤时非常有用,因为骨转移瘤在明亮的脂肪骨髓信号背景中以"黑洞"的形式出现。评估骨转移性疾病的另一个重要序列是脂肪饱和的增强 T1 序列。骨转移,除了罕见的完全性增

生或硬化性转移外,均伴有强化,其在脂肪饱和时尤其明显。使用 Dixon 增强 T1 加权序列,可能产生比传统化学脂肪饱和度更均匀的脂肪饱和度。一些机构在对脊柱转移性疾病成像时进行 DWI 序列扫描,尽管其效用是有争议的。

典型的脊柱转移性疾病表现为多发的局灶性 T1 低信号强化病变。影像学上弥漫性骨髓浸润表现为弥漫性的 T1 骨髓信号降低伴有强化。如果骨髓 T1 信号相对于邻近椎间盘

呈低信号,则需怀疑存在骨转移(见图 2-37)。MRI 提供了详细的软组织细节,以评估硬膜外疾病、脊髓压迫以及是否有相关的脊髓水肿(图 2-39)。MRI 可评估导致神经根病的椎管内横行神经根和出椎间孔的神经根的受压迫情况。孤立的硬膜外疾病不累及邻近骨质是罕见的,其最常见于淋巴瘤。硬膜外病变典型表现为 T1 低信号,T2 高信号,伴有明显强化。

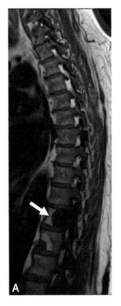 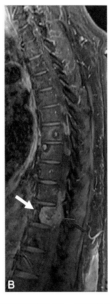 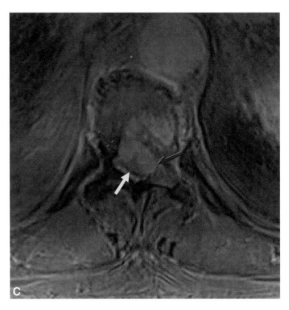

图 2-39　前列腺骨转移性疾病伴硬膜外侵袭。矢状位非增强 T1WI(A)和脂肪饱和增强 T1WI(B,C)显示 T1 低信号的增强病变(白色箭头)。疾病向硬膜外延伸至腹侧和左侧硬膜外间隙(红色箭头),导致硬膜囊严重狭窄和脊髓受压(黄色箭头)

　　病理性骨折常发生在脊柱转移性疾病中。良性和恶性的压缩性骨折均表现为 T2 信号增高和强化。怀疑恶性骨折的影像学表现包括相关的椎旁或硬膜外软组织肿块,其他符合转移的骨性病变,以及椎体骨皮质后缘的圆形弯曲(见图 2-36)。良性骨折倾向于伴有角缘,而不是圆形。此外,在良性压缩性骨折中,通常可以看到低强度、清晰的骨折线或局限的液体信号带[31]。一些报道称椎弓根受累提示恶性骨折,尽管在实践中良性骨折通常也伴有椎弓根内水肿。

　　脊柱骨转移的常见鉴别诊断包括良性骨内血管瘤。通常情况下,血管瘤由于脂肪含量高,MRI 中可见 T1 信号升高,而脊柱骨转移瘤表现为 T1 信号降低。不典型的低脂质血管瘤可表现为 T1 信号降低,尽管它们通常有血管瘤的特征性垂直骨小梁粗化和"灯芯绒"外观。这种形态通常在 CT 上更为明显。急性施莫尔结节*的信号强度与转移灶的信号强度一致,并可强化。然而,它们可通过其特征性的局限性侵袭椎体终板来识别。椎间盘或骨髓炎因其特征性的椎间盘水肿和强化,延伸累及邻近的终板和骨髓间隙而得以明确诊断。转移性疾病通常不会跨越椎间盘间隙。正常情况下老年患者中可见斑片状脂肪骨髓信号。在异质性骨髓环境下,与邻近的椎间盘相比,T1 骨髓信号较高。造血系统恶性肿瘤、非恶性骨髓增生和骨髓置换过程与弥漫性脊柱骨转移性疾病类似。然而,弥漫性骨髓受累在这些疾病中更为常见。

---

*　译者注:施莫尔结节(Schmorl's nodes)由 Georg Schmorl 于 1927 年首次定义,是指当椎体软骨终板存在薄弱区域时,椎间盘的髓核组织可经薄弱处疝入椎体骨松质内,造成椎体内出现半圆形的缺损阴影。

　　另外需要注意的是与治疗相关的骨髓信号改变。放疗后,骨髓脂肪的 T1 和 T2 高信号增加,其分布与治疗靶区一致(图 2-40)。化疗药物和或贫血可导致黄骨髓向红骨髓转化,导致弥漫性降低的 T1 骨髓信号,与弥漫性骨髓浸润或增殖相似。

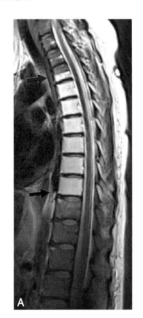 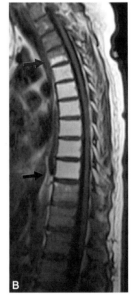

图 2-40　典型的放射诱导的骨髓改变。胸椎矢状位 T2WI(A)和 T1WI(B)显示胸椎上、中段(红色箭头所示)骨髓信号改变,与放射靶区相关。可见继发于胸椎内红骨髓弥漫性脂肪置换的 T2 和 T1 信号增高

　　由于全身治疗方法的改善,使全身癌症患者的生存时间延长,因此软脑膜癌的发病率也逐渐增加。增强 CT 可显示

马尾或沿脊髓表面的强化,尽管这也可能是正常的表现。增强 MRI 是一种更灵敏的发现软脑膜疾病的方法。MRI 中存在多种影像学表现,包括沿马尾神经束和神经根表面的细线性强化,硬脊膜囊尾部或沿脊髓表面的单发强化肿块,马尾弥漫性增厚,以及大量小的强化的软脑膜结节导致的粟粒样表现(图 2-41)。主要的鉴别诊断包括化脓性、肉芽肿性和化学性脑膜炎。近期的腰椎穿刺也可导致软脑膜和硬脑膜强化。

髓内转移是罕见的,且通常是单发的。髓内转移多见于小细胞肺癌中[31]。在 MRI 上,表现为小的局灶性的强化髓内结节,伴有周围广泛水肿(图 2-42)。常伴有脊髓扩张,罕有脊髓空洞形成。髓内转移可能是出血性的。鉴别诊断包括脱髓鞘疾病和炎症性脊髓炎,典型表现少见相关性的脊髓水肿和扩张。其他的鉴别诊断包括更常见的原发性脊髓肿瘤,包括室管膜瘤、星形细胞瘤和血管母细胞瘤。

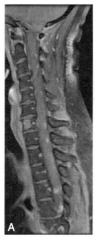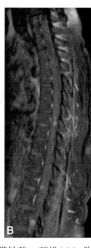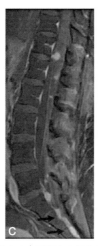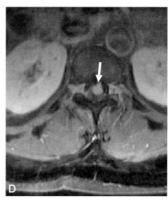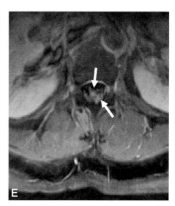

图 2-41　脊髓软脑膜转移。颈椎(A)、胸椎(B)和腰椎(C)的矢状位脂肪饱和增强 T1WI,和腰椎(D 和 E)的轴位脂肪饱和增强 T1WI 显示,沿脊髓表面和马尾神经根的多个结节性强化灶(D 和 E 上的白色箭头)。图(C)可见骶管的硬脊膜囊依赖部分(红色箭头)有一个突出的转移沉积团块

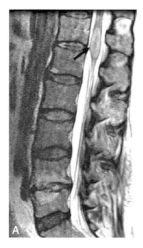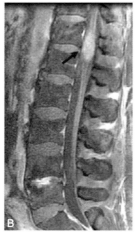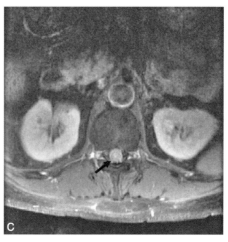

图 2-42　脊髓髓内转移。矢状位 T2WI(A),矢状位(B)和轴位(C)脂肪饱和增强 T1WI 显示累及远端脊髓圆锥的髓内强化的 T2 高信号肿块(红色箭头)

2.7　恶性的和治疗诱发的神经丛病

恶性肿瘤患者常伴有神经系统症状。高度的临床怀疑是准确诊断的必要条件,特别是在臂丛和腰骶神经丛病中。在临床上,区分局部肿瘤侵袭、转移性疾病和放射诱发的神经丛病具有挑战性。

在急性情况下,放射诱发的神经丛炎通常表现为弥漫性 T2 高信号和非肿块样增厚,伴神经支配的肌肉组织急性的去神经性水肿(图 2-43)。

更常见的是,患者表现为放射诱发的臂丛和腰骶神经丛病。接受剂量大于 60Gy 放射治疗的患者风险最大。症状在放射治疗 5~6 个月后出现,在治疗后 12~20 个月达到高峰[42]。影像学显示弥漫性增厚和无局灶肿块性强化。沿受累神经丛可见弥漫性 T2 低信号,且已被证明是鉴别放射诱发的神经丛病和肿瘤浸润的最有用的影像学特征[42-44]。

转移性乳腺癌和肺癌是恶性神经丛病最常见的病因。与邻近肌肉相比,转移性疾病和局灶性肿瘤浸润的特征性影像学表现为病变强化,对应区域内 T1 低信号和 T2 高信号。极少数病变可表现为 T2 低信号[42-46]。PET 成像可能是有用的,因为累及神经丛的未经治疗的肿瘤可表现为 FDG 代谢活性增加(图 2-44)。

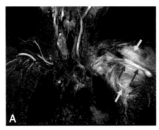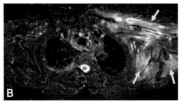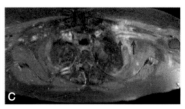

图 2-43　放射诱发的臂丛神经丛病。通过腋窝水平的冠状位 STIR(A)和轴位 STIR(B)显示沿左侧臂丛的信号增强(红色箭头),伴有轴位脂肪饱和增强 T1WI 中的强化(C)。同时可见继发于急性去神经支配的改变,累及左侧肩部肌肉的 STIR 高信号增加(黄色箭头)

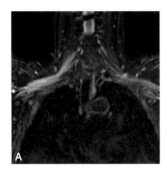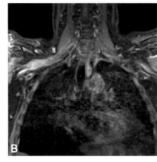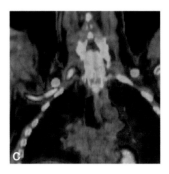

图 2-44　臂丛周围神经淋巴瘤病。冠状位 STIR(A)和脂肪饱和增强 T1WI(B)显示右侧臂丛不对称的高信号、增厚和强化。冠状位 PET CT 图像(C)显示相应区域的 FDG 摄取增加(红色箭头)

3　系统性疾病的颅内并发症

　　恶性肿瘤患者通常会出现神经系统并发症,包括转移性疾病、肿瘤综合征及治疗相关的并发症。在本节中,我们将回顾与全身恶性肿瘤和副肿瘤综合征相关并发症的影像学表现。

3.1　可逆性后部脑病综合征

　　可逆性后部脑病综合征(posterior reversible encephalopathy syndrome,PRES),最初由 Hinchey 等于 1996 年提出,是一种异质性疾病,其特征是突发的头痛、精神状态改变、癫痫发作和/或视觉障碍[47,48]。其潜在的病理生理学改变尚不清楚;然而,最普遍接受的理论是大脑自身调节受损导致的血脑屏障过度灌注和破坏。由于基底动脉缺乏交感神经支配,

后循环最易受影响[49,50]。虽然这个名字阐明了该疾病的进展过程,但患者可表现为前循环受累,包括不可逆的缺血和/或出血。此外,患者并不总是有脑部症状。

　　引发 PRES 潜在的风险因素很多,最常见的包括高血压、妊娠、高凝状态、自身免疫障碍、免疫抑制剂的使用,以及化疗等。大量研究已经显示出 PRES 与正在接受癌症治疗的患者之间有明确的关联。2015 年,Singer 等进行了一次回顾性分析,PRES 在接受治疗的实体瘤患者中发生率达 71%,而血液系统恶性肿瘤患者中的发生率约为 26%。这项研究表明,半数发生 PRES 的患者在前一个月内接受了全身治疗[51]。

　　影像学上,大多数患者的顶叶和/或枕叶通常出现对称性的血管源性水肿。PRES 患者会常常会有非典型的影像学表现,包括顶叶和枕叶外的不对称的血管源性水肿,这些受累的皮层也可能进展为梗死和出血。不典型的 PRES 通常累及大脑半球、脑干和小脑内的分水岭区域(图 2-45)。

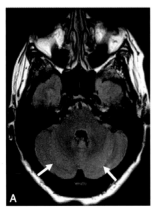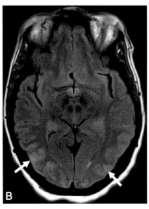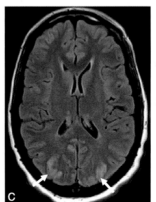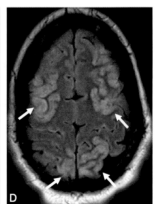

图 2-45　化疗诱发的可逆性后部脑病综合征(PRES)。多个轴位 FLAIR 图像显示皮质和皮质下高信号斑片状对称区,累及顶枕区和分水岭区(白色箭头)

3.2 甲氨蝶呤诱导的白质脑病

甲氨蝶呤(methotrexate, MTX)是一种常用的化疗药物，已知具有潜在的神经毒性。MTX 抑制二氢叶酸还原酶，防止叶酸转化为四氢叶酸从而抑制细胞复制。叶酸缺乏导致同型半胱氨酸积聚，可导致小血管病变[52]。

在一部分患者中，MTX 已被证明可以诱导中毒性脑白质病，其发病率为 0.8%～4.5%，但是在接受鞘内化疗、高剂量全身治疗和同步放射治疗的患者中其发病率上升至 40%～48%。既往发现主要有 3 种影像表现，包括：中毒性脑白质病、播散性坏死性脑病以及甲氨蝶呤诱导的脊髓病。

中毒性白质脑病通常出现在急性期，不过在给药后几年也可以看到。在急性期，脑 MRI 显示整个半卵圆中心和放射冠存在不对称的弥散受限和血管源性水肿的表现，其跨越多

个血管区域，不累及皮质下 U 形纤维(图 2-46)。

弥散性坏死性脑病是鞘内甲氨蝶呤和全脑放射联合治疗的一种罕见的、通常致命的并发症[48]。患者的临床表现为快速进展性痴呆、尿失禁、步态障碍和偏瘫。影像上显示更广泛的白质受累和多灶性肿块样异常信号区，可见特征性的中央出血(T2 低信号和易感伪影)，伴不同程度的周围或实性强化[48]。遗憾的是目前没有明确的影像学特征来区分播散性坏死性脑病和复发性疾病。

最后，MTX 诱发的脊髓病是一种极为罕见的并发症，其从临床和影像学上类似于亚急性联合变性[53]。脊柱 MRI 显示累及后柱的长段异常信号(图 2-47)。MTX 诱导的脊髓病和亚急性联合变性之间唯一明确的区别是前者维生素 B_{12} 水平正常。

在接受其他化疗药物的患者中也发现了类似的可逆性和不可逆性中毒性脑白质病。

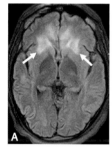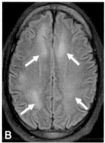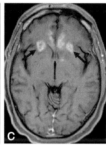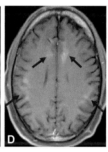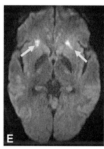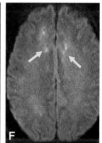

图 2-46 急性甲氨蝶呤诱发的脑白质病。脑轴位 FLAIR 图像(A 和 B)显示累及幕上白质的斑片状和融合区域的高信号(白色箭头)。这些区域在脂肪饱和增强 T1WI(C 和 D)中呈不均匀强化(红色箭头)，在 DWI(E 和 F)中可见斑片状的弥散受限(黄色箭头)

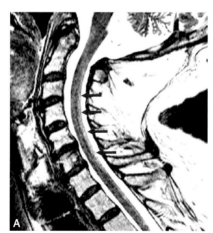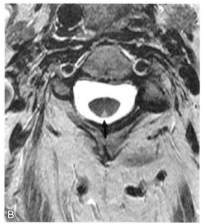

图 2-47 甲氨蝶呤诱发的脊髓病。该淋巴瘤患者接受鞘内甲氨蝶呤治疗。矢状位(A)和轴位(B)T2WI 显示累及脊髓背柱的纵向 T2 高信号(红色箭头)，与甲氨蝶呤诱导的脊髓病相一致，类似于亚急性联合变性

3.3 阿糖胞苷诱导的血管痉挛

静脉注射高剂量的阿糖胞苷具有神经毒性作用，包括癫痫发作和急性小脑综合征。少见情况下，使用鞘内阿糖胞苷治疗的 ALL 患儿可出现脑血管痉挛引起的雷鸣性头痛，伴有或不伴有脑梗死[54,55]。一些报告认为在这种情况下存在可逆转的脑血管收缩综合征或血管炎，但进一步评估时未见明显的血管壁增强。

3.4 免疫检查点抑制剂诱导的垂体炎

Phan 等在 2003 年首次描述了免疫检查点抑制剂-伊普利单抗治疗诱导的垂体炎[56]。从那时起，垂体炎便成了多种免疫检查点抑制剂，尤其是联合治疗中最常见的并发症。Barroso Sousa 等证明，当使用伊普利单抗和 PD-1 抑制剂治疗时，免疫检查点抑制剂诱导的垂体炎的发生率为 6.4%，单独使用伊普利单抗治疗时为 3.2%，单独使用

PD-1 抑制物治疗时为 0.4%,仅使用 PD-L1 抑制物时发生率<0.1%[57]。高达 90% 的免疫检查点抑制物诱导的垂体炎患者出现内分泌毒性,需要激素替代治疗,但很少会致命[58]。

免疫检查点抑制剂诱发的垂体炎的影像特征通常是非特异性的。最常见的发现是垂体漏斗的弥漫性增大和强化,一些报告显示 100% 的患者有此发现(图 2-48)[58]。患者还可以表现出垂体增大、整个腺垂体的不均匀低度强化,以及整个神经垂体正常 T1 高信号的消失[58,59]。如果不治疗,垂体将出现进行性坏死,相应的垂体体积减小。

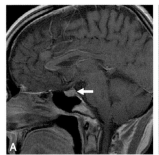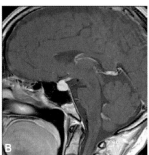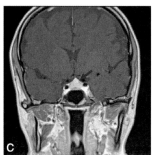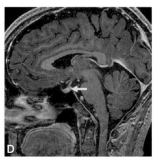

图 2-48　伊匹单抗治疗诱发的垂体炎。治疗前矢状位增强 T1WI(A)显示垂体正常(白色箭头)。在伊匹单抗开始治疗 3 个月后获得的矢状位(B)和冠状位(C)增强 T1WI 显示免疫相关垂体炎继发的垂体和漏斗增大(红色箭头)。终止伊匹单抗治疗 5 个月后,随访矢状位增强 T1WI(D)显示垂体炎消退(黄色箭头)

3.5　进行性多灶性白质脑病

进行性多灶性白质脑病(progressive multifocal leukoencephalopathy,PML)是一种由少突胶质细胞内的 JC 病毒引起的脱髓鞘性疾病。PML 最常发生在免疫功能低下的患者中,也可见于在接受免疫调节治疗(包括许多单克隆抗体治疗)的患者中。如果不及时治疗,PML 患者通常在 1 年内死亡。

鉴别诊断需要影像学和临床相结合。CT 扫描可见在脑室周围和皮质下不对称的低密度,但不具有特异性。MR 成像更具有特异性,可见脑室周围和皮质下不对称的 T2/FLAIR 高信号,延伸至皮质下 U 形纤维(图 2-49)。通常沿着脱髓鞘的前缘有微弱的弥散受限。尽管在免疫重建综合征中有报道,对比增强仍然是不典型的表现。

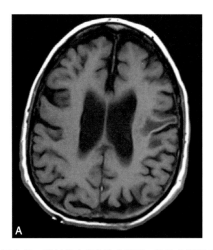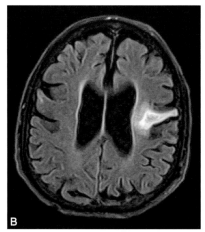

图 2-49　进行性多灶性脑白质病。轴位非增强 T1WI(A)和轴位 FLAIR 图像(B)显示 T1 低信号和 FLAIR 高信号病变,累及皮质下的白质结构,包括皮质下 U 形纤维。对于病变的大小,没有明显的占位效应。PML 往往是多中心和不对称的,很少或没有强化。这些病变是由 JC 病毒感染少突胶质细胞引起的脱髓鞘改变

3.6　自身免疫性和副肿瘤性脑炎

自身免疫性和副肿瘤性脑炎是一组异质性疾病,临床和影像学表现差异很大。虽然边缘系统容易受到影响,但是新皮质、基底神经节、脑干、小脑和脊髓受累也被广泛报道过[60-62]。因此,影像学表现是多变的,临床上需要高度重视。

目前有两种普遍接受的分类方案对自身免疫性脑炎进行分类,包括据神经元抗原的位置以及脑炎是副肿瘤性或非副肿瘤性。基于神经元抗原位置的区分更有临床意义,因为它与潜在的恶性肿瘤、治疗反应和预后有关[62],第 I 组抗体以细胞内神经元抗原为靶点,与潜在的恶性肿瘤密切相关,其特征是对治疗的反应降低,导致不良临床结果。鉴于其异质性,影像学征通常是非特异性的(表 2-1)。第 II 组抗体靶向细胞表面神经元抗原,与恶性肿瘤联系较少,对免疫治疗反应较好。此外,第 II 组抗体已被证明是疾病更特异的临床标志物,与影像学表现联系更紧密(表 2-2)。

表 2-1　第 I 组抗体[62]

抗体	临床关系	症状
Anti-Hu	小细胞肺癌	脑炎,小脑退行性变,部分性癫痫持续状态,感觉神经性病变
Anti-Ma/Ta	青年男性睾丸癌,老年小细胞肺癌及乳腺癌	边缘系统、间脑或脑干功能障碍,通常表现为眼肌麻痹。孤立性边缘系统脑炎很少见
抗谷氨酸脱羧酶	与恶性肿瘤关联较少	典型的边缘系统受累导致的癫痫发作。僵硬综合征
抗角蛋白	小细胞肺癌及乳腺癌	脑炎,肌阵挛和僵硬综合征
抗 Ri(神经元核抗体 2)	小细胞肺癌及乳腺癌	脑干炎和丘脑-肌阵挛综合征
Anti-Yo	卵巢癌和乳腺癌	小脑退行性变和不常见的脑炎

表 2-2　第 II 组抗体[62]

抗体	临床关系	症状	影像
Anti-NMDA	年轻女性和儿童。罕见卵巢畸胎瘤	病毒引起的最初的前驱症状,随后出现精神症状、颞叶功能障碍和严重的神经功能障碍	起始阶段正常。后进展为皮质和皮质下水肿,伴有皮质强化,无弥散受限。即使脑 MRI 正常,PET 成像可能显示代谢活动增加
Anti-VGKC	与恶性肿瘤无关	经典的边缘系统脑炎引起的难治性癫痫。边缘系统外受累罕见	在急性期,颞叶内侧出现水肿。小部分患者表现出弥散受限和强化。通常进展为颞叶内侧硬化
Anti-VGCC	女性和幼儿中罕见亚型	最初的病毒前驱症状,随后出现精神症状、颞叶功能障碍和癫痫发作	颞叶内侧水肿伴脑回状皮质强化,后进展为皮质层状坏死。边缘系统外受累常见
抗 GABAr A 受体	与恶性肿瘤无关。预后良好		在颞叶内侧和广泛的边缘系统外 T2/FLAIR 高信号,伴有或无强化
抗 GABAr B 受体	小细胞肺癌与肺神经内分泌肿瘤	边缘系统脑炎伴频繁的癫痫发作,常发生在癌症诊断之前	颞叶内侧水肿,伴或不伴有强化
Anti-AMPAr	肺、乳腺和胸腺恶性肿瘤	亚急性精神症状发作	海马体孤立性水肿
Anti-GluR3	Rasmussen 脑炎		
Anti-mGluR1	淋巴瘤	小脑共济失调	
Anti-mGluR5	霍奇金淋巴瘤	边缘系统脑炎	
抗-D2 多巴胺受体		基底节脑炎	
抗 GlyR1		僵硬腿综合征、僵硬人综合征或进行性脑脊髓炎伴僵硬和肌阵挛	

　　典型的边缘系统受累在整个颞叶内侧的皮质和皮质下白质结构可见 T2/FLAIR 高信号,伴有或无弥散受限(图 2-50)。强化是多变的,可以表现为类似转移性疾病的肿块样强化。最终,影像学表现中的鉴别诊断包括疱疹性脑炎、术后改变和罕见的转移性疾病。颞叶内侧的对称性受累强烈倾向于边缘系统脑炎而不是疱疹性脑炎。

　　副肿瘤性小脑病变罕见,最常见于小细胞肺癌、霍奇金淋巴瘤、乳腺癌和妇科癌症。其表现为眩晕、头晕和步态不稳,最常与 anti-Yo 和 ant-Ri 抗体相关。急性期,MRI 表现通常是正常的,但在 T2/FLAIR 图像上显示弥散性增大和信号值升高。在亚急性至慢性期,PET 可见特征性的小脑萎缩和低代谢(图 2-51)。

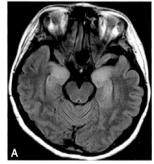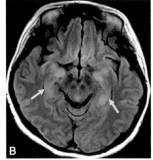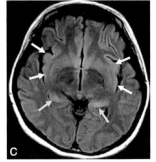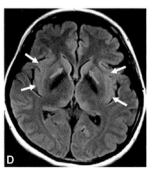

图 2-50　小细胞肺癌患者的副肿瘤性脑炎。连续的 FLAIR 图像显示双侧杏仁核(红色箭头)和双侧海马(黄色箭头)的对称性 FLAIR 高信号,这是边缘系统(副肿瘤)脑炎的典型表现。可能涉及的其他区域包括双侧岛叶(白色箭头)和双侧尾状核(蓝色箭头)。这种表现类似于疱疹性脑炎,但可以根据临床病史和病程进行区分。疱疹也是典型的出血性、双侧性和不对称性

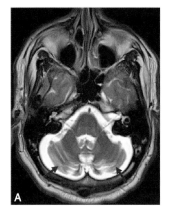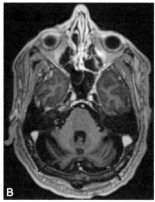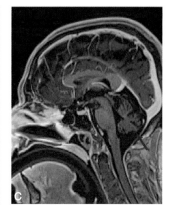

图 2-51　副肿瘤性小脑变性。轴位 T2WI(A)、轴位增强 T1WI(B)和矢状位增强 T1W(C)显示弥漫性小脑萎缩(红色箭头)。该患者有乳腺癌病史,表现为进行性共济失调

3.7　放射性坏死和假性进展

治疗相关反应(放射性坏死和假性进展)和疾病进展之间的差别通常很难区分,因为两者都会产生类似的临床和影像学特征。鉴别这两种疾病是临床医生必备的能力。在立体定向放射治疗中尤为重要。当面对这些患者时,彻底了解患者的治疗方案和时间过程是必要的。

先进的成像技术如 MR 灌注成像可以增加区分疾病进展和治疗后反应的特异性(图 2-52)。与对侧正常白质相比,疾病进展通常 rCBV 比值大于 2:1。治疗后反应通常 rCBV 比值小于 1.8:1。当 rCBV 比值介于 1.8 和 2 之间时,结果具有不确定性[63,64]。许多渗透率参数已被证明可以提高诊断的准确性;然而,扫描设备和机构之间的技术差异导致无法确定统一的阈值参数,从而限制其广泛的应用。

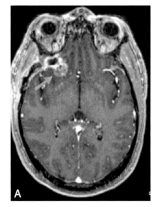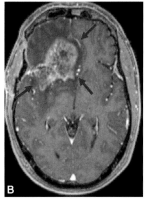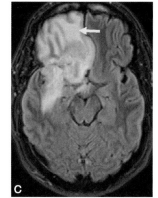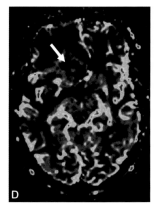

图 2-52　假性进展。轴位增强 T1WI(A)显示侵犯右侧额叶下部的转移性病灶部分切除后的术后变化,部分残留强化(蓝色箭头)。放射治疗 4 个月后,进行轴位增强 T1WI(B)、轴位 FLAIR(C)和 rCBV(D)扫描。结果显示累及右额叶的异质性强化病灶进展(红色箭头),FLAIR 图像中可见周围水肿进展(黄色箭头)。MR 灌注显示异常强化区域的脑血容量没有相应地升高(白色箭头)

3.8　放射诱发的动脉病

放射治疗诱发的动脉病变是全脑和立体定向放射治疗中未被认识到的并发症。随着新成像技术的出现,包括血管壁成像和 3D T1 SPACE 对比增强序列,影像检查可以实现更准确的诊断。颅内放射诱发的动脉病变通常被认为是一种急性并发症,尽管最近的文献表明它可在放射治疗 19 年后发生[65]。血管壁成像和黑血对比后序列技术显示受累血管中的平滑肌强化和管腔狭窄(图 2-53)。不幸的是,这种并发症通常在患者出现类似卒中的症状时才被首次发现。

在放化疗后,通常可以看到在脑室周围和幕上深部白质的 T2/FLAIR 信号增加(图 2-54)。矿化微血管病是放化疗后可见的另一种并发症,在 CT 上表现为对称性的皮质下钙化(图 2-55)。

3.9　放疗后卒中样偏头痛发作综合征

放疗后卒中样偏头痛发作综合征(stroke-like migraine attacks after radiation therapy,SMART)是一种全脑放射治疗的延迟性并发症。患者通常在放射治疗后数年出现卒中样症状和典型的影像学表现。从病史上看,这些症状在几周内会完全消失。然而,目前越来越多的证据表明临床症状和影像学检查结果并非总是可逆的[66]。MR 成像具有特征性,包括单侧皮质增厚伴 T2/FLAIR 高信号和不符合特定血管区域的皮层旋状强化(图 2-56)。灌注成像可使临床图像进一步复杂化,具体取决于灌注成像的扫描时间。一些研究表明病灶可与梗死类似表现为低灌注,但其他研究指出也可表现为灌注增加[67,68]。

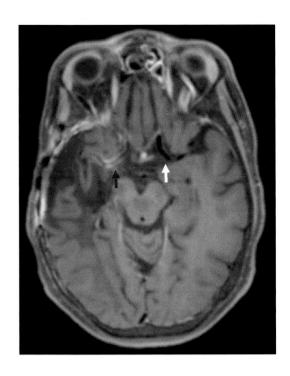

图 2-53　放射性动脉病。脂肪饱和增强 T1 SPACE 图像显示床突上右侧 ICA 和右侧 MCA 近端的血管壁增强（红色箭头）。相反，左侧 ICA 和 MCA 正常（白色箭头）

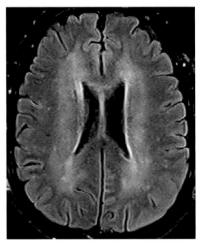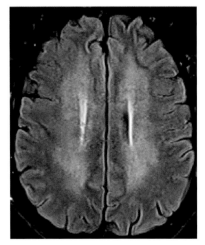

图 2-54　典型的放射治疗引起的白质变化。脑轴位 FLAIR 图像显示，脑室周围和大脑半球深部白质内有模糊的融合高信号，未累及皮质下白质结构。这是放射治疗引起的白质改变的典型表现，与慢性微血管缺血性改变类似

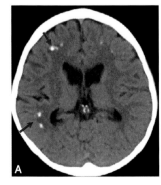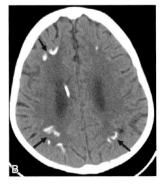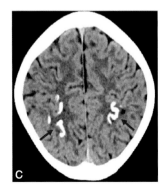

图 2-55　化疗诱发的矿化微血管病。这名 12 岁急性淋巴细胞白血病化疗患者的轴位非增强 CT 图像显示皮质下多发性散在的钙化病灶（红色箭头）。化疗诱发的矿化微血管病通常在治疗后 2 年或 2 年以上发生

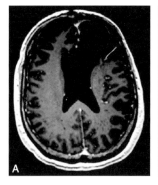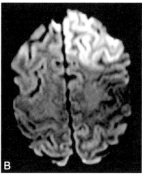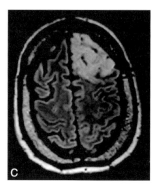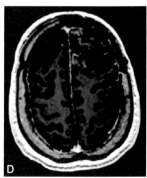

图 2-56　SMART 综合征。增强 T1WI（A）显示切除区域累及左侧额叶。DWI（B）、FLAIR（C）和增强 T1WI（D）显示弥散受限，FLAIR 信号增加，并伴有沟回消失的斑片状强化。未经治疗的 6 个月后随访显示病情缓解

致谢

感谢 Richard D. Beegle 博士代表 AdventHealth 提供图 2-3C、图 2-16A、图 2-41A 和图 2-50。

（王晓光　译，何洁　审校）

参考文献

1. Nathoo M, Chahlavi A, Barnett GH, Toms SA. Pathobiology of brain metastases. *J Clin Pathol.* 2005;58(3):237–242. https://doi.org/10.1136/jcp.2003.013623.

2. Wanleenuwat P, Iwanowski P. Metastases to the central nervous system: molecular basis and clinical considerations. *J Neurol Sci.* 2020;412(116755). https://doi.org/10.1016/j.jns.2020.116755.

3. Osborn A, Hedlund G, Salzman K. *Osborn's Brain: Imaging, Pathology, and Anatomy.* 2nd ed. Elsevier; 2017.

4. Schroeder T, Bittrich P, Kuhne JF, et al. Mapping distribution of brain metastases: does the primary tumor matter? *J Neuro-Oncol.* 2020;147(1):229–235. https://doi.org/10.1007/s11060-020-03419-6.

5. Mitsuya K, Nakasu Y, Horiguchi S, et al. Metastatic skull tumors: MRI features and a new conventional classification. *J Neuro-Oncol.* 2011;104(1):239–245. https://doi.org/10.1007/s11060-010-0465-5.

6. Barajas RF, Cha S. Metastasis in adult brain tumors. *Neuroimaging Clin N Am.* 2016;26(4):601–620. https://doi.org/10.1016/j.nic.2016.06.008.

7. Sánchez Fernández I, Loddenkemper T. Seizures caused by brain tumors in children. *Seizure.* 2017;44:98–107. https://doi.org/10.1016/j.seizure.2016.11.028.

8. Bouffet E, Doumi N, Thiesse P, et al. Brain metastases in children with solid tumors. *Cancer.* 1997;79(2):403–410.

9. Kaufmann TJ, Smits M, Boxerman J, et al. Consensus recommendations for a standardized brain tumor imaging protocol for clinical trials in brain metastases. *Neuro-Oncology.* 2020;22(6):757–772.

10. Fan B, Li M, Wang X, et al. Diagnostic value of gadobutrol versus gadopentetate dimeglumine in enhanced MRI of brain metastases. *J Magn Reson Imaging.* 2016;45(6):1827–1834.

11. Jeon J, Choi JW, Roh HG, Moon W. Effect of imaging time in the magnetic resonance detection of intracerebral metastases using single dose gadobutrol. *Korean J Radiol.* 2014;15(1):145–150.

12. Kim ES, Chang JH, Choi HS, Kim J, Lee S. Diagnostic yield of double-dose gadobutrol in the detection of brain metastasis: intraindividual comparison with double-dose gadopentetate. *Am J Neuroradiol.* 2010;31:1055–1058. https://doi.org/10.3174/ajnr.A2010.

13. Kremer S, Eid MA, Bierry G, et al. Accuracy of delayed post-contrast FLAIR MR imaging for the diagnosis of leptomeningeal infectious or tumoral diseases. *J Neuroradiol.* 2006;33(5):285–291.

14. Jeevanandham B, Kalyanpur T, Gupta P, Cherian M. Comparison of post-contrast 3D-T1-MPRAGE, 3D-T1-SPACE and 3D-T2-FLAIR MR images in evaluation of meningeal abnormalities at 3-T MRI. *Br J Radiol.* 2017;90(1074):1–10. https://doi.org/10.1259/bjr.20160834.

15. Ercan N, Gultekin S, Celik H, Tali TE, Oner YA, Erbas G.

Diagnostic value of contrast-enhanced fluid-attenuated inversion recovery MR imaging of intracranial metastases. *Am J Neuroradiol.* 2004;25:761–765.

16. Oh J, Choi SH, Lee E, et al. Application of 3D fast spin-echo T1 black-blood imaging in the diagnosis and prognostic prediction of patients with leptomeningeal carcinomatosis. *Am J Neuroradiol.* 2018;1–7. Published online.

17. Suh CH, Jung SC, Kim KW, Pyo J. The detectability of brain metastases using contrast-enhanced spin-echo or gradient-echo images: a systematic review and meta-analysis. *J Neuro-Oncol.* 2016;129(2):363–371. https://doi.org/10.1007/s11060-016-2185-y.

18. Reichert M, Morelli JN, Runge VM, et al. Contrast-enhanced 3-dimensional SPACE versus MP-RAGE for the detection of brain metastases: considerations with a 32-channel head coil. *Investig Radiol.* 2013;48(1):55–60. https://doi.org/10.1097/RLI.0b013e318277b1aa.

19. Danieli L, Riccitelli GC, Distefano D, et al. Brain tumor-enhancement visualization and morphometric assessment: a comparison of MPRAGE, SPACE, and VIBE MRI techniques. *Am J Neuroradiol.* 2019;40:1140–1148.

20. Kato Y, Higano S, Tamura H, et al. Usefulness of contrast-enhanced T1-weighted sampling perfection with application-optimized contrasts by using different flip angle evolutions in detection of small brain metastasis at 3T MR imaging: comparison with magnetization-prepared rapid acquisition. *Am J Neuroradiol.* 2009;30:923–929.

21. Kim D, Heo YJ, Jeong HW, et al. Usefulness of the delay alternating with nutation for tailored excitation pulse with T1-weighted sampling perfection with application-optimized contrasts using different flip angle evolution in the detection of cerebral metastases: comparison with MPRAGE imaging. *AJNR Am J Neuroradiol.* 2019;40(9):1469–1475.

22. Chukwueke UN, Wen PY. Use of the response assessment in neuro-oncology (RANO) criteria in clinical trials and clinical practice. *CNS Oncol.* 2019;8(1):CNS28. https://doi.org/10.2217/cns-2018-0007.

23. Pekmezci M, Perry A. Neuropathology of brain metastases. *Surg Neurol Int.* 2013;4(Suppl. 4):245–255. https://doi.org/10.4103/2152-7806.111302.

24. Maroldi R, Ambrosi C, Farina D. Metastatic disease of the brain: extra-axial metastases (skull, dura, leptomeningeal) and tumour spread. *Eur Radiol.* 2005;15(3):617–626. https://doi.org/10.1007/s00330-004-2617-5.

25. Sze G, Shin J, Krol G, Johnson C, Liu D, Deck M. Intraparenchymal brain metastases: MR imaging versus contrast-enhanced CT. *Radiology.* 1988;168(1):187–194.

26. Alcaide-Leon P, Cluceru J, Lupo JM, et al. Centrally reduced diffusion sign for differentiation between treatment-related lesions and glioma progression: a validation study. *Am J Neuroradiol.* 2020;41(11):2049–2054. https://doi.org/10.3174/ajnr.A6843.

27. Gulko E, Oleksk ML, Gomes W, et al. MRI brain findings in 126 patients with COVID-19: initial observations from a descriptive literature review. *Am J Neuroradiol.* 2020;1–5. https://doi.org/10.3174/ajnr.a6805. Published online.

28. Harrison RA, Nam JY, Weathers SP, DeMonte F. *Intracranial Dural, Calvarial, and Skull Base Metastases.* vol. 149. 1st ed. Elsevier B.V.;

2018. https://doi.org/10.1016/B978-0-12-811161-1.00014-1.

29. Herneth AM, Friedrich K, Weidekamm C, et al. Diffusion weighted imaging of bone marrow pathologies. *Eur J Radiol.* 2005;55(1):74–83. https://doi.org/10.1016/j.ejrad.2005.03.031.

30. Nayak L, Abrey LE, Iwamoto FM. Intracranial dural metastases. *Cancer.* 2009;115(9):1947–1953. https://doi.org/10.1002/cncr.24203.

31. Shah LM, Salzman KL. Imaging of spinal metastatic disease. *Int J Surg Oncol.* 2011;2011(Figure 2):1–12. https://doi.org/10.1155/2011/769753.

32. Harris P, Diouf A, Guilbert F, et al. Diagnostic reliability of leptomeningeal disease using magnetic resonance imaging. *Cureus.* 2019;11(Lmd):9–15. https://doi.org/10.7759/cureus.4416.

33. Pan Z, Yang G, He H, et al. Leptomeningeal metastasis from solid tumors: clinical features and its diagnostic implication. *Sci Rep.* 2018;8(1):1–13. https://doi.org/10.1038/s41598-018-28662-w.

34. Clarke JL, Perez HR, Jacks LM, Panageas KS, Deangelis LM. Leptomeningeal metastases in the MRI era. *Neurology.* 2010;74(18):1449–1454. https://doi.org/10.1212/WNL.0b013e3181dc1a69.

35. Koeller KK, Sandberg GD. From the archives of the AFIP. *Radiographics.* 2002;22(6):1473–1505. https://doi.org/10.1148/rg.226025118.

36. Umehara T, Okita Y, Nonaka M, et al. Choroid plexus metastasis of follicular thyroid carcinoma diagnosed due to intraventricular hemorrhage. *Intern Med.* 2015;54(10):1297–1302. https://doi.org/10.2169/internalmedicine.54.3560.

37. Castle-Kirszbaum M, Goldschlager T, Ho B, Wang YY, King J. Twelve cases of pituitary metastasis: a case series and review of the literature. *Pituitary.* 2018;21(5):463–473. https://doi.org/10.1007/s11102-018-0899-x.

38. He W, Chen F, Dalm B, Kirby PA, Greenlee JDW. Metastatic involvement of the pituitary gland: a systematic review with pooled individual patient data analysis. *Pituitary.* 2015;18(1):159–168. https://doi.org/10.1007/s11102-014-0552-2.

39. Ross JS, Moore KR. *Diagnostic Imaging: Spine.* 3rd ed. Elsevier; 2015.

40. Cook GJR. PET and PET/CT imaging of skeletal metastases. *Cancer Imaging.* 2010;10(1):153–160. https://doi.org/10.1102/1470-7330.2010.0022.

41. Del Grande F, Santini F, Herzka D, et al. Fat-suppression techniques for 3-T MR imaging of the musculoskeletal system. *Radiographics.* 2014;34(1):217–233.

42. Wittenberg KH, Adkins MC. MR imaging of nontraumatic brachial plexopathies: frequency and spectrum of findings. *Radiographics.* 2000;20(4):1023–1032. https://doi.org/10.1148/radiographics.20.4.g00jl091023.

43. Glazer H, Lee J, Levitt R, et al. Radiation fibrosis: differentiation from recurrent tumor by MR imaging-work in progress. *Radiology.* 1985;156:721–726.

44. Ebner F, Kressel H, Mintz M, et al. Tumor recurrence versus fibrosis in the female pelvis: differentiation with MR imaging at 1.5 T. *Radiology.* 1988;166:333–340.

45. Castagno A, Shuman W. MR imaging in clinically suspected brachial plexus tumor. *AJR Am J Roentgenol.* 1987;149:1219–1222.

46. Iyer V, Sanghvi DA, Merchant N. Malignant brachial plexopathy: a pictorial essay of MRI findings. *Indian J Radiol Imaging.* 2010;20(4):274–278. https://doi.org/10.4103/0971-3026.73543.

47. López-García F, Amorós-Martínez F, Sempere AP. A reversible posterior leukoencephalopathy syndrome. *Rev Neurol.* 2004;38(3):261–266. https://doi.org/10.33588/rn.3803.2003342.

48. De Oliveira AM, Ana P, Mckinney AM, Leite C, Luis F, Lucato LT. Imaging patterns of toxic and metabolic brain disorders. *Radiographics.* 2019;1672–1695. Published online.

49. Schwartz RB, Feske SK, Polak JF, et al. Preeclampsia-eclampsia: clinical and neuroradiographic correlates and insights into the pathogenesis of hypertensive encephalopathy. *Radiology.* 2000;217(2):371–376. https://doi.org/10.1148/radiology.217.2.r00nv44371.

50. Cipolla MJ. Cerebrovascular function in pregnancy and eclampsia. *Hypertension.* 2007;50(1):14–24. https://doi.org/10.1161/HYPERTENSIONAHA.106.079442.

51. Singer S, Grommes C, Reiner AS, Rosenblum MK, Deangelis LM. Posterior reversible encephalopathy syndrome in patients with cancer. *Oncologist.* 2015;20:806–811.

52. Rollins N, Winick N, Bash R, Booth T. Acute methotrexate neurotoxicity: findings on diffusion-weighted imaging and correlation with clinical outcome. *Am J Neuroradiol.* 2004;25(10):1688–1695.

53. Pinnix CC, Chi L, Jabbour EJ, et al. Dorsal column myelopathy after intrathecal chemotherapy for leukemia. *Am J Hematol.* 2017;92(2):155–160. https://doi.org/10.1002/ajh.24611.

54. Tibussek D, Natesirinilkul R, Sun LR, Wasserman BA, Brandão LR, DeVeber G. Severe cerebral vasospasm and childhood arterial ischemic stroke after intrathecal cytarabine. *Pediatrics.* 2016;137(2). https://doi.org/10.1542/peds.2015-2143.

55. Yoon J, Yoon J, Park H, et al. Diffuse cerebral vasospasm with infarct after intrathecal cytarabine in childhood leukemia. *Pediatr Int.* 2014;56(6):921–924.

56. Phan GQ, Yang JC, Sherry RM, et al. Cancer regression and autoimmunity induced by cytotoxic T lymphocyte-associated antigen 4 blockade in patients with metastatic melanoma. *Proc Natl Acad Sci USA.* 2003;100(14):8372–8377. https://doi.org/10.1073/pnas.1533209100.

57. Barroso-Sousa R, Barry WT, Garrido-Castro AC, et al. Incidence of endocrine dysfunction following the use of different immune checkpoint inhibitor regimens a systematic review and meta-analysis. *JAMA Oncol.* 2018;4(2):173–182. https://doi.org/10.1001/jamaoncol.2017.3064.

58. Kurokawa R, Ota Y, Gonoi W, et al. MRI findings of immune checkpoint inhibitor-induced hypophysitis: possible association with fibrosis. *Am J Neuroradiol.* 2020;41(9):1683–1689. https://doi.org/10.3174/ajnr.A6692.

59. Carpenter KJ, Murtagh RD, Lilienfeld H, Weber J, Murtagh FR. Ipilimumab-induced hypophysitis: MR imaging findings. *Am J Neuroradiol.* 2009;30(9):1751–1753. https://doi.org/10.3174/ajnr.A1623.

60. Da Rocha AJ, Nunes RH, Maia ACM, Do Amaral LLF. Recognizing autoimmune-mediated encephalitis in the differential diagnosis of limbic disorders. *Am J Neuroradiol.* 2015;36(12):2196–2205. https://doi.org/10.3174/ajnr.A4408.

61. Demaerel P, Van Dessel W, Van Paesschen W, Vandenberghe R, Van Laere K, Linn J. Autoimmune-mediated encephalitis. *Neuroradiology.* 2011;53(11):837–851.

62. Kelley BP, Patel SC, Marin HL, Corrigan JJ, Mitsias PD, Griffith B. Autoimmune encephalitis: pathophysiology and imaging review of an overlooked diagnosis. *Am J Neuroradiol.* 2017. https://doi.org/10.3174/ajnr.A5086. Published online February 9.

63. Mitsuya K, Nakasu Y, Horiguchi S, et al. Perfusion weighted magnetic resonance imaging to distinguish the recurrence of metastatic brain tumors from radiation necrosis after stereotactic radiosurgery. *J Neuro-Oncol.* 2010;99(1):81–88. https://doi.org/10.1007/s11060-009-0106-z.

64. Huang J, Wang A-M, Shetty A, et al. Differentiation between intra-axial metastatic tumor progression and radiation injury following fractionated radiation therapy or stereotactic radiosurgery using MR spectroscopy, perfusion MR imaging or volume progression modeling. *Magn Reson Imaging.* 2011;29(7):993–1001. https://doi.org/10.1016/j.mri.2011.04.004.

65. Chen H, Li X, Zhang X, et al. Late delayed radiation-induced cerebral arteriopathy by high-resolution magnetic resonance imaging: a case report. *BMC Neurol.* 2019;19(1):1–5. https://doi.org/10.1186/s12883-019-1453-9.

66. Black DF, Morris JM, Lindell EP, et al. Stroke-like migraine attacks after radiation therapy (SMART) syndrome is not always completely reversible: a case series. *Am J Neuroradiol.* 2013;34(12):2298–2303. https://doi.org/10.3174/ajnr.A3602.

67. Olsen AL, Miller JJ, Bhattacharyya S, Voinescu PE, Klein JP. Cerebral perfusion in stroke-like migraine attacks after radiation therapy syndrome. *Neurology.* 2016;86(8). https://doi.org/10.1212/WNL.0000000000002400. 787 LP-789.

68. Wai K, Balabanski A, Chia N, Kleinig T. Reversible hemispheric hypoperfusion in two cases of SMART syndrome. *J Clin Neurosci.* 2017;43:146–148. https://doi.org/10.1016/j.jocn.2017.05.013.

第 3 章

神经系统转移瘤的非影像学评估

Kaitlyn Melnick[a], Varalakshmi Ballur Narayana Reddy[b],
David Shin[a], and Ashley Ghiaseddin[a]

[a]Department of Neurosurgery, University of Florida, Gainesville, FL, United States,
[b]Department of Neurology, University of Florida, Gainesville, FL, United States

1 引　言

肿瘤仍然是美国人群的主要死亡原因之一。随着及时诊断和治疗肿瘤能力的提高,肿瘤的转移这种并发症变得越来越普遍和棘手。肿瘤可以转移到中枢和周围神经系统,包括大脑、脊髓、软脑膜、硬脑膜、脑神经和周围神经。最常见的脑肿瘤是来自远处原发灶的转移。肿瘤也会影响神经系统,使患者更容易受到感染、血栓栓塞、副肿瘤疾病、抗肿瘤治疗副作用(包括神经毒性)和代谢紊乱的影响[1]。这些疾病不在本章范围内,将在其他部分讨论。

由于神经系统转移的症状可能被归因于其他原因,因此诊断可能很难。例如,疼痛症状可能归因于附近的肌肉骨骼转移,神经疾患或认知下降可能归因于抗肿瘤治疗的神经毒性作用。神经影像学通常是神经系统转移诊断的主要依据。不过,本章将侧重于神经系统转移患者的非影像学评估。传统手段如脑电图、诱发电位、肌电图和神经传导检查,仍然适用于无法成像或无法诊断的患者。脑脊液分析也特别有助于诊断和评估治疗效果,尤其适用于软脑膜转移。液体活检是脑脊液分析的一种新技术,这种微创方法可能有助于区分转移性疾病和原发性脑癌,并有助于确定靶向治疗和监测疾病反应、缓解和复发。

2 脑　电　图

脑电图(electroencephalography,EEG)技术始于 20 世纪 20 年代的德国,由神经精神学家汉斯·伯杰(Hans Berger)提出[2]。当时,科学分析大脑的技术匮乏,这种方法的普及使得癫痫、脑肿瘤和睡眠的研究蓬勃发展。尽管计算机断层扫描和磁共振成像技术不断发展,脑电图仍然是诊断和治疗颅内病变的重要工具。

2.1 癫痫

转移性脑肿瘤患者的癫痫发病率为 15% ~ 35%,控制癫痫发作可降低疾病发病率[3,4]。转移瘤的癫痫发生被认为与快速生长、组织坏死、胶质增生和含铁血黄素沉积有关[5]。重要的是,即使由于手术、放射和系统治疗的影响,局部肿瘤得到了控制,转移性脑肿瘤的治疗可能仍然与癫痫发作相关。手术相关的癫痫发作可能与缺氧引起的组织损伤以及术后血管源性水肿有关[6]。放疗可能导致放射性坏死或血管畸形如海绵状血管瘤的发展,增加癫痫发作的风险。此外,某些细胞毒性化疗和代谢性脑病可能导致癫痫发作[7]。癫痫发作的倾向与肿瘤部位有关,其中皮质肿瘤,尤其是颞叶、额叶和顶叶的肿瘤,预示着癫痫发作的最大风险[3]。肿瘤组织学也可以预测癫痫发作的发生,其中黑色素瘤为高风险,腺癌、前列腺癌和肝细胞癌为低风险[4,8]。在一个回顾性系列中,黑色素瘤的高发作率高达 67%,可能与这些肿瘤发生瘤内出血的可能性较高有关[9,10]。脑电图是诊断癫痫发作和监测脑转移患者治疗的重要工具。

脑转移性疾病患者发展为癫痫持续状态的风险很高,癫痫持续状态被定义为持续或重复的癫痫活动,发作之间没有恢复到基线,死亡率接近 20%[11]。此外,与非脑肿瘤患者相比,发生癫痫持续状态的脑肿瘤患者的死亡率明显更高[12]。最常见的是,癫痫持续状态的发展与新的、生长中的或出血性转移病灶有关[13]。虽然这是一种临床诊断,但脑电图的利用有助于癫痫持续状态患者的治疗。根据研究,脑电图中癫痫活动的捕捉率变化很大,从 19% 到 68% 不等[8,13]。癫痫持续状态的经典脑电图证据包括初始平坦的背景节律,以及低电压快速活动,振幅逐渐增加、频率逐渐降低,最终由于肌肉活动,导致脑电图模式受阻[14]。确诊癫痫持续状态患者发作间期脑电图表现除局灶性放电外,还包括局灶性、半球性和全局性减慢[13]。

精神状态改变(altered mental status,AMS)是入院常见的表现,有多种病因。在大约 9% 的病例中,癌症患者出现 AMS,其中癫痫发作是主要病因[15]。与惊厥性发作不同,非惊厥性癫痫持续状态更为罕见,诊断更为困难,只有 2% 的脑肿瘤患者出现这种问题[16]。然而,该值可能严重低估了该疾病,因为 Fox 等证明,在脑转移瘤患者中,非惊厥性癫痫持续状态比惊厥性癫痫持续状态更常见[13]。重要的是要考虑到,非惊厥性癫痫持续状态可能是转移性疾病、已知转移性疾病内出血的症状,或者是稳定转移性疾病的新症状。当怀疑非惊厥状态时,神经成像和脑电图都是公认的诊断方法。然而,放射学改变应结合具体情况考虑,因为一项研究表明,在没有肿瘤复发的情况下,非惊厥性癫痫持续状态可导致短暂的皮质增强[17]。目前诊断非惊厥性癫痫持续状态的标准要求癫痫样放电>2.5Hz 或癫痫样放电<2.5Hz 或 δ 或 θ(<0.5Hz)，并满足以下条件之一：静脉注射抗癫痫药物后临床改善，脑电图变化期间的小发作现象，或时空进化[18,19]。图 3-1 显示了非惊厥性癫痫持续状态的脑电图示

例。对于非惊厥性癫痫持续状态的脑转移瘤患者，癫痫样放电的形态可能不同，可能不局限于已知的转移性疾病[20]。综上所述，脑转移瘤患者有惊厥和非惊厥性癫痫发作的风险，对于出现意识状态改变的肿瘤患者，应始终考虑检查脑电图。

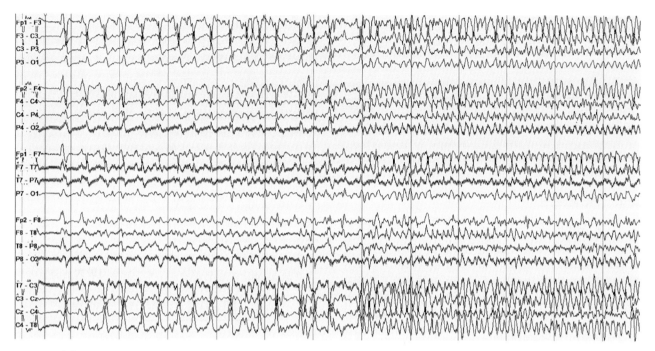

图 3-1　非惊厥性癫痫持续状态：以双额叶为主的全身周期性放电(generalized periodic discharges，GPDs)在形态和频率上演变为更快的放电频率。Courtesy Dr. Jean Cibula.

2.2　非癫痫样改变

在没有惊厥或非惊厥性发作的情况下，脑电图仍然是治疗脑转移患者的有效工具。在头颅成像发明之前发表的许多研究已经证明了脑电图在脑肿瘤诊断中的有效性。也就是说，这项工作是由 Walter 在 20 世纪 30 年代开创的，他将该方法报告为一种定位原发性脑肿瘤的技术[21,22]。1958 年，Daly 等证明，在大多数最终发展为局灶性或全身性"心律失常"的脑肿瘤患者中，脑电图参数随时间发生变化[23]。1961 年，Strang 和 Marsan 报告了使用脑电图，特别是局部 delta 波来诊断转移。虽然该技术对直径大于 2cm 的肿瘤有效，但由于大多数患者已经出现症状，因此该技术对病灶定位几乎没有任何帮助[24]。然而，1973 年，Hildebrand 发表了对 300 名肿瘤患者的回顾性研究，其中 50 人经病理检查证实脑转移[25]。在 25 例脑转移患者中，22 例有局限性神经症状和异常脑电图。在 28 例无局部症状的患者中，25 例脑电图异常。1974 年，Rowan 等进行了一项小型回顾性研究，分析了 20 例有脑转移和无脑转移的全身性肿瘤患者的脑电图。回顾表明，脑转移患者更有可能出现持续性局灶性 δ 活动，间歇性聚焦，或局部、持续侧化或间歇性侧化[26]。在脑转移患者中，只有 1 例有癫痫病史，5 例没有偏侧神经症状或体征。1978 年，Matsouka 等证明，地塞米松的使用改善了脑肿瘤患者的异常 delta 信号[27]。在颅内成像技术发展和广泛采用之前，脑电图是识别和定位脑肿瘤的重要工具。自

这些早期研究以来，现已证实局部 δ 活动可预测颅内病变[28]。此外，局部 θ 活跃被认为与病灶周围水肿有关。现代成像技术已使脑转移瘤的脑电图依赖性诊断过时，但当成像不可行时，必须考虑这一选择，并将其作为现代诊断技术的补充。

3　诱 发 电 位

诱发电位技术通常指记录特定刺激后神经系统某个区域的电活动。可以测量感觉和运动诱发电位，感觉电位可包括视觉、听觉和体感模式。诱发电位在脑转移瘤的治疗中具有诊断价值，但其主要用途是术中监测。

3.1　诊断应用

脑干听觉诱发电位(brainstem auditory evoked potentials or brainstem auditory evoked responses，BAEPs 或 BAERs)是对从头皮记录的听觉刺激的电反应，可以识别听觉通路上任何地方的病变，包括听神经、耳蜗核、上橄榄、外侧丘系、下丘、内侧膝状体核和听觉皮层。图 3-2 显示了正常和异常 BAER。BAERs 有助于脑干病变的识别、定位和测别，尤其是对于因正常衰老或化疗影响而出现听力损失的转移癌患者[29]。此外，在大面积幕上转移的情况下可以评估 BAERs，即使在没有明显的影像学脑干压迫的情况下，也会导致同侧 V 波(外侧丘系)潜伏期延长[30]。

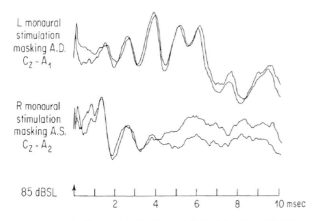

图 3-2　左耳正常 BAER 示例（上）。右耳异常 BAER 示例（下），右侧脑桥病变导致Ⅲ~Ⅴ波形消失。Courtesy of the American Society of Electroneurodiagnostic Technologists，Inc.

3.2　术中应用

以前，脑转移瘤的主要治疗方法被认为是全脑放射治疗。然而对认知影响的担忧导致了对其他方式的支持，例如最大安全范围的手术切除或放射外科手术，这取决于肿瘤和患者特征[31]。最近，针对某些原发性恶性肿瘤患者的靶向治疗和免疫治疗已进入治疗讨论。如果对功能区附近的肿瘤进行切除，诱发电位可用于术中神经监测。既往研究认为，神经监测不常用于脑转移瘤，因为它们被认为有包膜或非浸润性的（不同于胶质瘤）。然而，下面的讨论将为术中神经电生理监测在转移瘤中的应用效力提供证据。

3.2.1　体感诱发电位

如 Boughton 所示，通过区域相位反转体感诱发电位（somatosensory evoked potentials，SSEP）可用于识别中央沟[32]。术中相位反转如图 3-3[33] 所示，该技术有助于确定功能区域，识别深部肿瘤的表面解剖结构，并预防术后神经功能缺损[34,35]。然而，该技术并不总是可靠的，术中图像引导的出现使该技术在现代几乎过时[33]。

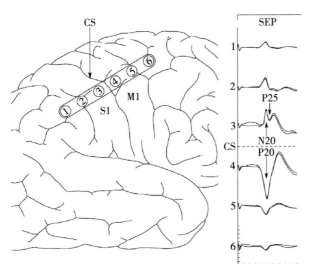

图 3-3　中央沟两侧 SSEP 的相位反转[33]

3.2.2　运动诱发电位

运动诱发电位（motor evoked potential，MEP）为受刺激中央前回对侧肌肉的肌电图反应。正常的 MEP 意味着整个皮质脊髓束是完整的，这使得该技术有助于邻近该束的肿瘤诊疗。虽然 MEP 的目标是防止永久性神经功能缺损，但批评者担心，任何振幅下降都可能是肿瘤切除过程中不可逆转的步骤导致的。同样，假阳性可能会限制外科医生切除肿瘤的积极程度。Krieg 等发表了一项对 53 名患者的分析，这些患者接受了开颅术切除转移灶，使用术中 MEP，并证明 50% 幅度下降在检测术后神经功能缺损方面的敏感性为 60%，特异性为 77%[36]。对于幅度下降 80%，MEP 的敏感性为 40%，特异性为 89%。这些数值表明，MEP 在预测术后运动障碍方面是有用的，但并非绝对正确。在 MEP 假阳性改变的患者中，术后影像学检查显示他们更有可能有残余肿瘤。然后，Obermueller 等比较了 MEP 在脑转移瘤患者和原发性脑肿瘤患者中的效用[37]。这些发现与 Krieg 等的发现相呼应，他们发现脑转移瘤切除术中 MEP 下降的高假阳性率，并且这种假阳性与次全切除的风险增加有关。作者建议在转移瘤的切除术中使用幅度降低 80% 以上为标准来避免这个问题。尽管存在缺点，MEP 在脑转移瘤的手术切除中具有明确的效用。

4　肌电图和神经传导检测

肌电图（electromyography，EMG）是一种电诊断测试，记录肌肉在休息和激活期间的自发活动。该检测可用于识别神经根病、神经病变和肌病。神经传导检测（nerve conduction study，NCS）通常与肌电图同时进行，测量周围神经系统运动神经和感觉神经的传导，这有助于确定神经元受累的部位。

肿瘤可以通过多种机制导致神经肌肉疾病。肿瘤可压迫邻近神经或直接转移到神经。此外，抗肿瘤治疗通常具有神经毒性，肿瘤可导致神经肌肉疾病的副肿瘤表现。在这些情况下，肌电图/神经网络连接有助于诊断、预测和评估治疗反应。从历史上看，肌电图是诊断脊髓和周围神经系统肿瘤的主要工具；然而，高质量神经成像的广泛可及性使这项技术几乎过时[38]。然而，病例报告显示有影像学检查正常但肌电图/神经传导系统测试结果异常的患者被发现患有周围神经系统肿瘤[39]。

4.1　脊柱肿瘤：神经根病

脊柱原发性和转移瘤可压迫中枢神经元件和神经根。常见的脊柱原发性骨肿瘤包括多发性骨髓瘤、浆细胞瘤、骨样骨瘤、成骨细胞瘤、骨肉瘤、尤因肉瘤、软骨瘤、脊索瘤、骨软骨瘤、软骨肉瘤、巨细胞瘤、动脉瘤性骨囊肿等。脊柱转移瘤比原发性骨肿瘤更常见，最常见的脊柱转移瘤来自乳腺癌、肺癌和前列腺癌。大型脊柱肿瘤可压迫邻近神经根，导致肌电图上出现典型的神经根病表现，包括插入活动增加（即纤维性颤动和正锐波）、大型多相运动单位和募集减少。由于病变靠近背根神经节，感觉 NCS 是正常的。这些发现可以通过影像学证实。

肿瘤背景下的多神经根病提示软脑膜转移。软脑膜受累常见于血液系统恶性肿瘤,包括白血病和淋巴瘤,以及实体癌,如乳腺癌、肺癌和黑色素瘤。多神经根病患者表现为四肢疼痛、无力和麻木。Kaplan 等的一篇综述认为肌电图是诊断 10 名出现这些症状的患者软脑膜疾病的主要技术[40]。在肌电图上,患者在多个神经根水平有纤维颤动,最常见的是腰椎根,但也累及颈根。图 3-4 显示了纤维颤动。这些患者有异常的运动神经传导,但保留了感觉神经传导。所有患者最终通过细胞学检查确诊为软脑膜疾病。同样,Argov 和 Siegal 对 25 例患者的回顾研究发现,F 波异常(F 波缺失或延长)是诊断软脑膜疾病引起的神经根病变的敏感检查,并建议重复肌电图以监测治疗反应[42],但 F 波异常并非软脑膜疾病特有[43]。

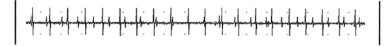

图 3-4　在无意识作用的情况下,记录到的肌肉颤动[41]

4.2　周围神经肿瘤:神经丛病变和神经病变

4.2.1　神经丛病变

压迫臂丛或腰骶丛可引起疼痛和神经功能缺损,这可能是原发肿瘤和肿瘤转移的症状。这方面最经典的例子是 Pancoast 肿瘤,这是一种典型的位于肺尖的非小细胞肺癌。除其他症状外,相关的下臂丛压迫可导致手部和内侧臂疼痛以及手部无力[44]。尽管从影像学上很容易识别,但这些肿瘤的症状学往往导致肌电图成为提示其存在的第一种诊断方式。通常累及臂丛的其他肿瘤包括乳腺癌、头颈癌和淋巴瘤[45]。由于颈交感链的邻近,颈丛受累可能伴随 Horner 综合征。

腰骶神经丛病变发生于结肠癌、前列腺癌、妇科肿瘤和淋巴瘤。这些肿瘤在神经影像学上可能难以显示,因此肌电图有助于根据病史和临床症状确认诊断。肌电图在区分肿瘤神经丛病变和放射神经丛病变方面也至关重要[46,47]。具体来说,在肿瘤性神经丛病变的情况下,肌纤维颤搐放电比放射性神经丛病变患者更常见。

4.2.2　神经病变

原发性神经肿瘤,包括神经鞘瘤、神经纤维瘤和恶性外周神经鞘肿瘤,均可表现为受累神经的单神经病变。然而,黑色素瘤向周围神经的转移以及周围神经中出现的原发性黑色素瘤已有描述[48]。其他可能导致单神经病变的肿瘤类型包括淋巴瘤转移,在罕见情况下包括实体瘤[49,50]。与神经根病的评估类似,肌电图有助于确定受累神经,甚至有助于定位受累区域。肌电图也有助于术中识别和保留肿瘤切除过程中的运动束[51]。

5　神经活检

外周神经的原发性病变远比转移瘤常见,即使在已知转移性疾病的情况下也是如此。这些包括脂肪瘤、神经节囊肿、硬纤维瘤、神经纤维瘤、神经鞘瘤、周围神经瘤、恶性周围神经鞘肿瘤和原发性周围神经淋巴瘤。此外,在转移性疾病的情况下,邻近肿瘤的神经外压迫对周围神经的损害比恶性扩散到神经本身要常见得多。肿瘤患者中周围神经转移的估计患病率不到 1%[45]。发病率极低可能与肿瘤细胞对神经鞘的相对不渗透性有关,尽管有充足的血液供应。肿瘤播散被认为是血液源性,但有可能通过脑脊液传播。影像学和肌电图检查通常不够确切,有时需要手术探查。

病理学上,癌最容易转移到周围神经,其次是肉瘤和淋巴瘤[52]。黑色素瘤是另一种可以转移到周围神经的肿瘤类型,在临床和影像学上类似于恶性周围神经鞘瘤[48]。无论肿瘤类型如何,患者通常表现为折磨性疼痛,这可能会发展为麻木和虚弱。疼痛可能归因于附近的骨骼转移或药物副作用。然而,由于周围神经系统的转移,疼痛可以通过手术和放射治疗,效果良好[52]。

6　脑　脊　液

脑脊液(cerebrospinal fluid,CSF)是包裹大脑和脊髓的透明无细胞液体。可以通过腰椎穿刺从腰池收集液体,并进行分析,以评估感染、出血、自身免疫性疾病和肿瘤。另外,CSF 可以通过脑室穿刺从脑室系统收集,少数情况下也可通过枕下穿刺从枕大池收集。与肿瘤相关,脑脊液可用于诊断和检测软脑膜转移的治疗反应。在某些情况下,脑脊液也可用于诊断脑和脊髓的实体转移瘤。细胞计数和化学分析等简单技术可能提供信息,但更复杂的特定蛋白质研究以及细胞学和流式细胞术的病理回顾对于诊断准确性至关重要。最后,越来越多的研究表明液体活检的效用,即检查特定液体中的核酸,包括 DNA 和 RNA,这是特定肿瘤的特征。

CSF 分析在肿瘤诊断中的主要用途是用于软脑膜转移,也称为肿瘤性脑膜炎或癌性脑膜炎。软脑膜转移的诊断目前是通过结合标准化的神经学检查、细胞学或流式细胞术以及放射学评估来完成的[53]。软脑膜癌病在实体瘤中的发病率为 4%～15%,最常见的是乳腺癌、小细胞肺癌和黑色素瘤[54-56]。乳腺癌和肺癌比黑色素瘤更常见,因此占软脑膜转移患者的大多数。然而,尽管黑色素瘤本身是一种罕见的肿瘤,但这些患者软脑膜转移的发生率为 22%～46%[56]。癌细胞可以通过与参与细胞运输和黏附的蛋白质突变相关的各种机制进入中枢神经系统。一旦进入中枢神经系统,癌细胞就会在蛛网膜下腔播散种子,并优先沿着颅底和马尾神经定居,使这些区域通常是最有症状和影像学异常的区域。

根据受累部位,具体症状可能包括脑神经功能障碍或腰椎神经根病。由于蛋白质和细胞堵塞蛛网膜颗粒排出脑脊液,患者还可能因交通性脑积水而发展为颅内压升高。这些患者的常见症状包括头痛、恶心和呕吐。在严重的情况下,症状可以发展为嗜睡、昏迷和死亡。对于医生来说，考虑肿瘤患者的这种疾病是很重要的，因为症状往往是模糊的，可能归因于抗肿瘤治疗的效果。

影像学可显示颅底和马尾的软脑膜通常呈弥漫性增强。具有这些影像学表现的患者的主要鉴别诊断包括结核病、真菌性脑膜炎和神经结节病。确诊病理最有效的方法是脑脊液分析。及时准确的诊断不仅对启动新的治疗策略，而且对预后也很重要。不幸的是，尽管最近在肿瘤学护理方面取得了重大进展，但软脑膜癌病的死亡率仍然很高，预后不良[53,57]。

6.1　初始开放压力

当获得 CSF 时，记录初始开放压力，并且应小于20cmH$_2$O。高达 50% 的软脑膜转移患者的开放压力升高[56]。开放压升高可诊断颅内压升高，这可能是由于肿瘤的占位效应、脑水肿、静脉流出道梗阻或脑积水等病理所致。在软脑膜转移的情况下，由于恶性细胞和蛋白质阻塞蛛网膜颗粒，脑积水通常是交通性的。放射性核苷酸流研究表明，约33%的已知软脑膜转移患者的脑脊液流受损，症状性脑积水发生率高达 8%～10%[55,58]。脑积水的发展预示着预后很差，并在管理方面造成技术和伦理困境，因为对这些患者进行分流手术治疗往往是徒劳的[59]。

6.2　实验室分析

6.2.1　化学和细胞计数

脑脊液中细胞计数和化学的基本检查在诊断中枢神经系统疾病中长期实践。CSF 应相对无细胞，尽管每微升最多有 5 个白细胞和 5 个红细胞被视为正常。在穿刺损伤的情况下可以检测到更多的细胞。这些细胞实际上并不存在于脑脊液中，而是从表面组织到腰池的人为因素导致。葡萄糖应约为血糖值的三分之二，蛋白质应<40mg/dL，尽管其具体参考范围可能因实验室而异。尽管如此，软脑膜癌病的特征性发现包括细胞计数升高（主要是白细胞和肿瘤细胞）、蛋白质升高和低血糖。这些发现是非特异性的，敏感性不高。最敏感的发现是蛋白质升高，其次是低血糖。然而，即使这些都正常，患者患软脑膜癌病的可能性仍为 5%[60]。在一定程度上，假阴性可能是由于整个神经轴的脑脊液区域性变化所致[61]。例如，如果主要受累区域是颅底，则腰池中的 CSF 可能正常。因此，从多个位置采集脑脊液样本可能是准确诊断的必要条件。放射学检查结果和脑脊液取样位置之间的相关性很重要，因为这些基础研究中的紊乱可能暗示疾病的严重性。当异常时，它们被用于预测生存率，因此低蛋白和高糖预示着更好的预后[62-64]。总之，尽管非特异性，但肿瘤患者脑脊液中细胞计数、蛋白质和葡萄糖的异常可能提示中枢神经系统转移，并可能有助于预后的判断。

6.2.2　其他小分子和蛋白质

由于脑脊液基本实验室分析对软脑膜癌病诊断的敏感性和特异性较低，因此对识别该疾病的敏感和特异性蛋白质生物标志物进行了广泛研究。关于这些蛋白质如何到达脑脊液，有两种理论。第一种是肿瘤导致血脑屏障破裂，使毛细血管将蛋白质泄漏到蛛网膜下腔，第二种是转移瘤积极向脑脊液分泌蛋白质[65]。由于肿瘤的异质性，在识别一种特定的蛋白质来诊断所有软脑膜癌病方面几乎没有成功。同样，一个特定的标志物可能提示多种类型的肿瘤。早在 20 世纪 40 年代，就对已知中枢神经系统转移的患者进行了脑脊液分析。Barone 发现脑瘤患者的脑脊液中溶菌酶升高[65,66]。然后，在 20 世纪 70 年代，Hildebrand 证明了乳酸脱氢酶（lactic dehydrogenase，LDH）、谷氨酸转氨酶和磷脂的升高，包括溶血磷脂酰胆碱、鞘磷脂、磷脂酰胆碱和磷脂酰乙醇胺以及其他脂质[25]。接下来，Koch 和 Lichtenfeld 证明 CSFβ-2-微球蛋白升高，这是一种结构类似于白血病、淋巴瘤或小细胞肺癌 CNS 转移患者的免疫球蛋白 G 的蛋白质[67]。这些发现都是非特异性的，也可以在感染性和炎症性疾病中发现；然而，在已知肿瘤的情况下，它可能高度提示软脑膜受累或其他中枢神经系统转移[68,69]。另一组在软脑膜转移中异常的蛋白质是蛋白酶组织蛋白酶 B 和 H，它们随着抑制剂胱抑素 C 的抑制而升高[70]。这些蛋白质通常是肿瘤细胞渗透中枢神经系统的标志；因此，与软脑膜癌相比，它们更容易提示神经损伤[71]。肿瘤标志物的鉴定，包括 CEA、CA125、CA15-3、CA19-9、CA72-4、CYFRA21-1、AFP 和 NSE，比感染性或炎症性疾病更提示软脑膜癌病，但并非所有这些标志物都已在特定肿瘤模型中得到验证[72]。最近，人们越来越关注识别对某些肿瘤类型具有高度特异性的标志物。对易扩散到软脑膜的常见肿瘤进行了广泛研究。结果总结在表 3-1 中，在大多数情况下，细胞学被用作计算敏感性和特异性的金标准。重要的是要认识到，尽管在特定形式的肿瘤中进行了研究，但生物标志物并不一定能诊断特定的原发性肿瘤。例外情况是仅对一种肿瘤类型高度特异的蛋白质的测量，例

表 3-1　诊断软脑膜转移的特异性肿瘤标志物的敏感性和特异性总结

肿瘤	CSF 标志物	敏感性和特异性
乳腺癌	β-葡萄糖醛酸酶[68]	敏感性87%，特异性93%
	β-2 微球蛋白[68]	敏感性60%，特异性88%
	癌胚抗原 CEA[68]	敏感性60%，特异性93%
	肌酸激酶同工酶 CK-BB[73]	敏感性83%，特异性87%
	乳酸脱氢酶[68]	敏感性93%，特异性93%
	基质衍生因子 SDF[74]	敏感性67%，特异性90%
	组织多肽抗原 TPA[73]	敏感性73%
	血管内皮生长因子 VEGF[74]	敏感性75%，特异性97%
肺癌	癌胚抗原 CEA[75]	敏感性91%，特异性91%
	CYFRA 21-1[75]	敏感性83%，特异性97%
	NSE[75]	敏感性51%，特异性91%
	基质衍生因子 SDF[74]	敏感性38%，特异性88%
	血管内皮生长因子 VEGF[74]	敏感性70%，特异性95%
淋巴瘤	β-2 微球蛋白[76]	敏感性100%，特异性76%
	趋化因子（C-X-X）配体 13 CXCL13[77]	敏感性71%，特异性95%
	白介素 10 IL-10[77]	敏感性64%，特异性94%
黑色素瘤	基质衍生因子 SDF[74]	敏感性100%，特异性100%
	血管内皮生长因子 VEGF[74]	敏感性67%，特异性100%

如前列腺癌中的前列腺特异性抗原（prostate-specific antigen，PSA）和生殖细胞肿瘤中的甲胎蛋白（alpha-fetoprotein，AFP）或人绒毛膜促性腺激素（human chorionic gonadotrophin，HCG）[65,78,79]。尽管近年来对生物标志物的理解和应用有所增加，但更先进的技术，包括细胞学和液体活检，可以从脑脊液样本中诊断特定的肿瘤。

6.3　流式细胞术和细胞学

细胞学是细胞的定性可视化，尽管越来越多地使用自动化系统，但细胞学检查通常仍由病理学家进行。自 20 世纪 60 年代以来，脑脊液细胞学已被用于诊断中枢神经系统恶性肿瘤[80]。来自脑脊液的细胞学检查从腰池、枕大池或脑室采样，前者由于风险较低，目前为止较为常见。与其他脑脊液采样一样，当样本从靠近放射或症状负担最高的部位获得时产率最高。虽然从枕大池获取脑脊液的风险明显高于腰椎穿刺，但在某些患者中可能有必要进行以诊断软脑膜转移[81]。从特定位置获取样本具有相关风险，由于担心诱发脑疝，在梗阻性脑积水和非常大的幕上肿瘤的情况下，通常禁止进行腰椎穿刺。脑脊液恶性细胞检查被认为是软脑膜癌病最重要的诊断方式，但仅分析一个样本的灵敏度非常低，通常为 50% 或更少[55]。脑脊液细胞学分析的灵敏度随着体积的增加（大于 10mL）和重复采样而增加；但仍有 10%～15% 的患者为阴性，他们的诊断将取决于对脑脊液检测结果和放射学检查结果的综合分析。一项对 500 多名软脑膜转移患者的研究表明，18% 的患者的脑脊液细胞学检查阳性，影像学检查阴性，29% 的患者脑脊液细胞学检查阴性，但影像学检查阳性[64]。这证明了对有软脑膜癌病相关症状的患者进行多因素评估的重要性。就预后而言，脑脊液细胞学检查阴性与

生存率的提高无关[82]。然而，在细胞学检查阳性的患者中，与细胞学检查持续阳性的患者相比，治疗后转为细胞学检查阴性与生存率提高有关[53]。

Prayson 和 Fishler 对 5 951 份疑似感染性、炎症性或肿瘤性中枢神经系统疾病患者的脑脊液细胞学样本进行了研究，结果表明，所分析的绝大多数样本所有检测均为阴性[83]。5% 的成人样本和 8% 的儿童样本确实显示出肿瘤细胞。在成人样本中，41.3% 表现为腺癌，28.3% 显示为淋巴瘤，12% 为白血病，2.9% 为黑色素瘤，2.5% 为原发性脑肿瘤。在儿童样本中，87% 显示原发性脑肿瘤（主要是髓母细胞瘤），6.5% 为白血病，6.5% 为淋巴瘤。这证明了细胞学作为软脑膜癌病诊断工具的实用性。各种细胞学检查结果的示例如图 3-5 至图 3-8 所示。

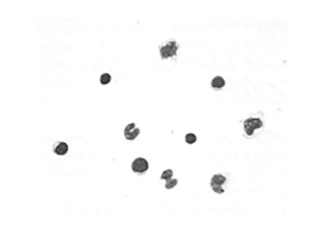

图 3-5　正常脑脊液细胞学检查显示的淋巴细胞和单核细胞[84]

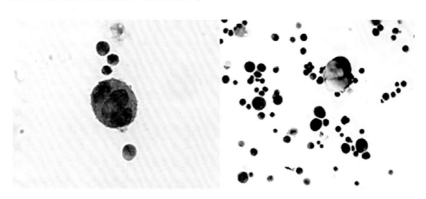

图 3-6　两张细胞学图片显示异常增大的肿瘤细胞[84]

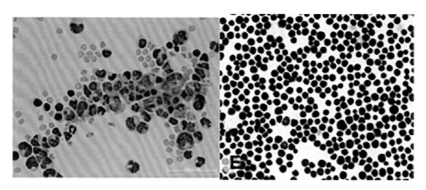

图 3-7　细胞学检查显示淋巴细胞异常，提示白血病或淋巴瘤[84,85]

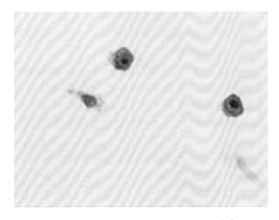

图 3-8 细胞学检查显示黑色素瘤细胞[86]

流式细胞术是 20 世纪 50 年代首次开发的一种技术,尽管它在临床医学中花了很多年才获得关注。目前流式细胞术主要用于表征白细胞的数量,这意味着其大多数临床应用围绕血液系统恶性肿瘤。流式细胞术背后的科学非常复杂,但简单来说,在用荧光抗体染色后,该机器用一系列激光分析单细胞悬浮液,以检测细胞大小(散射)和生物标志物(荧光)。分析的生物标志物通常是表面蛋白,但也可以标记细胞内蛋白质和核酸。图 3-9 说明了这些基本原理。Dux 等对该过程进行了更详细的解释[88]。流式细胞术提供了有关细胞群的定性和定量数据。特定类型细胞的优势通常提示恶性肿瘤(例如克隆群体)。

流式细胞术的临床应用主要是在血液系统恶性肿瘤中,因此可以进行脑脊液流式细胞术来评估白血病和淋巴瘤的

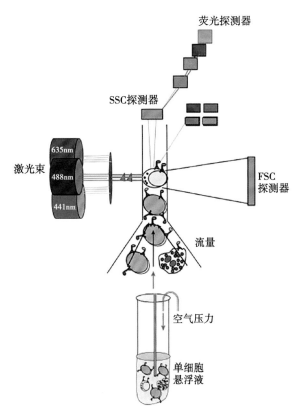

图 3-9 流式细胞术示意图[87]

中枢神经系统受累情况,尽管该技术也可以应用于实体瘤的转移[89]。多项研究表明,流式细胞术诊断中枢神经系统白血病或淋巴瘤比常规细胞学更敏感[90]。增加了敏感性,假阳性率仍然很低,尽管在炎症条件下可能会出现假阳性[91]。流式细胞术的主要优点是它是一种客观、自动化的程序,因此不容易出现人类解读的偏差。虽然更敏感,但也有细胞学检查阳性而流式细胞术阴性的情况,因此这两种方法应始终结合使用[53,91]。

与细胞学检查一样,如果样本非常小,这种检查方法有局限性。此外,流式细胞术需要活细胞才能获得准确的结果。获得样本后 CSF 中细胞的寿命很短,因此建议立即分析样本[90]。保存样本的技术可以略微延长细胞的寿命,但不是很有效。就预后而言,治疗后复发导致流式细胞术阳性,但细胞学阴性与临床复发和预后不良相关[92]。

6.4 液体活检

液体活检是肿瘤学中的一种创新技术,它分析从体液中获得的肿瘤细胞成分。可以分析的成分包括循环肿瘤细胞(circulating tumor cells, CTC)、无细胞肿瘤 DNA(cell-free tumor DNA, ctDNA)、RNA(cell-free tumor RNA, ctRNA)和外泌体。该技术首次应用于血液样本,目的是识别特定于某些肿瘤的血清学标志物,并可用于建立诊断、定制抗肿瘤治疗、评估治疗反应和监测复发[93]。最近,该技术被应用于不同的液体样本,即中枢神经系统转移的 CSF,包括软脑膜和实质内肿瘤。先前讨论的技术,包括细胞学和流式细胞术,都包含在液体活检的保护伞下;然而,下一节将重点介绍尚未讨论的液体活检新技术。

6.4.1 循环肿瘤细胞

脑转移和软脑膜转移的神经肿瘤学反应评估(Response Assessment in Neuro-Oncology, RANO)工作组于 2019 年发表了对液体活检当前文献的共识性综述[94]。在本出版物中,讨论了 Veridex CellSearch 分析,这是一种识别脑脊液中循环肿瘤细胞的先进技术。Veridex CellSearch 分析于 2004 年获得 FDA 批准,旨在从全血中识别肿瘤细胞。该检测方法据宣称可检测 7.5mL 全血中的一个肿瘤细胞,特异性大于99%。该系统通过免疫磁性增强来自上皮恶性肿瘤特异性细胞表面标记信号来工作。样品制备是完全自动化的,但样品处理和解读需要训练有素的用户。Veridex CellSearch 分析在软脑膜和脑实质内肺癌、乳腺癌和黑色素瘤的转移灶中的适用性已得到研究。虽然这项技术看起来很有前景,但还需要更多的研究来验证小型研究的结果。此外,该技术的一个局限性是该机构必须使用 Veridex CELLTRACKS 系统和试剂。另一个局限性是,细胞搜索只能用于识别上皮恶性肿瘤,并且可能错过发生上皮-间质转化的癌,这在转移瘤中很常见。其他用于识别循环肿瘤细胞的新技术,包括利用聚合酶链反应、微芯片、纳米颗粒、荧光原位杂交和基于大小的过滤的方法,已经对血液样本进行了研究,但尚未应用于脑脊液样本[95]。

6.4.2 核酸

在软脑膜和实质内 CNS 转移的情况下,脑脊液中可以发

现 ctDNA，尽管软脑膜疾病的产率要高得多[94,96]。脑脊液不含细胞使其成为分析 ctDNA 的理想液体。在全血中，大部分无细胞 DNA 是正常的基因组 DNA。然而，在脑脊液中，癌细胞 DNA 的相对浓度要高得多。在脑转移中分析 ctDNA 的另一个令人兴奋的特点是，转移瘤通常具有原发肿瘤中不存在的新的可操作突变[97]。这一独特功能可能使肿瘤学家有机会定制治疗变化。此外，ctDNA 可用于测量治疗反应和诊断复发[96]。ctDNA 分析最终可能被用作量化软脑膜疾病严重程度的方法，因为更多的 DNA 与更高的疾病负担相关[94]。与循环肿瘤细胞的研究一样，该技术主要用于转移性肺癌、乳腺癌和黑色素瘤。对其他肿瘤类型的适用性仍需调查。

RNA，特别是 micro RNA（miRNA），也被研究作为液体活检的靶点。这些 RNA 可以是无细胞的，也可以在外泌体中发现。检测 RNA 的优点是它可以作为蛋白质表达的直接标记，而不像 DNA，DNA 可能会也可能不会被表达。据推测，miRNA，特别是外泌体中的 miRNA，被癌细胞用作细胞信号传导的手段[98]。大多数针对脑肿瘤中 miRNA 的研究集中于识别原发性脑肿瘤（如胶质瘤）的 miRNA。利用这些 miRNA，有一些小规模研究试图通过液体活检来区分原发性脑肿瘤和转移性疾病[99,100]。由于原发性脑肿瘤的治疗通常不同于转移瘤，miRNA 是一个重要的发现，尤其是在直接组织活检风险较高的肿瘤中。此外，Wei 等的 meta 分析表明，该技术在中枢神经系统淋巴瘤的诊断中非常有用[101]。具体来说，与炎症性中枢神经系统疾病对照组相比，miR-21、miR-19 和 miR-92a 水平对中枢神经系统淋巴瘤高度敏感和特异[102]。如前所述，用于诊断中枢神经系统淋巴瘤的细胞学和流式细胞术的产量低得出人意料，因此该技术最终可能被首选用于诊断中枢神经元淋巴瘤，尽管仍需要进一步的研究。

7　结　论

中枢神经系统转移性疾病通常通过先进的神经影像学诊断，然后进行组织检查。然而，现有的和新的技术，包括脑电图、肌电图、脑脊液分析、神经活检和液体活检，在诊断和治疗中枢神经系统转移中具有重要的实用价值。当原发部位活检可行时，Veridex CellSearch 分析等新技术可能使我们能够更准确地诊断恶性肿瘤患者。最后，本章中描述的技术可能使微侵袭地监测治疗反应或复发成为可能。

（李臻琰 译，何洁 审校）

参考文献

1. Khasraw M, Posner JB. Neurological complications of systemic cancer. *Lancet Neurol.* 2010;9(12):1214–1227.
2. Tudor M, Tudor L, Tudor KI. Hans Berger (1873-1941)—the history of electroencephalography. *Acta Med Croatica.* 2005;59(4):307–313.
3. van Breemen MS, Wilms EB, Vecht CJ. Epilepsy in patients with brain tumours: epidemiology, mechanisms, and management. *Lancet Neurol.* 2007;6(5):421–430.
4. Chan V, Sahgal A, Egeto P, Schweizer T, Das S. Incidence of seizure in adult patients with intracranial metastatic disease. *J Neuro-Oncol.* 2017;131(3):619–624.
5. Doria JW, Forgacs PB. Incidence, implications, and management of seizures following ischemic and hemorrhagic stroke. *Curr Neurol Neurosci Rep.* 2019;19(7):37.
6. Al-Dorzi HM, Alruwaita AA, Marae BO, et al. Incidence, risk factors and outcomes of seizures occurring after craniotomy for primary brain tumor resection. *Neurosciences.* 2017;22(2):107.
7. Singh G, Rees JH, Sander JW. Seizures and epilepsy in oncological practice: causes, course, mechanisms and treatment. *J Neurol Neurosurg Psychiatry.* 2007;78(4):342–349.
8. Ajinkya S, Fox J, Houston P, et al. Seizures in patients with metastatic brain tumors: prevalence, clinical characteristics, and features on EEG. *J Clin Neurophysiol.* 2021;38(2):143–148.
9. Englot DJ, Chang EF, Vecht CJ. Epilepsy and brain tumors. In: *Handbook of Clinical Neurology.* vol. 134. Elsevier; 2016:267–285.
10. Oberndorfer S, Schmal T, Lahrmann H, Urbanits S, Lindner K, Grisold W. The frequency of seizures in patients with primary brain tumors or cerebral metastases. An evaluation from the Ludwig Boltzmann Institute of Neuro-Oncology and the Department of Neurology, Kaiser Franz Josef Hospital, Vienna. *Wien Klin Wochenschr.* 2002;114(21–22):911–916.
11. Lowenstein DH, Alldredge BK. Status epilepticus. *N Engl J Med.* 1998;338(14):970–976.
12. Arik Y, Leijten FS, Seute T, Robe PA, Snijders TJ. Prognosis and therapy of tumor-related versus non-tumor-related status epilepticus: a systematic review and meta-analysis. *BMC Neurol.* 2014;14(1):1–5.
13. Fox J, Ajinkya S, Greenblatt A, et al. Clinical characteristics, EEG findings and implications of status epilepticus in patients with brain metastases. *J Neurol Sci.* 2019;407:116538.
14. Brenner RP. EEG in convulsive and nonconvulsive status epilepticus. *J Clin Neurophysiol.* 2004;21(5):319–331.
15. Tuma R, DeAngelis LM. Altered mental status in patients with cancer. *Arch Neurol.* 2000;57(12):1727–1731.
16. Marcuse LV, Lancman G, Demopoulos A, Fields M. Nonconvulsive status epilepticus in patients with brain tumors. *Seizure.* 2014;23(7):542–547.
17. Hormigo A, Liberato B, Lis E, DeAngelis LM. Nonconvulsive status epilepticus in patients with cancer: imaging abnormalities. *Arch Neurol.* 2004;61(3):362–365.
18. Beniczky S, Hirsch LJ, Kaplan PW, et al. Unified EEG terminology and criteria for nonconvulsive status epilepticus. *Epilepsia.* 2013;54:28–29.
19. Kaplan PW. EEG criteria for nonconvulsive status epilepticus. *Epilepsia.* 2007;48:39–41.
20. Blitshteyn S, Jaeckle KA. Nonconvulsive status epilepticus in metastatic CNS disease. *Neurology.* 2006;66(8):1261–1263.
21. Walter WG. The location of cerebral tumours by electroencephalography. *Lancet.* 1936;228(5893):305–308.
22. Walter WG. *The Electro-Encephalogram in Cases of Cerebral Tumour.* SAGE Publications; 1937.
23. Daly DD, Thomas JE. Sequential alterations in the electroencephalograms of patients with brain tumors. *Electroencephalogr Clin Neurophysiol.* 1958;10(3):395–404.
24. Strang R, Marsan CA. Brain metastases: pathological—electroencephalographic study. *Arch Neurol.* 1961;4(1):8–20.
25. Hildebrand J. Early diagnosis of brain metastases in an unselected population of cancerous patients. *Eur J Cancer.* 1973;9(9). 621-IN621.
26. Rowan A, Rudolf NDM, Scott D. EEG prediction of brain metastases: a controlled study with neuropathological confirmation. *J Neurol Neurosurg Psychiatry.* 1974;37(8):888–893.
27. Matsuoka S, Arakaki Y, Numaguchi K, Ueno S. The effect of dexamethasone on electroencephalograms in patients with brain tumors: with specific reference to topographic computer display of delta activity. *J Neurosurg.* 1978;48(4):601–608.
28. Fernández-Bouzas A, Harmony T, Bosch J, et al. Sources of abnormal EEG activity in the presence of brain lesions. *Clin Electroencephalogr.* 1999;30(2):46–52.
29. Oh SJ, Kuba T, Soyer A, Choi IS, Bonikowski FP, Vitek J. Lateralization of brainstem lesions by brainstem auditory evoked potentials. *Neurology.* 1981;31(1):14.
30. Jandolo B, Pietrangeli A, Pace A, Carapella C, Finocchiaro R, Morace E. Brain-stem auditory evoked potentials in supratentorial brain tumors. *Electromyogr Clin Neurophysiol.* 1992;32(6):307–309.
31. Lin X, DeAngelis LM. Treatment of brain metastases. *J Clin Oncol.* 2015;33(30):3475.
32. Broughton R, Rasmussen T, Branch C. Scalp and direct cortical recordings of somatosensory evoked potentials in man (circa 1967).

Can J Psychol Rev Can Psychol. 1981;35(2):136.

33. MacDonald D, Dong C, Quatrale R, et al. Recommendations of the International Society of Intraoperative Neurophysiology for intraoperative somatosensory evoked potentials. *Clin Neurophysiol*. 2019;130(1):161–179.

34. Gregorie EM, Goldring S. Localization of function in the excision of lesions from the sensorimotor region. *J Neurosurg*. 1984;61(6):1047–1054.

35. Rowed DW, Houlden DA, Basavakumar DG. Somatosensory evoked potential identification of sensorimotor cortex in removal of intracranial neoplasms. *Can J Neurol Sci*. 1997;24(2):116–120.

36. Krieg SM, Schäffner M, Shiban E, et al. Reliability of intraoperative neurophysiological monitoring using motor evoked potentials during resection of metastases in motor-eloquent brain regions. *J Neurosurg*. 2013;118(6):1269–1278.

37. Obermueller T, Schaeffner M, Shiban E, et al. Intraoperative neuromonitoring for function-guided resection differs for supratentorial motor eloquent gliomas and metastases. *BMC Neurol*. 2015;15(1):211.

38. Hoefer PF, Cohen SM. Localization of cord tumors by electromyography. *J Neurosurg*. 1950;7(3):219–226.

39. Grisold W, Piza-Katzer H, Jahn R, Herczeg E. Intraneural nerve metastasis with multiple mononeuropathies. *J Peripher Nerv Syst*. 2000;5(3):163–167.

40. Kaplan JG, Portenoy RK, Pack DR, DeSouza T. Polyradiculopathy in leptomeningeal metastasis: the role of EMG and late response studies. *J Neuro-Oncol*. 1990;9(3):219–224.

41. Rubin DI. Normal and abnormal spontaneous activity. In: *Handbook of Clinical Neurology*. vol. 160. Elsevier; 2019:257–279.

42. Argov Z, Siegal T. Leptomeningeal metastases: peripheral nerve and root involvement—clinical and electrophysiological study. *Ann Neurol*. 1985;17(6):593–596.

43. Briemberg HR, Amato AA. Neuromuscular complications of cancer. *Neurol Clin*. 2003;21(1):141–165.

44. Pancoast HK. Importance of careful roentgen-ray investigations of apical chest tumors. *J Am Med Assoc*. 1924;83(18):1407–1411.

45. Jaeckle KA. Nerve plexus metastases. *Neurol Clin*. 1991;9(4):857–866.

46. Thomas JE, Cascino TL, Earle JD. Differential diagnosis between radiation and tumor plexopathy of the pelvis. *Neurology*. 1985;35(1):1.

47. Harper CM, Thomas JE, Cascino TL, Litchy WJ. Distinction between neoplastic and radiation-induced brachial plexopathy, with emphasis on the role of EMG. *Neurology*. 1989;39(4):502.

48. King R, Busam K, Rosai J. Metastatic malignant melanoma resembling malignant peripheral nerve sheath tumor: report of 16 cases. *Am J Surg Pathol*. 1999;23(12):1499.

49. Antoine J-C, Camdessanché J-P. Peripheral nervous system involvement in patients with cancer. *Lancet Neurol*. 2007;6(1):75–86.

50. Rogers L, Borkowski G, Albers J, Levin K, Barohn R, Mitsumoto H. Obturator mononeuropathy caused by pelvic cancer: six cases. *Neurology*. 1993;43(8):1489.

51. Yingling CD, Ojemann S, Dodson B, Harrington MJ, Berger MS. Identification of motor pathways during tumor surgery facilitated by multichannel electromyographic recording. *J Neurosurg*. 1999;91(6):922–927.

52. Metter I, Alkalay D, Mozes M, Geffen DB, Ferit T. Isolated metastases to peripheral nerves. Report of five cases involving the brachial plexus. *Cancer*. 1995;76(10):1829–1832.

53. Chamberlain M, Junck L, Brandsma D, et al. Leptomeningeal metastases: a RANO proposal for response criteria. *Neuro-Oncology*. 2017;19(4):484–492.

54. Chamberlain MC. Leptomeningeal metastasis. *Curr Opin Oncol*. 2010;22(6):627–635.

55. Gleissner B, Chamberlain MC. Neoplastic meningitis. *Lancet Neurol*. 2006;5(5):443–452.

56. Taillibert S, Laigle-Donadey F, Chodkiewicz C, Sanson M, Hoang-Xuan K, Delattre J-Y. Leptomeningeal metastases from solid malignancy: a review. *J Neuro-Oncol*. 2005;75(1):85–99.

57. El Shafie RA, Böhm K, Weber D, et al. Palliative radiotherapy for leptomeningeal carcinomatosis–analysis of outcome, prognostic factors, and symptom response. *Front Oncol*. 2019;8:641.

58. Chamberlain MC. Radioisotope CSF flow studies in leptomeningeal metastases. *J Neuro-Oncol*. 1998;38(2–3):135–140.

59. Lamba N, Fick T, Tewarie RN, Broekman ML. Management of hy-

60. Grossman SA, Krabak MJ. Leptomeningeal carcinomatosis. *Cancer Treat Rev*. 1999;25(2):103–119.

61. Murray JJ, Greco FA, Wolff SN, Hainsworth JD. Neoplastic meningitis: marked variations of cerebrospinal fluid composition in the absence of extradural block. *Am J Med*. 1983;75(2):289–294.

62. Palma J-A, Fernandez-Torron R, Esteve-Belloch P, et al. Leptomeningeal carcinomatosis: prognostic value of clinical, cerebrospinal fluid, and neuroimaging features. *Clin Neurol Neurosurg*. 2013;115(1):19–25.

63. Bruna J, González L, Miró J, et al. Leptomeningeal carcinomatosis: prognostic implications of clinical and cerebrospinal fluid features. *Cancer*. 2009;115(2):381–389.

64. Hyun J-W, Jeong IH, Joung A, Cho HJ, Kim S-H, Kim HJ. Leptomeningeal metastasis: clinical experience of 519 cases. *Eur J Cancer*. 2016;56:107–114.

65. Kaye S, Bagshawe K. Chemical markers in spinal fluid for tumours of the central nervous system (CNS). In: *CNS Complications of Malignant Disease*. Springer; 1979:306–323.

66. Barone A. L'attività lisozimica attuale del liquor nelle malatti nervose. *Acta Neurol Italia*. 1948;3:434.

67. Koch TR, Lichtenfeld KM. Detection of central nervous system metastasis with cerebrospinal fluid beta-2-microglobulin. *Cancer*. 1983;52(1):101–104.

68. Twijnstra A, Van Zanten A, Nooyen W, de Visser BO. Sensitivity and specificity of single and combined tumour markers in the diagnosis of leptomeningeal metastasis from breast cancer. *J Neurol Neurosurg Psychiatry*. 1986;49(11):1246–1250.

69. Van Zanten A, Twijnstra A, Hart A, De Visser BO. Cerebrospinal fluid lactate dehydrogenase activities in patients with central nervous system metastases. *Clin Chim Acta*. 1986;161(3):259–268.

70. Nagai A, Terashima M, Harada T, et al. Cathepsin B and H activities and cystatin C concentrations in cerebrospinal fluid from patients with leptomeningeal metastasis. *Clin Chim Acta*. 2003;329(1–2):53–60.

71. Nagai A, Murakawa Y, Terashima M, et al. Cystatin C and cathepsin B in CSF from patients with inflammatory neurologic diseases. *Neurology*. 2000;55(12):1828–1832.

72. Shi Q, Pu C, Wu W, et al. Value of tumor markers in the cerebrospinal fluid in the diagnosis of meningeal carcinomatosis. *Nan Fang Yi Ke Da Xue Xue Bao*. 2010;30(5):1192.

73. Bach F, Bach FW, Pedersen AG, Larsen PM, Dombernowsky P. Creatine kinase-BB in the cerebrospinal fluid as a marker of CNS metastases and leptomeningeal carcinomatosis in patients with breast cancer. *Eur J Cancer Clin Oncol*. 1989;25(12):1703–1709.

74. Groves MD, Hess KR, Puduvalli VK, et al. Biomarkers of disease: cerebrospinal fluid vascular endothelial growth factor (VEGF) and stromal cell derived factor (SDF)-1 levels in patients with neoplastic meningitis (NM) due to breast cancer, lung cancer and melanoma. *J Neuro-Oncol*. 2009;94(2):229–234.

75. Wang P, Piao Y, Zhang X, Li W, Hao X. The concentration of CYFRA 21-1, NSE and CEA in cerebro-spinal fluid can be useful indicators for diagnosis of meningeal carcinomatosis of lung cancer. *Cancer Biomark*. 2013;13(2):123–130.

76. Hansen P, Kjeldsen L, Dalhoff K, Olesen B. Cerebrospinal fluid beta-2-microglobulin in adult patients with acute leukemia or lymphoma: a useful marker in early diagnosis and monitoring of CNS-involvement. *Acta Neurol Scand*. 1992;85(3):224–227.

77. Rubenstein JL, Wong VS, Kadoch C, et al. CXCL13 plus interleukin 10 is highly specific for the diagnosis of CNS lymphoma. *Blood*. 2013;121(23):4740–4748.

78. Sundaresan N, Vugrin D, Nisselbaum J, Galicich JH, Cvitkovic E, Schwartz MK. Cerebrospinal fluid markers in central nervous system metastases from testicular carcinoma. *Neurosurgery*. 1979;4(4):292–295.

79. Cone LA, Koochek K, Henager HA, et al. Leptomeningeal carcinomatosis in a patient with metastatic prostate cancer: case report and literature review. *Surg Neurol*. 2006;65(4):372–375.

80. Bots GT, Went L, Schaberg A. Results of a sedimentation technique for cytology of cerebrospinal fluid. *Acta Cytol*. 1964;8(3):234.

81. Rogers L, Duchesneau P, Nunez C, et al. Comparison of cisternal and lumbar CSF examination in leptomeningeal metastasis.

drocephalus in patients with leptomeningeal metastases: an ethical approach to decision-making. *J Neuro-Oncol*. 2018;140(1):5–13.

Neurology. 1992;42(6):1239.

82. Chamberlain MC, Johnston SK. Neoplastic meningitis: survival as a function of cerebrospinal fluid cytology. *Cancer.* 2009;115(9):1941–1946.

83. Prayson RA, Fischler DF. Cerebrospinal fluid cytology: an 11-year experience with 5951 specimens. *Arch Pathol Lab Med.* 1998;122(1):47.

84. Preusser M, Hainfellner JA. CSF and laboratory analysis (tumor markers). In: *Handbook of Clinical Neurology.* vol. 104. Elsevier; 2012:143–148.

85. Feng L, Chen D, Zhou H, et al. Spinal primary central nervous system lymphoma: case report and literature review. *J Clin Neurosci.* 2018;50:16–19.

86. Hironaka K, Tateyama K, Tsukiyama A, Adachi K, Morita A. Hydrocephalus secondary to intradural extramedullary malignant melanoma of spinal cord. *World Neurosurg.* 2019;130:222–226.

87. Pedreira CE, Costa ES, Lecrevisse Q, van Dongen JJ, Orfao A, Consortium E. Overview of clinical flow cytometry data analysis: recent advances and future challenges. *Trends Biotechnol.* 2013;31(7):415–425.

88. Dux R, Kindler-Röhrborn A, Annas M, Faustmann P, Lennartz K, Zimmermann C. A standardized protocol for flow cytometric analysis of cells isolated from cerebrospinal fluid. *J Neurol Sci.* 1994;121(1):74–78.

89. Cibas ES, Malkin MG, Posner JB, Melamed MR. Detection of DNA abnormalities by flow cytometry in cells from cerebrospinal fluid. *Am J Clin Pathol.* 1987;88(5):570–577.

90. de Graaf MT, de Jongste AH, Kraan J, Boonstra JG, Smitt PAS, Gratama JW. Flow cytometric characterization of cerebrospinal fluid cells. *Cytometry B Clin Cytom.* 2011;80(5):271–281.

91. Bromberg J, Breems D, Kraan J, et al. CSF flow cytometry greatly improves diagnostic accuracy in CNS hematologic malignancies. *Neurology.* 2007;68(20):1674–1679.

92. Hegde U, Filie A, Little RF, et al. High incidence of occult leptomeningeal disease detected by flow cytometry in newly diagnosed aggressive B-cell lymphomas at risk for central nervous system involvement: the role of flow cytometry versus cytology. *Blood.* 2005;105(2):496–502.

93. Bettegowda C, Sausen M, Leary RJ, et al. Detection of circulating tumor DNA in early-and late-stage human malignancies. *Sci Transl Med.* 2014;6(224):224ra224.

94. Boire A, Brandsma D, Brastianos PK, et al. Liquid biopsy in central nervous system metastases: a RANO review and proposals for clinical applications. *Neuro-Oncology.* 2019;21(5):571–584.

95. Alix-Panabières C, Pantel K. Circulating tumor cells: liquid biopsy of cancer. *Clin Chem.* 2013;59(1):110–118.

96. De Mattos-Arruda L, Mayor R, Ng CK, et al. Cerebrospinal fluid-derived circulating tumour DNA better represents the genomic alterations of brain tumours than plasma. *Nat Commun.* 2015;6(1):1–6.

97. Li Y, Pan W, Connolly ID, et al. Tumor DNA in cerebral spinal fluid reflects clinical course in a patient with melanoma leptomeningeal brain metastases. *J Neuro-Oncol.* 2016;128(1):93–100.

98. Valadi H, Ekström K, Bossios A, Sjöstrand M, Lee JJ, Lötvall JO. Exosome-mediated transfer of mRNAs and microRNAs is a novel mechanism of genetic exchange between cells. *Nat Cell Biol.* 2007;9(6):654–659.

99. Teplyuk NM, Mollenhauer B, Gabriely G, et al. MicroRNAs in cerebrospinal fluid identify glioblastoma and metastatic brain cancers and reflect disease activity. *Neuro-Oncology.* 2012;14(6):689–700.

100. Drusco A, Bottoni A, Lagana A, et al. A differentially expressed set of microRNAs in cerebro-spinal fluid (CSF) can diagnose CNS malignancies. *Oncotarget.* 2015;6(25):20829.

101. Wei D, Wan Q, Li L, et al. MicroRNAs as potential biomarkers for diagnosing cancers of central nervous system: a meta-analysis. *Mol Neurobiol.* 2015;51(3):1452–1461.

102. Baraniskin A, Kuhnhenn J, Schlegel U, et al. Identification of microRNAs in the cerebrospinal fluid as marker for primary diffuse large B-cell lymphoma of the central nervous system. *Blood.* 2011;117(11):3140–3146.

第 4 章

中枢神经系统转移瘤的生物学和病理生理学

Mohini Singh, Ashish Dahal, Magali de Sauvage,
Juliana Larson, and Priscilla K. Brastianos

Divisions of Neuro-Oncology and Medical Oncology, Departments of Medicine and
Neurology, Massachusetts General Hospital, Boston, MA, United States

1 引 言

癌症是一类由于控制正常细胞内稳态的调节系统发生基因突变,并逐渐积累引发的疾病。这些突变具有以下特点:可遗传性、自发性(即 DNA 损伤、复制错误引起基因突变)、通过 microRNA 的转录后修饰或通过表观遗传控制来调节(即 DNA 甲基化、组蛋白修饰、染色质改变)[1]。基因畸变来源于两类基因组的失衡:促癌基因或原癌基因的过度表达和抑癌基因(tumor suppressor genes, TSGs)的失活或抑制。对肿瘤转化分子基础的广泛研究表明,这一过程是多方面的,是原癌基因和 TSGs 相互作用失衡的结果[1-4]。一些原癌基因正向调控内部信号通路,进而促进肿瘤细胞的增殖和生长,例如血小板源性生长因子及其受体(platelet-derived growth factor and its receptor, PDGF & PDGFR)、表皮生长因子及其受体(epidermal growth factor and its receptor, EGF & EGFR)、成纤维细胞生长因子(fibroblast growth factor, FGF)、胰岛素样生长因子(insulin-like growth factor, IGF)、Ras、Akt、myc 和 mTOR[5]。相反,抑癌基因通常是细胞周期和 DNA 修复的负调控因子,例如 p53、Rb、p16 和 p15(如 INK4a、INK4b)、细胞周期蛋白(如 CCND1、CCNE1)、BRCA2 和 PTEN[5,6]。

当正常细胞逐渐演变为具有致瘤性及随后恶性转化时,肿瘤诱导过程产生的刺激因子会赋予其选择性生存优势。随着超过 100 多种癌症类型和器官特异性亚型的确定,大量的研究被用来验证肿瘤发展过程中是否存在普遍的相似之处。因此提出了致瘤细胞具有的十大生物学特征:持续的增殖信号转导、逃避生长抑制因子、抵抗细胞死亡、无限的复制能力、诱导血管生成、激活侵袭和转移、逃避免疫破坏、促进炎症、基因组不稳定和易突变以及细胞能量代谢失调[7]。

虽然肿瘤的发生已被确定为受基因或表观遗传学的调控,但实体肿瘤的进展依赖肿瘤细胞与周围微环境之间复杂的相互作用[1]。细胞外基质(extracellular matrix, ECM)、血管生成、免疫细胞和非肿瘤细胞(如成纤维细胞)都通过被扰乱的信号通路与肿瘤细胞协作。肿瘤的进化伴随着"生态系统"的进化,并已被证明模仿了组织发育和修复中的信号转导[1]。

肿瘤细胞内进一步的遗传和表观遗传改变可能导致其向转移表型的转变,通过这种方式使细胞获得在全身播散的能力,从而在远隔部位启动肿瘤生长,或称为"转移"。转移的肿瘤细胞经历了"转移性级联反应"的几个阶段,这些阶段包括侵袭、扩散入血和逃避免疫监视、滞留,然后在转移部位渗出[8]。这一过程在一个细胞保守进化的发展过程中开始和结束,该过程与癌症发生有关,称为上皮-间充质转化(epithelial-mesenchymal transition, EMT),其逆转被称为间充质-上皮转化(mesenchymal-epithelial transition, MET)。从本质上讲,转移细胞从静止、黏附、增殖的表型转变为具有更强的移动性、侵袭性和抗凋亡特性的分离细胞[8-10]。血脑屏障(blood-brain barrier, BBB)在脑转移瘤的发生、预防和治疗中起着重要作用。完整的血脑屏障通过调节溶质和蛋白质的通道来维持大脑的微环境,但一旦被转移细胞破坏,血脑屏障就会功能失调,甚至促进肿瘤转移的进展。此外,血脑屏障强大的屏障能力限制了治疗药物的通过以及治疗方案的选择。

本章将回顾实体肿瘤中调节肿瘤转化的主要通路成分,重点介绍这些通路与脑转移的关系、调控转移的分子机制,以及脑转移形成的遗传学基础。

2 肿瘤分子生物学

在生理条件下,组织内稳态由生长因子转导的关键信号通路维持。这些生长因子及其受体介导的信号通路在许多癌症的发病过程中发挥着关键作用。20 世纪 50 年代,Cohen 等分离出神经生长因子(nerve growth factor, NGF)和 EGF[11],随后分离出两种转化生长因子,转化生长因子 α(transforming growth factor-α, TGF-α)和 TGF-β,首次发现了可溶性生长因子与癌症相关的证据[12]。Waterfield 等进行的关于 PDGF 结构的研究丰富了病毒转化细胞、化学转化细胞和肿瘤细胞可分泌生长因子以促进自身生长(自分泌)的证据[13]。随着研究的深入,EGF 受体的成功克隆进一步加深了对细胞内生长因子机制的认知[14]:大多数生长因子受体是具有细胞内酪氨酸激酶(intracellular tyrosine kinase, RTK)结构域(TGF-β 受体是丝氨酸/苏氨酸 RTK)的单通道跨膜蛋白[15]。在结合各自的生长因子后,RTK 经历二聚化和自磷酸化,诱导信号通路蛋白及其相关第二信使的激活。这些第二信使最终转移到细胞核,以激活基因表达和细胞生存活动,如增殖和新生血管生成以及转移特性,如侵袭性和耐药性[16]。除了自分泌效应外,生长因子也是旁分泌环的重要介质,在肿瘤细胞、邻近肿瘤细胞、ECM 和基质细胞(如成纤维细胞、巨噬细胞和血管内皮细胞)之间传导信号[17]。

与肿瘤发生相关的关键生长因子包括 PDGF、EGF、FGF 和 IGF,它们是 RAS/Raf MAP 激酶通路、PI3K/PTEN/Akt 级联和 mTOR 信号通路的关键成分[18-21]。由于生长因子受体在肿瘤细胞生长、存活、血管生成和转移中具有广泛而重要的作用,以及它们在癌细胞表面的高表达,生长因子受体仍然是癌症治疗中具有吸引力的分子靶点[22]。许多单克隆抗体(monoclonal antibodies,mAb)已被开发为几种癌症靶向疗法的“特效药”,它们用于结合细胞表面的抗原、阻断或调节生长因子受体的功能。这种机制可以恢复甚至增强宿主对癌细胞的免疫反应[22]。酪氨酸激酶抑制剂(tyrosine kinase inhibitor,TKI)以 RTK 中激酶结构域的活性位点为靶点,阻止细胞内靶点的磷酸化,从根本上阻断激活下游级联反应[23,24]。基于核酸的治疗包含不同种类的质粒、反义寡核苷酸(antisense oligonucleotides,ASO)、小干扰 RNA(small interfering RNA,siRNA)和 microRNA、信使 RNA(messenger RNA,mRNA)、免疫调节 DNA/RNA 和基因编辑指导 RNA(gene-editing guide RNA,gRNA)等,是一种很有潜力的治疗方式,因其改变靶基因表达和调节免疫应答的多项能力而正在被研究。这些在开发免疫疗法时意义重大。然而,其固有的理化性质(如亲水性和对酶降解的敏感性)使药物传输面临着巨大的挑战,特别是当试图通过血脑屏障将治疗药物送达中枢神经系统肿瘤部位时[24]。通过联合化疗在多个水平上对肿瘤进行多靶点治疗是一种很有前景的选择,下文将讨论一些给药方法。

2.1　生长因子信号——PDGF 和 PDGFR

PDGF 是一种由 A、B、C 和 D 等 4 个肽链组成的多基因调控蛋白,每个肽链都由不同的基因表达。为了形成 PDGF 的活性构型,两条链二聚化形成 5 种不同的二聚体(AA、AB、BB、CC 或 DD)之一。PDGFR 是一种单链跨膜糖蛋白,具有 5 个免疫球蛋白(immunoglobulin,Ig)样细胞外结构域和一个酪氨酸激酶结构域。有两种受体形式,α 和 β,它们的表达受两个独立的基因控制。PDGFR 的功能形式也是二聚体(aa、ab 或 bb)。配体和受体亚单位彼此之间具有不同的亲和力,为配体-受体复合物的形成增加了另一个水平的特异性,并增加了开发靶向治疗的难度[19,25,26]。PDGF 同源/异源二聚体的结合导致相应的 PDGFR 的二聚化和构象变化,激活下游具有 Src 同源蛋白 2(Src homology 2,SH2)结构域转导分子的受体反式磷酸化,并主要通过 Ras/Raf MAPK 和 PI3K/PTEN/Akt 通路传递信号,最终促进细胞分裂、分化和迁移[19,25,26]。除了自分泌作用外,PDGFB 由邻近的基质细胞释放并发挥旁分泌作用,然后激活肿瘤细胞的 PDGFR-β[27]。

在高级别胶质瘤[28,29]、前列腺癌[30]、胰腺癌[31]、恶性黑色素瘤[32,33]和软组织肉瘤[34]中发现,PDGFR-α 和 β 的扩增和/或过表达可导致 PDGFR 的异常表达。在临床前模型中,PDGFB 高表达的乳腺肿瘤细胞在静脉注射时有很高的脑转移倾向,这表明 PDGFRβ^{D849V} 的基质表达促进了这一转移。

此外,PDGFB 蛋白的高表达被证明是脑转移的预后指标。

抑制和降低过表达 PDGFR 的活性,这一治疗方法在临床上是可行的,如伊马替尼(白血病和胃肠道间质瘤)、舒尼替尼(肾细胞癌和耐伊马替尼的胃肠道间质瘤)、帕佐帕尼(晚期肾细胞癌)和索拉非尼(肝细胞癌)[32,33,35-37]。克莱拉尼是一种苯并咪唑,对 PDGFR-α 和 PDGFR-β 具有强效和选择性的抑制作用,可抑制乳腺肿瘤细胞的颅内生长[27]。但这些药物是非选择性的 TKI,可以拮抗多种酪氨酸激酶信号通路。因此,这些药物治疗的成功是由于阻断了多种酪氨酸激酶,而 PDGFR 特异性抑制作用无法评估[38]。例如,伊马替尼是一种已证实的 PDGFR-α 和 PDGFR-β 的抑制剂。在氧诱导视网膜病变(oxygen-induced retinopathy,OIR)小鼠的临床前模型中,血管生成和新生血管的形成以及 PDGFR-α 和 PDGFR-β 的表达都得到了有效的抑制。然而,小鼠的其他生长因子也处于较低水平,如血管内皮生长因子(vascular endothelial growth factor,VEGF)和 FGF[39]。

2.2　生长因子信号——FGF 和 FGFR

FGF 是一类由 19 个多肽组成的家族,每种多肽都可以结合并激活 4 个与 FGF 密切相关的单链跨膜受体(FGFR 1-4)中的一个,每个亚型都经历 FGFR mRNA 的差异剪接,从而导致配体特异性的改变[22]。每个 FGFR 都有一个胞外区、一个跨膜区以及一个胞内区,胞外区含有 3 个免疫球蛋白重复序列(Ig Ⅰ~Ⅲ)以结合配体,胞内区的羧基末端具有激酶活性。FGF 是酪氨酸激酶受体家族的成员,它可以二聚化、自磷酸化,并通过构象变化以激活和磷酸化内部转导分子。FGFR 作为几个下游效应器的对接枢纽,介导多种与内环境相关的细胞功能,如细胞增殖、生长、迁移和伤口愈合[22]。在癌症中,FGF-FGFR 相互作用对肿瘤发生至关重要,激活类似 PDGFR 和 EGFR 的通路,如 RAS-MAPK 及其融合的 PLC/PKC 通路,以及 PI3K-AKT 通路,以诱导肿瘤细胞生长、抑制细胞死亡和血管生成[40]。重要的是,FGFR 的异常表达与肿瘤治疗的获得性耐药有关,尤其是通过多种机制靶向其他生长因子受体的肿瘤治疗。其中一种机制是通过 FGFR 的基因扩增,导致配体依赖和非配体依赖信号通路的上调表达和组成性激活。另一种机制是产生过量的 FGF,达到过度刺激 FGFR 和配体依赖途径的类似效果。FGF/FGFR 信号转导的增加也可以进一步促进血管生成,从而导致抗血管治疗的耐药性[41]。

总的来说,FGFR 外显子组的上调和基因组改变在肿瘤发生中发挥了作用。3 种 FGF 受体中的每一种在不同的癌症中都有不同的表达。FGFR1 基因扩增已在 22% 的鳞状细胞肺癌[42]和 10% 的原发性乳腺癌[43,44]中得到证实。FGFR1 扩增在肺腺癌脑转移瘤中呈富集态[45]。

FGFR 的靶向性有助于规避相关的耐药机制,如果与其他疗法结合使用,则可以使联合治疗更有效。目前已经开发了几种以阻断 FGF/FGFR 驱动肿瘤细胞增殖为靶向的药物。例如,多韦替尼是一种靶向 FGFR1 和 FGFR3 的可逆抑制剂,已用于肾细胞癌[46]、晚期乳腺癌[44]和前列腺癌[47]的临床试验。FGF 的其他可逆抑制剂包括 AZD4547、BGJ398、Debio-1347、JNJ-42756493 和 LY2874455。BLU9931 和 FIIN-2 通过与激酶结构域中的每个半胱氨酸形成共价键从而与 FGFR 不可逆结合[48]。

2.3　生长因子信号——IGF 和 IGFR

IGF 家族由两种蛋白质组成，即 IGF1（也称为生长调节肽）和 IGF2，它们结合各自的跨膜受体 IGF1R 和 IGF2R，以及一些与生长因子转运有关的生长因子结合蛋白。相比于 IGF2R，IGF1 与 IGF1R 有更高的亲和力，反之亦然。IGF1R 是一种具有两条胞外 α 链和两条跨膜 β 链的多肽，每个 α 和 β 亚单位通过二硫键连接到 αβ 链[22,49]。当 IGF1 与 IGF1R 结合后，受体的细胞内激酶结构域自磷酸化，从而激活 Ras、PI3K 和 Akt 信号转导通路的下游成分。IGFR1 活性紊乱，或者是过度表达导致持续性激活，都会导致多种癌症中肿瘤细胞的增殖、转化和转移增强[50]。IGF2R 是一个单链多肽，是 IGF2 的"清道夫受体"；IGF2R 作为 IGF2 的拮抗剂，在结合后将其分解，从而抑制肿瘤生长、改变侵袭特性和抑制血管生成[51]。

IGF1 和 IGF2 也作为有丝分裂原通过促进细胞周期蛋白 D1 的表达，加速有丝分裂，将细胞从 G_1 期推至 S 期，以及通过上调 Bcl 和下调 Bax 蛋白有效抑制细胞凋亡[52]。这些特性与癌症中有丝分裂原和 IGF2R 过度表达的特点相符。临床前数据表明，IGF1R 在肺癌[53]、前列腺癌[54]、乳腺癌[55]、胶质瘤[56]和胃肠道癌[57]中过度表达。此外，IGF1R 表达增加与耐药性[53]、肿瘤转移和患者总生存期缩短[58]有关。IGF1R 在乳腺癌脑转移的发生中起着重要作用。Saldana 等发现，IGF1R 在优先转移到脑的乳腺癌细胞中具有自磷酸化的特性，在体内实验模型中，敲低 IGF1R 降低了其脑转移的可能性[59]。有趣的是，脑周细胞通过分泌高水平的 IGF 作为化学引诱剂，诱使乳腺癌细胞进入大脑并促进其增殖，从而推动脑转移形成[60]。Ireland 等证明，乳腺癌相关巨噬细胞高表达 IGFR1 和 IGFR2，并且添加 IGF 阻断剂可增强紫杉醇的活性，以减少乳腺癌转移[61]。IGF1R 靶向治疗的临床试验取得了一定的成功。例如，一项 I 期临床试验使用 3 种 IGF1R 抑制剂（鬼臼苦素、PPP、AXL1717）治疗了 4 名晚期肺鳞状细胞癌患者，疗程长达 7 个月[62]。临床前数据表明，鬼臼苦素可以减弱乳腺癌脑转移细胞表型的恶性程度[59]。BMS754807 是一种有效且可逆的 IGF1R 抑制剂，正在进行治疗晚期转移性实体癌的临床试验（NCT00908024）。

2.4　生长因子信号——EGF

EGF 家族非常庞大，由结构和功能特征高度相似的蛋白质组成。每个家族成员包含一个或多个由 6 个半胱氨酸残基组成的保守氨基酸序列的重复序列，这些氨基酸残基形成 3 个二硫键，然后形成 3 个结构环，对配体及其受体的结合至关重要。除了众所周知的表皮生长因子外，其他家族成员包括肝素结合表皮生长因子样生长因子（heparin-binding EGF-like growth factors，HB-EGF）、TGF-α、双调蛋白（amphiregulin，AR）、上皮调节蛋白（epiregulin，ER）、epigen、β 细胞调节素（betacellulin，BTC）和神经调节蛋白 1~4（neuregulin 1 through 4，NRG1-4）[63,64]。

EGF 受体家族包括 4 种蛋白质，即 EGFR1~4，也称为 ErbB-1 到 ErbB-4 或 HER-1 到 HER-4。每个受体都是一个单链糖蛋白，包含一个氨基末端细胞外配体结合结构域、一个疏水跨膜区域和一个包含酪氨酸激酶结构域、关键酪氨酸残基和受体调节基序的细胞质区域。与 PDGF 通路一样，受体在配体结合后会形成同源二聚体或异源二聚体，从而被活化，随后激活多种信号通路的下游调节器，如 RAS/MAPK 通路、PI3K/AKT 通路和磷脂酶 C/蛋白激酶 C（protein kinase C，PKC）通路，以促进肿瘤细胞增殖、生存、分化和迁移[20,22]。11 个配体中的每一个都可以结合具有不同亲和力的 EGFR 组合，从而控制细胞反应的特异性和信号输出的强度[65]。

EGF 和 EGFR 是许多癌症中恶性肿瘤表型的重要驱动因素，包括胶质母细胞瘤、非小细胞肺癌（nonsmall cell lung cancer，NSCLC）、结直肠癌和头颈癌[66]。HER2（EGFR2）在约 25%~30% 的乳腺癌中过度表达[67]。EGFR 的突变很常见，包括基因扩增、蛋白质过度表达、突变或框内缺失[19]。在 NSCLC 中，两种特异性突变占 EGFR 激活的 90% 以上：外显子 19 缺失和/或外显子 21 L858R 替换[65,68]。然而，在 NSCLC 中发现了 200 多个 EGFR 突变[69]。

该途径突变的发现和表征导致了靶向抗体和小分子抑制剂的发展，这些抗体和抑制剂通过个体化治疗彻底改变了患者的预后。目前已经开发了几种类型的药物抑制剂，并在临床上用于靶向这些特定的 EGFR 突变。吉非替尼和厄洛替尼是 I 型可逆抑制剂。吉非替尼是第一个获批用于具有已知分子靶点的肺癌的靶向治疗药物[70]。西妥昔单抗和帕尼单抗是靶向 EGFR1 的单克隆抗体，被批准用于治疗转移性结直肠癌[22,71,72]。曲妥珠单抗是一种靶向 EGFR2 的单克隆抗体，用于治疗转移性乳腺癌和胃癌[22,73]。

值得注意的是，EGFR 突变型肺癌和 HER2 过表达的乳腺癌患者经常发生脑转移，因此，开发中枢神经系统渗透性 EGFR 抑制剂具有重要意义。奥希替尼是一种不可逆的 VI 型 CNS 渗透抑制剂，其靶点为 EGFR T790M 突变，是肺癌中常见的 EGFR 抑制剂耐药突变[74]。具有 C797S 突变对奥希替尼可能产生耐药性，导致药物失去与靶分子 EGFR 形成共价键的能力[68]。在一项研究中，与吉非替尼/厄洛替尼相比，奥希替尼组脑转移瘤的总体有效率要高得多[75]。

2.5　生长因子信号——MAPK 通路

丝裂原活化蛋白激酶（mitogen-activated protein kinase，MAPK，又称 ERK）通路由一系列蛋白质组成，这些蛋白质将信号从表面受体传递到细胞核，以调节细胞生长、分化、细胞骨架组织、跨膜转运和凋亡。该通路由几个成员组成：Ras、Raf、MEK 和 MAPK。MAPK 通路激活始于 Ras。所有 Ras 蛋白家族成员都属于小 GTP 酶类，由 H、K、M、N 和 R 型、Rap（1 型和 2 型）和 Ral 组成。RAS 作为 GTP 酶，是一种分子开关，在非活性 GDP 形式和活性 GTP 形式之间循环。为了实现激活，RAS 必须首先进行一系列翻译后修饰，通过位于 HVR 中 CaaX 基序 C 端半胱氨酸残基的法尼基化来增加 C 端的疏水性[33]。这一步骤对于 RAS 蛋白与细胞内膜结合以激活下游信号通路至关重要[76]。鸟嘌呤核苷酸交换因子（guanine nucleotide exchange factors，GEF）刺激稳定、非活性的 RAS-GDP 形式向活性 RAS-GTP 形式的转化，而 GTP 酶激活蛋白（GT-

Pase-activating proteins，GAPs）介导向非活性形式的转化[32]。当接近膜结合的 RAS 蛋白时，GEF 和 GAP 充当高度调节分子，对调节活性和非活性 RAS 水平至关重要。RAS 蛋白的上游激活始于与 RTK（如 EGFR）的特异性配体结合，然后是受体位点的自磷酸化。具有 SH2 结构域的衔接蛋白，如 Grb2，与受体结合并招募 GEF 蛋白 Sos-1。Sos-1 激活 RAS-GTP 构象，允许激活几个下游效应器，包括 Raf-1、Rac 和 Rho、MEKK、PI2K 和磷脂酶 C[32]。

Ras 激活后导致磷酸化级联反应。首先是丝氨酸/苏氨酸选择性激酶的 Raf 家族，由 A-Raf、B-Raf 和 C-Raf（或 Raf-1）组成，这些被喻为是 MAPK 通路的“守门人”。所有 RAF 都具有相同的结构域、规则和结构，但其非保守的 N 末端和 C 末端的长度不同。Raf 将继续在激活环中的串联丝氨酸残基处磷酸化丝裂原激活蛋白激酶（也称为 MEK MAP2K，MAPKK）。MEK 家族仅限于两种异构体，MEK1 和 MEK2，序列同源性约为 85%[77]。每个 Raf 亚型磷酸化 MEK1 或 MEK2 的能力不同：B-Raf 是最强的 MEK 激活剂，A-Raf 为最弱的激活剂，优先选择 MEK1，C-Raf 以同等效率激活 MEK1 和 MEK2[78]。MEK 激酶结构域中保守的 KDD 基序促进 ATP 协调，并使 MEK1/2 具有双特异性苏氨酸/酪氨酸蛋白激酶，实现 MAPK 的下游激活[79,80]。

MAPK 通路多层级的缺陷已被证明可促进肿瘤的发生，并已成为 15 年以来关注的目标[78]。在 RAS 基因家族中，HRAS、KRAS 和 NRAS 是 30 多年前在人类肿瘤中发现的唯一致癌基因[29,76]。约 19% 的癌症患者存在 RAS 突变，这在胰腺癌、结直肠癌和肺癌中最常见[34]。有效的 RAS 抑制剂将通过降低处于 GTP 状态 RAS 的比例、破坏 RAS-GTP-GEF 相互作用或降低 RAS 在膜上的密度来防止 RAS 与其下游结合剂之间的相互作用[35]。RAS 抑制剂目前正在积极的临床开发中（NCT03785249；NCT04685135）。在约 66% 的黑色素瘤中，B-Raf 基因发生突变，在许多其他癌症中发生突变的频率较低[81]。BRAF 抑制剂彻底改变了黑色素瘤的治疗模式[82-84]，包括脑转移[85]。MEK 抑制剂通常与 BRAF 抑制剂联合使用，以延迟对 BRAF 抑制剂耐药性的出现[86]。

2.6　PI3K/PTEN/AKT 信号通路

PI3K/Akt/mTOR 通路是另一种对细胞周期调节至关重要的细胞内信号通路，与控制细胞休眠、存活力和增殖直接相关。该通路由几个部分组成：RTK、GPCR、PI3K、PIP2、PIP3 和 AKT/蛋白激酶 B。

PI3K 途径的激活可以从两种不同的细胞表面受体 RTK 和 G 蛋白偶联受体（G-protein coupled receptors，GPCR）开始。如前所述，RTK 有 3 个功能域：细胞外配体结合结构域、跨膜结构域和细胞内酪氨酸激酶结构域，并受到生长因子、细胞因子和激素结合的刺激，从而导致二聚化和自磷酸化[87,88]。GPCRs 是一组进化相关蛋白，具有与 G 蛋白偶联的结构域和 7 次穿过细胞膜的跨膜结构域[89]。多种配体可以激活 GPCR，包括基质细胞衍生因子、1-磷酸鞘氨醇、溶血磷脂酸、卡巴胆碱、异丙肾上腺素、前列腺素 E2、促甲状腺激素（thyroid-stimulating hormone，TSH）、FSH 和黄体生成素（luteinizing hormone，LH）/绒毛膜促性腺激素（choriogonadotropin，CG）。

然而，PI3K 的激活主要是组织特异性的[90]。与配体结合后，GPCR 经历构象变化，使其能够充当鸟嘌呤核苷酸交换因子（guanine nucleotide exchange factor，GEF），这允许 GPCR 通过将 GDP 交换为 GTP 来激活其相关 G 蛋白。然后，G 蛋白及其结合的 GTP 将与 GPCR 分离，以进一步激活细胞内信号蛋白，如 PI3K[91]。

磷酸肌醇 3-激酶（phosphoinositide 3-kinases，PI3K），也称为磷脂酰肌醇 3-激酶，其家族的酶可分为 3 类（Ⅰ~Ⅲ），每一类在信号转导中发挥特定作用。一般来说，PI3K 的 Ⅰ 类和 Ⅱ 类对细胞信号转导很重要，而 Ⅱ 类和 Ⅲ 类与跨膜转运有关[37]。Ⅰ 类 PI3K 分为由生长因子 RTK 激活的 IA 类 PI3Ks 和由 GPCR 激活的 IB 类 PI3Ks[92]。Ⅰ A 类包含调节亚基 p85 和催化亚基 p110，其中 p85 根据细胞是静止的还是被生长因子受体或衔接蛋白激活来调节 p110 的水平[92]。

ATP 的 γ-磷酸转移到磷脂酰肌醇（一种膜脂形式）头部基团的 D3 位置，启动 PI3K 信号级联反应[92]。GPCR 可激活 Ras 直接结合 p110，PI3K 活性进一步提高，底物磷脂酰肌醇-4,5-二磷酸[PI(4,5)P2]转化为磷脂酰肌苷-3,4,5 三磷酸[PI(3,4,5)P3][87,88]。除了 PI(4,5)P2，其他 PI3K 底物包括 Rac、p70S6K 和蛋白激酶 C 的某些亚型。磷酸化后，PI(3,4,5)P3 激活膜相关激酶 PDK1 和 PDK2，同时结合 Akt（或蛋白激酶 B）上的普列克底物蛋白同源性（pleckstrin homology，pH）域，它是将 Akt 募集到近膜区域的必要结构域[93,94]。结合 Akt 的 PIP3 将 Akt 招募到质膜上并与 PDK1 接触，然后 Akt 在苏氨酸 308 位被 PDK1 磷酸化，在丝氨酸 473 位被 PDK2 磷酸化。两个位点磷酸化后，Akt 被完全激活并与膜分离，从而激活介导细胞存活和生长的下游靶点。作为丝氨酸/苏氨酸激酶，Akt 磷酸化下游效应器包括，如糖原合成酶激酶 3a 和 b（glycogen synthase kinase 3 a and b，GSK3a & GSK3b）、BAD、6-磷酸果糖-2-激酶（6-phosphofructo-2-kinase，PFK-2）、GLUT-4、p70S6K、E2F、mTOR 等[95,96]。蛋白靶点的 Akt 磷酸化通常会抑制其活性。例如，促凋亡蛋白 Bad 的 Akt 磷酸化会抑制 Bad 异二聚，并抑制与促生存蛋白 Bcl-2 和 Bcl-XL 的结合[92]。因此，这导致 Bcl-2 和 Bcl-XL 活性增加，并促进细胞存活。Akt 抑制的其他促生存靶点包括叉头转录因子（forkhead transcription factors，FKHR）、半胱天冬酶-9 和 NF-κB，所有这些蛋白都参与促凋亡通路[87,97]。

PTEN 抑癌基因是 PI3K/Akt 通路的重要调节因子，因为它可以使酪氨酸、丝氨酸和苏氨酸磷酸化肽去磷酸化。更重要的是，PTEN 通过去磷酸化 PI(3,4,5)P3 发挥拮抗剂的作用，对肌醇环 D3 位置的磷酸基团具有特异性。因此，在 PTEN 缺乏的肿瘤细胞中，PI(3,4,5)P3 和磷酸化 Akt 的基础水平较高。

由于该通路参与抑制细胞凋亡、血管生成、组织侵袭、信号自主性和其他癌细胞的特征性活动，该基因的异常可导致癌症疾病进展，并与多种癌症有关，包括非小细胞肺癌、卵巢癌、乳腺癌、胰腺癌和前列腺癌[36,37,87,97]。在一系列癌症中发现了 p110α 亚型的基因突变或扩增[98]。野生型 PTEN 等位基因的半合子缺失在受影响的肿瘤细胞中很常见，剩余的基因拷贝随后会因移码、无义或错义突变而失活。PTEN 功能的突变和丧失在疾病进展后期具有较高的发病率。在原发性前列腺肿瘤中，*PTEN* 突变率为 12% ~ 15%，而在转移时，表型更具侵袭性，且 *PTEN* 突变增加至 60%[36,87]。卵巢癌和结肠癌中很少发现 *p85* 的激活突变，高达 50% 的乳腺癌、肺癌和卵巢癌中 *PIK3CA* 扩增，结肠癌中 *PDK1* 很少发生突变[99]。高达 70% 的乳腺源性脑转移瘤 PI3K 通路异常激活。本章后面将讨论脑转移情况下的 PI3K 途径改变[100]。

抑制 PI3K/Akt 信号转导通路活性的小分子药物抑制剂正在临床使用或积极开发，包括在脑转移中。目前已经研发出了几种 PI3K 抑制剂。Alpelisib 是 FDA 批准用于 PIK3 介导的激素受体阳性转移性乳腺癌的药物[101]。Buparlisib 是一种泛 I 类 PI3K 抑制剂，正在进行转移性三阴性乳腺癌患者的 II 期临床试验[102]。Idelalisib 是 FDA 批准的首个用于治疗复发/难治性慢性淋巴细胞白血病/小淋巴细胞淋巴瘤和滤泡性淋巴瘤的 PI3K 抑制剂[103]。ARQ092 是一种有效的泛 Akt 抑制剂，目前正在进行 I 期临床研究[104]。

2.7 mTOR 信号通路

西罗莫司的机制靶点，也称为哺乳动物西罗莫司（mammalian target of rapamycin，mTOR）和 FRAP1 的靶蛋白，其通路与 PI3K 途径共同维持细胞内稳态，它负责监测营养物质、有丝分裂信号以及细胞能量和氧气水平，因此在调节细胞生长和增殖方面具有重要意义[105]。mTOR 是另一种丝氨酸/苏氨酸蛋白激酶，属于 PI3K 相关激酶（PI3K-related kinase，PIKK）家族。它有两种结构和功能不同的蛋白质催化亚型，为 mTOR 复合物 1（mTOR complex 1，mTORC1）和复合物 2（mTOR complex 2，mTORC2）。mTORC1 的特征在于核心成分 mTOR，与 mTOR 相关的调节蛋白（Raptor），以及与 Sec13 蛋白 8（mammalian lethal with Sec13 protein 8，mLST8，也称为 GβL）相关的哺乳动物致死蛋白。Raptor 促进底物向 mTORC1 及其亚细胞定位募集，而 mLST8 与 mTORC1 催化结构域结合以稳定激酶激活环。mTORC1 还具有两个抑制亚单位：40kDa 的富含脯氨酸的 Akt 底物（proline-rich Akt substrate of 40kDa，PRAS40）和含 mTOR 相互作用蛋白（DEP domain containing mTOR-interacting protein，DEPTOR）的 DEP 结构域[106]。mTORC2 也由 mTOR 和 mLST8 组成，但含有 mTOR 的西罗莫司不敏感伴侣 Rictor（rapamycin-insensitive companion of mTOR），而不是 Raptor。mTORC2 还包含调节亚单位 DEPTOR、mSin1 和 Protor1/2[106]。这两种复合物定位于不同的亚细胞区域，这影响了它们的激活和功能[107]，mTORC1 是细胞生长和代谢的主控制器，而 mTORC2 控制细胞存活和增殖[108]。

mTOR 由 PI3K 途径的上游组分链激活。Akt 磷酸化结节性硬化症蛋白复合物（tuberous sclerosis complex，TSC），这是一种由 TSC1、TSC2 和 TBC1D7 组成的异源三聚体复合物，是大脑中富含的 Ras 同源物的小 G 蛋白（ras-homolog enriched in brain，Rheb）的 GTP 酶激活蛋白（GTPase-activator protein，GAP）[109,110]。TSC 的磷酸化抑制其与溶酶体膜的分离，并使其接近 Rheb 的局部以进行结合[111]。然后，Rheb 直接结合并激活 mTOR，刺激其激酶活性，然而确切的过程仍然未知[106]。

mTORC1 的几种底物最终促进蛋白、脂质和核苷酸的合成代谢，同时也抑制分解代谢途径，如自噬。mTORC1 磷酸化 p70S6 激酶 1（S6K1）上的 Thr389，使其随后被 PDK1 磷酸化和激活，从而诱导磷酸化和激活多种底物，促进 mRNA 翻译[112]。mTORC1 还在多个位点上磷酸化 eIF4E 结合蛋白（4EBP），在正常情况下，该蛋白结合并隔离 eIF4E 以防止 eIF4F 复合物的组装。然而，这种磷酸化会触发 4EBP 从 eIF4E 解离，从而形成 eIF4F 复合物[113]。mTORC1 激活固醇激素调节元件结合蛋白（sterol-responsive element-binding protein，SREBP）后，促进脂质合成，为新的膜形成和生长细胞的扩增提供脂质[114]。mTORC1 的其他底物包括 HIF1-α、MTHFD2、TFEB 和 ULK1[106]。mTORC2 调控细胞增殖和存活是通过激活 AGC（PKA/PKG/PKC）蛋白激酶家族成员来完成的。mTORC2 底物包括调节肌动蛋白细胞骨架的蛋白激酶 C（protein kinase C，PKC）[115]、调节胰岛素/PI3K 信号的 Akt[116]，以及调节离子转运和细胞存活的糖皮质激素诱导激酶（SGK）[117]。

大量临床研究表明，mTOR 在几种癌症中表达异常，并与肿瘤的发生有关。抗真菌西罗莫司及其类似物是第一代 mTOR 抑制剂，具有免疫抑制和抗增殖特性。西罗莫司的溶解度和药代动力学较差[118]。西罗莫司（sirolimus）是一种大环三烯类抗生素，其类似物依维莫司（everolimus）和替西罗莫司（temsirolimus）是 FDA 批准的 3 种市售抑制剂，用于治疗转移性肾细胞癌、胰腺神经内分泌肿瘤和绝经后 HR⁺ 晚期乳腺癌。然而，它们作为单一药物在其他实体癌中的应用是有限的[119]。但到目前为止，西罗莫司及其类似物（rapalogs）在临床上的疗效相当有限，而且反应变量也很小。与 mTOR 抑制剂疗效或耐药相关性良好的生物标志物目前正在研究中。对 mTOR 抑制剂的耐药突变包括 *BRAF*、*KRAS* 和 *TSC* 突变，而 *PIK3CA* 突变是与敏感性相关的标志物[119,120]。

第二代 ATP 竞争性 mTOR 激酶抑制剂（mTOR kinase inhibitors，TORKinibs）已经被开发出来，可以更充分地抑制 mTORC1 和 mTORC2，特别是在依赖于 mTOR 信号通路的肿瘤中。这些治疗抑制细胞生长并诱导凋亡[121]。Vistusertib 及其类似物 AZD8055 在治疗 ER⁺ 乳腺癌方面显示出显著的疗效，甚至可以抑制对内分泌治疗、西罗莫司及其类似物、紫杉醇产生耐药性的乳腺癌生长[122,123]。特异性靶向 mTOR 抗突变的第三代二价 mTOR 抑制剂正在开发中[119,120,124]。临床前研究表明，GDC-0068（一种高度选择性 AKT 抑制剂）和 GDC-0084（一种 PI3K 和 mTOR 的中枢神经系统渗透抑制剂）是有希望治疗乳腺癌脑转移的药物[125,126]。

2.8 血管生成信号通路——VEGF

血管生成是从现有脉管系统网络上生成新血管的生理过程。正常情况下，血管生成是缺血和缺氧的产物，对发育、肌肉肥大、月经、妊娠、组织再生和伤口愈合至关重要[127]。该过程复杂且受严格调控，需要促血管生成因子和抗血管生成因子保持微妙平衡（表 4-1）[128-131]。在癌症中，血管生成是由缺氧微环境诱导的，对生长、进展、侵袭和转移至关重要[127]。在"血管生成开关"启动期间，肿瘤细胞将打破这种微妙的因子平衡，诱发血管出芽，上调血管生成因子的生成，结合并激活 ECM 中的内皮细胞。这些内皮细胞将向这些血管生成因子的来源迁移,分泌分解基膜的酶,从而形成可以迁移的微孔。随着内皮细胞的迁移,它们增殖并经历小管形成阶段,在此阶段,额外的壁细胞(血管平滑肌细胞、周细胞)、成纤维细胞和免疫细胞被招募来提供结构支持[132]。与

正常血管系统相比,肿瘤血管系统的特征是促血管生成因子不受控制的上调、非典型形态、高通透性和低血流[133]。血管生成对脑肿瘤的生长尤为重要。脑肿瘤环境中的缺氧和酸中毒导致血管内皮生长因子上调,进而促进血管生成[134]。

表 4-1　促血管生成因子和抗血管生成因子及其相应的受体

促血管生成因子		抗血管生成因子	
因子	受体	因子	受体
VEGF	酪氨酸激酶受体(VEGFR1、VEGFR2 和 VEGFR3)	血小板反应蛋白(TSP)	CD36、CD47、整合素
PDGF	酪氨酸激酶受体(PDGFR-α 和 PDGFR-β)	基质金属蛋白酶组织抑制剂(TIMP)	金属蛋白酶(MMP)
FGF	酪氨酸激酶受体(FGFR1、FGFR2、FGFR3 和 FGFR4)	血管抑制素	血管生成素、整合素 alpha-v beta-3(αvβ3)、组织型纤溶酶原激活剂、膜联蛋白 Ⅱ
EGF	酪氨酸激酶受体:EGFR(ErbB1、HER1)、ErbB2(HER2)、ErbB3(HER3),以及 ErbB4(HER4)	血管内皮抑制素	双糖链蛋白多糖,脂蛋白
TGF	丝氨酸/苏氨酸激酶受体(Ⅰ型和Ⅱ型)		
MMP	低密度脂蛋白受体相关蛋白(LRP)		
TNF	酪氨酸激酶受体(TNFR-Ⅰ 和 TNFR-Ⅱ)		
促血管新生蛋白因子	酪氨酸激酶受体(Tie-1 和 Tie-2)		

除了经典的血管生成,肿瘤细胞还可以激活另一种获得微循环的机制,称为血管生成拟态(vasculogenic mimicry,VM)。与典型血管生成的区别在于不依赖内皮细胞——肿瘤细胞可以发生 VM,形成内衬肿瘤细胞而非内皮细胞的管状通道,并被分泌性糖蛋白包裹[135],以及模拟化的基质 VM,其中肿瘤细胞和组织被包裹在高碘酸希夫(periodic acid-Schiff,PAS)阳性基质蛋白中(如层粘连蛋白、硫酸乙酰肝素蛋白聚糖、胶原蛋白Ⅳ/Ⅵ)[136]。没有血管提供资源,肿瘤生长被限制在大约 2mm³ 到 3mm³ 范围内,通过扩散获得营养,但容易受到缺氧环境的影响并发生坏死[137]。新血管生成使肿瘤能够快速生长,并且血管基质的缺陷使肿瘤细胞易于穿透,从而扩散到全身[135]。

2.9　细胞凋亡和其他通路

细胞凋亡是一种高度调节的机制,身体通过它消除不必要或不需要的细胞,并在发育和体内平衡中发挥重要作用。细胞凋亡可以通过两种不同的通路来诱导,一种是通过 DNA 损伤、缺乏生长因子和细胞因子来传递信号的内源性线粒体通路,另一种是由免疫系统中的细胞毒性 T 细胞对受损或感染的细胞做出反应来传递信号的外源性死亡受体通路[138]。这两条通路在半胱氨酸天冬氨酸酶执行细胞凋亡程序时汇聚在一起。半胱氨酸天冬氨酸特异性蛋白水解酶(cysteine aspartyl-specific proteases,Caspase)是一类切割靶蛋白的半胱氨酸蛋白,分为两类:启动子(caspase-2、-8、-9、10)和执行子(caspase-3、-6、-7)[138]。其内在途径受 B 细胞淋巴瘤-2(B-cell lymphoma-2,BCL-2)蛋白的调控,包括促凋亡效应蛋白、促凋亡的 BH3 蛋白和抗凋亡的 BCL-2 蛋白[139]。癌症的一个特点是能够避免这种机制,允许癌细胞存活更长时间,同时这也允许细胞积累突变,从而增加其致瘤性和转移潜

力[140]。肿瘤细胞可以通过多种方式逃避凋亡:抑制凋亡蛋白酶的功能、关闭诱导凋亡的启动因子;抗凋亡的 BCL-2 蛋白上调、失活 Bax 和/或 BAK,后者是肿瘤细胞最主要的干预方式[139]。然而绝大多数 FDA 批准的诱导细胞凋亡的抗肿瘤疗法依赖于 BCL-2/BAX 机制杀死癌细胞,因此如果该通路被破坏,治疗将可能会失败[141]。

3　脑转移的机制

肿瘤从原发部位扩散到全身的其他部位是癌症致死和致残的主要原因[2]。肿瘤细胞转移到中枢神经系统是极其致命的,预后很差,5 年生存率约为 10%[142]。转移性疾病的发生是一系列连续的步骤[9]:与原发肿瘤分离,避免失巢凋亡(细胞分离期间发生的凋亡死亡),ECM 动力学失调,细胞运动增强,进入血管,免疫逃逸,黏附到转移部位,外渗和血管生成。细胞凋亡是由能切割靶蛋白的 caspases 实施的。

3.1　上皮-间充质转化

EMT 是指细胞从上皮表型转变为间充质表型的过程[8]。正常上皮细胞,为扁平的多边形细胞,具有 3 个主要特征:极性(基底和顶端)、细胞间的相互作用、基底膜。间充质细胞具有能够迁移和侵袭的特征:前后极性,无细胞黏附,形态不规则而细胞体多呈梭形[8]。在正常的细胞过程中,EMT 参与早期发育过程中的原肠胚形成和器官发生[143],并参与早期愈合过程中的再上皮化[144]。正常生理过程的 EMT 是微妙和可控的。EMT 在转移起始中的诱导具有侵袭性和不可控性[145],并使肿瘤细胞具有完成转移级联反应的特殊能力。虽然 EMT 精确调控的机制仍在研究中,特别是在脑转移瘤中,但 EMT 的发生可能是由多种转录因子参与调控的。

3.2 SNAIL 蛋白

SNAIL 家族由编码锌指转录抑制因子的 Snail1（SNAIL 或 SNAI1）、Snail2（Slug）和 Snail3（Smuc）组成。所有成员都拥有高度保守的 C 端结构域，该结构域包含 4~6 个 C_2H_2 型锌指结构，可与靶基因启动子中的 E-box 基序结合，以及 N 端的保守 SNAG 结构域，该结构域对转录共抑制因子的结合至关重要[146]。在 EMT 中，SNAIL1 和 SNAIL2 可募集多梳抑制复合物 2（polycomb repressive complex 2，PRC2）等因子，协调组蛋白高甲基化和去乙酰化，这最终导致抑制上皮基因表达（上皮钙黏蛋白、闭合蛋白、钙黏蛋白和细胞角蛋白）以促进细胞分离，同时反过来增加间充质因子（神经钙黏蛋白和 ZEB1、纤维粘连蛋白）和蛋白酶（MMP2 和 MMP9）的表达以增强侵袭[147]。肿瘤微环境中的几个信号通路汇聚在一起调节 SNAIL1 和 SNAIL2，如典型的 TGF-β[148]、MAPK[149,150]、GSK3β 介导的 Wnt[151]、受体酪氨酸激酶（receptor-tyrosinekinase，RTK）[152]和 Notch[153]。

3.3 锌指 E-box 结合（zinc finger E-box binding，ZEB）蛋白

ZEB 家族由两种结构保守的多结构域蛋白组成——ZEB1（最初称为 ZFHX1A、TCF8 或 δEF1）和 ZEB2（最初称作 ZFHX1B 或 SIP1）[154]，编码锌指同源框蛋白。与原发肿瘤相比，ZEB1 和 ZEB2 在脑转移瘤中过度表达[155]。它们含有 N 端（N-terminal zinc finger cluster，NZF）和 C 端锌指簇（C-terminal zinc finger cluster，CZF），使它们能够结合 E2-box 序列[156]。ZEB 通过其 CtBP 相互作用域（CtBP interaction domain，CID）募集 C-末端结合蛋白（C-terminal binding protein，CtBP）共抑复合物来抑制靶基因转录[157]。ZEB 可以抑制钙黏蛋白、极性蛋白（如 CRB2、HUGL2）和缝隙连接蛋白（如 connexions）的表达，同时上调间充质基因（即波形蛋白、神经钙黏蛋白和纤维粘连蛋白）的表达[158,159]。ZEB 拥有额外的保守结构域以招募其他转录复合物。例如，SMAD 结合域（SMAD-binding domain，SBD）位于两个 ZEB 中的 NZF 和中央同源框域之间，但具有不同的下游结果。在 ZEB1 中，与 SMAD 协同结合以激活 SMAD 介导的转录，而与 ZEB2 结合则抑制该活性[160]。

3.4 TWIST 蛋白

TWIST1 和 TWIST2（Dermo1）属于 β-螺旋-环-螺旋（β helix-loop-helix，βHLH）蛋白家族，与螺旋-环-螺旋因子 E12 和 E47（TCF3）形成同源和异源二聚体，以调节 DNA 结合，导致上皮基因表达下调和间充质基因表达上调[161]。它们招募甲基转移酶 SET8 来介导 H4k20 单甲基化，随后抑制上皮钙黏蛋白启动子并激活神经钙黏蛋白启动子[162]，从而间接增加 α-平滑肌肌动蛋白（α-smooth muscle actin，α-SMA）和 MMP-p 的表达以提升侵袭能力[147,163]。在前馈环中，上皮钙黏蛋白的下调导致 TWIST 上调，这反过来有助于激活 SNAIL 并维持 EMT[164]。TWIST 将结合 p53 诱导其降解，以避免失巢凋亡，并延缓衰老[165]。与 SNAIL TF 类似，几种通路协同激活 TWIST，如转录因子缺氧诱导因子 1α（hypoxia-inducible factor

1α、HIF-1α）、Akt、信号转导和转录激活子 3（signal transducer and activator of transcription 3，STAT3）、丝裂原激活蛋白激酶、Ras 和 Wnt 信号[147,166]。脑转移和非转移组织的免疫组化分析表明脑转移组织中存在 TWIST1 的表达，这再次表明 EMT 在肿瘤脑转移中起作用[167,168]。

3.5 FOX 蛋白

FOX 蛋白是螺旋-转角-螺旋转录因子的一个亚组，因结构形似叉头盒（也称为翼螺旋）而得名，它是一个由 80~100 个氨基酸组成的序列，形成一个与 DNA 结合的基序[169]。几种 FOX 蛋白在多种生物学过程中都具有重要功能，如细胞周期调控、细胞分化、增殖和发育。在 EMT 中，FOXC1、FOXC2 和 FOXQ1 下调上皮钙黏蛋白，上调纤维粘连蛋白、波形蛋白和神经钙黏蛋白。几种 FOX 蛋白可抑制极性复合物和细胞-细胞连接蛋白的表达，其余 FOX 蛋白减弱其他因素的抑制，最终促进 EMT[170-172]。FOXO 参与了乳腺癌细胞糖异生的上调，表明增加能量产生可以诱导脑转移[173]。

3.6 KLF 蛋白

Kruppel 样转录因子（Kruppel-like factors，KLF）锌指蛋白具有结合 CACCC 或 GT-box DNA 元件的能力，以调节细胞代谢、增殖、分化、发育和程序性细胞死亡[174]。一些 KLF 可有效地促进 EMT。例如，KLF8 通过结合启动子内的 GT 盒抑制上皮钙黏蛋白表达[175,176]。KLF6 通过其启动子的反式激活介导上皮钙黏蛋白的表达，从而导致 β-联蛋白和 c-Myc 的亚细胞定位，起到抑制肿瘤作用[177]。KLF4 通过激发上皮分化来拮抗 EMT 的活性，其相关机制包括：靶向大量结合黏附和细胞骨架基因、β-负性调控联蛋白介导的上皮钙黏蛋白表达[178-180]。KLF4 还可通过抑制 SNAIL1 和 SNAIL2 阻止 EMT[181]，而在活动性 EMT 中，SNAIL 将抑制 KLF4[182]。在波形蛋白、VEGF-A、内皮素-1 和 JNK-1（MAPK8）的启动子序列中检测到 KLF4 特异性结合位点，位于上皮钙黏蛋白、神经钙黏蛋白和 CTNNB1 附近[179]。在乳腺癌脑转移的临床前模型中，已发现 KLF4 上调[183]。

3.7 其他 EMT 因子

其他几个转录因子在 EMT 和转移表型中起着至关重要的共同作用。配对相关同源框（paired-related homeobox，PRRX）因子属于同源框蛋白家族，与 Wnt 通路一起发挥功能，定位于细胞核，充当转录共激活因子。PRRXX1 和 PRRX2 是新发现的 EMT 诱导剂，它们调节上皮钙黏蛋白、神经钙黏蛋白和波形蛋白的表达[184]。果蝇头状转录因子（grainyhead-like，GRHL）在创伤愈合和胚胎发育中调节 EMT[185]。在转移过程中，GRHL2 与 ZEB1 和 TGF-β 共享一个反馈环，以调节负责细胞连接和分化的基因表达，但针对不同肿瘤类型有特异性 EMT 抑制或激活的作用[186]。鼠短尾突变体（brachyury）是 T-box 基因家族中的一个转录因子，对后中胚层的形成和分化至关重要，最近发现，它可诱导 SNAIL1、SNAIL2 和下游信号转导，是一种新的肿瘤抗原和 EMT 驱动因子[187]。Yes 相关蛋白（yes-associated protein，YAP）和 PDZ 结合域（PDZ-binding domain，TAZ）是 Hippo 信

号通路中的关键转录共激活因子,可能在肿瘤脑转移中发挥作用,如下所述[188]。TEA 结构域转录因子 2(TEA domain transcription factor 2,TEAD)的表达增加导致 YAP/TAZ 的核定位增加,并随后与 TEAD 结合,TEAD 调节参与细胞-细胞黏附和肌动蛋白细胞骨架重塑的基因表达,以促进 EMT[189]。核因子 κB(Nuclear factor kappaB,NFκB)家族由 5 个亚单位组成:p50(NF-κB1)、p52(NF-κB2)、p65(RelA)、c-Rel(Rel)和 RelB,它们结合形成功能性同型和异型二聚体。NF-κB 与 IκB 结合时不激活;在 IκB 磷酸化和随后的泛素化后,NF-κB 易位到细胞核以结合 SNAIL2、TWIST1 和 SIP1 的启动子区域,最终诱导和维持 EMT[190,191]。

4 转移级联反应的生物学机制

　　转移性级联反应由几个复杂的过程组成,分为特定的阶段(图 4-1)。它始于原发肿块中分离出来的转移瘤细胞[9]。原发肿瘤细胞由许多跨膜黏附分子锚定在一起,如钙黏蛋白、整合素和免疫球蛋白[192]。为了离开原发肿瘤部位,肿瘤细胞必须中断细胞间的相互黏附作用。上皮钙黏蛋白是一种参与嗜同性细胞黏附的糖蛋白,其下调或功能障碍与许多癌症的转移发展有关[193]。类似地,免疫球蛋白功能的丧失(如 ICAM-1 和 ICAM-2)与癌症进展和转移表型相关[194]。有趣的是,特定的细胞黏附分子的作用可以在不同的癌症亚型中发生巨大的变化。在某些导管癌模型中,高上皮钙黏蛋白水平是转移所必需的[195],而在某些肺癌中,高 ICAM-1 水平与癌症进展相关[196]。这些观察结果表明,细胞黏附分子还参与其他信号通路,因此很难将任何一种黏附分子的功能

失调作为所有转移的标志性特征。

　　在离开原发肿瘤时,迁移的肿瘤细胞必须避免失巢凋亡,失巢凋亡是细胞脱离 ECM 后发生凋亡的过程[197]。细胞通常通过跨膜整合素受体介导其与 ECM 的连接,该受体激活黏着斑激酶(focal adhesion kinase,FAK),并通过触发 PI3k/Akt 生存通路防止凋亡[198]。分离的肿瘤细胞避免失巢凋亡的一种策略是通过整合素转换,这是一种细胞改变其整合素库来上调整合素的机制,整合素提高了抗凋亡能力[197]。这些细胞还经历 FAK 和 PI3k/Akt 生存通路的自激活,使分离的癌细胞在脱离 ECM 的情况下存活。

　　在与原发肿瘤分离中存活下来后,迁移的肿瘤细胞通过周围组织进入血管内[9]。为了给细胞活动腾出空间,肿瘤细胞分泌大量蛋白酶,如基质金属蛋白酶(matrix metalloproteinases,MMP),降解 ECM 中的胶原蛋白、弹性蛋白、层粘连蛋白、蛋白多糖和纤维粘连蛋白[199]。肿瘤细胞还过度激活尿激酶型纤溶酶原激活(urokinase-type plasminogen activator,u-PA)系统,这是一系列细胞外蛋白水解酶,可进一步促进 ECM 降解[200]。此外,癌细胞通过下调 ECM 中蛋白水解抑制剂的水平绕过蛋白水解系统的许多调节元件[199]。肿瘤转移过程中 ECM 的降解过程将许多独特的肽片段释放到血流中,这些肽可能成为未来评估癌症进展的潜在分子标志物[199]。

　　迁移的肿瘤细胞通过发生表型改变进一步增强其侵袭周围组织的能力,最终增加其运动能力。肿瘤细胞上调细胞因子的释放,如自分泌运动因子(autocrine motility factors,AMF),通过自分泌和旁分泌机制增加肿瘤细胞的增殖和迁移[201]。转移癌还会释放额外的生长因子,如 PDGF、EGF、FGF 和 IGF,进一步推动癌症进展[17]。值得注意的是,在脑

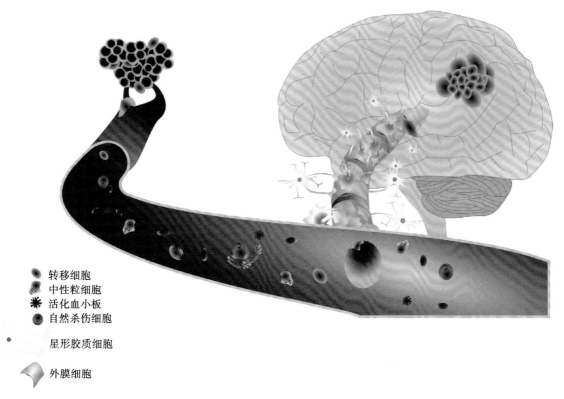

- 转移细胞
- 中性粒细胞
- 活化血小板
- 自然杀伤细胞
- 星形胶质细胞
- 外膜细胞

图 4-1　转移级联的简化示意图,描绘了肿瘤细胞进入血管、存活、参与循环、滞留、外渗和脑转移起始的阶段

转移的体内模型中,抑制 IGF-IR 信号通路可能通过降低迁移和侵袭来减弱脑转移的发展[59]。

转移级联反应这一阶段的另一个关键特征是 TWIST 的上调,TWIST 是一种转录因子,介导上皮-间质转化,提高癌细胞运动能力和增强耐药性[202]。TWIST 上调与基底样乳腺癌[203]、头颈癌[204]和胃癌[205]等癌症的转移有关。活动的癌细胞最终到达血管和淋巴结,分泌血管生成因子以松弛基底膜,进入体循环[9]。

一旦肿瘤细胞进入体循环,它们必须避免被先天性免疫系统和适应性免疫系统的免疫检测或免疫清除[9]。循环系统中的癌细胞逃避免疫系统的一种策略是干扰免疫监视细胞的抗原呈递机制。癌细胞通过各种方式达到这一目的,包括用血小板物理屏蔽其细胞表面新抗原、下调参与抗原呈递过程的蛋白质等[206]。癌细胞还分泌免疫抑制性细胞因子,如 TGF-β,积极阻止免疫动员[207]。另一种策略是利用现有的免疫机制来限制炎症和防止过度免疫反应。蛋白 PDL-1 在多种癌症中表达,可以与 T 细胞、B 细胞、自然杀伤细胞、树突状细胞和单核细胞中发现的 PD1 免疫抑制受体结合[208]。PD1/PDL-1 相互作用有效地灭活先天性和适应性免疫细胞,使转移癌细胞不间断地循环。PD1/PDL-1 通路与前列腺癌[209]、胃癌、肺癌、肾癌和胰腺癌等侵袭性较高的癌症相关[210]。靶向这一通路的治疗方案彻底改变了多种肿瘤的治疗结果,其中包括脑转移瘤[211,212]。

癌细胞到达最终转移部位附近的毛细血管后,会沿着内皮细胞表面滚动,并使用各种整合素、选择素、钙黏蛋白和免疫球蛋白(如 SPARC、APP 和 ANGPLT4)黏附,其过程类似于伤口愈合[206]。这些蛋白质还通过破坏内皮间黏附分子增加相邻内皮细胞之间的通透性,使迁移的癌细胞渗出到器官的基膜中。一些癌细胞可能在外渗后在基底膜中休眠,并且仅在数年后继续转移级联反应——这一机制被假设为转移复发的原因[213]。剩余的癌细胞释放蛋白酶降解 ECM 并进入实质组织[9]。最后,转移的癌细胞锚定在新的部位,利用周围组织的营养,在继发肿瘤部位开始生长。癌细胞分泌血管生成生长因子,如 VEGF、FGF、IGF-1、PDGF 和 EGF,以增加转移部位的血管通透性和营养供应[9]。转移的癌细胞因此能够在远离原发肿瘤的部位重新生长。

转移级联反应解释了转移是如何发生的,但无法解释为什么特定癌症经常转移到相同的少数器官。例如,前列腺癌最常转移到骨骼,很少转移到大脑,而大约 50% 的黑色素瘤患者转移到神经系统[214]。该领域两个公认的理论试图解决癌症转移的问题:机械假说和种子-土壤假说。机械假说表明转移可能是非特异性的,并且受全身循环和淋巴引流途径的影响[215]。转移瘤非特异性地定植于它们在循环过程中遇到的第一个器官,该器官包含生长所需足够的营养。解剖学证据也支持这一理论。肝转移在胃癌中非常常见[216],这突出了机械假说,因为大多数来自腹部的血液都通过肝门静脉。类似地,一些结肠癌可以转移到肺,因为它们在循环过程中绕过肝脏,通过肺动脉时种植到肺[217]。

种子-土壤假说假设转移瘤细胞类似于"种子",继发肿瘤类似于"土壤",转移需靶点处具备培养环境才能定植[218]。因此,转移性疾病的播散不是随机的,而是遵循依赖于癌细胞和转移部位分子

特性的特定模式。例如,肺癌、乳腺癌、肾癌和黑色素瘤等癌症可能因其高神经营养素受体表达水平而易于转移到大脑,这些癌症更适合大脑独特的环境[219]。该领域的主流观点支持这两种转移理论,表明癌症的扩散取决于机械和分子影响。

5　血脑屏障

在脑转移的发展过程中,转移细胞有一个额外的障碍需要克服。血脑屏障是由特化细胞形成的严格调控的神经血管单位,通过控制分子和细胞交换来调节中枢神经系统的稳态[220]。血脑屏障的结构由内皮细胞组成,内皮细胞构成神经实质的毛细血管系统,由周细胞和星形胶质细胞的末端足之间形成的基膜包围,并与神经细胞末端和小胶质细胞间断连接[221]。该结构决定了血脑屏障的物理性质,拥有运输系统,允许中枢神经系统功能所必需的分子流入,同时允许有毒细胞副产物回流到循环中。在神经炎症或受损神经组织修复的情况下,免疫细胞也可以穿过血脑屏障[222,223]。血脑屏障的作用是限制溶质和细胞的流动,然而,一些癌症优先向中枢神经系统转移,这意味着血脑屏障也会辅助转移细胞在神经实质内迁移、渗透和存活[224]。虽然已经对免疫细胞的跨内皮迁移过程进行了研究,这一过程与转移细胞相似,但仍不太清楚[225]。转移细胞向大脑中扩散已被证明比进入其他器官所需的时间更长,甚至与原发性癌症的类型有关。看来,虽然转移过程很快,但转移细胞在脑实质中的存活时间要比扩散到其他器官的时间长得多,甚至被认为是脑转移形成的限速步骤[226,227]。在脑转移发展过程中,血脑屏障帮助转移细胞存活;血管基底膜在转移细胞形成自己的血管系统之前支持其生长,并保护免受肿瘤免疫监视的干扰,此过程称为血管选定[228,229]。肿瘤协同作用损害了血脑屏障的完整性,被称为血肿瘤屏障(blood-tumor barrier,BTB)。这种 BTB 的特征是"渗漏性"增加、通透性不均匀、周细胞分布异常、星形细胞末端和神经连接减少,但保留了血脑屏障关键的功能,包括保留外排转运体的表达[230]。血脑屏障的渗透性也是癌症治疗过程中的重要障碍。药物通过血脑屏障并留在神经系统实质中需要几个物理化学特征:小分子、脂溶性、电荷、与血浆蛋白的相互作用以及与主动外排泵和转运体的相互作用[231]。即使 BTB 被破坏,靶向治疗也面临着有限渗透率和从大脑到迅速回流入血液的问题,从而导致脑内的药物浓度非常低[232]。能够穿过这一屏障的疗法正在研究中,取得了一些积极成果。对血脑屏障机械破坏的研究正在进行中,包括施加压力变化来操纵内皮细胞的构象,并通过渗透压或超声破坏来增加血脑屏障的通透性[233,234]。纳米颗粒是一种天然或人工颗粒,大小从 10nm 到 1 000nm 不等,它适用于多种药物输送系统,包括载体、树状大分子、胶束、脂质体、纳米陶瓷、金属和聚合物纳米颗粒。纳米颗粒是有效的药物递送系统,它们可在被血脑屏障吸收和递送期间保护药物[235-237]。

6　转移遗传学

转移过程非常低效:只有约 0.01% 的癌细胞能够存活并

完成整个转移级联,许多离开原发肿瘤的细胞将在中间步骤中死亡[238]。原发肿瘤部位癌细胞的遗传特征与转移部位(包括脑转移[100])的癌细胞有很大差异[239],这表明癌细胞在迁移过程中继续进化,并对生存特征进行积极选择[240]。由于促进原发性肿瘤生长的遗传和调节因子已显示出与转移因素显著不同,因此识别遗传或表观遗传的变化可能提供转移发生原因的线索。在确定脑转移基因的研究中,一种常用的方法是体外基因筛选,使研究人员检查基因库并确定其在器官特异性转移中的作用,以及比较基因组研究,这使研究人员能够比较原发性肿瘤与转移瘤的基因组图谱,并识别肿瘤特异性基因图谱。另一种研究方法是利用体内培育肿瘤细胞系,即经特定的技术路线将肿瘤细胞接种于脑组织内,形成病灶后从中获取二代细胞,并重复接种;随着重复频次增加,脑转移灶出现率增加而病灶形成的潜伏期缩短,可以帮助辨识趋动脑转移瘤形成的相关基因。

6.1　转移抑制基因

转移抑制基因(metastasis suppressor gene, MSG)的作用是抑制转移级联从转录变化和细胞迁移到肌动蛋白重塑和生长信号分泌的每一步过程。与癌基因不同,MSG 没有突变,而是下调[240],这突出了该基因家族可作为潜在治疗的高价值目标。MSG 是肿瘤学中一个相对较新的发现,尚未得到广泛的表征,目前在各种癌症组织学中发现的 MSG 不到 30 个[240]。

最早发现的 MSG 之一是 Nm23,表达参与抑制激活 ERK-MAPK 信号通路的蛋白激酶[241]。在某些乳腺癌模型中,ERK-MAPK 参与允许初始肿瘤破裂、增加细胞运动和组织侵袭。癌细胞通常通过释放 TGF-β 来下调 Nm23 的活性,TGF-β 是一种可以结合 Nm23 蛋白并将其转换为非活性状态的转化生长因子[242]。Nm23 还参与抑制溶血磷脂酸受体 EDG2[242]。在黑色素瘤实验模型中,Nm23 活性可抑制 58% 的转移,低水平的 Nm23 与侵袭性黑色素瘤[243]、乳腺导管癌[244]及脑转移[245]有关。

另一个重要的 MSG 是 RhoGDI2,Rho GTP 酶的关键调节剂[246]。Rho GTP 酶的一个重要功能是重塑细胞骨架成分,最近的证据表明 Rho GTP 酶是允许上皮-间充质转化的信号级联的关键成分。因此,RhoGDI2 抑制 EMT 的信号通路从而抑制癌症转移,这在一些肺癌模型中得到了证实[247]。在体外和体内模型中,RhoGDI2 还可防止肺癌侵袭周围组织[248]。此外,RhoGDI2 与膀胱癌的转移抑制相关[249]。

KAI1 是另一种与前列腺癌、乳腺癌、膀胱癌和肺癌有关的 MSG[250]。作为四肽蛋白家族的成员,KAI1 通过稳定大跨膜受体复合物(如 RTK、整合素和细胞黏附分子)发挥作用[251]。在子宫内膜癌[252]和前列腺癌的转移中发现了 KAI1 下调,来自前列腺癌的证据表明,KAI1 可以防止转移促进转录因子 ATF3 的激活[253]。类似地,与原发性肿瘤相比,KAI1 在乳腺癌脑转移灶中的表达降低[254]。此外,KAI1 还参与调节乳腺癌细胞的 EGFR 介导复合物,KAI1 的增加减弱 EGFR 信号并使受体内化[255]。这两种途径阐明了 KAI1 抑制癌细胞扩散的可能机制。

KISS1 是一种在黑色素瘤和乳腺癌模型中发现的

MSG[256]。KISS1 的表达产生 kisspeptin,其与 GPR54 相互作用并调节磷脂酶 C-β 的激活[257]。Kisspeptin 也从细胞中大量分泌,以调节周围细胞中的 GPR54 活性。KISS1 的主要作用是休眠激活——高 KISS1 活性导致基质细胞以及内分泌系统分泌休眠诱导因子[258]。因此,即使癌细胞成功地进入循环并渗出到新组织中,KISS1 也会阻止细胞在新部位定居[258]。这一有趣的机制强调了该基因是治疗晚期转移的理想靶点。此外,脑转移灶与原发性乳腺癌肿瘤相比,KISS1 在原发性乳癌中的表达较高[254,259]。

BRMS-1 是一种 MSG,已在乳腺癌、黑色素瘤、卵巢癌和膀胱癌中进行了研究[260]。BRMS-1 通过阻断与细胞外生长信号相关的信号级联发挥功能[261]。此外,它还阻止与生长相关的基本蛋白质转录因子 NF-κB 的激活和移位。敲低 BRMS-1 已被证明可增加侵袭性癌症表型,如生长率增加、快速迁移和周围组织的侵袭[262]。此外,在小鼠模型中,与亲代细胞相比,心脏内接种表达 BRMS-1 的细胞显示包括大脑在内的多器官转移较少[261]。BRMS-1 的表达与患者预后的改善呈正相关[263]。

通过黑色素瘤、甲状腺癌和结直肠癌的模型,Gas1 基因被确定为 MSG[264]。Gas1 增加参与凋亡的蛋白酶 caspase 3 的活性,并抑制 GDNF 介导的生存信号通路[265]。在甲状腺癌中,MiR34a 特异性靶向 Gas1 以促进细胞增殖并防止凋亡[266]。结直肠癌模型还显示 Gas1 负性调节 AMPK/mTOR/p70S6K 信号级联,这是一种公认的促进肿瘤转移的途径[267]。

DRG1 是一种 MSG,已在胰腺癌和乳腺癌等多种癌症中进行了研究[268,269]。DRG1 通过抑制 VEGF 蛋白调节细胞微管动力学[270]并阻止肿瘤血管生成[271]。如果没有血管生成,迁移的癌细胞无法在远处建立大的集落[269]。在一些死于乳腺转移的患者中发现 DRG1 低表达[272]。此外,在功能测定中,敲低 DRG1 显著增加乳腺癌细胞的扩散和运动性[268]。DRG1 的许多配体仍然未知,DRG1 实际上可能在肺腺癌中作为原癌基因发挥作用[273]。

LSD1 基因在乳腺癌模型中被确定为 MSG,并产生调节基因表达的组蛋白修饰酶。LSD1 蛋白正向调节关键生存转录因子 GATA3,以靶向与乳腺癌高度相关的基因。LSD1/GATA3 相互作用上涉及上皮钙黏蛋白稳定、细胞黏附和整合素通路的基因[274]。在功能实验中,LSD1 还通过阻止 EMT 抑制浸润性管腔乳腺癌细胞。此外,LSD1 似乎积极抑制乳腺上皮癌基因 TRIM37 的表达。高 TRIM37 与腔内乳腺癌患者的生存率降低相关[274]。

CD44 基因编码一种参与细胞黏附的非激酶跨膜糖蛋白,在前列腺癌中是一种 MSG[272]。CD44 的下调与前列腺癌转移潜能的增加有关,将 CD44 转染到高转移性大鼠前列腺细胞中可显著降低细胞的转移能力[272]。CD44 也被认为是参与脑转移的 MSG[245]。

上述基因仅仅是 MSG 的一小部分,其中许多在近几年才被发现[240]。由于它们的许多分子机制尚待揭示,特别是在脑转移瘤中,未来对 MSG 的研究可能会进一步了解癌细胞如何逃避检查点,从而进展到转移级联的每一步。

6.2　脑转移瘤的临床可操作突变

随着新一代测序技术的出现,我们对基因组进化特别是脑转移瘤的理解大大提高。在迄今为止最大规模的跨组织学脑转移综合基因组测序研究中，约 100 例与原发肿瘤配对的脑转移瘤进行了全外显子组测序[100]。研究表明，脑转移瘤表现出分支进化，即脑转移瘤和原发肿瘤具有共同的遗传祖先，但也存在不同的进化，如脑转移瘤隐藏着原发肿瘤未检测到的新突变；这些突变中的许多是"临床可操作的"，换句话说，有治疗靶点。鉴于原发肿瘤常被用于脑转移患者的临床决策，这些数据具有重要的临床意义。目前正在进行一项国家基因组学指导的脑转移试验，以研究靶向治疗对脑转移改变患者的疗效（Alliance A071701）。

6.3　CDK 通路

超过 50% 的脑转移瘤在细胞周期蛋白依赖性激酶通路中存在突变[100]，包括细胞周期蛋白依赖性激酶抑制因子 2A（cyclin-dependent kinase inhibitor 2A，CDKN2A）和细胞周期蛋白依赖性激酶 4/6（cyclin-dependent kinase 4/6，CDK4/6）的缺失。CDK4/6 抑制剂已获得 FDA 批准用于乳腺癌，包括帕博西尼、瑞博西尼和阿贝西利。目前正在进行脑转移瘤中的 CDK 抑制作用的试验。最近的一项基因组驱动试验评估了帕博西尼在脑转移患者中的作用，这些患者中存在 CDK 途径的改变。在中期分析中，该试验已达到其主要终点，超过 50% 的患者有颅内获益[275]。

6.4　PI3K/AKT 通路

PI3K/AKT 信号通路在脑转移瘤中的突变也常见，约 40% 的乳腺癌和肺癌脑转移瘤在该通路中存在临床可操作的突变[100]。在一项比较成组的黑色素瘤脑转移和颅外转移的热点突变、拷贝数变异、mRNA 和蛋白质表达的研究中，发现脑转移瘤与颅外转移相比，PI3K/AKT 通路表达增加[276]。乳腺癌脑转移瘤患者异种移植模型的临床前研究表明，抑制 PI3K/AKT 信号通路可抑制 PI3KCA 突变型脑转移瘤的生长，但不抑制野生型脑转移瘤的生长[125,126]。使用 CNS 渗透抑制剂抑制 PI3K 的效果目前正在 PIK3CA 突变脑转移患者的临床试验中进行检测（NCT04192981；NCT03994796）。

6.5　氧化磷酸化通路

氧化磷酸化代谢通路（oxidative phosphorylation metabolic pathway，OXPHOS）在脑转移瘤中增强，并可能在癌症进展中发挥重要作用[277]。与患者匹配的颅外转移瘤相比，OXPHOS 的基因和代谢物在脑转移瘤中上调。此外，在黑色素瘤的异种移植小鼠模型中，抑制 OXPHOS 可提高存活率并防止脑转移的形成[277]。由于 OXPHOS 的增加，介导癌症对 BRAFi 和 meki 靶向疗法的耐药性[278]，因此 OXPHOS 在脑转移中的增强解释了脑转移瘤治疗的困难性。

6.6　YAP1

YAP1 是 Hippo 信号通路的转录介质，参与许多细胞过程，包括 EMT[279]。在对癌脑转移的基因组研究中，73 例肺腺与 503 例原发性肺癌相比，YAP1 在脑转移瘤中的扩增率明显更高[188]。在心内接种转移瘤小鼠模型的患者来源细胞系中，YAP1 的过度表达导致脑转移的发生率增加。与这些

数据一致，shRNA 抑制 YAP 降低了脑转移的发生[280]。YAP 抑制剂正在临床开发中。

6.7　FGFR

正如本章前面提到的，FGFR 的扩增在鳞状细胞癌中很常见。数据显示，FGFR 的改变与脑转移相关。一项针对 30 例乳腺癌脑转移和 165 例颅外转移的研究表明，FGFR 的异常增加了脑转移的风险，并与不良预后相关[281]。类似地，另一项针对 175 例非小细胞肺癌脑转移的研究表明，FGFR1 扩增在肺腺癌脑转移中富集，与原发肿瘤的报告相比高达 5 倍[45]。它们发挥促脑转移表型的确切机制仍需阐明。

6.8　MMP13

MMP 家族蛋白可能在脑转移中起作用。MMPs 通过蛋白酶水解紧密连接和黏附连接蛋白，协助转移细胞从脑毛细血管和血脑屏障迁移和外渗[226]。对肺腺癌脑转移的基因组研究表明，与原发性肺癌相比，MMP13 的扩增更丰富。在临床前转移瘤小鼠模型中，MMP13 的过度表达导致脑转移的发生率增加[188]。在另一项临床前研究中，MMP-1 的沉默导致乳腺癌细胞的脑转移形成减少[282]。体内研究表明，MMP-1 的增加与促进乳腺源性脑转移的发生和生长有关[282]。

6.9　SPOCK1

SPOCK1 是一种细胞外血浆蛋白多糖，属于酸性分泌蛋白、富含半胱氨酸（secreted protein acidic and rich in cysteine，SPARC）家族。它具有多结构域核心和糖胺聚糖侧链，一些研究表明 SPOCK1 是 EMT 的诱导剂和癌症转移的驱动因素[283-286]。通过对原发性肺源性脑转移细胞进行的体外和体内聚合 shRNA 筛选，Singh 等确定 SPOCK1 是一种新的假定脑转移调节因子，在一种新型胸内模型中证实肿瘤生长和转移被抑制[168]。同样，在体外研究中发现，突触细胞黏附分子 CADM2 可诱导 EMT，并可能驱动非小细胞肺癌的脑转移发展[287]。

6.10　陷窝蛋白-1（Caveolin-1，Cav-1）

Cav-1 是小窝质膜的支架蛋白成分，其功能是在 Ras-ERK 通路中连接整合素亚基[288]。在癌症中，发现 Cav-1 在几种癌症中过度表达，包括肝癌、结肠癌、乳腺癌、肾癌和肺癌[289]，其表现为一种依赖肿瘤类型的启动子肿瘤抑制因子[290]。Cav-1 是 Stat3 关键的下游靶点，在乳腺癌细胞中，Cav-1 的上调介导了肿瘤生长和脑转移的抑制[291]。相反，在肺源性脑转移患者样本中，Cav-1 表达可预测不良预后和放射抗性[292]，并可能通过 SNAIL 增强脑转移[293]。

6.11　其他基因

体外和体内研究表明，其他一些基因也可以作为脑转移的驱动因素，从而确定出一些遗传特征。在一项全基因组的比较研究中，Massague 等发现在乳腺源性脑转移人群中有几个基因上调和下调。然而，他们发现 α2,6-唾液酰基转移酶 ST6GALNAC5 是乳腺癌细胞通过血脑屏障转移形成脑转移瘤的重要因素[294]。另一项对冰冻的 NSCLC 患者样本进行

的研究发现,神经钙黏蛋白在转移细胞与血脑屏障脑内皮细胞的相互作用中起着至关重要的作用。事实上,神经钙黏蛋白是 EMT 的一个真正标志,在转移的细胞中,其表达增加,同时上皮钙黏蛋白表达减少[295]。Klein 等发现,与乳腺癌细胞的骨转移相比,51 个基因在脑转移中的表达显著升高,其中几个基因与翻译、代谢、信号转导和运输以及细胞黏附有关[296]。在另一项基因表达研究中,Palmieri 等发现了乳腺源性脑转移瘤中 6 个下调基因和 2 个上调基因的特征,即糖激酶和层粘连蛋白-γ3[297]。这类研究的一个缺点是,迄今为止确定的不同基因特征和基因集之间几乎没有重叠,需要在这方面开展更多工作。最近通过蛋白质组学分析对肿瘤外泌体进行的研究发现,脑转移瘤外泌体内的细胞迁移诱导和透明质酸结合蛋白(cell migrationinducing and hyaluronan-binding protein,CEMIP)升高,而相应的原发肿瘤外泌体(骨和肺)则没有升高。大脑内皮细胞和小胶质细胞摄取 CEMIP+外泌体可促进血管周围生态龛内皮细胞分支和炎症的诱导,从而增强脑血管重构和转移。综上所述,这项研究显示了脑转移的一个有趣的驱动因素,不过还需要更多的工作来确定 CEMIP 是否是一个有意义的治疗靶点[298]。

7　结　　论

了解颅内转移的分子作用机制对于开发新的标志物至关重要,这些标志物可帮助判断疾病进展以及开发新的治疗方法。虽然脑转移的治疗前景广阔,但未来的发现将着眼于更好地理解转移细胞与肿瘤体其余部分的差异,更好地阐明转移过程的复杂性,包括穿过血脑屏障,以及器官选择和神经系统环境相对其他器官的特异性。利用这些知识,最终目标将是为转移性疾病患者提供可供选择的靶向治疗。

（杨远达、段厚州、万大海 译,张晋 审校）

参考文献

1. Sever R, Brugge JS. Signal transduction in cancer. *Cold Spring Harb Perspect Med.* 2015;5(4):2–17.
2. Martin GS. Cell signaling and cancer. *Cancer Cell.* 2003;4(3):167–174.
3. Matsui WH. Cancer stem cell signaling pathways. *Medicine (Baltimore).* 2016;95(1 Suppl 1):S8–S19.
4. da Silva HB, Amaral EP, Nolasco EL, et al. Dissecting major signaling pathways throughout the development of prostate cancer. *Prostate Cancer.* 2013;2013, 920612.
5. Cooper GM. *The Cell: A Molecular Approach.* 2nd ed. Sunderland, MA: Sinauer Associates; 2000.
6. Wang LH, Wu CF, Rajasekaran N, Shin YK. Loss of tumor suppressor gene function in human cancer: an overview. *Cell Physiol Biochem.* 2018;51(6):2647–2693.
7. Hanahan D, Weinberg RA. Hallmarks of cancer: the next generation. *Cell.* 2011;144(5):646–674.
8. Singh M, Yelle N, Venugopal C, Singh SK. EMT: mechanisms and therapeutic implications. *Pharmacol Ther.* 2018;182:80–94.
9. Valastyan S, Weinberg RA. Tumor metastasis: molecular insights and evolving paradigms. *Cell.* 2011;147(2):275–292.
10. Heerboth S, Housman G, Leary M, et al. EMT and tumor metastasis. *Clin Transl Med.* 2015;4:6.
11. Cohen S, Levi-Montalcini R, Hamburger V. A nerve growth-stimulating factor isolated from sarcom as 37 and 180. *Proc Natl Acad Sci U S A.* 1954;40(10):1014–1018.
12. Roberts AB, Anzano MA, Lamb LC, et al. Isolation from murine sarcoma cells of novel transforming growth factors potentiated by EGF. *Nature.* 1982;295(5848):417–419.
13. Waterfield MD, Scrace GT, Whittle N, et al. Platelet-derived growth factor is structurally related to the putative transforming protein p28sis of simian sarcoma virus. *Nature.* 1983;304(5921):35–39.
14. Ullrich A, Coussens L, Hayflick JS, et al. Human epidermal growth factor receptor cDNA sequence and aberrant expression of the amplified gene in A431 epidermoid carcinoma cells. *Nature.* 1984;309(5967):418–425.
15. Yarden Y, Ullrich A. Growth factor receptor tyrosine kinases. *Annu Rev Biochem.* 1988;57:443–478.
16. Manning G, Whyte DB, Martinez R, Hunter T, Sudarsanam S. The protein kinase complement of the human genome. *Science.* 2002;298(5600):1912–1934.
17. Witsch E, Sela M, Yarden Y. Roles for growth factors in cancer progression. *Physiology (Bethesda).* 2010;25(2):85–101.
18. Roskoski Jr R. Small molecule inhibitors targeting the EGFR/ErbB family of protein-tyrosine kinases in human cancers. *Pharmacol Res.* 2019;139:395–411.
19. Sigismund S, Avanzato D, Lanzetti L. Emerging functions of the EGFR in cancer. *Mol Oncol.* 2018;12(1):3–20.
20. Lemmon MA, Schlessinger J. Cell signaling by receptor tyrosine kinases. *Cell.* 2010;141(7):1117–1134.
21. Singh SB, Lingham RB. Current progress on farnesyl protein transferase inhibitors. *Curr Opin Drug Discov Devel.* 2002;5(2):225–244.
22. Tiash S, Chowdhury EH. Growth factor receptors: promising drug targets in cancer. *J Cancer Metastasis Treat.* 2015;1:190–200.
23. Pottier C, Fresnais M, Gilon M, Jerusalem G, Longuespee R, Sounni NE. Tyrosine kinase inhibitors in cancer: breakthrough and challenges of targeted therapy. *Cancers (Basel).* 2020;12(3):3.
24. Chen J, Tang Y, Liu Y, Dou Y. Nucleic acid-based therapeutics for pulmonary diseases. *AAPS PharmSciTech.* 2018;19(8):3670–3680.
25. Santos E, Nebreda AR. Structural and functional properties of ras proteins. *FASEB J.* 1989;3(10):2151–2163.
26. Simanshu DK, Nissley DV, McCormick F. RAS proteins and their regulators in human disease. *Cell.* 2017;170(1):17–33.
27. Thies KA, Hammer AM, Hildreth 3rd BE, et al. Stromal platelet-derived growth factor receptor-beta signaling promotes breast cancer metastasis in the brain. *Cancer Res.* 2021;81(3):606–618.
28. Hermanson M, Funa K, Hartman M, et al. Platelet-derived growth factor and its receptors in human glioma tissue: expression of messenger RNA and protein suggests the presence of autocrine and paracrine loops. *Cancer Res.* 1992;52(11):3213–3219.
29. Mo SP, Coulson JM, Prior IA. RAS variant signalling. *Biochem Soc Trans.* 2018;46(5):1325–1332.
30. Sitaras NM, Sariban E, Bravo M, Pantazis P, Antoniades HN. Constitutive production of platelet-derived growth factor-like proteins by human prostate carcinoma cell lines. *Cancer Res.* 1988;48(7):1930–1935.
31. McCarty MF, Somcio RJ, Stoeltzing O, et al. Overexpression of PDGF-BB decreases colorectal and pancreatic cancer growth by increasing tumor pericyte content. *J Clin Invest.* 2007;117(8):2114–2122.
32. Cherfils J, Zeghouf M. Regulation of small GTPases by GEFs, GAPs, and GDIs. *Physiol Rev.* 2013;93(1):269–309.
33. Apolloni A, Prior IA, Lindsay M, Parton RG, Hancock JF. H-ras but not K-ras traffics to the plasma membrane through the exocytic pathway. *Mol Cell Biol.* 2000;20(7):2475–2487.
34. Prior IA, Hood FE, Hartley JL. The frequency of ras mutations in cancer. *Cancer Res.* 2020;80(14):2969–2974.
35. Ostrem JM, Shokat KM. Direct small-molecule inhibitors of KRAS: from structural insights to mechanism-based design. *Nat Rev Drug Discov.* 2016;15(11):771–785.
36. Chen H, Zhou L, Wu X, et al. The PI3K/AKT pathway in the pathogenesis of prostate cancer. *Front Biosci (Landmark Ed).* 2016;21:1084–1091.
37. Tan AC. Targeting the PI3K/Akt/mTOR pathway in non-small cell lung cancer (NSCLC). *Thorac Cancer.* 2020;11(3):511–518.
38. Cao Y. Multifarious functions of PDGFs and PDGFRs in tumor growth and metastasis. *Trends Mol Med.* 2013;19(8):460–473.
39. Zhou L, Sun X, Huang Z, et al. Imatinib ameliorated retinal neovascularization by suppressing PDGFR-alpha and PDGFR-beta. *Cell Physiol Biochem.* 2018;48(1):263–273.
40. Katoh M, Nakagama H. FGF receptors: cancer biology and therapeutics. *Med Res Rev.* 2014;34(2):280–300.

41. Zhou Y, Wu C, Lu G, Hu Z, Chen Q, Du X. FGF/FGFR signaling pathway involved resistance in various cancer types. *J Cancer*. 2020;11(8):2000–2007.

42. Weiss J, Sos ML, Seidel D, et al. Frequent and focal FGFR1 amplification associates with therapeutically tractable FGFR1 dependency in squamous cell lung cancer. *Sci Transl Med*. 2010;2(62):62ra93.

43. Courjal F, Cuny M, Simony-Lafontaine J, et al. Mapping of DNA amplifications at 15 chromosomal localizations in 1875 breast tumors: definition of phenotypic groups. *Cancer Res*. 1997;57(19):4360–4367.

44. Musolino A, Campone M, Neven P, et al. Phase II, randomized, placebo-controlled study of dovitinib in combination with fulvestrant in postmenopausal patients with HR(+), HER2(−) breast cancer that had progressed during or after prior endocrine therapy. *Breast Cancer Res*. 2017;19(1):18.

45. Preusser M, Berghoff AS, Berger W, et al. High rate of FGFR1 amplifications in brain metastases of squamous and non-squamous lung cancer. *Lung Cancer*. 2014;83(1):83–89.

46. Motzer RJ, Porta C, Vogelzang NJ, et al. Dovitinib versus sorafenib for third-line targeted treatment of patients with metastatic renal cell carcinoma: an open-label, randomised phase 3 trial. *Lancet Oncol*. 2014;15(3):286–296.

47. Choi YJ, Kim HS, Park SH, et al. Phase II study of Dovitinib in patients with castration-resistant prostate cancer (KCSG-GU11-05). *Cancer Res Treat*. 2018;50(4):1252–1259.

48. Katoh M. FGFR inhibitors: effects on cancer cells, tumor microenvironment and whole-body homeostasis (review). *Int J Mol Med*. 2016;38(1):3–15.

49. Brahmkhatri VP, Prasanna C, Atreya HS. Insulin-like growth factor system in cancer: novel targeted therapies. *Biomed Res Int*. 2015;2015:538019.

50. Kaleko M, Rutter WJ, Miller AD. Overexpression of the human insulinlike growth factor I receptor promotes ligand-dependent neoplastic transformation. *Mol Cell Biol*. 1990;10(2):464–473.

51. Forbes BE, Blyth AJ, Wit JM. Disorders of IGFs and IGF-1R signaling pathways. *Mol Cell Endocrinol*. 2020;518:111035.

52. Cullen KJ, Yee D, Rosen N. Insulinlike growth factors in human malignancy. *Cancer Invest*. 1991;9(4):443–454.

53. Yeo CD, Park KH, Park CK, et al. Expression of insulin-like growth factor 1 receptor (IGF-1R) predicts poor responses to epidermal growth factor receptor (EGFR) tyrosine kinase inhibitors in non-small cell lung cancer patients harboring activating EGFR mutations. *Lung Cancer*. 2015;87(3):311–317.

54. Pollak M, Beamer W, Zhang JC. Insulin-like growth factors and prostate cancer. *Cancer Metastasis Rev*. 1998;17(4):383–390.

55. Sun WY, Yun HY, Song YJ, et al. Insulin-like growth factor 1 receptor expression in breast cancer tissue and mammographic density. *Mol Clin Oncol*. 2015;3(3):572–580.

56. Trojan J, Cloix JF, Ardourel MY, Chatel M, Anthony DD. Insulin-like growth factor type I biology and targeting in malignant gliomas. *Neuroscience*. 2007;145(3):795–811.

57. Nakajima N, Kozu K, Kobayashi S, et al. The expression of IGF-1R in *Helicobacter pylori*-infected intestinal metaplasia and gastric cancer. *J Clin Biochem Nutr*. 2016;59(1):53–57.

58. Heskamp S, Boerman OC, Molkenboer-Kuenen JD, et al. Upregulation of IGF-1R expression during neoadjuvant therapy predicts poor outcome in breast cancer patients. *PLoS One*. 2015;10(2), e0117745.

59. Saldana SM, Lee HH, Lowery FJ, et al. Inhibition of type I insulin-like growth factor receptor signaling attenuates the development of breast cancer brain metastasis. *PLoS One*. 2013;8(9), e73406.

60. Molnar K, Meszaros A, Fazakas C, et al. Pericyte-secreted IGF2 promotes breast cancer brain metastasis formation. *Mol Oncol*. 2020;14(9):2040–2057.

61. Ireland L, Santos A, Campbell F, et al. Blockade of insulin-like growth factors increases efficacy of paclitaxel in metastatic breast cancer. *Oncogene*. 2018;37(15):2022–2036.

62. Ekman S, Frodin JE, Harmenberg J, et al. Clinical phase I study with an insulin-like growth factor-1 receptor inhibitor: experiences in patients with squamous non-small cell lung carcinoma. *Acta Oncol*. 2011;50(3):441–447.

63. Dreux AC, Lamb DJ, Modjtahedi H, Ferns GA. The epidermal growth factor receptors and their family of ligands: their putative role in atherogenesis. *Atherosclerosis*. 2006;186(1):38–53.

64. Harris RC, Chung E, Coffey RJ. EGF receptor ligands. *Exp Cell Res*. 2003;284(1):2–13.

65. Yang YP, Ma H, Starchenko A, et al. A chimeric Egfr protein reporter mouse reveals Egfr localization and trafficking in vivo. *Cell Rep*. 2017;19(6):1257–1267.

66. Hubbard SR, Till JH. Protein tyrosine kinase structure and function. *Annu Rev Biochem*. 2000;69:373–398.

67. Baselga J, Tripathy D, Mendelsohn J, et al. Phase II study of weekly intravenous trastuzumab (Herceptin) in patients with HER2/neu-overexpressing metastatic breast cancer. *Semin Oncol*. 1999;26(4 Suppl 12):78–83.

68. Pao W, Miller V, Zakowski M, et al. EGF receptor gene mutations are common in lung cancers from "never smokers" and are associated with sensitivity of tumors to gefitinib and erlotinib. *Proc Natl Acad Sci U S A*. 2004;101(36):13306–13311.

69. Massarelli E, Johnson FM, Erickson HS, Wistuba II, Papadimitrakopoulou V. Uncommon epidermal growth factor receptor mutations in non-small cell lung cancer and their mechanisms of EGFR tyrosine kinase inhibitors sensitivity and resistance. *Lung Cancer*. 2013;80(3):235–241.

70. Lynch TJ, Bell DW, Sordella R, et al. Activating mutations in the epidermal growth factor receptor underlying responsiveness of non-small-cell lung cancer to gefitinib. *N Engl J Med*. 2004;350(21):2129–2139.

71. Messersmith WA, Ahnen DJ. Targeting EGFR in colorectal cancer. *N Engl J Med*. 2008;359(17):1834–1836.

72. Douillard JY, Oliner KS, Siena S, et al. Panitumumab-FOLFOX4 treatment and RAS mutations in colorectal cancer. *N Engl J Med*. 2013;369(11):1023–1034.

73. Drebin JA, Stern DF, Link VC, Weinberg RA, Greene MI. Monoclonal antibodies identify a cell-surface antigen associated with an activated cellular oncogene. *Nature*. 1984;312(5994):545–548.

74. Ballard P, Yates JW, Yang Z, et al. Preclinical comparison of osimertinib with other EGFR-TKIs in EGFR-mutant NSCLC brain metastases models, and early evidence of clinical brain metastases activity. *Clin Cancer Res*. 2016;22(20):5130–5140.

75. Reungwetwattana T, Nakagawa K, Cho BC, et al. CNS response to osimertinib versus standard epidermal growth factor receptor tyrosine kinase inhibitors in patients with untreated EGFR-mutated advanced non-small-cell lung cancer. *J Clin Oncol*. 2018; JCO2018783118.

76. Fernandez-Medarde A, Santos E. Ras in cancer and developmental diseases. *Genes Cancer*. 2011;2(3):344–358.

77. Zhou L, Tan X, Kamohara H, et al. MEK1 and MEK2 isoforms regulate distinct functions in pancreatic cancer cells. *Oncol Rep*. 2010;24(1):251–255.

78. Dhillon AS, Hagan S, Rath O, Kolch W. MAP kinase signalling pathways in cancer. *Oncogene*. 2007;26(22):3279–3290.

79. Gentry L, Samatar AA, Der CJ. Inhibitors of the ERK mitogen-activated protein kinase cascade for targeting RAS mutant cancers. *Enzyme*. 2013;34 Pt. B:67–106.

80. Avruch J, Khokhlatchev A, Kyriakis JM, et al. Ras activation of the Raf kinase: tyrosine kinase recruitment of the MAP kinase cascade. *Recent Prog Horm Res*. 2001;56:127–155.

81. Davies H, Bignell GR, Cox C, et al. Mutations of the BRAF gene in human cancer. *Nature*. 2002;417(6892):949–954.

82. Chapman PB, Robert C, Larkin J, et al. Vemurafenib in patients with BRAFV600 mutation-positive metastatic melanoma: final overall survival results of the randomized BRIM-3 study. *Ann Oncol*. 2017;28(10):2581–2587.

83. Dummer R, Ascierto PA, Gogas HJ, et al. Encorafenib plus binimetinib versus vemurafenib or encorafenib in patients with BRAF-mutant melanoma (COLUMBUS): a multicentre, open-label, randomised phase 3 trial. *Lancet Oncol*. 2018;19(5):603–615.

84. Bollag G, Hirth P, Tsai J, et al. Clinical efficacy of a RAF inhibitor needs broad target blockade in BRAF-mutant melanoma. *Nature*. 2010;467(7315):596–599.

85. Davies MA, Saiag P, Robert C, et al. Dabrafenib plus trametinib in patients with BRAF(V600)-mutant melanoma brain metastases (COMBI-MB): a multicentre, multicohort, open-label, phase 2

trial. *Lancet Oncol.* 2017;18(7):863–873.

86. Long GV, Stroyakovskiy D, Gogas H, et al. Combined BRAF and MEK inhibition versus BRAF inhibition alone in melanoma. *N Engl J Med.* 2014;371(20):1877–1888.

87. Vivanco I, Sawyers CL. The phosphatidylinositol 3-kinase AKT pathway in human cancer. *Nat Rev Cancer.* 2002;2(7):489–501.

88. Wymann MP, Pirola L. Structure and function of phosphoinositide 3-kinases. *Biochim Biophys Acta.* 1998;1436(1–2):127–150.

89. Trzaskowski B, Latek D, Yuan S, Ghoshdastider U, Debinski A, Filipek S. Action of molecular switches in GPCRs-theoretical and experimental studies. *Curr Med Chem.* 2012;19(8):1090–1109.

90. Vanhaesebroeck B, Guillermet-Guibert J, Graupera M, Bilanges B. The emerging mechanisms of isoform-specific PI3K signalling. *Nat Rev Mol Cell Biol.* 2010;11(5):329–341.

91. Gilman AG. G proteins: transducers of receptor-generated signals. *Annu Rev Biochem.* 1987;56:615–649.

92. Cantley LC. The phosphoinositide 3-kinase pathway. *Science.* 2002;296(5573):1655–1657.

93. Klippel A, Kavanaugh WM, Pot D, Williams LT. A specific product of phosphatidylinositol 3-kinase directly activates the protein kinase Akt through its pleckstrin homology domain. *Mol Cell Biol.* 1997;17(1):338–344.

94. Andjelkovic M, Alessi DR, Meier R, et al. Role of translocation in the activation and function of protein kinase B. *J Biol Chem.* 1997;272(50):31515–31524.

95. Datta SR, Brunet A, Greenberg ME. Cellular survival: a play in three Akts. *Genes Dev.* 1999;13(22):2905–2927.

96. Datta SR, Dudek H, Tao X, et al. Akt phosphorylation of BAD couples survival signals to the cell-intrinsic death machinery. *Cell.* 1997;91(2):231–241.

97. Scheid MP, Woodgett JR. PKB/AKT: functional insights from genetic models. *Nat Rev Mol Cell Biol.* 2001;2(10):760–768.

98. Samuels Y, Wang Z, Bardelli A, et al. High frequency of mutations of the PIK3CA gene in human cancers. *Science.* 2004;304(5670):554.

99. Fruman DA, Chiu H, Hopkins BD, Bagrodia S, Cantley LC, Abraham RT. The PI3K pathway in human disease. *Cell.* 2017;170(4):605–635.

100. Brastianos PK, Carter SL, Santagata S, et al. Genomic characterization of brain metastases reveals branched evolution and potential therapeutic targets. *Cancer Discov.* 2015;5(11):1164–1177.

101. Andre F, Mills D, Taran T. Alpelisib for PIK3CA-mutated advanced breast cancer. Reply. *N Engl J Med.* 2019;381(7):687.

102. Garrido-Castro AC, Saura C, Barroso-Sousa R, et al. Phase 2 study of buparlisib (BKM120), a pan-class I PI3K inhibitor, in patients with metastatic triple-negative breast cancer. *Breast Cancer Res.* 2020;22(1):120.

103. Greenwell IB, Ip A, Cohen JB. PI3K inhibitors: understanding toxicity mechanisms and management. *Oncology (Williston Park).* 2017;31(11):821–828.

104. Huck BR, Mochalkin I. Recent progress towards clinically relevant ATP-competitive Akt inhibitors. *Bioorg Med Chem Lett.* 2017;27(13):2838–2848.

105. Cheng JX, Liu BL, Zhang X. How powerful is CD133 as a cancer stem cell marker in brain tumors? *Cancer Treat Rev.* 2009;35(5):403–408.

106. Saxton RA, Sabatini DM. mTOR signaling in growth, metabolism, and disease. *Cell.* 2017;168(6):960–976.

107. Betz C, Hall MN. Where is mTOR and what is it doing there? *J Cell Biol.* 2013;203(4):563–574.

108. Unni N, Arteaga CL. Is dual mTORC1 and mTORC2 therapeutic blockade clinically feasible in cancer? *JAMA Oncologia.* 2019;5(11):E1–E2.

109. Manning BD, Cantley LC. Rheb fills a GAP between TSC and TOR. *Trends Biochem Sci.* 2003;28(11):573–576.

110. Dibble CC, Elis W, Menon S, et al. TBC1D7 is a third subunit of the TSC1-TSC2 complex upstream of mTORC1. *Mol Cell.* 2012;47(4):535–546.

111. Menon S, Dibble CC, Talbott G, et al. Spatial control of the TSC complex integrates insulin and nutrient regulation of mTORC1 at the lysosome. *Cell.* 2014;156(4):771–785.

112. Holz MK, Ballif BA, Gygi SP, Blenis J. mTOR and S6K1 mediate assembly of the translation preinitiation complex through dynamic protein interchange and ordered phosphorylation events. *Cell.* 2005;123(4):569–580.

113. Gingras AC, Gygi SP, Raught B, et al. Regulation of 4E-BP1 phosphorylation: a novel two-step mechanism. *Genes Dev.* 1999;13(11):1422–1437.

114. Porstmann T, Santos CR, Griffiths B, et al. SREBP activity is regulated by mTORC1 and contributes to Akt-dependent cell growth. *Cell Metab.* 2008;8(3):224–236.

115. Jacinto E, Loewith R, Schmidt A, et al. Mammalian TOR complex 2 controls the actin cytoskeleton and is rapamycin insensitive. *Nat Cell Biol.* 2004;6(11):1122–1128.

116. Sarbassov DD, Guertin DA, Ali SM, Sabatini DM. Phosphorylation and regulation of Akt/PKB by the rictor-mTOR complex. *Science.* 2005;307(5712):1098–1101.

117. Garcia-Martinez JM, Alessi DR. mTOR complex 2 (mTORC2) controls hydrophobic motif phosphorylation and activation of serum- and glucocorticoid-induced protein kinase 1 (SGK1). *Biochem J.* 2008;416(3):375–385.

118. Brown EJ, Albers MW, Shin TB, et al. A mammalian protein targeted by G1-arresting rapamycin-receptor complex. *Nature.* 1994;369(6483):756–758.

119. Sun SY. mTOR kinase inhibitors as potential cancer therapeutic drugs. *Cancer Lett.* 2013;340(1):1–8.

120. Rodrik-Outmezguine VS, Okaniwa M, Yao Z, et al. Overcoming mTOR resistance mutations with a new-generation mTOR inhibitor. *Nature.* 2016;534(7606):272–276.

121. Hua H, Kong Q, Zhang H, Wang J, Luo T, Jiang Y. Targeting mTOR for cancer therapy. *J Hematol Oncol.* 2019;12(1):71.

122. Guichard SM, Curwen J, Bihani T, et al. AZD2014, an inhibitor of mTORC1 and mTORC2, is highly effective in ER+ breast cancer when administered using intermittent or continuous schedules. *Mol Cancer Ther.* 2015;14(11):2508–2518.

123. Jordan NJ, Dutkowski CM, Barrow D, et al. Impact of dual mTORC1/2 mTOR kinase inhibitor AZD8055 on acquired endocrine resistance in breast cancer in vitro. *Breast Cancer Res.* 2014;16(1):R12.

124. Zhang YJ, Duan Y, Zheng XF. Targeting the mTOR kinase domain: the second generation of mTOR inhibitors. *Drug Discov Today.* 2011;16(7–8):325–331.

125. Ippen FM, Grosch JK, Subramanian M, et al. Targeting the PI3K/Akt/mTOR pathway with the pan-Akt inhibitor GDC-0068 in PIK3CA-mutant breast cancer brain metastases. *Neuro Oncol.* 2019;21(11):1401–1411.

126. Ippen FM, Alvarez-Breckenridge CA, Kuter BM, et al. The dual PI3K/mTOR pathway inhibitor GDC-0084 achieves antitumor activity in PIK3CA-mutant breast cancer brain metastases. *Clin Cancer Res.* 2019;25(11):3374–3383.

127. Dimova I, Popivanov G, Djonov V. Angiogenesis in cancer—general pathways and their therapeutic implications. *J BUON.* 2014;19(1):15–21.

128. Cavallaro U, Christofori G. Molecular mechanisms of tumor angiogenesis and tumor progression. *J Neurooncol.* 2000;50(1–2):63–70.

129. Loizzi V, Del Vecchio V, Gargano G, et al. Biological pathways involved in tumor angiogenesis and bevacizumab based anti-Angiogenic therapy with special references to ovarian cancer. *Int J Mol Sci.* 2017;18(9):1–5.

130. Yadav L, Puri N, Rastogi V, Satpute P, Sharma V. Tumour angiogenesis and angiogenic inhibitors: a review. *J Clin Diagn Res.* 2015;9(6):XE01–XE05.

131. Huang Z, Bao SD. Roles of main pro- and anti-angiogenic factors in tumor angiogenesis. *World J Gastroenterol.* 2004;10(4):463–470.

132. Pandya NM, Dhalla NS, Santani DD. Angiogenesis—a new target for future therapy. *Vascul Pharmacol.* 2006;44(5):265–274.

133. Gavalas NG, Liontos M, Trachana SP, et al. Angiogenesis-related pathways in the pathogenesis of ovarian cancer. *Int J Mol Sci.* 2013;14(8):15885–15909.

134. Fukumura D, Xu L, Chen Y, Gohongi T, Seed B, Jain RK. Hypoxia and acidosis independently up-regulate vascular endothelial growth factor transcription in brain tumors in vivo. *Cancer Res.* 2001;61(16):6020–6024.

135. Luo Q, Wang J, Zhao W, et al. Vasculogenic mimicry in carcinogenesis and clinical applications. *J Hematol Oncol.* 2020;13(1):19.

136. Ayala-Dominguez L, Olmedo-Nieva L, Munoz-Bello JO, et al. Mechanisms of Vasculogenic mimicry in ovarian cancer. *Front Oncol*. 2019;9:998.

137. Folkman J. Tumor angiogenesis: therapeutic implications. *N Engl J Med*. 1971;285(21):1182–1186.

138. Zaman S, Wang R, Gandhi V. Targeting the apoptosis pathway in hematologic malignancies. *Leuk Lymphoma*. 2014;55(9):1980–1992.

139. Lopez J, Tait SW. Mitochondrial apoptosis: killing cancer using the enemy within. *Br J Cancer*. 2015;112(6):957–962.

140. Hassan M, Watari H, AbuAlmaaty A, Ohba Y, Sakuragi N. Apoptosis and molecular targeting therapy in cancer. *Biomed Res Int*. 2014;2014:150845.

141. Yip KW, Reed JC. Bcl-2 family proteins and cancer. *Oncogene*. 2008;27(50):6398–6406.

142. Rastogi K, Bhaskar S, Gupta S, Jain S, Singh D, Kumar P. Palliation of brain metastases: analysis of prognostic factors affecting overall survival. *Indian J Palliat Care*. 2018;24(3):308–312.

143. Thiery JP, Acloque H, Huang RY, Nieto MA. Epithelial-mesenchymal transitions in development and disease. *Cell*. 2009;139(5):871–890.

144. Kothari AN, Mi Z, Zapf M, Kuo PC. Novel clinical therapeutics targeting the epithelial to mesenchymal transition. *Clin Transl Med*. 2014;3:35.

145. Kalluri R, Weinberg RA. The basics of epithelial-mesenchymal transition. *J Clin Invest*. 2009;119(6):1420–1428.

146. Nieto MA. The snail superfamily of zinc-finger transcription factors. *Nat Rev Mol Cell Biol*. 2002;3(3):155–166.

147. Lamouille S, Xu J, Derynck R. Molecular mechanisms of epithelial-mesenchymal transition. *Nat Rev Mol Cell Biol*. 2014;15(3):178–196.

148. Zhang J, Tian XJ, Xing J. Signal transduction pathways of EMT induced by TGF-beta, SHH, and WNT and their Crosstalks. *J Clin Med*. 2016;5(4):1–2.

149. Kim J, Kong J, Chang H, Kim H, Kim A. EGF induces epithelial-mesenchymal transition through phospho-Smad2/3-snail signaling pathway in breast cancer cells. *Oncotarget*. 2016;7(51):85021–85032.

150. Han Y, Luo Y, Wang Y, Chen Y, Li M, Jiang Y. Hepatocyte growth factor increases the invasive potential of PC-3 human prostate cancer cells via an ERK/MAPK and Zeb-1 signaling pathway. *Oncol Lett*. 2016;11(1):753–759.

151. Komiya Y, Habas R. Wnt signal transduction pathways. *Organogenesis*. 2008;4(2):68–75.

152. Wang P, Gao Q, Suo Z, et al. Identification and characterization of cells with cancer stem cell properties in human primary lung cancer cell lines. *PLoS One*. 2013;8(3), e57020.

153. Leong KG, Niessen K, Kulic I, et al. Jagged1-mediated notch activation induces epithelial-to-mesenchymal transition through slug-induced repression of E-cadherin. *J Exp Med*. 2007;204(12):2935–2948.

154. Fortini ME, Lai ZC, Rubin GM. The Drosophila zfh-1 and zfh-2 genes encode novel proteins containing both zinc-finger and homeodomain motifs. *Mech Dev*. 1991;34(2–3):113–122.

155. Nagaishi M, Nakata S, Ono Y, et al. Tumoral and stromal expression of slug, ZEB1, and ZEB2 in brain metastasis. *J Clin Neurosci*. 2017;46:124–128.

156. Comijn J, Berx G, Vermassen P, et al. The two-handed E box binding zinc finger protein SIP1 downregulates E-cadherin and induces invasion. *Mol Cell*. 2001;7(6):1267–1278.

157. Wang J, Lee S, Teh CE, Bunting K, Ma L, Shannon MF. The transcription repressor, ZEB1, cooperates with CtBP2 and HDAC1 to suppress IL-2 gene activation in T cells. *Int Immunol*. 2009;21(3):227–235.

158. Sanchez-Tillo E, Siles L, de Barrios O, et al. Expanding roles of ZEB factors in tumorigenesis and tumor progression. *Am J Cancer Res*. 2011;1(7):897–912.

159. Vandewalle C, Comijn J, De Craene B, et al. SIP1/ZEB2 induces EMT by repressing genes of different epithelial cell-cell junctions. *Nucleic Acids Res*. 2005;33(20):6566–6578.

160. Postigo AA. Opposing functions of ZEB proteins in the regulation of the TGFbeta/BMP signaling pathway. *EMBO J*. 2003;22(10):2443–2452.

161. Peinado H, Olmeda D, Cano A. Snail, Zeb and bHLH factors in tumour progression: an alliance against the epithelial phenotype? *Nat Rev Cancer*. 2007;7(6):415–428.

162. Yang F, Sun L, Li Q, et al. SET8 promotes epithelial-mesenchymal transition and confers TWIST dual transcriptional activities. *EMBO J*. 2012;31(1):110–123.

163. Margetts PJ. Twist: a new player in the epithelial-mesenchymal transition of the peritoneal mesothelial cells. *Nephrol Dial Transplant*. 2012;27(11):3978–3981.

164. Yang J, Mani SA, Donaher JL, et al. Twist, a master regulator of morphogenesis, plays an essential role in tumor metastasis. *Cell*. 2004;117(7):927–939.

165. Puisieux A, Valsesia-Wittmann S, Ansieau S. A twist for survival and cancer progression. *Br J Cancer*. 2006;94(1):13–17.

166. Yang J, Weinberg RA. Epithelial-mesenchymal transition: at the crossroads of development and tumor metastasis. *Dev Cell*. 2008;14(6):818–829.

167. Jeevan DS, Cooper JB, Braun A, Murali R, Jhanwar-Uniyal M. Molecular pathways mediating metastases to the brain via epithelial-to-mesenchymal transition: genes, proteins, and functional analysis. *Anticancer Res*. 2016;36(2):523–532.

168. Singh M, Venugopal C, Tokar T, et al. RNAi screen identifies essential regulators of human brain metastasis-initiating cells. *Acta Neuropathol*. 2017;134(6):923–940.

169. Lehmann OJ, Sowden JC, Carlsson P, Jordan T, Bhattacharya SS. Fox's in development and disease. *Trends Genet*. 2003;19(6):339–344.

170. Han B, Qu Y, Jin Y, et al. FOXC1 activates smoothened-independent hedgehog signaling in basal-like breast cancer. *Cell Rep*. 2015;13(5):1046–1058.

171. Mani R, St Onge RP, JLt H, Giaever G, Roth FP. Defining genetic interaction. *Proc Natl Acad Sci U S A*. 2008;105(9):3461–3466.

172. Ou-Yang L, Xiao SJ, Liu P, et al. Forkhead box C1 induces epithelialmesenchymal transition and is a potential therapeutic target in nasopharyngeal carcinoma. *Mol Med Rep*. 2015;12(6):8003–8009.

173. Chen J, Lee HJ, Wu X, et al. Gain of glucose-independent growth upon metastasis of breast cancer cells to the brain. *Cancer Res*. 2015;75(3):554–565.

174. McConnell BB, Yang VW. Mammalian Kruppel-like factors in health and diseases. *Physiol Rev*. 2010;90(4):1337–1381.

175. Lahiri SK, Zhao J. Kruppel-like factor 8 emerges as an important regulator of cancer. *Am J Transl Res*. 2012;4(3):357–363.

176. Wang F, Sloss C, Zhang X, Lee SW, Cusack JC. Membrane-bound heparin-binding epidermal growth factor like growth factor regulates E-cadherin expression in pancreatic carcinoma cells. *Cancer Res*. 2007;67(18):8486–8493.

177. DiFeo A, Narla G, Camacho-Vanegas O, et al. E-cadherin is a novel transcriptional target of the KLF6 tumor suppressor. *Oncogene*. 2006;25(44):6026–6031.

178. Sellak H, Wu S, Lincoln TM. KLF4 and SOX9 transcription factors antagonize beta-catenin and inhibit TCF-activity in cancer cells. *Biochim Biophys Acta*. 2012;1823(10):1666–1675.

179. Tiwari N, Meyer-Schaller N, Arnold P, et al. Klf4 is a transcriptional regulator of genes critical for EMT, including Jnk1 (Mapk8). *PLoS One*. 2013;8(2), e57329.

180. Limame R, Op de Beeck K, Lardon F, De Wever O, Pauwels P. Kruppel-like factors in cancer progression: three fingers on the steering wheel. *Oncotarget*. 2014;5(1):29–48.

181. Yori JL, Seachrist DD, Johnson E, et al. Kruppel-like factor 4 inhibits tumorigenic progression and metastasis in a mouse model of breast cancer. *Neoplasia*. 2011;13(7):601–610.

182. De Craene B, Gilbert B, Stove C, Bruyneel E, van Roy F, Berx G. The transcription factor snail induces tumor cell invasion through modulation of the epithelial cell differentiation program. *Cancer Res*. 2005;65(14):6237–6244.

183. Okuda H, Xing F, Pandey PR, et al. miR-7 suppresses brain metastasis of breast cancer stem-like cells by modulating KLF4. *Cancer Res*. 2013;73(4):1434–1444.

184. Guo J, Fu Z, Wei J, Lu W, Feng J, Zhang S. PRRX1 promotes epithelial-mesenchymal transition through the Wnt/beta-catenin pathway in gastric cancer. *Med Oncol*. 2015;32(1):393.

185. Wang S, Samakovlis C. Grainy head and its target genes in epithelial morphogenesis and wound healing. *Curr Top Dev Biol*. 2012;98:35–63.

186. Cieply B, Farris J, Denvir J, Ford HL, Frisch SM. Epithelial-mesenchymal transition and tumor suppression are controlled by a reciprocal feedback loop between ZEB1 and Grainyhead-like-2. *Cancer Res.* 2013;73(20):6299–6309.

187. Fernando RI, Litzinger M, Trono P, Hamilton DH, Schlom J, Palena C. The T-box transcription factor Brachyury promotes epithelial-mesenchymal transition in human tumor cells. *J Clin Invest.* 2010;120(2):533–544.

188. Shih DJH, Nayyar N, Bihun I, et al. Genomic characterization of human brain metastases identifies drivers of metastatic lung adenocarcinoma. *Nat Genet.* 2020;52(4):371–377.

189. Diepenbruck M, Waldmeier L, Ivanek R, et al. Tead2 expression levels control the subcellular distribution of yap and Taz, zyxin expression and epithelial-mesenchymal transition. *J Cell Sci.* 2014;127(Pt 7):1523–1536.

190. Gilmore TD, Garbati MR. Inhibition of NF-kappaB signaling as a strategy in disease therapy. *Curr Top Microbiol Immunol.* 2011;349:245–263.

191. Pires BR, Mencalha AL, Ferreira GM, et al. NF-kappaB is involved in the regulation of EMT genes in breast cancer cells. *PLoS One.* 2017;12(1), e0169622.

192. Cavallaro U, Christofori G. Cell adhesion and signalling by cadherins and Ig-CAMs in cancer. *Nat Rev Cancer.* 2004;4(2):118–132.

193. Makrilia N, Kollias A, Manolopoulos L, Syrigos K. Cell adhesion molecules: role and clinical significance in cancer. *Cancer Invest.* 2009;27(10):1023–1037.

194. Wai Wong C, Dye DE, Coombe DR. The role of immunoglobulin superfamily cell adhesion molecules in cancer metastasis. *Int J Cell Biol.* 2012;2012:340296.

195. Padmanaban V, Krol I, Suhail Y, et al. E-cadherin is required for metastasis in multiple models of breast cancer. *Nature.* 2019;573(7774):439–444.

196. Kotteas EA, Boulas P, Gkiozos I, Tsagkouli S, Tsoukalas G, Syrigos KN. The intercellular cell adhesion molecule-1 (icam-1) in lung cancer: implications for disease progression and prognosis. *Anticancer Res.* 2014;34(9):4665–4672.

197. Paoli P, Giannoni E, Chiarugi P. Anoikis molecular pathways and its role in cancer progression. *Biochim Biophys Acta.* 2013;1833(12):3481–3498.

198. Moreno-Layseca P, Streuli CH. Signalling pathways linking integrins with cell cycle progression. *Matrix Biol.* 2014;34:144–153.

199. Brassart-Pasco S, Brezillon S, Brassart B, Ramont L, Oudart JB, Monboisse JC. Tumor microenvironment: extracellular matrix alterations influence tumor progression. *Front Oncol.* 2020;10:397.

200. Andreasen PA, Kjoller L, Christensen L, Duffy MJ. The urokinase-type plasminogen activator system in cancer metastasis: a review. *Int J Cancer.* 1997;72(1):1–22.

201. Funasaka T, Raz A. The role of autocrine motility factor in tumor and tumor microenvironment. *Cancer Metastasis Rev.* 2007;26(3–4):725–735.

202. Wang Y, Liu J, Ying X, Lin PC, Zhou BP. Twist-mediated epithelial-mesenchymal transition promotes breast tumor cell invasion via inhibition of hippo pathway. *Sci Rep.* 2016;6:24606.

203. Cao J, Wang X, Dai T, et al. Twist promotes tumor metastasis in basal-like breast cancer by transcriptionally upregulating ROR1. *Theranostics.* 2018;8(10):2739–2751.

204. Zhuo X, Luo H, Chang A, Li D, Zhao H, Zhou Q. Is overexpression of TWIST, a transcriptional factor, a prognostic biomarker of head and neck carcinoma? Evidence from fifteen studies. *Sci Rep.* 2015;5:18073.

205. Hsu KW, Hsieh RH, Huang KH, et al. Activation of the Notch1/STAT3/twist signaling axis promotes gastric cancer progression. *Carcinogenesis.* 2012;33(8):1459–1467.

206. Strilic B, Offermanns S. Intravascular survival and extravasation of tumor cells. *Cancer Cell.* 2017;32(3):282–293.

207. Dahmani A, Delisle JS. TGF-beta in T cell biology: implications for cancer immunotherapy. *Cancers (Basel).* 2018;10(6):1–21.

208. Han Y, Liu D, Li L. PD-1/PD-L1 pathway: current researches in cancer. *Am J Cancer Res.* 2020;10(3):727–742.

209. Gevensleben H, Dietrich D, Golletz C, et al. The immune checkpoint regulator PD-L1 is highly expressed in aggressive primary prostate cancer. *Clin Cancer Res.* 2016;22(8):1969–1977.

210. Wang X, Teng F, Kong L, Yu J. PD-L1 expression in human cancers and its association with clinical outcomes. *Onco Targets Ther.* 2016;9:5023–5039.

211. Tawbi HA, Forsyth PA, Algazi A, et al. Combined Nivolumab and Ipilimumab in melanoma metastatic to the brain. *N Engl J Med.* 2018;379(8):722–730.

212. Goldberg SB, Schalper KA, Gettinger SN, et al. Pembrolizumab for management of patients with NSCLC and brain metastases: long-term results and biomarker analysis from a non-randomised, open-label, phase 2 trial. *Lancet Oncol.* 2020;21(5):655–663.

213. Giancotti FG. Mechanisms governing metastatic dormancy and reactivation. *Cell.* 2013;155(4):750–764.

214. Riihimaki M, Thomsen H, Sundquist K, Sundquist J, Hemminki K. Clinical landscape of cancer metastases. *Cancer Med.* 2018;7(11):5534–5542.

215. Arvelo F, Sojo F, Cotte C. Cancer and the metastatic substrate. *Ecancer Medical Science.* 2016;10:701.

216. Luo Z, Rong Z, Huang C. Surgery strategies for gastric cancer with liver metastasis. *Front Oncol.* 2019;9:1353.

217. Li WH, Peng JJ, Xiang JQ, Chen W, Cai SJ, Zhang W. Oncological outcome of unresectable lung metastases without extrapulmonary metastases in colorectal cancer. *World J Gastroenterol.* 2010;16(26):3318–3324.

218. Langley RR, Fidler IJ. The biology of brain metastasis. *Clin Chem.* 2013;59(1):180–189.

219. Choy CAA, Duenas MJ, et al. Microenvironmental landscape of brain metastases. In: *Metastatic Cancer: Clinical and Biological Perspectives.* Austin, TX: Landes Bioscience; 2013.

220. Hobbs SK, Monsky WL, Yuan F, et al. Regulation of transport pathways in tumor vessels: role of tumor type and microenvironment. *Proc Natl Acad Sci U S A.* 1998;95(8):4607–4612.

221. Daneman R, Prat A. The blood-brain barrier. *Cold Spring Harb Perspect Biol.* 2015;7(1), a020412.

222. Prinz M, Priller J. The role of peripheral immune cells in the CNS in steady state and disease. *Nat Neurosci.* 2017;20(2):136–144.

223. Arvanitis CD, Ferraro GB, Jain RK. The blood-brain barrier and blood-tumour barrier in brain tumours and metastases. *Nat Rev Cancer.* 2020;20(1):26–41.

224. Wilhelm I, Molnar J, Fazakas C, Hasko J, Krizbai IA. Role of the blood-brain barrier in the formation of brain metastases. *Int J Mol Sci.* 2013;14(1):1383–1411.

225. Strell C, Entschladen F. Extravasation of leukocytes in comparison to tumor cells. *Cell Commun Signal.* 2008;6:10.

226. Lorger M, Felding-Habermann B. Capturing changes in the brain microenvironment during initial steps of breast cancer brain metastasis. *Am J Pathol.* 2010;176(6):2958–2971.

227. Paku S, Dome B, Toth R, Timar J. Organ-specificity of the extravasation process: an ultrastructural study. *Clin Exp Metastasis.* 2000;18(6):481–492.

228. Fidler IJ. The role of the organ microenvironment in brain metastasis. *Semin Cancer Biol.* 2011;21(2):107–112.

229. Carbonell WS, Ansorge O, Sibson N, Muschel R. The vascular basement membrane as "soil" in brain metastasis. *PLoS One.* 2009;4(6), e5857.

230. Watkins S, Robel S, Kimbrough IF, Robert SM, Ellis-Davies G, Sontheimer H. Disruption of astrocyte-vascular coupling and the blood-brain barrier by invading glioma cells. *Nat Commun.* 2014;5:4196.

231. Liebner S, Fischmann A, Rascher G, et al. Claudin-1 and claudin-5 expression and tight junction morphology are altered in blood vessels of human glioblastoma multiforme. *Acta Neuropathol.* 2000;100(3):323–331.

232. Angeli E, Nguyen TT, Janin A, Bousquet G. How to make anti-cancer drugs cross the blood-brain barrier to treat brain metastases. *Int J Mol Sci.* 2019;21(1):22.

233. Arvanitis CD, Askoxylakis V, Guo Y, et al. Mechanisms of enhanced drug delivery in brain metastases with focused ultrasound-induced blood-tumor barrier disruption. *Proc Natl Acad Sci U S A.* 2018;115(37):E8717–E8726.

234. Knuutinen O, Kuitunen H, Alahuhta S, et al. Case report: chemotherapy in conjunction with blood-brain barrier disruption for a patient with germ cell tumor with multiple brain metastases. *Clin Genitourin Cancer.* 2018;16(5):e993–e996.

235. Patel T, Zhou J, Piepmeier JM, Saltzman WM. Polymeric nanoparticles for drug delivery to the central nervous system. *Adv Drug Deliv Rev.* 2012;64(7):701–705.

236. Khaitan D, Reddy PL, Ningaraj N. Targeting brain tumors with nanomedicines: overcoming blood brain barrier challenges. *Curr Clin Pharmacol.* 2018;13(2):110–119.

237. Kreuter J. Nanoparticulate systems for brain delivery of drugs. *Adv Drug Deliv Rev.* 2001;47(1):65–81.

238. Luzzi KJ, MacDonald IC, Schmidt EE, et al. Multistep nature of metastatic inefficiency: dormancy of solitary cells after successful extravasation and limited survival of early micrometastases. *Am J Pathol.* 1998;153(3):865–873.

239. Chen R, Goodison S, Sun Y. Molecular profiles of matched primary and metastatic tumor samples support a linear evolutionary model of breast cancer. *Cancer Res.* 2020;80(2):170–174.

240. Yan J, Yang Q, Huang Q. Metastasis suppressor genes. *Histol Histopathol.* 2013;28(3):285–292.

241. Guo YJ, Pan WW, Liu SB, Shen ZF, Xu Y, Hu LL. ERK/MAPK signalling pathway and tumorigenesis. *Exp Ther Med.* 2020;19(3):1997–2007.

242. Steeg PS, Horak CE, Miller KD. Clinical-translational approaches to the Nm23-H1 metastasis suppressor. *Clin Cancer Res.* 2008;14(16):5006–5012.

243. Caligo MA, Grammatico P, Cipollini G, Varesco L, Del Porto G, Bevilacqua G. A low NM23.H1 gene expression identifying high malignancy human melanomas. *Melanoma Res.* 1994;4(3):179–184.

244. Barnes R, Masood S, Barker E, et al. Low nm23 protein expression in infiltrating ductal breast carcinomas correlates with reduced patient survival. *Am J Pathol.* 1991;139(2):245–250.

245. Caffo M, Barresi V, Caruso G, et al. Innovative therapeutic strategies in the treatment of brain metastases. *Int J Mol Sci.* 2013;14(1):2135–2174.

246. Bozza WP, Zhang Y, Hallett K, Rivera Rosado LA, Zhang B. RhoGDI deficiency induces constitutive activation of rho GTPases and COX-2 pathways in association with breast cancer progression. *Oncotarget.* 2015;6(32):32723–32736.

247. Niu H, Wu B, Jiang H, et al. Mechanisms of RhoGDI2 mediated lung cancer epithelial-mesenchymal transition suppression. *Cell Physiol Biochem.* 2014;34(6):2007–2016.

248. Gildea JJ, Seraj MJ, Oxford C, et al. RhoGDI2 is an invasion and metastasis suppressor gene in human cancer. *Cancer Res.* 2002;62(22):6418–6423.

249. Stone L. Bladder cancer: rho-sensitive pathway mediates metastasis. *Nat Rev Urol.* 2016;13(11):630.

250. Mashimo T, Watabe M, Hirota S, et al. The expression of the KAI1 gene, a tumor metastasis suppressor, is directly activated by p53. *Proc Natl Acad Sci U S A.* 1998;95(19):11307–11311.

251. Miller J, Dreyer TF, Bacher AS, et al. Differential tumor biological role of the tumor suppressor KAI1 and its splice variant in human breast cancer cells. *Oncotarget.* 2018;9(5):6369–6390.

252. Liu FS, Dong JT, Chen JT, et al. KAI1 metastasis suppressor protein is down-regulated during the progression of human endometrial cancer. *Clin Cancer Res.* 2003;9(4):1393–1398.

253. Liu W, Iiizumi-Gairani M, Okuda H, et al. KAI1 gene is engaged in NDRG1 gene-mediated metastasis suppression through the ATF3-NFkappaB complex in human prostate cancer. *J Biol Chem.* 2011;286(21):18949–18959.

254. Stark AM, Tongers K, Maass N, Mehdorn HM, Held-Feindt J. Reduced metastasis-suppressor gene mRNA-expression in breast cancer brain metastases. *J Cancer Res Clin Oncol.* 2005;131(3):191–198.

255. Odintsova E, Berditchevski F. Role of the metastasis suppressor tetraspanin CD82/KAI 1 in regulation of signalling in breast cancer cells. *Breast Cancer Res.* 2006;8(2):P21.

256. Harms JF, Welch DR, Miele ME. KISS1 metastasis suppression and emergent pathways. *Clin Exp Metastasis.* 2003;20(1):11–18.

257. Nash KT, Welch DR. The KISS1 metastasis suppressor: mechanistic insights and clinical utility. *Front Biosci.* 2006;11:647–659.

258. Beck BH, Welch DR. The KISS1 metastasis suppressor: a good night KISS for disseminated cancer cells. *Eur J Cancer.* 2010;46(7):1283–1289.

259. Ulasov IV, Kaverina NV, Pytel P, et al. Clinical significance of KISS1 protein expression for brain invasion and metastasis.

260. Slipicevic A, Holm R, Emilsen E, et al. Cytoplasmic BRMS1 expression in malignant melanoma is associated with increased disease-free survival. *BMC Cancer.* 2012;12:73.

261. Phadke PA, Vaidya KS, Nash KT, Hurst DR, Welch DR. BRMS1 suppresses breast cancer experimental metastasis to multiple organs by inhibiting several steps of the metastatic process. *Am J Pathol.* 2008;172(3):809–817.

262. Zhang Y, Ye L, Tan Y, Sun P, Ji K, Jiang WG. Expression of breast cancer metastasis suppressor-1, BRMS-1, in human breast cancer and the biological impact of BRMS-1 on the migration of breast cancer cells. *Anticancer Res.* 2014;34(3):1417–1426.

263. Zimmermann RC, Welch DR. BRMS1: a multifunctional signaling molecule in metastasis. *Cancer Metastasis Rev.* 2020;39(3):755–768.

264. Gobeil S, Zhu X, Doillon CJ, Green MR. A genome-wide shRNA screen identifies GAS1 as a novel melanoma metastasis suppressor gene. *Genes Dev.* 2008;22(21):2932–2940.

265. Zarco N, Gonzalez-Ramirez R, Gonzalez RO, Segovia J. GAS1 induces cell death through an intrinsic apoptotic pathway. *Apoptosis.* 2012;17(6):627–635.

266. Ma Y, Qin H, Cui Y. MiR-34a targets GAS1 to promote cell proliferation and inhibit apoptosis in papillary thyroid carcinoma via PI3K/Akt/Bad pathway. *Biochem Biophys Res Commun.* 2013;441(4):958–963.

267. Li Q, Qin Y, Wei P, et al. Gas1 inhibits metastatic and metabolic phenotypes in colorectal carcinoma. *Mol Cancer Res.* 2016;14(9):830–840.

268. Baig RM, Sanders AJ, Kayani MA, Jiang WG. Association of differentiation-related gene-1 (DRG1) with breast cancer survival and in vitro impact of DRG1 suppression. *Cancers (Basel).* 2012;4(3):658–672.

269. Maruyama Y, Ono M, Kawahara A, et al. Tumor growth suppression in pancreatic cancer by a putative metastasis suppressor gene Cap43/NDRG1/Drg-1 through modulation of angiogenesis. *Cancer Res.* 2006;66(12):6233–6242.

270. Schellhaus AK, Moreno-Andres D, Chugh M, et al. Developmentally regulated GTP binding protein 1 (DRG1) controls microtubule dynamics. *Sci Rep.* 2017;7(1):9996.

271. Bandyopadhyay S, Pai SK, Gross SC, et al. The Drg-1 gene suppresses tumor metastasis in prostate cancer. *Cancer Res.* 2003;63(8):1731–1736.

272. Gao AC, Lou W, Dong JT, Isaacs JT. CD44 is a metastasis suppressor gene for prostatic cancer located on human chromosome 11p13. *Cancer Res.* 1997;57(5):846–849.

273. Lu L, Lv Y, Dong J, Hu S, Peng R. DRG1 is a potential oncogene in lung adenocarcinoma and promotes tumor progression via spindle checkpoint signaling regulation. *Oncotarget.* 2016;7(45):72795–72806.

274. Hu X, Xiang D, Xie Y, et al. LSD1 suppresses invasion, migration and metastasis of luminal breast cancer cells via activation of GATA3 and repression of TRIM37 expression. *Oncogene.* 2019;38(44):7017–7034.

275. Brastianos PK, Kim KE, Wang N. Palbociclib demonstrates intracranial activity in progressive brain metastases harboring cyclin-dependent kinase pathway alterations. *Nat Cancer.* 2021;2:498–502.

276. Chen G, Chakravarti N, Aardalen K, et al. Molecular profiling of patient-matched brain and extracranial melanoma metastases implicates the PI3K pathway as a therapeutic target. *Clin Cancer Res.* 2014;20(21):5537–5546.

277. Fischer GM, Jalali A, Kircher DA, et al. Molecular profiling reveals unique immune and metabolic features of melanoma brain metastases. *Cancer Discov.* 2019;9(5):628–645.

278. Gopal YN, Rizos H, Chen G, et al. Inhibition of mTORC1/2 overcomes resistance to MAPK pathway inhibitors mediated by PGC1alpha and oxidative phosphorylation in melanoma. *Cancer Res.* 2014;74(23):7037–7047.

279. Overholtzer M, Zhang J, Smolen GA, et al. Transforming properties of YAP, a candidate oncogene on the chromosome 11q22 amplicon. *Proc Natl Acad Sci U S A.* 2006;103(33):12405–12410.

280. Hsu PC, Miao J, Huang Z, et al. Inhibition of yes-associated protein suppresses brain metastasis of human lung adenocarcinoma in a murine model. *J Cell Mol Med.* 2018;22(6):3073–3085.

Cancer. 2012;118(8):2096–2105.

281. Xie N, Tian C, Wu H, et al. FGFR aberrations increase the risk of brain metastases and predict poor prognosis in metastatic breast cancer patients. *Ther Adv Med Oncol.* 2020;12, 1758835920915305.

282. Liu H, Kato Y, Erzinger SA, et al. The role of MMP-1 in breast cancer growth and metastasis to the brain in a xenograft model. *BMC Cancer.* 2012;12:583.

283. Fan LC, Jeng YM, Lu YT, Lien HC. SPOCK1 is a novel transforming growth factor-beta-induced myoepithelial marker that enhances invasion and correlates with poor prognosis in breast Cancer. *PLoS One.* 2016;11(9), e0162933.

284. Miao L, Wang Y, Xia H, Yao C, Cai H, Song Y. SPOCK1 is a novel transforming growth factor-beta target gene that regulates lung cancer cell epithelial-mesenchymal transition. *Biochem Biophys Res Commun.* 2013;440(4):792–797.

285. Sun LR, Li SY, Guo QS, Zhou W, Zhang HM. SPOCK1 involvement in epithelial-to-mesenchymal transition: a new target in cancer therapy? *Cancer Manag Res.* 2020;12:3561–3569.

286. Chen D, Zhou H, Liu G, Zhao Y, Cao G, Liu Q. SPOCK1 promotes the invasion and metastasis of gastric cancer through slug-induced epithelial-mesenchymal transition. *J Cell Mol Med.* 2018;22(2):797–807.

287. Dai L, Zhao J, Yin J, Fu W, Chen G. Cell adhesion molecule 2 (CADM2) promotes brain metastasis by inducing epithelial-mesenchymal transition (EMT) in human non-small cell lung cancer. *Ann Transl Med.* 2020;8(7):465.

288. Liu P, Rudick M, Anderson RG. Multiple functions of caveolin-1. *J Biol Chem.* 2002;277(44):41295–41298.

289. Burgermeister E, Liscovitch M, Rocken C, Schmid RM, Ebert MP. Caveats of caveolin-1 in cancer progression. *Cancer Lett.* 2008;268(2):187–201.

290. Gupta R, Toufaily C, Annabi B. Caveolin and cavin family members: dual roles in cancer. *Biochimie.* 2014;107 Pt B:188–202.

291. Chiu WT, Lee HT, Huang FJ, et al. Caveolin-1 upregulation mediates suppression of primary breast tumor growth and brain metastases by stat3 inhibition. *Cancer Res.* 2011;71(14):4932–4943.

292. Duregon E, Senetta R, Pittaro A, et al. CAVEOLIN-1 expression in brain metastasis from lung cancer predicts worse outcome and radioresistance, irrespective of tumor histotype. *Oncotarget.* 2015;6(30):29626–29636.

293. Kim YJ, Kim JH, Kim O, et al. Caveolin-1 enhances brain metastasis of non-small cell lung cancer, potentially in association with the epithelial-mesenchymal transition marker SNAIL. *Cancer Cell Int.* 2019;19:171.

294. Bos PD, Nguyen DX, Massague J. Modeling metastasis in the mouse. *Curr Opin Pharmacol.* 2010;10(5):571–577.

295. Loh CY, Chai JY, Tang TF, et al. The E-cadherin and N-cadherin switch in epithelial-to-mesenchymal transition: signaling, therapeutic implications, and challenges. *Cells.* 2019;8(10):1118.

296. Klein A, Olendrowitz C, Schmutzler R, et al. Identification of brain- and bone-specific breast cancer metastasis genes. *Cancer Lett.* 2009;276(2):212–220.

297. Palmieri D, Fitzgerald D, Shreeve SM, et al. Analyses of resected human brain metastases of breast cancer reveal the association between up-regulation of hexokinase 2 and poor prognosis. *Mol Cancer Res.* 2009;7(9):1438–1445.

298. Rodrigues G, Hoshino A, Kenific CM, et al. Tumour exosomal CEMIP protein promotes cancer cell colonization in brain metastasis. *Nat Cell Biol.* 2019;21(11):1403–1412.

第 5 章

颅内转移瘤

Herbert B. Newton[a,b,c,d], Seema Shroff[e], and Mark G. Malkin[f,g,h]

[a]Neuro-Oncology Center, Orlando, FL, United States, [b]CNS Oncology Program, Advent Health Cancer Institute, Advent Health Orlando Campus & Advent Health Medical Group, Orlando, FL, United States, [c]Neurology, UCF School of Medicine, Orlando, FL, United States, [d]Neurology & Neurosurgery (Retired), Division of Neuro-Oncology, Esther Dardinger Endowed Chair in Neuro-Oncology, James Cancer Hospital & Solove Research Institute, Wexner Medical Center at the Ohio State University, Columbus, OH, United States, [e]Department of Pathology, Advent Health, Orlando, FL, United States, [f]Neuro-Oncology Program at Massey Cancer Center, Virginia Commonwealth University School of Medicine, Richmond, VA, United States, [g]Neuro-Oncology Division, Department of Neurology, Virginia Commonwealth University School of Medicine, Richmond, VA, United States, [h]Neurology and Neurosurgery, William G. Reynolds, Jr. Chair in Neuro-Oncology, Virginia Commonwealth University School of Medicine, Richmond, VA, United States

1 引言与流行病学

脑转移瘤(brain metastases, MBT)是系统性恶性肿瘤最常见的并发症,其发病率约为每 10 万人 8.3~11 例[1-6]。基于院内和尸检的研究显示,在成人癌症患者中,约 20%~40% 会发生脑转移瘤,相当于美国每年新发约 15 万~17 万例脑转移瘤。更近的一项基于人口的数据估计的脑转移瘤发生率则较低,在 10% 范围内[7]。脑转移瘤的发生并不总是和临床后遗症相关。据估计,仅有 60%~75% 的脑转移瘤患者会出现相关的临床症状。由于对恶性肿瘤更成功的全身性治疗和更长的患者生存期,更早的发现和干预,以及影像学技术的发展,脑转移瘤的发生率似乎在增加。脑转移瘤的原发部位最常来源于肺(50%~60%)、乳腺(15%~20%)、黑色素瘤(5%~10%)和胃肠道(4%~6%)[1-6]。对新诊断的非小细胞肺癌患者进行经验性筛查,可在 3%~10% 的病例中发现脑转移瘤。然而,脑转移瘤可以由几乎任何一种全身性恶性肿瘤发展而来,包括前列腺、卵巢和女性生殖系统、肾脏、食管、软组织肉瘤、膀胱和甲状腺的原发性肿瘤[8-17]。此外,10%~15% 的患者脑转移瘤的原发灶不明[1,18]。成人尸检研究表明,黑色素瘤(20%~45% 的患者)在所有原发性肿瘤中最具有嗜神经性(neurotropism),小细胞肺癌、肾癌、乳腺癌和睾丸癌也有强烈地向大脑扩散的倾向[1]。嗜神经性程度低的肿瘤包括前列腺、胃肠道、卵巢和甲状腺的恶性肿瘤。在儿童和年轻人中,脑转移瘤最常来源于肉瘤(如成骨瘤、尤因肉瘤)、生殖细胞瘤和神经母细胞瘤[1-5,19]。65%~75% 的患者在癌症诊断时同时发现两个或两个以上的转移瘤。单发脑转移瘤较为少见,其最常见于乳腺癌、结肠癌和肾细胞癌的患者。恶性黑色素瘤和肺癌的患者更容易出现多发性转移病灶。

脑转移瘤患者的预后很差,其取决于肿瘤的组织学类型、转移病灶的数量和大小、神经系统状况和全身受累程度。总体来说,脑转移瘤与高致残率和高死亡率相关,大约三分之一的患者死于脑肿瘤[1,4]。自然病史上,脑转移瘤患者如果不接受治疗,通常在 4 周内死于神经系统状况恶化。使用类固醇通常可延长生存期至 8 周。外照射治疗(external beam radiotherapy)是最常见的治疗模式,可将许多患者的生存期进一步延长至 12~20 周[1-5]。然而,正如 Hall 等的研究显示,生存期也取决于原发恶性肿瘤的类型[20]。在他们的研究中,脑转移瘤患者的 2 年总体生存率是 8.1%,从小细胞肺癌的 1.7% 到卵巢癌患者的 23.9% 不等。一些研究评估了诊断时的各种预后因素与脑转移瘤患者的关系。3 项放射治疗肿瘤学小组(Radiation Therapy Oncology Group, RTOG)试验的递归分区分析(recursive partitioning analysis, RPA)广泛评估了各种预后因素及其对患者生存的影响[21]。最重要的有利因素是较年轻的年龄(年轻 vs 65 岁以上,$P<0.0001$),更高的卡氏功能状态(Karnofsky performance status, KPS)评分(大于 vs 小于 70,$P<0.0001$)及全身性病灶局限(得到控制 vs 广泛受累;$P<0.0001$)。根据以上标准,患者可以分为 3 个不同类别,第 1 类包括年龄小于 65 岁,KPS 评分大于 70 和全身性疾病控制良好的患者;第 3 类包括所有 KPS 评分低于 70 的患者,而第 2 类包括所有其他不符合第 1 类或第 3 类的患者。3 类患者组间的中位总生存期差异显著,第 1 类患者为 28.4 周,第 2 类为 16.8 周,第 3 类为 9.2 周。此外,单因素分析显示存在多发脑转移病灶的患者生存期显著低于

单发病变的患者（$P=0.021$）。

在 Nussbaum 及其同事的一项类似研究发现,确诊时的转移病灶数量与总生存率相关[22]。他们注意到孤立性脑转移患者和多病灶患者的中位生存期有显著差异（$P=0.0001$）,分别为 5 个月和 3 个月。

2　病　理　学

如前述,在尸检中,近四分之一的癌症患者可发现脑转移病灶,最常见的是肺癌、乳腺癌、胃肠道肿瘤和黑色素瘤（表 5-1）[6]。已知的原发性系统性肿瘤的病史对于诊断是最有帮助的,但有时新患者或病史未知的患者会出现急性神经系统事件,需要紧急的神经外科手段干预。在这些病例中,神经外科手术首先是获取的肿瘤组织,对其进行的病理评估不仅对诊断至关重要,而且对指导后续恰当的临床处理也至关重要。

表 5-1　脑转移瘤的原发部位

原发肿瘤	百分比/%
肺癌	50~60
鳞癌	25~30
腺癌	12~15
小细胞癌	10~13
大细胞癌	2
乳腺癌	15~20
黑色素瘤	5~10
胃肠道肿瘤	4~6
泌尿生殖系统肿瘤	3~5
不明	4~8
其他	3~5

数据来源于 Valiente M,Ahluwalia MS,Boire A,Brastianos PK 等. The evolving landscape of brain metastasis. T rends Cancer 2018;4:176-196;T akei H,Rouah E,Ishida Y. Brain metastasis;pathological findings and molecular subtyping for therapeutic implications. Brain T umor Pathol 2016;33:1-12;Langer CJ,Mehta MP. Current management of brain metastases,with a focus on systemic options. J Clin Oncol 2005;23:6207-6219;Bajaj GK,Kleinberg L,T erezakis S. Current concepts and controversies in the treatment of parenchymal brain metastases;improved outcomes with aggressive management. Cancer Invest 2005;23:363-376;Lassman AB,DeAngelis LM. Brain metastases Neurol Clin N Am 2003;21:1-23.

临床病理相关性:当原发恶性肿瘤已知并且特征明确时,通过转移瘤的形态学特征和靶向免疫染色足以进行诊断,如果需要,剩余的组织可以保存并用于进一步的分子研究。如果病史未知或无明显的原发来源,更详细的检测并将其与临床发现相关联是必需的。转移瘤可以是单发的（25%~30%）也可以是多发的（65%~75%）,甚至可能表现为由无数微小肿块组成的粟粒状。最可能引起多发转移灶的原发性肿瘤包括小细胞肺癌和肺腺癌、黑色素瘤及绒毛膜癌。单发转移灶更容易来源于肾细胞癌、胃肠道癌、乳腺癌、前列腺癌和子宫癌。病灶的位置对于病理诊断可能有帮助,因为不同的原发性肿瘤转移到中枢神经系统不同部位的频率不同。脑实质转移是最常见的,常发生在动脉分水岭和灰白质交界处,主要来源于上述常见的原发性肿瘤。4%~15%的肿瘤可引起软脑膜扩散,可见硬脑膜转移但较少。在脊柱,硬膜外转移远远多于软脊膜或实质的转移病灶,常见的来源包括前列腺癌、淋巴瘤、骨髓瘤和肾细胞癌[23]。有报道,罕见情况

下可出现完全的血管内癌扩散,导致梗死[24]。在儿童中,原发肿瘤诊断的考虑与成人不同,应当考虑的诊断包括造血系统恶性肿瘤、生殖细胞肿瘤、骨肉瘤,以及"小圆蓝细胞肿瘤",如尤因肉瘤、神经母细胞瘤和横纹肌肉瘤。

在显微镜下,转移瘤的组织学特征即使与原发肿瘤不完全一致,通常也是相似的（图 5-1）。在一些肿瘤中,可能有强烈的血管生成反应,伴随更突出的血管增生和球样血管结构的形成。另一些肿瘤中可能出现广泛的坏死,只有病灶周围或血管附近的小片区域可识别到肿瘤组织。然而与多形性胶质母细胞瘤不同的是,坏死灶周围的肿瘤核心栅栏样（pseudopalisading）细胞很少见。肿瘤肿块通常边界清晰,易推移邻近的脑实质而无明显浸润,常能见到出血和胶质增生区。

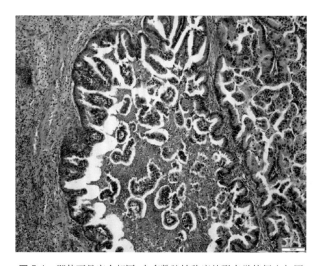

图 5-1　即使不是完全相同,大多数脑转移瘤的形态学特征也与原发肿瘤相似。例:转移性肺腺癌保留了原发性肿瘤的乳头状形态

在没有临床病史的情况下,有的转移病灶的形态不能显示出原发肿瘤或器官来源,或分化程度低,是对病理诊断的一个特殊挑战。在这些病例中,详细的免疫组织化学检测可能是神经病理学家最有用的工具（图 5-2,表 5-2）。形态学上未分化的上皮样肿瘤的基本染色指标包括细胞角蛋白（证明上皮细胞来源,如细胞角蛋白（CK）,包括 AE1/3、CK7、CK20 和 EMA）和谱系提示或谱系特异性的标志物（如 TTF-1 和 Napsin A——肺;GATA-3——乳腺和尿路上皮;p40 和 p63——鳞状上皮;CX2——下消化道;Pax8——妇科和肾脏;PSA 和 PAP——前列腺）。近年来,随着患者生存期的延长,有时也需要考虑和研究更多的外来转移,如胰腺（Smad-4）和甲状腺（甲状腺球蛋白）（图 5-3）。当患者有多个原发肿瘤时,免疫组织化学染色也有助于判断转移灶的来源。由于黑色素瘤可以表现为无色素,在形态学上具有高度异质性,因此在形态学未分化的病例中,常包括黑色素瘤检测指标组（S100,HBM45,MelanA,Sox10,PRAME）,黑色素瘤通常容易出血,是其影像学特征的线索。出血性肿块需考虑的其他鉴别诊断还应包括肾细胞癌、绒毛膜癌,甚至非转移性疾病如淀粉样血管病。无论有无出血,肿瘤周围通常有大量的血管源性水肿,且常常与肿块大小不成比例,并增加了局部的占位效应。最后,在罕见的情况下,病理学医生可能还必须研究形态上不同起源的转分化的可能性。图 5-4 显示食管腺癌

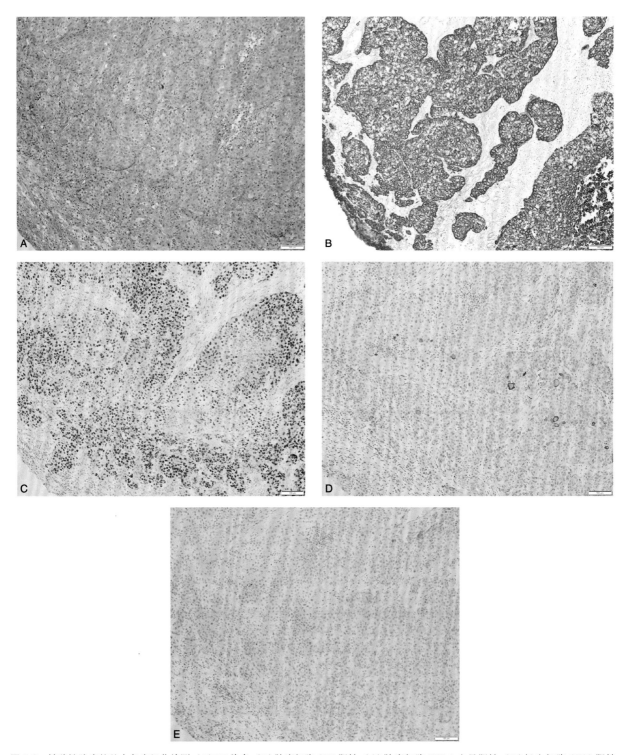

图 5-2 转移性腺癌的基本免疫组化检测:(A)HE 染色;(B)肿瘤细胞 CK7 阳性;(C)肿瘤细胞 TTF-1 也呈阳性;(D)极少细胞 CK20 阳性;(E)细胞 CDX2 阴性。免疫组化检测指标结果综合提示为转移性肺腺癌

表 5-2　脑转移瘤诊断中使用的免疫组织化学染色技术

初步筛选检测组	生殖细胞肿瘤
细胞角蛋白：细胞角蛋白混合（AE1/3）或 CK7、CK20，上皮膜抗原（EMA）	胎盘碱性磷酸酶（PLAP），SALL4，HCG（绒毛膜癌）
神经胶质细胞：GFAP	**肉瘤**
有助于诊断的谱系标志物	肌间线蛋白，平滑肌肌动蛋白
肺癌：TTF-1，Naspin A（腺癌），p40（鳞癌），TTF-1，突触素（小细胞癌）	**恶性黑色素细胞瘤**
乳腺癌：细胞角蛋白 7，GATA-3，雌激素和孕激素受体	S-100，HMB45，MelanA，PRAME，MART-1
消化道肿瘤：细胞角蛋白 20，CDX2	**淋巴瘤**
妇科肿瘤：Pax8，雌激素受体	CD45
神经内分泌肿瘤：细胞角蛋白，突触素，嗜铬粒蛋白，INSM1，CD56	CD3
甲状腺癌：甲状腺球蛋白，TTF-1，Pax8	CD206
前列腺癌：前列腺特异性抗原，前列腺酸性磷酸酶	

数据来自 Kienast Y, von Baumgarten L, Fuhrmann M, Klinkert WE, et al. Real-time imaging reveals the single steps of brain metastasis formation. Nat Med 2010；16；116-122；Preusser M, Capper D, Ilhan-Mutlu A, Berghoff AS, et al. Brain metastases；pathobiology and emerging targeted therapies. Acta Neuropathol 2012；123：205-222；Winkler F. The brain metastatic niche. J Mol Med 2015；93；1213-1220；Aravantis CD, Gino GB, Jain RK. The blood-brain barrier and blood tumour barrier in brain tumours and metastases. Nat Rev Cancer 2020；20；26-41.

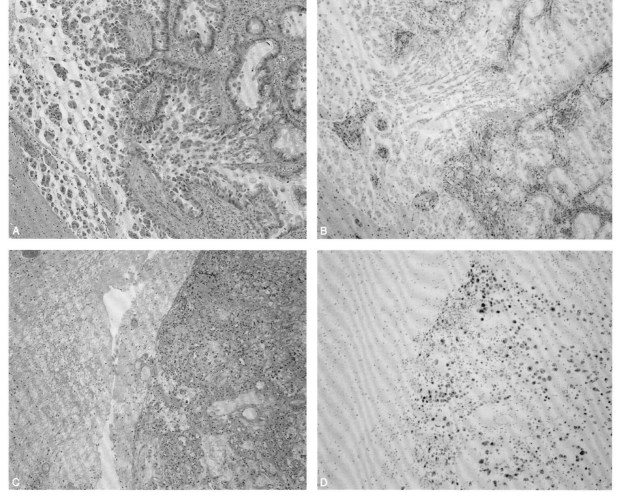

图 5-3　来自更独特的原发癌的转移灶的谱系特异性标志物：（A，B）胰腺，显示 Smad4 表达缺失；（C，D）甲状腺，甲状腺球蛋白阳性

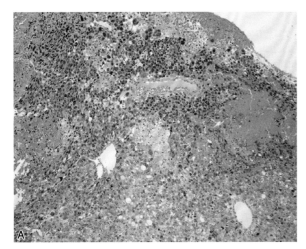
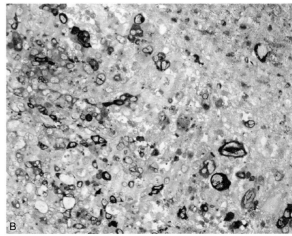
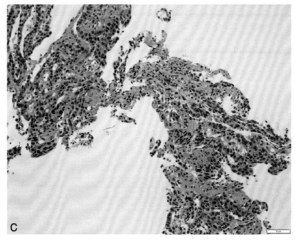

图 5-4　原发癌的局灶转分化可能导致转移的不同表型:(A)形态学特征与绒毛膜癌一致的出血性脑转移灶;(B)HCG 阳性;(C)来自同一患者的食管肿块活检显示腺癌

伴绒毛膜癌分化,表现为具有绒毛膜形态的脑和肝转移。因此,组织采样和临床病理学信息的整合对于后续的治疗和处理至关重要。

发病机制:脑转移的形成越来越被认为是一个靶向和各种因素相互协调的过程,而不是播散的肿瘤细胞的偶然定植。许多研究已经开始认识到脑转移形成的一系列步骤或事件,每个步骤均涉及许多尚未得到解决的问题及可能的理论。"种子与土壤"假说认为循环肿瘤细胞(种子)对特定器官的微环境(土壤)具有特定的亲和力。循环肿瘤细胞的起源也存在争议。考虑到原发肿瘤细胞的异质性,对于它们进入体循环的路径(直接或通过初始继发部位如淋巴结),以及由于肿瘤细胞可能在血管周围巢休眠而导致的脑内大体转移(macrometastases)形成的时间,已经提出了许多理论。在显微镜下,整个过程效率非常低,90% 以上的情况下,在脑循环中被捕获的肿瘤细胞不会形成大体转移[25]。

许多研究已经开始认识到脑转移形成的一系列步骤/事件,其中最基本的包括循环停止、侵入(到达大脑)、穿透血脑屏障、在脑环境中存活、增殖和生长,与脑常驻细胞相互作用,募集血管及多种生长模式[26,27]。下面将简要讨论这些步骤。

到达大脑:由于没有淋巴管,脑转移只被认为来自于血行播散,主要来自动脉树,在动脉分叉点、分水岭区域和灰白质交界处驻留。对于腹部恶性肿瘤,有形成颅后窝转移的倾向,这使一些人相信,通过 Batson 静脉丛的逆行扩散可能是肾脏、膀胱和子宫肿瘤转移的原因。

血脑屏障的侵入和渗透:一旦停留在脑循环中,肿瘤细胞就会与血脑屏障接触,无论是否将血脑屏障视作传统的内皮细胞紧密连接和星形细胞端足的结构形式,还是较动态的神经血管单位的概念,肿瘤细胞都需要一种可以使其成功穿透血脑屏障的武器[28,29]。下面简要介绍了在这种环境中促进上述过程的关键分子。选择素(血小板和内皮细胞上的选择素 P;白细胞上的选择素 L 和内皮细胞上的选择素 E)为表达选择配体的肿瘤细胞(白细胞模拟)或上述细胞中它们的自然相互作用提供锚点,是肿瘤细胞通过血脑屏障转运的桥梁。通过 P-选择素与血小板结合也可能帮助肿瘤细胞逃避免疫检测。整合素是促进细胞与细胞相互作用的另一类分子,非小细胞肺癌的某些类型的整合素在脑转移瘤中表达水平高于骨转移瘤。它们可引起强大的下游信号,如 VEGF 上调,从而降低内皮完整性,促进跨内皮迁移。其他相关分子包括趋化因子(CXCR4 及其配体 CXCL12)、COX2、HBEGF 和 ST6GALNAC5[30]。

在脑微环境中生存和生长:穿过血脑屏障,肿瘤细胞驻留在血管附近的"脑转移龛(brain metastatic niche)"中。在 Winkler 等的一项研究中,活体成像显示,与血管不直接接触的肿瘤细胞无法存活和增殖[27]。这个血管周围巢(perivascular niche)对肿瘤细胞来说是迷人的避风港,在这里肿瘤细胞可以适应这一外来环境并生存,保持休眠,逃避免疫检测,并开始增殖。ECM 修饰分子,肝素酶和 MMPs,由肿瘤细胞表达,以创造一个不那么不利的环境。体内成像显示,黑色素瘤和肺癌细胞在穿过血脑屏障后都可以保持休眠状态,并且,与胶质瘤的证据平行,由于该区域许多因素的复杂相互作用,包括 VEGF、NO、CXCL12 和 NOTCH 信号,获得"干性"。

驻留中枢神经系统细胞的作用:尽管星形胶质细胞通过反应性胶质增生和一些对肿瘤细胞有害的旁分泌包围肿瘤病灶,在宏观上起着"保护"作用,但它们往往是一把双刃剑。星形胶质细胞产生的肝素酶促进 ECM 的降解,分泌因子增加 MMP 活性。星形胶质细胞的旁分泌可增加细胞干性、促进增殖。Lin 等证明了反应性星形胶质细胞可保护黑色素瘤细胞免受化疗的影响[31]。当小胶质细胞被激活时,可以杀死肿瘤。黑色素细胞表达神经营养素受体,发出信号促进迁移和生长。

生长模式:大多数脑转移瘤生长形成有清晰边界的明显的肿块(图 5-5)。一些肿瘤,如黑色素瘤,表现出明显的血管选定(vascular co-option),也经常出血(图 5-6)。软脑膜转移通常沿着脑血管的血管周围间隙延续(图 5-7)。在罕见情况下,小细胞肺癌可以假胶质瘤样(pseudo-gliomatous pattern)方式弥漫性侵入大脑。最近,有报道描述了完全的血管内扩散[24]。

血管生成:肿瘤病灶的持续生长需要充足的血液供应。黑色素瘤细胞可以通过 L1CAM 介导利用已经存在的脑血管(即血管选定)来达到这一目的。相反,在非小细胞肺癌转移中,新血管的形成是早期和必要的事件(即新血管生成)。肿瘤血管生成主要由 VEGF 通路的激活所驱动。

遗传学和分子病理学:在个性化医疗的时代,患者肿瘤的分子特征可以指导靶向治疗的选择,对转移的遗传图谱的

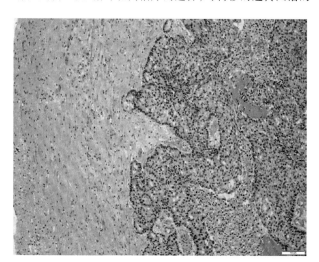

图 5-5 与浸润性原发性脑肿瘤相比,转移瘤通常与周围脑组织有明显的界限

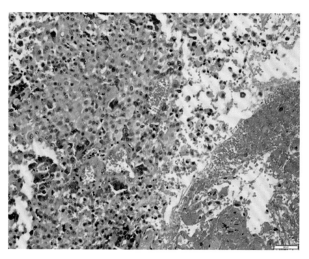

图 5-6 伴出血和色素产生的黑色素瘤。如图所示,明显的核仁和核假包涵体是对诊断另外有帮助的特征,特别是在术中评估时

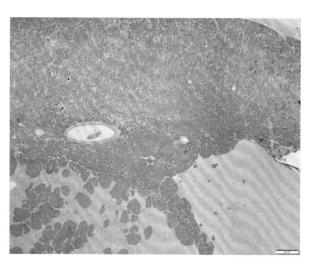

图 5-7 乳腺癌转移至血管周间隙旁大脑实质的软脑膜病灶

了解十分有帮助。在大多数情况下,原发肿瘤和转移瘤的基因改变,特别是驱动突变是相似的,因此,如果原发肿瘤的样本无法获得或无法活检,就必须对转移灶进行足够的采样来进行分子学鉴定。根据样本资源的可用性和肿瘤组织的量,可以进行综合肿瘤测序试验(NGS 检测)或靶向肿瘤特异性试验(黑色素瘤 BRAF v600e 突变)。转移瘤通常也检测 PD-L1 和微卫星不稳定性,指导免疫检查点抑制剂的使用。

随着对各种癌症的病理材料的详细分子分析成为常规,某些特定类型肿瘤的脑转移倾向被揭示,如 Her2 扩增或三阴性乳腺癌,或 Alk 重排/Alk 阳性非小细胞肺癌。Bos 等开创性地分析了乳腺癌脑转移的基因改变,发现 COX2、EGFR 配体、HBEGF 和 ST6GALNAC5 可能介导转移沉积灶的形成[30]。其中,前两种与肺转移有关,而后者被认为是恶性细胞对其环境的部位特异性适应。通常局限于大脑的 ST6GALNAC5 在乳腺癌细胞中表达,增加了其侵袭性和通过血脑屏障的能力。最近的一项多中心研究比较了各种原发性和转移性脑肿瘤的特征,强调了几个标志物的富集,包括原发性肿瘤中的 TOP2A(DNA 转录和调控)和转移瘤中的 RRM1、ERCC1 和 TS(DNA 复制、修复和化疗抵抗)[32]。除了

基因改变(主要涉及 DNA 修复、细胞黏附或典型途径驱动程序),癌细胞还产生表观遗传学变化和 microRNAs 来增加其转移潜力[33]。

治疗意义:了解转移瘤形成过程中的每一步以及每一步间复杂的相互作用的努力,最终提供了抑制转移瘤形成的级联过程中各种关键成分的途径,以期预防、延迟和杀死转移瘤细胞。

3　临床表现

在超过三分之二的转移性脑病变患者中,肿瘤会产生各种神经系统症状或体征,这些症状可以是局部性或全身性的(表 5-3)[1,5]。最常见的症状是头痛、精神状态的改变和局

表 5-3　转移性脑肿瘤患者的症状和体征

症状	百分比/%	体征	百分比/%
头痛	25~40	偏瘫	55~60
精神状态改变	20~25	认知障碍	55~60
局部无力	20~30	感觉丧失	20
癫痫发作	15~20	视乳头水肿	20
言语障碍	5~10	步态异常	15~20
视觉障碍	5~8	失语	15~20
感觉异常	5	偏盲	5~7
恶心/呕吐	5	肢体共济失调	5~7
无	5~10	嗜睡	5

数据来源于 Valiente M,Ahluwalia MS,Boire A,Brastianos PK,等. The evolving landscape of brain metastasis. Trends Cancer 2018;4:176-196;Takei H,Rouah E,Ishida Y. Brain metastasis:clinical characteristics,pathological findings and molecular subtyping for therapeutic implications. Brain Tumor Pathol 2016;33:1-12;Langer CJ,Mehta MP. Current management of brain metastases,with a focus on systemic options. J Clin Oncol 2005;23:6207-6219;Bajaj GK,Kleinberg L,Terezakis S. Current concepts and controversies in the treatment of parenchymal brain metastases:improved outcomes with aggressive management. Cancer Invest 2005;23:363-376;Lassman AB,DeAngelis LM. Brain metastases Neurol Clin N Am 2003;21:1-23.

部无力。头痛通常是全头痛,经常发生在睡眠或早晨,并逐渐加重。如果患者有某种类型的头痛(如偏头痛、紧张性头痛)的病史,与肿瘤相关的头痛在性质和程度上是不同的。精神状态的变化也不同,包括嗜睡、对活动失去兴趣、易怒、意识混乱和记忆丧失。认知和性格的变化最常被患者的家人和朋友注意到,而对患者来说可能并不明显。无力的表现根据肿瘤位置而不同,偏瘫型是最常见的。癫痫可以是全身性的、局部性的(例如半侧运动、单手臂、单腿或脸),或两者都有。在神经系统检查中,偏瘫和认知障碍是最常见的,这两种症状在超过 50% 的患者中均有出现(表 5-3)。

认知的改变包括思维障碍、记忆丧失、判断力差和各种局灶性功能障碍(如计算障碍、失用症)。感觉丧失通常是半侧性的,但也可能只涉及单个肢体。步态异常在大脑肿瘤患者中典型表现为偏瘫,少数小脑或脑干病变患者中则表现为共济失调。失语症可能表现为表达障碍,言语输出不流畅但理解能力保留(Broca 型失语),也可能表现为理解障碍(即 Wernick 型失语),流畅的、无意义的言语输出且理解能力差,或者一种具有这两种表现的综合征。

4　神经影像学

MBT 的诊断可以通过增强计算机断层扫描(CT)或磁共振成像(MRI)扫描(图 5-8 和图 5-9)来证实[1-5,34]。在 CT 和 MRI 上,转移瘤通常呈圆形,边界清楚,无浸润,周围有大量水肿。通过使用对比剂,增强(均匀或环状)几乎总是存在的。强化结节大小不一,从直径几毫米的点状病变到直径几厘米的大的肿块都可出现。在一些患者中可表现为粟粒样,可见大量小的强化结节散布于全脑。尽管 CT 仍然是很好的筛查工具,但 MRI 对多灶性和小肿瘤以及小脑和脑干的病变更敏感。脑转移瘤的神经影像学鉴别诊断,特别是单发病变,包括原发性脑瘤、脑脓肿、脑梗死和脑出血[1,5,34]。在某些患者中为确定诊断,手术活检可能是必要的。

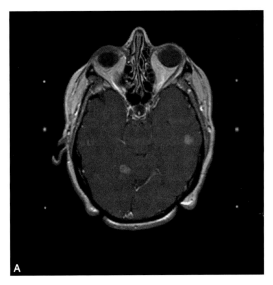
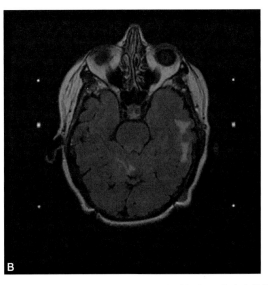

图 5-8　一例卵巢癌脑转移患者的 MRI。(A)T1 加权增强轴位图像显示左侧颞叶和右侧小脑上方两个弥漫性强化肿瘤结节。(B)轴位 FLAIR 像显示病灶周围异常高信号

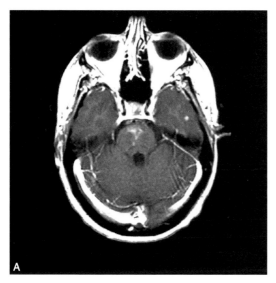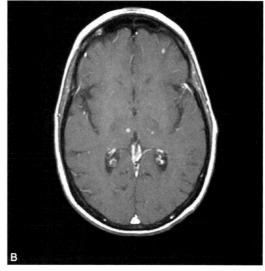

图 5-9　一例非小细胞肺癌脑转移患者的 MRI。(A)T1 加权增强轴位图像显示脑桥和左颞叶内肿瘤结节强化。(B)T1 加权增强轴位图像显示影响左额叶和双侧丘脑的小肿瘤结节

5　手术治疗

在现代神经外科,对于经过仔细选择的患者手术切除 MBT 具有重要作用[35-38]。所有 MRI 证实有孤立性转移的患者都应考虑手术切除。不幸的是,这只占所有患者的 25%~35%。在那些单发病变的患者中,因为一些因素只有一半适合手术,如肿瘤难以接近(如位于脑干、脑皮层)、广泛的全身性肿瘤负担或其他健康问题(如心脏缺血、肺功能不全)。使用第二代图像引导的具有无框立体定向的神经导航系统,MBT 患者能够在显著降低神经损伤的风险的情况下接受激进的手术切除[39]。在 Tan 和 Black 对 49 例患者的回顾性研究中,使用图像引导的开颅术分别在队列的 96% 和 70% 的患者中实现了肿瘤的完全切除和症状的完全缓解。只有 2 例(3.6%)患者出现神经功能恶化,这些患者术前即出现了明显神经功能缺损。全组中位生存期为 16.2 个月,局部复发率为 16%。当神经导航和图像引导与术中磁共振成像(iMRI)相结合时,可以在手术室中监测和最大化手术切除的范围[40,41]。这常常允许更彻底地切除肿瘤和改善局部控制的潜力。

来自两项Ⅲ期临床试验的Ⅰ类证据支持 MBT 患者的手术切除[35-38,42,43]。在 Patchell 和同事的研究中,48 例单发 MBT 患者被随机分配接受手术切除加放疗与单独放疗。与单纯放疗组相比,手术组原始转移部位局部复发的频率明显较低(20% vs 52%,P<0.02)[42]。手术组的总生存期明显更长(中位 40 周 vs 15 周,P<0.01)。此外,在手术队列中,功能独立性维持的时间更长(中位 38 周 vs 8 周,P<0.005)。在一项类似的欧洲Ⅲ期试验中,63 名可评估的单独 MBT 患者随机接受超分割照射(200cGy×2/天,共 4 000cGy),联合手术切除或不切除[43]。手术队列的总生存期明显更长(中位数 10 个月 vs 6 个月,P=0.04)。手术组在 12 个月(41% vs 23%)和 24 个月(19% vs 10%)的总生存率中也具有优势。外科手术对生存期的影响在全身性病灶稳定的患者队列中

最为明显,12 个月(50% vs 24%),24 个月(27% vs 10%)的总体生存期具有显著差异(中位 12 个月 vs 7 个月,P=0.02)。对于存在活动性全身性病灶的患者,单纯手术切除和放疗组的中位总生存期相同(5 个月)。Mintz 和他的同事报告了一项Ⅲ期临床试验的阴性结果,他们对 84 名随机接受放疗联合手术切除或不切除的患者进行了研究,结果显示手术组和单独放疗组的总生存期相似(中位数为 5.6 个月 vs 6.3 个月,P=0.24)[44]。患者在维持卡氏功能状态(KPS)评分≥70% 的能力方面,治疗组之间也没有差异。但需要指出的是,该研究在方法学上存在一些不足之处,包括 73% 的患者有控制不良的全身性病灶,原发肿瘤类型在治疗队列之间的分布不均匀(例如,手术组的耐辐射结直肠癌更多,而单独放疗组的放射敏感性乳腺癌更多),以及生存时间的计算不统一[38]。

也有Ⅱ类和Ⅲ类证据支持对选定的单发 MBT 患者进行手术切除,主要反映了个体机构的经验[34-38,45-49]。这已在来自各种原发性肿瘤的单发 MBT 患者中得到证实,包括来自肺、乳腺、结肠和直肠、黑色素、肾细胞和其他肿瘤的患者。总的来说,这些研究还表明,在孤立的、可接近的 MBT 患者中接受手术切除后使用外照射治疗,局部控制率提高,生存期延长。

对于多发性 MBT 患者,使用手术治疗更有争议,目前尚不清楚[34-38]。一些作者主张,如果病变是手术可及的,且不位于大脑的功能区,对这些患者可切除所有转移瘤,生存率可与接受手术治疗的单发转移患者相似[50]。另一些作者建议,应限制手术治疗用于可触及的"显性或症状性"病变[37-49]。小的和症状较轻的肿瘤可以通过术后照射控制。

对于多发性 MBT 患者,是否应当使用手术治疗更有争议,目前尚不清楚。如果病变是可触及的,且不位于大脑的有效区域,一些作者主张切除所有转移瘤。对精心挑选的患者使用这种方法,生存率可与接受手术治疗的单发转移患者相似。另一些作者建议,应限制手术切除的使用于可以接触

到"显性或症状性"病变,小的和症状较轻的肿瘤可以通过术后照射控制。

6　放射治疗

全脑外照射(whole brain external beam irradiation, WBRT)仍是大多数脑转移瘤患者的主要治疗方式[1-5,51-53]。对于位于大脑皮质或肿瘤太大或太多而不能进行手术切除或放射手术的肿瘤,它仍然是首选的治疗方法。20世纪70年代和80年代由RTOG和其他机构进行的早期随机试验评估了可变剂量(10~54Gy)和分割治疗(1~34次)方案,试图确定最佳治疗方案[52,53]。所有研究的中位生存期在2.4到4.8个月之间,因此证明了放射剂量、时间和分割方案的差异对MBT患者的结果没有显著影响。在随机RTOG试验中,大约60%的患者出现了客观的肿瘤反应(即CR,PR,MR)。最广泛使用的WBRT方案,是在两周内行10次3Gy分割照射,提供30Gy的总剂量。尽管该剂量对长期控制肿瘤的潜力有限,但它具有良好的耐受性,并可将与WBRT相关的神经毒性降到最低。对RTOG临床试验数据的分析表明,该方案可以在6个月内控制约35%患者的病灶。在接受WBRT后,大多数MBT患者可观察到神经系统症状的改善或稳定,包括头痛、癫痫发作、心理障碍、小脑功能障碍和运动障碍[52]。

一项随机试验也研究了WBRT在接受手术切除的单发MBT患者中的应用[54]。该研究将95例单发MBT患者行完全手术切除后随机分为术后放疗组和观察组。放疗组脑内任何部位MBT的复发率均显著降低(18% vs 70%,P<0.001)。术后WBRT能够降低原转移部位MBT的复发率(10% vs 46%,P<0.001)和大脑远处部位的复发率(14% vs 37%,P<0.01)。此外,放疗组患者死于神经系统原因的可能性低于观察组患者(14% vs 44%,P=0.003)。然而,就总体生存时间或患者能够保持功能独立的时间长短而言,两组之间没有显著差异。这与人们对WBRT对全身性病灶的进程没有任何影响的认知一致。

预防性头部照射(prophylactic cranial irradiation, PCI)是WBRT的一种前置性("up-front")放疗应用,只适用于特定的肺癌患者。PCI的疗效首次在小细胞肺癌(SCLC)患者中得到证实,特别是那些有良好控制的全身性病灶的患者[55,56]。最初的报道显示,3年生存率为5.4%,在通过化疗实现全身完全缓解的队列患者中,MBT的累积发生率降低了25.3%[55]。随后对505名参与随机试验的患者的研究进一步说明了PCI在SCLC患者中的获益[56]。MBT作为单一的首发复发位置的5年累积发生率,PCI组为20%,对照组为37%(P<0.001)。PCI组和对照组MBT的5年总体发生率分别为43%和59%[相对风险(RR)0.50,P<0.001]。然而,PCI对总生存率的影响不大,PCI组和对照组的5年生存率分别为18%和15%(RR 0.84;P=0.06)。据推测,这是因为大多数SCLC患者最终死于全身转移,而PCI并没有解决这个问题。预防性头部照射也在NSCLC患者中进行了研究,但没有令人信服的获益证据[57,58]。虽然在PCI组中MBT的发生率似乎有所降低,但没有观察到生存效益。这一观点与

Cochrane综述中关于NSCLC患者PCI的使用情况一致[59]。作者的结论是,目前尚没有足够的证据推荐在临床实践中使用PCI,它应该只在临床试验的情况下使用。

立体定向放射外科(stereotactic radiosurgery, SRS)是一种以单一或少量的分割次数,将聚焦射线照射到肿瘤边界范围内(即适形剂量)的方法,具有很高的精确度[51-53,60-64]。SRS已成为脑转移瘤的重要治疗选择方案,原因有以下几个:大多数MBT在诊断时呈球形且较小,浸润周围大脑的程度通常相当有限,灰白质交界处被认为是大脑中相对非功能的区域,改善大脑局部控制可能延长患者的生存期。治疗通常使用伽马刀(即Co60源);然而,线性加速器[如射波刀(CyberKnife)]和质子束装置也被使用,并显示出类似的局部控制和并发症发生率。SRS对直径小于或等于3cm的肿瘤最有效。然而,一些作者建议对直径大于4cm的肿瘤进行治疗。典型剂量为肿瘤边缘给予15~20Gy,在肿瘤中心给予更高剂量。最佳的剂量将取决于肿瘤的大小,既往放疗照射史,和与精细神经结构的接近程度(如视交叉)。

有两项研究报道为SRS增强WBRT的有效性提供了I类证据[65,66]。在匹兹堡大学的一项研究中,27名有2~4个MBT的患者随机接受WBRT(30Gy 12次照射)+SRS(肿瘤边缘剂量16Gy)或单独接受WBRT[65]。局部控制通过使用SRS增强得到改善,联合治疗组1年局部失败率为8%,单独WBRT组为100%。WBRT+SRS组到局部失效的中位时间为36个月,单独WBRT组为6个月(P=0.000 5)。此外,与单独WBRT组相比,联合治疗组到整体脑功能衰竭(局部或远处)的中位时间更长(34个月 vs 5个月,P=0.002)。然而,加入SRS增强对两组间的总生存期没有显著影响(分别为11个月 vs 7.5个月,P=0.22)。同样,未对总生存率产生影响可能只是反映了这些患者全身性转移的影响。在RTOG(RTOG 9508)的一项类似研究中,333名患有1~3个MBT的患者被随机分为两组接受WBRT治疗(15次37.5Gy)或WBRT加上根据肿瘤大小行SRS增强15~24Gy[66]。相比之下,SRS组较单独WBRT组1年局部控制明显更好(分别为82%和71%;P=0.01)。此外,在联合治疗队列中,局部进展时间延长(P=0.013 2)。两组总体中位生存期相似。然而,对于单个MBT患者,WBRT+SRS队列的中位生存期更长(6.5个月 vs 4.9个月;P=0.039 3)。在随访6个月时,WBRT+SRS组的KPS评分更有可能维持或改善(43% vs 27%;P=0.03)。这与多因素分析结果一致,显示了RPA 1级疾病患者生存率的提高(P<0.000 1)。

在另一项对有1~4个MBT(直径达3cm)的132名患者进行的随机对照试验中,进行了前置立体定向放射手术,之后队列中一半的患者进行了WBR[67]。SRS组和SRS+WBRT组的中位生存时间和1年生存率相似(分别为8.0个月和28.4%,7.5个月和38.5%,P=0.42),但两组之间12个月MBT复发率有显著差异(单独SRS为76.4% vs SRS+WBRT为46.8%,P<0.001)。此外,SRS+WBRT组需要接受挽救性脑部治疗的更少(10 vs 29,P<0.001)。在全身和神经功能的保存或放射治疗的毒性方面,两组间无差异。作者的结论是,SRS+WBRT并不能提高患者的生存率,但显著降低了局部和远处的复发率。

文献中有大量报道描述了 Ⅱ 类和 Ⅲ 类证据,支持使用 SRS 治疗 MBT[51-53,60-64]。一项对大型临床试验(即 100 名或更多患者)的综述表明,SRS 至少与 WBRT 一样有效[68-79]。在大多数研究中,中位生存期在 5.5~13.5 个月之间,整体局部控制率为 85%~95%。局部控制率的增加并没有转化为生存的改善,大多数患者死于全身性病灶的进展。已知几种因素可影响局部控制程度,包括原发肿瘤组织学(如黑色素瘤 vs 肺癌)、肿瘤体积、肿瘤位置、表现(如新发 vs 复发)和 MRI 增强模式(如均质 vs 异质性 vs 环形)。一些作者建议在控制良好的全身性疾病的功能状态较好的患者中使用 SRS 作为主要的"前置"照射模式,而不是 WBRT[68-79]。然而,AS-TRO 对 SRS 治疗 MBT 的 meta 分析结果并不支持这一观点[80]。ASTRO 的建议是建议对新诊断为 1~4 例 MBT 的选定患者使用 SRS 增强 WBRT。WBRT 的缺失导致局部和远端脑控制率显著降低。

7　化 学 治 疗

近年来,化疗已成为治疗 MBT 更可行的选择,特别是复发的患者[81-87]。先前不愿使用化疗的原因是担心化疗药物能否穿过血脑屏障并穿透肿瘤细胞,转移瘤的固有化疗耐药,以及肿瘤全身进展导致早期死亡的高概率。然而,最近的动物研究表明,在 CT 或 MRI 上明显增强的转移瘤血脑屏障受损,可允许化疗药物的进入[81,83]。此外,对特定药物的全身耐药并不一定能排除脑内转移病灶对药物的敏感性[81]。几种类型的转移性脑肿瘤对化疗相对敏感且对化疗有反应,包括乳腺癌,小细胞肺癌,非小细胞肺癌,生殖细胞肿瘤和卵巢癌。

最常见的老式脑转移化疗方法是前置性的,在传统的 WBRT 或 SRS 之前或期间[88-97]。一些作者已经证明静脉给予的联合治疗方案在这种情况下是有效的。最常用的药物包括顺铂(CDDP)、依托泊苷(VP16)和环磷酰胺(CTX)。在一系列 19 例小细胞肺癌和脑转移患者中,Twelves 和同事在所有形式的照射前每 3 周使用静脉注射 CTX、长春新碱和 VP16[88]。19 例患者中有 10 例(53%)有放射学或临床反应。9 例患者 CT 显示肿瘤缩小,1 例患者神经系统改善,未进行神经影像学随访。平均进展时间(TTP)为 22 周,中位总生存期为 28 周。Cocconi 等对 22 例乳腺癌 MBT 患者每 3 周使用一次顺铂和依托泊苷,有 12 例出现客观反应,总体客观回应率为 55%[88]。TTP 的中位数总体为 25 周,客观缓解组为 40 周。总中位生存期为 58 周。同样的作者扩大了他们的系列,包括 89 例来自乳腺、非小细胞肺癌和恶性黑色素瘤的 MBT 患者[90]。在乳腺癌和肺癌的患者队列中观察到客观反应。所有黑色素瘤患者均无客观反应。总体客观有效率为 30%(34/89)。中位 TTP 为 15 周,队列中位生存期为 27 周。在肺癌和乳腺癌 MBT 患者队列中也观察到类似的反应[91-97]。然而,在许多研究中观察到的客观反应并没有转化为患者生存期的改善。

拓扑替康(topotecan)是一种半合成的喜树碱衍生物,可选择性地抑制细胞周期 S 期的拓扑异构酶 I[98]。其在灵长类动物模型和人类中显示出对血脑屏障良好的通透性。综合欧洲几项拓扑替康单药研究中 60 多名患者的数据,客观缓解令人鼓舞,30%~60% 的患者表现出完全缓解(CR)或部分缓解(PR)[99-102]。目前也正在研究拓泊替康与放疗和其他细胞毒性化疗药物(如替莫唑胺)的联合使用。一项 Ⅰ 期试验评估了每 28 天给药 5 天,每天 1 次替莫唑胺(50~200mg/m²)和拓扑替康(1~1.5mg/m²)的耐受性[103]。试验对 25 例全身实体瘤患者进行了治疗,主要出现的毒性为血液系统毒性,常伴有中性粒细胞减少和血小板减少。观察到 3 例患者出现 PR。

替莫唑胺(temozolomide)是烷化剂达卡巴嗪的咪唑四嗪衍生物,具有抗全身和中枢神经系统恶性肿瘤的活性[83,103-105]。该药物在生理 pH 下转化为活性物质 5-(3-甲基-1-三氮唑)咪唑-4-羧酰胺(MTIC)。替莫唑胺通过以下位点的 DNA 甲基化干扰 DNA 复制,表现出给药方案依赖性的抗肿瘤活性:N7-鸟嘌呤(70%)、N3-腺嘌呤(9.2%)和 O6-鸟嘌呤(5%)。一些报道已经表明单药替莫唑胺对 MBT 有活性,有时可显示出客观反应[106,107]。替莫唑胺作为一种放疗增敏剂也得到了研究,包括由 Antonadou 和同事进行的随机 Ⅱ 期试验[108]。在这项研究中,52 例新诊断的 MBT 患者(肺癌和乳腺癌)分别接受 WBRT 单独治疗(40Gy)或 WBRT 加传统替莫唑胺治疗。与单独 WBRT 相比,加入替莫唑胺提高了客观缓解率(CR 38%, PR 58%, CR 33%, PR 33%)。此外,在接受化疗的患者队列中,治疗期间神经系统的改善更为明显。Verger 和同事进行了一项类似的随机 Ⅱ 期试验,对 82 例 MBT 患者(主要是肺和乳腺)使用 WBRT(30Gy)联合替莫唑胺(照射期间 75mg/m²/天,加上两个周期的常规辅助剂量)或单独使用 WBRT 治疗[109]。两组间客观有效率和总生存率相似。然而,联合治疗组患者 90 天无进展生存率显著高于对照组(72% vs 54%, P = 0.03)。此外,化疗组死于 MBT 的患者比例较低(41% vs 69%, P = 0.03)。替莫唑胺作为单一药物或与其他药物(如顺铂、多西他赛、沙利度胺)联合使用,也显示出对恶性黑色素瘤的 MBT 有活性[110-113]。

为了提高 MBT 的剂量强度,一些作者通过动脉内给药(IA)给药[83,114-118]。采用 IA 化疗替代传统的静脉注射有几个优点,包括增加肿瘤区域的药物峰值浓度和增加浓度-时间曲线下的局部面积[114]。病理学上,转移性脑肿瘤是 IA 入路的最佳候选者,因为它们往往界限清晰,为非浸润性[1]。此外,MBT 几乎总是在 MRI 图像上表现为强化,表明显著的动脉血管化和血脑屏障损伤。使用 IA 和静脉输注药物的动物模型进行的药理学研究表明,IA 途径可以使肿瘤内药物浓度增加至少 3 到 5 倍[119,120]。对于化学敏感性肿瘤,提高肿瘤内药物浓度应能增强肿瘤细胞杀伤和达到客观反应的能力[114]。IA 化疗最初应用于 MBT,包括使用 BCNU 和顺铂[115-118]。虽然在肺和乳腺肿瘤患者中发现了客观反应,但仍发生了明显的神经毒性(如癫痫、意识模糊)。最近更多的报道使用卡铂作为 IA 的主要药物,并获得了类似的客观有效率,神经毒性显著降低[121-123]。

近期对关于肿瘤和转移表型的分子生物学知识的扩展使得旨在利用这些新信息的治疗策略得到显著发展[1,124]。许多治疗干预靶点已经被开发出来,包括生长因子受体及其酪氨酸激酶活性,破坏异常的内部信号转导通路,抑制过量基质金属蛋白酶活性,下调细胞周期通路,操纵凋亡通路[124]。迄今为止最有前景的方法是开发小分子药物或针对主要生长因子受体(如 PDGFR、EGFR、Her2、CD20)的单克隆抗体[125-129]。单克隆抗体药物如利妥昔单抗(即利妥昔单抗)和曲妥珠单抗(即赫赛汀)已分别被证明对非霍奇金淋巴瘤和乳腺癌具有临床活性。EGFR 酪氨酸激酶活性的几个第一代小分子抑制剂(如吉非替尼、厄洛替尼)已在实体肿瘤患者的临床试验中进行了评估[1,126-128]。类似的研究成果已经被用于开发靶向 PDGFR 酪氨酸激酶活性和 ras 信号通路的药物[1,128,129]。一项早期报道(一种酪氨酸激酶抑制剂,具有抗 C-KIT 和 PDGFR 活性)描述了使用伊马替尼治疗一例发生了神经功能恶化和步态障碍的患有 C-KIT 阳性胃肠道间质瘤的 75 岁男性。MRI 显示了软脑膜病灶及脑浸润和脑水肿。经甲磺酸伊马替尼(400mg,每日 2 次)治疗 2 个月后,患者的神经功能和步态异常均有所改善[130]。随后的 MRI 扫描显示脑膜和实质内的病灶完全消退。几位作者描述了使用吉非替尼(EGFR 酪氨酸激酶口服抑制剂)治疗 NSCLC 的 MBT 的病例报告[130-134]。这些最初的患者中有一些的客观反应是相当持久的,包括 CR。这些早期报道促使 Ceresoli 等对 NSCLC 的 MBT 患者进行了吉非替尼的前瞻性 Ⅱ 期临床试验[135]。41 例患者连续接受吉非替尼(250mg/d)治疗,37 例既往接受过化疗,18 例接受了 WBRT。4 例为 PR,7 例为 SD。总体无进展生存期仅为 3 个月,但 PR 患者的中位反应持续时间是令人鼓舞的 13.5 个月。

最近关于脑转移瘤靶向治疗的更多报道显示,使用该方法治疗脑转移瘤的疗效和持久性不断提高(关于该主题的更多讨论,见第 4 章[1,124,136-138],包括非小细胞肺癌、乳腺癌、黑色素瘤和其他脑转移瘤的患者。例如,在非小细胞肺癌中,原发性肿瘤中常出现 EGFR 突变,以及激活 ALK 的融合[139]。来自 EGFR 突变原发肿瘤的脑转移通常会保持这些主要驱动突变,以及在某些情况下出现的其他突变和改变。使用第一代和第二代 EGFR 酪氨酸激酶抑制剂(TKI)如厄洛替尼、吉非替尼和阿法替尼治疗已被证明在这种情况下具有中度活性[1,124,136-139]。第三代 TKI(如奥西替尼)也显示出对 EGFR 突变原发肺肿瘤脑转移的直接活性[137,139]。在 ALK 激活的肺癌和脑转移患者中,新一代 TKI 如阿莱克替尼表现出了良好的中枢神经系统活性,在一些研究中,颅内反应率达到 70% 或更高[124,136-139]。事实上,一些作者现在正在质疑在这组患者中使用 WBRT,因为脑转移瘤对于抗 ALK 的 TKI 十分敏感[140]。在 HER2 阳性乳腺癌和脑转移患者中,拉帕替尼(HER2 和 EGFR 双重 TKI)在中枢神经系统中显示出一定的活性[136-138,141]。在单药治疗研究中,拉帕替尼的中枢神经系统客观有效率为 6%,当与其他药物(如卡培他滨)联合使用时,疗效会提高。黑色素瘤患者通常有 BRAF 突变疾病,对 BRAF 抑制剂如 vemurafenib 和 dabrafenib 反应良好[136-138]。在一项前瞻性的多中心 Ⅱ 期试验中,172 例 BRAF 突变型黑色素瘤和脑转移瘤患者接受了达拉法尼治疗,treatment-naïve 组的颅内有效率为 39.2%,而先前治疗组的颅内有效率为 30.8%[142]。

一些研究的作者还支持尽可能对脑转移瘤进行活检的观念,以便对肿瘤进行高级的分子表型分析,以与原发肿瘤进行直接的比较(见第 4 章)[138]。在有新的驱动突变的转移病例中,可以给予更精确的靶向治疗。

(季晶 译,肖瑾、左赋兴 审校)

参考文献

1. Valiente M, Ahluwalia MS, Boire A, et al. The evolving landscape of brain metastasis. *Trends Cancer.* 2018;4:176–196.
2. Takei H, Rouah E, Ishida Y. Brain metastasis: clinical characteristics, pathological findings and molecular subtyping for therapeutic implications. *Brain Tumor Pathol.* 2016;33:1–12.
3. Langer CJ, Mehta MP. Current management of brain metastases, with a focus on systemic options. *J Clin Oncol.* 2005;23:6207–6219.
4. Bajaj GK, Kleinberg L, Terezakis S. Current concepts and controversies in the treatment of parenchymal brain metastases: improved outcomes with aggressive management. *Cancer Invest.* 2005;23:363–376.
5. Lassman AB, DeAngelis LM. Brain metastases. *Neurol Clin N Am.* 2003;21:1–23.
6. Gavrilovic IT, Posner JB. Brain metastases: epidemiology and pathophysiology. *J Neurooncol.* 2005;75:5–14.
7. Barnholtz-Sloan JS, Sloan AE, Davis FG, Vigneau FD, Lai P, Sawaya RE. Incidence proportions of brain metastases in patients diagnosed (1973 to 2001) in the metropolitan detroit cancer surveillance system. *J Clin Oncol.* 2004;22:2865–2872.
8. Leroux PD, Berger MS, Elliott JP, Tamimi HK. Cerebral metastases from ovarian carcinoma. *Cancer.* 1991;67:2194–2199.
9. Martinez-Manas RM, Brell M, Rumia J, Ferrer E. Case report. Brain metastases in endometrial carcinoma. *Gynecol Oncol.* 1998;70:282–284.
10. Mccutcheon IE, Eng DY, Logothetis CJ. Brain metastasis from prostate carcinoma. Antemortem recognition and outcome after treatment. *Cancer.* 1999;86:2301–2311.
11. Lowis SP, Foot A, Gerrard MP, et al. Central nervous system metastasis in Wilms' tumor. A review of three consecutive United Kingdom trials. *Cancer.* 1998;83:2023–2029.
12. Culine S, Bekradda M, Kramar A, et al. Prognostic factors for survival in patients with brain metastases from renal cell carcinoma. *Cancer.* 1998;83:2548–2553.
13. Qasho R, Tommaso V, Rocchi G, et al. Choroid plexus metastasis from carcinoma of the bladder: case report and review of the literature. *J Neurooncol.* 1999;45:237–240.
14. Salvati M, Frati A, Rocchi G, et al. Single brain metastasis from thyroid cancer: report of twelve cases and review of the literature. *J Neurooncol.* 2001;51:33–40.
15. Ogawa K, Toita T, Sueyama H, et al. Brain metastases from esophageal carcinoma. Natural history, prognostic factors, and outcome. *Cancer.* 2002;94:759–764.
16. Espat NJ, Bilsky M, Lewis JJ, et al. Soft tissue sarcoma brain metastases. Prevalence in a cohort of 33829 patients. *Cancer.* 2002;94:2706–2711.
17. Schouten LJ, Rutten J, HAM H, Twijnstra A. Incidence of brain metastases in a cohort of patients with carcinoma of the breast, colon, kidney, and lung and melanoma. *Cancer.* 2002;94:2698–2705.
18. Ruda R, Borgognone M, Benech F, Vasario E, Soffietti R. Brain metastases from unknown primary tumour. A prospective study. *J Neurol.* 2001;248:394–398.
19. Kebudi R, Ayan I, Görgün O, Agaoglu FY, Vural S, Darendeliler E. Brain metastasis in pediatric extracranial solid tumors: survey and literature review. *J Neurooncol.* 2005;71:43–48.
20. Hall WA, Djalilian HR, Nussbaum ES, et al. Long-term survival with metastatic cancer to the brain. *Med Oncol.* 2000;17:279–286.
21. Gaspar L, Scott C, Rotman M, et al. Recursive partitioning analysis (RPA) of prognostic factors in three radiation therapy oncology group (RTOG) brain metastases trials. *Int J Radiat Oncol Biol Phys.* 1997;37:745–751.
22. Nussbaum ES, Djalilian HR, Cho KH, Hall WA. Brain metastases: histology, multiplicity, surgery, and survival. *Cancer.* 1996;78:1781–1788.
23. Mut M, Schiff D, Shaffrey ME. Metastasis to the nervous system: spinal epidural and intramedullary metastases. *J Neurooncol.* 2005;75:43–55.

24. Chan J, Magaki S, Zhang XR, et al. Intravascular carcinomatosis of the brain: a report of two cases. *Brain Tumor Pathol.* 2020;37:118–125.

25. Kienast Y, von Baumgarten L, Fuhrmann M, et al. Real-time imaging reveals the single steps of brain metastasis formation. *Nat Med.* 2010;16:116–122.

26. Preusser M, Capper D, Ilhan-Mutlu A, et al. Brain metastases: pathobiology and emerging targeted therapies. *Acta Neuropathol.* 2012;123:205–222.

27. Winkler F. The brain metastatic niche. *J Mol Med.* 2015;93:1213–1220.

28. Aravantis CD, Gino GB, Jain RK. The blood-brain barrier and blood tumour barrier in brain tumours and metastases. *Nat Rev Cancer.* 2020;20:26–41.

29. Hasko J, Fazakas C, Molnar K, et al. Response of the neurovascular unit to brain metastatic breast cancer cells. *Acta Neuropathol Commun.* 2019;7(1):133. https://doi.org/10.1186/s40478-07688-1.

30. Bos PD, Zhang XH, Nadal C, et al. Genes that mediate breast cancer metatasis to the brain. *Nature.* 2009;459:1005–1009.

31. Lin Q, Balasubramanian K, Fan D, et al. Reactive astrocytes protect melanoma cells from chemotherapy by sequestering intracellular calcium through gap junction communication channels. *Neoplasia.* 2010;12:748–754.

32. Ferguson SD, Zheng S, Xiu J, et al. Profiles of brain metastases: prioritization of therapeutic targets. *Int J Cancer.* 2018;143:3019–3026.

33. Custodio-Santos T, Videira M, Brito MA. Brain metastasization of breast cancer. *Biochim Biophys Acta Rev Cancer.* 2017;1868:132–147.

34. Vossough A, Henson JW. Intracranial metastases. In: Newton HB, ed. *Handbook of Neuro-Oncology Neuroimaging.* vol. 52. 2nd ed. Amsterdam: Academic Press/Elsevier; 2016:643–652.

35. Carapella CM, Gorgoglione N, Oppido PA. The role of surgical resection in patients with brain metastases. *Curr Opin Oncol.* 2018;30:390–395.

36. Phang I, Leach J, Leggate JRS, et al. Minimally invasive resection of brain metastases. *World Neurosurg.* 2019;130:e362–e367.

37. Chua TH, See AAQ, Ang BT, King NKK. Awake craniotomy for resection of brain metastases: a systematic review. *World Neurosurg.* 2018;120:e1128–e1135.

38. Vogelbaum MA, Suh JH. Resectable brain metastases. *J Clin Oncol.* 2006;24:1289–1294.

39. Tan TC, Black PM. Image-guided craniotomy for cerebral metastases: techniques and outcomes. *Neurosurgery.* 2003;53:82–90.

40. Albayrak B, Samdani AF, Black PM. Intra-operative magnetic resonance imaging in neurosurgery. *Acta Neurochir.* 2004;146:543–556.

41. Nimsky C, Ganslandt O, von Keller B, Romstöck J, Fahlbusch R. Intraoperative high-field-strength MR imaging: implementaton and experience in 200 patients. *Radiology.* 2004;233:67–78.

42. Patchell RA, Tibbs PA, Walsh JW, et al. A randomized trial of surgery in the treatment of single metastases to the brain. *N Engl J Med.* 1990;322:494–500.

43. Vecht CJ, Haaxma-Reiche H, Noordijk EM, et al. Treatment of single brain metastasis: radiotherapy alone or combined with neurosurgery? *Ann Neurol.* 1993;33:583–590.

44. Mintz AH, Kestle J, Rathbone MP, et al. A randomized trial to assess the efficacy of surgery in addition to radiotherapy in patients with a single cerebral metastasis. *Cancer.* 1996;78:1470–1476.

45. Arbit E, Wronski M, Burt M, Galicich JH. The treatment of patients with recurrent brain metastases. A retrospective analysis of 109 patients with nonsmall cell lung cancer. *Cancer.* 1995;76:765–773.

46. Wronski M, Arbit E, McCormick B. Surgical treatment of 70 patients with brain metastases from breast cancer. *Cancer.* 1997;80:1746–1754.

47. Wronski M, Arbit E. Resection of brain metastases from colorectal carcinoma in 73 patients. *Cancer.* 1999;85:1677–1685.

48. O'Neill BP, Iturria NJ, Link MJ, Pollock BE, Ballman KV, O'Fallon JR. A comparison of surgical resection and stereotactic radiosurgery in the treatment of solitary brain metastases. *Int J Radiat Oncol Biol Phys.* 2003;55:1169–1176.

49. Paek SH, Audu PB, Sperling MR, Cho J, Andrews DW. Reevaluation of surgery for the treatment of brain metastases: review of 208 patients with single or multiple brain metastases treated at one institution with modern neurosurgical techniques. *Neurosurgery.* 2005;56:1021–1034.

50. Bindal RK, Sawaya R, Leavens ME, Lee JJ. Surgical treatment of multiple brain metastases. *J Neurosurg.* 1993;79:210–216.

51. Thiagarajan A, Yamada Y. Radiobiology and radiotherapy of brain metastases. *Clin Exp Metastasis.* 2017;34:411–419.

52. Lam TC, Sahgal A, Lo SS, Chang EL. An update on radiation therapy for brain metastases. *Chin Clin Oncol.* 2017;6(4):35. https://doi.org/10.21037/cco.2017.06.02.

53. Wang TJC, Brown PD. Brain metastases: fractionated whole-brain radiotherapy. *Handb Clin Neurol.* 2018;149:123–127.

54. Patchell RA, Tibbs PA, Regine WF, et al. Postoperative radiotherapy in the treatment of single metastases to the brain: a randomized trial. *JAMA.* 1998;280:1485–1489.

55. Aupérin A, Arriagada R, Pignon JP, et al. Prophylactic cranial irradiation for patients with small-cell lung cancer in complete remission. Prophylactic cranial irradiation overview collaborative group. *N Engl J Med.* 1999;341:476–484.

56. Arriagada R, Le Chevalier T, Rivière A, et al. Patterns of failure after prophylactic cranial irradiation in small-cell lung cancer: analysis of 505 randomized patients. *Ann Oncol.* 2002;13:748–754.

57. Laskin JJ, Sandler AB. The role of prophylactic cranial radiation in the treatment of non-small-cell lung cancer. *Clin Adv Hematol Oncol.* 2003;1:731–740.

58. Gore EM. Prophylactic cranial irradiation for patients with locally advanced non-small-cell lung cancer. *Oncologia.* 2003;17:775–779.

59. Lester JF, MacBeth FR, Coles B. Prophylactic cranial irradiation for preventing brain metastases in patients undergoing radical treatment for non-small-cell lung cancer: a cochrane review. *Int J Radiat Oncol Biol Phys.* 2005;63:690–694.

60. Specht HM, Combs SE. Stereotactic radiosurgery of brain metastases. *J Neurosurg Sci.* 2016;60:357–366.

61. Sahgal A, Ruschin M, Ma L, et al. Stereotactic radiosurgery alone for multiple brain metastases? A review of clinical and technical issues. *Neuro Oncol.* 2017;19(Suppl 2):ii2–ii15.

62. Hatiboglu MA, Tuzgen S, Akdur K, Chang EL. Treatment of high numbers of brain metastases with gamma knife radiosurgery: a review. *Acta Neurochir.* 2016;158:625–634.

63. McDermott MW, Sneed PK. Radiosurgery in metastatic brain cancer. *Neurosurgery.* 2005;57. S4-45–S4-53.

64. Bhatnagar AK, Flickinger JC, Kondziolka D, Lunsford LD. Stereotactic radiosurgery for four or more intracranial metastases. *Int J Radiat Oncol Biol Phys.* 2006;64:898–903.

65. Kondziolka D, Patel A, Lunsford LD, Kassam A, Flickinger JC. Stereotactic radiosurgery plus whole brain radiotherapy versus radiotherapy alone for patients with multiple brain metastases. *Int J Radiat Oncol Biol Phys.* 1999;45:427–434.

66. Andrews DW, Scott CB, Sperduto PW, et al. Whole brain radiation therapy with or without stereotactic radiosurgery boost for patients with one to three brain metastases: phase III results of the RTOG 9508 randomised trial. *Lancet.* 2004;363:1665–1672.

67. Aoyama H, Shirato H, Tago M, et al. Stereotactic radiosurgery plus whole-brain radiation therapy vs stereotactic radiosurgery alone for treatment of brain metastases. A randomized controlled trial. *JAMA.* 2006;295:2483–2491.

68. Flickinger JC, Kondziolka D, Lunsford LD, et al. A multi-institutional experience with stereotactic radiosurgery for solitary brain metastases. *Int J Radiat Oncol Biol Phys.* 1994;28:797–802.

69. Alexander E, Moriarty TM, Davis RB, et al. Stereotactic radiosurgery for the definitive, noninvasive treatment of brain metastases. *J Natl Cancer Inst.* 1995;87:34–40.

70. Gerosa M, Nicolato A, Severi F, et al. Gamma knife radiosurgery for intracranial metastases: from local control to increased survival. *Stereotact Funct Neurosurg.* 1996;66:184–192.

71. Joseph J, Adler JR, Cox RS, Hancock SL. Linear accelerator-based stereotactic radiosurgery for brain metastases: the influence of number of lesions on survival. *J Clin Oncol.* 1996;14:1085–1092.

72. Pirzkall A, Debus J, Lohr F, et al. Radiosurgery alone or in combination with whole-brain radiotherapy for brain metastases. *J Clin Oncol.* 1998;16:3563–3569.

73. Chen JC, Petrovich Z, O'Day S, et al. Stereotactic radiosurgery in the treatment of metastatic disease to the brain. *Neurosurgery.* 2000;47:268–279.

74. Hoffman R, Sneed PK, McDermott MW, et al. Radiosurgery for brain metastases from primary lung carcinoma. *Cancer J.* 2001;7:121–131.

75. Gerosa M, Nicolato A, Foroni R, et al. Gamma knife radiosurgery for brain metastases: a primary therapeutic option. *J Neurosurg.* 2002;97:515–524.

76. Petrovich Z, Yu C, Giannotta SL, O'Day S, Apuzzo MLJ. Survival and pattern of failure in brain metastases treated with stereotactic gamma knife radiosurgery. *J Neurosurg.* 2002;97:499–506.

77. Hasegawa T, Kondziolka D, Flickinger JC, Germanwala A, Lunsford LD. Brain metastases treated with radiosurgery alone: an alternative to whole brain radiotherapy? *Neurosurgery.* 2003;52:1318–1326.

78. Lutterbach J, Cyron D, Henne K, Ostertag CB. Radiosurgery followed by planned observation in patients with one to three brain metastases. *Neurosurgery.* 2003;52:1066–1073.

79. Muacevic A, Kreth FW, Tonn JC, Wowra B. Stereotactic radiosurgery for multiple brain metastases from breast carcinoma. *Cancer.* 2004;100:1705–1711.

80. Mehta MP, Tsao MN, Whelan TJ, et al. The American Society for Therapeutic Radiology and Oncology (ASTRO) evidence-based review of the role of radiosurgery for brain metastases. *Int J Radiat Oncol Biol Phys.* 2005;63:37–46.

81. Newton HB. Chemotherapy of brain metastases. In: Newton HB, ed. *Handbook of Brain Tumor Chemotherapy, Molecular Therapeutics, and Immunotherapy.* vol. 41. 2nd ed. London: Elsevier Medical Publishers/Academic Press; 2018:527–546.

82. Lesser GJ. Chemotherapy of cerebral metastases from solid tumors. *Neurosurg Clin N Am.* 1996;7:527–536.

83. Newton HB. Chemotherapy for the treatment of metastatic brain tumors. *Expert Rev Anticancer Ther.* 2002;2:495–506.

84. Tosoni A, Lumachi F, Brandes AA. Treatment of brain metastases in uncommon tumors. *Expert Rev Anticancer Ther.* 2004;4:783–793.

85. van den Bent MJ. The role of chemotherapy in brain metastases. *Eur J Cancer.* 2003;39:2114–2120.

86. Schuette W. Treatment of brain metastases from lung cancer: chemotherapy. *Lung Cancer.* 2004;45(suppl 2):S253–S257.

87. Bafaloukos D, Gogas H. The treatment of brain metastases in melanoma patients. *Cancer Treat Rev.* 2004;30:515–520.

88. Twelves CJ, Souhami RL, Harper PG, et al. The response of cerebral metastases in small cell lung cancer to systemic chemotherapy. *Br J Cancer.* 1990;61:147–150.

89. Cocconi G, Lottici R, Bisagni G, et al. Combination therapy with platinum and etoposide of brain metastases from breast carcinoma. *Cancer Invest.* 1990;8:327–334.

90. Franciosi V, Cocconi G, Michiarava M, et al. Front-line chemotherapy with cisplatin and etoposide for patients with brain metastases from breast carcinoma, nonsmall lung carcinoma, or malignant melanoma. A prospective study. *Cancer.* 1999;85:1599–1605.

91. Bernardo G, Cuzzoni Q, Strada MR, et al. First-line chemotherapy with vinorelbine, gemcitabine, and carboplatin in the treatment of brain metastases from non-small-cell lung cancer: a phase II study. *Cancer Invest.* 2002;20:293–302.

92. Rosner D, Nemoto T, Lane WW. Chemotherapy induces regression of brain metastases in breast carcinoma. *Cancer.* 1986;58:832–839.

93. Boogerd W, Dalesio O, Bais EM, Van Der Sande JJ. Response of brain metastases from breast cancer to systemic chemotherapy. *Cancer.* 1992;69:972–980.

94. Robinet G, Thomas P, Breton JL, et al. Results of a phase III study of early versus delayed whole brain radiotherapy with concurrent cisplatin and vinorelbine combination in inoperable brain metastasis of non-small-cell lung cancer: Groupe Français de Pneumo-Cancérologie (GFPC) protocol 95-1. *Ann Oncol.* 2001;12:59–67.

95. Postmus PE, Haaxma-Reiche H, Smit EF, et al. Treatment of brain metastases of small-cell lung cancer: comparing teniposide and teniposide with whole-brain radiotherapy – a phase III study of the European organization for the research and treatment of cancer lung cancer cooperative group. *J Clin Oncol.* 2000;18:3400–3408.

96. Ushio Y, Arita N, Hayakawa T, et al. Chemotherapy of brain metastases from lung carcinoma: a controlled randomized study. *Neurosurgery.* 1991;28:201–205.

97. Guerrieri M, Wong K, Ryan G, Millward M, Quong G, Ball DL. A randomized phase III study of palliative radiation with concomitant carboplatin for brain metastases from non-small cell carcinoma of the lung. *Lung Cancer.* 2004;46:107–111.

98. Slichenmyer WJ, Rowinsky EK, Donehower RC, Kaufmann SH. The current status of camptothecin analogues as antitumor agents. *J Natl Cancer Inst.* 1993;85:271–291.

99. Ardizzoni A, Hansen H, Dombernowsy P, et al. Topotecan, a new active drug in the second-line treatment of small-cell lung cancer: a phase II study in patients with refractory and sensitive disease. *J Clin Oncol.* 1997;15:2090–2096.

100. Korfel A, Oehm C, von Pawel J, et al. Response to topotecan of symptomatic brain metastases of small-cell lung cancer also after whole-brain irradiation: a multicentre phase II study. *Eur J Cancer.* 2002;38:1724–1729.

101. Oberhoff C, Kieback DG, Würstlein R, et al. Topotecan chemotherapy in patients with breast and brain metastases: results of a pilot study. *Onkologie.* 2001;24:256–260.

102. Wong ET, Berkenblit A. The role of topotecan in the treatment of brain metastases. *Oncologist.* 2004;9:68–79.

103. Stupp RK, Gander M, Leyvraz S, Newlands E. Current and future developments in the use of temozolomide for the treatment of brain tumors. *Lancet Oncol.* 2001;2:552–560.

104. Newlands ES, Stevens MFG, Wedge SR, et al. Temozolomide: a review of its discovery, chemical properties, pre-clinical development and clinical trials. *Cancer Treat Rev.* 1997;23:35–61.

105. Zhu W, Zhou L, Qian JQ, et al. Temozolomide for treatment of brain metastases: a review of 21 clinical trials. *World J Clin Oncol.* 2014;5:19–27.

106. Abrey LE, Olson JD, Raizer JJ, et al. A phase II trial of temozolomide for patients with recurrent or progressive brain metastases. *J Neurooncol.* 2001;53:259–265.

107. Christodoulou C, Bafaloukos D, Kosmidos P, et al. Phase II study of temozolomide in heavily pretreated cancer patients with brain metastases. *Ann Oncol.* 2001;12:249–254.

108. Antonadou D, Paraskaveidis M, Sarris N, et al. Phase II randomized trial of temozolomide and concurrent radiotherapy in patients with brain metastases. *J Clin Oncol.* 2002;20:3644–3650.

109. Verger E, Gil M, Yaya R, et al. Temozolomide and concomitant whole brain radiotherapy in patients with brain metastases: a phase II randomized trial. *Int J Radiat Oncol Biol Phys.* 2005;61:185–191.

110. Biasco G, Pantaleo MA, Casadei S. Treatment of brain metastases of malignant melanoma with temozolomide. *N Engl J Med.* 2001;345:621–622.

111. Agarwala SS, Kirdwood JM, Gore M, et al. Temozolomide for the treatment of brain metastases associated with metastatic melanoma: a phase II study. *J Clin Oncol.* 2004;22:2101–2107.

112. Bafaloukos D, Tsoutsos D, Fountzilas G, et al. The effect of temozolomide-based chemotherapy in patients with cerebral metastases from melanoma. *Melanoma Res.* 2004;14:289–294.

113. Hwu WJ, Raizer JJ, Panageas KS, Lis E. Treatment of metastatic melanoma in the brain with temozolomide and thalidomide. *Lancet Oncol.* 2001;2:634–635.

114. Stewart DJ. Pros and cons of intra-arterial chemotherapy. *Oncologia.* 1989;3:20–26.

115. Yamada K, Bremer AM, West CR, et al. Intra-arterial BCNU therapy in the treatment of metastatic brain tumor from lung carcinoma. A preliminary report. *Cancer.* 1979;44:2000–2007.

116. Madajewicz S, West CR, Park HC, et al. Phase II study – intra-arterial BCNU therapy for metastatic brain tumors. *Cancer.* 1981;47:653–657.

117. Cascino TL, Byrne TN, Deck MDF, Posner JB. Intra-arterial BCNU in the treatment of metastatic tumors. *J Neurooncol.* 1983;1:211–218.

118. Madajewicz S, Chowhan N, Iliya A, et al. Intracarotid chemotherapy with etoposide and cisplatin for malignant brain tumors. *Cancer.* 1991;67:2844–2849.

119. Barth RF, Yang W, Rotaru JH, et al. Boron neutron capture therapy of brain tumors: enhanced survival following intracarotid injection of either sodium borocaptate or boronophenylalanine with or without blood-brain barrier disruption. *Cancer Res.* 1997;57:1129–1136.

120. Kroll RA, Neuwelt EA. Outwitting the blood-brain barrier for therapeutic purposes: osmotic opening and other means. *Neurosurgery.* 1998;42:1083–1100.

121. Gelman M, Chakares D, Newton HB. Brain tumors: complications of cerebral angiography accompanied by intra-arterial che-

motherapy. *Radiology*. 1999;213:135–140.

122. Newton HB, Stevens C, Santi M. Brain metastases from fallopian tube carcinoma responsive to intra-arterial carboplatin and intravenous etoposide: a case report. *J Neurooncol*. 2001;55:179–184.

123. Newton HB, Snyder MA, Stevens C, et al. Intra-arterial carboplatin and intravenous etoposide for the treatment of brain metastases. *J Neurooncol*. 2003;61:35–44.

124. Niranjan A, Lunsford LD, Ahluwalia MS. Targeted therapies for brain metastases. *Prog Neurol Surg*. 2019;34:125–137.

125. Livitzki A, Gazit A. Tyrosine kinase inhibition: an approach to drug development. *Science*. 1995;267:1782–1788.

126. Gibbs JB. Anticancer drug targets: growth factors and growth factor signaling. *J Clin Investig*. 2000;105:9–13.

127. Dillman RO. Monoclonal antibodies in the treatment of malignancy: basic concepts and recent developments. *Cancer Invest*. 2001;19:833–841.

128. Hao D, Rowinsky EK. Inhibiting signal transduction: recent advances in the development of receptor tyrosine kinase and ras inhibitors. *Cancer Invest*. 2002;20:387–404.

129. Newton HB. Molecular neuro-oncology and the development of "targeted" therapeutic strategies for brain tumors. Part 1 – growth factor and ras signaling pathways. *Expert Rev Anticancer Ther*. 2003;3:595–614.

130. Poon ANY, Ho SSM, Yeo W, Mok TSK. Brain metastases responding to gefitinib alone. *Oncology*. 2004;67:174–178.

131. Cappuzzo F, Ardizzoni A, Soto-Parra H, et al. Epidermal growth factor receptor targeted therapy by ZD 1839 (Iressa) in patients with brain metastases from non-small cell lung cancer (NSCLC). *Lung Cancer*. 2003;41:227–231.

132. Cappuzzo F, Calandri C, Bartolini S, Crinò L. ZD 1839 in patients with brain metastases from non-small cell lung cancer (NSCLC): report of four cases. *Br J Cancer*. 2003;89:246–247.

133. Ishida A, Kanoh K, Nishisaka T, et al. Gefitinib as a first line of therapy in non-small cell lung cancer with brain metastases. *Intern Med*. 2004;43:718–720.

134. Katz A, Zalewski P. Quality-of-life benefits and evidence of antitumor activity for patients with brain metastases treated with gefitinib. *Br J Cancer*. 2003;89:S15–S18.

135. Ceresoli GL, Cappuzzo F, Gregorc V, Bartolini S, Crinò L, Villa E. Gefitinib in patients with brain metastases from non-small cell lung cancer: a prospective trial. *Ann Oncol*. 2004;15:1042–1047.

136. Bohn JP, Pall G, Stockhammer G, Steurer M. Targeted therapies for the treatment of brain metastases in solid tumors. *Target Oncol*. 2016;11:263–275.

137 Lazaro T, Prastianos PK. Immunotherapy and targeted therapy in brain metastases: emerging options in precision medicine. *CNS Oncol*. 2017;6(2):139–151.

138. Chukwueke UN, Brastianos PK. Sequencing brain metastases and opportunities for targeted therapies. *Pharmacogenomics*. 2017;18:585–594.

139. Yousefi M, Bahrami T, Salmaninejad A, et al. Lung cancer – associated brain metastasis: molecular mechanisms and therapeutic options. *Cell Oncol*. 2017;40:419–441.

140. Martinez P, Mak RH, Oxnard GR. Targeted therapy as an alternative to whole-brain radiotherapy in EGFR-mutant or ALK-positive non-small-cell lung cancer with brain metastases. *JAMA Oncol*. 2017;3:1274–1275.

141. Venur VA, Leone JP. Targeted therapies for brain metastases from breast cancer. *Int J Mol Sci*. 2016;17:1543. https://doi.org/10.3390/ijms 17091543.

142. Long GV, Trefzer U, Davies MA, et al. Dabrafinib in patients with Val600Glu or Val600Lys BRAF-mutant melanoma metastatic to the brain (BREAK-MB): a multicentre, open-label, phase 2 trial. *Lancet Oncol*. 2012;13:1087–1095.

扩展阅读

143. Eckardt JR, Martin KA, Schmidt AM, White LA, Greco AO, Needles BM. A phase I trial of IV topotecan in combination with temozolomide daily time 5 every 28 days. *Proc ASCO*. 2002;21:83b.

144. Brooks BJ, Bani JC, Fletcher CDM, Demeteri GD. Response of metastatic gastrointestinal stromal tumor including CNS involvement to imatinib mesylate (STI-571). *J Clin Oncol*. 2002;20:870–872.

第 6 章

颅内转移瘤的神经外科治疗

Mark A. Damante, Joshua L. Wang, and J. Bradley Elder

Department of Neurological Surgery, The Ohio State University Wexner Medical Center, Columbus, OH, United States

1　引　言

尸检发现,大约有 25% 的癌症患者发生脑转移[1]。随着癌症治疗方式的不断改进和患者生存期的不断延长,这一比例可能还会增加[2,3]。颅内转移瘤最常发生在幕上区或幕下区,位于灰质-白质交界处,也可发生颅底、硬脑膜和/或软脑膜转移(leptomeningeal disease,LMD)。20 世纪早期,很少切除脑转移瘤,因为手术致残率和致死率很高。随着神经外科、神经麻醉技术的进步,很多曾经困扰着脑转移瘤神经外科治疗的围手术期并发症已经能够避免[4]。目前,手术切除瘤通常是单发或引起症状的脑转移瘤多模式治疗的一个关键环节,尤其是那些原发肿瘤对放射治疗中度敏感或不敏感的脑转移瘤。

20 世纪 90 年代,两项关于单发脑转移瘤的随机对照试验显示,手术切除肿瘤+全脑放疗(whole brain radiotherapy,WBRT)与针刺活检(Patchell 等)或非手术治疗(Vecht 等)+WBRT 相比,前者局部复发率(20% vs 52%)、总体生存率(OS,40~42 周 vs 15~24 周)和独立生活能力(38 周 vs 8 周)均优于后者[5,6]。Patchell 和 Vecht 的研究均显示,颅外肿瘤的稳定控制是预后良好的一个重要因素。有趣的是,Mintz 及其同事随后的一项研究显示,与单纯 WBRT 相比,手术切除+WBRT 并无总生存率(overall survival,OS)获益。然而,这些患者中近半数存在颅外疾病进展和功能状态评分不佳(KPS≥50)[7]。在 2005 年的一项 Cochrane meta 分析中,单发脑转移瘤、功能状态评分良好(KPS≥70)和全身疾病受控患者的 WBRT 联合手术切除治疗效果最好,表明选择适当的脑转移瘤病例进行手术治疗能使患者获益[8]。

自从 Patchell、Vecht 和 Mintz 的研究以来,人们一直在努力进一步明确哪些患者将从手术切除中受益。多个研究发现,就多发(≤3)脑转移瘤而言,切除全部转移瘤和切除部分转移瘤相比,前者能显著提高了患者生存率。而且,全切除多发脑肿瘤能获得与切除单发脑转移瘤相似的生存结果[9,10]。颅内病变的首次复发和再次复发时,无论是局部复发还是远处复发,再次手术也能延长总体生存率和改善生活质量[11]。除复发时间较晚(>4 个月)、患者年龄较轻和原发性恶性肿瘤等因素外,全身疾病控制和 KPS>70 仍然是改善总体生存率的预后因素。

此后,神经外科医生们为了提高手术效果,不断开展手术新技术和优化手术辅助手段。有些技术降低了脑转移瘤

手术致残率,侵袭性更小,疗效更好。本章将讨论脑转移瘤治疗中手术病例选择、最佳治疗策略、术中定位技术以及功能区定位和监测等问题。

2　初　次　治　疗

2.1　临床表现与组织学诊断

对于新发脑转移瘤患者,组织学诊断对后续的药物治疗、放疗和手术治疗至关重要。因此,是否对新发具有转移瘤特征的脑肿瘤进行组织活检成为外科治疗的首要决定之一。虽然大多数脑转移瘤患者有癌症病史,但有些患者并无明确的癌症病史。对来自 SEER 数据库的大规模数据分析发现:在 2011 年至 2015 年间 200 多万患者中,具有癌症病史的脑转移瘤(42 047 例患者)发生率约为每 10 万美国人 7.3 例,其中绝大多数原发于肺(80%),其次是黑色素瘤(3.8%)、乳腺癌(3.7%)和肾癌(3.0%)[12]。另一项对2010 年至 2013 年间 SEER 数据库中 26 430 例脑转移瘤患者的调查发现,12.1% 的脑转移同时伴颅外转移。研究报道黑色素瘤、非小细胞肺癌、小细胞肺癌和肾癌同时出现颅内和颅外转移的发生率最高[13]。由于疾病出现临床表现时往往会进一步进展,因此,同步诊断的患者往往比非同步诊断的脑转移瘤患者预后较差[12]。对这些患者,如果不能对全身病灶进行活检,可以考虑进行脑活检以明确诊断。对影像学不符合转移的颅内病变,也应考虑脑活检。

2.2　立体定向活检

组织活检可进行组织学诊断以及分子和遗传学分析,指导临床治疗。脑活检有几种手术方法,最常见无框架立体定向活检。其他包括基于框架的立体定向活检、MR 引导的立体定向活检、较新的机器人技术及开放式活检。

立体定向颅内活检通过横断面 MRI 或 CT 扫描结合神经导航活检计划软件来完成。影像资料于手术当天获取,以最大限度减少由于疾病进展或治疗引起的肿瘤相关解剖结构的各种变化,或者由于类固醇激素使用引起水肿减轻而发生的脑移位。手术前做好活检目标路径计划,通过大脑到活检目标的路径在手术前计划好,避免穿过功能区、血管或脑室系统。神经导航辅助规划术前路径和术中反馈。例如,立体定向活检针连接到神经导航棒,通过其上的传感器进行脑

内实时定位。导航精确度约 2mm 以内,精确度大小取决于登记注册使用的是术前三维成像的面部标志还是先前放置的基准点。目前无框架立体定向活检可规划多个深度和轨迹,以确保充分获取目标组织和最小化采样误差风险(图6-1)。对于脑深部或脑干病变,导航不准会导致灾难性的神经功能缺失。MR 引导活检可提高准确性,但延长了麻醉时间(图6-2)。

活检诊断成功率相当高,达到 96.5% ~ 99.7%,但除脑活检手术并发症外,也有误诊发生[14-16]。随着手术技术的改进和经验的增加,生存率和诊断率不断提高。Dammers 等早在 2008 年发表的数据显示 1996 年至 2006 年间接受有框架(n = 227)或无框架(n = 164)立体定向脑活检的患者中,诊断明确者占 89.4%[15]。随后,Dammers 小组评估了 2006 年至 2010 年间无框架立体定向活检结果(n = 160),并将其与前一项研究患者(n = 164)进行比较[14]。随访研究表明,活检相关致死率明显下降(0.6% vs 3.7%,P = 0.121),诊断成功率显著提高(98.2% vs 89.0%,P = 0.001)[14,15]。Kickingereder 等 meta 分析结果认为,如果考虑手术技术因素,那么单个机构每年进行的活检数目是提高诊断率唯一重要预测因素并不足为奇[16]。

目前立体定向活检的一个局限性是依赖面部标志注册和术前成像。对位置深在或较小的病变,细小误差就会导致明显的神经功能缺损。MR 引导下活检能够实时成像,显示

活检针的路径和深度,提高了准确性。实时 MR 引导经皮颅内活检是与脑深部电刺激术((DBS) lead placement, laser diod, DBS)电极植入、激光间质热疗法的激光二极管应用器放置和对流增强输液等类似的操作技术[17]。术前成像规划进入点、路径和活检目标。全身麻醉下,患者头部固定于框架中,与 MRI 配合的导航系统通过螺钉经皮连接到颅骨上。引导套管和活检目标的正确定位和径路由 MRIT1 加权成像实时确认。经皮螺旋钻作出进入点,活检针通过进入点放置到靶区。与立体定向活检一样,可以采取多个活检核心来提高样本大小和准确性。实时 MRI 可让神经外科医生评估目标病变位置和结构变化,并在必要时进行术中调整。此外,能观察到活检核心准确位置就不再需要用冰冻切片来明确病变组织。据研究,按照平均径向误差(1.3mm vs 1.2mm)和平均绝对尖端误差(1.5mm vs 2.2mm)测量,该系统用于颅内活检时精确度和用于 DBS 导线植入时精确度相近[17,18]。

立体定向颅内活检潜在获益超过其风险,总体并发症发生率不尽相同(1% ~ 10.5%)[14,19-21]。虽然立体定向活检风险较开颅手术开放性活检要低得多,但仍有潜在的灾难性神经功能损伤相关并发症。Kickingereder 及其同事对 38 项研究和 1 480 例脑干肿瘤活检的 meta 分析研究发现,立体定向颅内活检总体发病率为 7.8%,永久发病率为 1.7%,致死率为 0.9%[16]。颅内出血是最常见手术并发症。缜密的术前

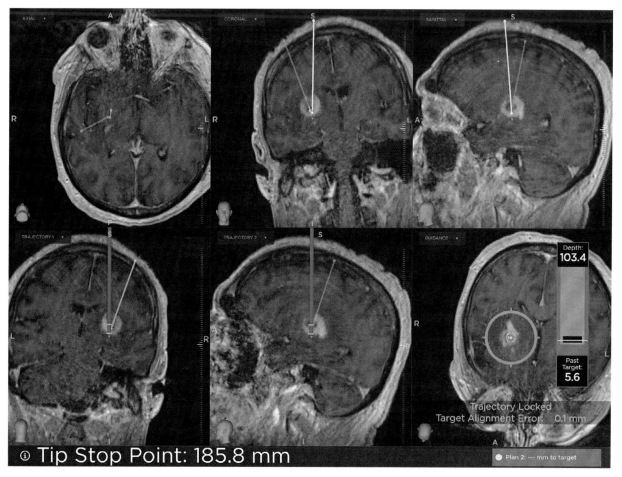

图 6-1　术中神经导航示右侧基底节区单发病灶两个独立的径路和活检深度。顺时针方向从顶部左侧:术前轴位、冠状位和矢状位 MRI、探针视角和与径路相交的两个视图。浅蓝和黄色线条:计划的径路;深蓝的底端:活检针实时定位图

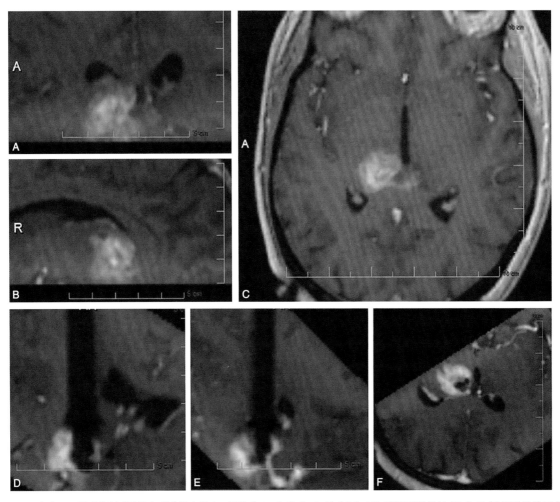

图 6-2 术中 MR 提示右侧丘脑均匀强化的占位(A,冠状位;B,矢状位;C,轴位)和 MR 引导下活检针(D 和 E,活检路径的正交图;F,探针视角)置入靶区

计划能避开影像学所示较明显的血管和脑沟,但活检针穿过脑实质时损伤微小血管仍可引起围手术期出血。虽然报道的术后影像上出血率高得惊人(一项研究高达 59.8%),但有临床症状的出血率较低[20,22]。一项 296 例的研究中有 26 例(8.8%)在术后 CT 扫描可见持续出血,但只有 3 例(1%)有临床症状[23]。一项 622 例立体定向活检类似评估表明,4.8%的患者有症状性出血[24]。

2.3 开颅手术

与活检相比,手术切除提高了患者生存结果。Patchell 等对 48 例患者前瞻性研究分析,其中 25 例手术后放疗,23 例脑活检后放疗。结果发现,与脑活检后放疗相比,手术切除后放疗患者复发时间延长(>59 周 vs 21 周,P<0.000 1)、生存率提高(40 周 vs 15 周,P<0.01)[5]。

转移瘤可发生在大脑任何部位,最常发生灰质和白质交界处,因此处毛细血管逐渐变细,肿瘤细胞难以通过出现堆积和生长。无论肿瘤位于皮层表面附近、沿颅底生长、还是在脑实质深处,都有相应的手术入路可以到达。对于浅表肿瘤,开颅术范围必须囊括整个肿瘤区域。然而,深部肿瘤手术通过较小的开颅就可达到,因为颅内手术视野会随着远离颅骨而变得更宽。对于深部或功能区肿瘤,手术技术和神经

电生理技术可最大限度减少术中对正常脑的损害,这将在下文中进一步讨论。

深部肿瘤常可通过微创(也称"锁孔")开颅切除,这是对传统开颅术的改进[25]。锁孔开颅术在开颅范围内可囊括全部入路角度且范围小于病灶,可通过内镜肿瘤进一步观察和处理肿瘤,不过并不是所有微创开颅术都需要用到内镜。多项研究表明,锁孔开颅术安全、有效,可全切除肿瘤,包括脑转移瘤[26-30]。锁孔开颅术的脑转移瘤全切除率为 74%~87%,包括同时接受多个部位微创开颅术。并发症发生率为 2%~9%,大多数患者功能状态评分提高[28-30]。微创开颅术后并发症与常规开颅术大致相当:感染和脑脊液漏虽罕见,但常有报道。38 例微创切除的转移瘤患者,中位 WHO 功能状态评分从 2 改善到 1,所有患者术后功能状态评分均为 2 或更高(术前功能状态评分范围从 0 到 4)[30]。

眶上(眉弓)开颅是另一种微创开颅术,对于直径小于 5cm 病变,此入路可达额极、额下、鞍上和鞍后区域[31-33]。在眉弓处或眉弓正上方做切口,沿眉弓弧度,可选择进一步向外侧做延伸切口,该切口进行额下开颅术,可选择切除眶缘或保留眶缘。一项 418 例眉弓开颅手术结果显示,患者对面部美容度(93%患者报告"非常满意"或"相当满意",这是五项评分中最好的两个选项)和疼痛(89%患者报告"没有"或

"很轻"的术后瘢痕疼痛和头痛)的满意度很高[34]。入路相关并发症罕见,只有 2% 有咀嚼困难(均为暂时性),5.6% 额肌麻痹(全部患者中 2.1% 有永久性麻痹),8.3% 额部感觉减退(全部患者中 3.4% 有永久性感觉减退)。

2.4　管状牵开器

长期以来,对于深部病变,神经外科医生一直用牵开器保持手术区充分可视化[35]。与脑压板相比,圆柱形或管状牵开器(俗称"通道")可对手术通道侧壁施加均匀压力,最大限度减少因牵开器引起的损伤,同时能保持手术通道畅通[35-38]。进一步优化该技术可用术前弥散张量成像(diffusion tensor imaging, DTI)识别白质投射纤维,选择对白质纤维束破坏最小但可能不是脑实质内最短的路径[37]。一开始使用的金属圆柱状通道,可固定在立体定向头架上,以确保术中精准置入[35]。随着无框架立体定向技术和显微镜光学技术发展,术中重置通道变得更容易,对全部肿瘤总体可视化程度提高。内镜可提供更好的视野,特别是成角镜头可观察切除腔的近侧壁,但这也限制了"通道"内的操作空间[39]。而迭代数次的外视镜,不占用通道内空间,可进一步改善"通道"和显微视野的灵活性。

3　肿瘤切除技术

脑转移瘤由实质性和/或囊性组成[40],通常边界清晰,浸润到周围脑组织的瘤细胞深度常不超过 5mm[41]。肿瘤周围有胶质细胞组织与脑组织分开,沿这一界面分离可安全切除肿瘤。

3.1　整块切除技术

整块切除(或切除全部肿瘤作为标本)脑转移瘤可降低术后 LMD 发生率。一项单中心 542 例幕上脑转移瘤的回顾性研究发现,整块切除 LMD 发生率为 3%(351 例中 11 例),明显低于分块切除的 9%(191 例中 17 例)[42]。同样,另一项回顾性研究发现,260 例颅后窝转移瘤整块切除 123 例中有 7 例(6%)发展为 LMD,而行分块切除的 137 例中有 19 例(14%)发展为 LMD[43]。两项研究结果在均衡肿瘤大小、位置和患者特征等影响因素后仍然具有意义。对于富血管性肿瘤,如来自肾癌的转移瘤,整块切除可减少手术出血,缩短手术时间,降低并发症。一项对 1 033 例患者研究表明,与分块切除相比,整块切除降低了功能区肿瘤和一些较大的肿瘤术后并发症[44]。此外,一项对 570 例单发脑转移瘤患者的回顾性研究发现,对体积 <10cm³ 的肿瘤,整块切除显著降低了局部复发率[45]。然而,整块切除技术上并不总是可行和安全的,尤其是对于大的或位于功能区的肿瘤。

3.2　超全切除技术

理论上讲,"超全切除"或"显微全切除"浸润脑实质的恶性肿瘤细胞,可降低脑转移瘤局部复发率[41,46-48]。包括 165 例患者的四项回顾性研究,按照"显微全切除"标准仔细切除肿瘤后,再额外切除肿瘤周 5mm 脑组织。其中一项研究,从额外切除的边缘组织获得术中冰冻活检样本直到没有发现肿瘤细胞来证实"显微全切除"(或"边缘干净")[41]。在所有四项研究中,"超全切除"耐受性良好,可通过唤醒麻醉开颅和术中监测安全切除功能区肿瘤[46]。此外,生存结局表明,"超全切除"改善了局部肿瘤控制[41-47]。Yoo 及其同事研究表明,43 例非功能区脑转移瘤患者取得了"显微全切除",术中证实肿瘤边界外脑实质切缘呈阴性;51 例功能区脑转移瘤患者接受了标准全切除。"显微全切除"组 1 年和 2 年局部复发率只有 29% 和 29%,而标准全切除组为 59% 和 63%(P=0.04)。尽管"显微全切除"组和标准全切除组中位总生存率(10.3 个月 vs 11.0 个月)没有差异,但"显微全切除"组 2 年生存率显著提高(27% vs 4%,P=0.000 1)。需要前瞻性研究来进一步明确"超全切除"术在脑转移瘤治疗中的作用。

3.3　分块切除技术

对于功能区或非常大的肿瘤(>3cm),沿肿瘤周围激进地分离脑组织造成牵拉性脑缺血和不可接受的神经功能缺失。因此,通过纵向皮质切开所进行的整块切除术带来的风险会超过提高局部肿瘤控制率和降低 LMD 发生率所带来的潜在益处。这种情况下,可以选择从内到外逐步切除肿瘤。可以用超声吸引器粉碎和吸除肿瘤,不断减小肿瘤体积,最大限度减少对正常脑组织牵拉和操作。一项对 1 028 例颅内肿瘤切除(包括转移瘤以及原发中枢神经系统肿瘤和脑外肿瘤)的研究发现,使用超声吸引器具有相对较低的手术发病率,10% 患者出院时 KPS 显著下降(显著下降定义为如果基线 KPS≥80,下降 20 点或更多;如果基线 KPS<70,下降 10 点或更多)[49]。通过管状牵开器切除深部肿瘤,"通道"所提供的较小工作直径限制了整块切除的可能性。此外,这些病变常位于深部功能区,包括基底节和丘脑,肿瘤分离过程中过度牵拉可致严重功能缺失。

3.4　多发脑转移瘤

随着现代影像学技术发展,多达 80% 患者 MRI 上同时有一个以上脑转移瘤,大约 50% 患者有 3 个或更多[50]。由于预后不良,多个脑转移瘤常被认为手术切除相对禁忌证。此类患者常接受持续全身治疗和/或 WBRT 治疗。WBRT 仍被认为是多发转移灶或多个放射敏感灶的一线治疗方法。与 SRS 相比,WBRT 引起放射相关的认知功能下降风险更高,虽然同时应用美金刚或保留海马的 WBRT 新疗法可降低这种风险[51,52]。手术切除多发性脑转移的作用尚不明确[9,53-55]。手术切除目的是减轻肿瘤占位效应和/或相关瘤周水肿,减少神经功能缺失及致痫病灶,改善生存状况。外科治疗策略包括切除多个病灶中引起症状的病灶,或者通过一次或多次开颅同时切除多个转移病灶。有关切除多发脑转移瘤的单个或症状性病灶的数据是不一致的。Paek 等回顾性分析了 208 例脑转移瘤患者资料,其中 191 例行单个脑转移瘤切除(其中单发患者 132 例,多发患者 59 例),17 例行多个脑转移瘤切除[54]。单个脑转移瘤患者中,30% 单发病灶和 37% 多发病灶术后 KPS 评分改善[54]。4% 单发病灶者发生病情恶化,而多发病灶者只有 9% 发生病情恶化[54]。虽然多发转移瘤患者预后可能较差,但手术切除能使多达 2 个转移瘤的患者中位生存期与单发患者相似。然而,应该注意的是,非功能区或近功能区肿瘤的全切除($P<0.001$)和 KPS 改善($P=0.0018$)显著高于功能区肿瘤。最终,只有行一个或更多病灶切除的递归分区分析(recursive partitioning analysis,RPA)Ⅰ类患者神经症状稳定或逆转和 OS 提高,同时致残率和致死率没有增加[54]。大多数患者接受了与 OS 改善有关的术后放疗和全身化疗[54]。

Wroynski 等对 70 例乳腺癌脑转移患者的研究表明,与单发转移患者($n=54$,OS 13.9 个月,$P=0.28$)相比,多发转移患者($n=16$,OS 14.8 个月)术后生存率没有改善,但他们没有具体说明多发性转移患者中有多少病灶被切除[56]。值得注意的是,以上回顾性研究中,大多数患者术后某个时候接受了挽救性 WBRT,与少数未接受 WBRT 患者相比,这些患者 OS 显著改善[54,56]。有关多个颅内转移瘤是否要切除单个主要或症状性病灶尚无定论。因此,需要根据患者评分状态、肿瘤相关解剖和原发肿瘤的病理诊断,并经神经外科、内科和放射肿瘤科多学科讨论后做出决策。

某些情况下,单次或多次开颅手术同时切除多个(2~4)颅内病变可让一些适宜的患者受益[9,53,56]。然而,尚不清楚切除多个肿瘤是否还有其他益处,尤其是涉及是否能切除所有病灶,还是只切除部分病灶而留下其他病灶。Bindal 等评估了一组多发性脑转移瘤(2~4 个病灶)患者,其中切除多个而不是全部脑转移灶(A 组,$n=30$)和切除全部脑转移灶(B 组,$n=26$),并将其与 26 例与 B 组匹配行单个脑转移灶切除患者(C 组)进行比较[9]。B 组(14 个月,$P=0.003$)和 C 组(14 个月,$P=0.012$)的 OS 与 A 组(6 个月)相比均有显著改善。B 组和 C 组的 OS 无显著性差异($P>0.05$)。此外,3 组的并发症发生率和死亡率相似,B 组和 C 组的复发率相似。Salvati 等最近发表的一项研究中,32 例多发性脑转移患者(25 例 2 个病灶,7 例 3 个病灶)行全部病灶切除,与之相匹配 30 例行手术切除的单发病灶患者,两者预后相似(OS 分别为 14.6 个月和 17.4 个月,$P=0.2$)[55]。然而,多发性脑转移患者只有在颅内病变≤3 个病灶、KPS>60、全身疾病控制良好、预后>3 个月时才显出手术的生存益处[55]。根据现有文献,只有所有病灶都能切除的多发脑转移瘤患者能从手术切除中获益。这可能将适宜患者限制在最多四个病灶,并且这些病灶都有可能被完全切除。否则,仍然可能是包括全身化疗和放射治疗在内的其他治疗方式优于手术切除。

4 手术辅助技术

自从手术治疗脑转移瘤被首次证明可改善患者结局以来,科学和技术的发展提高了手术效率和临床结果。脑转移瘤使用的技术从常规监护技术如无框架立体定向神经导航到不常见的如三维超声技术不等。

4.1 荧光技术

神经外科用于指导肿瘤切除的两种荧光剂是 5-氨基乙酰丙酸(5-aminolevulinic acid,5-ALA)和荧光素。尽管 5-ALA 提高了胶质瘤切除范围和无进展生存时间,但脑转移瘤并没有显示出与之一致的结果(在一组 84 个转移瘤病例的报道中仅为 41%),且与转移灶原发部位或组织病理亚型无关[57]。Kamp 及其同事研究表明,5-ALA 指导手术切除与提高患者生存率无关[57]。5-ALA 切除单个脑转移瘤患者中位 OS 为 15 个月。此外,5-ALA 荧光也不能预测该患者队列的局部复发率。

另一组 95 例脑转移瘤患者研究中,术中使用荧光素的全切除率为 83%,与历史对照组全切除率 54%~76% 相比有所改善,术后无不良事件发生[58-60]。没有报道术中应用荧光素的生存结果。

4.2 神经导航技术

将术中横断面成像映射到与立体定向框架相关的参考网格上基于框架的立体定向系统已经很大程度上被无框架导航所取代,无框架导航利用面部标志点或表面基准点将术前(或术中)的横断面成像重建为三维模型进行注册登记。无框架系统能提供 2~4mm 的注册精度,并且不需要框架就能使用导航"棒"进行几乎即刻定位[61]。"神经导航"系统对于设计皮肤切口、开颅和到达病变的径路特别有用。然而,由于导航所用图像是术前获得,所以无法识别术中脑部移位(可能由脑脊液丢失、渗透剂使用、对正常脑组织的操作和切除肿瘤引起)引起的解剖变化。但无论是用 CT、MRI,还是 3D 超声,导航可在术中通过进一步的横断面成像更新。虽然没有关于神经导航仅用于脑转移瘤的研究数据,但胶质母细胞瘤切除术的早期数据显示,在没有明显延长手术时间的情况下,神经导航明显提高了肿瘤切除程度[62]。

4.3 术中成像技术

术中 CT、超声和 MRI 可以实时识别肿瘤并更新导航系统。术中超声被广泛使用,成本低廉,方便快捷,且可重复使用。由于肿瘤细胞密度高,脑转移瘤在超声上表现为高回声,很容易与周围正常脑组织区分开来。囊性肿瘤表现为高回声的囊壁和中心低回声的囊液。超声易于反复进出术野,评估肿瘤切除程度(图 6-3)。三维超声导航是这项技术的进一步完善,可以更新神经导航以解决脑移位问题[63,64]。多项试验研究表明,术中超声提高了肿瘤切除程度和术后 KPS 评分[65]。

尽管成本高昂,但术中 MRI(intraoperative MRI,iMRI)的使用变得越来越广泛。iMRI 可更新导航系统,评估切除程度,并识别手术并发症,如血肿形成。但成像分辨率的增加被患者全身麻醉下额外的操作流程和增加的时间所抵消,这使得 iMRI 明显不如术中超声方便[66,67]。由于大多数脑转移瘤边界清晰,易于与正常脑组织区分,iMRI 在神经外科肿瘤学中的应用通常聚焦在胶质瘤手术上。Livne 及其同事对 163 例患者研究发现,iMRI 与增加强化病灶的切除程度有关,包括 73% 转移灶大体全切除[67]。在 163 例的患者队列中,iMRI 让 69 例患者扩大切除范围,包括功能区 53 例患者中的 28 例,这些患者最初计划进行不完全切除。然而,转移瘤患者在 iMRI 检查中需要进一步切除以达到最大切除范围的可能性只是低级别脑胶质瘤的一半[68]。

术中 CT,无论是便携式还是在安装在滑动架上,较之 iMRI 具有操作流程简便和速度优势,但会受到软组织分辨率

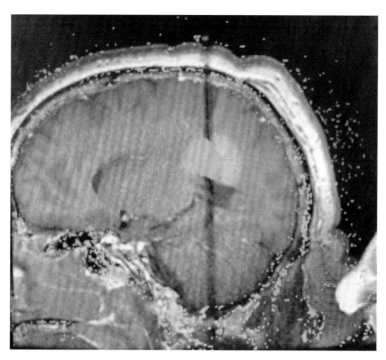

图 6-3　术中 MR 成像与激光间质热疗的光纤维正交图显示动态监测脑组织温度

限制。因此,对侵犯颅底肿瘤和血管病变进行术中 CT 血管成像最有用。

4.4　术中脑定位技术

对于功能区肿瘤,可在术前和术中对运动或语言功能进行皮层功能定位。功能性 MRI 和弥散张量成像常分别用于识别重要皮层位点和白质纤维传导束[69,70]。然而,与神经导航一样,这些成像模式易受到术中脑移位限制。

术中神经电生理监测利用皮层对外周输入反应和直接刺激皮层并记录外周运动反应。当刺激对侧正中神经、尺神经或胫后神经时,可将条形记录电极放置在皮层表面记录躯体感觉诱发电位(somatosensory evoked potential,SSEP)。由于感觉诱发电位为负电位,运动诱发电位为正电位,因此可在两个显示"相位反转"的相邻导联之间识别中央沟,从而定位相邻的初级运动脑回和初级躯体感觉脑回。术中辨认运动和感觉皮质可规划手术入路,最大限度减少术后运动或感觉缺失风险。

相反地,电刺激可在皮层或皮层下进行,并在周围记录。根据麻醉类型不同,通过皮层刺激周围放置电极或直接观察肢体运动来测量运动诱发电位(motor evoked potential,MEP)[71]。同样地,可通过刺激皮层下白质运动通路诱发运动反应,但其可靠性往往不如皮层刺激[72]。对于深部病变,这种"白质定位"可用来证实术前 DTI 和规划手术路径。

对于运动区定位,唤醒开颅术可增加直接皮层刺激敏感性和特异性。相反,对运动区肿瘤,有文献报道,全麻下(有或没有术前定位)使用 SSEP 和 MEP 进行术中监测和定位,更安全,术后并发症最少[73-75],但全麻下 MEP 确实存在假阴性[76]。Sanmillan 和同事报道 33 例行手术切除的脑转移瘤患者,4 例术后出现运动功能恶化,2 例术后出现新的感觉障碍,但在第三个月随访时均完全恢复。

然而,Krieg 和他的同事们通过术中神经监测切除 56 例幕上转移瘤,7 例(12.5%)患者出现新的永久性运动障碍,5 例(9%)出现暂时性运动缺失,12 例(21%)患者术后肌力改善[77,78]。相比之下,8 项研究中 135 例运动或语言区脑转移瘤患者行唤醒开颅手术,76% 患者术后神经功能保持稳定或立即改善,24% 患者术后神经功能转差,这些患者中有 96% 的人经过很长时间神经功能改善至术前或更好。Magill 和同事回顾性研究了 49 例原发性运动皮层内源性脑肿瘤患者的临床资料,认为在唤醒和睡眠状态下进行开颅手术患者的肿瘤切除程度和远期结果没有差异[79]。由于缺乏高质量的前瞻性数据,唤醒与睡眠开颅手术的选择往往基于个案研究,并在很大程度上取决于外科医生的偏好、麻醉熟悉程度、术前和术中定位和监测质量,以及患者个人选择。

5　其他神经外科技术

5.1　立体定向放射外科

历史上,WBRT 是放射治疗脑转移瘤的标准模式。随着立体定向放射技术的发展,如 Gamma Knife,CyberKnife 和基于 LINAC 技术,WBRT 已经在很大程度上作为一种挽救技术用于治疗多发脑转移瘤和对放疗敏感的脑转移瘤,这主要是由于立体定向放射外科(stereotactic radiosurgery,SRS)副作用少和局部控制好[52]。SRS 可向大脑的一个精确区域提供更高剂量的照射,同时使健康脑组织受到极低剂量照射。SRS 的目标病灶可通过横断面扫描来定位,以便确定要照射的体积和快速剂量衰减点,从而避免损害周围健康脑组织。SRS 已不断被改进,包括与手术切除和/或全身治疗匹配的多种剂量、剂量方案、分割放疗和治疗时机。1~5 次治疗的短疗程也是 SRS 一个优势。

单独 SRS 的效果视病灶大小和数量而定。SRS 对单发 ≤3cm 脑转移瘤效果好,对病灶>3cm 时[80] 没有优势,而且 副作用(如放射性坏死)会增加。目前还没有一个公认的 SRS 安全有效照射最大转移瘤数量。SRS 过去一直用来治疗 单一病灶,但 Chang 等认为 SRS 可使多达 3 个脑转移瘤患者 受益[81]。Suh 等支持 SRS 治疗多达 4 个病灶[82]。然而最 近,日本 Leksell 伽马刀协会认为 2~4 个和 5~10 个脑转移瘤 患者 OS 相似。单发转移灶患者 OS 明显优于 2~4 个和 5~ 10 个转移灶组;而 2~4 个和 5~10 个转移瘤组单独应用 SRS 治疗时 OS 无明显差异[83]。挽救性 WBRT、SRS 或手术切除 的比率在 2~4 个和 5~10 个脑转移组之间没有差异。本研 究表明 SRS 治疗 2~10 个颅内病变时 OS 并不劣于 WBRT,但 仍推荐对颅内疾病高风险患者应用 WBRT[84,85]。

Bindal 及其同事报道,与单纯 SRS($n=31$)相比,单纯手 术切除($n=62$)有更长的 OS(16.4 vs 7.5 个月,$P=0.001\,8$) 和更低的神经功能致死率($P=0.000\,1$)。然而,并无后续研 究支持这一研究结果[86]。例如,Auchter 等用相同的纳入标 准,将 122 例 SRS+WBRT 治疗的患者与历史上 Patchell 等的 手术+WBRT 队列进行回顾性比较研究,发现 SRS+WBRT 的 OS 更长(分别为 56 周和 40 周)[5,87]。另外,Muacevic 等比较 了 33 例手术加 WBRT 和 31 例单纯 SRS 治疗结果,并确定组 间局部对照无差异,提示单发性脑转移瘤可能适合微创 SRS 治疗[88]。鉴于数据不一致,很难比较手术与 SRS 的 OS 和局 控率。手术切除联合放疗能为合适的患者提供最佳局部控 制和生存效益。

手术切除后潜在显微病灶的辅助治疗,SRS 已成为标准 治疗模式。虽然 WBRT 是初始放疗策略的选择,但多项回顾 性和前瞻性研究均表明 SRS 具有相似局部控制率和更低认 知损害副作用,术后辅助 SRS 更受欢迎。由 Choi 等最早开 展 SRS 治疗脑转移瘤的回顾性研究,评估了 120 个手术切除 瘤床,在不增加毒性风险(3% vs 8%,$P=0.27$)的情况下,术 后 SRS 治疗时在手术切除瘤床周围附加照射 2mm 切缘,其 12 个月局部失败率为 3%,而没有附加切缘照射的为 16% ($P=0.042$)[89]。研究者发现,72% 患者可避免 WBRT,同时 也强调需要扩大瘤床周缘以提高术后 SRS 疗效[89]。另一项 前瞻性研究证实了这一研究结果,该研究评估了 39 例患者, 共 40 个病灶,与 10 例未放疗患者相比,术后 SRS 治疗的 40 个病灶局部失败率显著降低(15% 和 50%,HR 0.24,$P=0.008$)[89,90]。当肿瘤≥3cm 时,术后 SRS 治疗局部失败风险 增加[90]。

一项多中心回顾性研究分析了 223 例大的脑转移瘤(≥ 4cm³),其中 66 例单独接受 SRS 治疗,157 例术前($n=63$)或 术后($n=94$)辅助 SRS 治疗,肿瘤均全切除。与单纯 SRS 相 比,手术加 SRS 显著改善 OS(2 年 OS 38.9%,而单独 SRS 为 19.8%,$P=0.01$)[91]。这项研究是为数不多的表明与单独 SRS 相比,术后辅助 SRS 可使 OS 受益的研究之一。然而,如 上所述,对于大于 3cm 的肿瘤,SRS 通常不作为主要治疗手 段。因此,生存率提高可能不是直接归因于辅助 SRS 治疗, 而是由于额外的手术切除。

SRS 治疗也降低 WBRT 相关的神经认知能力下降风险。 一项术后 WBRT 和术后 SRSⅢ期随机临床试验比较研究发

现,两者 OS 没有显著差别(分别为 12.2 个月和 11.6 个月, $P=0.70$),但 SRS 显示无认知衰退间隔时间更长(分别为 3.7 个月和 3.0 个月,$P<0.000\,1$)[92]。一项包含 8 项 646 例 患者(238 例术后 SRS 治疗,408 例术后 WBRT 治疗)的大型 meta 分析证实,与术后 WBRT 相比,术后 SRS 虽具有相似的 OS 和局部控制率,但其导致认知能力下降风险较低[93]。另 外,文献中还提到重要一点,即与术后 WBRT 相比,OS 没有 提高,但术后 SRS 软脑膜疾病发生风险更高(相对风险 2.99,95% CI 1.55~5.76)[93]。

术前或新辅助 SRS 是联合放疗和手术的新策略。正在 研究的新辅助 SRS 多个理论优势包括:改善治疗靶点结构 (减少对正常脑组织照射,降低症状性放射性脑坏死发生), 肿瘤细胞灭活(降低肿瘤播散率和 LMD),以及增加肿瘤抗 原暴露(增加检查点抑制疗法有效性)。与边界不清的手术 切除野相比,手术前就有更为清晰的靶区,这可减少扩大手 术切除瘤床边缘放疗需求[94,95]。此外,患者术后临床过程变 异可致术后 SRS 出现不可预测的延迟或取消,而新辅助 SRS 不存在这一情况[90,95]。此外,新辅助 SRS 可减少术中肿瘤 细胞分块切除时播散,以降低 LMD 发生风险[94,95]。

在一项小型前瞻性试验中,47 例患者,51 个病灶,平均 术前 1 天行新辅助 SRS 治疗,1 年和 2 年局部控制率分别为 85.6% 和 71.8%,均高于 SRS 研究中报道的局部控制率[94]。 一项多中心回顾性研究分析了 180 例手术切除的 189 个脑 转移瘤患者临床资料,比较了手术前 48 小时内接受新辅助 SRS($n=66$)和术后 SRS($n=114$)的治疗结果,发现两组在 OS(HR 0.74,95% CI 0.52~1.06,$P=0.1$)、1 年局部复发 (HR 1.55,95% CI 0.75~3.2,$P=0.24$)或 1 年远处颅内复发 (HR 1.08,95% CI 0.68~1.7,$P=0.75$)方面无显著差异[94]。 最重要的是新辅助 SRS 组患者在治疗后 2 年软脑膜疾病 (3.2% vs 16.6%,HR 4.03,95% CI 1.2~13.6,$P=0.02$)和症 状性放射性脑坏死(4.9% vs 16.4%,HR 8.14,95% CI 2.6~ 30.74,$P=0.002$)发生率显著降低[94]。放射性脑坏死发生率 较低可能是由于新辅助 SRS 组使用了较低的外周照射剂量 (14.5Gy vs 18Gy,$P<0.001$)、较小的中位边缘(0mm vs 2mm, $P<0.001$)以及较低的处方等剂量线(80% vs 92%,$P<0.001$)[96]。

新辅助 SRS 有几个潜在的缺点。术后 SRS 数据显示,病 变大小是局部复发的预测因素,比起大肿瘤,越小的肿瘤复 发率越低,尤其是当肿瘤>3cm 时,切除的瘤腔往往小于转移 灶原始体积。其次,新辅助 SRS 在放疗前无法获得病理诊 断。尽管有这些缺点,但数据显示新辅助 SRS 方法比术后 SRS 方法更有优势,特别是其有症状的放射性坏死和 LMD 发生率更低[94,96]。

5.2 激光间质热疗

激光间质热疗(laser interstitial thermal therapy,LITT)是 一种微创手术技术,即通过颅骨钻孔,置入光纤将热能传递 到目标病灶。该技术最近成为癫痫、神经退行性疾病和脑肿 瘤的治疗选择。放置 LITT 光纤后,术中使用 MRI 监测组织 热力学,以确保有效的热消融,同时行立体定向放疗和全身 化疗等辅助治疗,而不损害周围健康脑实质(图 6-4)[97]。与

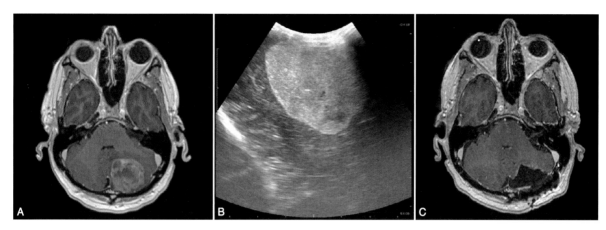

图 6-4　术中超声辅助切除胃肠道转移性腺癌。(A)轴位 T1 钆 MR 增强显示位于小脑左半球的大而不均一强化肿块,并伴有血管源性水肿和第四脑室占位效应。(B)具有代表性的术中 B 超图像,显示靠近探头高回声肿块和远离探头的高回声小脑幕(图像左侧)。(C)术后轴位 T1 钆 MR 增强显示肿瘤完全切除

SRS 相似,LITT 可达到手术无法到达的深部肿瘤[97,98]。LITT 局限于线性轨迹,不会遇到重要结构,如血管系统、脑室系统或功能区[97]。血供丰富和/或弥漫性病变可能不适合 LITT。病变大小是 LITT 关键因素,因为消融程度与疗效密切相关。一项研究表明,当至少 97% 肿瘤体积被消融时,PFS 显著延长[98-100]。非常大的病变可以考虑分期治疗以避免并发症[98]。除了治疗转移瘤外,LITT 还可用于治疗放射性脑坏死,其中 2% ~ 10% 的 SRS 患者发生症状性脑坏死[101]。

越来越多的证据表明,LITT 能有效治疗复发性脑转移瘤和放射性脑坏死,可以缓解症状、减少对类固醇依赖[100,102-104]。立体定向放射外科手术后激光消融(Laser Ablation After Stereotactic Radiosurgery,LAASR)试验,即脑肿瘤 LITT 治疗的第一个多中心前瞻性试验(42 例患者,其中 19 例放射性脑坏死,20 例复发性肿瘤,3 例病理诊断不明)结果显示,30% 患者在 LITT 后 12 周能够停止或逐渐减低类固醇剂量[100]。LAASR 试验表明转移灶完全消融与次全消融的重要性,因为它与病灶进展相关。在 LAASR 研究中,仅 25% 完全消融患者出现肿瘤进展,而在此完全消融肿瘤中 62.5% 的患者出现进展[100]。一项类似的多中心回顾性研究评价了 30 例既往接受过放疗的脑转移瘤患者,显示 73.3% 的患者能在中位时间 5 周内停用类固醇,并且几乎一半患者观察到症状改善(32% 患者完全消失,16% 患者部分消失)[104]。虽然 LITT 似乎对复发性肿瘤和放射性脑坏死有用,但尚不清楚 LITT 是否优于开颅术。

与开放性手术切除相比,LITT 治疗脑转移瘤作用尚不清楚。文献中最大规模的回顾性分析包括 75 例既往接受放疗的脑转移瘤患者(42 例复发,33 例出现放射性脑坏死),这些患者接受 LITT(16 例复发,18 例出现放射性脑坏死)或开颅手术(26 例出现肿瘤复发,15 例出现放射性脑坏死)治疗[102]。在本研究中,两组 PFS(1 年 PFS 分别为 72.2% vs 61.1%,2 年 PFS 分别为 60.0% vs 61.1%,$P = 0.72$)和 OS(1 年 OS 分别为 69.0% vs 69.3%;2 年 OS 分别为 56.6% vs 49.5%,$P = 0.90$)没有显著差异。LITT 与开颅手术两组临床结果相比较,围手术期并发症发生率(35.3% vs 4.4%,$P = $

0.32)以及停止类固醇治疗(34.8% vs 47.4%,$P = 0.53$)无显著差异。尽管两组总体(完全或部分)症状改善(87% vs 90%)相似,但开颅术后症状完全缓解率显著高于 LITT(分别为 72.4% vs 26.1%,$P < 0.01$)。开颅手术和 LITT 后大约 40% 患者需挽救性放疗($P > .99$),特别是在接受放射性脑坏死治疗的患者中,术后贝伐珠单抗使用率两组并没有显著差异(分别为 38.9% vs 20%,$P = 0.28$)。虽然是同类研究中规模最大,但本研究回顾性性质影响了 LITT 治疗脑转移瘤结论的可靠性。因为患者选择偏倚,尤其是对于复发性脑转移瘤患者,是一个值得关注的问题。

目前的文献研究表明,LITT 对既往接受过放疗的复发性脑转移复发或放射性脑坏死治疗具有相当一致的益处。然而,与传统开颅手术相比,LITT 治疗这些疾病的疗效并不确切。上述 Hong 等的回顾性研究,开颅手术和 LITT 治疗复发性肿瘤和放射性脑坏死没有明显差异。然而,与开颅手术相比(4.5 小时,$P < 0.0001$),LITT 的麻醉时间要明显长些(7.6 小时)[102]。虽然目前尚无该方面的数据资料,但与开颅手术相比,LITT 的成本效益以及医院资源分配诸如 LITT 手术的手术时间和麻醉尚未确定。还需要其他前瞻性和随机对照临床试验来比较 LITT 与开颅手术治疗复发性脑转移瘤或放射性脑坏死。

6　复发的治疗-何时再次切除

20% ~ 40% 的脑转移瘤患者在单独手术切除后复发[5,9,11,105]。当单独使用 SRS 治疗时,高达 45% 的患者观察到颅内远处复发[106]。相比之下,在一项随机临床试验中,与单纯放疗(12/23,52%,$P < 0.02$)相比,单发脑转移瘤患者手术切除后局部复发率较低(5/25,20%)[5]。复发风险取决于初始治疗时脑转移瘤的数目和大小以及颅外疾病情况[107]。复发定义为次全切除或显微镜下残留病变导致的局部复发,或出现新脑转移灶的远处复发。尤其是在既往接受过放疗的脑转移瘤或接受过全身检查点抑制剂治疗的患者中,疑似复发可能被治疗效应混淆(假性进展、放射性脑坏死)。复发性脑转移瘤可选择的治疗方式包括复发性病灶手术切除、

LITT 或 SRS 或 WBRT 照射。

　　手术切除复发转移灶的临床决定取决于多种因素,包括解剖位置、肿瘤组织学和患者的临床表现和功能状态。Sundaresan 及其同事前瞻性研究认为:颅外情况稳定的有症状的复发性脑转移瘤患者可以再次手术切除病灶[105]。21例患者的分析结果表明再次手术是恢复神经系统基线状态的重要治疗选择,可使 2/3 的患者 KPS 改善至 80 或以上。此外,Bindal 及其同事回顾性分析了 48 例初次切除后复发患者的临床资料。再次手术后,中位生存期为 11.5 个月,与既往研究中接受首次开颅手术患者的中位生存期 12～14 个月一致[6,9]。第二次开颅手术后,26 例患者复发,其中 17 例接受了第三次开颅手术。再次开颅手术显著改善中位生存期(8.6 个月 vs 2.8 个月,P<0.000 1)[11]。再次复发后接受第三次开颅手术的患者,除 4 例外,其他所有患者仅有一个或两个病灶。

　　考虑这些研究结果时,患者选择偏倚很重要。再次手术切除的决定应该高度个体化,应根据具体情况而定。这些研究尽管仅限于回顾性分析,但反映了在有症状和可手术切除的适宜患者中,复发脑转移瘤的重复切除可延长患者生存期,改善患者神经功能[11,105]。

　　立体定向放射外科手术也可用于局部或远处复发脑转移瘤的治疗。Minniti 及其同事证实了 SRS 治疗后复发或进展的脑转移瘤再放疗的安全性和有效性[108]。47 处病灶接受了 3 次分隔放疗,每次 7～8Gy,1 年和 2 年局部控制率分别达到 70% 和 60%,1 年和 2 年生存率分别为 37% 和 20%。局部控制受到原发恶性肿瘤的显著影响,1 年局部控制率:乳腺癌(78%)和非小细胞肺癌(73%),而黑色素瘤转移只有 38%(P=0.01)[108]。如上所述,对于复发后手术切除,患者功能状态(KPS,P=0.03)和颅外疾病控制(P=0.01)对预测这些患者的生存期至关重要[108]。Kurtz 等认为,再次放疗有反应的其他预后指标包括无进展生存期延长(从初始放疗开始>365 天)和更年轻的患者[109]。

7　少见部位中枢神经系统转移的治疗

7.1　颅底转移瘤

　　根据研究机制不同,颅底转移瘤发生率有很大差异,一组早期尸检研究报道发生率为 9%～14%[110-112]。类似于脑实质转移,颅底转移瘤可以是邻近部位恶性肿瘤直接侵袭,但更多的是全身肿瘤的血行播散[113]。最常见转移至颅底的恶性肿瘤有乳腺癌、肺癌和前列腺癌。累及头颈部的恶性肿瘤,如鳞癌(例如鼻咽部),鼻窦恶性肿瘤,如腺囊性癌,以及包括嗅神经母细胞瘤在内的其他恶性肿瘤均可直接侵犯颅底[114-116]。晚期颅底转移瘤可累及硬脑膜和/或脑实质。在一个组研究中,61% 的患者由颅骨转移直接播散至硬膜下转移[116]。

　　颅底转移瘤发病隐匿,通常是偶然发现(占所有病例的 11%～50%)或表现为头痛、颅内压增高体征或局灶性神经功能缺失如无力或脑神经病变[114-117]。一旦发现,评估原发恶性肿瘤对治疗至关重要。对无原发癌的单发病灶,可能需要活检。通常情况下,全身性疾病的治疗对改善预后最有帮助,尤其是无症状性颅底或硬脑膜病变,因为颅底受累通常是终末期疾病的征象。但是,对于有症状病变或引起占位效应的广泛病变,尤其是预后良好的患者,可能有必要进行局部治疗。治疗可减轻症状和改善发病率,但最终很少有患者死于局部颅底转移相关并发症,而是死于颅外疾病进展[118]。

　　颅底转移瘤治疗常首选靶向放疗(SRS,伽马刀),因为已证实靶向放疗不仅可缓解肿瘤占位效应导致的脑神经缺损,而且可改善总体生存期[118,119]。一项小型前瞻性研究中,11 例颅底转移瘤患者接受了 SRS 治疗,尽管随访仅为 9～36 个月,所有 11 例患者均显示了局部控制(7 例死于颅外疾病进展),11 例患者中 10 例(91%)出现脑神经症状完全或部分消退[119]。手术切除只限于病变局限、预后良好的患者。此外,与这些病灶相关的邻近解剖结构使手术切除在技术上具有挑战性,因为颅底神经血管结构可能被肿瘤包裹或与转移灶粘连,从而增加手术的致残、致死率。对肿瘤进行适当的影像学评估对于确定手术适应证和手术计划至关重要。然而,通常并不推荐通过手术切除治疗颅底转移瘤来改善总生存期或局部无进展生存期[120]。颅底转移瘤手术治疗的意义在于减轻相关的神经系统症状,例如占位效应导致的视力丧失或其他脑神经功能障碍[120]。

7.2　硬脑膜转移

　　与颅底转移瘤一样,硬脑膜转移瘤在临床上并不常见,但尸检时多达 20% 患者被诊断硬脑膜转移瘤。硬脑膜种植最常见恶性肿瘤为乳腺癌、前列腺癌、肺癌和黑色素瘤。硬脑膜转移的临床表现通常隐匿,常首先出现一些非特异性症状,如头痛。然而,随着肿瘤进展和/或侵袭脑实质,可发生局灶性神经功能缺失和癫痫发作。

　　有关硬脑膜转移瘤的最佳治疗尚无共识。临床决策取决于原发恶性肿瘤以及硬脑膜转移的肿瘤负荷。由于这些肿瘤位于硬脑膜内,因此不受血脑屏障保护,应接受足够剂量的适合原发恶性肿瘤的全身治疗。手术切除单发、占位明显或有症状的硬脑膜转移瘤是安全有效的。关于硬脑膜转移瘤治疗的相关数据很少。在一项对 122 例单发硬脑膜转移患者的回顾性研究发现,手术切除能改善其生存率(HR 0.57,95% CI 0.33～0.98,P=0.04)和 PFS(HR 0.50,95% CI 0.40～2.29,P=0.006)[114]。手术切除后需常规放疗[117]。如果患者由于播散性硬脑膜受累、内科合并症或原发癌肿对放疗敏感而不适合手术,则可以单独采用放疗治疗。然而,WBRT、局灶性外照射或 SRS 并未显著改善患者生存率,尽管它可能是不能手术切除的硬脑膜受累患者的唯一选择(HR 0.78,95% CI 0.52～1.15,P=0.21)[114]。

7.3　软脑膜疾病

　　LMD 最常见于淋巴瘤、乳腺、肺和黑色素瘤组织。实体瘤 LMD 总生存期以数周至数月来计算[121]。由于中枢神经系统弥漫性受累,LMD 的手术干预不能使患者生存获益。如果药物易于以有效剂量穿过血脑屏障,则可继续全身治疗原发恶性肿瘤。另外,甲氨蝶呤或阿糖胞苷鞘内化疗可用于整个神经系统的药物治疗。可通过 Ommaya 储液囊向中枢神经系统脑室系统给药，或通过腰椎穿刺向硬膜囊内给药。脑室内给药更受青睐，因为它可使适当剂量的药物更均匀地分布在整个中枢神经系统[122-124]。一项随机临床试验观察到，与腰椎穿刺注药相比，脑室内注药有改善总体生存期的趋势，但并无统计学意义（ORR 分别为 65% vs 48%，$P >$ 0.1）[125]。

一些临床研究表明，与单独鞘内化疗相比，症状性 LMD 区域性靶向放射治疗可减轻症状[126]。放疗有明显的神经毒性和骨髓抑制风险，应避免对整个神经轴进行放疗。尽管放疗可改善症状，但尚无确凿的证据表明 LMD 患者放疗后总生存期能显著改善[127,128]。这些患者总生存期取决于患者临床功能状态（Karnofsky 功能评分）、年龄、同时给予鞘内化疗和原发性恶性肿瘤的病理性质[128]。一项包括 7 项乳腺癌和 10 项非小细胞肺癌的系统综述提示，具有此类人口统计学特征的患者在 WBRT 后生存期延长（乳腺癌：17 周 vs 11.9 周，$P = 0.015$；NSCLC：17.6 周 vs 12.2 周，$P = 0.041$）[128]。

从神经外科的角度来看，LMD 手术治疗旨在减轻与软脑膜受累相关的临床表现。例如，患者发生梗阻性/非交通性脑积水可能需要某种形式的 CSF 分流治疗，例如脑室腹腔分流术。因此，手术干预对 LMD 进展没有影响，但可以预防 LMD 相关并发症引起的病残率和死亡率。

8 结 论

脑转移瘤仍是癌症患者病残、病死的主要原因，但选择手术治疗的患者仍在增加。现代技术和科技进步使神经外科医生能够切除曾经被认为是无法切除的肿瘤，这些无法切除的肿瘤要么由于位置深，要么接近脑功能区。锁孔入路和管状牵开器降低了入路的伤残率，提高了患者满意度。术前、术中定位和监测技术允许在尽可能减少神经损害的情况下进行最大程度切除。LITT 和 SRS 是一种微创治疗模式，可治疗无法进行手术和/或对放射敏感的恶性肿瘤。对脑转移瘤患者仍需持续改进手术策略以获得最佳治疗效果，直至全身性治疗成为切实可行的选择为止。

（肖瑾 译，左赋兴 审校）

参考文献

1. Ostrom QT, Wright CH, Barnholtz-Sloan JS. Brain metastases: epidemiology. *Handb Clin Neurol.* 2018;149:27–42.
2. Johnson JD, Young B. Demographics of brain metastasis. *Neurosurg Clin N Am.* 1996;7(3):337–344.
3. Wen PY, Loeffler JS. Management of brain metastases. *Oncology (Williston Park).* 1999;13(7):941–954. 957–961; discussion 961–942, 949.
4. Grant FC. Concerning intracranial malignant metastases: their frequency and the value of surgery in their treatment. *Ann Surg.* 1926;84(5):635–646.
5. Patchell RA, Tibbs PA, Walsh JW, et al. A randomized trial of surgery in the treatment of single metastases to the brain. *N Engl J Med.* 1990;322(8):494–500.
6. Vecht CJ, Haaxma-Reiche H, Noordijk EM, et al. Treatment of single brain metastasis: radiotherapy alone or combined with neurosurgery? *Ann Neurol.* 1993;33(6):583–590.
7. Mintz AH, Kestle J, Rathbone MP, et al. A randomized trial to assess the efficacy of surgery in addition to radiotherapy in patients with a single cerebral metastasis. *Cancer.* 1996;78(7):1470–1476.
8. Hart MG, Grant R, Walker M, Dickinson H. Surgical resection and whole brain radiation therapy versus whole brain radiation therapy alone for single brain metastases. *Cochrane Database Syst Rev.* 2005;(1), CD003292.
9. Bindal RK, Sawaya R, Leavens ME, Lee JJ. Surgical treatment of multiple brain metastases. *J Neurosurg.* 1993;79(2):210–216.
10. Iwadate Y, Namba H, Yamaura A. Significance of surgical resection for the treatment of multiple brain metastases. *Anticancer Res.* 2000;20(1B):573–577.
11. Bindal RK, Sawaya R, Leavens ME, et al. Reoperation for recurrent metastatic brain tumors. *J Neurosurg.* 1995;83(4):600–604.
12. Singh R, Stoltzfus KC, Chen H, et al. Epidemiology of synchronous brain metastases. *Neurooncol Adv.* 2020;2(1), vdaa041.
13. Cagney DN, Martin AM, Catalano PJ, et al. Incidence and prognosis of patients with brain metastases at diagnosis of systemic malignancy: a population-based study. *Neuro Oncol.* 2017;19(11):1511–1521.
14. Dammers R, Schouten JW, Haitsma IK, et al. Towards improving the safety and diagnostic yield of stereotactic biopsy in a single centre. *Acta Neurochir.* 2010;152(11):1915–1921.
15. Dammers R, Haitsma IK, Schouten JW, et al. Safety and efficacy of frameless and frame-based intracranial biopsy techniques. *Acta Neurochir.* 2008;150(1):23–29.
16. Kickingereder P, Willeit P, Simon T, Ruge MI. Diagnostic value and safety of stereotactic biopsy for brainstem tumors: a systematic review and meta-analysis of 1480 cases. *Neurosurgery.* 2013;72(6):873–881. discussion 882; quiz 882.
17. Mohyeldin A, Lonser RR, Elder JB. Real-time magnetic resonance imaging-guided frameless stereotactic brain biopsy: technical note. *J Neurosurg.* 2016;124(4):1039–1046.
18. Starr PA, Martin AJ, Ostrem JL, et al. Subthalamic nucleus deep brain stimulator placement using high-field interventional magnetic resonance imaging and a skull-mounted aiming device: technique and application accuracy. *J Neurosurg.* 2010;112(3):479–490.
19. Hall WA. The safety and efficacy of stereotactic biopsy for intracranial lesions. *Cancer.* 1998;82(9):1749–1755.
20. Akshulakov SK, Kerimbayev TT, Biryuchkov MY, et al. Current trends for improving safety of stereotactic brain biopsies: advanced optical methods for vessel avoidance and tumor detection. *Front Oncol.* 2019;9:947.
21. Teixeira MJ, Fonoff ET, Mandel M, et al. Stereotactic biopsies of brain lesions. *Arq Neuropsiquiatr.* 2009;67(1):74–77.
22. Kulkarni AV, Guha A, Lozano A, Bernstein M. Incidence of silent hemorrhage and delayed deterioration after stereotactic brain biopsy. *J Neurosurg.* 1998;89(1):31–35.
23. Frati A, Pichierri A, Bastianello S, et al. Frameless stereotactic cerebral biopsy: our experience in 296 cases. *Stereotact Funct Neurosurg.* 2011;89(4):234–245.
24. Kongkham PN, Knifed E, Tamber MS, Bernstein M. Complications in 622 cases of frame-based stereotactic biopsy, a decreasing procedure. *Can J Neurol Sci.* 2008;35(1):79–84.
25. Garrett M, Consiglieri G, Nakaji P. Transcranial minimally invasive neurosurgery for tumors. *Neurosurg Clin N Am.* 2010;21(4):595–605. v.
26. Raza SM, Garzon-Muvdi T, Boaehene K, et al. The supraorbital craniotomy for access to the skull base and intraaxial lesions: a technique in evolution. *Minim Invasive Neurosurg.* 2010;53(1):1–8.
27. Gazzeri R, Nishiyama Y, Teo C. Endoscopic supraorbital eyebrow approach for the surgical treatment of extraaxial and intraaxial tumors. *Neurosurg Focus.* 2014;37(4):E20.
28. Baker CM, Glenn CA, Briggs RG, et al. Simultaneous resection of multiple metastatic brain tumors with multiple keyhole craniotomies. *World Neurosurg.* 2017;106:359–367.
29. Eroglu U, Shah K, Bozkurt M, et al. Supraorbital keyhole approach: lessons learned from 106 operative cases. *World Neurosurg.* 2019;124:e667–e674.
30. Phang I, Leach J, Leggate JRS, et al. Minimally invasive resection of brain metastases. *World Neurosurg.* 2019;130:e362–e367.
31. Reisch R, Perneczky A. Ten-year experience with the supraorbital subfrontal approach through an eyebrow skin incision. *Neurosurgery.* 2005;57(4 suppl):242–255. discussion 242–255.
32. Ormond DR, Hadjipanayis CG. The supraorbital keyhole craniotomy through an eyebrow incision: its origins and evolution.

Minim Invasive Surg. 2013;2013, 296469.

33. Ditzel Filho LF, McLaughlin N, Bresson D, et al. Supraorbital eyebrow craniotomy for removal of intraaxial frontal brain tumors: a technical note. *World Neurosurg.* 2014;81(2):348–356.

34. Reisch R, Marcus HJ, Hugelshofer M, et al. Patients' cosmetic satisfaction, pain, and functional outcomes after supraorbital craniotomy through an eyebrow incision. *J Neurosurg.* 2014;121(3):730–734.

35. Kelly PJ, Goerss SJ, Kall BA. The stereotaxic retractor in computer-assisted stereotaxic microsurgery. Technical note. *J Neurosurg.* 1988;69(2):301–306.

36. Plaha P, Livermore LJ, Voets N, et al. Minimally invasive endoscopic resection of intraparenchymal brain tumors. *World Neurosurg.* 2014;82(6):1198–1208.

37. Eliyas JK, Glynn R, Kulwin CG, et al. Minimally invasive transsulcal resection of intraventricular and periventricular lesions through a tubular retractor system: multicentric experience and results. *World Neurosurg.* 2016;90:556–564.

38. Newman WC, Engh JA. Stereotactic-guided dilatable endoscopic port surgery for deep-seated brain tumors: technical report with comparative case series analysis. *World Neurosurg.* 2019;125:e812–e819.

39. Hong CS, Prevedello DM, Elder JB. Comparison of endoscope-versus microscope-assisted resection of deep-seated intracranial lesions using a minimally invasive port retractor system. *J Neurosurg.* 2016;124(3):799–810.

40. Sawaya R, Bindal RK, Lang FF, Suki D. Metastatic brain tumors. In: Kaye AH, Laws RR, eds. *Brain Tumors: An Encyclopedic Approach.* 3rd ed. London: Elsevier Saunders; 2011:864–892.

41. Yoo H, Kim YZ, Nam BH, et al. Reduced local recurrence of a single brain metastasis through microscopic total resection. *J Neurosurg.* 2009;110(4):730–736.

42. Suki D, Hatiboglu MA, Patel AJ, et al. Comparative risk of leptomeningeal dissemination of cancer after surgery or stereotactic radiosurgery for a single supratentorial solid tumor metastasis. *Neurosurgery.* 2009;64(4):664–674. discussion 674–666.

43. Suki D, Abouassi H, Patel AJ, et al. Comparative risk of leptomeningeal disease after resection or stereotactic radiosurgery for solid tumor metastasis to the posterior fossa. *J Neurosurg.* 2008;108(2):248–257.

44. Patel AJ, Suki D, Hatiboglu MA, et al. Impact of surgical methodology on the complication rate and functional outcome of patients with a single brain metastasis. *J Neurosurg.* 2015;122(5):1132–1143.

45. Patel AJ, Suki D, Hatiboglu MA, et al. Factors influencing the risk of local recurrence after resection of a single brain metastasis. *J Neurosurg.* 2010;113(2):181–189.

46. Kamp MA, Dibue M, Niemann L, et al. Proof of principle: supramarginal resection of cerebral metastases in eloquent brain areas. *Acta Neurochir.* 2012;154(11):1981–1986.

47. Kamp MA, Rapp M, Slotty PJ, et al. Incidence of local in-brain progression after supramarginal resection of cerebral metastases. *Acta Neurochir.* 2015;157(6):905–910. discussion 910–901.

48. Pessina F, Navarria P, Cozzi L, et al. Role of surgical resection in patients with single large brain metastases: feasibility, morbidity, and local control evaluation. *World Neurosurg.* 2016;94:6–12.

49. Henzi S, Krayenbuhl N, Bozinov O, et al. Ultrasonic aspiration in neurosurgery: comparative analysis of complications and outcome for three commonly used models. *Acta Neurochir.* 2019;161(10):2073–2082.

50. Khuntia D, Brown P, Li J, Mehta MP. Whole-brain radiotherapy in the management of brain metastasis. *J Clin Oncol.* 2006;24(8):1295–1304.

51. Brown PD, Pugh S, Laack NN, et al. Memantine for the prevention of cognitive dysfunction in patients receiving whole-brain radiotherapy: a randomized, double-blind, placebo-controlled trial. *Neuro Oncol.* 2013;15(10):1429–1437.

52. Brown PD, Gondi V, Pugh S, et al. Hippocampal avoidance during whole-brain radiotherapy plus memantine for patients with brain metastases: Phase III Trial NRG Oncology CC001. *J Clin Oncol.* 2020;38(10):1019–1029.

53. Pollock BE, Brown PD, Foote RL, et al. Properly selected patients with multiple brain metastases may benefit from aggressive treatment of their intracranial disease. *J Neurooncol.*

2003;61(1):73–80.

54. Paek SH, Audu PB, Sperling MR, et al. Reevaluation of surgery for the treatment of brain metastases: review of 208 patients with single or multiple brain metastases treated at one institution with modern neurosurgical techniques. *Neurosurgery.* 2005;56(5):1021–1034. discussion 1021–1034.

55. Salvati M, Tropeano MP, Maiola V, et al. Multiple brain metastases: a surgical series and neurosurgical perspective. *Neurol Sci.* 2018;39(4):671–677.

56. Wroński M, Arbit E, McCormick B, Wroński M. Surgical treatment of 70 patients with brain metastases from breast carcinoma. *Cancer.* 1997;80(9):1746–1754.

57. Kamp MA, Fischer I, Buhner J, et al. 5-ALA fluorescence of cerebral metastases and its impact for the local-in-brain progression. *Oncotarget.* 2016;7(41):66776–66789.

58. Hohne J, Hohenberger C, Proescholdt M, et al. Fluorescein sodium-guided resection of cerebral metastases-an update. *Acta Neurochir.* 2017;159(2):363–367.

59. Patchell RA, Tibbs PA, Regine WF, et al. Postoperative radiotherapy in the treatment of single metastases to the brain: a randomized trial. *JAMA.* 1998;280(17):1485–1489.

60. Schackert G, Steinmetz A, Meier U, Sobottka SB. Surgical management of single and multiple brain metastases: results of a retrospective study. *Onkologie.* 2001;24(3):246–255.

61. Pfisterer WK, Papadopoulos S, Drumm DA, et al. Fiducial versus nonfiducial neuronavigation registration assessment and considerations of accuracy. *Neurosurgery.* 2008;62(3 suppl 1):201–207. discussion 207–208.

62. Wirtz CR, Albert FK, Schwaderer M, et al. The benefit of neuronavigation for neurosurgery analyzed by its impact on glioblastoma surgery. *Neurol Res.* 2000;22(4):354–360.

63. Hammoud MA, Ligon BL, elSouki R, et al. Use of intraoperative ultrasound for localizing tumors and determining the extent of resection: a comparative study with magnetic resonance imaging. *J Neurosurg.* 1996;84(5):737–741.

64. Lindner D, Trantakis C, Renner C, et al. Application of intraoperative 3D ultrasound during navigated tumor resection. *Minim Invasive Neurosurg.* 2006;49(4):197–202.

65. de Lima Oliveira M, Picarelli H, Menezes MR, et al. Ultrasonography during surgery to approach cerebral metastases: effect on Karnofsky index scores and tumor volume. *World Neurosurg.* 2017;103:557–565.

66. Garcia-Baizan A, Tomas-Biosca A, Bartolome Leal P, et al. Intraoperative 3 tesla magnetic resonance imaging: our experience in tumors. *Radiologia.* 2018;60(2):136–142.

67. Livne O, Harel R, Hadani M, et al. Intraoperative magnetic resonance imaging for resection of intra-axial brain lesions: a decade of experience using low-field magnetic resonance imaging, Polestar N-10, 20, 30 systems. *World Neurosurg.* 2014;82(5):770–776.

68. Schichor C, Terpolilli N, Thorsteinsdottir J, Tonn JC. Intraoperative computed tomography in cranial neurosurgery. *Neurosurg Clin N Am.* 2017;28(4):595–602.

69. Heilbrun MP, Lee JN, Alvord L. Practical application of fMRI for surgical planning. *Stereotact Funct Neurosurg.* 2001;76(3–4):168–174.

70. Witwer BP, Moftakhar R, Hasan KM, et al. Diffusion-tensor imaging of white matter tracts in patients with cerebral neoplasm. *J Neurosurg.* 2002;97(3):568–575.

71. Berger MS, Ojemann GA. Intraoperative brain mapping techniques in neuro-oncology. *Stereotact Funct Neurosurg.* 1992;58(1–4):153–161.

72. Skirboll SS, Ojemann GA, Berger MS, et al. Functional cortex and subcortical white matter located within gliomas. *Neurosurgery.* 1996;38(4):678–684. discussion 684–675.

73. Krieg SM, Schaffner M, Shiban E, et al. Reliability of intraoperative neurophysiological monitoring using motor evoked potentials during resection of metastases in motor-eloquent brain regions: clinical article. *J Neurosurg.* 2013;118(6):1269–1278.

74. Krieg SM, Picht T, Sollmann N, et al. Resection of motor eloquent metastases aided by preoperative nTMS-based motor maps-comparison of two observational cohorts. *Front Oncol.* 2016;6:261.

75. Sanmillan JL, Fernandez-Coello A, Fernandez-Conejero I, et al. Functional approach using intraoperative brain map-

ping and neurophysiological monitoring for the surgical treatment of brain metastases in the central region. *J Neurosurg.* 2017;126(3):698–707.

76. Obermueller T, Schaeffner M, Shiban E, et al. Intraoperative neuromonitoring for function-guided resection differs for supratentorial motor eloquent gliomas and metastases. *BMC Neurol.* 2015;15:211.

77. Chua TH, See AAQ, Ang BT, King NKK. Awake craniotomy for resection of brain metastases: a systematic review. *World Neurosurg.* 2018;120:e1128–e1135.

78. Groshev A, Padalia D, Patel S, et al. Clinical outcomes from maximum-safe resection of primary and metastatic brain tumors using awake craniotomy. *Clin Neurol Neurosurg.* 2017;157:25–30.

79. Magill ST, Han SJ, Li J, Berger MS. Resection of primary motor cortex tumors: feasibility and surgical outcomes. *J Neurosurg.* 2018;129(4):961–972.

80. Lehrer EJ, Peterson JL, Zaorsky NG, et al. Single versus multifraction stereotactic radiosurgery for large brain metastases: an international meta-analysis of 24 trials. *Int J Radiat Oncol Biol Phys.* 2019;103(3):618–630.

81. Chang EL, Wefel JS, Hess KR, et al. Neurocognition in patients with brain metastases treated with radiosurgery or radiosurgery plus whole-brain irradiation: a randomised controlled trial. *Lancet Oncol.* 2009;10(11):1037–1044.

82. Suh JH, Chao ST, Angelov L, et al. Role of stereotactic radiosurgery for multiple (>4) brain metastases. *J Radiosurg SBRT.* 2011;1(1):31–40.

83. Yamamoto M, Serizawa T, Shuto T, et al. Stereotactic radiosurgery for patients with multiple brain metastases (JLGK0901): a multi-institutional prospective observational study. *Lancet Oncol.* 2014;15(4):387–395.

84. Linskey ME, Andrews DW, Asher AL, et al. The role of stereotactic radiosurgery in the management of patients with newly diagnosed brain metastases: a systematic review and evidence-based clinical practice guideline. *J Neurooncol.* 2010;96(1):45–68.

85. Tsao MN, Rades D, Wirth A, et al. Radiotherapeutic and surgical management for newly diagnosed brain metastasis(es): an American Society for Radiation Oncology evidence-based guideline. *Pract Radiat Oncol.* 2012;2(3):210–225.

86. Bindal AK, Bindal RK, Hess KR, et al. Surgery versus radiosurgery in the treatment of brain metastasis. *J Neurosurg.* 1996;84(5):748–754.

87. Auchter RM, Lamond JP, Alexander E, et al. A multiinstitutional outcome and prognostic factor analysis of radiosurgery for resectable single brain metastasis. *Int J Radiat Oncol Biol Phys.* 1996;35(1):27–35.

88. Muacevic A, Wowra B, Siefert A, et al. Microsurgery plus whole brain irradiation versus gamma knife surgery alone for treatment of single metastases to the brain: a randomized controlled multicentre phase III trial. *J Neurooncol.* 2008;87(3):299–307.

89. Choi CY, Chang SD, Gibbs IC, et al. Stereotactic radiosurgery of the postoperative resection cavity for brain metastases: prospective evaluation of target margin on tumor control. *Int J Radiat Oncol Biol Phys.* 2012;84(2):336–342.

90. Brennan C, Yang TJ, Hilden P, et al. A phase 2 trial of stereotactic radiosurgery boost after surgical resection for brain metastases. *Int J Radiat Oncol Biol Phys.* 2014;88(1):130–136.

91. Prabhu RS, Press RH, Patel KR, et al. Single-fraction stereotactic radiosurgery (SRS) alone versus surgical resection and SRS for large brain metastases: a multi-institutional analysis. *Int J Radiat Oncol Biol Phys.* 2017;99(2):459–467.

92. Brown PD, Ballman KV, Cerhan JH, et al. Postoperative stereotactic radiosurgery compared with whole brain radiotherapy for resected metastatic brain disease (NCCTG N107C/CEC.3): a multicentre, randomised, controlled, phase 3 trial. *Lancet Oncol.* 2017;18(8):1049–1060.

93. Lamba N, Muskens IS, DiRisio AC, et al. Stereotactic radiosurgery versus whole-brain radiotherapy after intracranial metastasis resection: a systematic review and meta-analysis. *Radiat Oncol.* 2017;12(1):106.

94. Asher AL, Burri SH, Wiggins WF, et al. A new treatment paradigm: neoadjuvant radiosurgery before surgical resection of brain metastases with analysis of local tumor recurrence. *Int J Radiat Oncol Biol Phys.* 2014;88(4):899–906.

95. Prabhu RS, Patel KR, Press RH, et al. Preoperative vs postoperative radiosurgery for resected brain metastases: a review. *Neurosurgery.* 2019;84(1):19–29.

96. Patel KR, Burri SH, Asher AL, et al. Comparing preoperative with postoperative stereotactic radiosurgery for resectable brain metastases: a multi-institutional analysis. *Neurosurgery.* 2016;79(2):279–285.

97. Kamath AA, Friedman DD, Akbari SHA, et al. Glioblastoma treated with magnetic resonance imaging-guided laser interstitial thermal therapy: safety, efficacy, and outcomes. *Neurosurgery.* 2019;84(4):836–843.

98. Holste KG, Orringer DA. Laser interstitial thermal therapy. *Neuro-Oncology Adv.* 2019;1–6.

99. Salehi A, Kamath AA, Leuthardt EC, Kim AH. Management of intracranial metastatic disease with laser interstitial thermal therapy. *Front Oncol.* 2018;8:499.

100. Ahluwalia M, Barnett GH, Deng D, et al. Laser ablation after stereotactic radiosurgery: a multicenter prospective study in patients with metastatic brain tumors and radiation necrosis. *J Neurosurg.* 2018;130(3):804–811.

101. Telera S, Fabi A, Pace A, et al. Radionecrosis induced by stereotactic radiosurgery of brain metastases: results of surgery and outcome of disease. *J Neurooncol.* 2013;113(2):313–325.

102. Hong CS, Deng D, Vera A, Chiang VL. Laser-interstitial thermal therapy compared to craniotomy for treatment of radiation necrosis or recurrent tumor in brain metastases failing radiosurgery. *J Neurooncol.* 2019;142(2):309–317.

103. Rao MS, Hargreaves EL, Khan AJ, et al. Magnetic resonance-guided laser ablation improves local control for postradiosurgery recurrence and/or radiation necrosis. *Neurosurgery.* 2014;74(6):658–667. discussion 667.

104. Chaunzwa TL, Deng D, Leuthardt EC, et al. Laser thermal ablation for metastases failing radiosurgery: a multicentered retrospective study. *Neurosurgery.* 2018;82(1):56–63.

105. Sundaresan N, Sachdev VP, DiGiacinto GV, Hughes JE. Reoperation for brain metastases. *J Clin Oncol.* 1988;6(10):1625–1629.

106. Stockham AL, Suh JH, Chao ST, Barnett GH. Management of recurrent brain metastasis after radiosurgery. *Prog Neurol Surg.* 2012;25:273–286.

107. McTyre E, Ayala-Peacock D, Contessa J, et al. Multi-institutional competing risks analysis of distant brain failure and salvage patterns after upfront radiosurgery without whole brain radiotherapy for brain metastasis. *Ann Oncol.* 2018;29(2):497–503.

108. Minniti G, Scaringi C, Paolini S, et al. Repeated stereotactic radiosurgery for patients with progressive brain metastases. *J Neurooncol.* 2016;126(1):91–97.

109. Kurtz G, Zadeh G, Gingras-Hill G, et al. Salvage radiosurgery for brain metastases: prognostic factors to consider in patient selection. *Int J Radiat Oncol Biol Phys.* 2014;88(1):137–142.

110. Posner JB, Chernik NL. Intracranial metastases from systemic cancer. *Adv Neurol.* 1978;19:579–592.

111. Lesse S, Netsky MG. Metastasis of neoplasms to the central nervous system and meninges. *AMA Arch Neurol Psychiatry.* 1954;72(2):133–153.

112. Meyer PC, Reah TG. Secondary neoplasms of the central nervous system and meninges. *Br J Cancer.* 1953;7(4):438–448.

113. Harrison RA, Nam JY, Weathers SP, DeMonte F. Intracranial dural, calvarial, and skull base metastases. *Handb Clin Neurol.* 2018;149:205–225.

114. Nayak L, Abrey LE, Iwamoto FM. Intracranial dural metastases. *Cancer.* 2009;115(9):1947–1953.

115. Da Silva AN, Schiff D. Dural and skull base metastases. *Cancer Treat Res.* 2007;136:117–141.

116. Laigle-Donadey F, Taillibert S, Mokhtari K, et al. Dural metastases. *J Neurooncol.* 2005;75(1):57–61.

117. Newton HB. Skull and dural metastases. In: Schiff D, Kesari S, Wen PY, eds. *Cancer Neurology in Clinical Practice: Neurologic Complications of Cancer and its Treatment.* Totowa, NJ: Humana Press; 2008:145–161.

118. Pan J, Liu AL, Wang ZC. Gamma knife radiosurgery for skull base malignancies. *Clin Neurol Neurosurg.* 2013;115(1):44–48.

119. Mori Y, Hashizume C, Kobayashi T, et al. Stereotactic radiotherapy using Novalis for skull base metastases developing with cra-

nial nerve symptoms. *J Neurooncol.* 2010;98(2):213–219.

120. Chaichana KL, Flores M, Acharya S, et al. Survival and recurrence for patients undergoing surgery of skull base intracranial metastases. *J Neurol Surg Part B, Skull Base.* 2013;74(4):228–235.

121. Nayar G, Ejikeme T, Chongsathidkiet P, et al. Leptomeningeal disease: current diagnostic and therapeutic strategies. *Oncotarget.* 2017;8(42):73312–73328.

122. Shapiro WR, Young DF, Mehta BM. Methotrexate: distribution in cerebrospinal fluid after intravenous, ventricular and lumbar injections. *N Engl J Med.* 1975;293(4):161–166.

123. Kesari S, Batchelor TT. Leptomeningeal metastases. *Neurol Clin.* 2003;21(1):25–66.

124. Mack F, Baumert BG, Schäfer N, et al. Therapy of leptomeningeal metastasis in solid tumors. *Cancer Treat Rev.* 2016;43:83–91.

125. Hitchins RN, Bell DR, Woods RL, Levi JA. A prospective randomized trial of single-agent versus combination chemotherapy in meningeal carcinomatosis. *J Clin Oncol.* 1987;5(10):1655–1662.

126. El Shafie RA, Böhm K, Weber D, et al. Palliative radiotherapy for leptomeningeal carcinomatosis-analysis of outcome, prognostic factors, and symptom response. *Front Oncol.* 2018;8:641.

127. Yan W, Liu Y, Li J, et al. Whole brain radiation therapy does not improve the overall survival of EGFR-mutant NSCLC patients with leptomeningeal metastasis. *Radiat Oncol.* 2019;14(1):168.

128. Kim J. Examining the survival benefit of radiation therapy on leptomeningeal carcinomatosis and identifying factors associated with survival benefit of whole-brain radiation therapy. *Precis Radiat Oncol.* 2018;2(2):44–51.

第 7 章

硬脊膜外转移瘤和脊髓压迫症

Kester A. Phillips[a], David Schiff[b]

[a]Department of Neurology, The Ben and Catherine Ivy Center for Advanced Brain Tumor Treatment at Swedish Neuroscience Institute, Seattle, WA, United States, [b]Division of Neuro-Oncology, University of Virginia Health System, Charlottesville, VA, United States

1 引　言

21 世纪,肿瘤药物治疗的进展极大地改变了肿瘤治疗的格局,提高了恶性肿瘤患者的生存率,脊柱转移的发病率也随之增加。大约 40% 的癌症患者病程中会出现脊柱转移,其中约 90%～95% 为椎体转移或脊髓硬脊膜外转移(spinal epidural metastasis,SEM)[1-3]。对于恶性肿瘤患者来说,脊柱转移是临床不良事件,给患者带来巨大的痛苦,降低生存期和生活质量。虽然 SEM 可发生在患者病程内的任何阶段,但在肿瘤进展期的发生率明显增加。甚至,对于部分恶性肿瘤患者来说,它可能是首发临床症状[4]。SEM 中,实体瘤,如乳腺癌、肺癌和前列腺癌转移发生率较高。同时,血液系统恶性肿瘤,如非霍奇金淋巴瘤和多发性骨髓瘤也比较常见。肿瘤可转移发生在脊柱的任何节段,最常见于胸椎(69%),其次是腰骶(29%)和颈椎(10%)[5]。大约三分之一的患者有多节段的受累。因此,整个脊柱的影像学检查对于排除其他部位的转移是十分重要的[6-8]。SEM 的临床表现,如感觉异常和运动无力,可能不容易辨别,特别是在病情早期阶段。然而,如果这些症状未被及时发现和治疗,它们可能会爆发性进展、导致灾难性临床结果。SEM 进展可引起严重的、致残的骨痛、病理性骨折和椎体压缩骨折。此外,转移瘤本身或引起的骨折可能导致肿瘤转移性脊髓压迫症(metastatic spinal cord compression,MSCC)或神经根性疼痛,从而导致截瘫或四肢瘫痪以及一系列的并发症。因此,MSCC 应是一类肿瘤学急症,需要紧急评估和积极治疗。在恶性肿瘤治疗过程中,临床医生应对 MSCC 的发生需要保持高度警惕。

简而言之,症状性 SEM 和 MSCC 的治疗目标仍然是姑息性的,包括维持或恢复患者脊柱功能、减轻疼痛、重建脊柱稳定性和局部肿瘤控制。多学科综合治疗,包括糖皮质激素治疗、减压手术、各种放射治疗技术和物理康复,有益于功能康复和改善预后[1,9-12]。一般情况下,全身药物治疗对控制 SEM 和 MSCC 的作用是有限的。但在一些特殊病例中,化疗和生物制剂的治疗取得了良好的效果[13-15]。幸运的是,随着肿瘤治疗方法的逐步进展,其他潜在的治疗方案,如激光间质热疗法(laser interstitial thermal therapy,LITT)和免疫疗法取得了可喜的结果[16,17]。最好能在症状出现之前,早期诊断和规范治疗。最佳医疗看护需要多学科团队的努力,包括肿瘤内科医生、神经肿瘤医生、放射肿瘤医生、放射科医生、神经外科肿瘤医生、理疗师、疼痛科医生和姑息医学科医生。

2 流 行 病 学

除肺、肝以外,骨骼系统是第三易发肿瘤转移的部位,其中以脊柱转移常见[18]。尸检证实,高达 70% 的癌症患者死亡时存在肿瘤脊柱转移[19]。虽然 SEM 的真实发病率尚不清楚,但约 5%～10% 的晚期癌症患者可见硬膜外转移[20-22]。截至 2019 年 1 月 1 日,美国现有癌症患者约为 1 700 万,预计到 2030 年这一数字将攀升至 2 210 万以上[23]。按照这个比例,届时大约有 220 万癌症患者会患上 SEM。更令人警醒的是,Loblaw 等报告,罹患 MSCC 患者的数量将增加一倍以上[24]。脊柱转移癌的预计增加可能会给医疗保健系统带来经济压力,并给患者及其家属的医疗和非医疗的临终护理带来巨大的经济负担。早前的一份报告估计,因癌症死亡的患者中有 2.5% 在最后 5 年里至少有一次因 MSCC 住院[24]。最近的证据表明,美国晚期转移癌患者中,与 MSCC 相关的平均年住院发生率为 3.4%。在 1998 年至 2006 年的研究期间,75 000 多名住院患者中,肺癌(24.9%)、前列腺癌(16.2%)和多发性骨髓瘤(11.1%)是最常见的肿瘤病理类型[25]。此外,研究者还提出,MSCC 相关的住院费用显著增加,强调亟须更新治疗指南以提供个体化的医疗服务。为此,多项研究阐明了基于循证治疗的流程以提供高性价比的治疗[1,26-28]。

脊柱转移癌影响所有年龄段,但发病率在 40～70 岁之间最高[29]。SEM 首次发病的中位年龄为 62 岁,男性略占多数,这可能是由于前列腺癌的发病率高于乳腺癌[24,29]。几乎所有肿瘤都可以转移到脊柱,但与 SEM 相关的最常见恶性肿瘤是乳腺癌(29%)、肺癌(17%)和前列腺癌(14%)[30]。其余常见的原发肿瘤包括肾细胞癌、大肠癌、黑色素瘤和原发不明的肿瘤[8,24,31]。SEM 也是儿科肿瘤的一个挑战。在 2 259 例儿童实体恶性肿瘤中,5% 的患儿在治疗过程中发生了 SEM 合并脊髓受压。最常见的病理类型是尤因肉瘤和神经母细胞瘤,其次是成骨肉瘤、横纹肌肉瘤、霍奇金病、软组织肉瘤、生殖细胞瘤、肾母细胞瘤和肝癌[32]。最近的一项研究表面,75% 的儿童病例中,MSCC 是新发癌症的表现症状[33]。

3 病理生理学

肿瘤细胞可通过多种途径转移至脊柱，包括动静脉系统、淋巴系统或者通过椎旁直接侵犯的方式转移。另外，手术导致的种植转移也可能出现新的转移灶，加速局部肿瘤的生长[34]。已有研究表明，脊髓肿瘤的神经外科手术操作本身可能带来肿瘤细胞种植转移的风险[35]。

经动脉血行转移是癌细胞向椎体扩散的主要途径。这一过程包括肿瘤细胞局部侵入邻近间质、血管新生、肿瘤细胞在循环系统中存活、向转移部位渗出，最终形成异位转移灶[36]。由于椎体和骨髓内血管丰富，椎体比后部结构如椎弓根、椎板和棘突等更容易发生转移。

较少见的是，椎旁来源的肿瘤经扩张的椎间孔直接侵犯脊椎。这种转移途径在淋巴瘤导致的 MSCC 患者中更常见（75%），在实体瘤患者中少见（15%）[37-39]。经椎间孔转移在儿童肿瘤中也较常见。例如，在新诊断的神经母细胞瘤患儿中，约5%的患儿会由于肿瘤经扩张的椎间孔转移而形成脊髓压迫，这是小儿神经肿瘤学中为数不多的急症[40]。

最后，动物实验证据表明，盆腔肿瘤经无静脉瓣的椎旁静脉丛（Batson 血管丛）逆行静脉扩散也可能发生脊髓硬膜外转移[41]。动物实验中，当胸膜腔内压正常时，将肿瘤细胞注射到小鼠股静脉中，导致了肿瘤肺转移。相反，在胸膜腔内压力增高时，注射肿瘤细胞会导致脊髓硬膜外转移而不累及椎体。这些发现引出了这样一种观点，即胸腹压力变化导致的血流方向变化可能为肿瘤转移性播种提供了机会[42]。这一观点在其他动物模型中也得到了印证[43,44]。

一旦肿瘤细胞定植于骨髓，循环系统中的激素、生长因子、蛋白酶和肿瘤微环境中一些细胞因子（如 IL-6、IL-1、TGF-β、NF-κB 配体、蛋白酶、甲状旁腺素、1,25-二羟胆钙化醇、前列腺素和骨保护素）的相互作用，引发体内稳态失衡，促进负责骨吸收的破骨细胞生成[45]。这个过程会加速肿瘤的生长、骨基质降解、骨质破坏、导致骨质塌陷压迫硬脊膜囊和神经根，导致早期血管损害、血管源性水肿和脱髓鞘病变的发生[46,47]。长时间的压迫会使脊髓损伤程度超过可修复的阈值，进而发生不可逆的神经退行性变。

4 临 床 表 现

4.1 疼痛

有症状的脊髓硬膜外转移和转移性脊髓压迫往往预示着临床预后不良。患者可以表现出不同的临床症状，最常见的起始症状是疼痛。背部疼痛是大约20%成年脊髓硬膜外转移患者的最初临床表现[4]。约96%的转移性脊髓压迫患者有前驱疼痛[48]。一项前瞻性观察研究表明，在确诊转移性脊髓压迫之前，患者往往已经有3个月左右的疼痛症状[49]。一项对70名转移性脊髓压迫患儿的回顾研究发现，疼痛是最常见的症状（94%）[50]。因此，恶性肿瘤患者的疼痛不应被忽视——这表明患者需要一个全面的评估，以便早期发现脊柱转移。临床医师还需要认识到，在没有合并神经功能障碍的情况下，患者也可能会出现疼痛。因此，单纯依靠疼痛症状不能明确患者是否已经发生脊髓硬膜外转移。全脊柱的磁共振成像（MRI）在检查中至关重要[51]。

疼痛可能是局部痛、机械性痛或神经根痛。当肿瘤在椎体内生长，导致硬膜外充血时，由于骨膜牵拉会引起局部疼痛。咳嗽、弯腰和打喷嚏常使疼痛加重[49]。Valsalva 动作也可能引发局部疼痛，但除非患者脊柱不稳，通常不会由运动引起疼痛。当患者平卧时，局部疼痛也会加重。起身和行走时，疼痛可缓解——这可以与椎间盘突出导致的疼痛相鉴别，而且椎间盘突出导致的疼痛患者可以通过平卧来改善。局部疼痛在夜间加重，白天缓解。其原因可能是由于内源性皮质醇水平在清晨后达到峰值，导致局部疼痛减弱，而皮质醇水平在夜间下降导致了局部疼痛的加重。通过病史采集和体格检查可以进行疼痛定位。例如，颈部屈曲时，颈部疼痛加重，可能是颈椎或上、中胸椎椎体的病变。此外，直腿抬高动作导致疼痛加重可能是下胸、腰椎脊柱转移瘤的表现。然而，在极少数情况下，患者可能会出现远隔部位疼痛表现。例如，胸段和颈段脊髓病变患者可能表现出腰椎病变引起的下肢疼痛[52,53]。相反，腰骶部病变的患者也可表现为胸部疼痛[49]。这些错误的定位信号，会误导诊断和延误治疗。介导骨痛的痛觉通路较广泛，但应对机械负荷产生的炎症介质似乎在骨痛中发挥关键作用[54]。因此，传统的止痛药如非甾体抗炎药、非阿片类药物和阿片类药物可缓解骨痛。此外，糖皮质激素在给药数小时内可以缓解严重的 MSCC 相关性疼痛[55]。对于耐药性骨痛，姑息性脊髓放疗可有效控制疼痛。

脊柱生物力学不稳定导致的疼痛主要因为病理性骨折或椎体压迫（伴或不伴压缩）。此外，韧带损伤，特别是痛觉敏感的后纵韧带损伤，也可以引起刺激性疼痛。坐姿和站立时，身体运动和脊椎负荷增加，导致疼痛加重。在大多数情况下，平卧可以缓解疼痛。疼痛通常需要局部麻醉、脊柱固定或外部矫形器来减轻。此外，微创手术如椎体成形、后凸成形、射频消融和冷冻消融术也可以缓解患者疼痛。尽管以上技术能够帮助患者早期开展术后康复，降低术后并发症，但仍有局限性[56]。例如，椎体成形术和后凸成形术需要经皮向骨折的椎体内注射骨水泥。骨水泥可能漏入椎管引起医源性脊髓压迫。因此，有明显脊柱不稳定症状的转移性脊髓压迫患者不适合椎体成形术和后凸成形术。对于一般状况不佳和预期生存时间短的患者来说，椎体成形相关技术并不适用。最后，外放射治疗对维持脊柱稳定性和缓解机械性疼痛没有治疗意义。

当肿瘤邻近脊神经根或马尾时，会引起根性痛。80%的颈椎、55%的胸椎和90%的腰骶部转移性脊髓压迫患者均存在根性痛[48]。患者常有痛觉过敏或放射到四肢的灼烧样疼痛，伴或不伴肢体无力。疼痛程度与肿瘤位置有关，当转移瘤至椎体的前外侧/外侧时，疼痛最为严重[57]。颈椎或腰椎神经根痛可能是单侧或双侧的,表现为上肢或下肢的疼痛或无力。胸椎神经根病通常是双侧的,表现为躯干周围的带状疼痛。腰椎转移瘤可能导致椎体不稳定和椎间孔压迫,患者也可能发展为机械性神经根病。坐位和站立时的,脊椎轴向负荷增加,疼痛加剧。抗惊厥药、三环类抗抑郁药和物理康复等可以保守治疗根性痛。此外,临床研究发现,经椎间孔内镜神经根减压术也是治疗脊柱转移癌神经压迫引起的根性痛的可行方案[58-60]。

4.2　运动功能障碍

运动功能障碍是脊柱转移瘤患者第二常见的主诉[48,55]。80%的 MSCC 患者出现不同程度的肌无力[48]。在确诊时,大约50%的患者是可走动的,35%为下肢轻瘫,15%为截瘫[48]。运动功能障碍是由脊髓内下行运动纤维的破坏造成,包括锥体束(负责随意运动)和锥体外束(负责非随意运动和自主神经系统)。两者的损伤都会导致上运动神经元(upper motor neuron,UMN)无力,而压迫脊髓腹角内的腹侧(前)或运动根轴突以及马尾神经根则会产生下运动神经元(lower motor neuron,LMN)无力。UMN 的体征包括反射亢进、阵挛、痉挛、屈肌和伸肌痉挛、联带运动、痉挛性肌张力障碍和跖伸反射亢进。症状通常表现为双侧对称。尽管罕见,也有患者表现为 Brown-Séquard 综合征,会产生同侧的运动瘫痪[48,61]。在病程早期,下肢 UMN 无力在近端比远端更为明显。患者经常出现爬楼梯或从坐姿起身困难。随着病情的进展,患者可能会出现步态不稳、腿沉,或膝盖发软,甚至在平坦的地面上行走时也会摔倒。治疗前应详细记录患者的基线肌力分级(manual muscle test,MMT),这有助于预测患者恢复行走能力的可能。

一般来说,运动功能障碍的进展取决于肿瘤的生长速度[62]。起病快、进展快的患者功能恢复往往不佳[63]。症状起始时的程度是治疗后功能恢复的一个关键因素[48]。大约80%的 MSCC 患者在就诊时是可行走的,且治疗后仍能保持。下肢近端抗重力功能正常的无行走能力的患者约30%~45%可以恢复行走能力,而没有下肢近端抗重力功能的患者只有5%能够再次行走[48]。脊髓前外侧和环状受压与快速瘫痪有关[64]。潜在的机制可能是脊髓前动脉受压导致的脊髓缺血梗死。截瘫一旦发生,通常是不可逆的。基于此,强烈推荐患者尚未出现截瘫前,准确判断有无脊髓前外侧或环状受压。最近的一项儿科研究提出,运动功能障碍是所有 MSCC 患者的初始症状。大约35%的患者表现为一级无力,43%表现为二级无力,43%表现为三级无力。严重的运动功能障碍在≤2岁的婴儿中更为常见,并与最差的运动结果相关[33]。

LMN 功能障碍可引起肌张力减退、弛缓性麻痹、肌肉萎缩、肌束震颤和反射消失。无力主要发生在远端而不是近端。患者通常表现为足下垂,并有走路时绊倒、跌倒、撞到或刮伤脚趾的病史。他们通常采用抬高腿的步态来弥补足部肌肉的无力。体格检查时,会发现背屈减少。

最后,恶性肿瘤晚期患者发生静脉血栓栓塞(venous thromboembolism,VTE)的风险增加,且肢体运动无力和活动减少也是高风险因素。发生静脉血栓栓塞的最佳管理包括对符合的患者预防性抗凝治疗,及使用药物降低静脉血栓栓塞复发和死亡率。在一项超过230例手术治疗脊柱转移瘤患者的研究中,通过多普勒超声筛查发现术前深静脉血栓(deep vein thrombosis,DVT)在不能行走的患者中的发生率最高[65]。一般来说,在没有活动性出血或其他禁忌证的情况下,在静脉血栓栓塞风险最大的时期(如住院、不活动、肿瘤相关手术)应给予预防性抗血栓治疗,许多医院使用的治疗方案是:如果患者无抗凝禁忌,短期使用低分子量肝素(low-molecular-weight heparin,LMWH)、普通肝素或磺达肝素来预防静脉血栓栓塞。术前停止抗凝并开始物理治疗预防,如抗静脉血栓气压泵或压力梯度长袜。接受重大肿瘤手术的患者术后应继续服用至少7~10天的预防血栓药物[66]。在过去10年中,低分子量肝素一直是肿瘤相关血栓的标准预防和治疗的主要药物。然而,在最近更新的指南中,美国临床肿瘤学会增加了利伐沙班和依多沙班(选择性 X 因子抑制剂)作为预防和治疗癌症相关静脉血栓栓塞的药物[66]。因为缺乏高质量的临床试验证据,暂不推荐阿哌沙班和口服直接凝血酶抑制剂达比加群用于癌症相关静脉血栓栓塞的治疗。

4.3　感觉

MSCC 诊断前常有感觉功能障碍。68%的患者在 MSCC 诊断前4~41天出现感觉异常[49]。相应区域皮肤感觉的改变如刺痛和麻木,通常与运动功能障碍的严重程度一致。然而,感觉平面并不能准确预测 MSCC 的位置,并可能会在压迫病变的下上3个节段[49]。少数情况下会出现 Lhermitte 征,即颈部屈曲会诱导从背部向四肢放射电击样感觉,此症状预示病变累及胸椎后柱[67,68]。常见的累及脊柱后柱的肿瘤为前列腺腺癌、甲状腺乳头状癌和滤泡癌、精原细胞瘤、膀胱移行细胞癌和肾透明细胞癌[62]。鞍区感觉丧失在马尾神经病变中很常见。

4.4　自主性神经功能异常

脊髓或马尾受压导致胸腰椎灰质(T1~L2)的交感神经节前神经元和 S2~S4 神经根的副交感神经节前神经元的破坏,引起自主神经回路的失调,产生一系列典型的临床症状。这些症状常会影响日常生活。胃肠道和泌尿生殖系统经常受到损害。约57%的患者在诊断时出现膀胱和肠道症状[48]。膀胱症状包括尿失禁(15%)、尿频(6%)、尿急(3%)和排尿困难(14%)[49]。初始诊疗通常包含膀胱超声、抗胆碱能药物和间歇性导尿。不管病因如何,神经源性膀胱会引起一系列的并发症,如反复的尿路感染和败血症,使进一步的治疗变得棘手。膀胱问题通常还伴随着性功能障碍,表现为男性的勃起、高潮和射精功能障碍,而女性常见的是阴道润滑功能减退[69]。此外,大约74%的患者报告有肠道紊乱,最常见的症状是便秘(66%),因为大多数患者都服用了阿片类药物[49]。根据肿瘤位置的不同,神经源性肠功能障碍可能导致便秘伴粪便潴留(UMN),但有约5%的患者出现大便失禁(LMN)[49]。特别的是,脊髓圆锥受压在早期就会出现自主神经功能障碍,这与通常较晚出现的马尾相关的自主神经功能障碍明显不同。更糟糕的是,以上膀胱和肠道症状可能导致患者个人独立和尊严的丧失,给患者造成了巨大的社会心理障碍。因此,患者需要全面的肿瘤-社会心理康复等治疗和护理方案。自主神经紊乱也可能危及生命。在极少数情况下,压迫颈部中线区域可导致膈膜麻痹和呼吸衰竭,这需要插管和机械通气[33,70]。在一项对死于甲状腺癌患者的尸检研究中,一例患者的直接死亡原因是MSCC导致的颈部脊髓坏死[71]。此外,霍纳综合征也可能是脊柱转移并发症[72]。

5　诊　断

5.1　磁共振成像

磁共振成像(MRI)是目前诊断SEM和MSCC的首选方法。截至目前,MRI的优势是其他成检查方法无法比拟的。它突出了软组织特征,并可生成多个解剖平面的图像;不需要电离辐射来产生图像,同时耗时较短;并且可以还能指导异常信号强度区域的活检。此外,脊柱MRI可以鉴别不同的病变,无需静脉注射造影剂。常规序列,平扫T1加权矢状位MRI可显示低脊髓信号(图7-1A)。特殊序列,如自旋回波T1加权和T2加权脉冲序列(见图7-1C和图7-1D)以及矢状位短时间反转恢复序列(short tau inversion recovery,STIR)成像(见图7-1B),可以很好地突出脊髓病变,并区分良性和恶性肿瘤。另一方面,轴位图像有利于识别是否存在髓外、神经根和椎旁受累。标准的磁共振图像还包括对比增强序列,可以对肿瘤进行更详细的形态评估(图7-2)。增强序列磁共振还提供了正常脂肪组织的抑制序列,以更可靠地评估增强图像。MRI像可以显示导致脊髓受压的髓内、髓外硬膜下和硬膜外病变,尤其是在硬膜外病变。文献报道,MRI诊断椎体转移癌的准确率为98.7%[73],诊断MSCC的敏感性为93%,特异性为97%[74]。仅T1加权矢状位图像在诊断硬膜外转移的特异性为89%[75]。

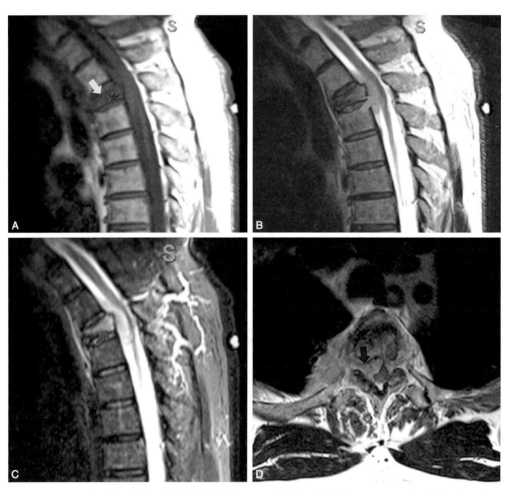

图7-1　61岁男性多发性骨髓瘤的脊髓硬脊膜外转移。MRI矢状位T1加权像(A)可见T3骨髓低信号(红色星号)和病理压缩骨折(黄色箭头),矢状位T2加权像(B)可见硬膜外间隙内的T3低信号病变(绿色箭头)与脊髓移位和压迫,STIR图像(C)可见T3骨髓高信号(蓝色箭头),轴位T2加权像(D)可见T3脊髓右腹侧和硬膜外侧软组织占位,导致中度至重度中央管狭窄、脊髓向左移位和轻度压平(红色箭头)

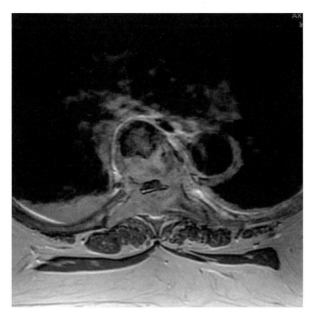

图 7-2　68 岁女性 T6 浆细胞瘤脊髓硬髓膜外转移。轴位 T1 加权增强像可见椎体受累，椎体后部结构伴小的硬膜外成分膨胀性改变，导致严重的中央型狭窄

相较于常规的检查方法，先进的 MRI 技术评估治疗效果更具优势。动态对比增强 MRI 可用于预测接受高剂量放疗的脊柱转移癌患者局部肿瘤复发的情况[76]。此外，放射治疗后弥散加权磁共振成像信号强度降低与良好的治疗效果相关[77]。尽管 MRI 有其优势，但在评估骨破坏程度上有缺陷，因此不能充分用于脊柱稳定手术的术前评估。

5.2　计算机断层扫描

CT 评估肿瘤引起的骨破坏有优势。CT 提供了良好的骨表面成像，并能够检测骨皮质损伤。硬膜外转移性病变可以表现为无定形软组织异位填充神经孔的鞘囊。CT 还能够显示椎体骨折，并且具有检查耗时短的优势，使其在急诊情况下非常方便。此外，CT 检查对复杂病例的术前计划也具有一定的帮助。CT 也有一些局限性。比如，没有骨质破坏的转移性病变可能无法被发现。此外，CT 无法排除由于骨质疏松等退行性疾病引起的皮质骨破坏。最后，CT 是电离辐射，与辐射暴露相关的健康风险是公共卫生问题，尤其对于儿科患者。

5.3　CT 脊髓造影术

在 MRI 出现之前，脊髓造影是诊断脊柱转移癌和相关 MSCC 的首选方法。目前，CT 脊髓造影术是无法行 MRI 检查（如电子植入装置、严重幽闭恐怖症、病态肥胖症）的患者的有效方法。该技术不仅可以用于评估鞘囊内容物，还可以同时进行脑脊液（cerebrospinal fluid，CSF）的采样。术后 CT 脊髓造影（图 7-3B）是指导辅助放疗和在脊柱固定装置中勾画脑脊液间隙和脊髓的首选方式 CT 脊髓造影存在固有的缺陷和风险。例如，在脊髓蛛网膜下腔完全梗阻水平下释放脑脊液可能引起神经系统症状恶化[78]；在完全性脊髓阻滞的患者中，CT 脊髓显像可能无法发现广泛播散的转移病灶。脊髓造影术后并发症包括神经根撕脱、出血、癫痫、截瘫和造影剂相关性脑病[79-81]。

5.4　放射性核素骨扫描

利用放射性示踪剂锝-99m 标记的二膦酸盐的骨显像常被用作骨转移的筛查。放射性核素骨扫描对于检测有无骨转移，没有特异性，但是要比平片更加敏感[82]。示踪剂在骨骼中可迅速积累，但其摄取的程度取决于新骨形成和血液流动的速度。因此，放射性核素骨扫描在肿瘤性疾病，尤其是乳腺癌、肺癌和前列腺癌的分期和治疗中起着至关重要的作用。然而，这种方法在那些对骨破坏有微小成骨反应的肿瘤（如多发性骨髓瘤）中作用有限。更重要的是，骨显像不能检测相邻软组织的异常。

5.5　X 线照相术

X 线平片目前被广泛使用，且价格低廉，可以快速评估骨骼的完整性。X 线片虽然可以显示包括椎弓根侵蚀、神经孔扩大、骨密度改变以及椎体压缩性骨折等病变，但目前它的诊断效果存在局限性。X 线平片对早期或小转移灶灵敏度差，对 SEM 诊断的假阴性率高达 17%[20]。最重要的是，

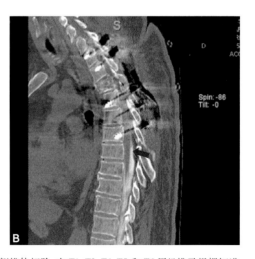

图 7-3　脊柱 CT 平扫矢状位（A）可见 T3 椎体切除和右外侧椎体切除，在 T1、T2、T4、T5 和 T6 用经椎弓根螺钉进行后外侧融合。术后 CT 脊髓造影（B）可见 T6 水平脊髓造影阻滞（红色箭头）

平片无法鉴别 MSCC。一项针对疑似 MSCC 病例的前瞻性研究显示，MRI 导致原本基于平片的 53% 的病例改变了放疗计划，这也说明了平片的缺陷性[31]。

<h1 style="text-align:center">6　预　后</h1>

目前，SEM 和 MSCC 积极治疗后的预后评估被证实是不准确和不可靠[83-85]。因此，很多治疗团队建议增加更加准确的模型到临床实践中。这些预后评估系统虽然迥异，但都综合了病史、查体、实验室检查结果（如血清白蛋白和乳酸脱氢酶水平）、影像学和病理等临床指标，帮助预测患者的预后。大多数预测模型还将原发肿瘤的病理、患者的功能状态、转移部位的疾病表现（例如：椎管外的骨转移，椎体转移的数量，内脏的转移）以及脊髓麻痹症状结合到评分系统中[86-90]。此外，发生 MSCC 与原发肿瘤确诊的时间间隔、运动功能障碍的持续时间、肿瘤的生长速度也都影响患者的生存情况[28,62]。术前疼痛也预示着术后预后差[91,92]。鉴于这些预后评估系统的复杂性，其他团队鼓励采用更个性体化的治疗方法[93]，尤其在分子肿瘤学时代，更新的预后评估系统将靶向治疗带来的生存获益纳入预后评估中[93-97]。例如，在骨骼转移患者的最新评分系统中，原发肿瘤被分为 3 组：快速生长组、中等生长组和缓慢生长组。中位生存期>20 个月的恶性肿瘤患者为缓慢生长组，包括激素依赖型前列腺癌和激素依赖型乳腺癌。中位生存期为 10~20 个月的患者为中等生长组，包括接受分子靶向治疗（例如吉非替尼和/或厄洛替尼）的非小细胞肺癌，激素非依赖型乳腺癌和激素非依赖型前列腺癌。没有使用分子靶向药物治疗的肺癌患者被分为快速生长组[97]。尽管这些评估模型一定程度上有助于指导临床决策，但它们依然并不完美，都有其固有的局限性[94,98]。

制定预后评分系统的主要目的在于避免对生存时间短的患者进行神经外科干预。一般来说，3~6 个月的预期寿命是能否接受切除性手术的界值[87,88,99]。Tomita 评分[90,100]和修正的 Tokuhashi 评分（rTs）[88]是被广泛认可的预后评分系统。Tomita 评分始于 2001 年，包括了肿瘤生长率、内脏转移和骨转移病灶数量 3 个参数[90]。Tokuhashi 的研究团队最初于 1989 年发表了他们的评分系统，后来在 2005 年发表了一个修订版本，其中包括了对接受保守治疗（放疗、化疗、激素疗法或止痛药）患者的预期寿命的预测。这项半前瞻性的研究评估了一项修订后的评分系统的准确性，该评分系统可用于预测转移性脊柱肿瘤的预后，并指导选择治疗策略，如：姑息性手术、切除手术还是保守治疗。研究组纳入了以下参数：行为状态、椎管外骨转移的数量、椎体内转移的数量、主要内脏器官的转移以及原发病灶的部位和瘫痪的严重程度[88]。虽然 rTs 被广泛使用，但因它的总预测能力约仅为 60%，它的实用性受到质疑[101-103]。基于此，一项单中心回顾性研究提出调整 Tokuhashi 分类的评分方法，以适用于现代脊柱外科技术[104]。鉴于原发肿瘤的异质性和既往 rTs 中包含的肺癌脊柱转移的患者数量较少，Cai 等建议将靶向治疗和肿瘤标志物水平纳入 rTs 以提高对肺癌脊柱转移患者预测的准确性[105]。他们发现，靶向治疗和肿瘤标志物水平是影响患者生存时间的独立因素。未接受靶向治疗及肿瘤标志

物异常的患者预后较差[105]。此外，一项回顾性研究还指出，靶向治疗将肺癌脊柱转移患者的生存时间从 5.1 个月提升到 9.3 个月[106]。最后，骨肿瘤学研究小组（Skeletal Oncology Research Group，SORG）最近比较了几个知名的评分系统，评估手术治疗的脊柱转移患者不同时间点的总生存率和肿瘤特异性生存率。以曲线下面积（area under the curve，AUC）>0.70 作为衡量算法准确性的标准。9 个评分系统中，SORG 列线图在预测术后 30 天（曲线下面积（AUC 0.81）和 90 天（AUC 0.70）生存方面显示出最高的准确性[107]。余下的评分系统中，SORG 机器学习算法能提供临床预测模型的验证，且可以通过智能手机、平板电脑或台式计算机的开放应用程序访问；并且，该算法还可以预测术后 90 天和 1 年的存活率[108]。

目前认为，治疗前的行走状态是指导治疗的首要预后因素[109]。运动功能障碍的进展速度也影响预后。一项回顾性研究中提到，运动功能障碍的进展速度是术后能否恢复行走能力的独立有效的预测因素[62]。从出现神经症状（如麻木或运动无力）到丧失行走能力的时间间隔，超过 6 天可作为无法恢复行走状态的独立风险因素。此外，术前髋屈曲无力（MMT<3）也预示着行走功能不可恢复[62]。

肿瘤的放射敏感性是 SEM 最重要的预后因素之一[48]。与放射抵抗的肿瘤（如非小细胞肺、肾细胞、食管和黑色素瘤）相比，放射敏感的淋巴瘤、骨髓瘤、乳腺癌和前列腺癌治疗后行走能力和生存率明显改善。但是，这些对放疗反应不佳的肿瘤患者仍然可以从姑息性放疗中获益。在一项研究中，失去行走能力的患者，75% 放射敏感的肿瘤患者放疗后恢复了行走能力，而放射抵抗的肿瘤患者仅有 34% 恢复了行走能力[48]。放疗后，能行走的患者 1 年存活率为 0.73，而丧失行走能力的患者 1 年存活率仅为 0.09[110]。肿瘤放疗医师对放疗后患者的生存估计往往不准确和过于乐观[83]。因此，Rades 等以 MSCC 患者接受放射治疗的数据，提出了一些评分系统。第一个是基于对 1 852 名患者数据的分析，肿瘤类型、确诊肿瘤到 MSCC 的间隔时间、放疗时是否有其他骨或内脏转移、行走和运动功能障碍的持续时间均是影响预后的重要因素[28]。放疗前 14 天出现运动无力的患者比放疗后 1~7 天内出现运动无力的患者存活率更高[28]。随后又开发了针对前列腺癌[111]、乳腺癌[112]和不明原发癌症[113]的MSCC 患者的肿瘤特异性生存评分系统。一般来说，原发部分不明的肿瘤脊柱转移的患者预后较差，中位生存期为 5~11 个月[114]。

<h1 style="text-align:center">7　治　疗</h1>

7.1　糖皮质激素

糖皮质激素是一种能有效缓解 MSCC 症状的药物。激素能迅速缓解疼痛，改善神经功能[115,116]。在随机分配 57 名 MSCC 患者在放射治疗期间接受大剂量糖皮质激素（地塞米松 96mg 静脉推注，随后 96mg 口服连续 3 天，在后续 10 天逐渐减量）或不使用糖皮质激素治疗后，Sorenson 等发现地塞米松治疗组患者的行走功能有了显著改善（81% vs 63%，

$P=0.046)^{[116]}$。在治疗后 6 个月,59% 的地塞米松组患者仍能行走,而对照组患者的这一比例为 33%[116]。过去在使用大剂量(初次 100mg,然后每天 96mg)还是中剂量(初次 10mg,然后每天 16mg)地塞米松用于治疗 MSCC 存在争议。然而,一项回顾性研究以可靠证据明确反对 MSCC 患者使用大剂量地塞米松[115]。当给予 MSCC 患者 10mg 或 100mg 的地塞米松负荷剂量,随后每天口服地塞米松 16mg 时,疼痛评分显著降低(从治疗前的平均每周 5.2 降至治疗后平均每周 1.4)。然而,初始剂量 10mg 静脉推注与 100mg 静脉推注相比,患者接受治疗后,疼痛、步行或膀胱功能方面没有差异[115]。MSCC 的糖皮质激素剂量和使用时间尚没有指南规范。通常情况下,临床初次给予 10mg 地塞米松(或等效物),随后给药 16mg/d(通常每天 2～4 次)。使用糖皮质激素的一个显著缺点是治疗相关的副作用发生率高。最常见的神经性和系统性并发症包括体重增加、高血糖、外周水肿、感染、肌病和精神障碍[117]。影像学检查提示 MSCC,但无临床症状的患者无须使用类固醇[118]。

7.2　手术

　　SEM 的手术固定和减压可以快速缓解疼痛、恢复神经功能、提高患者生活质量。一项具有里程碑意义的前瞻性随机临床试验为外科减压术提供了主要证据。Patchell 等研究表明,与单纯放射治疗相比,直接手术减压可以改善 SEM 患者的行走状态[119]。并且术后患者在总体行走、维持行走、恢复行走、肠和膀胱控制、麻醉药物需求和生存时间等方面均有显著改善。放射治疗组 57% 的患者治疗后保持行走状态,但与手术组的行走直至死亡间隔时间(122 天)相比,持续时间仅为 13 天。外科手术也为原发病理不明的患者提供了确诊的机会。最常用的减压术包括椎体切除术(见图 7-3A)[120,121]、椎板切除术[122-124]和经椎弓根减压术[125]。

　　传统的开放手术具有侵入性等固有缺陷,并存在神经系统功能恶化的风险。同时治疗费用很高,而且可能会干扰或推迟后续辅助治疗。此外,尽管手术的目的是维持脊柱稳定,但椎板切除术会造成医源性脊柱失稳[126]。与其他外科手术一样,伤口感染也是一个非常值得关注的问题,尤其对于之前接受过放射治疗的患者[127]。鉴于上述问题,SBRT 已经扩大了治疗脊柱转移瘤的适应证,传统的开放手术也逐渐转变为强调局部控制和脊柱稳定的微创手术。

　　分离手术和微创手术是最近在脊柱肿瘤减压和脊柱稳定方面取得的少数进展。自 2000 年问世以来,分离手术备受关注,其安全性的和疗效得到了数据的证实。该手术在肿瘤(尤其是放射抵抗肿瘤)和脊髓之间创造了 2～3mm 的间隙,从而允许对肿瘤大体进行最佳辐射剂量照射,同时最大限度地减少对邻近脊髓的附带损伤。与此同时,该技术对脊髓进行环形减压和稳定。外科医生通常采用经椎弓根单节段后外侧入路来达到这一目的[128]。肿瘤与脊髓之间的充分分离后进行 SBRT,患者 1 年内局部控制率可达 90% 以上[129]。然而,分离手术后如肿瘤再次侵袭犯硬膜外,预示患者治疗后进展的可能性较大[130]。除了脊髓减压,该技术还缓解了 86% 的脊柱转移癌患者的疼痛[131]。分离手术的其他益处还包括缩短住院时间、减少失血、减少围手术期并发症以及能更早开始辅助放射治疗[132]。

　　随着外科尖端技术不断提高,用于减压和椎体切除的损伤较小的手术入路逐渐涌现[133,134]。其他有前景的治疗 MSCC 的新方法,如激光间质热疗(LITT)[17,135]和射频消融术[136],仍然需要强有力的数据支持。尽管如此,诸如术中立体定向导航系统和经皮椎弓根螺钉内固定等微创脊柱外科技术正被逐渐用于脊柱转移癌手术[137]。

7.3　常规放射治疗

　　近几十年来,常规外照射治疗(conventional external beam radiotherapy,cEBRT)在脊柱转移癌的前期治疗和辅助治疗中发挥了重要作用。该技术提供高剂量适形放疗,将 3 个月局部控制率从 30% 提高到 90% 以上,作为最终治疗或在术后辅助治疗[138-142]。cEBRT 还被证实对缓解部分疼痛有效,但完全止痛率从 0 到 20% 不等,止痛效果不理想[143,144]。典型的剂量包括 8Gy(1 次)、20Gy(5 次)和 30Gy(10 次)[143]。如前所述,肿瘤的放射生物学特性决定了治疗反应[138,140]。一般来说,对放射敏感的大多数恶性血液疾病(如淋巴瘤、多发性骨髓瘤和浆细胞瘤),对 cEBRT 反应良好。同样,一些实体肿瘤,如乳腺癌、前列腺癌、卵巢肿瘤和精原细胞瘤,对放射治疗也非常敏感[145,146]。相比之下,其他实体肿瘤,如肾细胞癌、结肠癌、非小细胞肺癌、甲状腺癌、肝细胞癌、黑色素瘤和肉瘤相对耐放疗[138,147]。在一项研究中,乳腺癌和前列腺癌的脊柱转移癌患者在 cEBRT 治疗后比肺原发肿瘤更有可能实现早期疼痛缓解[148]。在顽固性疼痛的患者中,一篇 meta 分析确定再次照射疼痛的骨转移是可行的,并获得 58% 的缓解率[149]。cEBRT 的一个重大缺陷是缺乏精确度,导致邻近重要结构产生损伤。

7.4　立体定向全身放射治疗

　　姑息性立体定向体部放射治疗(stereotactic body radiation therapy,SBRT)已成为脊柱转移癌治疗的有效方式。这项技术通过 1～5 次内提供高剂量的放疗来克服肿瘤的放射抵抗,同时降低邻近脊髓的辐射暴露[150,151]。典型的剂量模式为 1 次 16～24Gy、2～3 次 24～27Gy、4 次 30Gy 和 5 次 30～50Gy。SBRT 的放射生物学效应与 cEBRT 不同。SBRT 的肿瘤杀伤的机制除了 DNA 损伤外,还包括诱导肿瘤坏死、结缔组织增生、辐射诱导的肿瘤抗原特异性免疫反应、肿瘤细胞凋亡以及降低肿瘤血管密度[152-154]。SBRT 的安全性和有效性是公认的。在一项大型的单中心研究中,Yamada 等发现,不考虑潜在的放疗抵抗,SBRT 在 4 年内对 811 个目标脊柱病变达到了高达 98% 的局部控制率[155]。单次照射和大分割照射 SBRT 也取得了类似的局部控制率[155,156]。

　　SBRT 的临床益处除了实现肿瘤控制,还提供足够的疼痛缓解和神经功能恢复。Anand 等报道 90% 的 MSCC 患者在大分割 SBRT 治疗后疼痛完全缓解,60% 的患者神经功能得到显著改善[157]。在 500 例脊柱转移(73 例颈椎、212 例胸椎、112 例腰椎和 103 例骶椎)的队列中,SBRT 在脊柱转移癌首次治疗和 88% 的进展后治疗的患者中,86% 的患者获得持久的疼痛缓解,90% 的患者实现了持久的肿瘤控制[45]。更重要的是,治疗后 84% 的患者改善了治疗前的神经功能障碍[45]。在疼痛控制方面,最近的数据表明,SBRT 止痛效果优于 cEBRT[158]。一项在研 RTOG(放射治疗肿瘤学小组)Ⅲ期临床研究 NCT00922974 也旨在探索 SBRT 缓解疼痛和延长生存期的效果。

过去,cEBRT 一直是脊柱转移瘤术后标准治疗。但因为其局部治疗效果不理想,1 年内局部控制失败率超过69.3%,SBRT 逐渐广泛被术后应用[159]。脊柱术后 SBRT 远期疗效良好。在一项对 80 名手术后接受 SBRT 的患者回顾性研究发现,1 年的局部控制率和总生存率分别为 84% 和64%,术后 SBRT 的中位剂量为 2 次 24Gy[130]。研究还发现,局限于硬膜外间隙的肿瘤治疗失败率最高(71%)。在另一个研究中,186 名 MSCC 患者硬膜外脊髓减压术后辅助脊柱SBRT,大剂量大分割治疗效果优于低剂量大分割,其 1 年局部进展率不到 5%[129]。同样,在回顾 57 例患者 69 个脊椎转移灶的 SBRT 治疗中(48 个病灶单独接受放射治疗,21 个病灶在放疗前接受手术治疗),所有患者的局部控制率均为94.2%,而接受硬膜外脊髓减压后辅助脊柱 SBRT 的患者的局部控制率为 90.5%[160]。最近的一项前瞻性 Ⅱ 期临床研究发现,脊柱转移癌手术治疗后给予 SBRT 治疗,1 年后影像学和临床症状局部控制率为 90%[161]。

脊柱 SBRT 一般耐受性较好。但,治疗后一过性疼痛[162]、椎体压缩骨折[163]和放射性脊髓病[164]也是常见并发症。需要丰富的临床经验和规范化治疗指南解决[165-168]。应用 SBRT 再次照射脊柱转移癌可有效缓解疼痛和改善神经功能,且毒性最小[169-171]。

7.5　全身药物治疗

全身药物治疗在 SEM 的作用尚不明确。化疗在管理无症状脊髓硬膜外转移或其他部位疾病的患者中可能发挥作用,对有明显神经功能障碍的患者,单纯化疗本身价值有限。全身治疗目前很少单独进行,通常作为放射治疗或手术等更快速有效的治疗的辅助或补充。少数病例显示,对化疗敏感的硬膜外肿瘤患者中,化疗有效。例如,淋巴瘤引起的硬膜外脊髓压迫全身化疗效果显著[172,173]。同样,在特殊的乳腺原发的 SEM 病例,化疗和/或激素治疗可以提供持久的缓解率[14]。Wilson 等报道,在每周给药多西紫杉醇后,乳腺癌的症状性转移性脊髓压迫的放射敏感性完全缓解和恢复[174]。另外,Sinoff 和 Blumsohn 报道 5 名因多发性骨髓瘤出现症状的 MSCC 患者,仅用美法仑和泼尼松治疗即出现明显消退[175]。此外,以顺铂为主的单药化疗可以有效地控制硬膜外的生殖细胞肿瘤转移[176]。前列腺癌引起的有症状的 MSCC 患者可能从激素治疗中受益[15]。

在分子和肿瘤免疫治疗时代,治疗靶点指导下的肿瘤精准治疗已经成为主流。虽然靶向药物治疗脊柱转移癌的临床应用前景较好,但其确切临床意仍有待商榷。近些年,新的靶向治疗延长了非小细胞肺癌(nonsmall cell lung carcinoma,NSCLC)亚组的存活率。一项对已发表文献的综合分析显示,肺癌脊椎转移中位生存期为 3.6 到 9 月,携带表皮生长因子受体(epidermal growth factor receptor,EGFR)突变的非小细胞肺癌脊柱转移患者采用靶向治疗中位生存时间 18个月[177]。

如前所述,一旦肿瘤细胞在骨髓中停留并定植,全身多种激素、生长因子、蛋白酶和肿瘤微环境中局部产生的细胞因子的相互作用会影响肿瘤发生。基于此,预防性的骨转移靶向治疗研究越来越火热。在转移性乳腺癌中常可观察到骨丢失和骨降解[178]。破骨细胞负责骨质重吸收[45],其激活是由核因子 kappa B 受体激活物(RANK)/RANK 配体途径触发的。因此,RANK-RANKL 轴成为延缓骨质流失的一个潜在治疗靶点[179]。临床前研究表明,该通路可能与乳腺癌和前列腺癌的发生有关,为乳腺癌的预防和治疗提供新的靶点[180,181]。此外,配体 RANKL 促进肿瘤细胞定位骨髓,高表达 RANK 的前列腺癌细胞可能会增强肿瘤细胞的转移[182]。地诺单抗是一种人类 IgG2 单抗,可以阻断 RANKL 与其在破骨细胞上表达的受体 RANK 的结合,导致破骨细胞的形成、功能和存活的降低,从而减少骨吸收[181]。地诺单抗目前批准用于治疗具有高危骨折和其他骨骼相关事件的癌症患者。在多个动物实验模型上观察到其通过抑制 RANKL 的抗肿瘤作用[182-188]。多项动物研究表明,抑制 RANKL 可以预防骨转移[189-191]。一项大型的 3 期随机对照临床研究表明,地诺单抗可以预防前列腺癌患者的骨转移[192]。患者被随机分配到每 4 周一次的地诺单抗 120mg 或安慰剂。与安慰剂相比,地诺单抗显著提高了无骨转移生存期,中位数为 4.2 个月。地诺单抗还显著延缓了首次骨转移的时间[192]。最近的一项meta 分析显示,在降低晚期癌症骨转移患者脊髓受压的发生率方面,地诺单抗与双膦酸盐唑来膦酸一样有效[193]。

除了调节细胞的生长和存活外,MTOR 信号通路还在骨组织信号转导和骨恶性肿瘤的发生发展中发挥作用[194]。由血管内皮生长因子受体(vascular endothelial growth factor receptors,VEGFR)调控的肿瘤血管生成也是促进肿瘤细胞转移的重要途径。新生血管促进肿瘤细胞离开原发部位进入循环[195]。初步数据显示,针对 mTOR 和 VEGFR 的靶向治疗有可能预防和延缓症状性 MSCC 的形成[196]。未来,需要更多的研究数据证实其临床效果。

8　结　　论

SEM 及相关 MSCC 的管理和治疗仍然是一个具有挑战性的问题。治疗目标是缓解疼痛,维持脊柱稳定性,保留神经功能,提高生活质量。外科技术、放射治疗和药物治疗的进展为 SEM 和 MSCC 提供治疗希望。总之,及时诊断和合适治疗选择是优化患者临床结局的关键。本文提出了一些临床治疗思路,未来仍需要更多的研究来评估它们的临床实用性。

（李少一　译，蔡洪庆　审校）

参考文献

1. Barzilai O, Laufer I, Yamada Y, et al. Integrating evidence-based medicine for treatment of spinal metastases into a decision framework: neurologic, oncologic, mechanicals stability, and systemic disease. J Clin Oncol Off J Am Soc Clin Oncol. 2017;35(21):2419–2427.
2. Perrin RG, Livingston KE, Aarabi B. Intradural extramedullary spinal metastasis. A report of 10 cases. J Neurosurg. 1982;56(6):835–837.
3. Schick U, Marquardt G, Lorenz R. Intradural and extradural spi-

nal metastases. *Neurosurg Rev.* 2001;24(1):1–5. Discussion 6–7.

4. Schiff D, O'Neill BP, Suman VJ. Spinal epidural metastasis as the initial manifestation of malignancy: clinical features and diagnostic approach. *Neurology.* 1997;49(2):452–456.

5. Lu C, Gonzalez RG, Jolesz FA, Wen PY, Talcott JA. Suspected spinal cord compression in cancer patients: a multidisciplinary risk assessment. *J Support Oncol.* 2005;3(4):305–312.

6. Hammack JE. Spinal cord disease in patients with cancer. *Continuum (Minneapolis, Minn).* 2012;18(2):312–327.

7. van der Sande JJ, Kröger R, Boogerd W. Multiple spinal epidural metastases; an unexpectedly frequent finding. *J Neurol Neurosurg Psychiatry.* 1990;53(11):1001–1003.

8. Schiff D, O'Neill BP, Wang CH, O'Fallon JR. Neuroimaging and treatment implications of patients with multiple epidural spinal metastases. *Cancer.* 1998;83(8):1593–1601.

9. Fehlings MG, Nater A, Tetreault L, et al. Survival and clinical outcomes in surgically treated patients with metastatic epidural spinal cord compression: results of the prospective multicenter AOSpine study. *J Clin Oncol Off J Am Soc Clin Oncol.* 2016;34(3):268–276.

10. Barzilai O, Versteeg AL, Goodwin CR, et al. Association of neurologic deficits with surgical outcomes and health-related quality of life after treatment for metastatic epidural spinal cord compression. *Cancer.* 2019;125(23):4224–4231.

11. Raj VS, Lofton L. Rehabilitation and treatment of spinal cord tumors. *J Spinal Cord Med.* 2013;36(1):4–11.

12. Fortin CD, Voth J, Jaglal SB, Craven BC. Inpatient rehabilitation outcomes in patients with malignant spinal cord compression compared to other non-traumatic spinal cord injury: a population based study. *J Spinal Cord Med.* 2015;38(6):754–764.

13. Burch PA, Grossman SA. Treatment of epidural cord compressions from Hodgkin's disease with chemotherapy. A report of two cases and a review of the literature. *Am J Med.* 1988;84:555–558. ed1988.

14. Boogerd W, van der Sande JJ, Kröger R, Bruning PF, Somers R. Effective systemic therapy for spinal epidural metastases from breast carcinoma. *Eur J Cancer Clin Oncol.* 1989;25(1):149–153.

15. Sasagawa I, Gotoh H, Miyabayashi H, Yamaguchi O, Shiraiwa Y. Hormonal treatment of symptomatic spinal cord compression in advanced prostatic cancer. *Int Urol Nephrol.* 1991;23(4):351–356.

16. Fareed MM, Pike LRG, Bang A, et al. Palliative radiation therapy for vertebral metastases and metastatic cord compression in patients treated with anti-PD-1 therapy. *Front Oncol.* 2019;9:199.

17. Tatsui CE, Stafford RJ, Li J, et al. Utilization of laser interstitial thermotherapy guided by real-time thermal MRI as an alternative to separation surgery in the management of spinal metastasis. *J Neurosurg Spine.* 2015;23(4):400–411.

18. Black P. Spinal metastasis: current status and recommended guidelines for management. *Neurosurgery.* 1979;5(6):726–746.

19. Abrams HL, Spiro R, Goldstein N. Metastases in carcinoma; analysis of 1000 autopsied cases. *Cancer.* 1950;3(1):74–85.

20. Bach F, Larsen BH, Rohde K, et al. Metastatic spinal cord compression. Occurrence, symptoms, clinical presentations and prognosis in 398 patients with spinal cord compression. *Acta Neurochir.* 1990;107(1–2):37–43.

21. Barron KD, Hirano A, Araki S, Terry RD. Experiences with metastatic neoplasms involving the spinal cord. *Neurology.* 1959;9(2):91–106.

22. Schiff D. Spinal cord compression. *Neurol Clin.* 2003;21(1):67–86. viii.

23. Miller KD, Nogueira L, Mariotto AB, et al. Cancer treatment and survivorship statistics, 2019. *CA Cancer J Clin.* 2019;69(5):363–385.

24. Loblaw DA, Laperriere NJ, Mackillop WJ. A population-based study of malignant spinal cord compression in Ontario. *Clin Oncol.* 2003;15(4):211–217.

25. Mak KS, Lee LK, Mak RH, et al. Incidence and treatment patterns in hospitalizations for malignant spinal cord compression in the United States, 1998-2006. *Int J Radiat Oncol Biol Phys.* 2011;80(3):824–831.

26. Abrahm JL, Banffy MB, Harris MB. Spinal cord compression in patients with advanced metastatic cancer: "all I care about is walking and living my life". *JAMA.* 2008;299(8):937–946.

27. Jennelle RL, Vijayakumar V, Vijayakumar S. A systematic and

28. Rades D, Dunst J, Schild SE. The first score predicting overall survival in patients with metastatic spinal cord compression. *Cancer.* 2008;112(1):157–161.

29. Janjan NA. Radiation for bone metastases: conventional techniques and the role of systemic radiopharmaceuticals. *Cancer.* 1997;80(8 suppl):1628–1645.

30. Fuller BG, Heiss JD, Oldfield EH. Spinal cord compression. In: Devita VT, Hellman S, Rosenberg SA, eds. Philadelphia, PA: Lippincott Williams and Wilkins; 2001:2617–2633. Cancer: Principles and Practice of Oncology; vol. 1.

31. Husband DJ, Grant KA, Romaniuk CS. MRI in the diagnosis and treatment of suspected malignant spinal cord compression. *Br J Radiol.* 2001;74(877):15–23.

32. Klein SL, Sanford RA, Muhlbauer MS. Pediatric spinal epidural metastases. *J Neurosurg.* 1991;74(1):70–75.

33. De Martino L, Spennato P, Vetrella S, et al. Symptomatic malignant spinal cord compression in children: a single-center experience. *Ital J Pediatr.* 2019;45(1):80.

34. Tohme S, Simmons RL, Tsung A. Surgery for cancer: a trigger for metastases. *Cancer Res.* 2017;77(7):1548–1552.

35. Abdel-Wanis Mel S, Tsuchiya H, Kawahara N, Tomita K. Tumor growth potential after tumoral and instrumental contamination: an in-vivo comparative study of T-saw, Gigli saw, and scalpel. *J Orthop Sci.* 2001;6(5):424–429.

36. Bendas G, Borsig L. Cancer cell adhesion and metastasis: selectins, integrins, and the inhibitory potential of heparins. *Int J Cell Biol.* 2012;2012:676731.

37. Haddad P, Thaell JF, Kiely JM, Harrison EG, Miller RH. Lymphoma of the spinal extradural space. *Cancer.* 1976;38(4):1862–1866.

38. Torma T. Malignant tumours of the spine and the spinal extradural space; a study based on 250 histologically verified cases. *Acta Chir Scand Suppl.* 1957;225:1–176.

39. Wright RL. Malignant tumors in the spinal extradural space: results of surgical treatment. *Ann Surg.* 1963;157(2):227–231.

40. De Bernardi B, Balwierz W, Bejent J, et al. Epidural compression in neuroblastoma: diagnostic and therapeutic aspects. *Cancer Lett.* 2005;228(1–2):283–299.

41. Batson OV. The function of the vertebral veins and their role in the spread of metastases. *Ann Surg.* 1940;112(1):138–149.

42. Coman DR, de LR. The role of the vertebral venous system in the metastasis of cancer to the spinal column; experiments with tumor-cell suspensions in rats and rabbits. *Cancer.* 1951;4(3):610–618.

43. Nishijima Y, Uchida K, Koiso K, Nemoto R. Clinical significance of the vertebral vein in prostate cancer metastasis. *Adv Exp Med Biol.* 1992;324:93–100.

44. Tatsui CE, Lang FF, Gumin J, Suki D, Shinojima N, Rhines LD. An orthotopic murine model of human spinal metastasis: histological and functional correlations. *J Neurosurg Spine.* 2009;10(6):501–512.

45. Gerszten PC, Burton SA, Ozhasoglu C, Welch WC. Radiosurgery for spinal metastases: clinical experience in 500 cases from a single institution. *Spine.* 2007;32(2):193–199.

46. Altman DG. Systematic reviews of evaluations of prognostic variables. *BMJ.* 2001;323(7306):224–228.

47. Perrin RG, Laxton AW. Metastatic spine disease: epidemiology, pathophysiology, and evaluation of patients. *Neurosurg Clin N Am.* 2004;15(4):365–373.

48. Gilbert RW, Kim JH, Posner JB. Epidural spinal cord compression from metastatic tumor: diagnosis and treatment. *Ann Neurol.* 1978;3(1):40–51.

49. Levack P, Graham J, Collie D, et al. Don't wait for a sensory level—listen to the symptoms: a prospective audit of the delays in diagnosis of malignant cord compression. *Clin Oncol.* 2002;14(6):472–480.

50. Pollono D, Tomarchia S, Drut R, Ibañez O, Ferreyra M, Cédola J. Spinal cord compression: a review of 70 pediatric patients. *Pediatr Hematol Oncol.* 2003;20(6):457–466.

51. Kienstra GE, Terwee CB, Dekker FW, et al. Prediction of spinal epidural metastases. *Arch Neurol.* 2000;57(5):690–695.

52. Rousseff RT, Tzvetanov P. False localising levels in spinal cord compression. *NeuroRehabilitation.* 2006;21(3):219–222.

53. Scott M. Lower extremity pain simulating sciatica; tumors of

the high thoracic and cervical cord as causes. *J Am Med Assoc.* 1956;160(7):528–534.

54. Haegerstam GA. Pathophysiology of bone pain: a review. *Acta Orthop Scand.* 2001;72(3):308–317.

55. Greenberg HS, Kim JH, Posner JB. Epidural spinal cord compression from metastatic tumor: results with a new treatment protocol. *Ann Neurol.* 1980;8(4):361–366.

56. Zairi F, Vieillard MH, Assaker R. Spine metastases: are minimally invasive surgical techniques living up to the hype? *CNS Oncol.* 2015;4(4):257–264.

57. Hsu HC, Liao TY, Ro LS, Juan YH, Liaw CC. Differences in pain intensity of tumors spread to the anterior versus anterolateral/lateral portions of the vertebral body based on CT scans. *Pain Res Manag.* 2019;2019:9387941.

58. Telfeian AE, Oyelese A, Fridley J, Doberstein C, Gokaslan ZL. Endoscopic surgical treatment for symptomatic spinal metastases in long-term cancer survivors. *J Spine Surg.* 2020;6(2):372–382.

59. Gao Z, Wu Z, Lin Y, Zhang P. Percutaneous transforaminal endoscopic decompression in the treatment of spinal metastases: a case report. *Medicine.* 2019;98(11), e14819.

60. Tsai SH, Wu HH, Cheng CY, Chen CM. Full endoscopic interlaminar approach for nerve root decompression of sacral metastatic tumor. *World Neurosurg.* 2018;112:57–63.

61. Stark RJ, Henson RA, Evans SJ. Spinal metastases. A retrospective survey from a general hospital. *Brain J Neurol.* 1982;105(Pt. 1):189–213.

62. Ohashi M, Hirano T, Watanabe K, et al. Preoperative prediction for regaining ambulatory ability in paretic non-ambulatory patients with metastatic spinal cord compression. *Spinal Cord.* 2017;55(5):447–453.

63. Brice J, McKissock W. Surgical treatment of malignant extradural spinal tumours. *Br Med J.* 1965;1(5446):1341–1344.

64. Uei H, Tokuhashi Y, Maseda M. Analysis of the relationship between the epidural spinal cord compression (ESCC) scale and paralysis caused by metastatic spine tumors. *Spine.* 2018;43(8):E448–e455.

65. Zacharia BE, Kahn S, Bander ED, et al. Incidence and risk factors for preoperative deep venous thrombosis in 314 consecutive patients undergoing surgery for spinal metastasis. *J Neurosurg Spine.* 2017;27(2):189–197.

66. Key NS, Khorana AA, Kuderer NM, et al. Venous thromboembolism prophylaxis and treatment in patients with cancer: ASCO clinical practice guideline update. *J Clin Oncol Off J Am Soc Clin Oncol.* 2020;38(5):496–520.

67. Ventafridda V, Caraceni A, Martini C, Sbanotto A, De Conno F. On the significance of Lhermitte's sign in oncology. *J Neuro-Oncol.* 1991;10(2):133–137.

68. Broager B. Lhermitte's sign in thoracic spinal tumour. Personal observation. *Acta Neurochir.* 1978;41(1–3):127–135.

69. Podnar S, Oblak C, Vodusek DB. Sexual function in men with cauda equina lesions: a clinical and electromyographic study. *J Neurol Neurosurg Psychiatry.* 2002;73(6):715–720.

70. Kara M, Isik M, Ozcakar L, et al. Unilateral diaphragm paralysis possibly due to cervical spine involvement in multiple myeloma. *Med Princ Pract.* 2006;15(3):242–244.

71. Kitamura Y, Shimizu K, Nagahama M, et al. Immediate causes of death in thyroid carcinoma: clinicopathological analysis of 161 fatal cases. *J Clin Endocrinol Metab.* 1999;84(11):4043–4049.

72. Zhou D, Ibrahim M, Malach D, Tomsak RL. Unusual cause of horner syndrome 13 years after in situ ductal carcinoma. *Neuro-Ophthalmology.* 2016;40(3):130–132.

73. Buhmann Kirchhoff S, Becker C, Duerr HR, Reiser M, Baur-Melnyk A. Detection of osseous metastases of the spine: comparison of high resolution multi-detector-CT with MRI. *Eur J Radiol.* 2009;69(3):567–573.

74. Li KC, Poon PY. Sensitivity and specificity of MRI in detecting malignant spinal cord compression and in distinguishing malignant from benign compression fractures of vertebrae. *Magn Reson Imaging.* 1988;6(5):547–556.

75. Kim JK, Learch TJ, Colletti PM, Lee JW, Tran SD, Terk MR. Diagnosis of vertebral metastasis, epidural metastasis, and malignant spinal cord compression: are T(1)-weighted sagittal images sufficient? *Magn Reson Imaging.* 2000;18(7):819–824.

76. Kumar KA, Peck KK, Karimi S, et al. A pilot study evaluating the use of dynamic contrast-enhanced perfusion mri to predict local recurrence after radiosurgery on spinal metastases. *Technol Cancer Res Treat.* 2017;16(6):857–865.

77. Byun WM, Shin SO, Chang Y, Lee SJ, Finsterbusch J, Frahm J. Diffusion-weighted MR imaging of metastatic disease of the spine: assessment of response to therapy. *AJNR Am J Neuroradiol.* 2002;23(6):906–912.

78. Hollis PH, Malis LI, Zappulla RA. Neurological deterioration after lumbar puncture below complete spinal subarachnoid block. *J Neurosurg.* 1986;64(2):253–256.

79. Smoker WR, Godersky JC, Knutzon RK, Keyes WD, Norman D, Bergman W. The role of MR imaging in evaluating metastatic spinal disease. *AJR Am J Roentgenol.* 1987;149(6):1241–1248.

80. Kieffer SA, Binet EF, Esquerra JV, Hantman RP, Gross CE. Contrast agents for myelography: clinical and radiological evaluation of Amipaque and Pantopaque. *Radiology.* 1978;129(3):695–705.

81. Bain PG, Colchester AC, Nadarajah D. Paraplegia after iopamidol myelography. *Lancet (London, England).* 1991;338(8761):252–253.

82. Algra PR, Bloem JL, Tissing H, Falke TH, Arndt JW, Verboom LJ. Detection of vertebral metastases: comparison between MR imaging and bone scintigraphy. *Radiographics.* 1991;11(2):219–232.

83. Chow E, Davis L, Panzarella T, et al. Accuracy of survival prediction by palliative radiation oncologists. *Int J Radiat Oncol Biol Phys.* 2005;61(3):870–873.

84. Chow E, Harth T, Hruby G, Finkelstein J, Wu J, Danjoux C. How accurate are physicians' clinical predictions of survival and the available prognostic tools in estimating survival times in terminally ill cancer patients? A systematic review. *Clin Oncol.* 2001;13(3):209–218.

85. Parkes CM. Accuracy of predictions of survival in later stages of cancer. *Br Med J.* 1972;2(5804):29–31.

86. van der Linden YM, Dijkstra SP, Vonk EJ, Marijnen CA, Leer JW. Prediction of survival in patients with metastases in the spinal column: results based on a randomized trial of radiotherapy. *Cancer.* 2005;103(2):320–328.

87. Tokuhashi Y, Matsuzaki H, Toriyama S, Kawano H, Ohsaka S. Scoring system for the preoperative evaluation of metastatic spine tumor prognosis. *Spine.* 1990;15(11):1110–1113.

88. Tokuhashi Y, Matsuzaki H, Oda H, Oshima M, Ryu J. A revised scoring system for preoperative evaluation of metastatic spine tumor prognosis. *Spine.* 2005;30(19):2186–2191.

89. Enkaoua EA, Doursounian L, Chatellier G, Mabesoone F, Aimard T, Saillant G. Vertebral metastases: a critical appreciation of the preoperative prognostic tokuhashi score in a series of 71 cases. *Spine.* 1997;22(19):2293–2298.

90. Tomita K, Kawahara N, Kobayashi T, Yoshida A, Murakami H, Akamaru T. Surgical strategy for spinal metastases. *Spine.* 2001;26(3):298–306.

91. Pointillart V, Vital JM, Salmi R, Diallo A, Quan GM. Survival prognostic factors and clinical outcomes in patients with spinal metastases. *J Cancer Res Clin Oncol.* 2011;137(5):849–856.

92. Hosono N, Ueda T, Tamura D, Aoki Y, Yoshikawa H. Prognostic relevance of clinical symptoms in patients with spinal metastases. *Clin Orthop Relat Res.* 2005;436:196–201.

93. Laufer I, Rubin DG, Lis E, et al. The NOMS framework: approach to the treatment of spinal metastatic tumors. *Oncologist.* 2013;18(6):744–751.

94. Lei M, Li J, Liu Y, Jiang W, Liu S, Zhou S. Who are the best candidates for decompressive surgery and spine stabilization in patients with metastatic spinal cord compression?: a new scoring system. *Spine.* 2016;41(18):1469–1476.

95. Yu W, Tang L, Lin F, Yao Y, Shen Z. Accuracy of Tokuhashi score system in predicting survival of lung cancer patients with vertebral metastasis. *J Neuro-Oncol.* 2015;125(2):427–433.

96. Gregory TM, Coriat R, Mir O. Prognostic scoring systems for spinal metastases in the era of anti-VEGF therapies. *Spine.* 2013;38(11):965–966.

97. Katagiri H, Okada R, Takagi T, et al. New prognostic factors and scoring system for patients with skeletal metastasis. *Cancer Med.* 2014;3(5):1359–1367.

98. Chang SY, Mok S, Park SC, Kim H, Chang BS. Treatment strategy for metastatic spinal tumors: a narrative review. *Asian Spine*

J. 2020;14(4):513–525.

99. L'Espérance S, Vincent F, Gaudreault M, et al. Treatment of metastatic spinal cord compression: cepo review and clinical recommendations. Curr Oncol. 2012;19(6):e478–e490.

100. Kawahara N, Tomita K, Murakami H, Demura S. Total en bloc spondylectomy for spinal tumors: surgical techniques and related basic background. Orthop Clin North Am. 2009;40(1):47–63. vi.

101. Luksanapruksa P, Buchowski JM, Hotchkiss W, Tongsai S, Wilartratsami S, Chotivichit A. Prognostic factors in patients with spinal metastasis: a systematic review and meta-analysis. Spine J. 2017;17(5):689–708.

102. Quraishi NA, Manoharan SR, Arealis G, et al. Accuracy of the revised Tokuhashi score in predicting survival in patients with metastatic spinal cord compression (MSCC). Eur Spine J. 2013;22(suppl 1):S21–S26.

103. Bollen L, Wibmer C, Van der Linden YM, et al. Predictive value of six prognostic scoring systems for spinal bone metastases: an analysis based on 1379 patients. Spine. 2016;41(3):E155–E162.

104. Mezei T, Horváth A, Pollner P, Czigléczki G, Banczerowski P. Research on the predicting power of the revised Tokuhashi system: how much time can surgery give to patients with short life expectancy? Int J Clin Oncol. 2020;25(4):755–764.

105. Cai Z, Tang X, Yang R, Yan T, Guo W. Modified score based on revised Tokuhashi score is needed for the determination of surgical intervention in patients with lung cancer metastases to the spine. World J Surg Oncol. 2019;17(1):194.

106. Uei H, Tokuhashi Y, Maseda M. Treatment outcome of metastatic spine tumor in lung cancer patients: did the treatments improve their outcomes? Spine. 2017;42(24):E1446–e1451.

107. Ahmed AK, Goodwin CR, Heravi A, et al. Predicting survival for metastatic spine disease: a comparison of nine scoring systems. Spine J. 2018;18(10):1804–1814.

108. Karhade AV, Ahmed AK, Pennington Z, et al. External validation of the SORG 90-day and 1-year machine learning algorithms for survival in spinal metastatic disease. Spine J. 2020;20(1):14–21.

109. Grant R, Papadopoulos SM, Sandler HM, Greenberg HS. Metastatic epidural spinal cord compression: current concepts and treatment. J Neuro-Oncol. 1994;19(1):79–92.

110. Ruff RL, Lanska DJ. Epidural metastases in prospectively evaluated veterans with cancer and back pain. Cancer. 1989;63(11):2234–2241.

111. Rades D, Douglas S, Veninga T, et al. A survival score for patients with metastatic spinal cord compression from prostate cancer. Strahlenther Onkol. 2012;188(9):802–806.

112. Rades D, Douglas S, Schild SE. A validated survival score for breast cancer patients with metastatic spinal cord compression. Strahlenther Onkol. 2013;189(1):41–46.

113. Douglas S, Schild SE, Rades D. Metastatic spinal cord compression in patients with cancer of unknown primary. Estimating the survival prognosis with a validated score. Strahlenther Onkol. 2012;188(11):1048–1051.

114. Fehri R, Rifi H, Alboueiri A, et al. Carcinoma of unknown primary: retrospective study of 437 patients treated at Salah Azaiez Institute. Tunis Med. 2013;91(3):205–208.

115. Vecht CJ, Haaxma-Reiche H, van Putten WL, de Visser M, Vries EP, Twijnstra A. Initial bolus of conventional versus high-dose dexamethasone in metastatic spinal cord compression. Neurology. 1989;39(9):1255–1257.

116. Sørensen S, Helweg-Larsen S, Mouridsen H, Hansen HH. Effect of high-dose dexamethasone in carcinomatous metastatic spinal cord compression treated with radiotherapy: a randomised trial. Eur J Cancer. 1994;30a(1):22–27.

117. Phillips KA, Fadul CE, Schiff D. Neurologic and medical management of brain tumors. Neurol Clin. 2018;36(3):449–466.

118. Maranzano E, Latini P, Beneventi S, et al. Radiotherapy without steroids in selected metastatic spinal cord compression patients. A phase II trial. Am J Clin Oncol. 1996;19(2):179–183.

119. Patchell RA, Tibbs PA, Regine WF, et al. Direct decompressive surgical resection in the treatment of spinal cord compression caused by metastatic cancer: a randomised trial. Lancet (London, England). 2005;366(9486):643–648.

120. Azad TD, Varshneya K, Ho AL, Veeravagu A, Sciubba DM, Ratliff JK. Laminectomy versus corpectomy for spinal metastatic disease-complications, costs, and quality outcomes. World Neurosurg. 2019;131:e468–e473.

121. Zhou X, Cui H, He Y, Qiu G, Zhou D, Liu Y. Treatment of spinal metastases with epidural cord compression through corpectomy and reconstruction via the traditional open approach versus the mini-open approach: a multicenter retrospective study. J Oncol. 2019;2019:7904740.

122. Sherman RM, Waddell JP. Laminectomy for metastatic epidural spinal cord tumors. Posterior stabilization, radiotherapy, and preoperative assessment. Clin Orthop Relat Res. 1986;207:55–63.

123. Younsi A, Riemann L, Scherer M, Unterberg A, Zweckberger K. Impact of decompressive laminectomy on the functional outcome of patients with metastatic spinal cord compression and neurological impairment. Clin Exp Metastasis. 2020;37(2):377–390.

124. Schoeggl A, Reddy M, Matula C. Neurological outcome following laminectomy in spinal metastases. Spinal Cord. 2002;40(7):363–366.

125. Molina C, Goodwin CR, Abu-Bonsrah N, Elder BD, De la Garza Ramos R, Sciubba DM. Posterior approaches for symptomatic metastatic spinal cord compression. Neurosurg Focus. 2016;41(2), E11.

126. Loblaw DA, Laperriere NJ. Emergency treatment of malignant extradural spinal cord compression: an evidence-based guideline. J Clin Oncol Off J Am Soc Clin Oncol. 1998;16(4):1613–1624.

127. Sundaresan N, Steinberger AA, Moore F, et al. Indications and results of combined anterior-posterior approaches for spine tumor surgery. J Neurosurg. 1996;85(3):438–446.

128. Barzilai O, Laufer I, Robin A, Xu R, Yamada Y, Bilsky MH. Hybrid therapy for metastatic epidural spinal cord compression: technique for separation surgery and spine radiosurgery. Oper Neurosurg. 2019;16(3):310–318.

129. Laufer I, Iorgulescu JB, Chapman T, et al. Local disease control for spinal metastases following "separation surgery" and adjuvant hypofractionated or high-dose single-fraction stereotactic radiosurgery: outcome analysis in 186 patients. J Neurosurg Spine. 2013;18(3):207–214.

130. Al-Omair A, Masucci L, Masson-Cote L, et al. Surgical resection of epidural disease improves local control following postoperative spine stereotactic body radiotherapy. Neuro-Oncology. 2013;15(10):1413–1419.

131. Xiaozhou L, Xing Z, Xin S, et al. Efficacy analysis of separation surgery combined with SBRT for spinal metastases-a long-term follow-up study based on patients with spinal metastatic tumor in a single-center. Orthop Surg. 2020;12(2):404–420.

132. Turel MK, Kerolus MG, O'Toole JE. Minimally invasive "separation surgery" plus adjuvant stereotactic radiotherapy in the management of spinal epidural metastases. J Craniovertebr Junction Spine. 2017;8(2):119–126.

133. Donnelly DJ, Abd-El-Barr MM, Lu Y. Minimally invasive muscle sparing posterior-only approach for lumbar circumferential decompression and stabilization to treat spine metastasis—technical report. World Neurosurg. 2015;84(5):1484–1490.

134. Saigal R, Wadhwa R, Mummaneni PV, Chou D. Minimally invasive extracavitary transpedicular corpectomy for the management of spinal tumors. Neurosurg Clin N Am. 2014;25(2):305–315.

135. Thomas JG, Al-Holou WN, de Almeida Bastos DC, et al. A novel use of the intraoperative mri for metastatic spine tumors: laser interstitial thermal therapy for percutaneous treatment of epidural metastatic spine disease. Neurosurg Clin N Am. 2017;28(4):513–524.

136. Gevargez A, Groenemeyer DH. Image-guided radiofrequency ablation (RFA) of spinal tumors. Eur J Radiol. 2008;65(2):246–252.

137. Park J, Ham DW, Kwon BT, Park SM, Kim HJ, Yeom JS. Minimally invasive spine surgery: techniques, technologies, and indications. Asian Spine J. 2020;14(5):694–701.

138. Maranzano E, Latini P. Effectiveness of radiation therapy without surgery in metastatic spinal cord compression: final results from a prospective trial. Int J Radiat Oncol Biol Phys. 1995;32(4):959–967.

139. Yamada Y, Lovelock DM, Yenice KM, et al. Multifractionated image-guided and stereotactic intensity-modulated radiotherapy of paraspinal tumors: a preliminary report. Int J Radiat Oncol Biol Phys. 2005;62(1):53–61.

140. Gerszten PC, Mendel E, Yamada Y. Radiotherapy and radiosurgery for metastatic spine disease: what are the options, indica-

tions, and outcomes? *Spine.* 2009;34(22 suppl):S78–S92.

141. Garg AK, Shiu AS, Yang J, et al. Phase 1/2 trial of single-session stereotactic body radiotherapy for previously unirradiated spinal metastases. *Cancer.* 2012;118(20):5069–5077.

142. Joaquim AF, Ghizoni E, Tedeschi H, Pereira EB, Giacomini LA. Stereotactic radiosurgery for spinal metastases: a literature review. *Einstein (Sao Paulo, Brazil).* 2013;11(2):247–255.

143. Chow E, Harris K, Fan G, Tsao M, Sze WM. Palliative radiotherapy trials for bone metastases: a systematic review. *J Clin Oncol Off J Am Soc Clin Oncol.* 2007;25(11):1423–1436.

144. Howell DD, James JL, Hartsell WF, et al. Single-fraction radiotherapy versus multifraction radiotherapy for palliation of painful vertebral bone metastases-equivalent efficacy, less toxicity, more convenient: a subset analysis of Radiation Therapy Oncology Group trial 97-14. *Cancer.* 2013;119(4):888–896.

145. Rades D, Fehlauer F, Stalpers LJ, et al. A prospective evaluation of two radiotherapy schedules with 10 versus 20 fractions for the treatment of metastatic spinal cord compression: final results of a multicenter study. *Cancer.* 2004;101(11):2687–2692.

146. Rades D, Fehlauer F, Schulte R, et al. Prognostic factors for local control and survival after radiotherapy of metastatic spinal cord compression. *J Clin Oncol Off J Am Soc Clin Oncol.* 2006;24(21):3388–3393.

147. Mizumoto M, Harada H, Asakura H, et al. Radiotherapy for patients with metastases to the spinal column: a review of 603 patients at Shizuoka Cancer Center Hospital. *Int J Radiat Oncol Biol Phys.* 2011;79(1):208–213.

148. Nguyen J, Chow E, Zeng L, et al. Palliative response and functional interference outcomes using the Brief Pain Inventory for spinal bony metastases treated with conventional radiotherapy. *Clin Oncol.* 2011;23(7):485–491.

149. Huisman M, van den Bosch MA, Wijlemans JW, van Vulpen M, van der Linden YM, Verkooijen HM. Effectiveness of reirradiation for painful bone metastases: a systematic review and meta-analysis. *Int J Radiat Oncol Biol Phys.* 2012;84(1):8–14.

150. Bilsky MH, Yamada Y, Yenice KM, et al. Intensity-modulated stereotactic radiotherapy of paraspinal tumors: a preliminary report. *Neurosurgery.* 2004;54(4):823–830. Discussion 830–831.

151. Yamada Y, Bilsky MH, Lovelock DM, et al. High-dose, single-fraction image-guided intensity-modulated radiotherapy for metastatic spinal lesions. *Int J Radiat Oncol Biol Phys.* 2008;71(2):484–490.

152. Steverink JG, Willems SM, Philippens MEP, et al. Early tissue effects of stereotactic body radiation therapy for spinal metastases. *Int J Radiat Oncol Biol Phys.* 2018;100(5):1254–1258.

153. Dewan MZ, Galloway AE, Kawashima N, et al. Fractionated but not single-dose radiotherapy induces an immune-mediated abscopal effect when combined with anti-CTLA-4 antibody. *Clin Cancer Res.* 2009;15(17):5379–5388.

154. Lugade AA, Moran JP, Gerber SA, Rose RC, Frelinger JG, Lord EM. Local radiation therapy of B16 melanoma tumors increases the generation of tumor antigen-specific effector cells that traffic to the tumor. *J Immunol.* 2005;174(12):7516–7523.

155. Yamada Y, Katsoulakis E, Laufer I, et al. The impact of histology and delivered dose on local control of spinal metastases treated with stereotactic radiosurgery. *Neurosurg Focus.* 2017;42(1), E6.

156. Guckenberger M, Mantel F, Gerszten PC, et al. Safety and efficacy of stereotactic body radiotherapy as primary treatment for vertebral metastases: a multi-institutional analysis. *Radiat Oncol.* 2014;9:226.

157. Anand AK, Venkadamanickam G, Punnakal AU, et al. Hypofractionated stereotactic body radiotherapy in spinal metastasis—with or without epidural extension. *Clin Oncol.* 2015;27(6):345–352.

158. Sahgal A, Myrehaug S, Siva S, et al. CCTG SC.24/TROG 17.06: A randomized phase II/III study comparing 24Gy in 2 stereotactic body radiotherapy (SBRT) fractions versus 20Gy in 5 conventional palliative radiotherapy (CRT) fractions for patients with painful spinal metastases. In: *Presented at the American Society for Radiation Oncology (ASTRO) Annual Meeting (Abstract LBA-2)*; 2020.

159. Klekamp J, Samii H. Surgical results for spinal metastases. *Acta Neurochir.* 1998;140(9):957–967.

160. Bate BG, Khan NR, Kimball BY, Gabrick K, Weaver J. Stereotactic

radiosurgery for spinal metastases with or without separation surgery. *J Neurosurg Spine.* 2015;22(4):409–415.

161. Redmond KJ, Sciubba D, Khan M, et al. A phase 2 study of post-operative stereotactic body radiation therapy (SBRT) for solid tumor spine metastases. *Int J Radiat Oncol Biol Phys.* 2020;106(2):261–268.

162. Chow E, Meyer RM, Ding K, et al. Dexamethasone in the prophylaxis of radiation-induced pain flare after palliative radiotherapy for bone metastases: a double-blind, randomised placebo-controlled, phase 3 trial. *Lancet Oncol.* 2015;16(15):1463–1472.

163. Redmond KJ, Sahgal A, Foote M, et al. Single versus multiple session stereotactic body radiotherapy for spinal metastasis: the risk-benefit ratio. *Future Oncol.* 2015;11(17):2405–2415.

164. Hall WA, Stapleford LJ, Hadjipanayis CG, Curran WJ, Crocker I, Shu HK. Stereotactic body radiosurgery for spinal metastatic disease: an evidence-based review. *Int J Surg Oncol.* 2011;2011:979214.

165. Sahgal A, Roberge D, Schellenberg D, et al. The Canadian Association of Radiation Oncology scope of practice guidelines for lung, liver and spine stereotactic body radiotherapy. *Clin Oncol.* 2012;24(9):629–639.

166. Sahgal A, Bilsky M, Chang EL, et al. Stereotactic body radiotherapy for spinal metastases: current status, with a focus on its application in the postoperative patient. *J Neurosurg Spine.* 2011;14(2):151–166.

167. Husain ZA, Thibault I, Letourneau D, et al. Stereotactic body radiotherapy: a new paradigm in the management of spinal metastases. *CNS Oncol.* 2013;2(3):259–270.

168. Lo SS, Lutz ST, Chang EL, et al. ACR Appropriateness Criteria ® spinal bone metastases. *J Palliat Med.* 2013;16(1):9–19.

169. Sasamura K, Suzuki R, Kozuka T, Yoshimura R, Yoshioka Y, Oguchi M. Outcomes after reirradiation of spinal metastasis with stereotactic body radiation therapy (SBRT): a retrospective single institutional study. *J Radiat Res.* 2020;61(6):929–934.

170. Myrehaug S, Sahgal A, Hayashi M, et al. Reirradiation spine stereotactic body radiation therapy for spinal metastases: systematic review. *J Neurosurg Spine.* 2017;27(4):428–435.

171. Chiu N, Chiu L, Popovic M, et al. Re-irradiation for painful bone metastases: evidence-based approach. *Ann Palliat Med.* 2015;4(4):214–219.

172. Toprak A, Kodalli N, Alpdogan TB, et al. Stage IV Hodgkin's disease presenting with spinal epidural involvement and cauda equina compression as the initial manifestation: case report. *Spinal Cord.* 1997;35(10):704–707.

173. Wong ET, Portlock CS, O'Brien JP, DeAngelis LM. Chemosensitive epidural spinal cord disease in non-Hodgkins lymphoma. *Neurology.* 1996;46(6):1543–1547.

174. Wilson B, Sapp C, Abdeen G, Kamona A, Massarweh S. Resolution of extensive leptomeningeal metastasis and clinical spinal cord compression from breast cancer using weekly docetaxel chemotherapy. *Breast Cancer Res Treat.* 2012;131(1):343–346.

175. Sinoff CL, Blumsohn A. Spinal cord compression in myelomatosis: response to chemotherapy alone. *Eur J Cancer Clin Oncol.* 1989;25(2):197–200.

176. Grommes C, Bosl GJ, DeAngelis LM. Treatment of epidural spinal cord involvement from germ cell tumors with chemotherapy. *Cancer.* 2011;117(9):1911–1916.

177. Batista N, Tee J, Sciubba D, et al. Emerging and established clinical, histopathological and molecular parametric prognostic factors for metastatic spine disease secondary to lung cancer: Helping surgeons make decisions. *J Clin Neurosci.* 2016;34:15–22.

178. Coleman RE. Metastatic bone disease: clinical features, pathophysiology and treatment strategies. *Cancer Treat Rev.* 2001;27(3):165–176.

179. Boyce BF, Xing L. Biology of RANK, RANKL, and osteoprotegerin. *Arthritis Res Ther.* 2007;9(suppl 1):S1.

180. Beleut M, Rajaram RD, Caikovski M, et al. Two distinct mechanisms underlie progesterone-induced proliferation in the mammary gland. *Proc Natl Acad Sci U S A.* 2010;107(7):2989–2994.

181. Schramek D, Leibbrandt A, Sigl V, et al. Osteoclast differentiation factor RANKL controls development of progestin-driven mammary cancer. *Nature.* 2010;468(7320):98–102.

182. Jones DH, Nakashima T, Sanchez OH, et al. Regulation of cancer cell migration and bone metastasis by RANKL. *Nature.*

2006;440(7084):692–696.

183. Morony S, Capparelli C, Sarosi I, Lacey DL, Dunstan CR, Kostenuik PJ. Osteoprotegerin inhibits osteolysis and decreases skeletal tumor burden in syngeneic and nude mouse models of experimental bone metastasis. *Cancer Res.* 2001;61(11):4432–4436.

184. Kiefer JA, Vessella RL, Quinn JE, et al. The effect of osteoprotegerin administration on the intra-tibial growth of the osteoblastic LuCaP 23.1 prostate cancer xenograft. *Clin Exp Metastasis.* 2004;21(5):381–387.

185. Yonou H, Kanomata N, Goya M, et al. Osteoprotegerin/osteoclastogenesis inhibitory factor decreases human prostate cancer burden in human adult bone implanted into nonobese diabetic/severe combined immunodeficient mice. *Cancer Res.* 2003;63(9):2096–2102.

186. Zhang J, Dai J, Yao Z, Lu Y, Dougall W, Keller ET. Soluble receptor activator of nuclear factor kappaB Fc diminishes prostate cancer progression in bone. *Cancer Res.* 2003;63(22):7883–7890.

187. Tannehill-Gregg SH, Levine AL, Nadella MV, Iguchi H, Rosol TJ. The effect of zoledronic acid and osteoprotegerin on growth of human lung cancer in the tibias of nude mice. *Clin Exp Metastasis.* 2006;23(1):19–31.

188. Feeley BT, Liu NQ, Conduah AH, et al. Mixed metastatic lung cancer lesions in bone are inhibited by noggin overexpression and Rank:Fc administration. *J Bone Miner Res Off J Am Soc Bone Miner Res.* 2006;21(10):1571–1580.

189. Canon J, Bryant R, Roudier M, et al. Inhibition of RANKL increases the anti-tumor effect of the EGFR inhibitor panitumumab in a murine model of bone metastasis. *Bone.* 2010;46(6):1613–1619.

190. Holland PM, Miller R, Jones J, et al. Combined therapy with the RANKL inhibitor RANK-Fc and rhApo2L/TRAIL/dulanermin reduces bone lesions and skeletal tumor burden in a model of breast cancer skeletal metastasis. *Cancer Biol Ther.* 2010;9(7):539–550.

191. Canon J, Bryant R, Roudier M, Branstetter DG, Dougall WC. RANKL inhibition combined with tamoxifen treatment increases anti-tumor efficacy and prevents tumor-induced bone destruction in an estrogen receptor-positive breast cancer bone metastasis model. *Breast Cancer Res Treat.* 2012;135(3):771–780.

192. Smith MR, Saad F, Coleman R, et al. Denosumab and bone-metastasis-free survival in men with castration-resistant prostate cancer: results of a phase 3, randomised, placebo-controlled trial. *Lancet (London, England).* 2012;379(9810):39–46.

193. Al Farii H, Frazer A, Farahdel L, Alfayez S, Weber M. Zoledronic acid versus denosumab for prevention of spinal cord compression in advanced cancers with spine metastasis: a meta-analysis of randomized controlled trials. *Global Spine J.* 2020;10(6):784–789.

194. Bertoldo F, Silvestris F, Ibrahim T, et al. Targeting bone metastatic cancer: role of the mTOR pathway. *Biochim Biophys Acta.* 2014;1845(2):248–254.

195. Zetter BR. Angiogenesis and tumor metastasis. *Annu Rev Med.* 1998;49:407–424.

196. Kratzsch T, Piffko A, Broggini T, Czabanka M, Vajkoczy P. Role of MTOR and VEGFR inhibition in prevention of metastatic tumor growth in the spine. *Front Oncol.* 2020;10:174.

第8章

软脑膜转移

Jigisha P. Thakkar[a], Marc C. Chamberlain[b]

[a]Department of Neurology, Division of Neuro-Oncology, Loyola University Chicago, Stritch School of Medicine, Maywood, IL, United States, [b]Department of Neurology and Neurological Surgery, University of Washington, Fred Hutchinson Cancer Research Center, Seattle Cancer Care Alliance, Seattle, WA, United States

1 引 言

软脑膜转移（leptomeningeal metastasis, LM）是癌症的并发症，发生 LM 时肿瘤细胞浸润脑脊液（cerebrospinal fluid, CSF）、软脑膜和蛛网膜。在实体瘤患者中，软脑膜转移被称为癌性脑膜炎。在白血病或淋巴瘤患者中，则分别称为白血病或淋巴瘤性脑膜炎。

因为相关信息还没有在人群层面上进行追踪调查，与实体瘤相关的软脑膜转移发病率很难估计，并且其定义也不明确。然而，一系列个体机构进行的尸检研究提供了一些观点[1]。实体瘤患者的尸检研究表明，在存在神经症状和体征的癌症患者中 19% 有软脑膜转移的证据[1]。脑膜是继脑实质和硬膜外脊髓压迫之后影响中枢神经系统的第三常见转移部位。

软脑膜转移最常见于白血病和非霍奇金淋巴瘤，并且在实体瘤患者中的发病率不断增加。在实体瘤中，软脑膜转移的发病率最高的是黑色素瘤（23%）和肺癌（9%~25%），其次是乳腺癌（5%）[2-4]。从这些全身性癌症诊断到软脑膜转移诊断的中位时间约为 1~2 年[5,6]。发生软脑膜转移时间间隔最长的是激素受体阳性的乳腺癌患者[7]。另外，30%~60% 的软脑膜转移患者同时还伴有脑实质转移[5,8]。

2 预 后

软脑膜转移的诊断提示着预后不良，经治疗的软脑膜转移患者中位生存期只有 2~4 个月，而未经治疗的中位数生存期则为 4~6 周[9-15]。有利的预后因素包括良好的 KPS 功能状态、轻微的神经功能缺损、脑脊液蛋白低含量（<50mg/dL）、轻微或控制良好的全身性疾病、组织学上治疗有效并且有其他可供选择的全身治疗方案[7,16-18]。脑脊液细胞学检查的阳性与否并不影响生存率[19]。提示预后不良的因素包括较差的 KPS 功能状态、中重度神经功能缺损、几乎没有治疗选择的全身性疾病、广泛的影像学中枢神经系统病变、脑脊液循环障碍和软脑膜转移相关脑病[2,20,21]。

3 解 剖 学

脑膜是由紧邻颅骨下方的硬脑膜、蛛网膜和软脑膜组成的三层膜，软脑膜覆盖大脑和脊髓。蛛网膜下腔将蛛网膜和软脑膜隔开，其中含有脑脊液。成人每天产生 800mL 脑脊液，脑脊液总量每天更新 3~4 次；大脑和脊髓蛛网膜下腔的脑脊液大约有 140mL[22]。儿童的脑脊液容量在 3~4 岁时与成人相等。

脑脊液主要由侧脑室的脉络丛产生，经室间孔（Monro 孔）进入第三脑室，再经中脑导水管（Sylvius 管）进入第四脑室，并通过 Magendie 和 Luschka 孔进入大脑底部。脑脊液向下到达椎管底部（腰池），向上越过大脑凸面，从上矢状窦的蛛网膜颗粒流出。由于蛛网膜下腔被不规则的小梁隔开，软脑膜的纤细血管横穿其中，肿瘤细胞可以在脑脊液循环路径的任何部位聚集并阻断脑脊液的循环[22,23]。

4 发 病 机 制

肿瘤沉积可以是薄薄/细小的一层（图 8-1B），覆盖软脑膜，也可以是斑块状或结节状/粗大沉积（图 8-1A）。两种类型的肿瘤沉积物都可能是局部或弥漫性的。正如其他肿瘤转移过程一样，发生软脑膜转移时肿瘤细胞离开原发肿瘤，作为循环肿瘤细胞侵入循环系统，然后通过下述几种机制之一进入脑脊液。在脑脊液中，肿瘤细胞相对免受免疫监视并受完整的血脑脊液屏障（blood-CSF barrier, BCSFB）保护[24]。因此，难以渗透中枢神经系统的全身治疗不能杀灭这些肿瘤细胞。

肿瘤细胞可以通过几种途径进入脑脊液。肿瘤细胞可以从毗邻蛛网膜下腔、脑室表面或脉络丛向脑或脊髓实质转移延伸，并直接播散入脑脊液。肿瘤细胞还可以通过血行扩散进入脑脊液，通过动脉循环进入脉络丛，然后进入脑室。肿瘤细胞也可通过软脑膜静脉进入脑脊液。当肿瘤细胞浸润椎骨或颅骨的骨髓，沿着骨髓出口的静脉生长，到达硬脑膜，并最终侵入连接硬脑膜和蛛网膜下腔的静脉外膜组织时，就可能发生软脑膜转移。肿瘤细胞可能沿着脑神经或周围神经生长，并沿着神经进入蛛网膜下腔，即所谓的离心扩

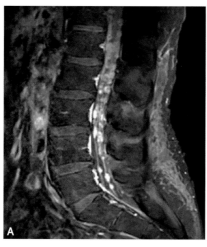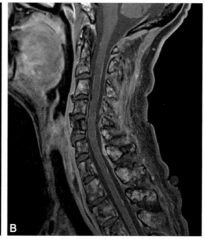

图 8-1　脊髓磁共振成像（MRI）和钆对比显示软脑膜间隙增强。（A）MRI L 型脊髓 T1 增强后矢状位显示沿腰椎和马尾软脑膜的多个巨大结节状强化病灶。（B）MRI C 型脊髓 T1 增强后矢状位显示沿颈髓软脑膜的多个线性强化病灶

散。手术切除脑实质转移瘤后，由于恶性细胞意外溢出到脑脊液中，软脑膜转移可能会发展。进行肿瘤部分切除的患者，其中特别是肿瘤转移至颅后窝的患者，比进行整体切除的患者更容易发生软脑膜转移[25,26]。

5　临　床　表　现

软脑膜转移的临床表现源自神经系统涉及的 3 个区域：①大脑半球；②脑神经；③脊髓和相关的传出神经根。

癌细胞浸润及其并发的炎症可能导致蛛网膜下腔内任何位置的正常脑脊液循环阻碍[27]。如果脑室或蛛网膜颗粒的脑脊液流出受阻，可能导致颅内压（intracranial pressure，ICP）升高和脑积水（梗阻性或交通性/非梗阻性脑积水）[28]。因此，颅内脑脊液循环障碍可能会出现颅内压增高和脑积水的表现。颅内压升高的常见的临床表现包括头痛（在躺下和醒来起身时更为明显）、步态共济失调、认知迟缓、尿失禁、视力下降、视乳头水肿、恶心、呕吐、水平复视（颅底展神经压迫所致）和嗜睡[29]。脑脊液压力的持续升高的高原波可能自发出现，或因位置变化而诱发[30]。癌症患者出现交通性脑积水，同时未在放射影像上找到其他病因，通常是软脑膜转移的结果。

软脑膜转移累及大脑半球的常见症状有头痛、脑病和癫痫发作。位于大脑凸面或血管周围间隙（Virchow-Robin 间隙）的血管受到侵犯、压迫或痉挛可能导致缺血，进而引起短暂性缺血发作、卒中和继发于大脑半球血流减少或肿瘤细胞弥漫性浸润皮层的脑病[31]。

软脑膜转移累及脑神经可导致复视、上睑下垂、面部疼痛或麻木、面瘫、耳鸣、听力丧失、眩晕、构音障碍和吞咽困难等症状。软脑膜转移常累及控制眼球运动的脑神经（脑神经 Ⅲ、Ⅳ 和 Ⅵ）。例如，白血病性脑膜炎通常只引起展神经麻痹通常。

肿瘤细胞浸润脊柱和神经根可引起运动或感觉症状，包括弛缓性无力、感觉减退、感觉异常和神经根疼痛。肿瘤细胞累及脊髓下端神经根可导致马尾神经综合征（下肢不对称性神经根感觉丧失、麻痹、迟发性尿失禁）或脊髓圆锥综合征（肛门与会阴处鞍状感觉障碍、大小便失禁和直肠、乙状结肠和肛门括约肌交感神经功能缺失所致的便秘）[5,32]。乳腺癌患者出现马尾神经综合征却未在放射影像上找到明显病因的情况通常是软脑膜转移造成的。

6　诊断和分期

软脑膜转移的诊断是基于脑脊液细胞学检查阳性（存在肿瘤细胞）、放射影像学结果（CT 或 MRI 病变，如下列所示）以及相应的临床发现，或出现提示恶性肿瘤患者脑脊液受累的症状和体征[20,33]。软脑膜转移的检查包括使用对比剂 MRI 对大脑和整个脊髓进行中枢神经系统成像（如果 MRI 不可行，则进行脑部 CT 和 CT 脊髓造影）、脑脊液分析以及使用对比剂的 CT 或 CT-PET 进行系统分期或再分期。

6.1　脑脊液检查

脑脊液细胞学评估是诊断软脑膜转移的病理标准，同时也是疗效评估的标准之一[28,34]。建议使用大于 10mL 的脑脊液进行脑脊液细胞学检查，因为用于检查的脑脊液体积越大，发现肿瘤细胞的可能性就越大[35]。如果脑脊液处理延迟，则肿瘤细胞存活率和诊断率就会降低，因此立即将其运送到细胞学实验室并由其进行处理非常重要[36]。

进行脑脊液检查时，提示软脑膜转移的间接非特异性的指标包括颅内压升高（> 20cmH$_2$O）、蛋白质含量升高（> 45mg/dL）、葡萄糖含量降低（< 50~60mg/dL）和白细胞计数升高（>4/mm³，最常见的是淋巴细胞）[5,37]。进行单次腰椎穿刺（lumbar puncture，LP）时，脑脊液细胞学检测肿瘤细胞的敏感度为 45%，再次行腰椎穿刺则敏感度增至 80%[5]。除非在不同节段进行穿刺，否则在两次脑脊液分析后，敏感度再次提升的可能很小。在检测脑脊液是否含有血液肿瘤细胞的敏感度方面，脑脊液流式细胞术是脑脊液细胞学检查的

2~3倍,通常与脑脊液细胞学检查结合用于诊断软脑膜转移或评价治疗效果[38,39]。在淋巴瘤患者中,采用脑脊液聚合酶链反应(polymerase chain reaction,PCR)寻找克隆性重排免疫球蛋白基因可能有效。

上皮细胞黏附分子(epithelial cell adhesion molecule,Ep-CAM)由上皮来源的实体肿瘤表达,如非小细胞肺癌、乳腺癌和卵巢癌。基于上皮细胞黏附分子的流式细胞术在诊断上皮来源肿瘤患者的软脑膜转移方面优于脑脊液细胞学,但由于对实验室条件要求较高且其实用性有限[40]。

用于软脑膜转移的诊断和疗效观察的脑脊液生物标志物很多,例如β-葡萄糖醛酸酶、癌胚抗原、甲胎蛋白、β-人绒毛膜促性腺激素、CA 15-3和血管内皮生长因子等[41-43]。虽然小样本研究提示许多标志物很有应用前景,但至今没有一项被用作软脑膜转移确诊或拟诊的标准。

6.2　神经影像

脑和脊髓的钆增强MRI是诊断软脑膜转移的标准成像方式。在有临床表现的患者中,MRI的敏感度为76%,特异度为77%[44-46]。MRI应先于腰椎穿刺,以避免腰椎穿刺后颅内低压引起的硬脑膜强化。MRI有助于评估结节性与线性强化、局灶性与弥漫性病变,以及是否存在脑积水、脑实质转移、硬脑膜转移或骨转移。结节性病变的定义是指存在直径大于5mm×10mm的结节性强化[34]。最常见的

MRI表现包括沿脑沟、小脑叶、脑神经和脊神经根软脑膜的局灶性或弥漫性强化,脊髓的线性或结节状强化,腰骶神经根的增厚(见图8-1和图8-2)。与血液系统恶性肿瘤相比,实体瘤软脑膜转移的MRI异常更常见[47]。如果MRI是禁忌证,则可以使用CT脑造影和CT脊髓造影,尽管它们被视为软脑膜转移敏感度更低的成像方式[29]。CT脊髓造影虽然具有侵入性,但在脊柱评估方面与MRI具有相似的敏感度[48]。

在进行脑脊液内(也称为鞘内或脑室内)化疗的情况下,可以采用脑脊液流动检查(放射性核素脑池图)来评估脑脊液通路的通畅性[49-51]。脑脊液流动异常会干扰脑脊液内化疗药物的均匀分布,并可能使化疗药物局部过度累积而引起毒性[52]。脑脊液流动检查需要向脑脊液中注入放射性核素示踪剂,如铟-111 DTPA或锝-99m,来显示部分或全部阻塞区域。建议在开始脑脊液内化疗之前进行放射性核素脑池造影,以确保药物均匀分布并按照计划的给药路线(鞘内或脑室内)分布。为此,在实施脑室内化疗时,应在检查脑脊液流动动力学之前放置脑室通路设备,如Ommaya储液囊。值得注意的是,影像学上所见软脑膜转移的广泛病变通常伴有脑脊液流动障碍。脑脊液流动检查可以帮助指导治疗决策,用于确定没有脑脊液流阻塞的患者是否可以接受脑脊液内化疗,或者在进行脑脊液内化疗之前是否需要对脑脊液循环阻塞部位进行放疗[50,53]。

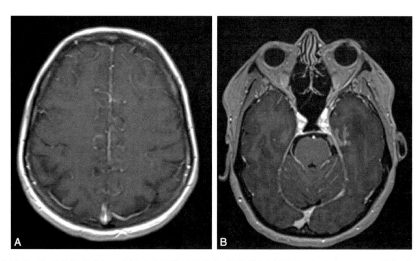

图8-2　脑磁共振成像(MRI)钆对比增强显示脑沟/软脑膜间隙增强。(A)脑MRI T1轴位对比后显示脑沟弥漫性软脑膜强化。(B)脑MRI T1轴位对比增强后显示小脑叶软脑膜强化

7　治　疗

软脑膜转移的治疗目标包括改善患者的神经功能、提高生活质量、防止神经功能进一步恶化和延长生存期[54]。软脑膜转移的治疗应该是个体化的,并对影响预后的因素进行评估,包括肿瘤组织学情况、是否存在脑积水、中枢神经系统病变范围或脑脊液流动障碍、全身疾病的状态、系统治疗的可及性、神经功能缺损情况和软脑膜转移相关脑病的严重程度以及KPS功能状态[55-57]。

缓解软脑膜转移的症状需要针对颅内压升高和神经轴

索浸润引起的一系列症状进行治疗[2,58]。可以通过对引起症状的疾病部位进行局部放射治疗来缓解症状,例如对脑脊液流动阻碍部位和马尾神经综合征患者的腰骶棘部进行放射治疗。使用糖皮质激素治疗脑实质转移导致的脑水肿,但在治疗软脑膜转移症状方面用处不大。其他减轻症状的方法包括行脑室-腹腔分流术治疗脑积水和用止痛药治疗疼痛,癫痫发作时使用抗惊厥药物,缓解恶心和呕吐用止吐药,以及针对疾病或脑部放疗引起的注意力分散、疲劳、嗜睡等症状治疗的兴奋剂,如莫达非尼和苯丙胺衍生物[59]。

软脑膜转移的治疗是多模式的,包括放射治疗、脑脊液内治疗以及全身治疗。

7.1　放射治疗

放射治疗主要用于减轻症状,例如治疗受累的脑神经或脑脊液流动受阻的部位,以及治疗范围广泛的病变,例如共存的脑实质转移瘤[60]。放射治疗还可通过机械破坏血脑屏障和血脑脊液屏障,暂时提高全身治疗的渗透性[61,62]。

目前,可供选择的放射治疗方案有多种,包括局部放射治疗、全脑放射治疗(whole brain radiation therapy,WBRT)和全脑全脊髓放射治疗(craniospinal irradiation,CSI)[60]。全脑全脊髓放射治疗很少使用,因为它缺乏疗效,占用时间和资源,并且与多种不良反应有关,例如骨髓抑制、神经认知功能障碍、疲劳、头痛、脱发、吞咽疼痛和腹泻。

同时或短时间内联合放射治疗和全身或脑脊液内化疗可能会增加放射的副作用。在进行全脑放射治疗或颅脊髓放射治疗联合化疗时,可能会出现严重的白质脑病,尤其是应用甲氨蝶呤药物时。全脑放射治疗或颅脊髓放射治疗联合化疗比化疗更可能导致迟发性白质脑病。

一种可能最小化辐射相关认知损伤的策略是在进行全脑放射治疗时,注意回避海马并且使用美金刚[63]。

7.2　化疗和靶向治疗

7.2.1　脑脊液内治疗

脑脊液内治疗是一种将化疗药物直接送入脑脊液的方法,可绕过血-脑脊液屏障。然而因为其进入肿瘤的途径依赖于扩散,区域性(脑脊液内)化疗仅能穿透与脑脊液相邻的肿瘤数毫米。因此,对于广泛软脑膜转移肿瘤的患者来说,脑脊液内化疗的效果有限,通常需要受累部位放疗或联合全身治疗[64-66]。尽管还缺乏有力的随机临床试验研究证据以及可能会增加神经毒性的风险,脑脊液内治疗联合全身治疗或放疗可能会带来生存益处[67]。

脑脊液内治疗可通过腰椎穿刺或脑室内途径进行。通常首选脑室内治疗,因为与鞘内给药相比,脑室内给药相对直接和快捷,能确保药物进入脑脊液,并在脑脊液分布更均匀[68]。不仅如此,这种给药方式还被证明具有更高的生存率。最常用的脑室内入路设备是 Ommaya 储液囊,它需要神经外科手术来安置[69]。在初次给药之前,应行 CT 检查,以确保导管的脑室端位置正确。放置 Ommaya 储液囊并发症发生率为 3%~12%,包括导管放置不到位、出血、阻塞和感染(通常是由皮肤菌群引起的)[70,71]。

脑脊液内化疗的技术管理十分重要。关键是化疗后脑脊液的容量不得大于给药前[22]。软脑膜转移患者可能处于脑室顺应性("压力-容积")曲线边缘的不稳定状态。即使在脑脊液总量中添加少量液体,也可能导致颅内压升高。因此,应遵循等容给药的原则(化疗给药前抽出脑脊液的量应等于或大于注射的药物和稀释剂的量)[22]。

脑脊液内治疗的并发症包括感染(细菌性脑膜炎)、脑病、癫痫、脊髓病、无菌性或化学性脑膜/蛛网膜炎和迟发性白质脑病[67,72]。脑脊液内给药应使用无防腐剂药物,以避免防腐剂导致的过敏反应和神经毒性风险。脑脊液内给药剂量过高或给药方式不正确可能致命。

目前,可用于脑脊液内化疗的药物有 5 种,包括甲氨蝶呤(methotrexate)、阿糖胞苷(cytarabine)及阿糖胞苷脂质体、塞替派(thioTEPA)、拓扑替康(topotecan)和依托泊苷(etoposide)。甲氨蝶呤是治疗实体瘤最常用的药物,而阿糖胞苷联合或不联合甲氨蝶呤最常用于治疗淋巴瘤和白血病性脑膜炎[22]。联合化疗可能对血液系统恶性肿瘤有用,但对于实体肿瘤的软脑膜转移患者来说没有任何益处[73,74]。

7.2.2　甲氨蝶呤

甲氨蝶呤是一种细胞周期特异性化疗药物,是二氢叶酸还原酶的抑制剂。它通过抑制二氢叶酸还原酶产生的嘌呤合成所需的还原叶酸抑制 DNA 合成,脑脊液内半衰期为 4.5~8 小时[75],每次给药后细胞毒性浓度保持 24 小时。常见的给药方案是每次 10~15mg,每周 2 次,持续 4 周,然后每次 10~15mg,每周 1 次,持续 4 周,最后每次 10~15mg,每月 1 次。

一种药代动力学上更优的脑脊液内给药方案是每隔 1 周,连续 5 天,每天给予 2mg(一个周期)[76]。诱导期为 8 周,随后维持治疗为每月一个周期。通过脑室内途径给予甲氨蝶呤,患者的无进展生存时间明显好于鞘内途径[77]。在甲氨蝶呤意外过量的罕见情况下,可以使用脑脊液内羧肽酶 G2 治疗[78]。

7.2.3　阿糖胞苷(Cytarabine,Ara-C)

阿糖胞苷是一种细胞周期特异性化疗药物,是一种胞苷类似物,能抑制 DNA 合成。给药方案为每次 25~100mg,每周 2 次,持续 4 周;每周 25~100mg,持续 4 周,然后每月 25~100mg。脑脊液中半衰期为 6 小时,每次给药后细胞毒性浓度保持 24 小时。最常用于白血病或淋巴瘤软脑膜转移患者[79]。

具有缓释作用的阿糖胞苷脂质体(DepoCyt)已被批准用于治疗淋巴瘤性脑膜炎[80],其优点在脑脊液内半衰期较长(141 小时),可以减少给药频率(最初每 2 周给予 50mg,然后每月 1 次),并且能够在鞘内滴注后在脑室内达到细胞毒性水平,因此能够减少半衰期较短的化疗药物如甲氨蝶呤和阿糖胞苷的使用[80-83]。

7.2.4　塞替派

塞替派是一种 DNA 烷化剂,以非影响细胞周期性的方式损害癌细胞。它具有高度的脂溶性,因此在全身给药后可穿透中枢神经系统。脑脊液内注射硫代塞替派是为了减轻全身副作用,主要包括血细胞减少。塞替派治疗实体瘤软脑膜转移的效果与甲氨蝶呤相仿,并且毒性不同(主要是血细胞减少症)[84]。

塞替派用法为每周两次,每次 10mg,连续 4 周;然后每周 1 次,每次 10mg,连续 4 周;最后每月给药 1 次,每次 10mg[85]。虽然塞替派在脑脊液中的半衰期只有几分钟,并且骨髓抑制作用比甲氨蝶呤更强,但它对许多实体肿瘤具有广泛的活性。塞替派可用于甲氨蝶呤治疗失败的患者、甲氨蝶呤伴发白质脑病患者或需要同时进行全脑放射治疗的患者[22]。

7.2.5　拓扑替康

拓扑替康是一种细胞周期特异性化疗药物,是一种喜树碱类似物。拓扑替康以活化内酯形式嵌入到拓扑异构酶Ⅰ裂解复合物的DNA碱基之间。两者结合后阻止拓扑异构酶Ⅰ在裂解后重新与解开的DNA链结合。该药脑脊液内半衰期为2.6小时,每周给药两次,每次0.4mg,持续4～6周;然后每周服用一次,持续4～6周;最后维持治疗每月给药2次[86,87]。

7.2.6　依托泊苷

依托泊苷是另一种细胞周期特异性化疗药,是拓扑异构酶Ⅱ抑制剂,其脑脊液半衰期为9.6小时。依托泊苷与DNA和拓扑异构酶Ⅱ(帮助解开DNA的负或正超螺旋)形成三元复合物,阻止DNA链的重新结合,从而导致DNA链断裂。依托泊苷的给药剂量为0.5mg,每天1次,连续5天(一个周期),每隔1周给药一个周期,持续8周,然后维持治疗每月给药一个周期[88,89]。

7.2.7　其他脑脊液内药剂

曲妥珠单抗(Her 2抗体)和利妥昔单抗(CD20抗体)等单克隆抗体可作为脑脊液内治疗药物[90,91]。利妥昔单抗的半衰期为34.9小时,已成功用于治疗原发性中枢神经系统淋巴瘤患者。曲妥珠单抗用于治疗HER2阳性的乳腺癌软脑膜转移。其他药物,如脑脊液内α干扰素,在治疗软脑膜转移方面显示出一定效果,但由于毒性较大使用有限[92]。

7.3　全身化疗和靶向药物

局部治疗与全身治疗在治疗软脑膜转移中谁更有优势尚未确定。全身治疗的一个优点是它能够治疗结节性或广泛的中枢神经系统转移,并且可以使用多种已知的癌症特异药物。然而,由于血脑脊液屏障的存在,大多数全身药物无法以足够的浓度渗透入脑脊液。利用较高剂量的化疗或脂溶性小分子有助于使这些药物在脑脊液中达到治疗浓度[93]。

7.3.1　化疗药物

全身给予大剂量甲氨蝶呤可达到与脑脊液内治疗相当的脑脊液浓度,并使其在中枢神经系统组织内更广泛地分布[71]。甲氨蝶呤给药3.5～7g/m²并辅以亚叶酸,已成功用于治疗中枢神经系统恶性肿瘤,如累及脑实质和脑脊液的原发性中枢神经系统淋巴瘤[71]。但是给予甲氨蝶呤需要住院几天进行尿液碱化,并提高水合反应以减轻潜在的肾毒性。

全身给予大剂量阿糖胞苷可使脑脊液/血清浓度比率达到约20%,而甲氨蝶呤为1%～3%。有几种可以使其在脑脊液中的浓度达到细胞毒性的给药方案,包括每12小时按照2～3g/m²注射或按照4g/m²进行72小时静脉连续滴注。阿糖胞苷具有较大的毒性,可以引起骨髓抑制、小脑毒性、脑病、恶心、呕吐和黏膜炎[22]。

替莫唑胺是一种口服的具有生物活性的烷化剂,其在脑脊液中的浓度约为血清中浓度的20%,但还尚未在脑膜患者试验中进行正式评估[94,95]。

7.3.2　分子靶向治疗

多种靶向药物可用于治疗HER2过度表达的乳腺癌、表皮生长因子受体(epidermal growth factor receptor,EGFR)突变或间变性淋巴瘤激酶(anaplastic lymphoma kinase,ALK)阳性的非小细胞肺癌(non-small cell lung cancer,NSCLC)及BRAF(V600E或V600K)突变的黑色素瘤。

对于EGFR突变的非小细胞肺癌患者,各种口服酪氨酸激酶抑制剂(tyrosine protein kinase inhibitor,TKI)具有良好的血脑脊液屏障渗透性。吉非替尼(每天250mg)和埃罗替尼(每周2 000mg)是第一代酪氨酸激酶抑制剂,可以中度穿透脑脊液[96-98]。阿法替尼是第二代酪氨酸激酶抑制剂,据报道,在与西妥昔单抗(每两周250mg/m²)联合使用时,可以使用更高剂量(每天40mg)阿法替尼治疗软脑膜转移[99]。奥希替尼是第三代酪氨酸激酶抑制剂,使用160mg/d剂量治疗软脑膜转移,效果令人满意[100,101]。

对于ALK重排的非小细胞肺癌患者,新的ALK抑制剂阿来替尼和塞利替尼具有较高的脑脊液渗透率,治疗软脑膜转移有效[102-106]。ALK抑制剂布加替尼(90～240mg)在包括软脑膜转移在内的脑实质转移的一期/二期研究中显示出良好的效果[107]。

针对黑色素瘤的靶向治疗包括BRAF和MEK抑制剂以及抑制检查点的免疫治疗。值得注意的是,与维莫非尼(vemurafenib)相比,达拉非尼(dabrafenib)具有更高的中枢神经系统穿透力[108-115]。

7.4　激素治疗

来自激素依赖性肿瘤(如乳腺癌和前列腺癌)的软脑膜转移可能对激素调控有反应。据个别病例报告显示,激素治疗对前列腺癌和激素阳性乳腺癌的软脑膜转移有效[116-118]。

7.5　免疫治疗

可以根据免疫受体识别并破坏肿瘤细胞,并进行长期免疫监测。包括细胞疗法在内的多种免疫疗法已被纳入癌症治疗方法中。利用程序性死亡受体1(programmed death 1,PD1)抗体、程序性死亡配体1(programmed death ligand 1,PDL1)抗体或细胞毒性T淋巴细胞相关蛋白4(cytotoxic T lymphocyte-associated protein 4,CTLA4)抗体进行的免疫检查点阻断(immune checkpoint blockade,ICB)治疗可以阻断T细胞的抑制信号,并使肿瘤细胞成为获得性免疫系统的靶点。

对于黑色素瘤或非小细胞肺癌等实体肿瘤,免疫检查点抑制剂治疗脑实质转移安全性和疗效,治疗软脑膜转移的效果还在评估当中。在一系列有软脑膜转移的黑色素瘤患者的回顾性研究中,BRAF抑制剂和抗PD-1抗体改善了患者的生存率[119]。

8　总　结

虽然软脑膜转移通常很难治愈,基本没有被治愈的病例,诊断后的中位生存期只有2～3个月,但减轻软脑膜转移相关的神经症状和体征可能会暂时改善患者的生活质量。

软脑膜转移的新疗法包括对整个颅脊轴进行质子辐射，以规避光子颅脊髓照射相关的毒性（NCT03520504）。免疫治疗以及具有对血脑脊液屏障更高通透性的化疗有望改善软脑膜转移患者的预后。曲伐肽紫杉醇（paclitaxel trevatide，设计用于跨越血脑脊液屏障）化疗治疗新发 HER2 阴性乳腺癌软脑膜转移（NCT03613181），以及新型酪氨酸激酶抑制剂图卡替尼（tucatinib）治疗 HER2 阳性乳腺癌相关软脑膜转移的效果（NCT03501979）目前正在研究中[120]。针对软脑膜转移的免疫检查点抑制剂和嵌合抗原受体 T 细胞疗法，还有许多临床试验在进行中[121-123]。目前正在研究利用超声波技术提高血脑屏障和血脑脊液屏障通透性的药物输送新方法。使用小分子抑制剂的靶向治疗正越来越多地用于具有明确致癌因素的肿瘤。新一代中枢神经系统渗透剂的靶向疗法已被研发出来，并逐渐用于治疗脑实质转移瘤，但在软脑膜转移治疗方面的效果仍在观察中。目前仍在不断探索软脑膜转移新的诊断方法，包括检查循环肿瘤 DNA、上皮细胞标志物（如上皮黏附分子）和通过细胞分选获得循环肿瘤细胞。软脑膜转移治疗中一个持续存在的挑战是疗效的评估。为此，神经肿瘤反应评估（response assessment in neuro-oncology，RANO）工作组和欧洲神经肿瘤协会（european association of neuro-oncology，EANO）都制定了相应的指南，这些指南正逐渐应用于软脑膜转移临床试验中[34]。

（刘晓民 译，肖瑾 审校）

参考文献

1. Glass JP, Melamed M, Chernik NL, Posner JB. Malignant cells in cerebrospinal fluid (CSF): the meaning of a positive CSF cytology. *Neurology*. 1979;29(10):1369–1375. https://doi.org/10.1212/wnl.29.10.1369.
2. Taillibert S, Chamberlain MC. Leptomeningeal metastasis. *Handb Clin Neurol*. 2018;149:169–204. https://doi.org/10.1016/B978-0-12-811161-1.00013-X.
3. Rosen ST, Aisner J, Makuch RW, et al. Carcinomatous leptomeningitis in small cell lung cancer: a clinicopathologic review of the National Cancer Institute experience. *Medicine (Baltimore)*. 1982;61(1):45–53.
4. Aroney RS, Dalley DN, Chan WK, Bell DR, Levi JA. Meningeal carcinomatosis in small cell carcinoma of the lung. *Am J Med*. 1981;71(1):26–32.
5. Wasserstrom WR, Glass JP, Posner JB. Diagnosis and treatment of leptomeningeal metastases from solid tumors: experience with 90 patients. *Cancer*. 1982;49(4):759–772.
6. Waki F, Ando M, Takashima A, et al. Prognostic factors and clinical outcomes in patients with leptomeningeal metastasis from solid tumors. *J Neurooncol*. 2009;93(2):205–212. https://doi.org/10.1007/s11060-008-9758-3.
7. Yust-Katz S, Garciarena P, Liu D, et al. Breast cancer and leptomeningeal disease (LMD): hormone receptor status influences time to development of LMD and survival from LMD diagnosis. *J Neurooncol*. 2013;114(2):229–235. https://doi.org/10.1007/s11060-013-1175-6.
8. Clarke JL, Perez HR, Jacks LM, Panageas KS, Deangelis LM. Leptomeningeal metastases in the MRI era. *Neurology*. 2010;74(18):1449–1454. https://doi.org/10.1212/WNL.0b013e3181dc1a69.
9. Clatot F, Philippin-Lauridant G, Ouvrier MJ, et al. Clinical improvement and survival in breast cancer leptomeningeal metastasis correlate with the cytologic response to intrathecal chemotherapy. *J Neurooncol*. 2009;95(3):421–426. https://doi.org/10.1007/s11060-009-9940-2.
10. de Azevedo CR, Cruz MR, Chinen LT, et al. Meningeal carcinomatosis in breast cancer: prognostic factors and outcome. *J Neurooncol*. 2011;104(2):565–572. https://doi.org/10.1007/s11060-010-0524-y.
11. Gauthier H, Guilhaume MN, Bidard FC, et al. Survival of breast cancer patients with meningeal carcinomatosis. *Ann Oncol*. 2010;21(11):2183–2187. https://doi.org/10.1093/annonc/mdq232.
12. Harstad L, Hess KR, Groves MD. Prognostic factors and outcomes in patients with leptomeningeal melanomatosis. *Neuro Oncol*. 2008;10(6):1010–1018. https://doi.org/10.1215/15228517-2008-062.
13. Morris PG, Reiner AS, Szenberg OR, et al. Leptomeningeal metastasis from non-small cell lung cancer: survival and the impact of whole brain radiotherapy. *J Thorac Oncol*. 2012;7(2):382–385. https://doi.org/10.1097/JTO.0b013e3182398e4f.
14. Park JH, Kim YJ, Lee JO, et al. Clinical outcomes of leptomeningeal metastasis in patients with non-small cell lung cancer in the modern chemotherapy era. *Lung Cancer*. 2012;76(3):387–392. https://doi.org/10.1016/j.lungcan.2011.11.022.
15. Rudnicka H, Niwinska A, Murawska M. Breast cancer leptomeningeal metastasis—the role of multimodality treatment. *J Neurooncol*. 2007;84(1):57–62. https://doi.org/10.1007/s11060-007-9340-4.
16. Hyun JW, Jeong IH, Joung A, Cho HJ, Kim SH, Kim HJ. Leptomeningeal metastasis: clinical experience of 519 cases. *Eur J Cancer*. 2016;56:107–114. https://doi.org/10.1016/j.ejca.2015.12.021.
17. Kingston B, Kayhanian H, Brooks C, et al. Treatment and prognosis of leptomeningeal disease secondary to metastatic breast cancer: a single-centre experience. *Breast*. 2017;36:54–59. https://doi.org/10.1016/j.breast.2017.07.015.
18. Abouharb S, Ensor J, Loghin ME, et al. Leptomeningeal disease and breast cancer: the importance of tumor subtype. *Breast Cancer Res Treat*. 2014;146(3):477–486. https://doi.org/10.1007/s10549-014-3054-z.
19. Chamberlain MC, Johnston SK. Neoplastic meningitis: survival as a function of cerebrospinal fluid cytology. *Cancer*. 2009;115(9):1941–1946. https://doi.org/10.1002/cncr.24210.
20. Guidelines N. *National Comprehensive Cancer Network*; 2019.
21. Chamberlain MC, Kormanik PA. Prognostic significance of coexistent bulky metastatic central nervous system disease in patients with leptomeningeal metastases. *Arch Neurol*. 1997;54(11):1364–1368. https://doi.org/10.1001/archneur.1997.00550230037013.
22. Chowdhary S, Chamberlain M. Leptomeningeal metastases: current concepts and management guidelines. *J Natl Compr Canc Netw*. 2005;3(5):693–703. https://doi.org/10.6004/jnccn.2005.0039.
23. Shafique S, Rayi A. *Anatomy, Head and Neck, Subarachnoid Space*. Treasure Island (FL): StatPearls; 2020.
24. Leal T, Chang JE, Mehta M, Robins HI. Leptomeningeal metastasis: challenges in diagnosis and treatment. *Curr Cancer Ther Rev*. 2011;7(4):319–327. https://doi.org/10.2174/157339411797642597.
25. Suki D, Abouassi H, Patel AJ, Sawaya R, Weinberg JS, Groves MD. Comparative risk of leptomeningeal disease after resection or stereotactic radiosurgery for solid tumor metastasis to the posterior fossa. *J Neurosurg*. 2008;108(2):248–257. https://doi.org/10.3171/JNS/2008/108/2/0248.
26. Ahn JH, Lee SH, Kim S, et al. Risk for leptomeningeal seeding after resection for brain metastases: implication of tumor location with mode of resection. *J Neurosurg*. 2012;116(5):984–993. https://doi.org/10.3171/2012.1.JNS111560.
27. Wang N, Bertalan MS, Brastianos PK. Leptomeningeal metastasis from systemic cancer: review and update on management. *Cancer*. 2018;124(1):21–35. https://doi.org/10.1002/cncr.30911.
28. Chang EL, Lo S. Diagnosis and management of central nervous system metastases from breast cancer. *Oncologist*. 2003;8(5):398–410.
29. Thakkar JP, Kumthekar P, Dixit KS, Stupp R, Lukas RV. Leptomeningeal metastasis from solid tumors. *J Neurol Sci*. 2020;411. https://doi.org/10.1016/j.jns.2020.116706, 116706.
30. Sagar SM. Carcinomatous meningitis: it does not have to be a death sentence. *Oncology (Williston Park)*. 2002;16(2):237–243. discussion 44, 49–50.
31. Siegal T, Mildworf B, Stein D, Melamed E. Leptomeningeal metastases: reduction in regional cerebral blood flow and cognitive impairment. *Ann Neurol*. 1985;17(1):100–102. https://doi.org/10.1002/ana.410170121.
32. Winge K, Rasmussen D, Werdelin LM. Constipation in neurological diseases. *J Neurol Neurosurg Psychiatry*. 2003;74(1):13–19.

https://doi.org/10.1136/jnnp.74.1.13.

33. Chamberlain MC, Glantz M, Groves MD, Wilson WH. Diagnostic tools for neoplastic meningitis: detecting disease, identifying patient risk, and determining benefit of treatment. *Semin Oncol.* 2009;36(4 Suppl. 2):S35–S45. https://doi.org/10.1053/j.seminoncol.2009.05.005.

34. Chamberlain M, Junck L, Brandsma D, et al. Leptomeningeal metastases: a RANO proposal for response criteria. *Neuro Oncol.* 2017;19(4):484–492. https://doi.org/10.1093/neuonc/now183.

35. Glantz MJ, Cole BF, Glantz LK, et al. Cerebrospinal fluid cytology in patients with cancer: minimizing false-negative results. *Cancer.* 1998;82(4):733–739.

36. Dux R, Kindler-Rohrborn A, Annas M, Faustmann P, Lennartz K, Zimmermann CW. A standardized protocol for flow cytometric analysis of cells isolated from cerebrospinal fluid. *J Neurol Sci.* 1994;121(1):74–78.

37. Le Rhun E, Weller M, Brandsma D, et al. EANO-ESMO Clinical Practice Guidelines for diagnosis, treatment and follow-up of patients with leptomeningeal metastasis from solid tumours. *Ann Oncol.* 2017;28(suppl_4):iv84–iv99. https://doi.org/10.1093/annonc/mdx221.

38. Hegde U, Filie A, Little RF, et al. High incidence of occult leptomeningeal disease detected by flow cytometry in newly diagnosed aggressive B-cell lymphomas at risk for central nervous system involvement: the role of flow cytometry versus cytology. *Blood.* 2005;105(2):496–502. https://doi.org/10.1182/blood-2004-05-1982.

39. French CA, Dorfman DM, Shaheen G, Cibas ES. Diagnosing lymphoproliferative disorders involving the cerebrospinal fluid: increased sensitivity using flow cytometric analysis. *Diagn Cytopathol.* 2000;23(6):369–374.

40. Milojkovic Kerklaan B, Pluim D, Bol M, et al. EpCAM-based flow cytometry in cerebrospinal fluid greatly improves diagnostic accuracy of leptomeningeal metastases from epithelial tumors. *Neuro Oncol.* 2016;18(6):855–862. https://doi.org/10.1093/neuonc/nov273.

41. Nakagawa H, Kubo S, Murasawa A, et al. Measurements of CSF biochemical tumor markers in patients with meningeal carcinomatosis and brain tumors. *J Neurooncol.* 1992;12(2):111–120. https://doi.org/10.1007/bf00172659.

42. Le Rhun E, Kramar A, Salingue S, et al. CSF CA 15-3 in breast cancer-related leptomeningeal metastases. *J Neurooncol.* 2014;117(1):117–124. https://doi.org/10.1007/s11060-014-1361-1.

43. Chamberlain MC. Cytologically negative carcinomatous meningitis: usefulness of CSF biochemical markers. *Neurology.* 1998;50(4):1173–1175. https://doi.org/10.1212/wnl.50.4.1173.

44. Straathof CS, de Bruin HG, Dippel DW, Vecht CJ. The diagnostic accuracy of magnetic resonance imaging and cerebrospinal fluid cytology in leptomeningeal metastasis. *J Neurol.* 1999;246(9):810–814.

45. Chamberlain MC, Sandy AD, Press GA. Leptomeningeal metastasis: a comparison of gadolinium-enhanced MR and contrast-enhanced CT of the brain. *Neurology.* 1990;40(3 Pt 1):435–438. https://doi.org/10.1212/wnl.40.3_part_1.435.

46. Chamberlain MC. Comparative spine imaging in leptomeningeal metastases. *J Neurooncol.* 1995;23(3):233–238. https://doi.org/10.1007/BF01059954.

47. Chamberlain MC. Comprehensive neuraxis imaging in leptomeningeal metastasis: a retrospective case series. *CNS Oncol.* 2013;2(2):121–128. https://doi.org/10.2217/cns.12.45.

48. Schuknecht B, Huber P, Buller B, Nadjmi M. Spinal leptomeningeal neoplastic disease. Evaluation by MR, myelography and CT myelography. *Eur Neurol.* 1992;32(1):11–16. https://doi.org/10.1159/000116780.

49. Chamberlain MC. Spinal 111Indium-DTPA CSF flow studies in leptomeningeal metastasis. *J Neurooncol.* 1995;25(2):135–141. https://doi.org/10.1007/BF01057757.

50. Chamberlain MC, Kormanik PA. Prognostic significance of 111indium-DTPA CSF flow studies in leptomeningeal metastases. *Neurology.* 1996;46(6):1674–1677. https://doi.org/10.1212/wnl.46.6.1674.

51. Chamberlain MC. Radioisotope CSF flow studies in leptomeningeal metastasis. *J Neurooncol.* 1998;38(2–3):135–140. https://doi.org/10.1023/a:1005982826121.

52. Siegal T. Toxicity of treatment for neoplastic meningitis. *Curr Oncol Rep.* 2003;5(1):41–49.

53. Chamberlain MC, Corey-Bloom J. Leptomeningeal metastases: 111indium-DTPA CSF flow studies. *Neurology.* 1991;41(11):1765–1769. https://doi.org/10.1212/wnl.41.11.1765.

54. Chamberlain MC. Leptomeningeal metastasis. *Semin Neurol.* 2010;30(3):236–244. https://doi.org/10.1055/s-0030-1255220.

55. Chamberlain MC, Tsao-Wei D, Groshen S. Neoplastic meningitis-related encephalopathy: prognostic significance. *Neurology.* 2004;63(11):2159–2161.

56. Chamberlain MC, Johnston SK, Glantz MJ. Neoplastic meningitis-related prognostic significance of the Karnofsky performance status. *Arch Neurol.* 2009;66(1):74–78. https://doi.org/10.1001/archneurol.2008.506.

57. Glantz MJ, Walters BC. Diagnosis and outcome measures in trials for neoplastic meningitis: a review of the literature and clinical experience. *Neurosurg Focus.* 1998;4(6). https://doi.org/10.3171/foc.1998.4.6.7, e4.

58. Le Rhun E, Taillibert S, Chamberlain MC. Carcinomatous meningitis: leptomeningeal metastases in solid tumors. *Surg Neurol Int.* 2013;4(Suppl 4):S265–S288. https://doi.org/10.4103/2152-7806.111304.

59. Chamberlain MC. Carcinomatous meningitis. *Arch Neurol.* 1997;54(1):16–17. https://doi.org/10.1001/archneur.1997.00550130008003.

60. El Shafie RA, Bohm K, Weber D, et al. Palliative radiotherapy for leptomeningeal carcinomatosis-analysis of outcome, prognostic factors, and symptom response. *Front Oncol.* 2018;8:641. https://doi.org/10.3389/fonc.2018.00641.

61. Miot E, Hoffschir D, Pontvert D, et al. Quantitative magnetic resonance and isotopic imaging: early evaluation of radiation injury to the brain. *Int J Radiat Oncol Biol Phys.* 1995;32(1):121–128. https://doi.org/10.1016/0360-3016(94)00413-F.

62. Lumniczky K, Szatmari T, Safrany G. Ionizing radiation-induced immune and inflammatory reactions in the brain. *Front Immunol.* 2017;8:517. https://doi.org/10.3389/fimmu.2017.00517.

63. Vinai Gondi SD, Brown PD, Wefel JS, et al. NRG oncology CC001: a phase III trial of hippocampal avoidance (HA) in addition to whole-brain radiotherapy (WBRT) plus memantine to preserve neurocognitive function (NCF) in patients with brain metastases (BM). *J Clin Oncol.* 2019;37(15_suppl):2009.

64. Burch PA, Grossman SA, Reinhard CS. Spinal cord penetration of intrathecally administered cytarabine and methotrexate: a quantitative autoradiographic study. *J Natl Cancer Inst.* 1988;80(15):1211–1216.

65. Benjamin JC, Moss T, Moseley RP, Maxwell R, Coakham HB. Cerebral distribution of immunoconjugate after treatment for neoplastic meningitis using an intrathecal radiolabeled monoclonal antibody. *Neurosurgery.* 1989;25(2):253–258.

66. Blasberg RG, Patlak C, Fenstermacher JD. Intrathecal chemotherapy: brain tissue profiles after ventriculocisternal perfusion. *J Pharmacol Exp Ther.* 1975;195(1):73–83.

67. Boogerd W, van den Bent MJ, Koehler PJ, et al. The relevance of intraventricular chemotherapy for leptomeningeal metastasis in breast cancer: a randomised study. *Eur J Cancer.* 2004;40(18):2726–2733. https://doi.org/10.1016/j.ejca.2004.08.012.

68. Shapiro WR, Young DF, Mehta BM. Methotrexate: distribution in cerebrospinal fluid after intravenous, ventricular and lumbar injections. *N Engl J Med.* 1975;293(4):161–166. https://doi.org/10.1056/NEJM197507242930402.

69. de Oca M, Delgado M, Cacho Diaz B, et al. The comparative treatment of intraventricular chemotherapy by Ommaya reservoir vs. lumbar puncture in patients with leptomeningeal carcinomatosis. *Front Oncol.* 2018;8:509. https://doi.org/10.3389/fonc.2018.00509.

70. Chamberlain MC, Kormanik PA, Barba D. Complications associated with intraventricular chemotherapy in patients with leptomeningeal metastases. *J Neurosurg.* 1997;87(5):694–699. https://doi.org/10.3171/jns.1997.87.5.0694.

71. Zairi F, Le Rhun E, Bertrand N, et al. Complications related to the use of an intraventricular access device for the treatment of leptomeningeal metastases from solid tumor: a single centre experi-

ence in 112 patients. *J Neurooncol.* 2015;124(2):317–323. https://doi.org/10.1007/s11060-015-1842-x.

72. Byrnes DM, Vargas F, Dermarkarian C, et al. Complications of intrathecal chemotherapy in adults: single-institution experience in 109 consecutive patients. *J Oncol.* 2019;2019:4047617. https://doi.org/10.1155/2019/4047617.

73. Pullen J, Boyett J, Shuster J, et al. Extended triple intrathecal chemotherapy trial for prevention of CNS relapse in good-risk and poor-risk patients with B-progenitor acute lymphoblastic leukemia: a Pediatric Oncology Group study. *J Clin Oncol.* 1993;11(5):839–849. https://doi.org/10.1200/JCO.1993.11.5.839.

74. Pui CH, Mahmoud HH, Rivera GK, et al. Early intensification of intrathecal chemotherapy virtually eliminates central nervous system relapse in children with acute lymphoblastic leukemia. *Blood.* 1998;92(2):411–415.

75. Bleyer WA, Dedrick RL. Clinical pharmacology of intrathecal methotrexate. I. Pharmacokinetics in nontoxic patients after lumbar injection. *Cancer Treat Rep.* 1977;61(4):703–708.

76. Chamberlain MC, Kormanik P. Carcinoma meningitis secondary to non-small cell lung cancer: combined modality therapy. *Arch Neurol.* 1998;55(4):506–512. https://doi.org/10.1001/archneur.55.4.506.

77. Glantz MJ, Van Horn A, Fisher R, Chamberlain MC. Route of intracerebrospinal fluid chemotherapy administration and efficacy of therapy in neoplastic meningitis. *Cancer.* 2010;116(8):1947–1952. https://doi.org/10.1002/cncr.24921.

78. Widemann BC, Balis FM, Shalabi A, et al. Treatment of accidental intrathecal methotrexate overdose with intrathecal carboxypeptidase G2. *J Natl Cancer Inst.* 2004;96(20):1557–1559. https://doi.org/10.1093/jnci/djh270.

79. Fulton DS, Levin VA, Gutin PH, et al. Intrathecal cytosine arabinoside for the treatment of meningeal metastases from malignant brain tumors and systemic tumors. *Cancer Chemother Pharmacol.* 1982;8(3):285–291. https://doi.org/10.1007/BF00254052.

80. Chamberlain MC, Khatibi S, Kim JC, Howell SB, Chatelut E, Kim S. Treatment of leptomeningeal metastasis with intraventricular administration of depot cytarabine (DTC 101). A phase I study. *Arch Neurol.* 1993;50(3):261–264. https://doi.org/10.1001/archneur.1993.00540030027009.

81. Kim S, Chatelut E, Kim JC, et al. Extended CSF cytarabine exposure following intrathecal administration of DTC 101. *J Clin Oncol.* 1993;11(11):2186–2193. https://doi.org/10.1200/JCO.1993.11.11.2186.

82. Glantz MJ, Jaeckle KA, Chamberlain MC, et al. A randomized controlled trial comparing intrathecal sustained-release cytarabine (DepoCyt) to intrathecal methotrexate in patients with neoplastic meningitis from solid tumors. *Clin Cancer Res.* 1999;5(11):3394–3402.

83. Jaeckle KA, Phuphanich S, Bent MJ, et al. Intrathecal treatment of neoplastic meningitis due to breast cancer with a slow-release formulation of cytarabine. *Br J Cancer.* 2001;84(2):157–163. https://doi.org/10.1054/bjoc.2000.1574.

84. Grossman SA, Finkelstein DM, Ruckdeschel JC, Trump DL, Moynihan T, Ettinger DS. Randomized prospective comparison of intraventricular methotrexate and thiotepa in patients with previously untreated neoplastic meningitis. Eastern Cooperative Oncology Group. *J Clin Oncol.* 1993;11(3):561–569. https://doi.org/10.1200/JCO.1993.11.3.561.

85. Le Rhun E, Taillibert S, Chamberlain MC. Neoplastic meningitis due to lung, breast, and melanoma metastases. *Cancer Control.* 2017;24(1):22–32. https://doi.org/10.1177/107327481702400104.

86. Groves MD, Glantz MJ, Chamberlain MC, et al. A multicenter phase II trial of intrathecal topotecan in patients with meningeal malignancies. *Neuro Oncol.* 2008;10(2):208–215. https://doi.org/10.1215/15228517-2007-059.

87. Blaney SM, Heideman R, Berg S, et al. Phase I clinical trial of intrathecal topotecan in patients with neoplastic meningitis. *J Clin Oncol.* 2003;21(1):143–147. https://doi.org/10.1200/JCO.2003.04.053.

88. van der Gaast A, Sonneveld P, Mans DR, Splinter TA. Intrathecal administration of etoposide in the treatment of malignant meningitis: feasibility and pharmacokinetic data. *Cancer Chemother Pharmacol.* 1992;29(4):335–337.

89. Chamberlain MC, Tsao-Wei DD, Groshen S. Phase II trial of intracerebrospinal fluid etoposide in the treatment of neoplastic meningitis. *Cancer.* 2006;106(9):2021–2027. https://doi.org/10.1002/cncr.21828.

90. Gabay MP, Thakkar JP, Stachnik JM, Woelich SK, Villano JL. Intra-CSF administration of chemotherapy medications. *Cancer Chemother Pharmacol.* 2012;70(1):1–15. https://doi.org/10.1007/s00280-012-1893-z.

91. Rubenstein JL, Fridlyand J, Abrey L, et al. Phase I study of intraventricular administration of rituximab in patients with recurrent CNS and intraocular lymphoma. *J Clin Oncol.* 2007;25(11):1350–1356. https://doi.org/10.1200/JCO.2006.09.7311.

92. Chamberlain MC. A phase II trial of intra-cerebrospinal fluid alpha interferon in the treatment of neoplastic meningitis. *Cancer.* 2002;94(10):2675–2680. https://doi.org/10.1002/cncr.10547.

93. Banks WA. Characteristics of compounds that cross the blood-brain barrier. *BMC Neurol.* 2009;9(Suppl. 1):S3. https://doi.org/10.1186/1471-2377-9-S1-S3.

94. Addeo R, De Rosa C, Faiola V, et al. Phase 2 trial of temozolomide using protracted low-dose and whole-brain radiotherapy for nonsmall cell lung cancer and breast cancer patients with brain metastases. *Cancer.* 2008;113(9):2524–2531. https://doi.org/10.1002/cncr.23859.

95. Ostermann S, Csajka C, Buclin T, et al. Plasma and cerebrospinal fluid population pharmacokinetics of temozolomide in malignant glioma patients. *Clin Cancer Res.* 2004;10(11):3728–3736. https://doi.org/10.1158/1078-0432.CCR-03-0807.

96. Togashi Y, Masago K, Masuda S, et al. Cerebrospinal fluid concentration of gefitinib and erlotinib in patients with non-small cell lung cancer. *Cancer Chemother Pharmacol.* 2012;70(3):399–405. https://doi.org/10.1007/s00280-012-1929-4.

97. Milton DT, Azzoli CG, Heelan RT, et al. A phase I/II study of weekly high-dose erlotinib in previously treated patients with nonsmall cell lung cancer. *Cancer.* 2006;107(5):1034–1041. https://doi.org/10.1002/cncr.22088.

98. Clarke JL, Pao W, Wu N, Miller VA, Lassman AB. High dose weekly erlotinib achieves therapeutic concentrations in CSF and is effective in leptomeningeal metastases from epidermal growth factor receptor mutant lung cancer. *J Neurooncol.* 2010;99(2):283–286. https://doi.org/10.1007/s11060-010-0128-6.

99. Lin CH, Lin MT, Kuo YW, Ho CC. Afatinib combined with cetuximab for lung adenocarcinoma with leptomeningeal carcinomatosis. *Lung Cancer.* 2014;85(3):479–480. https://doi.org/10.1016/j.lungcan.2014.06.002.

100. Yang JCH, Cho BC, Kim D-W, et al., eds. Osimertinib for patients (pts) with leptomeningeal metastases (LM) from EGFR-mutant non-small cell lung cancer (NSCLC): updated results from the BLOOM study. *Chicago: J Clin Oncol.* 2017;38:538–547.

101. Yang JC-H, Cho BC, Kim D-W, et al. Osimertinib for patients (pts) with leptomeningeal metastases (LM) from EGFR-mutant non-small cell lung cancer (NSCLC): updated results from the BLOOM study. *J Clin Oncol.* 2017;35(15_suppl):2020. https://doi.org/10.1200/JCO.2017.35.15_suppl.2020.

102. Gadgeel SM, Gandhi L, Riely GJ, et al. Safety and activity of alectinib against systemic disease and brain metastases in patients with crizotinib-resistant ALK-rearranged non-small-cell lung cancer (AF-002JG): results from the dose-finding portion of a phase 1/2 study. *Lancet Oncol.* 2014;15(10):1119–1128. https://doi.org/10.1016/S1470-2045(14)70362-6.

103. Bui N, Woodward B, Johnson A, Husain H. Novel treatment strategies for brain metastases in non-small-cell lung cancer. *Curr Treat Options Oncol.* 2016;17(5):25. https://doi.org/10.1007/s11864-016-0400-x.

104. Arrondeau J, Ammari S, Besse B, Soria JC. LDK378 compassionate use for treating carcinomatous meningitis in an ALK translocated non-small-cell lung cancer. *J Thorac Oncol.* 2014;9(8):e62–e63. https://doi.org/10.1097/JTO.0000000000000174.

105. Gainor JF, Sherman CA, Willoughby K, et al. Alectinib salvages CNS relapses in ALK-positive lung cancer patients previously treated with crizotinib and ceritinib. *J Thorac Oncol.* 2015;10(2):232–236. https://doi.org/10.1097/

JTO.0000000000000455.

106. Crino L, Ahn MJ, De Marinis F, et al. Multicenter phase II study of whole-body and intracranial activity with ceritinib in patients with ALK-rearranged non-small-cell lung cancer previously treated with chemotherapy and crizotinib: results from ASCEND-2. *J Clin Oncol.* 2016;34(24):2866–2873. https://doi.org/10.1200/JCO.2015.65.5936.

107. Camidge DR, Kim D-W, Tiseo M, et al. Exploratory analysis of brigatinib activity in patients with anaplastic lymphoma kinase-positive non–small-cell lung cancer and brain metastases in two clinical trials. *J Clin Oncol.* 2018;36(26):2693–2701. https://doi.org/10.1200/jco.2017.77.5841.

108. Mittapalli RK, Vaidhyanathan S, Dudek AZ, Elmquist WF. Mechanisms limiting distribution of the threonine-protein kinase B-RaF(V600E) inhibitor dabrafenib to the brain: implications for the treatment of melanoma brain metastases. *J Pharmacol Exp Ther.* 2013;344(3):655–664. https://doi.org/10.1124/jpet.112.201475.

109. Sakji-Dupre L, Le Rhun E, Templier C, Desmedt E, Blanchet B, Mortier L. Cerebrospinal fluid concentrations of vemurafenib in patients treated for brain metastatic BRAF-V600 mutated melanoma. *Melanoma Res.* 2015;25(4):302–305. https://doi.org/10.1097/CMR.0000000000000162.

110. McArthur GA, Maio M, Arance A, et al. Vemurafenib in metastatic melanoma patients with brain metastases: an open-label, single-arm, phase 2, multicentre study. *Ann Oncol.* 2017;28(3):634–641. https://doi.org/10.1093/annonc/mdw641.

111. Kim DW, Barcena E, Mehta UN, et al. Prolonged survival of a patient with metastatic leptomeningeal melanoma treated with BRAF inhibition-based therapy: a case report. *BMC Cancer.* 2015;15:400. https://doi.org/10.1186/s12885-015-1391-x.

112. Floudas CS, Chandra AB, Xu Y. Vemurafenib in leptomeningeal carcinomatosis from melanoma: a case report of near-complete response and prolonged survival. *Melanoma Res.* 2016;26(3):312–315. https://doi.org/10.1097/CMR.0000000000000257.

113. Schafer N, Scheffler B, Stuplich M, et al. Vemurafenib for leptomeningeal melanomatosis. *J Clin Oncol.* 2013;31(11):e173–e174. https://doi.org/10.1200/JCO.2012.46.5773.

114. Lee JM, Mehta UN, Dsouza LH, Guadagnolo BA, Sanders DL, Kim KB. Long-term stabilization of leptomeningeal disease with whole-brain radiation therapy in a patient with metastatic melanoma treated with vemurafenib: a case report. *Melanoma Res.* 2013;23(2):175–178. https://doi.org/10.1097/CMR.0b013e32835e589c.

115. Wilgenhof S, Neyns B. Complete cytologic remission of V600E BRAF-mutant melanoma-associated leptomeningeal carcinomatosis upon treatment with dabrafenib. *J Clin Oncol.* 2015;33(28):e109–e111. https://doi.org/10.1200/JCO.2013.48.7298.

116. Boogerd W, Dorresteijn LD, van Der Sande JJ, de Gast GC, Bruning PF. Response of leptomeningeal metastases from breast cancer to hormonal therapy. *Neurology.* 2000;55(1):117–119. https://doi.org/10.1212/wnl.55.1.117.

117. Ozdogan M, Samur M, Bozcuk HS, et al. Durable remission of leptomeningeal metastasis of breast cancer with letrozole: a case report and implications of biomarkers on treatment selection. *Jpn J Clin Oncol.* 2003;33(5):229–231. https://doi.org/10.1093/jjco/hyg046.

118. Mencel PJ, DeAngelis LM, Motzer RJ. Hormonal ablation as effective therapy for carcinomatous meningitis from prostatic carcinoma. *Cancer.* 1994;73(7):1892–1894. https://doi.org/10.1002/1097-0142(19940401)73:7<1892::aid-cncr2820730720>3.0.co;2-c.

119. Arasaratnam M, Hong A, Shivalingam B, et al. Leptomeningeal melanoma-A case series in the era of modern systemic therapy. *Pigment Cell Melanoma Res.* 2018;31(1):120–124. https://doi.org/10.1111/pcmr.12652.

120. Kumthekar P, Tang S-C, Brenner AJ, et al. ANG1005, a novel brain-penetrant taxane derivative, for the treatment of recurrent brain metastases and leptomeningeal carcinomatosis from breast cancer. *J Clin Oncol.* 2016;34(15_suppl):2004. https://doi.org/10.1200/JCO.2016.34.15_suppl.2004.

121. Barrett DM, Singh N, Porter DL, Grupp SA, June CH. Chimeric antigen receptor therapy for cancer. *Annu Rev Med.* 2014;65:333–347. https://doi.org/10.1146/annurev-med-060512-150254.

122. Chen X, Han J, Chu J, et al. A combinational therapy of EGFR-CAR NK cells and oncolytic herpes simplex virus 1 for breast cancer brain metastases. *Oncotarget.* 2016;7(19):27764–27777. https://doi.org/10.18632/oncotarget.8526.

123. Priceman SJ, Tilakawardane D, Jeang B, et al. Regional delivery of chimeric antigen receptor-engineered T cells effectively targets HER2(+) breast cancer metastasis to the brain. *Clin Cancer Res.* 2018;24(1):95–105. https://doi.org/10.1158/1078-0432.CCR-17-2041.

第 9 章

转移癌累及脑神经

Ashley L. Sumrall

Department of Oncology, Levine Cancer Institute, Atrium Health, Charlotte, NC, United States

1 引 言

在本章中,我们将回顾直接扩散或转移到脑神经的恶性肿瘤。除了受累部位,我们还将回顾影像学特征和临床表现。本章不包括软脑膜受累或癌性脑膜炎,也不包括原发脑肿瘤。

恶性肿瘤转移到脑外组织,如硬脑膜、颅底、软组织、鼻窦或空腔以及骨,可能为侵犯脑神经提供机会[1]。脑神经转移可通过多种机制发生,包括骨转移的直接扩散、局部发生的恶性肿瘤的直接神经周围扩散以及通过软组织和/或淋巴结转移扩散。随着各种恶性肿瘤预后的改善,脑神经转移的发生率也逐渐增加。

肿瘤侵犯脑神经并不罕见,但大多数文章讨论这一话题也包括软脑膜转移。鲜有专门报道孤立的颅脑神经受累,许多是病例报告或小病例数研究。在一项有 242 名癌症患者的前瞻性研究中,20 名患者伴有孤立性脑神经侵犯。因为所研究的患者人群和原发恶性肿瘤病理类型不同,脑神经功能受损的发生率不同。20 例患者中有 16 例患者脑神经功能障碍是因为肿瘤转移,其中 9 例是血液系统恶性肿瘤[2]。而在已经明确有骨转移的患者,脑神经侵犯发病率可能更高。例如,纪念斯隆-凯特琳癌症中心(Memorial Sloan Kettering Cancer Center, MSKCC)的一个研究小组回顾了既往 6 个月神经内科会诊的 851 名患者,虽然没有对脑神经受累进行分类,但他们报告显示 5.1% 的患者存在软脑膜转移,2.7% 合并颅底转移。这些与脑神经受损密切相关,可以为评估恶性肿瘤转移相关的脑神经功能损失的真实发生率提供依据[3]。

如上所述,癌症可通过各种机制沿脑神经扩散。特别是,肿瘤可以利用同一条或附近的脑神经作为通道,沿着脑神经扩散。它们也可以通过脑神经吻合网,沿着一条脑神经的分布爬行到另一条脑神经。这些可促进恶性肿瘤的快速扩散,特别是在神经吻合区域(如脑神经背侧)。除了这些转移机制外,其他环境因素也可能促进转移。神经生长因子、神经细胞黏附分子、p75 和其他神经系统免疫调节因子等已被证明可以增强或抑制神经生长。假设这些环境因素可能有助于或阻碍肿瘤细胞在中枢神经系统的侵犯。这些机制可能对开发药物系统治疗神经系统恶性肿瘤很重要[1]。

2 脑神经受累的临床表现

受侵犯的脑神经和/或邻近结构不同,患者会有不同的表现。患者可以表现出一个或多个脑神经功能障碍,也可能是无症状脑神经受累。因此,了解恶性肿瘤的病理生理学以及神经解剖学对于临床症状评估很重要。此外,影像学成像评估脑神经侵犯程度也起着重要的作用。

所有脑神经均可能受侵,最常见的是对三叉神经 V2 支和面神经(Ⅷ)的影响。比较特殊的是,耳颞神经连接面神经和三叉神经,受累时的典型表现包括疼痛、感觉改变或三叉神经、面神经部分功能丧失。此外,肿瘤可能会沿着受累神经通路外进行扩散[1]。

2.1 骨转移

临床上,骨转移常见,多来自实体瘤。因颅骨转移和颅底转移,临床症状表现不一,故将两者分开。近些年,随着影像技术的进步和广泛应用,颅骨转移的发生率有所增加。颅骨转移临床症状常无特异性,通常在临床症状表现前可通过影像学确诊。不同地,颅底转移患者往往因累及局部邻近血管和神经表现出相关的临床症状[1]。

2.2 颅骨转移

颅骨转移肿瘤很少通过浸润或压迫引起神经功能障碍,因此患者临床表现无特异性,如头痛或可能无症状[4]。但如果颅骨转移累及窦汇,可能有明显的临床表现。部分硬脑膜静脉窦系统闭塞可导致颅内压增高,临床表现出视乳头水肿和双侧展神经麻痹。最常见的肿瘤是乳腺癌、前列腺癌和神经母细胞瘤[5]。

2.3 颅底转移

颅底在解剖上可分为前、中、后和侧颅底[6]。不同病理类型肿瘤倾向转移的颅底部位也不相同。头颈部肿瘤好侵犯至颅底,肺癌、乳腺癌、肾癌和前列腺癌也可转移到颅底,并导致单一或多个脑神经麻痹。不同病理类型的颅底转移瘤患者的总生存期差别较大:前列腺癌 2 年,乳腺癌 1.5 年,淋巴癌 6 个月,肺癌 5 个月。由于目前研究报道较少,颅底转移瘤发病率难以估计[1]。乳腺癌经常发生骨转移,并可转移至颅底任何区域。在 10 例脑神经受累的乳腺癌患者中,有 8 例发生颅底转移,其余 2 例有颅底周围软组织转移[7]。

肿瘤转移前中颅底可诱发头痛。如果延伸到邻近的海绵窦，各种脑神经可能受到影响，包括动眼神经、滑车神经三叉神经眼支（Ⅴ1）和上颌（Ⅴ2）支及展神经。典型的单侧受累，称为海绵窦综合征（cavernous sinus syndrome，CSS）[5]。动眼神经和展神经最常受影响，因此复视是头痛后最常见的症状。此外，还可出现面部疼痛、感觉迟钝和麻木[8]。海绵窦受侵，最常因为垂体肿瘤的直接侵犯、头颈部肿瘤沿神经扩散或远处病变的血行扩散引起[9]。在一项包含26年CSS患者的综述中，151例患者被纳入。肿瘤（45例，30%）是海绵窦综合征最常见的病因，主要有鼻咽癌、转移癌和淋巴瘤[10]。鼻咽癌相关的CSS可能始于三叉神经Ⅴ2支和展神经功能障碍，导致患者临床症状同时有面部麻木及眼球外展受限[5]。

后颅底转移瘤常出现面部麻木，因为三叉神经Ⅴ2和Ⅴ3分支经过该区域。症状可能与三叉神经痛相似，但患者往往还同时伴有感觉障碍。也可出现单侧咬肌和翼状肌无力[5]。

颞骨转移瘤经常发生，但其神经系统症状较罕见。一项对212名癌症患者颞骨的尸检研究显示，47人（22%）共76处有微小转移。值得注意的是，36%的患者没有神经系统症状。其中乳腺癌最常见，其次是肺癌、前列腺癌、黑色素瘤和头颈癌。14例颞骨转移患者显示面神经受累，仅有6例（42.8%）出现面瘫症状。这与以前的报道一致，即侵犯面神经管并不一定会导致面瘫。除面神经受侵犯外，没有其他脑神经浸润的报告[11]。

由于脑神经穿过颅底，颅底转移瘤可以直接侵犯脑神经特别是在颈静脉孔附近。在这区域，舌咽神经、迷走神经、副神经和舌下神经通过。肿瘤侵犯这四对脑神经通常产生"颈静脉孔综合征"[12,13]；最常见的症状是由于迷走神经受影响而引起的声音嘶哑或吞咽困难。也可出现疼痛（耳周疼痛或头痛）；单侧软腭麻痹，悬雍垂偏向健侧。如果舌咽神经受到影响，患者可能报告同侧后舌感觉下降和同侧呕吐反射丧失。副神经侵犯，同侧肩膀下垂，以及不能外展手臂。如果静脉窦和/或静脉阻塞，出现颅内压增高，出现严重的头痛和视乳头水肿[14]。

2.4　下颌转移

下颌转移典型的症状是因为神经受累。起源于三叉神经的下牙槽神经或其末端分支颏神经，容易受到肿瘤压迫，出现颏麻木综合征[15,16]。在一项对42例肿瘤合并颏麻木综合征患者的回顾性分析中，50%的患者有下颌转移。乳腺癌是最常见肿瘤类型，占近65%。患者确诊下颌转移后中位总生存期为5个月[16]。

2.5　眼眶转移

恶性肿瘤侵犯眼眶临床较少见，可通过直接扩散、血行扩散或神经周围扩散发生。其中，直接扩散被认为是最常见转移机制。常见的肿瘤包括乳腺癌、肺癌、前列腺癌以及黑色素瘤[17,18]。一个小病例数回顾性研究曾报道了5例皮肤鳞状细胞癌患者，肿瘤沿三叉神经和面神经转移眼眶，导致出现眼眶部分或完全眼肌麻痹[18]。

复视、眼球运动受限、眼球移位、突出或可触及肿块是常见的临床体征和症状。复视最常见，其发生机制可能与眼球定位或眼球肌肉无力有关，而与肿瘤侵犯或压迫动眼神经或视神经无关[19]。

眶尖综合征（orbital apex syndrome，OAS）是因为多条脑神经受累，引起视神经病变和眼肌麻痹，导致视力丧失。因解剖结构密切相关，患者可能还伴有与海绵窦综合征或眶上裂综合征[20,21]。通常，患者表现为快速发展的疼痛性眼肌麻痹，这可能是由肿瘤或炎症引起的。眶上裂综合征患者会出现眶后疼痛，并伴有眼肌麻痹和三叉神经眼支损伤。此外，视神经经常受累，包含视力丧失的眶上裂综合征病例；通常与肿瘤无关，但也有研究发现肿瘤导致视神经受累[21]。

2.6　面神经受累

虽然面神经麻痹认为并不是肿瘤直接影响所致，但它仍被视为肿瘤侵犯的临床表现。一项对既往13年来类似Bell麻痹的急性面神经麻痹患者进行回顾性研究，发现所有患者后续均被证实有隐匿的颅底恶性肿瘤。所有患者均延误诊断，7名患者死于颅底转移瘤。8例患者报告急性发作症状超过或少于48小时。其中5例为腮腺肿瘤[22]。

在一项荷兰头颈合作组（Dutch Head and Neck cooperative group，NWHHT）的大型回顾性研究中，研究了324例腮腺癌患者。治疗前，77%的患者面神经功能完整。多因素分析发现，病理证实的神经周围侵犯是面神经功能障碍的唯一独立预测因素。86%的面神经麻痹患者出现了神经周围侵犯。此外，面神经麻痹与肿瘤部位有关，以腮腺内侧叶肿瘤最常见[23]。

2.7　颈部或胸部恶性肿瘤累及脑神经

除了颅底肿瘤，其他远隔部位肿瘤也可以累及脑神经。在颈部，鳞状细胞癌是影响脑神经最常见的恶性肿瘤，其他肿瘤还有甲状腺癌、转移性肺癌和淋巴瘤。

起源于头颈部的鳞状细胞癌，如下咽和喉部，可引起神经周围侵犯。鳞状细胞癌淋巴结阳性的结外转移可导致脑神经受累。在一项对30例因淋巴结阳性而行根治性颈清扫的患者切除标本的研究中，25例（83%）患者发现了结外转移，但只有1例（4%）侵犯颈丛[24]。相似地，Carter等对脑神经周围侵犯的病例进行广泛研究，发现8%的颈丛侵犯发病率[25]。

当迷走神经受到影响时，患者会发生晕厥。在一组17名头颈部癌症伴有反复晕厥患者中，有16例为复发肿瘤。其中2例尸检显示肿瘤累及舌咽神经和迷走神经[26]。

当喉返神经受到影响时，就会发生声带瘫痪。可能会出现声音疲劳、声音嘶哑和喘鸣。迷走神经沿着颈动脉和颈内静脉走行，左侧喉返神经起于主动脉弓下方。两条喉返神经沿气管外侧上行，然后沿甲状腺进入喉部。在100名声带瘫痪患者中，最常见的病因是恶性肿瘤。其中，15名患者为肺癌，近90%的患者都是左声带受损[1]。其次是甲状腺癌、乳腺癌和霍奇金病[27]。甲状腺癌与喉返神经麻痹的关系是确切的。在女性中，甲状腺癌是喉返神经麻痹最常见的肿瘤，排在肺癌之前。如果手术前患者已出现喉返神经麻痹，那么确诊甲状腺癌的可能性非常高（>90%）[28]。

3　典型影像学表现

最常用的无创诊断方法包括计算机断层扫描（computed tomography，CT）、磁共振成像（magnetic resonance imaging，MRI）和正电子发射断层扫描（positron emission tomography，PET）[1,29]。诊断脑神经受累，通常首先要做 MRI 增强检查。肿瘤细胞沿脑神经转移影响包括血神经屏障的破坏。导致做增强 MRI 时，造影剂泄漏。因此，在受累神经显像前即可显像。随着神经厚度的增加，神经周围的脂肪组织会减少。

受神经周围肿瘤扩散影响的神经 MRI 通常显示血-神经屏障的破坏和造影剂的泄漏，这可能在受影响神经增厚之前就变得明显。一旦神经的直径增加，神经周围的脂肪组织（特别是在椎间孔处）趋于减少[29]。

当脑神经运动分支受到影响时，可以通过 MRI 检查到脑神经所支配的肌肉内信号变化。随着时间延长，肌肉逐渐发生脂肪浸润。最终，在 T1 像或快速自旋回声序列上可以看到肌肉萎缩[30]。神经周围受累表现还包括神经增厚和强化、颅底孔洞同轴扩大、海绵窦增大和肌肉萎缩[31]。

超声检查也是一种有效的检查方式，特别是颅骨和颈部表浅软组织。其他有创诊断方法还包括细针穿刺和切开活检、手术探查和脑脊液检查等。需要和其他一些疾病鉴别，包括感染、免疫介导疾病和其他神经系统疾病，如神经纤维瘤病或非恶性肿瘤，如神经鞘瘤或脑膜瘤。

4　特殊的癌症

4.1　头颈部癌症

头颈部原发性肿瘤最常见的是鳞状细胞癌，但其他类型肿瘤也可发生在该区域[32]。临床上，脑神经受累是鼻咽癌、涎腺恶性肿瘤和腺样囊性癌等肿瘤分期的重要指标。这些肿瘤沿神经分支侵袭，使肿瘤全切困难。发生在此区域的其他类型恶性肿瘤包括淋巴瘤、软组织肉瘤、黑色素瘤和原发性骨癌。肿瘤侵犯或压迫神经，导致神经功能受到影响[1]。

4.2　鳞状细胞癌

鳞状细胞癌是常见的头颈部恶性肿瘤，通过局部侵袭和沿淋巴结转移扩散。根据神经侵犯、组织浸润等临床特征进行分期。由于手术和/或放疗的潜在损伤，与治疗相关的脑神经和其他神经损伤很常见。

4.3　鼻咽癌

鼻咽癌是一种特殊的低分化或未分化鳞状细胞癌，发生与 EB 病毒感染密切相关，在东方世界的某些地区流行[33,34]。

结合肿瘤的位置和比较强的增殖、侵袭转移能力，鼻咽癌可能侵犯神经。直接颅底侵犯或沿脑神经向周围扩散局部分期为 T4，并与不良预后相关[34]。对 262 例鼻咽癌患者进行 CT 扫描，前瞻性的影像评估发现，84 例患者就诊时即为 T4 病变，82 例患者有颅底侵犯；34 例患者有脑神经麻痹，其中 88% 的脑神经麻痹累及脑神经Ⅲ、Ⅳ、Ⅴ 和/或Ⅵ，仅有 12% 累及脑神经Ⅸ~Ⅻ。只有 2 例患者有脑神经受累，但没有明确颅底侵犯[34]。预后分析发现，只有脑神经受累对 T4 患者有独立的预后价值。脑神经受累患者的中位生存期为 17 个月[34]。

鼻咽癌是少数几个可以通过肿瘤治疗改善脑神经功能的肿瘤之一。经过根治性放疗后，50%~80% 的患者脑神经功能可恢复。对于许多患者来说，可能会完全康复。如果患者在治疗前有脑神经功能损伤超过 3 个月，神经功能恢复的机会就会降低。25%~50% 的患者脑神经功能没有恢复。脑神经功能改善的患者的总生存率更高（47% vs 26%）[35]。

如前所述，鼻咽癌患者治疗中可出现治疗相关的损伤。因为鼻咽癌所处位置，放疗后有一小部分患者会出现进行性脑神经病变。当患者使用 180~200cGy 的每日剂量，鼻咽累积剂量为 7 000~13 000cGy 时，发病率约为 1%。更高的剂量分割与神经功能损伤风险增加有关。根据 Lin 等的一系列研究，舌下神经最容易受到影响，并可能导致吞咽困难、构音障碍。迷走神经、喉返神经和副神经也可能受到影响。需要注意的是，放疗后脑神经麻痹发生时间不定，约在 12 个月到 240 个月之间，中位时间为 61 个月。考虑到发病延迟，放疗导致的颈部纤维化可能促成脑神经麻痹发生。由于这些原因，这些患者应该继续进行长期随访，并仔细神经功能检查[36]。

4.4　腺样囊性癌

腺样囊性癌是一种涎腺来源的恶性肿瘤，具有明显的神经侵犯倾向，是研究肿瘤侵犯神经机制的良好模型[5,37]。因此此类肿瘤具有很高的局部复发风险，长期预后也较差。手术和术后序贯放疗是首诊患者首选治疗方案，腺样囊性癌经手术和放疗后 10 年的局部控制率约为 85%，神经周围侵犯是预后不良因素之一。Garden 等的研究发现，肿瘤切缘阳性和侵犯知名神经时，局部控制率下降，10 年后的控制率估计为 70%[38]。

4.5　头颈部原发皮肤肿瘤

头颈部原发的皮肤恶性肿瘤也容易沿神经转移，可以通过临床表现或手术标本的病理证实。约 2%~6% 的基底细胞癌和皮肤鳞状细胞癌可以出现神经周围侵犯，与病变处面中部位置、疾病复发、组织学高分级和较大的肿瘤大小正相关。脑神经受累最多的是三叉神经和展神经[39]。

患者最早的脑神经症状往往是感觉症状，包括感觉异常（53%）或疼痛（27%）。面神经也常受累，通常 50%~75% 头颈部恶性肿瘤合并面神经功能障碍症状的患者有神经周围扩散[40,41]。影像学表现为神经增厚、异常强化、邻近软组织脂肪平面消失和/或椎间孔增大[42]。

4.6　其他重要的实体肿瘤

除了上面提到的癌症类型，还有许多其他癌症可能扩散影响到脑神经。例如,扩散到骨骼的癌症可能更有可能影响脑神经,如前列腺癌和乳腺癌。

4.7　前列腺癌

生物学上,前列腺癌有骨转移倾向;其中,颅骨受累也较常见。既往一项研究报告了 11 例转移性前列腺癌合并脑神经受累,其中 8 例影像学发现颅底受累;2 例有脑神经障碍临床表现,但影像学未见异常。在 11 名患者中,复视、言语改变、舌偏和头痛是常见的临床症状。大多数患者对治疗比较敏感[43]。在另一个有 11 例晚期前列腺癌合并颅骨转移的研究中,脑神经受累与预后不良相关。尽管放疗效果较好,但 11 例患者中 10 例脑神经功能受累的患者中位生存期仅为 5 个月(1~16 个月)。在本组患者中,面神经是最常受累的脑神经,单独受累或合并其他脑神经受累[44]。

同样地,在另一组激素难治性转移性前列腺癌合并颅底转移的研究发现,脑神经受累的患者预后较差。这些患者临床症状不一,包括单个或多个脑神经功能损伤。其中,12 例患者既往接受了化疗,13 例患者既往行骨性疼痛区域的局部放疗。在接受姑息性放疗后,15 例患者中有 14 例获得临床(部分或完全)缓解。尽管放疗效果尚可,但这些患者最后仍死于前列腺癌。15 名获得临床缓解的患者中有 10 名(67%)在出现症状的 3 个月内死亡[45]。

4.8　乳腺癌

和前列腺癌一样,乳腺癌也很容易转移到骨骼,包括颅骨。通常,乳腺癌常见的神经系统损害为脑转移或软脑膜转移。乳腺癌是头颈部转移瘤中最常见的肿瘤之一,约占转移到该区域的所有转移的 15%~20%[46,47],并占眶软组织和颞骨转移的大多数[46-49]。由于头颈部转移瘤不常见,乳腺癌头颈部转移也相对少见[50]。

在一项对伴有头颈部转移的乳腺癌患者的回顾性研究中,发现了 25 例患者。临床表现差异较大,有 2 例患者因颅底受累而累及脑神经。有 5 名患者之前未被诊断为乳腺癌;20 例已经确诊乳腺癌的患者中,16 例(80%)在初步诊断后超 5 年时间内出现头颈部转移,其中 9 例在超 10 年时间后发生转移。平均间隔 10.9 年,最长 33 年[50]。

此外,还有一些病例报告乳腺癌扩散到斜坡或附近区域,导致展神经麻痹[51-54]。由于展神经在脑内的行程较长,特别容易受到创伤或转移性疾病的侵扰[51]。Reyes 等报告了孤立乳腺癌脑干转移引起的展神经麻痹[53];另一病例研究报道了乳腺癌转移性灶在桥脑下端累及外展核,导致凝视性麻痹[54]。另一例 MRI 显示乳腺癌斜坡转移瘤侵及左侧海绵窦,导致展神经麻痹[51]。

4.9　血液肿瘤

4.9.1　淋巴瘤

传统上,神经淋巴瘤病是指周围神经系统的淋巴瘤。这个术语在 2003 年被 Baehring 等更新,并归到脑神经病变中。在马萨诸塞州总医院(Massachusetts General Hospital,MGH)

长达 25 年的患者回顾中,确定了 25 例神经淋巴瘤患者;又对文献进行回顾,确定 47 例具有相似特征的患者。其中,15 例(7 例来自 MGH,8 例来自文献)表现为单一脑神经受累,临床表现有 Bell 麻痹 3 例,外直肌麻痹 4 例,动眼神经病变 4 例,三叉神经病变 2 例,听力丧失和声带麻痹各 1 例;4 例患者有脑神经病变相关的疼痛。另外 33 名患者是尸检证实神经淋巴瘤病。与原发性中枢神经系统淋巴瘤一样,这些淋巴瘤病理类型多为弥漫性大 B 细胞淋巴瘤[55]。

在一个意大利的关于恶性血液病研究中,发现了 12 例脑神经功能丧失的患者。他们使用增强 MR 扫描和脑脊液(cerebrospinal fluid,CSF)分析(包括流式细胞检测),发现患者在发病过程中不同的时间出现脑神经病变。11 例为单一脑神经功能障碍,1 例为多发脑神经功能丧失。5 例患者在造血干细胞移植后完全缓解[56]。在一个来自中国的小样本研究中,5 名成人患者被确诊为全身淋巴瘤并多发性脑神经功能障碍,症状包括视力模糊、复视、上睑下垂和面瘫。动眼神经和展神经受影响最大。所有患者均诊断为非霍奇金淋巴瘤(4 例 B 细胞淋巴瘤,1 例 T 细胞淋巴瘤)[57]。

神经淋巴瘤有多种临床表现形式。韩国的一项个案研究报道一个临床表现面瘫的免疫功能正常的患者,几个月后逐渐发展为其他脑神经麻痹。最后确诊起源额窦的弥漫性大 B 细胞淋巴瘤[58]。关于淋巴瘤引起脑神经病变,既往医学文献还报道了一些有趣的病例报告和小病例数研究;甚至罕见的原发性脑膜淋巴瘤也有脑神经麻痹的症状[59]。

4.9.2　白血病

白血病可以影响到神经系统的所有部分。通常通过脑脊液检查发现神经系统受累,但也有可能在去世前都未发现。在成人全身性白血病患者中,约 25% 的患者尸检发现有中枢神经系统白血病的累及。影像学检查可显示脑神经受累。例如,在一项白血病和脑脊液播散的患者中,25 例(74%)患者 MRI 显示异常,其中 9 例有脑神经受累[60]。

回顾性分析眼科超 6 年的急性白血病合并眼科症状的病例,12 例成人急性白血病患者有脑神经表现,包括单独的动眼神经和展神经麻痹;部分患者有多发性脑神经麻痹。上述患者有 3 例患者后续有新的中枢神经系统损害及 3 例复发。在近 60% 的患者中,眼科白血病的诊断改变了患者治疗方案[61]。慢性粒细胞白血病也可累及脑神经[62,63]。

5　总　　结

恶性肿瘤转移累及脑神经预示病情进展、疾病复发。脑神经受累可通过直接侵犯、神经周围扩散或其他不明显的方式。临床表现可能为疼痛、感觉丧失、运动无力或其他神经系统功能障碍症状,可表现轻微或严重。有些患者还可能无症状。尽管进行影像学检查或脑脊液检查,但仍可能难以发现病变。临床医生应充分运用神经解剖学、脑神经通路和癌症病理生理学等知识来诊断脑神经侵犯。对于所有的恶性肿瘤患者,应对受累的脑神经进行仔细评估及评估患者治疗效果和预后。

（张瑞剑 译,蔡洪庆　左赋兴 审校）

参考文献

1. Grisold W, Grisold A. Cancer around the brain. *Neurooncol Pract.* 2014;1:13–21.

2. Gokce M. Analysis of isolated cranial nerve manifestations in patients with cancer. *J Clin Neurosci.* 2005;12:882–885.

3. Clouston PD, De Angelis LM, Posner JB. The spectrum of neurological disease in patients with systemic cancer. *Ann Neurol.* 1992;31:268–273.

4. Harrison RA, Nam JY, Weathers SP, Demonte F. Intracranial dural, calvarial, and skull base metastases. *Handb Clin Neurol.* 2018;149:205–225.

5. Moots P. Cranial nerve involvement by metastatic cancer. In: Newton HB, Malkin MG, eds. *Neurological Complications of Systemic Cancer and Antineoplastic Therapy.* 1st ed. Florida: CRC Press; 2010.

6. Laigle-Donadey F, Taillibert S, Martin-Duverneuil N, et al. Skull-base metastases. *J Neurooncol.* 2005;75:63–69.

7. Hall SM, Buzdar AU, Blumenschien GR. Cranial nerve palsies in metastatic breast cancer due to osseous metastasis without intracranial involvement. *Cancer.* 1983;52:180–184.

8. Johnston J. Parasellar syndromes. *Curr Neurol Neurosci Rep.* 2002;2:423–431.

9. Lee JH, Lee HK, Park JK, et al. Cavernous sinus syndrome: clinical features and differential diagnosis with MR imaging. *Am J Roentgenol.* 2003;181:583–590.

10. Keane JR. Cavernous sinus syndrome: analysis of 151 cases. *Arch Neurol.* 1996;53:967–971.

11. Gloria-Gray TI, Schachern PA, Paparella MM, et al. Metastases to the temporal bones from primary nonsystemic malignant neoplasms. *Arch Otolaryngol Head Neck Surg.* 2000;126:209–214.

12. Hadley W, Johnson DH. Jugular foramen syndrome as a complication of metastatic cancer of the prostate. *South Med J.* 1984;77:92–93.

13. Robbins KT, Fenton RS. Jugular foramen syndrome. *J Otolaryngol.* 1980;9:505–516.

14. Das JM, Khalili YA. Jugular Foramen Syndrome. In: *StatPearls.* Florida: StatPearls Publishing; 2021 [Internet] https://www.ncbi.nlm.nih.gov/books/NBK549871/. [Accessed 11 September 2021].

15. Bruyn RP, Boogerd W. The numb chin. *Clin Neurol Neurosurg.* 1991;93:187–193.

16. Lossos A, Siegal T. Numb chin syndrome in cancer patients: etiology, response to treatment, and prognostic significance. *Neurology.* 1992;42:1181–1184.

17. Goldberg RA, Rootman J, Cline RA. Tumors metastatic to the orbit: a changing picture. *Surv Ophthalmol.* 1990;35:1–24.

18. Clouston PD, Sharpe DM, Corbett AJ, et al. Perineural spread of cutaneous head and neck cancer. Its orbital and central neurologic complications. *Arch Neurol.* 1990;47:73–77.

19. Golberg RA, Rootman J. Clinical characteristics of metastatic orbital tumors. *Ophthalmology.* 1990;97:620–624.

20. Yeh S, Foroozan R. Orbital apex syndrome. *Curr Opin Ophthalmol.* 2004;15:490–498.

21. Lenzi GL, Fieschi C. Superior orbital fissure syndrome. Review of 130 cases. *Eur Neurol.* 1977;16:23–30.

22. Marzo SJ, Leonetti JP, Petruzelli G. Facial paralysis caused by malignant skull base neoplasms. *Ear Nose Throat J.* 2002;81:845–849.

23. Terhaard C, Lubsen H, Tan B, et al. Facial nerve function in carcinoma of the parotid gland. *Eur J Cancer.* 2006;42:2744–2750.

24. Esclamado RM, Carroll WR. Extracapsular spread and the perineural extension of squamous cell cancer in the cervical plexus. *Arch Otolaryngol Head Neck Surg.* 1992;118:1157–1158.

25. Carter RL, Pittam MR. Squamous carcinomas of the head and neck: some patterns of spread. *J R Soc Med.* 1980;73:420–427.

26. Macdonald DR, Strong E, Nielsen S, Posner JB. Syncope from head and neck cancer. *J Neurooncol.* 1983;1:257–267.

27. Panell FW, Brandenburg JH. Vocal cord paralysis. A review of 100 cases. *Laryngoscope.* 1970;80:1036–1045.

28. Chiang FY, Lin JC, Lee KW, et al. Thyroid tumors with preoperative recurrent laryngeal nerve palsy: clinicopathologic features and treatment outcome. *Surgery.* 2006;140:413–417.

29. Saremi F, Helmy M, Farzin S, et al. MRI of cranial nerve enhancement. *Am J Roentgenol.* 2005;185:1487–1497.

30. Russo CP, Smoker WR, Weissman JL. MR appearance of trigeminal and hypoglossal motor denervation. *Am J Neuroradiol.* 1997;18:1375–1383.

31. Ginsberg LE, De Monte F, Gillenwater AM. Greater superficial petrosal nerve: anatomy and MR findings in perineural tumor spread. *Am J Neuroradiol.* 1996;17:389–393.

32. Nemzek WRSH, Gandour-Edwards R, Donald P, et al. Perineural spread of head and neck tumors: how accurate is MR imaging? *Am J Neuroradiol.* 1998;19:701–706.

33. Wei WI, Sham JS. Nasopharyngeal carcinoma. *Lancet.* 2005;365:2041–2065.

34. Sham JST, Cheung YK, Choy D, et al. Cranial nerve involvement and base of skull erosion in nasopharyngeal carcinoma. *Cancer.* 1991;68:422–426.

35. Chang JT, Lin CY, Chen TM, et al. Nasopharyngeal carcinoma with cranial nerve palsy: the importance of MRI for radiotherapy. *Int J Radiat Oncol Biol Phys.* 2005;1(63):1354–1360.

36. Lin YS, Jen YM, Lin JC. Radiation-related cranial nerve palsy in patients with nasopharyngeal carcinoma. *Cancer.* 2002;95:404–409.

37. Chen AM, Bucci MK, Weinberg V, et al. Adenoid cystic carcinoma of the head and neck treated by surgery with or without postoperative radiation therapy: prognostic features of recurrence. *Int J Radiat Oncol Biol Phys.* 2006;66:152–159.

38. Garden AS, Weber RS, Morrison WH, et al. The influence of positive margins and nerve invasion in adenoid cystic carcinoma of the head and neck treated with surgery and radiation. *Int J Radiat Oncol Biol Phys.* 1995;32:619–626.

39. Mendenhall WM, Amdur RJ, Hinerman RW, et al. Skin cancer of the head and neck with perineural invasion. *Am J Clin Oncol.* 2007;30:93–96.

40. McCord MW, Mendenhall WM, Parsons JT, et al. Skin cancer of the head and neck with clinical perineural invasion. *Int J Radiat Oncol Biol Phys.* 2000;47:89–93.

41. Williams LS, Mancusso AA, Mendenhall WM. Perineural spread of cutaneous squamous and basal cell carcinoma: CT and MR detection and its impact on patient management and prognosis. *Int J Radiat Oncol Biol Phys.* 2001;49:1061–1069.

42. Galloway TJ, Morris CG, Mancuso AA, et al. Impact of radiographic findings on prognosis for skin carcinoma with clinical perineural invasion. *Cancer.* 2005;103:1254–1257.

43. Svare A, Fosså SD, Heier MS. Cranial nerve dysfunction in metastatic cancer of the prostate. *Br J Urol.* 1988;61:441–444.

44. Seymore CH, Peeples WJ. Cranial nerve involvement with carcinoma of prostate. *Urology.* 1988;31:211–213.

45. McDermott RS, Anderson PR, Greenberg RE, et al. Cranial nerve deficits in patients with metastatic prostate carcinoma: clinical features and treatment outcomes. *Cancer.* 2004;101:1639–1643.

46. Barnes L. Metastases to the head and neck: an overview. *Head Neck Pathol.* 2009;3:217–224.

47. Lee YT. Patterns of metastasis and natural courses of breast carcinoma. *Cancer Metastasis Rev.* 1985;4:153–172.

48. Raap M, Antonopoulos W, Dammrich M, et al. High frequency of lobular breast cancer in distant metastases to the orbit. *Cancer Med.* 2015;4:104–111.

49. Nelson EG, Hinojosa R. Histopathology of metastatic temporal bone tumors. *Arch Otolaryngol Head Neck Surg.* 1991;117:189–193.

50. Dikson DG, Chernock R, El-Mofty S, et al. The great mimicker: metastatic breast carcinoma to the head and neck with emphasis on unusual clinical and pathologic features. *Head Neck Pathol.* 2017;11:306–313.

51. Kapoor A, Beniwal V, Beniwal S, et al. Isolated clival metastasis as the cause of abducens nerve palsy in a patient of breast carcinoma: a rare case report. *Indian J Ophthalmol.* 2015;63:354–357.

52. Amouzgarhashemi F, Vakilha M, Sardari M. An unusual metastatic breast cancer presentation: report of a case. *Iran J Radiat Res.* 2005;3:43–45.

53. Reyes KB, Lee HY, Ng I, Goh KY. Abducens (sixth) nerve palsy presenting as a rare case of isolated brainstem metastasis from a primary breast carcinoma. *Singapore Med J.* 2011;52:e220–e222.

54. Han SB, Kim JH, Hwang JM. Presumed metastasis of breast cancer to the abducens nucleus presenting as gaze palsy. *Korean J Ophthalmol.* 2010;24:186–188.

55. Baehring JM, Damek D, Martin EC, et al. Neurolymphomatosis.

Neuro Oncol. 2003;5:104–115.

56. Diamanti L, Berzero G, Franciotta D, et al. Cranial nerve palsies in patients with hematological malignancies: a case series. *Int J Neurosci.* 2020;130:777–780.

57. Li JJ, Qiu BS, Chen JX, et al. Multiple cranial nerve deficits as preceding symptoms of systemic non-Hodgkin's lymphoma. *CNS Neurosci Ther.* 2019;25:409–411.

58. Kim K, Kim MJ, Ahn S, et al. Frontal sinus lymphoma presenting as progressive multiple cranial nerve palsy. *Yonsei Med J.* 2011;52:1044–1047.

59. Tortosa A, Rubio F, Reñé R, et al. Progressive infiltration of cranial nerves as first manifestation of primary meningeal lymphoma.

Med Clin (Barc). 1993;100:137–139.

60. Guenette JP, Tirumani SH, Keraliya AR, et al. MRI findings in patients with leukemia and positive CSF cytology: a single-institution 5-year experience. *AJR Am J Roentgenol.* 2016;207:1278–1282.

61. Alrobaian MA, Henderson AD. Neuro-ophthalmic manifestations of acute leukemia. *J Neuroophthalmol.* 2021;41(4):E584–E590.

62. Kim JH, Kang HG, Noh SM. Chronic myeloid leukemia presenting as multiple cranial nerve palsy. *Geriatr Gerontol Int.* 2017;17:1331–1333.

63. Cramer SC, Glaspy JA, Efird JT, Louis DN. Chronic lymphocytic leukemia and the central nervous system: a clinical and pathological study. *Neurology.* 1996;46:19–25.

第 10 章

癌症相关神经丛病

Ashley L. Sumrall

Department of Oncology, Levine Cancer Institute, Atrium Health, Charlotte, NC, United States

1 引　言

癌症相关神经丛病可能发生于恶性肿瘤的形成过程或者作为癌症治疗过程中的一种结果出现。任何神经丛都可能受累，它们的临床表现也因位置而各有不同。通常，颈丛、臂丛或腰骶丛最易受累。据估计，每 100 名癌症患者中约有 1 人发生癌症相关神经丛病[1]。最常见的两类神经丛病变，臂丛和腰骶丛，发生率分别为 0.43% 和 0.71%[2,3]。由于肿瘤组织学，神经丛病的发病率差异很大。例如，乳腺癌患者神经丛病的发病率约在 1.8% 到 4.9% 之间[4-6]。

当怀疑有神经丛病时，临床医生应尝试定位神经病变。如果周围神经受累，其恢复的可能性比所观察到的中枢神经系统神经受损的可能性更大。当神经丛病得到早期诊断和治疗时，其功能将得到最佳保留。治疗方法因受累神经丛的位置和神经丛病的原因而异。例如，淋巴瘤可能对全身治疗反应迅速，而上沟肿瘤则可能需要手术切除。

最佳治疗策略还包括积极的症状管理。疼痛通常是一种先发表现，可能会演变为慢性和致残性。支持性多学科护理也提出，利用物理治疗师和作业治疗师等资源以维持功能和提高生活质量[1]。

2　神经丛解剖

主要神经丛的解剖结构很复杂，回顾神经解剖有助于考虑神经丛病变的病因。有 4 个基本的神经丛，但出于临床考虑分为三大神经丛，因为腰骶丛通常被认为是一个整体出现。定位疑似病变的能力有助于确定所需的诊断研究，如磁共振成像(magnetic resonance imaging, MRI)、肌电图(electromyography, EMG)或更多。神经解剖学的基础知识也可以帮助临床医生区分肿瘤性神经丛病与肿瘤性脑膜炎和/或脊髓压迫，这些疾病的表现可能非常相似[1]。

2.1　颈丛

颈丛是由颈神经 C2～C4 的腹侧支构成，提供了来自前上和侧颈、下颌下区和下颌角的皮肤和软组织的感觉输入。该神经丛中有运动纤维组分，控制膈肌(膈神经)、颈深肌和舌骨肌以及胸锁乳突肌和斜方肌(脊髓副神经)[1]。

2.2　臂丛神经

臂丛神经很复杂，由下 4 对颈神经和第 1 胸神经根(C5～T1)组成(图 10-1)。臂丛的 5 个根组成 3 个干：上干

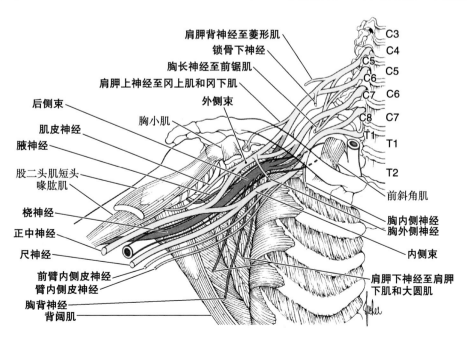

肩胛背神经至菱形肌
锁骨下神经
胸长神经至前锯肌
肩胛上神经至冈上肌和冈下肌
后侧束
肌皮神经
腋神经
股二头肌短头
喙肱肌
桡神经
正中神经
尺神经
前臂内侧皮神经
臂内侧皮神经
胸背神经
背阔肌
胸小肌
外侧束
C3
C4
C5
C5
C6
C6
C7
C7
C8
T1
T1
T2
前斜角肌
胸内侧神经
胸外侧神经
内侧束
肩胛下神经至肩胛下肌和大圆肌

图 10-1　臂丛神经示意图。From Aids to Examination of the Peripheral Nervous System, Fourth Edition, Copyright 2000. Used with permission from Elsevier

（C5~C6）、中干（C7）和下干（C8~T1）。3个干进一步分支，重组为 3 束（后侧、外侧和内侧）。后束发出胸背神经（背阔肌）、肩胛下神经（肩胛下肌）、腋神经（三角肌）和桡神经（三头肌、肱桡肌、腕和手指伸肌）。后束同时也为后臂和前臂提供感觉输入。侧束主要分为两支，供应手和手臂。一支参与形成肌皮神经（C5~C7），为肱二头肌、肱肌、喙肱肌提供运动觉的输入以及为桡侧前臂提供感觉输入。第二支并入内侧束的一支共同形成正中神经（C8~T1），它供应前臂屈肌和旋前肌、桡侧腕屈肌和蚓状肌。正中神经还为桡侧手掌、前三指和第四指的桡半侧提供感觉输入。内侧束的其余部分分别组成为臂内侧提供感觉输入的内侧皮神经（T1），为前臂内侧提供感觉输入的前臂内侧皮神经（C8~T1）和支配尺侧前臂屈肌、骨间肌和蚓状肌，同时为手和第五指的尺侧提供感觉输入的尺神经（C8~T1）[1]。

2.3　腰骶丛

从严格意义上来说腰骶丛是两种神经丛，但出于临床考虑，它们被归为一组（图 10-2）。腰丛（L1~L4）和骶丛（L5~

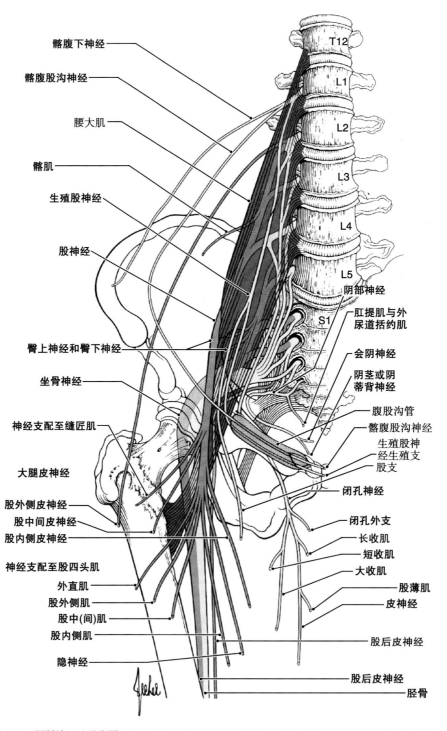

图 10-2　腰骶神经丛示意图。From Aids to Examination of the Peripheral Nervous System, Fourth Edition, Copyright 2000. Used with permission from Elsevier

S5)由腰骶干(L4~L5)连接。腰丛在髂肌内形成,神经根参与形成其前支和后支。前支形成髂腹下神经、髂腹股沟神经和生殖股神经(L1~L2),提供来自下腹部皮肤、外生殖器和大腿上部的感觉纤维。前支还形成闭孔神经(L2~L4),为内收肌和股薄肌提供运动输入,并为大腿内侧提供感觉输入。后支分为髂腹下皮神经和股外侧皮神经(L2~L3),为臀部和大腿外侧提供感觉,股神经(L2~L3)发出运动纤维支配髂腰肌和股四头肌,同时发出感觉纤维支配大腿前部和小腿内侧面[1]。

骶丛由 S1~S3 的腹侧支构成。骶神经丛的前支为孖肌、股四头肌、闭孔内肌和腘绳肌提供运动纤维。前支的其他部分组成胫神经(L4~S3),为足跖屈肌[腓肠肌、比目鱼肌、胫骨后肌和内在皮神经(S1~S3)]提供运动支配。此外,阴部神经(S2~S4)与许多较小的神经束一起,供应盆底、生殖器肌肉系统、肛门外括约肌和尿道括约肌,还携带有来自会阴部的传入感觉纤维[1]。

3 神经丛病

3.1 颈丛病变

颈丛病变最常见的原因是肿瘤直接侵袭,如图 10-3 所示。肿瘤可能是局部的,也可能是来自远处的转移性沉积物。最常见的相关肿瘤包括头颈部鳞状细胞癌、淋巴瘤以及肺腺癌和乳腺癌。临床表现通常是疼痛,通常描述为颈部或肩部的深度疼痛,可因咳嗽、颈部运动和吞咽等因素而加重。感觉缺失通常零散分布,难以准确定位,但患者可以使用"压力"或"灼热感"等专业术语来描述它。如果患者最近接受过颈淋巴结清除手术,那么很容易出现上颈部和下颌下区域的麻木。如果患者有颈部深部和舌骨肌受累,则可能没有症状。如果副神经脊髓根受累,可能出现肩部无力。如果肿瘤累及膈神经,则可以出现膈肌瘫痪,表现为呼吸困难,尤其在

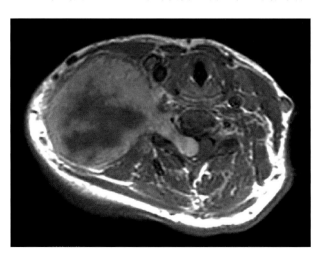

图 10-3 恶性周围神经鞘瘤引起的颈丛病变。1 型神经纤维瘤病患者颈部的轴向 T1 加权增强后 MRI。可见一个大的、不均匀强化的恶性周围神经鞘瘤延伸穿过神经孔,导致颈髓受压

仰卧位时容易出现[1]。颈丛神经病最令人担忧的部分是其与颈椎接近。如果颈部或脊柱在运动或检查时出现剧烈疼痛,硬膜外肿瘤很可能是附近肿瘤的延伸,认识到这一点非常重要[1]。

3.2 臂丛神经病

肿瘤累及臂丛神经会引起进行性神经功能缺损。在此过程中,患者常常诉说有数周至数月的局部疼痛。在一项大型关于肿瘤性臂丛神经病研究中,疼痛是最常见的症状(75%),并且常有腋窝和肩部受累[2]。考虑到臂丛神经的解剖,当肿瘤侵袭时很少出现单纯的运动或感觉异常。大多数累及臂丛神经的肿瘤(表 10-1)起源于肺与乳房,并侵入下丛。这被称为肺尖肿瘤综合征(pancoast syndrome)。头颈部原发性鳞状细胞癌也可以侵入该区域并直接侵犯神经丛[1,2]。

表 10-1 常见的引起癌症相关神经丛病变的肿瘤类型,按神经丛分类

颈丛	臂丛神经	腰骶神经丛
淋巴瘤	肺	结直肠
头颈部	乳腺	肉瘤
肺	淋巴瘤	乳腺
乳腺	肉瘤	淋巴瘤
	其他恶性肿瘤	宫颈
		其他恶性肿瘤

由于肿瘤靠近第一胸椎,患者存在霍纳综合征的风险。在 Kori 等的研究中有近四分之一的患者患有霍纳综合征,提醒临床医生要做相应的影像学检查以评估硬膜外受累情况[1,2]。

在 Kori 系列研究中,乳腺癌和肺癌占转移性臂丛神经病的 70% 以上[2]。根据解剖学和典型的肿瘤行为,乳腺癌和肺癌倾向于侵袭神经丛的内侧束及其之后延伸成的尺神经;淋巴瘤或原发性头颈癌更容易侵袭上部的神经丛。

3.3 腰骶丛病变

腰骶丛病变出现之前通常有数周或数月的疼痛,类似于臂丛神经病变的临床表现。与臂丛神经病相同,这种疼痛被描述为持续、钝痛和酸痛。患者可能会报告一些叠加在酸痛背景上的剧烈疼痛以及一些肌肉痉挛的情况,在仰卧位、下压时和长时间步行后的疼痛加剧[4]。通常,这些患者会经历无法活动和静脉血栓形成等相关情况[3]。

Jaeckle 等在纪念斯隆凯特琳癌症中心(Memorial Sloan Kettering Cancer Center,MSKCC)进行的关于 85 名癌症和腰骶丛病变患者的系列研究中,除了一例患者外其他患者都有疼痛症状。疼痛分为 3 种类型:局部痛(72/85;85%)、根

性痛（72/85；85%）或牵涉痛（37/85；44%）[3]。在疼痛之后，患者通常会出现非对称性的肢体无力和感觉缺失。随着时间推移，受累的肌肉逐渐萎缩[1]。在上述的系列研究中，近三分之二的患者出现肢体无力，超过一半表现为感觉症状[3]。腰骶神经丛有很多神经组成，整个神经丛很少受到累及。由于直肠癌易发生局部侵袭，骶骨部分最常受到影响。肿大的腹膜后淋巴结可能也直接侵袭该区域，并且骨转移也可能累及该神经丛。对于深部，中线位置的肿瘤，双侧神经丛病变可能是由于神经根受累到神经穿过骶孔。在这种情况下，常见硬膜外延伸。因此，建议在双侧受累的情况下进行高级神经影像学检查。根据Jaeckle等的系列研究显示，45%的患者出现了硬膜外延伸。

在腰骶神经丛病患者身上可以观察到一些有趣的临床表现。例如，L3~L4受累或股神经病变的患者可能表现为伸膝僵直。对于有L2~L3病变的患者，可能无法从坐姿转向站立。垂足病可能表明存在腰骶躯干的病变[3]。有一种特殊的临床表现"脚干脚热"，是由肿瘤引起的交感神经性传入阻滞所致，可以在没有其他体征的情况下出现[7]。

4　癌症患者神经丛病的诊断

4.1　神经系统鉴别诊断

始终审慎地考虑神经丛病的非肿瘤学原因。这些神经系统病变的定位可能非常困难，特别是考虑到神经丛病可能有不完全的神经受累。同样重要的是，患者可能在不止一个病程中发病。影像学检查始终是在查体后鉴别这一点的良好第一步。如果没有发现神经丛病，临床医生应继续寻找是否存在周围神经受累。例如，足下垂的患者可能患有腰骶神经丛病或有腓神经压迫。

影响周围神经系统的转移性疾病最常以孤立的、区域性过程发生，其中最常见的是神经丛病。转移性疾病所引起的多灶性周围神经系统损伤罕见，但有两个明显的例外出现。一是广泛脊神经根受累的癌性脑膜炎，在临床上类似于弥漫性周围神经病变，通常累及腰椎根部；二是弥漫性淋巴瘤，通常称为神经淋巴瘤病[8]。

在鉴别诊断中还应考虑到其他非恶性病因。在MSKCC接受神经科会诊的851名全身性癌症患者的系列研究中，在仔细的神经系统检查和评估的基础上做出了多种非癌症性的诊断。累及神经系统的转移性疾病的患者不到一半。癌症最常见的非转移性表现是代谢性脑病（10.2%；87例患者），其中有大量诊断被认为是不确定或不相关的。头痛是这些诊断中最常见的（8.5%；72名患者）。其他诊断还包括脑血管疾病（6.1%）、脊柱退行性疾病（4.6%）、晕厥（1.8%）、癫痫（1.5%）、周围神经病变（1.2%）、精神疾病（1.2%）、痴呆（0.9%）和运动障碍（0.8%）[9]。

4.2　肿瘤的鉴别诊断

4.2.1　癌症相关神经丛病

在癌症患者群体中，引起神经丛病的两个最常见原因是肿瘤的直接侵袭和放射性臂丛神经病。根据临床特征很难区分放射性臂丛神经病和癌症相关神经丛病，表10-2列举了两者的相同点和不同点[2]。

表10-2　通过临床特征区分放射性臂丛神经病和癌症相关神经丛病

临床特征	癌症相关神经丛病	放射性臂丛神经病
症状	疼痛	感觉异常、肢体无力
疼痛特点	病程早期出现，严重	病程晚期出现
水肿	偶发	常见
神经丛受累：		
● 臂丛	常累及下神经丛	常累及整个神经丛
● 腰骶丛	常累及下神经丛，单侧典型	双侧典型
Horner 综合征	常见	不常见
EMG 显示肌肉萎缩	不常见	可见
增强 MRI 提示神经强化	可见	无
PET 扫描	阳性发现	常阴性

正如Kori等所报道的，在超过12个月的连续性新收患者的系列研究中，癌症相关神经丛病的发生率远超过放射性臂丛神经病，比例为43：2[2]。尽管远端周围神经的转移性损伤很少见，但癌症患者通常表现为多灶性或弥漫性神经病变，这增加了周围神经系统并发症发生的风险。接受癌症治疗的患者有发生与化疗相关的神经病变和由营养缺乏、炎症或免疫介导的神经病变以及多种其他原因所致的神经病变的风险。副肿瘤性神经丛病虽然罕见，但也有报道。随着癌症的进展以及患者出现营养不良、肌肉萎缩和无法移动，与压迫相关的神经病变的风险也会随之增加[2]。

4.2.2　治疗相关的神经丛病

癌症治疗也可能造成神经丛病，通常视为一种副作用。放射治疗通过对轴突的直接损伤以及直接影响神经滋养血管而诱发神经损伤，通常伴有继发性的神经微梗死[1]。Kori等的12年回顾性调查研究发现，癌症相关神经丛病的发生率明显超过放射引起的神经丛病，比例为3.5：1。放射剂量小于60Gy时很少出现放射性神经丛病，并且经常在相当长的潜伏期之后发生，平均间隔为治疗后6年[2]。

在丹麦的一项系列研究中，在中位随访期为50个月（13~99个月）后，对161名得到明确治疗的乳腺癌患者进行了放射性臂丛神经病（radiation-induced brachial plexopathy，RIBP）检查。128例患者接受50Gy术后放疗，其中82例接受细胞毒性治疗。9%的患者出现轻度、有症状的RIBP，5%的患者出现致残性的RIBP。接受细胞毒性治疗的患者更容易出现RIBP，但是这可能是由于存在更晚期的疾病[10]。

在Harris和Tugwell的一份病例报告中，一名患者在原发性乳腺癌的确定性治疗后20年内患上了RIPP。她出现了运动无力和感觉不适。横断层面成像没有显示癌症复发。经过神经系统评估和仔细检查，怀疑可能是神经丛病所导致的握力和捏力下降以及腱反射减弱。神经传导试验证实了神经丛病的诊断，显示患侧感觉神经和运动神经振幅显著降低。运动神经传导试验也显示患侧手振幅下降。针刺肌电图显示右肱二头肌的慢性神经源性改变和肌纤维颤搐放电，后者即指向 RIPP[11]。

据报道，放射性治疗诱发的腰骶丛病变（radiation-induced lumbo-sacral plexopathy，RILSP）的发生率从 1.3% 到 6.67% 不等[12,13]。临床表现各不相同，并伴有疼痛、麻木、虚弱，很少出现尿失禁或大便失禁。在接受强度调控放射治疗和高剂量率近距离放射治疗的 50 名宫颈癌患者的系列研究中，RILSP 被定义为"出现感觉异常、麻木、感觉迟钝、疼痛或下肢无力，MRI T2 加权显示弥漫性骨髓和神经周围孔高信号。"在该系列研究中，经过 60 个月的随访，发现 4 名患者（8%）患有症状性 RILSP，无致残性 RILSP。RILSP 患者的平均最大腰骶从限定剂量为 59.6Gy，而未发现 RILSP 的患者为 53.9Gy（对照；$P = 0.04$）[13]。

5　诊　断　检　查

如上所述，在诊断癌症相关神经丛病时，获得客观数据是较为谨慎的做法。常用的工具包括横断层面成像、神经传导研究和肌电图。如果想探究神经病变的其他原因，需要一些实验室工作。

5.1　影像学检查

转移性神经丛病的临床诊断可以通过 MRI 或计算机断层扫描（computed tomography，CT）的横断层面成像来确认。MRI 是首选，因为它可以提供更多细节并且对肿瘤性的神经丛病更敏感（图 10-4）。增强 T2 可以看出神经干内的对比度强化或不强化[14]。如果影像学无法显示，建议在 4~6 周内再次进行影像学检查[1]。当确定区域性肿瘤复发时，更有可能诊断为肿瘤性神经丛病。正电子发射断层扫描（positron-emission tomography，PET）扫描有助于检测神经丛附近的活动性肿瘤。PET 对肿瘤相关神经丛病变的特异性和敏感性尚未完全确定，但一些小样本研究肯定了其诊断价值。19 名有臂丛神经病症状的乳腺癌患者接受 PET 检查，其中 14 名 PET 显示受累神经丛出现异常的氟脱氧葡萄糖摄取[15]。

一项回顾性研究报告了 31 例腰骶丛神经病[16]。患者在 1987 年至 1993 年间就诊于罗切斯特梅奥医学中心。肿瘤类型包括前列腺癌、结直肠癌、膀胱癌、宫颈癌和其他盆腔癌。18 例在诊断为腰骶神经丛病之前已接受过盆腔放疗。27 例

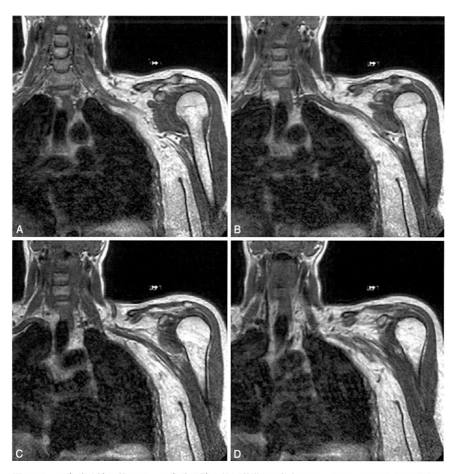

图 10-4　正常臂丛神经的 MRI。正常臂丛神经的冠状位 T1 加权 MRI。（A）~（D）是从后到前以 3mm 切片厚度截取的相邻切片。可以看到左臂丛神经从椎体附近出来并在锁骨下动脉附近行进，但难以区分臂丛神经的成分

行 MRI 检查,其中明显的腰骶部受累 23 例,明显的弥漫性转移瘤 6 例。13 例行 CT 扫描,均显示肿瘤直接累及腰骶丛。4 例 MRI 表现异常,CT 却未见异常;没有 CT 结果异常而 MRI 结果正常者。作者认为,在诊断癌症引起的腰骶神经丛病变

方面 MRI 比 CT 更敏感[16]。受累神经丛的大多数 MRI 横断层面将包含一些相邻椎管的视图(图 10-5)。在椎管区域影像学检查时需要特别谨慎,因为受累神经丛附近同时出现硬膜外延伸的可能性很大。

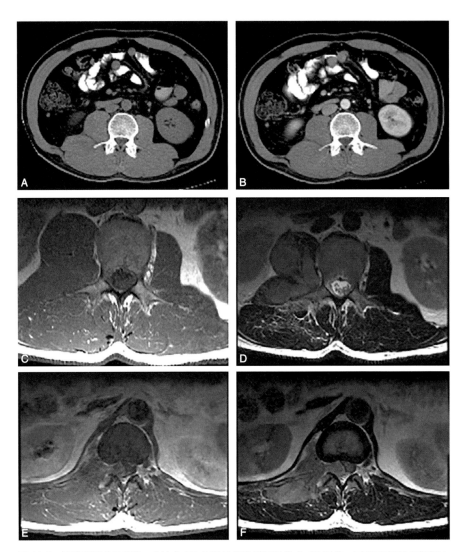

图 10-5 异常腰骶丛的图像。(A)和(B)分别是增强前后的轴向 CT 图像。可以观察到右侧腰大肌的轻微增大,尽管在最初的解释中这并没有被认为是异常。(C)和(D)分别是 T1 和 T2 加权轴向 MRI 腰椎图像,与(A)和(B)处于同一水平。T1 加权图像(C)是预先对比的,不显示信号强度的变化。T2 加权图像(D)清楚地显示右侧腰大肌异常高信号。(E)和(F)分别是同一患者的胸椎 T1 和 T2 加权轴向 MRI 图像,显示通过神经孔的硬膜外延伸,导致脊髓受压

5.2 肌电图

肌电图(electromyography,EMG)可以为癌症患者的神经丛病变研究提供重要的诊断信息。由于运动神经纤维受损,可能会检测到受累肌肉中去神经支配的证据。肌电图显示的去神经支配肌肉的模式可以帮助临床医生确定神经损伤的解剖水平。

肌电图的另一个用途是能够发现肌纤维颤搐,这是一种不寻常的自发性肌肉活动形式。肌纤维颤搐与放射诱发的神经丛病密切相关,通常能够在许多相关的肌肉中看到。肿瘤侵袭引起的神经丛病很少引起肌纤维颤搐。当影像学检

查结果无法诊断时,肌纤维颤搐可能是一个有用的诊断信息[17]。

5.3 癌症相关神经丛病变的治疗

转移性神经丛病变的治疗目的是预防进行性和不可逆的神经损伤和改善预后。早期发现有益,但充满挑战。

糖皮质激素可用于减轻疼痛和控制疼痛及相关症状,但使肌肉力量和感觉得到改善的可能性较小。除非需要减瘤以缓解症状,否则很少采用手术治疗。例如,手术可用于治疗 Pancoast 综合征[18]。

放射治疗通常用于辅助局部癌症的控制或疼痛管理,但

在神经丛病管理的作用仍不清楚。在一组来自 MSKCC 的 49 名癌症相关臂丛神经病研究中,有超过一半的患者接受放射治疗后持续存在进行性加重的症状。据报道,46% 的疼痛得到控制,但神经功能缺损并没有改善。在另一项癌症相关臂丛神经病的小样本研究中,23 名患者中有 77% 疼痛得到控制,46% 客观有效。尽管放射剂量和照射野各不相同,但更高的剂量效果更好[19]。

不幸的是,腰骶神经丛病变接受放射治疗后并没有明显好转。在接受放疗的 65 例癌症相关腰骶丛病变患者中,15% 临床改善,20% 稳定,65% 进展。只有 10% 体力有明显提高。该组的中位生存期仅为 5.5 个月[3]。

如果神经丛病是由化疗敏感的肿瘤引起的,全身治疗能够快速见效。淋巴瘤是一个很好的例子,对能够改善神经系统的细胞毒性化疗反应迅速。对患有放射治疗不敏感的或不适合放射治疗的疾病的患者,化学疗法也可能作为一种选择。

6　特殊癌症类型

6.1　肺癌

出现上沟肿瘤的非小细胞肺癌(nonsmall cell lung cancer,NSCLC)患者臂丛神经病的患病风险更高。这种罕见的 NSCLC 亚型仅占 NSCLC 的 5% 左右。上沟肿瘤通常局部进展并且可能侵入邻近结构。如果手术治愈不可行,则采用化学疗法和/或放射疗法。手术计划使用横断面成像,然而神经丛成像很少在手术期间为已经明确确定的神经根和神经丛的受累程度提供确凿证据[20-22]。外科医生可以切除 T1 和 T2 神经根,但考虑到 C8 根或下干的切除可能有手无力的风险,因而不进行手术切除。切除受累椎体和硬膜外病变也是手术中的重要目标。一些患者可能会在手术前接受诱导化疗。在可行的情况下,完全切除可显著提高中位生存期[22]。

15% ~ 50% 的上沟肿瘤患者神经丛受累会导致典型 Pancoast 综合征的发生,四分之一的患者最终会出现硬膜外延伸。霍纳综合征的存在和其他神经结构的受累与较差的预后有关。在 Attar 等的回顾性研究中,接受手术切除的 105 名患者中的 20 名和 67 名患者中的 14 名均出现了霍纳综合征。未出现霍纳综合征的 84 名患者中位生存期为 9.9 个月,而出现霍纳综合征的患者为 6.4 个月(P<0.05)。在接受手术切除的患者组中,未出现霍纳综合征的 53 名患者中位生存期为 27.5 个月,而出现霍纳综合征的 14 名患者中位生存期为 9.1 个月(P<0.01)。霍纳综合征与硬膜外疾病高度相关,这似乎表明实现完全切除的难度更大[23]。

针对神经丛病患者的长期结果数据难以从已发表的试验中确定。目前的临床试验通常排除神经丛受累超出下躯干的患者。此外,这些神经丛受累患者可能不会被报告为特定的亚组。

6.2　乳腺癌

如上所述,乳腺癌是臂丛神经病变最常见的原因之一。在 Kori 等的系列中,疼痛是肿瘤相关神经丛病变最常见的表现特征[2]。在美国纽约州立大学州南部医学中心的另一个系列研究中,28 例乳腺癌和臂丛神经病变患者中有 26 例锁骨上、腋窝或胸壁转移与臂丛神经病同时发生。在这 26 例中有 21 例被诊断出患有复发性乳腺癌,复发时间在乳腺癌初步治疗后 6~94 个月(中位数 34 个月)。其中 5 例在转移性乳腺癌进展性中出现臂丛神经病。22 例接受了臂丛神经病的治疗:8 例放射治疗,14 例全身治疗。结果 19 例(86%)疼痛和神经功能缺损得到部分或完全缓解,中位反应持续时间为 8 个月[24]。

在一项对 44 例乳腺癌和癌症相关臂丛神经病患者的回顾性研究中,四分之一存在神经丛受累的患者在最初诊断时同时被诊断出患有 Ⅳ 期乳腺癌。这些患者的平均年龄为 51.9 岁±9.3 岁。最常见的症状是肌肉无力。大多数患者报告疼痛和肩部活动范围减小。三分之二的患者表现出恶性淋巴水肿。19 例患者接受了臂丛神经 MRI,锁骨上转移性疾病最常见(57.9%)[25]。

上述的 RIBP 可能发生在乳腺癌患者中。它可能从感觉迟钝和麻木开始,最后发展为感觉变化和淋巴水肿。与癌症相关神经丛病相比,疼痛在此病程中通常出现较晚[1]。

7　癌症相关神经丛病的支持性治疗

手术切除、全身治疗和放射治疗均可用于治疗癌症相关神经丛病,但大多数疗效并不持久。这些情况可能会给患者造成严重后果,因此应尽早使用各种支持性疗法。

在一份描述"神经丛诊所"治疗各种病因的臂丛神经病患者经验的报告中,患者也表示了满意度和幸福感和独立性的提升。多学科团队包括一名神经科医生、一名康复医生以及一名物理治疗师和作业治疗师,对患者进行评估并给出个性化的治疗计划。干预措施包括物理治疗和作业治疗、药物治疗、矫形或功能辅助。治疗计划的目标包括教育、问题解决和决策制定以及使患者更加独立的支持[26]。

应立即开始针对与神经丛病相关的肌肉无力、丧失行动能力和其他神经功能缺损的物理治疗。治疗师可以进行全面的身体评估,就任何安全建议提出建议,并推荐一些有帮助的家用设备。治疗目标应包括提高肌肉力量,预防与肌肉使用减少相关的肌肉挛缩,以及预防与活动能力下降相关的关节问题。

作业治疗可以补充理疗,可能对握力下降的,日常活动能力下降的,以及足下垂的患者有用。参与作业治疗的其他益处包括更好的生活平衡感和利用已知的自我管理策略以减少疲劳和提高生活质量。上述诊所进行的一项小型试点研究结果显示,在加拿大作业活动测量表的参与(表现和满意度)得分方面存在显著和临床上重要的差异,以及自我报告的肩部功能、疼痛以及日常生活活动表现的显著改善[26]。

对神经丛病患者的额外姑息治疗需要解决疼痛控制问题。如上所述,患者可能会经历难以控制的急性和/或慢性疼痛。典型的疼痛管理可以从抗炎药物和通过热敷或冷敷的舒缓身体开始。即使给予抗肿瘤治疗,大部分患者仍需要额外的疼痛管理。除了用于缓解疼痛的麻醉剂外,这些人还可能受益于旨在治疗神经性疼痛的药物,例如加巴喷丁或普瑞巴林[27]。其他药物选择包括抗抑郁药、抗癫痫药物、局部药物或肌肉松弛剂。偶尔使用神经阻滞和局部交感神经阻滞。大约5%的患者可能会出现严重的、需要采取更激进方法的难治性疼痛,上述治疗方法无法控制可能需要接受外科手术。可选用脊髓背根入髓区(dorsal root entry zone,DREZ)手术、CT引导的消融手术、硬膜外电极刺激器、经皮神经电刺激(transcutaneous electrical nerve stimulation,TENS)装置等其他工具[28]。要解决这些疼痛问题非常困难,通常会导致残疾,需要复杂的多模式治疗[27-29]。

8　总　　结

癌症相关神经丛病变通常表现为臂丛或腰骶丛受累而导致的疼痛和/或功能丧失。这可能发生在接受积极癌症治疗的患者中,或在完成最终癌症治疗20年后被认为是"无癌症"的个体。提倡通过检查和影像进行早期识别。当患者需要疼痛管理、支持性护理,甚至心理支持时鼓励由多学科团队提供护理。对于那些神经丛病变预示着新的或复发性癌症诊断的患者,应立即启动治疗计划。

臂丛神经病变通常归因于乳腺癌和肺癌,并且可能与疾病的直接局部侵袭有关。臂丛神经疾病也可能是由治疗引起的,例如RIBP。腰骶丛病变不太常见,并且许多的肿瘤类型均可能导致这种情况的出现。肿瘤累及神经丛产生疼痛,通常预示着运动无力和感觉缺失。不同的是,放射引起的神经丛病的疼痛程度要低得多,并且主要是一种缓慢起病的感觉障碍。早期诊断是功能保留的关键。有了明确的诊断,就可以制定治疗计划,包括放射疗法、化学疗法或替代全身疗法,或手术切除。长期管理应包括尽力恢复身体康复,并且通常需要积极的疼痛控制措施来应对躯体和神经性疼痛。

(尉辉杰　译,计晓　万经海　审校)

参考文献

1. Jaeckle KA. Neurological manifestations of neoplastic and radiation-induced plexopathies. *Semin Neurol.* 2010;30(3):254–262.
2. Kori SH, Foley KM, Posner JB. Brachial plexus lesions in patients with cancer: 100 cases. *Neurology.* 1981;31:45–50.
3. Jaeckle KA, Young DF, Foley KM. The natural history of lumbosacral plexopathy in cancer. *Neurology.* 1985;35:8–15.
4. Pierce SM, Recht A, Lingos TI, et al. Long-term radiation complications following conservative surgery (CS) and radiation therapy (RT) in patients with early-stage breast cancer. *Int J Radiat Oncol Biol Phys.* 1992;23:915–923.
5. Powell S, Cooke J, Parsons C. Radiation-induced brachial plexus injury: follow-up of two different fractionation schedules. *Radiother Oncol.* 1990;18:213–220.
6. Sheldon T, Hayes DF, Cady B, et al. Primary radiation therapy for locally advanced breast cancer. *Cancer.* 1987;60:1219–1225.
7. Evans RJ, Watson CP. The hot foot syndrome: Evans' sign and the old way. *Pain Res Manag.* 2012;17(1):31–34.
8. Moots P, Edgeworth M. Plexopathies. In: Newton HB, Malkin MG, eds. *Neurological Complications of Systemic Cancer and Antineoplastic Therapy.* 1st ed. Florida: CRC Press; 2010.
9. Clouston PD, DeAngelis LM, Posner JB. The spectrum of neurological disease in patients with systemic cancer. *Ann Neurol.* 1992;31(3):268–273.
10. Olsen NK, Pfeiffer P, Johannsen L, et al. Radiation-induced brachial plexopathy: neurological follow-up in 161 recurrence-free breast cancer patients. *Int J Radiat Oncol Biol Phys.* 1993;26(1):43–49.
11. Harris SR, Tugwell KE. Neurological and dexterity assessments in a woman with radiation-induced brachial plexopathy after breast cancer. *Oncologist.* 2020;25(10):e1583–e1585.
12. Dahele M, Davey P, Reingold S, Shun WC. Radiation-induced lumbo-sacral plexopathy (RILSP): an important enigma. *Clin Oncol (R Coll Radiol).* 2006;18(5):427–428.
13. Tunio M, Al Asiri M, Bayoumi Y, et al. Lumbosacral plexus delineation, dose distribution, and its correlation with radiation-induced lumbosacral plexopathy in cervical cancer patients. *Onco Targets Ther.* 2014;8:21–27.
14. Thyagarajan D, Cascino T, Harms G. Magnetic resonance imaging in brachial plexopathy of cancer. *Neurology.* 1995;45:421–427.
15. Ahmad A, et al. Use of positron emission tomography in evaluation of brachial plexopathy in breast cancer patients. *Br J Cancer.* 1999;79:478–482.
16. Taylor BV, Kimmel DW, Krecke KN, Cascino TL. Magnetic resonance imaging in cancer-related lumbosacral plexopathy. *Mayo Clin Proc.* 1997;72(9):823–829.
17. Harper Jr CM, et al. Distinction between neoplastic and radiation-induced brachial plexopathy, with emphasis on the role of EMG. *Neurology.* 1989;39:502–506.
18. Rusch VW. Management of Pancoast tumours. *Lancet Oncol.* 2006;7:997–1005.
19. Ampil FL. Radiotherapy for carcinomatous brachial plexopathy. A clinical study of 23 cases. *Cancer.* 1985;56(9):2185–2188.
20. Bilsky MH, et al. Surgical treatment of superior sulcus tumors with spinal and brachial plexus involvement. *J Neurosurg.* 2002;97:301–309.
21. Kent MS, Bilsky MH, Rusch VW. Resection of superior sulcus tumors (posterior approach). *Thorac Surg Clin.* 2004;14:217–228.
22. Sundaresan N, Hilaris BS, Martini N. The combined neurosurgical-thoracic management of superior sulcus tumors. *J Clin Oncol.* 1987;5:1739–1745.
23. Attar S, Krasna J, Sonett JR, et al. Superior sulcus (Pancoast) tumor: experience with 105 patients. *Ann Thorac Surg.* 1998;66(1):193–198.
24. Kamenova B, Braverman AS, Schwartz M, et al. Effective treatment of the brachial plexus syndrome in breast cancer patients by early detection and control of loco-regional metastases with radiation or systemic therapy. *Int J Clin Oncol.* 2009;14(3):219–224.
25. Kim J, Jeon JY, Choi YJ, et al. Characteristics of metastatic brachial plexopathy in patients with breast cancer. *Support Care Cancer.* 2020;28(4):1913–1918.
26. Janssen RMJ, Satink T, Ijspeert J, et al. Reflections of patients and therapists on a multidisciplinary rehabilitation programme for persons with brachial plexus injuries. *Disabil Rehabil.* 2019;41(12):1427–1434.
27. Namaka M, Leong C, Grossberndt A, et al. A treatment algorithm for neuropathic pain: an update. *Consult Pharm.* 2009;24(12):885–902.
28. Sundaresan N, DiGiacinto GV, Hughes JE. Neurosurgery in the treatment of cancer pain. *Cancer.* 1989;63:2365–2377.
29. Vecht CJ. Cancer pain: a neurological perspective. *Curr Opin Neurol.* 2000;13:649–653.

第二篇

非转移性神经系统并发症

第 11 章

恶性肿瘤的脑血管并发症

Jeffrey M. Katz[a], Prathusan Subramaniam[b], Timothy G. White[c]

[a]Departments of Neurology and Radiology, Donald and Barbara Zucker School of Medicine at Hofstra/Northwell, Hempstead, NY, United States, [b]Office of Clinical Research, Feinstein Institutes for Medical Research, Manhasset, NY, United States, [c]Department of Neurological Surgery, North Shore University Hospital, Manhasset, NY, United States

癌症患者经常并发脑血管疾病,其发病原因大多源自恶性肿瘤特有的机制与过程。脑卒中可能由直接的肿瘤效应引起,肿瘤相关的占位效应、水肿压迫、直接血管浸润或瘤内出血可以限制脑血流量从而引发脑卒中。与恶性肿瘤患者免疫抑制和高凝状态相关的肿瘤碎片、感染性和非感染性心脏赘生物等,通常会针对性地栓塞脑血管进而引发脑卒中。肿瘤可能额外诱发凝血功能障碍,导致脑血栓形成或脑出血,或者在弥散性血管内凝血(disseminated intravascular coagulation, DIC)或微血管病性溶血性贫血(microangiopathic hemolytic anemia, MAHA)等情况下同时出现。恶性肿瘤治疗本身可能因脑血管疾病的存在而复杂化,因为化学治疗和放射治疗都可能损害血管或破坏凝血级联反应。我们在这里探讨脑血管疾病与恶性肿瘤之间相当常见而又复杂的关系。

1 恶性肿瘤脑血管疾病的流行病学

1.1 缺血性脑卒中

脑卒中是癌症转移后最常见的颅内并发症,约15%的癌症患者在尸检时发现脑血管病变,但其中只有约一半的患者表现出临床症状。尸检发现,癌症患者中缺血性脑卒中的最常见病因包括非细菌性血栓性心内膜炎(nonbacterial thrombotic endocarditis, NBTE)、脑血管内凝血(cerebral intravascular coagulation, CIVC)和脓毒性栓子[1]。与非癌症患者相比,癌症患者的血管危险因素并没有显著差异;然而由于潜在的机制不同,癌症患者中有症状颅内出血的比例要大得多(癌症患者为57%,非癌症患者为15%)[1,2]。研究表明,动脉粥样硬化性疾病在癌症患者脑卒病因中的占比,从15%到33%不等[3]。与缺血性脑卒中相关的最常见的癌症类型是肺癌,其次是原发性脑肿瘤和前列腺癌[4]。转移癌患者比单发肿瘤患者更容易发生缺血性脑卒中。恶性肿瘤患者入院时脑卒中程度往往更严重,住院死亡率也更

高[5]。恶性肿瘤患者出现大血管闭塞应进行机械血栓切除。先前的系列研究表明,接受机械血栓切除术的癌症相关脑卒中患者的结局与非恶性肿瘤相关脑卒中患者相似[6]。此外,血管再通率与其他病因引起的脑卒中患者相似[7,8]。

1.2 颅内出血

癌症相关性颅内出血通常与潜在的凝血功能障碍或富含血管肿瘤的瘤内出血有关。最常见的发生部位是脑内,但也可发生于其他部位形成硬脑膜下血肿(subdural hematoma, SDH)和蛛网膜下腔出血(subarachnoid hemorrhage, SAH)。恶性肿瘤患者发生的所有脑血管病变中,只有约一半是有症状的。在有症状患者中出血性脑卒中占比多于一半、缺血性脑卒中略低于一半[1]。有症状的颅内出血在白血病中发生率最高,急性髓系白血病(acute myelogenous leukemia, AML, 84%有症状)颅内出血比急性淋巴细胞白血病(acute lymphocytic leukemia, ALL, 73%有症状)颅内出血更为普遍[9,10]。与缺血性脑卒中类似,出血性脑卒中在转移瘤中比局灶性肿瘤中发生率更高[11]。

据报道,20%~50%的脑转移瘤患者并发颅内出血(图11-1)[12]。虽然任何肿瘤转移都可能发生颅内出血,但黑色素瘤、肾细胞癌和绒毛膜癌脑转移的出血倾向更高[13]。此外,由于肺癌是最常见的颅内转移瘤来源,所以相当数量的出血性颅内肿瘤病理诊断为转移性肺癌。尽管肺癌脑转移更为常见,但黑色素瘤或肾细胞癌脑转移颅内出血的风险是肺癌脑转移的四倍[12]。在原发性脑肿瘤中,多形性胶质母细胞瘤(glioblastoma multiforme, GBM)出血风险最高,而少突胶质细胞瘤比低级别星形细胞瘤更有可能出血。血管性肿瘤如血管母细胞瘤(图11-2)较少发生脑实质或邻近的蛛网膜下腔出血,而且肿瘤体积越大出血风险越高[14]。富含血管的以硬脑膜为基底的原发肿瘤,如血管外皮细胞瘤和成血管细胞性脑膜瘤,由于它们在解剖上更靠近腔隙,所以其出血通常会进入蛛网膜下腔或硬脑膜下腔[9,15]。

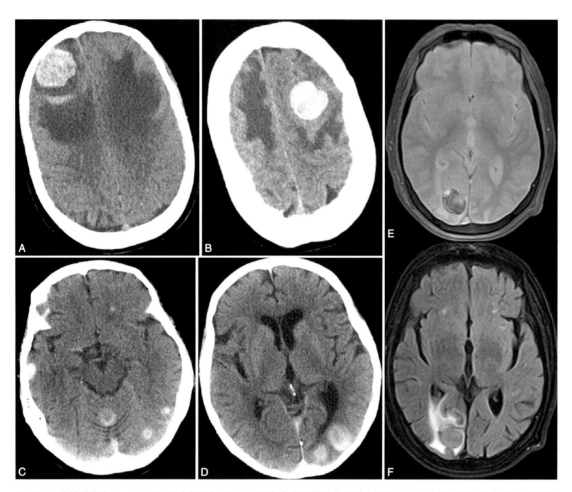

图 11-1　脑转移瘤出血。(A)和(B)头部平扫CT,显示黑色素瘤脑转移患者的右额叶出血(A)和左额叶出血(B),伴有广泛的周围血管源性水肿。(C)和(D)头部平扫CT,显示幕上及幕下多发出血性脑转移灶,患者诊断为乳腺癌脑转移。(E)和(F)脑 MRI,梯度回波序列(E)和液体抑制反转恢复(fluid attenuated inversion recovery,FLAIR)序列(F)显示已知肾细胞癌患者的出血性脑转移瘤伴周围血管源性水肿。切除标本后组织病理学诊断是黑色素瘤脑转移

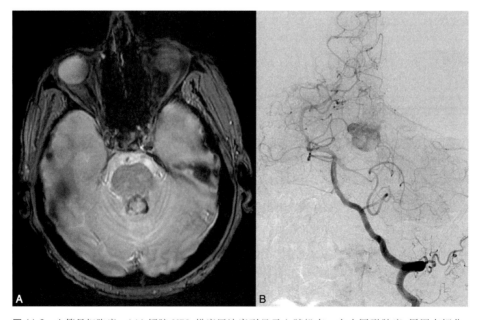

图 11-2　血管母细胞瘤。(A)颅脑 MRI,梯度回波序列显示上髓帆有一个小圆形肿瘤,周围有钙化。(B)左椎动脉血管造影,正面斜视图,显示典型的血管母细胞瘤富血管肿瘤染色

2　直接肿瘤效应和颅内出血

有症状的肿瘤出血常常是脑内恶性肿瘤的初期表现[15]。在脑肿瘤明确的情况下,新的突发性神经功能障碍是瘤内出血的另一种典型表现。脑出血的临床后果包括头痛、癫痫发作、精神状态或意识水平改变以及局灶性神经功能缺损[16]。当出血量大时,可能会出现脑疝的征象。颅脑平扫 CT 是识别新发颅内出血最快、最简单的方法。脑出血的其他原因,包括高血压、脑淀粉样血管病、外伤、脑动脉瘤或动静脉畸形,难以通过平扫 CT 与肿瘤内出血鉴别,而且肿瘤出血仅占所有脑出血的 4.4%[17]。另一方面,颅脑 MRI 在肿瘤相关出血诊断方面可能更有价值。血肿周围强化和血

肿周围明显水肿是提示肿瘤内出血的 MRI 表现(图 11-3)[18]。如果病变直径(包括血管源性水肿)是血肿直径的两倍,则 MRI 诊断肿瘤性出血的特异性达到 70%[19]。与其他自发性出血相比,肿瘤出血进展往往相对较慢,沉积的含铁血黄素较少[20]。此外,MRI 可以显示其他提示脑转移的非出血性占位性病变。单光子发射计算机断层显像(single-photonemission computed tomography,SPECT)通过辨别肿瘤的高血流量灌注也有助于鉴别诊断[21]。磁共振波谱成像可以显示肿瘤组织,同时也可以定量其代谢率,这可用于监测对治疗的潜在反应或鉴别复发[22]。氨基酸 PET 可用于区分肿瘤和正常组织,成为明确诊断、确定肿瘤分级和判断预后的有效方法[23,24]。虽然无创检查对诊断具有明确指导意义,但目前唯一的确诊手段仍然是手术病理。

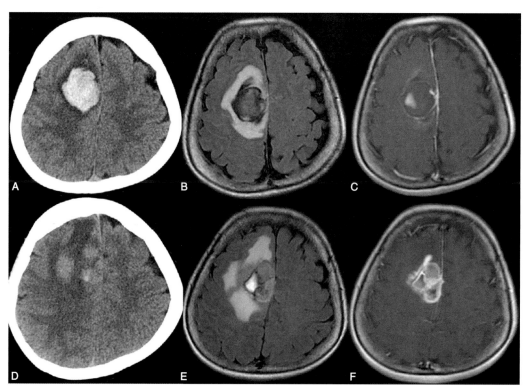

图 11-3　多形性胶质母细胞瘤最初表现为右额叶脑皮质出血。(A)～(C)初始颅脑平扫 CT(A)和脑部 MRI,FLAIR 序列(B)和 T1 强化(C)显示急性右额叶脑出血,病灶轻度强化,水肿仅比预期轻度增加。(D)～(F)3 个月后相同的成像方式和序列显示血肿吸收,水肿信号和 FLAIR 信号明显增强,且中心强化明显。切除病变活检证实为多形性胶质母细胞瘤

在所有癌症相关出血中,脑实质出血是最常见的,其次是硬脑膜下出血、蛛网膜下腔出血和硬脑膜外出血[15]。肿瘤位置决定了颅内出血的部位。例如,白血病软脑膜浸润出血通常会进入到硬脑膜下腔,而 GBM 通常会导致脑实质内出血。出血的机制涉及多种肿瘤特异性因素,包括瘤内坏死、新生血管形成和局部血管浸润[10]。肿瘤组织学是癌症相关出血的主要决定因素,肿瘤表达血管内皮生长因子(vascular endothelial growth factor,VEGF)与肿瘤的出血倾向有关[25,26]。

肿瘤性动脉瘤形成是肿瘤相关出血的罕见病因,多是由于滋养血管的肿瘤栓塞性闭塞引起。随之而来的动脉壁完

整性被破坏,最终导致血管节段扩张成为假性动脉瘤。如果肿瘤性动脉瘤破裂,患者通常会出现 SAH。肿瘤性动脉瘤形成的位置和机制类似于真菌感染性动脉瘤的发展。心脏黏液瘤、肺癌和绒毛膜癌与肿瘤性动脉瘤形成最相关[27-29]。心脏黏液瘤导致的动脉瘤患者的预后优于绒毛膜癌和其他肿瘤患者,死亡率分别为 11.4%、60.9% 和 92.3%[30]。

脑室内出血和 SAH 是软脑膜转移相关癌症[1]、AML 相关白细胞增多症[1,31]、脑膜瘤[9,32]等疾病的罕见并发症。脊髓血管母细胞瘤[33]、少突胶质细胞瘤[34]、斜坡脊索瘤[35]和中枢神经细胞瘤[36]发生 SAH 都曾有过报道。硬脑膜外血肿是一种罕见的恶性肿瘤的初始表现,尤其发生于颅骨转移,

这在肝细胞癌中已有报道[37,38]。肿瘤侵袭伴硬脑膜静脉阻塞导致静脉出血进入硬脑膜下腔形成SDH。SDH有时会与全身性癌症例如白血病、前列腺癌和乳腺癌一起进展。研究还发现胶质瘤患者易发生SDH[39]。

3　直接肿瘤效应和脑梗死

　　与颅内出血相比,缺血性脑血管疾病的直接肿瘤效应较少见。最常见的是,肿瘤通过侵犯或压迫邻近的脑动脉、软脑膜静脉和硬脑膜静脉窦,以及通过肿瘤栓塞直接引起脑梗死。软脑膜转移瘤侵入血管周围间隙(Virchow-Robin间隙)导致小血管栓塞是另一种直接机制[40]。鼻咽癌、鳞状细胞癌和颈动脉体副神经节瘤偶尔会侵入或压迫颈外动

脉(图11-4A和B)。在复发性头颈癌挽救性再次放射治疗中,颈动脉破裂是一种罕见但致命的并发症(图11-4C)。当受损的动脉壁不能维持其完整性以抵抗患者的血压时,可能会发生颈动脉破裂[41]。这可能是由放射治疗引起的血管结构的病理变化所引起[42]。有研究表明复发性头颈部癌再次放射治疗后颈动脉破裂的发生率为0%~17%[43],而一项研究显示放射治疗后颈动脉破裂死亡率高达76%[41]。颅内颈动脉可能被位于海绵窦或床突上段的肿瘤压迫或包裹,尤其是垂体肿瘤和鞍旁脑膜瘤。斜坡脊索瘤和颅底转移瘤可能累及椎动脉和基底动脉。B细胞淋巴瘤偶尔可以产生血管内淋巴增生,导致血管闭塞和脑梗死形成。同样,急性白血病相关的白细胞增多可能会阻塞脑血管,导致脑梗死或脑出血[1]。

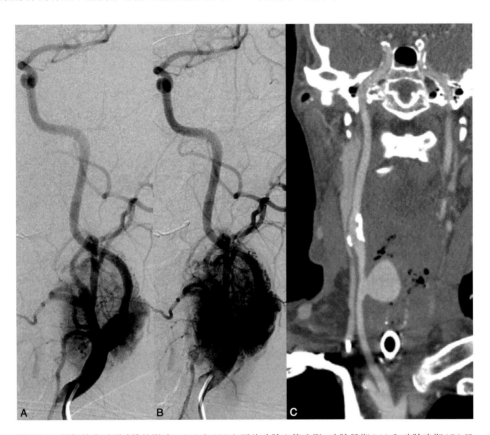

图11-4　局部肿瘤对颈动脉的影响。(A)和(B)左颈总动脉血管造影,动脉早期(A)和动脉晚期(B)显示富含血管的颈动脉体肿瘤包围左侧颈总动脉远端、颈内动脉和颈外动脉近端。在肿瘤切除之前进行栓塞预处理。(C)CT血管造影,颈部冠状位重建显示一名喉部鳞状细胞癌老年妇女在化学治疗和放射治疗后的颈动脉破裂形成假性动脉瘤(蓝色箭头)

　　肿瘤的脑内栓子很少见,且多发生在晚期转移瘤,特别是当肉瘤或癌累及心脏或肺时更易产生肿瘤栓子。肿瘤栓子或者自发发生,或者是栓子直接侵犯肺静脉或左心房,通过静脉至动脉(心脏膈膜或肺)逆向分流播散,或在全肺切除术中进行肿瘤手术操作时产生[44];后者可以通过尽量减少肿瘤手术操作、在手术早期结扎肺静脉或使用心肺转流术来预防[45]。肿瘤栓子侵入血管也可导致血管扩张,引起脑动脉瘤[27]。肿瘤栓塞的症状包括局灶性神经功能缺损和脑病。临床检查和影像学中系统性栓塞的证据支持这种不常

见的脑卒中机制。

　　硬脑膜静脉窦血栓形成通常表现为头痛、癫痫发作、视乳头状水肿以及脑转移瘤或原发性脑肿瘤患者不典型的症状和体征,这使得这些患者的临床诊断特别具有挑战性。硬脑膜静脉窦血栓形成通常与淋巴瘤、神经母细胞瘤或肺癌转移至颅骨或硬脑膜有关。血液系统恶性肿瘤发生的静脉窦血栓形成,可能因继发出血使病情变得更加复杂。

　　静脉窦血栓形成的其他诱发因素包括癌症相关的高凝

状态和化学治疗的影响。使用 MRI 和 MRV 诊断静脉窦血栓形成的灵敏度几乎可以达到 100%[46]，对比剂增强 MRV 效果更好。治疗一般包括抗凝治疗，即使是在静脉性梗死后继发性出血的情况下也要使用抗凝治疗。

4　凝血功能障碍

4.1　出血体质和弥散性血管内凝血

癌症相关的凝血功能障碍范围包括出血体质到血栓前状态，其引起的脑卒中约占癌症患者所有症状性脑卒中的一半。由潜在的出血体质引起的脑出血最常见于白血病，尤其是 AML，而且这些出血大多是有症状的[1]。癌症患者形成出血体质的潜在机制有多种，通常是由多种病因共同起作用于个体。血小板减少和凝血因子缺乏症可见于许多恶性肿瘤的病程中。骨髓浸润、化学治疗和放射治疗都可能引起血小板减少，肝转移或化学治疗引起的肝功能衰竭可以降低血清凝血因子浓度。DIC 与许多癌症有不同程度的相关性，会消耗血小板和凝血因子，并可能导致脑出血、脑梗死或两者兼而有之。在 AML 中由早幼粒细胞释放、并由某些肿瘤细胞特别是腺癌细胞表达的组织因子是 DIC 的主要诱因，这导致产生过多的凝血酶，进而形成血栓级联反应。血小板、纤维蛋白原和凝血酶原的消耗会导致消耗性凝血病，在一些严重病例中会导致出血[40]。肿瘤溶解综合征（tumor lysis syndrome，TLS）和脓毒症可能加重 DIC，这可能是由于额外的组织因子释放引起。不幸的是，DIC 治疗效果通常取决于对根本病因也就是癌症的治疗效果。肝素可能对慢性 DIC 有效，尤其是在白血病中，使用肝素可能会减少 DIC 相关血栓栓塞并发症[47]的发生。

4.2　微血管病性溶血性贫血

微血管病性溶血性贫血（microangiopathic hemolytic anemia，MAHA）是一种罕见的凝血功能障碍疾病，通常与分泌黏蛋白的腺癌例如肺癌、乳腺癌和胃腺癌有关。MAHA 是具有 DIC、溶血性贫血伴细胞裂解、肾功能衰竭、血小板严重减少以及血栓形成或出血性脑血管事件的临床综合征。与主要由纤维蛋白组成的 DIC 中的血栓相比，MAHA 的血凝块中具有显著的血小板成分。这种对血小板的实质性消耗是MAHA 引起脑内出血的主要原因之一[48]。

MAHA 可被肿瘤细胞表达的整合素如糖蛋白 Ⅱb/Ⅲa 和 Gp1b 所激发。这些黏附性蛋白质使得肿瘤细胞黏附在细胞外基质上。这种表达的结果是诱导炎症反应，形成攻击血管内皮的免疫复合物。MAHA 在病理生理学上类似于溶血性尿毒综合征（hemolytic-uremic syndrome，HUS）和血栓性血小板减少性紫癜（thrombotic thrombocytopenic purpura，TTP），后者血浆置换治疗有效。不幸的是，血浆置换对 MAHA 效果较差。尽管输注血小板在 HUS 和 TTP 中被认为是有害的，但并不是 MAHA 治疗的禁忌[48]。

4.3　非细菌性血栓性心内膜炎

非细菌性血栓性心内膜炎（nonbacterial thrombotic endo-carditis，NBTE）是晚期癌症患者发生脑卒中最常见的原因（图 11-5）[49]。在一项研究中，19% 的转移性腺癌患者发生了 NBTE[50]。非感染性血小板纤维蛋白赘生物碎片从心脏瓣膜上脱落并栓塞脑内动脉，可以导致多灶性脑梗死。大量脱落的栓子导致全身其他器官系统出现栓塞。这些全身多处栓塞大多是无症状的，其中肾脏、肝脏和脾脏是脱落栓子最常累及的器官，其次是心肌和胃肠道。全身性并发症包括视网膜中央动脉闭塞、深静脉血栓形成、四肢动脉血栓形成、心肌梗死和内出血。1.3% 的终末期癌症患者会发生 NBTE。这些患者中有一半在尸检时会发现栓塞性脑卒中，其中四分之三的患者有临床症状。栓塞性脑卒中患者中有 50% 同时伴有脑出血，即脑梗死导致的原发性或继发性出血。NBTE 最常见于腺癌患者，更具体地说，NBTE 常出现在产生黏蛋白的肺癌、胃肠道癌、淋巴瘤、胰腺癌、卵巢癌和胆道系统癌中[1,51,52]。

NBTE 表现为急性局灶性神经功能缺损或脑病，可能是晚期癌症的最后表现或早期恶性肿瘤的最初表现。最常见的 NBTE 相关神经功能缺损是失语[51]。MRI 弥散加权成像可以显示各年龄段不同大小的多个梗死区域[53]。经食管超声心动图通常是诊断 NBTE 所必需的，这是因为赘生物太小而无法通过经胸超声检查确认[4]。此外，需要多次无菌血培养细菌阴性才能从鉴别诊断中排除感染性心内膜炎[53]。明确诊断需要进行尸检[50]。

小型病例系列研究提示肝素是治疗 NBTE 的首选抗凝剂，因为肝素能够减少血栓栓塞并发症，降低癌症相关的 NBTE 中缺血性脑卒中的发生率，同时最大限度地降低抗凝相关脑出血的风险[51,54,55]。对于肝素治疗失败的患者，华法林可能有效[56]。一般来说，使用低分子量肝素进行终生抗凝治疗是必要的，因为停用肝素后血栓形成的复发率非常高。没有数据支持给 NBTE 患者口服直接凝血酶抑制剂或凝血 Xa 因子抑制剂。对于重度瓣膜功能不全的 NBTE 患者，可考虑进行瓣膜修复或置换[51]。

4.4　脑血管内凝血

脑血管内凝血（cerebral intravascular coagulation，CIVC）是一种尸检诊断，其病理特征是大量脑内小血管被富含纤维蛋白的微血栓原位阻塞，而没有确定的栓子来源。临床症状包括局灶性神经功能缺损和癫痫发作，但通常患者表现为脑病并可能恶化为昏迷[16]。病理学上只有 NBTE 会导致更多有症状的脑梗死。然而由于终末期癌症患者脑病的病因很多，并且没有无创检查可以明确诊断，因此这种情况很难在活体体内确诊 CIVC。CIVC 最常与白血病、淋巴瘤、胃肠道腺癌和乳腺癌相关。近四分之三的 CIVC 尸检患者中发现了并发全身多处血栓形成的证据，血栓形成通常涉及脾脏、肾脏、肾上腺和肺。此外，这些患者还常发生全身多处出血和脓毒症，患者通常在症状出现后 3 周内死亡[1]。

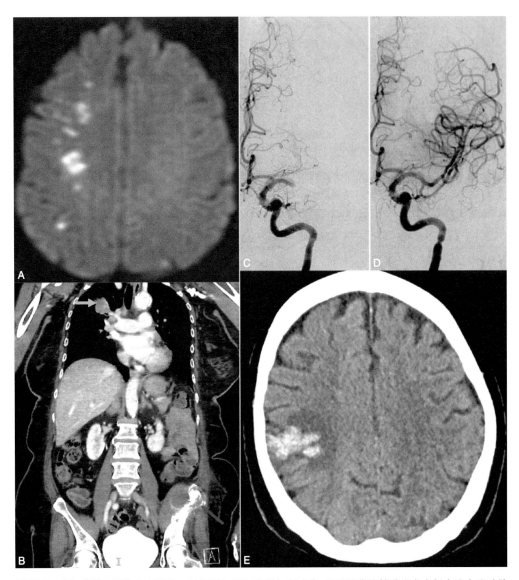

图 11-5　非细菌性血栓性心内膜炎。（A）颅脑 MRI，弥散加权成像，显示肺癌脑转移患者右侧大脑中脑动脉（middle cerebral artery，MCA）和大脑前动脉供血区域之间的分水岭区的多处脑梗死灶。（B）胸部、腹部和骨盆的对比增强 CT 扫描的冠状重建显示，同一患者的肺癌（绿色箭头）和左侧骨盆的骨转移（蓝色箭头）。（C）取栓术前脑血管造影前后位视图，显示一名原发灶不明的转移性腺癌患者左侧 MCA M1 段闭塞。（D）取栓术后血管造影，左侧 MCA 完全再通。（E）头部平扫 CT 轴位图像显示，介入治疗后第一天，再通的左侧 MCA 供血区域中无梗死灶，但在右侧 MCA 供血区域中显示有一块单独的皮质梗死灶的出血性转化

5　癌症相关的感染性疾病和脑卒中:脓毒性脑梗死

　　多灶性的缺血性和出血性脑血管病变是脓毒性脑梗死的特征,这通常会使晚期白血病、淋巴瘤和癌症的治疗更加复杂化。真菌或细菌性脓毒性脑梗死患者通常存在免疫功能低下,脓毒性脑梗死是化学治疗相关的中性粒细胞减少症、放射治疗诱导的骨髓抑制、糖皮质激素使用或源自癌症本身的并发症。细菌性心内膜炎可能在没有免疫抑制的情况下出现。末端脑动脉的脓毒性栓子可能引发局部动脉炎,导致动脉壁的感染和炎性破坏,最终形成真菌性动脉瘤[57]。这类动脉瘤有破裂出血进入脑实质或蛛网膜下腔的倾向。

　　长期应用适当的抗生素治疗对未破裂的真菌性动脉瘤有效。血管内栓塞或手术切除适用于破裂的真菌性动脉瘤,尤其是在瓣膜置换术之前可能是大型或孤立性动脉瘤的首选治疗方法。

　　真菌感染在癌症患者中的发生率仅次于细菌感染。曲霉是导致脓毒性脑梗死的常见微生物。脑曲霉感染通常继发于肺部感染[27,58]。曲霉感染浸润血管壁,引起真菌性动脉炎或动脉瘤[57]。这些感染还会沿着血管扩散到大脑,导致动脉原位闭塞或动脉血管壁破裂引起大量脑出血。接合菌毛霉和根霉是在血糖控制不佳的糖尿病患者中更具侵袭性的真菌,它们可以从鼻旁窦感染侵入颅内,并引起与曲霉感染相似的临床和影像学表现。这些感染表现为癫痫发作或急性局灶性神经功能缺损。念珠菌沿中心静脉导管、胃肠道

或泌尿生殖道侵入，表现出与念珠菌相关心内膜炎引起的栓塞性疾病类似的症状，相比之下，念珠菌脓毒性脑梗死的典型特征是弥漫性脑病[1]。

真菌脓毒症很难诊断，因为血液、痰液和脑脊液培养通常为阴性。曲霉和接合菌感染患者在发生化脓性脑梗死时通常有肺部浸润。脑组织活检是最准确的诊断方法，聚合酶链反应（PCR）和半乳甘露聚糖抗原检测（GM 试验）可能是检测曲霉菌种的有效辅助手段。治疗真菌感染，尤其是使用两性霉素 B 时，治疗通常是困难且难以完成的，这造成了真菌感染的高死亡率。几种抗真菌药对念珠菌和曲霉菌种均有效，其中伏立康唑被认为是曲霉感染的一线治疗药物，棘球白素通常用于治疗念珠菌感染[59-61]。泊沙康唑联合手术清创是接合菌感染的首选治疗方法[62]。

6　感染性血管炎

免疫功能低下的癌症患者患分枝杆菌和真菌性脑底脑膜炎的风险增高，并可能继发脑底的感染侵袭和大动脉炎症。脑动脉血栓形成可能随之而来，并导致大面积多灶性脑梗死。恶性肿瘤患者的水痘-带状疱疹病毒再激活率也较高，这可能会引发中小脑血管的特定肉芽肿性血管炎，这种现象是首先在淋巴瘤患者中被发现的。病毒沿着受累的三叉神经或颈部感觉神经的轴突运输，并导致受支配血管的血管炎。患者表现为发热、头痛、感觉改变和局灶性神经功能缺损，伴或不伴带状疱疹[1,63]。MRI 显示大脑皮质和皮质下白质多灶性的缺血性和出血性梗死。在严重免疫功能低下的癌症患者中，脑巨细胞病毒感染也有类似的临床和影像学表现[1]。

7　癌症治疗的并发症

7.1　化学治疗

某些抗肿瘤药物对血管或凝血级联反应有影响，并可能与缺血性脑卒中和颅内出血有关。L-天冬酰胺酶（L-asparaginase，L-Asp）用于治疗 ALL，L-Asp 也与缺血性和出血性脑卒中有关。L-Asp 相关脑出血可能是皮层出血或皮层下出血，血栓形成常累及脑动脉或硬脑膜静脉窦[64]。L-Asp 通过减少肝脏产生抗凝血酶Ⅲ来影响凝血和纤溶级联反应，并且在一定程度上影响纤维蛋白原、纤溶酶原和蛋白 C 的输出[2,65]。新鲜冰冻血浆不能有效逆转 L-Asp 相关的凝血功能障碍，并且凝血酶原复合物浓缩尚未得到研究。相反，抗凝血酶Ⅲ浓缩液的输注已被证明具有更大的疗效[66]。大剂量甲氨蝶呤和顺铂偶尔引起包括失语症、交叉性偏瘫和脑病在内的特征性脑卒中样综合征，顺铂还与导致皮质盲的血栓形成有关[67]。阿霉素相关性心肌病患者可能发生心脏附壁血栓，增加血栓性脑梗死的可能性。丝裂霉素 C、阿糖胞苷（ara-C）、博来霉素和甲基-CCNU（洛莫司汀）可能引发 MA-HA，并引起多灶性的出血性和缺血性脑卒中[48]。动脉内注射 BiCNU（卡莫司汀）可能引起与注射血管区域相关的、CT上显示为低密度灶的坏死性脑病[68]。抗雌激素药物可能会

增加患脑血管疾病的风险。雷洛昔芬存在发生脑卒中和其他血栓栓塞事件的风险[69]。虽然他莫昔芬治疗增加了静脉血栓栓塞性疾病的风险，但它似乎并没有增加缺血性脑卒中的风险。一项研究表明，他莫昔芬治疗实际上缓和了与乳腺癌化疗相关的普遍升高的脑卒中风险[70]。在三项大规模研究中，用于治疗前列腺癌的雄激素剥夺治疗（androgen-deprivation therapy，ADT）与缺血性脑卒中风险增加有关[71-73]。其他研究对 ADT 与缺血性脑卒中之间的关系提出了质疑，但认可了 ADT 与血栓栓塞事件之间的相关性[74]。

贝伐珠单抗是一种人源化抗血管内皮生长因子单克隆抗体，可作为抗血管生成剂，用于治疗包括复发性多形性胶质母细胞瘤、肾细胞癌、结直肠癌、非鳞状非小细胞肺癌和转移性乳腺癌等多种恶性肿瘤。据报道，贝伐珠单抗会导致继发于内皮功能障碍的脑内出血[64,68,75]。接受贝伐珠单抗治疗患者的中枢神经系统出血可能是自发性的，也可能发生于原发性或继发性脑肿瘤患者。在对来自 FDA MedWatch 数据库的 99 名接受贝伐珠单抗治疗的颅内出血患者的回顾性研究中，71% 的患者没有颅内转移瘤或原发性脑肿瘤，30% 的患者有原发性高血压，31% 的患者同时使用抗血栓药物或非甾体抗炎药[76]。贝伐珠单抗相关的出血似乎很少见；一项 meta 分析表明，贝伐珠单抗在脑转移瘤患者中使用并没有增加颅内出血的风险，尽管这些脑转移瘤患者被排除在许多临床试验之外[76]。

7.2　放射治疗

辐射会损伤血管内皮并导致滋养血管闭塞，导致动脉壁缺血和内皮下纤维化[77,78]。照射野内的动脉因此受损并加速发展为动脉粥样硬化疾病。辐射与炎性斑块的形成有关，炎性斑块更有可能破裂并导致动脉粥样硬化性脑卒中[79]。放射治疗导致的血管效应可能在治疗后数年才出现。颈外动脉、颈内动脉和椎动脉都可能会受到影响。通常，辐射诱发的颈动脉粥样硬化疾病并不局限于颈动脉分叉处，斑块很长并可能向远端延伸或累及颈总动脉（图 11-6）[68,70]。动脉粥样硬化性疾病经典的危险因素，如高血压、高脂血症、吸烟和糖尿病，可增加与辐射诱发的颈动脉粥样硬化相关的脑卒中风险，因此需要严格管理[77]。在这些病变的外科治疗中，与颈动脉内膜剥脱术相比，血管成形支架置入术是首选。

颅内动脉也会出现辐射诱发的延迟性狭窄。当这些狭窄呈多发性且持续时间较长时，可以形成小而脆弱的侧支新生血管以减轻脑缺血。造影显示这种新生血管类似于在烟雾病中看到的"烟雾"。患者可以出现短暂性脑缺血发作、脑梗死、进行性血管性痴呆、癫痫发作和脑出血。放射治疗对血管的其他迟发影响包括非常见部位的梭形或囊状动脉瘤、毛细血管扩张和可能破裂出血进入脑脊髓实质或蛛网膜下腔的海绵状血管瘤[68,70]。

7.3　造血干细胞移植

造血干细胞移植（hematopoietic stem cell transplantation，HSCT）是乳腺癌、神经母细胞瘤、多发性骨髓瘤、白血病和淋巴瘤治疗方案的一个组成部分。HSCT 相关脑血管并发症很常见，通常死亡率很高，一项研究显示其 5 年生存率为

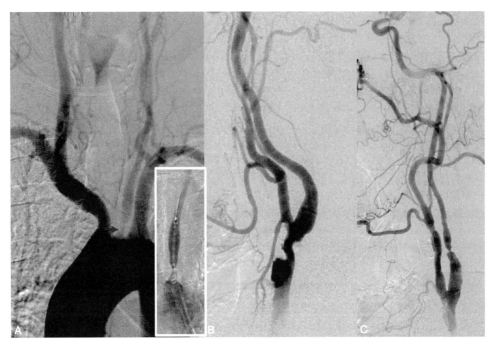

图 11-6 非常见部位发生放射治疗后动脉粥样硬化性狭窄。(A)胸主动脉弓造影显示一名有乳腺癌胸部放射治疗史的中年妇女,其左颈总动脉起始段严重向心性狭窄(红色箭头)。插图:左颈总动脉血管造影在血管成形术和支架置入术中对症状性病变的狭窄显示更清楚。(B)左颈总动脉血管造影侧位像,显示在左侧颈总动脉远端近颈动脉分叉处,有症状性不规则狭窄,这是在喉癌放射治疗后 15 年发现的。(C)右颈总动脉血管造影侧位像,显示颈动脉球远端不规则动脉粥样硬化斑块的症状性严重狭窄,这是在口咽癌放射治疗后 15 年发现的

17.9%[80],另一项研究显示 HSCT 后脑血管并发症患者的中位生存期为 8 个月[81]。HSCT 相关脑血管病原因众多,涉及 HSCT 对凝血功能的影响、移植物抗宿主病(graft versus host disease,GVHD)及其治疗的后果,以及与严重免疫功能低下相关的感染等。出血性脑卒中的诱发因素包括 HSCT 伴硬脑膜静脉窦血栓形成、预照射或烷化剂预处理治疗引起的内皮损伤、曲霉感染和腰椎穿刺后硬脑膜下血肿。用于预防 GVHD 的环孢素的毒性与脑实质内出血和蛛网膜下腔出血有关。HSCT 是 NBTE 的独立危险因素,可导致多灶性缺血性脑梗死。与 HSCT 相关的缺血性脑血管疾病的其他病因包括缺乏蛋白 C、抗凝血酶Ⅲ、凝血因子Ⅶ和凝血因子Ⅻ而导致的高凝状态,以及抗心磷脂抗体的产生。慢性 GVHD 与脑肉芽肿性血管炎相关,为预防 GVHD 而使用环孢素和甲泼尼龙治疗的患者,可能由于疱疹家族病毒感染或再激活而发展为 MAHA[82-84]。

8 结 论

癌症患者有多种导致脑血栓形成和出血性疾病的恶性肿瘤特异性危险因素。直接的肿瘤效应、凝血功能障碍和机会性感染可以在癌症病程中的任何时期出现。脑血管事件甚至可能是隐匿性恶性肿瘤的主要症状。脑卒中治疗和二级预防包括标准脑血管病治疗和潜在恶性肿瘤的治疗。无论是在治疗过程中还是作为癌症幸存者的长期后遗症,癌症治疗本身都可能导致血管损伤或凝血功能障碍。相对于一般脑卒中患者,癌症患者在缺血性或出血性脑卒中后的死亡

率显著高于一般脑卒中人群。只有加强脑卒中的预防和采取更安全更有效的癌症治疗措施,才能降低癌症患者脑血管事件的发病率和高死亡率。

(王成伟 译,孟肖利 审校)

参考文献

1. Graus F, Rogers LR, Posner JB. Cerebrovascular complications in patients with cancer. *Medicine*. 1985;64:16–35.
2. Zhang YY, Chan DK, Cordato D, Shen Q, Sheng AZ. Stroke risk factor, pattern and outcome in patients with cancer. *Acta Neurol Scand*. 2006;114(6):378–383.
3. Chaturvedi S, Ansell J, Recht L. Should cerebral ischemic events in cancer patients be considered a manifestation of hypercoagulability? *Stroke*. 1994;25(6):1215–1218.
4. Cestari DM, Weine DM, Panageas KS, et al. Stroke in patients with cancer: incidence and etiology. *Neurology*. 2004;62:2025–2030.
5. Kneihsl M, Enzinger C, Wünsch G, et al. Poor short-term outcome in patients with ischaemic stroke and active cancer. *J Neurol*. 2016;263(1):150–156.
6. Jung S, Jung C, Hyoung Kim J, et al. Procedural and clinical outcomes of endovascular recanalization therapy in patients with cancer-related stroke. *Interv Neuroradiol*. 2018;24(5):520–528.
7. Cho BH, Yoon W, Kim JT, et al. Outcomes of endovascular treatment in acute ischemic stroke patients with current malignancy. *Neurol Sci*. 2020;41(2):379–385.
8. Jeon Y, Baik SH, Jung C, et al. Mechanical thrombectomy in patients with acute cancer-related stroke: is the stent retriever alone effective? *J Neurointerv Surg*. 2020. neurintsurg-2020-016144.
9. Little JR, Dial B, Belanger G, Carpenter S. Brain hemorrhage from intracranial tumor. *Stroke*. 1979;10:283–288.
10. Lieu AS, Hwang SL, Howng SL, Chai CY. Brain tumors with hemorrhage. *J Formos Med Assoc*. 1999;98:365–367.
11. Zöller B, Ji J, Sundquist J, Sundquist K. Risk of haemorrhagic and ischaemic stroke in patients with cancer: a nationwide follow-up

study from Sweden. *Eur J Cancer.* 2012;48(12):1875–1883.

12. Donato J, Campigotto F, Uhlmann EJ, et al. Intracranial hemorrhage in patients with brain metastases treated with therapeutic enoxaparin: a matched cohort study. *Blood.* 2015;126(4):494–499.

13. Dearborn JL, Urrutia VC, Zeiler SR. Stroke and cancer—a complicated relationship. *J Neurol Transl Neurosci.* 2014;2(1):1039.

14. Gläsker S, Van Velthoven V. Risk of hemorrhage in hemangioblastomas of the central nervous system. *Neurosurgery.* 2005;57(1):71–76.

15. Velander AJ, DeAngelis LM, Navi BB. Intracranial hemorrhage in patients with cancer. *Curr Atheroscler Rep.* 2012;14(4):373–381.

16. Rogers LR. Cerebrovascular complications in patients with cancer. *Semin Neurol.* 2004;24:453–460.

17. Licata B, Turazzi S. Bleeding cerebral neoplasms with symptomatic hematoma. *J Neurosurg Sci.* 2003;47:201–210.

18. Wong AA, Henderson RD, O'Sullivan JD, et al. Ring enhancement after hemorrhagic stroke. *Arch Neurol.* 2004;61:1790.

19. Tung GA, Julius BD, Rogg JM. MRI of intracerebral hematoma: value of vasogenic edema ratio for predicting the cause. *Neuroradiology.* 2003;45:357–362.

20. Atlas SW, Grossman RI, Gomori JM, et al. Hemorrhagic intracranial malignant neoplasms: spin-echo MR imaging. *Radiology.* 1987;164:71–77.

21. Minutoli F, Angileri FF, Cosentino S, et al. 99mTc-MIBI SPECT in distinguishing neoplastic from nonneoplastic intracerebral hematoma. *J Nucl Med.* 2003;44:1566–1573.

22. Reni M, Mazza E, Zanon S, Gatta G, Vecht CJ. Central nervous system gliomas. *Crit Rev Oncol Hematol.* 2017;113:213–234.

23. Albert NL, Weller M, Suchorska B, et al. Response Assessment in Neuro-Oncology working group and European Association for Neuro-Oncology recommendations for the clinical use of PET imaging in gliomas. *Neuro Oncol.* 2016;18(9):1199–1208.

24. Najjar AM, Johnson JM, Schellingerhout D. The emerging role of amino acid PET in neuro-oncology. *Bioengineering (Basel).* 2018;5(4):104.

25. Cheng SY, Nagane M, Huang HS, Cavenee WK. Intracerebral tumor-associated hemorrhage caused by overexpression of the vascular endothelial growth factor isoforms VEGF121 and VEGF165 but not VEGF189. *Proc Natl Acad Sci U S A.* 1997;94:12081–12087.

26. Rubenstein J, Fischbein N, Aldape K, et al. Hemorrhage and VEGF expression in a case of primary CNS lymphoma. *J Neurooncol.* 2002;58:53–56.

27. Grisold W, Oberndorfer S, Struhal W. Stroke and cancer: a review. *Acta Neurol Scand.* 2009;119(1):1–16.

28. Gliemroth J, Nowak G, Kehler U, et al. Neoplastic cerebral aneurysm from metastatic lung adenocarcinoma associated with cerebral thrombosis and recurrent subarachnoid haemorrhage. *J Neurol Neurosurg Psychiatry.* 1999;66:246–247.

29. Ho KL. Neoplastic aneurysm and intracranial hemorrhage. *Cancer.* 1982;50:2935–2940.

30. Zheng J, Zhang J. Neoplastic cerebral aneurysm from metastatic tumor: a systematic review of clinical and treatment characteristics. *Clin Neurol Neurosurg.* 2015;128:107–111.

31. Yamauchi K, Umeda Y. Symptomatic intracranial haemorrhage in acute nonlymphoblastic leukaemia: analysis of CT and autopsy findings. *J Neurol.* 1997;244:94–100.

32. Bruno MC, Santangelo M, Panagiotopoulos K, et al. Bilateral chronic subdural hematoma associated with meningioma: case report and review of the literature. *J Neurosurg Sci.* 2003;47:215–227.

33. Berlis A, Schumacher M, Spreer J, et al. Subarachnoid haemorrhage due to cervical spinal cord haemangioblastomas in a patient with von Hippel-Lindau disease. *Acta Neurochir.* 2003;145:1009–1013.

34. Hentschel S, Toyota B. Intracranial malignant glioma presenting as subarachnoid hemorrhage. *Can J Neurol Sci.* 2003;30:63–66.

35. Nakau R, Kamiyama H, Kazumata K, Andou M. Subarachnoid hemorrhage associated with clival chordoma—case report. *Neurol Med Chir (Tokyo).* 2003;43:605–607.

36. Vates GE, Arthur KA, Ojemann SG, et al. A neurocytoma and an associated lenticulostriate artery aneurysm presenting with intraventricular hemorrhage: case report. *Neurosurgery.* 2001;49:721–725.

37. McIver JI, Scheithauer BW, Rydberg CH, Atkinson JL. Metastatic hepatocellular carcinoma presenting as epidural hematoma: case

report. *Neurosurgery.* 2001;49:447–449.

38. Hayashi K, Matsuo T, Kurihara M, et al. Skull metastasis of hepatocellular carcinoma associated with acute epidural hematoma: a case report. *Surg Neurol.* 2000;53:379–382.

39. Reichman J, Singer S, Navi B, et al. Subdural hematoma in patients with cancer. *Neurosurgery.* 2012;71(1):74–79.

40. Katz JM, Segal AZ. Incidence and etiology of cerebrovascular disease in patients with malignancy. *Curr Atheroscler Rep.* 2005;7(4):280–288.

41. McDonald MW, Moore MG, Johnstone PA. Risk of carotid blowout after reirradiation of the head and neck: a systematic review. *Int J Radiat Oncol Biol Phys.* 2012;82(3):1083–1089.

42. Dorresteijn LD, Kappelle AC, Scholz NM, et al. Increased carotid wall thickening after radiotherapy on the neck. *Eur J Cancer.* 2005;41(7):1026–1030.

43. Suárez C, Fernández-Alvarez V, Hamoir M, et al. Carotid blowout syndrome: modern trends in management. *Cancer Manag Res.* 2018;10:5617–5628.

44. Lefkovitz NW, Roessmann U, Kori SH. Major cerebral infarction from tumor embolus. *Stroke.* 1986;17:555–557.

45. Brown DV, Faber LP, Tuman K. Perioperative stroke caused by arterial tumor embolism. *Anesth Analg.* 2004;98:806–809.

46. Raizer JJ, DeAngelis LM. Cerebral sinus thrombosis diagnosed by MRI and MR venography in cancer patients. *Neurology.* 2000;54:1222–1226.

47. Carey MJ, Rodgers GM. Disseminated intravascular coagulation: clinical and laboratory aspects. *Am J Hematol.* 1998;59(1):65–73.

48. Kwaan HC, Gordon LI. Thrombotic microangiopathy in the cancer patient. *Acta Haematol.* 2001;106:52–56.

49. Taccone FS, Jeangette SM, Blecic SA. First-ever stroke as initial presentation of systemic cancer. *J Stroke Cerebrovasc Dis.* 2008;17(4):169–174.

50. Liu J, Frishman WH. Nonbacterial thrombotic endocarditis: pathogenesis, diagnosis, and management. *Cardiol Rev.* 2016;24:244–247.

51. Rogers LR, Cho ES, Kempin S, Posner JB. Cerebral infarction from non-bacterial thrombotic endocarditis: clinical and pathological study including the effects of anticoagulation. *Am J Med.* 1987;83:746–756.

52. Royter V, Cohen SN. Recurrent embolic strokes and cardiac valvular disease in a patient with non-small cell adenocarcinoma of lung. *J Neurol Sci.* 2006;241(1–2):99–101.

53. Singhal AB, Topcuoglu MA, Buonanno FS. Acute ischemic stroke patterns in infective and nonbacterial thrombotic endocarditis: a diffusion-weighted magnetic resonance imaging study. *Stroke.* 2002;33:1267–1273.

54. Lopez JA, Ross RS, Fishbein MC, Siegel RJ. Nonbacterial thrombotic endocarditis: a review. *Am Heart J.* 1987;113(3):773–784.

55. Salem DN, Stein PD, Al-Ahmad A, et al. Antithrombotic therapy in valvular heart disease–native and prosthetic: the Seventh ACCP Conference on Antithrombotic and Thrombolytic Therapy. *Chest.* 2004;126(3 Suppl):457S–482S.

56. Sack Jr GH, Levin J, Bell WR. Trousseau's syndrome and other manifestations of chronic disseminated coagulopathy in patients with neoplasms: clinical, pathophysiologic, and therapeutic features. *Medicine (Baltimore).* 1977;56:1–37.

57. Fugate JE, Lyons JL, Thakur KT, Smith BR, Hedley-Whyte ET, Mateen FJ. Infectious causes of stroke. *Lancet Infect Dis.* 2014;14(9):869–880.

58. Zembower TR. Epidemiology of infections in cancer patients. *Cancer Treat Res.* 2014;161:43–89.

59. Marr KA, Schlamm HT, Herbrecht R, et al. Combination antifungal therapy for invasive aspergillosis: a randomized trial [published correction appears in Ann Intern Med. 2015 Mar 17;162(6):463] [published correction appears in Ann Intern Med. 2019 Feb 5;170(3):220]. *Ann Intern Med.* 2015;162(2):81–89.

60. Gafter-Gvili A, Vidal L, Goldberg E, Leibovici L, Paul M. Treatment of invasive candidal infections: systematic review and meta-analysis. *Mayo Clin Proc.* 2008;83(9):1011–1021.

61. Karthaus M, Cornely OA. Recent developments in the management of invasive fungal infections in patients with hematological malignancies. *Ann Hematol.* 2005;84:207–216.

62. Greenberg RN, Anstead G, Herbrecht R, et al. Posaconazole (POS) experience in the treatment of zygomycosis. In: *43rd ICAAC ab-*

stracts. American Society for Microbiology; September 2003:476. M-1757.

63. Gilden DH, Cohrs RJ, Mahalingam R. VZV vasculopathy and postherpetic neuralgia: progress and perspective on antiviral therapy. *Neurology.* 2005;64:21–25.

64. Saynak M, Cosar-Alas R, Yurut-Caloglu V, Caloglu M, Kocak Z, Uzal C. Chemotherapy and cerebrovascular disease. *J BUON.* 2008;13(1):31–36.

65. Bushman JE, Palmieri D, Whinna HC, Church FC. Insight into the mechanism of asparaginase-induced depletion of antithrombin III in treatment of childhood acute lymphoblastic leukemia. *Leuk Res.* 2000;24:559–565.

66. Hongo T, Okada S, Ohzeki T, et al. Low plasma levels of hemostatic proteins during the induction phase in children with acute lymphoblastic leukemia: a retrospective study by the JACLS. Japan Association of Childhood Leukemia Study. *Pediatr Int.* 2002;44:293–299.

67. Keime-Guibert F, Napolitano M, Delattre JY. Neurological complications of radiotherapy and chemotherapy. *J Neurol.* 1998;245:695–708.

68. Nguyen TD, Abrey LE. Intracranial hemorrhage in patients treated with bevacizumab and low-molecular weight heparin. *Clin Adv Hematol Oncol.* 2007;5(5):375–376.

69. Mosca L, Grady D, Barrett-Connor E, et al. Effect of raloxifene on stroke and venous thromboembolism according to subgroups in postmenopausal women at increased risk of coronary heart disease. *Stroke.* 2009;40(1):147–155.

70. Geiger AM, Fischberg GM, Chen W, Bernstein L. Stroke risk and tamoxifen therapy for breast cancer. *J Natl Cancer Inst.* 2004;96:1528–1536.

71. Robinson D, Garmo H, Lindahl B, et al. Ischemic heart disease and stroke before and during endocrine treatment for prostate cancer in PCBaSe Sweden. *Int J Cancer.* 2012;130(2):478–487.

72. Azoulay L, Yin H, Benayoun S, Renoux C, Boivin JF, Suissa S. Androgen-deprivation therapy and the risk of stroke in patients with prostate cancer. *Eur Urol.* 2011;60(6):1244–1250.

73. Jespersen CG, Nørgaard M, Borre M. Androgen-deprivation therapy in treatment of prostate cancer and risk of myocardial infarction and stroke: a nationwide Danish population-based cohort study. *Eur Urol.* 2014;65(4):704–709.

74. Liao KM, Huang YB, Chen CY, Kuo CC. Risk of ischemic stroke in patients with prostate cancer receiving androgen deprivation therapy in Taiwan. *BMC Cancer.* 2019;19(1):1263.

75. Yang L, Chen CJ, Guo XL, et al. Bevacizumab and risk of intracranial hemorrhage in patients with brain metastases: a meta-analysis. *J Neurooncol.* 2018;137(1):49–56.

76. Letarte N, Bressler LR, Villano JL. Bevacizumab and central nervous system (CNS) hemorrhage. *Cancer Chemother Pharmacol.* 2013;71(6):1561–1565.

77. Anderson NE. Late complications in childhood central nervous system tumour survivors. *Curr Opin Neurol.* 2003;16:677–683.

78. Dorresteijn LD, Kappelle AC, Boogerd W, et al. Increased risk of ischemic stroke after radiotherapy on the neck in patients younger than 60 years. *J Clin Oncol.* 2001;20:282–288.

79. Stewart FA, Hoving S, Russell NS. Vascular damage as an underlying mechanism of cardiac and cerebral toxicity in irradiated cancer patients. *Radiat Res.* 2010;174(6):865–869.

80. Najima Y, Ohashi K, Miyazawa M, et al. Intracranial hemorrhage following allogeneic hematopoietic stem cell transplantation. *Am J Hematol.* 2009;84(5):298–301.

81. Lin TA, Gau JP, Liu YC, et al. Cerebrovascular disease after allogeneic hematopoietic stem cell transplantation: incidence, risk, and clinical outcome. *Int J Hematol.* 2019;109(5):584–592.

82. Krouwer HG, Wijdicks EF. Neurologic complications of bone marrow transplantation. *Neurol Clin North Am.* 2003;21:319–352.

83. Ma M, Barnes G, Pulliam J, et al. CNS angiitis in graft vs host disease. *Neurology.* 2002;59:1994–1997.

84. Belford A, Myles O, Magill A, Wang J, Myhand RC, Waselenko JK. Thrombotic microangiopathy (TMA) and stroke due to human herpesvirus-6 (HHV-6) reactivation in an adult receiving high-dose melphalan with autologous peripheral stem cell transplantation. *Am J Hematol.* 2004;76:156–162.

第 12 章

癌症患者代谢和营养相关的神经功能障碍

Michael N. Youssef[a], Taylor Beal[b], and Jacob Mandel[c]

[a]Department of Neurology, UT Southwestern Medical Center, Dallas, TX, United States,
[b]Southern Methodist University, Dallas, TX, United States, [c]Department of Neurology, Baylor College of Medicine, Houston, TX, United States

1 引　言

代谢和营养障碍在癌症患者中很常见，可由继发于肿瘤转移的器官损伤（如肝、肾和骨）、化疗、用于癌症治疗和症状控制的药物、损害全身器官功能的肿瘤衍生物质的分泌、营养不良和感染引起[1-4]。在纪念斯隆-凯特琳癌症中心（Memorial Sloan-Kettering Cancer Center, MSKCC）的一项开创性研究中，在神经病学咨询服务机构就诊的 851 名患者中，代谢和营养障碍占所有诊断的 10% 以上[2]。在这种情况下发生的疾病范围非常广泛，涉及大脑、脊髓、周围神经、肌肉或多种组合的功能障碍（表 12-1）。体征和症状通常隐匿发展，不伴有局灶体征。例如，代谢性脑病患者通常会有一两天的症状，然后变得精神错乱和焦虑而就诊咨询。因此，大多数患者需要进行广泛的检查以明确潜在代谢和/或营养障碍的病因。

表 12-1　与代谢和营养障碍相关的癌症患者的神经系统并发症种类

脑
弥漫性脑病
轻度（如主要是嗜睡和/或激动）
中重度
局灶性脑病
脊髓
营养性脊髓病
外周神经
多发性神经病变
局灶性神经病变
肌肉和/或神经肌肉接头
营养性肌病

Data derived from Spinazze S, Schrijvers D. Metabolic emergencies. Crit Rev Oncol Hematol. 2006;58(1):79-89; Clouston PD, DeAngelis LM, Posner JB. The spectrum of neurological disease in patients with systemic cancer. Ann Neurol. 1992;31(3):268-273; Posner JB. Metabolic and nutritional complications of cancer. In: Posner J, ed. Neurologic Complications of Cancer. Philadelphia, PA: F. A. Davis Company; 1995:264-281; Boerman RH, Padberg GW. Metabolicnervous system dysfunction in cancer. In: Vecht CJ, ed. Handbook of Clinical Neurology. Amsterdam: Elsevier Medical Publishers; 1997:395-412.

2 代谢性和中毒性脑病

在检查显示中枢神经系统内没有器质性疾病时，患有谵妄的癌症患者被诊断为代谢中毒性脑病（表 12-2）[3,4]。

表 12-2　癌症患者中的代谢性和中毒性脑病

器官衰竭	呼吸功能
	低氧血症
	高碳酸血症
	肝脏
	肝功能异常（高氨血症）
	肾脏
	尿毒症
电解质	高钙血症
	低钠血症
	其他电解质紊乱
低血糖	糖尿病
	晚期癌症
	副肿瘤
	肿瘤消耗增加
	药物
高血糖	糖尿病
	糖皮质激素
维生素缺乏	维生素 B_1
	维生素 B_{12}
内分泌失调	肾上腺
	甲状腺
感染性脑病	
药物反应	化疗
中毒	抗惊厥药
	吗啡
	镇静剂
	抗精神病药
	抗抑郁药
	锰中毒

Data derived from Spinazze S, Schrijvers D. Metabolic emergencies. Crit Rev Oncol Hematol. 2006;58(1):79-89; Clouston PD, DeAngelis LM, Posner JB. The spectrum of neurological disease in patients with systemic cancer. Ann Neurol. 1992;31(3):268-273; Posner JB. Metabolic and nutritional complications of cancer. In: Posner J, ed. Neurologic Complications of Cancer. Philadelphia, PA: F. A. Davis Company; 1995:264-281; Boerman RH, Padberg GW. Metabolicnervous system dysfunction in cancer. In: Vecht CJ, ed. Handbook of Clinical Neurology. Amsterdam: Elsevier Medical Publishers; 1997:395-412.

需要排除的器质性疾病包括脑转移、软脑膜转移、脑积水、脑出血、卒中和其他形式的缺血。代谢性脑病通常伴随"精神状态改变"或"精神错乱综合征",在癌症患者中较为常见[2-4]。在 MSKCC 研究中,这是导致精神状态改变的最常见原因,占队列的 61%(132 人中的 80 人)[2]。然而,值得注意的是,在 MSKCC 研究中,在确定可逆性代谢因素(如低钠血症)导致精神状态的改变时,5.3% 的患者伴有代谢性脑病和中枢神经系统结构性疾病。在约翰霍普金斯肿瘤中心对 162 名住院患者进行的类似研究中,16% 的患者精神状态发生了变化[5]。在这组患者中,潜在病因被确定为代谢相关的占比为 6%。

在 30%~35% 的代谢中毒性脑病患者中,代谢紊乱是由单一因素引起的[6,7]。在 MSKCC 的另一项研究中,大约三分之一的患者存在单一原因的谵妄(表 12-3)。在这组 140 名患者中,最常见的代谢中毒性病因包括氧合不良、药物中毒和器官衰竭。在一家综合医院对 229 名老年住院患者进行的类似研究中,大约 22% 的人出现谵妄[7]。在这一组中,36% 的患者可以确定一个明确的因素,而另外 20% 的患者被认为有可能是单一因素。在三分之二的多因素脑病患者中,最常见的因素是代谢相关的,包括药物中毒、器官衰竭、电解质素乱和感染(表 12-4)。

表 12-3　140 名癌症患者谵妄的单因素分析

氧合不良	11
缺氧	2
低灌注(休克)	6
DIC	3
器官衰竭	3
肝	2
肾	1
高渗血症	2
脑转移	19
其他局灶性病变(如脑膜炎、梗死)	2
药物中毒(如糖皮质激素、阿片类药物)	6
总计	43

Data adapted from Tuma R, DeAngelis LM. Acute encephalopathy in patients with systemic cancer (abstract). Ann Neurol. 1992;32:288.

表 12-4　140 名癌症患者谵妄的多因素分析

病因	百分比/%
药物	59
器官衰竭	51
体液电解质素乱	45
感染	45
缺氧	35
脑部病变	21
环境	21

Data adapted from Tuma R, DeAngelis LM. Acute encephalopathy in patients with systemic cancer (abstract). Ann Neurol. 1992;32:288.

代谢中毒性脑病是由于脑外因素干扰脑代谢而导致脑功能异常[2-4]。重要的是做出正确诊断并确定所有促成因素,因为其中许多因素可能是可逆的,改变这些因素可能促使神经功能正常或改善。患有播散性疾病或年龄超过 60 岁的癌症患者更容易发生代谢中毒性脑病[6]。年轻癌症患者脑病的发生是预后不良的标志,因为据推测需要更严重的全身性疾病才能在年轻患者的大脑中诱发谵妄。

代谢中毒性脑病患者表现出认知和行为变化,其特征和严重程度差异很大(表 12-5)[1-6]。代谢性脑病的严重程度与

表 12-5　140 例精神状态改变的癌症患者的临床特征

临床特征	百分比/%
意识	
昏昏欲睡	52
警觉	46
昏迷	2
认知	
注意力不集中	92
计算障碍	92
记忆障碍	91
定向障碍	83
语言障碍	35
行为	
激动	44
妄想和/或幻觉	28
运动行为	
局灶性表现	40
震颤	36
癫痫发作	9

Data adapted from Tuma R, DeAngelis LM. Acute encephalopathy in patients with systemic cancer (abstract). Ann Neurol. 1992;32:288.

引起它的代谢素乱相关[8]。在大多数患者中,最初的症状非常轻微,进展缓慢,家人和医务人员都没有发现。在这个阶段,患者表现出在注意力和维持注意力上有所缺陷。他们经常表现出对医疗服务漠不关心或不感兴趣,眼神交流很差,可能不理解医疗程序或检测结果的解释。随着脑病恶化,患者往往变得更加淡漠,伴有明显的嗜睡、昏睡和无法对外部刺激做出反应。躁动、失眠、睡眠/觉醒周期的其他障碍和噩梦相当常见。诊断谵妄的关键步骤是确定患者的基线精神状态;这通常需要从知情人(如患者的主要照顾者)那里获取病史[9]。精神错乱评估方法(Confusion Assessment Method, CAM)是一种有用的筛查工具,可验证谵妄的可预知性[10]。CAM 应与简易精神状态检查(Mini-Mental State Examination, MMSE)一起使用[10,11]。MMSE 可由非医务人员管理,其敏感性和特异性(分别为 0.90 和 0.80)与神经科医生或精神科医生的判断相当。在一些患者中,脑病严重到足以导致不同程度的意识下降,例如迟钝或昏迷。在 Tuma 和 DeAngelis 之前提到的 MSKCC 的研究中,超过一半的患者处于昏睡状态;

躁动和妄想和/或幻觉也分别占 44% 和 28%（见表 12-5）[6]。昏迷是比较罕见的，只有 2% 的患者出现。90% 以上的患者会出现记忆障碍、注意力不集中和计算障碍等认知改变。此外，定向障碍也很常见，在 83% 的患者中存在，而语言障碍仅占三分之一。局灶性运动异常通常在脑病患者中不常见，但也可能会出现。事实上，在 MSKCC 研究中，40% 的队列患者存在局灶性运动症状[6]。已描述的运动体征包括弛缓、震颤、去大脑姿势、轻偏瘫、扑翼样震颤（单侧或双侧）、肌阵挛、弛缓性麻痹和癫痫发作（局灶性、全身性或非惊厥状态）[3,4,6]。在大多数脑病或谵妄病例中，瞳孔仍然很小但反应灵敏，眼前庭反射完整。局灶性神经系统症状可能起源于大脑半球或脑干[8]。大脑半球症状包括视力障碍、失用、失语、偏侧痉挛、偏侧共济失调和偏侧感觉综合征[8]。脑干病变症状包括脑神经症状、病理性脑干反射、构音障碍、吞咽困难、共济失调、偏瘫或四肢瘫痪，以及各种敏感的呼吸末期障碍[8]。

代谢中毒性脑病患者的检查范围很广，包括影像学检查和各种实验室检查（表 12-6）[1,3,4]。最重要的初始检查是脑

表 12-6　代谢性和中毒性脑病的实验室评估

MRI 扫描（有或无强化）
转移瘤
脓肿
感染
腰椎穿刺
软脑膜转移
感染
脑电图
血培养
败血症
脓毒性栓子
血气——pO_2、pCO_2、pH
电解质——Na、K、Ca、Mg、PO_4
全血细胞计数
肾组
肝组，包括 NH_3
乳酸
凝血曲线
内分泌测试——T_4、皮质醇
葡萄糖
维生素 B_{12}、叶酸、维生素 B_1
药物浓度——抗惊厥药、茶碱、地高辛等

Data derived from Spinazze S, Schrijvers D. Metabolic emergencies. Crit Rev Oncol Hematol. 2006;58（1）:79-89;Clouston PD, DeAngelis LM, Posner JB. The spectrum of neurological disease in patients with systemic cancer. Ann Neurol. 1992;31（3）:268-273;Posner JB. Metabolic and nutritional complications of cancer. In:Posner J, ed. Neurologic Complications of Cancer. Philadelphia, PA:F. A. Davis Company;1995:264-281;Boerman RH, Padberg GW. Metabolicnervous system dysfunction in cancer. In: Vecht CJ, ed. Handbook of Clinical Neurology. Amsterdam;Elsevier Medical Publishers;1997:395-412.

部平扫和增强 MRI 扫描，以筛查脑转移、脑膜强化、脓肿和其他形式的感染。基底节、丘脑、大脑皮质和半球白质通常是中毒性或代谢性脑病的靶点[8]。许多患者还需要进行腰椎穿刺，以进一步排除感染并筛查是否存在软脑膜肿瘤扩散。脑电图（electroencephalogram，EEG）有助于评估患者的癫痫发作和非惊厥性癫痫持续状态。其他应进行的常见血液检查包括全血细胞计数、血培养、电解质、肾脏和肝脏功能、氨、乳酸、凝血曲线、内分泌检测、葡萄糖、维生素水平（B_{12}、叶酸和硫胺素）和适当的药物水平（如地高辛、抗惊厥药）。

以下部分将回顾癌症患者代谢中毒性脑病的最常见原因（见表 12-2）。

2.1　器官衰竭

肺和肝的转移瘤或原发性肿瘤，以及泌尿系统的转移性梗阻和其他形式的急性肾功能衰竭，都可能导致代谢性脑病[1,3,4]。肺转移是全身性癌症的常见并发症，偶尔会导致呼吸衰竭，伴有低氧血症和高碳酸血症。肺转移最常见于肉瘤和其他各种癌症，分别是这些患者中 80% 和 5%~10% 的唯一转移部位[12]。大多数肺转移灶无症状或引起胸壁局部疼痛，伴有或不伴有咯血。但广泛病变患者可出现慢性缺氧和高碳酸血症，导致嗜睡、昏睡、精神错乱、晨起头痛、震颤和肌阵挛。潜在的肺炎也可能导致低氧血症。肝转移最常见于结直肠癌患者，其中 20% 在诊断时出现，另外 40% 在疾病后期出现[3,13]。其他易发生肝转移的实体瘤包括黑色素瘤（24%）、肺癌（15%）和乳腺癌（4%）。通常在疾病晚期、转移性沉积物造成广泛、弥漫的实质损伤之前，肝脏可以保持正常功能。肝性脑病的发生是由炎症、氧化应激、血脑屏障通透性受损、神经毒素和大脑能量代谢受损等多种病理生理机制综合作用所致[14]。随着肝脏衰竭，患者开始出现轻度肝性脑病的症状，伴有易怒、烦躁、意识模糊和感觉模糊[13,15]。其他常见症状包括痉挛、震颤和肌阵挛。在一些患者中，可以发现眼球共轭障碍、偏斜、眼球摆动和其他神经眼科异常。随着脑病的加深，一些患者可能会变得迟钝或昏迷。肝功能衰竭极少数是急性或亚急性的，并伴有高氨血症、脑水肿和颅内压升高[16]。

导致尿毒症的双侧泌尿系统梗阻在肾脏和输尿管的原发性肿瘤中很少见，但在卵巢、子宫、膀胱、前列腺和腹膜后起源的盆腔肿瘤（如肉瘤、转移瘤）中更常见[4,17]。癌症患者急性肾功能衰竭和严重尿毒症的其他原因包括肾毒性化疗、肿瘤溶解综合征、尿酸升高、败血症和造影剂肾病[18]。代谢产物未能排泄导致其积聚，这可能会导致严重的中毒[19]。随着尿毒症从轻到重的发展，代谢性脑病的症状会恶化。严重尿毒症作为代谢性脑病的唯一原因并不常见，通常只是多器官功能衰竭患者的一个组成部分。肾血流量受损会消耗细胞内 ATP 水平，从而破坏细胞内钙稳态[20]。

2.2　电解质异常

电解质失衡是癌症患者代谢性脑病的常见原因，尤其是 Ca^{2+} 和 Na^+ 紊乱[1,3,4]。动脉血气分析用于评估患者的电解质状态；根据这些信息，临床医生可以专注于分析脑病的潜在病因[8]。高钙血症是一种常见并发症，在所有恶性疾病患者

中的发生率为 8% ~ 10%[1,21,22]。它是由以下一种或多种机制引起的:通过增加吸收或破骨活性从骨骼中动员,增加肾脏重吸收,增加肠道吸收,减少肾脏排泄,或肿瘤产生维生素 D、细胞因子或甲状旁腺激素。高钙血症最常与来自乳腺癌、肺癌、多发性骨髓瘤、白血病和淋巴瘤的骨转移有关。钙是通过肿瘤组织分泌的体液因子刺激破骨细胞的活性从骨骼中释放出来。有时隐匿性肿瘤可能出现高钙血症。根据钙的水平分为轻度(<3.0mg/dL)、中度(3.0~3.5mg/dL)或重度(>3.5mg/dL)。重度高钙血症被认为是医疗紧急情况,需要紧急治疗[1]。高钙血症的症状与其他代谢性脑病相似;血清钙水平与精神状态改变的严重程度之间没有线性关系。最常见的症状是冷漠、精神错乱、定向障碍和近端肌肉无力;很少会出现癫痫发作。高钙血症的治疗包括用生理盐水进行胃肠外水合和用双膦酸盐或降钙素进行治疗[10]。降钙素是一种降低血钙水平的激素。低钙血症在癌症患者中并不常见,可导致脑病和近端肌肉无力[1,3]。低钠血症在癌症患者中很常见,通常是稀释型和低渗型[1,23,24]。它通常发生在抗利尿激素分泌异常综合征(syndrome of inappropriate secretion of antidiuretic hormone,SIADH)的情况下,但可能有其他潜在原因(如肾功能不全、药物、糖皮质激素缺乏)。钠的减少在大多数患者(即慢性患者)中缓慢发生,但可以是急性或亚急性的。快速或过度的低钠血症会导致水从身体转移到大脑,从而导致脑水肿。例如,血清钠迅速降至 130mEq/L 以下会导致脑病、头痛、恶心和呕吐。如果血清钠进一步降低至 120mEq/L 或更低,则可能会出现迟钝、昏迷和癫痫发作。轻度至中度低钠血症的初始治疗是限制液体摄入;主要缺点是低钠血症患者发现很难限制液体摄入量,因为由于渗透性口渴阈值向下重置而导致异常口渴[25]。慢性低钠血症,血清钠缓慢下降,甚至低于 115mmol/L,通常伴有轻微症状和治疗后平稳恢复。在癌症患者中,SIADH 很常见,可由抗利尿激素或类似物质的过度分泌、化疗期间的液体超负荷、肺炎和各种中枢神经系统病变引起。最常见于小细胞肺癌和类癌患者。某些患者特异性的危险因素可预测不良结果,对这些因素的认识非常重要;性别(绝经前和绝经后女性)、年龄(儿童)和缺氧是 3 个主要的临床危险因素,比低钠血症的发生率更能预测不良预后[26]。严重低钠血症的治疗应谨慎进行(即缓慢进行;1~2mmol/L/h 或更低的速率),因为过快的纠正会导致中枢神经系统脱髓鞘,尤其是在脑桥中(即中央脑桥髓鞘溶解)[1,4,27]。几项临床试验表明,阻断 2 型加压素受体的 Vaptans 可有效提高 SIADH 患者的血清钠水平[28]。在 MSKCC 对癌症患者急性谵妄的研究中,在所有队列中低钠血症都不是精神状态变化的主要原因[6]。然而,它被认为是相当一部分多因素脑病患者的一个发病因素。当伴有结构性脑病的患者发生低钠血症时,谵妄的严重程度通常更为明显。高钠血症是癌症患者脑病的偶然原因[1,3,4]。这种情况可以在因脑部疾病(即转移性疾病)、长时间发热、对吞咽液体的耐受性差和液体流失补充不足(如化疗引起的腹泻)而导致口渴机制改变的患者中看到[29]。尿崩症,继发于转移性垂体损伤,已在乳腺癌患者中发现。低镁血症在癌症患者中很少见,通常发生在顺铂化疗的情况下。虽然有癫痫发作的报道,但它通常是无症状的。镁是轴突稳定所必需的,

镁缺乏会降低轴突刺激的阈值,从而导致低镁血症时伴有神经传导速度加快。低镁血症的其他潜在原因包括口服摄入量减少、肠道吸收受损和静脉内营养过剩。

轻度低磷血症在癌症患者中相对常见,可能是由于饮食摄入减少、肠道吸收减少或呼吸性碱中毒导致磷的细胞内转移[1,3,4]。低磷血症的症状可能与潜在的缺铁相混淆[30]。更严重的低磷血症并不常见,但在快速增殖的肿瘤负担(如白血病和淋巴瘤)、肿瘤性骨软化和静脉内营养过剩的情况下也有报道。磷的轻度减少通常与谵妄无关,除非患者有其他电解质和代谢紊乱。低钙血症和高钾血症与癌症患者没有特殊关系[1,4]。

2.3　低血糖

低血糖是癌症患者代谢性脑病的罕见原因[1,3,4,31-33]。然而,由于症状可能比较多变,因此应将其纳入这些患者的鉴别诊断和代谢评估中。根据血糖水平及其下降的速度,症状可能从轻度精神错乱到明显的昏迷。其他可能的症状包括躁动、情感改变、头晕、震颤、癫痫发作和局灶功能缺陷(如偏瘫)。癌症患者低血糖的根本原因非常广泛,通常与糖尿病等常见合并症有关[31-33]。糖尿病癌症患者仍有因糖尿病治疗而导致低血糖的风险。例如,如果在食物摄入不足的患者中没有适当调整胰岛素剂量,则可能会发生低血糖。原发性或转移性肝脏肿瘤继发葡萄糖合成减少的患者也会出现低血糖。肾上腺或垂体的转移瘤可能导致肾上腺或生长激素缺乏,从而干扰对肝脏葡萄糖生成的刺激。胰岛素瘤是分泌胰岛素的胰腺 β 细胞肿瘤,通常会导致严重的低血糖,即使在禁食期间也是如此[34,35]。这些肿瘤通常较小,可能难以诊断。在肿瘤切除之前,低血糖不会改善。其他肿瘤可以产生胰岛素样生长因子(如肝细胞癌)和抗胰岛素抗体(如多发性骨髓瘤),也可以引起严重的低血糖[1,4]。有时,腹膜后和腹部的大型肿瘤会消耗大量血糖,导致间歇性低血糖和精神错乱、饥饿、定向障碍以及偶尔迟钝或昏迷等症状。一些晚期癌症患者也可能出现低血糖,可能是由于食欲不振和食物摄入量减少,或者是碳水化合物代谢的改变[31]。已知某些药物偶尔会导致癌症患者出现低血糖[4,31]。引起这种并发症的最常见药物包括喷他脒、β-肾上腺素能阻滞剂、磺脲类药物、阿司匹林和酒精。

2.4　高血糖

除非存在未控制的原发性或继发性糖尿病,否则高血糖导致癌症患者脑病很罕见[1,3,4]。如果血糖水平过高(600~800mg/dL 或更高),可能会发生弥漫性脑病,一些患者会进展为非酮症高渗性昏迷。高渗性昏迷的机制似乎是由于葡萄糖水平升高引起的严重利尿,导致大脑细胞脱水。长期使用糖皮质激素(如地塞米松用于控制脑转移引起的水肿)的患者可能会出现继发性糖尿病。其他药物(即苯妥英钠)也可能在极少数患者中诱发高血糖。

2.5　维生素缺乏

由于长期呕吐、营养不良和影响正常肠道吸收的因素(例如辐射),癌症患者可能会出现维生素缺乏[3,4]。最典型

的疾病是由维生素 B_1 缺乏和维生素 B_{12} 缺乏引起的 Wer-nicke-Korsakoff 综合征。Wernicke 脑病是一种神经急症,以急性精神状态改变和意识模糊、眼肌麻痹和共济失调为特征[36]。其他可能的症状包括眼球震颤、自主神经功能不全和直立性低血压。有时,症状不会包括完整的"经典三联征",或者可能会出现更持久的发作。如果不进行快速治疗,患者会继续恶化并发展为不可逆转的遗忘综合征—Korsakoff 精神病。MRI 脑神经成像可能显示内侧丘脑和中脑导水管周围灰质的 T2 和 FLAIR 序列异常高信号,但也可能是正常的[36,37]。由于慢性营养不良、化疗导致持续呕吐、肿瘤快速生长导致硫胺素消耗、频繁腹泻以及化疗引起的肠道吸收不良和放疗引起的肠道损伤,癌症患者极易患 Wernicke 脑病。此外,如果没有进行硫胺素充分替代的情况下,接受肠外营养或葡萄糖输注的患者可能会出现症状[3,4,37]。任何患有脑病和眼球震颤的营养不良患者都需要高度怀疑,因为早期治疗可能会逆转这种疾病。因此,在完成检查并确认维生素 B_1 水平之前,建议使用肠外维生素 B_1 进行经验性治疗。据报道,维生素 B_{12} 缺乏是癌症患者的一种偶发并发症[3,4]。与维生素 B_1 缺乏一样,它最有可能发生在癌症和/或治疗引起的肠功能障碍和吸收不良综合征的患者中。据报道,接受盆腔放疗的膀胱癌患者维生素 B_{12} 缺乏的发生率很高[38]。从理论上讲,放疗会对回肠末端造成损害,从而干扰维生素 B_{12} 的吸收。维生素 B_{12} 缺乏的主要临床特征包括巨幼细胞性贫血和各种神经精神综合征,高达 40% 的患者会出现这些症状[39,40]。最突出的神经症状是周围神经病变和皮质脊髓束损伤;脑病和精神错乱并不常见,但也可能发生。此外,疲倦感和轻度肌肉无力也有相关报道。

2.6　内分泌失调

内分泌疾病是癌症患者代谢性脑病的罕见原因,通常涉及甲状腺或肾上腺功能障碍[1,4]。局部癌症和霍奇金病患者在头部和颈部照射后可发生甲状腺功能减退。最常见的症状包括脑病、共济失调和周围神经病。这些症状可以在放疗后的任何时间出现,并且可能不伴有其他全身症状。任何脑病患者在接受颈部放疗之前,都应进行甲状腺功能检查。肾上腺或下丘脑转移的癌症患者或长期糖皮质激素治疗停药后,可发现肾上腺功能不全[41]。肾上腺转移导致糖皮质激素和盐皮质激素丢失,表现为轻度、进行性加重的谵妄,随后出现心血管衰竭。

2.7　感染性脑病

众所周知,败血症是代谢性脑病的常见原因,但潜在机制仍不完全清楚[1,3,4,42]。中枢神经系统功能障碍最可能的原因是"炎症网络"失衡,包括肿瘤坏死因子-α(tumor necro-sis factor-α,TNF-α)、白细胞介素 1β、白细胞介素-6、缓激肽和各种白三烯在内的促炎细胞因子过度产生[43-45]。另一个单独或促成机制是通过败血症引起的炎症改变血脑屏障,这可能允许正常时难以透过血脑屏障的神经毒性物质进入[46]。高达 70% 的败血症患者出现精神状态变化和脑病,败血症可能是唯一发病原因,但更常见的是作为多因素谵妄的辅助因素[42]。脑病的症状可能出现在发热之前或同时开

始。在罕见的严重败血症病例中,体温过低的患者可能会出现谵妄。大多数患者变得精神错乱和焦虑,警觉性和注意力下降。其他症状包括震颤、扑翼样震颤、肌阵挛、全身性和局灶性癫痫发作,以及张力性强直。极少数情况下,会出现偏瘫和动眼神经麻痹等局灶性神经系统症状。脑电图(electro-encephalographic,EEG)记录通常显示异常,显示背景波减慢和显著的 δ 波活动,θ 活动过度,偶尔出现三相波。败血症脑病最常见于革兰氏阴性菌感染,但可发生在任何类型细菌继发的败血症期间。诊断需要排除其他常见原因的谵妄,包括脑转移、软脑膜转移、细菌性脑膜炎和脑炎。使用适当的抗生素治疗后,感染性脑病的症状通常会消退。与败血症相关的癫痫发作通常不需要抗惊厥药物的长期治疗。

2.8　药物反应

在来自 MSKCC 的 Tuma 和 DeAngelis 的研究发现中,不同品种的药物是导致 59% 的队列患者谵妄的主要因素[6]。其中许多患者因阿片类止痛药、抗惊厥药、精神安定药和类似药物中毒(见下一节)。其他人患者正在接受单药或多药化疗并发展为脑病,作为是对治疗方案反应的一部分。脑病和精神错乱综合征是化疗药物的常见并发症,许多药物都有报道(表 12-7)[47-49]。大多数情况下,谵妄发生在大剂量静脉内(IV)治疗的情况下,但也可以在鞘内(IT)和动脉内(IA)给药后的患者中出现。最容易引起脑病的药物包括甲氨蝶呤、顺铂(动脉给药>静脉给药)、5-氟尿嘧啶、卡培他滨、异环磷酰胺、L-天冬酰胺酶、BCNU(动脉给药>静脉给药)以及干扰素和白细胞介素等生物制剂。

表 12-7　与脑病相关的化疗药物

甲氨蝶呤	环磷酰胺
5-氟尿嘧啶	依托泊苷
卡培他滨	紫杉醇
顺铂(动脉给药>静脉给药)	多西紫杉醇
BCNU(动脉给药≫静脉给药)	吡唑啉酮(鞘内给药)
长春花生物碱	硝基咪唑
甲氯乙胺	普卡霉素
丙卡巴肼	沙利度胺
左旋咪唑	干扰素
阿糖胞苷(ara-C)	白介素-2
氟达拉滨	白介素-3
吉西他滨	白介素-6
羟基脲	白介素-11
喷司他丁	肿瘤坏死因子-α(TNF-α)
苯丁酸氮芥	他莫昔芬
硫替哌(高剂量)	米托坦
异环磷酰胺	L-门冬酰胺酶
六甲基三聚氰胺	

Data derived from Cavaliere R, Schiff D. Neurologic toxicities of cancer thera-pies. Curr Neurol Neurosci Rep. 2006;6(3):218-226;Hammack JE. Neurologic-complications of chemotherapy and biologic therapies. In:Schiff D,O'Neill BP,eds. Principles of Neuro-Oncology. New York:McGraw-Hill Medical Publishing Division; 2005;679-709;Newton HB. Intra-arterial chemotherapy. In:Newton HB, ed. Hand-book of Brain Tumor Chemotherapy. Amsterdam:Elsevier/Academic Press;2006: 247-261.

2.9　药物中毒

最常引起癌症患者中毒性脑病的药物列于表12-2,包括阿片类镇痛药、抗惊厥药、镇静剂、精神安定药和抗抑郁药[3,4]。谵妄可由这些药物(如阿片类药物、镇静剂/催眠药)的过量或戒断反应引起的。药物过量引起精神状态变化的特征是被动性谵妄,伴有嗜睡、注意力不集中、定向障碍和昏睡。在停药期间,谵妄有更明显的震颤、幻觉和可能的癫痫发作。在某些情况下,药物过量和戒断的症状可能重叠并且看起来非常相似。此外,由于高龄或存在其他代谢异常,一些患者可能对某些药物的作用敏感,并在低剂量或"无毒"剂量下变得意识不清。与癌症相关的疼痛是肿瘤学中非常常见的问题,许多患者仍未得到充分治疗[50,51]。阿片类镇痛剂是治疗中重度癌痛的主要药物,也是最常诱发癌症患者出现谵妄的一类药物[51,52]。阿片类药物中毒通常会诱发一种"安静的"弥漫性脑病,可能会发展为更深层次的迟钝或昏迷状态。更严重的患者还可能出现癫痫发作、对称的针尖反应性瞳孔、肌阵挛、体温过低和通气不足。任何接受阿片类药物治疗出现严重嗜睡或昏迷的癌症患者都应接受阿片类药物拮抗剂,例如纳洛酮(0.4mg,溶于10毫升生理盐水中几分钟)。由于纳洛酮是一种短效药物,因此患者症状的改善可能是短暂的。反复注射纳洛酮或缓慢滴注纳洛酮可获得更持久的结果。阿片类药物戒断还会导致脑病,以及焦虑、烦躁、寒战、失眠、恶心、厌食、腹部痉挛、呕吐、瞳孔散大、心动过速和轻度高热[3,51]。哌替啶不应用于癌痛治疗,因为重复使用会导致毒性代谢物去甲哌替啶的积累,并引发谵妄、多灶性肌阵挛和癫痫发作。其他药物,如苯二氮䓬类药物、精神安定药、抗抑郁药和抗惊厥药很少是癌症患者中毒性脑病的主要原因[3,4]。更常见的是,它们是由多种药物和其他代谢紊乱引起的多因素谵妄的促成因素。在这种情况下,药物浓度的测量通常会有所帮助。癌症患者使用草药很少导致中毒性脑病[4,53]。但是,一些中草药可导致锰中毒,出现脑病和锥体外系运动症状。

3　肿瘤溶解综合征

肿瘤溶解综合征(tumor lysis syndrome,TLS)是一种肿瘤急症,由于治疗后恶性肿瘤细胞大量溶解引起,细胞内物质以高浓度突然释放到血液中[1,54,53]。它最常发生在肿瘤负荷大的患者身上,通常患有血液系统恶性肿瘤,如高级别淋巴瘤和白血病。TLS也可发生在实体肿瘤中,但不太常见[54]。TLS的主要特征包括高尿酸血症、高钾血症、高磷血症和低钙血症,高氨血症比较少见。高尿酸血症对中枢神经系统没有任何直接影响,但可诱发急性肾功能衰竭和尿毒症(即尿酸肾病),如上文所述可导致脑病。同样,高磷血症也会引起急性肾功能衰竭、尿毒症和精神状态改变。高磷血症导致的低钙血症可引起肌肉痉挛、肌肉抽搐和心律失常。严重危及生命的心律失常是高钾血症最常见的并发症。高氨血症可导致谵妄和癫痫发作(类似于肝性脑病),尤其是当氨

水平迅速升高时。对于任何出现尿酸、磷酸盐、钾过量或急性肾功能衰竭的TLS患者都应尽早进行血液透析[55]。对于发生TLS的中低风险患者,建议通过监测、补液和别嘌呤醇进行预防[56]。具体而言,在低风险患者中,只有在出现代谢变化、体积较大和/或晚期疾病或高度增殖性疾病时才给予别嘌呤醇。对于发生TLS的高风险患者,建议通过监测、补液和拉布立酶进行预防[56]。只有在具有临床指征的情况下才重复给予拉布立酶,而且禁用于葡萄糖-6-磷酸脱氢酶缺乏症患者。对于这些患者,可以使用别嘌呤醇代替拉布立酶[56]。

4　癌症厌食-恶病质综合征

癌症厌食-恶病质综合征(cancer anorexia-cachexia syndrome,CACS)较常见,通常发生在疾病的晚期[3,4,57-60]。该综合征复杂,影响蛋白质、碳水化合物和脂肪代谢,导致厌食、体重减轻、负氮平衡和骨骼肌萎缩。据估计,60%~65%的晚期癌症患者会出现厌食和一定程度的恶病质。对于大多数患者来说,CACS的原因是复杂和多因素的,包括摄入量减少、代谢功能障碍和能量需求增加[61]。在某些情况下,它的发生是由于肿瘤的直接影响,如胃肠道(包括口咽、食管和胃、小肠和大肠)的原发性或转移瘤。胃肠道的肿瘤进行根治性手术切除可能会产生类似的影响。外照射放射治疗和化疗也有助于CACS的发展,并且通常是疾病早期发展的诱发因素。除了放疗和化疗的负面影响外,还有"厌食学习"的过程[59,60]。在这种情况下,患者在将进食与放化疗引起的恶心、呕吐和其他不愉快的症状联系后,会避免进食。最终,厌食学习导致食物选择异常、食欲失调和经口摄入减少。CACS另一组重要介质是原发性和转移瘤分泌的多种细胞因子、神经肽(如神经肽Y)和激素(例如瘦素)[57,58]。在这些化合物中,TNF-α、干扰素-δ和白细胞介素(IL-6和IL-6)等细胞因子似乎扮演着最重要的作用。TNF-α是一种与恶病质相关的细胞因子,人们早就知道输注TNF-α会导致小鼠骨骼肌损失,而阻断TNF-α的免疫球蛋白可减少患肿瘤小鼠的肌肉损失[61-63]。在对IL-6升高小鼠的研究中,发现小鼠的骨骼肌和脂肪量减少,肿瘤负荷增加,这为IL-6的存在增加急性期反应物的作用提供了理论依据[61,64]。理论上,细胞因子通过刺激厌食系统和抑制原噬途径,防止下丘脑弓状核对周围信号(即肥胖信号与能量信号)的反应[60]。在疾病的晚期、慢性疼痛、抑郁和强化治疗的影响导致CACS的持续和升级。在CACS的过程中,由于严重营养不良、体重减轻和消瘦,中枢神经系统和周围神经肌肉系统经常受到影响[3,4]。神经系统表现包括脑病和神经认知症状(见上文)、脊髓病、进行性肌病以及周围单神经病和多发性神经病。

依那西普是一种抗TNF-α药物,可改善癌症治疗期间的化疗依从性和耐受[61,65]。它还被证明可以阻止TNF-α介导的其他细胞因子的激活,从而减轻厌食症的影响。

5　营养性脊髓病

如上所述,患有营养不良或CACS的癌症患者有发生

维生素 B_{12} 缺乏的风险,并伴有相应的神经精神症状[3,4,39,40,66]。在许多情况下,与脊髓有关的症状和体征突出,表现出脊髓病,伴有下肢无力和痉挛、上肢运动神经元功能障碍、反射亢进、步态异常和巴宾斯基征。某些患者可能存在感觉平面。病理学上,在脊髓背侧柱和侧柱的白质中发现海绵状变化、脱髓鞘病灶和轴突破坏,常见于颈段和上胸段。MRI 神经成像有时会在脊髓相应水平的 T2 和 FLAIR 图像上显示信号增强,特别是在背侧柱。

6　周围神经病变

癌症患者因营养不良、营养缺乏和化疗毒性作用而处于发生周围神经系统功能障碍的风险很高[2,3,48,66,67]。营养不良和 CACS 患者已被证明会高比例的发展成神经压迫性神经病。例如,Hawley 及其同事的一项研究表明,小细胞肺癌患者的发病率为 13%[68]。每个患者都在继续进展并最终发展为多发性神经病。其他研究人员注意到癌症患者的神经肌肉接头异常,伴有明显的体重减轻和恶病质[69]。活检显示肌内神经纤维轴索变性、Ⅰ型和Ⅱ型肌纤维萎缩以及神经末梢膨出。患有与营养缺乏相关的神经系统疾病的癌症患者也会发展为周围神经病变[3,66]。在维生素 B_{12} 缺乏的患者中,在临床上可以发现感觉运动性多发性神经病,肌电图表明轴索变性伴有或不伴有脱髓鞘改变。体感诱发电位也是呈典型的异常表现。维生素 E 缺乏在癌症患者中很少见,但在小肠广泛切除的病例中可能发生,主要变现为大的有髓神经元的中枢定向纤维轴索性神经变[66]。维生素 B_1 缺乏可表现为干性脚气病,其特征是感觉运动、远端、轴突周围神经病变,常伴有脚部灼伤、肌肉压痛和小腿痉挛[66,70]。干性脚气病也有自主神经病变的直立症状。

周围神经病变是癌症患者全身化疗的常见并发症[2,47,48,67,71]。大约 30%~40% 接受神经毒性化疗的患者会出现化疗引起的周围神经病变[71]。已知许多化疗药物会导致神经病变,其严重程度和相关性可能会存在很大差异(表12-8)。最有可能引起显著神经病变的药物是长春新碱(和其他长春碱)、顺铂、紫杉醇、多西他赛、沙利度胺、苏拉明、依托泊苷和阿糖胞苷[71]。一般来说,患者会出现剂量依赖性、全身性对称性轴突感觉运动性多发性神经病,伴有手脚麻木和感觉异常、远端感觉丧失、反射减弱和轻度无力。每种化疗药物都有引起周围神经病变的机制,铂类药物导致细胞

核和线粒体损伤,长春碱会导致微管多聚体不稳定,紫杉醇导致微管多聚体稳定[71]。

表 12-8　与外周神经毒性相关的化疗药物

长春新碱和其他长春花生物碱	依托泊苷
顺铂	异环磷酰胺
卡铂	阿糖胞苷
紫杉醇	六甲基三聚氰胺
多西他赛	沙利度胺
苏拉明	丙卡巴肼
克拉屈滨	
氟达拉滨	

Data derived from Cavaliere R, Schiff D. Neurologic toxicities of cancer therapies. Curr Neurol Neurosci Rep. 2006;6(3):218-226; Hammack JE. Neurologiccomplications of chemotherapy and biologic therapies. In:Schiff D,O'Neill BP,eds. Principles of Neuro-Oncology. New York:McGraw-Hill Medical Publishing Division;2005:679-709;Briemberg HR, Amato AA. Neuromuscular complications of cancer. Neurol Clin. 2003;21(1):141-165.

7　营养不良和中毒性肌病

患有营养不良或 CACS 的癌症患者经常感到全身乏力,尤其是体重明显减轻和恶病质的患者[3,67,72]。然而,在神经系统测试中,许多患者的力量正常,但缺乏耐力和持久力。当出现虚弱时,通常是轻微的(即使是萎缩的患者),并影响下肢近端。肌酸磷酸激酶(creatine phosphokinase,CPK)水平通常是正常的。肌电图通常也是正常的,但可能显示出现肌病样运动单元。癌症患者也有因长期使用糖皮质激素和几种化疗药物而导致中毒性肌病的风险[68]。长春新碱偶尔会引起急性或隐匿起病的肌病,其特征是近端肌肉无力和肌痛。同样,羟基脲和伊马替尼也会在患者中罕见地诱发炎症性肌病,其特征是 CPK 升高和肌电图的肌病改变。

8　免疫疗法副作用

免疫检查点是免疫细胞表达的小分子,在维持免疫稳态中有关键作用[73]。越来越多的癌症患者接受免疫检查点抑制剂治疗。Ipilimumab 于 2011 年被 FDA 批准用于治疗转移性黑色素瘤,从那时起大量其他药物已被批准用于各种实体瘤的治疗。使用免疫检查点抑制剂(immune checkpoint inhibitors,ICPi)治疗存在多种潜在副作用(表 12-9)。

表 12-9　免疫检查点抑制剂的副作用

状况	诊断性症状	实验室异常	治疗
自主神经病变	• 便秘 • 恶心 • 泌尿问题 • 性功能障碍 • 出汗异常 • 瞳孔反应迟缓 • 体位性高血压	• 晨起体位性生命体征异常 • 抗中性粒细胞胞浆抗体异常 • 神经节乙酰胆碱受体抗体测试异常	• Ⅰ级:暂停免疫治疗并监测症状一周;如果症状持续,则密切监测症状进展 • Ⅱ级:暂停免疫治疗,一旦恢复到Ⅰ级则继续,开始强的松治疗,建议神经科会诊 • Ⅲ~Ⅳ级:永久停止免疫治疗,让患者入院,开始每天 1g 甲泼尼龙,持续 3 天,然后口服糖皮质激素逐渐减量,并神经科会诊

续表

状况	诊断性症状	实验室异常	治疗
外周神经病变	• 不对称或对称的感觉、运动或感觉运动缺陷 • 局灶性单神经病,包括脑神经病变 • 麻木和感觉异常,伴疼痛或不伴疼痛 • 可能存在反射减退或反射消失或感觉共济失调	• 筛查可逆性神经病变原因 • MRI 检查异常 • 腰椎穿刺检查细胞计数和蛋白质异常	• Ⅰ级:可暂停免疫治疗和监测症状一周;如果症状持续,则密切监测任何症状进展 • Ⅱ级:暂停免疫治疗,恢复至Ⅰ级后恢复,开始泼尼松治疗 0.5~1mg/kg;加巴喷丁、普瑞巴林或度洛西汀止痛 • Ⅲ~Ⅳ级:永久停止免疫治疗,入院,神经科会诊,并开始静脉注射甲泼尼龙 2~4mg/kg
无菌性脑膜炎	• 头痛 • 畏光 • 颈项强直 • 恶心 • 呕吐	• 脑部 MRI 异常 • 腰穿检查细胞计数和蛋白质葡萄糖异常 • 血糖正常时可能会出现白细胞计数升高 • 可能在细胞学上看到反应性淋巴细胞或组织细胞	• 所有等级:可暂停免疫治疗并在考虑风险和收益后与患者讨论是否恢复 • 所有等级:考虑经验性抗病毒和抗菌治疗直到脑脊液结果回报 • Ⅱ~Ⅳ级:一旦细菌和病毒感染为阴性,密切监测糖皮质激素或考虑口服强的松或静脉注射甲泼尼龙
重症肌无力	• 易疲劳或波动性肌无力(通常近端多于远端) • 上睑下垂 • 眼外肌运动异常 • 颈部和/或呼吸肌无力	• 血液中的乙酰胆碱受体和抗横纹肌抗体异常 • 肺功能评估异常 • 脑部 MRI 异常 • CPK(肌酸磷酸激酶)、醛缩酶、ESR(红细胞沉降率)、CRP(C反应蛋白)水平异常	• 所有等级:永久停止免疫治疗,给予甲泼尼龙 2mg/kg,强烈考虑静脉注射免疫球蛋白
垂体炎	• 头痛 • 视野障碍 • 内分泌血液检查以检查激素异常	• ACTH 缺乏 • 生长激素缺乏 • 促卵泡激素缺乏 • 针对 TSH 分泌细胞的抗体 • MRI 垂体成像 • FDG PET 扫描发现免疫介导的不良事件	• Ⅰ级:继续进行免疫治疗,以生理剂量进行激素替代治疗 • Ⅱ级:延迟免疫治疗,根据需要进行激素替代,考虑使用大剂量糖皮质激素 • Ⅲ~Ⅳ级:停止免疫治疗,大剂量糖皮质激素,密切随访
甲状腺功能异常	• 疲劳 • 虚弱 • 厌食 • 头痛 • 视野缺陷 • 恶心 • 发热 • 嗜睡 • 阳痿	• 高水平的 TSH 和低水平的 T4	• Ⅰ级:继续免疫治疗并经常监测甲状腺功能和激素水平 • Ⅱ级:在治疗甲状腺疾病的同时继续免疫疗法,给予甲状腺激素和/或糖皮质激素替代疗法,经常监测甲状腺功能和激素水平,考虑咨询内分泌科医生 • Ⅲ~Ⅳ级:停止免疫治疗,排除感染和败血症,用甲泼尼龙静脉注射治疗,然后口服强的松,可能需要更换适当的激素 • 对于有症状的甲状腺功能亢进症,开具 β 受体阻滞剂
1 型糖尿病	• 体重下降 • 恶心 • 呕吐 • 腹痛 • 过度换气 • 嗜睡 • 癫痫发作 • 昏迷	• 空腹 C 肽 • 胰岛素自身抗体 • 谷氨酸脱羧酶抗体 • 胰岛素瘤相关蛋白 2 抗体 • 锌转运蛋白抗体	• 胰岛素治疗 • 监测每次免疫疗法的血糖水平
原发肾上腺功能低下	• 疲劳 • 头晕 • 直立性低血压 • 厌食 • 重量轻 • 精神状态改变	• 电解质不平衡 • 低皮质醇或异常的皮质醇刺激试验 • 高 ACTH • 脱水	• Ⅰ级:继续免疫治疗并治疗电解质失衡 • Ⅱ级:延迟免疫治疗并给予糖皮质激素治疗 • Ⅲ~Ⅳ级:停止免疫治疗并给予糖皮质激素,患者应立即住院

续表

状况	诊断性症状	实验室异常	治疗
肺炎	• 咳嗽 • 呼吸急促 • 呼吸困难 • 发热 • 无症状的影像学改变	• 胸部 X 线异常 • 胸部 CT 扫描以检查异常情况	• Ⅰ级:继续免疫治疗并监测 • Ⅱ级:延迟免疫治疗,给予糖皮质激素,在改善至Ⅰ级后,开始逐渐减量糖皮质激素 • Ⅲ级和Ⅳ级:停止免疫治疗,考虑肺功能检查,支气管镜检查和活检,使用糖皮质激素治疗直至症状改善至Ⅰ级
肝毒性	• 发热	• 血清肝酶水平升高 • 天冬氨酸氨基转移酶升高 • 丙氨酸氨基转移酶升高 • CT 扫描可能显示轻微异常	• Ⅰ级:继续免疫治疗并监测 • Ⅱ级:延迟免疫治疗并给予糖皮质激素 • Ⅲ级或Ⅳ级:应永久停止免疫治疗,并给予糖皮质激素

Data derived from Chang LS,et al. Endocrine toxicity of cancer immunotherapy targeting immune checkpoints. Endocr Rev. 2019;40(1):17-65;Doughty CT,Amato AA. Toxicmyopathies. Continuum(Minneap Minn).2019;25(6):al. Risk of pneumonitis and pneumonia associated with immune checkpoint inhibitors for solid tumors;a systematic review and meta-analysis. Front Immunol. 2019;10;108;SureshK,et al. Immune checkpoint immunotherapy for non-small cell lung cancer;benefits and pulmonary toxicities. Chest. 2018;154(6):1416-1423;Linardou H,Gogas H. Toxicitymanagement of immunotherapy for patients with metastatic melanoma. A1712-1731;Nadeau BA,et al. Liver toxicity with cancer checkpoint inhibitor therapy. Semin Liver Dis. 2018;38(4):366-378;Weber JS,Kahler KC,Hauschild A. Management of immune-related adverse events and kinetics of response with ipilimumab. J Clin Oncol. 2012;30(21):2691-2697;Su Q,et al. Transl Med. 2016;4(14):272;Joshi MN,et al. Immune checkpoint inhibitor-related hypophysitis andendocrine dysfunction;clinical review. Clin Endocrinol(Oxf).2016;85(3):331-339.

8.1　肌炎

针对 PD-1、PD-L1 和 CTLA-4 的免疫检查点抑制剂可引发肌炎,患者通常在开始治疗后的早期出现虚弱和肌痛,在开始治疗后出现症状的中位时间为 25 天。最常见的无力涉及中轴肌肉和近端肢体。重症肌无力(myasthenia gravis,MG)也常与肌炎同时发生,常伴有眼球和动眼无力。通常肌炎患者的肌酸激酶升高,对重复性神经刺激的反应减弱有助于诊断 MG[74]。目前 MG 的分级包括中度(G2)和重度(G3~4)。中度 MG 是指一些干扰日常活动的症状,为美国重症肌无力基金会(Myasthenia Gravis Foundation of America,MGFA)严重程度 1 级(仅眼部症状和体征)和 MGFA 严重程度 2 级(轻度全身无力)。中度 MG 的治疗包括:如果症状消退就维持 ICPi 治疗;口服吡斯的明 30mg/d,每天 3 次;或给予糖皮质激素,如果症状改善则停药。重度 MG 定义为有限的自我护理和必要的辅助、无力行走、吞咽困难、面部无力、呼吸肌无力、快速进展症状或 MGFA 严重程度 3~4 级(中度至重度全身无力至肌无力危象)。严重 MG 的治疗包括:永久停止 ICPi 治疗,让患者住院接受监测,继续使用糖皮质激素,并开始静脉注射为期 5 天的免疫球蛋白 2g 或进行血浆置换 5 天,经常进行肺功能评估和每日神经系统检查。

8.2　肝毒性

肝毒性是指肝脏受到毒性损害的状态。检查点抑制剂引起的肝毒性是 ICPi 治疗中较少见的毒性反应,通常是轻微的[75]。肝毒性的症状包括恶心、呕吐、腹痛、厌食、腹泻、疲劳、虚弱和黄疸。大多数肝毒性事件是无症状的实验室检测异常[76]。肝毒性的一种临床表现是血清中肝酶、天冬氨酸氨基转移酶(aspartate aminotransferase,AST)和丙氨酸氨基转移酶(alanine aminotransferase,ALT)的水平升高[76]。2 级肝毒性定义为 AST 或 ALT 大于 2.5 倍正常上限但小于 5 倍正常上限或总胆红素大于 1.5 倍正常上限但小于 3 倍正常上限[76]。3 级或更高肝毒性定义为 AST 或 ALT 大于 5 倍正常

上限或总胆红素大于 3 倍正常上限,且应永久停止免疫治疗[76]。

8.3　肺炎

在治疗某些实体肿瘤时,ICPi 疗法会改变体内免疫细胞的平衡,从而损害某些脏器系统[77]。肺炎是指由非感染性原因引起的肺组织炎症。肺炎的症状包括咳嗽、呼吸困难、呼吸急促和缺氧[77]。使用 ICPi 引起的免疫介导性肺损伤,称为检查点抑制剂性肺炎(checkpoint inhibitor pneumonitis,CIP),发生在大约 3%~5% 的接受 ICPi 治疗的患者中会发生[78]。大多数 CIP 患者需要使用大剂量口服或肠外糖皮质激素进行治疗[78]。由于缺乏特定的临床或影像学标志物,通常很难诊断 CIP[78]。临床症状通常是非特异性的,CIP 的影像学表现多种多样,可能与肿瘤进展相似[78]。肺炎可以单独发生,对其他脏器系统没有毒性;因此,缺乏其他免疫相关毒性无助于 CIP 的确定确诊[78]。CIP 可导致一系列肺损伤,从急性期(急性间质性肺炎)到机化期(机化性肺炎)和纤维化期(非特异性间质性肺炎)[78]。CIP 治疗的主要方法是糖皮质激素治疗。一旦做出正式诊断,就应该开始使用大剂量的泼尼松(或等效的糖皮质激素)[78]。患者通常需要大剂量糖皮质激素治疗数周,然后缓慢减量,同时停止 ICPi。1 级肺炎涉及无症状的影像学改变。2 级肺炎包括呼吸困难和劳累;患者应延迟 ICPi 治疗并接受糖皮质激素治疗直至症状改善。3~4 级肺炎是指休息时呼吸急促,患者需要吸氧或辅助通气;应停止 ICPi 治疗[79]。由于肺炎的发病症状通常是模糊的,临床医生应考虑诊断性放射学检查或支气管镜检查以排除其他原因[79]。

8.4　内分泌疾病

内分泌疾病已成为 ICPi 治疗恶性肿瘤最常见的免疫相关不良反应之一[73]。内分泌病是一种内分泌腺疾病,由内分泌系统紊乱引起。垂体炎、甲状腺功能障碍、1 型糖尿病和原发性肾上腺皮质功能不全已被报道为 ICPi 治疗引起的内分泌疾病。ICPi 治疗越来越多地用于肿瘤治疗,因此内分泌

学家和肿瘤学家必须了解其临床表现、诊断和治疗以及与 ICPi 相关的内分泌疾病[73]。垂体炎与抗 CTLA-4 治疗相关，而甲状腺功能障碍与抗 PD-1 治疗相关[73]。垂体炎是指垂体的炎症反应发炎，可导致垂体功能障碍，尤其是垂体前叶，炎症可导致垂体前叶产生的激素缺乏[73]。ICPi 相关垂体炎的症状通常是非特异性的，常见特征包括头痛和疲劳。其他症状可能包括恶心、食欲减退、头晕、性欲下降、不耐寒、潮热和体重减轻[73]。轻度（1 级）垂体炎无症状，仅需在临床或诊断性观察中无症状。中度垂体炎（2 级）出现干扰患者日常生活的症状。重度垂体炎（3~4 级）表现为严重的症状，需要护理。甲状腺功能障碍是 ICPi 治疗最常见的内分泌疾病之一，在相关报道中被描述为甲状腺功能亢进、甲状腺功能减退和/或甲状腺炎[73]。一些病例表明，ICPi 相关的甲状腺功能障碍是由破坏性甲状腺炎引起的[73]。ICPi 相关甲状腺功能亢进的症状包括疲劳、体重减轻和心悸。体格检查可能会发现心动过速、皮肤湿热、眼睑松弛和腱反射活跃[73]。ICPi 相关甲状腺功能减退的症状包括疲劳、体重增加、不耐寒、便秘和皮肤干燥[73]。甲状腺功能障碍的症状是非特异性的，且与恶性肿瘤患者的症状有重叠，因此建议检查正在接受或已经接受 ICPi 治疗患者的 TSH 和游离 T4[73]。由于 ICPi 相关甲状腺功能障碍是可通过监测和治疗进行控制的疾病，因此在大多数轻度至中度甲状腺功能障碍病例中无须停止 ICPi 治疗[73]。1 级甲状腺功能障碍无症状，无须干预，但应经常监测激素水平。2 级甲状腺功能障碍有限制患者日常活动的症状。3~4 级症状严重，自我护理受限，需要住院治疗[80]。ICPi 相关糖尿病的特点是发病迅速、高血糖、胰岛素缺乏进展迅速，如果不及时接受胰岛素治疗，糖尿病酮症酸中毒的风险较高[73]。据报道，ICPi 相关 DM 在最早单次 ICPi 治疗至最晚 17 次 ICPi 治疗间均可发生[73]。ICPi 相关糖尿病的症状包括体重减轻、恶心、呕吐、腹痛、换气过度、嗜睡、癫痫发作或昏迷[73]。ICPi 相关糖尿病通常需要长期胰岛素治疗。一旦胰岛素治疗开始，ICPi 治疗可以继续进行。每次免疫治疗都应监测患者血糖水平。原发性肾上腺皮质功能不全（primary adrenal insufficiency，PAI）是一种罕见反应，肾上腺不能产生足够的类固醇激素，尤其是皮质醇。除了糖皮质激素替代治疗外，PAI 还需要盐皮质激素进行替代治疗[73]。肾上腺功能不全的症状有疲劳、头晕、直立性低血压、厌食、体重减轻、腹部不适、精神状态改变和谵妄[73]。由于存在糖皮质激素和盐皮质激素缺乏，高钠血症和高钾血症在 PAI 中较为常见。任何肾上腺功能不全患者出现急性肾上腺危象都应使用糖皮质激素。1 级肾上腺皮质功能不全无任何症状和临床体征。2 级肾上腺功能不全表现为中度症状，需要进行药物干预。3~4 级表现为严重症状，需要住院治疗，并有危及生命的后果，需要紧急干预[80]。理论上，ICPi 治疗期间发生内分泌疾病可能是治疗有效的积极指标，因为引发内分泌疾病的免疫自体耐受性降低可能与免疫系统识别和破坏癌细胞的能力增强有关[73]。

8.5　神经病变

ICPi 治疗可导致自主神经或周围神经病变。自主神经病变包括控制非自主功能神经的损伤。轻度自主神经病变被定义为对神经功能无干扰。这一级别的治疗包括维持 ICPi 治疗和继续监测。中度（2 级）自主神经病变会干扰患者日常生活活动，并且症状影响患者。治疗包括维持 ICPi 治疗并在患者恢复到轻度级别后恢复或开始泼尼松治疗，以及神经科会诊。严重（3~4 级）自主神经病变表现为自我护理受限和必要的辅助。治疗包括永久停止 ICPi 治疗，让患者接受神经系统会诊，以及开始使用甲泼尼龙。

周围神经病变的分级从轻度（G1）到重度（G3~4）。轻度周围神经病变对功能无干扰，且症状不影响患者。轻度的治疗是维持 ICPi 治疗并监测症状一周；如果症状仍在，密切监测症状进展。中度周围神经病变表现为干扰日常生活活动，症状与影响患者，患者感到疼痛但没有虚弱或步态受限。中度神经病变的治疗是保持 ICPi 治疗，当患者恢复到轻度神经病变时恢复或开始泼尼松治疗，并进行疼痛管理。重度周围神经病表现为自我护理受限，需要必要辅助，有行走受限或呼吸系统问题。严重并发症还包括与吉兰-巴雷综合征一致的症状，应按此进行处理。治疗包括永久停止 ICPi 治疗，让患者接受神经科会诊，并开始静脉注射甲泼尼龙。

8.6　无菌性脑膜炎

无菌性脑膜炎的症状从轻度到重度不等，但每个级别的治疗方法相同。治疗包括维持 ICPi 治疗，考虑经验性抗病毒和抗菌治疗直至脑脊液结果明确，可能需要给予强的松或静脉输注甲泼尼龙治疗中度/重度症状。

9　CAR-T 细胞并发症

嵌合抗原受体（chimeric antigen receptor，CAR）-T 细胞疗法是一种使用自身免疫系统细胞的癌症治疗方法。用于 CAR-T 细胞疗法的 T 细胞取自患者，在实验室中进行修饰以识别特定的癌细胞，然后输注回患者体内。CAR-T 细胞疗法正在彻底改变 B 细胞白血病和淋巴瘤的治疗，并正在扩展到许多其他恶性肿瘤[81]。细胞因子释放综合征（cytokine release syndrome，CRS）是一种全身性炎症反应，可由多种因素引发，包括感染和药物反应[82]。CRS 是由受免疫治疗影响的免疫细胞向血液中快速释放大量细胞因子引起的。CRS 症状包括发热、疲劳、头痛、皮疹和肌痛；更严重的症状包括低血压、高热和进展为多器官功能衰竭[82]。一些患者在使用 T 细胞增强疗法后出现神经毒性。在 CAR-T 细胞治疗中，神经毒性是第二常见的严重不良事件，因此被称为"CAR-T 细胞相关性脑病综合征"（CAR-T cell-related encephalopathy syndrome，CRES）[82]。CAR-T 细胞治疗的神经毒性似乎与 CRS 没有直接关系，因为神经系统症状并不总是与 CRS 同时发生，并且神经毒性可能发生在 CRS 之前或 CRS 消退之后[82]。许多 CRS 诱导剂表现出"首剂效应"：最严重的症状仅在首剂给药后出现，且在后续给药后不再复发[82]。T 细胞活化的强度和 T 细胞扩增的程度似乎与 CRS 的严重程度相关[82]。轻度 CRS 用抗组胺药、退热药和补液对症治疗[82]。由于 T 细胞疗法相对较新，因此严重 CRS 的有效治疗需要不同专业医生之间的密切合作[82]。

（刘群 译，孟肖利 审校）

参考文献

1. Spinazze S, Schrijvers D. Metabolic emergencies. *Crit Rev Oncol Hematol*. 2006;58(1):79–89.
2. Clouston PD, DeAngelis LM, Posner JB. The spectrum of neurological disease in patients with systemic cancer. *Ann Neurol*. 1992;31(3):268–273.
3. Posner JB. Metabolic and nutritional complications of cancer. In: Posner J, ed. *Neurologic Complications of Cancer*. Philadelphia, PA: F.A. Davis Company; 1995:264–281.
4. Boerman RH, Padberg GW. Metabolic nervous system dysfunction in cancer. In: Vecht CJ, ed. *Handbook of Clinical Neurology*. Amsterdam: Elsevier Medical Publishers; 1997:395–412.
5. Gilbert MR, Grossman SA. Incidence and nature of neurologic problems in patients with solid tumors. *Am J Med*. 1986;81(6):951–954.
6. Tuma R, DeAngelis LM. Acute encephalopathy in patients with systemic cancer (abstract). *Ann Neurol*. 1992;32:288.
7. Francis J, Martin D, Kapoor WN. A prospective study of delirium in hospitalized elderly. *JAMA*. 1990;263(8):1097–1101.
8. Berisavac I, et al. How to recognize and treat metabolic encephalopathy in neurology intensive care unit. *Neurol India*. 2017;65(1):123–128.
9. Oh ES, et al. Delirium in older persons: advances in diagnosis and treatment. *JAMA*. 2017;318(12):1161–1174.
10. Bush SH, Tierney S, Lawlor PG. Clinical assessment and management of delirium in the palliative care setting. *Drugs*. 2017;77(15):1623–1643.
11. Albert MS, et al. The delirium symptom interview: an interview for the detection of delirium symptoms in hospitalized patients. *J Geriatr Psychiatry Neurol*. 1992;5(1):14–21.
12. Pass HI, Donington JS. Metastatic cancer to the lung. In: DeVita Jr VT, Hellman S, Rosenberg SA, eds. *Cancer. Principles & Practice of Oncology*. vol. 2. 5th ed. Philadelphia, PA: Lippincott-Raven Publishers; 1997:2536–2551.
13. Daly JM, Kemeny NE. Metastatic cancer to the liver. In: DeVita Jr VT, Hellman S, Rosenberg SA, eds. *Cancer. Principles & Practice of Oncology*. vol 2. 5th ed. Philadelphia, PA: Lippincott-Raven Publishers; 1997:2551–2570.
14. Hadjihambi A, et al. Hepatic encephalopathy: a critical current review. *Hepatol Int*. 2018;12(suppl 1):135–147.
15. Munoz SJ. Hepatic encephalopathy. *Med Clin North Am*. 2008;92(4):795–812. viii.
16. Wendon J, Lee W. Encephalopathy and cerebral edema in the setting of acute liver failure: pathogenesis and management. *Neurocrit Care*. 2008;9(1):97–102.
17. Kouba E, Wallen EM, Pruthi RS. Management of ureteral obstruction due to advanced malignancy: optimizing therapeutic and palliative outcomes. *J Urol*. 2008;180(2):444–450.
18. Lameire NH, et al. Acute renal failure in cancer patients. *Ann Med*. 2005;37(1):13–25.
19. Baluarte JH. Neurological complications of renal disease. *Semin Pediatr Neurol*. 2017;24(1):25–32.
20. Koza Y. Acute kidney injury: current concepts and new insights. *J Inj Violence Res*. 2016;8(1):58–62.
21. Lumachi F, et al. Medical treatment of malignancy-associated hypercalcemia. *Curr Med Chem*. 2008;15(4):415–421.
22. Shepard MM, Smith III JW. Hypercalcemia. *Am J Med Sci*. 2007;334(5):381–385.
23. Gross P. Treatment of hyponatremia. *Intern Med*. 2008;47(10):885–891.
24. Hoorn EJ, Zietse R. Hyponatremia revisited: translating physiology to practice. *Nephron Physiol*. 2008;108(3):46–59.
25. Dineen R, Thompson CJ, Sherlock M. Hyponatraemia—presentations and management. *Clin Med (Lond)*. 2017;17(3):263–269.
26. Achinger SG, Ayus JC. Treatment of hyponatremic encephalopathy in the critically ill. *Crit Care Med*. 2017;45(10):1762–1771.
27. Sterns RH, et al. Current perspectives in the management of hyponatremia: prevention of CPM. *Expert Rev Neurother*. 2007;7(12):1791–1797.
28. Hoorn EJ, Zietse R. Diagnosis and treatment of hyponatremia: compilation of the guidelines. *J Am Soc Nephrol*. 2017;28(5):1340–1349.
29. Ahmed F, Mohammed A. Magnesium: the forgotten electrolyte-a review on hypomagnesemia. *Med Sci (Basel)*. 2019;7(4).
30. Fang W, et al. Symptomatic severe hypophosphatemia after intravenous ferric carboxymaltose. *JGH Open*. 2019;3(5):438–440.
31. Malouf R, Brust JC. Hypoglycemia: causes, neurological manifestations, and outcome. *Ann Neurol*. 1985;17(5):421–430.
32. Mendoza A, Kim YN, Chernoff A. Hypoglycemia in hospitalized adult patients without diabetes. *Endocr Pract*. 2005;11(2):91–96.
33. Pourmotabbed G, Kitabchi AE. Hypoglycemia. *Obstet Gynecol Clin North Am*. 2001;28(2):383–400.
34. Alexakis N, Neoptolemos JP. Pancreatic neuroendocrine tumours. *Best Pract Res Clin Gastroenterol*. 2008;22(1):183–205.
35. Tucker ON, Crotty PL, Conlon KC. The management of insulinoma. *Br J Surg*. 2006;93(3):264–275.
36. Kuo SH, et al. Wernicke's encephalopathy: an underrecognized and reversible cause of confusional state in cancer patients. *Oncology*. 2009;76(1):10–18.
37. Vortmeyer AO, Hagel C, Laas R. Haemorrhagic thiamine deficient encephalopathy following prolonged parenteral nutrition. *J Neurol Neurosurg Psychiatry*. 1992;55(9):826–829.
38. Kinn AC, Lantz B. Vitamin B12 deficiency after irradiation for bladder carcinoma. *J Urol*. 1984;131(5):888–890.
39. Hvas AM, Nexo E. Diagnosis and treatment of vitamin B12 deficiency—an update. *Haematologica*. 2006;91(11):1506–1512.
40. Savage DG, Lindenbaum J. Neurological complications of acquired cobalamin deficiency: clinical aspects. *Baillieres Clin Haematol*. 1995;8(3):657–678.
41. Torrey SP. Recognition and management of adrenal emergencies. *Emerg Med Clin North Am*. 2005;23(3):687–702. viii.
42. Bolton CF, Young GB, Zochodne DW. The neurological complications of sepsis. *Ann Neurol*. 1993;33(1):94–100.
43. Hotchkiss RS, Karl IE. The pathophysiology and treatment of sepsis. *N Engl J Med*. 2003;348(2):138–150.
44. Rittirsch D, Flierl MA, Ward PA. Harmful molecular mechanisms in sepsis. *Nat Rev Immunol*. 2008;8(10):776–787.
45. Russell JA. Management of sepsis. *N Engl J Med*. 2006;355(16):1699–1713.
46. Jeppsson B, et al. Blood-brain barrier derangement in sepsis: cause of septic encephalopathy? *Am J Surg*. 1981;141(1):136–142.
47. Cavaliere R, Schiff D. Neurologic toxicities of cancer therapies. *Curr Neurol Neurosci Rep*. 2006;6(3):218–226.
48. Hammack JE. Neurologic complications of chemotherapy and biologic therapies. In: Schiff D, O'Neill BP, eds. *Principles of Neuro-Oncology*. New York: McGraw-Hill Medical Publishing Division; 2005:679–709.
49. Newton HB. Intra-arterial chemotherapy. In: Newton HB, ed. *Handbook of Brain Tumor Chemotherapy*. Amsterdam: Elsevier/Academic Press; 2006:17:247–261.
50. Deandrea S, et al. Prevalence of undertreatment in cancer pain. A review of published literature. *Ann Oncol*. 2008;19(12):1985–1991.
51. Cherny NI. The pharmacologic management of cancer pain. *Oncology (Williston Park)*. 2004;18(12):1499–1515. discussion 1516, 1520–1, 1522, 1524.
52. Benyamin R, et al. Opioid complications and side effects. *Pain Physician*. 2008;11(2 suppl):S105–S120.
53. De Smet PA. Herbal remedies. *N Engl J Med*. 2002;347(25):2046–2056.
54. Gemici C. Tumour lysis syndrome in solid tumours. *Clin Oncol (R Coll Radiol)*. 2006;18(10):773–780.
55. Rampello E, Fricia T, Malaguarnera M. The management of tumor lysis syndrome. *Nat Clin Pract Oncol*. 2006;3(8):438–447.
56. Cairo MS, et al. Recommendations for the evaluation of risk and prophylaxis of tumour lysis syndrome (TLS) in adults and children with malignant diseases: an expert TLS panel consensus. *Br J Haematol*. 2010;149(4):578–586.
57. Nelson KA, Walsh D, Sheehan FA. The cancer anorexia-cachexia syndrome. *J Clin Oncol*. 1994;12(1):213–225.
58. Tisdale MJ. Cachexia in cancer patients. *Nat Rev Cancer*. 2002;2(11):862–871.
59. Laviano A, Meguid MM, Rossi-Fanelli F. Cancer anorexia: clinical implications, pathogenesis, and therapeutic strategies. *Lancet Oncol*. 2003;4(11):686–694.
60. Laviano A, et al. Neurochemical mechanisms for cancer anorexia. *Nutrition*. 2002;18(1):100–105.

61. Kim DH. Nutritional issues in patients with cancer. *Intest Res.* 2019;17(4):455–462.
62. Costelli P, et al. Tumor necrosis factor-alpha mediates changes in tissue protein turnover in a rat cancer cachexia model. *J Clin Invest.* 1993;92(6):2783–2789.
63. Fong Y, et al. Cachectin/TNF or IL-1 alpha induces cachexia with redistribution of body proteins. *Am J Physiol.* 1989;256(3 Pt 2):R659–R665.
64. Baltgalvis KA, et al. Interleukin-6 and cachexia in ApcMin/+ mice. *Am J Physiol Regul Integr Comp Physiol.* 2008;294(2):R393–R401.
65. Monk JP, et al. Assessment of tumor necrosis factor alpha blockade as an intervention to improve tolerability of dose-intensive chemotherapy in cancer patients. *J Clin Oncol.* 2006;24(12):1852–1859.
66. Kumar N. Nutritional neuropathies. *Neurol Clin.* 2007;25(1):209–255.
67. Briemberg HR, Amato AA. Neuromuscular complications of cancer. *Neurol Clin.* 2003;21(1):141–165.
68. Hawley RJ, et al. The carcinomatous neuromyopathy of oat cell lung cancer. *Ann Neurol.* 1980;7(1):65–72.
69. Hildebrand J, Coers C. The neuromuscular function in patients with malignant tumours. Electromyographic and histological study. *Brain.* 1967;90(1):67–82.
70. Koike H, et al. Postgastrectomy polyneuropathy with thiamine deficiency is identical to beriberi neuropathy. *Nutrition.* 2004;20(11–12):961–966.
71. Staff NP, et al. Chemotherapy-induced peripheral neuropathy: a current review. *Ann Neurol.* 2017;81(6):772–781.
72. Walsh RJ, Amato AA. Toxic myopathies. *Neurol Clin.* 2005;23(2):397–428.
73. Chang LS, et al. Endocrine toxicity of cancer immunotherapy targeting immune checkpoints. *Endocr Rev.* 2019;40(1):17–65.
74. Doughty CT, Amato AA. Toxic myopathies. *Continuum (Minneap Minn).* 2019;25(6):1712–1731.
75. Nadeau BA, et al. Liver toxicity with cancer checkpoint inhibitor therapy. *Semin Liver Dis.* 2018;38(4):366–378.
76. Weber JS, Kahler KC, Hauschild A. Management of immune-related adverse events and kinetics of response with ipilimumab. *J Clin Oncol.* 2012;30(21):2691–2697.
77. Su Q, et al. Risk of pneumonitis and pneumonia associated with immune checkpoint inhibitors for solid tumors: a systematic review and meta-analysis. *Front Immunol.* 2019;10:108.
78. Suresh K, et al. Immune checkpoint immunotherapy for non-small cell lung cancer: benefits and pulmonary toxicities. *Chest.* 2018;154(6):1416–1423.
79. Linardou H, Gogas H. Toxicity management of immunotherapy for patients with metastatic melanoma. *Ann Transl Med.* 2016;4(14):272.
80. Joshi MN, et al. Immune checkpoint inhibitor-related hypophysitis and endocrine dysfunction: clinical review. *Clin Endocrinol (Oxf).* 2016;85(3):331–339.
81. Lee DW, et al. ASTCT consensus grading for cytokine release syndrome and neurologic toxicity associated with immune effector cells. *Biol Blood Marrow Transplant.* 2019;25(4):625–638.
82. Shimabukuro-Vornhagen A, et al. Cytokine release syndrome. *J Immunother Cancer.* 2018;6(1):56.

第 13 章

癌症患者的中枢神经系统感染

Amy A. Pruitt

Department of Neurology, University of Pennsylvania School
of Medicine, Philadelphia, PA, United States

1 引　言

尽管有效的预防方案在不断发展,针对活动性感染的抗生素也变得更好,中枢神经系统感染仍然是癌症患者发病率和死亡率的一个重要原因。在过去 20 年中,随着包括器官移植和造血细胞移植在内的更多的强化免疫抑制疗法的引入,新的生物反应调节剂,以及对化疗的造血生长因子支持的改进,随着感染类型的变化,越来越多的易感人群获得了更长的生存时间[1]。例如,自 20 世纪 80 年代以来,非移植血液系统恶性肿瘤治疗后面临中枢神经系统感染风险的患者数量几乎达到了造血干细胞移植(hematopoietic stem cell transplantation, HSCT)受者的水平,医院侵袭性真菌疾病增加了 1 倍,同时对细菌和病毒更好地控制降低了这些微生物的感染发生率[2]。如果患者要在没有严重神经后遗症的情况下获得有意义的生存,快速诊断是至关重要的,至少有三分之一的长期患有中枢神经系统感染的儿科癌症幸存者存在神经系统后遗症[3]。

神经感染性疾病的诊断面临巨大挑战。癌症患者的感染表现和病程通常与非癌症患者不同,癌症患者会定期出现与药物组合相关的新综合征,特别是随着免疫检查点抑制剂疗法的出现。感染的精确列表不仅因地理位置而异,还因当地医疗实践和医院感染模式而异。新冠病毒感染大流行期间癌症患者的特殊困境以及对这一弱势群体的特殊关注说明了,对于新的病原体和仍在进化的病原体,控制感染不断面临挑战。临床医生还必须对可能为中枢神经系统感染的多种情况保持敏感,包括药物治疗的不良影响、血管病变、辐射效应和肿瘤复发。

然而,根据患者的肿瘤性疾病和神经学表现,采用有组织的诊断策略来诊断每个患者是可能的。最常见的两组患者是神经外科患者和接受造血干细胞移植的患者。两种最常见的临床综合征是脑膜脑炎综合征和由局灶性脑损伤引起的综合征。通过考虑与被评估患者相关的免疫缺陷类型,可以缩小病原体的范围。

本章介绍了中枢神经系统感染的诊断方法,首先概述了癌症患者中枢神经系统感染的流行病学,然后讨论了神经影像和脑脊液(cerebrospinal fluid, CSF)诊断检查。然后详细介绍了前面描述的两大高危癌症患者群体。此外,涵盖了一些最近发现的感染综合征和潜在的令人困惑的治疗并发症,包括可逆性后部白质脑病综合征(reversible posterior leukoen-cephalopathy syndrome, RPLS),也称为后部可逆性脑病综合征(posterior reversible encephalopathy syndrome, PRES)、免疫重建炎症综合征(immune reconstitution inflammatory syndrome, IRIS),以及移植后阴部神经(post transplantation lymphoproliferative disorder)的 Epstein-Barr 病毒(Epstein-Barr virus, EBV)再激活,以及可能模拟感染的免疫检查点抑制剂治疗的并发症。最后,本章讨论了急性感染中糖皮质激素使用的一般建议,抗癫痫药物的选择,以及有关生物体特异性临床综合征的临床、病理生理学和治疗信息,包括细菌性脑膜炎、心内膜炎、曲霉和隐球菌感染、水痘带状疱疹病毒(varicella-zoster virus, VZV)及其并发症,进行性多灶性白质脑病(progressive multifocal leukoencephalopathy, PML)。

2 癌症患者疑似中枢系统感染的治疗

2.1　5 个临床挑战

中枢神经系统感染的及时诊断受到许多障碍的阻碍,难以及时实施治疗:

(1) **潜在病原体的多样性**:潜在病原体包括许多免疫活性宿主中的低致病性微生物。病原体种类不仅依赖于预适应方案和化疗药物,而且随地理位置不同而变化,同时必须与抗生素和其他药物毒性、植入综合征、移植物抗宿主病(graft-vs-host disease, GVHD)、中枢神经系统血管炎以及包括非细菌性血栓性心内膜炎(nonbacterial thrombotic endocarditis, NBTE)、可逆性后白质脑病综合征(reversible posterior leukoencephalopathy syndrome, RPLS)、免疫重建炎症综合征(immune reconstitution inflammatory syndrome, IRIS)和移植后淋巴组织增生性疾病(posttransplantation lymphoproliferative disorder, PTLD)在内的一系列缩写问题区分开来。

(2) **多重同时感染**:感染一种以上病原体或继发感染很常见,常因既往使用抗生素和共存的代谢性或与治疗有关的脑病而并发。

(3) **炎症反应改变**:癌症患者的炎症反应减弱,可能使临床表现变得轻微,或者相反,当宿主在有效治疗后免疫系统重建时表现出反复感染的症状。

(4) **非特异性神经成像结果**:中枢神经系统感染的神经成像可能是非特异性的,可能表现出与治疗相关的变化,如放射性坏死或药物引起的白质脑病。了解何时使用更专业的检查，如磁共振波谱（magnetic resonance spectroscopy, MRS）或正电子发射断层扫描，对于加快诊断和最大限度地减少侵入性活组织检查非常重要。

（5）**改变癌症治疗和感染预防方案**：临床医生面临的第五个也是最大的挑战是了解最新的癌症治疗方案和新药组合的预期神经后果。在过去 10 年中，在未感染艾滋病毒的癌症患者中，感染风险、模式和症状发生了重大变化，包括：

（a）随着加大剂量的强化治疗，包括强有力的免疫抑制嘌呤类似物，如氟达拉滨、降压素和克拉里滨，以及抗 T 细胞和抗 B 细胞抗体，如阿仑珠单抗和利妥昔单抗，未接受异基因干细胞移植的血液系统恶性肿瘤高危患者的数量几乎与接受异基因干细胞移植的患者相同。病原体种类和用药相关。

（b）非清髓性或微型同种异体移植的患者也有严重感染的风险。选择性去除 CD34+ 以减少肿瘤复发与脑弓形虫感染的特别风险有关[4]。类似的，伊马替尼、利妥昔单抗和阿伦图珠单抗的预处理方案改变了机会性真菌和病毒感染的频谱和时间。

（c）在广泛使用抗生素的同时，筛选出具有抗药性的生物体。耐甲氧西林金黄色葡萄球菌（methicillin-resistant staphylococcus aureus, MRSA）不仅在医院获得，而且在社区，超过 60% 的获得性感染是耐甲氧西林金黄色葡萄球菌，它扮演着更大的角色，可能与中枢神经系统感染和致命的全身并发症（如坏死性筋膜炎）有关[5]。所谓的社区发病耐甲氧西林金黄色葡萄球菌感染与最近住院、侵入性医疗设备、既往定植、透析或在培养后 12 个月内居住在长期护理机构有关[6]。

（d）在过去 25 年中，随着医院内真菌感染率翻了一番，机会性真菌已成为最常见和最致命的病原体。在非绝症患者中，真菌和其他机会性疾病的发病率增加，器官移植的时机也发生了变化，例如，曲霉菌感染发生在移植后比十年前更晚，慢性粒细胞白血病（chronic myelogenous leukemia, CML）患者在接受伊马替尼治疗后链球菌-佐斯特病毒增加[7]。

（e）美国每年销售近 2 亿个血管内设备，它们最常见的并发症是血液感染，从局部定植到菌血症或念珠菌感染[8]。

（f）引起癌症患者细菌性和真菌性脑膜炎的微生物谱已发生根本性变化，李斯特菌发病率显著下降，接受过神经外科手术的患者在风险池中占据主导地位。移植患者的脑膜炎发病率较低可能是由于甲氧苄啶/磺胺甲噁唑预防弓形虫和日本肺孢子虫所致。然而，越来越多地使用阿伦图珠单抗（Camath）导致 T 细胞长期枯竭，从而重新激活巨细胞病毒（cytomegalovirus, CMV），也增加了李斯特菌的风险。阿昔洛韦预防可降低疱疹病毒和 CMV 的发病率。然而，PML 在更广泛的患者中出现，包括那些接受利妥昔单抗治疗的患者[9]。

（g）EBV 等病毒的重新激活导致了 PTLD 的更高发病率，其诊断和处理仍然存在争议[10]。

（h）免疫抑制从标准的糖皮质激素、硫唑嘌呤和钙调神经磷酸酶抑制剂方案转变为使用西罗莫司、霉酚酸酯、T 细胞和 B 细胞的方法，共刺激阻断减少了肺孢子虫感染，同时增加了 CMV、EBV 和 HIV 的激活。由于细胞耗尽而导致的晚期感染有利于 CMV 和 John Cunningham JC 病毒（JCV）以及真菌条件，甚至更晚发展为继发性恶性条件。

（i）在脑肿瘤患者中，越来越多地同时使用化疗和放疗方案与不明确的 MRI 异常有关，包括放化疗坏死，它会产生一种被称为"假性进展"的环形强化病变[11]。

2.2　潜在中枢神经系统感染的诊断方法

可以通过以下 4 个步骤评估患者可能的中枢神经系统感染。

2.2.1　利用流行病学线索

中枢神经系统感染发生在相对较小的癌症患者亚群中。HSCT 患者是一个特别危险的群体，而白血病或淋巴瘤患者占中枢神经系统感染患者的四分之一以上，癌症患者中枢神经系统感染的 16% 发生在患有原发性中枢神经系统肿瘤的患者中。

（1）**屏障破坏**：分流、监测设备、脑室储液囊、颅脑手术、中心线或端口、胃肠手术、导尿管以及皮肤或黏膜完整性丧失造成的屏障破坏，通常是由治疗引起的，导致细菌和真菌感染。两种可能引起细菌性脑膜炎的细菌是牛链球菌和单核细胞增多性李斯特菌。另一种日益重要的胃肠道病原体是斯特珊瑚圆线虫，这是一种典型的在肠道定居的线虫，没有症状，但其幼虫携带肠道病原体可能会传播，导致革兰氏阴性细菌性脑膜炎。

（2）**中性粒细胞减少症**：白血病、淋巴瘤、实体瘤或治疗导致的骨髓衰竭易导致所有类型的细菌和曲霉菌的骨髓浸润，必须特别考虑与输血相关的感染，如腺病毒或最近的西尼罗河病毒。

（3）**B 淋巴细胞/免疫球蛋白缺乏症**：易患疾病包括白血病、IgA 缺乏症和多发性骨髓瘤。随着单抗 alemtuzumab、rituximab 和相关疗法的使用增加，会发生严重的 B 细胞枯竭。B 细胞严重枯竭的患者有患上异常严重疾病的风险，这些疾病是由病原体以宫本疏螺旋体引起的。巴贝斯虫病和西尼罗河病毒[12]。

（4）**T 淋巴细胞耗竭**：20 年来推出的一份简短的药物清单足以说明这一多样化和数量最大的患者群体，他们面临着与 T 淋巴细胞/巨噬细胞缺乏相关的感染风险。这些药物包括阿伦图珠单抗、环孢素、他克莫司、西罗莫司、硫唑嘌呤、硼替佐米、氟达拉滨、霉酚酸酯和替莫唑胺。在疾病过程中产生 T 细胞缺陷或需要上述药物的疾病包括艾滋病毒/艾滋病、淋巴网状肿瘤、器官移植和长期使用糖皮质激素。正是在这组患者中，各种疱疹病毒以及一系列真菌变得最重要，包括新生隐球菌、毛霉科、博迪假单胞菌、曲霉菌和念珠菌。弓形虫病与这种寄生虫血清阳性率高的流行病学亚群有关。

2.2.2　体格检查识别临床症状脑膜炎/脑膜脑炎

诊断的第二步是考虑神经解剖学表现的广泛类别。临床医生应该将患者的问题大致归类为脑膜炎/脑膜脑炎类型和局灶性体征提示脑实质病变。后者可进一步细分为脑脓肿、白质脑病、卒中样血管分布(心内膜炎、VZV、新生葡萄球菌),以及更多临床和放射学受限的过程,如导致边缘

脑炎(HHV 6)的嗜好病毒、运动障碍(西尼罗河)和脑干综合征(李斯特菌)。表 13-1 概述了局灶性综合征,根据中枢神经系统的表现部位和 MRI 对常见感染进行了分类。

表 13-1　中枢神经系统感染的主要局灶性临床综合征和 MRI 表现的鉴别诊断

白质脑病	卒中	边缘脑炎	颅内占位	脑干	脊髓
感染					
水痘带状疱疹病毒(VZV)	VZV	单纯疱疹病毒 1 型和 2 型	曲霉菌,烟曲霉	单核细胞增生李斯特菌	VZV
进行性多灶性白质脑病(PML)	心内膜炎引起的栓塞	人类疱疹病毒 1,6	细菌(金黄色葡萄球菌/拟杆菌,粉刺杆菌)	新型隐球菌	HTLV-1[a]
	黄曲霉		星形奴卡菌	水痘-带状疱疹病毒	黄曲霉
			弓形虫	PML	PML
			EBV 病毒相关性中枢神经系统淋巴瘤		
无感染					
免疫重建炎症综合征(IRIS)	放射性相关动脉病和血管炎	桥本脑病	免疫重建炎症综合征(IRIS)	韦尼克脑病	
可逆性后白质脑病综合征(RPLS):甲氨蝶呤、环孢素、顺铂、L-天冬酰胺酶、他克莫司、DMSO 处理的干细胞、甲硝唑、异环磷酰胺、阿糖胞苷、吉西他滨	非细菌性血栓性心内膜炎	副肿瘤综合征:抗-Hu、抗-Ma1、抗-Ma2、电压门控钾通道抗体抗-NMDA、抗-AMPA、抗-LGI1	继发性肿瘤:淋巴瘤和星形细胞肿瘤转移	渗透性脱髓鞘综合征	
急性播散性(毒性)白质脑病	中枢神经系统血管炎(移植物-宿主疾病,肉芽肿性动脉炎)	反复发作癫痫	放射性坏死	移植物抗宿主病	
渗透性脱髓鞘综合征(脑桥和脑桥外)	化疗				
两性霉素(主要是 XRT 前和 XRT 后)	巨细胞病毒[b]				
利妥昔单抗	干细胞输注用 DMSO 防腐剂				
丙戊酸钠					
阿昔洛韦					

[a]HTLV-1 = 从受污染的血液中获得的人类嗜 T 淋巴细胞病毒 1 型。

[b]多种表现:弥漫性脑炎、肿块性病变、脊髓炎和多发性神经根炎。

2.2.3　排除类似中枢神经系统感染的非感染性疾病

第三个诊断步骤是考虑非感染性过程模仿的可能性其感染性和非感染性病因表 13-2 中总结。特别重要的是应该熟悉与药物有关的不良反应。两性霉素 B 和丙戊酸与可逆的帕金森病样状态有关[13]。头孢他辛和头孢吡肟与脑病和非抽搐状态癫痫有关,即使在没有肾功能衰竭的情况下也是如此[14,15]。特别重要的是要认识到异环磷酰胺脑病,在静脉

输注期间或之后可能发生 10% ~ 30% 的潜在致命发展,在低白蛋白血症患者或顺铂治疗后更常见,其特异性解毒剂是亚甲蓝。边缘脑炎可以由几种类型的疱疹病毒引起,也可以由与许多不同肿瘤相关的副肿瘤过程引起[16]。感染触发的自身免疫是最近公认的现象,导致疱疹病毒感染后出现 NMDA 受体脑炎[17,18]。免疫检查点抑制物(immune checkpoint inhibitor,ICI)相关脑炎可导致与感染相似的临床和神经放射学结果[19,20]。副肿瘤抗体综合征症状出现的自身免疫是排除感染过程的另一个潜在混杂因素[21]。

表 13-2　癌症患者淋巴细胞占优势的脑膜炎综合征的主要原因

感染性病原体		非感染性病原体
病毒	**诊断试验(脑脊液,除非另有说明)**	
肠病毒	聚合酶链反应(PCR)	药物不良反应
单纯疱疹 1、2、6 型	PCR[a]	非甾体抗炎药
带状疱疹	PCR,病毒特异性抗体	环氧合酶-2(Cox2)
爱泼斯坦-巴尔病毒	PCR	抑制剂
艾滋病病毒(HIV)	血	OKT3
西尼罗河病毒	PCR,病毒特异性抗体	伐昔洛韦、硫唑嘌呤、异烟肼
		静脉注射免疫球蛋白
		鞘内化疗
细菌		
部分治疗细菌性脑膜炎	培养,低 CSF 葡萄糖	甲氨蝶呤、阿糖胞苷和头孢菌素
心内膜炎	TEE,血液培养	
旁肠感染	可疑区域的 MRI/CT	ADEM
术后脑室炎		中枢神经系统血管炎
神经外科手术	分流器/储液囊置入和拆除	蛛网膜炎
M. 肺炎	胸部 X 线、血清学	癫痫持续状态延长
M. 肺结核	PCR,培养	PTLD
B. 贾斯汀·比伯患莱姆病	血液:ELISA,蛋白质印迹	
T. 梅毒螺旋体	VDRL/RPR、血液和脑脊液 MHATP、FTA-ABS、血液	
真菌		
新型隐球菌	印染,隐球菌抗原	
荚膜组织胞浆菌[b]	血清:脑脊液抗体比率	
球孢子虫炎[b]	血清:脑脊液抗体比率	

[a] 对于 HHV-6 等病毒,PCR 不能确定活动感染和临床综合征的原因;可以获得针对病毒的病毒特异性 IgG 的急性和恢复期血清,以确认特异性传染源的致病性。在 WNV 神经侵袭性疾病中,PCR 可能为阴性。有关血清:脑脊液抗体比率的讨论,请参阅正文。

[b] 如果患者生活在或曾经在适当的地理区域。

ADEM,急性播散性脑脊髓炎;ADEM,急性播散性白质脑病;ELISA,酶联免疫吸附试验;PTLD,移植后淋巴增生性疾病

2.2.4　符合成本效益的实验室研究

根据最初的 3 组数据,设计具成本效益的实验室检查,可包括血清学检查、腰椎穿刺术、CT、MRI,有时亦包括脑部或脑膜活检。脊髓液的结果可能非常令人困惑,因为阳性的聚合酶链式反应(polymerase chain reaction,PCR)测试不一定表明致病性,最初阴性的测试可能需要重复才能确认诊断。同样,神经成像也会带来特殊的问题:服用糖皮质激素的癌症患者在 CT 和 MRI 上的对比度增强可能会减少。肾小球滤过率(glomerular filtration rate,GFR)低于 30cc/min 的患者必须考虑肾功能,这可能会导致肾源性全身纤维化综合征,因此不能进行 Gd 造影[22]。液体衰减反转恢复(fluid-attenuated inversion recovery,FLAIR)序列的弥漫性脑膜强化和脑脊液高信号不仅可以在感染期间看到,而且在腰椎穿刺术后或由于肿瘤、化学或发作过程导致血脑屏障破坏后也可以看到。磁共振序列包括扩散加权成像(diffusion-weighted imaging,DWI)、表观扩散系数(apparent diffusion coefficient,ADC)图和磁共振波谱的使用提高了区分肿瘤、感染和辐射相关组织损伤的能力[23]。磁共振血管造影术(magnetic resonance angiography,MRA)或常规动脉内动脉造影术有助于静脉窦血栓形成的评估;可以揭示与 VZV、分枝杆菌和毛霉菌病相关的大动脉;可以排除心内膜炎中的大型感染性动脉瘤。

腰椎穿刺术是一项重要的诊断手段。对于已知实体瘤的癌症患者,建议在脊椎穿刺前进行 CT 或 MRI 筛查,以排除转移性疾病或其他肿块病变。在腰椎穿刺术前,血小板计数低于 50 000 的患者应通过输注血小板进行纠正。对脑脊液分析结果的解释取决于免疫抑制患者启动炎症反应的能力。所有脑脊液应送去做细胞计数和分类、葡萄糖和蛋白质浓度、常规细菌培养,并在适当的情况下进行细胞学和流式细胞术。以多形核白细胞(polymorphonuclear leukocyte,PMN)为主的细胞增多和脑脊液细胞计数大于 200 提示细菌性脑膜炎,尽管这一范围可见于西尼罗河脑膜脑炎以及一些真菌[24,25]。CSF 葡萄糖不到伴随血糖的 50% 支持细菌、真菌或肿瘤过程。诊断检测包括聚合酶链式反应和抗体研究。病毒或细菌特异性 IgM 的检测是中枢神经系统感染的确凿证据,而脑脊液中的免疫球蛋白则不能确定,因为它可以被动地从血清转移到脑脊液。抗体指数为脑脊液/血清中特异性抗体的商数与总免疫球蛋白的比值。这一指标区分了血液来源的抗体和中枢神经系统来源的特异性抗体。例如,在 VZV 脑炎、脊髓炎或血管病中,通过 PCR 检测 VZV DNA 和 VZV IgM 是早期检测到的,但随后可能转为阴性,此时可以检测到抗 VZV-IgG。症状出现一周以上后,病毒特异性免疫球蛋白和抗体指数有助于确定中枢神经系统感染的原因。

脑膜炎/脑炎系列检测为多个器官提供了广泛的筛查。元基因组二代测序(metagenomic next-generation sequencing, mNGS)在越来越多的中心可用,当选择性血清学和脑脊液微生物学测试不能揭示时,它是对广泛的人类病原体的快速、无偏见的筛查。威尔逊加州大学旧金山分校实验室在 151 名患者中发现了 35 例感染,其中超过三分之一的患者没有通过传统的血清学和脑脊液检测来诊断[26]。这种方法最终可能会取代目前的许多单一试剂实验室检测。

脑或脑膜活检在 MRI、MRS 和脑脊液检查后仍未明确病因的极少数情况下仍然是最终的检查方法。

3　高危患者组

3.1　移植接受者(造血干细胞和实体器官)

全世界每年进行超过 30 000 例自体移植,其中三分之二是多发性骨髓瘤或非霍奇金淋巴瘤。急性髓细胞白血病(acute myelocytic leukemia,AML)、神经母细胞瘤、卵巢癌和生殖细胞肿瘤是使用该手术的其他肿瘤。全世界每年有超过 15 000 名患者接受异基因移植,其中近一半是急性白血病患者。其他大多数用于慢性粒细胞白血病、骨髓增生异

常综合征、非霍奇金淋巴瘤、慢性淋巴细胞白血病(chronic lymphocytic leukemia,CLL)、多发性骨髓瘤和霍奇金病[27]。

造血干细胞移植可能来自近亲或无血缘关系的供者(异基因移植),也可能来自患者本人(自体移植)。造血干细胞移植既是指在造血生长因子刺激下采集外周血,也是指从骨髓中采集细胞。外周血液干细胞含有比骨髓更多的 T 细胞,会增加 GVHD 的发生率和病程。细胞表面标记 CD34 被用来估计从骨髓中动员的外周血干细胞。在 HSCT 患者中,白血病患者的神经系统并发症发生率最高[28]。在过去的几年中,移植技术发生了许多发展,包括越来越多地使用无关供者和外周血干细胞,以及调节方案和抗菌、抗真菌和抗病毒预防方案的变化。

HSCT 和实体移植受者感染的风险因素包括最近或遥远的过去接触感染,这些感染可能影响器官捐赠者或接受者。所谓的“免疫抑制净状态”是一个概念,涵盖了可能导致宿主无力对抗感染的所有因素,包括外源性免疫抑制、手术并发症、潜在的免疫缺陷、药物和病毒合并感染[29,30]。表 13-3 总结了基于移植后时间的可能的感染性和非感染性综合征。HSCT 受者容易受到许多出现脑膜脑炎的微生物以及数量更有限的产生大规模病变的病原体的影响。

表 13-3　造血干细胞移植后中枢神经系统感染的时间进程

	<1 个月	1~6 个月	>6 个月
机制/风险因素	**供体** 住院 屏障破坏 中性粒细胞减少[a]	激活潜在或新的机会感染 免疫抑制方案类型/糖皮质激素/ 钙调神经磷酸酶抑制剂	B-/T 细胞耗竭程度,移植物 抗宿主疾病(GVHD) 病毒激活
社区获得性病原体			
细菌	耐甲氧西林金黄色葡萄球菌(MRSA,VREC) 凝固酶阴性葡萄球菌		MRSA 肺炎链球菌 诺卡菌属 李斯特菌
真菌	曲霉,念珠菌,隐球菌	曲霉 隐球菌	曲霉,毛霉菌
病毒	**LCMV,HIV-WNV,狂犬病病毒,CMV,HHV6** 腺病毒,柯萨奇 B4 弓形虫 粪类圆线虫	VZV,HHV6,HSV 1,2	VZV,WNV CMV PML EBV(PTLD 或淋巴瘤)
寄生虫	原虫枯氏锥虫	弓形虫	弓形虫
非感染性进程	代谢性脑病(包括 CPM) 药物相关脑病:化疗、抗癫痫治疗、抗生素(见正文)帕金森病(丙戊酸钠、两性霉素 B) 二甲基亚砜相关卒中 RPLS 钙调神经磷酸酶抑制剂 西罗莫司: 癫痫发作(头孢吡肟、亚胺培南) LP 后颅内低血压 植入综合征 器官衰竭引起的谵妄 凝血病引起的 SDH 脑实质内出血(AML)	代谢,包括 HBV、HCV 的再激活 植入综合征 ADEM 糖皮质激素:精神病/脑萎缩 Wernicke 脑病	GVHD(多发性肌炎、肌无力GBS 或 CIDP) 继发性恶性肿瘤,包括脑瘤[b] 疾病复发

[a] 黏膜炎、肠道手术、皮肤(透析、导管/端口)、开颅手术+/-设备。
[b] 几乎所有患者都接受过颅或颅脊放射治疗——肿瘤包括星形细胞瘤、原始神经外胚层肿瘤(PNET)和脑膜瘤。
与供体和社区获得性感染相关的生物体在各自的栏中以粗体显示。
ADEM,急性播散性脑脊髓炎;AML,急性髓细胞白血病;CIDP,慢性炎性脱髓鞘性多发性神经病;CMV,巨细胞病毒;EBV,Epstein-Barr 病毒;GBS,吉兰-巴雷综合征;GVHD,移植物抗宿主;HHV6,人疱疹病毒 6 型;HSV 单纯疱疹病毒;LCMV,淋巴细胞脉络膜脑膜炎病毒;LP,腰椎穿刺;PTLD,移植后淋巴增生性疾病;RPLS,可逆性后部白质脑病综合征;VZV,水痘带状疱疹病毒;WNV,西尼罗河病毒。

产生大量皮损的前十大生物包括：4 种真菌病原菌、曲霉、接合霉菌、新型隐球菌和假丝酵母菌；3 种病毒，JCV、VZV 和 Epstein-Barr 病毒（EBV）；两种细菌，星状诺卡菌和结核支原体；一种寄生虫，弓形虫。感染发生在前 4 个月的患者中有 87%，死亡率高达 47%[20]。最近法国的一组数据强调了 CD34+ 自体移植患者的脑弓形虫病和巨细胞病毒感染[4]。值得注意的是对当地疾病临床模式的重视，因为弓形虫病的血清阳性率在欧洲高于美国。在美国，侵袭性真菌感染在移植后的第一个月更常见。

3.1.1 移植后感染

（1）**移植后早期（0~30 天）**：植入前的中性粒细胞减少期是来自医院获得性生物和从宿主组织获得的感染的风险时期。假丝酵母菌菌血症发生在此期间，是败血症的并发症，可能很难诊断，因为是非特异性脑膜脑炎的表现。

受体的感染重新激活。全球有超过 3.5 亿人感染了乙肝病毒。在美国，乙肝表面抗原（hepatitis B surface antigen，HBsAg）的血清学流行率不到 1%，但在来自亚洲、非洲、中东和东欧的移民中高达 5%~15%。对正在接受化疗的乙肝表面抗原检测呈阳性的患者进行拉米夫定的预防性治疗，可以降低乙肝病毒重新激活的风险以及与乙肝病毒相关的发病率和死亡率[31,32]。激活乙肝病毒并伴随肝功能障碍可产生脑病，使认识中枢神经系统感染更加困难，也可能使患者更容易受到化疗或感染性毒性的影响。丙型肝炎病毒很少影响中枢神经系统，但会增加对其他病原体的易感性和发病率。

捐赠者来源的感染。在过去的几年里，西尼罗河病毒（West Nile virus，WNV）、弓形虫、淋巴细胞性脉络膜脑膜炎病毒、曼氏巴氏杆菌、新生杆菌、淋巴细胞性脉络膜脑膜炎病毒和来自捐赠者的狂犬病的例子突显了组织获得性感染的演变范围，这些捐赠者的疾病在器官捐赠之前没有被发现，这些严重的免疫抑制患者的死亡率接近 100%[33,34]。列出的捐赠者死亡原因包括卒中、缺氧和脑膜脑炎，强调必须仔细评估捐赠者，以排除潜在的致命感染传播给脆弱的接受者[35]。

通过移植传播西尼罗河病毒会在免疫受损的宿主中产生特别致命的神经侵袭性疾病[36]。与单纯疱疹病毒不同，WNV 可以产生弥漫性脑炎或局灶性脑炎。临床表现从脑膜脑炎到急性局灶性、迟缓性瘫痪。出现类似脊髓灰质炎的前角细胞综合征的发热性疾病应引起对该病毒的怀疑[37]。少数患者在急性脑炎期间或之后出现运动障碍，包括帕金森综合征、不自主运动，如震颤或肌阵挛[38]。西尼罗河病毒感染（5%）低于单纯疱疹病毒感染（40%），反映西尼罗河病毒对丘脑、苍白球、黑质、齿状核、中脑和脊髓的损害[39]。早期 MRI 可能正常，但后来会显示深部灰质结构的进行性损害。

西尼罗河病毒抗体可能需要 1 周以上才能呈阳性。用聚合酶链式反应检测病毒 DNA 的效率很低，因为病毒血症在临床表现时可能已经清除。血清 IgG 和 IgM 阳性是暴露于西尼罗河病毒的证据，不应被认为是确认中枢神经系统实质感染的诊断。血清中的免疫球蛋白在感染后可持续 500 天以上[40]。确诊试验为脑脊液 IgM 抗体。西尼罗河病毒脑膜炎的一个明显特征是持续性的以中性粒细胞为主的细胞

增多，血糖正常。目前尚无有效治疗西尼罗河病毒的药物，但高滴度免疫球蛋白、反义寡核苷酸和几种疫苗正在研究中[24]。

地方性感染。必须根据患者最近和偏远的地理位置以及抗菌预防方案来考虑先前存在的受体感染重新激活的鉴别诊断。常规预防措施消除了大多数由李斯特菌、弓形虫病、诺卡菌和疱疹病毒引起的早期感染。必须考虑重新激活高危人口群体中的结核病，包括艾滋病患者和亚洲或非洲血统的人。地方性真菌病，如新生葡萄球菌、曲霉菌和寄生虫，是目前最常见的早期宿主来源的病原体。侵袭性真菌感染的危险因素包括丙型肝炎病毒和乙肝病毒感染、肝和肾功能障碍以及抗菌治疗。

移植综合征或人类疱疹病毒 6。当中性粒细胞绝对计数超过 500mg/m³ 时，HSCT 受者可能会出现皮疹、发热和头痛，类似于中枢神经系统感染。这种症状通常在移植后 2~4 周出现，在给予集落刺激因子后，由于中性粒细胞上调细胞因子而引起的植入综合征，必须与 HHV-6 脑炎相鉴别[41]。移植后急性边缘脑炎（苍白）的相当特殊的综合征，伴有意识障碍、短期记忆问题、睡眠障碍和癫痫发作，具有特殊的 MRI 表现，在 T2 加权和 FLAIR 磁共振成像上杏仁核、内嗅区和海马区有高信号异常（图 13-1）[42,43]。临床表现以记忆障碍为主，其鉴别诊断包括与多种肿瘤相关的副肿瘤性边缘脑炎[44-46]、电压门控钾通道自身免疫性边缘脑炎[47]、单纯疱疹病毒性脑炎、癫痫持续状态[48]、韦尼克脑病和免疫抑制治疗相关的毒性。其他临床特征包括不适当的抗利尿激素分泌和颞叶脑电异常。认知恢复往往是不完全的，尽管有适当的磷甲酸钠或更昔洛韦。最近一系列的尸检显示杏仁核和海马区有严重的神经元丢失[49]。人类疱疹病毒 7 型也从

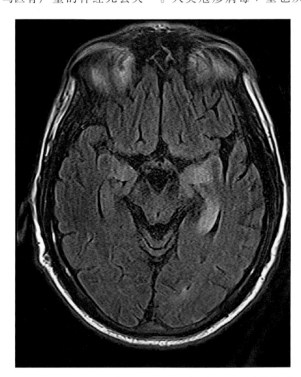

图 13-1　MRI FLAIR 图像显示 HSCT 患者双侧海马异常信号，植入时出现神志不清和记忆丧失。HHV-6 PCR 在脑脊液中呈阳性

HSCT 受者身上分离出来,他们的临床症状包括横贯性脊髓炎和视神经炎,以及脑膜炎[50-52]。参见本章末尾的特定试剂管理部分对 HHV-6 诊断和治疗的进一步讨论。

（2）**移植后 1~6 个月**:这是中枢神经系统感染风险最大的时期。随着中性粒细胞数量的增加,细菌感染的风险降低,但机会真菌和寄生虫、疱疹病毒和 CMV 出现。移植后前 3 个月使用更昔洛韦可减少疱疹病毒脑炎和巨细胞病毒感染。曲霉菌、PML 和 VZV 在这一时期变得重要。在造血干细胞移植人群中,其他不寻常的病原体被越来越多地认识到。顶生寒多孢霉 P. 博迪菌是一种在环境中广泛传播的霉菌,可产生包括中枢神经系统在内的播散性感染。这些真菌现在占非曲霉霉菌的四分之一。其中近三分之一涉及中枢神经系统。由于在移植开始时使用伏立康唑进行抗真菌预防,感染往往发生得比早期患者队列中的患者晚[53]。也是在这段时间,新生杆菌,这一患者组中最常见的感染变得重要,尽管它可以发生得更早。

（3）**移植后 6 个月以上**:感染并发症在 HSCT 后很长一段时间内仍然是一个主要问题。需要持续大剂量免疫抑制的患者在整个病程中仍然面临中枢神经系统感染的风险,与疾病复发的混淆成为难以鉴别诊断的一部分。GVHD 应该被视为免疫抑制程度的标志,尽管它很少涉及中枢神经系统。然而,尸检显示淋巴细胞浸润与可能的病毒感染相一致[54]。无论机制如何,移植物抗宿主病和巨细胞病毒感染都是晚期感染的独立危险因素。

弓形虫在此期间仍然是一个重要的病原体,产生多个肿块病变,主要发生在基底节(图 13-2)[55]。常规使用甲氧苄

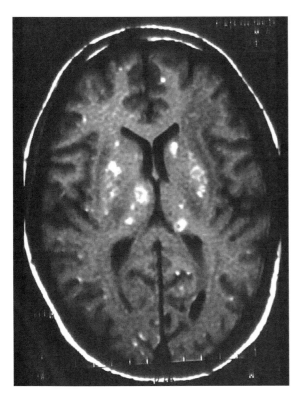

图 13-2 接受同种异体干细胞移植两个月后,患者出现意识不清。MRI FLAIR 显示多个双侧深部病变。弓形虫血清学呈阳性,病变通过适当的抗生素治疗好转

啶-磺胺甲噁唑可降低风险。低 CD4+ 细胞计数($<200/\mu L$)和移植物抗宿主病是危险的因素。聚合酶链式反应是主要的诊断工具,可以对血液、眼睛样本和支气管肺泡灌洗液进行检测[56]。

接受大剂量维持免疫抑制治疗的患者仍然面临着细菌感染的风险,如李斯特菌和诺卡菌(图 13-3)与免疫功能正常的人的菱形脑炎相比,免疫受损的宿主往往有更弥漫的脑炎症状。诺卡菌可能很难与其他产生脓肿的微生物区分开来。由于乳头状病毒 JCV 引起的 PML 在移植后的这个阶段成为一个令人担忧的问题,并可能在许多年后出现,而在最近的一系列研究中,所有的真菌感染都发生在 HSCT 后的第一年内[57]。

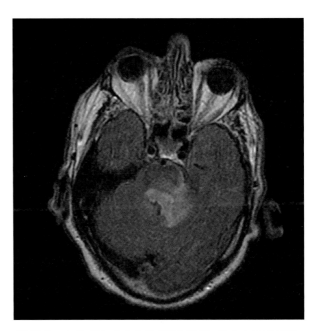

图 13-3 79 岁 CLL 患者出现面瘫和耳痛。检查未显示 VZV。MRI 显示脑干广泛的 FLAIR 异常,在注射钆造影剂后增强(未显示)。从脑脊液培养出李斯特菌

3.1.2 6 种特殊情况

条件反射方案和免疫抑制剂的变化导致了几种新认识的疾病和风险模式,并导致与这些综合征相关的药物的扩大。由于所治疗的疾病类型和移植治疗,HSCT 患者会出现 6 种特殊的临床症状:

（1）**移植后淋巴增生性疾病(PTLD)**。PTLD 是一组异质性疾病,在多达 10% 的实体器官移植受者中,多克隆 B 细胞渗透到包括同种异体移植物在内的多个器官系统。在这些患者中,多达 35% 的患者中枢神经系统受累,并且是 85% 的患者或至少 3% 的 PTLD 患者的唯一异常部位[58]。可能发生在移植后数月至数年。临床上,PTLD 可从单核细胞增多综合征到恶性淋巴瘤。抗胸腺细胞球蛋白导致 T 细胞耗尽、非清髓性干细胞移植和 CMV 合并感染都是血清阴性同种异体移植患者的原发 EBV 感染的危险因素。这些病变中 90% 以上是 EB 病毒相关的 B 细胞来源的淋巴细胞增殖,因此在脑活检中可以与更罕见的中枢神经系统 GVHD 病例区分开来。

引入聚合酶链式反应来监测 EBV 的重新激活,是预测 PTLD 发生风险的潜在工具。已经使用了移植的 B 细胞耗尽或通过输注供者淋巴细胞来恢复 EBV 特异性 T 细胞免疫,以及 CD20 抗体利妥昔单抗先发制人地治疗 B 细胞耗尽,但最佳治疗策略仍不清楚[59]。

(2) 利妥昔单抗。利妥昔单抗是一种抗 B 淋巴细胞表面 CD20 的嵌合鼠-人单抗。虽然它不影响 T 细胞,因此在机会性感染风险方面被认为是安全的[60],它会产生持续数月的严重 B 细胞耗竭。据报道,输液后 1 至 5 个月出现迟发性中性粒细胞减少症。已有报道称,在接受利妥昔单抗治疗的患者中,乙肝病毒的重新激活以及 PML 和 CMV 病例被异常提前报告[61]。美国风湿病学会最近的一项咨询强调了利妥昔单抗的标签变化,现在包括了在利妥昔单抗治疗后发展为 CMV、HSV、VZV 和 PML 的严重病毒感染的非霍奇金淋巴瘤患者的信息。在非霍奇金淋巴瘤和其他血液系统恶性肿瘤的患者中,利妥昔单抗治疗后的多个 PML 病例已被报告[62]。在作者所在的机构,我们已经看到一例在利妥昔单抗治疗后的 BK 乳头状病毒相关性白脑病的病例[63]。虽然利妥昔单抗在 CHOP 化疗方案(环磷酰胺、阿霉素、长春新碱和强的松)的基础上可以改善此类淋巴瘤患者的即时预后,但感染发生率的增加可能会超过益处[64]。在作者所在的机构,我们看到一例仅使用利妥昔单抗 CHOP 三周期后的 PML 病例(图 13-4)[65]。

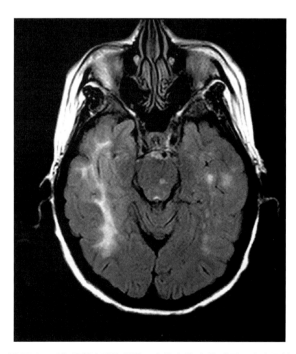

图 13-4 近期诊断为滤泡性淋巴瘤的患者,仅接受了三个疗程的 CHOP 和利妥昔单抗。尽管停止化疗,但白质病变仍在进展,并迅速死亡。CSF 对 JCV 呈 PCR 阳性,证实了进展性多灶性白质脑病的诊断

也许并不令人惊讶的是,其他单抗的使用,包括伊马替尼,已经成为关于中枢神经系统感染的关注焦点。甲磺酸伊马替尼,用于慢性粒细胞白血病和 Ph+急性淋巴母细胞性白血病(acute lymphoblastic leukemia,ALL),已导致无干细胞移

植的非播散性水痘带状疱疹感染的报道,这是一种以前罕见的并发症[7]。

(3) Alemtuzumab。Alemtuzumab 是一种针对表达在 B 和 T 淋巴细胞、单核细胞和自然杀伤细胞上的 CD52 糖蛋白的单抗。该药物用于 B 细胞淋巴细胞性白血病以及干细胞和器官移植。伴随李斯特菌风险的 CMV 重新激活是一个重要的问题。在一个系列中,10% 的患者发生感染,包括 CMV、BK 病毒、PTLD、HHV-6、诺卡菌和真菌感染[66,67]。接受阿伦图珠单抗治疗的患者感染风险高于接受诱导治疗药物的患者,阿伦图祖单抗后感染的中位时间为 84 天。

(4) 免疫重建炎症综合征(IRIS)。IRIS 是随着有效的抗逆转录病毒疗法的出现,最初在艾滋病毒/艾滋病人群中认识到的一系列感染再激活。然而,IRIS 的范围必须扩大到包括许多非艾滋病毒的临床情况。例如,服用某些药物(特别是抗惊厥药)2~6 周会引发免疫抑制并停止这种治疗。引起各种病毒的重新激活,包括 EBV、HHV 和 CMV,它们的炎症表现类似于 IRIS,可以最恰当地称为药物诱导的超敏综合征(drug-induced hypersensitivity syndrome,DIHS)[68]。近年来,许多具有免疫学作用的新药被开发出来;这些药物补充了"传统"免疫抑制剂。这些新药主要针对恶性肿瘤和自身免疫性疾病。各种免疫相关不良事件(immune-related adverse events,IrAE)已经被描述,其中许多常见的是 DIHS 的后遗症和抗逆转录病毒治疗(antiretroviral therapy,ART)后的事件;因此,这些不良事件可以被认为是 IRIS。如果突然停止或减少免疫抑制剂,免疫重建将会加速,可能会加剧不良事件。在神经科医生的视野中,主要的感染是隐球菌性脑膜炎、VZV、PML 和结核病,这些疾病越来越多地出现在免疫系统从强烈的免疫抑制中反弹的癌症患者中[69,70]。免疫重建综合征可能与器官移植受者的隐球菌脑膜炎感染有关,因为免疫抑制的程度会降低,以帮助对抗感染。减少免疫抑制的最佳安全时间表仍不清楚[71]。宿主的炎症反应可能是强烈的,导致先前中枢神经系统受累区域的旺盛的软脑膜增强和新的实质增强和/或水肿,可能造成与复发感染或肿瘤的混淆(图 13-5)[72]。糖皮质激素抑制宿主炎症反应的作用仍不确定,尽管作者发现它们对因 IRIS 而导致的颅内压显著升高的患者有用。

(5) 可逆性后部白质脑病综合征。RPLS 描述与 FLAIR 上的一过性脑损害相关的头痛、癫痫、皮质视觉障碍和精神错乱(图 13-6)。最早于 1996 年被描述;它是一种血管源性水肿,与肾功能衰竭、高血压性脑病、先兆子痫、动脉造影以及越来越多的免疫抑制药物有关——包括许多常见的化疗药物[73]和血管生成调节剂,如血管内皮生长因子抑制剂贝伐单抗,一种用于治疗结肠癌和肾癌的药物。这种药物越来越多地用于原发性脑瘤和脑转移瘤,以控制与辐射有关的水肿症[74]。该综合征通常累及大脑后部,但也可能不对称累及大脑,并产生孤立的小脑或脑干综合征并伴有不同程度的强化[75,76]。由于放射学表现千差万别,该综合征可能与许多其他过程相混淆,如急性播散性脑脊髓炎(acute disseminated encephalomyelitis,ADEM)、动脉炎、中枢神经系统淋巴瘤、PML,在适当的情况下,还会与放射治疗、脑转移和卒中相混淆。

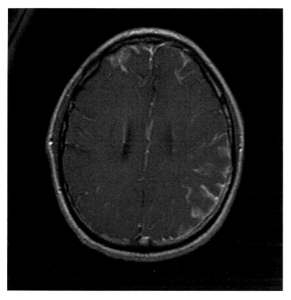
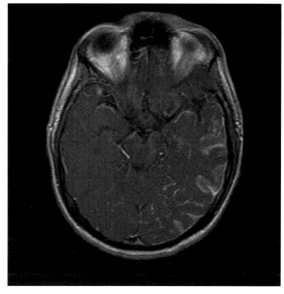

图 13-5　隐球菌性脑膜炎患者在成功治疗后 1 个月恢复，左半球局灶性发作延长，血压明显升高。钆增强 MRI 显示明显的纵隔增强。隐球菌抗原呈阴性，入院以来，CD4$^+$细胞计数增加了两倍。患者接受了糖皮质激素治疗，症状和 MRI 异常消失

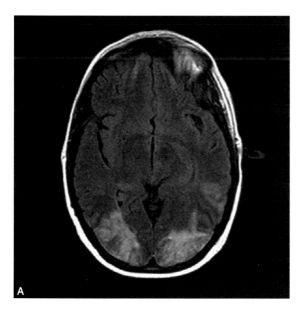
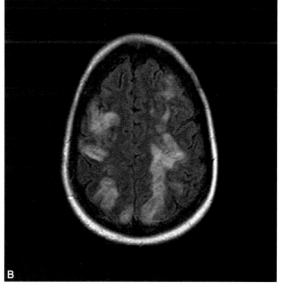

图 13-6　用一剂吉西他滨治疗乳腺癌广泛全身复发的患者，9 天后出现精神和视力变化。MRI FLAIR(A)和钆增强(B)显示多个区域的大部分白质病变与 RPLS(PRES)损伤一致，在接下来的几周内部分消退

（6）移植物抗宿主病。与实体器官移植的受者相比，HSCT 受者的免疫抑制更严重，而预防 GVHD 所需的长期免疫抑制使他们更容易受到病毒、寄生虫和真菌的感染。急性移植物抗宿主病的发作可以通过加强免疫抑制来治疗，并可能导致巨细胞病毒或曲霉感染。移植物抗宿主病的大多数表现在皮肤、肠道和肝脏，以及何时神经系统受累的多发性肌炎、周围神经病［符合慢性炎症性脱髓鞘多神经病（chronic inflammatory demyelinating polyneuropathy, CIDP）］和重症肌无力是主要的神经系统综合征。中枢神经系统罕见地受累于反复发作的小脑综合征，伴有进行性运动无力，与 GVHD 活动和中枢神经系统血管炎平行；也有卒中样的发病[77,78]。脑活检显示肉芽肿性脑炎，血管周围淋巴细胞深度浸润，主要由供者来源的 T 淋巴细胞（CD3）组成[79,80]。MRI 在慢性 GVHD 中的变化包括萎缩和脑白质损害，但大多数患者也接受过糖皮质激素和钙调神经磷酸酶抑制剂的治疗，因此每种因素的相对作用尚不清楚。

3.2　神经外科患者

接受过神经外科手术的脑肿瘤患者，包括原发的中枢神经系统恶性肿瘤和全身转移的患者，至少占癌症患者中枢神经系统感染的四分之一。危险因素包括屏障破裂，通常是多次手术后伤口愈合不佳，长期使用糖皮质激素，以及放射治

疗。在低级别肿瘤患者中,长期化疗伴随着低 CD4[+] 细胞计数的最新趋势增加了潜在的癌症人群感染的风险。为了诊断的目的,将神经外科患者分成 3 个不同的组是有用的:近期手术、非手术和留置中枢神经系统植入物的患者。如果患者在 30 天内接受了植入物放置以外的手术,而非手术患者在感染前一个月内没有接受过手术或距离较远,则应考虑将患者纳入手术组。植入物组为中枢神经系统感染患者术后随时放置装置。

3.2.1　近期神经外科组

(1) **细菌性脑膜炎**:细菌性脑膜炎通常发生于血流感染后的血源性播散,或耳源性或鼻窦性播散。斯隆·凯特林纪念医院 2008 年的一份报告说明了癌症患者中可能的细菌性脑膜炎病原体的变化,该报告更新了 1977 年的回顾。早些时候的研究表明,中枢神经系统感染的发病率总体上有所下降,而由单核细胞增多性乳杆菌引起的脑膜炎有所增加[81]。2008 年的报告显示,78% 的患者曾接受过神经外科手术。超过 60% 的患者有留置脑室导管,包括 Ommaya 储液囊和 15 个脑室-腹腔分流术。与早先的报告相反,很少有患者有革兰氏阴性杆菌或真菌。细菌包括 68% 的革兰氏阳性球菌,这些作者和其他作者将这一分布归因于癌症患者神经外科手术的显著增加,预防性抗生素的使用,以及使用集落刺激因子缩短中性粒细胞减少[82,83]。77 名患者中只有 2 名患有李斯特菌。只有 5% 的报告包括发热、颈项僵硬和精神状态变化的经典三联症。在中性粒细胞减少患者中,2 例脑脊液完全正常。VP 分流术后出现精神状态改变,30d 病死率为 13%[84]。同一研究中,91% 的葡萄球菌感染发生在手术组和植入物组。

(2) **使用"植入物"的患者**:在植入物组中,凝固酶阴性的葡萄球菌和金黄色葡萄球菌的感染大致平均。VP 分流术的患者更有可能出现精神状态的改变,而不太可能出现头痛或癫痫作为其症状的一部分。进入 Ommaya 囊后,31 例脑脊液培养呈阳性,其中只有 29% 被认为是活动性感染的迹象[72]。

(3) **非手术脑肿瘤患者**:随着对相当惰性肿瘤的患者越来越多地使用慢性化疗,感染并发症可能会增加。对 60 名长期接受替莫唑胺治疗的患者的初步数据显示,治疗 3 个月后,CD4[+] 细胞计数中值从 640 下降到 250。在研究期间,超过一半的患者(57%)的 CD4 计数<200,13 名患者(22%)的 CD4 计数在某个时间点<100[85]。

非手术组的脑肿瘤患者也存在脑膜炎的风险,但手术后 1 个月以上金黄色葡萄球菌成为不太可能的病原体。在纪念斯隆·凯特林的研究中,所有 6 种隐球菌感染都发生在非手术组。两例肺炎链球菌脑膜炎均发生在非手术组。头部照射会加剧伤口愈合问题,据报道会重新激活单纯疱疹病毒,导致脑炎[86]。

脑肿瘤患者长期接触临床上使用的一些最高剂量的糖皮质激素,因此有患病的风险。杰罗韦西肺炎。他们应该每周接受三次甲氧普林/磺胺甲噁唑预防治疗。这种疗法还可以降低李斯特菌病、弓形虫病、诺卡菌病和尿路感染的风险。

目前,没有关于 60 岁以下即将进行长期糖皮质激素疗程的患者接种 VZV 疫苗的疗效的具体调查,但目前的数据表明,每个 60 岁以上接种 VZV 疫苗可能会减少症状性 VZV 重新激活的频率。出现带状疱疹的神经外科患者服用糖皮质激素后应接受静脉注射阿昔洛韦治疗(表 13-4)。

表 13-4　癌症患者常见中枢神经系统感染的治疗

病原体	抗生素方案和替代方案,静脉途径,除非另有说明		
细菌			
金黄色葡萄球菌	甲氧西林敏感:纳夫西林 2g q4h+头孢噻肟 2g q6h		
	耐甲氧西林:万古霉素 500mg q6h+/-脑室内万古霉素 20mg/d		
肺炎链球菌			
对青霉素中度耐药	MIC[a]<0.1~1μg/mL	头孢吡肟 2g q12h 或头孢曲松 2g q12h 或头孢噻肟 2g q4h	
对青霉素耐药	MIC>1μg/mL	上述头孢菌素之一+万古霉素 500mg q6h+/-脑室内万古霉素 20mg/d	
单核细胞增生李斯特菌	氨苄西林 2~3g q4h 加庆大霉素 2mg/kg q8h		
革兰氏阴性菌(假单胞菌除外)	头孢曲松加庆大霉素 1.5mg/kg q8h,粒细胞输注治疗中性粒细胞减少[82]		
铜绿假单胞菌	头孢他啶 2g q8h 或头孢吡肟 2g q12h 或美罗培南 2g q8h		
星形奴卡菌	磺胺嘧啶 8~12g/d		
病毒			
单纯疱疹(脑炎)	阿昔洛韦 10~12mg/kg q8h[b]		
水痘带状疱疹(脑炎)(皮肤病)	阿昔洛韦 10~12mg/kg,q8h		
	伐昔洛韦 1 000mg,每日 2 次,10 天或泛昔洛韦 500mg 口服,每日 4 次,10 天或阿昔洛韦 200mg 口服,每日 5 次,10 天		
HHV6,A 型和 B 型	Foscarnet 60mg/kg q8h		
巨细胞病毒	更昔洛韦 5mg/kg q12h 加膦甲酸钠		
爱泼斯坦-巴尔病毒(PTLD)	阿昔洛韦 10mg/kg,q8h		
肠道病毒	普乐康那利 200mg,每日 3 次,连续 7d		

续表

病原体	抗生素方案和替代方案,静脉途径,除非另有说明
真菌[c]	
新型隐球菌	两性霉素 B 0.7mg/kg/d,然后是氟康唑 400~800mg/d
	两性霉素/ABLC[d] 5mg/kg/d,连续 2 周,加上氟胞嘧啶 150mg/kg/d 治疗 6 周
	伊曲康唑 400mg/d 可替代氟康唑
曲霉属[e]	两性霉素 B 0.8~1.25mg/kg/d,或两性霉素/ABLC(针对所有提到的 3 种药物)加伊曲康唑 600~800mg/d×
毛霉科	4d 或 ABLC 5m/kg/d 或两性霉素 5mg/kg/d 加外科清创术
念珠菌[f]	两性霉素 0.7~1.0mg/kg/d 加氟胞嘧啶 25mg/kg,每日 4 次
荚膜组织胞浆菌	两性霉素 0.7~1.0g/kg/d 加伊曲康唑 400mg/d 抑制治疗
球孢子虫炎	氟康唑 800mg/d 或伊曲康唑 400~600mg/d 或伏立康唑 400~600mg/d
寄生虫	
弓形虫	磺胺嘧啶 1.5~2g,每日 4 次,加乙胺嘧啶 100~200mg 口服负荷,然后 75~100mg 口服 qd 加上叶酸 10~50mg 口服 qd

[a]MIC,最小抑制浓度;[b]慢性肾衰竭/透析患者预防所需剂量的调整目前正在研究中;[c]伏立康唑用于许多真菌病的研究;[d]两性霉素和 ABLC(两性霉素 B 脂质复合物);[e]用卡泊芬净和伏立康唑或泊沙康唑治疗曲霉菌正在研究中;[f]新一类抗真菌药物正在研究中。

其他病毒的重新激活,如乙肝和丙型肝炎,使这一过程复杂化,随之而来的代谢性脑病或肝功能异常可能分别归因于脑瘤或化疗。单独给药或与 R-CHOP 联合使用时,利妥昔单抗与早期或迟发性乙肝有关。一个用替莫唑胺治疗的胶质母细胞瘤患者再次激活乙肝的例子表明,拉米夫定成功地治疗了这个问题,并建议在化疗前进行乙肝病毒筛查[87]。

4 常见中枢神经系统感染的治疗

本章最后几节提供了经病理证实的感染的管理建议。咨询师应该适应他们自己机构中特定的抗生素耐药模式和医院感染,以及特定患者的肾脏和肝脏损害,并相应地调整建议。表13-4 总结了具体的抗菌药建议。

4.1 一般医疗管理问题

4.1.1 补充糖皮质激素

对于每一位最近接受过全身糖皮质激素治疗并因此面临肾上腺功能不全风险的中枢神经系统感染的癌症患者来说,补充糖皮质激素是必要的。肾上腺功能不全表现为低血压,对容量补充无反应,需要紧急静脉注射皮质醇[88]。对于最近未使用糖皮质激素的脓毒症患者,糖皮质激素在提高休克存活率方面的作用仍存在一些临床争议。两项 meta 分析和一项国际共识指南建议,只有在血压对液体和血管加压药治疗反应不佳后,才应激剂量糖皮质激素治疗。重组活化蛋白 C 也有助于患者的稳定[89-91]。然而,最近的另一份报告显示没有生存优势[92]。在提供糖皮质激素支持之外,临床医生应该意识到在严重脓毒症期间调节炎性级联反应的其他策略。最近一项静脉免疫球蛋白治疗的 meta 分析得出结论,接受多克隆静脉免疫球蛋白治疗的患者存活率较高[93]。

4.1.2 癫痫发作

治疗患有中枢神经系统感染的癌症患者癫痫发作是复杂的。大多数癫痫发作都是因中毒药物反应、代谢异常或电解质失衡引起的迟发性事件。在 PRES 发作期间发生的癫痫发作通常不会复发,抗癫痫药(antiepileptic drugs,AEDs)在发作解决和煽动药物或情况纠正后 1 个月内停止使用[94]。与癌症移植人群癫痫发作相关的药物包括他克莫司和环孢菌素(作为 RPLS/Pres 综合征的一部分)、muromonab-CD3(OKT3)、丁硫丹、喹诺酮类抗生素、β-内酰胺类、青霉素、头孢菌素、异环磷酰胺和安非他酮。这些症状都不可能需要长期的抗癫痫药物,但一些临床医生在确认癫痫发作后至少使用 AEDs 治疗。对于那些可能导致长期癫痫风险的情况,如脑出血、脑梗死、静脉窦血栓形成或脓肿,癫痫药物的选择应该反映药物和 HSCT 方案之间的相互作用。较老的 AEDs,如苯妥英钠和卡马西平,可能会降低免疫抑制剂的血液水平,并加速癌症化疗中使用的许多细胞毒性和生物制剂的代谢。苯妥英钠、卡马西平和丙戊酸盐等药物与蛋白质高度结合,在低蛋白血症的移植患者中,建议进行游离水平的 AED 药物检测。对苯妥英钠、卡马西平、奥卡西平和拉莫三嗪的过敏反应出现发热皮疹,有时伴有史蒂文斯-约翰逊综合征和全血细胞减少。这在接受糖皮质激素减量和放射治疗的患者中可能特别常见。由于这些考虑,静脉注射形式的左乙拉西坦和乳糖胺等药物因其起效快、口服有效、不存在显著的蛋白质结合或肝酶诱导而颇受欢迎。肾功能衰竭可能会降低左乙拉西坦的清除率,而血液透析会去除需要调整剂量和补充的小型非蛋白结合药物,如制造商建议的那样。

4.2 细菌性脑膜炎

恶性肿瘤患者的血流感染谱是细菌性脑膜炎病因学的重要线索。医院预防模式改变了潜在脑膜炎病原体的分布和敏感性,85% 的恶性血液病和 HSCT 患者在发生感染时接受了喹诺酮类药物(环丙沙星或左氧氟沙星)预防。在 MD Anderson 的这一系列研究中,临床医生观察了革兰氏阳性血流感染,发现凝固酶阴性葡萄球菌(33%)、金黄色葡萄球菌(15%)、绿色链球菌(10%)和肠球菌(8%)。大多数患者在发生感染时是中性粒细胞减少症,新一代喹诺酮类药物莫西沙星和加替沙星对这些感染的疗效是氧氟沙星和环丙沙星的几倍[95]。多重耐药凝固酶阴性葡萄球菌可能会导致骨髓移植患者的全身和中枢神经系统感染。达托霉素是一种脂肽,替格环素是一种新的甘氨环素,它们对耐甲氧西林的葡萄球菌有很好的活性,但大多数分离株仍然对万古霉素敏感[96]。

一般医疗支持。在实验研究中,急性细菌性脑膜炎的预后,包括听力损失和存活率,与蛛网膜下腔炎症过程的严重程度相关。使用糖皮质激素可以降低这种反应。在最初的荷兰研究中,在第一次注射抗生素前 15 分钟或同时静脉注射地塞米松 10mg,每隔 6 小时持续 4 天[97]。该方案的细节仍在调查中,但 Cochrane meta 分析证实了在抗生素之前进行糖皮质激素治疗可以减少患有细菌性脑膜炎的成年人的死亡率和神经后遗症的原理[98]。然而,根据最近的一项多中心观察研究,儿科患者并没有获得同样的好处[99]。虽然可以建议护理免疫功能低下的急性细菌性脑膜炎患者的临床医生遵循当前的指南,问题是,免疫受损的宿主的炎症反应受损是否比正常宿主的危险小,因此糖皮质激素的好处可能会被在癌症人群的特殊情况下降低血脑屏障通透性和抗生素获取的风险所抵消。没有 I 类证据的指导原则来帮助解决此管理问题。

潜在地,最直接致命的癌症患者中枢神经系统感染,癌症人群中的细菌性脑膜炎,不成比例地由革兰氏阴性菌和金黄色葡萄球菌引起。神经外科人群中的其他致病原菌是牛链球菌,数量正在减少的还有李斯特菌[100,101]。在免疫功能受损的斜方脑炎患者中不存在李斯特菌,这种疾病可能与软脑膜转移或近年来与西尼罗河病毒混淆[102,103]。在巴塞罗那进行的一项 1982—2012 年间进行的一项 30 年的研究中,15% 的细菌性脑膜炎患者患有活动性癌症,一般比没有癌症的患者年龄更大。发热、颈部僵硬和头痛的三联症较少发生,入院和抗生素治疗之间的间隔较长。李斯特菌脑膜炎在癌症患者中比非癌症患者更常见。癌症患者的死亡率是非癌症患者的两倍[104]。荷兰 2006—2014 年间的一项研究记录了癌症患者中李斯特菌的类似优势,但指出,与非癌症患者相比,癌症患者的细菌性脑膜炎临床表现类似。与非癌症患者相比,活动期癌症患者血液和脑脊液中的白细胞计数较低,死亡率较高[105]。

造血干细胞移植受者脑膜脑炎的经验性治疗应包括覆盖可能的细菌和病毒病原体。这包括第三代头孢菌素(头孢噻肟或头孢曲松)或第四代头孢菌素(头孢吡肟)加万古霉素加氨苄西林加阿昔洛韦治疗社区获得性感染。医院获得性感染需头孢他啶或头孢吡肟治疗。铜绿假单胞菌覆盖率(见表 13-4)。两性霉素 B 通常不会作为经验性方案的一部分引入。在细菌性脑膜炎的治疗中,由于获得脑脊液的机会减少,万古霉素永远不应与地塞米松单独使用。一些作者建议在万古霉素和地塞米松联合应用时加用利福平[106]。地塞米松目前不推荐用于革兰氏阴性细菌性脑膜炎的辅助治疗。

4.3　心内膜炎

心内膜炎是癌症患者的一种危及生命的医院并发症,他们中的许多人要在医院待很长一段时间,并需要静脉导管。在最近的一项研究中,13% 的导管相关性金黄色葡萄球菌感染患者有并发症,包括心内膜炎[107]。来自 M. D. Anderson 癌症中心的大型系列研究回顾了 1994—2004 年间 654 名患者的经胸(transthoracic, TTE)和经食管(transesophageal, TEE)超声心动图,发现 7% 的患者符合修改后的 Duke 心内膜炎标准,诊断 TEE 在 42% 的初始非诊断性 TTE 患者中发现赘生物[108]。在培养阳性的 58% 的患者中,金黄色葡萄球菌是最常见的分离出的细菌,其次是凝固酶阴性葡萄球菌。培养阳性心内膜炎(culture-positive endocarditis, CPE)患者更常有中心静脉导管和较大的赘生物,但培养阴性心内膜炎组脑血管栓塞症的发生率较高。31% 的 CPE 患者是院内获得者,这一数字是非免疫抑制的自然心脏瓣膜感染患者的 3 倍多。念珠菌心内膜炎是一种罕见的并发症,即使长期存在念珠菌血流感染也是如此。结构性心脏病的存在,尤其是带有人工瓣膜的结构性心脏病的存在,增加了风险[109]。卡泊芬净(参见下文)似乎是一种有前途的念珠菌感染的治疗方法,因此一些患者可以在不替换受感染的心脏瓣膜的情况下得到治疗[110]。本系列中培养阴性的心内膜炎患者可能已经接受过抗生素的预治疗,或者可能患有非细菌性血栓性心内膜炎(NBTE),这种疾病现在被诊断为癌症患者死亡前频率增加[111]。在威尔·康奈尔医学院的一项研究中,18% 的癌症心内膜炎疑似患者有 NBTE 赘生物,其中约一半经历过脑血栓[112]。这些最近的研究支持 TEE 在评估有脑缺血的癌症患者中的重要作用,前提是可以排除或逆转食管病理和凝血障碍。

心内膜炎最常见的神经系统并发症是脑栓塞,导致的病理范围从卒中到脑炎再到脓肿形成。在癌症和疑似心内膜炎的情况下,环强化脑损害的鉴别诊断很大,而且最初的神经成像对于病因没有特异性。图 13-7A 所示为细菌性脓肿,与图 13-7B 中的细菌性脓肿难以区分。

4.4　真菌感染

侵袭性真菌感染主要发生在接受造血干细胞移植或急性白血病强化化疗的免疫功能严重受损的患者。在一项多中心研究中,儿童和青少年中最重要的病原体是曲霉菌,但也有越来越多的霉菌,如镰刀菌、生孢霉和毛霉菌[113]。治疗通常是多学科的,因为需要血管成像,有时还需要神经外科清创以获得最佳结果。

4.4.1　曲霉菌

曲霉菌仍然是造血干细胞移植和实体器官移植受者最常见的真菌感染,在其他长期服用抗生素的癌症患者中日益成为一个问题[114-116]。烟曲霉菌和黄曲霉是大多数侵袭性曲霉病的原因,虽然感染可以通过皮肤、耳朵或角膜病变传播,但其进入的入口通常是肺部。大多数患者有肺部疾病或鼻窦炎,而中性粒细胞减少是一个主要的危险因素。多达 20% 的曲霉菌病例有脑部受累[117]。在骨髓移植受者中,曲霉菌占脑脓肿的 50%[118]。一个特别严重的临床特征是,它倾向于在卒中时引起血管血栓形成,并由于感染性动脉瘤或血管炎出血而迅速恶化(图 13-8C)。单发或多发脑脓肿是最常见的临床表现,但感染性动脉瘤和颈动脉侵犯已有报道并广泛评论[119]。脊柱浸润性疾病也有报道(见图 13-8)[120]。

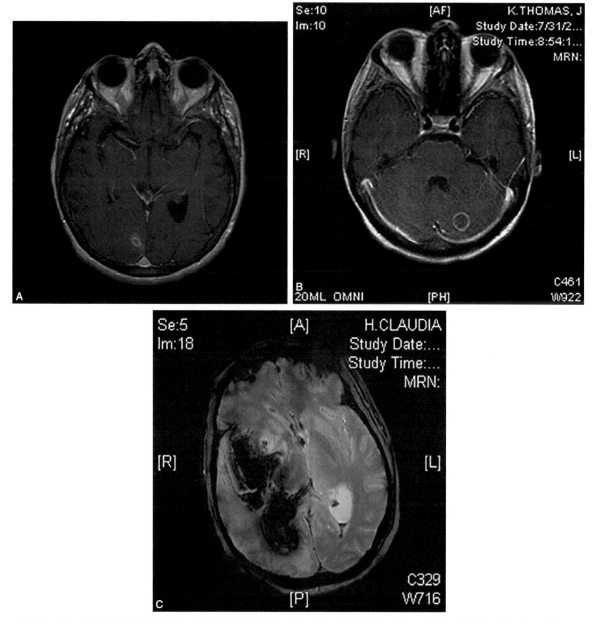

图 13-7　（A）化疗后因中性粒细胞减少症住院时间延长的患者因金黄色葡萄球菌引起的心内膜炎。非霍奇金淋巴瘤复发的严重免疫抑制患者中,放射影像学上无法与曲霉菌脓肿环区分的环形强化病变(B)。真菌脓肿患者病情迅速恶化,出现大出血(C)

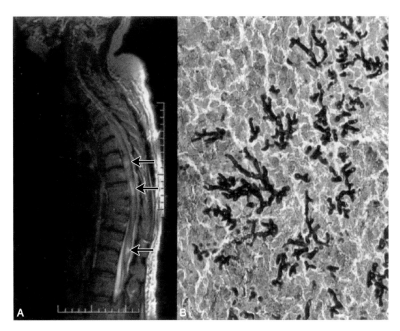

图 13-8　克罗恩病英夫利昔单抗和多发性硬化病患者侵袭性脊柱曲霉菌病引起的截瘫。MRI 显示 C5 以下所有水平的水肿脊髓（A），活检显示戈莫里·梅萨南银染色显示干酪样肉芽肿伴真菌菌丝（B）。伏立康唑和卡泊芬净治疗失败后，患者对泊沙康唑有反应。肉芽肿性感染，包括：侵袭性真菌是肿瘤坏死因子拮抗剂治疗后的风险 Karakousis PC, Magill SS, Gupta A. Paraplegia caused by invasive spinal aspergillosis. Neurology. 2007;68（2）:158. https://doi.org/10.1212/01. wnl. 0000238981. 65444. f2.

　　诊断。脑脊液培养几乎总是阴性的，活检是确诊的方法。对于胸片异常的中性粒细胞减少患者的临床表现，CT 和 MRI 显示有环状强化的多发栓塞性病变是有帮助的。一种有希望的真菌感染早期诊断方法是半乳甘露聚糖酶联免疫吸附试验，它是一种细胞壁成分，已显示出 90% 的敏感性和 98% 的特异性。这种异常可在胸片异常出现前一周被发现。另一种抗原性测试是 1,3-β-d-葡聚糖，这是一种可以在血液或 CSF 治疗中检测到的细胞壁成分[121]。

　　治疗。尽管两性霉素 B 仍然是治疗中枢神经系统曲霉菌病的一线药物（见表 13-4），但据报道，伏立康唑的疗效优于两性霉素[122]。棘球白素是一类新的药物，以卡泊芬净和米卡芬净为代表，具有更有利的不良事件概况，特别是对肾功能衰竭患者。虽然很少有中枢神经系统曲霉菌病的患者被研究，但卡泊芬净单一疗法最近在难治性侵袭性曲霉病中获得了 45% 的有效率[123]。伏立康唑与卡泊芬净联合治疗可能会提高疗效[124,125]。Anidulafungin，一种新的棘球白素，在体外对曲霉菌和许多念珠菌具有良好的活性，有效地治疗食管念珠菌病，包括难治性疾病，并且与卡泊芬净不同，它的浓度不受细胞色素 P450 修饰剂联合治疗的影响。它也不会改变环孢素的水平。该药可以安全地与两性霉素 B 脂质体一起使用，进一步的联合疗效试验正在进行中[126]。

　　曲霉菌感染的预防。由于侵袭性疾病的预后如此之差，有效的预防措施非常重要。尽管泊沙康唑具有活性，但氟康唑对曲霉菌没有保护作用。抗多种酵母菌（包括念珠菌）和霉菌（包括曲霉和接合菌）对比最近的两个对照试验中的第一个中，接受急性白血病化疗的患者侵袭性真菌疾病的发生率低于接受氟康唑或伊曲康唑的患者，尽管泊沙康唑组有更

多的不良事件[127]。在第二项研究中，泊沙康唑与氟康唑相比，对于移植物抗宿主病免疫抑制的 HSCT 受者的真菌预防具有有利的概况[128]。这些研究附带的编辑意见强调预防方案仍然存在问题。伏立康唑仍然是已证实或可能的曲霉菌病的首选治疗方法，卡泊芬净和脂质体两性霉素 B 是持续发热和中性粒细胞减少症患者经验性治疗的选择[129,130]。值得注意的药物相互作用是，当与伏立康唑联合治疗时，西罗莫司所需的西罗莫司减少了 90%[131]。

4.4.2　假丝酵母菌

　　中心静脉导管、抗生素、糖皮质激素、糖尿病、长期中性粒细胞减少症和造血干细胞移植都是念珠菌感染的危险因素。白色念珠菌不再是优势菌种，仅占分离株的 45% 左右。光滑念珠菌、对口假丝酵母菌和热带念珠菌，不幸的是，它们对传统抗真菌药物不太敏感，是一个日益严重的问题[132]。CSF 可能是阴性的，尽管可能存在中性粒细胞脑膜炎。对于生前难以诊断的情况，一种可能的改进方法是在血清和脑脊液中检测甘露聚糖，这是白色念珠菌细胞壁上的一种表面抗原[133]。奥立康唑具有足够的脑脊液渗透性，已被描述为对侵袭性念珠菌有效[134]。中枢神经系统念珠菌病的推荐治疗方法仍然是两性霉素 B 加 5-氟胞嘧啶至少 4 周[135]。

4.4.3　接合菌

　　毛霉目已经成为免疫抑制患者中更常见的病原体，可能是因为过度使用了一些抗真菌药物。血管侵犯和组织坏死是这种预后不良疾病的特征（图 13-9）[136]。危险因素包括急性白血病或淋巴瘤、HSCT、长期中性粒细胞减少症、糖尿

病和肾功能衰竭。中枢神经系统侵袭性疾病表现为伴有面部疼痛和额部头痛的犀牛大脑突起。真菌经常扩散到眼睛，由于真菌侵入血管，眼眶内区域的梗死很常见。颈内动脉血栓形成和脑神经功能障碍也很常见。输注集落刺激因子或粒细胞可能有助于控制感染，减少免疫抑制和控制高血糖，以及手术清创。氟康唑和 5-氟胞嘧啶无效，卡泊芬净和伏立康唑作用不大[137]。

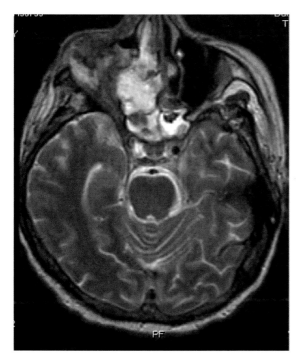

图 13-9　接受同种异体干细胞移植的 AML 患者，在使用强的松的同时患有持续性 GVHD 和糖尿病，并出现眼部疼痛和复视。FLAIR MRI 显示累及眼眶的肿块，毛霉菌病呈阳性

4.4.4　地方性真菌病原体

在有限的地理区域获得的地方性或主要病原体在免疫受损人群中有所增加，更频繁的旅行扩大了这些微生物的范围。这种疾病可能仍然处于休眠状态，只有通过糖皮质激素或化疗才能重新激活。组织胞浆菌，其地理范围包括南美洲以及俄亥俄州和密西西比河流域，可表现为慢性脑膜炎或肿块病变，可能被误认为恶性肿瘤或脓肿。脑脊液葡萄糖通常较低，但细胞计数可能正常。可以在血液、组织或痰标本中鉴定出微生物[138]。

球孢子菌病流行的地区包括中美洲和美国西南部。播散性疾病最常见的部位是皮肤、关节和骨骼。中枢神经系统疾病通常由肺部感染引起，可包括基底脑膜炎、血管炎、脑炎和占位性病变。几乎所有患者都有肺部感染[139]。亚利桑那州的一份报告指出，3% 的肾移植患者患有球孢子菌病，其中三分之一患有播散性感染。接受靶向抗真菌预防的高危患者在移植后没有再激活[140]。

4.4.5　新型隐球菌

在世界范围内，中枢神经系统最常见的真菌感染是隐球菌性脑膜脑炎。隐球菌感染在高达 3% 的器官接受者中发

生，死亡率超过 40%[141]。受体的感染重新激活并从捐赠者那里获得感染意味着疾病可以相当早地发生。接受异基因干细胞移植的 AML 患者在服用泼尼松期间有持续性移植物抗宿主病和糖尿病，出现眼痛和复视。FLAIR 核磁共振显示侵犯眼眶的肿块毛霉病呈阳性。在移植期间，虽然 1 到 6 个月是最常见的时间框架。移植后常规使用甲氧普林/磺胺甲噁唑和万乃洛韦或更昔洛韦预防因李斯特菌病、弓形虫病、诺卡菌病和疱疹病毒引起的脑膜炎，使隐球菌成为最常见的早期脑膜炎病因之一[142]。在恶性肿瘤患者中，淋巴瘤、CLL 和 AML 患者风险最高，而在实体器官移植接受者中，肝脏接受者风险最高。丙型肝炎病毒重叠感染和酗酒进一步增加了风险。

这种疾病可能表现为局灶性肿块（更常见于隐球菌性脑炎），也可能表现为更弥漫性的脑膜脑炎，其特征是颅内压显著升高，炎症反应与宿主的免疫抑制程度相关[143]。小血管卒中可发生在病程的早期[12]。头痛、发热和精神状态变化是最常见的临床表现。可以看到皮肤溃疡，任何可疑的皮肤损伤都应该做活组织检查。脑脊液的诊断很简单，只需检测隐球菌多糖抗原。隐球菌性脑膜炎的主要早期风险之一是由于持续的颅内压升高或直接侵犯视神经而导致的视力丧失[144]。治疗方法是三联药物 5-氟胞嘧啶、两性霉素 B（可能是脂质体）和氟康唑，尽管泊沙康唑正在研究中。如表 13-4 所示，棘球白素对隐球菌的活性很差。发病率包括需要脑室造口或分流术的梗阻性脑积水。在一个大的系列中，死亡率接近 50%[145]。免疫重建对这些患者构成了一个问题，如前面在 IRIS 中讨论的（见图 13-5）[60]。

4.5　病毒感染

4.5.1　水痘-带状疱疹病毒

多达 15% 的白血病和淋巴瘤患者，以及那些 HSCT 患者，将发展为症状性皮肤瘤 VZV 感染，但预防方案似乎减少了致命传播的发生率。移植后的任何时候都可能发生重新激活，但特别危险的是骨髓移植后免疫系统的重建[146]。大多数与 VZV 相关的死亡发生在播散性疾病中，所有同种异体造血干细胞移植和伴有中、重度 GVHD 的 HSCT 患者都建议使用阿昔洛韦静脉注射[147]。

后带状疱疹神经痛（postherpetic neuralgia，PHN）在癌症患者中的发生率可能是普通人群的三倍。早期使用抗病毒药物可能有助于降低 PHN 的发生率。美国神经病学学会实践参数建议加巴喷丁、普瑞巴林、三环类抗抑郁药和局部利多卡因贴片可能有帮助[148]。可能有前景的治疗带状疱疹后疼痛的策略是在静脉注射无环鸟苷后继续口服万乃洛韦[149]。没有证据表明全身糖皮质激素有助于降低 PHN 的发生率。VZV 疫苗被称为 Shingrix，如果可能的话，应该分两次接种，间隔 2~6 个月，给所有即将进行一种会导致严重 T 细胞免疫抑制的方案的成年人。最近的研究表明，长期服用阿昔洛韦（800mg，2 次×12 个月）将降低移植受者带状疱疹重新激活的风险[150]。

虽然皮疹局限于一个或两个皮肤体或播散性皮肤损害是 VZV 重新激活的最常见表现，但有报道称 VZV 伴有节段

性脊髓炎的局限性节段性无力、周围性面瘫和听力损失[151]。VZV 向大脑的分离形式为急性坏死性脑炎[152]或卒中综合征，包括大小细胞动脉炎或颈动脉闭塞，可能在皮疹之前[153]。急性视网膜坏死可能是早期或延迟的，所有眼部带状疱疹患者应转诊至眼科[154]。

脊椎播散表现为急性或进行性脊髓炎。脊髓受累，可在皮瘤受累数周后发生，通常是广泛的，提示有缺血。最近使用扩散加权磁共振成像（DWI）证实了急性疾病过程中的缺血性[155]。表现为更多亚急性脊髓病的患者，常规脊髓成像也可能是炎症或脱髓鞘，血清/脑脊液 VZV 抗体比率降低，与鞘内 VZV 抗体合成一致；这似乎是 PCR 对 VZV 而不是 VZV DNA 最敏感的检测方法[156]。

Nagel 及其同事更新了病毒学证实的 VZV 血管病变者的信息。从这 30 名患者中得出的一个重要观点是，近 40% 的患者没有皮疹病史。因此，VZV 必须被认为是短暂性脑缺血发作（transient ischemic attack，TIA）或无皮疹或从皮疹到症状的较长延迟（平均为 4.1 个月）的卒中的原因。1/3 的血管病患者无脑脊液细胞增多症。在接受 MRA 或血管造影术的患者中，只有 70% 的患者有局灶性狭窄的证据，因为这种疾病经常涉及小动脉。最重要的检查是 MRI，97% 的患者显示缺血灶，在免疫低下患者中，皮疹、脑脊液细胞增多症或抗 VZV 抗体与免疫功能正常患者相比没有统计学差异。检测脑脊液中的 VZV IgM 抗体是诊断 VZV 脑炎的最佳方法。总体来说，抗 VZV IgG 抗体的诊断价值高于 VZV DNA（93% 对 30%），可能与病程较长有关。为了确定 VZV-IgG 在鞘内的合成，测定了［脑脊液中抗-VZV-IgG/血清中抗-VZV-IgG］与［脑脊液中总 IgG/血清总 IgG］的比值。值大于或等于 1.5 表示脑脊液抗体合成。包括阿昔洛韦和/或糖皮质激素在内的方案不具有直接可比性。因此，无法对这一组合提出任何建议[157]。

4.5.2　人类疱疹病毒 6

大多数 HHV-6 感染被认为是宿主感染的重新激活，尽管已证明病毒从同种异体移植的供者那里传播[158]。HHV-6 在 38% 的 HSCT 受者中主要为 B 型，在至少同样数量的实体器官移植受者中[159]，而人类疱疹病毒 6 变异体 A 被描述为一例急性脑炎综合征并伴有不良反应[160]。移植人群中的风险因素包括使用 OKT3 单抗或抗胸腺细胞球蛋白的预适应方案，在接受含有西罗莫司和 IL-12 受体抗体作为诱导的免疫抑制方案的患者中，血清转换可能更频繁[161]。还有一些证据表明，对苯妥英或卡马西平等药物的过敏反应增加了 HHV-6 重新激活的风险。风险最大的群体是接受非血缘关系供者移植的 HSCT 患者或患有严重 GVHD 的患者[162,163]。HHV-6 DNA 是一种免疫抑制毒，它的水平升高与几种医学并发症有关，包括由于延迟的血小板植入和丙型肝炎的重新激活而增加对血小板输注的要求，以及促进与其他机会性病原体如巨细胞病毒和真菌的重叠感染[164]。HHV-6 的间接医学影响似乎在实体器官移植受者中更为常见，而脑炎发症在 HSCT 患者中占主导地位[165,166]。据报道，死亡率在

25% 到 40% 之间，但预后尚不清楚，因为许多患者在病程较晚时才接受抗病毒治疗[167]。

早期对 HHV-6 的怀疑必须以以下概念为指导：在脑脊液中检测到 HHV-6 核酸并不是 HHV-6 是脑炎病因的确切证据[168]。随着儿童早期的原发感染（表现为皮疹），病毒可以整合到宿主染色体中，这类患者的外周血白细胞中有高浓度的病毒 DNA，脑脊液中也有 HHV-6DNA。他们还可以从捐赠者那里获得染色体整合的 HHV-6，这样的患者可能不需要接受抗病毒治疗[169]。血清和/或全血和脑脊液以及毛囊中的 HHV-6 DNA 拷贝数有助于区分病毒染色体整合和活动性感染，因为急性期血清和恢复期血清中的抗体水平可以增加四倍或更多。相反，对脑脊液聚合酶链式反应 HHV-6 阴性的脑炎患者的研究发现，死后海马区有高 HHV-6 DNA 和 mR-NA 的证据。需要进一步的研究来评估 HHV-6 的聚合酶链式反应在确定边缘脑炎的病因中的作用[170]。

鉴于在免疫功能低下的患者中 HSV-1 和 HHV-6 的 MRI 异常在海马区的定位，在解释初步的放射学结果时必须考虑临床背景（见图 13-1）。在症状出现的前 72 小时，脑脊液中的 HSV-1 DNA 检测可能是阴性的。单纯疱疹病毒抗体可在症状出现后两周内检测到，因此血清与脑脊液抗体比率 <20：1 是 HSV-1 感染的证据[171]。由于 HHV-6 对更昔洛韦或磷甲酸钠有更好的反应，这种区别变得重要。磷甲酸钠可能是血液学严重抑制患者的首选药物，尽管肾毒性与这两种抗病毒药物都有关系。

4.5.3　进行性多灶性白质脑病

50 年前，Richardson 和他的同事描述了两名 CLL 患者和一名霍奇金病患者，他们的脑部有多个脱髓鞘病变，少突胶质细胞中有包涵体，最终被证明是乳头状病毒颗粒[172]。自从高效抗逆转录病毒疗法（highly active antiretroviral therapy，HAART）问世以来，PML 患者合并艾滋病的比例已从 80% 下降到 50% 左右，而恶性血液病（13%）和移植受者的比例有所上升[61,173]。在 HIV 阴性病例中，风湿病和多发性硬化症正在成为高危人群[174]。在梅奥诊所 HIV 阴性病例中，55% 患有血液恶性肿瘤。在 HIV 阴性的淋巴增殖性疾病患者中，接受嘌呤类似物如氟达拉滨治疗的风险似乎最大[175]。其他用于癌症和移植并与 PML 风险相关的药物包括贝拉塔塞特、布妥昔单抗、环孢菌素、伊布鲁替尼、霉酚酸酯、obinutuzumab、ofatumab、ruxolitinib、西罗莫司和他克莫司。

大约 86% 的健康成年人是 JCV 血清阳性。在免疫受损的宿主中，JCV 是由潜伏感染的重新激活引起的。大多数病例缺乏抗 JC-IgM 抗体，而抗 JC-IgG 抗体水平保持稳定[176]。一旦在中枢神经系统内，JCV 感染少突胶质细胞和星形胶质细胞。PML 主要累及皮质下白质。与 HIV 患者不同，癌症患者和接受 HAART 的 HIV 患者可能有与 CD3+淋巴细胞渗透和外周 CD4+细胞计数上升相关的强化白质损害，作为 IRIS 的一部分（图 13-10）[177]。JCV 还可能导致 JCV 颗粒细胞神经元病变，这是一种小脑综合征，伴有小脑层内颗粒细胞共济失调和萎缩，没有典型的 PML 脱髓鞘病变[178]。

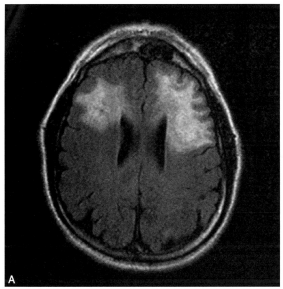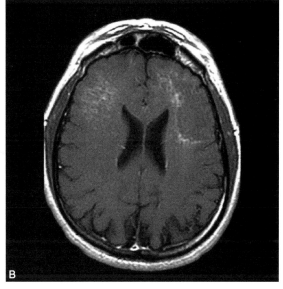

图 13-10 在实体器官(心脏)移植受体中移植 2 年后发生进行性多灶性白质脑病。FLAIR 图像(A)显示了与 PML 一致的多发脱髓鞘过程。与图 13-4 中的患者不同,这名免疫抑制较轻的患者在钆增强序列(B)上有轻度对比增强,与病毒病原体的炎症反应一致

脑白质的 MRI 病变引起了对 PML 的怀疑。PML 的临床和放射学特征差异很大,但最近描述的一个显著特征是白质病变前缘弥散受限的边缘,以及在临床症状明显之前出现的敏感性加权异常[179]。脊髓损害在 PML 中也很少报道,进一步增加了对可能的多发性硬化问题的混淆[180]。PML 的明确诊断是通过脑活检,尽管直到最近,脑脊液 JCV 聚合酶链式反应的敏感性接近 92%,特异性接近 100%。然而,随着 HAART 的出现,免疫功能的部分恢复与 JCV 从脑脊液中清除有关,聚合酶链式反应的敏感性降低了约 58%[181]。对于 PML 没有特效的治疗方法。在大多数免疫功能低下的患者中,尝试减少免疫抑制剂。胞嘧啶、阿糖胞苷、西多福韦、拓扑替康、干扰素 β-1a[182]和干扰素 α-2b 均无效[183,184]。那他珠单抗治疗的多发性硬化症患者在停用那他珠单抗 3 个月后出现大规模 IRIS 炎症反应时,并伴随着阿糖胞苷的治疗[185],临床症状明显改善。发现 JCV 通过细胞 5-羟色胺 2a(5-羟色胺)受体渗透到胶质细胞,导致尝试用米氮平等药物阻断这一受体[186]。Cortese 和他的同事报道,在 8 名接受 pembrozumabi 治疗的患者中,有 5 人的疾病得到了成功的稳定。尽管最佳治疗尚未确定[187]。显然,PML 的 MRI 和临床表现及其结果都比以前描述得更加多样化。免疫治疗干预措施,如使用检查点抑制剂和过继 T 细胞转移,在少数患者中显示出一些成功,但这些治疗方法存在诱导免疫重建炎症综合征的风险,在这种情况下,活跃的免疫反应可能会导致发病率和死亡。Cortese 和他的同事指出,许多在 PML 中幸存下来的人会留下神经缺陷,有些人的中枢神经系统会持续、低水平地复制病毒[61]。Koralnik 认为,PML 这个名字用词不当,因为这种疾病既不总是进行性的,也不总是多灶性的,甚至只发生在白质中[163]。

5 疫苗可预防的感染:新冠肺炎大流行与癌症患者

虽然 SARSCoV-2 病毒直接侵袭中枢神经系统似乎并不常见,但该病毒的一系列中枢神经系统后遗症包括卒中、持续性嗅觉障碍、晚期运动障碍、吉兰-巴雷综合征、横贯性脊髓炎,以及伴有长期脑病的脑白质和微血管损害。此外,新冠肺炎在癌症患者中的死亡率高于普通人群,在 MADRID 最近的一项研究中,住院肺癌患者的死亡率达到 25%[188]。癌症患者对冠状病毒感染易感的原因及其对预后的影响正在阐明中。

在宾夕法尼亚大学住院的血液病患者和斯隆·凯特林纪念医院的一组患者中,发现与实体肿瘤患者或非癌症患者相比,血液恶性肿瘤患者的死亡率更高。血液病患者 B 细胞和 SARSCoV-2 特异性抗体反应明显受损。然而,在所有癌症患者中,血液病患者和保存 CD8 T 细胞的患者表现较好,而以 CD8 T 细胞耗尽为特征的免疫表型与高病毒载量和最高死亡率 71% 相关。此外,使用抗 CD20 治疗的 B 细胞耗尽,如利妥昔单抗,可几乎完全消除 SARS-CoV-2 特异性的 IgG 和 IgM 65 抗体,但当存在足够的 CD8 T 细胞时,与其他血液病相比,与死亡率增加无关。因此,CD8 T 细胞可能弥补体液免疫不足,影响临床对柯萨奇病毒的恢复[189]。

因此,了解疫苗在这个脆弱的癌症患者群体中的有效性是至关重要的。疫苗接种指南的修订是一个不断发展的过程,临床医生在开出改变免疫系统的药物之前,应该充分了解特定的疫苗接种要求。疫苗安全指南和建议见表 13-5[190]。根据作者对目前新冠肺炎疫苗的理论知识的评估,大多数免疫低下的患者应该被建议接受新冠肺炎疫苗接种。然而,这

些患者可能不会像移植人群中报告的那样对 SARS-CoV-2 刺突蛋白产生强劲的抗体反应,继续掩蔽和社交距离仍然是谨慎的建议[191]。正在进行的研究已经开始阐明免疫低下患者在 B 细胞耗尽疗法中获得最大疫苗反应的适当间隔[192]。

表 13-5　疫苗可预防的感染病:对免疫功能低下患者的安全建议

灭活或重组疫苗(通常在任何治疗情况下都是安全的)	活疫苗/减毒活疫苗(在特定治疗期间不要使用)	mRNA 疫苗(理论上安全)[a]
灭活流感疫苗[b]	活流感鼻腔喷雾疫苗	辉瑞 SARS-CoV-2 疫苗
甲型肝炎疫苗	黄热病疫苗	莫德纳 SARS-CoV-2 疫苗
乙型肝炎疫苗	麻疹、腮腺炎和风疹联合疫苗(MMR)	
人类乳头状瘤病毒(HPV)疫苗	霍乱疫苗	
"白喉、破伤风、百日咳"三联疫苗		
"破伤风、白喉"二联疫苗		
灭活脊髓灰质炎疫苗		
脑膜炎球菌疫苗		
肺炎球菌疫苗		
狂犬病疫苗		
带状疱疹-水痘疫苗(Shingrix)[c]		
病毒载体疫苗:强生(SARS-CoV-2)		

[a] 针对 B 细胞抑制剂输注的疫苗接种时间应该进行优化,以获得最强大的免疫应答。当前的建议是在下一次 B 细胞抑制剂输注前至少 3 周接种第二剂疫苗。

[b] 对于一些疾病修饰疗法的患者,抗体应答可能会减弱:建议进行高剂量(四价)流感疫苗接种。

[c] 如果可能,建议在使用阿仑单抗和 B 细胞抑制方案治疗之前进行接种。

引自 Grebenciucova E, Pruitt A. Infections in patients receiving multiple sclerosis disease-modifying therapies. Curr Neurol Neurosci Rep. 2017;17(11):88. https://doi.org/10.1007/s11910-017-0800-8.

6　结　　论

中枢神经系统感染的诊断和治疗随着病情、表现、治疗和神经影像学特征的演变而不断具有挑战性。尽管努力根据流行病学风险因素、临床症状和适当的诊断测试对患者进行分层,但不确定性普遍存在,癌症人群中中枢神经系统感染的发病率和死亡率仍然很高。临床医生应该保持对新出现的感染、输血安全问题、微生物易感性的变化、协同共感染以及将继续以新方式影响神经系统的新型癌症疗法的认识。最后,临床医生不应该忘记,两种感染可能并存,在鉴别诊断中必须保留原发肿瘤或继发肿瘤复发的可能性[193]。

(周开甲、王子聿 译,钱海鹏、万经海 审校)

参考文献

1. Pruitt AA. Central nervous system infections complicating immunosuppression and transplantation. *Continuum.* 2018;24(5):1370–1396.
2. Blijlevens NM, Donnelly JP, dePauw BE. Microbiologic consequences of new approaches to managing hematologic malignancies. *Rev Clin Exp Hematol.* 2005;9(2):E2.
3. Schmidt K, Schulz AS, Debatin KM, et al. CNS complications in children receiving chemotherapy or hematopoietic stem cell transplantation: retrospective analysis and clinical study of survivors. *Pediatr Blood Cancer.* 2008;50(2):331–336.
4. Denier C, Bourhis J-H, Lacroix C, et al. Spectrum and prognosis of neurologic complications after hematopoietic transplantation. *Neurology.* 2006;67:1990–1997.
5. King MD, Humphrey BJ, Wang YF, et al. Emergence of community-acquired methicillin-resistant *Staphylococcus aureus* USA 300 clone as the predominant cause of skin and soft-tissue infections. *Ann Intern Med.* 2006;144:309–317.
6. Klevens RM, Morrison MA, Nadle J, et al. Invasive methicillin-resistant Staphylococcus aureus infections in the United States. *JAMA.* 2007;298(15):1763–1771.
7. Mattiuzzi GN, Cortes JE, Talpaz M, et al. Development of varicella-zoster virus infection in patients with chronic myelogenous leukemia treated with imatinib mesylate. *Clin Cancer Res.* 2003;9:976–980.
8. Safdar N, Fine JP, Maki DG. Meta-analysis: methods for diagnosing intravascular device-related bloodstream infection. *Ann Intern Med.* 2005;142:451–466.
9. Goldberg SLS, Pecora AL, Aler RS, et al. Unusual viral infections after high-dose chemotherapy with autologous blood stem cell rescue and peritransplantation rituximab. *Blood.* 2002;99:1486–1488.
10. Annels NE, Kalpoe JS, Brodius RGM, et al. Management of Epstein Barr virus reactivation after allogeneic stem cell transplantation by simultaneous analysis of EBV DNA and EBV-specific T cell reconstitution. *Clin Infect Dis.* 2006;42:1743–1748.
11. Chamberlain MC, Glantz MJ, Chalmers L, et al. Early necrosis following concurrent Temodar and radiotherapy in patients with glioblastoma. *J Neurooncol.* 2007;82:81–83.
12. Mukerji SS, Ard K, Schaefer PW, Brana JA. Case 32-2020: a 63-year- old man with confusion, fatigue and garbled speech. *N Engl J Med.* 2020;383:1578–1586.
13. Antonini G, Morino S, Fiorelli M, et al. Reversal of encephalopathy during treatment with amphotericin B. *J Neurol Sci.* 1996;144:212–213.
14. Capparelli FJ, Diaz MF, Hlavnika A, et al. Cefepime and cefixime-induced encephalopathy in a patient with normal renal function. *Neurology.* 2005;65:1840.
15. Fernandez-Torre JL, Martinez-Martinez M, Gonzalez-Rato J, et al. Cephalosorin-induced nonconvulsive status epilepticus: clinical and electroencephalographic features. *Epilepsia.* 2005;46:1550–1552.
16. Ajithkumar T, Parkinson C, Shamshad F, et al. Ifosfamide encephalopathy. *Clin Oncol.* 2007;19:108–114.
17. Armangue T, Leypoldt F, Malaga I, et al. Herpes simplex virus encephalitis is a trigger of brain autoimmunity. *Ann Neurol.* 2014;75(2):317–323.
18. Dale RC, Nosadini M. Infection triggered autoimmunity: the case of herpes simplex virus type 1 and NMDA receptor encephalitis. *Neurol Neuroimmunol Neuroinflamm.* 2018;5. https://doi.org/10.1212/NXI.0000000000000471, e471.
19. Stuby J, Herren T, Guidoc SN, et al. Immune checkpoint inhibitor therapy-associated encephalitis: a case series and review of the literature. *Swiss Med Wkly.* 2020;150, w20377. Epub 23 November 2020 https://doi.org/10.4414/smw.2020.20377.
20. Larkin J, Chmielowski B, Lado CD, et al. Neurologic serious adverse events associated with nivolumab plus ipilimumab or nivolumab alone in advanced melanoma, including a case series of encephalitis. *Oncologist.* 2017;22:709–718.
21. Sechi E, Markovic SN, McKeon A, et al. Neurologic autoimmunity and immune checkpoint inhibitors: autoantibody profiles

and outcomes. *Neurology.* 2020;95:e2442–e2452.

22. Kay J, Bazri H, Avery LL, et al. Case 6-2008 A 46-year-old woman with renal failure and stiffness of the joints and skin. *N Engl J Med.* 2008;358:827–838.

23. Camacho DL, Smith JK, Castaillo M. Differentiation of toxoplasmosis and lymphoma in AIDS patients by using apparent diffusion coefficients. *Am J Neuroradiol.* 2003;24:633–637.

24. Davis LE, DeBiasi R, Goade DE, et al. West Nile virus neuroinvasive disease. *Ann Neurol.* 2006;60:286–300.

25. Singh N, Alexander BC, Lortholary O, et al. *Cryptococcus neoformans* in organ transplant recipients: impact of calcineurin inhibitor agents on mortality. *J Infect Dis.* 2007;195:756–774.

26. Wilson MR, Sample HA, Zorn KC, et al. Clinical metagenomic sequencing for diagnosis of meningitis and encephalitis. *N Engl J Med.* 2019;380:2327–2340.

27. Copelan EA. Hematopoietic stem-cell transplantation. *N Engl J Med.* 2006;354:1813–1826.

28. Pruitt A, Graus F, Rosenfeld MR. Neurological complications of transplantation. Part I: hematopoietic cell transplantation. *Neurohospitalist.* 2013;3:24–38.

29. Fishman JA, Gonzalez RG, Branda JA. Case 11-2008: a 45 year old man with changes in mental status after liver transplantation. *N Engl J Med.* 2008;358:1604–1613.

30. Fishman JA. Infection in solid-organ transplant recipients. *N Engl J Med.* 2007;357:2601–2614.

31. Hoofnagle JH, Doo E, Liang TJ, et al. Management of hepatitis B: summary of a clinical research workshop. *Hepatology.* 2007;45:1056–1075.

32. Loomba R, Rowley A, Wesley R, et al. Systematic review: the effect of preventive lamivudine on hepatitis B reactivation during chemotherapy. *Ann Intern Med.* 2008;148(7):519–528.

33. Srinivasan A, Burton EC, Kuehnert MJ, et al. Transmission of rabies virus from an organ donor to four transplant recipients. *N Engl J Med.* 2005;352:1103–1111.

34. Fischer SA, Graham MB, Kuehnert MJ, et al. Transmission of lymphocytic choriomeningitis virus by organ transplantation. *N Engl J Med.* 2006;354:2235–2249.

35. Kaul DR, Covington S, Taranato S, et al. Solid organ transplant donors with central nervous system infection. *Transplantation.* 2014;98:666–670.

36. Iwamoto M, Jrnigan DB, Guasch A, et al. Transmission of West Nile virus from an organ donor to four transplant recipients. *N Engl J Med.* 2003;348:2196–2203.

37. Hollander H, Schaefer PW, Hedley-Whyte TE. Case records of the Massachusetts General Hospital. Case 22-2005. An 81-year-old man with cough, fever and altered mental status. *N Engl J Med.* 2005;353:287–295.

38. Solomon T, Fisher AF, Beasley DW, et al. Natural and nosocomial infection in a patient with West Nile encephalitis and extrapyramidal movement disorders. *Clin Infect Dis.* 2003;36:E140–E145.

39. Tyler KL, Aksamit AJ, Keegan BM, et al. An 85 year old man with chronic lymphocytic leukemia and altered mental status. *Neurology.* 2007;68:460–466.

40. Prince HE, Hogrefe WR. Detection of West Nile virus (WNV)-specific immunoglobulin M in a reference laboratory setting during the 2002 WNV season in the United States. *Clin Diagn Lab Immunol.* 2003;10:764–768.

41. Spitzer TR. Engraftment syndrome following hematopoietic stem cell transplantation. *Bone Marrow Transplant.* 2001;27:893–898.

42. Wainwright MS, Martin PL, Morse RP, et al. Human herpes virus-6 limbic encephalitis after stem cell transplantation. *Ann Neurol.* 2001;50:612–619.

43. MacLean HJ, Douen AG. Severe amnesia associated with human herpsvirus-6 encephalitis after bone marrow transplantation. *Transplantation.* 2002;73:1086–1089.

44. Vitaliani R, Mason W, Ances B, et al. Paraneoplastic encephalitis, psychiatric symptoms, and hypoventilation in ovarian teratoma. *Ann Neurol.* 2005;58:594–604.

45. Bataller L, Kleopa KA, Wu GF, et al. Autoimmune limbic encephalitis in 39 patients: immunophenotypes and outcomes. *J Neurol Neurosurg Psychiatry.* 2007;78:381–385.

46. Dalmau J, Tuzunn E, Wu HY, et al. Paraneoplastic anti N-methyl-

D-aspartate receptor encephalitis associated with ovarian teratoma. *Ann Neruol.* 2007;61:25–36.

47. Vincent A, Buckley C, Schott JM, et al. Potassium channel antibody-associated encephalopathy: a potential immunotherapy-responsive form of limbic encephalitis. *Brain.* 2004;127:701–712.

48. Szabo K, Poepel A, Pohlmann-Eden B, et al. Diffusion-weighted and perfusion MRI demonstrates parenchymal changes in complex partial status epilepticus. *Brain.* 2005;128(Pt 6):1369–1376.

49. Seeley WW, Marty FM, Holmes TM, et al. Post-transplant acute limbic encephalitis: clinical features and relationship to HHV6. *Neurology.* 2007;69:156–165.

50. Yoshikawa T, Yoshida J, Hamaguchi M, et al. Human herpes virus-7-associated meningitis and optic neuritis in a patient after allogeneic stem cell transplantation. *J Med Virol.* 2003;70:4400–4443.

51. Ward KN, White RP, Mackinnon S, et al. Human herpes virus-7 infection of the CNS with acute myelitis in an adult bone marrow recipient. *Bone Marrow Transplant.* 2002;30:983–985.

52. Dewhurst S. Human herpesvirus type 6 and human herpesvirus type 7 infections of the central nervous system. *Herpes.* 2004;11(suppl 2):105A–111A.

53. Husain S, Munoz P, Forrest G, et al. Infections due to *Scedosporium apiospermum* and *Scedosporium prolificans* in transplant recipients: clinical characteristics and impact of antifungal agent therapy on outcome. *Clin Infect Dis.* 2005;40:89–999.

54. Ma M, Barnes G, Oulliam J, et al. CNS angiitis in graft-vs.-host disease. *Neurology.* 2002;59:1884–1997.

55. Mueller-Mang C, Mang TG, Kalhs P, et al. Imaging characteristics of toxoplasmosis encephalitis after bone marrow transplantation: report of two cases and review of the literature. *Neuroradiology.* 2006;48:84–89.

56. Edvinsson B, Lundquist J, Ljungman P, et al. A prospective study of diagnosis of *Toxoplasma gondii* infection after bone marrow transplantation. *APMIS.* 2008;116:345–351.

57. Bjorklund A, Aschan J, Labopin M, et al. Risk factors for fatal infectious complications developing late after allogeneic stem cell transplantation. *Bone Marrow Transplant.* 2007;40:1055–1062.

58. Neill TA, Lineberry K, Nabors LB. Incidence of post-transplant lymphoproliferative disorder isolated to the central nervous system in renal transplant patients. *Neurology.* 2004;62(Suppl 5):A479.

59. Annels NE, Kalpoe JS, Bredius RGM, et al. Management of EBV reactivation after allogeneic stem cell transplantation by simultaneous analysis of EBV DNA load and EBV-specific T cell reconstitution. *Clin Infect Dis.* 2006;42:1743–1748.

60. Kimby E. Tolerability and safety of rituximab (MabThera). *Cancer Treat Rev.* 2005;31:456–473.

61. Siakantaris MP, Argyropoulos KV, Ioannou S, et al. Cytomegalovirus meningoencephalitis after rituximab treatment for primary central nervous system lymphoma. *Neurologist.* 2015;19(2):35–37.

62. Cortese I, Reich DS, Nath A. Progressive multifocal leukoencephalopathy and the spectrum of JC virus-related disease. *Nat Rev Neurol.* 2020;17:37–51.

63. Matteucci P, Magni M, DiNICola M, et al. Leukoencephalopathy and papovavirus infection after treatment with chemotherapy and anti-CD20 antibody. *Blood.* 2002;100(3):1104–1105.

64. Kaplan LD, Lee JY, Ambinder RF, et al. Rituximab does not improve clinical outcome in a randomized phase 3 trial of CHOP with or without rituximab in patients with HIV-associated non-Hodgkin lymphoma: AIDS malignancies consortium trial 010. *Blood.* 2005;106:1538–1543.

65. Kranick SM, Mowry EM, Rosenfeld MR. Progressive multifocal leukoencephalopathy after rituximab in a patient with non-Hodgkin lymphoma. *Neurology.* 2007;69(7):704–706.

66. Peleg AY, Husain S, Kwak EJ, et al. Opportunistic infections in 547 organ transplant recipients receiving alemtuzumab, a humanized monoclonal CD-52 antibody. *Clin Infect Dis.* 2007;44:202–212.

67. Nath DS, Kandaswaym R, Gruessner R, et al. Fungal infections in transplant recipients receiving alemtuzumab. *Transplant Proc.* 2005;37:934–936.

68. Sueki H, Mizukawa Y, Aoyama Y. Immune reconstitution inflammatory syndrome in non-HIV immunosuppressed patients. *J Dermatol.* 2018;45:3–9.

69. Shelburne III SA, Hamill RJ. The immune reconstitution inflam-

matory syndrome. *AIDS Rev.* 2003;5:67–79.

70. Venkataramana A, Pardo CA, McArthur JC, et al. Immune reconstitution inflammatory syndrome in the CNS of HIV-infected patients. *Neurology.* 2006;67:383–388.

71. Singh N, Lortholary O, Alexander BD, et al. An immune reconstitution syndrome-like illness associated with *Cryptococcus neoformans* infection in organ transplant recipients. *Clin Infect Dis.* 2005;40:1756–1761.

72. Powles T, Thirlwell C, Nelson M, et al. Immune reconstitution inflammatory syndrome mimicking relapse of AIDS related lymphoma in patients with HIV-1 infection. *Leuk Lymphoma.* 2003;44:1417–1419.

73. Fugate JE, Rabinstein AA. Posterior reversible encephalopathy syndrome: clinical and radiological manifestations, pathophysiology and outstanding questions. *Lancet Neurol.* 2015;14(9):914–925.

74. Allen JA, Aadlakha A, Bergethon PR. Reversible posterior leukoencephalopathy syndrome after bevacizumab/FOLFIRI regimen for metastatic colon cancer. *Arch Neurol.* 2006;63:1475–1478.

75. Soysal DD, Caliskan M, Aydin K, et al. Isolated cerebellar involvement in a case of posterior reversible leukoencephalopathy. *Clin Radiol.* 2006;61:983–986.

76. Kitaguchi H, Tomimoto H, Miki Y, et al. A brainstem variant of reversible posterior leukoencephalopathy syndrome. *Neuroradiology.* 2005;47:652–656.

77. Campbell JN, Morris PP. Cerebral vasculitis in graft-vs.-host disease: a case report. *Am J Neuroradiol.* 2005;26:654–656.

78. Padovan CS, Bise K, Hahn J, et al. Angiitis of the central nervous system after allogeneic bone marrow transplantation. *Stroke.* 1999;30:1651–1656.

79. Kamble RT, Chan CC, Sanchez S, et al. Central nervous system graft-versus-host disease: report of two cases and literature review. *Bone Marrow Transplant.* 2007;39:49–52.

80. Kew AK, Macaulay R, Burrell S, et al. Central nervous system graft-versus-host disease presenting with granulomatous encephalitis. *Bone Marrow Transplant.* 2007;40:183–184.

81. Chernik NL, Armstrong D, Posner JB. Central nervous system infections in patients with cancer: changing patterns. *Cancer.* 1977;40:268–274.

82. Wang KW, Chang WN, Hunag CR, et al. Post-neurosurgical nosocomial bacterial meningitis in adults: microbiology, clinical features, and outcomes. *J Clin Neurosci.* 2005;12:647–650.

83. Aapro MS, Cameron DA, Pettengell R, et al. EORTC guidelines for the use of granulocyte-colony stimulating factor to reduce the incidence of chemotherapy-induced febrile neutropenia in adult patients with lymphomas and solid tumours. *Eur J Cancer.* 2006;42:2433–2453.

84. Safdieh JE, Mead PA, Sepkowitz KA, et al. Bacterial and fungal meningitis in patients with cancer. *Neurology.* 2008;70:943–947.

85. Grossman SA, Desideri S, Ye X, et al. Iatrogenic immunosuppression in patients with newly diagnosed high-grade gliomas. *J Clin Oncol.* 2007;25(18 Suppl):2012.

86. Riel-Romero RM, Baumann RJ. Herpes simplex encephalitis and radiotherapy. *Pediatr Neurol.* 2003;29:69–71.

87. Chheda MG, Drappatz J, Greenberger NJ, et al. Hepatitis B reactivation during glioblastoma treatment with temozolomide: a cautionary note. *Neurology.* 2007;68:955–956.

88. Coursin D, Wood K. Corticosteroid supplementation for adrenal insufficiency. *JAMA.* 2002;287:236–240.

89. Annane D, Bellissant E, Bollaert PE, et al. Corticosteroids for severe sepsis and septic shock: a systematic review and meta-analysis. *BMJ.* 2004;329:480–488.

90. Minneci PC, Deans KJ, Banks SM, et al. Meta-analysis: the effect of steroids on survival and shock during sepsis depends on the dose. *Ann Intern Med.* 2004;141:47–56.

91. Dellinger RP, Levy MM, Carlet JM, et al. Surviving sepsis campaign: internal guidelines for the management of severe sepsis and septic shock: 2008. *Crit Care Med.* 2008;36(1):296–327.

92. Sprung CL, Annane D, Keh D, et al. Hydrocortisone therapy for patients with septic shock. *N Engl J Med.* 2008;358:111–124.

93. Turgeon AF, Hutton B, Fergusson DA, et al. Meta-analysis: intravenous immunoglobulin in critically ill adult patients with sepsis. *Ann Intern Med.* 2007;146:193–203.

94. Chabolla DR, Wszolek ZK. Pharmacologic management of seizures in organ transplant. *Neurology.* 2006;67(Suppl. 4):S34–S38.

95. Rolston KV, Yadegarynia D, Knotoyiannis DP, et al. The spectrum of Gram-positive bloodstream infections in patients with hematologic malignancies, and the in vitro activity of various quinolones against Gram-positive bacteria isolated from cancer patients. *Int J Infect Dis.* 2006;10(3):223–230.

96. Kratzer C, Rabitsch W, Hirschl AM, et al. In vitro activity of daptomycin and tigecycline against coagulase-negative staphylococcus blood isolates from bone marrow transplant recipients. *Eur J Haematol.* 2007;79(5):405–409.

97. Van de Beek D, de Gans J, McINtyre P, et al. Steroids in adults with acute bacterial meningitis: a systematic review. *Lancet Infect Dis.* 2004;4:139–143.

98. Van de Beek D, De Gans JK, McIntyre P, et al. Corticosteroids for acute bacterial meningitis. *Cochrane Database Syst Rev.* 2007;(1):CD004405.

99. Mongelluzzo J, Mohamad Z, Ten Have TR, et al. Corticosteroids and mortality in children with bacterial meningitis. *JAMA.* 2008;299(17):2048–2055.

100. Cohen LF, Dunbar SA. *Streptococcus bovis* infection of the central nervous system: report of two cases and review. *Clin Infect Dis.* 1997;25:819–823.

101. Bartt R. Listeria and atypical presentations of *Listeria* in the central nervous system. *Semin Neurol.* 2000;20:361–373.

102. Mileshkin L, Michael M. CNS listeriosis confused with leptomeningeal carcinomatosis in a patient with a malignant insulinoma. *Am J Clin Oncol.* 2002;25:576–579.

103. Cunha BA, Filozov A, Reme P. *Listeria monocytogenes* encephalitis mimicking West Nile encephalitis. *Heart Lung.* 2004;33:61–64.

104. Pomar V, Benito N, Lopez-Contreras J, et al. Characteristics and outcome of spontaneous bacterial meningitis in patients with cancer compared to patients without cancer. *Medicine.* 2017;96, e6899.

105. Costerus JM, Brouwer MC, Vanderende A, Van de Beek D. Community-acquired bacterial meningitis in adults with cancer or a history of cancer. *Neurology.* 2016;86:860–866.

106. Mace SE. Acute bacterial meningitis. *Emerg Med Clin N Am.* 2008;38:281–317.

107. Fowler Jr VG, Justice A, Moore C, et al. Risk factors for hematogenous complications of intravascular catheter-associated *Staphylococcus aureus* bacteremia. *Clin Infect Dis.* 2005;40:695–703.

108. Yusuf SW, Ali SS, Swafford J, et al. Culture-positive and culture-negative endocarditis in patients with cancer. *Medicine.* 2006;85(2):86–94.

109. Martin-Davila P, Fortun J, Navas E, et al. Nosocomial endocarditis in a tertiary hospital: an increasing trend in native valve cases. *Chest.* 2005;128:772–779.

110. Antoniadou A, Torres HA, Lewis RE, et al. Candidemia in a tertiary care cancer center: in vitro susceptibility and its association with outcome of initial antifungal therapy. *Medicine.* 2003;82:309–321.

111. Rajendram R, Alp NJ, Mitchell AR. Candida prosthetic valve endocarditis cured by caspofungin therapy without valve replacement. *Clin Infect Dis.* 2005;40:e72–e74.

112. Dutta T, Karas MG, Segal A, et al. Yield of transesophageal echocardiography for nonbacterial thrombotic endocarditis and other cardiac sources of embolism in cancer patients with cerebral ischemia. *Am J Cardiol.* 2006;97:894–898.

113. Lauten M, Attarbaschi A, Cario G, et al. Invasive mold disease of the central nervous system in children and adolescents with cancer or undergoing hematopoietic stem cell transplantation: analysis of 29 contemporary patients. *Pediatr Blood Cancer.* 2019;66, e27806.

114. Gavalda J, Len O, San Juan R, et al. Risk factors for invasive aspergillosis in solid–organ transplant recipients: a case-control study. *Clin Infect Dis.* 2005;41:52–59.

115. Guermazi A, Gluckman E, Tabti B, et al. Invasive central nervous system aspergillosis in bone marrow transplantation recipients: an overview. *Eur Radiol.* 2003;13:377–388.

116. Pfeiffer CD, Fine JP, Safdar N, et al. Diagnosis of invasive aspergillosis using a galactomannan assay: a meta-analysis. *Clin Infect Dis.* 2006;42:1417–1427.

117. Denning DW. Invasive aspergillosis. *Clin Infect Dis.* 1998;26:781–805.

118. Mathisen GE, Johnson JP. Brain abscess. *Clin Infect Dis.* 1997;25:763–781.

119. Singh N, Paterson D. Aspergillus infections in transplant recipients. *Clin Microbiol Rev.* 2005;18:44–69.

120. Karakousis PC, Magill SS, Gupta A. Paraplegia caused by invasive spinal aspergillosis. *Neurology.* 2007;68(2):158. https://doi.org/10.1212/01.wnl.0000238981.65444.f2.

121. Kami M, Ogawa S, Kanda Y, et al. Early diagnosis of central nervous system aspergillosis using polymerase chain reaction, latex agglutination test, and enzyme-linked immunosorbent assay. *Br J Haematol.* 1999;106:536–537.

122. Herbrecht R, Denning DW, Pattersron TG, et al. Voriconazole versus amphotericin B for primary therapy of invasive aspergillosis. *N Engl J Med.* 2002;347:408–415.

123. Kartsonis NA, Saah AJ, Joy Lipka C, et al. Salvage therapy with caspofungin for invasive aspergillosis: results from the caspofungin compassionate use study. *J Infect.* 2005;50:196–205.

124. Singh N, Limaye AP, Forrest G, et al. Combination of voriconazole and caspofungin as primary therapy for invasive aspergillosis in solid organ transplant recipients: a prospective, multicenter, observational study. *Transplantation.* 2006;81:3320–3326.

125. Munoz P, Singh N, Bouza E. Treatment of solid organ transplant patients with invasive fungal infections: should a combination of antifungal drugs be used? *Curr Opin Infect Dis.* 2006;19:365–370.

126. Vazquez JA, Sobel JD. Anidulafungin: a novel echinocandin. *Clin Infect Dis.* 2006;43:215–222.

127. Cornely OA, Maertens J, Winston DJ, et al. Posaconazole vs. fluconazole or itraconazole prophylaxis in patients with neutropenia. *N Engl J Med.* 2007;356:348–359.

128. Ullmann AJ, Lipton JH, Vesole DH, et al. Posaconazole or fluconazole for prophylaxis in severe graft-versus-host disease. *N Engl J Med.* 2007;356:335–347.

129. DePAuw BE, Donnelly JP. Prophylaxis and aspergillosis: has the principle been proven? *N Engl J Med.* 2007;356:409–411.

130. Walsh TJ, Teppler H, Donowitz GR, et al. Caspofungin versus liposomal amphotericin B for empirical antifungal therapy in patients with persistent fever and neutropenia. *N Engl J Med.* 2004;351:1391–1402.

131. Marth FM, Lowry CM, Cutler CS, et al. Voriconazole and sirolimus coadministration after allogeneic hematopoietic stem cell transplantation. *Biol Blood Marrow Transplant.* 2006;12:552–559.

132. Hajjeh RA, Sofair AN, Harrison LH, et al. Incidence of bloodstream infections due to *Candida* species and in vitro susceptibilities of isolates collected from 1998 to 2000 in a population-based active surveillance program. *J Clin Microbiol.* 2004;42:1519–1527.

133. Verduyn-Lunel FM, Voss A, Kuijper EJ. Detection of the *Candida* antigen mannan in cerebrospinal fluid specimens from patients suspected of having *Candida meningitis. J Clin Microbiol.* 2004;42:867–870.

134. Perfect JR, Marr KA, Walsh TJ, et al. Voriconazole treatment for less-common, emerging, or refractory fungal infections. *Clin Infect Dis.* 2003;36:1112–1131.

135. Mattiuzzi G, Giles FJ. Management of intracranial fungal infections in patients with haematological malignancies. *Br J Haematol.* 2005;131:287–300.

136. Kauffman CA. Zygomycosis: reemergence of an old pathogen. *Clin Infect Dis.* 2004;39:588–590.

137. Greenberg RN, Scott LH, Vaughn HH, et al. Zygomycosis (mucormycosis): emerging clinical importance and new treatments. *Curr Opin Infect Dis.* 2004;17:517–525.

138. Kauffman CA. Endemic mycoses in patients with hematologic malignancies. *Semin Respir Infect.* 2002;117:106–112.

139. Blair JE, Smilack JD, Caples SM. Coccidioidomycosis in patients with hematologic malignancies. *Arch Intern Med.* 2005;165:113–117.

140. Braddy CM, Heilman RL, Blair JE. Coccidioidomycosis after renal transplantation in an endemic area. *Am J Transplant.* 2006;6(2):340–345.

141. Husain S, Wagener MM, Singh N. *Cryptococcus neoformans* infection in organ transplant recipients: variables influencing clinical characteristics and outcome. *Emerg Infect Dis.* 2001;7:375–381.

142. Horn DL, Fishman JA, Steinbach WJ, et al. Presentation of the PATH alliance registry of prospective data collection and analysis of the epidemiology, therapy and outcomes of invasive fungal infections. *Diagn Microbiol Infect Dis.* 2007;59:407–414.

143. Schwartz S, Kontoyiannis DP, Harrison T, Ruhnke M. Advances in the diagnosis and treatment of fungal infections of the CNS. *Lancet Neurol.* 2018;17:362–372.

144. Rex JH, Larsen RA, Dismukes WE, et al. Catastrophic visual loss due to *Cryptococcus neoformans meningitis. Medicine (Baltimore).* 1993;72:207–224.

145. Wu G, Vilchez RA, Eidelman B, et al. Cryptococcal meningitis: an analysis among 5,521 consecutive organ transplant recipients. *Transpl Infect Dis.* 2002;4:183–188.

146. Rosenfeld MR, Pruitt AA. Neurologic complications of bone marrow, stem cell, and organ transplantation in patients with cancer. *Semin Oncol.* 2006;33:352–361.

147. Dworkin RH, Johnson RW, Breuer J, et al. Recommendations for the management of herpes zoster. *Clin Infect Dis.* 2007;44:S1–S26.

148. Dubinsky RM, Kabbani AH, El-Chami Z, et al. Practice parameter: treatment of post-herpetic neuralgia: an evidence-based report of the Quality Standards Subcommittee of the American Academy of Neurology. *Neurology.* 2004;63:959–965.

149. Quan D, Hammack BN, Kittelson J, et al. Improvement of post-herpetic neuralgia after treatment with intravenous acyclovir followed by oral valacyclovir. *Arch Neurol.* 2006;63:940–942.

150. Boeckh M, Kim HW, Flowers ME, et al. Long-term acyclovir for prevention of varicella zoster virus disease after allogeneic hematopoietic cell transplantation- a randomized double-blind placebo-controlled study. *Blood.* 2006;107:1800–1805.

151. Baldwin KJ, Cummings CL. Herpesvirus infections of the nervous system. *Continuum.* 2018;24(5):1349–1369.

152. Weaver S, Rosenblum MK, DeAngelis LM. Herpes varicella-zoster encephalitis in immunocompromised patients. *Neurology.* 1999;52:192–195.

153. Gilden DH, Lipton H, Wolf J, et al. Two patients with unusual forms of varicella-zoster virus vasculopathy. *N Engl J Med.* 2002;347:1500–1503.

154. Pawlitzki M, Teube J, Campe C, et al. VZV-associated acute retinal necrosis in a patient with MS treated with natalizumab. *Neurol Neuroimmunol Neuroinflamm.* 2018;5. https://doi.org/10.1212/NXI.0000000000000475, e475.

155. Orme HT, Smith AG, Nagel MA, et al. VZV spinal cord infarction identified by diffusion-weighted MRI (DWI). *Neurology.* 2007;69:398–400.

156. Nagel MA, Forghani B, Mahalingam R, et al. The value of detecting anti-VZV IGG antibody in CSF to diagnosis VZV vasculopathy. *Neurology.* 2007;68:1069–1073.

157. Nagel MA, Cohrs RJ, Mahalingam R, et al. The varicella zoster virus vasculopathies. Clinical, CSF, imaging and virologic features. *Neurology.* 2008;70:853–860.

158. Lau YL, Peiris M, Chan GC, et al. Primary human herpes virus-6 infection transmitted from donor to recipient through bone marrow infusion. *Bone Marrow Transplant.* 1998;21:1063–1066.

159. Ogata M, Kikuchi H, Satou T, et al. Human herpes virus-6 DNA in plasma after allogeneic stem cell transplantation: incidence and clinical significance. *J Infect Dis.* 2006;193:69–79.

160. Pot C, Burkhard PR, Villard J, et al. Humanherpesvirus-6 variant A encephalomyelitis. *Neurology.* 2008;70:974–975.

161. Deborska D, Durlik M, Sadowska A, et al. Human herpes virus-6 in renal transplant recipients: potential risk factors for the development of human herpes virus-6 seroconversion. *Transplant Proc.* 2003;35:2199–2201.

162. Hashimoto K, Yasukawa M, Tohyama M. Human herpes virus-6 and drug allergy. *Curr Opin Allergy Clin Immunol.* 2003;3:255–260.

163. Fujino Y, Nakajima M, Inoue H, et al. Human herpes virus-6 encephalitis associated with hypersensitivity syndrome. *Ann Neurol.* 2002;51:771–774.

164. Ljungman P, Singh N. Human herpesvirus-6 infection in solid organ and stem cell transplant recipients. *J Clin Virol.* 2006;37(Suppl. 1):S87–S91.

165. Zerr DM, Corey L, Kin HW, et al. Clinical outcomes of human herpes virus-6 reactivation after hematopoietic cell transplantation. *Clin Infect Dis.* 2005;40:932–940.

166. Bhanushali MJ, Kranick SM, Freeman AF, et al. Human herpes 6 virus encephalitis complicating allogeneic hematopoietic stem cell transplantation. *Neurology.* 2013;80(16):1494–1500.

167. Zerr DM. Human herpes virus-6 and central nervous system disease in hematopoietic cell transplantation. *J Clin Virol.*

2006;37(Suppl. 1):S52–S56.

168. Ward KN, Leong HM, Thiruchelvam AD, et al. Human herpes virus-6 DNA levels in cerebrospinal fluid due to primary infection differ from those due to chromosomal viral integration and have implications for diagnosis of encephalitis. *J Clin Microbiol.* 2007;45:1298–1304.

169. Kamble RT, Clark DA, Leong HN, et al. Transmission of integrated human herpesvirus-6 in allogeneic hematopoietic stem cell transplantation. *Bone Marrow Transplant.* 2007;40:563–566.

170. Fotheringham J, Akhyani N, Vortmeyer A, et al. Detection of active human herpesvirus-6 infection in the brain: correlation with polymerase chain reaction detection in cerebrospinal fluid. *J Infect Dis.* 2007;195:450–454.

171. Weil AA, Glaser CA, Amad Z, Forghani B. Patients with suspected herpes simplex encephalitis: rethinking an initial negative polymerase chain reaction result. *Clin Infect Dis.* 2002;34:1154–1157.

172. Astrom KE, Mancall EL, Richardson EP. Progressive multifocal leukoencephalopathy. *Brain.* 1958;81:93–127.

173. Koralnik IJ, Schellingerhout D, Frosch MP. Case records of the Massachusetts General Hospital. Weekly clinicopathological exercises Case 14-2004. *N Engl J Med.* 2004;350:1882–1893.

174. Boren EJ, Cheema GS, Naguwa SM, et al. The emergence of progressive multifocal leukoencephalpathy (PML) in rheumatic diseases. *J Autoimmun.* 2008;30:90–98.

175. Garcia-Suarez J, de Miguel D, Krasnik I, et al. Changes in the natural history of progressive multifocal leukoencephalopathy in HIV-negative lymphoproliferative disorders; impact of novel therapies. *Am J Hematol.* 2005;80:271–281.

176. Kharfan-Dabaja MA, Ayala E, Greene J, et al. Two case of progressive multifocal leukoencephalopathy after allogeneic hematopoietic cell transplantation and a review of the literature. *Bone Marrow Transplant.* 2007;39:101–107.

177. Huang D, Cossoy M, Li M, et al. Inflammatory progressive multifocal leukoencephalopathy in human immunodeficiency virus-negative patients. *Ann Neurol.* 2007;62:34–39.

178. Koralnik IJ, Wuthrich C, Dang X, et al. JC virus granule cell neuronopathy: a novel clinical syndrome distinct from progressive multifocal leukoencephalopathy. *Ann Neurol.* 2005;57:576–580.

179. Ueno H, Kikumto M, Takebayashi Y, et al. Pomalidomide-associated PML in multiple myeloma: cortical susceptibility weight imaging hypointense findings prior to clinical deterioration. *J Neurovirol.* 2020;26(3):452–455.

180. Bernal-Cano F, Joseph JT, Koralnik IJ. Spinal cord lesions of progressive multifocal leukoencephalopathy in an acquired immunodeficiency syndrome patients. *J Neurovirol.* 2007;13:474–476.

181. Koralnik IJ. Progressive multifocal leukoencephalopathy revisited: has the disease outgrown its name? *Ann Neurol.* 2006;60:162–173.

182. Nath A, Venkataramana A, Reich DS, et al. Progression of PML despite treatment with beta-interferon. *Neurology.* 2006;66(1):149–150.

183. Marra CM, Rajicic N, Barker DE, et al. A pilot study of cidofovir for progressive multifocal leukoencephalopathy in AIDS. *AIDS.* 2002;16:1791–1797.

184. Viallard JF, Lazaro E, Lafon ME, et al. Successful cidofovir therapy of PML preceding angioimmunoblastic T-cell lymphoma. *Leuk Lymphoma.* 2005;46:1659–1662.

185. Langer-Gould A, Atlas SW, Green AJ, et al. Progressive multifocal leukoencephalopathy in a patient treated with natalizumab. *N Engl J Med.* 2005;353:375–381.

186. Vulliemoz S, Lurati-Ruiz F, Borruat FX, et al. Favourable outcome of progressive multifocal leukoencephalopathy in two patients with dermatomyositis. *J Neurol Neurosurg Psychiatry.* 2006;77:1079–1082.

187. Cortese I, Muranski P, Enose-Akahata Y, et al. Pembrolizumab treatment for progressive multifocal leukoencephalopathy. *N Engl J Med.* 2019;380:1597–1605.

188. Calvo V, Fernandez-Cruz A, Nunez B. Cancer and the SARS-CoV-2 infection: a third level hospital experience. *Clin Epidemiol.* 2021;13:317–324.

189. Bange EM, Han NA, Wileyto P, et al. CD8 T cells compensate for impaired humoral immunity in COVID-19 patients with 2 hematologic cancer. *Nat Med.* 2021;27:1280–1289. epub May 20 34017137.

190. Grebenciucova E, Pruitt A. Infections in patients receiving multiple sclerosis disease-modifying therapies. *Curr Neurol Neurosci Rep.* 2017;17(11):88. https://doi.org/10.1007/s11910-017-0800-8.

191. Boyarski BM, Werbel WA, Avery RK, et al. Antibody response to 2-dose SARS-CoV-2 mRNA vaccine series in solid organ transplant recipients. *JAMA.* 2021;325:2204–2206 [epub 5 May 2021].

192. Bar-Or A, Calkwood JC, Chognot C, et al. Effect of ocrelizumab on vaccine responses I patients with multiple sclerosis: the VELOCE study. *Neurology.* 2020;95(14):1999–2008.

193. Hijiya N, Hudson NM, Lensing S, et al. Cumulative incidence of secondary neoplasms as a first event after childhood acute lymphoblastic leukemia. *JAMA.* 2007;296:1207–1215.

第 14 章

副肿瘤性神经疾病的诊断和治疗

Annick Desjardins

Neurosurgery, The Preston Robert Tisch Brain Tumor Center at Duke, Durham, NC, United States

1 引　言

副肿瘤性神经疾病(paraneoplastic neurological disorder, PND)是指一组由肿瘤引起的广泛异质性神经障碍综合征群,其发生机制不包括肿瘤转移和以下几种情况:①代谢和营养缺陷;②感染;③脑血管疾病;④凝血障碍;⑤化疗和放疗所致的神经毒性[1]。

尽管每种肿瘤的发病率各不相同,但总体来说,不到1%的癌症患者会出现PND症状。约3%的小细胞肺癌(small cell lung cancer, SCLC)患者发生PND,30%的胸腺瘤患者和5%~15%与恶性单克隆丙种球蛋白病相关的浆细胞病患者也会发生[2]。因此,即使是PND专科的神经病学专家每年也只能诊断少数患者[3]。

在2004年,一个对PND感兴趣的国际神经病学家小组召开会议,公布了提议的诊断标准(表14-1)[3]。该诊断标准允许神经病学家诊断PND的同时,还提供了一种通用语言,允许临床试验的数据汇集,并快速识别新的诊断和与肿瘤的关联[3]。确定神经综合征为副肿瘤性的证据分为两个层次—"确定的"和"可能的",这些证据是根据有无癌症、"典型"综合征的定义和"特征性"肿瘤神经抗体建立起的一系列标准而提出的[3]。自那时起,肿瘤神经抗体和综合征的列表一直在稳步增加,标准也需要持续更新[4]。

表14-1　2004年国际专家组关于副肿瘤性神经疾病(PND)的诊断标准

确诊PND的诊断标准
1. 具有典型综合征表现,在神经系统疾病诊断后5年内发生癌症
2. 不典型综合征表现,除免疫治疗外抗肿瘤治疗后缓解或明显改善,前提是该综合征不易自发缓解
3. 不典型综合征表现,伴有神经肿瘤特征性或非特征性抗体的,并在神经系统疾病诊断后5年内发生癌症
4. 典型或不典型的神经系统综合征表现,具有特征性神经肿瘤抗体(抗-Hu、抗-Yo、抗-CV2、抗-Ri、抗-Ma2、抗双载蛋白),无癌症发生

可疑PND的诊断标准
1. 典型综合征表现,无神经肿瘤抗体,没有癌症但潜在的肿瘤风险很高
2. 典型或非典型的神经系统综合征表现,具有部分特征性神经肿瘤抗体,没有癌症
3. 非典型综合征表现,无神经肿瘤抗体,诊断后2年内出现癌症

快速识别PND至关重要,因为早期诊断和及时积极治疗恶性肿瘤并结合免疫治疗可以稳定或改善神经损伤[5-7]。已知原发恶性肿瘤患者在复发时可能出现PND症状,在这些患者中,PND的诊断属于排除诊断,因为癌症本身或其治疗所致的神经系统并发症更加常见。在某些情况下,检测患者血清或脑脊液(cerebrospinal fluid, CSF)中的抗神经抗体可能会有所帮助。然而,超过40%的患者不存在任何抗体,同时一些没有PND的癌症患者也能检测到抗体[3]。

近年来,许多免疫检查点抑制剂被批准用于治疗不同的肿瘤,这是癌症治疗的一个重要进展。由于PND是自身免疫反应所致,已观察到PND的发病率/频率有所增加;免疫检查点抑制剂的使用靶向针对肿瘤的T细胞反应,反过来它也会作用于神经系统[8-10]。

2 发病机制

60多年前,人们首次提出PND可能由自身免疫起源[11,12],即特异性抗体识别肿瘤和神经系统中表达的抗原[1,5,6,13,14]。业已证明,两种模式的免疫反应可能与PND有关[15]:①抗体介导的免疫反应,针对神经元受体或其他细胞膜抗原[4,16-18];②针对细胞内神经元蛋白的免疫反应[4,15]。肿瘤细胞死亡后释放的肿瘤抗原通过抗原呈递细胞呈现给T细胞,这反过来导致一种非同质性抗原特异性抗体或细胞介导的自身免疫反应[4,6]。当免疫反应直接针对神经元受体或其他细胞膜抗原时,可以观察到神经元功能障碍,此时肿瘤的诊断或有或无。幸运的是,这种类型的免疫反应通常对治疗反应良好[15]。相反,当免疫反应针对细胞内的神经元蛋白时,几乎总是伴随肿瘤的出现。神经元死亡是免疫反应的结果,这是一种T淋巴细胞介导的细胞毒性过程[5,16,18],这导致了不可逆的神经损害[15]。快速识别PND并迅速启动经验性治疗可以尽可能地限制永久性神经损伤的程度甚至死亡[15]。

PND源自自身免疫支持一种假设,即PND患者的肿瘤能够规避免疫耐受和触发强大的B细胞和T细胞反应[15],这解释了为什么在恶性肿瘤诊断之前,有近三分之二的患者出现继发于PND的神经功能障碍症状[6,14],或者为什么PND获得诊断时,它的疾病的范围和程度就已限定[4,19]。此外已经证实,具有肿瘤神经自身抗体的癌症患者比没有抗体的肿瘤患者预后更好[4,20]。

已有研究表明,针对肿瘤的免疫刺激类型可以决定神经

疾病和肿瘤的进程。例如,SCLC 伴有 CV2-Ab 患者的中位生存时间比相同癌症、相似神经症状并伴有 Hu-Ab 患者的中位生存时间长 2.5 倍[21]。

3　临床诊断

PND 的详细描述会在后面的章节中提到,但一些概述内容适用于大多数 PND。首先,诊断困难,主要原因有两个:①通常在诊断原发恶性肿瘤的过程之前出现神经症状;②症状通常在几天或几周内迅速发展,然后趋于稳定[3]。症状快速进展表明当大多数 PND 被识别时,对神经系统的损害已经不可逆转,这使得 PND 难以治疗。最终可导致严重残疾,患者很快就会行走困难或卧床不起。多数作者认同治疗原发恶性肿瘤是稳定神经系统疾病的必要条件,极少数情况下得到控制。确实存在例外,偶尔也有神经系统疾病自发缓解的报道[22,23]。

3.1　临床症状

由于损伤模式不同,癫痫经过治疗可快速改善,而认知障碍、轻瘫和感觉障碍则恢复时间更久[4,19,24]。

3.2　脑脊液

CSF 检查对于排除类似 PND 的疾病非常重要,主要是感染性或肿瘤性脑膜炎等疾病[7]。与 PND 一致的 CSF 变化包括轻度淋巴细胞增多、蛋白质升高和免疫球蛋白(IgG)指数升高,有时伴有寡克隆带或副肿瘤抗体[25]。然而,在任何炎症或免疫介导的中枢神经系统疾病中都会遇到类似的 CSF 异常情况,同时一些 PND 患者的 CSF 检查可能是正常的[26]。

3.3　影像学评估

影像学评估对于排除转移性病变或其他癌症并发症十分必要[27,28]。磁共振成像(magnetic resonance imaging,MRI)是首选。通常情况下,由于血脑屏障的存在,受影响的大脑区域不会出现对比增强。T2 加权像和液体衰减反转恢复(fluid-attenuated inversion recovery,FLAIR)序列会首先显示出异常。一项研究报道,有 71% 的副肿瘤性边缘叶脑炎和 SCLC 患者的大脑 T2 加权像异常[29]。另一组 24 例副肿瘤性边缘叶脑炎患者证明,所有患者均有涉及一侧或两侧颞叶的 FLAIR 异常[30]。在一个 29 例抗-Ma2 相关脑炎患者系列中,71% 的患者出现脑部 MRI 异常;其中一些患者的异常表现为结节性增强病变,提示肿瘤转移[31]。所有接受重复脑部 MRI 检查的患者在随后的检查中都出现了新的异常,包括初始 MRI 正常的患者。

越来越多的证据表明,脑氟代脱氧葡萄糖-正电子发射断层扫描(fluorodeoxyglucose-positron emission tomography,FDG-PET)对 PND 具有诊断效用[32]。在 PND 的早期阶段,FDG-PET 可能在 MRI 识别的异常脑区显示高代谢,甚至在一些 MRI 正常的患者中也是如此[27]。

3.4　组织取样

诊断 PND 很少需要脑活检。如果怀疑有肿瘤,或临床、CSF 和 MRI 发现异常,可以考虑对 MRI 或 FDG-PET 识别的异常区域进行活检。支持 PND 的异常表现包括单核细胞浸润、神经咽结节、神经元变性、小胶质细胞增殖和胶质增生,但这些异常不具有特异性[33]。

4　抗神经抗体

怀疑 PND 的患者应进行血清和 CSF 中的抗神经抗体检查。由于 PND 的临床表现差异很大,且新的肿瘤神经抗体正被逐渐认识,为保证治疗快速有效,应使用商用抗体检测板,而不是进行单抗体检测[15,34]。这些抗体倾向与限定的组织学类型的肿瘤相关(表 14-2)。因此,除了支持 PND 的诊断外,抗神经抗体的存在有助于缩小对原发性恶性肿瘤的搜索范围。

表 14-2　与副肿瘤疾病和恶性肿瘤相关的最常见的自身抗体

抗体	最常见的副肿瘤疾病	最常见的相关恶性肿瘤
针对细胞内神经元蛋白的自身抗体		
抗-Hu(ANNA1)	边缘叶脑炎,副肿瘤小脑变性,脑脊髓炎,感觉神经病变,胃轻瘫	SCLC*,NSCLC*,胸壁肿瘤,神经内分泌肿瘤,视网膜母细胞瘤(婴儿)
抗-CV2/CRMP5	边缘叶脑炎,脑脊髓炎,副肿瘤小脑变性,混合性轴突脱髓鞘性感觉运动神经变,感觉神经病变,视神经炎,慢性胃肠道假性梗阻,舞蹈病	SCLC,NSCLC,乳癌,胸腺瘤
抗双载蛋白抗体	边缘叶脑炎,副肿瘤小脑退行性变,脑脊髓炎,僵人综合征,感觉或感觉运动神经病变	乳癌,SCLC
抗-Yo(PCA1)	副肿瘤小脑退化,脑干脑炎,脊髓炎	妇科肿瘤,乳癌
抗-GAD65	僵人综合征,副肿瘤小脑变性,癫痫,边缘叶脑炎	胸腺瘤,乳癌
抗-Ri(ANNA-2)	肌阵挛运动失调症,脑干脑炎	神经母细胞瘤,乳癌,SCLC
抗-Zic4	脑脊髓炎,副肿瘤小脑变性	SCLC,卵巢腺癌
抗-Ma 和或抗-Ma2(Ta)	边缘脑炎,上脑干脑炎,肌阵挛运动失调症,副肿瘤小脑变性	睾丸肿瘤,NSCLC

续表

抗体	最常见的副肿瘤疾病	最常见的相关恶性肿瘤
抗-MaP1B(PCA2)	边缘叶脑炎,副肿瘤小脑变性,脑脊髓炎,多根神经病变	SCLC,NSCLC
抗-ANNA3	脑脊髓炎,边缘叶脑炎,副肿瘤小脑变性,脑干脑炎,神经病变	SCLC,NSCLC,支气管癌
抗-SOX1(AGNA)	Lambert-Eaton 肌无力综合征,副肿瘤小脑变性,边缘叶脑炎,感觉神经病变	SCLC,NSCLC
抗-NIF	副肿瘤小脑变性,脑炎,脊髓炎	神经内分泌肿瘤,SCLC,肝细胞癌,恶性上皮肿瘤,Merkel 细胞癌
抗-ITPR1	感觉运动和自主神经病变,副肿瘤小脑变性	乳腺、子宫内膜、肺恶性肿瘤
抗-GFAP	脑膜脑炎,脊髓炎,癫痫,运动障碍,副肿瘤小脑变性	胃肠、妇科、胸腺肿瘤
针对神经元受体或其他细胞膜抗原的自身抗体		
抗-P/Q-type VGCC	Lambert-Eaton 肌无力综合征,副肿瘤小脑变性	SCLC
抗-VGKC	边缘叶脑炎	SCLC,胸腺瘤
抗-AChR	重症肌无力	胸腺瘤
抗-gAChR	自身免疫性自主神经节病	胸腺瘤,SCLC,腺癌
抗-DNER(PCA-Tr)	副肿瘤性小脑变性	霍奇金淋巴瘤
抗-mGlurR1	副肿瘤性小脑变性	霍奇金淋巴瘤
抗-mGlur2	副肿瘤性小脑变性	SCLC,横纹肌肉瘤
抗-mGlurR5	边缘叶脑炎(Ophelia's 综合征),边缘外脑炎	霍奇金淋巴瘤,SCLC
抗-NMDAR	脑炎(最初精神症状)	卵巢畸胎瘤
抗-Lgi1	边缘脑炎,面部肌张力异常发作,睡眠障碍	胸腺瘤,SCLC,乳癌
抗-Caspr2	神经肌强直,莫文综合征,边缘脑炎,副肿瘤小脑退化,自身免疫性癫痫	胸腺瘤,SCLC,黑色素瘤
抗-AMPAR	边缘叶脑炎	胸腺瘤,SCLC,乳癌
抗-GABA$_A$R	脑炎	霍奇金淋巴瘤
抗-GABA$_B$R	边缘叶脑炎,孤立性癫痫持续状态,副肿瘤小脑变性,眼阵挛-肌阵挛	SCLC,胸腺瘤
抗-DPPX	中枢神经系统过度兴奋,脑炎,胃肠功能障碍	淋巴瘤
抗-aquaporin-4	视神经脊髓炎谱系障碍(视神经炎,长节段性横贯性脊髓炎,极后区综合征)	胸腺、乳腺、肺部肿瘤
抗-GluD2	眼阵挛-肌阵挛共济失调综合征	神经母细胞瘤
抗-GlyR	脑脊髓炎(伴有强直和肌阵挛),僵直人综合征	胸腺瘤

　　一些抗体,如 P/Q 型电压门控钙通道(voltage-gated calcium channel,VGCC)、电压门控钾通道(voltage-gated potassium channel,VGKC)和烟碱或神经节乙酰胆碱受体(acetylcholine receptor,AchR)抗体,与特定疾病相关,但不能区分副肿瘤和非副肿瘤病例[35-37]。在一些疾病中,如 Lambert-Eaton 肌无力综合征(Lambert-Eaton myasthenia syndrome,LEMS)和重症肌无力(myasthenia gravis,MG),虽然可以依据临床和电生理检测进行诊断,但仅在几种情况下对特定抗体的分析很有用处。例如,通过抗体分析提高了对多个综合征重叠的识别,如 LEMS 和副肿瘤性小脑变性(paraneoplastic cerebellar degeneration,PCD)[38]。对于其他综合征,如自主神经障碍,

检测神经元乙酰胆碱抗体受体可以识别出受益于免疫抑制治疗的患者亚群[37]。相似的神经系统疾病可能与不同的免疫反应有关,这表明临床免疫异质性(见表 14-2)。例如,谷氨酸脱羧酶(glutamic acid decarboxylase,GAD)、双载蛋白或桥尾蛋白(gephyrin)的抗体都被报道与僵人综合征有关,但大多数具有 GAD 抗体的患者没有肿瘤[39-41]。此外,在同一患者中可能会同时出现几种抗神经抗体,尤其是在潜在肿瘤为 SCLC 的情况下。在 27% 的小细胞肺癌和副肿瘤性脑脊髓炎(paraneoplastic encephalomyelity,PEM)患者中可同时检测到 Hu、CRMP5 和 Zic4 抗体[42]。

　　没有 PND 的癌症患者可能有抗神经抗体[43],但抗体滴

度通常低于 PND 患者。据报道,在无 PND 的 SCLC 患者中,分别有 19%、9% 和 16% 出现 Hu、CRMP5 和 Zic4 抗体[42]。其实际含义是,在具有未知原因的神经症状的患者中检测到这些抗体中的任何一种,都提示存在 PND,并可预测潜在的癌症,通常是 SCLC。

副肿瘤抗体根据其临床相关性分为两类:表征良好的副肿瘤抗体和部分表征性抗体[3]。不同实验室已鉴定出表征良好的副肿瘤抗体,抗-Hu、抗-Yo、抗-Ma2、抗-Ri、抗-CV2/CRMP5 和双载蛋白抗体,并在大量 PND 患者系列中进行了报道。如果这些抗体中有任何一种被鉴定出来,即使在最初检查时没有发现肿瘤,也强烈支持 PND 的诊断。一些抗体对综合征更具特异性,例如,抗-Yo 抗体对于小脑变性,抗-Ma2 抗体对于边缘叶或上脑干功能障碍。然而,抗-Hu 或抗-CV2/CRMP5 抗体与更广泛的症状相关。第二类是部分表征性抗体,其临床经验有限或目标抗原未知,通常是由临床实验室检查数千名可疑 PND 患者的血清结果确定的[44-48]。

5　治　疗

如前所述,PND 治疗的目标是防止永久性神经功能缺失或死亡。由于 PND 进展迅速,抗体检测需要时间才能完成,所以推荐初始经验性治疗[15]。

5.1　细胞膜抗原介导的抗体

当怀疑继发于针对神经元受体或其他细胞膜抗原的抗体介导免疫反应的 PND 时,一线治疗应包括静脉注射甲泼尼龙,1 000mg/d,持续 3~5 天[15,49]。其次是血浆置换和/或静脉注射免疫球蛋白(intravenous immunoglobulin, IVIg)。血浆置换每隔一天交换 5~7 次[50],而 IVIG 使用剂量在 3~5 天内通常为 2g/kg[51]。作为提醒,血浆置换应在 IVIG 前进行,因为血浆置换过程会清除先前应用的 IgG。

如果患者对治疗没有反应,其他治疗方案包括利妥昔单抗(1 000mg,静脉注射,两次间隔 14 天,然后每 6 个月一次)[4,52]和环磷酰胺(500~1 000mg/m^2,每月一次)[53]。最后,潜在恶性肿瘤的鉴别和治疗是长期控制的最佳选择。

5.2　针对细胞内神经元蛋白的自身抗体(细胞毒性 T 细胞介导过程)

在 PND 中,由于存在针对细胞内抗原的肿瘤神经抗体或根据病理证实,怀疑病因最有可能是细胞毒性 T 细胞介导的过程,治疗更加困难。糖皮质激素、血浆置换、IVIG、利妥昔单抗和环磷酰胺通常疗效有限[54]。因此,针对淋巴细胞系(B 细胞和 T 细胞)的治疗作为首选途径是符合逻辑的,包括环磷酰胺、霉酚酸酯和硫唑嘌呤[4]。当 PND 表现更迅速和严重时,应考虑静脉注射或口服环磷酰胺。

5.3　其他可能的选择

治疗 PND 的其他可能选择如他克莫司、西罗莫司和人绒毛膜促性腺激素(human chorionic gonadotropin, hCG)[4]。

5.4　其他注意事项

大多数 PND 患者将长期服用糖皮质激素,开始时应补充钙和维生素 D。同时监测骨密度,并根据需要使用双膦酸盐。其他重要措施如预防胃溃疡性疾病[55]和吉罗维肺孢子虫肺炎(pneumocystis jiroveci pneumonia)。

有假设认为,与 PND 相关的免疫反应也会限制或推延相关恶性肿瘤的进展,因此应记住,针对 PND 的免疫抑制治疗可能会导致肿瘤生长。此外,药物间的相互作用或具有类似副作用谱的联合用药可能会加剧肿瘤化疗的副作用[4,56]。

6　潜在恶性肿瘤

发现与特定神经综合征相关的隐匿性肿瘤仍然是诊断 PND 的金标准。然而,由于其位置或体积较小,最初诊断恶性肿瘤可能很困难[57]。除了临床病史、癌症危险因素的评估以及血清癌症标志物,如癌胚抗原、Ca125、CA-15.3 或前列腺特异性抗原,大多数患者需要胸部、腹部和盆腔的计算机断层扫描(computed tomography, CT)作为癌症初始评估或复发的一部分。其他检查因患者的性别和综合征类型或抗神经抗体的不同而异,包括盆腔、睾丸或阴道超声和乳房 X 线检查等。全身 FDG-PET 有助于识别其他检测中未能发现的肿瘤[32,58-60]。尽管 FDG-PET 扫描很敏感,但在某些情况下,抗神经元抗体可以发现 FDG-PET 漏诊的肿瘤[61]。如果已发现的肿瘤与通常特定综合征或抗神经元抗体相关的癌症不同,或者肿瘤不表达神经元抗原,则应怀疑是否存在第二种癌症[20,62]。

对于典型或非典型的 PND,抗神经元抗体阳性且未发现肿瘤的患者,需要进行密切的癌症监测。通常的做法是每 6 个月重复评估一次(如全身 CT 或 FDG-PET)。癌症通常在 PND 的前 4 年内显现,90% 的病例在出现神经症状后的第一年显现。在一些罕见的情况下,预期的肿瘤类型在 10 年后才被证实[63]。如果初步检查未发现恶性肿瘤,并且鉴于抗体怀疑是妇科肿瘤,则应考虑手术探查和切除盆腔器官[64]。病因不明的神经病变患者应做血清和尿液的单克隆丙种球蛋白检测。如果检测阳性,应进行骨和骨髓活检[2]。LEMS 的诊断则例外,如果 2 年后未发现潜在恶性肿瘤,则可以停止额外的检查[4,56,65]。

7　副肿瘤性疾病与免疫检查点抑制剂

免疫检查点抑制剂在癌症治疗中的应用是新的方法,它们有诱发自身免疫性疾病患者疾病暴发的倾向。已有病例报道,约 29%~55% 的患者出现潜在的自身免疫性疾病的暴发[9,66-69]。同样,已经诊断为 PND 的患者在使用免疫检查点抑制剂后病情恶化[69,70],并导致一半患者死亡[9,71-76]。考虑到这种风险,对于 PND 合并频率较高的肿瘤(例如 SCLC 和胸腺瘤)患者,在使用免疫检查点抑制剂之前,可以考虑进行副肿瘤抗体筛查[71,75]。鉴于免疫检查点抑制剂的广泛使用,人们对 PND 发病率的增加可能会有预期,尤其是在 SCLC、妇科癌症和胸腺瘤患者中[9]。在一例使用免疫检查点抑制剂治疗后发生致命性自身免疫性脑炎的病例报告中,尸检证实大脑被 CD4 和 CD8 T 细胞浸润,但 CD20 浸润很少[77]。

8　副肿瘤性神经疾病

8.1　副肿瘤性小脑变性

副肿瘤性小脑变性（paraneoplastic cerebellar degeneration，PCD）是最常见和最具特征的 PND 之一，占所有抗体相关 PND 的 37%[33,78]。全小脑功能障碍通常急性表现为恶心、呕吐、头晕和轻度步态共济失调。随后在几周或几个月内迅速发展为四肢和躯干共济失调、构音障碍、吞咽困难、强直性眼球震颤和复视（检查通常无法确定任何客观存在的眼球运动异常）。在大多数情况下，这个过程经过几个月的进展后会趋于稳定。然而到那时，大多数患者都会极度虚弱。疾病进展通常是对称的，尽管一侧可能比另一侧受影响更大。如果进行细致的神经系统检查，约一半的患者将出现其他轻微的神经异常，包括感音性神经性听力损失、锥体和/或锥体外系症状以及精神状态异常[64,78,79]。副肿瘤神经综合征欧洲网络（paraneoplastic neurological syndrome euronnetwork，PNSE）确定，要将副肿瘤性小脑综合征标记为经典，全小脑综合征，在缺乏超出年龄所致的小脑萎缩范围的影像证据的情况下，需要在不到 12 周的时间内发生[3]。

这种疾病可以与任何类型的恶性肿瘤或抗体相关，但更常见的恶性肿瘤是肺癌（超过一半的病例，其中大多数是 SCLC）[38]、乳腺癌、卵巢癌或子宫癌[80]、霍奇金淋巴瘤[81]。在大多数情况下（60% ~ 70%），小脑综合征在任何原发癌被确定之前就已经发生了[78,82,83]。

单纯或显著的小脑功能障碍更可能与抗-Yo/PCA-1（乳腺或妇科恶性肿瘤）[84,85]、抗-PCA-2（肺癌）[48,86,87]、抗-Hu（ANNA-1）、抗-Ri（乳腺或肺癌）和抗-Tr[88]（霍奇金病）有关[15,64,80,82,89-91]。少数情况与 mGluR1（霍奇金病）和 mGluR2 有关[47]。抗-Tr 与霍奇金病相关，可在小脑分子层产生一种特征性的点状图案，这继发于他对浦肯野细胞的细胞质发生的反应[88]。由于小脑是大多数副肿瘤免疫损伤的共同靶点，其他抗体也与小脑变性有关，但他们通常是更广泛的神经病学过程的一部分[38,92-94]。

PCD 的特异性病理变化是浦肯野细胞变性和丢失，并不同程度地累及其他小脑神经元。有时，在小脑深部核团可以发现炎性浸润。

Anderson 等对少数患者进行了 FDG-PET 检查，并观察到神经轴所有区域（大脑皮质、小脑和脑干）的低代谢[95]。在大多数情况下，症状出现时 MRI 正常，数月至数年后出现弥漫性小脑萎缩[38]。大脑和小脑白质的 T2 加权像的异常也偶有描述，以及小脑叶的短暂对比增强，这提示软脑膜疾病。早期，CSF 表现为轻度淋巴细胞增多、轻微蛋白升高和 IgG 浓度升高，也可能存在寡克隆带。CSF 细胞增多通常随时间推移而消失。

在浦肯野细胞被破坏之前及时诊断和治疗，有时可以稳定疾病并保护残余的神经系统。一旦功能障碍达到高峰，即使对潜在的恶性肿瘤进行了治疗，大多数患者仍将保持在这种状态。有患者受益于潜在肿瘤的治疗、血浆置换、IVIg、环磷酰胺、糖皮质激素或利妥昔单抗的免疫抑制的病例报道，

但这是例外而非常规[96-99]。在抗-Yo 阳性 PCD 中，乳腺癌患者比妇科癌症患者表现更好[83]。然而，一般来说，出现与抗-Yo 或抗-Hu 相关的副肿瘤性疾病的患者对任何治疗都特别耐药。抗-Tr 或抗-mGlurR1 阳性的霍奇金病患者预后更好。随着肿瘤的成功治疗和/或免疫抑制的使用，这些症状可以被逆转，抗体可以消失[47,82]。氯硝西泮 0.5 ~ 1.5mg/d 可改善共济失调症状。丁螺环酮（Buspirone）也可适度缓解症状[100]。

8.2　副肿瘤性脑脊髓炎和局灶性脑炎

副肿瘤性脑脊髓炎（paraneoplastic encephalomyelitis，PEM）描述了出现神经系统多灶性受累症状的肿瘤患者，包括颞叶和边缘系统（边缘叶脑炎）、脑干（脑干脑炎）、小脑（亚急性小脑变性）、脊髓（脊髓炎）、背根神经节（亚急性感觉神经元病）和自主神经系统（自主神经病）[33,101]。炎症表现可以通过多种检测手段来证实：CSF 检查、活检或 MRI 上钆阳性病变。当患者主要累及一个区域，且仅轻微累及其他区域时，称其为孤立性临床综合征。在病理评估中，即使在局灶性脑炎症状的患者中，也证明了多灶性过程[23,101,102]。

8.3　副肿瘤性边缘叶脑炎

副肿瘤性边缘叶脑炎（paraneoplastic limbic encephalopathy，PLE）通常表现为困惑、易怒、睡眠障碍、抑郁、躁动、焦虑、幻觉、短期记忆障碍、痴呆和部分复杂癫痫，在数天到 12 周内亚急性进展[3,23]。有时，下丘脑功能障碍与嗜睡、高热和内分泌异常有关。有 3 组 PLE 患者被报道[23]。在第一组中，患者通常年龄较大，中位年龄 62 岁，经常吸烟，多为女性，并伴有抗-Hu 抗体和肺癌（常为 SCLC）[23,29]。在这些患者中，神经系统的其他区域也被累及，这使其成为 PEM 的一种类型。第二组为年轻男性，中位年龄 34 岁，患有抗-Ma2 抗体的睾丸癌[103-105]。通常，症状仅限于边缘系统、下丘脑和脑干。第三组约占 PLE 患者的 40%，中位年龄在 57 岁左右，50% ~ 60% 的肺癌患者（40% ~ 55% 为 SCLC），20% 的睾丸生殖细胞瘤患者[23,29,30]，且未发现抗神经抗体[23,30]。大多数患者表现为单纯的边缘叶脑炎[23,29]。其中还包括乳腺癌（抗-AMPAR）、胸腺瘤（抗-AMPAR）[106]、霍奇金病（抗-mGluR5）[90]和未成熟畸胎瘤[23,30]。抗-GABA$_B$R 在 SCLC 中也被提到[107]。

在边缘叶脑炎中，由于缺乏特定的临床标志物和症状，以及癌症诊断之前的神经综合征，使得对该疾病的识别困难[23]。在 MRI 中，65% ~ 80% 的患者出现一个或两个内侧颞叶、下丘脑和脑干的 T2 加权和 FLAIR 图像信号增强[23,30]；更为罕见的是，这些区域可观察到对比增强[108]。可能需要使用 FDG-PET 重复成像和共配准来提高灵敏度[109]。许多复杂的患者或意识水平低下的患者实际上是处于非惊厥性癫痫持续状态[110]。脑电图研究通常显示单侧或双侧颞叶癫痫放电或缓慢的背景活动。在 80% 的患者中，CSF 检查显示一过性轻度淋巴细胞增多，蛋白、IgG 或寡克隆条带升高[23,30]。副肿瘤抗体的检测有助于 PLE 的诊断。在缺乏副肿瘤抗体的情况下，有必要寻找肺癌、乳腺癌或睾丸癌。大约 60% 的 PLE 患者具有副肿瘤抗体。SCLC 通常与

抗-Hu 或抗-CV2/CRMP5 抗体有关。抗-CV2/CRMP5 也可能与胸腺瘤有关[111]。抗-Ma2(或抗-Ta)抗体提示年轻男性患有睾丸癌,老年男性或女性患有 SCLC[29,30,103],抗双载蛋白抗体(antiamphiphysin)也可能与此相关[23,103,111]。抗-Ma1 抗体通常与睾丸以外的肿瘤有关;常伴有小脑功能障碍。在副肿瘤性和非副肿瘤性边缘叶脑炎中可以观察到抗-VGKC 抗体;通常是胸腺瘤或 SCLC 所致[36,112]。在病理检查中,对于已知的 PLE 患者,在边缘叶和岛叶皮质常可观察到一些变化。但是其他深部灰质和白质区域也可能同时受累。也可观察到由反应性胶质增生、血管周围淋巴细胞浸润和小胶质细胞增生所致的神经元丢失。已经提到过,在及时肿瘤治疗、糖皮质激素和 IVIg 治疗后会有病情自发缓解[29,113]或改善[23,29,31]。然而尚未证实这些治疗始终有益[114,115]。Gultekin 等观察到,无论采用何种治疗,38% 的抗-Hu 抗体患者、30% 的抗-Ma2 抗体患者和 64% 的无抗体患者的神经功能可部分恢复[23]。

在大约 15% 的患者中,以小脑功能障碍的症状为主,主要是步态共济失调。然而,大多数患者会进展为全小脑综合征。

8.4 脑干脑炎

约 1/3 的副肿瘤性脑脊髓炎(PEM)患者出现脑干脑炎相关症状。脑干受累水平不同表现出不同症状,包括眼球震颤、复视、眩晕、通气功能障碍、构音障碍、吞咽困难、凝视障碍(核团、核间、核上)、亚急性听力减退、面部无力、面部麻木。此外,运动障碍可表现为舞蹈病、肌张力障碍、运动迟缓、肌阵挛和典型的帕金森综合征。单纯的副肿瘤脑干综合征不常见[116]。检查发现,病理变化通常集中在下位脑干,包括延髓和下橄榄核[101]。抗-Ma2 抗体相关脑炎患者往往发展为伴有睾丸肿瘤的边缘叶和脑干脑炎,但是如果具有抗-Ma2 抗体和针对 Ma 蛋白其他成员的抗体,这些患者会出现额外的小脑症状,以及除睾丸以外的其他部位肿瘤[31]。此外还应考虑 SCLC 相关的抗-Hu 抗体[15]。

8.5 脊髓炎

约 20% 的 PEM 患者出现脊髓炎,表现为进行性虚弱,同时出现下运动神经元体征:痉挛、感觉丧失、自主神经功能障碍(如失禁和直立性低血压)。主要涉及脊髓后柱(角)功能及颈髓节段。可能出现呼吸衰竭,甚至死亡。患者接受治疗以前,需要影像学检查来除外有占位效应的或脊髓内部肿物、炎性或传染性脊髓病和放射性损伤。有时,可以发现脊髓肿胀或者高信号,以及对比增强,但大多数情况下脊髓看起来是正常的。CSF 分析通常可看到炎性改变。病理结果显示累及前后角的神经元细胞脱失,并伴强烈炎症反应。也可能发生继发性神经根变性和神经源性肌肉萎缩。白质束也可能退化。但尚未有证据表明任何有效的治疗措施。

由于背根神经节、交感或副交感周围神经和神经节受累,约 25% 的患者出现自主神经系统功能障碍。可以观察到直立性低血压、胃轻瘫、肠功能障碍、心律失常、多汗、瞳孔异常、光刺激、出汗异常、神经源性膀胱和阳痿。已知患有恶性肿瘤及特发性全自主神经障碍的患者可表达出针对神经节

乙酰胆碱受体的抗体[37]。呼吸和自主神经功能衰竭可导致死亡[101]。SCLC 是最常见的癌症,这些患者通常携带抗-Hu 或抗-CVZ/CRMP5 抗体,或两者兼有[62,111,117]。胸腺瘤和其他癌症与抗-CV2/CRMP5 抗体相关。含有抗-Ri 抗体的乳腺肿瘤也应认真对待[118]。Ma 蛋白抗体也可能存在于患有类似神经疾病和其他癌症的老年患者中。

PEM 与几种自身抗体有关。主要抗体是抗-Hu[20,62,101,119]。其他包括抗-Ta[105]、抗-Ma[120]、抗-CV2/CRMP5[93,111]、抗-Zic 抗体,以及不常见的抗双载蛋白抗体[42,111,121,122]、ANNA-3[45]和浦肯野细胞抗体 PCA-2[48]。SCLC 是多数 PEM 患者的原发肿瘤[20,33,62,101,119]。

CSF 分析的异常表现是几乎一致,至少是轻度的淋巴细胞增多、蛋白升高、寡克隆带及 IgG 增加[62]。在大脑影像中,可以在症状区域观察到 FLAIR 和/或 T2 加权信号异常,有时在非症状区域也可以观察到。除了与抗-Ma2 抗体相关边缘叶间脑脑炎外,在钆序列上通常观察不到异常增强[29,103]。

一般来说,脑脊髓炎和副肿瘤性局灶性脑炎对任何类型的治疗反应都很差。但边缘叶脑炎是个例外,它通常随着潜在肿瘤的治疗而改善,糖皮质激素在控制病情方面也能起次要作用[23]。Alamowitch 等发现,具有抗-Hu 抗体的 SCLC 患者比不具有这些抗体的患者疾病改善的可能性更小[29]。具有抗-Ma 抗体的患者不同,通过肿瘤的快速治疗以及免疫调节,他们可以表现出显著的神经系统改善[31]。

Keime-Guibert 等[123]报道,肿瘤完全缓解的患者更有可能表现出神经系统稳定。副肿瘤性脑脊髓炎的快速诊断,以及肿瘤的早期发现和治疗,是我们的目标。虽然免疫治疗还没有被证明可以改善患者预后,但有少数神经系统改善的病例报道,因此可以进行 1 或 2 种免疫抑制治疗[62,119,124]。有人认为,血浆置换、IVIg 和糖皮质激素最多只能起到中等疗效,可以考虑使用环磷酰胺、他克莫司或环孢霉素进行更积极地免疫抑制治疗。例如环磷酰胺与糖皮质激素长期联用,在少数患者可期待获得应答[26,125]。然而,通常情况下,患者会变得非常虚弱、卧床不起,只有一半的患者在确诊后能存活 1 年[62,119,124]。预后不良的因素包括:确诊时功能状态差、年龄在 60 岁以上、神经系统多区域受累、缺乏治疗[62]。

8.6 斜视眼阵挛-肌阵挛

斜视性眼阵挛是以眼球不自主、无节律、无固定方向的高振幅集合性扫视运动。通常间歇性发作,严重时,则为持续性发作。睡眠或闭眼时上述运动仍然存在。弥漫性或局灶性肌阵挛和躯干性共济失调,伴或不伴其他小脑和脑干体征,常与斜视性眼阵挛相关[7,126,127]。大多数情况下,影响儿童的斜视性眼阵挛是由于脑干的自限性病毒感染。半数以上副肿瘤病例患儿合并神经母细胞瘤,且发病年龄在 4 岁以下。患有神经母细胞瘤的患儿,大约 2%~3% 会出现这种综合征[128-130]。发病率高峰在 18 月龄,女孩高于男孩。肿瘤出现之前影像学通常无异常表现,神经系统查体显得更为重要。斜视眼阵挛-肌阵挛可伴有共济失调、易怒、肌张力减退、呕吐和痴呆[131]。有些患者表现为过度惊恐反应[132]。斜视眼阵挛-肌阵挛合并神经母细胞瘤患者,胸腔内肿瘤和良性肿瘤发病率较高。神经母细胞瘤合并斜视眼阵挛-肌阵挛

患者预后较好。抗-Hu 抗体在约 10% 的副肿瘤斜视眼阵挛-肌阵挛合并神经母细胞瘤患儿中呈阳性[133,134]。而 4% ~ 15% 抗-Hu 抗体阳性的神经母细胞患儿无斜视眼阵挛-肌阵挛[133,135]。ACTH 和静脉注射免疫球蛋白对改善神经症状有效,但强的松无效[136,137]。对肿瘤的治疗也常可改善症状[131,137-139]。治疗存在个体差异。超过 2/3 患者出现行为或精神运动迟滞[131,140]。

斜视眼阵挛-肌阵挛发病的成年患者中 20% 患恶性肿瘤[127]。患有眼阵挛的成年人往往出现肌阵挛、构音障碍、躯干性共济失调、眩晕和脑病。同时,患者也会出现 PCD[141]。有时,也会出现眼肌麻痹[142]。成人患者可伴发多种肿瘤。抗-Hu 抗体阳性的 SCLC 是最常见恶性肿瘤[126]。大多数患者不携带抗神经元抗体。广泛性 PEM 患者中抗-Hu 抗体阳性。抗-Ri 抗体(ANNA-2)可能存在于乳腺癌和妇科癌症患者,偶尔也存在于男性膀胱癌或 SCLC 患者[7,22,141,143,144]。部分肺癌患者存在抗-Ma 抗体[31]。其他抗神经元抗体有 CRMP5/CV2、Zic2、双载蛋白和 Yo[44,64,111,122]。

MRI 通常正常,但 T2 加权像可显示累及脑干或小脑的异常信号[145]。CSF 中发现轻度的白细胞增高和轻度的蛋白增高。儿童患者为了寻找隐匿的神经母细胞瘤,应该进行胸部、腹部和盆腔 CT 检查;尿儿茶酚胺测量;间碘苄胍显像扫描[146]。如果检查结果阴性,应该在几个月后复查[147]。

虽然有些患者无神经病理异常表现,但在另一些患者中可观察到橄榄神经元脱失,浦肯野细胞脱失,炎性浸润,贝格曼星形胶质细胞增生,小脑颗粒层细胞脱失[148]。

成人病情的改善程度主要与潜在恶性肿瘤的及时治疗有关[22,149]。一些患者在接受 IVIg 或其他免疫治疗后确实有所改善,包括使用蛋白 A 亲和柱清除血清 IgG,但大对数情况下,改善程度有限。具有潜在恶性肿瘤且未得到治疗的患者往往会发展成严重脑病,甚至死亡。氯硝西泮、吡拉西坦、丙戊酸和硫胺素可改善症状[149-151]。与多数 PND 不同,眼阵挛-肌阵挛的病程有时缓解有时复发[126],其症状可以自发缓解,或者随肿瘤或免疫治疗而缓解[150]。

8.7　僵人综合征

僵人综合征(stiff-person syndrome,SPS)的特征为中轴部位肌肉波动性强直,主动肌和对抗肌同时受累。它首先影响躯干下部和下肢,继而发展至肩部、上肢和颈部。情绪、听觉或躯体感觉刺激会引发疼痛性痉挛。睡眠及全身或局部麻醉后强直可消失。电生理检查通常可以观察到僵硬肌肉运动单元的持续活动,这种活动可随地西泮的应用而改善。

有证据表明 SPS 是因为自身免疫损害了控制运动神经元活动的、同时分泌 g-氨基丁酸(g-aminobutyric acid,GABA)及甘氨酸的脊髓中间神经元所致。70% ~ 80% 的 SPS 病例是非副肿瘤性的,其进展与合并糖尿病及多种内分泌病有关,并表达抗谷氨酸脱羧酶(GAD)抗体[41,152]。乳腺癌是最常见的与含双载蛋白抗体副肿瘤性 SPS 相关的肿瘤[40,153],霍奇金病和肺癌与之也有关联[40]。一例纵隔肿瘤合并桥尾蛋白抗体的患者也表现出 SPS[39]。副肿瘤性 SPS 的病理发现不像其他副肿瘤性神经疾病那样令人印象深刻。

免疫抑制剂可能对副肿瘤和非副肿瘤性 SPS 有效,也有助于改善合并肿瘤的患者的症状[40,154]。使用增强 GABA 神经传递的药物如地西泮、加巴喷丁和巴氯芬可改善症状。

8.8　兰伯特-伊顿肌无力综合征

兰伯特-伊顿肌无力综合征(LEMS)通常表现为近端肢体无力,主要累及下肢。其他常见特征是肌痛和感觉异常。神经学改变通常在肿瘤诊断之前就已经形成,症状会在数周或数月后逐渐进展;在一些患者中,LEMS 表现为急性发作[40]。部分患者会出现短暂的延髓症状,包括复视、上睑下垂或吞咽困难,但这些症状通常比重症肌无力(MG)轻[155]。有时,患者会出现呼吸衰弱。在神经查体中,主要为下肢近端无力和典型的腱反射消失或减退。但在短暂运动后,腱反射可再引出或活跃。但持续的锻炼会使情况恶化。约 95% 的患者最终会出现自主神经症状:最常见的是干眼症、口干症、阳痿、直立性低血压、瞳孔反应异常导致视力模糊、轻中度上睑下垂[155-157]。LEMS 可能是更广泛的副肿瘤疾病中的一部分,一些患者有 PCD 和脑脊髓炎的特征[38]。在肿瘤复发时,LEMS 会再次出现。

超过一半的患者有潜在的癌症风险,绝大多数是 SCLC[157-159]。然而,只有大约 3% 的 SCLC 患者出现 LEMS[156,160],这些患者的病程进展通常较快[155]。LEMS 偶尔也出现在其他恶性肿瘤:如前列腺和子宫颈的小细胞癌、淋巴瘤和非小细胞肺癌。Wirtz 等证实,在 HLAB8 基因缺失、具有 LEMS 症状并有吸烟史的患者中,SCLC 的风险是极高的[161]。此外,合并 SCLC 和 LEMS 的患者的生存时间明显长于没有副肿瘤性疾病的 SCLC 患者[162,163]。所有诊断为 LEMS 的患者都应进行胸部和腹部 CT 的检查,如果阴性,则进行全身 PET 扫描。没有癌症的 LEMS 患者通常会有自身免疫性疾病的证据,如甲状腺炎和 1 型糖尿病[164]。

LEMS 的一个特征是它典型的电生理模式。在静止状态下,可观察到小幅度复合肌肉动作电位。低频率的重复神经刺激(2 ~ 5Hz)可获得超过 10% 的递减反应。但在高频重复神经刺激(20Hz 或更高)或随意肌最大收缩持续 15 ~ 30 秒时,可观察到至少 100% 的易化和增量反应[35]。

P/Q 型 VGCC 抗体是 LEMS 中最常见的抗体。这些抗体位于神经肌肉连接处的突触前[35]。在突触前神经肌肉交界处,乙酰胆碱定量释放,促进神经肌肉传递。在 LEMS 中,P/Q 型 VGCC 抗体干扰这种定量释放,导致突触前神经末梢乙酰胆碱的释放减少,阻断神经肌肉传递。P/Q 型 VGCC 抗体对副肿瘤性疾病发展没有特异性[165]。P/Q 型 VGCC 最富集的部位在小脑,这与 LEMS 相关的 PCD 的存在相佐证[166]。抗-Hu 抗体的存在提示 PEM 与 LEMS 相关。约 20% 的 LEMS 患者存在与神经元钙通道 B 亚基反应的抗-MysB 抗体[167]。

清除 VGCC 相关的 IgG 抗体可以改善神经功能,这表明了 LEMS 是一种典型的自身免疫性疾病[165]。对潜在肿瘤的免疫抑制治疗会对副肿瘤性 LEMS 产生影响[168,169]。用促进乙酰胆碱从运动神经末梢释放的药物对症治疗,如 3,4-二氨基吡啶(3,4-diaminopyridine,DAP),有可能控制病情[170]。Sanders 等完成了一项 DAP 的安慰剂对照随机试验,证明在剂量为 5~20mg,每天 3~4 次的情况下,DAP 单药长期治疗,或与其他治疗相结合是有效的[171]。80% 的患者在应用 DAP 后显示出至少中度改善。推荐 DAP 每日的最大剂量为 80mg;在较高剂量下,会发生癫痫。胆碱酯酶抑制剂,如吡啶斯的明,30~60mg/6h,主要用于口干症;但这种疗法通常不能改善虚弱无力。如果效果不理想,吡啶斯的明与胍联合用药可能是 DAP 的有效替代[172]。如果这些治疗不能适当控制症状,可能需要使用糖皮质激素、硫唑嘌呤或环孢霉素进行免疫抑制治疗[173]。血浆置换和 IVIg 可用于快速改善严重无力状态,但作用是短暂的[157,174-176],且免疫治疗对 LEMS 的疗效不如 MG。

8.9　副肿瘤性感觉神经元病

感觉神经元病可在多种情况下发生,包括先前健康的个体和具有多种潜在自身免疫性疾病的个体,如干燥综合征,重金属中毒及应用化疗药顺铂。副肿瘤性感觉神经元病是一种罕见的综合征,约占所有亚急性感觉神经元病的 20%。本病以感觉逐渐缺失为特征,初始症状常不对称或为多灶性,对振动觉和本体感觉的影响大于对伤害性感觉的影响[177]。它通常与痛觉障碍有关,四肢、胸部、腹部和面部都可能受到影响。上肢几乎总是受累,是大多数病例的发病部位。部分患者还表现为感音神经性听力丧失和自主神经病变,并伴有胃肠道假性梗阻。出现感觉丧失后,随着时间推移,会出现共济失调、步态不稳和多数发生在手部的不自主假性手足徐动[177]。神经系统检查也可观察到肌腱反射减弱或消失,但运动功能正常。多数情况下,患者会在几周或几个月后严重残疾。

约 75% 的 PEM 患者伴有亚急性感觉神经元病,但 25% 的副肿瘤性感觉神经元病例是单纯发病[62,119]。副肿瘤性感觉神经元病,70%~80% 由肺恶性肿瘤所致,SCLC 最多见,且常存在抗-Hu 抗体[20,62,119,178,179]。有时也见于其他恶性肿瘤,如乳腺癌、卵巢癌、肉瘤、霍奇金淋巴瘤[177,180]。多数情况下,感觉神经元病出现在确诊癌症前 3.5~4.5 个月[62,119]。

主要病理表现是明显的炎性浸润和背根神经节的神经元丧失[101]。这些变化,合并脱髓鞘改变,在脊髓后、前神经根及周围神经中也可观察到[181]。除此之外,约一半患者的神经系统是正常的。CSF 通常表现为炎症性异常改变,轻度细胞增生,IgG 水平增高及出现寡克隆带[119,177,180]。当背根神经节主要受影响时,可观察到感觉神经动作电位变小或缺失。运动神经传导和 F 波往往正常,或者有时显示运动神经传导轻度减弱。肌电图检查(electromyographic,EMG)未显示出去神经的证据。腓肠神经活检很少用于诊断,但有助于区分来自于血管神经的病变[181,182]。

使用不同的治疗方式(血浆置换、糖皮质激素和 IVIg)并没有改变大多数患者的病程[99,123]。然而,确实存在一些免疫治疗有效的报道[62,183]。Keime-Guibert 等[124]报道了一项 10 例患者接受糖皮质激素、环磷酰胺和 IVIg 联合治疗的研究,其中 2 例患者有效。报道称,在这些病例中,随着电生理改善,背根神经节功能障碍趋于稳定或轻微改善[183]。有些患者表现为轻度或无痛性神经病变。在这些患者中,稳定神经病学症状的最佳机会依赖于潜在的恶性肿瘤的早期发现和治疗[119,123]。即使原发恶性肿瘤没有被发现,那些年龄超过 50 岁,吸烟的抗-Hu 抗体阳性患者也可考虑抗肿瘤治疗。对神经性疼痛和自主神经功能障碍有必要进行对症治疗。

8.10　副肿瘤性神经病变

在责任肿瘤发现前或发现时,一些患者确实存在使其衰弱的感觉运动神经病变。这些感觉运动神经病变通常是进行性的,同时表现出轴突变性和脱髓鞘特征。很少出现副肿瘤性复发缓解型神经病变[184]。通常与之相关的肿瘤是肺癌和乳腺癌。随着癌症进入晚期,神经病变出现的频率增加,在诊断副肿瘤神经病变前需考虑大量其他病因[185]。

几种浆细胞和淋巴细胞的恶性肿瘤与感觉运动神经病变相关,他们通常表现出与慢性炎症性脱髓鞘神经病变相似的特征。涉及的恶性肿瘤包括多发性骨髓瘤、硬化性骨髓瘤、瓦尔登斯特伦巨球蛋白血症、B 细胞淋巴瘤和卡斯尔曼病[2]。硬化性骨髓瘤可引发类似慢性炎症性脱髓鞘性病变的感觉运动神经病变,随着对硬化性骨髓瘤的治疗,神经系统症状常获得改善。多发性骨髓瘤则相反,感觉运动或感觉轴突神经病变很少随着治疗获得改善。当淀粉样变合并骨髓瘤时,常伴有自主神经功能障碍,以及刺痛和烧灼性感觉障碍[185]。5%~10% 的瓦尔登斯特伦巨球蛋白血症患者在某些时候出现对称的感觉-运动多神经病变,主要累及大的感觉纤维[186]。还可观察到髓磷脂相关糖蛋白的免疫球蛋白 M 抗体。一些治疗方案可以改善神经病变,包括瓦尔登斯特伦巨球蛋白血症的治疗、血浆置换、IVIg、氯霉素、环磷酰胺、氟达拉滨或利妥昔单抗。

病理检查通常可证明伴炎症浸润的轴突变性和脱髓鞘。一般来说,副肿瘤性神经病变的抗体是阴性的。例外的是,抗-Hu 抗体参与了背根神经节病变;抗-CV2/CRMP5 抗体与混合轴突脱髓鞘的感觉运动神经病变相关[58]。有抗-CV2/CRMP5 抗体的患者,通常表现为感觉或感觉运动神经病变,较少累及手臂,但常伴有小脑共济失调[58,111,117]。SCLC、神经内分泌肿瘤和胸腺瘤是一些与抗-CV2/CRMP5 抗体相关的肿瘤类型。有抗双载蛋白抗体的患者也可能出现感觉或感觉运动神经病,SCLC、乳腺癌和黑色素瘤可能与之相关[121,122,187]。

当脱髓鞘特征表现明显时,免疫治疗有效:糖皮质激素、IVIg 和血浆置换。轴突神经病变对多数治疗抵抗,但硬化性骨髓瘤、其他浆细胞恶性肿瘤及淋巴瘤可对肿瘤治疗及免疫抑制治疗产生反应[184]。

8.11　神经及肌肉血管炎

本病多见于老年男性,亚急性起病,对称或不对称的痛性多发感觉运动神经病变,少数可表现为多个单神经病变,多伴发于 SCLC 和淋巴瘤[183]。电生理检查显示运动和感觉神经的轴突退变。红细胞沉降率和 CSF 蛋白含量升高。神经和肌肉活检病理检查显示血管壁内和血管周围 CD8+ T 细胞浸润。多数患者不具有任何副肿瘤性血清学标志物,但一些 SCLC 患者存在抗-Hu 抗体。如果及时发现,糖皮质激素、环磷酰胺或两者联用对此病变有效[183]。

8.12　重症肌无力

重症肌无力(MG)是一种突触后神经肌肉传递障碍性疾病,突触后神经肌肉接头处抗-AchR 抗体的存在通常是其发病原因。一些患者也可表达不同种类的对抗肌肉特异性激酶(MuSK)的抗体。MG 的典型症状是虚弱和肌肉疲劳,休息后改善,运动后加重。它的一个标志是早期明显的眼轻瘫,但反射存在[188]。多数患者都有上睑下垂和复视的经历,其中 15% 的患者症状局限于眼外肌和眼睑肌。其他一些患者表现为广泛性肌无力,可进展到需要机械通气来克服呼吸肌麻痹/功能不全的程度。在 MG 中,肌腱反射和感觉正常存在。

　　10%的 MG 患者有胸腺上皮瘤（胸腺瘤或胸腺癌）。三分之一的胸腺瘤患者可发展为 MG[189]。少数 MG 患者合并其他肿瘤：甲状腺肿瘤、SCLC、乳腺癌和淋巴瘤。胸腺瘤患者几乎无一例外的存在 AchR 抗体，也有另外的针对骨骼肌蛋白（如肌联蛋白）的抗体，但没有 MuSK 抗体。80%～90%的全身型 MG 患者以及 70%的眼肌型 MG 患者存在乙酰胆碱受体抗体。在 MG 患者中也可发现抗链球菌和抗肌动蛋白抗体。抗肌动蛋白抗体的检测不能预示肿瘤的存在[190,191]。不管有无胸腺瘤，在 80%～90%的全身型 MG 患者中，在神经肌肉接头处可检测到乙酰胆碱受体抗体[192]。没有这些抗体的患者亚群会携带有 MuSK 抗体[193]。没有胸腺瘤的患者，更容易发展为脑神经和球麻痹，呼吸危象发生率高。MuSK 抗体的存在与抗胆碱酯酶治疗反应较差有关，但也与血浆置换和环孢素的良好疗效有关[194]。

　　切除肿瘤是首要任务，在此期间，对任何类型 MG 进行对症治疗。包括胆碱酯酶抑制剂、血浆置换和/或 IVIg 免疫调节、糖皮质激素免疫抑制剂、硫唑嘌呤等[173]。

8.13　皮肌炎

　　皮肌炎作为一种副肿瘤性综合征存在于成人，但它不是多发性肌炎[195]。副肿瘤性皮肌炎与非肿瘤性皮肌炎表现类似。本病可表现特征性的伴有水肿的眼睑紫斑（向阳性皮疹）和指关节红斑病变。如果坏死皮肤存在溃疡和瘙痒则提示潜在癌症的可能[196]。其典型的表现为亚急性发作的近端肌无力和肌痛。患者颈屈肌、咽部肌肉和呼吸肌无力可导致通气和换气不足，还可出现关节痛、心肌炎和充血性心力衰竭。但肌腱反射和感觉正常。常观察到患者血清肌酸激酶浓度升高，但在严重肌无力患者中血清肌酸激酶浓度有时可正常。EMG 显示自发活动、纤颤和正锐波、复杂的重复放电以及低振幅、短时限、多相运动单元电位增多。病理学上，无论是否有恶性肿瘤，皮肌炎表现相同。显微镜下，肌肉活检显示主要是 CD4+T 细胞炎性浸润和肌间坏死；肌束周围萎缩是皮肌炎的特征表现[197]。肌肉成像（CT 或 MRI）有助于确诊，可提示炎性肌病的类型，并帮助选择活检部位。

　　最常见的皮肌炎相关肿瘤有乳腺、肺、卵巢、胰腺、胃和结肠肿瘤；霍奇金淋巴瘤也可能是原因之一[198]。其他可能的肿瘤有胸腺瘤、生殖细胞瘤、黑色素瘤、鼻咽癌和淋巴瘤。本病没有特定的血清学检查。然而，所有的成年患者，尤其是 50 岁以上的患者，都应该接受癌症筛查，因为皮肌炎经常与成人癌症相关。

　　约 50%间质性肺疾病患者存在一种针对组氨酰-tRNA 合成酶的抗体（anti-Jo-1）。约 35%的皮肌炎患者存在高滴度的 Mi-2 蛋白复合物抗体[199]。

　　有些患者在肿瘤治疗后，肌肉和皮肤症状确实有所改善。除此之外，与非副肿瘤皮肌炎类似的疗法也能显示出一些疗效，如糖皮质激素、硫唑嘌呤或 IVIg[200]。

8.14　副肿瘤性视觉综合征

　　在本综合征中，视网膜（较少）、葡萄膜和视神经可表现出副肿瘤性累及[201]。副肿瘤性视觉综合征的诊断只有在排除了视神经转移性浸润、化疗或放疗的毒性作用以及严重贫血之后才能做出。

　　副肿瘤性视觉综合征有 3 种特征性表现[26]。与癌症相关的视网膜病变通常最初表现为双侧，同时表现为视锥细胞和视杆细胞的功能障碍：光敏性、视力和色觉的进行性丧失、中央和环形暗点、夜盲症和黑暗适应延迟[202]。如果疾病初期是单侧，另一只眼睛会在几天或几周内出现症状。本病相关恶性肿瘤几乎总是 SCLC[203]。检眼镜检查可见非特异性小动脉狭窄。视网膜电位图记录到明视和暗视电位变平或严重衰减。影像学和 CSF 评估均为阴性。抗-恢复蛋白抗体是一种视网膜特异性钙结合蛋白，是最常见的相关抗体。其他还有管状蛋白 1 和光感受器特异性核受体抗体[203,204]。

　　转移性皮肤黑色素瘤患者可出现黑色素瘤相关视网膜病变（melanoma-associated retinopathy，MAR）[205]。MAR 综合征的一般表现模式是，接近正常的视敏度和色觉，但伴有急性的明暗闪烁的或脉动样的闪光幻影；夜盲症以及轻度周边视野缺损[202]。本病经常发展到完全失明。视锥细胞保留、视杆细胞功能障碍可解释该症状[206]。视网膜电位图通常显示暗适应 B 波明显减低或消失，由暗刺激产生的 A 波轻微减弱。杆状双极细胞抗体通常存在于 MAR 患者中[207]。副肿瘤性视神经炎主要发生在 PEM 患者，但罕见，通常表现为亚急性无痛性双侧视力丧失。检眼镜检查可能发现视乳头水肿。几种抗体，主要是抗-CV2/CRMP5 和抗-Hu 抗体，已被证实与副肿瘤性视神经炎有关，而 SCLC 是最常见的与副肿瘤性视神经炎相关的恶性肿瘤[117,208,209]。

　　与大多数副肿瘤疾病一样，对副肿瘤视觉综合征的治疗主要是针对肿瘤的治疗。后续可以采取免疫治疗，尽管已知存在局限性；有报道一些病例会对糖皮质激素、血浆置换和 IVIg 治疗有反应，但是多数患者没有得到改善。

9　结　　论

　　总之，副肿瘤性神经系统疾病的诊断是困难的，经常被漏诊。在大多数病例中，神经系统症状在肿瘤诊断之前就已经出现。副肿瘤抗体可能是有用的诊断标志物，但其在疾病发病机制中的作用仍不清楚。

　　　　　（刘荣举、高贯涛　译，李建峰、钱海鹏　审校）

参考文献

1. Dalmau JO, Posner JB. Paraneoplastic syndromes affecting the nervous system. *Semin Oncol.* 1997;24(3):318–328.
2. Rudnicki SA, Dalmau J. Paraneoplastic syndromes of the spinal cord, nerve, and muscle. *Muscle Nerve.* 2000;23(12):1800–1818.
3. Graus F, et al. Recommended diagnostic criteria for paraneoplastic neurological syndromes. *J Neurol Neurosurg Psychiatry.* 2004;75(8):1135–1140.
4. Devine MF, et al. Paraneoplastic neurological syndromes: clinical presentations and management. *Ther Adv Neurol Disord.* 2021;14, 1756286420985323.
5. Darnell RB. Onconeural antigens and the paraneoplastic neurologic disorders: at the intersection of cancer, immunity, and the brain. *Proc Natl Acad Sci U S A.* 1996;93(10):4529–4536.
6. Darnell RB, Posner JB. Paraneoplastic syndromes involving the nervous system. *N Engl J Med.* 2003;349(16):1543–1554.
7. Posner JB. Paraneoplastic syndromes. *Neurologic Complications of Cancer.* Phiadelphia, PA: FA Davis; 1995:353–384.
8. Pignolet BS, Gebauer CM, Liblau RS. Immunopathogenesis of paraneoplastic neurological syndromes associated with anti-Hu antibodies: a beneficial antitumor immune response going awry. *Oncoimmunology.* 2013;2(12), e27384.
9. Valencia-Sanchez C, Zekeridou A. Paraneoplastic neurological

syndromes and beyond emerging with the introduction of immune checkpoint inhibitor cancer immunotherapy. *Front Neurol.* 2021;12:642800.

10. Yshii LM, Hohlfeld R, Liblau RS. Inflammatory CNS disease caused by immune checkpoint inhibitors: status and perspectives. *Nat Rev Neurol.* 2017;13(12):755–763.

11. Trotter JL, Hendin BA, Osterland CK. Cerebellar degeneration with Hodgkin disease. An immunological study. *Arch Neurol.* 1976;33(9):660–661.

12. Wilkinson PC, Zeromski J. Immunofluorescent detection of antibodies against neurones in sensory carcinomatous neuropathy. *Brain.* 1965;88(3):529–583.

13. Dalmau J, Rosenfeld MR. Paraneoplastic neurologic syndromes. In: Kasper DL, Braunwald E, Fauci AS, eds. *Harrison's Principles of Internal Medicine.* New York: McGraw-Hill; 2005:571–575.

14. Vianello M, et al. The spectrum of antineuronal autoantibodies in a series of neurological patients. *J Neurol Sci.* 2004;220(1–2):29–36.

15. Galli J, Greenlee J. Paraneoplastic diseases of the central nervous system. *F1000Res.* 2020;9:1–11.

16. Albert ML, et al. Tumor-specific killer cells in paraneoplastic cerebellar degeneration. *Nat Med.* 1998;4(11):1321–1324.

17. Binks SNM, et al. LGI1, CASPR2 and related antibodies: a molecular evolution of the phenotypes. *J Neurol Neurosurg Psychiatry.* 2018;89(5):526–534.

18. Zekeridou A, Lennon VA. Neurologic autoimmunity in the era of checkpoint inhibitor cancer immunotherapy. *Mayo Clin Proc.* 2019;94(9):1865–1878.

19. Dubey D, et al. Autoimmune CRMP5 neuropathy phenotype and outcome defined from 105 cases. *Neurology.* 2018;90(2):e103–e110.

20. Lucchinetti CF, Kimmel DW, Lennon VA. Paraneoplastic and oncologic profiles of patients seropositive for type 1 antineuronal nuclear autoantibodies. *Neurology.* 1998;50(3):652–657.

21. Honnorat J, Cartalat-Carel S. Advances in paraneoplastic neurological syndromes. *Curr Opin Oncol.* 2004;16(6):614–620.

22. Bataller L, et al. Clinical outcome in adult onset idiopathic or paraneoplastic opsoclonus-myoclonus. *Brain.* 2001;124(Pt 2):437–443.

23. Gultekin SH, et al. Paraneoplastic limbic encephalitis: neurological symptoms, immunological findings and tumour association in 50 patients. *Brain.* 2000;123(Pt 7):1481–1494.

24. Husari KS, Dubey D. Autoimmune epilepsy. *Neurotherapeutics.* 2019;16(3):685–702.

25. Stich O, et al. Qualitative evidence of anti-Yo-specific intrathecal antibody synthesis in patients with paraneoplastic cerebellar degeneration. *J Neuroimmunol.* 2003;141(1–2):165–169.

26. Bataller L, Dalmau JO. Paraneoplastic disorders of the central nervous system: update on diagnostic criteria and treatment. *Semin Neurol.* 2004;24(4):461–471.

27. Dadparvar S, et al. Paraneoplastic encephalitis associated with cystic teratoma is detected by fluorodeoxyglucose positron emission tomography with negative magnetic resonance image findings. *Clin Nucl Med.* 2003;28(11):893–896.

28. Fakhoury T, Abou-Khalil B, Kessler RM. Limbic encephalitis and hyperactive foci on PET scan. *Seizure.* 1999;8(7):427–431.

29. Alamowitch S, et al. Limbic encephalitis and small cell lung cancer. Clinical and immunological features. *Brain.* 1997;120(Pt 6):923–928.

30. Lawn ND, et al. Clinical, magnetic resonance imaging, and electroencephalographic findings in paraneoplastic limbic encephalitis. *Mayo Clin Proc.* 2003;78(11):1363–1368.

31. Rosenfeld MR, et al. Molecular and clinical diversity in paraneoplastic immunity to Ma proteins. *Ann Neurol.* 2001;50(3):339–348.

32. Crotty E, Patz Jr EF. FDG-PET imaging in patients with paraneoplastic syndromes and suspected small cell lung cancer. *J Thorac Imaging.* 2001;16(2):89–93.

33. Henson RA, Urich H. Cancer and the nervous system. In: Henson RA, Urich H, eds. *The Neurological Maninfestations of Systemic Malignant Disease.* Oxford: Blackwell Scientific; 1982:657.

34. Dalmau J, Geis C, Graus F. Autoantibodies to synaptic receptors and neuronal cell surface proteins in autoimmune diseases of the central nervous system. *Physiol Rev.* 2017;97(2):839–887.

35. Motomura M, et al. An improved diagnostic assay for Lambert-Eaton myasthenic syndrome. *J Neurol Neurosurg Psychiatry.*

1995;58(1):85–87.

36. Pozo-Rosich P, et al. Voltage-gated potassium channel antibodies in limbic encephalitis. *Ann Neurol.* 2003;54(4):530–533.

37. Vernino S, et al. Autoantibodies to ganglionic acetylcholine receptors in autoimmune autonomic neuropathies. *N Engl J Med.* 2000;343(12):847–855.

38. Mason WP, et al. Small-cell lung cancer, paraneoplastic cerebellar degeneration and the Lambert-Eaton myasthenic syndrome. *Brain.* 1997;120(Pt 8):1279–1300.

39. Butler MH, et al. Autoimmunity to gephyrin in Stiff-Man syndrome. *Neuron.* 2000;26(2):307–312.

40. Folli F, et al. Autoantibodies to a 128-kd synaptic protein in three women with the stiff-man syndrome and breast cancer. *N Engl J Med.* 1993;328(8):546–551.

41. Solimena M, et al. Autoantibodies to GABA-ergic neurons and pancreatic beta cells in stiff-man syndrome. *N Engl J Med.* 1990;322(22):1555–1560.

42. Bataller L, et al. Antibodies to Zic4 in paraneoplastic neurologic disorders and small-cell lung cancer. *Neurology.* 2004;62(5):778–782.

43. Drlicek M, et al. Antibodies of the anti-Yo and anti-Ri type in the absence of paraneoplastic neurological syndromes: a long-term survey of ovarian cancer patients. *J Neurol.* 1997;244(2):85–89.

44. Bataller L, et al. Autoantigen diversity in the opsoclonus-myoclonus syndrome. *Ann Neurol.* 2003;53(3):347–353.

45. Chan KH, Vernino S, Lennon VA. ANNA-3 anti-neuronal nuclear antibody: marker of lung cancer-related autoimmunity. *Ann Neurol.* 2001;50(3):301–311.

46. Scheid R, et al. A new anti-neuronal antibody in a case of paraneoplastic limbic encephalitis associated with breast cancer. *J Neurol Neurosurg Psychiatry.* 2004;75(2):338–340.

47. Sillevis Smitt P, et al. Paraneoplastic cerebellar ataxia due to autoantibodies against a glutamate receptor. *N Engl J Med.* 2000;342(1):21–27.

48. Vernino S, Lennon VA. New Purkinje cell antibody (PCA-2): marker of lung cancer-related neurological autoimmunity. *Ann Neurol.* 2000;47(3):297–305.

49. Mann AP, Grebenciucova E, Lukas RV. Anti-N-methyl-D-aspartate-receptor encephalitis: diagnosis, optimal management, and challenges. *Ther Clin Risk Manag.* 2014;10:517–525.

50. Cortese I, Cornblath DR. Therapeutic plasma exchange in neurology: 2012. *J Clin Apher.* 2013;28(1):16–19.

51. Widdess-Walsh P, et al. Response to intravenous immunoglobulin in anti-Yo associated paraneoplastic cerebellar degeneration: case report and review of the literature. *J Neurooncol.* 2003;63(2):187–190.

52. Lee WJ, et al. Rituximab treatment for autoimmune limbic encephalitis in an institutional cohort. *Neurology.* 2016;86(18):1683–1691.

53. Thone J, et al. Effective immunosuppressant therapy with cyclophosphamide and corticosteroids in paraneoplastic cerebellar degeneration. *J Neurol Sci.* 2008;272(1–2):171–173.

54. Greenlee JE. Treatment of paraneoplastic neurologic disorders. *Curr Treat Options Neurol.* 2010;12(3):212–230.

55. McKeon A. Autoimmune encephalopathies and dementias. *Continuum (Minneap Minn).* 2016;22(2 Dementia):538–558.

56. Rosenfeld MR, Dalmau JO. Paraneoplastic disorders of the CNS and autoimmune synaptic encephalitis. *Continuum (Minneap Minn).* 2012;18(2):366–383.

57. Chartrand-Lefebvre C, et al. Association of small cell lung cancer and the anti-Hu paraneoplastic syndrome: radiographic and CT findings. *AJR Am J Roentgenol.* 1998;170(6):1513–1517.

58. Antoine JC, et al. Paraneoplastic anti-CV2 antibodies react with peripheral nerve and are associated with a mixed axonal and demyelinating peripheral neuropathy. *Ann Neurol.* 2001;49(2):214–221.

59. Rees JH, et al. The role of [18F]fluoro-2-deoxyglucose-PET scanning in the diagnosis of paraneoplastic neurological disorders. *Brain.* 2001;124(Pt 11):2223–2231.

60. Younes-Mhenni S, et al. FDG-PET improves tumour detection in patients with paraneoplastic neurological syndromes. *Brain.* 2004;127(Pt 10):2331–2338.

61. Debourdeau P, Gligorov J, Zammit C. A serologic marker of paraneoplastic limbic and brain-stem encephalitis in patients with testicular cancer. *N Engl J Med.* 1999;341(19):1475–1476.

62. Graus F, et al. Anti-Hu-associated paraneoplastic encephalomyelitis: analysis of 200 patients. *Brain.* 2001;124(Pt 6):1138–1148.

63. Rojas-Marcos I, et al. Spectrum of paraneoplastic neurologic disorders in women with breast and gynecologic cancer. *Medicine (Baltimore).* 2003;82(3):216–223.

64. Peterson K, et al. Paraneoplastic cerebellar degeneration. I. A clinical analysis of 55 anti-Yo antibody-positive patients. *Neurology.* 1992;42(10):1931–1937.

65. Titulaer MJ, et al. Screening for small-cell lung cancer: a follow-up study of patients with Lambert-Eaton myasthenic syndrome. *J Clin Oncol.* 2008;26(26):4276–4281.

66. Abdel-Wahab N, et al. Use of immune checkpoint inhibitors in the treatment of patients with cancer and preexisting autoimmune disease: a systematic review. *Ann Intern Med.* 2018;168(2):121–130.

67. Johnson DB, et al. Ipilimumab therapy in patients with advanced melanoma and preexisting autoimmune disorders. *JAMA Oncol.* 2016;2(2):234–240.

68. Menzies AM, et al. Anti-PD-1 therapy in patients with advanced melanoma and preexisting autoimmune disorders or major toxicity with ipilimumab. *Ann Oncol.* 2017;28(2):368–376.

69. Sechi E, et al. Neurologic autoimmunity and immune checkpoint inhibitors: autoantibody profiles and outcomes. *Neurology.* 2020;95(17):e2442–e2452.

70. Manson G, et al. Worsening and newly diagnosed paraneoplastic syndromes following anti-PD-1 or anti-PD-L1 immunotherapies, a descriptive study. *J Immunother Cancer.* 2019;7(1):337.

71. Gill A, et al. A case series of PD-1 inhibitor-associated paraneoplastic neurologic syndromes. *J Neuroimmunol.* 2019;334:576980.

72. Hottinger AF, et al. Natalizumab may control immune checkpoint inhibitor-induced limbic encephalitis. *Neurol Neuroimmunol Neuroinflamm.* 2018;5(2):e439.

73. Matsuoka H, et al. Nivolumab-induced limbic encephalitis with anti-Hu antibody in a patient with advanced pleomorphic carcinoma of the lung. *Clin Lung Cancer.* 2018;19(5):e597–e599.

74. Papadopoulos KP, et al. Anti-Hu-associated autoimmune limbic encephalitis in a patient with PD-1 inhibitor-responsive myxoid chondrosarcoma. *Oncologist.* 2018;23(1):118–120.

75. Raibagkar P, et al. Worsening of anti-Hu paraneoplastic neurological syndrome related to anti-PD-1 treatment: case report and review of literature. *J Neuroimmunol.* 2020;341:577184.

76. Raskin J, et al. Recurrent dysphasia due to nivolumab-induced encephalopathy with presence of Hu autoantibody. *Lung Cancer.* 2017;109:74–77.

77. Johnson DB, et al. A case report of clonal EBV-like memory CD4(+) T cell activation in fatal checkpoint inhibitor-induced encephalitis. *Nat Med.* 2019;25(8):1243–1250.

78. Shams'ili S, et al. Paraneoplastic cerebellar degeneration associated with antineuronal antibodies: analysis of 50 patients. *Brain.* 2003;126(Pt 6):1409–1418.

79. Hammack JE, et al. Paraneoplastic cerebellar degeneration: a clinical comparison of patients with and without Purkinje cell cytoplasmic antibodies. *Mayo Clin Proc.* 1990;65(11):1423–1431.

80. Cao Y, et al. Anti-Yo positive paraneoplastic cerebellar degeneration associated with ovarian carcinoma: case report and review of the literature. *Gynecol Oncol.* 1999;75(1):178–183.

81. Peltola J, et al. A reversible neuronal antibody (anti-Tr) associated paraneoplastic cerebellar degeneration in Hodgkin's disease. *Acta Neurol Scand.* 1998;98(5):360–363.

82. Bernal F, et al. Anti-Tr antibodies as markers of paraneoplastic cerebellar degeneration and Hodgkin's disease. *Neurology.* 2003;60(2):230–234.

83. Rojas I, et al. Long-term clinical outcome of paraneoplastic cerebellar degeneration and anti-Yo antibodies. *Neurology.* 2000;55(5):713–715.

84. Greenlee JE, et al. Association of anti-Yo (type I) antibody with paraneoplastic cerebellar degeneration in the setting of transitional cell carcinoma of the bladder: detection of Yo antigen in tumor tissue and fall in antibody titers following tumor removal. *Ann Neurol.* 1999;45(6):805–809.

85. Krakauer J, et al. Anti-Yo-associated paraneoplastic cerebellar degeneration in a man with adenocarcinoma of unknown origin. *Neurology.* 1996;46(5):1486–1487.

86. Pittock SJ, Lucchinetti CF, Lennon VA. Anti-neuronal nuclear autoantibody type 2: paraneoplastic accompaniments. *Ann Neurol.* 2003;53(5):580–587.

87. Venkatraman A, Opal P. Paraneoplastic cerebellar degeneration with anti-Yo antibodies – a review. *Ann Clin Transl Neurol.* 2016;3(8):655–663.

88. Graus F, et al. Localization of the neuronal antigen recognized by anti-Tr antibodies from patients with paraneoplastic cerebellar degeneration and Hodgkin's disease in the rat nervous system. *Acta Neuropathol.* 1998;96(1):1–7.

89. Graus F, et al. Immunological characterization of a neuronal antibody (anti-Tr) associated with paraneoplastic cerebellar degeneration and Hodgkin's disease. *J Neuroimmunol.* 1997;74(1–2):55–61.

90. Lancaster E, et al. Antibodies to metabotropic glutamate receptor 5 in the Ophelia syndrome. *Neurology.* 2011;77(18):1698–1701.

91. Vernino S. Paraneoplastic cerebellar degeneration. *Handb Clin Neurol.* 2012;103:215–223.

92. Degenhardt A, et al. Absence of antibodies to non-NMDA glutamate-receptor subunits in paraneoplastic cerebellar degeneration. *Neurology.* 1998;50(5):1392–1397.

93. Honnorat J, et al. Ulip/CRMP proteins are recognized by autoantibodies in paraneoplastic neurological syndromes. *Eur J Neurosci.* 1999;11(12):4226–4232.

94. Mason WP. Paraneoplastic cerebellar degeneration (PCD) in small-cell lung cancer: impact of Q8 anti-hu antibody (HuAb) on clinical presentation and survival. *Neurology.* 1996;46:127.

95. Anderson NE, et al. The metabolic anatomy of paraneoplastic cerebellar degeneration. *Ann Neurol.* 1988;23(6):533–540.

96. Blaes F, et al. Intravenous immunoglobulins in the therapy of paraneoplastic neurological disorders. *J Neurol.* 1999;246(4):299–303.

97. David YB, et al. Autoimmune paraneoplastic cerebellar degeneration in ovarian carcinoma patients treated with plasmapheresis and immunoglobulin. A case report. *Cancer.* 1996;78(10):2153–2156.

98. Shams'ili S, et al. An uncontrolled trial of rituximab for antibody associated paraneoplastic neurological syndromes. *J Neurol.* 2006;253(1):16–20.

99. Uchuya M, et al. Intravenous immunoglobulin treatment in paraneoplastic neurological syndromes with antineuronal autoantibodies. *J Neurol Neurosurg Psychiatry.* 1996;60(4):388–392.

100. Trouillas P, et al. Buspirone, a 5-hydroxytryptamine1A agonist, is active in cerebellar ataxia. Results of a double-blind drug placebo study in patients with cerebellar cortical atrophy. *Arch Neurol.* 1997;54(6):749–752.

101. Dalmau J, et al. Anti-Hu—associated paraneoplastic encephalomyelitis/sensory neuronopathy. A clinical study of 71 patients. *Medicine (Baltimore).* 1992;71(2):59–72.

102. Henson RA, Hoffman HL, Urich H. Encephalomyelitis with carcinoma. *Brain.* 1965;88(3):449–464.

103. Dalmau J, et al. Clinical analysis of anti-Ma2-associated encephalitis. *Brain.* 2004;127(Pt 8):1831–1844.

104. Greenlee JE, et al. Antibody types and IgG subclasses in paraneoplastic neurological syndromes. *J Neurol Sci.* 2001;184(2):131–137.

105. Voltz R, et al. A serologic marker of paraneoplastic limbic and brain-stem encephalitis in patients with testicular cancer. *N Engl J Med.* 1999;340(23):1788–1795.

106. Hoftberger R, et al. Encephalitis and AMPA receptor antibodies: novel findings in a case series of 22 patients. *Neurology.* 2015;84(24):2403–2412.

107. van Coevorden-Hameete MH, et al. The expanded clinical spectrum of anti-GABABR encephalitis and added value of KCTD16 autoantibodies. *Brain.* 2019;142(6):1631–1643.

108. Provenzale JM, Barboriak DP, Coleman RE. Limbic encephalitis: comparison of FDG PET and MR imaging findings. *AJR Am J Roentgenol.* 1998;170(6):1659–1660.

109. Kassubek J, et al. Limbic encephalitis investigated by 18FDG-PET and 3D MRI. *J Neuroimaging.* 2001;11(1):55–59.

110. Bataller L, Dalmau J. Paraneoplastic disorders of the nervous system. *Continuum.* 2005;11(5):69–92.

111. Yu Z, et al. CRMP-5 neuronal autoantibody: marker of lung cancer and thymoma-related autoimmunity. *Ann Neurol.* 2001;49(2):146–154.

112. Vincent A, et al. Potassium channel antibody-associated enceph-

alopathy: a potentially immunotherapy-responsive form of limbic encephalitis. *Brain.* 2004;127(Pt 3):701–712.

113. Taylor RB, et al. Reversible paraneoplastic encephalomyelitis associated with a benign ovarian teratoma. *Can J Neurol Sci.* 1999;26(4):317–320.

114. Brennan LV, Craddock PR. Limbic encephalopathy as a nonmetastatic complication of oat cell lung cancer. Its reversal after treatment of the primary lung lesion. *Am J Med.* 1983;75(3):518–520.

115. Nokura K, et al. Reversible limbic encephalitis caused by ovarian teratoma. *Acta Neurol Scand.* 1997;95(6):367–373.

116. Baloh RW, et al. Novel brainstem syndrome associated with prostate carcinoma. *Neurology.* 1993;43(12):2591–2596.

117. Honnorat J, et al. Antibodies to a subpopulation of glial cells and a 66 kDa developmental protein in patients with paraneoplastic neurological syndromes. *J Neurol Neurosurg Psychiatry.* 1996;61(3):270–278.

118. Leypoldt F, et al. Successful immunosuppressive treatment and long-term follow-up of anti-Ri-associated paraneoplastic myelitis. *J Neurol Neurosurg Psychiatry.* 2006;77(10):1199–1200.

119. Sillevis Smitt P, et al. Survival and outcome in 73 anti-Hu positive patients with paraneoplastic encephalomyelitis/sensory neuronopathy. *J Neurol.* 2002;249(6):745–753.

120. Dalmau J, et al. Ma1, a novel neuron- and testis-specific protein, is recognized by the serum of patients with paraneoplastic neurological disorders. *Brain.* 1999;122(Pt 1):27–39.

121. Dropcho EJ. Antiamphiphysin antibodies with small-cell lung carcinoma and paraneoplastic encephalomyelitis. *Ann Neurol.* 1996;39(5):659–667.

122. Saiz A, et al. Anti-amphiphysin I antibodies in patients with paraneoplastic neurological disorders associated with small cell lung carcinoma. *J Neurol Neurosurg Psychiatry.* 1999;66(2):214–217.

123. Keime-Guibert F, et al. Clinical outcome of patients with anti-Hu-associated encephalomyelitis after treatment of the tumor. *Neurology.* 1999;53(8):1719–1723.

124. Keime-Guibert F, et al. Treatment of paraneoplastic neurological syndromes with antineuronal antibodies (anti-Hu, anti-Yo) with a combination of immunoglobulins, cyclophosphamide, and methylprednisolone. *J Neurol Neurosurg Psychiatry.* 2000;68(4):479–482.

125. Vernino S, et al. Immunomodulatory treatment trial for paraneoplastic neurological disorders. *Neuro Oncol.* 2004;6(1):55–62.

126. Anderson NE, et al. Opsoclonus, myoclonus, ataxia, and encephalopathy in adults with cancer: a distinct paraneoplastic syndrome. *Medicine (Baltimore).* 1988;67(2):100–109.

127. Digre KB. Opsoclonus in adults. Report of three cases and review of the literature. *Arch Neurol.* 1986;43(11):1165–1175.

128. Altman AJ, Baehner RL. Favorable prognosis for survival in children with coincident opso-myoclonus and neuroblastoma. *Cancer.* 1976;37(2):846–852.

129. Blaes F, Pike MG, Lang B. Autoantibodies in childhood opsoclonus-myoclonus syndrome. *J Neuroimmunol.* 2008;201–202:221–226.

130. Rudnick E, et al. Opsoclonus-myoclonus-ataxia syndrome in neuroblastoma: clinical outcome and antineuronal antibodies-a report from the Children's Cancer Group Study. *Med Pediatr Oncol.* 2001;36(6):612–622.

131. Russo C, et al. Long-term neurologic outcome in children with opsoclonus-myoclonus associated with neuroblastoma: a report from the Pediatric Oncology Group. *Med Pediatr Oncol.* 1997;28(4):284–288.

132. Wirtz PW, et al. Anti-Ri antibody positive opsoclonus-myoclonus in a male patient with breast carcinoma. *J Neurol.* 2002;249(12):1710–1712.

133. Dalmau J, et al. Major histocompatibility proteins, anti-Hu antibodies, and paraneoplastic encephalomyelitis in neuroblastoma and small cell lung cancer. *Cancer.* 1995;75(1):99–109.

134. Pranzatelli MR, et al. Screening for autoantibodies in children with opsoclonus-myoclonus-ataxia. *Pediatr Neurol.* 2002;27(5):384–387.

135. Antunes NL, et al. Antineuronal antibodies in patients with neuroblastoma and paraneoplastic opsoclonus-myoclonus. *J Pediatr Hematol Oncol.* 2000;22(4):315–320.

136. Borgna-Pignatti C, et al. Treatment with intravenously administered immunoglobulins of the neuroblastoma-associated opsoclonus-myoclonus. *J Pediatr.* 1996;129(1):179–180.

137. Hammer MS, Larsen MB, Stack CV. Outcome of children with opsoclonus-myoclonus regardless of etiology. *Pediatr Neurol.* 1995;13(1):21–24.

138. Mitchell WG, Snodgrass SR. Opsoclonus-ataxia due to childhood neural crest tumors: a chronic neurologic syndrome. *J Child Neurol.* 1990;5(2):153–158.

139. Yiu VW, et al. Plasmapheresis as an effective treatment for opsoclonus-myoclonus syndrome. *Pediatr Neurol.* 2001;24(1):72–74.

140. Koh PS, et al. Long-term outcome in children with opsoclonus-myoclonus and ataxia and coincident neuroblastoma. *J Pediatr.* 1994;125(5 Pt 1):712–716.

141. Luque FA, et al. Anti-Ri: an antibody associated with paraneoplastic opsoclonus and breast cancer. *Ann Neurol.* 1991;29(3):241–251.

142. Ohmer R, et al. Ophthalmoplegia associated with the anti-Ri antibody. *J Neuroophthalmol.* 1999;19(4):246–248.

143. Armangue T, et al. Clinical and immunological features of opsoclonus-myoclonus syndrome in the era of neuronal cell surface antibodies. *JAMA Neurol.* 2016;73(4):417–424.

144. Prestigiacomo CJ, Balmaceda C, Dalmau J. Anti-Ri-associated paraneoplastic opsoclonus-ataxia syndrome in a man with transitional cell carcinoma. *Cancer.* 2001;91(8):1423–1428.

145. Hormigo A, et al. Immunological and pathological study of anti-Ri-associated encephalopathy. *Ann Neurol.* 1994;36(6):896–902.

146. Swart JF, de Kraker J, van der Lely N. Metaiodobenzylguanidine total-body scintigraphy required for revealing occult neuroblastoma in opsoclonus-myoclonus syndrome. *Eur J Pediatr.* 2002;161(5):255–258.

147. Hayward K, et al. Long-term neurobehavioral outcomes in children with neuroblastoma and opsoclonus-myoclonus-ataxia syndrome: relationship to MRI findings and anti-neuronal antibodies. *J Pediatr.* 2001;139(4):552–559.

148. Scaravilli F, et al. The neuropathology of paraneoplastic syndromes. *Brain Pathol.* 1999;9(2):251–260.

149. Dropcho EJ, Kline LB, Riser J. Antineuronal (anti-Ri) antibodies in a patient with steroid-responsive opsoclonus-myoclonus. *Neurology.* 1993;43(1):207–211.

150. Batchelor TT, Platten M, Hochberg FH. Immunoadsorption therapy for paraneoplastic syndromes. *J Neurooncol.* 1998;40(2):131–136.

151. Cher LM, et al. Therapy for paraneoplastic neurologic syndromes in six patients with protein A column immunoadsorption. *Cancer.* 1995;75(7):1678–1683.

152. Brown P, Marsden CD. The stiff man and stiff man plus syndromes. *J Neurol.* 1999;246(8):648–652.

153. De Camilli P, et al. The synaptic vesicle-associated protein amphiphysin is the 128-kD autoantigen of Stiff-Man syndrome with breast cancer. *J Exp Med.* 1993;178(6):2219–2223.

154. Schmierer K, et al. Atypical stiff-person syndrome with spinal MRI findings, amphiphysin autoantibodies, and immunosuppression. *Neurology.* 1998;51(1):250–252.

155. Wirtz PW, Wintzen AR, Verschuuren JJ. Lambert-Eaton myasthenic syndrome has a more progressive course in patients with lung cancer. *Muscle Nerve.* 2005;32(2):226–229.

156. Elrington GM, et al. Neurological paraneoplastic syndromes in patients with small cell lung cancer. A prospective survey of 150 patients. *J Neurol Neurosurg Psychiatry.* 1991;54(9):764–767.

157. O'Neill JH, Murray NM, Newsom-Davis J. The Lambert-Eaton myasthenic syndrome. A review of 50 cases. *Brain.* 1988;111(Pt 3):577–596.

158. Tim RW, Massey JM, Sanders DB. Lambert-Eaton myasthenic syndrome: electrodiagnostic findings and response to treatment. *Neurology.* 2000;54(11):2176–2178.

159. Wirtz PW, et al. The epidemiology of myasthenia gravis, Lambert-Eaton myasthenic syndrome and their associated tumours in the northern part of the province of South Holland. *J Neurol.* 2003;250(6):698–701.

160. Hawley RJ, et al. The carcinomatous neuromyopathy of oat cell lung cancer. *Ann Neurol.* 1980;7(1):65–72.

161. Wirtz PW, et al. HLA and smoking in prediction and prognosis of small cell lung cancer in autoimmune Lambert-Eaton myasthenic syndrome. *J Neuroimmunol.* 2005;159(1–2):230–237.

162. Maddison P, et al. Favourable prognosis in Lambert-Eaton myasthenic syndrome and small-cell lung carcinoma. *Lancet.* 1999;353(9147):117–118.

163. Wirtz PW, et al. P/Q-type calcium channel antibodies, Lambert-

Eaton myasthenic syndrome and survival in small cell lung cancer. *J Neuroimmunol.* 2005;164(1–2):161–165.

164. Wirtz PW, et al. Differences in clinical features between the Lambert-Eaton myasthenic syndrome with and without cancer: an analysis of 227 published cases. *Clin Neurol Neurosurg.* 2002;104(4):359–363.

165. Vincent A. Antibodies to ion channels in paraneoplastic disorders. *Brain Pathol.* 1999;9(2):285–291.

166. Voltz R, et al. P/Q-type voltage-gated calcium channel antibodies in paraneoplastic disorders of the central nervous system. *Muscle Nerve.* 1999;22(1):119–122.

167. Rosenfeld MR, et al. Cloning and characterization of a Lambert-Eaton myasthenic syndrome antigen. *Ann Neurol.* 1993;33(1):113–120.

168. Chalk CH, et al. Response of the Lambert-Eaton myasthenic syndrome to treatment of associated small-cell lung carcinoma. *Neurology.* 1990;40(10):1552–1556.

169. Newsom-Davis J. A treatment algorithm for Lambert-Eaton myasthenic syndrome. *Ann N Y Acad Sci.* 1998;841:817–822.

170. McEvoy KM, et al. 3,4-Diaminopyridine in the treatment of Lambert-Eaton myasthenic syndrome. *N Engl J Med.* 1989;321(23):1567–1571.

171. Sanders DB, et al. A randomized trial of 3,4-diaminopyridine in Lambert-Eaton myasthenic syndrome. *Neurology.* 2000;54(3):603–607.

172. Oh SJ, et al. Low-dose guanidine and pyridostigmine: relatively safe and effective long-term symptomatic therapy in Lambert-Eaton myasthenic syndrome. *Muscle Nerve.* 1997;20(9):1146–1152.

173. Newsom-Davis J. Therapy in myasthenia gravis and Lambert-Eaton myasthenic syndrome. *Semin Neurol.* 2003;23(2):191–198.

174. Bain PG, et al. Effects of intravenous immunoglobulin on muscle weakness and calcium-channel autoantibodies in the Lambert-Eaton myasthenic syndrome. *Neurology.* 1996;47(3):678–683.

175. Bird SJ. Clinical and electrophysiologic improvement in Lambert-Eaton syndrome with intravenous immunoglobulin therapy. *Neurology.* 1992;42(7):1422–1423.

176. Newsom-Davis J, Murray NM. Plasma exchange and immunosuppressive drug treatment in the Lambert-Eaton myasthenic syndrome. *Neurology.* 1984;34(4):480–485.

177. Chalk CH, et al. The distinctive clinical features of paraneoplastic sensory neuronopathy. *Can J Neurol Sci.* 1992;19(3):346–351.

178. Gwathmey KG. Sensory neuronopathies. *Muscle Nerve.* 2016;53(1):8–19.

179. Molinuevo JL, et al. Utility of anti-Hu antibodies in the diagnosis of paraneoplastic sensory neuropathy. *Ann Neurol.* 1998;44(6):976–980.

180. Horwich MS, et al. Subacute sensory neuropathy: a remote effect of carcinoma. *Ann Neurol.* 1977;2(1):7–19.

181. Camdessanche JP, et al. Paraneoplastic peripheral neuropathy associated with anti-Hu antibodies. A clinical and electrophysiological study of 20 patients. *Brain.* 2002;125(Pt 1):166–175.

182. Lauria G, Pareyson D, Sghirlanzoni A. Neurophysiological diagnosis of acquired sensory ganglionopathies. *Eur Neurol.* 2003;50(3):146–152.

183. Oh SJ, Dropcho EJ, Claussen GC. Anti-Hu-associated paraneoplastic sensory neuropathy responding to early aggressive immunotherapy: report of two cases and review of literature. *Muscle Nerve.* 1997;20(12):1576–1582.

184. Antoine JC, et al. Carcinoma associated paraneoplastic peripheral neuropathies in patients with and without anti-onconeural antibodies. *J Neurol Neurosurg Psychiatry.* 1999;67(1):7–14.

185. Dropcho EJ. Neurotoxicity of cancer chemotherapy. *Semin Neurol.* 2004;24(4):419–426.

186. Ropper AH, Gorson KC. Neuropathies associated with paraproteinemia. *N Engl J Med.* 1998;338(22):1601–1607.

187. Pittock SJ, et al. Amphiphysin autoimmunity: paraneoplastic accompaniments. *Ann Neurol.* 2005;58(1):96–107.

188. Wirtz PW, et al. Difference in distribution of muscle weakness between myasthenia gravis and the Lambert-Eaton myasthenic syndrome. *J Neurol Neurosurg Psychiatry.* 2002;73(6):766–768.

189. Hart IK, et al. Phenotypic variants of autoimmune peripheral nerve hyperexcitability. *Brain.* 2002;125(Pt 8):1887–1895.

190. Buckley C, et al. Do titin and cytokine antibodies in MG patients predict thymoma or thymoma recurrence? *Neurology.* 2001;57(9):1579–1582.

191. Somnier FE, Engel PJ. The occurrence of anti-titin antibodies and thymomas: a population survey of MG 1970–1999. *Neurology.* 2002;59(1):92–98.

192. Vincent A, Newsom-Davis J. Acetylcholine receptor antibody as a diagnostic test for myasthenia gravis: results in 153 validated cases and 2967 diagnostic assays. *J Neurol Neurosurg Psychiatry.* 1985;48(12):1246–1252.

193. Hoch W, et al. Auto-antibodies to the receptor tyrosine kinase MuSK in patients with myasthenia gravis without acetylcholine receptor antibodies. *Nat Med.* 2001;7(3):365–368.

194. Evoli A, et al. Clinical correlates with anti-MuSK antibodies in generalized seronegative myasthenia gravis. *Brain.* 2003;126(Pt 10):2304–2311.

195. Leow YH, Goh CL. Malignancy in adult dermatomyositis. *Int J Dermatol.* 1997;36(12):904–907.

196. Gallais V, Crickx B, Belaich S. Prognostic factors and predictive signs of malignancy in adult dermatomyositis. *Ann Dermatol Venereol.* 1996;123(11):722–726.

197. Dalakas MC. Polymyositis, dermatomyositis and inclusion-body myositis. *N Engl J Med.* 1991;325(21):1487–1498.

198. Hill CL, et al. Frequency of specific cancer types in dermatomyositis and polymyositis: a population-based study. *Lancet.* 2001;357(9250):96–100.

199. Targoff IN. Update on myositis-specific and myositis-associated autoantibodies. *Curr Opin Rheumatol.* 2000;12(6):475–481.

200. Amato AA, Barohn RJ. Idiopathic inflammatory myopathies. *Neurol Clin.* 1997;15(3):615–648.

201. Jacobson DM. Paraneoplastic diseases of neuroophthalmologic interest. In: Miller NR, Newman NJ, eds. *Walsh and Hoyt's Clinical Neuro-Ophthalmology.* Philadelphia, PA: Lippincott Williams & Wilkins; 1998:2497–2551.

202. Keltner JL, Thirkill CE, Yip PT. Clinical and immunologic characterists of melanoma-associated retinopathy syndrome: eleven new cases and a review of 51 previously published cases. *J Neuroophthalmol.* 2001;21(3):173–187.

203. Shiraga S, Adamus G. Mechanism of CAR syndrome: anti-recoverin antibodies are the inducers of retinal cell apoptotic death via the caspase 9- and caspase 3-dependent pathway. *J Neuroimmunol.* 2002;132(1–2):72–82.

204. Ohguro H, Nakazawa M. Pathological roles of recoverin in cancer-associated retinopathy. *Adv Exp Med Biol.* 2002;514:109–124.

205. Boeck K, et al. Melanoma-associated paraneoplastic retinopathy: case report and review of the literature. *Br J Dermatol.* 1997;137(3):457–460.

206. Alexander KR, et al. Contrast-processing deficits in melanoma-associated retinopathy. *Invest Ophthalmol Vis Sci.* 2004;45(1):305–310.

207. Milam AH, et al. Autoantibodies against retinal bipolar cells in cutaneous melanoma-associated retinopathy. *Invest Ophthalmol Vis Sci.* 1993;34(1):91–100.

208. Cross SA, et al. Paraneoplastic autoimmune optic neuritis with retinitis defined by CRMP-5-IgG. *Ann Neurol.* 2003;54(1):38–50.

209. de la Sayette V, et al. Paraneoplastic cerebellar syndrome and optic neuritis with anti-CV2 antibodies: clinical response to excision of the primary tumor. *Arch Neurol.* 1998;55(3):405–408.

第三篇

特定肿瘤的神经系统并发症

第 15 章

肺癌的神经系统并发症

Leon D. Kaulen[a], Benjamin Lu[b], Sarah Goldberg[b], and Joachim M. Baehring[c]

[a]Department of Neurology, Heidelberg University Hospital, Heidelberg, Germany, [b]Section of Medical Oncology, Department of Internal Medicine, Yale University School of Medicine, New Haven, CT, United States, [c]Departments of Neurology and Neurosurgery, Yale University School of Medicine, New Haven, CT, United States

1 引　言

1.1　流行病学

肺癌是世界上最常见的癌症类型,也是癌症相关死亡的主要原因,2018 年新确诊病例超过 210 万例,死亡 180 万例[1,2]。在美国,估计 2020 年将有 23 万新确诊病例,并将导致 135 000~160 000 死亡病例[3]。肺癌是男性和女性第二常见的癌症类型,发生率分别仅次于前列腺癌和乳腺癌,却是男女癌症相关死亡的首要原因[3]。神经系统并发症源于转移播散、副肿瘤机制或肺癌治疗的副作用(表 15-1)。

表 15-1　肺癌的神经系统并发症

转移性并发症	副肿瘤综合征	治疗并发症
脑实质转移	脑脊髓炎	放射性坏死
软脑膜播散	小脑综合征	神经认知衰退
硬脑膜外或髓内转移	感觉或自主神经病	免疫检查点抑制相关神经病学综合征
周围神经/丛浸润	Lambert-Eaton 肌无力综合征	

根据 2013 年至 2017 年的监测流行病学和最终结果(Surveillance Epidemiology and End Results,SEER)数据,确诊的中位年龄为 71 岁[4]。男性肺癌发病率(61.7/10 万)高于女性(48.6/10 万)。在美国男性中,黑人男性的发病率最高(71.2/10 万),西班牙裔男性最低(35.1/10 万)。在女性中,白人女性的发病率最高,亚洲/太平洋岛民的发病率最低。

吸烟是患肺癌的最大危险因素,全球肺癌发病率和死亡率的趋势都与吸烟有关。然而,很大一部分肺癌可能发生在无吸烟史或轻度吸烟史的患者中,据估计占比为全球 15%~20% 的男性和 50% 的女性肺癌患者[5]。有轻度吸烟史的患者中,潜在的危险因素尚不清楚,尽管辐射暴露和环境毒素,如氡、石棉、重金属和空气污染,也与肺癌的风险增加有关[6]。研究显示,电子烟等烟草替代产品与肺癌的联系仍有待确定,但与吸烟相比,其肺毒性风险相对更低[7]。

在美国,20 世纪 60 年代实施的戒烟行动使得男性肺癌发病率在过去 30 年里逐渐下降[8]。在男性中,肺癌发病率的年降幅从 2001—2008 年的 1.9% 上升至 2008—2016 年的 3.1%[9]。在女性中,从 2006 年到 2016 年,发病率下降了 1.7%[9]。非小细胞肺癌患者按发病率调整的死亡率也有所改善,将在后文中讨论,这可能反映了系统治疗方案的显著改善[9]。然而,没有观察到小细胞肺癌患者按发病率调整的死亡率有重大改善。

1.2　肿瘤分类

肺癌包括气管、支气管、细支气管和肺泡来源的癌症。肺癌被大体上分为非小细胞肺癌(nonsmall cell lung cancers,NSCLC)和小细胞肺癌(small cell lung cancers,SCLC),前者约占所有肺癌的 85%[10]。在 2015 年世界卫生组织(WHO)分类系统中,NSCLC 被进一步细分为 7 个亚型:①腺癌(40%);②鳞状细胞(30%);③腺鳞状细胞;④大细胞;⑤肉瘤样;⑥神经内分泌;⑦弥漫性特发性肺神经内分泌细胞增生[11]。这些亚组经常合并在 NSCLC 的分类下,因为它们经常共存于单个肿瘤中,并根据占比最大的组织学类型进行归类。

最常用的肺癌分期系统是美国癌症联合委员会(American Joint Committee on Cancer,AJCC)的肿瘤淋巴结转移(tumor,node,metastasis,TNM)分期系统,目前更新至第 8 版[12]。根据肿瘤大小、淋巴结转移和远处转移情况,分为 I 到 Ⅳ 期。对于 NSCLC,临床上把患者分为局部、局部晚期或晚期疾病。对于 SCLC,治疗则是基于局限期或广泛期疾病。本章将主要关注局部晚期 NSCLC、晚期 NSCLC 和广泛期 SCLC 引起的神经系统并发症。

分子检测也被纳入晚期 NSCLC 患者的治疗规范,着重针对可以靶向治疗的发分子改变。标准检测包括评估 *EGFR*、*ALK*、*ROS1*、*BRAF*、*NTRK*、*MET* 和 *RET* 的变化。程序性死亡配体 1(programmed death ligand-1,PD-L1)表达的组织学定量也是免疫检查点抑制剂治疗疗效的重要预测标志物。

1.3　一般肿瘤学治疗

1.3.1　NSCLC

随着对癌症驱动因素的更深入认识、靶向治疗的发展以及免疫疗法的出现,NSCLC 的治疗在过去 20 年中发生了巨大变化[13]。由于神经系统并发症通常与晚期疾病以及系统治疗的相关,我们将简要回顾早期 NSCLC 的治疗,且主要集中在晚期疾病的治疗上。

(1) 局限性肺癌:对于局限性 NSCLC 患者(即 AJCC 第 8 版中的 I 期或 II 期),基于临床分期的 5 年总生存率(overall survival,OS)介于 25% ~ 50% 不等[14]。如可能,应对所有局限性肺癌进行完全手术切除。如果可实现完全切除,应尽量行局限性的切除(如楔形切除)或肺叶切除而非全肺切除以保留肺功能。有指征时,采用微创技术如电视胸腔镜手术,可降低死亡率,并可在术后更早地进行系统治疗[15]。

即使完全切除,仍有 36% 的初发局限性肺癌于 5 年内复发,包括 19% 的 I 期肺癌出现局部复发[16,17]。肺癌辅助顺铂化疗评估协作组(Lung Adjuvant Cisplatin Evaluation,LACE)meta 分析中提示,I A 期患者不建议加用辅助化疗,即使这会造成生存期下降的趋势;相反,I B 期的风险分层仍是一个活跃的研究领域[18-22]。癌症和白血病 B 组(Cancer and Leukemia Group B,CALGB)9 633 名研究中的一项计划外的子集分析纳入 344 名淋巴结阴性患者,研究显示每 3 周给予 4 个周期的紫杉醇和卡铂化疗对肿瘤直径大于等于 4cm 的 I B 期 NSCLC 患者总体生存有益。然而在此之后,根据国家癌症数据库 50 814 名患者的数据的 meta 分析显示,仅根据肿瘤大小讨论,辅助化疗没有改善早期淋巴结阴性 NSCLC 患者的生存率[19]。几项大型随机临床试验表明辅助化疗可以改善 OS,基于此,对淋巴结阴性、II 期和 III A 期患者进行含顺铂的术后辅助化疗方案是公认的治疗标准[20,21,23-27]。

对于不能接受手术切除的局限性肺癌,根治性放射治疗是一个可接受的替代方案[24]。立体定向消融放射治疗(stereotactic ablative radiation therapy,SBRT)可能带来高达约 90% 的局部控制率。SBRT 是周围性病变的首选方式,对于中央性病变也可能有作用[28]。确定 SBRT 在可切除的 I 期 NSCLC 中作用的临床试验正在进行中。此外,如果手术切缘呈阳性,可也考虑术后放射治疗。

(2) 局部晚期肺癌:局部晚期或 III 期 NSCLC 是存在异质性的分类。对于纵隔淋巴结阴性(N0 ~ 1)者,如果技术上可行,可以进行手术切除,然后辅以化疗,后文详述。对于同侧纵隔淋巴结受累(N2)者,根治性放射治疗结合以铂为基础的化疗是最常见的治疗方法。一些特定的患者可能会从诱导治疗中受益,因为局部疾病控制和无进展生存期可能得到改善[29-32]。但到目前为止,诱导治疗没有显示出对 OS 的获益。

对于未接受手术切除的局部晚期疾病患者,标准的治疗方案是同时采用含铂类化疗方案和确定性放射治疗。在美国,两种常用的化疗组合包括顺铂(cisplatin)50mg/m²(第 1、8、29 和 36 天)联合依托泊苷(etoposide)50mg/m²(第 1 ~ 5 和 29 ~ 33 天)或每周卡铂(carboplatin)AUC2 加紫杉醇(paclitaxel)45mg/m²[33]。对于非鳞状 NSCLC 患者,顺铂加培美曲塞(pemetrexed)也是一种选择[34]。

在具有里程碑意义的 III 期 PACIFIC 随机试验中,对根治性放化疗后没有疾病进展的患者给予抗 PD-L1 单抗度伐利尤单抗(durvalumab)巩固治疗,与安慰剂相比,接受度伐利尤单抗治疗 12 个月的不可切除 III 期 NSCLC 患者的无进展生存期(17.2 个月 vs 5.6 个月)和 OS(风险比 0.68)大大延长[35-37]。

(3) 转移性肺癌:在过去 10 年中,治疗晚期 NSCLC 患者的方法迅速发展。仅从 2020 年 1 月到 9 月,FDA 就批准了 10 种治疗晚期 NSCLC 的新药。尽管细胞毒化疗仍然是大多数患者治疗的重要基石,但靶向治疗和免疫检查点抑制剂的出现已经彻底改变了部分患者的治疗模式。因此,治疗晚期 NSCLC 患者的一般方法是首先评估是否存在特定分子突变,以确定靶向治疗的可行性。如果不存在,则 PD-L1 表达是迄今为止预测免疫检查点抑制剂治疗疗效的最好的生物标志物。如果 PD-L1 不表达,则推荐联合免疫检查点阻断治疗,或者是细胞毒化疗联合/不联合免疫检查点抑制剂治疗。

(4) 靶向治疗:对于被诊断为转移性 NSCLC 的患者,评估靶向基因变异是初始治疗选择的重要组成部分。在高达 64% 的肺腺癌患者中可能检测到潜在的致癌驱动基因突变,随着新靶点的发现,这一比例预计还会增加[38]。到目前为止,FDA 批准了 18 种口服激酶抑制剂治疗 NSCLC,以 7 个基因突变为靶点,还有几种其他药物正在开发中[39]。

第一个具有显著临床疗效的酪氨酸激酶抑制剂(tyrosine kinase inhibitor,TKI)是第一代 EGFR TKI 吉非替尼(gefitinib)[40,41]。吉非替尼和另一种第一代 TKI 厄洛替尼(erlotinib)是可逆性抑制 EGFR 的口服药物。随后的临床试验表明,与细胞毒性化疗相比,包括在一线治疗中,其客观缓解率(objective response rates,ORR)和无进展生存期(progression-free survival,PFS)都有所改善[42-47]。与细胞毒化疗相比,第二代药物阿法替尼(afatinib)不可逆地抑制 EGFR,也对 ORR 和 PFS 有改善[48-51]。与吉非替尼相比,第二代药物如阿法替尼可以改善 PFS,并有改善 OS 的趋势,但毒性更大[52-54]。尽管所有 EGFR TKI 都可能导致典型的痤疮样皮疹、肺毒性和腹泻,但与治疗相关的严重不良事件在接受第二代药物治疗的患者中更常见[55]。

最初对 EGFR TKI 有反应的患者最终均会出现耐药性,而对第一代和第二代 EGFR TKI 最常见的耐药机制是密码子 790 苏氨酸到蛋氨酸的替代(T790M)[56,57]。第三代 EGFR TKI 奥希替尼(osimertinib)显示出对获得性 T790M 突变的活性,并在 PFS、OS 和耐受性方面较第一代 EGFR TKI 有改善,因此已成为所有 EGFR 突变的 NSCLC 患者的首选一线药物[58-60]。重要的是,奥希替尼可穿透血脑屏障,从而改善脑转移患者的预后[61]。

约 20% 获得性 EGFR 耐药的患者可发现酪氨酸激酶 MET 的扩增突变[62]。MET 的分子改变也可能与 EGFR 突变无关,包括 MET 14 号外显子跳跃突变和 MET 基因扩增。基于一项多中心的非随机 II 期研究,FDA 最近批准了 MET 抑制剂卡马替尼(capmatinib)用于 MET 14 号外显子跳跃突变的患者,该研究包括 28 名新诊断的患者和 69 名至少接受过一次治疗的患者[63]。一线治疗组的 ORR 为 68%,既往治疗的患者为 41%。中位反应持续时间分别为 12.6 个月和 9.7 个月。多靶点 TKI 克唑替尼(crizotinib),在 MET 突变疾病中也有很高活性[64]。其他多种药物目前正在研究中。

正如 EGFR 阳性的 NSCLC,针对间变性淋巴瘤激酶(anaplastic lymphoma kinase,ALK)基因重排的 TKI 已经开发出来,并改善了治疗结局。FDA 批准的第一个 ALK 抑制剂克唑替尼是一种多靶点 TKI，在一线、二线治疗中，与细胞毒性化疗相比均显示出 ORR 和 PFS 的改善[65,66]。但 OS 方面没有统计学显著的改善——尽管在对交叉进行统计学修正后观察到了改善[67]。第二代药物阿来替尼(alectinib)和布加替尼(brigatinib)现在是首选的一线药物，尽管 OS 的结果尚未成熟，与克唑替尼相比，阿来替尼和布加替尼表现出更优的 PFS 改善，耐受性更好，生存期更长[68-73]。重要的是，与克唑替尼相比，阿来替尼和布加替尼都具有更好的中枢神经系统通透性，延缓中枢神经系统进展，稍后将详细讨论。色瑞替尼(ceritinib)是另一种被证明有效的第二代 TKI，尽管是与含铂化疗而非克唑替尼相比[74]。不幸的是，与 EGFR TKI 一样，ALK TKI 也不可避免地产生耐药性，包括 ALK 中的 L1196M 和 G1202R 突变。基于一项 II 期试验的结果，第三代 ALK/ROS1 抑制剂洛拉替尼(lorlatinib)已被批准用于三线治疗。该试验包括 215 名 ALK 阳性患者的子组，显示 48% 的 ORR 和 19.5 个月的中位缓解时间[75]。评估洛拉替尼在一线治疗中作用的试验目前正在进行中。ALK 抑制剂最常见的副作用包括胃肠道副作用，超过三分之一服用阿来替尼的患者出现便秘；而高达 40% 服用洛拉替尼的患者出现神经毒性[75]。

由于 ROS1 和 ALK 的激酶域之间高度同源，许多对 ALK 重排疾病有效的 TKI 在 ROS1 重排的患者中也是有效的，包括克唑替尼、色瑞替尼和洛拉替尼[76-79]。经过 I/II 期研究后 FDA 批准克唑替尼用于 ROS1 重排疾病，该研究显示 ORR 为 72%，中位 PFS 为 19.3 个月，中位 OS 为 51 个月[77,78]。洛拉替尼在克唑替尼治疗后进展的 ROS1 阳性患者中也有效[79]。同样，ROS1 的激酶域和原肌球蛋白受体激酶(tropomyosin receptor kinase，TRK)有高度的同源性，TRK 抑制剂恩曲替尼(entrectinib)在 ROS1 重排疾病中显示出临床活性。恩曲替尼被 FDA 批准用于 ROS1 重排疾病，具有 77% 的 ORR 和 19 个月的中位 PFS[80]。与克唑替尼相比，恩曲替尼具有更好的中枢神经系统通透性，因此是脑转移患者的优选药物。

神经营养受体酪氨酸激酶(neurotrophic receptor tyrosine kinase，NTRK)基因融合的患者除了恩曲替尼外，也可以使用洛罗替尼(larotrectinib)治疗。FDA 已批准这两种药物作为二线治疗，这是基于 TRK 融合的实体肿瘤患者的早期试验，其中包括共 22 名肺癌患者，显示出 70%~80% 的 ORR[80-84]。

塞尔帕替尼(selpercatinib)是一种 RET 抑制剂，最近被批准用于 RET 融合的 NSCLC。在 I/II 期试验中，在 39 名未接受治疗的患者中，塞尔帕替尼的 ORR 为 85%，在以前接受含铂化疗方案的患者中，ORR 为 64%[85]。58% 的患者出现了 3~4 级毒性反应，包括高血压(14%)、肝功能紊乱(10%)和低钠血症(6%)。塞尔帕替尼在脑转移瘤患者中有效，将在后文中讨论。

对于 BRAF V600E 突变的患者，FDA 批准 BRAF 激酶抑制剂达拉非尼(dabrafenib)和 MEK 激酶抑制剂曲美替尼(trametinib)联合。与黑色素瘤相比，BRAF V600E 突变在 NSCLC 中并不常见，但在一线或后续治疗中，达拉非尼/曲美替尼对 BRAF V600E 阳性 NSCLC 都有疗效[86-88]。

(5) 免疫治疗：对于没有靶向分子改变的 NSCLC 患者，免疫检查点抑制剂(immune checkpoint inhibitor，ICI)联合或不联合化疗已成为一线治疗标准[24]。过去 10 年 ICI 的出现彻底改变了包括 NSCLC 在内的多种类型癌症的治疗。这些药物针对的是产生 T 细胞介导的抗肿瘤免疫反应所必需的共抑制受体[89,90]。目前批准的 ICI 主要针对 PD-1 及其配体 PD-L1 或细胞毒性 T 淋巴细胞抗原-4(cytotoxic T-lymphocyte antigen-4，CTLA-4)，另有其他几个检查点正在研究中。

预测 ICI 疗效的最佳生物标志物是肿瘤细胞上 PD-L1 的表达水平，采用免疫组化方法进行评估[91,92]。在野生型 EGFR/ALK 且 PD-L1 高表达(肿瘤细胞≥50% 膜染色)患者中，与含铂双药化疗相比，一线治疗中帕博利珠单抗(pembrolizumab)和阿替利珠单抗(atezolizumab)可单药治疗延长生存期[93-95]。帕博利珠单抗是一种高度选择性的人源化 IgG4 PD-1 单抗，可阻止与 PD-L1 和 PD-L2 结合。在 Keynote-024 随机 III 期研究中，305 名未接受治疗的 NSCLC 患者接受帕博利珠单抗治疗的中位 OS 为 30.2 个月，而接受铂类化疗的患者为 14.2 个月。阿替利珠单抗是一种人源化 IgG1 PD-L1 抗体。在应用阿替利珠单抗的情况下，免疫细胞上 PD-L1 表达≥10% 的患者也从单药治疗中受益。IMPOWER-110 研究包含 572 例未经治疗的 NSCLC 患者，高 PD-L1(肿瘤表达≥50% 或免疫细胞表达≥10%)的患者亚组(n=205)OS 为 20 个月，而接受铂类化疗的患者为 13 个月。Keynote-189 研究也支持帕博利珠单抗联合铂-培美曲塞化疗用于治疗 PD-L1≥50% 的非鳞状 NSCLC 患者[96,97]。到目前为止，还没有直接比较在 PD-L1 高表达患者中 ICI 单药疗法和化疗-免疫疗法的研究。

对于 PD-L1 表达<50% 的患者，已批准多种基于 ICI 的联合方案。在非鳞状细胞 NSCLC 中，帕博利珠单抗联合铂-培美曲塞化疗可改善各亚组的 OS，包括 PD-L1 肿瘤比例评分(tumor proportion score，TPS)1%~49% 和<1% 的亚组，其中位 OS 分别为 16.9 个月和 12.6 个月，而单纯化疗组分别为 9.1 个月和 8.9 个月。与单独化疗相比，几种基于阿替利珠单抗的联合方案也被证明对非鳞状细胞 NSCLC 有效，包括阿替利珠单抗联合卡铂/紫杉醇、同时联合或不联合贝伐珠单抗，或联合卡铂/白蛋白结合型紫杉醇(nap-docetaxel)或培美曲塞[98-101]。基于 KEYNOTE-407 试验的结果，对于 PD-L1 TPS<50% 及组织学为鳞状细胞癌的患者，FDA 批准采用帕博利珠单抗联合含铂类双药化疗[102]。根据 KEYNOTE-042 的研究结果，对于 TPS>1% 的患者，FDA 批准帕博利珠单抗作为单药治疗，由于其获益可能是由 PD-L1 TPS>50% 的患者驱动的，所以单药免疫治疗通常不适用于 PD-L1 TPS 1%~49% 的患者[103]。

基于 CheckMate-227 试验结果，FDA 批准另一种用于转移性 NSCLC(不考虑 PD-L1 表达)患者的方案是抗 PD-1 纳武利尤单抗(nivolumab)联合抗 CTLA4 伊匹木单抗(ipilimumab)作为一线治疗[104]。虽然与化疗相比，PD-L1 表达的肿瘤常受益于联合 ICI，但最值得关注的是在 PD-L1<1% 的肿瘤患者中(n=373)，其完全缓解率、缓解持续时间和中位 OS 仍(较化疗)显著改善(17.2 个月 vs 12.2 个月)。在本研究中，纳武利尤单抗联合伊匹木单抗也优于纳武利尤单抗单

药治疗和纳武利尤单抗联合化疗。总的来说，这些发现与在PD-L1阴性肿瘤中CTLA-4的免疫调节作用可能特别关键的假设是一致的。

除了在一线治疗中的疗效外，帕博利珠单抗、阿替利珠单抗和纳武利尤单抗已被证明优于单药化疗，并被批准用于一线化疗进展后的二线治疗[91,105-109]。帕博利珠单抗可用于PD-L1 TPS≥1%的肿瘤，而无论PD-L1表达如何均可使用阿替利珠单抗和纳武利尤单抗。

相对于细胞毒性化疗，ICI这类药物具有显著的潜在持久免疫监测反应和整体耐受性。然而，ICI观察到的毒性是不同的，主要涉及免疫相关现象。在免疫相关不良事件(immune-related adverse event,irAE)中，甲状腺功能减退、肺炎和结肠炎是最常见的毒性反应[110,111]。接受联合ICI治疗的患者发生irAE的风险更大[112]，可能观察到神经系统irAE包含广泛的表现形式[113]。头痛和感觉神经病变是最常见的神经系统irAE，也有报道更严重的并发症如重症肌无力、吉兰-巴雷综合征、横断性脊髓炎、自身免疫性脑炎和可逆性后部脑病综合征等[114-116]。根据irAE的严重程度，可能需要糖皮质激素或其他免疫抑制治疗，而ICI可能需暂停或永久停用[117]。

(6) 细胞毒性化疗：无论是联合免疫治疗，还是针对不适合检查点抑制剂的患者单独给药，姑息性化疗仍然是晚期NSCLC治疗的一个重要组成部分。化疗既能改善生活质量，又能增加生存率。状况良好的患者应接受以铂(顺铂、卡铂)为基础的方案联合另一种活性细胞毒药物治疗，共4~6个周期[118-120]。与顺铂相比，卡铂毒性相对较小，因此在实践中被广泛使用。通常与铂联合使用的药物包括培美曲塞、紫杉烷[多西紫杉醇(docetaxel)、紫杉醇、白蛋白结合型紫杉醇]和吉西他滨(gemcitabine)。培美曲塞不用于鳞状细胞NSCLC患者，因为其疗效不如吉西他滨和顺铂联合治疗，而在非鳞状细胞肺癌中顺铂/培美曲塞则有类似的疗效[121,122]。经过含铂双药治疗4~6个疗程后没有进展的患者，可以考虑使用培美曲塞或贝伐单抗单药(如果作为一线方案的一部分)进行维持治疗[123,124]。在治疗的初始或维持阶段进展的患者可以使用前面提到的替代药物进行治疗。雷莫芦单抗(ramucirumab)是一种针对血管内皮生长因子受体2(vascular endothelial growth factor receptor 2,VEGFR2)的单抗，在与多西紫杉醇联合使用的二线治疗中，OS也显示出轻微的改善(10.5个月 vs 9.1个月)[125,126]。

1.3.2 小细胞肺癌SCLC

SCLC是一种侵袭性的、低分化的，常表现为晚期、转移性的神经内分泌肿瘤。局限期是指局限于同侧胸腔和可被单个照射野包围的区域性淋巴结的SCLC。如果没有淋巴结受累的临床证据，建议进行纵隔分期，如果阴性，患者可以考虑手术切除。在大多数有局限期疾病的患者中，会有淋巴结受累的临床证据，而标准的治疗方法是放化疗(一般采用同步治疗)[127]。最常用的化疗方案是4个周期的依托泊苷/顺铂化疗[128,129]。能够完成初始放化疗并获得部分或完全缓解的患者也可以考虑预防性颅脑照射，可降低颅内复发率并具有生存获益(3年生存率为15.3% vs 20.7%)[130,131]。总体而言，70%~90%的局限期患者初始治疗后可能完全缓解，

然而这些患者经常复发，5年生存率只有25%~30%[131,132]。

对于广泛期(extensive-stage,ES)的SCLC患者，ICI已被纳入一线治疗方案。目前有两种ICI被批准用于ES-SCLC的一线治疗：抗PD-L1抗体阿替利珠单抗和抗PD-1抗体度伐利尤单抗。大型随机Ⅲ期研究证明上述两者结合4~6周期含铂化疗方案时都能改善OS[133,134]。对初始化学免疫治疗有反应的患者继续接受单药免疫维持治疗直至疾病进展。对系统治疗有反应的患者可以考虑预防性头部放射治疗和胸部放射治疗以治疗残余病灶。两种化学免疫疗法的中位OS约为12个月，而单纯化疗为10个月。与NSCLC不同的是，在抗PD-1的基础上添加抗CTLA-4的药物[该研究中为曲美木单抗(tremelimumab)]不会增加ORR或OS，反而导致更大的毒性[135]。

在完成以铂类为基础的诱导治疗后6个月内出现原发进展或复发的患者，一般采用单药治疗。烷化剂芦比替丁(lurbinectedin)已被批准用于含铂化疗进展后患者，其显示出35%的ORR和5.1个月的中位应答持续时间[136]。喜树碱衍生物拓扑替康(topotecan)有静脉制剂和口服制剂，其与联合方案相比，耐受性提高，故被批准用于45天以上复发的ES-SCLC[137]。

治疗完成6个月后复发的患者可以重新开始最初的诱导化疗方案。对于以前没有接受免疫治疗的患者，单药帕博利珠单抗，或纳武利尤单抗联合或不联合伊匹木单抗可以用于三线治疗[138,139]。

2 肺癌直接并发症

2.1 脑实质转移

2.1.1 流行病学

肺癌是最常见的扩散到中枢神经系统(central nervous system,CNS)的肿瘤[140,141]，占脑转移瘤的39%~56%[142,143]。约80%~85%的肺癌中枢神经系统转移为NSCLC，其余15%~20%为SCLC——这反映了整体患病率的差异[142,143]。在初次分期时，超过20%的NSCLC和SCLC患者被诊断为脑转移；其中分别有34%和13%没有症状[144,145]。SCLC患者首次诊断后2年内发生脑转移的风险≥50%[146]。常规MRI扫描对无症状肺癌患者的作用仍存在争议。已知的肺癌中枢神经系统受累的危险因素包括原发肿瘤体积较大、淋巴血管侵犯、肺门淋巴结受累以及初诊时年龄较小[147]。携带表皮生长因子受体(epidermal growth factor receptor,EGFR)突变和间变性淋巴瘤激酶(anaplastic lymphoma kinase,ALK)重排的患者脑转移的发生率似乎高于普通队列中的患者，这表明原发肿瘤的遗传背景可能与脑转移倾向有关[148]。最近的研究支持以下观点：含有体细胞EGFR突变的NSCLC患者行靶向治疗可防止CNS转移[149]。在SCLC中，预防性全脑放射治疗(whole-brain radiotherapy,WBRT)被证明降低了脑转移的发生率[150]。

2.1.2 分子发病机制

最新进展，包括全外显子组、全基因组和RNA测序，使

人们更好地了解脑肿瘤的遗传图和与中枢神经系统播散相关的分子通路。研究结果表示,尽管脑转移和原发癌症有共同的来源,但在 53% 的中枢神经系统转移样本中发现了在原发肿瘤组织中没有的临床相关基因改变[151]。然而,来自同一患者不同发生位置和发现时间的 CNS 病灶样本的遗传特征是相似的[151]。在一项关于肺癌脑转移的大型全外显子组测序研究中, *TP53*(64%)、*KRAS*(40%)、*KEAP1*(29%)和 *EGFR*(16%)基因中常检出单核苷酸变异[152]。与相应的原发肺癌组织样本相比,脑转移癌样本检测到抑癌基因 *CDKN2A/B* 的缺失和癌基因 *MYC*、*VAP1* 和 *MMP13* 的扩增频率显著增加[152]。在患者来源的异种移植小鼠模型中,这 3 个基因独立的过表达均增加了肺癌转移性病变的发生率,这在肺癌的中枢神经系统转移中发挥了关键作用。更多的单细胞测序研究正在进行中,可能会对肺癌脑转移中的异质性和耐药机制提供进一步的认识。

2.1.3　临床表现

肺癌脑转移的神经症状包括转移灶的定位性症状、颅内压升高或癫痫发作[153]。由颅内压升高引起的症状包括头痛、恶心和呕吐、感觉抑制或神经心理缺陷(记忆力、注意力或推理能力受损、人格改变、抑郁)。头痛是最常见的症状之一,高达 50% 的病例都会出现头痛[153]。通常早上醒来后或压力均衡法闭气试验会引起症状加重。绝大多数(75%)患者的正式神经心理测试结果异常[153]。常见的局灶性神经功能障碍包括虚弱、感觉丧失、步态障碍、共济失调、言语障碍或失用症[153,154]。约 20% 的患者主诉局灶性癫痫伴或不伴继发性全身发作,该情况出现在 30%~40% 的患者病程中的某个时间点[153,154]。

2.1.4　诊断

脑转移瘤通常位于灰质和白质交界处和主要动脉血管

区域[155,156]。绝大多数(80%)的病变位于大脑半球,其次是小脑(11%)和基底节(3%)[155]。约有 25%~50% 的病例为孤立病变[156,157]。

脑部计算机断层扫描(computed tomography, CT)是一种急诊成像手段,用于快速诊断颅内压升高、脑疝和出血。除非有 MRI 禁忌证,否则不需要增强扫描。CT 敏感度低于 MRI,尤其是在发现小的或幕下病变方面[158]。常见的坏死性肿块表现为中心低密度,而有活性的细胞边缘表现为高密度。病灶内出血表现为显著增高密度影。

增强 MRI 是检测脑转移的首选成像方法,适用于有新发神经功能缺陷、癫痫发作的肺癌患者或无症状的高危患者[155]。肺癌转移灶通常表现为环状强化(图 15-1)。增强的有活性的边缘在 T1 加权相与正常脑组织呈等信号,在 T2 加权相呈等至低信号,而大部分坏死中心为 T1 低信号和 T2 高信号[157]。在磁敏感加权成像(susceptibility-weighted imaging, SWI)的磁敏感伪影中,三分之一的病变是出血性的。在其他序列上的表现反映了血肿的演变阶段[157]。弥散加权成像(diffusion-weighted imaging, DWI)显示强化边缘内的水扩散相对受限[DWI 等至高信号;表观扩散系数图(apparent diffusion coefficient, ADC)等至低信号],而坏死中心区的弥散率增加。肺癌脑转移的 DWI 表现可能与原发灶的组织学亚型和遗传背景有关[159]。小细胞或大细胞神经内分泌癌患者 DWI 可表现为高信号[159]。然而,尽管观察到 SCLC 有 ADC 值降低的趋势,另一项研究发现,组织学和 DWI 参数之间没有显著的相关性[159]。在 *EGFR* 突变的 NSCLC 中发现最小 ADC 显著降低,这可能提供一种有价值的诊断和预后工具[159]。在磁共振灌注成像上,脑转移瘤明显表现为相对脑血容量增加的区域。质子 H[1] 磁共振波谱(MR spectroscopy)在区分放射性坏死和未得到充分治疗的转移瘤方面最为有效。细胞膜周转率升高和神经元完整性受损会造成胆碱/肌酐(Cho/Cr)和胆碱/N-乙酰天冬氨酸(Cho/NAA)峰值比率

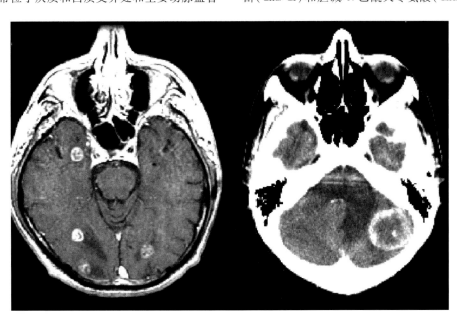

图 15-1　NSCLC 脑实质转移。左图,双侧半球灰-白质交界区多发转移灶。部分病灶周围的低信号,符合血管源性水肿(T1 加权增强 MRI)。右图,左侧小脑半球内可见了一个大的边缘增强肿块,符合小脑转移。脑桥和左小脑脚的低密度代表血管源性水肿

的增加[160]。乳酸（无氧糖酵解的产物）和脂质（坏死的产物）可能会升高，尤其是当肿瘤灶出现坏死时。

已知有转移的肺癌患者如果有典型放射学表现，则不要求对脑部病变进行组织学诊断。然而，对肺癌脑转移的遗传学研究表明，它们可能与原发肺癌的遗传背景有差异[152]。因此，活组织检查和分子分析可能有助于指导个体化治疗。当没有明确的全身性癌症或此类病史较久远时，则需要进行活检。值得注意的是，一项研究报告了11%的已知有全身性癌症和孤立性中枢神经系统病变的患者最终诊断不是转移[161]。

液体活检是一种微创方法，可以通过分析从肿瘤细胞释放到体液［如血液或脑脊液（cerebrospinal fluid，CSF）］中的几种生物标志物（如肿瘤细胞、外显子的DNA片段）实现[162,163]，其主要目的是确定可作为靶点的基因改变，以便制定个体化治疗及监测治疗反应。在临床试验中，液体活检被成功地应用于肺癌中枢神经系统播散转移的患者。BLOOM试验评估奥希替尼治疗EGFR突变的NSCLC软脑膜转移的疗效。作为试验的一部分，细胞游离DNA分析在最初的21名接受治疗的患者的所有CSF样本中均识别到EGFR敏感突变；将其与临床治疗的应答相关联，在28%的病例中观察到完全的CSF结果转阴[164]。

2.1.5　治疗

肺癌脑转移的治疗选择包括手术、放射治疗（立体定向或全脑放射治疗）、系统治疗（靶向治疗、免疫治疗或细胞毒性药物化疗）和综合治疗。个体化治疗的选择受到多种因素的指导，包括脑部病变的位置和数量、颅外疾病的程度、过去的治疗反应、患者一般状况、患者的合并症、确诊时的年龄和患者的偏好。肺癌的中枢神经系统播散过去被认为是一种晚期并发症，医生们求助于姑息性全脑放射治疗（whole-brain radiation therapy，WBRT）或舒缓治疗。然而，最近推出的专门针对肺癌细胞分子缺陷或释放细胞免疫反应的疗法改善了中枢神经系统转移的控制和患者预后。技术迭代进一步推动了立体定向技术的发展，并允许了多发脑转移的单次治疗。立体定向技术联合多种新发展的治疗方式，已取代了WBRT，不仅提高了存活率，还改善了认知结果。尽管治疗取得了进步，但脑转移仍然是肺癌患者的严重并发症。影响预后的重要因素包括患者一般状况、年龄、原发肿瘤的组织学亚型、从确诊原发肺癌到中枢神经系统转移的时间以及颅内外病变的部位和范围[143,165]。基于1979—2003年开展的包含1 200名患者的3项放射治疗肿瘤学小组（Radiation Therapy Oncology Group，RTOG）试验开发的递归分区分析（cursive partitioning analysis，RPA）分类，仍然是一种有用的肺癌脑转移预后评分系统[165]。

糖皮质激素治疗减少了与脑转移相关的血管源性水肿，缓解了大约70%的患者的神经症状，并提高了对进一步治疗的反应和存活率[143,166]。地塞米松半衰期长，诱发精神错乱的可能性低，以及盐皮质激素活性有限，长期以来一直是脑肿瘤患者优选的类固醇药物[167]。当出现颅内压升高或脑疝时，通常静脉注射10mg。随后每天分2~4次用药，总剂量4~24mg（静脉或口服）以维持治疗。进一步增加剂量只会增

加消化性溃疡等不良反应的风险。为了避免长期类固醇暴露的风险（如糖尿病、肌病、机会性感染），在开始对转移性疾病进行治疗时，逐步减少糖皮质激素很重要[168]。

抗癫痫治疗适用于经历癫痫发作的脑转移患者。一般不推荐预防性使用抗惊厥药物，但在术前和术后早期使用可能会使某些高危患者受益[169]。

（1）手术治疗：在局限性的颅内转移性疾病中，神经外科手术是一种关键的治疗方式。对于有症状的、显著的颅内病变的患者，手术切除可用于确定诊断、根除中枢神经系统转移灶或缓解症状。基于多项临床试验，对于肺癌局限性颅内中枢神经系统转移患者，神经外科切除和SRS是同等治疗选择。然而，病灶直径大于1~1.5英寸或孤立性小脑病变通常首选神经外科治疗，以防止放射外科术后脑水肿引起的脑积水。在一项前瞻性随机试验中，切除后的中位OS为18个月[170]。在12个月时，局部无病复发率为43%。手术切除两到三个脑转移瘤与切除孤立病变延长生存时间和改善生活质量的程度相似[171]。虽然增加WBRT伴随神经认知功能的大幅下降，但术后增加SRS（72%）或WBRT（87%）改善局部无病复发率，支持术后使用放射治疗[170,172]。

手术切除后局部疾病控制和OS的积极预后因素包括手术切除范围、术后放射治疗、颅内转移灶较小、全身疾病可控、KPS>70和年龄<65岁[161,170,172~174]。长期以来认为脑转移瘤与周围脑组织分界明显，但因为仅在50%的脑转移瘤中发现了有界限的生长模式，这一观点近期受到挑战[175]。32%的病例发现周围脑组织浸润性生长，而18%的病例发现远处血管周围浸润。在另一项研究中，在75%的NSCLC脑转移瘤超过切除腔边缘2mm的地方发现了正常脑组织浸润[176]。这些观察结果可以解释了手术切除后相对较高的局部复发率以及术后放射治疗的好处。如果可行，切除至少5mm的安全切缘可改善局部疾病控制[174]。5-氨基乙酰丙酸（ALA）是一种术中肿瘤组织可视化的荧光标志物，不确定ALA的使用是否能提高局部控制率[177]。

当颅内病灶有限（1~3个病灶）或为了缓解症状性病变时，可以考虑再次切除复发的、可手术治疗的脑转移瘤。既往研究显示二次脑转移瘤切除术可以改善NSCLC患者的OS。在一系列回顾性病例中，再次切除后的存活率为15个月，而未接受第二次手术干预的患者为10个月[178]。

（2）放射治疗

1）立体定向放射治疗：立体定向放射外科（stereotactic radiosurgery，SRS）是指对离散的靶区进行一次大剂量（通常为12~24Gy）放射治疗。当治疗需要分次分割进行时，使用立体定向放射治疗（stereotactic radiation therapy，SRT）技术，常用手段包括伽马刀（Gamma Knife）、射波刀（CyberKnife）和直线加速器（linear accelerator，LINAC）。不同于WBRT，SRS早期和晚期不良反应通常是局部的[179]。早期不良反应包括头痛，通常发生在治疗后24小时内，除此之外还有立体定向框架头钉部位感染和在SRS治疗后48小时内癫痫发作[180]。放射性坏死是一个重要的长期不良反应（SRS治疗后6~18个月），估计发生率为5%~25%。它可能需要糖皮质激素、贝伐珠单抗或局部干预（手术或激光间质热疗）治疗[181,182]。放射性坏死的风险与肿瘤体积、照射的正常脑体积、照射剂

量、辐射野分割大小以及既往或同时进行的治疗（特别是一些靶向治疗或先前的放射治疗）正相关[181]。RTOG 90-05 试验研究了单分割 SRS 可耐受的最大安全辐射剂量，并根据肿瘤病变的直径推荐选择剂量[183]，病灶≤20mm、21~30mm 和 31~40mm 分别接受 24Gy、18Gy 和 15Gy 的照射被认为是安全的。然而有人认为，超过 20Gy 的剂量会导致毒性增加，而不会改善局部疾病控制[184]。既往的辐射暴露与 SRS 后放射性坏死率的增加有关。下列 4 种情况：在既往 SRS 同一部位再次行 SRS、WBRT 后行 SRS、SRS 联合 WBRT 和 SRS 前未行放射治疗，1 年后发生放射性坏死的风险分别为 20%、4%、8% 和 3%[185]。事先给予靶向（如 TKI）或化疗可能会额外增加放射性坏死的风险[186]。然而，另一项回顾性研究发现，放射性坏死和靶向治疗之间没有明显的相关性。相反，包括 *EGFR* 和 *ALK* 变异在内的基因改变被确定为发展为放射性坏死的潜在危险因素[187]。根据动静脉畸形照射后放射性坏死的相关研究的数据推断，放射性坏死的风险还可能取决于照射位置，额叶皮质的风险最高，脑干的风险最低[188]。

就有限数目的脑转移瘤的局部疾病控制和预后而言，SRS 和手术切除效果相仿[189]。SRS 后的局部复发与手术后相似。手术切除后早期（≤3 个月）局部疾病复发的风险可能较高[风险比（HR）5.94；95% 可信区间 1.72~20.45]，而晚期复发的风险可能较低（≥9 个月，HR 0.36，95% 可信区间 0.14~0.93）[189]。考虑到 SCLC 组织学对 WBRT 的反应性，SRS 在治疗 NSCLC 有限数目脑转移瘤方面仍然比 SCLC 更有意义。然而，WBRT 与 CNS 进展时间更长有关（HR 为 0.38，95% CI 0.26~0.55），而 FIRE-SCLC 试验最近证明，SRS 治疗 SCLC 脑转移瘤是可行和有效的[190]。两个治疗组的中位 OS（SRS 6.5 个月，WBRT 5.2 个月）和 CNS 无进展生存期（SRS 4 个月，WBRT 3.8 个月）相似。因此，SRS 治疗 SCLC 脑转移值得进一步研究，可能将神经认知结果作为额外的终点纳入研究[190]。对于多达 10 个病灶的病例 SRS 也是可行的[191,192]。

最近的试验表明，手术切除结合对切除部位术后放射是有益的，是肺癌有限数目脑转移瘤初始治疗的标准方法[170,172]。Mahajan 等[170]比较了脑转移瘤手术切除后观察和 SRS 治疗的结果，术后 SRS 显著改善了 12 个月时的局部无肿瘤复发率（SRS 72%，95% CI 60%~87%；观察组 43%，95% CI 31%~59%）。观察组局部复发的中位时间仅为 7.6 个月，而 SRS 治疗组未达到该终点。除了术后 SRS，转移病灶的大小被确定为改善局部疾病控制的重要预测指标。脑病灶最大直径≤2.5cm 与病灶在 2.5~3.5cm 之间的患者，局部无病复发率分别为 91%（95% CI 48%~76%）和 40%（95% CI 27%~60%）[170]。在另一项前瞻性随机Ⅲ期试验中，Brown 等[172]比较了术后 SRS（单次 12~20Gy，取决于病灶大小）与 WBRT（30Gy，每天 10 次或 37.5Gy，每天 15 次），两个治疗组的中位 OS 相似（SRS：12.2 个月，95% CI 9.7~16；WBRT：11.6 个月，95% CI 9.9~18）。术后 SRS 组的局部疾病控制稍差（12 个月时局部无病复发率：SRS 为 61.8%，WBRT 为 87.1%）。与术后 WBRT（3 个月，95% CI 2.86~3.25）相比，SRS 后的中位无认知恶化生存期显著延长（3.7 个月，95% CI 3.45~5.06）。SRS 或 WBRT 后 6 个月的认知

恶化率分别为 52% 和 85%。

SRS 联合 WBRT 已在多项前瞻性试验中探索[193-195]。与 SRS 加 WBRT 相比，单独使用 SRS 的局部疾病控制更差（HR 3.6，95% CI 2.2~5.9），而对中位 OS 没有影响[193]。63.5% 的单独 SRS 后患者和 91.7% 的 SRS 后 WBRT 治疗的患者在 3 个月时出现认知恶化。认知能力下降也导致生活质量恶化（SRS 加 WBRT：-10.9 分；单独使用 SRS：-1.3 分）。类似的，在另一项随机对照试验中，Aoyama 等[194]发现 SRS 加 WBRT 治疗组在 12 个月时局部肿瘤复发率有所改善（46.8% vs 76.4%），两个治疗组之间的 OS 相当。然而，在后来发表的亚组分析中，SRS 加 WBRT 在预后良好的患者中（DS-GPA 评分 2.5~4.0）显著延长了 OS（SRS 加 WBRT：16.7 个月，95% CI 7.5~72.9；单独使用 SRS：10.6 个月，95% CI 7.7~15.5），而对于预后不良的患者（DS-GPA 0.5~2.0）则没有观察到差异[195]。

2）全脑放射治疗：WBRT 一直被用于有多个转移病灶（>3 个病灶）的患者，它以每天 10~15 次、使用外部光束、30~37.5Gy 的辐射的方式给予[196]。研究发现超分割方案（例如，每天 2 次）与传统方案相比没有任何益处。如前所述，WBRT 作为 SCLC 脑转移患者标准治疗的地位目前受到了 FIRE-SCLC 试验的挑战[190]。

WBRT 常见的急性副作用包括恶心、呕吐、皮炎、疲劳、暂时性脱发、头痛和中耳积液。包括认知功能障碍在内的神经功能缺损持续恶化则可能反映了与治疗相关的瘤周水肿增加——这可以用糖皮质激素有效治疗[197]。晚期副作用包括永久性脱发、慢性中耳积液、乏力，最重要的是神经认知能力下降。痴呆症仅在一小部分（<5%）患者中出现，但这一发现必须在接受 WBRT 患者的 OS 较差的背景下进行解释。辐射诱发的痴呆通常伴有尿失禁和步态障碍——正常压力脑积水的经典三联征[198]。

WBRT 仍然是用于姑息治疗的合适工具。WBRT 后超过 60% 的脑转移灶出现部分缓解，前瞻性临床试验中超过 50% 的患者症状得到改善[199]。QUARTZ 试验调查了 WBRT 在预后不良的脑转移瘤中的效用[200]，患者被随机分配接受 WBRT 加支持治疗组或单独的最佳支持治疗组。总体而言，生活质量（WBRT 46.4 QALYs；支持治疗 41.7 QALYs）、中位 OS（WBRT 9.2 周，95% CI 7.2~11.1；支持治疗 8.5 周，95% CI 7.1~9.9）或糖皮质激素使用在两个治疗组之间未发现显著差异。然而在预后良好的亚组中，特别是年龄小于 60 岁、KPS>70 和原发肿瘤能控制者，WBRT 治疗延长了 OS。尽管 QUARTZ 试验对在预后不良的患者中姑息性使用 WBRT 提出了挑战，但 WBRT 仍然是预后较好的患者（NSCLC-GPA 评分≥1.5）的有效选择。

采取海马体保护和联合应用美金刚可能会改善 WBRT 后的认知功能[201-203]。美金刚是一种 N-甲基-D-天冬氨酸受体拮抗剂，可阻断受体的过度的病理性激活，并被证明具有神经保护作用。在 RTOG 0614 试验中，患者被随机分配接受安慰剂或美金刚联合 WBRT[201]，美金刚组的认知功能减退时间显著长于安慰剂组（HR 0.78）。RTOG 0933 试验发现，采取海马体保护的 SBRT，治疗后 4 个月的认知功能减退显著小于传统 WBRT（-7% vs -30%）[202]。在一项Ⅲ期随机

对照临床试验中,海马体保护加联合美金刚的 WBRT 相较于传统 WBRT 联合美金刚,显示出显著降低的认知功能衰退 (HR 0.74,95% CI 0.58~0.95)[203]。与传统的 WBRT 相比,海马体保护可显著改善治疗后 4 个月时的执行功能,以及 6 个月时的学习和记忆功能。

3) **预防性颅脑照射**(prophylactic cranial irradiation, PCI):鉴于 NSCLC 的高脑转移发生率——尤其是在局部晚期肿瘤、年轻时确诊、女性和肺腺癌的患者中——已有前瞻性临床试验评估了 PCI 的作用。随着血脑屏障通透性有限的第一代 TKI 的发现,颅外肿瘤控制率的提高,学者认识到了 CNS 作为 NSCLC"避难所"的重要性,设计具有更高的 CNS 生物利用度的新型 TKI 来解决这个问题。在 RTOG 0214 试验中,Ⅲ期 NSCLC 患者被分配到 PCI 组或观察组,PCI 降低了脑转移发生率(7.7% vs 18%),而不延长 OS,也不影响简易精神状态评分或生活质量评分;然而,PCI 治疗后 1 年出现记忆力受损[204]。基于这些数据,目前不建议对 NSCLC 进行 PCI,因为毒性大于临床获益。

对于局限期 SCLC,Auperin 等的 meta 分析揭示 PCI 降低了脑转移的发生率并改善了 OS[205]。PCI 治疗组和对照组的 3 年生存率分别为 20.7% 和 15.3%。辐射剂量与脑转移风险降低呈负相关。诱导化疗后早期实施 PCI 也与 SCLC 的 CNS 散播风险降低相关。自此,两项前瞻性试验评估了 PCI 在进展期 SCLC 中的效果[150,206]。Slotman 等的研究表明 PCI 降低了进展期 SCLC 的脑转移风险并延长了 OS[150]。然而,该研究中的患者未接受常规 MRI 随访。在另一项研究中,纳入的则都是接受了常规 MRI 随访的进展期 SCLC 患者[206],该研究发现接受 PCI(11.6 个月,95% CI 9.5~13.3)和仅采取观察(13.7 个月,95% CI 10.2~16.4)的患者之间没有生存差异。Takahashi 等由此得出结论,当患者接受定期随访 MRI 检查时,PCI 对进展期 SCLC 患者不是必需的。即,虽然 PCI 被推荐用于局限期 SCLC(1 类证据),但在进展期 SCLC 中的推荐等级较低(2A 类证据),且仍存在争议。

4) **放射增敏剂**(radiosensitizers):放射增敏剂包括增强癌细胞对放射治疗的敏感性的药物或化学试剂。然而,迄今为止,在临床研究中,还没有发现放射增敏剂可以延长肺癌脑转移瘤的 OS 而不引起严重的毒性。先前评估过用于治疗脑转移瘤的放射增敏剂包括氯硝唑(lonidamine)、甲硝唑(metronidazole)、米索尼达唑(misonidazole)、替莫唑胺(temozolomide)、莫特沙芬钆(motexafin gadolinium)、溴脱氧尿苷(bromode-oxyuridine)和依法普罗(efaproxiral)[207-209]。

一些研究已经探讨了 ICI 和 TKI 作为肺癌脑转移的潜在放射增敏剂。在临床前模型中,SRS 增加了 PD L1 的表达,从而可以成功使用 ICI 作为放射增敏剂[210]。在一项回顾性研究中,Ahmed 等发现联合使用 SRS 和 ICI 治疗 NSCLC 脑转移是安全且耐受性良好的[211]。SRS 联合 ICI 治疗后 6 个月的远处脑转移控制率为 57%,而单独使用 SRS 后为 48%;此外在 ICI 之前、同时进行 SRS 治疗的结果,优于在免疫治疗后进行的 SRS。值得注意的是,免疫疗法和放射疗法的联合通常会导致假性进展,并可能需要多模态成像来评估其疗效。EGFR 突变和 ALK 重排阳性的 NSCLC 具有较高的脑转移风险,此外,已知 EGFR 和 ALK 下游的信号转导通路会导致对放射治疗的抵抗[140]——因此,TKI 可能代表了一类有潜力的放射增敏剂。同时,放射治疗后血脑屏障的破坏可能会增强 CNS 对 TKI 的通透性。在一项回顾性研究中,SRS 继以 EGFR TKI 治疗组的中位 OS 最长(SRS+TKI 46 个月,WBRT+TKI 30 个月,TKI+SRS/WBRT 25 个月),且同时避免了 WBRT 的神经认知副作用[212]。与关于最佳免疫治疗和放射治疗顺序的研究结果类似,本研究支持在放射治疗后而非放射治疗前使用 TKI。在另一个回顾性队列研究中,将 TKI 单一疗法与 TKI 和放射疗法的组合进行了比较,当 TKI 与放射治疗联合应用时,PFS(11.5 个月 vs 16 个月)和 OS(15 个月 vs 22 个月)显著延长[213]。为确定 ICI 和 TKI 作为肺癌脑转移的放射增敏剂的效果,有必要开展额外的前瞻性随机临床试验。

(3) **全身治疗**:鉴于系统治疗在 CNS 渗透性方面的进展,它们在治疗脑实质转移瘤中的作用有所增加。在本节中,我们重点介绍对治疗脑转移有效的具有高颅内活性的药物,对部分患者可以考虑系统治疗并进行密切监测而放弃放射治疗。

1) **NSCLC**

a. **靶向治疗**:许多用于 NSCLC 的 TKI 具有出色的 CNS 渗透性,可以考虑用于脑转移瘤的初始治疗而非局部治疗,特别是作为避免 WBRT 的一种手段。由于带有癌症驱动基因的晚期肺癌患者通常能获得较长的(多年)的生存期,因此应尽量避免 WBRT,从而避免其导致的长期毒性。

对于 EGFR 突变的 NSCLC 患者,在临床前模型中,与前一代药物(吉非替尼、厄洛替尼)相比,第三代 TKI 奥希替尼显示出更高的 CNS 通透性[214]。在大型随机Ⅲ期研究中进行评估时,一线应用奥希替尼,CNS 转移的 ORR 为 90%;在后续二、三线中应用三代 TKI,ORR 为 70%[215,216];接受奥希替尼治疗的 CNS 转移患者 18 个月时的 PFS 为 58%,而接受第一代 TKI 治疗的患者为 40%。因此,对于诊断时无症状或症状轻微的脑转移瘤患者,开始使用奥希替尼系统治疗、而非放射治疗是合理的。观察性研究和回顾性分析表明,放射治疗(SRS/WBRT)可能较 EGFR TKI 预后更好;然而,这些研究集中在与奥希替尼相比具有较低 CNS 渗透性的早期 TKI[212,217~219]。其他研究表明,使用第一代和第二代 EGFR TKI 可以在特定的患者中获得颅内反应[220~222]。WBRT 期间的 EGFR 治疗应谨慎管理,并且由于毒性增加可能需要减少剂量[223]。

在 ALK 阳性的 NSCLC 中,阿来替尼和布格替尼均具有很好的 CNS 活性,可用于初治或克唑替尼耐药的情况。塞瑞替尼也表现出颅内活性,但其持久反应不如阿来替尼和布格替尼[224]。研究发现一线治疗中相较于克唑替尼,应用阿来替尼具有显著更高的颅内反应率(81% vs 50%)和反应持续时间(17.3 个月 vs 5.5 个月)[69]。与克唑替尼相比,布格替尼也表现出更高的颅内活性(78% vs 26%)和更低的颅内疾病进展率(9% vs 19%)[225]。第三代药物洛拉替尼在复发性 ALK 阳性病例中也有效,显示出 68% 的颅内缓解率和 14.5 个月的中位缓解持续时间[226]。如果先前使用至少两种早期 ALK 抑制剂治疗,治疗反应性会降低至 48%[226]。

对于有脑转移和 ROS1 重排或 NTRK 融合的患者,可以使用恩曲替尼。在 *ROS1* 重排和脑转移的患者中，恩曲替尼优于克唑替尼。虽然克唑替尼确有一定的 CNS 渗透性，但恩曲替尼产生颅内反应的比例达到了约 5/7（71%）[80]。洛拉替尼对 *ALK* 阳性疾病及复发性 *ROS1* 重排疾病的患者均有效。

虽然有关 MET 抑制剂卡马替尼和 RET 抑制剂塞尔帕替尼的研究数据有限，但这两种药物的中枢神经系统活性较高，并已经产生了有希望的效果：用卡马替尼治疗的 13 名脑转移患者中有 7 名颅内治疗有效，包括 4 例完全缓解（complete response，CR）[227]。在接受塞尔帕替尼治疗的 11 名脑转移患者中，10 名实现了持续时间超过 6 个月的颅内缓解[85]。

b. 免疫治疗：研究免疫疗法的早期试验大多排除了脑转移患者，原因是此类药物 CNS 渗透性较低，以及这类患者常使用糖皮质激素缓解脑水肿——这可能会抵消抗肿瘤免疫的效应。然而，此后的几项研究表明，接受 ICI 治疗的患者可产生显著且持久的颅内缓解[228-233]。在一项针对脑转移未经治疗或放射治疗后颅内进展的 NSCLC 患者的开放性 Ⅱ 期试验中，有 29.7% 的 PD-L1 表达≥1% 的患者观察到了颅内缓解，且中位缓解时间为 5.7 个月；而在 5 名 PD-L1 表达 < 1% 的患者中未观察到缓解。对四项对比帕博利珠单抗与化疗的大型临床试验中的 PD-L1 阳性（TPS≥1%）肿瘤患者的数据进行汇总分析，有 293 名患者在基线时有稳定脑转移，无论是否观察到基线脑转移，与化疗相比，帕博利珠单抗在 PFS 和 OS 方面展现出类似的改善[234]。纳武利尤单抗和阿替利珠单抗也有类似的反应[230,232]。

虽然 ICI 已显示出对脑转移瘤的有效性，但初始治疗起效时间较长。这要求在治疗大的或有症状的病灶时增加局部治疗。目前缺乏关于同时使用 ICI 和放射治疗治疗 NSCLC 脑转移的文献报道。然而，几项关于治疗黑色素瘤脑转移瘤的研究提示，在 SRS 不增加不良事件总体发生率的情况下，同时使用 ICI 和 SRS 与单独使用 ICI 的结果类似[235-237]。同时使用 SRS 和 ICI 确实会增加放射性坏死的风险[238-240]。为降低这种风险，我们建议在 SRS 后进行频繁的影像学监测，并尽可能减少辐射剂量[241]。

c. 细胞毒性化疗：由于放射技术的进步和颅内主动靶向免疫疗法的出现，我们一般不会单独使用细胞毒性化疗来控制 NSCLC 患者的颅内转移。目前已在小规模的 NSCLC 脑转移患者中测试了各种单药和多药方案，结果显示采用含铂方案一线化疗的 ORR 有 30%～40%[242-245]。培美曲塞作为单一药物在 38.4% 的患者中表现出颅内反应[246]。拓扑异构酶 I 抑制剂拓扑替康可自由穿过血脑屏障并可作为替代药物[247]。几项研究还调查了替莫唑胺作为单一药物或与联合放射治疗的情况下的效果，总体结果喜忧参半[223,248-255]。

2）SCLC：与 NSCLC 不同，SCLC 对细胞毒性化疗非常敏感。由于 SCLC 也经常转移到脑部，因此无论患者是否已确定脑转移，标准的系统治疗方案都包括具有 CNS 活性的药物。先前的 Ⅲ 期试验评估了单独化疗［替尼泊苷（teniposide）］或联合 WBRT 的效果[256]：联合治疗组的影像学缓解率（57%∶30% CR 和 27% PR）显著高于化疗组（21%∶8% CR 和 13% PR）。单独接受替尼泊苷治疗的患者颅内病情

控制失败的风险显著增加，而联合治疗组的中位颅内进展时间更长（11 周 vs 7 周）；两组的中位生存期相同（3.2 个月和 3.5 个月）。虽然 ICI 已被证明对 NSCLC 和脑转移患者具有相似的疗效，但在 ES-SCLC 和脑转移患者中的获益仍有待确定。来自 IMpower133、KEYNOTE-604 和 CASPIAN Ⅲ 期研究的初步亚组分析显示，对于诊断有明确脑转移的患者和没有脑转移的患者而言，ICI 带来相同的生存获益并不相同[133,134,257]。

2.1.6　预后

肺癌脑转移患者的中位 OS 仍然很差，一些姑息治疗者中位 OS 仅有几周，而在一些临床试验中，手术切除病灶后再行术后 SRS 的患者中位 OS 可达 17 个月（表 15-2）[170,200]。

表 15-2　各种脑转移治疗方案的总生存期

	总生存期	12 个月时局部无进展生存率	参考文献
有限的转移性疾病（1~3 处转移）			
手术	18 个月	43%	Mahajan et al. [170]
手术+SRS	17 个月	72%	Mahajan et al. [170]
	12.2 个月	61.8%	Brown et al. [172]
手术+WBRT	11.6 个月	87.1%	Brown et al. [172]
SRS	10.4 个月	72.8%	Brown et al. [193]
SRS+WBRT	7.4 个月	90.1%	Brown et al. [193]
多发转移（≥3 处转移）			
WBRT	7 个月		Sperduto et al. [223]
SRS	10.8 个月		Yamamoto et al. [191]
靶向治疗（TKI）	11 个月		Zhu et al. [213]
糖皮质激素	2 个月		Mulvenna et al. [200]

SRS，立体定向放射外科；WBRT，全脑放射治疗。

KPS 是肺癌脑转移患者的主要预后因素[143]。肿瘤组织学类型似乎与 OS 无关，尽管一些系列研究指出腺癌的 OS 较短[143]。70 岁以下的患者预后较好；进展性的系统疾病会导致更差的 OS。值得注意的是，对糖皮质激素的反应被认为是预后因素[143]，糖皮质激素治疗有效的患者中位 OS 为 4.3 个月，相比之下无效者为 1.6 个月。还有一种基于 3 项 RTOG 脑转移试验的预后评分系统（表 15-3）。

表 15-3　接受放射治疗的脑转移患者的预后评分系统

递归分类分析级别	患者特点	中位生存期
Ⅰ	KPS≥70，年龄<65 岁，原发癌控制，无颅外转移	7.1 个月
Ⅱ	所有其余	4.2 个月
Ⅲ	KPS<70	2.3 个月

2.2　脊髓转移瘤

包括肺癌在内的系统性癌症很少扩散到脊髓（占所有

CNS 转移的 8.5%）。在对系统性癌症患者的尸检研究中，2% 的病例发现有髓内脊髓转移（intramedullary spinal cord metastases，ISCM）[258]。然而，肺癌转移占所有转移病例的 50%，其中大多数（60%）发生在 SCLC[259]。三分之一的 ISCM 患者同时有脑转移[259]。

ISCM 的症状通常较轻且无特异性，但易于定位[260]。常见的主诉包括下肢瘫痪或四肢瘫痪（93%）、节段性躯干感觉障碍（78%）和神经源性膀胱功能障碍（62%）。ISCM 可能与脊索性疼痛有关——而神经根性疼痛在髓外疾病中更为常见。

MRI 是诊断 ISCM 的首选成像方式。病变通常显示增强，并被血管源性水肿包围[261]。

鉴于其罕见性，ICSM 没有标准的治疗方案。然而，回顾性研究发现早期开始局部放射治疗是一种有效的治疗方法[260]。放射治疗可与系统靶向或化疗相结合以改善预后[260]。

ISCM 患者的中位 OS 较差，范围为 3~6 个月，这主要是因为 ISCM 主要发生在病程晚期——此期常发现广泛的全身转移[259,260]。

2.3　软脑膜转移

2.3.1　肿瘤类型的发病率

软脑膜转移（leptomeningeal metastase，LM）定义为肿瘤细胞扩散到蛛网膜和软脑膜、蛛网膜下腔和其他 CSF 间腔[262]。与脑实质类似，软脑膜空间亦可构成癌细胞的庇护所，因为许多系统治疗药物不足以穿透完整的血脑屏障。肿瘤细胞可以通过直接经硬脑膜、血行、淋巴扩散或神经周围、神经内膜扩散到达软脑膜间隙。

在晚期 NSCLC 患者中，有 3%~5% 发现有 LM[263]。回顾性研究表明，与 EGFR 野生型 NSCLC 相比，LM 在 EGFR 突变中的肿瘤中更常见（9.4% vs 1.7%）——这可能仅仅反映了原发癌症靶向治疗后结果的改善[264]。LM 在 ALK 重排阳性 NSCLC 中的相对发病率约为 5%[262]。在 SCLC 患者中，

25% 的患者在 3 年后发现 LM，在存在 CNS 播散的患者中约半数患者出现 LM[265]。

LM 的危险因素包括存在其他 CNS 转移、男性、对治疗反应有限和广泛的全身性疾病[265]。

2.3.2　临床表现

LM 患者表现出不同的症状和体征，这些症状和体征通常反映神经轴不同层次的受累，包括脊神经、脊髓、脑神经和脑[262]。

头痛伴有恶心和呕吐可能表明颅压升高。局灶性脑实质功能障碍的体征（运动或感觉障碍、失语、忽视等）在 LM 中并不常见，如果出现应考虑并存脑实质转移。大约 50% 的患者存在全脑神经认知缺陷。3%~12% 患者主诉癫痫。

脑神经（cranial nerve，CN）受累的症状包括视力下降（CN Ⅱ）、复视（CN Ⅲ、Ⅳ、Ⅶ）、面部麻木（CN Ⅴ）、面部麻痹（CN Ⅶ）、听力损失（CN Ⅷ）、吞咽困难伴呕吐反射减弱（CN Ⅸ、Ⅹ）或舌偏斜（CN Ⅻ）[266]。大约一半的 LM 病例中发现脊髓或神经根症状[266]，这些症状包括颈部或背部根性神经痛以及节段性运动或感觉障碍。大的脑膜转移瘤会引起与脊髓受压相关的症状（见下文）[266]。肿瘤细胞会由于重力形成脑膜沉积引起重力性马尾神经综合征，常常会导致足下垂、会阴麻木和神经源性膀胱功能障碍等症状，由于 LM 的初始表现可能是非特异性的，所以出现以上症状时，临床上应高度怀疑和警惕 LM，以便及时诊断[262]。

2.3.3　诊断

（1）影像学表现：和脊柱的增强 MRI 是评估 LM 的首选方式。MRI 上软脑膜、神经根或脑神经的增强可能提示 LM，并且可以很容易地与伴随周围颅骨侵犯的硬脑膜转移相鉴别，也可鉴别诊断因腰穿后短暂低颅内压症状而怀疑的软脑膜转移。软脑膜转移的 MRI 增强信号可以是局灶性或弥漫性的，呈结节状或线状（图 15-2）[267]。然而，增强 MRI 检测肺癌 LM 的敏感性和特异性分别仅为 70%~85% 和 75%~90%[263,268]。与标准剂量（0.1mmol/kg）方案相比，高剂量

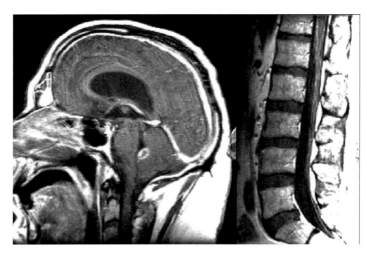

图 15-2　NSCLC 脑膜癌病。该患者出现第四脑室流出道内转移，引起了阻塞性脑积水并导致剧烈头痛（左；矢状位 T1 加权增强脑部 MRI）。沿马尾神经根可观察到提示癌细胞覆盖的线性增强

（0.3mmol/kg）增强 MRI 可提高诊断率[269]。交通性脑积水是 LM 的另一个相关的影像学表现。

在具有典型临床表现和已发现转移性肺癌的患者中,特征性的 MRI 表现有助于 LM 诊断。在一项纳入患者大多患有肺癌的大型回顾性分析中,35% 的病例仅通过 MRI 即可确诊 LM[268]。

（2）腰椎穿刺:腰椎穿刺和脑脊液细胞病理学分析仍然是 LM 诊断的金标准。通常需要重复 CSF 采样——因为初始腰椎穿刺的敏感性较低（50%）,而可以通过获取第二个（75%～85%）或第三个 CSF 样本来提高诊断的敏感性[270]。为最大限度地提高腰椎穿刺的诊断率,应在细胞降解发生之前迅速采集和处理 10mL CSF[262]。由于 CSF 吸收减少,60%的 LM 病例的穿刺开放压力升高;LM 患者 CSF 的进一步特征是轻度淋巴细胞增多、蛋白浓度升高和糖含量降低（25%～68%）,这可能是葡萄糖通过血-脑屏障转运功能受损的结果[265]。在一项包含 519 名 LM 患者的大型回顾性队列研究中,22% 的病例仅单独通过 CSF 分析确定了 LM 的诊断,而在 42% 的患者中,必须结合 CSF 和 MRI 检查结果来确定 LM 的诊断。

提高脑脊液分析诊断效能的新方法正在研究中。在脑脊液中肿瘤细胞的检测方面,肿瘤标志物免疫染色荧光原位杂交可能优于常规细胞病理学[271]。与传统细胞病理学相比,CSF 中循环肿瘤细胞的免疫磁性鉴定也被证明可以增强对肿瘤细胞的检测[272]。使用 CSF 样本的"液体活检"是最有前途的新技术之一。检测脑脊液中的基因改变不仅有助于诊断,还有助于定制个性化靶向治疗和检测微小残留病变。因此,最近的临床试验中已应用了液体活检技术。在 BLOOM 试验中,研究了奥希替尼治疗 EGFR 突变阳性的 NSCLC 软脑膜转移瘤,在 CSF 中发现了 EGFR 敏感突变,并且 CSF 清除率与临床缓解相关[164]。

2.3.4　治疗

LM 是肺癌的一种严重并发症,治疗的目的是缓解症状,包括改善生活质量和神经系统症状以及延长生存期。

近年来,LM 的治疗逐渐从放射治疗或鞘内化疗转向新型的具有更高的 CNS 渗透性的靶向、系统治疗药物,包括 TKI 和 ICI（图 15-3）。一项回顾性队列研究发现,与未接受新型系统治疗药物治疗的患者相比,接受新型系统治疗（包括 TKI、贝伐单抗、培美曲塞）的 LM 患者的死亡风险显著降低（HR 0.24）[273]。

根据美国国家综合癌症网络（National Comprehensive Cancer Network,NCCN）指南,全身性癌症导致的 LM 患者可分为良好（可接受的 KPS、有限的系统性疾病、无重大神经功能缺损、可用的其他系统性治疗选择）和较差（KPS 下降、广泛全身性疾病、严重神经功能缺损、额外的治疗选择很少、重大 CNS 疾病）的风险分组。建议对低风险组进行积极的系统治疗,而当患者属于高风险组时应考虑最佳支持治疗。

（1）系统治疗
1）靶向治疗:尽管一些回顾性研究为 TKI 成功治疗肺癌 LM 提供了很好的证据,但评估 TKI 和其他靶向治疗肺癌 LM 的前瞻性随机对照研究仍在进行中。

a. *EGFR* 突变。Li 等研究发现,接受 TKI 治疗的 LM 患者中位 OS 延长（接受 TKI 治疗为 10 个月,未接受 TKI 治疗为 3.3 个月）[264]。在这一队列中,靶向系统治疗联合 WBRT 并没有改善 OS。体能状况是关键的预后因素。在第一代 *EGFR* TKI 中,厄洛替尼在脑脊液浓度（厄洛替尼 66.9nmol/L vs 吉非替尼 8.2nmol/L）和渗透率（厄洛替尼 2.8% vs 吉非替尼 1.13%）方面优于吉非替尼[274]。一项回顾性研究发现厄洛替尼在治疗 LM 方面比吉非替尼更有效[275],厄洛替尼和吉非替尼治疗组的脑脊液细胞学转阴率分别为 64.3% 和 9.1%[275]。已有研究在评估克服 *EGFR* TKI 的药理学局限性和治疗耐药性的方法,包括 TKI 剂量递增策略、与其他化疗药物联合使用以及研发具有改善中枢神经系统渗透性的新型 *EGFR* TKI。在一项回顾性研究中,针对治疗后耐药的 *EGFR* 突变型 NSCLC,将脉冲剂量的厄洛替尼治疗方案（200 或 300mg/2d,300 或 450mg/3d,或 600mg/4d）与常规剂量的厄洛替尼治疗方案进行对比[276],尽管剂量增加与影像学缓解（30%）和临床疗效（神经功能改善 50%）有关,但两组的中位 OS 没有显著差异（常规剂量 3.1 个月,脉冲剂量 2.4 个月）。第二代 TKI 阿法替尼对厄洛替尼或吉非替尼治疗后的 LM 有效[277],临床有效率为 27.3%,中位 OS 为 3.8 个月,脑脊液浓度中位数为 2.9nmol/L,脑脊液渗透率为 1.65%。第三代 TKI 奥希替尼耐受性良好,特别是对 *EGFR*-Thr790Met 突变 NSCLC 的难治性 LM 有效[278],脑脊液浓度和渗透率的中位数分别为 8.1nmol/L 和 2.0%[278]。在前瞻性 I 期 Bloom 试验中,使用神经肿瘤学疗效评估标准进行的神经放射学盲法单中心回顾性分析显示,细胞学证实的 EGFR 突变阳性 LM 患者接受每天 160mg 的奥希替尼治疗[164],客观有效率为 62%（95% CI 45%～78%）,中位缓解持续时间为 15.2 个月（95% CI 7.5～17.5）。在接受奥希替尼治疗的所有患者中,超过一半（57%）的患者神经症状得到改善。中位 PFS 和 OS 分别为 8.6 个月（95% CI 5.4～13.7 个月）和 11 个月（95% CI 8～18 个月）[164]。

AZD3759 是一种专门设计用于完全穿过血脑屏障的新型选择性 *EGFR* TKI,在血液、脑组织和脑脊液中具有相同的游离浓度（渗透率为 1∶1）,在临床前 LM 小鼠模型中显示出了良好的疗效[279]。在一项 I 期前瞻剂量递增和扩展的研究中,评估了 AZD3759 治疗 *EGFR* 突变的 NSCLC 脑转移或软脑膜转移的安全性和有效性[280]。在 18 名曾接受过其他 *EGFR* TKI 治疗的 LM 患者中,有 5 名患者获得了影像学缓解（28%）,而 50% 的患者病情稳定[280]。鉴于 AZD3759 优异的脑脊液渗透率和良好的临床活性,开展更多研究 AZD3759 用于 LM 的前瞻性临床试验是非常有必要的。总体而言,几种 *EGFR* TKI 都已经显示出良好的临床活性,且对肺癌的 LM 的毒性是有限的,尚未确定包括具有优异脑脊液渗透率的新药在内的 *EGFR* TKI 对中枢神经系统的特异性毒性,因此有必要进行前瞻性临床试验,以确定治疗 LM 的最佳药物、剂量和方案。

b. *ALK* 重排。目前研究 *ALK* 抑制剂在 LM 中的临床活性的研究很少。最佳药物、剂量和方案仍有待于前瞻性临床试验确定[262]。尽管克唑替尼的中枢神经系统渗透率较低,但研究表明,与常规化疗相比,在 *ALK* 阳性的 NSCLC 中,使

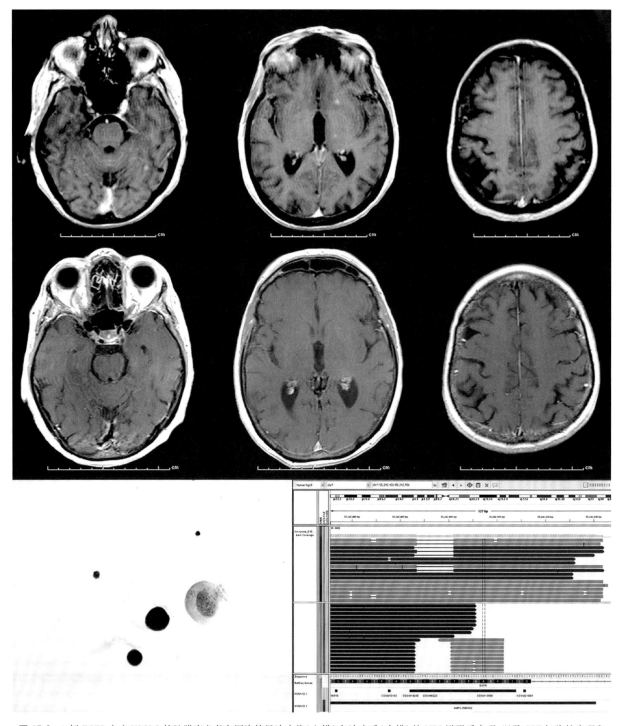

图 15-3 1 例 *EGFR* 突变 NSCLC 软脑膜癌患者在厄洛替尼治疗前（上排）和治疗后（中排）的 MRI 增强后表现，以及 CSF 细胞的病理和基因组学表现（下排）。小脑叶呈线性强化，深部、浅表穿支动脉周围可见血管周围间隙（V-R 间隙）内小结节强化（上图）。经厄洛替尼治疗后，可见线性和结节性增强完全消退（中图）。脑膜癌的脑脊液细胞病理学评估显示，正常淋巴细胞周围可见大的非典型肿瘤细胞（下面，左图）。对从脑脊液中分离的 DNA 进行外显子组测序，显示了 *EGFR* 位点的测序覆盖范围。7 次读序显示 *EGFR*19 号外显子缺失（E746～A750;2235～2249 del15）

用克唑替尼的患者中枢神经系统疾病得到了更好的控制[66,281]。在 2 例 *ALK* 阳性的肺癌 LM 患者中，同时全身应用克唑替尼和鞘内注射甲氨蝶呤（methotrexate）实现了脑脊液肿瘤细胞的清除[282]。在 1 例 *ALK* 阳性的 NSCLC 患者中，发现塞瑞替尼对细胞毒性药物化疗和克唑替尼治疗失败的脑转移和软脑膜转移有效[283]。Ⅱ 期 ASCEND-7 试验研究了塞瑞替尼对 *ALK* 阳性肺癌的脑或脑膜转移的影响，其初步结果是有希望的[284]。接受过 *ALK* 抑制剂治疗的患者的总体颅内缓解率为 27.6%（95% CI 12.7～42.2），未接受放射治疗或未接受 *ALK* 抑制剂治疗的患者的颅内缓解率为 51.5%（95% CI 33.5～69.2）[284]，疾病控制率达到 75% 以上，未接受 *ALK* 抑制剂或放射治疗的患者的中位缓解时间为 7.5 个月（95% CI

5.6~11.2）。Gainor 等的研究中有 4 例 *ALK* 阳性 NSCLC 患者对阿来替尼有反应（600mg，每日两次；3 例临床和影像学缓解，1 例疾病稳定）[285]，其中所有患者在接受阿来替尼治疗之前都接受了克唑替尼和塞瑞替尼的治疗。在一项后续研究中，Gainor 等的研究结果显示，阿来替尼剂量递增（900mg，每日两次）能够在两名接受较低剂量阿来替尼（600mg，每日两次）治疗后进展的 ALK 阳性患者中重新诱导出中枢神经系统疗效[286]。在 2 例 ALK 阳性的 NSCLC 患者中，布格替尼的长期临床疗效超过 6 个月[287]。洛拉替尼在 LM 中的活性仍有待测定。

2）细胞毒性化疗： 全身化疗或鞘内化疗适合于缺乏可作用靶点的肺癌患者[263]。到目前为止，尚无治疗肺癌 LM 的标准治疗方案，培美曲塞和贝伐单抗等新药的影响仍在继续研究中[262]。

鞘内化疗指的是绕过血脑屏障将化疗药物直接应用于脑脊液，从而使脑脊液中的药物浓度增高。化疗通常通过与脑室导管相连的 Ommaya 囊或腰椎穿刺进行。最佳的药物和剂量方案仍在研究中。由于实体癌常见的脑膜粘连和脑脊液循环异常，鞘内化疗成功的主要障碍之一是使其均匀分布在整个蛛网膜下腔和脑室。当通过腰椎穿刺给药时，化疗药物的分布不太均匀。目前用于鞘内治疗的化疗药物包括甲氨蝶呤、噻替哌（thiotepa）和阿糖胞苷（cytarabine）[263,288]。单独鞘内注射甲氨蝶呤最有效[262,289]。由于多药联合会引起毒性增加而疗效却相似，因此单一药物鞘内化疗仍是首选[289]。当鞘内化疗开始时，甲氨蝶呤通常每周给药一次或两次，剂量为 12mg，直到神经功能改善或肿瘤细胞清除。鞘内治疗的频率随后逐渐减少到每 2~4 周一次，疗程通常为 3~6 个月[289]。

在对 4 项前瞻性研究和 5 项回顾研究进行的汇总分析中，Wu 等发现分别有 55%、64% 和 53% 的患者在鞘内化疗后获得了细胞学、临床症状和影像学缓解[290]，开始鞘内化疗后的中位 OS 为 6 个月。

3）免疫治疗： 目前几乎没有关于 ICI 对 LM 的活性的研究。Gion 等报道了一例有症状的 LM 患者接受纳武利尤单抗治疗后获得了临床和影像学缓解[291]。然而，ICI 在治疗 LM 中的作用还有待于在前瞻性临床试验中证实。

4）放射治疗： 肺癌 LM 放射治疗的目标是缓解神经系统症状、减少肿块或结节病变和纠正脑脊液循环异常[262]。总的来说，关于肺癌 LM 患者是否能从 WBRT 中获益目前尚无共识。一项回顾性研究显示 WBRT 治疗能延长 LM 患者的 OS（WBRT 治疗组为 10.9 个月，未经 WBRT 治疗组为 2.4 个月）[292]。另一项回顾性研究则发现 WBRT 治疗 LM 并没有生存获益[293]。另外，全脑全脊髓放射治疗被认为对肺癌 LM 没有作用[262]。

5）脑室腹腔分流术： 脑积水是由于脑脊液吸收减少或脑脊液循环受阻引起的常见的 LM 并发症。成功的系统治疗（TKI 治疗有靶向基因突变的肿瘤）或放射治疗可以恢复正常的脑脊液循环。对于部分 NCCN 高危组别患者，例如尽管行多次腰椎穿刺术且有获益，但脑脊液重吸收受损的症状仍然存在的患者，可考虑行脑室腹腔分流术（ventriculoperitoneal shunting，VPS）[294]。另外，内镜下第三脑室造瘘术可能适用于无法通过其他治疗成功逆转的罕见第三脑室流出道梗阻患者。

2.3.5　预后

LM 是晚期肺癌的严重神经系统并发症，中位 OS 仍较差。然而，新的系统或靶向治疗已经转化相对改善的结局[262,263]。在引入现代系统疗法之前，中位 OS 为 1~3 个月，而使用新近获批的全身药物，中位 OS 可达到 3~11 个月[262,263]。一般身体状况仍然是 LM 最可靠的预后因素之一[264]。

2.4　硬脑膜转移瘤

2.4.1　颅内硬膜外间隙

颅底脑转移侵犯周围骨质，压迫浸润颅中窝脑神经或血管和倾及鞍旁、眼眶、枕骨、颈静脉孔等部位时，会引起一些特殊症状，这些非肿瘤本身引起的综合征不在本章节的讨论范围，有其他详尽的描述可供读者参考[295]。

CT 扫描骨窗有助于骨侵蚀的诊断[295]。在平扫 T1 加权 MR 图像上发现的颅底脑神经周围脂肪垫消失有助于发现转移瘤。

放射治疗能使颅底转移瘤患者症状得到缓解。

2.4.2　脊柱硬膜外间隙

（1）硬膜外脊髓压迫

1）发生率： 转移性硬膜外脊髓压迫（epidural spinal cord compression，ESCC）是指全身癌症扩散到脊柱或硬膜外间隙，从而压迫脊髓[296]。ESCC 是神经肿瘤学的急症，对于其识别或治疗的任何延误都可能导致不可逆转的神经损伤。ESCC 的发病率从癌症患者人群研究中的 3% 到尸检研究中的 5% 不等[297,298]。前列腺癌、乳腺癌和肺癌各占总 ESCC 病例的 15%~20%，反映了原发癌症的总体发病率及其扩散到骨骼的倾向[296]。肺癌的 ESCC 通常是由于肿瘤血行转移至椎体所致。由于胸椎的血流量和骨量相对最大，因此 ESCC 最常发生在胸椎（60%），其次是腰椎（25%）和颈椎（15%）[296,299]。约有三分之一的病例会发生多个部位的 ESCC[299]。椎旁肿物可通过椎间神经孔或破坏解剖屏障侵入硬膜外间隙。位于后纵隔的肿物可利用椎体周围静脉丛转移至硬膜外间隙。高达 20% 的病例肿瘤初诊时即发现 ESCC[300]，通常发生在肺癌患者的早期，尤其是在 SCLC 中，87% 的 ESCC 表现发生在首次诊断后的前 3 个月内[300]。

2）体征和症状

a. **疼痛。** 背部疼痛通常是 ESCC 首发症状也是最常见的症状，发生在 83%~95% 的病例中[296,301]。ESCC 诊断中位时间是初次疼痛发作后 2 个月[296]。ESCC 相关的背部疼痛可以是局部疼痛、神经根性疼痛或机械性疼痛。局限于脊柱转移部位的局部背部疼痛通常是局限于中线的固定性疼痛，其病理生理学机制是肿瘤从骨髓扩散到对疼痛高度敏感的骨膜或周围软组织[296]。

神经根性疼痛是由硬膜外肿瘤扩张或椎体塌陷压迫或侵犯脊神经根引起的。当颈椎或腰椎受累时，神经根性疼痛通常是单侧的,而双侧疼痛可见于胸椎受累。Valsalva 动作或运动会加重神经根性疼痛[296]。局部疼痛和神经根性疼痛通常在夜间加重,这可能是由于仰卧位脊柱延长或肿瘤内静脉淤积所致。机械性背部疼痛是由病理性骨折所致椎体塌陷和脊柱不稳引起的,运动会加重其症状,休息时症状改善[296]。

b. 无力。无力是 ESCC 第二常见的症状,35%~65% 的病例在确诊时会出现无力[299,301]。通常在疼痛发作几周后出现,并几天内迅速发展,表现为进行性上运动神经元综合征或节段性无力。其中,上运动神经元无力是由于皮质脊髓束受到侵犯或压迫所致。在神经学检查中,双侧近端小腿无力或四肢瘫痪伴反射亢进和锥体征阳性是常见的首发症状。马尾神经或神经根受压导致下运动神经元无力,典型的症状包括局限于受累肌节的不对称性无力,伴有反射减弱或消失,肌张力降低。有时,在急性肿瘤出血或浸润性椎体塌陷的情况下,可能会发生脊髓休克,并突然出现迟缓性截瘫和反射障碍,神经功能几乎不可能完全恢复[296]。

c. 其他症状。ESCC 引起的相对少见症状包括感觉障碍、自主神经功能障碍或共济失调。感觉障碍通常发生在背部疼痛和运动障碍之后。50%~70% 患者在诊断为 ESCC 时会出现感觉减退或感觉异常[296,301]。感觉障碍发生在 ESCC 水平以下,从远端向近端进展。自主神经功能障碍包括肠道和膀胱功能障碍或阳痿,在 ESCC 的病程中出现较晚,且被认为是一个负性预后因素。而累及脊髓圆锥的 ESCC 患者(T11~T12 椎体转移)可能是一个例外,其自主神经缺陷通常在肢体无力之前被发现。在一组患有 ESCC 的肺癌患者中,59% 患者有膀胱功能障碍,其特征通常是需要导尿的尿潴留,而 12% 的病例发现急迫性尿失禁[299]。肠功能障碍包括大小便失禁和潴留。有时,共济失调是脊髓小脑束受累时 ESCC 的主要表现。然而,包括无力和感觉障碍在内的并发症状通常会掩盖共济失调,在 ESCC 治疗成功后,共济失调症状可能会更加突出。

3) **影像学表现和诊断**:腰痛和无力是 ESCC 最常见的症状,对于全身性肿瘤的患者应引起临床怀疑,并及时进行影像学评估。

MRI　全脊柱增强 MRI 是诊断 ESCC 的首选影像学方法。它可以完整显示脊柱和脊髓以及周围软组织。诊断 ESCC 的敏感性和特异性分别为 93% 和 97%[302]。与常规 CT 相比,MRI 成像改变了 40% 患者的放疗范围,因此 MRI 除了诊断价值,还可能影响治疗[303]。T1 加权压脂像识别肿瘤累及硬膜外的区域,而 T2 加权序列更好显示脊髓内的继发性改变[304]。

其他成像方式　X 线平片对 ESCC 的诊断缺乏足够的特异性和敏感性。X 线的假阳性率为 17%,只有当超过 50% 的椎体受累时才能检测到骨破坏[296]。当 MRI 有禁忌证(例如金属植入物)或患者不耐受 MRI(例如幽闭恐惧症或疼痛)时,可以选择 CT 或脊髓造影术[305]。

4) **治疗**:相当多的患者在病程晚期患有 ESCC,并接受姑息性治疗。对于患全身性疾病且生活质量好的患者,可考虑行减压手术加辅助放射治疗或单纯放射治疗。在可行的情况下,对脊柱不稳定转移性疾病患者进行固定术。此外,

手术或放射治疗的选择取决于全身性疾病的控制程度、KPS、既往治疗、其他病灶和原发肿瘤的放射敏感性。早期开始应用糖皮质激素可降低灌注压力防止对脊髓造成不可逆的损伤。总体治疗原则可参考国际脊柱肿瘤联合会的报告[306]。

a. **糖皮质激素**。糖皮质激素是治疗 ESCC 的首选药物之一,能减轻转移相关的脊髓水肿,改善症状,尤其是疼痛。在一项随机试验中,Sorenson 等的研究结果显示,地塞米松治疗改善了实体瘤 ESCC 患者的 3 个月(81% vs 63%)和 6 个月的可行走率(59% vs 33%)[307]。研究的具体方案为静脉注射地塞米松 96mg,然后口服地塞米松 3 天(每日剂量 96mg),并在开始放射治疗前继续口服 10 天。其他研究发现,低负荷剂量(10mg)的地塞米松与高剂量(100mg)的地塞米松同样有效[308]。一种常用的给药方案是最初静脉注射 10mg,然后每天 4 次,每次 4mg。对于地塞米松的维持剂量,口服和静脉给药是相同的。

b. **手术**。关于手术治疗 ESCC 一直存在争议,需要在前瞻性、随机对照试验中明确患者选择标准[309]。

在放射治疗应用之前,椎板切除术即手术切除椎管后部,是 ESCC 唯一的治疗选择。既往临床试验发现,与放射治疗相比,椎板切除术不能使患者受益,且手术干预在很大程度上推迟了放射治疗[310,311]。由于 ESCC 通常是由椎体转移引起的,肿瘤切除和经前路环行减压术逐渐发展起来。与可能导致脊柱不稳定的椎板切除术不同,减压手术可以立即重建脊柱,并提供稳定性[296]。在一项随机对照的前瞻性试验中,Patchell 等将 ESCC 减压手术加术后放射治疗与单纯放射治疗进行比较[309],研究结果显示与单纯放射治疗相比,减压手术后再进行放射治疗的患者在治疗后能够行走的比例(84% vs 57%)显著增加;行走能力保持的时间更长(122 天 vs 13 天);中位 OS 延长(126 天 vs 100 天)。这项试验的纳入标准现在作为手术候选的选择标准(放射不敏感的原发肿瘤、MRI 上的脊髓移位、单一的 ESCC 部位、没有超过 48 小时的截瘫)。此外,原发肿瘤不明、放射治疗后复发或进展、脊柱不稳定骨折、局限性全身疾病和 KPS 良好的患者也可考虑手术治疗[296,309]。

c. **放射治疗**。对于不适合手术的 ESCC 患者,应立即给予放射治疗。如果进行手术,术后放射治疗是治疗方案的关键组成部分,通常在术后 2 周开始。放射治疗可通过常规的体外放射治疗(external beam radiation therapy,EBRT)或立体定向放射治疗技术[立体定向全身放射治疗(SBRT)、立体定向放射外科(SRS)]实施。

传统的 EBRT 目前仍是 ESCC 的一线治疗方法,特别是在对放射敏感的组织如 SCLC 且没有发生脊柱不稳定情况时[306]。最佳剂量和方案一直存在争议。在美国,通常采用 30Gy/10 次方案,而在欧洲则采用较短疗程或 EBRT。在一项回顾性研究中,Rade 等比较 5 种不同的放射治疗方案:1×8Gy,5×4Gy 1 周,10×3Gy 2 周,15×2.5Gy 3 周,20×2Gy 4 周[312]。每种方案的活动率(63%~74%)和运动改善(26%~31%)相似。然而,长程方案的 2 年局部复发率更低(如 20×2Gy 4 周:7% vs 1×8Gy:24%)[312]。因此,目前接受姑息性治疗患者(KPS 差,广泛全身疾病)推荐短疗程的 EBRT,而预后良好的患者(KPS 良好,可控的寡转移性全身疾病)首选长

疗程的 EBRT。

SBRT 和 SRS 是新型的局部放射治疗方式,可以更集中的将放射剂量输送到肿瘤区域(剂量最高可达 EBRT 的 3 倍)。因此,它们可能会改善局部疾病控制,并将放射治疗的适应证扩大到对常规辐射敏感性较低的肿瘤如 NSCLC[306]。局部照射还将对周围组织的毒性降至最低。与 EBRT 一样,最佳剂量和治疗方案尚未确定。SBRT 最常见的是 2~5 次照射,而 SRS 则为单次照射[306]。

总体而言,对于 KPS 差且全身疾病广泛的患者、对放射敏感的原发肿瘤(如 SCLC)、多部位 ESCC、脊柱稳定患者以及确诊时能够行走的患者,可首选放射治疗[306]。

d. 化疗。对于这一紧急医疗事件的处理来说,细胞毒性化疗反应太慢且不可靠,因此在 ESCC 的治疗中仅起次要作用。然而,化疗或新的靶向治疗结合放射治疗可能会改善 ESCC 的预后[296]。

治疗复发性疾病的方法 ESCC 成功治疗后的复发率为 7%~14%,大约一半为原位复发[313,314]。如果 ESCC 异位复发,治疗方案(手术或放射治疗)与最初的相同[296]。如果 ESCC 复发的部位在以前的照射野内,考虑到再照射后放射性脊髓病,治疗选择就会减少[296]。然而,一些回顾性研究显示,再次照射引起的不良反应的风险可以忽略不计,这可能部分归因于 ESCC 复发时整体预后较差[315]。

e. 预后。在三分之二以上的 ESCC 患者中,减压手术和放射治疗都能实现持久的疼痛控制[309,312]。然而,就行走能力而言,手术作为一种单一的方式是更好的。在严格选择患者的情况下,减压手术后放射治疗比单纯放射治疗在更大程度上(84% vs 57%)和更长时间内(中位数 122 天 vs 13 天)保留了行走功能。当患者在治疗前不能行走时,手术后恢复这种能力的机会明显更高(手术:10/16 的患者,放射治疗:3/16 患者)[309]。值得注意的是,不管选择什么治疗方式,绝大多数在 ESCC 治疗前可活动的患者在治疗后保留了活动能力。由于 ESCC 通常发生在广泛的全身转移背景下,诊断出 ESCC 后的中位 OS 仍然很差,约 3~6 个月[309,316]。

最重要的预后指标是治疗前后的行走能力。其他提示较长生存期的预后因素包括良好的 KPS、放疗敏感性高、无脑或其他脏器转移的局限性全身疾病、单一的 ESCC 部位以及发生在颈部的 ESCC[296,312,316]。

2.5 神经丛和周围神经转移

2.5.1 臂丛神经

肺癌,尤其是位于肺尖的 NSCLC,可通过局部浸润侵犯臂丛和周围神经纤维[317]。侵犯胸壁顶端的肿瘤称为上沟瘤或 Pancoast 瘤,因 Pancoast 是该病的第一个描述者[318]。当肿瘤从下方侵犯到臂丛时,作为尺神经起源的 C8~T1 神经纤维首先受到影响。随着肿瘤的进展,正中神经和桡神经也随之受到影响[317]。

(1)临床表现:大多数情况下,肩痛是首发症状。疼痛迅速发展,累及上臂、肘部和前臂。由于 C8~T1 神经纤维通常先被侵犯,尺神经分布的感觉减退或感觉异常(例如,无名指和小拇指麻木)是最先出现的神经功能缺损[317]。在感觉

障碍之后,神经系统检查时可以发现尺神经支配的肌肉无力(如手固有肌肉),患者可能会主诉用手抓小物品有困难。当肿瘤向局部扩展时,它可能会浸润到正中神经和桡神经的神经纤维[317]。因此,神经系统检查可发现手和腕关节的屈肌和伸肌以及肘伸肌的无力。在上沟瘤发展的过程中,肱二头肌和肱桡肌受影响较晚,因为它们由来自上臂丛神经的神经纤维支配。如果肿瘤向内侧扩散,侵犯交感神经干可能导致部分霍纳综合征(斜视、上睑下垂、眼球内陷和出汗变少)[317]。

(2)影像学性表现:MRI 可以准确评估肿瘤与神经根、臂丛和锁骨下血管的关系[317]。虽然 CT 显示解剖学结构不及 MRI,但其诊断结果足以支持治疗选择[317]。胸部 X 线可能显示肺尖伴有周围骨骼侵犯的肿物。然而,由于敏感性不高,不推荐使用胸部 X 线作为筛查手段。

(3)诊断:根据病变位置,上沟瘤的诊断通常通过经胸穿刺活检来确定[317]。臂丛和周围神经浸润性病变通常需要 MRI 确定。肌电图可用于鉴别放射性神经丛病变和局部复发肿瘤,但很少用于原发肿瘤的诊断。

(4)治疗:上沟瘤的治疗标准是先进行诱导放化疗,然后进行根治性手术切除,5 年生存率达 56%[319]。然而,当发现远处转移、纵隔病变、T1 以上臂丛受累、或侵犯食管或气管时,手术是禁忌的[317]。

放射治疗可有效治疗臂丛及周围神经浸润。当早期诊断上沟瘤时神经功能可完全恢复,而诊断时已发现晚期疾病的体征(例如,检查时正中和桡神经分布区肌力减弱)时,神经完全恢复的可能性变小。在诱导放化疗期间,通常以每天 1.8Gy 分次给予 45Gy。如果手术不可行,肿瘤可以接受 60Gy 射线或更高剂量的照射,但这种情况会增加辐射损伤臂丛的风险[317]。

(5)预后:上沟瘤的神经预后取决于症状的严重程度。如果肿瘤早期诊断,随着治疗的成功,神经功能缺损可能会完全消失。然而,广泛的臂丛神经受累在大多数情况下可以缓解神经症状,但不能完全恢复[317]。

臂丛、椎体或血管等周围组织的广泛浸润和霍纳综合征的出现与肿瘤的早期复发和上沟瘤的不良生存率有关[317,319]。其他已确定的预后因素包括切除程度、淋巴结状况以及 KPS[317]。

3 肺癌间接并发症

治疗方法的发展改善了肺癌患者的预后,肺癌的间接神经并发症及其处理变得更加相关。

重要的间接并发症包括与高凝状态或海绵状心内膜炎有关的脑血管意外,脑转移的癫痫发作,代谢紊乱,营养缺乏,与治疗相关的并发症如放射治疗后神经认知能力下降或脑坏死,或 ICI 引起的中枢或外周神经系统的不良事件,以及罕见的副肿瘤综合征。这本书的其他章节详细介绍了其中的大多数复杂情况。我们对间接并发症的讨论将局限于肺癌患者中的副肿瘤神经综合征。

3.1 副肿瘤神经综合征

副肿瘤神经综合征(paraneoplastic neurologic syndrome,PS)是由于癌细胞和神经系统结构所共有的肿瘤神经抗原遭

到免疫攻击引起的疾病[320~322]。这种免疫反应是通过体液免疫(针对肿瘤抗原的抗体)或通过细胞毒性 T 细胞实现的,但是确切的机制尚不清楚[322]。PS 较少见,在系统性癌症患者中的发病率约为 1∶10 000。然而,对 60 000 例可能患有 PS 的患者进行的血清学筛查发现,0.9% 的病例检测到了与副肿瘤状况有关的已知抗体[323]。SCLC 是 PS 患者最常见的原发癌症。回顾性研究显示,在 SCLC 患者中 PS 的发生率为 3%~5%[324]。

PS 可累及任何水平的中枢和周围神经系统,其诊断往往先于原发肿瘤。在诊断 PS 时,经过完整检查可发现早期肿瘤。PS 症状通常进展迅速,几周到几个月内就会导致严重的神经功能障碍[320-322]。由于炎症所致的神经元结构破坏,症状往往是不可逆的。在影响 CNS 和 PNS 的 PS 患者中,分别有 60% 和不到 20% 患者检测到特异性抗体[325]。抗体可分为两大类:以表面抗原为靶点的肿瘤神经抗体和以细胞内抗原为靶点的抗体。抗体的检测有助于诊断,但不能证明它们与致病的相关性[326]。具有针对细胞内抗原抗体的 PS 被认为是由细胞毒性 T 细胞介导的,通常会导致不可逆的神经损伤,而带有神经细胞表面抗体的 PS 则可能是体液免疫介导的,早期诊断时其神经损伤是可逆的[326]。

中枢神经系统 PS 的诊断方法包括结合临床症状、血清和脑脊液的血清学结果,以及使用全身 CT 或 18-氟脱氧葡萄糖正电子发射断层扫描进行癌症筛查[320]。明确诊断 PS 需要典型的神经系统综合征,并伴有已知可引起 PS 的副肿瘤抗体[320]。

3.1.1　肺癌患者副肿瘤神经系统综合征的临床表现

(1)边缘系统脑炎:副肿瘤性边缘系统脑炎的症状包括亚急性认知衰退、幻觉、癫痫发作和人格改变。MRI 通常在 FLAIR 或 T2 加权序列上显示单侧或双侧内侧颞叶高信号(图 15-4)。脑电图通常显示一侧或双侧颞叶皮质过度兴奋或癫痫活动。

对 50 例副肿瘤性边缘系统脑炎进行回顾性分析显示,副肿瘤性边缘系统脑炎最常见于肺癌(50% 的病例)[327]。60% 病例在原发肿瘤前被诊断为边缘系统脑炎,中位时间为 3.5 个月。抗体阳性率为 60%,抗-Hu 抗体阳性者占多数

(60%)。Hu 抗体几乎均与 SCLC 相关(97%),并预示着较差的临床结局(抗-Hu 抗体阳性临床改善率为 38% 相比抗-Hu 阴性为 64%)。在另一项回顾研究中,Graus 等对 200 例 Hu 抗体阳性的 PS 患者进行评估,大多数患者(74%)也与 SCLC 相关[328]。PS 患者系统性转移很少见,仅有 0.5% 病例发现胸外肿瘤,这强调了 PS 是肿瘤病程中的早期事件。抗-Hu 抗体存在于多种 PS 中,但最常见的是副肿瘤性感觉神经病(54%),其次是多灶性副肿瘤综合征(11%)、小脑性共济失调(10%)和边缘系统脑炎(9%)。多因素分析显示,Hu 抗体阳性 PS 患者的中位 OS 为 11.8 个月,年龄>60 岁,确诊时 Rankin 评分>3,多灶性副肿瘤性疾病,以及未接受治疗是影响预后的因素。

在边缘系统脑炎中发现的其他抗体也与肺癌有关,包括神经细胞 CRMP5 抗体和神经细胞表面抗体[如 AMPAR、GABA(B)抗体]。CRMP5 抗体阳性的 PS 患者,通常与 SCLC 或胸腺瘤有关,除脑脊髓炎外,还可出现感觉运动神经病变、葡萄膜炎、视神经炎、小脑共济失调或舞蹈病[326]。抗 AMPAR 边缘系统脑炎以明显的精神症状为特征,三分之二的病例是副肿瘤综合征,常见的原发肿瘤包括 SCLC、胸腺瘤和乳腺癌[329]。抗 GABA(B)R 边缘系统脑炎通常表现为严重而难治性的癫痫发作,约一半患者为副肿瘤综合征,这通常与 SCLC 相关[330]。

经过免疫治疗和肿瘤靶向治疗,与细胞内抗原抗体(如抗-Hu、抗-CRMP5)相关的边缘系统脑炎患者的预后仍然很差。相比之下,与神经细胞表面抗体[如抗-AMPAR、抗-GABA(B)R]相关的边缘系统脑炎通常对治疗有反应。例如,与 SCLC 相关的 GABA(B)R 抗体阳性的边缘系统脑炎患者中,超过 50% 的患者可从治疗中获益,甚至可以完全康复[330]

(2)副肿瘤性小脑变性:副肿瘤性小脑变性通常表现为肢体和躯干共济失调的亚急性发作,最初可能是不对称的,但随着疾病的进展,最终变为对称性共济失调[331]。泛小脑功能障碍是随着疾病进展而发生,症状包括构音障碍、眩晕和眼球震颤[331]。大多数病例首发表现的 MRI 是正常的,偶尔可见一过性小脑增大或皮质脑膜强化。随着时间的推移,MRI 可见小脑萎缩[321]。

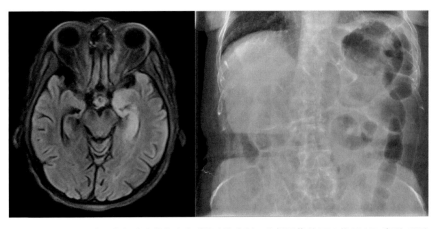

图 15-4　小细胞肺癌可能的治疗并发症和副肿瘤综合征。左侧图像是 MRI 的 FLAIR 序列,显示左侧内侧颞叶高信号,与抗-Hu 抗体阳性的边缘脑炎患者在免疫治疗(包括阿替利珠单抗)后的边缘脑炎一致。右图为腹部 X 线片,显示抗-Hu 阳性副肿瘤性胃肠麻痹患者的肠管明显扩张

SCLC 是副肿瘤性小脑变性患者最常见的原发肿瘤,通常与抗-Hu、抗-Ri、抗-ZIC4、抗-SOX1 或抗 VGCC 抗体有关[326,332]。抗-Ri 抗体也可引起眼阵挛-肌阵挛综合征,VGCC 抗体可能与伴发的兰伯特-伊顿肌无力综合征(Lambert-Eaton myasthenic syndrome,LEMS)有关[332]。在 VGCC 阳性的小脑变性病例中额外检测 SOX1 抗体可能是潜在的隐匿性 SCLC 的有力预测因子,有助于区分特发性和副肿瘤病因[333]。值得注意的是,NSCLC 是无明显免疫反应的副肿瘤性小脑变性患者最常见的原发肿瘤[321]。

肿瘤治疗和免疫治疗对副肿瘤性小脑变性疗效较差,反映了早期不可逆的细胞毒性 T 细胞介导的小脑浦肯野细胞的破坏[326]。

(3) 眼阵挛-肌阵挛:眼阵挛是指不自主的、多方向的眼球跳动,包括扭转、水平或垂直,可伴有四肢或躯干的肌阵挛和其他小脑症状[321]。副肿瘤性眼阵挛-肌阵挛发生在小细胞肺癌中,常与肿瘤神经性 Ri 抗体相关。

(4) 亚急性感觉神经病和背根神经节病:亚急性感觉神经病的特征是亚急性发作的不对称性、多灶性烧灼性感觉异常和疼痛,累及下肢和上肢以及脑神经。类似小脑功能障碍的严重感觉共济失调是由于对背根神经节细胞的免疫攻击所致。这种情况最常与 SCLC 有关。在 80% 的病例中发现了肿瘤神经抗体,特别是抗-Hu 和抗 CRMP5。值得注意的是,CRMP5 抗体阳性感觉神经元病的临床表现与 Hu 抗体阳性疾病不同,主要累及肢体和运动,更常见的是混合性轴索和脱髓鞘神经病[334]。

(5) 自主神经病变:罕见的副肿瘤性自主神经病变的症状包括直立性低血压、神经源性膀胱、胃肠动力障碍(图 15-4)或瞳孔不对称。该综合征通常与 SCLC 和 Hu 抗体有关。

(6) LEMS:LEMS 患者是一种神经肌肉接头的疾病,表现为近端肌肉无力和疲劳。与重症肌无力相比,眼外肌受到的影响较小,肌肉力量在最大自主肌收缩后会暂时增加[335]。

肌电图显示,低频(1～5Hz)重复刺激神经,肌肉收缩减幅>10%,而高频(50Hz)重复刺激神经后,肌肉收缩减幅>100%。大约一半的 LEMS 病例是副肿瘤综合征,并与原发癌症有关,且几乎都是 SCLC[335]。超过 90% 的 LEMS 患者血清中检测到 VGCC 抗体,这无助于区分自身免疫和副肿瘤病因[335]。然而,在副肿瘤性 VGCC 阳性的 LEMS 中总是发现额外的肿瘤细胞 SOX1 抗体,这可能是隐匿性小细胞肺癌的有力预测因素[333]。除了靶向治疗和免疫治疗外,3,4-二氨基吡啶可以阻断电压门控钾通道,延长动作电位,从而延长 VGCC 的开放时间。

(7) 多发性肌炎和皮肌炎:多发性肌炎和皮肌炎构成炎症性肌病,其特征是四肢带状肌无力。在皮肌炎中,伴有典型的嗜光性皮疹。副肿瘤的病因很少见,但约 20% 皮肌炎合并 SCLC 这一常见的相关肿瘤。在与系统性癌症有关的(真皮肌炎)肌炎中发现的抗体包括 TIF1-γ 和 NXP2[336]。

3.1.2　治疗

PS 的治疗包括针对肿瘤的治疗和免疫抑制治疗,后者对影像学筛查后未发现系统性肿瘤的病例中尤为重要[321,326,337]。

治疗方案包括大剂量糖皮质激素、静脉注射免疫球蛋白或血浆置换[321,326,337]。长期免疫抑制可通过非糖皮质激素药物如环磷酰胺或硫唑嘌呤来实现[321,337]。

3.2　治疗相关并发症

3.2.1　免疫治疗

近年来,根据几项前瞻性临床试验的数据,ICI 特别是 PD-1/PD-L1 抗体(如纳武利尤单抗、帕博利珠单抗)已成为肺癌的一线治疗[338]。ICI 主要针对抑制性 T 细胞受体并增强对肿瘤的免疫反应,因此会引起免疫相关的不良反应(immune-related adverse event,IrAE),这些不良反应可能涉及包括神经系统在内的任何器官[339]。

在一项包括 59 项临床试验的 9 208 名患者的 meta 分析中,抗 CTLA-4 抗体、抗 PD-1 抗体或两者兼有的神经性 irAE 的发生率分别为 3.8%、6.1% 和 12%[339]。然而,3～4 级神经性 irAE 很少见(发生率<1%),包括脑病(19%)、脑膜炎(15%)、吉兰-巴雷综合征(7%)、周围神经病变(6%)和肌无力综合征(2%)。ICI 治疗开始后诊断出副肿瘤神经综合征表明两者可能存在致病联系。不同的 ICI 有相似的神经系统 irAE,并且增加药物剂量与增加发病率无关。一项对 27 个病例报告的 meta 分析发现,从使用 ICI 到出现神经性 irAE 的中位时间为 6 周[339]。大多数(69%)irAE 患者免疫治疗有效。不良反应包括脑炎(n=6)、脑膜脊髓炎(n=6)、抗 AChR 阳性肌无力综合征(n=5)、吉兰-巴雷综合征(n=4)、周围神经病变(n=3)、脊髓炎(n=2)和脑膜炎(n=1)[339]。大多数患者(73%)在停用 ICI 和糖皮质激素治疗后,神经功能部分或完全恢复。除上述治疗外,8 例患者还成功地使用了静脉免疫球蛋白(intravenous immunoglobulin,IVIG)或血浆置换[339]。虽然神经功能的恢复似乎需要停用 ICI,但对 7 名与 ICI 相关的脑膜炎患者的回顾性研究表明,重新使用 ICI 是可行的且在选定的患者中可耐受[340]。

总体而言,神经性 irAE 发生在开始使用 ICI 的早期,因此对 irAE 的早期诊断和 ICI 迅速停用是必要的,通过联合免疫抑制治疗,免疫相关不良反应一般可以缓解。有时甚至可考虑重新使用 ICI。

(王明昭、陈彤、刘雨桃 译,刘昂斯、左赋兴 审校)

参考文献

1. *World Cancer Report: Cancer Research for Cancer Prevention.* Lyon: International Agency for Research on Cancer; 2020. Available from: http://publications.iarc.fr/586.
2. Bray F, Ferlay J, Soerjomataram I, Siegel RL, Torre LA, Jemal A. Global cancer statistics 2018: GLOBOCAN estimates of incidence and mortality worldwide for 36 cancers in 185 countries. *CA Cancer J Clin.* 2018;68(6):394–424.
3. Siegel RL, Miller KD, Jemal A. Cancer statistics, 2020. *CA Cancer J Clin.* 2020;70(1):7–30.
4. NCI SEER Database. Available from: https://seer.cancer.gov/statfacts/html/lungb.html.
5. Parkin DM, Bray F, Ferlay J, Pisani P. Global cancer statistics, 2002. *CA Cancer J Clin.* 2005;55(2):74–108.
6. Alberg AJ, Samet JM. Epidemiology of lung cancer. *Chest.* 2003;123(1 Suppl):21S–49S.
7. Shields PG, Berman M, Brasky TM, et al. A review of pulmonary toxicity of electronic cigarettes in the context of smok-

ing: a focus on inflammation. *Cancer Epidemiol Biomarkers Prev.* 2017;26(8):1175–1191.

8. Jeon J, Holford TR, Levy DT, et al. Smoking and lung cancer mortality in the United States from 2015 to 2065: a comparative modeling approach. *Ann Intern Med.* 2018;169(10):684–693.

9. Howlader N, Forjaz G, Mooradian MJ, et al. The effect of advances in lung-cancer treatment on population mortality. *N Engl J Med.* 2020;383(7):640–649.

10. Molina JR, Yang P, Cassivi SD, Schild SE, Adjei AA. Non-small cell lung cancer: epidemiology, risk factors, treatment, and survivorship. *Mayo Clin Proc.* 2008;83(5):584–594.

11. Travis WD, Brambilla E, Burke AP, Marx A, Nicholson AG. *WHO Classification of Tumours of the Lung, Pleura, Thymus, and Heart.* 7th ed. Lyon: IARC Press; 2014.

12. Detterbeck FC. The eighth edition TNM stage classification for lung cancer: what does it mean on main street? *J Thorac Cardiovasc Surg.* 2018;155(1):356–359.

13. Herbst RS, Morgensztern D, Boshoff C. The biology and management of non-small cell lung cancer. *Nature.* 2018;553(7689):446–454.

14. Goldstraw P, Chansky K, Crowley J, et al. The IASLC lung cancer staging project: proposals for revision of the TNM stage groupings in the forthcoming (eighth) edition of the TNM classification for lung cancer. *J Thorac Oncol.* 2016;11(1):39–51.

15. Petersen RP, Pham D, Burfeind WR, et al. Thoracoscopic lobectomy facilitates the delivery of chemotherapy after resection for lung cancer. *Ann Thorac Surg.* 2007;83(4):1245–1249. discussion 50.

16. Kelsey CR, Marks LB, Hollis D, et al. Local recurrence after surgery for early stage lung cancer: an 11-year experience with 975 patients. *Cancer.* 2009;115(22):5218–5227.

17. Fedor D, Johnson WR, Singhal S. Local recurrence following lung cancer surgery: incidence, risk factors, and outcomes. *Surg Oncol.* 2013;22(3):156–161.

18. Pignon JP, Tribodet H, Scagliotti GV, et al. Lung adjuvant cisplatin evaluation: a pooled analysis by the LACE Collaborative Group. *J Clin Oncol.* 2008;26(21):3552–3559.

19. Pathak R, Goldberg SB, Canavan M, et al. Association of survival with adjuvant chemotherapy among patients with early-stage non-small cell lung cancer with vs without high-risk clinicopathologic features. *JAMA Oncol.* 2020;6(11):1741–1750.

20. Waller D, Peake MD, Stephens RJ, et al. Chemotherapy for patients with non-small cell lung cancer: the surgical setting of the Big Lung Trial. *Eur J Cardiothorac Surg.* 2004;26(1):173–182.

21. Scagliotti GV, Novello S. Adjuvant therapy in completely resected non-small cell lung cancer. *Curr Oncol Rep.* 2003;5(4):318–325.

22. Strauss GM, Herndon 2nd JE, Maddaus MA, et al. Adjuvant paclitaxel plus carboplatin compared with observation in stage IB non-small-cell lung cancer: CALGB 9633 with the Cancer and Leukemia Group B, Radiation Therapy Oncology Group, and North Central cancer Treatment Group Study Groups. *J Clin Oncol.* 2008;26(31):5043–5051.

23. Pisters KM, Evans WK, Azzoli CG, et al. Cancer Care Ontario and American Society of Clinical Oncology adjuvant chemotherapy and adjuvant radiation therapy for stages I-IIIA resectable non small-cell lung cancer guideline. *J Clin Oncol.* 2007;25(34):5506–5518.

24. *Non-Small Cell Lung Cancer*; September 15, 2020.

25. Arriagada R, Bergman B, Dunant A, et al. Cisplatin-based adjuvant chemotherapy in patients with completely resected non-small-cell lung cancer. *N Engl J Med.* 2004;350(4):351–360.

26. Winton T, Livingston R, Johnson D, et al. Vinorelbine plus cisplatin vs. observation in resected non-small-cell lung cancer. *N Engl J Med.* 2005;352(25):2589–2597.

27. Douillard JY, Rosell R, De Lena M, et al. Adjuvant vinorelbine plus cisplatin versus observation in patients with completely resected stage IB-IIIA non-small-cell lung cancer (Adjuvant Navelbine International Trialist Association [ANITA]): a randomised controlled trial. *Lancet Oncol.* 2006;7(9):719–727.

28. Senthi S, Lagerwaard FJ, Haasbeek CJ, Slotman BJ, Senan S. Patterns of disease recurrence after stereotactic ablative radiotherapy for early stage non-small-cell lung cancer: a retrospective analysis. *Lancet Oncol.* 2012;13(8):802–809.

29. Thomas M, Rube C, Hoffknecht P, et al. Effect of preoperative chemoradiation in addition to preoperative chemotherapy: a randomised trial in stage III non-small-cell lung cancer. *Lancet Oncol.* 2008;9(7):636–648.

30. Albain KS, Swann RS, Rusch VW, et al. Radiotherapy plus chemotherapy with or without surgical resection for stage III non-small-cell lung cancer: a phase III randomised controlled trial. *Lancet.* 2009;374(9687):379–386.

31. Eberhardt WE, Pottgen C, Gauler TC, et al. Phase III study of surgery versus definitive concurrent chemoradiotherapy boost in patients with resectable stage IIIA(N2) and selected IIIB non-small-cell lung cancer after induction chemotherapy and concurrent chemoradiotherapy (ESPATUE). *J Clin Oncol.* 2015;33(35):4194–4201.

32. van Meerbeeck JP, Kramer GW, Van Schil PE, et al. Randomized controlled trial of resection versus radiotherapy after induction chemotherapy in stage IIIA-N2 non-small-cell lung cancer. *J Natl Cancer Inst.* 2007;99(6):442–450.

33. Liang J, Bi N, Wu S, et al. Etoposide and cisplatin versus paclitaxel and carboplatin with concurrent thoracic radiotherapy in unresectable stage III non-small cell lung cancer: a multicenter randomized phase III trial. *Ann Oncol.* 2017;28(4):777–783.

34. Senan S, Brade A, Wang LH, et al. PROCLAIM: randomized phase III trial of pemetrexed-cisplatin or etoposide-cisplatin plus thoracic radiation therapy followed by consolidation chemotherapy in locally advanced nonsquamous non-small-cell lung cancer. *J Clin Oncol.* 2016;34(9):953–962.

35. Antonia SJ, Villegas A, Daniel D, et al. Durvalumab after chemoradiotherapy in stage III non-small-cell lung cancer. *N Engl J Med.* 2017;377(20):1919–1929.

36. Antonia SJ, Ozguroglu M. Durvalumab in stage III non-small-cell lung cancer. *N Engl J Med.* 2018;378(9):869–870.

37. Gray JE, Villegas A, Daniel D, et al. Three-year OS with durvalumab after chemoradiotherapy in stage III NSCLC-update from PACIFIC. *J Thorac Oncol.* 2020;15(2):288–293.

38. Kris MG, Johnson BE, Berry LD, et al. Using multiplexed assays of oncogenic drivers in lung cancers to select targeted drugs. *JAMA.* 2014;311(19):1998–2006.

39. Targeted Therapy: Lungevity. Available from: https://lungevity.org/for-patients-caregivers/lung-cancer-101/treatment-options/targeted-therapy.

40. Lynch TJ, Bell DW, Sordella R, et al. Activating mutations in the epidermal growth factor receptor underlying responsiveness of non-small-cell lung cancer to gefitinib. *N Engl J Med.* 2004;350(21):2129–2139.

41. Paez JG, Janne PA, Lee JC, et al. EGFR mutations in lung cancer: correlation with clinical response to gefitinib therapy. *Science.* 2004;304(5676):1497–1500.

42. Mok TS, Wu YL, Thongprasert S, et al. Gefitinib or carboplatin-paclitaxel in pulmonary adenocarcinoma. *N Engl J Med.* 2009;361(10):947–957.

43. Maemondo M, Inoue A, Kobayashi K, et al. Gefitinib or chemotherapy for non-small-cell lung cancer with mutated EGFR. *N Engl J Med.* 2010;362(25):2380–2388.

44. Mitsudomi T, Morita S, Yatabe Y, et al. Gefitinib versus cisplatin plus docetaxel in patients with non-small-cell lung cancer harbouring mutations of the epidermal growth factor receptor (WJTOG3405): an open label, randomised phase 3 trial. *Lancet Oncol.* 2010;11(2):121–128.

45. Zhou C, Wu YL, Chen G, et al. Erlotinib versus chemotherapy as first-line treatment for patients with advanced EGFR mutation-positive non-small-cell lung cancer (OPTIMAL, CTONG-0802): a multicentre, open-label, randomised, phase 3 study. *Lancet Oncol.* 2011;12(8):735–742.

46. Rosell R, Carcereny E, Gervais R, et al. Erlotinib versus standard chemotherapy as first-line treatment for European patients with advanced EGFR mutation-positive non-small-cell lung cancer (EURTAC): a multicentre, open-label, randomised phase 3 trial. *Lancet Oncol.* 2012;13(3):239–246.

47. Wu YL, Zhou C, Liam CK, et al. First-line erlotinib versus gemcitabine/cisplatin in patients with advanced EGFR mutation-positive non-small-cell lung cancer: analyses from the phase III, randomized, open-label, ENSURE study. *Ann Oncol.* 2015;26(9):1883–1889.

48. Sequist LV, Yang JC, Yamamoto N, et al. Phase III study of afatinib or cisplatin plus pemetrexed in patients with metastatic lung adenocarcinoma with EGFR mutations. *J Clin Oncol.* 2013;31(27):3327–3334.

49. Yang JC, Hirsh V, Schuler M, et al. Symptom control and quality of life in LUX-Lung 3: a phase III study of afatinib or cisplatin/pemetrexed in patients with advanced lung adenocarcinoma with EGFR mutations. *J Clin Oncol.* 2013;31(27):3342–3350.

50. Wu YL, Zhou C, Hu CP, et al. Afatinib versus cisplatin plus gemcitabine for first-line treatment of Asian patients with advanced non-small-cell lung cancer harbouring EGFR mutations (LUX-Lung 6): an open-label, randomised phase 3 trial. *Lancet Oncol.* 2014;15(2):213–222.

51. Yang JC, Sequist LV, Geater SL, et al. Clinical activity of afatinib in patients with advanced non-small-cell lung cancer harbouring uncommon EGFR mutations: a combined post-hoc analysis of LUX-Lung 2, LUX-Lung 3, and LUX-Lung 6. *Lancet Oncol.* 2015;16(7):830–838.

52. Paz-Ares L, Tan EH, O'Byrne K, et al. Afatinib versus gefitinib in patients with EGFR mutation-positive advanced non-small-cell lung cancer: OS data from the phase IIb LUX-Lung 7 trial. *Ann Oncol.* 2017;28(2):270–277.

53. Mok TS, Cheng Y, Zhou X, et al. Improvement in OS in a randomized study that compared dacomitinib with gefitinib in patients with advanced non-small-cell lung cancer and EGFR-activating mutations. *J Clin Oncol.* 2018;36(22):2244–2250.

54. Wu YL, Mok TS. Dacomitinib in NSCLC: a positive trial with little clinical impact—authors' reply. *Lancet Oncol.* 2018;19(1):e5.

55. Park K, Tan EH, O'Byrne K, et al. Afatinib versus gefitinib as first-line treatment of patients with EGFR mutation-positive non-small-cell lung cancer (LUX-Lung 7): a phase 2B, open-label, randomised controlled trial. *Lancet Oncol.* 2016;17(5):577–589.

56. Kobayashi S, Boggon TJ, Dayaram T, et al. EGFR mutation and resistance of non-small-cell lung cancer to gefitinib. *N Engl J Med.* 2005;352(8):786–792.

57. Sequist LV, Waltman BA, Dias-Santagata D, et al. Genotypic and histological evolution of lung cancers acquiring resistance to EGFR inhibitors. *Sci Transl Med.* 2011;3(75):75ra26.

58. Mok TS, Wu YL, Ahn MJ, et al. Osimertinib or platinum-pemetrexed in EGFR T790M-positive lung cancer. *N Engl J Med.* 2017;376(7):629–640.

59. Mok TS, Wu YL, Papadimitrakopoulou VA. Osimertinib in EGFR T790M-positive lung cancer. *N Engl J Med.* 2017;376(20):1993–1994.

60. Soria JC, Ohe Y, Vansteenkiste J, et al. Osimertinib in untreated EGFR-mutated advanced non-small-cell lung cancer. *N Engl J Med.* 2018;378(2):113–125.

61. Ramalingam SS, Vansteenkiste J, Planchard D, et al. OS with osimertinib in untreated, EGFR-mutated advanced NSCLC. *N Engl J Med.* 2020;382(1):41–50.

62. Bean J, Brennan C, Shih JY, et al. MET amplification occurs with or without T790M mutations in EGFR mutant lung tumors with acquired resistance to gefitinib or erlotinib. *Proc Natl Acad Sci U S A.* 2007;104(52):20932–20937.

63. Wolf J, Seto T, Han JY, et al. Capmatinib in MET exon 14-mutated or MET-amplified non-small-cell lung cancer. *N Engl J Med.* 2020;383(10):944–957.

64. Drilon A, Clark JW, Weiss J, et al. Antitumor activity of crizotinib in lung cancers harboring a MET exon 14 alteration. *Nat Med.* 2020;26(1):47–51.

65. Shaw AT, Kim DW, Nakagawa K, et al. Crizotinib versus chemotherapy in advanced ALK-positive lung cancer. *N Engl J Med.* 2013;368(25):2385–2394.

66. Solomon BJ, Mok T, Kim DW, et al. First-line crizotinib versus chemotherapy in ALK-positive lung cancer. *N Engl J Med.* 2014;371(23):2167–2177.

67. Solomon BJ, Kim DW, Wu YL, et al. Final OS analysis from a study comparing first-line crizotinib versus chemotherapy in ALK-mutation-positive non-small-cell lung cancer. *J Clin Oncol.* 2018;36(22):2251–2258.

68. Hida T, Nokihara H, Kondo M, et al. Alectinib versus crizotinib in patients with ALK-positive non-small-cell lung cancer (J-ALEX): an open-label, randomised phase 3 trial. *Lancet.* 2017;390(10089):29–39.

69. Peters S, Camidge DR, Shaw AT, et al. Alectinib versus crizotinib in untreated ALK-positive non-small-cell lung cancer. *N Engl J Med.* 2017;377(9):829–838.

70. Camidge DR, Kim HR, Ahn MJ, et al. Brigatinib versus crizotinib in ALK-positive non-small-cell lung cancer. *N Engl J Med.* 2018;379(21):2027–2039.

71. Camidge DR, Dziadziuszko R, Peters S, et al. Updated efficacy and safety data and impact of the EML4-ALK fusion variant on the efficacy of alectinib in untreated ALK-positive advanced non-small cell lung cancer in the global phase III ALEX study. *J Thorac Oncol.* 2019;14(7):1233–1243.

72. Camidge DR, Kim HR, Ahn MJ, et al. Brigatinib versus crizotinib in advanced ALK inhibitor-naive ALK-positive non-small cell lung cancer: second interim analysis of the phase III ALTA-1L trial. *J Clin Oncol.* 2020;JCO2000505.

73. Mok T, Camidge DR, Gadgeel SM, et al. Updated OS and final progression-free survival data for patients with treatment-naive advanced ALK-positive non-small-cell lung cancer in the ALEX study. *Ann Oncol.* 2020;31(8):1056–1064.

74. Soria JC, Tan DSW, Chiari R, et al. First-line ceritinib versus platinum-based chemotherapy in advanced ALK-rearranged non-small-cell lung cancer (ASCEND-4): a randomised, open-label, phase 3 study. *Lancet.* 2017;389(10072):917–929.

75. Solomon BJ, Besse B, Bauer TM, et al. Lorlatinib in patients with ALK-positive non-small-cell lung cancer: results from a global phase 2 study. *Lancet Oncol.* 2018;19(12):1654–1667.

76. Lim SM, Kim HR, Lee JS, et al. Open-label, multicenter, phase II study of ceritinib in patients with non-small-cell lung cancer harboring ROS1 rearrangement. *J Clin Oncol.* 2017;35(23):2613–2618.

77. Shaw AT, Ou SH, Bang YJ, et al. Crizotinib in ROS1-rearranged non-small-cell lung cancer. *N Engl J Med.* 2014;371(21):1963–1971.

78. Shaw AT, Riely GJ, Bang YJ, et al. Crizotinib in ROS1-rearranged advanced non-small-cell lung cancer (NSCLC): updated results, including OS, from PROFILE 1001. *Ann Oncol.* 2019;30(7):1121–1126.

79. Shaw AT, Solomon BJ, Chiari R, et al. Lorlatinib in advanced ROS1-positive non-small-cell lung cancer: a multicentre, open-label, single-arm, phase 1-2 trial. *Lancet Oncol.* 2019;20(12):1691–1701.

80. Drilon A, Siena S, Dziadziuszko R, et al. Entrectinib in ROS1 fusion-positive non-small-cell lung cancer: integrated analysis of three phase 1-2 trials. *Lancet Oncol.* 2020;21(2):261–270.

81. Doebele RC, Drilon A, Paz-Ares L, et al. Entrectinib in patients with advanced or metastatic NTRK fusion-positive solid tumours: integrated analysis of three phase 1-2 trials. *Lancet Oncol.* 2020;21(2):271–282.

82. Drilon A, Laetsch TW, Kummar S, et al. Efficacy of larotrectinib in TRK fusion-positive cancers in adults and children. *N Engl J Med.* 2018;378(8):731–739.

83. Hong DS, Bauer TM, Lee JJ, et al. Larotrectinib in adult patients with solid tumours: a multi-centre, open-label, phase I dose-escalation study. *Ann Oncol.* 2019;30(2):325–331.

84. Hong DS, DuBois SG, Kummar S, et al. Larotrectinib in patients with TRK fusion-positive solid tumours: a pooled analysis of three phase 1/2 clinical trials. *Lancet Oncol.* 2020;21(4):531–540.

85. Drilon A, Oxnard GR, Tan DSW, et al. Efficacy of selpercatinib in RET fusion-positive non-small-cell lung cancer. *N Engl J Med.* 2020;383(9):813–824.

86. Planchard D, Besse B, Groen HJM, et al. Dabrafenib plus trametinib in patients with previously treated BRAF(V600E)-mutant metastatic non-small cell lung cancer: an open-label, multicentre phase 2 trial. *Lancet Oncol.* 2016;17(7):984–993.

87. Planchard D, Kim TM, Mazieres J, et al. Dabrafenib in patients with BRAF(V600E)-positive advanced non-small-cell lung cancer: a single-arm, multicentre, open-label, phase 2 trial. *Lancet Oncol.* 2016;17(5):642–650.

88. Planchard D, Smit EF, Groen HJM, et al. Dabrafenib plus trametinib in patients with previously untreated BRAF(V600E)-mutant metastatic non-small cell lung cancer: an open-label, phase 2 trial. *Lancet Oncol.* 2017;18(10):1307–1316.

89. Ishida Y, Agata Y, Shibahara K, Honjo T. Induced expression of PD-1, a novel member of the immunoglobulin gene superfamily, upon programmed cell death. *EMBO J.* 1992;11(11):3887–3895.

90. Leach DR, Krummel MF, Allison JP. Enhancement of antitumor immunity by CTLA-4 blockade. *Science.* 1996;271(5256):1734–1736.

91. Garon EB, Rizvi NA, Hui R, et al. Pembrolizumab for the treatment of non-small-cell lung cancer. *N Engl J Med.* 2015;372(21):2018–2028.

92. Herbst RS, Baas P, Kim DW, et al. Pembrolizumab versus docetaxel for previously treated, PD-L1-positive, advanced non-small-cell lung cancer (KEYNOTE-010): a randomised controlled trial. *Lancet.* 2016;387(10027):1540–1550.

93. Reck M, Rodriguez-Abreu D, Robinson AG, et al. Pembrolizumab versus chemotherapy for PD-L1-positive non-small-cell lung cancer. *N Engl J Med.* 2016;375(19):1823–1833.

94. Reck M, Rodriguez-Abreu D, Robinson AG, et al. Updated analysis of KEYNOTE-024: pembrolizumab versus platinum-based chemotherapy for advanced non-small-cell lung cancer with PD-L1 tumor proportion score of 50% or greater. *J Clin Oncol.* 2019;37(7):537–546.

95. Herbst RS, Giaccone G, de Marinis F, et al. Atezolizumab for first-line treatment of PD-L1-selected patients with NSCLC. *N Engl J Med.* 2020;383(14):1328–1339.

96. Gadgeel S, Rodriguez-Abreu D, Speranza G, et al. Updated analysis from KEYNOTE-189: pembrolizumab or placebo plus pemetrexed and platinum for previously untreated metastatic nonsquamous non-small-cell lung cancer. *J Clin Oncol.* 2020;38(14):1505–1517.

97. Gandhi L, Rodriguez-Abreu D, Gadgeel S, et al. Pembrolizumab plus chemotherapy in metastatic non-small-cell lung cancer. *N Engl J Med.* 2018;378(22):2078–2092.

98. West H, McCleod M, Hussein M, et al. Atezolizumab in combination with carboplatin plus nab-paclitaxel chemotherapy compared with chemotherapy alone as first-line treatment for metastatic non-squamous non-small-cell lung cancer (IMpower130): a multicentre, randomised, open-label, phase 3 trial. *Lancet Oncol.* 2019;20(7):924–937.

99. Reck M, Mok TSK, Nishio M, et al. Atezolizumab plus bevacizumab and chemotherapy in non-small-cell lung cancer (IMpower150): key subgroup analyses of patients with EGFR mutations or baseline liver metastases in a randomised, open-label phase 3 trial. *Lancet Respir Med.* 2019;7(5):387–401.

100. Socinski MA, Jotte RM, Cappuzzo F, et al. Atezolizumab for first-line treatment of metastatic nonsquamous NSCLC. *N Engl J Med.* 2018;378(24):2288–2301.

101. Papadimitrakopoulou V, Cobo M, Bordoni R, et al. OA05.07 IMpower132: PFS and safety results with 1L atezolizumab + carboplatin/cisplatin + pemetrexed in stage IV non-squamous NSCLC. *J Thorac Oncol.* 2018;13(10):S332–S333.

102. Paz-Ares L, Luft A, Vicente D, et al. Pembrolizumab plus chemotherapy for squamous non-small-cell lung cancer. *N Engl J Med.* 2018;379(21):2040–2051.

103. Mok TSK, Wu YL, Kudaba I, et al. Pembrolizumab versus chemotherapy for previously untreated, PD-L1-expressing, locally advanced or metastatic non-small-cell lung cancer (KEYNOTE-042): a randomised, open-label, controlled, phase 3 trial. *Lancet.* 2019;393(10183):1819–1830.

104. Hellmann MD, Paz-Ares L, Bernabe Caro R, et al. Nivolumab plus Ipilimumab in advanced non-small-cell lung cancer. *N Engl J Med.* 2019;381(21):2020–2031.

105. Borghaei H, Paz-Ares L, Horn L, et al. Nivolumab versus docetaxel in advanced nonsquamous non-small-cell lung cancer. *N Engl J Med.* 2015;373(17):1627–1639.

106. Brahmer J, Reckamp KL, Baas P, et al. Nivolumab versus docetaxel in advanced squamous-cell non-small-cell lung cancer. *N Engl J Med.* 2015;373(2):123–135.

107. Horn L, Spigel DR, Vokes EE, et al. Nivolumab versus docetaxel in previously treated patients with advanced non-small-cell lung cancer: two-year outcomes from two randomized, open-label, phase III trials (CheckMate 017 and CheckMate 057). *J Clin Oncol.* 2017;35(35):3924–3933.

108. Rittmeyer A, Barlesi F, Waterkamp D, et al. Atezolizumab versus docetaxel in patients with previously treated non-small-cell lung cancer (OAK): a phase 3, open-label, multicentre randomised controlled trial. *Lancet.* 2017;389(10066):255–265.

109. Herbst RS, Garon EB, Kim DW, et al. Long-term outcomes and retreatment among patients with previously treated, programmed death-ligand 1-positive, advanced non–small-cell lung cancer in the KEYNOTE-010 study. *J Clin Oncol.* 2020;38(14):1580–1590.

110. Naidoo J, Page DB, Li BT, et al. Toxicities of the anti-PD-1 and anti-PD-L1 immune checkpoint antibodies. *Ann Oncol.* 2015;26(12):2375–2391.

111. Puzanov I, Diab A, Abdallah K, et al. Managing toxicities associated with immune checkpoint inhibitors: consensus recommendations from the Society for Immunotherapy of Cancer (SITC) Toxicity Management Working Group. *J Immunother Cancer.* 2017;5(1):95.

112. Barroso-Sousa R, Barry WT, Garrido-Castro AC, et al. Incidence of endocrine dysfunction following the use of different immune checkpoint inhibitor regimens: a systematic review and meta-analysis. *JAMA Oncol.* 2018;4(2):173–182.

113. Dubey D, David WS, Reynolds KL, et al. Severe neurological toxicity of immune checkpoint inhibitors: growing spectrum. *Ann Neurol.* 2020;87(5):659–669.

114. Maur M, Tomasello C, Frassoldati A, Dieci MV, Barbieri E, Conte P. Posterior reversible encephalopathy syndrome during ipilimumab therapy for malignant melanoma. *J Clin Oncol.* 2012;30(6):e76–e78.

115. Liao B, Shroff S, Kamiya-Matsuoka C, Tummala S. Atypical neurological complications of ipilimumab therapy in patients with metastatic melanoma. *Neuro Oncol.* 2014;16(4):589–593.

116. Safa H, Johnson DH, Trinh VA, et al. Immune checkpoint inhibitor related myasthenia gravis: single center experience and systematic review of the literature. *J Immunother Cancer.* 2019;7(1):319.

117. Brahmer JR, Lacchetti C, Schneider BJ, et al. Management of immune-related adverse events in patients treated with immune checkpoint inhibitor therapy: American Society of Clinical Oncology clinical practice guideline. *J Clin Oncol.* 2018;36(17):1714–1768.

118. Rossi A, Chiodini P, Sun JM, et al. Six versus fewer planned cycles of first-line platinum-based chemotherapy for non-small-cell lung cancer: a systematic review and meta-analysis of individual patient data. *Lancet Oncol.* 2014;15(11):1254–1262.

119. Soon YY, Stockler MR, Askie LM, Boyer MJ. Duration of chemotherapy for advanced non-small-cell lung cancer: a systematic review and meta-analysis of randomized trials. *J Clin Oncol.* 2009;27(20):3277–3283.

120. Rajeswaran A, Trojan A, Burnand B, Giannelli M. Efficacy and side effects of cisplatin- and carboplatin-based doublet chemotherapeutic regimens versus non-platinum-based doublet chemotherapeutic regimens as first line treatment of metastatic non-small cell lung carcinoma: a systematic review of randomized controlled trials. *Lung Cancer.* 2008;59(1):1–11.

121. Syrigos KN, Vansteenkiste J, Parikh P, et al. Prognostic and predictive factors in a randomized phase III trial comparing cisplatin-pemetrexed versus cisplatin-gemcitabine in advanced non-small-cell lung cancer. *Ann Oncol.* 2010;21(3):556–561.

122. Scagliotti GV, Parikh P, von Pawel J, et al. Phase III study comparing cisplatin plus gemcitabine with cisplatin plus pemetrexed in chemotherapy-naive patients with advanced-stage non-small-cell lung cancer. *J Clin Oncol.* 2008;26(21):3543–3551.

123. Ciuleanu T, Brodowicz T, Zielinski C, et al. Maintenance pemetrexed plus best supportive care versus placebo plus best supportive care for non-small-cell lung cancer: a randomised, double-blind, phase 3 study. *Lancet.* 2009;374(9699):1432–1440.

124. Paz-Ares L, de Marinis F, Dediu M, et al. Maintenance therapy with pemetrexed plus best supportive care versus placebo plus best supportive care after induction therapy with pemetrexed plus cisplatin for advanced non-squamous non-small-cell lung cancer (PARAMOUNT): a double-blind, phase 3, randomised controlled trial. *Lancet Oncol.* 2012;13(3):247–255.

125. Garon EB, Ciuleanu TE, Arrieta O, et al. Ramucirumab plus docetaxel versus placebo plus docetaxel for second-line treatment of stage IV non-small-cell lung cancer after disease progression on platinum-based therapy (REVEL): a multicentre, double-blind, randomised phase 3 trial. *Lancet.* 2014;384(9944):665–673.

126. Paz-Ares LG, Perol M, Ciuleanu TE, et al. Treatment outcomes by histology in REVEL: a randomized phase III trial of Ramucirumab plus docetaxel for advanced non small cell lung cancer. *Lung Cancer.* 2017;112:126–133.

127. *Small Cell Lung Cancer*; September 15, 2020.

128. Fukuoka M, Furuse K, Saijo N, et al. Randomized trial of cyclo-

phosphamide, doxorubicin, and vincristine versus cisplatin and etoposide versus alternation of these regimens in small-cell lung cancer. *J Natl Cancer Inst.* 1991;83(12):855–861.

129. Evans WK, Shepherd FA, Feld R, Osoba D, Dang P, Deboer G. VP-16 and cisplatin as first-line therapy for small-cell lung cancer. *J Clin Oncol.* 1985;3(11):1471–1477.

130. Meert AP, Paesmans M, Berghmans T, et al. Prophylactic cranial irradiation in small cell lung cancer: a systematic review of the literature with meta-analysis. *BMC Cancer.* 2001;1:5.

131. Faivre-Finn C, Snee M, Ashcroft L, et al. Concurrent once-daily versus twice-daily chemoradiotherapy in patients with limited-stage small-cell lung cancer (CONVERT): an open-label, phase 3, randomised, superiority trial. *Lancet Oncol.* 2017;18(8):1116–1125.

132. Auperin A, Arriagada R, Pignon JP, et al. Prophylactic cranial irradiation for patients with small-cell lung cancer in complete remission. Prophylactic Cranial Irradiation Overview Collaborative Group. *N Engl J Med.* 1999;341(7):476–484.

133. Horn L, Mansfield AS, Szczesna A, et al. First-line atezolizumab plus chemotherapy in extensive-stage small-cell lung cancer. *N Engl J Med.* 2018;379(23):2220–2229.

134. Paz-Ares L, Dvorkin M, Chen Y, et al. Durvalumab plus platinum-etoposide versus platinum-etoposide in first-line treatment of extensive-stage small-cell lung cancer (CASPIAN): a randomised, controlled, open-label, phase 3 trial. *Lancet.* 2019;394(10212):1929–1939.

135. Paz-Ares LG, Dvorkin M, Chen Y, et al. Durvalumab ± tremelimumab + platinum-etoposide in first-line extensive-stage SCLC (ES-SCLC): updated results from the phase III CASPIAN study. *J Clin Oncol.* 2020;38(15_suppl):9002.

136. Trigo J, Subbiah V, Besse B, et al. Lurbinectedin as second-line treatment for patients with small-cell lung cancer: a single-arm, open-label, phase 2 basket trial. *Lancet Oncol.* 2020;21(5):645–654.

137. von Pawel J, Schiller JH, Shepherd FA, et al. Topotecan versus cyclophosphamide, doxorubicin, and vincristine for the treatment of recurrent small-cell lung cancer. *J Clin Oncol.* 1999;17(2):658–667.

138. Ott PA, Elez E, Hiret S, et al. Pembrolizumab in patients with extensive-stage small-cell lung cancer: results from the phase Ib KEYNOTE-028 study. *J Clin Oncol.* 2017;35(34):3823–3829.

139. Ready NE, Ott PA, Hellmann MD, et al. Nivolumab monotherapy and nivolumab plus Ipilimumab in recurrent small cell lung cancer: results from the CheckMate 032 randomized cohort. *J Thorac Oncol.* 2020;15(3):426–435.

140. Preusser M, Winkler F, Valiente M, et al. Recent advances in the biology and treatment of brain metastases of non-small cell lung cancer: summary of a multidisciplinary roundtable discussion. *ESMO Open.* 2018;3(1):e000262.

141. Nayak L, Lee EQ, Wen PY. Epidemiology of brain metastases. *Curr Oncol Rep.* 2012;14(1):48–54.

142. Nussbaum ES, Djalilian HR, Cho KH, Hall WA. Brain metastases. Histology, multiplicity, surgery, and survival. *Cancer.* 1996;78(8):1781–1788.

143. Lagerwaard FJ, Levendag PC, Nowak PJ, Eijkenboom WM, Hanssens PE, Schmitz PI. Identification of prognostic factors in patients with brain metastases: a review of 1292 patients. *Int J Radiat Oncol Biol Phys.* 1999;43(4):795–803.

144. Shi AA, Digumarthy SR, Temel JS, Halpern EF, Kuester LB, Aquino SL. Does initial staging or tumor histology better identify asymptomatic brain metastases in patients with non-small cell lung cancer? *J Thorac Oncol.* 2006;1(3):205–210.

145. Seute T, Leffers P, Wilmink JT, ten Velde GP, Twijnstra A. Response of asymptomatic brain metastases from small-cell lung cancer to systemic first-line chemotherapy. *J Clin Oncol.* 2006;24(13):2079–2083.

146. Komaki R, Cox JD, Whitson W. Risk of brain metastasis from small cell carcinoma of the lung related to length of survival and prophylactic irradiation. *Cancer Treat Rep.* 1981;65(9–10):811–814.

147. Hubbs JL, Boyd JA, Hollis D, Chino JP, Saynak M, Kelsey CR. Factors associated with the development of brain metastases: analysis of 975 patients with early stage nonsmall cell lung cancer. *Cancer.* 2010;116(21):5038–5046.

148. Doebele RC, Lu X, Sumey C, et al. Oncogene status predicts patterns of metastatic spread in treatment-naive nonsmall cell lung

cancer. *Cancer.* 2012;118(18):4502–4511.

149. Heon S, Yeap BY, Britt GJ, et al. Development of central nervous system metastases in patients with advanced non-small cell lung cancer and somatic EGFR mutations treated with gefitinib or erlotinib. *Clin Cancer Res.* 2010;16(23):5873–5882.

150. Slotman B, Faivre-Finn C, Kramer G, et al. Prophylactic cranial irradiation in extensive small-cell lung cancer. *N Engl J Med.* 2007;357(7):664–672.

151. Brastianos PK, Carter SL, Santagata S, et al. Genomic characterization of brain metastases reveals branched evolution and potential therapeutic targets. *Cancer Discov.* 2015;5(11):1164.

152. Shih DJH, Nayyar N, Bihun I, et al. Genomic characterization of human brain metastases identifies drivers of metastatic lung adenocarcinoma. *Nat Genet.* 2020;52(4):371–377.

153. Posner JB. Neurological complications of systemic cancer. *Med Clin North Am.* 1979;63(4):783–800.

154. Das A, Hochberg FH. Clinical presentation of intracranial metastases. *Neurosurg Clin N Am.* 1996;7(3):377–391.

155. Fink KR, Fink JR. Imaging of brain metastases. *Surg Neurol Int.* 2013;4(Suppl. 4):S209–S219.

156. Delattre JY, Krol G, Thaler HT, Posner JB. Distribution of brain metastases. *Arch Neurol.* 1988;45(7):741–744.

157. Jena A, Taneja S, Talwar V, Sharma JB. Magnetic resonance (MR) patterns of brain metastasis in lung cancer patients: correlation of imaging findings with symptom. *J Thorac Oncol.* 2008;3(2):140–144.

158. Yokoi K, Kamiya N, Matsuguma H, et al. Detection of brain metastasis in potentially operable non-small cell lung cancer: a comparison of CT and MRI. *Chest.* 1999;115(3):714–719.

159. Jung WS, Park CH, Hong CK, Suh SH, Ahn SJ. Diffusion-weighted imaging of brain metastasis from lung cancer: correlation of MRI parameters with the histologic type and gene mutation status. *AJNR Am J Neuroradiol.* 2018;39(2):273–279 [1936-959X (Electronic)].

160. Chiang IC, Kuo YT, Lu CY, et al. Distinction between high-grade gliomas and solitary metastases using peritumoral 3-T magnetic resonance spectroscopy, diffusion, and perfusion imagings. *Neuroradiology.* 2004;46(8):619–627.

161. Patchell RA, Tibbs PA, Walsh JW, et al. A randomized trial of surgery in the treatment of single metastases to the brain. *N Engl J Med.* 1990;322(8):494–500.

162. Revelo AE, Martin A, Velasquez R, et al. Liquid biopsy for lung cancers: an update on recent developments. *Ann Transl Med.* 2019;7(15):349.

163. Pentsova EI, Shah RH, Tang J, et al. Evaluating cancer of the central nervous system through next-generation sequencing of cerebrospinal fluid. *J Clin Oncol.* 2016;34(20):2404–2415.

164. Yang JCH, Kim SW, Kim DW, et al. Osimertinib in patients with epidermal growth factor receptor mutation-positive non-small-cell lung cancer and leptomeningeal metastases: the BLOOM study. *J Clin Oncol.* 2020;38(6):538–547.

165. Gaspar LE, Scott C, Murray K, Curran W. Validation of the RTOG recursive partitioning analysis (RPA) classification for brain metastases. *Int J Radiat Oncol Biol Phys.* 2000;47(4):1001–1006.

166. Dietrich J, Rao K, Pastorino S, Kesari S. Corticosteroids in brain cancer patients: benefits and pitfalls. *Expert Rev Clin Pharmacol.* 2011;4(2):233–242.

167. Galicich JH, French LA, Melby JC. Use of dexamethasone in treatment of cerebral edema associated with brain tumors. *J Lancet.* 1961;81:46–53.

168. Vecht CJ, Hovestadt A, Verbiest HB, van Vliet JJ, van Putten WL. Dose-effect relationship of dexamethasone on Karnofsky performance in metastatic brain tumors: a randomized study of doses of 4, 8, and 16 mg per day. *Neurology.* 1994;44(4):675–680.

169. Skardelly M, Brendle E, Noell S, et al. Predictors of preoperative and early postoperative seizures in patients with intra-axial primary and metastatic brain tumors: a retrospective observational single center study. *Ann Neurol.* 2015;78(6):917–928.

170. Mahajan A, Ahmed S, McAleer MF, et al. Post-operative stereotactic radiosurgery versus observation for completely resected brain metastases: a single-centre, randomised, controlled, phase 3 trial. *Lancet Oncol.* 2017;18(8):1040–1048.

171. Bindal RK, Sawaya R, Leavens ME, Lee JJ. Surgical treatment of multiple brain metastases. *J Neurosurg.* 1993;79(2):210–216.

172. Brown PD, Ballman KV, Cerhan JH, et al. Postoperative stereo-

tactic radiosurgery compared with whole brain radiotherapy for resected metastatic brain disease (NCCTG N107C/CEC·3): a multicentre, randomised, controlled, phase 3 trial. *Lancet Oncol.* 2017;18(8):1049–1060.

173. Enders F, Geisenberger C, Jungk C, et al. Prognostic factors and long-term survival in surgically treated brain metastases from non-small cell lung cancer. *Clin Neurol Neurosurg.* 2016;142:72–80.

174. Yoo H, Kim YZ, Nam BH, et al. Reduced local recurrence of a single brain metastasis through microscopic total resection. *J Neurosurg.* 2009;110(4):730–736.

175. Berghoff AS, Rajky O, Winkler F, et al. Invasion patterns in brain metastases of solid cancers. *Neuro Oncol.* 2013;15(12):1664–1672.

176. Siam L, Bleckmann A, Chaung H-N, et al. The metastatic infiltration at the metastasis/brain parenchyma-interface is very heterogeneous and has a significant impact on survival in a prospective study. *Oncotarget.* 2015;6(30).

177. Kamp MA, Fischer I, Bühner J, et al. 5-ALA fluorescence of cerebral metastases and its impact for the local-in-brain progression. *Oncotarget.* 2016;7(41):66776–66789.

178. Arbit E, Wroński M, Burt M, Galicich JH. The treatment of patients with recurrent brain metastases. A retrospective analysis of 109 patients with nonsmall cell lung cancer. *Cancer.* 1995;76(5):765–773.

179. Nieder C, Grosu AL, Gaspar LE. Stereotactic radiosurgery (SRS) for brain metastases: a systematic review. *Radiat Oncol.* 2014;9:155.

180. Werner-Wasik M, Rudoler S, Preston PE, et al. Immediate side effects of stereotactic radiotherapy and radiosurgery. *Int J Radiat Oncol Biol Phys.* 1999;43(2):299–304.

181. Vellayappan B, Tan CL, Yong C, et al. Diagnosis and management of radiation necrosis in patients with brain metastases. *Front Oncol.* 2018;8:395.

182. Boothe D, Young R, Yamada Y, Prager A, Chan T, Beal K. Bevacizumab as a treatment for radiation necrosis of brain metastases post stereotactic radiosurgery. *Neuro Oncol.* 2013;15(9):1257–1263.

183. Shaw E, Scott C, Souhami L, et al. Single dose radiosurgical treatment of recurrent previously irradiated primary brain tumors and brain metastases: final report of RTOG protocol 90-05. *Int J Radiat Oncol Biol Phys.* 2000;47(2):291–298.

184. Shehata MK, Young B, Reid B, et al. Stereotatic radiosurgery of 468 brain metastases ≤2 cm: implications for SRS dose and whole brain radiation therapy. *Int J Radiat Oncol Biol Phys.* 2004;59(1):87–93.

185. Penny KS, Joe M, GMV-vdH J, et al. Adverse radiation effect after stereotactic radiosurgery for brain metastases: incidence, time course, and risk factors. *J Neurosurg.* 2015;123(2):373–386.

186. Kim JM, Miller JA, Kotecha R, et al. The risk of radiation necrosis following stereotactic radiosurgery with concurrent systemic therapies. *J Neurooncol.* 2017;133(2):357–368.

187. Miller JA, Bennett EE, Xiao R, et al. Association between radiation necrosis and tumor biology after stereotactic radiosurgery for brain metastasis. *Int J Radiat Oncol Biol Phys.* 2016;96(5):1060–1069.

188. Flickinger JC, Kondziolka D, Lunsford LD, et al. Development of a model to predict permanent symptomatic postradiosurgery injury for arteriovenous malformation patients. Arteriovenous Malformation Radiosurgery Study Group. *Int J Radiat Oncol Biol Phys.* 2000;46(5):1143–1148.

189. Churilla TM, Chowdhury IH, Handorf E, et al. Comparison of local control of brain metastases with stereotactic radiosurgery vs surgical resection: a secondary analysis of a randomized clinical trial. *JAMA Oncol.* 2019;5(2):243–247.

190. Rusthoven CG, Yamamoto M, Bernhardt D, et al. Evaluation of first-line radiosurgery vs whole-brain radiotherapy for small cell lung cancer brain metastases: the FIRE-SCLC cohort study. *JAMA Oncol.* 2020;6(7):1028–1037.

191. Yamamoto M, Serizawa T, Shuto T, et al. Stereotactic radiosurgery for patients with multiple brain metastases (JLGK0901): a multi-institutional prospective observational study. *Lancet Oncol.* 2014;15(4):387–395.

192. Yamamoto M, Serizawa T, Higuchi Y, et al. A multi-institutional prospective observational study of stereotactic radiosurgery for patients with multiple brain metastases (JLGK0901 study update): irradiation-related complications and long-term maintenance of mini-mental state examination scores. *Int J Radiat Oncol Biol Phys.* 2017;99(1):31–40.

193. Brown PD, Jaeckle K, Ballman KV, et al. Effect of radiosurgery alone vs radiosurgery with whole brain radiation therapy on cognitive function in patients with 1 to 3 brain metastases: a randomized clinical trial. *JAMA.* 2016;316(4):401–409.

194. Aoyama H, Shirato H, Tago M, et al. Stereotactic radiosurgery plus whole-brain radiation therapy vs stereotactic radiosurgery alone for treatment of brain metastases: a randomized controlled trial. *JAMA.* 2006;295(21):2483–2491.

195. Aoyama H, Tago M, Shirato H. Stereotactic radiosurgery with or without whole-brain radiotherapy for brain metastases: secondary analysis of the JROSG 99-1 randomized clinical trial. *JAMA Oncol.* 2015;1(4):457–464.

196. Loganadane G, Hendriks L, Le Péchoux C, Levy A. The current role of whole brain radiation therapy in non–small cell lung cancer patients. *J Thorac Oncol.* 2017;12(10):1467–1477.

197. Brown PD, Ahluwalia MS, Khan OH, Asher AL, Wefel JS, Gondi V. Whole-brain radiotherapy for brain metastases: evolution or revolution? *J Clin Oncol.* 2018;36(5):483–491.

198. DeAngelis LM, Delattre JY, Posner JB. Radiation-induced dementia in patients cured of brain metastases. *Neurology.* 1989;39(6):789–796.

199. Khuntia D, Brown P, Li J, Mehta MP. Whole-brain radiotherapy in the management of brain metastasis. *J Clin Oncol.* 2006;24(8):1295–1304.

200. Mulvenna P, Nankivell M, Barton R, et al. Dexamethasone and supportive care with or without whole brain radiotherapy in treating patients with non-small cell lung cancer with brain metastases unsuitable for resection or stereotactic radiotherapy (QUARTZ): results from a phase 3, non-inferiority, randomised trial. *Lancet.* 2016;388(10055):2004–2014.

201. Brown PD, Pugh S, Laack NN, et al. Memantine for the prevention of cognitive dysfunction in patients receiving whole-brain radiotherapy: a randomized, double-blind, placebo-controlled trial. *Neuro Oncol.* 2013;15(10):1429–1437.

202. Gondi V, Pugh SL, Tome WA, et al. Preservation of memory with conformal avoidance of the hippocampal neural stem-cell compartment during whole-brain radiotherapy for brain metastases (RTOG 0933): a phase II multi-institutional trial. *J Clin Oncol.* 2014;32(34):3810–3816.

203. Brown PD, Gondi V, Pugh S, et al. Hippocampal avoidance during whole-brain radiotherapy plus memantine for patients with brain metastases: phase III trial NRG oncology CC001. *J Clin Oncol.* 2020;38(10):1019–1029.

204. Sun A, Hu C, Wong SJ, et al. Prophylactic cranial irradiation vs observation in patients with locally advanced non-small cell lung cancer: a long-term update of the NRG oncology/RTOG 0214 phase 3 randomized clinical trial. *JAMA Oncol.* 2019;5(6):847–855.

205. Aupérin A, Arriagada R, Pignon J-P, et al. Prophylactic cranial irradiation for patients with small-cell lung cancer in complete remission. *N Engl J Med.* 1999;341(7):476–484.

206. Takahashi T, Yamanaka T, Seto T, et al. Prophylactic cranial irradiation versus observation in patients with extensive-disease small-cell lung cancer: a multicentre, randomised, open-label, phase 3 trial. *Lancet Oncol.* 2017;18(5):663–671.

207. Mehta MP, Rodrigus P, Terhaard CH, et al. Survival and neurologic outcomes in a randomized trial of motexafin gadolinium and whole-brain radiation therapy in brain metastases. *J Clin Oncol.* 2003;21(13):2529–2536.

208. Suh JH, Stea B, Nabid A, et al. Phase III study of efaproxiral as an adjunct to whole-brain radiation therapy for brain metastases. *J Clin Oncol.* 2006;24(1):106–114.

209. Antonadou D, Paraskevaidis M, Sarris G, et al. Phase II randomized trial of temozolomide and concurrent radiotherapy in patients with brain metastases. *J Clin Oncol.* 2002;20(17):3644–3650.

210. Deng L, Liang H, Burnette B, et al. Irradiation and anti-PD-L1 treatment synergistically promote antitumor immunity in mice. *J Clin Invest.* 2014;124(2):687–695.

211. Ahmed KA, Kim S, Arrington J, et al. Outcomes targeting the PD-1/PD-L1 axis in conjunction with stereotactic radiation for patients with non-small cell lung cancer brain metastases. *J*

Neurooncol. 2017;133(2):331–338.

212. Magnuson WJ, Lester-Coll NH, Wu AJ, et al. Management of brain metastases in tyrosine kinase inhibitor-naïve epidermal growth factor receptor-mutant non-small-cell lung cancer: a retrospective multi-institutional analysis. *J Clin Oncol.* 2017;35(10):1070–1077.

213. Zhu Q, Sun Y, Cui Y, et al. Clinical outcome of tyrosine kinase inhibitors alone or combined with radiotherapy for brain metastases from epidermal growth factor receptor (EGFR) mutant non small cell lung cancer (NSCLC). *Oncotarget.* 2017;8(8):13304–13311.

214. Ballard P, Yates JW, Yang Z, et al. Preclinical comparison of osimertinib with other EGFR-TKIs in EGFR-mutant NSCLC brain metastases models, and early evidence of clinical brain metastases activity. *Clin Cancer Res.* 2016;22(20):5130–5140.

215. Wu YL, Ahn MJ, Garassino MC, et al. CNS efficacy of osimertinib in patients with T790M-positive advanced non-small-cell lung cancer: data from a randomized phase III trial (AURA3). *J Clin Oncol.* 2018;36(26):2702–2709.

216. Reungwetwattana T, Nakagawa K, Cho BC, et al. CNS response to osimertinib versus standard epidermal growth factor receptor tyrosine kinase inhibitors in patients with untreated EGFR-mutated advanced non-small-cell lung cancer. *J Clin Oncol.* 2018. JCO2018783118.

217. Gerber NK, Yamada Y, Rimner A, et al. Erlotinib versus radiation therapy for brain metastases in patients with EGFR-mutant lung adenocarcinoma. *Int J Radiat Oncol Biol Phys.* 2014;89(2):322–329.

218. Magnuson WJ, Yeung JT, Guillod PD, Gettinger SN, Yu JB, Chiang VL. Impact of deferring radiation therapy in patients with epidermal growth factor receptor-mutant non-small cell lung cancer who develop brain metastases. *Int J Radiat Oncol Biol Phys.* 2016;95(2):673–679.

219. Soon YY, Leong CN, Koh WY, Tham IW. EGFR tyrosine kinase inhibitors versus cranial radiation therapy for EGFR mutant non-small cell lung cancer with brain metastases: a systematic review and meta-analysis. *Radiother Oncol.* 2015;114(2):167–172.

220. Porta R, Sanchez-Torres JM, Paz-Ares L, et al. Brain metastases from lung cancer responding to erlotinib: the importance of EGFR mutation. *Eur Respir J.* 2011;37(3):624–631.

221. Iuchi T, Shingyoji M, Sakaida T, et al. Phase II trial of gefitinib alone without radiation therapy for Japanese patients with brain metastases from EGFR-mutant lung adenocarcinoma. *Lung Cancer.* 2013;82(2):282–287.

222. Schuler M, Wu YL, Hirsh V, et al. First-line afatinib versus chemotherapy in patients with non-small cell lung cancer and common epidermal growth factor receptor gene mutations and brain metastases. *J Thorac Oncol.* 2016;11(3):380–390.

223. Sperduto PW, Wang M, Robins HI, et al. A phase 3 trial of whole brain radiation therapy and stereotactic radiosurgery alone versus WBRT and SRS with temozolomide or erlotinib for non-small cell lung cancer and 1 to 3 brain metastases: Radiation Therapy Oncology Group 0320. *Int J Radiat Oncol Biol Phys.* 2013;85(5):1312–1318.

224. Kim DW, Mehra R, Tan DSW, et al. Activity and safety of ceritinib in patients with ALK-rearranged non-small-cell lung cancer (ASCEND-1): updated results from the multicentre, open-label, phase 1 trial. *Lancet Oncol.* 2016;17(4):452–463.

225. Kim DW, Tiseo M, Ahn MJ, et al. Brigatinib in patients with crizotinib-refractory anaplastic lymphoma kinase-positive non-small-cell lung cancer: a randomized, multicenter phase II trial. *J Clin Oncol.* 2017;35(22):2490–2498.

226. Shaw AT, Felip E, Bauer TM, et al. Lorlatinib in non-small-cell lung cancer with ALK or ROS1 rearrangement: an international, multicentre, open-label, single-arm first-in-man phase 1 trial. *Lancet Oncol.* 2017;18(12):1590–1599.

227. Garon EB, Heist RS, Seto T, et al. Abstract CT082: Capmatinib in *MET*ex14-mutated (mut) advanced non-small cell lung cancer (NSCLC): results from the phase II GEOMETRY *mono-1* study, including efficacy in patients (pts) with brain metastases (BM). *Cancer Res.* 2020;80(16 Suppl):CT082-CT.

228. Goldberg SB, Gettinger SN, Mahajan A, et al. Pembrolizumab for patients with melanoma or non-small-cell lung cancer and untreated brain metastases: early analysis of a non-randomised, open-label, phase 2 trial. *Lancet Oncol.* 2016;17(7):976–983.

229. Goldberg SB, Schalper KA, Gettinger SN, et al. Pembrolizumab for management of patients with NSCLC and brain metastases:

long-term results and biomarker analysis from a non-randomised, open-label, phase 2 trial. *Lancet Oncol.* 2020;21(5):655–663.

230. Crino L, Bronte G, Bidoli P, et al. Nivolumab and brain metastases in patients with advanced non-squamous non-small cell lung cancer. *Lung Cancer.* 2019;129:35–40.

231. Dudnik E, Yust-Katz S, Nechushtan H, et al. Intracranial response to nivolumab in NSCLC patients with untreated or progressing CNS metastases. *Lung Cancer.* 2016;98:114–117.

232. Lukas RV, Gandhi M, O'Hear C, Hu S, Lai C, Patel JD. Safety and efficacy analyses of atezolizumab in advanced non-small cell lung cancer (NSCLC) patients with or without baseline brain metastases. *Ann Oncol.* 2017;28:ii28.

233. Hendriks LEL, Henon C, Auclin E, et al. Outcome of patients with non-small cell lung cancer and brain metastases treated with checkpoint inhibitors. *J Thorac Oncol.* 2019;14(7):1244–1254.

234. Mansfield AS, Herbst RS, Castro Jr G, et al. Outcomes with pembrolizumab (pembro) monotherapy in patients (pts) with PD-L1–positive NSCLC with brain metastases: pooled analysis of KEYNOTE-001, -010, -024, and -042. *Ann Oncol.* 2019;30:v602–v606.

235. Qian JM, Yu JB, Kluger HM, Chiang VL. Timing and type of immune checkpoint therapy affect the early radiographic response of melanoma brain metastases to stereotactic radiosurgery. *Cancer.* 2016;122(19):3051–3058.

236. Acharya S, Mahmood M, Mullen D, et al. Distant intracranial failure in melanoma brain metastases treated with stereotactic radiosurgery in the era of immunotherapy and targeted agents. *Adv Radiat Oncol.* 2017;2(4):572–580.

237. Yusuf MB, Amsbaugh MJ, Burton E, Chesney J, Woo S. Peri-SRS Administration of immune checkpoint therapy for melanoma metastatic to the brain: investigating efficacy and the effects of relative treatment timing on lesion response. *World Neurosurg.* 2017;100:632–640.e4.

238. Colaco RJ, Martin P, Kluger HM, Yu JB, Chiang VL. Does immunotherapy increase the rate of radiation necrosis after radiosurgical treatment of brain metastases? *J Neurosurg.* 2016;125(1):17–23.

239. Hubbeling HG, Schapira EF, Horick NK, et al. Safety of combined PD-1 pathway inhibition and intracranial radiation therapy in non-small cell lung cancer. *J Thorac Oncol.* 2018;13(4):550–558.

240. Martin AM, Cagney DN, Catalano PJ, et al. Immunotherapy and symptomatic radiation necrosis in patients with brain metastases treated with stereotactic radiation. *JAMA Oncol.* 2018;4(8):1123–1124.

241. Chiang V, Cheok S. Combining radiosurgery and systemic therapies for treatment of brain metastases. In: Ahluwalia M, Metellus P, Soffietti R, eds. *Central Nervous System Metastases.* Cham: Springer International Publishing; 2020:247–258.

242. Franciosi V, Cocconi G, Michiara M, et al. Front-line chemotherapy with cisplatin and etoposide for patients with brain metastases from breast carcinoma, nonsmall cell lung carcinoma, or malignant melanoma: a prospective study. *Cancer.* 1999;85(7):1599–1605.

243. Fujita A, Fukuoka S, Takabatake H, Tagaki S, Sekine K. Combination chemotherapy of cisplatin, ifosfamide, and irinotecan with rhG-CSF support in patients with brain metastases from non-small cell lung cancer. *Oncology.* 2000;59(4):291–295.

244. Cortes J, Rodriguez J, Aramendia JM, et al. Front-line paclitaxel/cisplatin-based chemotherapy in brain metastases from non-small-cell lung cancer. *Oncology.* 2003;64(1):28–35.

245. Bailon O, Chouahnia K, Augier A, et al. Upfront association of carboplatin plus pemetrexed in patients with brain metastases of lung adenocarcinoma. *Neuro Oncol.* 2012;14(4):491–495.

246. Bearz A, Garassino I, Tiseo M, et al. Activity of pemetrexed on brain metastases from non-small cell lung cancer. *Lung Cancer.* 2010;68(2):264–268.

247. Wong ET, Berkenblit A. The role of topotecan in the treatment of brain metastases. *Oncologist.* 2004;9(1):68–79.

248. Dziadziuszko R, Ardizzoni A, Postmus PE, et al. Temozolomide in patients with advanced non-small cell lung cancer with and without brain metastases. A phase II study of the EORTC Lung Cancer Group (08965). *Eur J Cancer.* 2003;39(9):1271–1276.

249. Siena S, Crino L, Danova M, et al. Dose-dense temozolomide regimen for the treatment of brain metastases from melanoma, breast cancer, or lung cancer not amenable to surgery or radiosur-

gery: a multicenter phase II study. *Ann Oncol.* 2010;21(3):655–661.

250. Ebert BL, Niemierko E, Shaffer K, Salgia R. Use of temozolomide with other cytotoxic chemotherapy in the treatment of patients with recurrent brain metastases from lung cancer. *Oncologist.* 2003;8(1):69–75.

251. Abrey LE, Olson JD, Raizer JJ, et al. A phase II trial of temozolomide for patients with recurrent or progressive brain metastases. *J Neurooncol.* 2001;53(3):259–265.

252. Christodoulou C, Bafaloukos D, Kosmidis P, et al. Phase II study of temozolomide in heavily pretreated cancer patients with brain metastases. *Ann Oncol.* 2001;12(2):249–254.

253. Giorgio CG, Giuffrida D, Pappalardo A, et al. Oral temozolomide in heavily pre-treated brain metastases from non-small cell lung cancer: phase II study. *Lung Cancer.* 2005;50(2):247–254.

254. Athanassiou H, Synodinou M, Maragoudakis E, et al. Randomized phase II study of temozolomide and radiotherapy compared with radiotherapy alone in newly diagnosed glioblastoma multiforme. *J Clin Oncol.* 2005;23(10):2372–2377.

255. Verger E, Gil M, Yaya R, et al. Temozolomide and concomitant whole brain radiotherapy in patients with brain metastases: a phase II randomized trial. *Int J Radiat Oncol Biol Phys.* 2005;61(1):185–191.

256. Postmus PE, Haaxma-Reiche H, Smit EF, et al. Treatment of brain metastases of small-cell lung cancer: comparing teniposide and teniposide with whole-brain radiotherapy—a phase III study of the European Organization for the Research and Treatment of Cancer Lung Cancer Cooperative Group. *J Clin Oncol.* 2000;18(19):3400–3408.

257. Rudin CM, Awad MM, Navarro A, et al. Pembrolizumab or placebo plus etoposide and platinum as first-line Therapy for extensive-stage small-cell lung cancer: randomized, double-blind, phase III KEYNOTE-604 study. *J Clin Oncol.* 2020;38(21):2369–2379.

258. Costigan DA, Winkelman MD. Intramedullary spinal cord metastasis. A clinicopathological study of 13 cases. *J Neurosurg.* 1985;62(2):227–233.

259. Schiff D, O'Neill BP. Intramedullary spinal cord metastases: clinical features and treatment outcome. *Neurology.* 1996;47(4):906–912.

260. Potti A, Abdel-Raheem M, Levitt R, Schell DA, Mehdi SA. Intramedullary spinal cord metastases (ISCM) and non-small cell lung carcinoma (NSCLC): clinical patterns, diagnosis and therapeutic considerations. *Lung Cancer.* 2001;31(2):319–323.

261. Fredericks RK, Elster A, Walker FO. Gadolinium-enhanced MRI: a superior technique for the diagnosis of intraspinal metastases. *Neurology.* 1989;39(5):734–736.

262. Cheng H, Perez-Soler R. Leptomeningeal metastases in non-small-cell lung cancer. *Lancet Oncol.* 2018;19(1):e43–e55.

263. Remon J, Le Rhun E, Besse B. Leptomeningeal carcinomatosis in non-small cell lung cancer patients: a continuing challenge in the personalized treatment era. *Cancer Treat Rev.* 2017;53:128–137.

264. Li Y-S, Jiang B-Y, Yang J-J, et al. Leptomeningeal metastases in patients with NSCLC with EGFR mutations. *J Thorac Oncol.* 2016;11(11):1962–1969.

265. Rosen ST, Aisner J, Makuch RW, et al. Carcinomatous leptomeningitis in small cell lung cancer: a clinicopathologic review of the National Cancer Institute experience. *Medicine.* 1982;61(1):45–53.

266. Chamberlain MC. Leptomeningeal metastases: a review of evaluation and treatment. *J Neurooncol.* 1998;37(3):271–284.

267. Chamberlain M, Junck L, Brandsma D, et al. Leptomeningeal metastases: a RANO proposal for response criteria. *Neuro Oncol.* 2017;19(4):484–492.

268. Hyun JW, Jeong IH, Joung A, Cho HJ, Kim SH, Kim HJ. Leptomeningeal metastasis: clinical experience of 519 cases. *Eur J Cancer.* 2016;56:107–114.

269. Kallmes DF, Gray L, Glass JP. High-dose gadolinium-enhanced MRI for diagnosis of meningeal metastases. *Neuroradiology.* 1998;40(1):23–26.

270. Grossman SA, Krabak MJ. Leptomeningeal carcinomatosis. *Cancer Treat Rev.* 1999;25(2):103–119.

271. Ma C, Lv Y, Jiang R, Li J, Wang B, Sun L. Novel method for the detection and quantification of malignant cells in the CSF of patients with leptomeningeal metastasis of lung cancer. *Oncol Lett.* 2016;11(1):619–623.

272. Nayak L, Fleisher M, Gonzalez-Espinoza R, et al. Rare cell capture technology for the diagnosis of leptomeningeal metastasis in solid tumors. *Neurology.* 2013;80(17):1598–1605. discussion 603.

273. Riess JW, Nagpal S, Iv M, et al. Prolonged survival of patients with non-small-cell lung cancer with leptomeningeal carcinomatosis in the modern treatment era. *Clin Lung Cancer.* 2014;15(3):202–206.

274. Togashi Y, Masago K, Masuda S, et al. Cerebrospinal fluid concentration of gefitinib and erlotinib in patients with non-small cell lung cancer. *Cancer Chemother Pharmacol.* 2012;70(3):399–405.

275. Lee E, Keam B, Kim DW, et al. Erlotinib versus gefitinib for control of leptomeningeal carcinomatosis in non-small-cell lung cancer. *J Thorac Oncol.* 2013;8(8):1069–1074.

276. Kawamura T, Hata A, Takeshita J, et al. High-dose erlotinib for refractory leptomeningeal metastases after failure of standard-dose EGFR-TKIs. *Cancer Chemother Pharmacol.* 2015;75(6):1261–1266.

277. Tamiya A, Tamiya M, Nishihara T, et al. Cerebrospinal fluid penetration rate and efficacy of afatinib in patients with EGFR mutation-positive non-small cell lung cancer with leptomeningeal carcinomatosis: a multicenter prospective study. *Anticancer Res.* 2017;37(8):4177–4182.

278. Nanjo S, Hata A, Okuda C, et al. Standard-dose osimertinib for refractory leptomeningeal metastases in T790M-positive EGFR-mutant non-small cell lung cancer. *Br J Cancer.* 2018;118(1):32–37.

279. Yang Z, Guo Q, Wang Y, et al. AZD3759, a BBB-penetrating EGFR inhibitor for the treatment of EGFR mutant NSCLC with CNS metastases. *Sci Transl Med.* 2016;8(368):368ra172.

280. Ahn MJ, Kim DW, Cho BC, et al. Activity and safety of AZD3759 in EGFR-mutant non-small-cell lung cancer with CNS metastases (BLOOM): a phase 1, open-label, dose-escalation and dose-expansion study. *Lancet Respir Med.* 2017;5(11):891–902.

281. Costa DB, Shaw AT, Ou SH, et al. Clinical experience with crizotinib in patients with advanced ALK-rearranged non-small-cell lung cancer and brain metastases. *J Clin Oncol.* 2015;33(17):1881–1888.

282. Ahn HK, Han B, Lee SJ, et al. ALK inhibitor crizotinib combined with intrathecal methotrexate treatment for non-small cell lung cancer with leptomeningeal carcinomatosis. *Lung Cancer.* 2012;76(2):253–254.

283. Arrondeau J, Ammari S, Besse B, Soria JC. LDK378 compassionate use for treating carcinomatous meningitis in an ALK translocated non-small-cell lung cancer. *J Thorac Oncol.* 2014;9(8):e62–e63.

284. Chow LQ, Barlesi F, Bertino EM, et al. Results of the ASCEND-7 phase II study evaluating ALK inhibitor (ALKi) ceritinib in patients (pts) with ALK+ non-small cell lung cancer (NSCLC) metastatic to the brain. *Ann Oncol.* 2019;30:v602–v603.

285. Gainor JF, Sherman CA, Willoughby K, et al. Alectinib salvages CNS relapses in ALK-positive lung cancer patients previously treated with crizotinib and ceritinib. *J Thorac Oncol.* 2015;10(2):232–236.

286. Gainor JF, Chi AS, Logan J, et al. Alectinib dose escalation reinduces central nervous system responses in patients with anaplastic lymphoma kinase-positive non-small cell lung cancer relapsing on standard dose alectinib. *J Thorac Oncol.* 2016;11(2):256–260.

287. Geraud A, Mezquita L, Bigot F, et al. Prolonged leptomeningeal responses with brigatinib in two heavily pretreated *ALK*-rearranged non-small cell lung cancer patients. *J Thorac Oncol.* 2018;13(11):e215–e217.

288. Beauchesne P. Intrathecal chemotherapy for treatment of leptomeningeal dissemination of metastatic tumours. *Lancet Oncol.* 2010;11(9):871–879.

289. Chamberlain MC. Leptomeningeal metastasis. *Curr Opin Oncol.* 2010;22(6):627–635.

290. Wu YL, Zhou L, Lu Y. Intrathecal chemotherapy as a treatment for leptomeningeal metastasis of non-small cell lung cancer: a pooled analysis. *Oncol Lett.* 2016;12(2):1301–1314.

291. Gion M, Remon J, Caramella C, Soria JC, Besse B. Symptomatic leptomeningeal metastasis improvement with nivolumab in advanced non-small cell lung cancer patient. *Lung Cancer.* 2017;108:72–74.

292. Liao BC, Lee JH, Lin CC, et al. Epidermal growth factor receptor tyrosine kinase inhibitors for non-small-cell lung cancer patients with leptomeningeal carcinomatosis. *J Thorac Oncol.* 2015;10(12):1754–1761.

293. Morris PG, Reiner AS, Szenberg OR, et al. Leptomeningeal me-

tastasis from non-small cell lung cancer: survival and the impact of whole brain radiotherapy. *J Thorac Oncol.* 2012;7(2):382–385.

294. Lamba N, Fick T, Nandoe Tewarie R, Broekman ML. Management of hydrocephalus in patients with leptomeningeal metastases: an ethical approach to decision-making. *J Neurooncol.* 2018;140(1):5–13.

295. Laigle-Donadey F, Taillibert S, Martin-Duverneuil N, Hildebrand J, Delattre JY. Skull-base metastases. *J Neurooncol.* 2005;75(1):63–69.

296. Cole JS, Patchell RA. Metastatic epidural spinal cord compression. *Lancet Neurol.* 2008;7(5):459–466.

297. Loblaw DA, Laperriere NJ, Mackillop WJ. A population-based study of malignant spinal cord compression in Ontario. *Clin Oncol (R Coll Radiol).* 2003;15(4):211–217.

298. Barron KD, Hirano A, Araki S, Terry RD. Experiences with metastatic neoplasms involving the spinal cord. *Neurology.* 1959;9(2):91–106.

299. Bach F, Agerlin N, Sørensen JB, et al. Metastatic spinal cord compression secondary to lung cancer. *J Clin Oncol.* 1992;10(11):1781–1787.

300. Schiff D, O'Neill BP, Suman VJ. Spinal epidural metastasis as the initial manifestation of malignancy: clinical features and diagnostic approach. *Neurology.* 1997;49(2):452–456.

301. Helweg-Larsen S, Sørensen PS. Symptoms and signs in metastatic spinal cord compression: a study of progression from first symptom until diagnosis in 153 patients. *Eur J Cancer.* 1994;30(3):396–398.

302. Li KC, Poon PY. Sensitivity and specificity of MRI in detecting malignant spinal cord compression and in distinguishing malignant from benign compression fractures of vertebrae. *Magn Reson Imaging.* 1988;6(5):547–556.

303. Colletti PM, Siegel HJ, Woo MY, Young HY, Terk MR. The impact on treatment planning of MRI of the spine in patients suspected of vertebral metastasis: an efficacy study. *Comput Med Imaging Graph.* 1996;20(3):159–162.

304. Mehta RC, Marks MP, Hinks RS, Glover GH, Enzmann DR. MR evaluation of vertebral metastases: T1-weighted, short-inversion-time inversion recovery, fast spin-echo, and inversion-recovery fast spin-echo sequences. *AJNR Am J Neuroradiol.* 1995;16(2):281–288.

305. Carmody RF, Yang PJ, Seeley GW, Seeger JF, Unger EC, Johnson JE. Spinal cord compression due to metastatic disease: diagnosis with MR imaging versus myelography. *Radiology.* 1989;173(1):225–229.

306. Spratt DE, Beeler WH, de Moraes FY, et al. An integrated multidisciplinary algorithm for the management of spinal metastases: an International Spine Oncology Consortium report. *Lancet Oncol.* 2017;18(12):e720–e730.

307. Sørensen S, Helweg-Larsen S, Mouridsen H, Hansen HH. Effect of high-dose dexamethasone in carcinomatous metastatic spinal cord compression treated with radiotherapy: a randomised trial. *Eur J Cancer.* 1994;30A(1):22–27.

308. Vecht CJ, Haaxma-Reiche H, van Putten WL, de Visser M, Vries EP, Twijnstra A. Initial bolus of conventional versus high-dose dexamethasone in metastatic spinal cord compression. *Neurology.* 1989;39(9):1255–1257.

309. Patchell RA, Tibbs PA, Regine WF, et al. Direct decompressive surgical resection in the treatment of spinal cord compression caused by metastatic cancer: a randomised trial. *Lancet.* 2005;366(9486):643–648.

310. Young RF, Post EM, King GA. Treatment of spinal epidural metastases. Randomized prospective comparison of laminectomy and radiotherapy. *J Neurosurg.* 1980;53(6):741–748.

311. Greenberg HS, Kim JH, Posner JB. Epidural spinal cord compression from metastatic tumor: results with a new treatment protocol. *Ann Neurol.* 1980;8(4):361–366.

312. Rades D, Stalpers LJ, Veninga T, et al. Evaluation of five radiation schedules and prognostic factors for metastatic spinal cord compression. *J Clin Oncol.* 2005;23(15):3366–3375.

313. Chamberlain MC, Kormanik PA. Epidural spinal cord compression: a single institution's retrospective experience. *Neuro Oncol.* 1999;1(2):120–123.

314. van der Sande JJ, Boogerd W, Kröger R, Kappelle AC. Recurrent spinal epidural metastases: a prospective study with a complete follow up. *J Neurol Neurosurg Psychiatry.* 1999;66(5):623–627.

315. Schiff D, Shaw EG, Cascino TL. Outcome after spinal reirradiation for malignant epidural spinal cord compression. *Ann Neurol.* 1995;37(5):583–589.

316. Rades D, Fehlauer F, Schulte R, et al. Prognostic factors for local control and survival after radiotherapy of metastatic spinal cord compression. *J Clin Oncol.* 2006;24(21):3388–3393.

317. Marulli G, Battistella L, Mammana M, Calabrese F, Rea F. Superior sulcus tumors (Pancoast tumors). *Ann Transl Med.* 2016;4(12):239.

318. Pancoast HK. Superior pulmonary sulcus tumor: tumor characterized by pain, Horner's syndrome, destruction of bone and atrophy of hand muscles chairman's address. *JAMA.* 1932;99(17):1391–1396.

319. Kunitoh H, Kato H, Tsuboi M, et al. Phase II trial of preoperative chemoradiotherapy followed by surgical resection in patients with superior sulcus non-small-cell lung cancers: report of Japan Clinical Oncology Group trial 9806. *J Clin Oncol.* 2008;26(4):644–649.

320. Graus F, Delattre JY, Antoine JC, et al. Recommended diagnostic criteria for paraneoplastic neurological syndromes. *J Neurol Neurosurg Psychiatry.* 2004;75(8):1135–1140.

321. Dalmau J, Rosenfeld MR. Paraneoplastic syndromes of the CNS. *Lancet Neurol.* 2008;7(4):327–340.

322. Graus F, Dalmau J. Paraneoplastic neurological syndromes in the era of immune-checkpoint inhibitors. *Nat Rev Clin Oncol.* 2019;16(9):535–548.

323. Pittock SJ, Kryzer TJ, Lennon VA. Paraneoplastic antibodies coexist and predict cancer, not neurological syndrome. *Ann Neurol.* 2004;56(5):715–719.

324. Elrington GM, Murray NM, Spiro SG, Newsom-Davis J. Neurological paraneoplastic syndromes in patients with small cell lung cancer. A prospective survey of 150 patients. *J Neurol Neurosurg Psychiatry.* 1991;54(9):764–767.

325. Giometto B, Grisold W, Vitaliani R, Graus F, Honnorat J, Bertolini G. Paraneoplastic neurologic syndrome in the PNS Euronetwork database: a European study from 20 centers. *Arch Neurol.* 2010;67(3):330–335.

326. Höftberger R, Rosenfeld MR, Dalmau J. Update on neurological paraneoplastic syndromes. *Curr Opin Oncol.* 2015;27(6):489–495.

327. Gultekin SH, Rosenfeld MR, Voltz R, Eichen J, Posner JB, Dalmau J. Paraneoplastic limbic encephalitis: neurological symptoms, immunological findings and tumour association in 50 patients. *Brain.* 2000;123(Pt 7):1481–1494.

328. Graus F, Keime-Guibert F, Reñe R, et al. Anti-Hu-associated paraneoplastic encephalomyelitis: analysis of 200 patients. *Brain.* 2001;124(Pt 6):1138–1148.

329. Höftberger R, van Sonderen A, Leypoldt F, et al. Encephalitis and AMPA receptor antibodies: novel findings in a case series of 22 patients. *Neurology.* 2015;84(24):2403–2412.

330. Lancaster E, Lai M, Peng X, et al. Antibodies to the GABA(B) receptor in limbic encephalitis with seizures: case series and characterisation of the antigen. *Lancet Neurol.* 2010;9(1):67–76.

331. Peterson K, Rosenblum MK, Kotanides H, Posner JB. Paraneoplastic cerebellar degeneration. I. A clinical analysis of 55 anti-Yo antibody-positive patients. *Neurology.* 1992;42(10):1931–1937.

332. Mason WP, Graus F, Lang B, et al. Small-cell lung cancer, paraneoplastic cerebellar degeneration and the Lambert-Eaton myasthenic syndrome. *Brain.* 1997;120(Pt 8):1279–1300.

333. Sabater L, Titulaer M, Saiz A, Verschuuren J, Güre AO, Graus F. SOX1 antibodies are markers of paraneoplastic Lambert-Eaton myasthenic syndrome. *Neurology.* 2008;70(12):924–928.

334. Antoine JC, Honnorat J, Camdessanché JP, et al. Paraneoplastic anti-CV2 antibodies react with peripheral nerve and are associated with a mixed axonal and demyelinating peripheral neuropathy. *Ann Neurol.* 2001;49(2):214–221.

335. Titulaer MJ, Maddison P, Sont JK, et al. Clinical Dutch-English Lambert-Eaton Myasthenic syndrome (LEMS) tumor association prediction score accurately predicts small-cell lung cancer in the LEMS. *J Clin Oncol.* 2011;29(7):902–908.

336. Yang H, Peng Q, Yin L, et al. Identification of multiple cancer-associated myositis-specific autoantibodies in idiopathic inflam-

matory myopathies: a large longitudinal cohort study. *Arthritis Res Ther.* 2017;19(1):259.

337. Graus F, Dalmau J. Paraneoplastic neurological syndromes. *Curr Opin Neurol.* 2012;25(6):795–801.

338. Carbone DP, Reck M, Paz-Ares L, et al. First-line nivolumab in stage IV or recurrent non-small-cell lung cancer. *N Engl J Med.* 2017;376(25):2415–2426.

339. Cuzzubbo S, Javeri F, Tissier M, et al. Neurological adverse events associated with immune checkpoint inhibitors: review of the literature. *Eur J Cancer.* 2017;73:1–8.

340. Cuzzubbo S, Tetu P, Guegan S, et al. Reintroduction of immune-checkpoint inhibitors after immune-related meningitis: a case series of melanoma patients. *J Immunother Cancer.* 2020;8(2).

第 16 章

乳腺癌的神经系统并发症

Alexander C. Ou and Barbara J. O'Brien

Department of Neuro-Oncology, University of Texas MD Anderson Cancer
Center, Houston, TX, United States

1 引　言

　　乳腺癌是全球第二常见的恶性肿瘤,女性最常见的恶性肿瘤,也是全球癌症相关致残率和死亡率的重要原因[1]。近八分之一的美国女性在其一生中会被诊断出患有乳腺癌。神经系统并发症在这一人群中相当普遍,这可能源于癌症本身或各种治疗方式,如手术、放疗或化疗。讽刺的是,不断完善的抗癌疗法提高了患者的生存率,但中枢神经系统(central nervous system,CNS)转移的发生率却反而在增加,中枢神经系统似乎成为了癌细胞的庇护所。中枢神经系统转移通常发生在恶性肿瘤全身播散的患者,中枢神经系统也可能是全身疾病控制后第一个或孤立的复发部位。发生中枢和外周神经系统转移者通常预后较差,但原发性癌症是乳腺癌时,在治疗上则有可能得到局部控制。

　　诊断和处理乳腺癌的神经系统并发症,首先要全面了解患者的相关病史,然后进行仔细的神经系统检查。从广义上讲,乳腺癌的神经系统并发症可以归因于以下几点:①中枢或周围神经系统的转移;②全身性癌症疾病或癌症治疗的非转移性病因,如毒性、代谢性或血液紊乱;③与治疗相关的并发症;④副肿瘤综合征。接下来的讨论旨在为这些患者的临床治疗提供框架。

2 转移性并发症

2.1 颅骨转移

　　颅骨转移通常与其他骨骼转移有关[2]。大多数颅骨转移无症状,但可引起头痛、局部压痛和头皮肿胀。罕见的是,它们通过侵犯硬脑膜和软脑膜或压迫上矢状窦而产生神经系统症状[3]。有症状的转移瘤可以通过放疗、化疗或激素来治疗,无症状的病变则不需要特殊的治疗。

　　转移瘤在脑神经出颅处压迫脑神经可以出现症状[4,5]。其临床表现取决于转移部位(表 16-1)[2,6]。颅底薄层磁共振扫描是最好的确诊方式(图 16-1),但当磁共振成像(magnetic resonance imaging,MRI)未显影时,平片、带骨窗的 CT、放射性核素骨扫描和单光子发射 CT 也可能对骨性病变更敏感[7,8]。放疗通常可以减轻疼痛,早期治疗可以改善脑神经麻痹症状[6]。化疗和激素治疗也可以提高疗效[2]。

表 16-1　与颅底转移相关的临床综合征

部位	症状	体征
眼眶	眶上疼痛	眼球突出
	复视	眼肌麻痹
		伴或不伴视力下降
		伴或不伴眶周肿胀
鞍旁(蝶鞍,岩骨尖部)	额部疼痛	眼肌麻痹
	复视	面部麻木(V1)
		眶周肿胀
半月神经节	面部麻木	面部麻木(V1, V2)
	面部疼痛	展神经麻痹
		面部麻木
颈静脉孔	枕部疼痛	脑神经Ⅸ、Ⅹ、Ⅺ麻痹
	声音嘶哑	
	吞咽困难	
枕髁	枕部疼痛	脑神经Ⅻ麻痹
	构音障碍	

　　下颌骨转移可能影响颏神经,出现下唇和下颌部麻木或感觉异常,或在下颌骨产生疼痛和肿胀[9,10]。颅底、硬脑膜和 LMD 也可能导致面部麻木或感觉异常。但这些情况下的感觉异常多存在于面部较广泛的区域,且常合并其他神经系统症状。下颌骨转移通常可以在平片和 CT 上看到,如果上述检查无法明确或高度怀疑,则可通过下颌骨的增强 MRI 辨别[11]。放疗是首选的治疗方式。

2.2 硬脑膜转移

　　7%～18% 的乳腺癌患者会发生硬脑膜转移[12-14]。在这些患者中,大约一半患者硬脑膜是中枢神经系统转移的唯一部位。硬脑膜转移可能与邻近的颅骨转移有关,而软脑膜或脑实质内转移则更常见于血行播散。硬脑膜转移可能是孤立的结节或弥漫性硬脑膜增厚(见图 16-1B 和 C)。显微镜下可见延伸至软脑膜和大脑皮质,但肉眼可见的皮层侵犯并不常见[15]。硬脑膜转移通常无症状,但可通过压迫或侵犯颅脑、脑神经、垂体或静脉窦引起相应症状。硬膜转移可能同时合并有硬膜下血肿[16,17]。随着乳腺癌并发脑膜瘤发病率的增加,必须注意区分硬脑膜转移和脑膜瘤[18,19](图 16-2)。

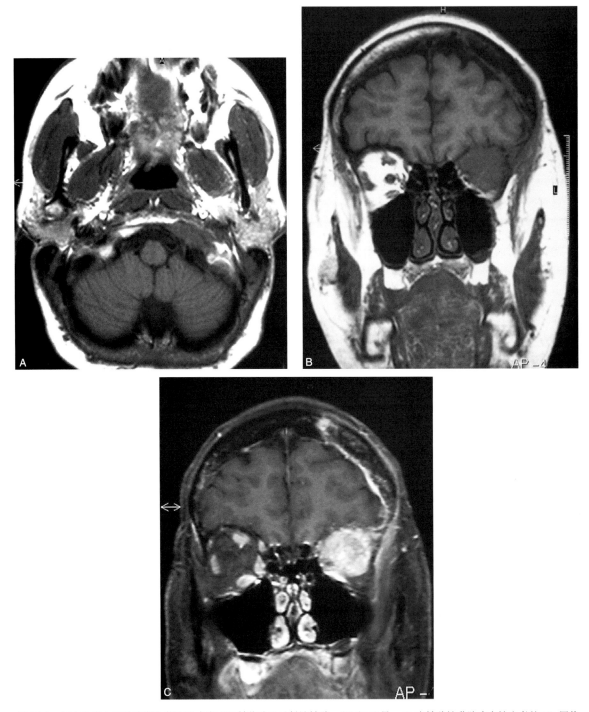

图 16-1 (A)44 岁女性乳腺癌患者的 T1 加权 MR 轴位片显示斜坡转移。(B 和 C)另一 65 岁转移性乳腺癌女性患者的 MR 冠状位片显示左侧眼眶转移,左侧半球硬脑膜弥漫性浸润

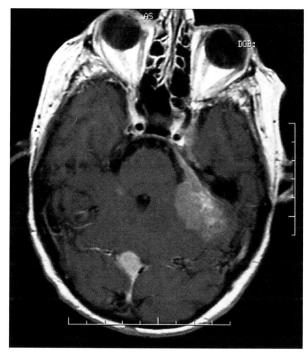

图 16-2 53 岁无恶性肿瘤病史的女性患者，磁共振成像显示颞骨岩部出现一个增强的分叶状肿块。另一个强化病变位于窦汇处附近。这些病灶被认为是脑膜瘤，但组织学显示为转移性腺癌。进一步检查发现一个原发性乳腺肿瘤

转移瘤甚至可能存在于脑膜瘤内[20]。有症状的硬脑膜转移患者可以采用糖皮质激素、放疗、化疗或激素的治疗方法。手术切除偶尔适用于大范围的、有症状的硬脑膜转移。

2.3　软脑膜转移

软脑膜转移（leptomeningeal metastatic disease，LMD），既往被称为癌性脑膜炎、软脑膜癌，或简称为软脑膜疾病，是转移性乳腺癌最具破坏性的并发症之一，未经治疗的患者平均生存期为 4~8 周[21,22]。LMD 与其他中枢神经系统转移性疾病（即涉及脑实质或硬脑膜转移的疾病）的根本不同之处在于其波及脑脊液（cerebrospinal fluid，CSF），是由于 LMD 瘤通过血脑屏障在解剖学上与血液保持分离。如果排除恶性血液病并发症的患者，乳腺癌占 LMD 病例的 50%[20]。2%~5% 的转移性乳腺癌患者会发生 LMD，随着影像检查技术的早期检出以及全身治疗的进步使得 LMD 瘤发病率升高，但是尽管全身情况得到控制，但是微小的肿瘤细胞在血脑屏障后仍可逃避治疗[13,23-25]。LMD 与晚期全身播散性疾病有关，但软脑膜也可能是 8% 对化疗敏感的患者的首发部位[26]。小叶型乳腺癌和三阴性乳腺癌有转移到软脑膜的倾向[25,27-29]。

出现亚急性发作的局灶性或多灶性脑神经、马尾、神经根或梗阻性脑积水样症状（如呕吐、头痛加重）可怀疑 LMD[21,30]。高达 80% 的患者存在脑神经麻痹，如完全面部无力、三叉神经病变或眼部运动障碍等。脊髓 LMD 可能伴有背痛、神经根性疼痛、感觉异常、感觉丧失、斑片状无力、腱反射丧失及肠道和膀胱功能障碍。LMD 患者也可能出现头痛、颈部僵硬、意识模糊、恶心、呕吐、癫痫发作、构音障碍和步态异常等。

Gd-DTPA 增强的全神经轴成像如脑、颈、胸及腰脊髓 MRI 对于 LMD 的检查十分重要，其可以显示：颅脑、脊髓软脑膜，脑神经和室管膜下的强化；局灶性或弥漫性硬脑膜的强化；浅表皮质结节的强化；或脑积水[31,32]（图 16-3）等。虽然这些 MRI 异常并非 LMD 的特异性表现，但在上述典型临床特征和已知癌症诊断的背景下，也足以诊断 LMD，即便 CSF 细胞学检查结果为阴性[32]。CSF 检查结果多表现为细胞数增多、蛋白含量升高和葡萄糖降低[24]。CSF 中恶性细胞的细胞病理学检测是确定 LMD 的金标准，且获得阳性结果可能需要多次足量（如至少 10ml 的 CSF 样品）的 CSF 取样。事实上，为了明确诊断在很多中心通常要进行多达 4 次的腰椎穿刺[21]。虽然 LMD 的特异性 CSF 生物标志物迄今尚未确定，但检测 CSF 中游离 DNA 或循环肿瘤细胞的液体活检技术有较好的前景[33-36]。

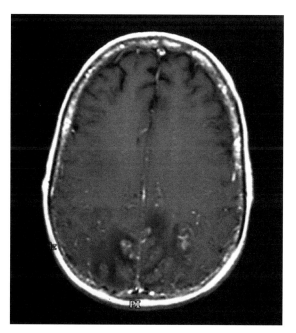

图 16-3 53 岁女性，既往有乳腺切除病史，有软脑膜强化和脑水肿，但 MRI 上没有转移性疾病的证据。CSF 检查证实了 LMD 的诊断

原发性乳腺癌的 LMD 相对于其他原发性肿瘤的 LMD 预后更好。然而，治疗方案的制订应当个体化，综合患者的一般功能状态、预后、全身疾病控制、个人价值观和护理目标等因素。应告知患者鞘内化疗的目的是阻止或稳定神经功能的衰退而不是逆转。以往常用的 LMD 的治疗方式是脑室内或鞘内注射甲氨蝶呤，同时对症状部位和特别明显的病灶区域进行放疗[30,37]。在最近报道的一项 I 期研究和正在进行的 II 期研究显示，用质子对脑脊髓进行大分割剂量照射被证明是安全的[38]。

在进行脑室内化疗之前，可以对 CSF 循环受阻部位进行放疗[30]。脑室腹腔分流是缓解脑积水的重要手段[39]。在以往的研究中，60%~80% 的患者在脑室注射甲氨蝶呤后症状有所改善或稳定，中位生存期为 6~8 个月[21,22,40,41]。接受治疗的患者多死于进行性软脑膜病变、全身性疾病或与后者治

疗相关的并发症[22,41]。也有其他回顾性研究对鞘内注射甲氨蝶呤的疗效提出了质疑。这些研究表明,虽然50%～75%的患者最初有所改善或稳定,但中位生存期仅为7～14周[24,42,43]。其生存期与未接受鞘内化疗的患者无显著差异,且存活时间超过4个月的患者中50%以上发生脑白质病变[24]。

全身应用甲氨蝶呤被认为是鞘内注射甲氨蝶呤的替代方案,避免了脑室内给药治疗的严重神经系统并发症。大剂量静脉注射甲氨蝶呤后,CSF中甲氨蝶呤的细胞毒性浓度比鞘内注射甲氨蝶呤维持的时间更长[44]。在一些回顾性研究中,静脉化疗较鞘内给药的生存期长[42,43]。在一项对35例乳腺癌和LMD患者的随机试验中,与单独的全身化疗和放疗相比,在全身化疗和肿瘤累及部位进行放疗后再进行甲氨蝶呤脑室内给药并不能延长生存时间或改善神经功能[45]。

尽管甲氨蝶呤有一定的疗效,但在长期治疗的情况下,甲氨蝶呤具有较强的神经毒性,尤其在延长治疗周期时,目前已经研究了一些用于人类表皮生长因子受体(human epidermal growth factor receptor 2,HER2)阳性的患者的替代药物,包括阿糖胞苷,拓扑替康和曲妥珠单抗[46-49]。此外,免疫抑制剂派姆单抗在一个20例患者的队列的单中心Ⅱ期试验中取得了较好的疗效,其中17例为原发性乳腺癌伴LMD[50]。噻替哌,阿糖胞苷,脂质体阿糖胞苷以及这些药物与甲氨蝶呤联合进行脑室内化疗与甲氨蝶呤单一疗法相比没有明显的优势[41,51-54]。图卡替尼,卡培他滨和曲妥珠单抗治疗HER2阳性的LMD患者的研究还在进行中[55]。

2.4　脑转移

乳腺癌是女性患者出现脑实质转移的常见来源,仅次于肺癌[12,56]。在乳腺癌患者的尸检研究中,脑转移的发生率为10%～40%[14,57],而基于人群普查的脑转移的发生率为5%[58,59]。与LMD类似的原因(即检查技术的完善,更有效的全身治疗),乳腺癌患者脑转移的发生率正在增加[58,60]。

脑转移通常发生在乳腺癌的晚期,只有不到1%的患者作为乳腺癌的首发症状出现[58,61-63]。近四分之一的患者从原发肿瘤诊断到出现脑转移间隔超过5年,且30%～40%的患者出现脑转移时,没有出现其他全身性疾病[63]。在多达50%的脑转移患者中,颅脑是原发肿瘤治疗后的第一个复发部位[63-67],在全身性疾病对辅助化疗有效后,脑实质和软脑膜可能是复发的第一个部位[31,68-70]。全身给药无法穿透完整的血脑屏障,所以可能会在全身性疾病得到控制的同时在大脑中产生微转移。年轻女性[14,57-59,67,71]、绝经前女性[64]、黑人女性、高级别肿瘤、雌激素受体和孕激素受体阴性肿瘤以及HER-2过度表达的肿瘤的患者发生脑转移的风险更大[71-77]。患有三阴性乳腺癌的女性(激素受体和HER-2阴性)发生脑转移的风险最高,其次是HER-2阳性的女性[77]。

在临床研究中,40%～60%的转移性乳腺癌患者只有单发的脑转移[56,63]。13%的患者出现后颅窝转移而幕上无病变[63]。其病程通常为1～3个月,常见症状包括头痛、精神状态改变、行为改变、癫痫发作、局部无力或感觉异常等。神经

系统的症状和体征反映了病变的数量、体积和位置。局灶性神经功能缺损、认知功能受损、意识水平降低和视乳头水肿可能单独出现或以不同的组合出现。增强MRI是检查脑转移瘤最敏感的方法(图16-4)[63]。如果患者患有中枢神经系统以外的活动性恶性疾病,或者存在多个病变,则脑内对比度增强的病灶可能是转移瘤。如果对诊断仍有疑问,可以在几周后重复行增强MRI检查。

有症状脑转移的预后在很大程度上受乳腺癌生物亚型的影响。例如,转移性三阴乳腺癌患者的中位生存期为27个月,而HER2+/HR-、HER2-/HR+和HER2+/HR+患者的中位生存期分别为30、47和58个月[78]。如果不进行治疗,有症状的脑转移患者预后很差,大约为2个月;然而,在目前综合治疗、早期发现和全身选择性治疗的时代,部分患者可以存活2年甚至更长时间[64,79,80]。糖皮质激素可减少与血管源性水肿相关的症状,是对症治疗的主要手段[63,66]。近年来,治疗方式越来越个性化,常包括放疗、手术切除和化疗[62]。

治疗方式取决于许多因素,包括转移范围、病变大小、全身疾病控制情况和患者的功能状态。手术指征包括需要明确病理诊断、需要减瘤缓解症状、单个或主要的大于3cm的非深部的脑转移或位于后颅窝的病变[81]。术后常规采用辅助放疗,包括立体定向放射外科治疗(stereotactic radiosurgery,SRS)或分次立体定向放射治疗(fractionated stereotactic radiotherapy,FSRT)[82]。对于寡转移性疾病患者(即最多4个病灶),最近的一些Ⅲ期临床试验已经将SRS确立为首选的治疗方法,因为它能够向深部病灶或由于接近主要结构不适合手术切除的病灶提供高剂量的照射[83-85]。迄今为止,SRS的最大可治疗量仍有争议,但一些前瞻性证据表明,对于最多10个肿瘤、容积小于15mL的转移病灶,SRS可以有效地局部控制肿瘤生长[86]。因此,SRS是全身性疾病控制稳定患者的首选治疗方法[87],也可用作为全脑放疗或神经外科术后的补救治疗。一项乳腺癌患者的非对照研究表明,SRS治疗单个或多发脑转移的中位生存期为7～13个月,1年生存率为30%,2年生存率13%[88-91]。90%以上的病灶得到了肿瘤的局部控制。在随机试验中SRS未与手术治疗进行比较,但是间接比较手术治疗和放射治疗病例提示两者结果相似。目前尚不清楚在单个转移灶的手术切除或放疗后是否需要全脑放疗,因为全脑放疗不能延长生存期,但确实可以减少脑内的复发[92]。

广泛转移或病灶较大(即>15～30mL)的患者可考虑进行全脑放疗(whole-brain radiotherapy,WBRT),鉴于其神经认知功能下降的发生率较高,应主要考虑死亡风险较高及经过SRS治疗但转移仍迅速发展的患者[83,93]。全脑放疗对神经认知功能的毒副作用(即迟发性痴呆、共济失调和尿失禁)[94]的高发生率促进了对海马保护性全脑放疗的研究[95],在NRG CC001 Ⅲ期试验中显示,海马保护性全脑放疗可以显著预防认知功能减退并保持患者的生活质量[96],因此海马保护性全脑放疗在大多数病例是首选的治疗方式。进行全脑放疗后,70%的乳腺癌脑转移患者好转,25%趋于稳定,5%继续恶化。全脑放疗后的中位生存期为3～6个月,1年生存率约为20%[56,63,64,66,97,98]。50%的患者在原部位出

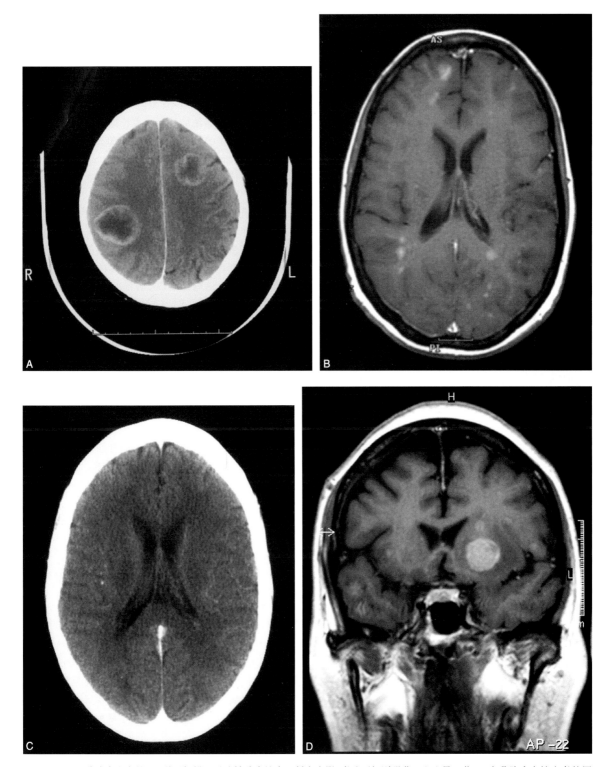

图 16-4 （A）乳腺癌患者的 CT 增强扫描显示脑转移病灶中心低密度影，囊壁不规则强化。（B）另一位 58 岁乳腺癌女性患者的冠状位 T1 加权 MRI 表现为多发性脑转移。（C 和 D）T1 加权增强 MRI（C）显示大脑半球灰质和白质交界处的多发病灶。这些病灶在增强 CT（D）上几乎看不见

现进展或复发，或在大脑其他部位出现新的转移[98]。神经系统疾病是 45% ~ 70% 患者的死亡原因或主要促成因素[63,64]。全脑放疗后的预后受生活自理状况，原发肿瘤控制，全身疾病控制，绝经状态以及脑转移瘤的大小和数量的影响[66,98]。

认识到转移瘤中血脑屏障（blood-brain barrier，BBB）的

破坏可能使得以往无法透过血脑屏障的药物能到达转移瘤，引起了人们对全身化疗作为控制颅内、颅外病变的方法的兴趣。例如，一些报道表明激素受体阳性的乳腺癌脑转移对他莫昔芬和醋酸甲地孕酮敏感[99-101]。传统的细胞毒性化学疗法如环磷酰胺，5-氟尿嘧啶和甲氨蝶呤在回顾性研究中显示出活性，但缺乏前瞻性数据[102]。在一项包括原发性乳腺癌

脑转移患者的Ⅱ期研究中,替莫唑胺和顺铂有40%的客观有效率[103],但替莫唑胺作为单一药物,虽然具有良好的血脑屏障渗透能力,但未能显示出显著的活性[104]。卡培他滨很有希望穿过血脑屏障[105],并在伴有颅内转移瘤耐药和LMD的乳腺癌患者中显示出活性[106]。

脑转移瘤可能对几种不同的化疗方案有反应[102,103,107-110]。在一项前瞻性随机试验中,化疗未与放疗进行比较,但对已经接受放疗的多发性脑转移患者或有脑转移和全身播散性病变患者,化疗可能起作用。靶向治疗也很有前景,最近一项口服HER2抑制剂图卡替尼联合曲妥珠单抗和卡培他滨治疗HER2阳性耐药转移性乳腺癌的随机、双盲、安慰剂对照试验显示实验组中位生存期为21.9个月,而安慰剂组为17.4个月[111]。表皮生长因子受体(epidermal growth factor receptor,EGFR)抑制剂拉帕替尼治疗HER2阳性耐药颅内转移性乳腺癌的Ⅱ期研究未达到其预定的疗效标准[112],但在Ⅰ期临床试验中联合卡培他滨使用显示出抗肿瘤活性[113]。帕妥珠单抗是一种针对HER2的完全人类单克隆抗体,也正在与大剂量曲妥珠单抗联合使用进行Ⅱ期临床试验[114]。

2.5 硬脊膜外转移

转移瘤压迫脊髓或马尾是乳腺癌的常见并发症,除非及时诊断并采取适当的治疗措施,否则会引起进行性疼痛和瘫痪。乳腺癌,肺癌和淋巴瘤是硬膜外脊髓压迫的三个常见原因[115-118]。乳腺癌患者死亡前5年内脊髓受压的累积概率为5.5%[119]。脊髓压迫通常发生在广泛转移性疾病患者中,只有0.1%的患者在诊断乳腺癌时有脊髓压迫[119]。目前研究表明,转移性乳腺癌引起的硬膜外脊髓压迫的中位生存期为47个月[120,121]。

脊髓受压通常由椎体转移引起,转移至脊髓后方结构少见。脊髓或神经根因肿瘤生长进入硬膜外组织或椎间孔,或椎体塌陷,肿瘤和骨质侵入硬膜外腔而受压。在部分患者中,神经功能受损是由脊髓缺血引起的,胸段脊髓受累占75%,30%的患者多个节段受压[115,118,120,122]。

背痛通常是恶性肿瘤压迫脊髓的首发症状,随后伴有神经根性疼痛,在Valsalva动作和仰卧位时会加剧疼痛[115,118,123]。受累的椎骨易发生骨折。如果不进行治疗,几周后会出现乏力,通常在几天后加重,约15%的患者会发生突然恶化[118]。泌尿系统症状和肠道症状最常出现。目前的研究中,60.9%被诊断为脊髓硬脊外受压的患者有从感觉功能不完全丧失到运动功能完全丧失的或轻或重的神经功能缺损[121,124]。可喜的是,92.9%术前神经功能缺损的患者经过治疗后完全康复,这表明了及时干预的必要性[121]。

单独背部疼痛是转移性脊髓压迫的一个不可靠的预测指标,因为三分之二的转移性乳腺癌患者会发生椎体转移[13,117,123]。影像学检查可以识别那些有脊髓受压的患者。在有症状的情况下,几乎所有乳腺癌患者和转移性脊髓压迫的患者平片都是异常的[118,125]。平片上椎体塌陷和椎弓根的侵蚀与转移性脊髓压迫有很大的相关性[123]。在这些患者以及有神经系统异常体征的患者,MRI可以确定是否有脊髓或神经根受压。需要全脊髓增强MRI来筛选可能的无症状转移瘤。有人开发了一种用于评估乳腺癌患者背痛的算

法[126]。如果神经系统检查正常,但进行性背痛,仰卧位疼痛加重或Valsalva动作使疼痛加重的患者,如果无医学禁忌证,也应进行MRI评估。患者有脊髓病或神经根病体征时应立即进行MRI检查。

治疗的主要目的是缓解疼痛和维持运动能力。初期地塞米松应立即开始使用,因为它可以减轻疼痛,并可能在短时间内稳定神经系统的体征。放疗期间使用地塞米松可以增加治疗后行走的可能性[127]。但地塞米松的最佳剂量尚不确定,目前的研究支持初始静脉推注10mg,然后每日16mg,当出现严重或快速进行性神经功能缺损时,在有确切疗效后迅速减量[128]。

对于乳腺癌患者,转移性脊髓压迫的治疗(特别是无手术指征的患者),通常是放射治疗。没有任何一种特定的剂量分割方案被最终证明比任何其他方案都能更好地缓解疼痛或改善功能,但更长时间的方案具有更低的照射野复发率[117,129,130,131]。这对乳腺癌患者很重要,因为他们通常比其他原发肿瘤患者存活的时间更长,并有更好的功能性预后[118,119]。单次8Gy治疗或20Gy 5次分割治疗都是合理的[132]。治疗前可以行走的患者,90%以上在治疗后仍然可以走动。但当患者无法行走才开始治疗时,只有45%的患者恢复了行走能力[120]。

放疗后在相同或不同部位的复发性压迫总体发生率为20%,在长期幸存者中更为常见[133]。复发可以通过进一步放疗来控制[134],手术和化疗也是一种选择。手术减压的适应证包括由于椎体骨折脱位导致的脊柱不稳定和骨碎片压迫脊髓[117]。很少需要为组织诊断而手术。椎板切除术后放疗与单纯放疗相比没有任何优势。如果椎体已经被肿瘤破坏,椎板切除术反而会增加脊柱不稳定的风险[115,135]。

化疗或激素治疗后,转移性脊髓压迫产生的症状可能会缓解,但起效时间通常会延迟且不确定[136]。这些治疗通常不单独用于脊髓压迫患者。

对于转移性骨病患者,双膦酸盐可减轻疼痛以及非椎体骨折的风险[137,138]。

2.6 脊髓

与硬膜外转移性脊髓压迫相比,脊髓髓内转移并不常见。其中乳腺癌占15%[139-141]。大多数患者有进展性全身性癌症和同时发生的脑或LMD。患者表现为背部痛和进展迅速的脊髓病[140,141]。这些症状和体征并不能可靠地区分髓内脊髓转移和转移性脊髓压迫,提示髓内转移的线索包括不对称运动障碍体征;病变水平的肌肉萎缩和分离性感觉障碍;膀胱和肠道功能早期受累;且邻近椎体没有转移灶。增强MRI是发现髓内转移的最佳方式(图16-5)[141,142]。如果及时开始使用地塞米松和放射治疗,症状可能会改善或稳定[140,141],但总体结局不佳。如果全身性疾病得到控制,边界清楚的病变可以手术切除[143,144]。

2.7 视神经

乳腺癌是视神经转移最常见的来源之一[145,146]。视神经转移表现为急性或缓慢进行性、无痛性单眼视力丧失。可能存在视神经乳头水肿。MRI通常可见病变。临床表现会与视神

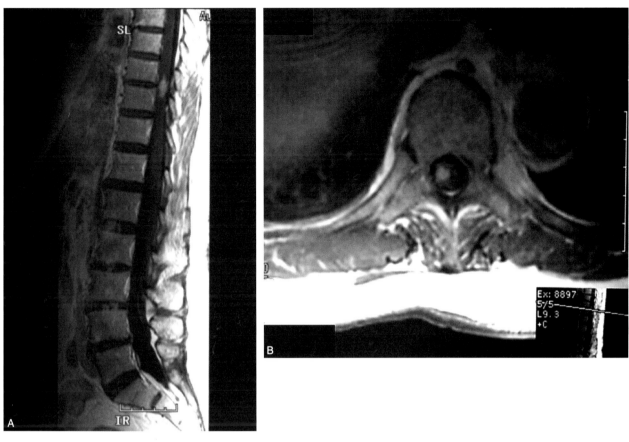

图 16-5　74 岁女性乳腺癌患者矢状位(A)和轴位(B)增强 MR 图像显示下胸椎脊髓髓内转移和广泛播散性转移

经炎或缺血性视神经病变混淆。LMD 也可伴有视神经病变。

2.8　葡萄膜

乳腺癌是葡萄膜转移最常见的来源[147]。脉络膜最受影响,但转移瘤可滞留在虹膜或睫状体中。对播散性乳腺癌患者进行眼部筛查发现脉络膜转移率为 5% ~ 27%[148,149]。尸检研究中的发病率为 37%[150]。40% 的患者存在双侧脉络膜转移[147,151]。有 3% 的患者,脉络膜转移是乳腺癌的首发表现,20% 的患者,脉络膜转移是乳腺癌的首发转移部位[147,151,152]。然而,在大多数患者中,脉络膜转移与全身性转移和脑转移相关[147]。

脉络膜转移更倾向于黄斑。最常见的症状是视力模糊,其他症状包括视物变形、幻视、飞蚊症和疼痛[147,148,152,153]。通常可以通过临床检查作出诊断。如果转移灶影响视力、视网膜脱离或迅速扩大,则需要治疗[148]。脉络膜转移可进行放疗、化疗或激素治疗[147,152,153]。早期放疗通常可以防止失明和减轻疼痛[148,151]。

2.9　垂体

9% 的乳腺癌患者在尸检时可发现垂体转移,以及其中 25% 的患者在治疗骨转移的同时进行了垂体切除[154]。垂体可能受到血行播散或鞍内骨转移的直接侵犯[155-157]。后叶通常比前叶更常受累[158]。大多数垂体转移无症状,当有症状出现时,常见表现为头痛、尿崩症和眼外肌麻痹,视力丧失和垂体功能低下不常见[156]。如果患者表现为垂体功能低下和视力丧失,并且没有其他部位的转移,则应怀疑为垂体腺瘤。MRI 通常显示骨侵蚀和软组织侵犯。如果临床特征和影像学提示有转移,应进行糖皮质激素和放射治疗。全身化疗期间症状可能会改善[155]。因为肿瘤通常侵犯海绵窦和血供丰富,手术切除垂体转移瘤很困难。然而,如果临床特征提示可能为腺瘤,没有其他部位转移,且预期生存期大于 6 个月,则提示需要进行手术。

2.10　臂丛神经

肺癌和乳腺癌是臂丛神经恶性浸润最常见的原因[159-161]。2.5% 的乳腺癌患者会发生恶性臂丛神经病变[162]。肩部和手臂持续的剧烈疼痛通常先于其他症状数周或数月出现,而乏力、消瘦和感觉症状出现较晚[159,160]。运动和感觉症状反映了肿瘤在臂丛中的位置。乳腺癌最常累及臂丛的下干,但锁骨上淋巴结的转移可影响上干。如果肿瘤延伸到脊旁或硬膜外组织,常表现为霍纳综合征。腋窝或锁骨上窝有可能触及肿块。

臂丛神经恶性病变必须与放射引起的臂丛神经疾病(表 16-2)、乳腺手术并发症和臂丛神经炎相区分。神经生理学研究显示 F 波、低振幅的感觉和复合肌肉动作电位、纤维颤动和神经源性运动单位延长或缺失。除非肿瘤向硬膜外延伸,否则椎旁肌大都是正常的。除非患者接受了臂丛神经放射治疗,否则肌纤维颤搐并不常见[160]。MRI 或 CT 上臂丛内有肿块可以高度预测恶性浸润,但臂丛附近 T2 高信号和脂肪抑制在恶性浸润和放射引发的臂丛病中都很常见[160,161,163,164]。在一些臂丛神经恶性病变患者中,CT 和 MRI 显示神经丛正

表 16-2　臂丛神经恶性病变与放射性臂丛神经病变鉴别

	恶性臂丛神经病变	放射性臂丛神经病变
放疗前	偶见	常见
肩部、上肢疼痛	早期,剧烈	后期,柔和
明显的肿块	常见	不存在
霍纳综合征	偶见	罕见
肌纤维颤搐	少见	常见
椎旁纤维颤动	少见	常见
MRI 或 CT	可见肿块	无肿块
	T2 信号增强	T2 信号增强
	脂肪抑制	脂肪抑制

常[165,166]。PET-CT 可能显示臂丛神经中 18-氟脱氧葡萄糖的异常摄取,在普通 CT 上没有显示[167],但 PET-CT 在区分恶性神经丛病变和放射性神经丛病变中的作用尚不清楚。如果诊断仍不确定,可能需要 CT 引导下活检[168]或手术探查神经丛[159]。

放疗是臂丛神经恶性浸润的首选治疗方法。其最初可以减轻疼痛,但慢性疼痛很常见。在特定的患者中,可使用神经阻滞和神经消融技术[169]。尽管接受了治疗,臂丛恶性病变的其他症状通常会恶化。如果过去曾使用过放射治疗,则可以尝试化疗和激素治疗。

2.11　腰骶丛神经

骶骨和骨盆转移浸润腰骶丛是乳腺癌少见的并发症。乳腺癌转移占腰骶丛恶性病变的 10%[170]。典型表现为下背部、臀部或大腿隐匿性剧烈疼痛[170]。数周或数月后出现单侧或不对称无力、感觉丧失、反射丧失和腿部水肿。肠道和膀胱功能通常正常,除非肿瘤向硬膜外生长。MRI 或 CT 上常可见骶骨侵蚀[171]。放疗和化疗可以稳定症状。

腰骶神经丛恶性病变的鉴别诊断应包括 LMD、硬膜外转移压迫马尾神经和放射性神经丛病变。软脑膜和硬膜外转移通常影响膀胱和肠道功能。早期出现的双侧下肢无力、感觉丧失和肌萎缩是放射性神经丛病变的典型特征,50% 的患者最终会出现疼痛[171],这很少是主要症状。

3　非转移性并发症

3.1　代谢紊乱

代谢性脑病,即由于全身原因引起的意识和/或心理状态改变,是播散性癌症最常见的神经表现之一。该病有许多潜在的促成因素,包括电解质/渗透压或血气紊乱、重要器官(如肝脏或肾脏)功能障碍、多种药物和感染等[172]。临床表现包括意识混乱、注意力不集中、行为改变、意识水平改变和颤抖[173]。神经系统检查通常无典型表现,但可通过对瞳孔的仔细检查(即,阿片类药物中毒引起的瞳孔缩小)或任何异常运动(例如,尿毒症、高氨血症或高碳酸血症患者的扑翼样震颤或肌阵挛)收集病因线索。在乳腺癌患者中,高钙血症是代谢性脑病最常见的原因之一,但有时也会出现低钠血症。这些症状通常急性发作且经常波动。实验室检查至少应包括全血细胞计数,肾功能检查,肝功能检查,血氨,血气和血糖测量以及维持药物的最低水平。脑电图(electroencephalogram,EEG)

也可以用来排除临床症状不明显的癫痫发作,因为即使没有结构性颅内病变的患者也可能在适当的环境中出现癫痫发作。如果病史或上述辅助检查支持该诊断,则需要获取 CSF 化验来评估感染性、炎症/自身免疫性或副肿瘤等疾病。

3.2　脑血管疾病

认识乳腺癌或其治疗可能导致的各种脑血管并发症很重要。在肿瘤医院的卒中患者中,乳腺癌患者占 4%[174]。虽然心脏病和动脉粥样硬化是癌症患者卒中的主要原因,但乳腺癌患者也应考虑其他的病因(表 16-3)[175-177]。某些化疗增加了乳腺癌患者发生脑梗死、出血性梗死和其他血栓栓塞事件的风险。他莫昔芬不会增加卒中或卒中死亡的总体风险[178-182]。雷洛昔芬是一种选择性雌激素受体调节剂,不会增加卒中的总体发病率,但与致命性卒中有较高关联[183]。除了恶性肿瘤的高凝状态和非细菌性血栓性心内膜炎外,卵圆孔未闭引起的反常栓塞也可能是癌症患者缺血性卒中的一个未被充分认识的原因[184]。

表 16-3　乳腺癌患者脑血管疾病的原因

缺血性卒中

大动脉病变

动脉粥样硬化

颈动脉和椎动脉放疗

小血管病变

继发于高血压的小血管病变

弥散性血管内凝血

血栓性微血管病变

LMD

血管内黏蛋白

心脏和其他栓塞原因

常见的心脏疾病(心房纤颤)

非细菌性血栓性心内膜炎

经卵圆孔未闭的反常栓塞

肿瘤栓塞

脑静脉血栓形成

血液高凝状态

转移性脑静脉压迫

肿瘤细胞的静脉浸润

脑内出血

转移瘤出血

血小板减少

急性弥散性血管内凝血

继发硬脑膜转移的硬脑膜下出血

任何出现疑似卒中症状的患者应行急诊头颅 CT 平扫,同时行头部和颈部 CT 血管造影,作为其溶栓或取栓条件评估的一部分。如果根据患者临床表现不需要短时间内做出治疗决定,同时考虑脑实质内有肿瘤受累,则需要做头颅增强 MRI,尤其要考虑 DWI(diffusion-weighted imaging,DWI)、ADC(apparent diffusion coefficient,ADC)[186]和 FLAIR 序列扫描。一旦确诊卒中或短暂性脑缺血发作(transient ischemic attack,TIA),应彻底检查相关的血管危险因素,如糖尿病、高脂血症和心律失常等。还应行经胸超声心动图检查以评估心内血栓、卵圆孔未闭和瓣膜赘生物等情况。与一般人群一样,乳腺癌患者缺血性卒中的治疗和二级预防取决于病因。对于已知脑血管事件的患者(如 TIA 或动脉粥样硬化性脑血管病继发的卒中),应考虑抗血小板药物进行二级预防,对于恶性肿瘤高凝状态继发的脑卒中患者,应考虑抗凝。

3.2.1 弥散性血管内凝血

在一项尸检研究中,1% 的乳腺癌患者患有弥散性血管

内凝血(disseminated intravascular coagulation,DIC)并伴有脑损害[187]。在合并 DIC 的实体瘤中,乳腺癌占 10%[188]。乳腺肿瘤中尿激酶和尿激酶受体的过度表达可能是乳腺癌患者发生 DIC 的原因[188]。患者通常表现为急性脑病,也可能出现癫痫发作和局灶性体征[189]。通常在几周内死亡。神经系统症状是由纤维蛋白血栓阻塞小穿支动脉和毛细血管引起的,导致多发性脑梗死和点状出血。DIC 的神经系统并发症必须与弥漫性或多灶性脑病的其他原因区分开来(表 16-4)。其凝血功能通常是异常的,但异常可能被错误地归因于其他原因[187]。CT 和脑血管造影通常正常。使用肝素通常不能获益。

表 16-4 根据病变部位进行鉴别诊断

头痛		共济失调	
转移部位	颅骨和颅底	转移部位	脑实质和软脑膜
	硬脑膜	治疗因素	甲氨蝶呤相关的脑白质病
	垂体		大剂量 5 氟尿嘧啶
	软脑膜		大剂量他莫昔芬
	脑实质		放疗
治疗因素	继发于 Ommaya 囊植入的细菌性脑膜炎	血管病变	
	继发于鞘内注射甲氨蝶呤的急性脑脊膜脑脊髓病	肿瘤因素	副肿瘤性小脑变性
	急性放射性脑病		眼阵挛(抗-Ri)
血管病变	脑静脉血栓形成		抗-Ma2 抗体相关性脑炎
	血栓性微血管病变	脊髓病	
	脑内出血	转移部位	硬脊膜外脊髓压迫
	硬脑膜下血肿		脊髓髓内转移
脑病		治疗因素	放射性脊髓病
转移部位	硬脑膜,软脑膜和脑实质		鞘内注射甲氨蝶呤
代谢改变	高钙血症,肝功能衰竭,药物原因,其他		糖皮质激素诱导的硬膜外脂肪增多症
治疗因素	放射性脑病:急性和慢性	上肢疼痛和无力	
	鞘内注射甲氨蝶呤:急性和慢性	转移部位	硬脊膜外,软脊膜和臂丛神经
	大剂量他莫昔芬	治疗因素	放射性神经丛疾病(早期可逆的或迟发的)
	化疗		放疗诱发的臂丛肿瘤
血管病变	弥散性血管内凝血		缺血性臂丛病变
	血管性微血管病变		乳腺癌切除术后综合征(肋间臂神经痛)
	非细菌性血栓性心内膜炎	下肢疼痛和无力	
	血管内黏蛋白	转移部位	硬脊膜外,软脊膜和骶丛神经
	脑静脉血栓形成	治疗因素	放射性神经丛病
	脑内出血	周围神经病	
肿瘤因素	边缘脑炎	治疗因素	紫杉醇和长春新碱
	抗-Ri 综合征	肿瘤因素	感觉神经病
癫痫			感觉运动神经病变
转移部位	硬脑膜,软脑膜和脑实质	单侧视力丧失	
代谢改变	低钠血症及其他	转移部位	眼眶,视神经,脉络膜,软脑膜
治疗因素	鞘内注射甲氨蝶呤导致的脑白质病	肿瘤因素	视神经炎
	长春新碱引起的抗利尿激素分泌异常	双侧视力丧失	
	大剂量 5 氟尿嘧啶	转移部位	软脑膜,垂体,脉络膜
	放射性脑病	治疗因素	他莫昔芬视网膜病变
血管病变	脑静脉血栓形成		鞘内注射甲氨蝶呤
	硬脑膜下血肿		放疗
	其他原因	肿瘤因素	副肿瘤性视网膜病变
肿瘤因素	边缘脑炎	眼肌麻痹	
局部症状		转移部位	颅底,垂体,软脑膜
转移部位	硬脑膜,软脑膜和脑实质	肿瘤因素	抗-Ri 抗体
治疗因素	甲氨蝶呤相关的脑白质病	脑神经麻痹	
	急性或慢性放射性脑病	转移部位	颅底,下颌骨,硬脑膜,软脑膜,脑干
血管病变	多种原因	治疗因素	长春新碱
		肿瘤因素	抗-Ma2 抗体相关性脑炎

3.2.2　血栓性微血管病变

乳腺癌可能并发血栓性微血管病变,导致富含血小板的微血管血栓形成[190]。其主要特征是微血管性溶血性贫血、血小板减少症和肾功能衰竭。神经系统的表现很常见,可能包括头痛、精神错乱、昏迷和局灶性体征。外周血涂片中存在分裂细胞。凝血酶原和部分凝血活酶时间是正常的,除非伴有低级别的 DIC。化疗与某些患者血栓性微血管病变的发病机制有关[191]。血浆置换、免疫吸附和免疫抑制剂治疗可能有效。

3.2.3　非细菌性血栓性心内膜炎

与非细菌性血栓性心内膜炎(nonbacterial thrombotic endocarditis,NBTE)相关的恶性肿瘤中有 5% ~ 10% 是乳腺癌[192,193]。这些患者表现为多个血管供血区域的短暂性脑缺血发作和卒中,弥漫性脑病或两者兼有。神经系统的表现是由于瓣膜血小板纤维蛋白赘生物栓塞,或继发于 DIC 的脑动脉多灶性闭塞,通常伴有 NBTE。有时会出现全身性栓塞,静脉血栓性静脉炎和心脏杂音。弥散加权 MRI 显示多个血管区域有急性梗死,动脉造影显示多个脑动脉闭塞[194]。经食管超声心动图有时可识别瓣膜赘生物[195]。除了治疗潜在的恶性肿瘤外,还需要长期的抗凝治疗。对于患有严重瓣膜问题的患者,可考虑手术治疗[196-198]。

3.2.4　脑静脉血栓形成

脑静脉血栓形成的诊断极具挑战,其几乎没有任何特征性的表现。它可能是由高凝状态、硬脑膜或颅骨转移引起的静脉压迫、肿瘤细胞侵蚀静脉或感染引起[199-203]。头痛、视乳头水肿、癫痫发作、局灶性体征和/或弥漫性脑病通常在几天内出现。脑静脉血栓形成也可能并发出血性静脉梗死。MRI 和 MR 静脉造影可明确诊断。即使存在出血性梗死,抗凝也是常用的治疗方法。当肿瘤性静脉压迫引起脑静脉血栓形成时,则需要放疗和化疗。有些患者尽管进行了适当的抗凝治疗,但临床上病情恶化时,可能需要血管内介入治疗[202,204]。

3.2.5　血管内黏蛋白

乳腺癌产生的血管内黏蛋白可能通过黏蛋白的直接高凝作用、高黏滞性、伴随 NBTE 的发展或黏液物质阻塞大脑小动脉而导致卒中[205-207]。典型的临床表现是快速进展性脑病和多发性急性卒中。尸检时,有多处出血性脑梗死。血清 CA-125 水平升高可提示诊断[207]。

3.2.6　脑出血

脑出血在乳腺癌患者中相对少见。不到 1% 的脑转移瘤出血,血小板减少是脑出血的罕见原因[189]。硬脑膜转移可引起硬膜下血肿,而且重要的是容易被硬膜下血肿掩盖。与慢性低级别 DIC 患者相比,颅内出血是急性 DIC 的常见并发症[208]。急性 DIC 患者的凝血功能严重紊乱。这些患者可进行血小板输注和凝血因子替代治疗。肝素的使用存在争议。

3.3　感染

应用 Ommaya 囊进行鞘内化疗(如甲氨蝶呤)的患者中 5% ~ 8% 会发生脑膜炎,其最常见的病因为凝固酶阴性葡萄球菌,痤疮丙酸杆菌和金黄色葡萄球菌[22,209-212]。虽然有些病例可以通过静脉和鞘内给药控制感染,但如果患者持续或反复感染,则需要移除 Ommaya 囊。其他中枢神经系统感染在乳腺癌患者中并不常见,但化疗会导致免疫系统缺陷,从而增加感染的易感性。

3.4　化疗并发症

3.4.1　鞘内化疗

鞘内注射甲氨蝶呤是乳腺癌患者严重中枢神经系统并发症的常见医源性原因。鞘内注射甲氨蝶呤几小时后,可出现伴有头痛、发热、颈部僵硬和呕吐的急性脑膜炎症状[21,22]。CSF 白细胞计数和蛋白质含量增高,但 CSF 培养是无菌的。症状会在 12~72 小时后消失,之后给予甲氨蝶呤不一定会复发。与颈抵抗或 CSF 异常相关的轻度脑病可能使鞘内注射甲氨蝶呤或其他化疗复杂化[213]。这些症状通常在几天内消退,但这种综合征可能与坏死性脑白质病变的晚期发作有关。

脑白质病变是反复鞘内注射甲氨蝶呤最严重的晚期并发症,在开始治疗后存活 1 年或更长时间的患者中 50% 以上会出现[24]。其通常在鞘内注射甲氨蝶呤联合全脑放疗时发生,但是单独鞘内注射甲氨蝶呤后也可能发生。行为异常、精神错乱、痴呆、嗜睡、共济失调、癫痫发作、偏瘫或四肢轻瘫在治疗开始后 3 个月或更长时间内开始隐匿出现或突然发作。MRI 和 CT 上均有显示脑室周围白质异常。停止使用甲氨蝶呤后,症状可稳定,或可能发展为昏迷和死亡。

通过 Ommaya 储液囊注射的高浓度甲氨蝶呤可引起局灶性脑白质病变[214]。注射造影剂后,这些病变在 MRI 上可增强显示,这可能与占位效应有关。鞘内注射甲氨蝶呤引起的其他罕见并发症包括脊髓病、视神经病变和猝死[215]。

3.4.2　他莫昔芬眼部并发症

他莫昔芬可引起视网膜病变,其特征为视网膜神经纤维和视网膜内网状层出现晶体沉积物[216,217]。广泛的沉积物可能与黄斑水肿和视力受损有关。大多数病例发生在高剂量他莫昔芬后,但长期常规剂量使用也可以引起视网膜病变。停用他莫昔芬后,黄斑水肿和视力会改善,但视网膜沉积物持续存在。长期使用他莫昔芬治疗后也会出现角膜混浊,可能没有临床意义[217]。少数患者的视神经病变被归因于他莫昔芬,但这种关联可能是巧合[218]。他莫昔芬其他罕见的并发症包括可逆性后部脑病综合征(posterior reversible encephalopathy syndrome,PRES)和小脑共济失调[219]。

3.4.3　其他化疗并发症

回顾性和前瞻性研究发现,在全身化疗后,多达 75% 的乳腺癌患者存在细微的认知障碍[220,221]。最受影响的认知领域是注意力、学习能力和处理速度。在这些患者中,50% 的认知障碍最终得到改善,其他患者则保持稳定。卡培他滨可引起乳腺癌患者发生可逆的多灶性脑白质病变[222]。许多转移性乳腺癌患者使用糖皮质激素治疗,与其他患者一样,可能会发生神经系统并发症,如类固醇肌病。长春新碱和紫杉烷通常引起明显的周围神经病变。紫杉醇和多西紫杉醇通过干扰轴突微管功能引起感觉神经病变。

3.5　放疗并发症

放疗相关并发症一般分为急性期(数天数周)、早期延迟期(1~6 个月)和晚期延迟期(数月至数年)[223]。急性并发症可在标准放疗或立体定向放疗后出现,导致局灶性脑水肿,可引起头痛,恶心,癫痫发作和先前存在的神经系统症状急性恶化。这些症状通常对短疗程的糖皮质激素治疗反应较好。早期延迟或亚急性并发症被认为是放射诱导脱髓鞘的结果,可出现多种临床综合征,包括精神状态抑郁、嗜睡和头痛,被称为嗜睡综合征[224,225]。放疗最常见的晚期延迟并发症是放射性坏死和进行性脑病,后者历来与包括全脑放疗在内的治疗方案有关,之前已经有过讨论[87,226,227]。放射性坏死可在接受放疗后 3 个月至数年内发生,可能出现"肥皂泡""切辣椒"或"瑞士奶酪"的增强图样,在之前的放疗区域内明显的 T2 高信号,可能有症状或无症状。磁共振灌注成像相对脑血容量增加和磁共振光谱显示乳酸峰升高也有助于区分放射性坏死和肿瘤复发。有症状的放射性坏死患者通常对糖皮质激素反应良好,但在难治性病例中,可使用贝伐珠单抗等药物[228]。

3.5.1　臂丛神经

放疗通过多种方式影响臂丛神经。腋窝照射 1.5~14 个月后,1% ~ 2% 的乳腺癌患者出现可逆性臂丛神经病变[229,230]。最初的症状是手和前臂的麻木与感觉异常,以及轻微的肩部和腋窝疼痛。一些患者表现为消瘦和乏力,但不累及肩胛肌和菱形肌。该疾病的发病机制尚不清楚,但与延迟性、不可逆性神经丛病变无关。

乳腺癌患者延迟性、不可逆性、放射性臂丛神经病变的发病率在不同的病例中差异很大,取决于随访时间和剂量分割方案[231]。放射性臂丛神经病变通常出现在放疗后 6 个月或更长时间[231,232]。放疗后超过 10 年出现放射性臂丛神经病变并不少见,发病率为每年 2.9%[233]。随着总剂量和每部分剂量的增加,以及治疗区域的重叠,发病率也在增加。臂丛神经病变更可能发生在总剂量为 60Gy 或更高的情况下,但在每次分割剂量超过 2Gy 时,即便总剂量较小也有可能发生臂丛神经病变[232,234,235]。最初,神经丛的上干受到影响,但是下干或整个神经丛也可能会受累。主要的症状表现为感觉异常和麻木。淋巴水肿、锁骨上窝硬化和缓慢进行性手臂无力出现较晚[159,160,231,236]。疼痛随着时间的推移而加重,但很少像神经丛恶性病变引起的疼痛那样严重[90,159]。肌纤维颤搐和椎旁肌纤颤提示放射性神经丛病变,但神经传导研究和肌电图通常不能区分恶性浸润和放射性神经丛病变。CT 可能显示正常组织平面的缺失,无孤立的肿块[160,163]。在磁共振 T2 加权像通常显示臂丛附近信号增强,但成像也可能正常[161,164]。多年来进行了各种治疗方法的研究,包括糖皮质激素、高压氧和抗氧化剂。但仍未确定一个有效的治疗方法[237]。

当患者的原发肿瘤治愈后,周围神经鞘瘤仍可在腋窝放疗多年后进展[161,238]。乳腺癌放疗后 10 年内,肉瘤的累积发病率为 0.2%[230,239]。其表现为出现疼痛的肿块和进行性臂丛神经病变。这种并发症更常见于神经纤维瘤病患者,尤其是放疗区域有重叠时。

继发于锁骨下动脉闭塞的缺血性臂丛神经病变是一种罕见的晚期放疗并发症。表现为急性、非进行性、无痛性手臂无力或缓慢进行性神经丛病变[240,241]。受累手臂出现脉搏减弱和其他缺血迹象。

3.6　手术并发症

三分之二的患者在乳腺手术后出现慢性神经性疼痛[242]。疼痛主要有 3 种类型:肋间臂神经痛、乳房幻觉疼痛和与神经瘤相关的疼痛。

3.6.1　肋间臂神经痛

肋间臂神经痛是乳腺癌术后手臂疼痛最常见的原因[243]。这是由于腋窝淋巴结清扫时肋间臂神经及其皮支受损所致[244-246]。这种疾病最初被称为乳房切除术后疼痛综合征,但是乳房肿瘤切除术伴腋窝淋巴结清扫术与乳房肿瘤切除术相比,肋间神经损伤的风险一样大[242]。这些症状通常会在术后立即出现[246,247]。超过 6 个月的疼痛发作罕见,如出现这一情况,在诊断肋间臂神经痛前应排除胸壁肿瘤的复发。肋间臂神经痛表现为腋窝、上臂后内侧和前胸壁有紧缩、灼烧和刺痛感,甚至感觉丧失[244,245,247]。肩部运动会增加疼痛,肩周炎也会加重[248]。通过改良手术技术防止肋间臂神经痛的尝试没有成功,因为外科医生无法在三分之一的腋窝淋巴结清扫中保留肋间臂神经[249]。在随机对照试验中,阿米替林、文拉法辛和辣椒素有助于控制肋间臂神经痛[242]。其他治疗选择包括镇痛药、卡马西平、加巴喷丁、利多卡因和神经阻滞。但 50% 的患者在术后几年内仍有症状[250]。

3.6.2　手术的其他并发症

15% ~ 40% 的患者在乳房切除术后第一个月内就会出现乳房幻感[251-254]。乳房幻觉疼痛不太常见,但仍有 10% ~ 20% 的患者发生[252-254]。肋间神经瘤可在乳房术后的瘢痕组织中形成并引起疼痛,手术切除神经瘤可缓解疼痛[255]。腕管综合征和臂丛神经病变被归因于根治性乳房切除术后的淋巴水肿所致,但目前相关证据不确切[243,256]。

3.7　副肿瘤综合征

神经系统副肿瘤综合征是一种罕见的疾病,经常发生在肿瘤诊断之前。虽然最终诊断肿瘤需要多方面的检查,但及时识别副肿瘤综合征有助于原发肿瘤的早期诊断。当乳房 X 线、超声和 MRI 正常时,PET-CT 可以检测出乳腺肿瘤,但

PET-CT 正常也不能排除乳腺癌[257,258]。

小细胞肺癌、妇科恶性肿瘤和乳腺癌是最常见的与神经系统副肿瘤综合征相关的肿瘤[259]。Croft 和 Wilkinson 在 4.4% 的乳腺癌患者中发现了一种癌性神经肌病（异常的神经系统症状，不能用转移或其他神经系统疾病来解释）[260]。乳腺癌患者可发生几种不同的神经系统副肿瘤综合征，包括副肿瘤性小脑变性、感觉性周围神经病、眼阵挛、脑脊髓炎、僵人综合征、边缘叶脑炎和视网膜病变[259,261]。

3.7.1 小脑变性

副肿瘤性小脑变性（paraneoplastic cerebellar degeneration, PCD）是乳腺癌患者中最常见的副肿瘤综合征[267]。在三分之二的乳腺癌和 PCD 患者的血清和 CSF 中检测到抗-Yo（抗浦肯野细胞）抗体[259]。大多数携带抗-Yo 抗体的患者有局限的区域转移性疾病[262]。抗-Yo 是小脑综合征的标志物[263-266]。躯干和双侧肢体共济失调、构音障碍和眼球震颤在几天或几周内迅速出现。只有在患者严重丧失生活能力时，症状才会趋于稳定且不会出现自发性的改善[262]。CSF 检查通常表现为轻微的淋巴细胞增多、蛋白质含量和 IgG 水平升高及寡克隆带。最初，CT 和 MRI 检查均正常，后来开始出现小脑萎缩。主要的病理改变是浦肯野细胞的严重丧失。抗-Yo 是与乳腺癌、卵巢癌和其他妇科恶性肿瘤相关的 PCD 的高度特异性标志物。它不会出现在没有 PCD 的乳腺癌患者中[259,267]。尽管 PCD 患者存活数年并不罕见，但治疗乳腺癌、糖皮质激素、环磷酰胺和血浆置换并不能改善 PCD[262]。

一些乳腺癌和 PCD 的患者没有抗-Yo 或任何其他神经抗体[259]。血清抗体阴性的 PCD 患者的临床特征呈多样化，与抗-Yo 相关的 PCD 患者难以区分，但他们症状较轻，通常在原发肿瘤切除后症状能够改善[218,219]。

3.7.2 眼球阵挛-肌阵挛综合征

与躯干共济失调、构音障碍、肌阵挛、眩晕和脑病相关的眼球阵挛的急性发作，可与包括乳腺癌在内的多种恶性肿瘤一起发生[268,269]。CSF 检查表现为轻微的细胞增多和蛋白含量升高。MRI 通常是正常的。原发肿瘤治疗后患者的症状通常稳定，部分可缓解。眼球阵挛是由脑干全息神经元功能障碍引起的，但其神经病理学尚未得到很好的阐明。在一些患者中，没有可识别的异常，而在另一些患者中，这些变化类似于 PCD[268]。

抗神经元抗体（抗-Ri）最常见于乳腺癌并发眼球阵挛的患者，但它也可存在于其他原发肿瘤[270,271]。缺乏抗-Ri 并不能排除乳腺癌患者不会并发眼球阵挛[259,269]。但没有副肿瘤综合征的女性乳腺癌患者体内不存在抗-Ri[271]。在具有抗-Ri 抗体的患者中，已观察到除眼球阵挛外的广泛神经系统疾病，包括亚急性脑干综合征（眩晕、眼肌麻痹、构音障碍和共济失调）、进行性多发性神经根病、类似僵人综合征的强直和多灶性中枢神经系统疾病[259,272,273]。

3.7.3 边缘系统脑炎

边缘系统脑炎的主要症状是记忆丧失、意识模糊、癫痫发作、精神异常、下丘脑功能障碍和嗜睡[274]。CSF 检查有轻微的细胞增多、蛋白含量增高和寡克隆区带阳性。磁共振 T2 像显示颞叶内侧异常信号影（图 16-6）。乳腺癌占副肿瘤性边缘系统脑炎病例的 5%[274]。大多数乳腺癌并发边缘系统脑炎的患者体内没有找到神经肿瘤抗体，但在一些病例中发现了抗-Ma2 抗体[258,274-276]。抗-Ma2 在睾丸癌患者中更常见，患者常有脑干和间脑的受累，以及边缘系统脑炎[277]。乳腺癌患者可能有针对 Ma1 和 Ma2 的抗体[277,278]。抗 Ma1 抗体与严重的脑干功能障碍和小脑性共济失调有关[274,276]。在乳腺癌并发边缘系统脑炎的患者中还发现了非典型抗体。副肿瘤性边缘系统脑炎在肿瘤治疗后或使用糖皮质激素治疗后症状可能会有所改善。

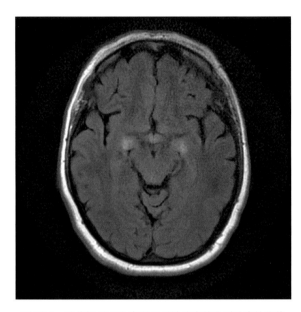

图 16-6 磁共振 FLAIR 序列显示乳腺癌并发副肿瘤性边缘系统脑炎患者的双侧颞叶内侧高信号。患者，女性，59 岁，临床表现为嗜睡、情绪改变、健忘和视觉幻觉。未检测到抗神经元抗体

3.7.4 僵人综合征

僵人综合征的特征是躯干和近端肢体肌肉进行性僵硬和肌肉痉挛。神经系统检查、脑和脊髓 MRI 通常正常。CSF 检查显示寡克隆区带阳性。大剂量的苯二氮䓬类药物、糖皮质激素、免疫抑制剂或血浆置换可改善症状。乳腺癌并发副肿瘤性僵硬人综合征的患者体内存在针对突触蛋白的抗体[279-282]。抗双载蛋白抗体（神经元突触前膜蛋白抗体）对乳腺癌或僵人综合征没有特异性。它们在患有其他肿瘤和其他副肿瘤疾病的患者中也有发现[283-285]。与抗双载蛋白抗体相关的许多临床表现可以由同一肿瘤表达的针对其他神经肿瘤抗原的抗体来解释[285]。横纹肌溶解症可发生在乳腺癌、僵人综合征和抗双载蛋白抗体抗体阳性的患者中[286]。通过乳腺癌、抗双载蛋白抗体阳性、僵人综合征、斜视眼阵挛患者的 IgG 可以将这种疾病转移到小鼠身上[287]。

3.7.5 感觉和感觉运动神经病变

感觉神经病变是乳腺癌患者最常见的副肿瘤综合征之

一[259]。在一组 12 例乳腺癌并发感觉神经病的患者中,3 例含有抗-Hu 抗体,2 例有抗双载蛋白抗体。血清抗体阳性患者的临床表现类似于与小细胞肺癌和抗-Hu 抗体相关的亚急性感觉神经病。血清抗体阴性患者的临床特征具有多样性。一些血清抗体阴性患者表现为感觉神经病和共济失调步态。两名患者表现为感觉异常和腿部瘙痒。类似的表现为感觉异常、瘙痒、麻木、乏力和抽搐的患者,也有报道[288,289]。最初的感觉症状通常发生在胸壁、会阴和面部。症状持续数周,随后稳定,逐渐进展或波动。直到病程后期,致残率很低。这些患者的周围神经病理特征尚不清楚。三分之一的患者在肿瘤治疗后出现短暂改善。乳腺癌患者可能出现类似吉兰-巴雷综合征或慢性炎性脱髓鞘多神经根神经病的感觉运动神经病变[259]。

3.7.6　运动神经病变

癌症和运动神经疾病在同一患者中出现通常是巧合。一个可能的例外是类似原发性侧索硬化症的缓慢进展的上运动神经元疾病与乳腺癌之间的联系[290]。体格检查显示肢体乏力、反射亢进、病理反射阳性和球性麻痹,但没有感觉障碍。且未检测到抗神经肿瘤抗体。一些患者最终发展到下运动神经元功能障碍,但在几年后,也可能没有下运动神经元受累。患有原发性侧索硬化症的女性应行乳房 X 线检查以排除乳腺癌[290]。

3.7.7　其他副肿瘤综合征

一些乳腺癌合并 Lambert-Eaton 肌无力综合征的患者已被报道,但这两者之间的联系可能是巧合所致[291]。皮肌炎和多发性肌炎更常发生在恶性肿瘤患者中,包括乳腺癌[267]。与 CSF 细胞增多相关的葡萄膜炎、黄斑水肿和视乳头水肿已被当作乳腺癌患者的副肿瘤综合征[292,293]。乳腺癌可引起视网膜病变,表现为亚急性视力丧失[294]。可能存在抗视网膜抗体。

4　神经系统症状的诊断方法

乳腺癌存在多种转移性和非转移性神经系统并发症,影响中枢和周围神经系统的不同部位。一个部位的病变可能有多个潜在的原因。一旦通过病史和神经系统检查确定了病变的位置,就必须明确其病因。表 16-4 对于每种类型的定位或症状,提供了在适当情况下可以考虑的初始鉴别诊断。在某些患者中,病史和检查结果能提示可能的病因,但通常需要进一步的研究。

5　结　　论

综上所述,尽管乳腺癌的神经系统表现和治疗方式多种多样,基于全面的体格检查和对症状仔细辨别后的有序处理,将最大限度地提高诊断的准确性和治疗的合理性。

（李东海、卢鑫　译,左赋兴、何永昌　审校）

参考文献

1. Momenimovahed Z, Salehiniya H. Epidemiological characteristics of and risk factors for breast cancer in the world. *Breast Cancer (Dove Med Press)*. 2019;11:151–164. https://doi.org/10.2147/BCTT.S176070.
2. Laigle-Donadey F, Taillibert S, Martin-Duverneuil N. Skull-base metastases. *J Neurooncol*. 2005;75(1):63–69.
3. Wright J, Gurney H, Glare P. Skull metastases masquerading as cerebral secondaries in patients with cancer. *Aust N Z J Med*. 1998;28(1):62.
4. Bullock JD, Yanes B. Ophthalmic manifestations of metastatic breast cancer. *Ophthalmology*. 1980;87(10):961–973.
5. Hall SM, Buzdar AU, Blumenschein GR. Cranial nerve palsies in metastatic breast cancer due to osseous metastasis without intracranial involvement. *Cancer*. 1983;52(1):180–184.
6. Greenberg HS, Deck MDF, Vikram B. Metastasis to the base of the skull: clinical findings in 43 patients. *Neurology*. 1981;31(5):530–537.
7. Jansen BPW, Pillay M, Bruin HG. 99mTc-SPECT in the diagnosis of skull base metastasis. *Neurology*. 1997;48(5):1326–1330.
8. Hudgins PA, Baugnon KL. Head and neck: skull base imaging. *Neurosurgery*. 2018;82(3):255–267. https://doi.org/10.1093/neuros/nyx492.
9. Lossos A, Siegal T. Numb chin syndrome in cancer patients: etiology, response to treatment, and prognostic significance. *Neurology*. 1992;42(6):1181–1184.
10. Horton J, Means ED, Cunningham TJ. The numb chin in breast cancer. *J Neurol Neurosurg Psychiatry*. 1973;36(2):211–216.
11. Li C, Yang W, Men Y, Wu F, Pan J, Li L. Magnetic resonance imaging for diagnosis of mandibular involvement from head and neck cancers: a systematic review and meta-analysis. *PLoS One*. 2014;9(11). https://doi.org/10.1371/journal.pone.0112267, e112267.
12. Posner JB, Chernik NL. In: Schoenberg BS, ed. *Intracranial Metastases From Systemic Cancer*. vol. 19. Raven Press; 1978:579–591.
13. Cifuentes N, Pickren JW. Metastases from carcinoma of mammary gland: an autopsy study. *J Surg Oncol*. 1979;11(3):193–205.
14. Tsukada Y, Fouad A, Pickren JW. Central nervous system metastasis from breast carcinoma. *Autopsy study. Cancer*. 1983;52(12):2349–2354.
15. Kleinschmidt-DeMasters BK. Dural metastases. A retrospective surgical and autopsy series. *Arch Pathol Lab Med*. 2001;125(7):880–887.
16. Minette SE, Kimmel DW. Subdural hematoma in patients with systemic cancer. *Mayo Clin Proc*. 1989;64(6):637–642.
17. Tseng SH, Liao CC, Lin SM. Dural metastasis in patients with malignant neoplasm and chronic subdural hematoma. *Acta Neurol Scand*. 2003;108(1):43–46.
18. Custer BS, Koepsell TD, Mueller BA. The association between breast carcinoma and meningioma in women. *Cancer*. 2002;94(6):1626–1635.
19. Johnson MD, Powell SZ, Boyer PJ. Dural lesions mimicking meningiomas. *Hum Pathol*. 2002;33(12):1211–1226.
20. Caroli E, Salvati M, Giangaspero F. Intrameningioma metastasis as first clinical manifestation of occult primary breast carcinoma. *Neurosurg Rev*. 2006;29(1):49–54.
21. Wasserstrom WR, Glass JP, Posner JB. Diagnosis and treatment of leptomeningeal metastases from solid tumors: experience with 90 patients. *Cancer*. 1982;49(4):759–772.
22. de Visser BWO, Somers R, Nooyen WH, van Heerde P, Hart AA, McVie JG. Intraventricular methotrexate therapy of leptomeningeal metastasis from breast carcinoma. *Neurology*. 1983;33(12):1565–1572.
23. Yap HY, Yap BS, Tashima CK. Meningeal carcinomatosis in breast cancer. *Cancer*. 1978;42(1):283–286.
24. Boogerd W, Hart AAM, Sande JJ. Meningeal carcinomatosis in breast cancer. Prognostic factors and influence of treatment. *Cancer*. 1991;67(6):1685–1695.
25. Lamovec J, Zidar A. Association of leptomeningeal carcinomatosis in carcinoma of the breast with infiltrating lobular carcinoma. An autopsy study. *Arch Pathol Lab Med*. 1991;115(5):507–510.
26. Kosmas C, Malamos NA, Tsavaris NB. Leptomeningeal carcinomatosis after major remission to taxane-based front-line therapy in patients with advanced breast cancer. *J Neurooncol*.

2002;56(3):265–273.

27. Jayson GC, Howell A, Harris M. Carcinomatous meningitis in patients with breast cancer. An aggressive disease variant. *Cancer.* 1994;74(12):3135–3141.

28. Smith DB, Howell A, Harris M. Carcinomatous meningitis associated with infiltrating lobular carcinoma of the breast. *Eur J Surg Oncol.* 1985;11(1):33–36.

29. Niwińska A, Rudnicka H, Murawska M. Breast cancer leptomeningeal metastasis: propensity of breast cancer subtypes for leptomeninges and the analysis of factors influencing survival. *Med Oncol.* 2013;30(1):408. https://doi.org/10.1007/s12032-012-0408-4.

30. Gleissner B, Chamberlain MC. Neoplastic meningitis. *Lancet Neurol.* 2006;5(5):443–452.

31. Freilich RJ, Krol G, DeAngelis LM. Neuroimaging and cerebrospinal fluid cytology in the diagnosis of leptomeningeal metastasis. *Ann Neurol.* 1995;38(1):51–57.

32. Collie DA, Brush JP, Lammie GA. Imaging features of leptomeningeal metastases. *Clin Radiol.* 1999;54(11):765–771.

33. van de Langerijt B, Gijtenbeek JM, de Reus HPM, et al. CSF levels of growth factors and plasminogen activators in leptomeningeal metastases. *Neurology.* 2006;67(1):114–119.

34. Twijnstra A, Zanten AP, Nooyen WJ. Sensitivity and specificity of single and combined tumour markers in the diagnosis of leptomeningeal metastasis from breast cancer. *J Neurol Neurosurg Psychiatry.* 1986;49(11):1246–1250.

35. Boire A, Brandsma D, Brastianos PK, et al. Liquid biopsy in central nervous system metastases: a RANO review and proposals for clinical applications. *Neuro Oncol.* 2019;21(5):571–584. https://doi.org/10.1093/neuonc/noz012.

36. Siravegna G, Marsoni S, Siena S, Bardelli A. Integrating liquid biopsies into the management of cancer. *Nat Rev Clin Oncol.* 2017;14(9):531–548. https://doi.org/10.1038/nrclinonc.2017.14.

37. DeAngelis LM. In: Harris JR, Lippman ME, Morrow M, Osborne CK, eds. *Leptomeningeal Metastasis.* 3rd ed. Lippincott Williams and Wilkins; 2004.

38. Yang TJ, Wijetunga NA, Yamada J, et al. Clinical trial of proton craniospinal irradiation for leptomeningeal metastases. *Neuro Oncol.* 2021. https://doi.org/10.1093/neuonc/noaa152.

39. Omuro AMP, Lallana EC, Bilsky MH. Ventriculoperitoneal shunt in patients with leptomeningeal metastasis. *Neurology.* 2005;64(9):1625–1627.

40. Yap HY, Yap BS, Rasmussen S. Treatment for meningeal carcinomatosis in breast cancer. *Cancer.* 1982;49(2):219–222.

41. Chamberlain MC, Kormanik PRN. Carcinomatous meningitis secondary to breast cancer: predictors of response to combined modality therapy. *J Neurooncol.* 1997;35(1):55–64.

42. Grant R, Naylor B, Greenberg HS. Clinical outcome in aggressively treated meningeal carcinomatosis. *Arch Neurol.* 1994;51(5):457–461.

43. Fizazi K, Asselain B, Vincent-Salomon A. Meningeal carcinomatosis in patients with breast carcinoma. Clinical features, prognostic factors, and results of a high-dose intrathecal methotrexate regimen. *Cancer.* 1996;77(7):1315–1323.

44. Glantz MJ, Cole BF, Recht L. High-dose intravenous methotrexate for patients with nonleukemic leptomeningeal cancer: is intrathecal chemotherapy necessary? *J Clin Oncol.* 1998;16(4):1561–1567.

45. Boogerd W, Bent MJ, Koehler PJ. The relevance of intraventricular chemotherapy for leptomeningeal metastasis in breast cancer: a randomised study. *Eur J Cancer.* 2004;40(18):2726–2733.

46. Groves MD, Glantz MJ, Chamberlain MC, et al. A multicenter phase II trial of intrathecal topotecan in patients with meningeal malignancies. *Neuro Oncol.* 2008;10(2):208–215. https://doi.org/10.1215/15228517-2007-059.

47. Park W-Y, Kim H-J, Kim K, et al. Intrathecal trastuzumab treatment in patients with breast cancer and leptomeningeal carcinomatosis. *Cancer Res Treat.* 2016;48(2):843–847. https://doi.org/10.4143/crt.2014.234.

48. Laakmann E, Witzel I, Müller V. Efficacy of liposomal cytarabine in the treatment of leptomeningeal metastasis of breast cancer. *Breast Care (Basel).* 2017;12(3):165–167. https://doi.org/10.1159/000464400.

49. Kumthekar P, Lassman AB, Lin N, et al. LPTO-02. Intrathecal (IT) trastuzumab (T) for the treatment of leptomeningeal disease (LM) in patients (PTS) with human epidermal receptor-2 positive (HER2+) cancer: a multicenter phase 1/2 study. *Neurooncol Adv.*

2019;1(Suppl 1):i6. https://doi.org/10.1093/noajnl/vdz014.025.

50. Brastianos PK, Lee EQ, Cohen JV, et al. Single-arm, open-label phase 2 trial of pembrolizumab in patients with leptomeningeal carcinomatosis. *Nat Med.* 2020;26(8):1280–1284. https://doi.org/10.1038/s41591-020-0918-0.

51. Grossman SA, Finkelstein DM, Ruckdeschel JC. Randomized prospective comparison of intraventricular methotrexate and thiotepa in patients with previously untreated neoplastic meningitis. *J Clin Oncol.* 1993;11(3):561–569.

52. Glantz MJ, Jaeckle KA, Chamberlain MC. A randomized controlled trial comparing intrathecal sustained-release cytarabine (Depo Cyt) to intrathecal methotrexate in patients with neoplastic meningitis from solid tumors. *Clin Cancer Res.* 1999;5(11):3394–3402.

53. Jaeckle KA, Phuphanich S, Bent MJ. Intrathecal treatment of neoplastic meningitis due to breast cancer with a slow-release formulation of cytarabine. *Br J Cancer.* 2001;84(2):157–163.

54. Orlando L, Curigliano G, Colleoni M. Intrathecal chemotherapy in carcinomatous meningitis from breast cancer. *Anticancer Res.* 2002;22(5):3057–3059.

55. ClinicalTrials.gov. *Tucatinib, Trastuzumab, and Capecitabine for the Treatment of HER2+ LMD—Full Text View.* ClinicalTrials.gov; 2020. https://clinicaltrials.gov/ct2/show/NCT03501979. Accessed 15 September 2020.

56. Cairncross JG, Kim J-H, Posner JB. Radiation therapy for brain metastases. *Ann Neurol.* 1980;7(6):529–541.

57. Lee YTN. Breast carcinoma: pattern of metastasis at autopsy. *J Surg Oncol.* 1983;23(3):175–180.

58. Schouten LJ, Rutten J, Huveneers HAM. Incidence of brain metastases in a cohort of patients with carcinoma of the breast, colon, kidney, and lung and melanoma. *Cancer.* 2002;94(10):2698–2705.

59. Barnholtz-Sloan JS, Sloan AE, Davis FG. Incidence proportions of brain metastases in patients diagnosed (1973 to 2001) in the metropolitan Detroit cancer surveillance system. *J Clin Oncol.* 2004;22(14):2865–2872.

60. Yawn BP, Wollan PC, Schroeder C. Temporal and gender-related trends in brain metastases from lung and breast cancer. *Minn Med.* 2003;86(12):32–37.

61. Carty NJ, Foggitt A, Hamilton CR. Patterns of clinical metastasis in breast cancer: an analysis of 100 patients. *Eur J Surg Oncol.* 1995;21(6):607–608.

62. Lin NU, Bellon JR, Winer EP. CNS metastases in breast cancer. *J Clin Oncol.* 2004;22(17):3608–3617.

63. Boogerd W, Vos VW, Hart AAM. Brain metastases in breast cancer; natural history, prognostic factors and outcome. *J Neurooncol.* 1993;15(2):165–174.

64. DiStefano A, Yap HY, Hortobagyi GN. The natural history of breast cancer patients with brain metastases. *Cancer.* 1979;44(5):1913–1918.

65. Paterson AHG, Agarwal M, Lees A. Brain metastases in breast cancer patients receiving adjuvant chemotherapy. *Cancer.* 1982;49(4):651–654.

66. Lentzsch S, Reichardt P, Weber F. Brain metastases in breast cancer: prognostic factors and management. *Eur J Cancer.* 1999;35(4):580–585.

67. Carey LA, Ewend MG, Metzger R. Central nervous system metastases in women after multimodality therapy for high risk breast cancer. *Breast Cancer Res Treat.* 2004;88(3):273–280.

68. Crivellari D, Pagani O, Veronesi A. High incidence of central nervous system involvement in patients with metastatic or locally advanced breast cancer treated with epirubicin and docetaxel. *Ann Oncol.* 2001;12(3):353–356.

69. Bendell JC, Domchek SM, Burstein HJ. Central nervous system metastases in women who receive trastuzumab-based therapy for metastatic breast carcinoma. *Cancer.* 2003;97(12):2972–2979.

70. Duchnowska R, Szczylik C. Central nervous system metastases in breast cancer patients administered trastuzumab. *Cancer Treat Rev.* 2005;31(4):312–318.

71. Evans AJ, James JJ, Cornford EJ. Brain metastases from breast cancer: identification of a high-risk group. *Clin Oncol.* 2004;16(5):345–349.

72. Maki DD, Grossman RI. Patterns of disease spread in metastatic breast carcinoma: influence of estrogen and progesterone receptor status. *Am J Neuroradiol.* 2000;21(6):1064–1066.

73. Miller KD, Weathers T, Haney LG. Occult central nervous system involvement in patients with metastatic breast cancer: prevalence,

predictive factors and impact on overall survival. *Ann Oncol.* 2003;14(7):1072–1077.

74. Slimane K, Andre F, Delaloge S. Risk factors for brain relapse in patients with metastatic breast cancer. *Ann Oncol.* 2004;15(11):1640–1644.

75. Ryberg M, Nielsen D, Osterlind K. Predictors of central nervous system metastasis in patients with metastatic breast cancer. A competing risk analysis of 579 patients treated with epirubicin-based chemotherapy. *Breast Cancer Res Treat.* 2005;91(3):217–225.

76. Tabouret E, Chinot O, Metellus P, Tallet A, Viens P, Gonçalves A. Recent trends in epidemiology of brain metastases: an overview. *Anticancer Res.* 2012;32(11):4655–4662.

77. Witzel I, Oliveira-Ferrer L, Pantel K, Müller V, Wikman H. Breast cancer brain metastases: biology and new clinical perspectives. *Breast Cancer Res.* 2016;18(1):8. https://doi.org/10.1186/s13058-015-0665-1.

78. de Almeida Bastos DC, MVC M, Sawaya R, et al. Biological subtypes and survival outcomes in breast cancer patients with brain metastases in the targeted therapy era. *Neurooncol Pract.* 2018;5(3):161–169. https://doi.org/10.1093/nop/npx033.

79. Ogawa K, Yoshii Y, Nishimaki T, et al. Treatment and prognosis of brain metastases from breast cancer. *J Neurooncol.* 2008;86(2):231–238. https://doi.org/10.1007/s11060-007-9469-1.

80. Lee SS, Ahn J-H, Kim MK, et al. Brain metastases in breast cancer: prognostic factors and management. *Breast Cancer Res Treat.* 2008;111(3):523–530. https://doi.org/10.1007/s10549-007-9806-2.

81. Ewend MG, Morris DE, Carey LA, Ladha AM, Brem S. Guidelines for the initial management of metastatic brain tumors: role of surgery, radiosurgery, and radiation therapy. *J Natl Compr Canc Netw.* 2008;6(5):505–514. https://doi.org/10.6004/jnccn.2008.0038.

82. Palmer JD, Greenspoon J, Brown PD, Johnson DR, Roberge D. Neuro-Oncology Practice Clinical Debate: stereotactic radiosurgery or fractionated stereotactic radiotherapy following surgical resection for brain metastasis. *Neurooncol Pract.* 2020;7(3):263–267. https://doi.org/10.1093/nop/npz047.

83. Brown PD, Ballman KV, Cerhan JH, et al. Postoperative stereotactic radiosurgery compared with whole brain radiotherapy for resected metastatic brain disease (NCCTG N107C/CEC·3): a multicentre, randomised, controlled, phase 3 trial. *Lancet Oncol.* 2017;18(8):1049–1060. https://doi.org/10.1016/S1470-2045(17)30441-2.

84. Aoyama H, Shirato H, Tago M, et al. Stereotactic radiosurgery plus whole-brain radiation therapy vs stereotactic radiosurgery alone for treatment of brain metastases: a randomized controlled trial. *JAMA.* 2006;295(21):2483–2491. https://doi.org/10.1001/jama.295.21.2483.

85. Kocher M, Soffietti R, Abacioglu U, et al. Adjuvant whole-brain radiotherapy versus observation after radiosurgery or surgical resection of one to three cerebral metastases: results of the EORTC 22952-26001 study. *J Clin Oncol Off J Am Soc Clin Oncol.* 2011;29(2):134–141. https://doi.org/10.1200/JCO.2010.30.1655.

86. Yamamoto M, Serizawa T, Shuto T, et al. Stereotactic radiosurgery for patients with multiple brain metastases (JLGK0901): a multi-institutional prospective observational study. *Lancet Oncol.* 2014;15(4):387–395. https://doi.org/10.1016/S1470-2045(14)70061-0.

87. Brown PD, Jaeckle K, Ballman KV, et al. Effect of radiosurgery alone vs radiosurgery with whole brain radiation therapy on cognitive function in patients with 1 to 3 brain metastases: a randomized clinical trial. *JAMA.* 2016;316(4):401–409. https://doi.org/10.1001/jama.2016.9839.

88. Amendola BE, Wolf AL, Coy S. Gamma knife radiosurgery in the treatment of patients with single and multiple brain metastases from carcinoma of the breast. *Cancer J.* 2000;6(2):88–92.

89. Firlik KS, Kondziolka D, Flickinger JC. Stereotactic radiosurgery for brain metastases from breast cancer. *Ann Surg Oncol.* 2000;7(5):333–338.

90. Lederman RJ, Wilbourn AJ. Brachial plexopathy: recurrent cancer or radiation? *Neurology.* 1984;34(10):1331–1335.

91. Muacevic A, Kreth FW, Tonn J-C. Stereotactic radiosurgery for multiple brain metastases from breast carcinoma. Feasibility and outcome of a local treatment concept. *Cancer.* 2004;100(8):1705–1711.

92. Patchell RA, Tibbs PA, Regine WF. Postoperative radiotherapy in the treatment of single metastases to the brain: a randomized trial. *JAMA.* 1998;280(17):1485–1489.

93. Palmer JD, Trifiletti DM, Gondi V, et al. Multidisciplinary patient-centered management of brain metastases and future directions. *Neurooncol Adv.* 2020;2(1). https://doi.org/10.1093/noajnl/vdaa034.

94. Wefel JS, Parsons MW, Gondi V, Brown PD. Neurocognitive aspects of brain metastasis. *Handb Clin Neurol.* 2018;149:155–165. https://doi.org/10.1016/B978-0-12-811161-1.00012-8.

95. Gondi V, Pugh SL, Tome WA, et al. Preservation of memory with conformal avoidance of the hippocampal neural stem-cell compartment during whole-brain radiotherapy for brain metastases (RTOG 0933): a phase ii multi-institutional trial. *J Clin Oncol.* 2014;32(34):3810–3816. https://doi.org/10.1200/JCO.2014.57.2909.

96. Brown PD, Gondi V, Pugh S, et al. Hippocampal avoidance during whole-brain radiotherapy plus memantine for patients with brain metastases: phase III trial NRG oncology CC001. *J Clin Oncol Off J Am Soc Clin Oncol.* 2020;38(10):1019–1029. https://doi.org/10.1200/JCO.19.02767.

97. Fokstuen T, Wilking N, Rutqvist LR. Radiation therapy in the management of brain metastases from breast cancer. *Breast Cancer Res Treat.* 2000;62(3):211–216.

98. Mahmoud-Ahmed AS, Suh JH, Lee S-Y. Results of whole brain radiotherapy in patients with brain metastases from breast cancer: a retrospective study. *Int J Radiat Oncol Biol Phys.* 2002;54(3):810–817.

99. Salvati M, Cervoni L, Innocenzi G, Bardella L. Prolonged stabilization of multiple and single brain metastases from breast cancer with tamoxifen. Report of three cases. *Tumori J.* 1993;79(5):359–362. https://doi.org/10.1177/030089169307900516.

100. Stewart DJ, Dahrouge S. Response of brain metastases from breast cancer to megestrol acetate: a case report. *J Neurooncol.* 1995;24(3):299–301. https://doi.org/10.1007/BF01052847.

101. van der Gaast A, Alexieva-Figusch J, Vecht C, Verweij J, Stoter G. Complete remission of a brain metastasis to third-line hormonal treatment with megestrol acetate. *Am J Clin Oncol.* 1990;13(6):507–509.

102. Boogerd W, Dalesio O, Bais EM. Response of brain metastases from breast cancer to systemic chemotherapy. *Cancer.* 1992;69(4):972–980.

103. Christodoulou C, Bafaloukos D, Linardou H. Temozolomide (TMZ) combined with cisplatin (CDDP) in patients with brain metastases from solid tumors: a Hellenic Cooperative Oncology Group (HeCOG) phase II study. *J Neurooncol.* 2005;71(1):61–65.

104. Trudeau ME, Crump M, Charpentier D, et al. Temozolomide in metastatic breast cancer (MBC): a phase II trial of the National Cancer Institute of Canada—Clinical Trials Group (NCIC-CTG). *Ann Oncol.* 2006;17(6):952–956. https://doi.org/10.1093/annonc/mdl056.

105. Morikawa A, Peereboom DM, Thorsheim HR, et al. Capecitabine and lapatinib uptake in surgically resected brain metastases from metastatic breast cancer patients: a prospective study. *Neuro Oncol.* 2015;17(2):289–295. https://doi.org/10.1093/neuonc/nou141.

106. Ekenel M, Hormigo AM, Peak S, Deangelis LM, Abrey LE. Capecitabine therapy of central nervous system metastases from breast cancer. *J Neurooncol.* 2007;85(2):223–227. https://doi.org/10.1007/s11060-007-9409-0.

107. Colleoni M, Graiff C, Nelli P. Activity of combination chemotherapy in brain metastases from breast and lung adenocarcinoma. *Am J Clin Oncol.* 1997;20(3):303–307.

108. Franciosi V, Cocconi G, Michiara M. Front-line chemotherapy with cisplatin and etoposide for patients with brain metastases from breast carcinoma, nonsmall cell lung carcinoma, or malignant melanoma: a prospective study. *Cancer.* 1999;85(7):1599–1605.

109. Abrey LE, Olson JD, Raizer JJ. A phase II trial of temozolomide for patients with recurrent or progressive brain metastases. *J Neurooncol.* 2001;53(3):259–265.

110. Wang ML, Yung WK, Royce ME. Capecitabine for 5-fluorouracil-resistant brain metastases from breast cancer. *Am J Clin Oncol.* 2001;24(4):421–424.

111. Murthy RK, Loi S, Okines A, et al. Tucatinib, trastuzumab, and capecitabine for HER2-positive metastatic breast cancer. *N Engl J Med.* 2020;382(7):597–609. https://doi.org/10.1056/NEJMoa1914609.

112. Lin NU, Carey LA, Liu MC, et al. Phase II trial of lapatinib for brain metastases in patients with human epidermal growth factor receptor 2–positive breast cancer. *J Clin Oncol Off J Am Soc Clin Oncol.* 2008;26(12):1993–1999. https://doi.org/10.1200/JCO.2007.12.3588.

113. Morikawa A, de Stanchina E, Pentsova E, et al. Phase I study of intermittent high-dose lapatinib alternating with capecitabine for HER2-positive breast cancer patients with central nervous system metastases. *Clin Cancer Res.* 2019;25(13):3784–3792. https://doi.org/10.1158/1078-0432.CCR-18-3502.

114. Lin NU, Stein A, Nicholas A, et al. Planned interim analysis of PATRICIA: an open-label, single-arm, phase II study of pertuzumab (P) with high-dose trastuzumab (H) for the treatment of central nervous system (CNS) progression post radiotherapy (RT) in patients (pts) with HER2-positive metastatic breast cancer (MBC). *J Clin Oncol.* 2017;35(15_suppl):2074. https://doi.org/10.1200/JCO.2017.35.15_suppl.2074.

115. Gilbert RW, Kim J-H, Posner JB. Epidural spinal cord compression from metastatic tumor: diagnosis and treatment. *Ann Neurol.* 1978;3(1):40–51.

116. Chamberlain MC. Neoplastic meningitis and metastatic epidural spinal cord compression. *Hematol Oncol Clin North Am.* 2012;26(4):917–931. https://doi.org/10.1016/j.hoc.2012.04.004.

117. Loblaw DA, Perry J, Chambers A. Systematic review of the diagnosis and management of malignant extradural spinal cord compression: the Cancer Care Ontario Practice Guidelines Initiative's Neuro-oncology Disease Site Group. *J Clin Oncol.* 2005;23(9):2028–2037.

118. Stark RJ, Henson RA, Evans SJW. Spinal metastases. A retrospective survey from a general hospital. *Brain.* 1982;105(1):189–213.

119. Loblaw DA, Laperriere NJ, Mackillop WJ. A population-based study of malignant spinal cord compression in Ontario. *Clin Oncol.* 2003;15(4):211–217.

120. Hill ME, Richards MA, Gregory WM. Spinal cord compression in breast cancer: a review of 70 cases. *Br J Cancer.* 1993;68(5):969–973.

121. Pessina F, Navarria P, Riva M, et al. Long-term follow-up of patients with metastatic epidural spinal cord compression from breast cancer treated with surgery followed by radiotherapy. *World Neurosurg.* 2018;110:e281–e286. https://doi.org/10.1016/j.wneu.2017.10.156.

122. Boogerd W, Sande JJ, Kroger R. Early diagnosis and treatment of spinal epidural metastasis in breast cancer: a prospective study. *J Neurol Neurosurg Psychiatry.* 1992;55(12):1188–1193.

123. Lu C, Stomper PC, Drislane FW. Suspected spinal cord compression in breast cancer patients: a multidisciplinary risk assessment. *Breast Cancer Res Treat.* 1998;51(2):121–131.

124. Husband DJ. Malignant spinal cord compression: prospective study of delays in referral and treatment. *Br Med J.* 1998;317(7150):18–21.

125. Harrison KM, Muss HB, Ball MR. Spinal cord compression in breast cancer. *Cancer.* 1985;55(12):2839–2844.

126. Wen PY, McColl CD, Freilich RJ. In: Harris JR, Lippman ME, Morow M, Osborne CK, eds. *Epidural Metastases.* 3rd ed. Lippincott Williams and Wilkins; 2004.

127. Sørensen PS, Helweg-Larsen S, Mouridsen H. Effect of high-dose dexamethasone in carcinomatous metastatic spinal cord compression treated with radiotherapy: a randomised trial. *Eur J Cancer.* 1994;30A(1):22–27.

128. Kumar A, Weber MH, Gokaslan Z, et al. Metastatic spinal cord compression and steroid treatment: a systematic review. *Clin Spine Surg.* 2017;30(4):156–163. https://doi.org/10.1097/BSD.0000000000000528.

129. Rades D, Stalpers LJA, Veninga T. Evaluation of five radiation schedules and prognostic factors for metastatic spinal cord compression. *J Clin Oncol.* 2005;23(15):3366–3375.

130. Rades D, Lange M, Veninga T, et al. Preliminary results of spinal cord compression recurrence evaluation (score-1) study comparing short-course versus long-course radiotherapy for local control of malignant epidural spinal cord compression. *Int J Radiat Oncol Biol Phys.* 2009;73(1):228–234. https://doi.org/10.1016/j.ijrobp.2008.04.044.

131. Lee KA, Dunne M, Small C, et al. (ICORG 05-03): prospective randomized non-inferiority phase III trial comparing two radiation schedules in malignant spinal cord compression (not pro-
ceeding with surgical decompression); the quality of life analysis. *Acta Oncol.* 2018;57(7):965–972. https://doi.org/10.1080/0284186X.2018.1433320.

132. Hoskin PJ, Hopkins K, Misra V, et al. Effect of single-fraction vs multifraction radiotherapy on ambulatory status among patients with spinal canal compression from metastatic cancer: the SCORAD randomized clinical trial. *JAMA.* 2019;322(21):2084–2094. https://doi.org/10.1001/jama.2019.17913.

133. van der Sande JJ, Boogerd W, Kröger R, Kappelle AC. Recurrent spinal epidural metastases: a prospective study with a complete follow-up. *J Neurol Neurosurg Psychiatry.* 1999;66(5):623–627.

134. Maranzano E, Trippa F, Casale M, Anselmo P, Rossi R. Reirradiation of metastatic spinal cord compression: definitive results of two randomized trials. *Radiother Oncol.* 2011;98(2):234–237. https://doi.org/10.1016/j.radonc.2010.12.011.

135. Findlay GF. Adverse effects of the management of malignant spinal cord compression. *J Neurol Neurosurg Psychiatry.* 1984;47(8):761–768.

136. Boogerd W, Sande JJ, Krőger R. Effective systemic therapy for spinal epidural metastases from breast carcinoma. *Eur J Cancer Clin Oncol.* 1989;25(1):149–153.

137. Ross JR, Saunders Y, Edmonds PM, Patel S, Broadley KE, Johnston SRD. Systematic review of role of bisphosphonates on skeletal morbidity in metastatic cancer. *Br Med J.* 2003;327(7413):469.

138. Goldvaser H, Amir E. Role of bisphosphonates in breast cancer therapy. *Curr Treat Options Oncol.* 2019;20(4):26. https://doi.org/10.1007/s11864-019-0623-8.

139. Schiff D, O'Neill BP. Intramedullary spinal cord metastases: clinical features and treatment outcome. *Neurology.* 1996;47(4):906–912.

140. Villegas AE, Guthrie TH. Intramedullary spinal cord metastasis in breast cancer: clinical features, diagnosis, and therapeutic consideration. *Breast J.* 2004;10(6):532–535.

141. Kosmas C, Koumpou M, Nikolaou M. Intramedullary spinal cord metastases in breast cancer: report of four cases and review of the literature. *J Neurooncol.* 2005;71(1):67–72.

142. Crasto S, Duca S, Davini O. MRI diagnosis of intramedullary metastases from extra-CNS tumors. *Eur Radiol.* 1997;7(5):732–736.

143. Isla A, Paz JM, Sansivirini F. Intramedullary spinal cord metastasis. Case report. *J Neurosurg Sci.* 2000;44(2):99–101.

144. Gasser TG, Pospiech J, Stolke D. Spinal intramedullary metastases. Report of two cases and review of the literature. *Neurosurg Rev.* 2001;24(2-3):88–92.

145. Christmas NJ, Mead MD, Richardson EP. Secondary optic nerve tumors. *Surv Ophthalmol.* 1991;36(3):196–206.

146. Newman NJ, Grossniklaus HE, Wojno TH. Breast carcinoma metastatic to the optic nerve. *Arch Ophthalmol.* 1996;114(1):102–103.

147. Demirci H, Shields CL, Chao A-N. Uveal metastasis from breast cancer in 264 patients. *Am J Ophthalmol.* 2003;136(2):264–271.

148. Mewis L, Young SE. Breast carcinoma metastatic to the choroid. Analysis of 67 patients. *Ophthalmology.* 1982;89(2):147–151.

149. Wiegel T, Kreusel KM, Bornfeld N. Frequency of asymptomatic choroidal metastasis in patients with disseminated breast cancer: results of a prospective screening programme. *Br J Ophthalmol.* 1998;82(10):1159–1161.

150. Bloch RS, Gartner S. The incidence of ocular metastatic carcinoma. *Arch Ophthalmol.* 1971;85(6):673–675.

151. Thatcher N, Thomas PRM. Choroidal metastases from breast carcinoma: a survey of 42 patients and the use of radiation therapy. *Clin Radiol.* 1975;26(4):549–553.

152. Ratanatharathorn V, Powers WE, Grimm J. Eye metastasis from carcinoma of the breast: diagnosis, radiation treatment and results. *Cancer Treat Rev.* 1991;18(4):261–276.

153. Chan RVP, Young LH. Treatment options for metastatic tumors to the choroid. *Semin Ophthalmol.* 2005;20(4):207–216.

154. Gurling KJ, Scott GBD, Baron DN. Metastases in pituitary tissue removed at hypophysectomy in women with mammary carcinoma. *Br J Cancer.* 1957;11(4):519–523.

155. Yap HY, Tashima CK, Blumenschein GR. Diabetes insipidus and breast cancer. *Arch Intern Med.* 1979;139(9):1009–1011.

156. Max MB, Deck MDF, Rottenberg DA. Pituitary metastasis: incidence in cancer patients and clinical differentiation from pituitary adenoma. *Neurology.* 1981;31(8):998–1002.

157. Bobilev D, Shelef I, Lavrenkov K. Diabetes insipidus caused by

isolated intracranial metastases in patient with breast cancer. *J Neurooncol*. 2005;73(1):39–42.

158. Kurkjian C, Armor JF, Kamble R. Symptomatic metastases to the pituitary infundibulum resulting from primary breast cancer. *Int J Clin Oncol*. 2005;10(3):191–194.

159. Kori SH, Foley KM, Posner JB. Brachial plexus lesions in patients with cancer: 100 cases. *Neurology*. 1981;31(1):45–50.

160. Harper CM, Thomas JE, Cascino TL. Distinction between neoplastic and radiation-induced brachial plexopathy, with emphasis on the role of EMG. *Neurology*. 1989;39(4):502–506.

161. Thyagarajan D, Cascino T, Harms G. Magnetic resonance imaging in brachial plexopathy of cancer. *Neurology*. 1995;45(3):421–427.

162. Son YH. Effectiveness of irradiation therapy in peripheral neuropathy caused by malignant disease. *Cancer*. 1967;20(9):1447–1451.

163. Cascino TL, Kori S, Krol G. CT of the brachial plexus in patients with cancer. *Neurology*. 1983;33(12):1553–1557.

164. Qayyum A, MacVicar AD, Padhani AR. Symptomatic brachial plexopathy following treatment for breast cancer: utility of MR imaging with surface-coil techniques. *Radiology*. 2000;214(3):837–842.

165. Meller I, Alkalay D, Mozes M. Isolated metastases to peripheral nerves. Report of five cases involving the brachial plexus. *Cancer*. 1995;76(10):1829–1832.

166. Lingawi SS, Bilbey JH, Munk PL. MR imaging of brachial plexopathy in breast cancer patients without palpable recurrence. *Skeletal Radiol*. 1999;28(6):318–323.

167. Ahmad A, Barrington S, Maisey M. Use of positron emission tomography in evaluation of brachial plexopathy in breast cancer patients. *Br J Cancer*. 1999;79(3/4):478–482.

168. Cole JW, Quint DJ, McGillicuddy JE. CT-guided brachial plexus biopsy. *Am J Neuroradiol*. 1997;18(8):1420–1422.

169. Cherny NI, Olsha O. In: Harris JR, Lippman ME, Morrow M, Osborne CK, eds. *Brachial Plexopathy in Patients With Breast Cancer*. 3rd ed. Lippincott Williams and Wilkins; 2004:1241–1255.

170. Jaeckle KA, Young DF, Foley KM. The natural history of lumbosacral plexopathy in cancer. *Neurology*. 1985;35(1):8–15.

171. Thomas JE, Cascino TL, Earle JD. Differential diagnosis between radiation and tumor plexopathy of the pelvis. *Neurology*. 1985;35(1):1–7.

172. Clouston PD, DeAngelis LM, Posner JB. The spectrum of neurological disease in patients with systemic cancer. *Ann Neurol*. 1992;31(3):268–273.

173. Plum F, Posner JB. *The Diagnosis of Stupor and Coma*. 3rd ed. F.A. Davis Company; 1980.

174. Cestari DM, Weine DM, Panageas KS. Stroke in patients with cancer. Incidence and etiology. *Neurology*. 2004;62(11):2025–2030.

175. Chaturvedi S, Ansell J, Recht L. Should cerebral ischemic events in cancer patients be considered a manifestation of hypercoagulability? *Stroke*. 1994;25(6):1215–1218.

176. Rogers LR. Cerebrovascular complications in cancer patients. *Neurol Clin*. 2003;21(1):167–192.

177. Katz JM, Segal AZ. Incidence and etiology of cerebrovascular disease in patients with malignancy. *Curr Atheroscler Rep*. 2005;7.

178. Wall JG, Weiss RB, Norton L. Arterial thrombosis associated with adjuvant chemotherapy for breast carcinoma: a Cancer and Leukemia Group B study. *Am J Med*. 1989;87(5):501–504.

179. Saphner T, Tormey DC, Gray R. Venous and arterial thrombosis in patients who received adjuvant therapy for breast cancer. *J Clin Oncol*. 1991;9(2):286–294.

180. Pritchard KI, Paterson AHG, Paul NA. Increased thromboembolic complications with concurrent tamoxifen and chemotherapy in a randomized trial of adjuvant therapy for women with breast cancer. *J Clin Oncol*. 1996;14(10):2731–2737.

181. Geiger AM, Fischberg GM, Chen W. Stroke risk and tamoxifen therapy for breast cancer. *J Natl Cancer Inst*. 2004;96(20):1528–1536.

182. Early Breast Cancer Trialists' Collaborative Group. Tamoxifen for early breast cancer: an overview of the randomised trials. *Lancet*. 1998;351(9114):1451–1467.

183. Barrett-Connor E, Mosca L, Collins P. Effects of raloxifene on cardiovascular events and breast cancer in postmenopausal women. *N Engl J Med*. 2006;355(2):125–137.

184. Iguchi Y, Kimura K, Kobayashi K. Ischemic stroke with malignancy may be frequently caused by paradoxical embolism. *J Neurol Neurosurg Psychiatry*. 2006. https://doi.org/10.1136/jnnp.2006.092940.

185. Menon BK, Goyal M. Imaging paradigms in acute ischemic stroke: a pragmatic evidence-based approach. *Radiology*. 2015;277(1):7–12. https://doi.org/10.1148/radiol.2015151030.

186. Powers WJ, Rabinstein AA, Ackerson T, et al. Guidelines for the early management of patients with acute ischemic stroke: 2019 update to the 2018 guidelines for the early management of acute ischemic stroke: a guideline for healthcare professionals from the American heart association/American stroke association. *Stroke*. 2019;50(12). https://doi.org/10.1161/STR.0000000000000211.

187. Collins RC, Al-Mondhiry H, Chernik NL. Neurologic manifestations of intravascular coagulation in patients with cancer. A clinicopathologic analysis of 12 cases. *Neurology*. 1975;25(9):795–806.

188. Sallah S, Wan JY, Nguyen P, Hanrahan LR, Sigounas G. Disseminated intravascular coagulation in solid tumors: clinical and pathologic study. *Thromb Haemost*. 2001;86(3):828–833.

189. Graus F, Rogers LR, Posner JB. Cerebrovascular complications in patients with cancer. *Medicine (Baltimore)*. 1985;64(1):16–35.

190. Kwaan HC, Gordon LI. Thrombotic microangiopathy in the cancer patient. *Acta Haematol*. 2001;106(1–2):52–56.

191. Fisher DC, Sherrill GB, Hussein A. Thrombotic microangiopathy as a complication of high-dose chemotherapy for breast cancer. *Bone Marrow Transplant*. 1996;18(1):193–198.

192. Biller J, Challa VR, Toole JF. Nonbacterial thrombotic endocarditis. A neurologic perspective of clinicopathologic correlations of 99 patients. *Arch Neurol*. 1982;39(2):95–98.

193. Rogers LR, Cho ES, Kempin S. Cerebral infarction from nonbacterial thrombotic endocarditis. Clinical and pathological study including the effects of anticoagulation. *Am J Med*. 1987;83(4):746–756.

194. Singhal AB, Topcuoglu MA, Buonanno FS. Acute ischemic stroke patterns in infective and nonbacterial thrombotic endocarditis. A diffusion-weighted magnetic resonance imaging study. *Stroke*. 2002;33(5):1267–1273.

195. Dutta T, Karas MG, Segal AZ. Yield of transesophageal echocardiography for nonbacterial thrombotic endocarditis and other cardiac sources of embolism in cancer patients with cerebral ischemia. *Am J Cardiol*. 2006;97(6):894–898.

196. Sutherland DE, Weitz IC, Liebman HA. Thromboembolic complications of cancer: epidemiology, pathogenesis, diagnosis, and treatment. *Am J Hematol*. 2003;72(1):43–52.

197. Salem DN, Stein PD, Al-Ahmad A. Antithrombotic therapy in valvular heart disease—native and prosthetic: the seventh ACCP conference on antithrombotic and thrombolytic therapy. *Chest*. 2004;126(3).

198. el-Shami K, Griffiths E, Streiff M. Nonbacterial thrombotic endocarditis in cancer patients: pathogenesis, diagnosis, and treatment. *Oncologist*. 2007;12(5):518–523. https://doi.org/10.1634/theoncologist.12-5-518.

199. Averback P. Primary cerebral venous thrombosis in young adults: the diverse manifestations of an underrecognized disease. *Ann Neurol*. 1978;3(1):81–86.

200. Sigsbee B, Deck MDF, Posner JB. Nonmetastatic superior sagittal sinus thrombosis complicating systemic cancer. *Neurology*. 1979;29(2):139–146.

201. Hickey WF, Garnick MB, Henderson IC. Primary cerebral venous thrombosis in patients with cancer—a rarely diagnosed paraneoplastic syndrome. Report of three cases and review of the literature. *Am J Med*. 1982;73(5):740–750.

202. Raizer JJ, DeAngelis LM. Cerebral sinus thrombosis diagnosed by MRI and MR venography in cancer patients. *Neurology*. 2000;54(6):1222–1226.

203. Finelli PF, Schauer PK. Cerebral sinus thrombosis with tamoxifen. *Neurology*. 2001;56(8):1113–1114.

204. Capecchi M, Abbattista M, Martinelli I. Cerebral venous sinus thrombosis. *J Thromb Haemost*. 2018;16(10):1918–1931. https://doi.org/10.1111/jth.14210.

205. Deck JHN, Lee MA. Mucin embolism to cerebral arteries: a fatal complication of carcinoma of the breast. *Can J Neurol Sci*. 1978;5(3):327–330.

206. Towfighi J, Simmonds MA, Davidson EA. Mucin and fat emboli in mucinous carcinomas. Cause of hemorrhagic cerebral infarcts. *Arch Pathol Lab Med*. 1983;107(12):646–649.

207. Jovin TG, Boosupalli V, Zivkovic SA. High titers of CA-125 may be associated with recurrent ischemic strokes in patients with cancer. *Neurology.* 2005;64(11):1944–1945.

208. Pasquini E, Gianni L, Aitini E. Acute disseminated intravascular coagulation syndrome in cancer patients. *Oncology.* 1995;52(6):505–508.

209. Obbens EAMT, Leavens ME, Beal JW. Ommaya reservoirs in 387 cancer patients: a 15-year experience. *Neurology.* 1985;35(9):1274–1278.

210. Lishner M, Perrin RG, Feld R. Complications associated with Ommaya reservoirs in patients with cancer. The Princess Margaret hospital experience and a review of the literature. *Arch Intern Med.* 1990;150:173–176.

211. Mead PA, Safdieh JE, Nizza P, Tuma S, Sepkowitz KA. Ommaya reservoir infections: a 16-year retrospective analysis. *J Infect.* 2014;68(3):225–230. https://doi.org/10.1016/j.jinf.2013.11.014.

212. Szvalb AD, Raad II, Weinberg JS, Suki D, Mayer R, Viola GM. Ommaya reservoir-related infections: clinical manifestations and treatment outcomes. *J Infect.* 2014;68(3):216–224. https://doi.org/10.1016/j.jinf.2013.12.002.

213. Boogerd W, Sande JJ, Moffie D. Acute fever and delayed leukoencephalopathy following low dose intraventricular methotrexate. *J Neurol Neurosurg Psychiatry.* 1988;51(10):1277–1283.

214. Lemann W, Wiley RG, Posner JB. Leukoencephalopathy complicating intraventricular catheters: clinical, radiographic and pathologic study of 10 cases. *J Neurooncol.* 1988;6(1):67–74.

215. Boogerd W, Moffie D, Smets LA. Early blindness and coma during intrathecal chemotherapy for meningeal carcinomatosis. *Cancer.* 1990;65(3):452–457.

216. Kaiser-Kupfer MI, Kupfer C, Rodrigues MM. Tamoxifen retinopathy: a clinicopathologic report. *Ophthalmology.* 1981;88(1):89–93.

217. Nayfield SG, Gorin MB. Tamoxifen-associated eye disease: a review. *J Clin Oncol.* 1996;14(3):1018–1026.

218. Pugesgaard T, Von Eyben FE. Bilateral optic neuritis evolved during tamoxifen treatment. *Cancer.* 1986;58(2):383–386.

219. Pluss JL, DiBella NJ. Reversible central nervous system dysfunction due to tamoxifen in a patient with breast cancer. *Ann Intern Med.* 1984;101(5):652.

220. Schagen SB, Muller MJ, Boogerd W. Late effects of adjuvant chemotherapy on cognitive function: a follow-up study in breast cancer patients. *Ann Oncol.* 2002;13(9):1387–1397.

221. Wefel JS, Lenzi R, Theriault RL. The cognitive sequelae of standard-dose adjuvant chemotherapy in women with breast carcinoma. Results of a prospective, randomized, longitudinal trial. *Cancer.* 2004;100(11):2292–2299.

222. Videnovic A, Semenov I, Chua-Adajar R. Capecitabine-induced multifocal leukoencephalopathy: a report of five cases. *Neurology.* 2005;65(11):1792–1794.

223. Sheline GE, Wara WM, Smith V. Therapeutic irradiation and brain injury. *Int J Radiat Oncol Biol Phys.* 1980;6(9):1215–1228. https://doi.org/10.1016/0360-3016(80)90175-3.

224. Helson L. Radiation-induced demyelination and remyelination in the central nervous system: a literature review. *Anticancer Res.* 2018;38(9):4999–5002. https://doi.org/10.21873/anticanres.12818.

225. Harjani RR, Gururajachar JM, Krishnaswamy U. Comprehensive assessment of Somnolence Syndrome in patients undergoing radiation to the brain. *Rep Pract Oncol Radiother.* 2016;21(6):560–566. https://doi.org/10.1016/j.rpor.2016.08.003.

226. Aoyama H, Tago M, Kato N, et al. Neurocognitive function of patients with brain metastasis who received either whole brain radiotherapy plus stereotactic radiosurgery or radiosurgery alone. *Int J Radiat Oncol Biol Phys.* 2007;68(5):1388–1395. https://doi.org/10.1016/j.ijrobp.2007.03.048.

227. Chang EL, Wefel JS, Hess KR, et al. Neurocognition in patients with brain metastases treated with radiosurgery or radiosurgery plus whole-brain irradiation: a randomised controlled trial. *Lancet Oncol.* 2009;10(11):1037–1044. https://doi.org/10.1016/S1470-2045(09)70263-3.

228. Vellayappan B, Tan CL, Yong C, et al. Diagnosis and management of radiation necrosis in patients with brain metastases. *Front Oncol.* 2018;8. https://doi.org/10.3389/fonc.2018.00395.

229. Salner AL, Botnick LE, Herzog AG. Reversible brachial plexopathy following primary radiation therapy for breast cancer. *Cancer Treat Rep.* 1981;65(9–10):797–802.

230. Pierce SM, Recht A, Lingos TI. Long-term radiation complications following conservative surgery (CS) and radiation therapy (RT) in patients with early stage breast cancer. *Int J Radiat Oncol Biol Phys.* 1992;23(5):915–923.

231. Fathers E, Thrush D, Huson SM. Radiation-induced brachial plexopathy in women treated for carcinoma of the breast. *Clin Rehabil.* 2002;16(2):160–165.

232. Powell S, Cooke J, Parson C. Radiation-induced brachial plexus injury: follow-up of two different fractionation schedules. *Radiother Oncol.* 1990;18(3):213–220.

233. Bajrovic A, Rades D, Fehlauer F. Is there a life-long risk of brachial plexopathy after radiotherapy of supraclavicular lymph nodes in breast cancer patients? *Radiother Oncol.* 2004;71(3):297–301.

234. Johansson S, Svensson H, Denekamp J. Dose response and latency for radiation-induced fibrosis, edema, and neuropathy in breast cancer patients. *Int J Radiat Oncol Biol Phys.* 2002;52(5):1207–1219.

235. Barr LC, Kissin MW. Radiation-induced brachial plexus neuropathy following breast conservation and radical radiotherapy. *Br J Surg.* 1987;74(9):855–856.

236. Rutherford R, Turley JJE. Carcinomatous versus radiation-induced brachial plexopathy in breast cancer. *Can J Neurol Sci.* 1983;10:154.

237. Pritchard J, Anand P, Broome J, et al. Double-blind randomized phase II study of hyperbaric oxygen in patients with radiation-induced brachial plexopathy. *Radiother Oncol.* 2001;58(3):279–286. https://doi.org/10.1016/s0167-8140(00)00319-4.

238. Foley KM, Woodruff JM, Ellis FT. Radiation-induced malignant and atypical peripheral nerve sheath tumors. *Ann Neurol.* 1980;7(4):311–318.

239. Taghian A, Vathaire F, Terrier P. Long-term risk of sarcoma following radiation treatment for breast cancer. *Int J Radiat Oncol Biol Phys.* 1991;21(2):361–367.

240. Gerard JM, Franck N, Moussa Z. Acute ischemic brachial plexus neuropathy following radiation therapy. *Neurology.* 1989;39(3):450–451.

241. Rubin DI, Schomberg PJ, Shepherd RFJ. Arteritis and brachial plexus neuropathy as delayed complications of radiation therapy. *Mayo Clin Proc.* 2001;76(8):849–852.

242. Jung BF, Ahrendt GM, Oaklander AL. Neuropathic pain following breast cancer surgery: proposed classification and research update. *Pain.* 2003;104(1/2):1–13.

243. Vecht CJ. Arm pain in the patient with breast cancer. *J Pain Symptom Manage.* 1990;5(2):109–117.

244. Granek I, Ashikari R, Foley K. The post-mastectomy pain syndrome: clinical and anatomical correlates. *Proc ASCO.* 1984;122.

245. Vecht CJ, Brand HJ, Wajer OJM. Post-axillary dissection pain in breast cancer due to a lesion of the intercostobrachial nerve. *Pain.* 1989;38(2):171–176.

246. Watson CPN, Evans RJ, Watt VR. The post-mastectomy pain syndrome and the effect of topical capsaicin. *Pain.* 1989;38(2):177–186.

247. Stevens PE, Dibble SL, Miaskowski C. Prevalence, characteristics, and impact of postmastectomy pain syndrome: an investigation of women's experiences. *Pain.* 1995;61(1):61–68.

248. Carpenter JS, Andrykowski MA, Sloan P. Postmastectomy/postlumpectomy pain in breast cancer survivors. *J Clin Epidemiol.* 1998;51(12):1285–1292.

249. Abdullah TI, Iddon J, Barr L. Prospective randomized controlled trial of preservation of the intercostobrachial nerve during axillary node clearance for breast cancer. *Br J Surg.* 1998;85(10):1443–1445.

250. Macdonald L, Bruce J, Scott NW. Long-term follow-up of breast cancer survivors with post-mastectomy pain syndrome. *Br J Cancer.* 2005;92(2):225–230.

251. Jamison K, Wellisch DK, Katz RL. Phantom breast syndrome. *Arch Surg.* 1979;114(1):93–95.

252. Downing R, Windsor CWO. Disturbance of sensation after mastectomy. *Br Med J.* 1984;288(6431):1650.

253. Krøner K, Krebs B, Skov J. Immediate and long-term phantom breast syndrome after mastectomy: incidence, clinical characteristics and relationship to pre-mastectomy breast pain. *Pain.* 1989;36(3):327–334.

254. Kroner K, Knudsen UB, Lundby L. Long-term phantom breast

syndrome after mastectomy. *Clin J Pain*. 1992;8(4):346–350.

255. Wong L. Intercostal neuromas: a treatable cause of postoperative breast surgery pain. *Ann Plast Surg*. 2001;46(5):481–484.

256. Ganel A, Engel J, Sela M. Nerve entrapments associated with postmastectomy lymphedema. *Cancer*. 1979;44(6):2254–2259.

257. Younes-Mhenni S, Janier MF, Cinotti L. FDG-PET improves tumour detection in patients with paraneoplastic neurological syndromes. *Brain*. 2004;127(10):2331–2338.

258. Scheid R, Voltz R, Briest S. Clinical insights into paraneoplastic cerebellar degeneration. *J Neurol Neurosurg Psychiatry*. 2006;77(4):529–530.

259. Rojas-Marcos I, Rousseau A, Keime-Guibert F. Spectrum of paraneoplastic neurologic disorders in women with breast and gynecologic cancer. *Medicine (Baltimore)*. 2003;82(3):216–223.

260. Croft PB, Wilkinson C. Carcinomatous neuromyopathy. Its incidence in patients with carcinoma of the ling and carcinoma of the breast. *Lancet*. 1963;i:184–188.

261. Fanous I, Dillon P. Paraneoplastic neurological complications of breast cancer. *Exp Hematol Oncol*. 2016;5. https://doi.org/10.1186/s40164-016-0058-x.

262. Rojas I, Graus F, Keime-Guibert F. Long-term clinical outcome of paraneoplastic cerebellar degeneration and anti-Yo antibodies. *Neurology*. 2000;55(5):713–715.

263. Anderson NE, Rosenblum MK, Posner JB. Paraneoplastic cerebellar degeneration: clinical-immunological correlations. *Ann Neurol*. 1988;24(4):559–567.

264. Hammack JE, Kimmel DW, O'Neill BP. Paraneoplastic cerebellar degeneration: a clinical comparison of patients with and without Purkinje cell cytoplasmic antibodies. *Mayo Clin Proc*. 1990;65(11):1423–1431.

265. Peterson K, Rosenblum MK, Kotanides H. Paraneoplastic cerebellar degeneration. I. A clinical analysis of 55 anti-Yo antibody-positive patients. *Neurology*. 1992;42(10):1931–1937.

266. Shams'ili S, Grefkens J, Leeuw B. Paraneoplastic cerebellar degeneration associated with antineuronal antibodies: analysis of 50 patients. *Brain*. 2003;126(6):1409–1418.

267. Posner JB. *Neurologic Complications of Cancer*. FA Davis Company; 1995.

268. Anderson NE, Budde-Steffen C, Rosenblum MK. Opsoclonus, myoclonus, ataxia, and encephalopathy in adults with cancer: a distinct paraneoplastic syndrome. *Medicine (Baltimore)*. 1988;67(2):100–109.

269. Bataller L, Graus F, Saiz A. Clinical outcome in adult onset idiopathic or paraneoplastic opsoclonus-myoclonus. *Brain*. 2001;124(2):437–443.

270. Budde-Steffen C, Anderson NE, Rosenblum MK. An antineuronal autoantibody in paraneoplastic opsoclonus. *Ann Neurol*. 1988;23(5):528–531.

271. Luque FA, Furneaux HM, Ferziger R. Anti-Ri: an antibody associated with paraneoplastic opsoclonus and breast cancer. *Ann Neurol*. 1991;29(3):241–251.

272. Escudero D, Barnadas A, Codina M. Anti-Ri-associated paraneoplastic disorder without opsoclonus in a patient with breast cancer. *Neurology*. 1993;43(8):1605–1606.

273. McCabe DJH, Turner NC, Chao D. Paraneoplastic "stiff person syndrome" with metastatic adenocarcinoma and anti-Ri antibodies. *Neurology*. 2004;62(8):1402–1404.

274. Gultekin SH, Rosenfeld MR, Voltz R. Paraneoplastic limbic encephalitis: neurological symptoms, immunological findings and tumour association in 50 patients. *Brain*. 2000;123(7):1481–1494.

275. Sutton I, Winer J, Rowlands D. Limbic encephalitis and antibodies to Ma2: a paraneoplastic presentation of breast cancer. *J Neurol Neurosurg Psychiatry*. 2000;69(2):266–268.

276. Scheid R, Honnorat J, Delmont E. A new anti-neuronal antibody in a case of paraneoplastic limbic encephalitis associated with breast cancer. *J Neurol Neurosurg Psychiatry*. 2004;75(2):338–340.

277. Dalmau J, Graus F, Villarejo A. Clinical analysis of anti-Ma2-associated encephalitis. *Brain*. 2004;127(8):1831–1844.

278. Rosenfeld MR, Eichen JG, Wade DF. Molecular and clinical diversity in paraneoplastic immunity to Ma proteins. *Ann Neurol*. 2001;50(3):339–348.

279. De Camilli P, Thomas A, Cofiell R, et al. The synaptic vesicle-associated protein amphiphysin is the 128-kD autoantigen of stiff-man syndrome with breast cancer. *J Exp Med*. 1993;178(6):2219–2223.

280. Folli F, Solimena M, Cofiell R. Autoantibodies to a 128-kd synaptic protein in three women with the stiff-man syndrome and breast cancer. *N Engl J Med*. 1993;328(8):546–551.

281. Rosin L, DeCamilli P, Butler M. Stiff-man syndrome in a woman with breast cancer: an uncommon central nervous system paraneoplastic syndrome. *Neurology*. 1998;50(1):94–98.

282. Schmierer K, Grosse P, De Camilli P. Paraneoplastic stiff-person syndrome: no tumor progression over 5 years. *Neurology*. 2002;58(1):148.

283. Antoine JC, Absi L, Honnorat J. Antiamphiphysin antibodies are associated with various paraneoplastic neurological syndromes and tumors. *Arch Neurol*. 1999;56(2):172–177.

284. Saiz A, Dalmau J, Husta BM. Anti-amphiphysin I antibodies in patients with paraneoplastic neurological disorders associated with small cell lung carcinoma. *J Neurol Neurosurg Psychiatry*. 1999;66(2):214–217.

285. Pittock SJ, Lucchinetti CF, Parisi JE. Amphiphysin autoimmunity: paraneoplastic accompaniments. *Ann Neurol*. 2005;58(1):96–107.

286. Petzold GC, Marcucci M, Butler MH. Rhabdomyolysis and paraneoplastic stiff-man syndrome with amphiphysin autoimmunity. *Ann Neurol*. 2004;55(2):286–290.

287. Sommer C, Weishaupt A, Brinkhoff J. Paraneoplastic stiff-person syndrome: passive transfer to rats by means of IgG antibodies to amphiphysin. *Lancet*. 2005;365(9468):1406–1411.

288. Peterson K, Forsyth PA, Posner JB. Paraneoplastic sensorimotor neuropathy associated with breast cancer. *J Neurooncol*. 1994;21(2):159–170.

289. Storstein A, Vedeler C. Neuropathy and malignancy: a retrospective survey. *J Neurol*. 2001;248(4):322–327.

290. Forsyth PA, Dalmau J, Graus F. Motor neuron syndromes in cancer patients. *Ann Neurol*. 1997;41(6):722–730.

291. O'Neill JH, Murray NMF, Newsom-Davis J. The Lambert-Eaton myasthenic syndrome. A review of 50 cases. *Brain*. 1988;111(3):577–596.

292. Rudge P. Optic neuritis as a complication of carcinoma of the breast. *Proc R Soc Med*. 1973;66(11):1106–1107.

293. Antoine JC, Honnorat J, Vocanson C. Posterior uveitis, paraneoplastic encephalomyelitis and auto-antibodies reacting with developmental protein of brain and retina. *J Neurol Sci*. 1993;117(1-2):215–223.

294. Klingele TG, Burde RM, Rappazzo JA. Paraneoplastic retinopathy. *J Clin Neuroophthalmol*. 1984;4(4):239–245.

第 17 章

黑色素瘤的神经系统并发症

David Gritsch, Maciej M. Mrugala

Department of Neurology, Mayo Clinic and Mayo Clinic Cancer Center,
Phoenix/Scottsdale, AZ, United States

1 引　言

皮肤癌主要分为基底细胞癌、鳞状细胞癌和黑色素瘤 3 类,其中,只有黑色素瘤累及中枢神经系统(CNS),偶尔可在疾病早期被发现并治愈。在新诊断的皮肤黑色素瘤患者中,约有 85% 的患者在临床上表现为局限性肿瘤[1]。然而,在许多情况下,由于缺乏适当的筛查,黑色素瘤诊断延误,导致患者的临床结局较差。在初始治疗未治愈的情况下,恶性黑色素瘤通常可以发生转移并产生神经系统并发症。

在过去的 40 年中,美国的黑色素瘤发病率急剧上升了 300% ,每年导致超过 10 100 人死亡[2]。黑色素瘤通过各种机制产生神经系统并发症,包括直接侵袭、转移瘤对邻近结构压迫、血管受损以及继发于内脏转移的系统代谢紊乱。黑色素瘤仅占所有癌症的 1% ,但它是脑转移的第三大常见原因,仅次于肺癌和乳腺癌[3-5]。本文主要讨论黑色素瘤的神经系统并发症、诊断和治疗。

2 恶性黑色素瘤的神经系统并发症

2.1 引言

皮肤恶性黑色素瘤已成为发病率增长最快的恶性肿瘤之一,其发病率几乎每十年翻一番,正变得越来越常见[6]。据估计,2016 年,美国的黑色素瘤新发病例超过 76 000 例,并导致 10 130 人死亡[1,2]。男性患者略多于女性,一生中患黑色素瘤的风险为 1/38[7,8]。恶性黑色素瘤发病率上升的原因尚不清楚,但人们认为,暴露在高水平紫外线照射(包括人工光源)是一个可能的诱因。累积暴露量可能是黑色素瘤发病的重要危险因素,因此,黑色素瘤在老年人中的发病率更高[9]。黑色素瘤的中位诊断年龄在 60 岁左右,随着发病率的上升,恶性黑色素瘤的死亡率也在增加。

黑色素瘤起源于黑色素细胞,是一种高度恶性肿瘤。黑色素细胞是神经嵴衍生的细胞,存在于皮肤、毛囊、肠系膜、虹膜和脉络膜、视网膜等部位。黑色素由黑色素细胞合成,而酪氨酸酶是黑色素产生和代谢的关键酶,可将酪氨酸转化为儿茶酚胺和黑色素。黑色素与细胞内的黑色素小体结合,吸收紫外线,保护皮肤免受紫外线照射,这可能是黑色素瘤在黑人中的发病率比在白人中低 20 多倍的原因[8,10]。

皮肤黑色素瘤在临床和病理上分为 4 类:恶性雀斑痣、浅表播散型黑色素瘤、结节型黑色素瘤和肢端雀斑型黑色素瘤。在皮肤黑色素瘤发展的早期阶段,肿瘤细胞在放射状(水平)延伸,而垂直生长的黑色素瘤则处于侵袭阶段,预示着肿瘤发生进展。切除时,其侵袭深度(Clark 或 Breslow 分类;表 17-1)与转移潜能及生存率高度相关。美国癌症联合委员会(American Joint Committee on Cancer, AJCC)基于肿瘤厚度、原发性溃疡、区域淋巴结受累和远处转移部位,建立了黑色素瘤的分期系统[11]。区域淋巴结肿瘤负荷是无远处转移患者生存最重要的预后因素。第 8 版 AJCC 分期系统的主要变化包括:根据受累器官的位置,新命名了 4 个 M1 亚组,增加了 CNS 转移的 M1d 亚组:远处皮肤、皮下转移或远处淋巴结、肺受累、除 CNS 以外的其他内脏器官受累和 CNS 转移。此外,4 个 M 类均根据血清乳酸脱氢酶是否升高而进一步细分,血清乳酸脱氢酶是转移性黑色素瘤的独立预后因素[12]。仅累及皮下或淋巴结的患者具有生存优势[13]。与转移性黑色素瘤预后不良相关的因素包括结节性黑色素瘤亚型、病变位于头皮、手或脚,以及诊断时年龄较大。当发生转移时,最可能受累的器官是皮肤、淋巴结、肺和脑。

表 17-1　Clark 分级和对应的 Breslow 厚度

Clark 分级		Breslow 厚度
1 级	肿瘤局限在表皮层内	≤1mm
2 级	侵入真皮乳头层	>1.0~2.0mm
3 级	侵入真皮层	>2.0~4.0mm
4 级	侵入网状真皮层	
5 级	侵入皮下脂肪层	>4.0mm

两种分期系统在疾病进展阶段对皮肤恶性黑色素瘤的垂直进展进行分级,并与转移性疾病的发展和生存高度相关。

Breslow A. Thickness, cross-sectional areas, and depth of invasion in the prognosis of cutaneous melanoma. Ann Surg. 1970; 172; 902; Clark WH Jr. , From L, Bernardino EA, Mihm MC. The histogenesis and biologic behavior of primary human malignant melanomas of the skin. Cancer Res. 1969;29(3);705-727. PMID;5773814.

神经系统并发症是恶性黑色素瘤进展中的常见和严重事件。在大多数患者中,这些并发症发生在播散性进行性全身性疾病的情况下,往往预后较差。临床研究发现,在转移性恶性黑色素瘤患者中,CNS 转移发生率为 10% ~ 40% ,但在尸检中发现,CNS 转移发生率更高,甚至高达 90%[14]。在临床实践中,约三分之二的转移性黑色素瘤患者在死亡前会出现明显的神经系统并发症[15,16]。

转移性黑色素瘤因其侵袭性生物学性质而臭名昭著,其发生还具有不可预测性。在罕见的情况下,转移性黑色素瘤甚至可能发生自发消退。事实上,黑色素瘤是最常见的可自发消退的肿瘤之一[17]。根据组织学研究结果,黑色素瘤的自发消退率约为 10%~20%,此外,约 25% 的黑色素瘤表现出部分消退[17,18]。随着分子靶向治疗和免疫治疗的出现和广泛使用,晚期黑色素瘤治疗进入了一个新时代,大大改善了患者的临床结局。

2.2　临床表现

恶性黑色素瘤引起的神经系统并发症大多由直接转移到神经系统(脑实质、神经根)或邻近结构,继发神经损害引起;非转移性并发症则很少发生,如血管病变(如非细菌性血栓性心内膜炎和 DIC)和副肿瘤综合征。

根据恶性黑色素瘤转移的位置,神经系统并发症的症状各不相同,最常见的表现包括意识模糊(45%)、头痛(27%)、局灶性运动或感觉障碍(47%)和癫痫发作(11%)[16]。随着尖端成像技术的出现,如钆对比增强 MRI 等,CNS 和其他远处转移性并发症的检测能力已经得到改善[19]。

2.2.1　发病率和临床特征

在黑色素瘤中,约 5% 的患者最早发生转移的部位是神经系统[16,20]。系列病例分析结果显示,从首次诊断出黑色素瘤到诊断出神经系统并发症,中位时间间隔为 37 个月,其中,有 21 名患者(25%)在诊断出神经系统并发症时,距离首次诊断出黑色素瘤超过 5 年,9 名患者(11%)在诊断出神经系统并发症时,距离首次诊断出黑色素瘤超过 10 年[20]。通常,在诊断时,神经系统并不是转移性疾病的唯一部位。在诊断出脑转移时,仅 5%~20% 的患者没有可识别的第二病变部位[21,22]。约 5%~20% 的患者在诊断为脑转移时没有可识别的第二病变部位。

在黑色素瘤脑转移患者中,肺是最常见的颅外受累部位,肺转移的发生率是其他部位的 2 倍。肺转移在许多癌症发生脑转移时都广泛存在,表明肺部可能是血源性扩散到大脑的常见来源。一些研究发现,如果原发病灶位于上半身(头、颈或躯干),而不是下肢,则发生 CNS 转移的概率更高[20,21]。Vanderbilt 系列研究共纳入 78 例黑色素瘤神经系统并发症患者,其中,82% 有脑部转移病灶,仅 3% 有脊髓转移病灶,17% 患者的病变影响到脑神经和周围神经(表17-2)。

2.2.2　恶性黑色素瘤的脑转移

恶性黑色素瘤脑转移病变在幕上和幕下的分布情况(见表 17-2)与一般脑转移瘤的分布情况相似[4]。尸检研究发现,多发性病变患者的比例(91%)高于基于 CT 的研究[8]。

(1) 症状和体征:头痛、局灶性神经功能障碍、认知改变和癫痫发作是脑转移瘤最常见的表现特征。在 Vanderbilt 系列研究中,黑色素瘤幕上转移的患者中,15/56(27%)在病程中出现了癫痫发作,其中,5 名患者以癫痫发作为脑转移的主要标志。黑色素瘤的脑转移引起的癫痫发作的患者比例,与其他癌症所报告的比例相似[16,22,23]。

表 17-2　在 208 名恶性黑色素瘤患者中 78 名患者的神经系统受累部位[a]

部位	N	百分比
脑部	61	82%[b]
幕上	56	
幕下	10	
病灶数量		
1	26	46%[c]
2	10	18%
≥3	20	36%
脊髓		
硬膜外	2	3%
髓内	0	
脑膜		
总数	9	12%
脑膜+脑实质	3	
脑神经和周围神经	13	17%

[a]12 名患者有两个神经系统部位受累。

[b]5 名患者在小脑幕上方和下方有转移瘤。

[c]在 56 名患者中,有 46% 的患者病灶数量已知。

此外,Hagen 等发现 35 名黑色素瘤患者中有 37% 的比例有癫痫发作,Byrne 等发现 80 名患者中有 48% 的比例有癫痫发作[24,25]。Oberndorfer 等研究了原发性脑肿瘤和转移性病变患者中癫痫发作的频率[26],结果发现,在转移性黑色素瘤的病程中,癫痫发作的频率非常高(68%)。在 CNS 黑色素瘤患者中,癫痫的频繁发作可能与病变的出血倾向有关。

诊断为黑色素瘤脑转移后,不同的研究所报告的癫痫发作风险也不尽相同。在 Vanderbilt 系列研究中,10/51(20%)的黑色素瘤脑转移患者出现了癫痫发作;Byrne 等观察到 21/63(37%)的黑色素瘤患者出现迟发性癫痫;而 Cohen 等在各种实体瘤脑转移患者中,只观察到 16/195(8%)患者出现迟发性癫痫[23,25]。在后一项研究中,多发性脑转移病变与迟发性癫痫的发生有关。

多发或小脑转移的患者可能会出现弥漫性(非局灶性)脑病,提示代谢性病因,并通常存在结构性疾病,如视野缺损、细微的局灶性虚弱或头痛,但可能上述症状在病程早期并不存在。另外,与没有潜在脑部异常的患者相比,黑色素瘤脑转移的患者可能对继发于代谢紊乱或 CNS 抑制性药物的脑病的发生有较低的阈值。黑色素瘤脑转移的异常表现可能会与蛛网膜下腔出血、硬膜下血肿或脑窦血栓相似[27,29]。

(2) 诊断:脑转移的诊断通常基于 MRI 或 CT 扫描的结果。由于转移性黑色素瘤患者中,脑转移的出现频率很高,而且在尸检时常发现患者有以前未发现的脑转移,因此,对于有头痛、性格改变或脑病的黑色素瘤患者,即使没有局灶性神经系统症状,也应进行 MRI 或 CT 扫描。与 CT 扫描相比,钆增强 MRI 在检测转移灶时更加敏感[30]。因此,钆增强 MRI 是首选的检查,特别是在考虑切除可能的单发转移灶时(见表 17-2)。

经造影剂增强显影后,黑色素瘤脑转移患者的典型的影像学表现为单发或多发性脑实质病变,也可以看到蛛网膜下腔或硬膜病变[31]。约25%的强化前CT扫描显示病变密度增加,提示黑色素或出血的存在。

MRI可以鉴别黑色素性黑色素瘤、无黑色素性黑色素瘤和出血性黑色素瘤转移[19,32]。黑色素性黑色素瘤在T1加权序列上表现为高信号,而在T2加权序列上表现为轻度低或等信号,这与大多数转移瘤的表现相反(图17-1),可用于提示转移性黑色素瘤的可能,但不能作为诊断性依据。通过梯度回波或T2*加权图像的易感性效应,可鉴别出血性病变和黑色素瘤转移灶。无黑色素性黑色素瘤转移灶的MRI信号强度与其他原发灶转移的信号强度相似。在某些情况下,PET有助于诊断过程和治疗评估,然而,该技术具有局限性,特别是对小的CNS病变[33,34]。

在已知转移性恶性黑色素瘤的患者中,当出现与脑转移相一致的放射学异常时,则可高度确诊,但仍须注意非转移性疾病的可能性,特别是对于单发性病灶。一项前瞻性的研究结果显示,对单发性脑部病变的患者进行活检后发现6/54(11%)有其他疾病[35]。在转移性黑色素瘤患者中,约有5%发生第二种恶性肿瘤。鉴于这些原因,对于有孤立性脑部病变和黑色素瘤病史的患者,或者对于在稳定期或局限期系统性疾病的患者,应考虑进行活检。

对于有神经系统主诉,但CT或MRI扫描未发现脑实质性异常的患者,需考虑脑膜和颅底的转移的可能。脑积水、软脑膜强化、与脑室或蛛网膜下腔相邻的脑实质病变提示有脑膜转移的可能。

(3) 脑转移瘤的治疗

1) 糖皮质激素: 地塞米松能显著改善黑色素瘤脑转移的症状和体征。对于神经功能缺损的患者,在病情稳定或改善后,应将地塞米松酌情减量,然而,许多患者不能耐受停药。Byrne等发现,在80名黑色素瘤脑转移的患者中,有86%的患者在死亡前都有糖皮质激素依赖性[25]。

2) 抗惊厥药物: 原发性黑色素瘤和黑色素瘤脑转移患者的复发风险都很高,并与发病率和死亡率显著相关,因此,

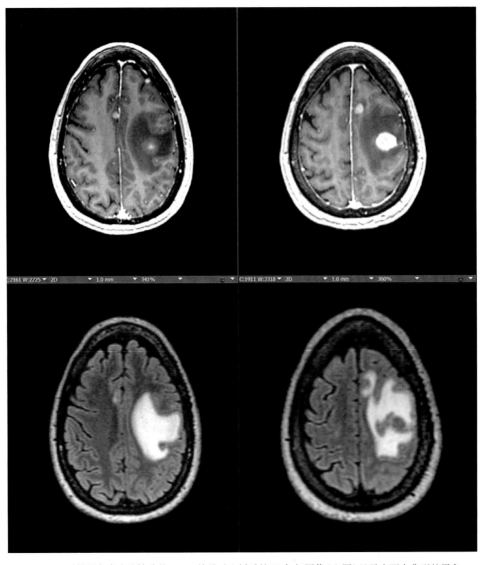

图17-1 恶性黑色素瘤脑转移的MRI。给予对比剂后的T1加权图像(上图)显示出两个典型的黑色素瘤皮质病变。T2/FLAIR图像(下图)显示出典型的"手指状"血管源性水肿(额叶后部病变),局限于白质,不波及皮质。图片由亚利桑那州梅奥诊所的Leland Hu博士提供

应进行抗癫痫治疗。一些学者建议对黑色素瘤脑转移的患者预防性使用抗惊厥药物[25]。这一建议是基于这类患者的癫痫发作的高风险报告(见上文)。然而,研究表明,预防性使用抗惊厥药物可能无法有效降低黑色素瘤脑转移患者首次癫痫发作的发生率[36]。此外,在对 1 869 例胶质母细胞瘤患者的 meta 分析中,在放化疗开始时使用丙戊酸钠或左乙拉西坦进行抗癫痫治疗并没有改善生存率[37]。

抗癫痫治疗的主要目的是用最低有效剂量的抗惊厥药物,实现无癫痫发作的目标。由于缺乏随机对照试验,目前没有明确的证据表明某一种抗惊厥药物优于另一种。然而,在治疗黑色素瘤脑转移患者时,必须考虑到抗惊厥药物与化疗药物的潜在相互作用和相关毒性。因此,通常情况下,不干扰肝脏药物代谢的抗惊厥药物是首选,如左乙拉西坦、托吡酯或拉科酰胺等,其他选择包括奥卡西平、艾司利卡西平、哌拉帕尼、唑尼沙胺、氯巴占或布瓦西坦等。对于第三代抗癫痫药物而言,成本可能是一个必须考虑的因素。左乙拉西坦的疗效好、易于管理和成本低,因此已成为黑色素瘤脑转移患者抗癫痫治疗的常见药物。一般而言,患者对左乙拉西坦的耐受性良好,但是,可能导致脑肿瘤患者的神经精神副作用风险增加[38]。放疗期间,服用苯妥英钠的患者,发生 Stevens-Johnson 综合征的风险可能会增加,因此,在这种情况下发生皮疹时应特别注意。此外,结构性脑病患者可能更容易受到苯巴比妥的镇静作用的影响,而拉莫三嗪与严重皮疹的风险增加有关。大多数抗惊厥药物都能与白蛋白紧密结合,因此,对于患有低白蛋白血症的患者、服用多种药物的患者以及在抗惊厥药物治疗剂量下出现神经系统中毒症状的患者,应监测其血液中抗惊厥药物的游离水平[16]。有研究认为,50% 左右的脑肿瘤患者经一线抗癫痫药物治疗后可能会突发癫痫。如果尽管通过提高单次给药剂量,抗癫痫药物的血清水平充足,患者在单药治疗中持续突发癫痫,仍有必要增加第二种抗癫痫药物[39]。拉科酰胺已被证明是一种安全有效的辅助治疗脑肿瘤和癫痫发作失控患者的药物。患者对加巴喷丁和普瑞巴林的耐受性普遍良好,因此,它们可以作为一线抗癫痫治疗的辅助药物。此外,脑转移的患者不宜从事有潜在危险的活动。

3) 靶向治疗和免疫治疗: BRAF 靶向治疗和免疫治疗的出现,彻底改变了转移性黑色素瘤的治疗方法,并显著改善了治疗效果。BRAF 和下游的 MEK 蛋白激酶构成了 RAS/MAPK 信号通路的一部分,参与调控细胞增殖、分化、迁移和生存等对肿瘤发生至关重要的几个过程。细胞毒性 T 淋巴细胞抗原 4(cytotoxic T-lymphocyte antigen 4,CTLA-4)和程序性细胞死亡受体 1(programmed cell death receptor 1,PD-1)是在 T 细胞上表达的免疫检查点蛋白,可抑制 T 细胞激活,因此,常被癌细胞用来逃避免疫反应。某些 Ⅱ 期临床试验评估了 BRAF 抑制剂、BRAF 抑制剂联合 MEK 抑制剂、PD-1 抑制剂、PD-1 抑制剂联合 CTLA-4 抑制剂治疗黑色素瘤脑转移患者的有效性和不良反应[40-46]。虽然 BRAF 靶向治疗和免疫治疗都取得了较高的缓解率,但免疫治疗的缓解更持久,尤其在 PD-1 抑制剂联合 CTLA-4 抑制剂治疗时[42,45,46]。根据分子和临床数据,推测放疗和免疫治疗之间存在潜在的协同作用[47-53]。不幸的是,目前尚缺乏关于这些治疗方案联合使

用的 Ⅲ 期随机对照临床试验和数据。

BRAF 突变被激活后,导致有丝分裂原激活蛋白(mitogen-activated protein,MAP)激酶通路过度活跃,这是恶性进程的重要驱动因素,可在 40% ~ 60% 的晚期黑色素瘤中出现。BRAF(V600E/K)突变是晚期黑色素瘤最常见的突变之一,Ⅲ 期随机对照临床试验已证实,维罗非尼和达拉非尼在 BRAF(V600E/K)突变的晚期黑色素瘤中显示出良好疗效。不幸的是,高的初始缓解率通常会被疾病的进展所取代,预示着 MAP 激酶通路通过其他分子机制被重新激活,包括 MEK 的激活。因此,BRAF 和 MEK 抑制剂的联合治疗已在很大程度上取代了 BRAF 抑制剂的单药治疗。

一项 Ⅱ 期临床试验(BREAK-MB)评估了 BRAF 抑制剂达拉非尼对 172 名携带 BRAF V600E 突变的黑色素瘤脑转移患者的有效性和安全性[40]。结果显示,有或无局部治疗的患者颅内反应率分别为 39% 和 31%,无进展生存期(progression-free survival,PFS)为 16 周,总生存期(overall survival,OS)为 31 周,总体毒性反应在可接受范围内,未观察到特异性颅内不良事件。

另一项 Ⅱ 期临床试验研究了 BRAF 抑制剂维莫非尼在 BRAF V600 突变的黑色素瘤脑转移患者中的作用[41],在未接受过治疗的患者中观察到的颅内缓解率为 18%。接受和未接受维莫非尼治疗的患者,PFS 分别为 4.0 个月和 3.7 个月,OS 分别为 9.6 个月和 8.9 个月。值得注意的是,不良事件发生率与其他单用维莫非尼的研究相似,没有观察到明显的 CNS 毒性。

COMBI-MB Ⅱ 期临床研究,评估了达拉非尼与 MEK 抑制剂曲美替尼联合治疗 BRAF V600 突变的黑色素瘤脑转移患者的疗效[42],主要观察终点是携带 BRAF V600E 突变、无症状的黑色素瘤脑转移患者的颅内缓解率,76 名患者之前均未接受过治疗,美国东部肿瘤协作组(Eastern Cooperative Oncology Group,ECOG)功能状态为 0 或 1,结果显示,达拉非尼与曲美替尼联合治疗的不良反应在可接受范围内,颅内缓解率为 58%,PFS 为 5.6 个月,OS 为 10.8 个月。

CTLA-4 和 PD-1 是在 T 细胞表面表达的分子,它们是限制 T 细胞活化的生理中断或"检查点"系统的一部分。检查点抑制剂,即 PD-1(纳武利尤单抗,帕博利珠单抗)或 CTL-4(伊匹木单抗)抗体,已被证明对晚期黑色素瘤患者有效,并延长了的患者生存期。

一项针对 72 名脑转移的晚期黑色素瘤患者的 Ⅱ 期研究评估了伊匹木单抗在这一患者群体中的安全性和有效性[43],主要观察终点是颅内完全缓解、部分缓解或疾病稳定,结果显示,经过 12 周的治疗后,在未同时接受糖皮质激素治疗的无症状患者中,24% 达到主要观察终点,而在接受稳定的糖皮质激素治疗的有症状患者中,10% 达到主要观察终点,不良反应情况与其他使用伊匹木单抗治疗实体恶性肿瘤的研究相当,因此,这些结果强调了在接受检查点抑制剂免疫治疗的患者中避免使用糖皮质激素的重要性。

另一项 Ⅱ 期研究评估了帕博利珠单抗在黑色素瘤或非小细胞肺癌和未经治疗的脑转移患者中的应用情况[44],结果显示,18 名黑色素瘤脑转移患者中有 4 名患者出现了颅内反应,并且在整个研究期间反应持续(中位随访时间为 7 个

月）。在黑色素瘤队列中，报告的神经系统不良事件包括短暂性认知功能障碍和1~2级癫痫发作。

两项开放标签、多中心、随机的Ⅱ期临床试验评估了伊匹木单抗和纳武利尤单抗联合治疗黑色素瘤脑转移患者的安全性和疗效。其中，ABC研究[45]纳入79名免疫治疗无效的活动性黑色素瘤脑转移患者，并评估了纳武利尤单抗单药和纳武利尤单抗加伊匹木单抗联合治疗的效果。结果显示，在61名无症状且以前未接受局部脑部治疗患者中，联合治疗和单药治疗的颅内缓解率分别为46%和20%，3级或4级治疗相关性不良事件发生率分别为54%和16%。CheckMate 204研究评估了接受纳武利尤单抗+伊匹木单抗联合治疗的

94例无症状、未接受过放疗的黑色素瘤脑转移患者[46]，颅内临床获益的总发生率为57%，其中26%达到完全缓解，30%达到部分缓解，2%的研究人群达到至少6个月的疾病稳定。不良反应发生情况与颅外黑色素瘤治疗中报道的相似，55%的患者发生了与治疗相关的3级或4级不良事件，包括7%的中枢神经系统不良事件。

以上研究结果表明（表17-3），对于晚期黑色素瘤脑转移患者而言，BRAF抑制剂的靶向治疗和检查点抑制剂的免疫治疗都是安全和有效的选择。然而，免疫疗法似乎能产生更持久的效果，当CTL-4和PD1抑制剂联合时，免疫疗法的疗效可能更好。

表17-3　以前未经治疗和无症状的黑色素瘤脑转移的靶向治疗和免疫治疗的主要研究概述

研究	治疗	RR[a]	PFS[b]	OS[c]
靶向治疗：BRAF/MEK 抑制剂				
Long 等 2012（BREAK-MB）[37]	达帕菲尼	31%	16.1 个月 Val600Glu；8.1 个月 Val600Lys	33.1 个月 Val600Glu；16.3 个月 Val600Lys
McArthur 等 2017[38]	维莫非尼	18%	3.7 个月	8.9 个月
Davies 等 2017[39]（COMBI-MB）	达拉菲尼和曲美替尼	58%	5.6 个月	10.8 个月
免疫治疗：PD-L1 and CTLA-4 抑制剂				
Margolin 等 2012[40]	伊匹木单抗	24%	1.5 个月	7.0 个月
Goldberg 等 2016[41]	帕博利珠单抗	22%	2.3 个月	NR
Long 等 2018[42]（ABC）	纳武利尤单抗 vs 纳武利尤单抗+伊匹木单抗	20% vs 46%	2.5 个月 vs NR	NR
Tawbi 等 2018[43]（CheckMate 204）	纳武利尤单抗+伊匹木单抗	57%	59.5% 9 个月 PFS	82.8% 9 个月 OS

[a] 颅内缓解率；[b] 颅内无进展生存期中位数；[c] 中位总生存期。

4）放射治疗：黑色素瘤是一种对放射治疗耐受的癌症。传统上，全脑放射治疗（whole brain radiation therapy，WBRT）被用于黑色素瘤脑转移。然而，由于缺乏生存获益、复发风险高，以及人们对神经毒副作用的认识不断提高，WBRT的应用通常仅限于那些存在大量或广泛脑转移和脑膜受累的病例[54]。特别值得关注的是延迟的神经认知副作用，可能在WBRT完成后12个月内表现出来，对认知有广泛的影响。目前，已有多项关于黑色素瘤脑转移的常规放射治疗的研究发表，但由于均为非前瞻性或对照性研究，且没有直接测量脑转移瘤对放射治疗的反应，因此，结果大多难以解释。当用神经症状和体征来衡量疾病缓解情况时，糖皮质激素治疗可能是任何明显缓解的原因，而快速进展的全身性疾病可能掩盖了颅内放射对生存的获益。Hagen等[24]报告了35例通过手术切除单一转移灶的患者，19例患者接受术后放疗，16例未接受放疗。通过CT或MRI检测疾病进展，来衡量疾病是否复发，结果显示，放射治疗组病情进展的中位间隔时间明显长于非放射治疗组（分别为26个月和5.7个月），但两组的中位生存时间是相同的。Byrne等[25]停用糖皮质激素，通过CT扫描观察66名黑色素瘤患者对放射治疗的反应，结果显示，约10%~15%的患者对放射治疗有反应。鉴于其对全身性病灶的益处，加速分次计划已被用于临床试验，但比传统分次计划相比，加速分次计划未显示出更好的效果[22]。

据报道，接受高剂量照射的患者，可能会出现头部疼痛和局灶性神经功能缺损增加的短期毒性[55,56]。最近，为了防止或限制WBRT诱发的神经认知功能下降，人们评估了海马保留方案和美金刚胺的药理预防作用[57,58]。

与传统的放射治疗相比，立体定向放疗（stereotactic external-beam RT，SRS，如伽马刀）治疗在黑色素瘤脑转移瘤患者中更有效[59-63]。此外，目前的证据表明，在适当的临床环境下，SRS与手术同样有效[64,65]。因此，在治疗黑色素瘤脑转移病变≤4处的患者时，SRS比WBRT更有优势。通常情况下，转移灶仅需单次治疗，治疗部位可达到SD或PR，脑放射性坏死症状并不常见。从放射生物学来看，单次高剂量放射治疗似乎克服了黑色素瘤的耐放射性。但是，SRS被认为对多个或较大（>3~4cm）病变的作用有限。

目前，有几项临床试验正在评估SRS对5~15处脑转移灶的患者的有效性。此外，分次SRS已被成功应用于较大的病灶（>3cm），可降低放射毒性反应的风险[66]。一些研究显示，Karnofsky功能状态评分（KPS）>90、女性、治疗前没有神经系统症状以及转移瘤位于幕上区均提示预后良好[61,63]。手术联合SRS辅助治疗，已被证明在需要紧急减压的大转移灶中具有良好的效果[67,68]。在SRS基础上加用WBRT，能改善局部肿瘤控制情况，但不能提高生存率，且神经认知功能下降的风险明显增加，生活质量降低[69,70]。联盟试验评估了

北美 34 家机构的 213 名有 1~3 个脑转移瘤、可接受放射治疗的患者[71]，患者被随机分组，分别接受单独的 SRS 或与 WBRT（30Gy，12 次）联合治疗，结果显示，与联合治疗（91.7%；P<0.001）相比，单用 SRS 治疗 3 个月后，认知恶化（定义为至少一项认知测试结果比基线下降>1SD）的程度明显降低（63.5%），总体生活质量显著更高（与基线相比的平均变化：-1.3 分 vs-10.9 分；P=0.002），至颅内病变失控的时间间隔更短（HR，3.6；P<0.001）；但在中位 OS 和 3 个月时的功能独立方面，没有观察到明显差异。

5）**联合治疗方式**：据推测，SRS 与全身治疗在治疗黑色素瘤方面具有协同作用，涉及的机制包括 SRS 诱导的细胞凋亡激活抗肿瘤免疫反应，以及 BRAF 抑制黑色素瘤细胞辐射增敏作用[47]。目前，一些研究评估了 SRS 联合靶向治疗或免疫治疗在黑色素瘤脑转移患者中的作用。虽然有一些回顾性研究显示了优异的局部控制率和安全性，但遗憾的是，尚缺乏前瞻性的数据。Ahmed 等评估了单次 SRS 与抗 PD-1 治疗、抗 CTLA-4 治疗、BRAF/MEK 抑制剂、BRAF 抑制剂或常规化疗联合治疗的结果，回顾性纳入 96 名患者，共 314 个黑色素瘤脑转移瘤[48]，结果显示，与常规化疗相比，SRS 与靶向治疗或免疫治疗的联合治疗明显提高了 OS 和远期控制率。Knisley 等纳入 77 名接受 SRS 治疗的黑色素瘤脑转移患者，其转移病灶均为寡转移灶，其中，35% 的患者同时接受了伊匹木单抗治疗[49]。与单用 SRS 相比，SRS 与伊匹木单抗联合治疗的中位生存（21.3 个月 vs 4.9 个月）和 2 年生存率（47.2% vs 19.7%）均显著提高。在另一项回顾性研究中，Silk 等[50]报告了 70 名接受 WBRT 或 SRS 治疗的黑色素瘤脑转移患者，其中，33 人同时接受了伊匹木单抗治疗，37 人未接受伊匹木单抗治疗，结果显示，与单纯放疗相比，在放疗前接受伊匹木单抗治疗的患者的中位生存期（18.3 个月 vs 5.3 个月）和 PR（30% vs 9.1%）有明显改善。此外，伊匹木单抗和 SRS 治疗均为改善黑色素瘤脑转移患者生存的重要预测因子（HR 0.43 和 0.45）。Acharya 等[51]评估了一个由 72 名患者组成的队列，包括 233 个黑色素瘤脑转移病灶，结果显示，与单用 SRS 相比，在抗 CTLA-4 或抗 PD-1 治疗 3 个月内进行 SRS，发生远处和局部颅内治疗失败的情况均减少。另一项回顾性多中心研究[52]评估了 198 名已知 BRAF 突变状态的患者联合使用 SRS 和 BRAF 抑制剂的效果，结果显示，与在 SRS 之前或同时使用 SRS 和 BRAF 抑制剂相比，在 SRS 之后使用 BRAF 抑制剂的生存率有所提高。值得注意的是，在接受 BRAF 抑制剂的患者中，观察到脑出血（ICH）的发生率有所增加。同样，Hecht 等[53]在一项回顾性队列研究中探讨了放疗和 BRAF 抑制剂联合应用的安全性，该研究纳入了 155 名已知 BRAF 突变状态的患者，结果发现，在放疗期间中断维莫非尼治疗可显著提高生存率和降低放射诱导的毒性反应。ECOG 共识指南建议在分次放射治疗前后，至少使用 BRAF 和/或 MEK 抑制剂 3 天，在 SRS 前后至少使用 BRAF 和/或 MEK 抑制剂 1 天[52]。目前，一项前瞻性 Ⅱ 期临床试验（NCT02974803）正在评估在黑色素瘤脑转移患者中同时连续使用达拉非尼和曲美替尼的效果[72]。因此，我们尚需通过开展前瞻性研究，进一步评估放射治疗和系统性方法联合治疗的长期毒性和最佳时机。

6）**手术**：通过手术切除脑转移瘤，正变得越来越普遍，且越来越多的证据支持这种治疗方法。一项前瞻性、随机、对照研究比较了手术加常规放疗联合治疗和单纯放疗对各种癌症单发脑转移患者的治疗效果，结果显示，与单纯放疗组相比，接受手术治疗的患者生存期更长，保持功能独立的时间更长，局部复发率更低[35]。此外，手术切除有助于建立组织诊断，并为分子检测提供材料。手术后，根据转移病灶的大小和数量，患者通常会接受局部放射治疗或 WBRT。

一些回顾性的病例分析显示，与单独的放疗相比，接受手术加放疗的转移性黑色素瘤患者的生存期更长。Wasif 等[73]开展了一项基于人群的研究，共纳入 4 229 名Ⅳ期黑色素瘤患者，结果发现，转移灶切除术后，患者的中位生存时间和 5 年 OS 均显著提高。然而，在临床实践中，患者年龄、KPS、全身疾病的严重程度和疾病进展的速度等因素都会影响最后的手术决定，存在选择偏倚，因此，大部分病例报告的结果具有差异性。接受黑色素瘤脑转移手术切除的患者，其生存期往往比单纯放疗长[23]。此外，黑色素瘤脑转移患者中，唯一达到长期生存的是那些接受手术加放疗的患者。Zacest 等[74]在 147 个病例中发现，手术加辅助放疗可以改善神经系统症状，单个脑转移病灶和没有明显的颅外疾病的患者可实现长期存活（>3 年）。这表明，在某些特定的患者中，通过手术完全切除脑转移灶是有益的。然而，来自纪念斯隆-凯特琳癌症中心的一系列病例分析[75]显示，术后接受 WBRT 治疗的患者与未接受 WBRT 治疗的患者的生存时间没有显著差异。此外，对于术前未显示神经功能障碍、只有一处幕上病变（幕下病变与预后不佳有关）、没有肺部或内脏转移的患者，可以从手术干预中显著获益。

接受黑色素瘤脑转移手术的患者的中位生存期通常为 5~10 个月，近几年，系列病例报告了更长的生存期[74-77]。全身性疾病的严重程度是决定手术后生存期的关键因素。Hagen 等[24]发现，无全身性疾病或病变仅限于原发部位的患者接受手术治疗后，中位生存期为 19.2 个月，而那些发生转移的患者的术后中位生存期仅为 3.7 个月。

据报道，在接受黑色素瘤脑转移切除手术的患者中，存活时间可达到 24 个月或更长时间。在 6 项手术系列病例分析中，共纳入 133 名患者，其中，有 16 人（12%）存活了 24 个月或以上，至少有 3 人（2%）存活了 5 年以上。在前述的澳大利亚系列病例中，3 年和 5 年生存率分别为 9% 和 5%[74]。而在 MSKCC 系列病例分析中，3 年和 5 年生存率分别为 13.2% 和 6.6%[75]。

对黑色素瘤的脑转移病灶进行手术切除时，必须考虑几个因素，包括病灶数量、手术可及性、全身疾病状况及 KPS。钆增强 MRI 是评估脑转移灶数量的最敏感的方法[30]。有 1~2 个可手术切除病灶的患者，应考虑进行手术。应对手术候选患者进行彻底的分期评估，只有 5%~20% 的黑色素瘤脑转移患者没有全身转移[22,25]。即使在全身性疾病受限的患者中，脑转移也可能预示着肿瘤进展，只是临床症状尚不明显。在临床实践中，一些有脑转移的患者（10%，见后文）可同时检测到脑膜转移（leptomeningeal metastases，LM）的存在。

7）**化疗**：目前，化疗对黑色素瘤脑转移的作用相当有限。当脑部是疾病的主要症状部位，而患者的病灶对先前的治疗(包括放疗)没有反应时，可以考虑使用化疗。顺铂动脉内给药，是少数能够缓解疾病的药物之一[78,79]。然而，全身性疾病可能在对动脉内顺铂的颅内反应中进展。在包括脑部在内的不同转移病灶中，顺铂联合替莫唑胺(temozolomide，TMZ)、长春碱和皮下注射白介素-2(IL-2)治疗均产生了缓解作用[80]。干扰素α(IFN-α)、DTIC和目前可用的亚硝脲类药物(BCNU、CCNU)对全身性疾病有活性(缓解率25%)，但对脑转移病灶没有活性[81-84]。

福莫司汀是一种由氨基膦酸连接的硝基呋喃类药物，对CNS具有高穿透力，已在欧洲的试验中证实对黑色素瘤脑转移和全身转移病灶的有效活性[85-87]。39例黑色素瘤脑转移的患者在放疗之前用福莫司汀治疗，有11例患者出现颅内缓解(28%;2例达到CR，9例达到PR)，但在放疗之后给予福莫司汀的效果较差。一项Ⅱ期临床试验评估了153例转移性黑色素瘤患者的临床结局，最终结果显示，有3例患者达到CR和34例患者达到PR，缓解率为24.2%，脑内病灶的缓解率为25%[85,86]。一项Ⅲ期随机、对照临床试验[88]比较了福莫司汀与达卡巴嗪对转移性黑色素瘤患者的治疗效果。福莫司汀组和达卡巴嗪组的ORR分别为15.2%和6.8%;此外，在OS和发生脑转移的时间方面，观察到有利于福莫司汀的趋势。另一项前瞻性、随机、多中心Ⅲ期临床试验[89]在黑色素瘤脑转移患者中评估了使用福莫司汀加WBRT的疗法与单独使用福莫司汀的效果，结果显示，在福莫司汀的基础上加用WBRT，能明显延迟脑部病灶进展的时间，但不能显著提高客观控制率或OS。

联合治疗中使用的TMZ也曾被用作单药。TMZ对血脑屏障具有良好的渗透性，并对转移性黑色素瘤具有治疗活性，因此，TMZ被认为是转移性黑色素瘤的候选药物。2001年的一项病例报告显示，用TMZ治疗6个周期后，黑色素瘤的多个脑转移灶达到CR[90]。TMZ对脑内和脑外的病灶都有作用，据报道，缓解率在12%至20%之间[91,92]。一项以TMZ为基础的化疗研究发现，对脑部黑色素瘤进行联合治疗的RR为24%，而单一疗法的RR为17%[93]。另一项大型多中心研究显示，在未经事先放疗或同步放疗的TMZ治疗CNS转移性黑色素瘤的客观缓解率(ORR)仅为6%，26%的患者在治疗8周后达到SD，中位生存期为3.5个月[94]。

外照射放疗加TMZ的联合治疗的缓解率达到10%~85%[95,96]。目前，已有临床试验评估了抗血管生成剂沙利度胺与放疗和TMZ联合使用的效果，但结果显示缓解率很差(7%)，且有明显的全身性毒性[97]。

2.2.3 转移性黑色素瘤的脊髓转移

恶性黑色素瘤的脊柱转移很罕见，主要分为髓内型和硬膜外型。通常情况下，脊髓髓内转移通常由尸检发现，发现率<1%~2%[98]。在所有脊髓髓内转移瘤中，黑色素瘤约占9%[99]，转移瘤性硬膜外脊髓压迫症(ESCC)同样罕见。在一项系列病例分析中，2/78(3%)的患者有神经系统并发症[20]。在这2个患者中，ESCC的发生，主要源于椎体转移瘤延伸到椎管内。在黑色素瘤神经转移的患者中，Amer等报告了SCC发现率为4/56(7%)，Bullard等报告了SCC的发

现率为9.3%[16,21]，与所有癌症中报告的SCC发现率(5%)相似[100]。在黑色素瘤患者中，继发于脑膜转移的硬膜内肿块对脊髓的压迫可能比其他类型的癌症患者更常见。

Hadden等[101]对两项研究进行了系统文献回顾分析，共涉及39名患者，以确定与继发于黑色素瘤的转移性脊髓压迫有关的预后因素，结果显示，与生存率的改善相关的最重要的因素是ECOG功能状态(PS)≤2和没有内脏转移，而良好功能结局的最重要的预测因素是从运动缺陷的发生到放疗之间的时间间隔、KPS和放疗前的行走能力。Goodwin等[102]对65项研究进行了文献回顾，以评估不同类型皮肤癌脊髓转移患者的临床结果，结果显示，恶性黑色素瘤和鳞状细胞癌脊柱转移的患者的中位生存时间为4.0个月，而基底细胞癌、毛母质癌和Merkel细胞癌脊柱转移的患者的中位生存时间分别为12.5、3.0和1.5个月;年龄>65岁、骶椎受累、存在神经功能障碍和无法行走是影响生存的不良预后因素。值得注意的是，在这项研究中，所接受的治疗类型(手术、药物或综合治疗)似乎并没有对中位生存时间产生显著影响。

黑色素瘤脊柱转移的最佳治疗方法仍不清楚。在适当的临床环境下，手术切除、放疗和全身治疗都可能是有效的治疗选择。在治疗脊髓髓外转移瘤时，分块切除联合SRS比整块切除的应用要多，因为后者的神经损伤风险及致残率更高[103]。此外，在治疗脊髓转移瘤方面，SRS比单纯的放疗更有优势，这一点已经得到了证实[104,105]。Laufer等[102]对186名转移性ESCC患者进行了回顾性分析，这些患者先接受了手术减压，然后进行了单次大剂量SRS(24Gy)、高剂量分割SRS(24~30Gy，3次)或低剂量分割SRS(18~36Gy，5~6次)治疗，结果显示，SRS后1年的总局部进展率为16.4%(高剂量分割SRS为4.1%，单次大剂量SRS为9.0%，低剂量分割SRS为22.6%)。虽然恶性黑色素瘤脊柱转移的前瞻性研究数据尚不足，但一些小型回顾性病例系列分析结果显示SRS的局部控制率在75%~100%之间，效果较好[106-109]。

脊髓髓内转移瘤的最佳治疗方法尚存在争议。在可能的情况下，可以考虑采用显微外科手术的方法，最大限度地切除病灶，以保留现有功能[110]。放射治疗可以保留现有的脊髓功能或延缓临床进展。根据病灶的位置和大小，总放射剂量从30到50Gy不等[98]。从脑转移瘤患者的研究结果来看，免疫治疗和靶向治疗，无论是单独应用，还是与手术切除和放射治疗相结合，都是有效的治疗方案，在治疗脊柱疾病时也应被考虑。

2.2.4 转移性黑色素瘤的软膜转移

Vanderbilt系列研究分析结果[20]显示，在伴有神经系统并发症的患者中，9/78(12%)被临床诊断为LM，这与其他转移性黑色素瘤的研究报道的结果相似，但高于大多数其他癌症所报道的LM发生率[16]。尸检系列报告显示24%~63%的患者发生LM[111-113]。

LM和脑转移通常是并存的。在Vanderbilt系列研究分析中，有一半的LM患者发生实质性脑部病变，Amer等也有类似的发现[16]。在临床实践中，约10%的恶性黑色素瘤脑转移患者会有明显的LM;尸检研究报告也显示，50%的脑转移患者有LM。这表明，患者死亡时疾病可能已经扩散，或临

床中 LM 的症状不明显,直到尸检时才发现 LM。有时,LM 的诊断是具有挑战性的,特别是在没有实质性病变的情况下。一项系列病例分析[113]发现,由尸检证实的脑膜癌中,41% 的患者死亡前的 CSF 细胞学检查结果正常。MRI 对疾病诊断是有帮助的,如果怀疑有脑膜病变时应用 MRI 检查[113]。用 HMB-45 或 MART1 抗体进行免疫细胞学检查,也有助于疑似黑色素瘤 LM 的诊断[114]。

不幸的是,转移性黑色素瘤 LM 患者的预后通常很差,生存时间仅为几周[115,116]。关于黑色素瘤 LM 的治疗效果的信息很少,在临床症状的区域内实施放射治疗可能有效。在 Wasserstrom 等的研究[117]中,2/11(18%)的黑色素瘤 LM 患者对放疗加鞘内注射甲氨蝶呤有反应,但尚不清楚患者是否获益。鞘内注射 α 干扰素和达卡巴嗪仅为轶事,因此,这些疗法应被视为实验性的[118-120]。一些学者尝试使用鞘内重组白介素 2(IL-2)[120]、鞘内细胞毒性 T 细胞免疫疗法[121]以及顺铂和替莫唑胺的全身联合治疗方案[122],尽管治疗效果良好,但是,均为单个病例报告,只有在其他治疗方式失败时才应考虑。最近发表的一项回顾性系列病例分析[123]评估了 2006 年 8 月至 2014 年 7 月期间在得克萨斯大学 MD 安德森癌症中心接受鞘内 IL-2 治疗的 43 名患者,其中,53% 患者的 LM 诊断基于 CSF 细胞学和影像学证据,19% 患者的 LM 诊断仅基于 CSF 细胞学证据,21% 患者的 LM 诊断仅基于影像学证据,7% 患者的 LM 诊断基于组织病理学证据。结果显示,鞘内 IL-2 治疗后患者的中位 OS 为 7.8 个月,1 年、2 年和 5 年的 OS 率分别为 36%、26% 和 13%。值得注意的是,所有患者都出现了症状性颅内高压,必须通过药物治疗和/或释放 CSF 来控制症状。没有发生治疗相关死亡。

靶向治疗和免疫治疗是转移性黑色素瘤(包括有颅内疾病的患者)的有效治疗选择之一。然而,鉴于脑膜疾病的罕见性,目前,这些疗法的支持性临床数据仅限于少量的病例报告[124]。Foppen 等[125]回顾性分析了 2010 年 5 月至 2015 年 3 月期间在荷兰癌症研究所治疗的 39 名黑色素瘤 LM 患者的生存情况,全部患者的中位 OS 为 6.9 周(95% CI 0.9～12.8),25 名接受过治疗的患者的中位 OS 为 16.9 周,21 名接受过系统性靶向治疗和/或免疫治疗(伴或不伴放疗)的患者的中位 OS 为 21.7 周(范围为 2～235 周)。Ferguson 等[126]报告了 178 例转移性黑色素瘤 LM 患者的临床结局和预后因素。大多数 LM 患者至少接受了一种治疗,包括放疗(n=98)、化疗(n=89)、靶向治疗(n=60)、免疫治疗(n=12)、或鞘内治疗(n=64),患者的中位 OS 为 3.5 个月,1 年、2 年和 5 年的 OS 率分别为 22%、14% 和 9%。在多变量分析中,与 OS 显著相关的因素是 ECOG PS>0(HR 2.1)、神经系统症状(HR 1.6)、无全身性疾病(HR 0.4),以及 LM 治疗(HR 0.4),包括靶向治疗(HR 0.6)和鞘内治疗(HR 0.5)。目前,一项 Ⅰ/Ⅰb 期试验(NCT03025256)正在进行中,旨在探索对 LM 患者(包括恶性黑色素瘤)鞘内注射纳武利尤单抗的治疗效果。

2.2.5 周围神经并发症

脑神经或周围神经并发症可发生于黑色素瘤,主要是由于周围结构的浸润或压迫,包括脑神经和周围神经。黑色素瘤侵袭导致的几种综合征,包括颈静脉孔综合征伴有脑神经 Ⅸ～Ⅺ 受累、前庭神经浸润造成突发性、完全性听力丧失以及视神经受累造成的失明[127-129]。Vanderbilt 的系列研究分析[20]结果显示,在转移性黑色素瘤诱导的神经系统并发症患者中,10/78(13%)伴周围神经受累,均继发于非神经部位(如淋巴结或骨)的转移,并压迫到邻近的神经;在出现脑神经并发症的 3 名患者中,其中,1 名患者因海绵窦的肿块而出现眶上裂综合征,1 名患者因颅底转移而出现颈静脉孔综合征,1 名患者因眶内肿块而出现视力下降和瞳孔麻痹;此外,4 名患者有臂丛神经病的临床证据;每名患者的颈部或腋下淋巴结都发生肿大;2 名患者出现腿部疼痛、反射丧失和无力;1 名患者有腹股沟淋巴结肿大,另 1 名患者有盆腔肿块;第 7 名患者因骶骨的破坏性病变而出现尿失禁。

此外,需要密切关注的单独分类是梭形细胞黑色素瘤,尤其是其亲神经性变体——促纤维结缔组织增生性亲神经性黑色素瘤(desmoplastic neurotropic melanoma,DNM)[130-132]。这些罕见的病变主要发生在头部和颈部,经常表现为外观良性的结节,后来发展为脑神经受累。从病理学上看,肿瘤细胞取代了周围神经细胞和 Schwann 细胞(亲神经性),例如,侵犯下牙槽神经[133]和三叉神经,表现为神经痛[134,135]。DNM 还可累及正中神经和支配外阴的神经[136-138]。Quinn 等证实,纤维结缔组织增生性黑色素瘤患者和 DNM 患者的生存率无统计学差异,两者的 OS 与其他皮肤黑色素瘤患者相似[132]。

2.2.6 生存时间和死因

黑色素瘤脑转移患者的预后不佳,中位生存时间仅为 2.5～4 个月[16,25,139,140]。在伦敦威斯敏斯特医院的一项系列病例分析中,共纳入 100 名患者,中位生存时间为 2.5 个月,8% 的患者存活时间超过 1 年,4% 的患者存活时间超过 2 年。Vanderbilt 系列病例分析中,患者从最初诊断为黑色素瘤到出现神经系统并发症的中位生存时间为 45 个月;有全身转移但没有神经系统转移的患者,其生存期相同;诊断为神经系统转移后,CNS 转移瘤患者的中位生存时间为 4 个月[20]。很大一部分(20%～60%)转移到 CNS 的黑色素瘤患者会因脑部疾病而死亡[25,111,141]。然而,BRAF 靶向治疗和免疫治疗使颅外和颅内晚期黑色素瘤的缓解率和生存率都得到显著的改善。双重抗 CTLA-4 和抗 PD-1/PD-L1 免疫检查点抑制剂联合治疗的 Ⅱ 期临床试验结果显示,其颅内缓解率高达 57%,6 个月 PFS 和 OS 分别高达 64% 和 92%。

2.2.7 左旋多巴(L-dopa)治疗和恶性黑色素瘤

帕金森病(Parkinson's disease,PD)的 L-dopa 治疗与恶性黑色素瘤的发生或进展之间存在联系已被报道[142,143]。此外,有人认为黑色素瘤与 PD 本身可能存在关联,而与治疗方案无关。Siple 等对 34 例 PD 患者的黑色素瘤进行了调查分析,并得出结论,L-dopa 治疗不可能诱发或加重恶性黑色素瘤[144]。一项药代动力学研究发现,在 PD 伴恶性黑色素瘤病史的患者中,没有证据支持 L-dopa 导致黑色素瘤进展的说法[145]。Letellier 等在一项前瞻性研究中发现,血浆中 L-dopa/L-酪氨酸的比例反映了肿瘤的负担,并与恶性黑色素瘤的进展相关[146]。总之,由于缺乏随机对照试验的支持性数据,L-dopa 治疗和恶性黑色素瘤之间的关系仍有很大争议。Olsen 等对丹麦 14 088 名 PD 患者进行了一项大型回顾性研究,发现与诊断为疑似 PD 或其他帕金森病的患者相比,特发性 PD 患者患恶性黑色素瘤的风险增加了近 4 倍[147]。但 L-dopa 治疗对恶性黑色素瘤风险无显著影响(OR 为 1.0,95% CI 为 0.8~1.3)。Bertoni 等的研究评估了 2 106 名特发性 PD 患者发生浸润性恶性黑色素瘤的可能性,结果发现,与年龄、性别匹配的对照组相比,病例组的患病率增加了 2.24 倍[148]。Dalvin 等对明尼苏达州 Olmsted 县诊断为 PD 的 974 名患者进行了回顾性分析,结果发现,与对照组相比,病例组发生黑色素瘤的概率高 3.8 倍[149]。目前,PD 和黑色素瘤之间相关性的确切原因尚不清楚,但是,遗传因素、农药使用和细胞自噬异常都被认为是潜在可能的机制[150]。

2.2.8 副肿瘤综合征

根据美国国家神经系统疾病和卒中研究所的定义,副肿瘤综合征为恶性肿瘤引起的一组罕见症状,主要由针对正常细胞的异常免疫反应引起。这种异常的免疫反应被认为是由交叉反应性抗体和 T 细胞介导,这些抗体和 T 细胞直接对抗肿瘤细胞和普通细胞上表达的共同抗原[151]。副肿瘤综合征也可能是由黑色素瘤细胞产生和分泌的体液因子和其他机制引起,这些机制与肿瘤的位置、体积和代谢活动或肿瘤导向药物的副作用没有直接关系[152]。黑色素瘤相关视网膜病变(melanoma-associated retinopathy,MAR)是恶性黑色素瘤患者中最常见的副肿瘤综合征,通常影响 40~80 岁的患者,在男性中更常见[153]。1988 年,MAR 首次被描述为一种副肿瘤综合征,迄今为止,只有约 90 例 MAR 的病例报告[154,155]。MAR 的典型症状包括急性发作的夜盲症、视野缺损以及具有相对保留视力和色觉的积极视觉现象[156,157]。在 MAR 患者中,已经发现了致病性的自身抗体,这些抗体主要针对黑色素瘤抗原,并与一些视网膜抗原发生交叉反应,最终导致局部组织损伤和功能障碍[158]。疑似 MAR 时,主要基于临床表现和支持性测试的结果进行诊断,包括正常视野测试和视网膜电图上的暗反应[159]。通过 Western blot 蛋白质印迹法和免疫组织化学方法,找到血清中对视网膜双极细胞有反应的自身抗体,则可确诊为 MAR[160]。MAR 主要是通过联合应用细胞减灭术、放疗和化疗,以及通过支持性免疫抑制疗法控制自身免疫性炎症过程和限制视网膜细胞损伤,来治疗潜在的恶性肿瘤[161]。关于免疫抑制疗法的最佳选择和有效性的文献资料有限。局部或全身使用糖皮质激素、血浆交换和静脉注射免疫球蛋白的使用,已在病例报告中描述,并取得不同程度的成功[157,161,162]。值得注意的是,有报道称,晚期黑色素瘤患者中,自身抗体的存在可能与预后的改善有关[157]。因此,在轻度或亚临床的 MAR 病例中,使用免疫抑制疗法尚存争议[156]。免疫检查点抑制剂会加剧或诱发自身免疫,因此,MAR 患者应避免使用[163]。与恶性黑色素瘤相关的其他副肿瘤综合征很少见,包括边缘性脑炎[164,165]、视性眼阵挛-肌阵挛综合征[166,167]、小脑变性[168,169]、外周和中枢神经系统脱髓鞘综合征[170-173],以及皮肤表现,如白癜风[174]、皮肌炎[175-177]和大疱皮肤病[178,179]。

3 非皮肤性黑色素瘤的神经系统并发症

3.1 原发性神经系统黑色素瘤

两种类型的皮肤黑色素病变与原发性中枢神经系统黑色素瘤有关,即神经皮肤黑色素沉着病和眼皮肤黑色素沉着病。在前者中,先天性、巨大的皮肤多毛色素痣与脑膜黑色素细胞的异常增殖有关,而恶性黑色素瘤可能出现在皮肤或脑膜[180]。大脑半球病变和脊髓病变也被描述为神经皮肤黑色素沉着病的症状[181-184]。在眼皮肤黑色素沉着病(太田痣)中,色素沉着通常发生在单侧,仅限于结膜和眶周皮肤,但也可累及巩膜、鼻咽部、耳郭黏膜、鼓膜和硬脑膜。青光眼和恶性黑色素瘤是太田痣患者的两种并发症,可能与原发性中枢神经系统黑色素瘤有关,并伴有脑膜或脑实质病变[185-187]。

黑色素瘤也可以发生在脑部,而没有易感的神经皮肤综合征。原发性神经系统黑色素瘤最常发生于脑膜,有时伴有脑浸润,但无法检测到系统的原发病灶[188,189]。

3.2 转移性眼部黑色素瘤

眼部黑色素瘤比皮肤黑色素瘤少见,可能转移到全身,包括神经系统。最常累及的器官是肝脏、肺和骨骼。一项针对 92 名死于转移性黑色素瘤的患者的尸检研究报告显示,与非眼部黑色素瘤(48/73 或 66%)相比,眼部黑色素瘤患者的脑转移发生率明显较低(2/9 或 22%)[190]。在一项针对 107 名转移性眼部黑色素瘤患者的回顾性研究中,有 5 名(4%)患者临床上可检测到神经系统转移灶[191]。一项尸检研究[112]发现,4 名眼部黑色素瘤患者中,3 名发生脑转移。眼部黑色素瘤的骨骼转移可导致硬膜外脊髓受压。罕见的是,眼部黑色素瘤会沿着视神经向颅内延伸[192]。转移性眼部黑色素瘤与皮肤黑色素瘤一样,对全身化疗的反应不佳。此外,应该注意的是,转移性眼部黑色素瘤与皮肤黑色素瘤之间存在重要的生物学和临床差异。与皮肤黑色素瘤相比,葡萄膜黑色素瘤的突变负荷明显较低[193],而且基本不存在 *BRAF* 突变[194]。因此,目前还没有分子水平的靶向治疗可用于治疗眼部黑色素瘤。一些研究已经评估了免疫检查点抑制剂在葡萄膜黑色素瘤中的疗效。然而,与皮肤黑色素瘤不同的是,免疫检查点抑制剂单药治疗对葡萄膜黑色素瘤的效果不佳[195-198]。最近,有两项前瞻性研究评估了伊匹木单抗和纳武利尤单抗联合治疗葡萄膜黑色素瘤的效果,其初步结果显示略有希望[199,200]。

(仇文进 译,出良钊、刘奇、左赋兴 审校)

参考文献

1. Siegel RL, Miller KD, Jemal A. Cancer statistics, 2020. *CA Cancer J Clin.* 2020;70(1):7–30. https://doi.org/10.3322/caac.21590.
2. Curti BD, Leachman S, Urba WJ. Cancer of the skin. In: Jameson J, Fauci AS, Kasper DL, Hauser SL, Longo DL, Loscalzo J, eds. *Harrison's Principles of Internal Medicine, 20e.* McGraw-Hill; 2021.
3. Zimm S, Wampler GL, Stablein D, et al. Intracerebral metastases in solid-tumor patients: natural history and results of treatment. *Cancer.* 1981;48(2):384–394.

4. Delattre JY, Krol G, Thaler HT, et al. Distribution of brain metastases. *Arch Neurol.* 1988;45(7):741–744.
5. Johnson JD, Young B. Demographics of brain metastasis. *Neurosurg Clin N Am.* 1996;7(3):337–344.
6. Koh HK. Cutaneous melanoma. *N Engl J Med.* 1991;325(3):171–182.
7. Zhang D, Wang Z, Shang D, Yu J, Yuan S. Incidence and prognosis of brain metastases in cutaneous melanoma patients: a population-based study. *Melanoma Res.* 2019;29(1):77–84.
8. National Cancer Institute. *SEER Cancer Stat Facts: Melanoma of the Skin;* 2020. Available at: https://seer.cancer.gov/statfacts/html/melan.html. [Accessed October 30].
9. Gilchrest BA, Eller MS, Geller AC, et al. The pathogenesis of melanoma induced by ultraviolet radiation. *N Engl J Med.* 1999;340(17):1341–1348.
10. Tsai T, Vu C, Henson DE. Cutaneous, ocular and visceral melanoma in African Americans and Caucasians. *Melanoma Res.* 2005;15(3):213–217.
11. Gershenwald JE, Scolyer RA, Hess KR, et al. Melanoma of the skin. In: Amin MB, ed. *AJCC Cancer Staging Manual.* 8th ed. Chicago: American Joint Committee on Cancer; 2017:563.
12. Kelderman S, Heemskerk B, van Tinteren H, et al. Lactate dehydrogenase as a selection criterion for ipilimumab treatment in metastatic melanoma. *Cancer Immunol Immunother.* 2014;63:449–458.
13. Homsi J, Kashani-Sabet M, Messina JL, et al. Cutaneous melanoma: prognostic factors. *Cancer Control.* 2005;12(4):223–229.
14. Bafaloukos D, Gogas H. The treatment of brain metastases in melanoma patients. *Cancer Treat Rev.* 2004;30(6):515–520.
15. Chason JL, Walker FB, Landers JW. Metastatic carcinoma in the central nervous system and dorsal root ganglia. A prospective autopsy study. *Cancer.* 1963;16:781–787.
16. Amer MH, Al-Sarraf M, Baker LH, et al. Malignant melanoma and central nervous system metastases: incidence, diagnosis, treatment and survival. *Cancer.* 1978;42(2):660–668.
17. Nathanson. Spontaneous regression of malignant melanoma: a review of the literature on incidence, clinical features, and possible mechanisms. *Natl Cancer Inst Monogr.* 1976;44:67–76.
18. Printz C. Spontaneous regression of melanoma may offer insight into cancer immunology. *J Natl Cancer Inst.* 2001;93(14):1047–1048.
19. Gaviani P, Mullins ME, Braga TA, et al. Improved detection of metastatic melanoma by t2*-weighted imaging. *AJNR Am J Neuroradiol.* 2006;27(3):605–608.
20. Henson JW. *Neurological Complications of Malignant Melanoma and Other Cutaneous Malignancies.* New York: Marcel Dekker; 1995.
21. Bullard DE, Cox EB, Seigler HF. Central nervous system metastases in malignant melanoma. *Neurosurgery.* 1981;8(1):26–30.
22. Choi KN, Withers HR, Rotman M. Intracranial metastases from melanoma. Clinical features and treatment by accelerated fractionation. *Cancer.* 1985;56(1):1–9.
23. Cohen N, Strauss G, Lew R, et al. Should prophylactic anticonvulsants be administered to patients with newly-diagnosed cerebral metastases? A retrospective analysis. *J Clin Oncol.* 1988;6(10):1621–1624.
24. Hagen NA, Cirrincione C, Thaler HT, et al. The role of radiation therapy following resection of single brain metastasis from melanoma. *Neurology.* 1990;40(1):158–160.
25. Byrne TN, Cascino TL, Posner JB. Brain metastasis from melanoma. *J Neurooncol.* 1983;1(4):313–317.
26. Oberndorfer S, Schmal T, Lahrmann H, et al. the frequency of seizures in patients with primary brain tumors or cerebral metastases. An evaluation from the Ludwig Boltzmann Institute of Neuro-Oncology and the Department of Neurology, Kaiser Franz Josef Hospital, Vienna. *Wien Klin Wochenschr.* 2002;114(21-22):911–916.
27. Clifford JR, Kirgis HD, Connolly ES. Metastatic melanoma of the brain presenting as subarachnoid hemorrhage. *South Med J.* 1975;68(2):206–208.
28. Palmer FJ, Poulgrain AP. Metastatic melanoma simulating subdural hematoma. Case report. *J Neurosurg.* 1978;49(2):301–302.
29. Akai T, Kuwayama N, Ogiichi T, et al. Leptomeningeal melanoma associated with straight sinus thrombosis—case report. *Neurol Med Chir (Tokyo).* 1997;37(10):757–761.
30. Davis PC, Hudgins PA, Peterman SB, et al. Diagnosis of cerebral metastases: double-dose delayed CT vs contrast-enhanced MR imaging. *AJNR Am J Neuroradiol.* 1991;12(2):293–300.

31. McGann GM, Platts A. Computed tomography of cranial metastatic malignant melanoma: features, early detection and unusual cases. *Br J Radiol.* 1991;64(760):310–313.
32. Atlas SW, Grossman RI, Gomori JM, et al. MR imaging of intracranial metastatic melanoma. *J Comput Assist Tomogr.* 1987;11(4):577–582.
33. Juweid ME, Cheson BD. Positron-emission tomography and assessment of cancer therapy. *N Engl J Med.* 2006;354(5):496–507.
34. Nguyen AT, Akhurst T, Larson SM, et al. Pet scanning with (18)f 2-fluoro-2-deoxy-d-glucose (FDG) in patients with melanoma. Benefits and limitations. *Clin Positron Imaging.* 1999;2(2):93–98.
35. Patchell RA, Tibbs PA, Walsh JW, et al. A randomized trial of surgery in the treatment of single metastases to the brain. *N Engl J Med.* 1990;322(8):494–500.
36. Glantz MJ, Cole BF, Forsyth PA, et al. Practice parameter: anticonvulsant prophylaxis in patients with newly diagnosed brain tumors. Report of the quality standards subcommittee of the American Academy of Neurology. *Neurology.* 2000;54(10):1886–1893.
37. Happold C, Gorlia T, Chinot O, et al. Does valproic acid or levetiracetam improve survival in glioblastoma? A pooled analysis of prospective clinical trials in newly diagnosed glioblastoma. *J Clin Oncol.* 2016;34(7):731–739. https://doi.org/10.1200/JCO.2015.63.6563. Epub 2016 Jan 19. PMID: 26786929; PMCID: PMC5070573.
38. Bedetti C, Romoli M, Maschio M, et al. Neuropsychiatric adverse events of antiepileptic drugs in brain tumour-related epilepsy: an Italian multicentre prospective observational study. *Eur J Neurol.* 2017;24(10):1283–1289. https://doi.org/10.1111/ene.13375. Epub 2017 Aug 10. PMID: 28796376.
39. Maschio M, Zarabla A, Maialetti A, et al. Quality of life, mood and seizure control in patients with brain tumor related epilepsy treated with lacosamide as add-on therapy: a prospective explorative study with a historical control group. *Epilepsy Behav.* 2017;73:83–89. https://doi.org/10.1016/j.yebeh.2017.05.031. Epub 2017 Jun 14. PMID: 28623754.
40. Long GV, Trefzer U, Davies MA, et al. Dabrafenib in patients with Val600Glu or Val600Lys BRAF-mutant melanoma metastatic to the brain (BREAK-MB): a multicentre, open-label, phase 2 trial. *Lancet Oncol.* 2012;13(11):1087–1095. https://doi.org/10.1016/S1470-2045(12)70431-X.
41. McArthur GA, Maio M, Arance A, et al. Vemurafenib in metastatic melanoma patients with brain metastases: an open-label, single-arm, phase 2, multicentre study. *Ann Oncol.* 2017;28(3):634–641. https://doi.org/10.1093/annonc/mdw641.
42. Davies MA, Saiag P, Robert C, et al. Dabrafenib plus trametinib in patients with BRAFV600-mutant melanoma brain metastases (COMBI-MB): a multicentre, multicohort, open-label, phase 2 trial. *Lancet Oncol.* 2017;18(7):863–873. https://doi.org/10.1016/S1470-2045(17)30429-1.
43. Margolin K, Ernstoff MS, Hamid O, et al. Ipilimumab in patients with melanoma and brain metastases: an open-label, phase 2 trial. *Lancet Oncol.* 2012;13(5):459–465. https://doi.org/10.1016/S1470-2045(12)70090-6.
44. Goldberg SB, Gettinger SN, Mahajan A, et al. Pembrolizumab for patients with melanoma or non-small-cell lung cancer and untreated brain metastases: early analysis of a non-randomised, open-label, phase 2 trial. *Lancet Oncol.* 2016;17(7):976–983. https://doi.org/10.1016/S1470-2045(16)30053-5.
45. Long GV, Atkinson V, Lo S, et al. Combination nivolumab and ipilimumab or nivolumab alone in melanoma brain metastases: a multicentre randomised phase 2 study. *Lancet Oncol.* 2018;19(5):672–681. https://doi.org/10.1016/S1470-2045(18)30139-6.
46. Tawbi HA, Forsyth PA, Algazi A, et al. Combined nivolumab and ipilimumab in melanoma metastatic to the brain. *N Engl J Med.* 2018;379(8):722–730. https://doi.org/10.1056/NEJMoa1805453.
47. Sambade MJ, Peters EC, Thomas NE, et al. Melanoma cells show a heterogeneous range of sensitivity to ionizing radiation and are radiosensitized by inhibition of B-RAF with PLX-4032. *Radiother Oncol.* 2011;98:394–399.
48. Ahmed KA, Abuodeh YA, Echevarria MI, et al. Clinical outcomes of melanoma brain metastases treated with stereotactic radiosurgery and anti-PD-1 therapy, anti-CTLA-4 therapy, BRAF/MEK inhibitors, BRAF inhibitor, or conventional chemotherapy. *Ann*

Oncol. 2016;27(12):2288–2294. https://doi.org/10.1093/annonc/mdw417.

49. Knisely JP, Yu JB, Flanigan J, Sznol M, Kluger HM, Chiang VL. Radiosurgery for melanoma brain metastases in the ipilimumab era and the possibility of longer survival. *J Neurosurg.* 2012;117(2):227–233. https://doi.org/10.3171/2012.5.JNS111929.

50. Silk AW, Bassetti MF, West BT, Tsien CI, Lao CD. Ipilimumab and radiation therapy for melanoma brain metastases. *Cancer Med.* 2013;2(6):899–906. https://doi.org/10.1002/cam4.140.

51. Acharya S, Mahmood M, Mullen D, et al. Distant intracranial failure in melanoma brain metastases treated with stereotactic radiosurgery in the era of immunotherapy and targeted agents. *Adv Radiat Oncol.* 2017;2(4):572–580. https://doi.org/10.1016/j.adro.2017.07.003.

52. Mastorakos P, Xu Z, Yu J, et al. BRAF V600 mutation and BRAF kinase inhibitors in conjunction with stereotactic radiosurgery for intracranial melanoma metastases: a multicenter retrospective study. *Neurosurgery.* 2019;84(4):868–880. https://doi.org/10.1093/neuros/nyy203.

53. Hecht M, Meier F, Zimmer L, et al. Clinical outcome of concomitant vs interrupted BRAF inhibitor therapy during radiotherapy in melanoma patients. *Br J Cancer.* 2018;118(6):785–792. https://doi.org/10.1038/bjc.2017.489.

54. de la Fuente M, Beal K, Carvajal R, Kaley TJ. Whole-brain radiotherapy in patients with brain metastases from melanoma. *CNS Oncol.* 2014;3(6):401–406. https://doi.org/10.2217/cns.14.40.

55. Vlock DR, Kirkwood JM, Leutzinger C, et al. High-dose fraction radiation therapy for intracranial metastases of malignant melanoma: a comparison with low-dose fraction therapy. *Cancer.* 1982;49(11):2289–2294.

56. Ziegler JC, Cooper JS. Brain metastases from malignant melanoma: conventional vs. high-dose-per-fraction radiotherapy. *Int J Radiat Oncol Biol Phys.* 1986;12(10):1839–1842.

57. Brown PD, Pugh S, Laack NN, et al. Memantine for the prevention of cognitive dysfunction in patients receiving whole-brain radiotherapy: a randomized, double-blind, placebo-controlled trial. *Neuro Oncol.* 2013;15(10):1429–1437. https://doi.org/10.1093/neuonc/not114.

58. Brown PD, Gondi V, Pugh S, et al. Hippocampal avoidance during whole-brain radiotherapy plus memantine for patients with brain metastases: phase III trial NRG oncology CC001. *J Clin Oncol.* 2020;38(10):1019–1029. https://doi.org/10.1200/JCO.19.02767.

59. Loeffler JS, Kooy HM, Wen PY, et al. The treatment of recurrent brain metastases with stereotactic radiosurgery. *J Clin Oncol.* 1990;8(4):576–582.

60. Somaza S, Kondziolka D, Lunsford LD, et al. Stereotactic radiosurgery for cerebral metastatic melanoma. *J Neurosurg.* 1993;79(5):661–666.

61. Gonzalez-Martinez J, Hernandez L, Zamorano L, et al. Gamma knife radiosurgery for intracranial metastatic melanoma: a 6-year experience. *J Neurosurg.* 2002;97(5 Suppl):494–498.

62. Mingione V, Oliveira M, Prasad D, et al. Gamma surgery for melanoma metastases in the brain. *J Neurosurg.* 2002;96(3):544–551.

63. Koc M, McGregor J, Grecula J, et al. Gamma knife radiosurgery for intracranial metastatic melanoma: an analysis of survival and prognostic factors. *J Neurooncol.* 2005;71(3):307–313.

64. Muacevic A, Wowra B, Siefert A, Tonn JC, Steiger HJ, Kreth FW. Microsurgery plus whole brain irradiation versus Gamma Knife surgery alone for treatment of single metastases to the brain: a randomized controlled multicentre phase III trial. *J Neurooncol.* 2008;87(3):299–307. https://doi.org/10.1007/s11060-007-9510-4.

65. Rades D, Bohlen G, Pluemer A, et al. Stereotactic radiosurgery alone versus resection plus whole-brain radiotherapy for 1 or 2 brain metastases in recursive partitioning analysis class 1 and 2 patients. *Cancer.* 2007;109(12):2515–2521. https://doi.org/10.1002/cncr.22729.

66. Jeong WJ, Park JH, Lee EJ, Kim JH, Kim CJ, Cho YH. Efficacy and safety of fractionated stereotactic radiosurgery for large brain metastases. *J Korean Neurosurg Soc.* 2015;58(3):217–224. https://doi.org/10.3340/jkns.2015.58.3.217.

67. Soltys SG, Adler JR, Lipani JD, et al. Stereotactic radiosurgery of the postoperative resection cavity for brain metastases. *Int J Radiat Oncol Biol Phys.* 2008;70(1):187–193. https://doi.org/10.1016/j.ijrobp.2007.06.068.

68. Brown PD, Ballman KV, Cerhan JH, et al. Postoperative stereotactic radiosurgery compared with whole brain radiotherapy for resected metastatic brain disease (NCCTG N107C/CEC.3): a multicentre, randomised, controlled, phase 3 trial. *Lancet Oncol.* 2017;18(8):1049–1060. https://doi.org/10.1016/S1470-2045(17)30441-2.

69. Kocher M, Soffietti R, Abacioglu U, et al. Adjuvant whole-brain radiotherapy versus observation after radiosurgery or surgical resection of one to three cerebral metastases: results of the EORTC 22952-26001 study. *J Clin Oncol.* 2011;29(2):134–141. https://doi.org/10.1200/JCO. 2010.30.1655.

70. Chang EL, Wefel JS, Hess KR, et al. Neurocognition in patients with brain metastases treated with radiosurgery or radiosurgery plus whole-brain irradiation: a randomised controlled trial. *Lancet Oncol.* 2009;10(11):1037–1044. https://doi.org/10.1016/S1470-2045(09)70263-3.

71. Brown PD, Jaeckle K, Ballman KV, et al. Effect of radiosurgery alone vs radiosurgery with whole brain radiation therapy on cognitive function in patients with 1 to 3 brain metastases: a randomized clinical trial. *JAMA.* 2016;316(4):401–409. https://doi.org/10.1001/jama. 2016.9839.

72. Anker CJ, Grossmann KF, Atkins MB, Suneja G, Tarhini AA, Kirkwood JM. Avoiding severe toxicity from combined BRAF inhibitor and radiation treatment: consensus guidelines from the Eastern Cooperative Oncology Group (ECOG) [published correction appears in Int J Radiat Oncol Biol Phys. 2016 Oct 1;96(2):486]. *Int J Radiat Oncol Biol Phys.* 2016;95(2):632–646. https://doi.org/10.1016/j.ijrobp.2016.01.038.

73. Wasif N, Bagaria SP, Ray P, Morton DL. Does metastasectomy improve survival in patients with stage IV melanoma? A cancer registry analysis of outcomes. *J Surg Oncol.* 2011;104(2):111–115. https://doi.org/10.1002/jso.21903.

74. Zacest AC, Besser M, Stevens G, et al. Surgical management of cerebral metastases from melanoma: outcome in 147 patients treated at a single institution over two decades. *J Neurosurg.* 2002;96(3):552–558.

75. Wronski M, Arbit E. Surgical treatment of brain metastases from melanoma: a retrospective study of 91 patients. *J Neurosurg.* 2000;93(1):9–18.

76. Fell DA, Leavens ME, McBride CM. Surgical versus nonsurgical management of metastatic melanoma of the brain. *Neurosurgery.* 1980;7(3):238–242.

77. Brega K, Robinson WA, Winston K, et al. Surgical treatment of brain metastases in malignant melanoma. *Cancer.* 1990;66(10):2105–2110.

78. Weiden PL. Intracarotid cisplatin as therapy for melanoma metastatic to brain: ipsilateral response and contralateral progression. *Am J Med.* 1988;85(3):439–440.

79. Feun LG, Lee YY, Plager C, et al. Intracarotid cisplatin-based chemotherapy in patients with malignant melanoma and central nervous system (CNS) metastases. *Am J Clin Oncol.* 1990;13(5):448–451.

80. Gonzalez Cao M, Malvehy J, Marti R, et al. Biochemotherapy with temozolomide, cisplatin, vinblastine, subcutaneous interleukin-2 and interferon-alpha in patients with metastatic melanoma. *Melanoma Res.* 2006;16(1):59–64.

81. Moon JH, Gailani S, Cooper MR, et al. Comparison of the combination of 1,3-bis(2-chloroethyl)-1-nitrosourea (BCNU) and vincristine with two dose schedules of 5-(3,3-dimethyl-1-triazino)imidazole 4-carboxamide (DTIC) in the treatment of disseminated malignant melanoma. *Cancer.* 1975;35(2):368–371.

82. Beretta G, Bonadonna G, Cascinelli N, et al. Comparative evaluation of three combination regimens for advanced malignant melanoma: results of an international cooperative study. *Cancer Treat Rep.* 1976;60(1):33–40.

83. Costanzi JJ. DTIC (NSC-45388) studies in the southwest oncology group. *Cancer Treat Rep.* 1976;60(2):189–192.

84. Merimsky O, Inbar M, Reider-Groswasser I, et al. Brain metastases of malignant melanoma in interferon complete responders: clinical and radiological observations. *J Neurooncol.* 1992;12(2):137–140.

85. Jacquillat C, Khayat D, Banzet P, et al. Chemotherapy by fotemustine in cerebral metastases of disseminated malignant melanoma.

Cancer Chemother Pharmacol. 1990;25(4):263–266.

86. Jacquillat C, Khayat D, Banzet P, et al. Final report of the French multicenter phase II study of the nitrosourea fotemustine in 153 evaluable patients with disseminated malignant melanoma including patients with cerebral metastases. *Cancer.* 1990;66(9):1873–1878.

87. Khayat D, Avril MF, Gerard B, et al. Fotemustine: an overview of its clinical activity in disseminated malignant melanoma. *Melanoma Res.* 1992;2(3):147–151.

88. Avril MF, Aamdal S, Grob JJ, et al. Fotemustine compared with dacarbazine in patients with disseminated malignant melanoma: a phase III study. *J Clin Oncol.* 2004;22:1118–1125.

89. Mornex F, Thomas L, Mohr P, et al. A prospective randomized multicentre phase III trial of fotemustine plus whole brain irradiation versus fotemustine alone in cerebral metastases of malignant melanoma. *Melanoma Res.* 2003;13:97–103.

90. Biasco G, Pantaleo MA, Casadei S. Treatment of brain metastases of malignant melanoma with temozolomide. *N Engl J Med.* 2001;345(8):621–622.

91. Bleehen NM, Newlands ES, Lee SM, et al. Cancer research campaign phase II trial of temozolomide in metastatic melanoma. *J Clin Oncol.* 1995;13(4):910–913.

92. Middleton MR, Grob JJ, Aaronson N, et al. Randomized phase III study of temozolomide versus dacarbazine in the treatment of patients with advanced metastatic malignant melanoma. *J Clin Oncol.* 2000;18(1):158–166.

93. Bafaloukos D, Tsoutsos D, Fountzilas G, et al. The effect of temozolomide-based chemotherapy in patients with cerebral metastases from melanoma. *Melanoma Res.* 2004;14(4):289–294.

94. Agarwala SS, Kirkwood JM, Gore M, et al. Temozolomide for the treatment of brain metastases associated with metastatic melanoma: a phase II study. *J Clin Oncol.* 2004;22(11):2101–2107.

95. Dardoufas CMASC, Koulouilias V, et al. Concomitant temozolomide (TMZ) and radiotherapy (RT) followed by adjuvant treatment with temozolomide in patients with metastases from solid tumors. *Proc Am Soc Clin Oncol.* 2001;128:214–218.

96. Margolin KAB, Thompson A, et al. Temozolomide and whole brain irridation in melanoma metastatic to the brain: a phase II trial of the cytokine working group. *J Cancer Res Clin Oncol.* 2002;128(4):214–218.

97. Atkins MBSJAS, Logan T, et al. A cytokine working group phase II study of temozolomide (TMZ), thalidomide (THAL) and whole brain radiotherapy (WBRT) for patients with brain metastases from melanoma. *Proc Am Soc Clin Oncol.* 2005;14(5):431–433.

98. Conill C, Sanchez M, Puig S, et al. Intramedullary spinal cord metastases of melanoma. *Melanoma Res.* 2004;14(5):431–433.

99. Connolly Jr ES, Winfree CJ, McCormick PC, et al. Intramedullary spinal cord metastasis: report of three cases and review of the literature. *Surg Neurol.* 1996;46(4):329–337. discussion 337–328.

100. Barron KD, Hirano A, Araki S, et al. Experiences with metastatic neoplasms involving the spinal cord. *Neurology.* 1959;9(2):91–106.

101. Hadden NJ, McIntosh JRD, Jay S, Whittaker PJ. Prognostic factors in patients with metastatic spinal cord compression secondary to melanoma: a systematic review. *Melanoma Res.* 2018;28(1):1–7. https://doi.org/10.1097/CMR.0000000000000411.

102. Goodwin CR, Sankey EW, Liu A, et al. A systematic review of clinical outcomes for patients diagnosed with skin cancer spinal metastases [published correction appears in J Neurosurg Spine. 2016 Nov;25(5):671]. *J Neurosurg Spine.* 2016;24(5):837–849. https://doi.org/10.3171/2015.4.SPINE15239.

103. Moussazadeh N, Laufer I, Yamada Y, Bilsky MH. Separation surgery for spinal metastases: effect of spinal radiosurgery on surgical treatment goals. *Cancer Control.* 2014;21(2):168–174. https://doi.org/10.1177/107327481402100210.

104. Chan NK, Abdullah KG, Lubelski D, et al. Stereotactic radiosurgery for metastatic spine tumors. *J Neurosurg Sci.* 2014;58(1):37–44.

105. Sahgal A, Larson DA, Chang EL. Stereotactic body radiosurgery for spinal metastases: a critical review [published correction appears in Int J Radiat Oncol Biol Phys. 2009 May 1;74(1):323]. *Int J Radiat Oncol Biol Phys.* 2008;71(3):652–665. https://doi.org/10.1016/j.ijrobp.2008.02.060.

106. Laufer I, Iorgulescu JB, Chapman T, et al. Local disease control for spinal metastases following "separation surgery" and adjuvant hypofractionated or high-dose single-fraction stereotactic radiosurgery: outcome analysis in 186 patients. *J Neurosurg Spine.* 2013;18(3):207–214. https://doi.org/10.3171/2012.11.SPINE12111.

107. Jahanshahi P, Nasr N, Unger K, Batouli A, Gagnon GJ. Malignant melanoma and radiotherapy: past myths, excellent local control in 146 studied lesions at Georgetown University, and improving future management. *Front Oncol.* 2012;2:167. https://doi.org/10.3389/fonc.2012.00167.

108. Gerszten PC, Burton SA, Ozhasoglu C, Welch WC. Radiosurgery for spinal metastases: clinical experience in 500 cases from a single institution. *Spine (Phila Pa 1976).* 2007;32(2):193–199. https://doi.org/10.1097/01.brs.0000251863.76595.a2.

109. Guckenberger M, Mantel F, Gerszten PC, et al. Safety and efficacy of stereotactic body radiotherapy as primary treatment for vertebral metastases: a multi-institutional analysis. *Radiat Oncol.* 2014;9:226. https://doi.org/10.1186/s13014-014-0226-2.

110. Hejazi N, Hassler W. Microsurgical treatment of intramedullary spinal cord tumors. *Neurol Med Chir (Tokyo).* 1998;38(5):266–271. discussion 271–263.

111. Patel JK, Didolkar MS, Pickren JW, et al. Metastatic pattern of malignant melanoma. A study of 216 autopsy cases. *Am J Surg.* 1978;135(6):807–810.

112. de la Monte SM, Moore GW, Hutchins GM. Patterned distribution of metastases from malignant melanoma in humans. *Cancer Res.* 1983;43(7):3427–3433.

113. Dupuis F, Sigal R, Margulis A, et al. Cerebral magnetic resonance imaging (MRI) in the diagnosis of leptomeningeal carcinomatosis in melanoma patients. *Ann Dermatol Venereol.* 2000;127(1):29–32.

114. Moseley RP, Davies AG, Bourne SP, et al. Neoplastic meningitis in malignant melanoma: diagnosis with monoclonal antibodies. *J Neurol Neurosurg Psychiatry.* 1989;52(7):881–886.

115. Le Rhun E, Taillibert S, Chamberlain MC. Carcinomatous meningitis: leptomeningeal metastases in solid tumors. *Surg Neurol Int.* 2013;4(Suppl. 4):S265–S288. https://doi.org/10.4103/2152-7806.111304.

116. Pape E, Desmedt E, Zairi F, et al. Leptomeningeal metastasis in melanoma: a prospective clinical study of nine patients. *In Vivo.* 2012;26:1079–1086.

117. Wasserstrom WR, Glass JP, Posner JB. Diagnosis and treatment of leptomeningeal metastases from solid tumors: experience with 90 patients. *Cancer.* 1982;49(4):759–772.

118. Champagne MA, Silver HK. Intrathecal dacarbazine treatment of leptomeningeal malignant melanoma. *J Natl Cancer Inst.* 1992;84(15):1203–1204.

119. Dorval T, Beuzeboc P, Garcia-Giralt E, et al. Malignant melanoma: treatment of metastatic meningitis with intrathecal interferon alpha-2b. *Eur J Cancer.* 1992;28(1):244–245.

120. Fathallah-Shaykh HM, Zimmerman C, Morgan H, et al. Response of primary leptomeningeal melanoma to intrathecal recombinant interleukin-2. A case report. *Cancer.* 1996;77(8):1544–1550.

121. Clemons-Miller AR, Chatta GS, Hutchins L, et al. Intrathecal cytotoxic T-cell immunotherapy for metastatic leptomeningeal melanoma. *Clin Cancer Res.* 2001;7(3 Suppl):917s–924s.

122. Salmaggi A, Silvani A, Eoli M, et al. Temozolomide and cisplatin in the treatment of leptomeningeal metastatic involvement from melanoma: a case report. *Neurol Sci.* 2002;23(5):257–258.

123. Glitza IC, Rohlfs M, Guha-Thakurta N, et al. Retrospective review of metastatic melanoma patients with leptomeningeal disease treated with intrathecal interleukin-2. *ESMO Open.* 2018;3(1):e000283. https://doi.org/10.1136/esmoopen-2017-000283.

124. Smalley KS, Fedorenko IV, Kenchappa RS, Sahebjam S, Forsyth PA. Managing leptomeningeal melanoma metastases in the era of immune and targeted therapy. *Int J Cancer.* 2016;139(6):1195–1201. https://doi.org/10.1002/ijc.30147.

125. Geukes Foppen MH, Brandsma D, Blank CU, van Thienen JV, Haanen JB, Boogerd W. Targeted treatment and immunotherapy in leptomeningeal metastases from melanoma. *Ann Oncol.* 2016;27(6):1138–1142. https://doi.org/10.1093/annonc/mdw134.

126. Ferguson SD, Bindal S, Bassett Jr RL, et al. Predictors of survival in metastatic melanoma patients with leptomeningeal disease (LMD). *J Neurooncol.* 2019;142(3):499–509. https://doi.org/10.1007/s11060-019-03121-2.

127. Schweinfurth JM, Johnson JT, Weissman J. Jugular foramen syndrome as a complication of metastatic melanoma. *Am J Otolaryngol.* 1993;14(3):168–174.

128. Currie L, Tomma A. Malignant melanoma presenting as sudden onset of complete hearing loss. *Ann Plast Surg.* 2001;47(3):336–337.

129. De Potter P, Shields CL, Eagle Jr RC, et al. Malignant melanoma of the optic nerve. *Arch Ophthalmol.* 1996;114(5):608–612.

130. Reed RJ, Leonard DD. Neurotropic melanoma. A variant of desmoplastic melanoma. *Am J Surg Pathol.* 1979;3(4):301–311.

131. Mack EE, Gomez EC. Neurotropic melanoma. A case report and review of the literature. *J Neurooncol.* 1992;13(2):165–171.

132. Quinn MJ, Crotty KA, Thompson JF, et al. Desmoplastic and desmoplastic neurotropic melanoma: experience with 280 patients. *Cancer.* 1998;83(6):1128–1135.

133. Lin D, Kashani-Sabet M, McCalmont T, et al. Neurotropic melanoma invading the inferior alveolar nerve. *J Am Acad Dermatol.* 2005;53(2 Suppl 1):S120–S122.

134. Hughes TA, McQueen IN, Anstey A, et al. Neurotropic malignant melanoma presenting as a trigeminal sensory neuropathy. *J Neurol Neurosurg Psychiatry.* 1995;58(3):381–382.

135. Newlin HE, Morris CG, Amdur RJ, et al. Neurotropic melanoma of the head and neck with clinical perineural invasion. *Am J Clin Oncol.* 2005;28(4):399–402.

136. Iyadomi M, Ohtsubo H, Gotoh Y, et al. Neurotropic melanoma invading the median nerve. *J Dermatol.* 1998;25(6):379–383.

137. Warner TF, Hafez GR, Buchler DA. Neurotropic melanoma of the vulva. *Cancer.* 1982;49(5):999–1004.

138. Byrne PR, Maiman M, Mikhail A, et al. Neurotropic desmoplastic melanoma: a rare vulvar malignancy. *Gynecol Oncol.* 1995;56(2):289–293.

139. Einhorn LH, Burgess MA, Vallejos C, et al. Prognostic correlations and response to treatment in advanced metastatic malignant melanoma. *Cancer Res.* 1974;34(8):1995–2004.

140. Retsas S, Gershuny AR. Central nervous system involvement in malignant melanoma. *Cancer.* 1988;61(9):1926–1934.

141. Budman DR, Camacho E, Wittes RE. The current causes of death in patients with malignant melanoma. *Eur J Cancer.* 1978;14(4):327–330.

142. Rampen FH. Levodopa and melanoma: three cases and review of literature. *J Neurol Neurosurg Psychiatry.* 1985;48(6):585–588.

143. Pfutzner W, Przybilla B. Malignant melanoma and levodopa: is there a relationship? Two new cases and a review of the literature. *J Am Acad Dermatol.* 1997;37(2 Pt 2):332–336.

144. Siple JF, Schneider DC, Wanlass WA, et al. Levodopa therapy and the risk of malignant melanoma. *Ann Pharmacother.* 2000;34(3):382–385.

145. Dizdar N, Granerus AK, Hannestad U, et al. L-dopa pharmacokinetics studied with microdialysis in patients with parkinson's disease and a history of malignant melanoma. *Acta Neurol Scand.* 1999;100(4):231–237.

146. Letellier S, Garnier JP, Spy J, et al. Development of metastases in malignant melanoma is associated with an increase in the plasma L-dopa/L-tyrosine ratio. *Melanoma Res.* 1999;9(4):389–394.

147. Olsen JH, Tangerud K, Wermuth L, Frederiksen K, Friis S. Treatment with levodopa and risk for malignant melanoma. *Mov Disord.* 2007;22(9):1252–1257. https://doi.org/10.1002/mds.21397. PMID: 17534943.

148. Bertoni JM, Arlette JP, Fernandez HH, et al. Increased melanoma risk in Parkinson disease: a prospective clinicopathological study. *Arch Neurol.* 2010;67(3):347–352. https://doi.org/10.1001/archneurol.2010.1.

149. Dalvin LA, Damento GM, Yawn BP, Abbott BA, Hodge DO, Pulido JS. Parkinson disease and melanoma: confirming and reexamining an association. *Mayo Clin Proc.* 2017;92(7):1070–1079. https://doi.org/10.1016/j.mayocp.2017.03.014.

150. Disse M, Reich H, Lee PK, Schram SS. A review of the association between Parkinson disease and malignant melanoma. *Dermatol Surg.* 2016;42(2):141–146. https://doi.org/10.1097/DSS.0000000000000591. PMID: 26771684.

151. Dalmau J, Gultekin HS, Posner JB. Paraneoplastic neurologic syndromes: pathogenesis and physiopathology. *Brain Pathol.* 1999;9(2):275–284. https://doi.org/10.1111/j.1750-3639.1999.tb00226.x. PMID: 10219745.

152. Wagner Jr RF, Nathanson L. Paraneoplastic syndromes, tumor markers, and other unusual features of malignant melanoma. *J Am Acad Dermatol.* 1986;14(2 Pt 1):249–256. https://doi.org/10.1016/s0190-9622(86)70029-7. PMID: 2869074.

153. Chan JW. Paraneoplastic retinopathies and optic neuropathies. *Surv Ophthalmol.* 2003;48:12–38.

154. Pfohler C, Preuss KD, Tilgen W, et al. Mitofilin and titin as target antigens in melanoma-associated retinopathy. *Int J Cancer.* 2007;120:788–795.

155. Berson EL, Lessell S. Paraneoplastic night blindness with malignant melanoma. *Am J Ophthalmol.* 1988;106:307–311.

156. Elsheikh S, Gurney SP, Burdon MA. Melanoma-associated retinopathy. *Clin Exp Dermatol.* 2020;45(2):147–152. https://doi.org/10.1111/ced.14095. Epub 2019 Nov 19. PMID: 31742740.

157. Chan C, O'Day J. Melanoma-associated retinopathy: does autoimmunity prolong survival? *Clin Experiment Ophthalmol.* 2001;29:235–238.

158. Milam AH, Saari JC, Jacobson SG, et al. Autoantibodies against retinal bipolar cells in cutaneous melanoma-associated retinopathy. *Invest Ophthalmol Vis Sci.* 1993;34:91–100.

159. Liu C-H, Wang N-K, Sun M-H. Melanoma-associated retinopathy. *Taiwan J Ophthalmol.* 2014;4:184–188.

160. Rahimy E, Sarraf D. Paraneoplastic and non-paraneoplastic retinopathy and optic neuropathy: evaluation and management. *Surv Ophthalmol.* 2013;58:430–458.

161. Powell SF, Dudek AZ. Treatment of melanoma-associated retinopathy. *Curr Treat Options Neurol.* 2010;12:54–63.

162. Boeck K, Hofmann S, Klopfer M, et al. Melanoma-associated paraneoplastic retinopathy: case report and review of the literature. *Br J Dermatol.* 1997;137:457–460.

163. Audemard A, de Raucourt S, Miocque S, et al. Melanoma-associated retinopathy treated with ipilimumab therapy. *Dermatology.* 2013;227:146–149.

164. Bartels F, Strönisch T, Farmer K, Rentzsch K, Kiecker F, Finke C. Neuronal autoantibodies associated with cognitive impairment in melanoma patients. *Ann Oncol.* 2019;30(5):823–829. https://doi.org/10.1093/annonc/mdz083. PMID: 30840061; PMCID: PMC6551450.

165. Becquart C, Ryckewaert G, Desmedt E, Defebvre L, Le Rhun E, Mortier L. Encéphalite limbique: une nouvelle manifestation auto-immune paranéoplasique associée au mélanome métastatique ? [Limbic encephalitis: a new paraneoplastic autoimmune manifestation associated with metastatic melanoma?]. *Ann Dermatol Venereol.* 2013;140(4):278–281. French https://doi.org/10.1016/j.annder.2013.01.424. Epub 2013 Feb 20. PMID: 23567229.

166. Dresco F, Aubin F, Deveza E, Revenco E, Tavernier L, Puzenat E. Paraneoplastic opsoclonus-myoclonus syndrome preceding a mucosal malignant melanoma. *Acta Derm Venereol.* 2019;99(3):337–338. https://doi.org/10.2340/00015555-3062. PMID: 30281137.

167. Berger JR, Mehari E. Paraneoplastic opsoclonus-myoclonus secondary to malignant melanoma. *J Neurooncol.* 1999;41(1):43–45. https://doi.org/10.1023/a:1006189210197. PMID: 10222421.

168. Valpione S, Zoccarato M, Parrozzani R, et al. Paraneoplastic cerebellar degeneration with anti-Yo antibodies associated with metastatic uveal melanoma. *J Neurol Sci.* 2013;335(1-2):210–212. https://doi.org/10.1016/j.jns.2013.08.026. Epub 2013 Aug 30. PMID: 24035275.

169. Jarius S, Steinmeyer F, Knobel A, et al. GABAB receptor antibodies in paraneoplastic cerebellar ataxia. *J Neuroimmunol.* 2013;256(1-2):94–96. https://doi.org/10.1016/j.jneuroim.2012.12.006. Epub 2013 Jan 14. PMID: 23332614.

170. Nicolae CD, Nicolae I. Antibodies against GM1 gangliosides associated with metastatic melanoma. *Acta Dermatovenerol Croat.* 2013;21(2):86–92. PMID: 24001415.

171. Palma JA, Martín-Algarra S. Chronic inflammatory demyelinating polyneuropathy associated with metastatic malignant melanoma of unknown primary origin. *J Neurooncol.* 2009;94(2):279–281. https://doi.org/10.1007/s11060-009-9848-x. Epub 2009 Mar 6. PMID: 19266164.

172. Kloos L, Sillevis Smitt P, Ang CW, Kruit W, Stoter G. Paraneoplastic ophthalmoplegia and subacute motor axonal neuropathy associated with anti-GQ1b antibodies in a patient with malignant

melanoma. *J Neurol Neurosurg Psychiatry.* 2003;74(4):507–509. https://doi.org/10.1136/jnnp.74.4.507. PMID: 12640075; PMCID: PMC1738398.

173. Schoenberger SD, Kim SJ, Lavin P. Paraneoplastic optic neuropathy from cutaneous melanoma detected by positron emission tomographic and computed tomographic scanning. *Arch Ophthalmol.* 2012;130(9):1223–1225. https://doi.org/10.1001/archophthalmol.2012.449. PMID: 22965609.

174. Manganoni AM, Farfaglia R, Sereni E, Farisoglio C, Pavoni L, Calzavara-Pinton PG. Melanoma of unknown primary with nodal metastases, presenting with vitiligo-like depigmentation. *G Ital Dermatol Venereol.* 2012;147(2):210–211. PMID: 22481586.

175. Liakou AI, Trebing D, Zouboulis CC. Paraneoplastic dermatomyositis associated with metastatic melanoma. *J Dtsch Dermatol Ges.* 2012;10(1):63–64. https://doi.org/10.1111/j.1610-0387.2011.07774.x. Epub 2011 Aug 16. PMID: 21848981.

176. Tu J, Von Nida J. Metastatic malignant melanoma and dermatomyositis: a paraneoplastic phenomenon. *Australas J Dermatol.* 2011;52(2):e7–10. https://doi.org/10.1111/j.1440-0960.2010.00632.x. Epub 2010 Mar 31. PMID: 21605089.

177. Jouary T, Gracia C, Lalanne N, Vital A, Taieb A, Delaunay M. Rapidly lethal dermatomyositis associated with metastatic melanoma. *J Eur Acad Dermatol Venereol.* 2008;22(3):399–401. https://doi.org/10.1111/j.1468-3083.2007.02350.x. PMID: 18269627.

178. Kartono F, Shitabata PK, Magro CM, Rayhan D. Discohesive malignant melanoma simulating a bullous dermatoses. *J Cutan Pathol.* 2009;36(2):274–279. https://doi.org/10.1111/j.1600-0560.2007.01054.x. PMID: 19208079.

179. Meyer S, Kroiss M, Landthaler M, Vogt T. Thymoma, myasthenia gravis, eruptions of pemphigus vulgaris and a favourable course of relapsing melanoma: an immunological puzzle. *Br J Dermatol.* 2006;155(3):638–640. https://doi.org/10.1111/j.1365-2133.2006.07384.x. PMID: 16911302.

180. Reyes-Mugica M, Chou P, Byrd S, et al. Nevomelanocytic proliferations in the central nervous system of children. *Cancer.* 1993;72(7):2277–2285.

181. Sawamura Y, Abe H, Murai H, et al. An autopsy case of neurocutaneous melanosis associated with intracerebral malignant melanoma. *No To Shinkei.* 1987;39(8):789–795.

182. Jandro-Santel D, Popovic-Grle S, Cvitanovic L, et al. neurocutaneous melanosis and melanoma of the brain. *Acta Med Iugosl.* 1990;44(4):275–283.

183. Faillace WJ, Okawara SH, McDonald JV. Neurocutaneous melanosis with extensive intracerebral and spinal cord involvement. Report of two cases. *J Neurosurg.* 1984;61(4):782–785.

184. Poe LB, Roitberg D, Galyon DD. Neurocutaneous melanosis presenting as an intradural mass of the cervical canal: magnetic resonance features and the presence of melanin as a clue to diagnosis: case report. *Neurosurgery.* 1994;35(4):741–743.

185. Theunissen P, Spincemaille G, Pannebakker M, et al. Meningeal melanoma associated with nevus of OTA: case report and review. *Clin Neuropathol.* 1993;12(3):125–129.

186. Rahimi-Movaghar V, Karimi M. Meningeal melanocytoma of the brain and oculodermal melanocytosis (nevus of OTA): case report and literature review. *Surg Neurol.* 2003;59(3):200–210.

187. Sang DN, Albert DM, Sober AJ, et al. Nevus of OTA with contralateral cerebral melanoma. *Arch Ophthalmol.* 1977;95(10):1820–1824.

188. Rodriguez y Baena R, Gaetani P, Danova M, et al. Primary solitary intracranial melanoma: case report and review of the literature. *Surg Neurol.* 1992;38(1):26–37.

189. Kashiwagi N, Hirabuki N, Morino H, et al. Primary solitary intracranial melanoma in the sylvian fissure: MR demonstration. *Eur Radiol.* 2002;12(Suppl. 3):S7–10.

190. Zakka KA, Foos RY, Omphroy CA, et al. Malignant melanoma. Analysis of an autopsy population. *Ophthalmology.* 1980;87(6):549–556.

191. Lorigan JG, Wallace S, Mavligit GM. The prevalence and location of metastases from ocular melanoma: imaging study in 110 patients. *AJR Am J Roentgenol.* 1991;157(6):1279–1281.

192. Jones DR, Scobie IN, Sarkies NJ. Intracerebral metastases from ocular melanoma. *Br J Ophthalmol.* 1988;72(4):246–247.

193. Amaro A, Gangemi R, Piaggio F, et al. The biology of uveal melanoma. *Cancer Metastasis Rev.* 2017;36(1):109–140. https://doi.org/10.1007/s10555-017-9663-3.

194. Edmunds SC, Cree IA, Dí Nícolantonío F, Hungerford JL, Hurren JS, Kelsell DP. Absence of BRAF gene mutations in uveal melanomas in contrast to cutaneous melanomas. *Br J Cancer.* 2003;88(9):1403–1405. https://doi.org/10.1038/sj.bjc.6600919.

195. Royal RE, Levy C, Turner K, et al. Phase 2 trial of single agent Ipilimumab (anti-CTLA-4) for locally advanced or metastatic pancreatic adenocarcinoma. *J Immunother.* 2010;33(8):828–833. https://doi.org/10.1097/CJI.0b013e3181eec14c.

196. Zimmer L, Vaubel J, Mohr P, et al. Phase II DeCOG-study of ipilimumab in pretreated and treatment-naïve patients with metastatic uveal melanoma. *PLoS ONE.* 2015;10(3):e0118564. https://doi.org/10.1371/journal.pone.0118564.

197. Joshua AM, Monzon JG, Mihalcioiu C, Hogg D, Smylie M, Cheng T. A phase 2 study of tremelimumab in patients with advanced uveal melanoma. *Melanoma Res.* 2015;25(4):342–347. https://doi.org/10.1097/CMR.0000000000000175.

198. Rossi E, Pagliara MM, Orteschi D, et al. Pembrolizumab as first-line treatment for metastatic uveal melanoma. *Cancer Immunol Immunother.* 2019;68(7):1179–1185. https://doi.org/10.1007/s00262-019-02352-6.

199. Pelster M, et al. Phase II study of ipilimumab and nivolumab (IPI/NIVO) in metastatic uveal melanoma (UM). *J Clin Oncol.* 2019;37(15_suppl):9522.

200. Rodriguez JP, et al. Phase II multicenter, single arm, open label study of Nivolumab in combination with Ipilimumab in untreated patients with metastatic uveal melanoma. *Ann Oncol.* 2018;29(suppl_8):viii442–viii466.

第 18 章

淋巴瘤的神经系统并发症

Amber Nicole Ruiz and Lynne P. Taylor

Departments of Neurology, Neurological Surgery and Medicine, University of Washington, Seattle Cancer Care Alliance, Seattle, WA, United States

1 引 言

淋巴瘤是一组起源于淋巴网状内皮细胞的异质性恶性肿瘤。根据 2017 年美国疾病预防控制中心(Centers for Disease Control and Prevention, CDC)报告的数据,由 Reed-Sternberg 细胞定义的霍奇金淋巴瘤(Hodgkin lymphoma, HL)占新发淋巴瘤病例的不到 10%,其余为非霍奇金淋巴瘤(non-Hodgkin lymphoma, NHL)[1-3]。中枢神经系统(central nervous system, CNS)(淋巴瘤)病变可在就诊时发现,但往往在疾病复发时更常见。在侵袭性淋巴瘤亚型(包括淋巴母细胞瘤和伯基特淋巴瘤)中,中枢神经系统浸润比较常见,其复发率约为 30%～50%,但 HL 中枢神经侵犯较罕见[4-5]。相比之下,弥漫性大 B 细胞淋巴瘤(diffuse large B-cell lymphoma, DLBCL)是 NHL 中最常见的形式,其中枢神经系统复发率因有无高危特征而异。低风险组的中枢神经系统复发率约为 2%～5%,而高风险组的复发率高达 40%[4-12]。表 18-1 强调了 HL 和 NHL 累及中枢神经系统的相对倾向性。

表 18-1 霍奇金和非霍奇金淋巴瘤亚型中枢神经系统受累的相对倾向性

亚型	中枢神经系统受累的相对频率
霍奇金淋巴瘤	少见
B 细胞淋巴瘤	
弥漫大 B 细胞淋巴瘤	中等
小淋巴细胞淋巴瘤	少见
滤泡型淋巴瘤	少见
小细胞性淋巴瘤	常见
边缘区淋巴瘤	少见
套细胞淋巴瘤	少见
伯基特淋巴瘤	常见
T 细胞淋巴瘤	
成免疫细胞淋巴瘤	中等
淋巴母细胞瘤	常见
间变性大细胞淋巴瘤	少见

淋巴瘤细胞可以发生于中枢神经系统的任何地方,包括软脑膜、脑和脊髓实质、血管周围空间或周围神经,因而可出现广泛的神经系统体征和症状。这些并发症的发生可源于原发性淋巴结或结外部位的直接侵袭、压迫,或继发于副肿瘤的形成。本章通过概述淋巴瘤的临床特征、影像学特征和病理生理学,深入探讨淋巴瘤潜在的神经系统并发症。此外,基于当前资料,本章还提供了有关诊断、治疗和症状管理的一般方法。

1.1 中枢神经系统的预防

尽管中枢神经系统预防的作用仍然是一个有争议的话题,且在临床实践中存在很大差异,风险模型被中枢神经系统预防指南推荐。迄今尚未发现与中枢神经系统复发相关的分子标志物;然而,一些回顾性研究根据临床特征和患者表现状态确定了风险因素。中枢神经系统国际预后指数(International Prognostic Index, IPI)是最可靠、有效的模型。它将接受 R-CHOP 治疗的 DLBCL 患者分为中枢神经系统复发的低、中、高风险组[7],确定了 6 个与中枢神经系统疾病风险增加相关的特征,包括年龄大于 60 岁、乳酸脱氢酶(lactate dehydrogenase, LDH)升高、超过一个结外部位受累、东部协作肿瘤学组绩效量表(Eastern Cooperative Oncology Group performance scale, ECOG)大于 1、Ⅲ/Ⅳ期疾病以及肾脏和/或肾上腺受累。包括乳房、睾丸和骨髓在内的特定部位受累也与中枢神经系统复发风险增加有关,尽管这在研究中并不一致。

中枢神经系统高风险淋巴瘤,如淋巴母细胞和伯基特淋巴瘤的治疗参照儿童急性淋巴细胞白血病治疗方案,即联合鞘内化疗(甲氨蝶呤和/或脂质体阿糖胞苷)和全身化疗(环磷酰胺、长春新碱、阿霉素、甲氨蝶呤、异环磷酰胺、美司钠、依托泊苷和阿糖胞苷的一些组合),联合或不联合头颅放疗[13-15]。然而,与儿童相比,这种针对成人的积极治疗容易出现更明显的急性治疗相关毒性。几项研究表明,放射、全身和鞘内化疗在减少 NHL 的中枢神经系统复发方面比单独的鞘内化疗更有效。这表明鞘内化疗给药可能不足以在中枢神经系统内实现均匀的药物输送,尤其是向脑实质输送药物[4,6,15]。有报道称,至少为 5g/m² 的大剂量甲氨蝶呤与鞘内化疗阿糖胞苷联合治疗可有效预防中枢神经系统淋巴瘤,这表明放疗在中枢神经系统淋巴瘤预防中不是必需的,但在少部分人群中是一个重要的考虑因素[14,16]。

在缺乏随机临床试验的情况下,中枢神经系统 DLBCL 的预防特别有争议,既没有用于患者识别的标准化方法,也没有已达成共识的化疗方案——包括明确的药物、剂量、治疗持续时间、治疗时机或鞘内注射和全身化疗。即使使用经过验证的模型(如 CNS IPI),该工具也不能统一用于确定谁应该接受中枢神经系统预防。大约 12%～23% 的 DLBCL 患者有基于 CSF IPI 的高危评分,但并非所有高危患者都会出现中枢神经系统复发;同样,中低风险患者可能会出现中枢神经系统复发[4,6]。除了对患者识别缺乏共识外,没有标准化的中枢神经系统预防方案,临床实践和临床实践之间存在差异。在利妥昔单抗时代,大量研究评估了这种抗 CD20 单克隆抗体对标准的 DLBCL 治疗(R-CHOP 与单独的 CHOP)对中枢神经系统复发的影响。使用利妥昔单抗可降低中枢神经系统复发频率的总体趋势,尽管这并未得到一致认可[8,9,17]。鞘内化疗与高剂量全身性甲氨蝶呤的作用同样存在争议。大剂量甲氨蝶呤(methotrexate,MTX)可以穿过血脑屏障;然而,持续渗透中枢神经系统所需的确切剂量尚不清楚,最有利的剂量至少为 3g/m²[18]。鞘内注射 MTX 也有局限性,主要是渗透到脑实质的能力。鞘内注射阿糖胞苷的脂质体制剂已与鞘内化疗 MTX 以及单一鞘内化疗药物联合使用,在预防中枢神经系统复发方面显示出有希望的结果,尽管这种药物由于生产的技术问题已不再可用[17-20]。

虽然中枢神经系统的预防仍然是一个有争议的话题,但很明显,在诊断侵袭性淋巴瘤和高风险亚群淋巴瘤时需要评估中枢神经系统的受累情况,并密切监测疾病复发。CNS IPI 是识别高危患者的有用工具,寻找新的 CNS 生物标志物和肿瘤特征分子能进一步增强预测功能。为有效预防和治疗中枢神经系统受累,未来需要更多的研究来开发能够穿透血脑屏障的新型药物以及改变免疫环境的药物。

2　颅内转移瘤

2.1　脑实质性病变

淋巴瘤的颅内受累可表现为硬膜外肿块、硬膜下肿块,或

较少见的脑实质性病变。颅内淋巴瘤是由颈部淋巴结直接扩散、血行播散或通过淋巴播散引起的。直接中枢神经系统受累主要见于更具侵袭性的 NHL 组织学亚型。尽管这因淋巴瘤亚型而异,但脑实质性病变可能与软脑膜转移同时存在。例如,在 DLBCL 中枢神经系统复发累及脑实质的病例中,或单独累及或合并软脑膜联合累及的病例高达 73% 以上[4]。

中枢神经系统受累从无症状或无症状病变到局灶性神经功能缺损的发展,临床表现多种多样。由于最初的体征和症状可能是非特异性的,特别是在侵袭性淋巴瘤存在时,寻找一些高度特异性的指标显然是重要的。诊断评估应包括增强 MRI 检查和脑脊液(cerebrospinal fluid,CSF)评估。脑实质受累可能是可变的,如图 18-1 显示一个小的、孤立的基底节肿块,图 18-2 则显示多灶性肿块。脑脊液的细胞学评估和/或流式细胞术免疫表型通常显示存在单克隆肿瘤细胞。确诊很少需要组织活检,但如果临床高度怀疑,而 CSF 或影像学检查不能明确时,则可以考虑行组织活检。

转移性脑实质性病变没有标准化的治疗方法。治疗通常包括使用大剂量甲氨蝶呤进行全身化疗或使用甲氨蝶呤或阿糖胞苷进行鞘内化疗[2,21]。如前所述,脂质体阿糖胞苷在治疗淋巴瘤的中枢神经系统转移方面显示出有希望的结果。然而,由于生产的复杂性,已不再适用。全脑放疗仍是软脑膜转移的一个值得考虑的措施,尽管存在短期和长期并发症。年轻患者接受大剂量甲氨蝶呤治疗后再进行大剂量全身化疗和干细胞移植的 2 年总生存率为 54%～68%[2]。但即使治疗,预后也很差。有关中枢神经系统预防(措施)的作用和时机的研究仍然是一个有争议的话题。如前所述,侵袭性淋巴瘤亚型和高危人群在诊断时,应当进行 CNS 评估并密切监测疾病复发。鉴于与淋巴瘤中枢神经系统复发相关的高死亡率,应考虑对此类患者中枢神经系统转移采取预防措施。

2.2　脑膜病变:软脑膜转移

软脑膜转移或淋巴瘤性脑膜炎是通过恶性细胞播散软脑膜而发生的。这些恶性细胞可以通过血行播散或直接延

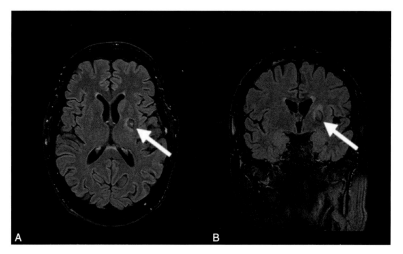

图 18-1　(A)轴位 T2 FLAIR 像表现为左侧基底节孤立的、异质性肿块,周围有轻度血管源性水肿。患者在最初诊断为弥漫大 B 细胞淋巴瘤数年后出现意识混乱和进行性步态不稳,(B)左侧基底节肿块的冠状 T2 FLAIR 缘

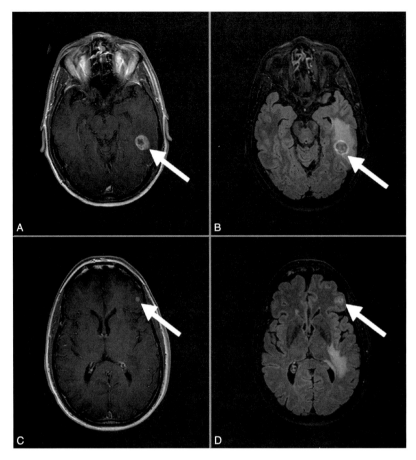

图 18-2 （A）轴位 T1 增强扫描，左侧颞叶病变环形增强。（B）在对一名血管免疫母细胞性 T 细胞淋巴瘤无症状患者进行再分期时获得的轴位 T2 FLAIR 图像，发现左侧颞叶白质中边界清楚的异质性病变，周围有血管源性水肿。（C）T1 增强扫描轴位，左侧额叶病变环形增强。（D）轴向 T2 FLAIR 显示左侧额叶内第二个较小的高信号肿块，伴有轻度血管源性水肿

伸进入中枢神经系统。高达 25% 的淋巴瘤患者发生软脑膜转移[22-25]。更高级别、更具侵袭性的淋巴瘤会增加发生软脑膜转移的风险，与 HL 或其他 NHL 亚型相比，Burkitt 和淋巴母细胞淋巴瘤的 CNS 复发率更高[25,26]。软脑膜转移，与脑实质性病变类似，预后不良。

恶性肿瘤细胞倾向于生长在脑的基底部，以及远端鞘膜囊壁，如图 18-3A 所示；然而，神经轴的任何部分都可能受累，图 18-4 显示了颈段和胸段软脊膜病变[2,27]。患者可能无症状、或非特异性症状（如头痛）或出现更多局灶性神经系统症状，包括脑神经病变、神经根病变或脊髓功能障碍。由于症状可能是非特异性的，故对可疑症状保持高度警惕、降低评估阈值很重要。

软脑膜转移可以通过脑脊液的细胞学查找肿瘤细胞来明确诊断。流式细胞术免疫表型也是明确诊断的有用工具。脑脊液细胞学分析应纳入新诊断的非霍奇金淋巴瘤或更具侵袭性的组织亚型的疾病分期。即使细胞学和流式阴性，也可能存在中枢神经系统侵袭。当脑脊液检测不确定或无法获得脑脊液进行评估时，使用 MRI 进行神经影像学检查会很有帮助。增强 MRI 可显示增强的结节状软脑膜沉积物。如果考虑存在软脑膜病变，应行全神经轴的 MRI 检查，显示无

症状的下降转移或需要紧急处理的脊髓压迫。

由于软脑膜转移是一种弥漫性过程，因此需要对整个神经轴进行治疗。治疗通常包括联合应用糖皮质激素、放射疗法（局部或全脑照射）以及全身和/或局部化疗。局部化疗包括大剂量甲氨蝶呤或阿糖胞苷，通过 Ommaya 囊脑室给药或经腰穿鞘内给药[25,28]。与脑实质性病变的管理和预防类似，中枢神经系统的预防（措施）是侵袭性和高风险 NHL 亚型的重要考虑因素。

2.3 血管内淋巴瘤

血管内淋巴瘤（intravascular lymphoma，IVL）或淋巴瘤样肉芽肿是一种罕见的、迅速致命的淋巴结外非霍奇金淋巴瘤并发症。现有文献的 meta 分析表明，大多数 IVL 来自 B 细胞，占病例的 88%。T 细胞和 NK 细胞来源的病例要少得多，分别为 6% 和 2%[29,30]。血管内淋巴瘤病的特征是中小型血管腔内存在肿瘤细胞，通常导致血管阻塞。皮肤和中枢神经系统的小动脉、毛细血管和小静脉首先受到影响；而肺、骨髓和脾脏也可能受累。

临床表现多种多样且经常波动，但往往会出现类似卒中的体征和症状。由于 IVL 病变罕见，以及认识或考虑延迟，

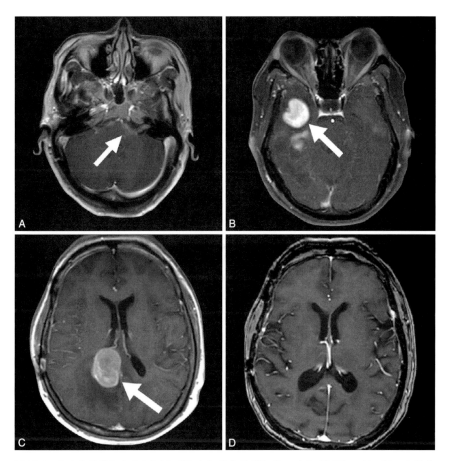

图 18-3　（A）患者首发表现为左侧面部下垂，轴位增强扫描显示脑干周围、双侧面神经和前庭耳蜗神经明显强化，符合软膜淋巴瘤。（B）1 年后症状完全自发消退，表现为头痛，右侧颞叶肿块均匀强化。（C）1 年后，出现意识模糊，发现脑室周围肿块增大，活检证实为大 B 细胞淋巴瘤。（D）大剂量甲氨蝶呤和利妥昔单抗治疗两年后的监测成像，没有淋巴瘤的临床或影像学证据

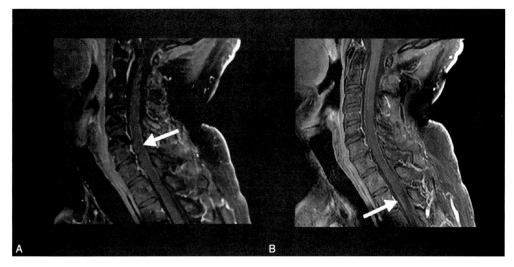

图 18-4　（A）一例 HIV 患者罹患 Burkitt 淋巴瘤，在骨髓移植前的矢状增强扫描发现颈段（A）和胸段（B）软脊膜增强

因此诊断困难，或在尸检时才确诊。明确诊断往往需要通过脑或脑膜活检进行组织学评估，使及时诊断更加复杂化。IVL 队列的 meta 分析表明，年龄、CNS 受累和 LDH 水平是重要的预后因素，年龄＞70 岁和 LDH＞700 与生存期缩短相关[29,31]。IVL 对全身化疗敏感，特别是利妥昔单抗联合或不联合阿霉素。有关其复发情况知之甚少，但有数据表明与皮肤、肺和骨髓等其他器官系统相比，其中枢神经系统复发率更高[31]。

3 脊髓转移瘤

3.1 脊髓髓内转移瘤

髓内脊髓转移在 HL 和 NHL 中都很罕见。脊髓受累可能出现在最初的淋巴瘤诊断或疾病复发时。有报道称,脊髓髓内转移占脊髓实体瘤的 6%[32,33]。髓内疾病由血行扩散到脊髓实质或通过从脊神经根或软脑膜直接延伸发展而来[21,32]。病变可以是单灶或多灶的。图 18-5 显示了广泛的多灶性髓内转移。

临床表现通常是亚急性、进行性脊髓病,其体征和症状取决于所涉及的脊髓水平。如果神经根也受累,疼痛可能是一个突出的表现。患者在确诊时常常被困在轮椅上[32]。增强脊髓 MRI 可能显示脊髓内有膨胀性强化病灶。值得注意的是,患者可能同时患有脑部病变,因此对完整的神经轴进行影像学全面检查是必要的。PET 扫描有助于诊断高代谢脊髓病变[32,33]。脑脊液的细胞学检查可发现肿瘤细胞,重复取样可提高诊断率。

脊髓髓内转移没有标准化的治疗方法。初始治疗通常包括可以缓解症状的糖皮质激素。其他治疗包括鞘内注射甲氨蝶呤和/或阿糖胞苷、利妥昔单抗或全脑-脊髓放疗。脊髓髓内转移瘤预后不良,即使进行治疗,其中位生存率在 3~11.5 个月不等[32,33]。

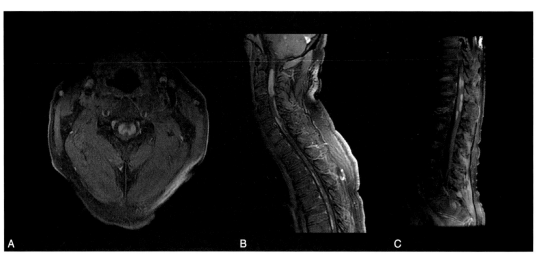

图 18-5 (A)皮肤 T 细胞淋巴瘤患者出现进行性双下肢无力,颈髓轴位增强扫描 MRI 显示髓内均匀强化的转移瘤。(B-C)矢状增强扫描显示弥漫性颈、胸和腰髓受累

3.2 硬膜外淋巴瘤

硬膜外淋巴瘤是一种罕见的疾病,发生在 HL 和 NHL 中[21,34-36]。硬膜外淋巴瘤占硬膜外脊髓肿瘤的 9%[37]。据报道,高达 10% 的 NHL 病例中有脊髓压迫,而 HL 则更多[38]。当结外淋巴瘤已经存在时,最常诊断为硬膜外淋巴瘤[21,39]。淋巴瘤细胞被认为可能是通过从棘旁区域直接延伸进入硬膜外腔,但此观点仍存在争议。

根据病变的进展程度和脊髓受压的位置,患者可能会出现相应的脊髓压迫的症状和体征。最常见的症状是下肢无力、膀胱功能障碍和局部背痛[34]。与其他(椎管内)实体瘤一样,胸髓最先受累,其次是颈髓和腰骶髓[38]。在某些病例中,脊柱是淋巴瘤最早受累部位,但硬膜外淋巴瘤可能在进行肿瘤分期检查时才被发现。如果在检查之前使用过糖皮质激素,则诊断可能会被延误。

如果怀疑淋巴瘤脊髓转移,则需要使用钆增强 MRI 对全神经轴进行扫描成像。MRI 可显示硬膜外区域内等信号或低信号病变,能够均匀强化。病变可能延伸到多个椎体[38]。如果没有禁忌,脑脊液评估应是初始检查的重要手段。硬膜外淋巴瘤的治疗通常需要全身化疗(包括 R-CHOP 方案),与局部放疗结合使用[37,38]。虽然硬膜外淋巴瘤对放射线敏感,但如果存在脊髓压迫,且肿瘤对放射治疗无反应,或少见的难以确诊的情况下则可能需要手术干预[24,34,39]。对原发性脊髓硬膜外淋巴瘤病例系列的分析报告称,放射治疗在 3~4 周内使用 3 500~4 000cGy,分 20~25 次进行[34]。联合治疗可降低复发率和改善无病生存期,但与总生存期无关。有报道,中位生存率超过 12 个月不等[34,36,37]。

4 周围神经系统转移

4.1 神经淋巴瘤病

神经性淋巴瘤病是指淋巴瘤浸润到周围神经系统。这是一种罕见、经常疼痛且进展迅速的神经病变,据报道在新诊断的 NHL 中的相对发病率约为 3%[40,41]。尽管神经淋巴瘤病主要是中、高级别 B 细胞淋巴瘤亚型的并发症,但也有 T 细胞相关淋巴瘤的病例报告;此外,急性白血病也占相当大的比例(10%)[26,42,43]。由于血行扩散,神经淋巴瘤病被认为好发于血管周围空间[41,44,45]。淋巴瘤细胞不同程度地浸润神经外膜、神经束膜和神经内膜,导致局灶性神经纤维缺失[41,43]。有髓鞘和无髓鞘神经纤维均可受到影响,导致不同程度的轴突变性[46]。相反,血管壁保持完整。

由于周围神经系统的任何部分都可能受到影响,包括脑神经、神经根、神经丛和自主神经结构,因此临床表现是多样的。外周神经是最常见的受累部位,其次是脊髓、脑神经和神经丛浸润,发生率相似[43]。疼痛是最常见的症状。临床症状可能先于神经淋巴瘤病的确诊数月至数年;此外,在超过25%的患者中,周围神经淋巴瘤先于全身性疾病[46]。表型的异质性和诊断研究的不确定性使及时准确的诊断变得复杂。这是一个值得重视的问题,因为早期治疗与更好的预后相关。

诊断措施包括影像学检查、脑脊液评估、电生理检查和/或神经活检。有报道 MRI 可能会显示神经或神经根增粗,增强扫描伴有不同程度的强化[43,47]。然而,MRI 不是特异性的,其结果也可能代表其他潜在的神经病变过程。尽管 PET-CT 可以帮助诊断神经淋巴瘤病,但与其他成像方式一样,也缺乏敏感性。影像学检查可能有助于确定活检的目标,神经活检具有最高的诊断敏感性,为 80%~88%[41,43]。组织病理学显示神经外膜、神经束膜和/或神经内膜内存在恶性肿瘤细胞,从而导致神经纤维损伤[41]。神经电生理学检查可能会显示出多种异常但非特异性的发现,其模式与原发性轴索性神经病、脱髓鞘性轴索性神经病或无脱髓鞘特征的传导阻滞一致[46,48]。与影像学一样,神经电生理学检查可以通过确定活检目标来帮助诊断,但其本身可能无法确诊。

就症状管理和疾病进展控制而言,神经淋巴瘤病的治疗很困难。糖皮质激素治疗可以使短期症状缓解,但受限于长期使用的并发症。治疗通常包括全身化疗,采用或不采用局

部放射。使用利妥昔单抗进行全身化疗的有效反应率为82%,但通常不持久且复发很常见[2]。许多中心使用大剂量甲氨蝶呤,单独或联合其他全身化疗药物进行治疗。放射治疗在病灶局限时是最有效的。当病变累及神经、神经丛或神经根时,可有效改善神经性疼痛[43]。不幸的是,尽管采用了多模式治疗,但预后仍很差。大多数研究报告的确诊后的中位生存期为 10 个月[43,46,47]。

4.2　脑神经病变

如图 18-6 所示,直接侵袭(神经淋巴瘤)、压迫、副肿瘤进展或颅内压增高可导致脑神经损害。继发于淋巴瘤的多发性脑神经病变的最常见原因是软脑膜转移。脑神经麻痹也可能出现在副肿瘤发展过程中,尽管尚未发现针对脑神经的特异性抗体。淋巴瘤的中枢神经系统并发症导致颅内压升高,可导致脑神经麻痹,通常是展神经麻痹,导致假性定位,而不是淋巴瘤直接浸润脑神经。

脑神经麻痹可能是未知淋巴瘤的表现症状,或一种已知淋巴瘤的神经系统并发症或淋巴瘤治疗的后果。必须高度怀疑并考虑使用先进的神经影像学进行紧急评估,例如增强 MRI 和 CSF 评估。如图 18-6B 所示,脑神经受累在成像上可能很细微,显示出轻度的双侧视神经增强。治疗取决于潜在的病因——软脑膜转移、神经淋巴瘤、副肿瘤疾病,本章详细描述。

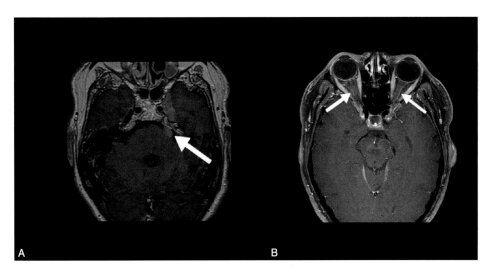

图 18-6　(A)DLBCL 患者出现左侧面部麻木和疼痛、间歇性复视和鼻塞,增强扫描轴位图像发现上颌窦病变均匀强化,延伸至脑桥,累及三叉神经,并延伸至圆孔和卵圆孔。(B)外周血 T 细胞淋巴瘤患者出现右眼视力下降,轴位增强扫描显示双侧视神经有细微的增强

4.3　神经根病、神经丛病和其他周围神经病变

与脑神经病变类似,神经根和神经丛可能因直接侵袭、压迫或通过副肿瘤过程而与淋巴瘤有关。包括抗-Hu、抗-CV2/CRMP5 和抗两性霉素抗体在内的几种抗体与继发于 HL 的副肿瘤性周围感觉神经病有关。需要影像学评估、神经生理学研究、脑脊液分析或活检来确认诊断。鉴于周围神经系统疾病的发生率,必须注意排除其他可能的病因。与脑

神经病变一样,治疗有赖于根本的病理过程。对症处理也是护理的重要组成部分,因为疼痛是压迫过程和直接侵入的共同特征。

5　副肿瘤性神经综合征

副肿瘤神经系统综合征(paraneoplastic neurological syndromes,PNS)是一种罕见的神经系统疾病,由潜在的恶性肿瘤引起,不能归因于直接肿瘤侵袭、转移性病变、凝血病、感

染、代谢紊乱、营养缺乏或化疗的后果。PNS 可表现在中枢神经系统和外周神经系统。PNS 最常与实体瘤相关,包括胸腺瘤、肺、睾丸和妇科恶性肿瘤,其中淋巴瘤占较小比例。PNS 的病理生理学涉及对肿瘤神经抗原/蛋白质的免疫介导反应,导致感觉神经的终器功能障碍。目前的证据表明,肿瘤会异位表达通常属于中枢神经系统的抗原,这些抗原被身体的免疫系统识别,导致由 B 细胞和 T 细胞共同介导的炎症反应。这种免疫反应导致神经系统破坏[49-53]。几种已经明确的针对肿瘤神经蛋白的自身抗体有 Hu、Yo、Ri、CV2、两性蛋白、Ma、Ta、Tr 和 NMDA[53-57]。表 18-2 总结了已确定的副肿瘤神经系统综合征及其相关的自身抗体和淋巴瘤亚型。

表 18-2 Graus 等定义的副肿瘤性神经系统综合征(PNS)的诊断标准

确诊 PNS

1. 神经系统疾病诊断后 5 年内出现的典型综合征和癌症

2. 一种非经典综合征,在癌症治疗后不伴随免疫治疗而消退或显著改善,前提是该综合征不易自发缓解

3. 神经系统疾病诊断后 5 年内出现肿瘤的非经典综合征,伴有肿瘤神经抗体(特征性或非特征性)和癌症

4. 神经系统综合征(经典或非经典),具有充分表征的肿瘤神经抗体(例如,抗-Hu、抗-Yo、抗-CV2、抗-Ri、抗-Ma-2 或抗双载蛋白抗体),并且没有癌症

可疑 PNS

1. 典型综合征,无肿瘤细胞抗体,无癌症,但潜在肿瘤的高风险

2. 一种神经系统综合征(经典或非经典),具有部分特征性的肿瘤抗体并且没有癌症

3. 诊断后 2 年内出现非典型综合征、无神经抗体和癌症

From Graus F,et al. Recommended diagnostic criteria for paraneoplastic neurological syndromes. J Neurol Neurosurg Psychiatry. 2004;75;1135-1140.

PNS 是罕见的,发生在不到 1% 的实体瘤中,在淋巴瘤中发生率更低;此外,PNS 的真实发病率和患病率尚不清楚[49,50]。最近在意大利进行的一项基于人群的流行病学研究计算出发病率为 1/(100 000 人·年),患病率为 4/(100 000 人·年)[52]。一些研究认为,由于临床怀疑的增加和检测的进步,PNS 的发病率随着时间的推移而增加[49,50,58]。在 2004 年,Graus 等制定了 PNS 的推荐诊断标准,见表 18-3,根据临床表现(定义为经典或非经典)、有无潜在的恶性肿瘤以及是否存在针对肿瘤神经蛋白的自身抗体,将其分为确定的或可疑的 PNS[51,59,60]。副肿瘤性神经系统综合征往往在数周至数月的过程中迅速进展,导致严重的神经功能缺损。脑脊液检查通常显示淋巴细胞增多,蛋白质水平升高[50,51]。脑脊液中 IgG 指数可能很高,也可能存在寡克隆带。值得注意的是,血清检测中的自身抗体特异性很高。神经轴的成像可以是正常的,也可以有与临床表现一致的变化(例如,在副肿瘤性小脑变性中看到的小脑萎缩)。PET 扫描可能会显示大脑内的局灶性或弥漫性低代谢,这是一个非特异性的发现[50,59]。

表 18-3 副肿瘤性神经系统综合征、鉴定的自身抗体和相关的淋巴瘤亚型

副肿瘤性神经综合征	抗体	淋巴瘤亚型
边缘脑炎	Hu	HL
	CRMP5/CV2	HL
	mGluR1	HL
	Ma2	NHL
脑脊髓炎	Hu	HL
小脑变性	Tr	HL
	GAD	NHL
副肿瘤性舞蹈病	CRMP5/CV2	NHL
眼阵挛-肌阵挛	None	NHL
副肿瘤性脊髓病	None	HL and NHL
感觉神经病变	Hu	HL
	CRMP5/CV2	NHL
感觉运动神经病变	None	HL and NHL
自主神经节病	AChR	HL and NHL
僵人综合征	GAD	NHL
	双载蛋白抗体	HL
神经性肌强直	None	HL
重症肌无力	AChR	HL and NHL
兰伯特伊顿肌无力综合征	VGCC	NHL
皮肌炎	p155/p140	NHL

治疗是双重的,除了免疫抑制外,还包括治疗潜在的恶性肿瘤。治疗潜在的恶性肿瘤通常可以防止 PNS 疾病的进一步进展,并可获得实质性的临床改善。由于 PNS 被认为是由异常的免疫反应引起的,因此通常采用免疫抑制的二级治疗方法。一线免疫抑制剂包括糖皮质激素、静脉注射免疫球蛋白(intravenous immunoglobulin,IVIG)和血浆置换(plasma exchange,PLEX)。环磷酰胺和利妥昔单抗也经常与这些一线药物联合使用或作为二线治疗使用[57,59]。

5.1　小脑变性

副肿瘤性小脑变性与几种恶性肿瘤有关,最显著的是 HL。症状的出现通常可能先于潜在的恶性肿瘤的诊断。然而,在 HL 病例中,症状往往会在最初诊断 HL 后或缓解期间出现。患者经常出现眩晕症状,伴有恶心和呕吐,随后在数天至数周内迅速进展为共济失调,症状在数月内达到高峰。共济失调可以是躯干的,也可以是四肢的。症状可轻可重,导致无法自理行走、进食或进行其他日常生活活动。疾病早期的脑磁共振成像通常正常,但随着疾病的进展,可见明显的小脑萎缩。

已确定了几种与副肿瘤性小脑变性相关的抗体,包括抗-Yo、抗-Tr、抗-Hu 和不太常见的抗-Ma 抗体。与 HL 相关的副肿瘤性小脑变性最常表达抗-Tr 抗体,而抗-Yo 抗体在乳腺癌和卵巢癌中更常见。就疾病进展、症状严重程度和小脑

损伤程度而言,抗-Tr 抗体相关的小脑变性往往不如抗-Yo 抗体严重[61,62]。尽管有小脑变性的报道,但抗 Hu 抗体多与脑脊髓炎型综合征相关。与血清相比,脑脊液中的抗体滴度往往更高,这提示鞘内合成。这些抗体的靶点是小脑浦肯野细胞上表达的蛋白质,这导致细胞死亡和小脑萎缩。尸检可见小脑变性,浦肯野细胞层严重缺失,可能伴有分子层和颗粒层变薄。在浦肯野细胞层中很少发现淋巴细胞浸润[50,62,63]。

副肿瘤性小脑变性的治疗与所有 PNS 的治疗相似,包括治疗潜在的恶性肿瘤并联合使用免疫抑制。糖皮质激素治疗通常包括 3~5 天的甲泼尼松龙,每天 1 000mg,然后口服逐渐减量。如果患者有糖皮质激素反应,则考虑使用 2g/kg 的 IVIG 进行更长期的治疗。已使用的其他糖皮质激素保护剂包括 PLEX、环磷酰胺(每日 0.15~0.3mg/kg)、他克莫司(每日 0.15~0.3mg/kg)、利妥昔单抗(每周 375mg/m²)和麦考酚酯(1~1.5g,每日 2 次)[50]。与抗 Hu 或抗-Yo 抗体携带者相比,抗-Tr 抗体患者的预后更好,经免疫抑制治疗后往往病情改善或稳定。恢复和对治疗的反应可能与浦肯野细胞死亡的程度有关。

5.2　边缘脑炎

副肿瘤性边缘脑炎的特征是急性到亚急性的情绪和人格改变、幻视或幻听、短期记忆丧失以及局灶性或全身性癫痫发作。症状往往会在数天至数周内出现。在更严重的情况下,脑病可进展为昏迷。对于有急性人格或行为改变和幻觉但没有既往精神病史的患者,应高度怀疑。与 NHL 相反,副肿瘤性边缘脑炎更常见于 HL,它是继小细胞肺癌和睾丸生殖细胞肿瘤之后的第三大常见原因[50]。CSF 研究中经常出现淋巴细胞增多症。大脑 MRI 可以正常或显示颞叶内侧的 T2 FLAIR 高信号,有时伴有相关的对比增强。脑电图可能显示癫痫样放电的癫痫发作风险增加,通常在颞区,或者可能显示局灶性或全局性癫痫发作活动。

与副肿瘤性边缘脑炎相关的最常见抗体包括抗-Hu、抗-Ma2、抗-CRMP5/CV2、抗-NMDA 和抗-GABA$_B$。有几例关于 HL 中与边缘性脑炎相关的抗-Tr 抗体的病例报告。这些自身抗体在血清和脑脊液中均有升高趋势,脑脊液检测比血清更敏感[50,64,65]。海马的损伤是由脑实质(主要由 T 细胞组成)和血管周围空间(包括 B 细胞和 T 细胞)的炎症引起的。

与所有 PNS 一样,治疗包括免疫抑制和潜在恶性肿瘤的治疗。越早开始治疗,患者就越有可能实现临床康复或稳定疾病进程。急性治疗通常包括 3~5 天的大剂量糖皮质激素,如每天 1 000mg 甲泼尼龙,联合或不联合 IVIG 或 PLEX。使用糖皮质激素保留药物的长期免疫抑制将取决于患者的整体临床病程[50,64,65]。情绪障碍和癫痫发作的对症治疗也很关键,可能需要持续密切关注。

5.3　神经肌肉接头综合征

5.3.1　Lambert-Eaton 和肌无力综合征

神经肌肉接头的副肿瘤性神经综合征在淋巴瘤中很少见,包括 Lambert-Eaton 肌无力综合征(Lambert-Eaton myasthenic syndrome, LEMS)和重症肌无力(myasthenia gravis,

MG)。据报道,有几例副肿瘤性 LEMS 和 MG 与 HL 和 T 细胞 NHL 相关,并累及纵隔[49,51,66]。在大多数情况下,LEMS 和 MG 发生在淋巴瘤诊断时,尽管症状可能在最初诊断后数年发生。

虽然临床表现相似,但 LEMS 和 MG 之间存在一些临床和病理生理学区别。副肿瘤性 LEMS 的特点是进行性近端无力(通常累及下肢多于上肢),最初随着重复使用而改善,膈肌无力、易疲劳和延髓症状不如 MG 严重。超过 50% 的病例在病程后期出现胆碱能性自主神经功能障碍[49]。抗 VGCC(P/Q 型电压门控钙通道)抗体与 LEMS 相关。电生理特征包括复合肌动作电位小,低刺激率下复合肌动作电位减少,而高刺激率下复合肌动作电位增加。尽管存在与抗 Sox1 抗体和淋巴瘤相关的 LEMS 病例,但抗体与突触前 P/Q 型 VGCC 反应导致乙酰胆碱释放到突触间隙中减少。副肿瘤性重症肌无力同样表现为疲劳性肌无力,但有眼球和膈肌无力的倾向。自主神经功能障碍不是 MG 的常见特征。电生理研究揭示了对重复性神经刺激的递减反应。抗 AchR(乙酰胆碱受体)抗体与突触后肌膜发生反应,导致 AchR 内化和下调,从而减少离子流入和受损的肌肉收缩。由于存在与 NHL 相关的抗 MuSK(肌肉特异性激酶),已有 MG 病例报告[66]。

LEMS 和 MG 的治疗是多方面的,包括治疗潜在的恶性肿瘤、免疫抑制和对症治疗。对潜在的神经病理学机制进行靶向治疗是改善临床的关键。3,4-二氨基吡啶(diaminopyridine,DAP)是一种钾通道阻滞剂,每天 80mg 的剂量用于治疗 LEMS。溴吡斯的明是一种抗胆碱酯酶,以 600mg/d 的剂量分次使用,用于 MG 的症状管理。其他使用的免疫抑制剂包括糖皮质激素(如不同剂量的泼尼松和泼尼松龙)、硫唑嘌呤(最高 2.5mg/kg/d)、吗替麦考酚酯(1~3g/d)、利妥昔单抗(375mg/m²)、环磷酰胺(50mg/kg/d,持续 4 天)、PLEX 或 IVIG(400~1 000mg/d,总共 2~3g)[49,66]。

5.4　皮肌炎和多发性肌炎

副肿瘤性炎性肌病包括皮肌炎和多发性肌炎。与皮肌炎相比,多发性肌炎不太可能是副肿瘤性的或与潜在的恶性肿瘤有关。这些副肿瘤性肌病综合征往往先于淋巴瘤的诊断,但通常在诊断的第一年内出现[67-69]。皮肌炎的特征是皮肤改变和近端肌肉无力。皮肤变化包括:典型的上眼睑淡紫色皮疹,"披肩征"面部、颈部、胸部和肩部的红斑;以及 Gottron 丘疹,掌指关节出现鳞状病变。多发性肌炎是一种类似于皮肌炎的炎性肌病,但没有皮肤病学表现。虽然炎性肌病更常与乳腺癌、卵巢癌、肺癌和前列腺癌相关,但已知与 NHL 相关,主要与 B 细胞谱系相关[69]。

这些副肿瘤性炎性肌病的临床表现和实验室检查结果与特发性疾病相似。实验室检查以血清肌酸激酶(creatine kinase,CK)、转氨酶(包括 AST 和 ALT)、乳酸脱氢酶(lactate dehydrogenase,LDH)和醛缩酶升高而受到关注。监测血清 CK 有助于评估对治疗的反应。抗 p155/p140(或抗 TIF1-γ)抗体与副肿瘤性皮肌炎和多发性肌炎有关。抗 p155/p140(抗 TIF1-γ)是一种抗核抗体,其靶标是转录中间因子 1-γ,可导致 B 细胞和 T 细胞介导的骨骼肌细胞症[67,69]。电生理研究显示纤颤提示自发性肌肉活动、复杂的重复放电和正尖波。肌肉活检显示混合了由 B 细胞和 T 细胞组成的血管周围炎性浸润以及束周肌纤维萎缩。

治疗通常包括开始使用糖皮质激素，联合或随后使用糖皮质激素类免疫抑制剂，例如硫唑嘌呤（最高 2.5mg/kg/d）、甲氨蝶呤（每周 25mg）、环孢素 A（100~150mg，每日 2 次）、吗替麦考酚酯（2g/d）、环磷酰胺（0.5~1g/m²）或 IVIG（400~1 000mg/d，总共 2~3g）[49,67,69]。尽管进行了治疗，但高达 1/3 的患者仍存在持续性运动障碍。

（严东明　杨堃 译，左赋兴　何永昌 审校）

参考文献

1. USCS Data Visualizations—CDC. Centers for Disease Control and Prevention; Published June 2020. https://gis.cdc.gov/Cancer/USCS/DataViz.html. Accessed 11 February 2021.

2. Mehta MP. *Principles and Practice of Neuro-Oncology: A Multidisciplinary Approach.* demosMedical; 2011. xxii, 951 p.

3. Louis DN, Ohgaki H, Wiestler OD, Cavenee WK, World Health Organization, International Agency for Research on Cancer. WHO classification of tumours of the central nervous system. In: *World Health Organization Classification of Tumours.* Revised 4th ed. International Agency For Research On Cancer; 2016. 408 p.

4. Kansara R. Central nervous system prophylaxis strategies in diffuse large B cell lymphoma. *Curr Treat Options Oncol.* 2018;19(11):52. https://doi.org/10.1007/s11864-018-0569-2.

5. Patrij K, Reiser M, Wätzel L, et al. Isolated central nervous system relapse of systemic lymphoma (SCNSL): clinical features and outcome of a retrospective analysis. *Ger Med Sci.* 2011;9. https://doi.org/10.3205/000134. Doc11.

6. Siegal T, Goldschmidt N. CNS prophylaxis in diffuse large B-cell lymphoma: if, when, how and for whom? *Blood Rev.* 2012;26(3):97–106. https://doi.org/10.1016/j.blre.2011.12.001.

7. Schmitz N, Zeynalova S, Nickelsen M, et al. CNS international prognostic index: a risk model for CNS relapse in patients with diffuse large B-cell lymphoma treated with R-CHOP. *J Clin Oncol.* 2016;34(26):3150–3156. https://doi.org/10.1200/JCO.2015.65.6520.

8. Savage KJ. Secondary CNS relapse in diffuse large B-cell lymphoma: defining high-risk patients and optimization of prophylaxis strategies. *Hematology Am Soc Hematol Educ Program.* 2017;2017(1):578–586. https://doi.org/10.1182/asheducation-2017.1.578.

9. Gleeson M, Counsell N, Cunningham D, et al. Central nervous system relapse of diffuse large B-cell lymphoma in the rituximab era: results of the UK NCRI R-CHOP-14 versus 21 trial. *Ann Oncol.* 2017;28(10):2511–2516. https://doi.org/10.1093/annonc/mdx353.

10. Cheah CY, George A, Giné E, et al. Central nervous system involvement in mantle cell lymphoma: clinical features, prognostic factors and outcomes from the European Mantle Cell Lymphoma Network. *Ann Oncol.* 2013;24(8):2119–2123. https://doi.org/10.1093/annonc/mdt139.

11. Ayanambakkam A, Ibrahimi S, Bilal K, Cherry MA. Extranodal marginal zone lymphoma of the central nervous system. *Clin Lymphoma Myeloma Leuk.* 2018;18(1):34–37.e8. https://doi.org/10.1016/j.clml.2017.09.012.

12. Drappatz J, Batchelor T. Neurologic complications of plasma cell disorders. *Clin Lymphoma.* 2004;5(3):163–171.

13. Gastwirt JP, Roschewski M. Management of adults with Burkitt lymphoma. *Clin Adv Hematol Oncol.* 2018;16(12):812–822.

14. Cortelazzo S, Ferreri A, Hoelzer D, Ponzoni M. Lymphoblastic lymphoma. *Crit Rev Oncol Hematol.* 2017;113:304–317. https://doi.org/10.1016/j.critrevonc.2017.03.020.

15. Bassan R, Maino E, Cortelazzo S. Lymphoblastic lymphoma: an updated review on biology, diagnosis, and treatment. *Eur J Haematol.* 2016;96(5):447–460. https://doi.org/10.1111/ejh.12722.

16. Bassan R, Masciulli A, Intermesoli T, et al. Randomized trial of radiation-free central nervous system prophylaxis comparing intrathecal triple therapy with liposomal cytarabine in acute lymphoblastic leukemia. *Haematologica.* 2015;100(6):786–793. https://

17. Ghose A, Elias HK, Guha G, Yellu M, Kundu R, Latif T. Influence of rituximab on central nervous system relapse in diffuse large B-cell lymphoma and role of prophylaxis—a systematic review of prospective studies. *Clin Lymphoma Myeloma Leuk.* 2015;15(8):451–457. https://doi.org/10.1016/j.clml.2015.02.026.

18. Goldschmidt N, Horowitz NA, Heffes V, et al. Addition of high-dose methotrexate to standard treatment for patients with high-risk diffuse large B-cell lymphoma contributes to improved freedom from progression and survival but does not prevent central nervous system relapse. *Leuk Lymphoma.* 2019;60(8):1890–1898. https://doi.org/10.1080/10428194.2018.1564823.

19. Jurczak W, Kroll-Balcerzak R, Giebel S, et al. Liposomal cytarabine in the prophylaxis and treatment of CNS lymphoma: toxicity analysis in a retrospective case series study conducted at Polish Lymphoma Research Group Centers. *Med Oncol.* 2015;32(4):90. https://doi.org/10.1007/s12032-015-0520-3.

20. González-Barca E, Canales M, Salar A, et al. Central nervous system prophylaxis with intrathecal liposomal cytarabine in a subset of high-risk patients with diffuse large B-cell lymphoma receiving first line systemic therapy in a prospective trial. *Ann Hematol.* 2016;95(6):893–899. https://doi.org/10.1007/s00277-016-2648-4.

21. Aminoff MJ, Josephson SA. *Aminoff's Neurology and General Medicine.* 5th ed. Elsevier/Academic Press; 2014. xxiii, 1368 p.

22. Palmieri D. Central nervous system metastasis, the biological basis and clinical considerations. In: *Cancer Metastasis—Biology and Treatment.* Springer; 2012. xi, 226 p.

23. Subirá D, Serrano C, Castañón S, et al. Role of flow cytometry immunophenotyping in the diagnosis of leptomeningeal carcinomatosis. *Neuro Oncol.* 2012;14(1):43–52. https://doi.org/10.1093/neuonc/nor172.

24. Bernstein M, Berger MS. *Neuro-Oncology : The Essentials.* 3rd ed. Thieme; 2015.

25. Murthy H, Anasetti C, Ayala E. Diagnosis and management of leukemic and lymphomatous meningitis. *Cancer Control.* 2017;24(1):33–41. https://doi.org/10.1177/107327481702400105.

26. Nayak L, Pentsova E, Batchelor TT. Primary CNS lymphoma and neurologic complications of hematologic malignancies. *Continuum (Minneap Minn).* 2015;21(2 Neuro-oncology):355–372. https://doi.org/10.1212/01.CON.0000464175.96311.0a.

27. Grimm S, Chamberlain M. Hodgkin's lymphoma: a review of neurologic complications. *Adv Hematol.* 2010;2011. https://doi.org/10.1155/2011/624578.

28. Brion A, Legrand F, Larosa F, et al. Intrathecal liposomal cytarabine (lipoCIT) administration in patients with leukemic or lymphomatous meningitis: efficacy and long-term safety in a single institution. *Invest New Drugs.* 2012;30(4):1697–1702. https://doi.org/10.1007/s10637-011-9632-6.

29. Fonkem E, Lok E, Robinson D, Gautam SG, Wong ET. The natural history of intravascular lymphomatosis. *Cancer Med.* 2014;3(4):1010–1024. https://doi.org/10.1002/cam4.269.

30. Lyden S, Dafer RM. Intravascular lymphomatosis presenting with spinal cord infarction and recurrent ischemic strokes. *J Stroke Cerebrovasc Dis.* 2019;28(9):e132–e134. https://doi.org/10.1016/j.jstrokecerebrovasdis.2019.06.009.

31. Fonkem E, Dayawansa S, Stroberg E, et al. Neurological presentations of intravascular lymphoma (IVL): meta-analysis of 654 patients. *BMC Neurol.* 2016;16:9. https://doi.org/10.1186/s12883-015-0509-8.

32. Flanagan EP, O'Neill BP, Habermann TM, Porter AB, Keegan BM. Secondary intramedullary spinal cord non-Hodgkin's lymphoma. *J Neurooncol.* 2012;107(3):575–580. https://doi.org/10.1007/s11060-011-0781-4.

33. Schiff D, O'Neill BP. Intramedullary spinal cord metastases: clinical features and treatment outcome. *Neurology.* 1996;47(4):906–912. https://doi.org/10.1212/wnl.47.4.906.

34. Xiong L, Liao LM, Ding JW, Zhang ZL, Liu AW, Huang L. Clinicopathologic characteristics and prognostic factors for primary spinal epidural lymphoma: report on 36 Chinese patients and review of the literature. *BMC Cancer.* 2017;17(1):131. https://doi.org/10.1186/s12885-017-3093-z.

35. Chapman S, Li J, Almiski M, Moffat H, Israels SJ. Epidural spinal mass as the presenting feature of B-acute lymphoblastic leukemia

in a young child. *J Pediatr Hematol Oncol.* 2020;42(8):e845–e847. https://doi.org/10.1097/MPH.0000000000001609.

36. Nambiar RK, Nair SG, Prabhakaran PK, Mathew SP. Primary spinal epidural B-lymphoblastic lymphoma. *Proc (Baylor Univ Med Cent).* 2017;30(1):66–68. https://doi.org/10.1080/08998280.2017.11929533.

37. Mally R, Sharma M, Khan S, Velho V. Primary lumbo-sacral spinal epidural non-Hodgkin's lymphoma: a case report and review of literature. *Asian Spine J.* 2011;5(3):192–195. https://doi.org/10.4184/asj.2011.5.3.192.

38. Cho HJ, Lee JB, Hur JW, Jin SW, Cho TH, Park JY. A rare case of malignant lymphoma occurred at spinal epidural space: a case report. *Korean J Spine.* 2015;12(3):177–180. https://doi.org/10.14245/kjs.2015.12.3.177.

39. Berger MS, Prados M. *Textbook of Neuro-Oncology.* 1st ed. Elsevier Saunders; 2005. xx, 854 p.

40. Gan HK, Azad A, Cher L, Mitchell PL. Neurolymphomatosis: diagnosis, management, and outcomes in patients treated with rituximab. *Neuro Oncol.* 2010;12(2):212–215. https://doi.org/10.1093/neuonc/nop021.

41. Weis J. Neurolymphomatosis and rare focalor multifocal lesions. In: Jean-Michel Vallat JW, Gray F, Keohane K, eds. *Peripheral Nerve Disorders: Pathology and Genetics.* 1st ed. John Wiley & Sons, Ltd; 2014:291–293. [Chapter 38].

42. Sasannejad P, Azarpazhooh MR, Rahimi H, Ahmadi AM, Ardakani AM, Saber HR. Guillain-Barré-like syndrome, as a rare presentation of adult T-cell leukemia-lymphoma (ATLL): a case report. *Iran Red Crescent Med J.* 2012;14(8):497–498.

43. Grisariu S, Avni B, Batchelor TT, et al. Neurolymphomatosis: an International Primary CNS Lymphoma Collaborative Group report. *Blood.* 2010;115(24):5005–5011. https://doi.org/10.1182/blood-2009-12-258210.

44. Liang JJ, Singh PP, Witzig TE. Recurrent acute inflammatory demyelinating polyradiculoneuropathy following R-CHOP treatment for non-Hodgkin lymphoma. *Proc (Baylor Univ Med Cent).* 2013;26(2):156–158. https://doi.org/10.1080/08998280.2013.11928942.

45. Grisold W, Grisold A, Marosi C, Mengm S, Briani C. Neuropathies associated with lymphoma. *Neuro-Oncol Pract.* 2015;2(4):167–178. https://doi.org/10.1093/nop/npv025.

46. Keddie S, Nagendran A, Cox T, et al. Peripheral nerve neurolymphomatosis: clinical features, treatment, and outcomes. *Muscle Nerve.* 2020. https://doi.org/10.1002/mus.27045.

47. Kim JH, Jang JH, Koh SB. A case of neurolymphomatosis involving cranial nerves: MRI and fusion PET-CT findings. *J Neurooncol.* 2006;80(2):209–210. https://doi.org/10.1007/s11060-006-9164-7.

48. Stern BV, Baehring JM, Kleopa KA, Hochberg FH. Multifocal motor neuropathy with conduction block associated with metastatic lymphoma of the nervous system. *J Neurooncol.* 2006;78(1):81–84. https://doi.org/10.1007/s11060-005-9060-6.

49. Briani C, Vitaliani R, Grisold W, et al. Spectrum of paraneoplastic disease associated with lymphoma. *Neurology.* 2011;76(8):705–710. https://doi.org/10.1212/WNL.0b013e31820d62eb.

50. Grativvol RS, Cavalcante WCP, Castro LHM, Nitrini R, Simabukuro MM. Updates in the diagnosis and treatment of paraneoplastic neurologic syndromes. *Curr Oncol Rep.* 2018;20(11):92. https://doi.org/10.1007/s11912-018-0721-y.

51. Graus F, Delattre JY, Antoine JC, et al. Recommended diagnostic criteria for paraneoplastic neurological syndromes. *J Neurol Neurosurg Psychiatry.* 2004;75(8):1135–1140. https://doi.org/10.1136/jnnp.2003.034447.

52. Vogrig A, Gigli GL, Segatti S, et al. Epidemiology of paraneoplastic neurological syndromes: a population-based study. *J Neurol.* 2020;267(1):26–35. https://doi.org/10.1007/s00415-019-09544-1.

53. Jachiet V, Mekinian A, Carrat F, et al. Autoimmune manifestations associated with lymphoma: characteristics and outcome in a multi-center retrospective cohort study. *Leuk Lymphoma.* 2018;59(6):1399–1405. https://doi.org/10.1080/10428194.2017.1379075.

54. Rakocevic G, Hussain A. Stiff person syndrome improvement with chemotherapy in a patient with cutaneous T cell lymphoma. *Muscle Nerve.* 2013;47(6):938–939. https://doi.org/10.1002/mus.23706.

55. Kumar A, Lajara-Nanson WA, Neilson RW. Paraneoplastic opsoclonus-myoclonus syndrome: initial presentation of non-Hodgkins lymphoma. *J Neurooncol.* 2005;73(1):43–45. https://doi.org/10.1007/s11060-004-2465-9.

56. Gutmann B, Crivellaro C, Mitterer M, Zingerle H, Egarter-Vigl E, Wiedermann CJ. Paraneoplastic stiff-person syndrome, heterotopic soft tissue ossification and gonarthritis in a HLA B27-positive woman preceding the diagnosis of Hodgkin's lymphoma. *Haematologica.* 2006;91(12 Suppl):ECR59.

57. Valente M, Zhao H. Paraneoplastic myelopathy and ophthalmoplegia secondary to gray zone lymphoma with excellent response to immuno-chemotherapy: case report. *J Clin Neurosci.* 2017;43:128–130. https://doi.org/10.1016/j.jocn.2017.04.038.

58. Berger B, Dersch R, Ruthardt E, Rasiah C, Rauer S, Stich O. Prevalence of anti-SOX1 reactivity in various neurological disorders. *J Neurol Sci.* 2016;369:342–346. https://doi.org/10.1016/j.jns.2016.09.002.

59. Graus F, Dalmau J. Paraneoplastic neurological syndromes: diagnosis and treatment. *Curr Opin Neurol.* 2007;20(6):732–737. https://doi.org/10.1097/WCO.0b013e3282f189dc.

60. Greenlee JE. Recommended diagnostic criteria for paraneoplastic neurological syndromes. *J Neurol Neurosurg Psychiatry.* 2004;75(8):1090. https://doi.org/10.1136/jnnp.2004.038489.

61. Lakshmaiah KC, Viveka BK, Anil Kumar N, Saini ML, Sinha S, Saini KS. Gastric diffuse large B cell lymphoma presenting as paraneoplastic cerebellar degeneration: case report and review of literature. *J Egypt Natl Canc Inst.* 2013;25(4):231–235. https://doi.org/10.1016/j.jnci.2013.07.001.

62. Shimazu Y, Minakawa EN, Nishikori M, et al. A case of follicular lymphoma associated with paraneoplastic cerebellar degeneration. *Intern Med.* 2012;51(11):1387–1392. https://doi.org/10.2169/internalmedicine.51.7019.

63. Greene M. Antibodies to Delta/notch-like epidermal growth factor–related receptor in patients with anti-Tr, paraneoplastic cerebellar degeneration, and hodgkin lymphoma. *JAMA Neurol.* 2014;71(8):1003–1008. https://doi.org/10.1001/jamaneurol.2014.999.

64. Ju W, Qi B, Wang X, Yang Y. Anti-Ma2–associated limbic encephalitis with coexisting chronic inflammatory demyelinating polyneuropathy in a patient with non-Hodgkin lymphoma. *Medicine.* 2017;96(40):e8228. https://doi.org/10.1097/MD.0000000000008228.

65. Laffon M, Giordana C, Almairac F, Benchetrit M, Thomas P. Anti-Hu-associated paraneoplastic limbic encephalitis in Hodgkin lymphoma. *Leuk Lymphoma.* 2012;53(7):1433–1434. https://doi.org/10.3109/10428194.2011.645211.

66. Bhatt A, Farooq MU, Chang HT. Mantle cell lymphoma and anti-MuSK-positive myasthenia gravis. *Onkologie.* 2011;34(7):382–383. https://doi.org/10.1159/000329610.

67. Marie I, Guillevin L, Menard JF, et al. Hematological malignancy associated with polymyositis and dermatomyositis. *Autoimmun Rev.* 2012;11(9):615–620. https://doi.org/10.1016/j.autrev.2011.10.024.

68. Ohashi M, Shu E, Tokuzumi M, et al. Anti-p155/140 antibody-positive dermatomyositis with metastasis originating from an unknown site. *Acta Derm Venereol.* 2011;91(1):84–85. https://doi.org/10.2340/00015555-0955.

69. Stübgen JP. Inflammatory myopathies and lymphoma. *J Neurol Sci.* 2016;369:377–389. https://doi.org/10.1016/j.jns.2016.08.060.

第 19 章

白血病的神经系统并发症

Lynne P. Taylor

Departments of Neurology, Neurological Surgery and Medicine, University of Washington, Seattle Cancer Care Alliance, Seattle, WA, United States

1 引　言

白血病是在 19 世纪被首次描述的一大类恶性血液系统疾病。Virchow 于 1847 年创造了"leukâmie"这个专有名词,是他首先意识到该词代表着红细胞和白细胞之间反向平衡[1]。而在此之前,人们认为病变后血清中的"乳糜血"是脓液,而不是增殖的白细胞。

白血病患者在 2021 年新增了 61 090 例,占所有新发癌症病例的 3%。其 5 年生存率(2011—2017 年)为 65%,较 2000 年的 50% 有显著提高(SEER 数据库,2021 年 9 月 18 日检索结果)。

随着 2016 年世界卫生组织白血病分类的公布,以及新基因信息在重要亚型表征中的重要性不断增加[2],在治疗白血病神经系统并发症时,神经科医生与擅长白血病的血液肿瘤科同事的合作比以往任何时候都更加重要。白血病分为急性、慢性的淋巴细胞亚型和髓细胞亚型。祖干细胞成熟后转化为淋巴样细胞和髓样细胞,淋巴样细胞转化为淋巴细胞,髓样细胞转化成红细胞、血小板和粒细胞。白血病的一些神经系统并发症与白血病常见的临床表现有很大不同,反而与淋巴瘤有很多类似的特征,对中枢神经系统(central nervous system,CNS)的影响常难以察觉。

目前对于白血病侵袭神经系统的因素仍然知之甚少,但以侵犯神经系统为特征的白血病亚型预后最差,特别是在复发白血病患者中,病变侵犯软膜常伴随着患者总体情况恶化和生活质量下降[3]。

急性髓细胞性白血病(acute myeloid leukemia,AML)在老年男性中更为常见。其发病率不高,为 4.3 例/(10 万人·年),只占新发癌症病例的 1.1%。其 5 年生存率很低,只有 29.7%(虽然较 2000 年的 17.2% 所上升)。

慢性髓细胞性白血病(chronic myeloid leukemia,CML)则更加罕见,只占所有新发癌症病例的 0.5%。其 5 年生存率为 73.8%,相比 2000 年的 48.1% 有了显著改善。髓细胞性白血病多见于成人,目前有 11 种不同的亚型,其中大多数预后不良且伴有显著的神经系统并发症。

急性淋巴细胞白血病(acute lymphocytic leukemias,ALL),在儿童中常见,也可发生于成年人,但成年患者预后通常很差。其确诊的中位年龄为 17 岁,20 岁以下的人群占新发病例的 50% 以上。然而,总体生存统计数据掩盖了一个差异,即儿童患者的 5 年生存率接近 90%,而在 50 岁以上的

人群中只有 25%[4]。ALL 的 5 年生存率高于 AML,为 70.3%(2000 年为 62.9%),占新发癌症病例的 0.3%。世界卫生组织白血病分类系统的一个主要变化是,发现了两个新的急性白血病亚型,由于其生物学行为更像淋巴瘤,因而被命名为:B 细胞和 T 细胞淋巴母细胞性白血病/淋巴瘤;读者可以参考第 18 章进一步了解。

慢性淋巴细胞白血病(chronic lymphocytic leukemia,CLL)最常见于成年白人男性,占所有新发癌症病例的 1.1%,发病率为 4.9 例/10 万人/年。其在所有白血病亚型中,其 5 年生存率最高,为 88.4%,略高于 2000 年的 79.8%。

白血病可能侵犯大脑、硬脑膜、脊髓、神经根或者脑脊液引起直接并发症,还有可能引起间接并发症,比如感染和血管并发症,在本卷其他部分将详细介绍。

2 诊　断

除绿色瘤外,CNS 白血病几乎完全以软脑膜癌病的形式存在。由于脑脊液广泛分布于大脑皮质、小脑、脊髓、脑神经、颈、胸、腰神经根,其神经系统并发症的临床症状也多种多样。当发生侵犯轴索的多种症状时,特别是存在非对称受累和上、下运动神经元功能障碍的表现时,很容易考虑到白血病软脑膜侵犯,但很难确诊。检查时有脑神经或腰神经根受累的体征对于诊断很有帮助。轻度认知障碍及脑神经Ⅲ、Ⅵ和Ⅶ受累等表现很常见,但患者也可能没有任何体征或症状。常规脑脊液检验会遗漏高达 45% 的患者[5]。流式细胞技术对血液系统的恶性肿瘤诊断更敏感,且应该与脑脊液葡萄糖、蛋白质、细胞计数和细胞学检验等评估一起进行。在血液恶性肿瘤中,免疫组化检查对实体瘤患者的敏感性为 100%,对 B-ALL 和 AML 的敏感性为 89%,而脑 MRI 检查的敏感性则较低,为 39%~44%[6]。

鉴于大多数脑 MRI 序列诊断的不敏感,对于怀疑有软脑膜疾病的血液系统恶性肿瘤患者,了解哪些 MRI 序列检查需要安排就很重要。增强 T1 加权像对经 Virchow-Robin 间隙(血管周围间隙)进入脑实质的脑转移瘤或肿瘤病灶的诊断更为准确。由于脑脊液信号抑制可以更清楚地勾勒出软脑膜间隙的轮廓,FLAIR 序列增强后延迟扫描技术可提高对软脑膜间隙肿瘤诊断的敏感性[7]。为确保上述两个间隙都得到充分的显示,这两种 MRI 序列都应该检查。

3　急性白血病

3.1　急性淋巴细胞白血病

急性淋巴细胞性白血病的发病高峰期为 1~4 岁。强化治疗和风险分层使儿童患者的 5 年总生存率达到 90%，而 40 岁以上成年患者的疗效仍然很差。B 细胞急性淋巴细胞性白血病有许多复杂的染色体变化亚型，将该病分为高、中和低风险三类，并有利于将更积极的治疗方法集中用在那些预期疗效最差的分型上。急性淋巴细胞白血病常合并遗传易感性综合征，如唐氏综合征、范可尼贫血和 Nijmegen 断裂综合征，且和暴露于电离辐射和接触杀虫剂等环境因素相关。$BCR\text{-}ABL$\{费城染色体[t(9;22)(q34;q11)]\}阳性是一种重要的染色体异常，其在儿童和年轻患者的阳性率从 2% 上升到 6%，在老年患者中的阳性率则 >25%。这种基因融合预示软脑膜癌患者的预后较差和疾病进展快。其他预后相关因素包括确诊时的白细胞数、年龄、种族、民族、性别、细胞谱系，以及脑脊液分析显示的 CNS 受累情况。尽管最近研究取得了进展，但仍有近四分之一的患者无法进行明确的分型，而被归类为"其他"[8]。

无预防治疗的 ALL 患者 CNS 并发症的复发率为 30%~50%，因而 ALL 患者 CNS 并发症的预防治疗已成为常规。新确诊 ALL 患者的治疗分为 4 个阶段——诱导、巩固、剂量强化和维持，总共可能需要 2~3 年。对于高危患者，可考虑进行骨髓移植，儿童患者的生存率接近 90%。然而，60 岁以上的成年患者，5 年总生存率则低于 20%。

如前所述，建议对 ALL 患者进行 CNS 并发症的预防治疗。与实体瘤患者相比，血液系统恶性肿瘤很少出现脑脊液阻塞，但在给药前仍应进行脑脊液放射性核素动力学检查，以确认脑脊液流动正常。甲氨蝶呤或阿糖胞苷鞘内注射是常用的治疗方法；由于迟发神经认知影响和远隔部位继发性癌症，预防性脑放射治疗已不推荐。甲氨蝶呤的疗效优于阿糖胞苷，因为在软脑膜中的半衰期更长，并能更深入地渗透到脑实质中。药代动力学研究表明，高于 6mg 剂量的甲氨蝶呤在维持脑脊液细胞毒性剂量方面并无优势。经腰椎给药的 12mg 和经 Ommaya 囊给药的 6mg 被认为是生物等效的。在多数临床试验中，CNS 的预防治疗一般需进行 6~8 次鞘内注射，而在有一些方案中，则需多达 16 次的鞘内注射治疗。业已证明，CNS 的预防治疗可以显著延长 CNS 并发症复发的间隔时间[9]。治疗活动性软脑膜白血病时，一般选择甲氨蝶呤常规剂量，每周给药两次，直到通过流式细胞技术检查显示所有白血病细胞被清除。需要注意的是，甲氨蝶呤的浓度会在与以下药物合用时增加：磺胺类药物、青霉素、环孢菌素和丙磺舒[10]。阿糖胞苷治疗方案的剂量通常为 30mg，每周两次，直到通过流式细胞技术检查显示所有白血病细胞被清除，或将其作为标准 CNS 预防治疗的一部分。没有文献支持使用甲氨蝶呤、阿糖胞苷和氢化可的松的三联疗法有更好的

疗效（见图 19-1）。

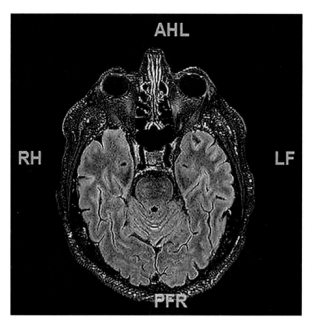

图 19-1　软脑膜白血病（磁共振轴位，3D FLAIR 增强像）。图像显示脑干周围及小脑沟回软脑膜散在增强区。病史：70 岁男性，长期白血病病史。PET-CT 扫描提示患者全身复发。随后，在几个月内出现亚急性发作的马鞍区疼痛，并伴有严重便秘和尿潴留、左手无力和复视。神经系统检查显示，患者反应灵敏，但声音嘶哑，发音低沉。左侧动眼麻痹和右侧展神经麻痹，腭部活动乏力，右臂颈 5 支配区无力及感觉受累，腰 5 分布的右腿感觉丧失、马鞍状感觉障碍。多个脑神经、颈神经根和腰神经根受累，并伴有脑 MRI 上软脑膜增强改变。脑脊液化验葡萄糖正常，但蛋白升高至 171。脑脊液有核细胞数为 116，流式细胞检查提示明显的非典型淋巴细胞异常。以上结果，符合软脑膜白血病的所有临床、影像学和实验室诊断标准。入院后不久，他开始出现全身性强直阵挛发作。他接受了地塞米松、左乙拉西坦药物治疗和全脑放射治疗。不幸的是，他在入院后几周后死亡

成人 ALL 复发时累及 CNS 预后很差，发生率为 7%~15%，生存率非常低，中位总生存期（overall survival, OS）为 6 个月，5 年时无一例存活。成熟 B 细胞亚型、乳酸脱氢酶（lactate dehydrogenase, LDH）水平、白细胞计数和增殖指数的增高与 CNS 合并症的风险增加相关。一项大型研究[11]，比较最终确诊的有 CNS 合并症和无 CNS 并发症白血病患者之间的区别发现，前者诊断时白细胞水平较高[25.6×10^9/L vs 13.5×10^9/L($P<0.001$)]，且多有纵隔肿物（22% vs 9%；$P<0.001$）。在单纯 CNS 合并症复发的患者中，88% 会出现骨髓病变复发[12]。需要明确的是，CNS 的受累很少是孤立发生的，主张通过治疗"清除 CNS 肿瘤"很可能因疾病早期全身复发而失败。另一项研究发现[13]，CNS 受累者在完全缓解（complete remission, CR）、OS 或无病生存（disease-free survival, DFS）方面没有显著差异。该研究还发现，只有不到 10% 的成年患者在出现症状时有 CNS 受累（见图 19-2~图 19-4）。

对于成人患者，需要慎重考虑药物毒性的影响。诱导治疗一般由糖皮质激素、长春新碱、左旋门冬酰胺酶和蒽环

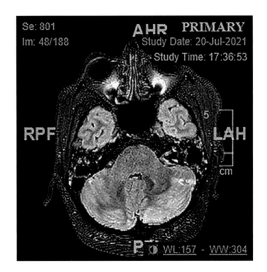

图 19-2　磁共振轴位 FLAIR 像。左小脑半球 FLAIR 高信号。病史:27 岁的男性,出现咯血、发热和呼吸困难,白细胞计数为 84,红细胞比容为 11,被诊断为 ALL,伴弥漫性纵隔淋巴肿大。系统治疗使患者获得了数年的缓解,但其脑脊液中出现了几次孤立的神经系统复发并进行了鞘内注射化疗。为匹配的同胞外周干细胞移植做准备,他接受了全身放疗,几个月内没有出现神经系统症状。随后出现复视和腿部无力症状。体检提示复视,嗜睡,行走乏力。脑脊液化验葡萄糖和蛋白质正常,但流式细胞检查提示细胞增殖。结合广泛的脑、颅和腰神经根受累的临床表现、脑 MRI 明显异常的软脑膜侵犯和脑脊液检查结果,患者被诊断为 ALL 软脑膜病。由于出现神经系统症状和神经性疼痛,患者目前正在接受最大限度的支持治疗

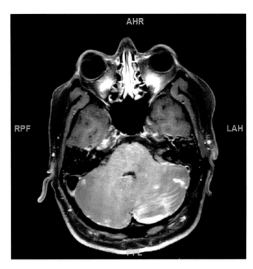

图 19-3　轴位增强磁共振。左侧小脑半球和蚓部广泛软脑膜强化

霉素等药物以及鞘内化疗组成。左旋门冬酰氨酶的毒性包括胰腺炎、肝毒性和凝血障碍。凝血障碍虽然不常见,但可能引起出血和血栓并发症。鉴于研究人群的不同,儿童 ALL 患者治疗期间血栓形成的发生率波动在 1% 到 37% 之间。

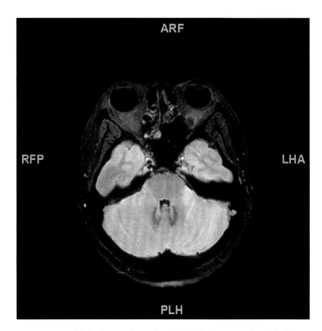

图 19-4　软脑膜 ALL 白血病。轴位增强 FLAIR 像,左侧桥臂不对称 FLAIR 异常信号病灶,虽然患者有第三脑室变圆和侧脑室扩大,但与其交通性脑积水一致,不具有诊断价值。病史:50 岁女性,被诊断为费城染色体阳性 B-ALL(B 细胞急性淋巴细胞性白血病)。几年后,她出现脑积水、恶心呕吐和共济失调步态。脑脊液化验显示有核细胞 164 个,葡萄糖和蛋白质正常。流式细胞技术显示患者的脑脊液中细胞增殖,并需要引流以治疗交通性脑积水。尽管患者的症状提示颅内压升高和小脑可能受累,但并没有明显的颅内或腰神经根病灶。虽然脑脊液化验正常,但流式细胞检查示细胞增殖,因此诊断为软脑膜白血病。在没有高度临床怀疑和流式细胞检查的情况下,MRI 检查的细微变化、正常脑脊液化验和非定位性神经系统检查结果可能导致漏诊

3.2　急性髓细胞性白血病

　　儿童 AML 的 CNS 受累较为常见(6% ~ 29%),但目前对于成人 AML 的 CNS 受累情况了解甚少。由于 AML 患者未经预防治疗的 CNS 复发率<5%,远低于 ALL 患者,所以除了用于高白细胞增多症(HL)患者外,CNS 的预防治疗不是 AML 的常规治疗措施[14]。CNS 受累的 AML 患者幼稚细胞数计数较高且发病年龄较年轻,与 ALL 类似,其乳酸脱氢酶和整体白细胞计数常升高。常见的细胞遗传学异常包括 11 号染色体异常、16 号染色体倒位、8 号三体以及其他复杂细胞遗传学倾向[15]。白细胞计数超过 100 000 个/L 的新发高白细胞增多症(hyperleukocytosis,HL)患者,有可能发生弥散性血管内凝血(diffuse intravascular coagulation,DIC)和白细胞沉积。在 AML 患者中,这些并发症的发生率较 ALL 更高,是由于髓样母细胞较未成熟的淋巴细胞体积更大,变形性也更差。白细胞增多症是则在急性白血病和 HL 患者出现呼吸和或神经症状时做出的临床诊断。

　　肿瘤溶解综合征则是一种危险的并发症,可导致微小动脉内细胞淤塞造成微观损伤,从而导致肺(39%)、脑(27%)和肾(14%)的组织损害。脑部常发生脑出血和缺血卒中。治疗措施包括积极补水和利尿以降低尿酸水平。通过使用羟基脲、阿糖胞苷和阿霉素化疗来快速减少瘤细胞也是有效的方案[3]。

也可以考虑白细胞清除术,即采用机械方法去除白细胞。这一疗法目前仍有争议,因为绝大多数瘤细胞都在骨髓中,而且临床试验亦未充分证明其疗效。然而,在循环白细胞没有明显减少的情况下,只要不存在心脏或凝血障碍等禁忌证,就可以考虑使用该疗法[16]。

在一项大规模的成人 AML 研究中,32% 的患者脑脊液可检出肿瘤细胞,4.8% 出现神经系统症状。在对 103 名成人的系列研究中,11% 的病例细胞学检查呈阳性,使用流式细胞检测技术检测阳性率上升至 32%。该研究指出,NCCN 指南建议仅对有神经系统症状或体征的成年人进行腰穿检测。根据他们的研究数据,诊断性腰穿应该是强制性的,尤其在具有较高乳酸脱氢酶水平、髓单核细胞或单核细胞亚型的患者中,因为这类患者 CNS 受累风险会增加[17]。

髓样肉瘤(绿色瘤)是出现在髓外间隙的不成熟髓样细胞聚集。该肿瘤可以发生在身体的任何地方,但最常见的部位是骨骼、软组织、淋巴结和皮肤。当其出现在颅内时,则常见于颅骨和眼眶。在 25% 的病例中,绿色瘤出现在白血病诊断之前,其表现常与脑膜瘤类似。

绿色瘤在非增强头部 CT 检查中表现为高密度脑外肿块。在对 21 例颅内绿色瘤的系列研究中发现,该病变可发生于大脑和小脑的所有叶,只有一例发生在脊髓,大多数(11/21,超过 50%)的病例发生于脑内[18]。

有研究表明,在 2%~8% 的 AML 患者存在单灶或多灶绿色瘤。绿色瘤的非 CNS 发生部位包括口腔和鼻黏膜、乳腺、消化道和泌尿生殖道、胸壁和胸膜。由于放疗并未被证明能延长患者 OS,所以除了针对 AML 的全身化疗外,不推荐的其他治疗方法(见图 19-5)[19]。

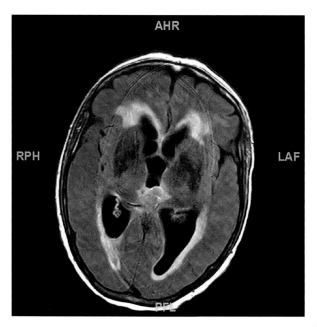

图 19-5　轴位增强 FLAIR 像。AML 伴松果体区绿色瘤。松果体、第三脑室后部 2cm 大小、分叶状强化肿块,阻塞性脑积水。脑脊液流式细胞检查显示免疫表型与血液相似的异常髓细胞增殖。病史:67 岁男性,患有高危急性髓细胞性白血病。他接受了全身放疗和异基因干细胞移植治疗,并在几年内表现良好。患者随后出现全身无力和向上凝视障碍,在脑脊液中出现细胞增殖,脑内发现绿色瘤。他接受了全脑放射治疗,但因病情恶化而中断

4　慢性白血病

4.1　慢性淋巴细胞白血病

CLL 是成人人群中最常见的白血病类型,常发生于 60 岁~70 岁之间老年人,诊断时的中位年龄为 69 岁,但也有发生于 15 岁的病例。该病预后差异很大,一些患者进展迅速,而另一些则是偶然发现的无症状患者,很多年都不需要治疗。该病的治疗取得了重大进展,5 年总生存率从 1975 年的 67.5% 上升到 2013 年的 83.2%。

软脑膜癌病在 CLL 患者中很少报告。尽管在一项大型尸检研究中,高达 8% 的患者患有软脑膜癌病,但此前人们认为这种情况罕见,在活着的患者中,只有不到 1% 的被确诊[20]。

病例:患者是一名 58 岁的男性,在常规化验中被发现有淋巴细胞增多症,而后被诊断为 CLL。随后的检查表明为其为单克隆 B 细胞群亚型。患者无症状,在观察期间保持了 7 年的良好状态。此后,作为临床试验的一部分,他接受了本达莫司汀、利妥昔单抗和维奈托克(一种针对 17p 缺失的小分子药物)治疗。随后他继续保持健康状态,直到最初诊断后整十年,患者开始出现肌肉萎缩和严重的双腿神经刺痛。这最终导致他双足下垂,随着时间的推移,病情向近端发展,直到患者需要坐上轮椅。此时,他的症状发展到左侧手部和右手手指麻木。腰穿化验显示有核白细胞超过 1 000 个,蛋白升高超过 400,葡萄糖正常。流式细胞标志物检测与外周 CLL 相匹配,患者被诊断为 CLL 软脑膜癌病。

他最终接受了伊布替尼治疗。伊布替尼是一种小分子药物,是布鲁顿酪氨酸激酶的不可逆抑制剂,其脑脊液渗透率为 21%~100%。单用伊布替尼治疗的 3 年缓解率为 23% CR 和 55% PR,美国食品药品管理局(FDA)批准其用于之前至少接受过一次治疗的 CLL 患者。与治疗全身性疾病的数据一致,我们发现,和传统老药相比,利妥昔单抗和伊布替尼治疗 CLL 软脑膜癌病能获得更多的 CR。患者临床表现有所改善,但流式细胞检查显示癌细胞持续存在,故每周仍给予以 CD20+ 细胞为靶向的利妥昔单抗鞘内给药治疗,直到脑脊液癌细胞清除。1 年后,他的神经系统检查恢复正常并可以独立行走。

这个病例非常具有戏剧性,因为人们普遍认为这种类型的白血病极少侵犯软脑膜间隙。我们对文献进行了全面回顾,以期发现所有累及软脑膜的 CLL 病例。我们检索了自 1976 年以来 43 年中报道的 136 例病例,其中多数病例的 OS 超过 9 个月[20]。我们得出的结论是,与急性白血病不同,CLL 软脑膜癌具有潜在的可治疗性,有延长生存时间、提高生活质量的可能。此外,与其他形式的白血病不同,CLL 软脑膜癌的发展似乎没有任何明显的危险因素[21]。其他的研究也有类似的发现,比如有报道表明虽然未能清除脑脊液中的癌细胞,但仍有可能将患者的生存期从 23 个月延长至 86 个月[22]。

4.2　慢性髓细胞性白血病

慢性粒细胞白血病是一种骨髓增生性疾病,临床表现为

慢性期、加速期和暴发期。其是最早发现的由特定染色体异常（即 22 号和 9 号染色体之间的易位-费城染色体）引起的疾病之一。在易位位点形成的融合基因称为 *BCR-ABL* 突变。伊马替尼是一种酪氨酸激酶抑制剂，可阻断癌蛋白 BCR-ABL 的激酶活性，并可使 CML 慢性期治疗的患者得到病情缓解[23]。

小鼠实验研究表明，由于脑脊液中伊马替尼水平较低，CNS 可以成为 CML 的避难所。与所有其他形式的白血病一样，虽然侵犯 CNS 罕见，但有报告称，在患者中发现软脑膜增强和成髓细胞，其病情通常处于暴发期[24]。

虽然软脑膜白血病的预后极差，但仍有少数患者在造血干细胞移植后 CML 脑脊液复发的情况下，可存活 3 年到四年[25]。这与 CLL 软脑膜癌患者的预后相似，表明其可能具有范围更广的临床谱系。

5　结　论

虽然 2016 年修订版中对白血病有大量新增描述，但前面提到的四大分类已经足以反映软脑膜白血病和绿色瘤的主要神经系统受累情况。白血病可以侵犯神经系统是显而易见的，即使在罕见的 CLL 和 CML 病例中也是如此。早期诊断始终是挑战，我们期望控制疾病，在某些情况下有可能根除疾病，并提高患者生活质量。详细的病史和神经系统体检对于初步诊断作用无可替代，但是利用流式细胞检查技术和延迟 FLAIR 增强核磁序列检查，可以提高诊断率，并有助于了解哪些白血病更可能侵犯 CNS。

由于血细胞减少和使用左旋天冬酰胺酶等药物，白血病患者还可能出现血液病、感染和血管并发症，这些内容在本卷都有所涉及。随着患者生存率的提高和异基因干细胞移植、嵌合抗原受体 T 细胞治疗的更频繁使用，迟发的和治疗相关的并发症也将变得更普遍。随着对这些并发症更多地了解，我们也将更加擅于对其治疗。

（郭建忠　译，王洪亮、万经海　审校）

参考文献

1. Kampen KR. The discovery and early understanding of leukemia. *Leuk Res.* 2012;36(1):6–13. https://doi.org/10.1016/j.leukres.2011.09.028.
2. Leonard JP, Martin P, Roboz GJ. Practical implications of the 2016 revision of the World Health Organization classification of lymphoid and myeloid neoplasms and acute leukemia. *J Clin Oncol.* 2017;35(23). https://doi.org/10.1200/jco.2017.72.6745.
3. Berg S, Nand S. Neurological complications of the leukemias across the ages. *Curr Neurol Neurosci Rep.* 2017;17(2):13. https://doi.org/10.1007/s11910-017-0726-1.
4. Malard F, Mohty M. Acute lymphoblastic leukaemia. *Lancet.* 2020;395(10230):1146–1162. https://doi.org/10.1016/s0140-6736(19)33018-1.
5. Bromberg JEC, Breems DA, Kraan J, et al. CSF flow cytometry greatly improves diagnostic accuracy in CNS hematologic malignancies. *Neurology.* 2007;68(20):1674–1679. https://doi.org/10.1212/01.wnl.0000261909.28915.83.
6. Zeiser R, Burger JA, Bley TA, Windfuhr-Blum M, Schulte-Mönting J, Behringer DM. Clinical follow-up indicates differential accuracy of magnetic resonance imaging and immunocytology of the cerebral spinal fluid for the diagnosis of neoplastic meningitis—a single centre experience. *Br J Haematol.* 2004;124(6):762–768. https://doi.org/10.1111/j.1365-2141.2004.04853.x.
7. Kremer S, Eid MA, Bierry G, et al. Accuracy of delayed post-contrast flair MR imaging for the diagnosis of leptomeningeal infectious or tumoral diseases. *J Neuroradiol.* 2006;33(5):285–291. https://doi.org/10.1016/s0150-9861(06)77286-8.
8. Roberts KG. Genetics and prognosis of ALL in children vs adults. *Hematology.* 2018;2018(1):137–145. https://doi.org/10.1182/asheducation-2018.1.137.
9. Principe MID, Maurillo L, Buccisano F, et al. Central nervous system involvement in adult acute lymphoblastic leukemia: diagnostic tools, prophylaxis, and therapy. *Mediterr J Hematol Infect Dis.* 2014;6(1). https://doi.org/10.4084/mjhid.2014.075, e2014075.
10. Nagpal S, Recht L. Treatment and prophylaxis of hematologic malignancy in the central nervous system. *Curr Treat Options Neurol.* 2011;13(4):400–412. https://doi.org/10.1007/s11940-011-0128-7.
11. Lazarus HM. Central nervous system involvement in adult acute lymphoblastic leukemia at diagnosis: results from the international ALL trial MRC UKALL XII/ECOG E2993. *Blood.* 2006;108(2):465–472. https://doi.org/10.1182/blood-2005-11-4666.
12. Jabbour E, Thomas D, Cortes J, Kantarjian HM, O'Brien S. Central nervous system prophylaxis in adults with acute lymphoblastic leukemia. *Cancer.* 2010;116(10):2290–2300. https://doi.org/10.1002/cncr.25008.
13. Reman O, Pigneux A, Huguet F, et al. Central nervous system involvement in adult acute lymphoblastic leukemia at diagnosis and/or at first relapse: results from the GET-LALA group. *Leuk Res.* 2008;32(11):1741–1750. https://doi.org/10.1016/j.leukres.2008.04.011.
14. Nagpal S, Recht L. Treatment and prophylaxis of hematologic malignancy in the central nervous system. *Curr Treat Options Neurol.* 2011;13:400–412. https://doi.org/10.1007/s11940-011-0128-7.
15. Shihadeh F, Reed V, Faderl S, et al. Cytogenetic profile of patients with acute myeloid leukemia and central nervous system disease. *Cancer.* 2012;118(1):112–117. https://doi.org/10.1002/cncr.26253.
16. Röllig C, Ehninger G. How I treat hyperleukocytosis in acute myeloid leukemia. *Blood.* 2015;125(21):3246–3252. https://doi.org/10.1182/blood-2014-10-551507.
17. Principe MID, Buccisano F, Soddu S, et al. Involvement of central nervous system in adult patients with acute myeloid leukemia: incidence and impact on outcome. *Semin Hematol.* 2018;55(4):209–214. https://doi.org/10.1053/j.seminhematol.2018.02.006.
18. Cervantes GM, Cayci Z. Intracranial CNS manifestations of myeloid sarcoma in patients with acute myeloid leukemia: review of the literature and three case reports from the Author's institution. *J Clin Med.* 2015;4(5):1102–1113. https://doi.org/10.3390/jcm4051102.
19. Avni B, Koren-Michowitz M. Myeloid sarcoma: current approach and therapeutic options. *Ther Adv Hematol.* 2011;2(5):309–316. https://doi.org/10.1177/2040620711410774.
20. Naydenov AV, Taylor LP. Leptomeningeal carcinomatosis in chronic lymphocytic leukemia: a case report and review of the literature. *Oncologist.* 2019;24(9). https://doi.org/10.1634/theoncologist.2018-0619.
21. Moazzam AA, Drappatz J, Kim RY, Kesari S. Chronic lymphocytic leukemia with central nervous system involvement: report of two cases with a comprehensive literature review. *J Neurooncol.* 2012;106(1):185–200. https://doi.org/10.1007/s11060-011-0636-z.
22. Hanse MC, van't Veer MB, van Lom K, van den Bent MJ. Incidence of central nervous system involvement in chronic lymphocytic leukemia and outcome to treatment. *J Neurol.* 2008;255(6):828–830. https://doi.org/10.1007/s00415-008-0710-4.
23. Bornhauser M, Jenke A, Freiberg-Richter J, et al. CNS blast crisis of chronic myelogenous leukemia in a patient with a major cytogenetic response in bone marrow associated with low levels of imatinib mesylate and its N-desmethylated metabolite in cerebral spinal fluid. *Ann Hematol.* 2004;83(6):401–402. https://doi.org/10.1007/s00277-003-0829-4.
24. Altintas A, Cil T, Kilinc I, Kaplan MA, Ayyildiz O. Central nervous system blastic crisis in chronic myeloid leukemia on imatinib mesylate therapy: a case report. *J Neurooncol.* 2007;84(1):103–105. https://doi.org/10.1007/s11060-007-9352-0.
25. Oshima K, Kanda Y, Yamashita T, et al. Therapy K for. Central nervous system relapse of leukemia after allogeneic hematopoietic stem cell transplantation. *Biol Blood Marrow Transplant.* 2008;14(10):1100–1107. https://doi.org/10.1016/j.bbmt.2008.07.002.

第 20 章

头颈部癌症的神经系统并发症

Shreya Saxena[a], Patrick O' Shea[b], Karanvir Singh[a],
Yasmeen Rauf[c], and Manmeet S. Ahluwali[a]

[a]Miami Cancer Institute, Baptist Health South Florida, Miami, FL, United States,
[b]Case Western Reserve Medical School, Cleveland, OH, United States,
[c]University of North Carolina, Chapel Hill, NC, United States

1 引　言

美国的头颈部癌症病例数呈上升趋势。2021 年的患病率估计超过 60 000 人，约占全部新发癌症病例数的 3%[1]。药物滥用和吸烟是病例数增加的责任因素。口腔、咽和喉咙是最常见的原发部位（94%）。酒精和烟草使用，包括香烟、雪茄和咀嚼烟草，是常见的病因。人乳头瘤病毒（human papillomavirus, HPV）感染与约 70% 的口咽癌有关。

头颈部癌症在 40 岁以上男性中更常见，预测发病高峰期在 50~60 岁。青少年病例数略有上升，可能与尼古丁的使用有关。绝大多数病例长期暴露于酒精和烟草相关产品的环境里。经常抽烟喝酒与肺部、肝脏、血管和营养障碍性疾病可能存在一定关系。这些疾病是头颈部癌症神经系统并发症潜在的来源。基于解剖学和组织学分类，头颈部癌症主要好发部位包括唾液腺、口腔、咽（鼻、口或下咽）、喉、鼻旁窦和鼻腔，主要起源部位是头颈部的黏膜表面，主要癌种是鳞状细胞癌或其变异（淋巴上皮瘤、梭形细胞癌、疣状癌和未分化癌）[2]。有时，鳞状细胞癌见于上颈部淋巴结且无原发灶证据即转移性颈部鳞癌未知或隐匿性来源。其他较少见的肿瘤组织学类型占比<10%，还包括腺癌、嗅神经母细胞瘤（感觉神经母细胞瘤）和其他。

腺癌通常见于鼻旁窦、上鼻腔或唾液腺。嗅神经母细胞瘤起源于上鼻腔的嗅上皮。就大多数病例而言，早期发现和筛查与更好的预后相关。传统治疗为手术、放疗或二者联合。手术相关的治疗模式有更少的并发症。早期疾病可以辅助放疗[3]，而在疾病的晚期可能需要联合多种治疗方式。化疗在头颈部癌症的治疗中仍然发挥着重要作用。复发主要见于颈部淋巴结。临床上，颈部淋巴结阴性的患者可以放疗、功能性颈清扫术或密切观察，如果颈部转移灶进展再予治疗；颈部淋巴结阳性的患者通常需要根治性颈清扫联合放疗。

头颈部癌症最广为人知和经常遇到的并发症是神经系统并发症，而且经常在文献中报道。神经系统并发症是否发生取决于组织学类型和肿瘤分期。最常见有神经系统表现的肿瘤是鼻咽癌，还有大量的神经系统后遗症被报道[4-5]。代谢或副肿瘤性疾病可能伴随神经系统并发症——治疗方式是一个重要的决定性因素。治疗后遗症也可能包括神经系统并发症。

头颈部癌症的治疗以多种模式进行，包括手术、放疗、化疗或者联合治疗，而且治疗本身可能导致急性或迟发性神经系统副作用。进展性病例发生神经系统后遗症的可能性要高很多。

表 20-1 总结了各种病因和不同组织类型的头颈部癌症的神经系统并发症。

表 20-1　头颈部癌症神经系统并发症分类

1 直接并发症	生长局限于特定区域（局部性）	
	局部区域播散	－ 同侧和对侧淋巴转移
		－ 神经周围扩散取决于肿瘤组织学类型
	远处播散	－ 脑播散
		－ 脊髓硬膜外压迫
		－ 软脑膜播散
2 间接并发症	代谢性	－ 韦尼克脑病
		－ 酒精戒断综合征
	副肿瘤综合征	－ 神经系统症状
	治疗并发症	－ 手术切除位置可能导致说话、视觉、语言等问题
		－ 化疗诱导的周围神经病
		－ 辐射损伤比如坏死

理解和研究肿瘤微环涉及多种细胞内通路，相关研究有助于寻找生物标志物，并将患者进行有意义的分层和分组。如果一个患者出现新的神经系统并发症，将怀疑出现继发性肿瘤或一些治疗并发症。各种临床表现还包括头颈部、食管和肺继发性肿瘤疾病。

2　局灶和局部区域并发症

肿瘤的解剖位置决定了头颈部癌症的症状和体征。每个解剖部位的播散方式都不一样。

表 20-2 总结了头颈部癌症基于局灶和局部区域并发症最常见的神经系统症状鉴别诊断[6]。肿瘤播散的方法是通过局部生长、神经周围播散或血行播散。

表 20-2　头颈部癌症局灶并发症相关的神经系统症状鉴别诊断

症状	鉴别诊断	原发部位/肿瘤
复视(有/无突眼)	眼眶侵犯	– 额、上颌、筛窦、上鼻腔(SCC,ADC,ON)
	海绵窦综合征(Ⅲ,Ⅳ,Ⅵ,V1)	– 蝶窦;NSC
	LMD(Ⅵ,Ⅳ,Ⅲ或者ICH)	– ADC(筛窦、腮腺);SCC(喉、口腔、口咽部);NSC
面部疼痛/感觉异常/部分感觉丧失	三叉神经侵犯和鼻窦阻塞	– 上颌窦 – NSC – 唇(颏神经或"下颌麻木综合征") – 鼻和鼻旁窦
面部力弱/面瘫	面神经侵犯	– 腮腺
耳痛	第Ⅴ、Ⅶ、Ⅸ、Ⅹ神经侵犯	– 任何PNS原发部位
	翼状窝侵犯	– NSC,口咽部,口腔,腮腺
	中耳炎阻塞	– NSC,鼻
发声困难ᵃ	声带侵犯	– 喉部(SCC)
	迷走神经或者喉返神经侵犯	– 任何PNS原发部位或局部区域转移
吞咽痛/吞咽困难/构音障碍	咽肌和舌侵犯 第Ⅸ、Ⅹ、Ⅻ神经侵犯	– 口,咽部 – 咽部
头痛,嗅觉丧失,性格变化	额叶综合征	– 额窦,上鼻腔(SCC,ADC,ON);NSC

ADC,腺癌;ICH,颅内压增高;LMD,软脑膜疾病;NSC,鼻咽癌;ON,嗅神经母细胞瘤;PNS,周围神经播散;SCC,鳞状细胞癌;V1,三叉神经眼支。

ᵃ导致声带麻痹发声困难最常见的肿瘤是肺和甲状腺癌。

2.1　局部播散

局部微环境和肿瘤如何播散取决于受影响的肌肉或筋膜平面,局部播散是头颈部癌症的特征。这些特定解剖部位肿瘤的生长方式可能累及位于原发性肿瘤部位的脑神经(如腮腺肿瘤的面部无力)。入侵咽旁间隙的一个标志性特点是可导致肿瘤从颅底播散到颈根部,压迫邻近的脑神经。骨和软骨不容易被侵犯,除非是疾病晚期。因此,侵犯颅底和大脑通常是疾病进展的标志。蝶窦肿瘤或鼻咽癌与海绵窦综合征相关(眼肌麻痹,角膜反射消失,三叉神经眼支分布区感觉改变,眼球突出和结膜水肿)。在某些情况下,额叶综合征(嗅觉丧失、头痛和性格改变)也可能是由额窦或上鼻腔肿瘤侵犯颅内所致。

2.2　淋巴播散

头颈部癌症可见淋巴结侵犯和颈部淋巴播散,如果见到

则增加了远处转移的风险。淋巴结受累的频率取决于组织学类型、肿瘤大小、血管侵犯以及原发部位淋巴毛细管网的丰富程度[2]。受累淋巴结压迫颈部神经或血管结构,引起神经系统症状[7]。臂丛神经病是一种不常见的头颈部癌症神经系统并发症[2,6-8]。臂丛神经受累可能继发于在疾病的晚期阶段颈部淋巴结包膜转移,应与原发性肺癌局部生长或转移所致的臂丛损伤鉴别,后者是臂丛神经病一个更常见的原因[9]。

2.3　神经周围播散

神经周围浸润(perineural invasion,PNI)被定义为在神经鞘的三层结构:神经内膜、神经外膜和神经束膜中任意一层里存在微观的肿瘤细胞[10]。神经周围肿瘤播散(perineural tumor spread,PNTS)则相反,是指原发肿瘤沿着神经宏观地生长,而且通常在影像和临床上是显性的[11]。

据报道,PNI在头颈部癌症中发生率为25%~80%,但可能因患者组别或来源而异。这是发病率和死亡率的一个重要原因,并导致更差的预后和增加局部复发的风险[11]。PNTS可以由各种头颈部肿瘤引起,并可能导致之后出现虚弱、疼痛、麻木和受影响神经分布区的感觉异常[12]。然而,有40%的PNTS在诊断时无症状,因此仅凭临床症状判断并不可靠[13]。

基于某些组织学,例如鳞状细胞癌和特定类型的唾液腺肿瘤,神经周围播散是头颈部癌症的肿瘤侵袭一个重要的机制。这是一种常见的以及直接的播散方式[11,14]。

肿瘤细胞可能沿神经鞘组织平面或者神经束膜和/或神经外膜的淋巴管内播散。影像学检查应选择MRI,影像学未能发现无症状患者神经周围扩散的早期表现可能导致治疗失败或复发。神经周围扩散需要更积极的治疗[13],例如更广泛的手术切除或者扩大放疗照射范围。

最典型的影像学表现包括椎间孔扩大、椎间孔破坏、神经增粗、各种脂肪平面和增强消失、神经源性肌萎缩,以及三叉神经蛛网膜下腔池被软组织替代[15]。

3　远处转移

头颈部癌症远处转移的发生率比其他恶性肿瘤低[16]。远处转移的风险与原发灶肿瘤的组织学类型、位置和大小,以及颈部分期和受累淋巴结的位置有关。

对于N0~N1疾病风险<10%,N3大约30%,N1~N2结节低于甲状腺切迹水平。风险因疾病的分期等而异。

大多数远处转移发生在诊断后头3年[2]。治疗应该是对远处转移的姑息性治疗。头颈部癌症最常见的远处转移部位是肺,约占>50%,几乎所有远处转移都与肺部受累有关。如果是单发病灶,可能很难区分肺转移和继发性肺部恶性肿瘤。骨转移可以观察到但明显不常见(22%)。肝脏、皮肤、纵隔、颅内和骨髓转移少见但文献中有提及。

3.1　脑转移

头颈部癌症伴有颅内转移不常见。一项针对全身性癌症患者的大型尸检研究报道,发生率占所有颅内转移的

3%[17]。直接颅骨蔓延更为常见,主要是鼻咽癌和一些其他类型的头颈部癌症。某些肿瘤类型(如嗅觉上皮的神经母细胞瘤)的脑转移发生率似乎更高[18-19]。

应考虑肺部原发病灶继发颅内转移的可能性。单个的脑转移灶主要通过手术治疗或联合两种或更多种治疗方式。放疗可延长生存期,但总体预后较差。颅内转移通常与局部复发相关。

3.2　脊髓转移

因为血行播散的发生率很低,在头颈部癌症中脊髓硬膜外转移很少见。报道发生率低于 2% 或更少[20]。

与颅内转移一样,如果患者在没有任何其他证据的情况下诊断出硬膜外转移,对于活动性疾病,应考虑第二个原发性肿瘤的可能性。大剂量糖皮质激素和放射治疗效果似乎与其他癌症观察到的相似[6]。脊柱不稳定、放疗后无改善或预期生存期超过 6 个月的患者可以考虑手术减压[21]。疾病的局部淋巴扩散也是神经根和/或脊髓压迫的潜在病因[7]。如果颈部之前接受过照射,姑息性放疗可能会很困难,并且可能由于存在放疗不敏感疾病,效果有限。如果颈部有弥漫性复发,手术是不可行的;既往在同一个区域接受过手术和/或放疗的患者,在技术上可能存在困难。

3.3　软脑膜癌病

软脑膜癌病是一种罕见的头颈部癌症并发症。发病率估计约为 1% ~ 2%,并且在不同年龄组和患者队列中有所不同。

神经周围侵犯和通过颅底直接蔓延是脑膜恶性细胞的主要传播途径;血行播散更少见[22-23]。

最常见的临床表现是多发性脑神经功能障碍,不是很常见。脊髓和脊神经根受累并不常见。

诊断基于临床怀疑、脑脊液细胞学和影像学检查结果。甲氨蝶呤是一种已知对头颈部恶性肿瘤有活性的化疗药物,鞘内注射的治疗反应需要进一步研究[24]。有症状或体积较大的病灶是放疗的指征。全身化疗也可能在软脑膜癌病治疗中发挥作用[18]。

4　非转移性并发症

其他类型的并发症包括代谢、副肿瘤等。非转移性并发症也包括由于化疗残留和药物引起的神经毒性。有时,这成为癌症治疗中的剂量限制因素。一些生物碱衍生物可以导致中毒征象,如踝反射消失等。大多数毒性与年龄和剂量有关[24]。

4.1　代谢并发症

4.1.1　韦尼克脑病

韦尼克脑病是一种由于缺乏维生素 B_1(硫胺素)导致的神经系统疾病。临床表现包括眼肌麻痹、共济失调和精神状态的改变。

诊断是基于临床的,鉴别诊断包括代谢异常和软脑膜疾

病[25]。应用维生素 B_1(每天 100mg 静脉注射,直至患者恢复正常饮食),大多数临床表现通常是可逆的。营养支持和辅导是必不可少的[26]。在静脉注射葡萄糖电解质溶液之前,有风险的患者必须开始预防性补充维生素 B_1。其他并发症包括酒精戒断综合征,症状可能从轻度到重度不等[27]。

4.2　副肿瘤综合征

鳞状细胞癌和一些组织学类型。神经系统表现和化疗引起的毒性要引起注意。意识模糊,反射亢进和其他此类表现也常遇到(表 20-3)。

表 20-3　头颈部癌症患者副肿瘤综合征的神经系统表现

神经系统综合征	原发肿瘤类型	病例数	作者(年)
Eaton-Lambert	小细胞神经内分泌喉癌	1	Medina 等(1984)
皮肌炎	鼻咽癌	10	Teo 等(1989)
共济失调	喉癌	1	Garci 等(1998)
感觉神经病	咽和扁桃体鳞癌	1	Pericot(2001)
皮肌炎	鼻咽癌	5	Mebazaa 等(2003)
皮肌炎	鼻咽癌	1	Wang 等(2003)
皮肌炎	鼻咽癌	1	Martini(2005)
皮肌炎	鼻咽癌和癌症	2	Botsios(2003)
抗-Hu 抗体脑炎	喉癌	1	Baijens 等(2006)

4.3　治疗相关并发症

4.3.1　手术

脊髓副神经(spinal accessory nerve,SAN)及其周围的连接,通常称为脊髓副神经丛,是肩部和手臂的运动范围(range of motion,ROM)重要的神经血管通路。外科颈部清扫术直接或因神经丛供血血管的动脉粥样硬化间接对 SAN 丛产生负面影响[5]。Eickmeyer 等发现"牺牲神经"的颈清扫术后肩部 ROM 小于"保留神经"的颈清扫。与未进行颈清扫的患者相比,这两种手术的 ROM 均较低。受影响肩部的 ROM 减少可能导致头颈部癌症存活者的生活质量下降,包括身体和心理上的损害。

最常损伤的神经是迷走神经 SAN,此外还有舌咽神经。颈清扫术后因感觉分支的离断可以引起神经病理性疼痛[28]。损伤沿着颈动脉行走的交感神经纤维会导致霍纳综合征[29]。纵隔或肺尖部病变可能导致节前性霍纳综合征。Frey 综合征,也称为耳郭综合征,表现味觉性出汗和面部潮红,是众所周知的腮腺手术和颈部解剖并发症,属于耳颞神经的医源性损伤[30]。有些特定的副作用像放疗引起的头颈部肿瘤常见区域的纤维化,它与头颈部癌症有关。放疗后头颈部癌症生存者常见的后遗症是吞咽困难、发音困难、味觉障碍、牙关紧闭、听力损失、神经病、神经丛病、血管病和肌张力障碍[31-32]。大约 3% ~ 5% 患者可能会遇到由于颈动脉损伤造成危及生命的紧急情况[33-34]。16% 到 50% 以上存活下来的患者会出现严重的神经缺陷[35]。报道的死亡率从 3%

到 50% 以上[36]。双侧根治性颈清扫术由于去除了双侧颈静脉也会导致颅内压增高伴视乳头水肿及视觉症状[37-38]。这种并发症也见于单侧颈清扫[39]。

4.3.2　功能训练治疗

在头颈部放疗前或放疗期间进行吞咽运动训练对改善吞咽困难黏膜炎的远期结果很有帮助[40-41]。在整个过程中，与语言病理学家合作可能对头颈部癌症患者非常有益[31]。

4.3.3　放疗相关并发症

长期以来，放疗一直是头颈部癌症治疗的基石，通常联合应用手术或化疗。然而，放疗诱发的毒性是头颈部癌症生存者致残的主要原因[31]。众所周知，放疗会诱发生成羟基自由基，这对患者有益，因为它会破坏快速分裂的肿瘤细胞（表 20-4）。

表 20-4　放疗并发症分类

急性并发症	Lhermitte 征（患者颈部屈曲时产生从颈部放射到下脊柱和四肢的电击样感觉异常）
	癫痫
	嗅觉丧失
	味觉丧失
	一过性意识障碍
	一过性听力丧失
	臂丛神经病
	感觉异常
远期并发症	局灶脑/脊髓放射性坏死
	脑干脑病
	进行性脊髓病
	脊髓出血
	下运动神经元综合征
	恶性神经鞘瘤

然而，放疗损伤通常会延伸到周围结构，给头颈部癌症生存者带来破坏性副作用[42]。受辐射组织出现促炎状态，造成组织和微血管纤维化和硬化的正反馈循环[43]。随着时间的推移，纤维化组织在功能下降和不良反应中发挥作用，神经血管系统不足也是如此，导致萎缩。

辐射效应分为急性（治疗期间或治疗后即刻），早期延迟（数周至 3 个月后）和晚期延迟（治疗后超过 3 个月）[3]。头颈部癌症放疗后急性效应还没有很好地建立，但延迟效应有据可查。

Lhermitte 征：颈髓辐射早期延迟效应[44]。由于头颈部癌症的特殊位置，有时需要进行颈髓放疗，但这会导致这种效应。Lhermitte 征的特点是从颈部传导到四肢的一过性、短暂的、电击样的感觉，可以由颈部屈曲诱发。如果在早期延迟阶段或 6 个月内出现，通常会自行消退，不需要治疗；如果在晚期迟发性阶段或 1 年后发现，这可能是更严重的放射性脊髓病或脊髓损伤的征兆。头颈部癌症 Lhermitte 征的发生率随着颈髓辐射而增加。

辐射的晚期延迟效应是放射纤维化的产物。与放射性纤维化相关的更大危险因素包括其他治疗方式（如手术/化疗）联合放疗、大体积或剂量放疗以及单次分割剂量过高[45]。放射性纤维化需要数月至数年才能形成，并且是渐进的，但在其过程中可以变异，通常会缓慢进展[43]。

除了颈清扫手术造成的 SAN 损伤外，放射性纤维化也会对 SAN 造成损伤[43]。头颈部癌症的放疗也会影响颈神经根和颈丛，导致颈肌张力障碍，以受影响的颈肩部肌肉的疼痛、痉挛和收缩为特征。受影响肌肉包括胸锁乳突肌、斜角肌和斜方肌[33]。

由于它与头颈部癌症有关，因此在头颈部肿瘤的常见区域有可能由放射性纤维化引起特定的副作用。头颈部癌症生存者放疗后常见的后遗症是吞咽困难、发音障碍、味觉减退、牙关紧闭、听力丧失、神经病/脊髓病/神经丛病、血管病和肌张力障碍[31-32]。所有这些都与类似的损伤和放射性纤维化相关，但症状因肿瘤的位置和结构/神经受累类型而异。

4.3.4　吞咽困难

吞咽困难常见于接受放射治疗的头颈部癌症，可分为早期放射损伤和延迟性放射损伤[42]。早期放射损伤被认为是因为炎症级联反应和活性氧（reactive oxygen species, ROS），对吞咽相关结构造成直接损伤。吞咽通常是在正常限度内，但当出现吞咽困难时，通常是由于各种功能改变，如舌根回缩减少、会厌后缩不良、喉部抬高减少、咽部转运延迟和/或吞咽肌肉协调性差[37,42,46]。这些问题可能伴随口腔和咽腔的黏膜炎，导致疼痛和进食困难[47]。

迟发性放射损伤可以是由于早期损伤的持续影响，例如感染或黏膜炎症后的溃疡[42]。由于放射性纤维化造成的迟发性损伤，不一定延续于早期损伤。在本章前面已经讨论了放射诱导的纤维化。

放射后吞咽困难可能是由于早期或延迟的放射损伤。早期口干症和黏膜炎与治疗后 6 到 12 个月的吞咽困难有关[48]。吞咽困难也可能在很久以后出现（2 年以上）而没有早期损伤的迹象，可能是由于纤维化和/或萎缩[49-50]。放射引起的 ROS 能够破坏肌肉组织，尤其是线粒体较少的肌肉，因为它们的 ROS 清除能力更差。此外，放射引起的炎症和纤维化会改变神经传导，进而引起吞咽反射和控制的改变，并最终会导致吞咽困难[42]。研究表明，将辐射剂量限制在头颈部的某些结构中可以减少早期和延迟的放射损伤。进一步的研究试图阐明新的放疗技术（调强适形放疗、射波刀和近距离放射治疗）如何能够减少剂量并减少这种损害[42]。放疗的这些破坏性结果是可以克服的。在头颈部照射之前或期间进行吞咽练习已被证实对长期预后有益[40-41]。全过程中与语言病理学家合作对头颈部癌症患者非常有益[31]。

5　药　物　治　疗

无论单药还是联合用药，化疗和肿瘤内科仍然是头颈部癌症患者管理的重要组成部分[51]。尽管现在有各种治疗方式，肿瘤内科和化疗仍然是治疗和管理的主体。顺铂是其中最重要和有效的药物。最有效的联合化疗组合是顺铂和氟尿嘧啶及紫杉醇或多西他赛和顺铂或卡铂。

5.1　顺铂

与顺铂使用相关的神经毒性可引起耳毒性、神经病变，在某些情况下会引起局灶性脑病。周围神经病变是一种剂量依赖性毒性，并可能在累积剂量到达 $300\sim600mg/m^2$ 后出现。有时，背根神经节受影响可能会导致感觉神经病变。大的感觉纤维受损会导致刺痛、麻木、深腱反射消失等。如果愈合或恢复时间超过 1 年，顺铂引起的神经病变是可逆的。症状还包括感觉性共济失调和振动觉受损。如果允许更长的可逆或愈合期，顺铂诱导的神经病变可以被逆转[52]。

5.2　卡铂

报道的周围神经病例大约占全部接受这种治疗患者的 5%。

年龄超过 65 岁的人群发病率明显升高。高剂量方案组毒性更大[53]。

5.3　紫杉醇和多西他赛

紫杉烷类是一组最常见的与感觉性轴索病和手足部感觉受损有关的药物[54]。感觉性神经病变应该是一种剂量限制性毒性副作用[55]。

5.4　氟尿嘧啶

氟尿嘧啶(5-FU)可能引起神经毒性后遗症，并且在显著高剂量时，出现小脑综合征。有时，DPD 酶的缺乏会导致严重的氟尿嘧啶中毒性症状。

5.5　免疫治疗

复习参考文献发现，进展期头颈部恶性肿瘤患者使用免疫检查点抑制剂治疗发生免疫相关神经系统并发症的风险要高得多[59]。在治疗的任何阶段都要保持警惕，事实上，即使在治疗完成后也是如此。在一些病例，由于癌细胞的副肿瘤效应和化疗药物的神经毒性，头颈部癌症患者的神经系统存在"双重脆弱性"。增强的 T 细胞活化导致自身免疫或其他神经系统并发症影响神经肌肉接头、神经元通路、脊髓，甚至大脑[61]。FDA 最近批准了 pembrolizumab(帕博利珠单抗，可瑞达)用于头颈部癌症一线治疗[61]。对于头颈部癌症患者来说，发生神经病变的风险更大，这是非常常见的，尤其是神经元损失导致的感音神经性聋和味觉障碍或嗅觉障碍[59-60]。放射引起的脑神经病变是头颈部癌症的另一种常见并发症。对臂丛和脑神经进行轮廓勾画可预防辐射诱发的臂丛神经病和辐射诱发的脑神经病。很多正在进行的临床试验聚焦于辐射诱发的周围神经病变调节管理。

6　头颈部癌症患者晕厥

当患者表现为短暂的意识丧失就诊时，有必要进行详细的神经系统检查。做全面的鉴别诊断，包括直立性低血压、

代谢紊乱或癫痫发作。需要详细的查体和神经系统检查、心电图和电解质，去了解意识丧失背后的原因[57]。一旦确定病因，进行更多检查像平板运动试验和颈动脉超声是必要的[58]。如果晕厥反复发作，则需要住院和适当的检查，并采取进一步治疗措施。与头颈部癌症相关的症状有其特征，如出汗、苍白和心动过缓，其中一些事件可能先于晕厥[31,42]。可以表现为上或下颈部痛或头痛以及严重的低血压发作。头颈部癌症有 3 种主要的具有独特病理生理学特征的晕厥发作类型：颈动脉窦综合征、舌咽神经痛-心脏停搏综合征和咽旁间隙综合征[54]。

除此以外，晕厥潜在的重要原因是继发于手术的压力反射障碍。表 20-5 总结了这些综合征报告的特征，这有助于鉴别诊断和直接选择正确的疗法。治疗包括药物比如血管加压药(多巴胺和麻黄碱)，抗胆碱能药如丙太林或阿托品，或应用卡马西平。部分患者可能需要心脏起搏器和心脏起搏。手术干预包括动脉内膜剥脱术、舌咽神经颈动脉窦支(Hering 神经)切断术和其他方式。

表 20-5　头颈部癌症患者晕厥：病理生理和鉴别诊断(D/D)

综合征	病理生理	特征性症状
颈动脉窦	肿瘤侵犯或压迫颈动脉分叉	- 颈动脉窦按摩/压迫
		- 心率减慢和血压
舌咽神经痛	舌咽神经自发传入放电	- 触发因素(触摸、吞咽、温度或口咽后部尝味)
		- 颈部或喉咙短暂发作性剧痛，辐射到耳朵、颚、颞或枕疼痛在晕厥之前或伴随晕厥
		- 心动过缓和/或低血压，心脏停搏
咽旁区	肿瘤压迫咽旁区激惹舌咽神经	- 无触发因素
		- 不伴有疼痛
		- 反复发作更常见、时间更长和严重
		- 心动过缓和/或低血压
压力反射失败	手术/放疗	- 自发或通过情感和躯体压力触发
		- 不稳定的高/低血压(突然的升压和降压轮回)，心动过缓或过速，头痛，出汗，直立性低血压

（谭可 译，王洪亮、万经海 审校）

参考文献

1. Ries L, Melbert D, Krapcho M, et al. *SEER Cancer Statistics Review, 1975–2005.* Bethesda, MD: National Cancer Institute; 2008:2999.
2. Mendenhall WM, Million RR. Elective neck irradiation for squamous cell carcinoma of the head and neck: analysis of time-dose factors and causes of failure. *Int J Radiat Oncol Biol Phys.* 1986;12(5):741–746.

3. Cross NE, Glantz MJ. Neurologic complications of radiation therapy. *Neurol Clin.* 2003;21(1):249–277.

4. Turgman J, Braham J, Modan B, Goldhammer Y. Neurological complications in patients with malignant tumors of the nasopharynx. *Eur Neurol.* 1978;17(3):149–154.

5. Leung S, Tsao S, Teo P, Foo W. Cranial nerve involvement by nasopharyngeal carcinoma: response to treatment and clinical significance. *Clin Oncol.* 1990;2(3):138–141.

6. Moots P, Wiley R. Neurological disorders in head and neck cancers. *Neurol Dis Ther.* 1995;37:353.

7. Mendes R, Nutting C, Harrington K. Residual or recurrent head and neck cancer presenting with nerve root compression affecting the upper limbs. *Br J Radiol.* 2004;77(920):688–690.

8. Kori SH, Foley KM, Posner JB. Brachial plexus lesions in patients with cancer = 100 cases. *Neurology.* 1981;31(1):45.

9. Wittenberg KH, Adkins MC. MR imaging of nontraumatic brachial plexopathies: frequency and spectrum of findings. *Radiographics.* 2000;20(4):1023–1032.

10. Liebig C, Ayala G, Wilks JA, Berger DH, Albo D. Perineural invasion in cancer: a review of the literature. *Cancer.* 2009;115(15):3379–3391.

11. Bakst RL, Glastonbury CM, Parvathaneni U, Katabi N, Hu KS, Yom SS. Perineural invasion and perineural tumor spread in head and neck cancer. *Int J Radiat Oncol Biol Phys.* 2019;103(5):1109–1124.

12. Agarwal M, Wangaryattawanich P, Rath TJ. Perineural tumor spread in head and neck malignancies. *Semin Roentgenol.* 2019;54(3):258–275.

13. Moonis G, Cunnane MB, Emerick K, Curtin H. Patterns of perineural tumor spread in head and neck cancer. *Magn Reson Imaging Clin N Am.* 2012;20(3):435–446.

14. Agarwal M, Wangaryattawanich P, Rath TJ. Perineural tumor spread in head and neck malignancies. In: *Paper Presented at: Seminars in Roentgenology;* 2019.

15. Ojiri H. Perineural spread in head and neck malignancies. *Radiat Med.* 2006;24(1):1–8.

16. Ferlito A, Shaha AR, Silver CE, Rinaldo A, Mondin V. Incidence and sites of distant metastases from head and neck cancer. *ORL J Otorhinolaryngol Relat Spec.* 2001;63(4):202–207.

17. Posner J. Intracranial metastases from systemic cancer. *Adv Neurol.* 1978;19:579–592.

18. Chamberlain MC. Treatment of intracranial metastatic esthesioneuroblastoma. *Cancer.* 2002;95(2):243–248.

19. Diaz Jr EM, Johnigan III RH, Pero C, et al. Olfactory neuroblastoma: the 22-year experience at one comprehensive cancer center. *Head Neck.* 2005;27(2):138–149.

20. Ampil FL, Nanda A, Aarstad RF, Hoasjoe DK, Chin HW, Hardjasudarma M. Spinal epidural compression in head and neck cancer: report of five cases. *J Craniomaxillofac Surg.* 1994;22(1):49–52.

21. Preciado DA, Sebring LA, Adams GL. Treatment of patients with spinal metastases from head and neck neoplasms. *Arch Otolaryngol Head Neck Surg.* 2002;128(5):539–543.

22. Lee O, Cromwell LD, Weider DJ. Carcinomatous meningitis arising from primary nasopharyngeal carcinoma. *Am J Otolaryngol.* 2005;26(3):193–197.

23. Thompson SR, Veness MJ, Morgan GJ, Shannon J, Kench JG. Leptomeningeal carcinomatosis from squamous cell carcinoma of the supraglottic larynx. *Australas Radiol.* 2003;47(3):325–330.

24. Redman BG, Tapazoglou E, Al-Sarraf M. Meningeal carcinomatosis in head and neck cancer: report of six cases and review of the literature. *Cancer.* 1986;58(12):2656–2661.

25. Brook I. Late side effects of radiation treatment for head and neck cancer. *Radiat Oncol J.* 2020;38(2):84.

26. Berry JA, Miulli DE, Lam B, et al. The neurosurgical wound and factors that can affect cosmetic, functional, and neurological outcomes. *Int Wound J.* 2019;16(1):71–78.

27. Sood S, Quraishi M, Bradley P. Frey's syndrome and parotid surgery. *Clin Otolaryngol Allied Sci.* 1998;23(4):291–301.

28. Kitagawa H, Iwabu J, Yokota K, Namikawa T, Hanazaki K. Intraoperative neurological monitoring during neck dissection for esophageal cancer with aberrant subclavian artery. *Anticancer Res.* 2019;39(6):3203–3205.

29. Kalani MYS, Kalb S, Martirosyan NL, et al. Cerebral revascularization and carotid artery resection at the skull base for treatment of advanced head and neck malignancies. *J Neurosurg.* 2013;118(3):637–642.

30. Brown H. Anatomy of the spinal accessory nerve plexus: relevance to head and neck cancer and atherosclerosis. *Exp Biol Med.* 2002;227(8):570–578.

31. Cohen EE, LaMonte SJ, Erb NL, et al. American Cancer Society head and neck cancer survivorship care guideline. *CA Cancer J Clin.* 2016;66(3):203–239.

32. Strojan P, Hutcheson KA, Eisbruch A, et al. Treatment of late sequelae after radiotherapy for head and neck cancer. *Cancer Treat Rev.* 2017;59:79–92.

33. Nori P, Kline-Quiroz C, Stubblefield MD. Cancer rehabilitation:: acute and chronic issues, nerve injury, radiation sequelae, surgical and chemo-related, part 2. *Med Clin North Am.* 2020;104(2):251–262.

34. Khan MM, Ali H, Kazmi T, Iqbal H. Diagnostic, surgical, and postoperative challenges of neuroendocrine tumors of the neck: clinical experience and literature review. *Ann Vasc Surg.* 2017;45:92–97.

35. Botsios C, Ostuni P, Boscolo-Rizzo P, Da Mosto MC, Punzi L, Marchiori C. Dermatomyositis and malignancy of the pharynx in Caucasian patients: report of two observations. *Rheumatol Int.* 2003;23(6):309–311.

36. Barrett TF, Gill CM, Miles BA, et al. Brain metastasis from squamous cell carcinoma of the head and neck: a review of the literature in the genomic era. *Neurosurg Focus.* 2018;44(6):E11.

37. Logemann JA, Rademaker AW, Pauloski BR, et al. Site of disease and treatment protocol as correlates of swallowing function in patients with head and neck cancer treated with chemoradiation. *Head Neck.* 2006;28(1):64–73.

38. Krekeler BN, Wendt E, Macdonald C, et al. Patient-reported dysphagia after thyroidectomy: a qualitative study. *JAMA Otolaryngol Head Neck Surg.* 2018;144(4):342–348.

39. Bashjawish B, Patel S, Kılıç S, et al. Effect of elderly status on postoperative complications in patients with sinonasal cancer. In: *Paper Presented at: International Forum of Allergy & Rhinology;* 2019.

40. Hutcheson KA, Bhayani MK, Beadle BM, et al. Eat and exercise during radiotherapy or chemoradiotherapy for pharyngeal cancers: use it or lose it. *JAMA Otolaryngol Head Neck Surg.* 2013;139(11):1127–1134.

41. Kulbersh BD, Rosenthal EL, McGrew BM, et al. Pretreatment, preoperative swallowing exercises may improve dysphagia quality of life. *Laryngoscope.* 2006;116(6):883–886.

42. King SN, Dunlap NE, Tennant PA, Pitts T. Pathophysiology of radiation-induced dysphagia in head and neck cancer. *Dysphagia.* 2016;31(3):339–351.

43. Stubblefield MD. Radiation fibrosis syndrome: neuromuscular and musculoskeletal complications in cancer survivors. *PM R.* 2011;3(11):1041–1054.

44. Leung WM, Tsang NM, Chang FT, Lo CJ. Lhermitte's sign among nasopharyngeal cancer patients after radiotherapy. *Head Neck.* 2005;27(3):187–194.

45. O'Sullivan B, Levin W. Late radiation-related fibrosis: pathogenesis, manifestations, and current management. *Semin Radiat Oncol.* 2003;13(3):274–289.

46. Logemann JA, Pauloski BR, Rademaker AW, et al. Swallowing disorders in the first year after radiation and chemoradiation. *Head Neck.* 2008;30(2):148–158.

47. Rademaker AW, Vonesh EF, Logemann JA, et al. Eating ability in head and neck cancer patients after treatment with chemoradiation: a 12-month follow-up study accounting for dropout. *Head Neck.* 2003;25(12):1034–1041.

48. van der Laan HP, Bijl HP, Steenbakkers RJ, et al. Acute symptoms during the course of head and neck radiotherapy or chemoradiation are strong predictors of late dysphagia. *Radiother Oncol.* 2015;115(1):56–62.

49. Hutcheson KA, Lewin JS, Barringer DA, et al. Late dysphagia after radiotherapy-based treatment of head and neck cancer. *Cancer.* 2012;118(23):5793–5799.

50. Wall LR, Ward EC, Cartmill B, Hill AJ. Physiological changes to the swallowing mechanism following (chemo)radiotherapy for head and neck cancer: a systematic review. *Dysphagia.* 2013;28(4):481–493.

51. Eickmeyer SM, Walczak CK, Myers KB, Lindstrom DR, Layde P,

Campbell BH. Quality of life, shoulder range of motion, and spinal accessory nerve status in 5-year survivors of head and neck cancer. *PM R.* 2014;6(12):1073–1080.

52. Colbert S, Ramakrishna S, Harvey J, Brennan P. Metastases in the cervical spine from primary head and neck cancers: current concepts of diagnosis and management. *Br J Oral Maxillofac Surg.* 2017;55(2):168–172.

53. Capatina C, Ntali G, Karavitaki N, Grossman AB. The management of head-and-neck paragangliomas. *Endocr Relat Cancer.* 2013;20(5):R291–R305.

54. Plitt A, El Ahmadieh TY, Bindal S, Myers L, White J, Gluf W. Hypoglossal schwannoma of neck: case report and review of literature. *World Neurosurg.* 2018;110:240–243.

55. Baijens L, Manni J. Paraneoplastic syndromes in patients with primary malignancies of the head and neck. Four cases and a review of the literature. *Eur Arch Otorhinolaryngol.* 2006;263(1):32–36.

56. Ghosh-Laskar S, Agarwal JP, Yathiraj PH, et al. Brain metastasis from nonnasopharyngeal head and neck squamous cell carcinoma: a case series and review of literature. *J Cancer Res Ther.* 2016;12(3):1160.

57. Mobley SR, Miller BT, Astor FC, Fine B, Halliday NJ. Prone positioning for head and neck reconstructive surgery. *Head Neck.* 2007;29(11):1041–1045.

58. Postow MA, Sidlow R, Hellmann MD. Immune-related adverse events associated with immune checkpoint blockade. *N Engl J Med.* 2018;378(2):158–168.

59. Fellner A, Makranz C, Lotem M, et al. Neurologic complications of immune checkpoint inhibitors. *J Neurooncol.* 2018;137(3):601–609.

60. Feng S, Coward J, McCaffrey E, Coucher J, Kalokerinos P, O'Byrne K. Pembrolizumab-induced encephalopathy: a review of neurological toxicities with immune checkpoint inhibitors. *J Thorac Oncol.* 2017;12(11):1626–1635.

61. Wick W, Hertenstein A, Platten M. Neurological sequelae of cancer immunotherapies and targeted therapies. *Lancet Oncol.* 2016;17(12):e529–e541.

扩展阅读

62. Van Wilgen CP, Dijkstra PU, van der Laan BF, Plukker JT, Roodenburg JL. Morbidity of the neck after head and neck cancer therapy. *Head Neck.* 2004;26(9):785–791.

第 21 章

妇科恶性肿瘤的神经系统并发症

Susan C. Pannullo[a,b], Zhen Ni Zhou[c], Maricruz Rivera[a], Eseosa Odigie[d],
Onyinye Balogun[e], Evan K. Noch[f], Jana Ivanidze[g], Jennifer Moliterno[h],
and Eloise Chapman-Davis[c]

[a]Department of Neurological Surgery, Weill Cornell Medicine and New York Presbyterian Hospital, New York, NY, United States, [b]Department of Biomedical Engineering, Cornell University, Ithaca, NY, United States, [c]Department of Obstetrics and Gynecology, Division of Gynecologic Oncology, Weill Cornell Medicine and New York Presbyterian Hospital, New York, NY, United States, [d]Weill Cornell Medicine, New York, NY, United States, [e]Department of Radiation Oncology, Weill Cornell Medicine and New York Presbyterian Hospital, New York, NY, United States, [f]Department of Neurology, Division of Neuro-Oncology, Weill Cornell Medicine and New York Presbyterian Hospital, New York, NY, United States, [g]Department of Radiology, Divisions of Neuroradiology and Nuclear Medicine, Weill Cornell Medicine and New York Presbyterian Hospital, New York, NY, United States, [h]Department of Neurosurgery, Yale School of Medicine, New Haven, CT, United States

1 引 言

妇科癌症患者中 20%～25% 会发生中神经系统并发症[1]。本章介绍的妇科恶性肿瘤包括子宫(子宫内膜和宫颈)、卵巢、外阴、阴道和输卵管癌以及绒毛膜癌[2]。根据美国癌症协会的数据,2020 年美国约有 114 000 名妇女被诊断出患有妇科癌症,33 620 名妇女死于妇科癌症[3]。子宫内膜癌每年约新发患者有 58 000 例,是美国妇女中最常见的妇科癌症和第四位的癌症[4]。CNS 转移在妇科癌症中很少见。不到 1% 的宫颈、子宫和子宫内膜肿瘤患者会发生中枢神经系统转移;中枢神经系统转移在绒毛膜癌中更常见,发生率为 10%～20%[5-7]。然而,局部侵袭和转移造成的神经系统损害,或者涉及神经结构的远处转移都是严重问题[8]。此外,一些妇科癌症即使没有真正转移到中枢和/或外周神经系统,也可以产生神经系统症状和体征,即副肿瘤综合征。

最后,一些用于妇科癌症的治疗,包括手术、放疗和全身药物(化疗、靶向治疗、免疫治疗),也可能导致神经系统并发症。

2 妇科恶性肿瘤向腰骶丛的局部/区域扩散

腰骶神经丛是负责支配膀胱和下肢的神经网络。腰丛由 L1~4 腹侧分支形成,穿过腰大肌后部,位于 L2～5 横突前方[9]。骶丛位于骨盆筋膜和梨状肌之间的骨盆深处,通过腰骶干与腰丛相连。由于妇科肿瘤靠近腰骶丛,可通过局部扩散、直接侵袭,或压迫附近的神经结构,造成神经功能缺损[10]。大多数腰骶丛转移性疾病患者伴有剧烈的骨盆和/或腰骶部疼痛。累及多个神经根的进行性无力,最终导致局部肌群瘫痪,是腰骶丛受累相关的病理特征[11]。通常,剧烈疼痛先于神经症状[1,10]。对于有妇科癌症病史的患者,出现疼痛和/或神经体征和症状,包括下肢运动和/或感觉障碍,以及肠道和/或膀胱功能障碍时,必须进行局部区域转移性病灶的即时评估。

转移性病灶可以通过医学影像技术发现,如 CT、MRI。然而,一些微小病变并不能通过这些检查发现。因此,腰骶丛局部区域性扩散的诊断可能基于患者的临床表现。放射治疗是治疗腰骶丛转移性疾病的基石。放射治疗通常可以缓解疼痛,但通常不会改善神经功能[12]。

3 妇科恶性肿瘤的中枢神经系统远处转移

妇科癌症可转移到脊柱、大脑、颅骨、硬脑膜和/或软脑膜。神经症状通常可以反映肿瘤位置、占位效应和相关水肿。

3.1 妇科癌症脊柱转移:症状、检查和治疗

妇科癌症患者的脊柱转移并不常见,发生率不到 1%,在导致脊髓或马尾受压的所有硬膜外转移中,脊柱转移占不到 3%[13,14]。然而,有妇科癌症病史的患者的背痛、运动、感觉改变应考虑脊柱转移性疾病,直到证实为其他疾病。大多数癌症通过血行静脉扩散转移到脊柱,更常见于胸椎,其次是腰骶椎和颈椎[15,16]。盆腔肿瘤通常主要通过 Batson 静脉丛扩散到腰骶椎,导致神经症状,这是转移性病灶的第一个迹象[13-15]。脊柱肿瘤分为硬膜外、硬膜内髓外或硬膜内髓内,最常见的是硬膜外[15]。脊髓的髓内转移极为罕见,在所有癌症类型中的发生率都不到 1%[15]。

脊柱转移最常见的症状是机械失稳或神经压迫引起的背部或神经根疼痛,其次是因脊髓、脊髓圆锥或马尾受压引起的运动/感觉改变、步态不稳、脊髓病和/或膀胱/肠功能障碍[13,15]。所有疑似脊柱转移的患者应进行整个神经轴的MRI检查,以评估软组织和神经结构的疾病程度,并评估是否存在脊髓压迫(图21-1)。CT有助于评估骨性病变和筛选病理性骨折,并在需要减压或器械时进一步有助于手术计划。存在MRI禁忌证时,CT脊髓造影有助于疾病程度的评估[15]。氟脱氧葡萄糖(fluorodeoxyglucose,FDG)PET/CT可以提供有价值的额外信息,特别是在需要区分肿瘤与先前治疗的相关(如放射性坏死)。一旦确认存在脊柱转移,根据各种因素为每位患者量身定制多模式治疗,包括放疗、化疗或免疫治疗和/或手术减压[17]。从历史上看,脊髓压迫的处理涉及简单的减压手术和椎管切除术(即去除足够的骨成分,仅用于椎管减压)。然而,根据减压的程度,减压手术可能加重患者机械失稳。2005年,Patchell等进行了一项多中心的随机研究,其中脊髓受压患者接受高剂量糖皮质激素治疗,并随机分配接受手术、放疗或单纯放疗[18]。名外科患者在机械必要时进行了脊柱稳定和固定。作者发现,与单独接受放疗的患者相比,手术组患者在治疗后能够维持或恢复行走的患者明显增多,分别为84%和57%[18]。与放疗组相比,手术队列中糖皮质激素和镇痛剂的使用也较少。基于一项中期分析,该研究提前终止,该中期分析表明手术减压后放疗组可获得显著益处并改善生活质量。手术组改善了生活质量,但对总生存率无明显影响。尽管这些结果支持手术减压加放疗,但考虑到免疫受损的状态以及与转移癌相关的存在,并不是每个患者都适合外科手术治疗[16,19]。一项对647名脊柱转移手术患者的研究表明,手术后30天内并发症发生率为32%,其中12%为主要并发症[16]。

由于肿瘤患者的复杂性,Laufer等概述了一种综合的多学科脊柱转移治疗方法,包括对每个患者进行神经科、肿瘤学、机制和系统评估,称为NOMS框架[20]。神经系统评估包括脊髓压迫的临床和影像学证据,系统检查患者脊髓病损的临床症状:运动和感觉变化,马鞍区麻木,直肠和膀胱功能障碍。这些症状的急性发作可能表明神经系统出现紧急情况,可能需要紧急干预。糖皮质激素通常用于减少压迫部位的脊髓水肿和炎症,通常可以快速改善症状。Vecht等评估了使用高剂量(100mg)或标准剂量(10mg)负荷剂量的地塞米松,随后每天使用16mg的方案,结果无差异[21]。

硬膜外脊髓压迫(epidural spinal cord compression,ESCC)可以分为6类,2级和3级视为高级别,通常导致脊髓病损[20]。影像学测量脊髓压迫程度的金标准是通过最严重水平的轴向T2加权图像(见图21-1)。高级别脊髓压迫和骨髓病变的存在不是手术干预的唯一决定因素。NOMS的肿瘤学部分考虑转移瘤的类型和对放射治疗的预测反应。放射敏感性肿瘤引起的高度脊髓压迫且无机械失稳的患者采用常规外照射治疗,而非手术治疗。另外,对放疗敏感的肿瘤且无机械失稳的重度脊髓压迫可通过手术减压和立体定向放射外科治疗。手术减压通常用于重度脊髓压迫;然而,无论ESCC等级如何,对于脊柱失稳的患者应可使用固定装置进行手术稳定[20]。

通过脊柱肿瘤骨转移不稳定评估分(Spinal Instability Neoplastic Score,SINS)评估脊柱机械稳定性。评估和分配6个因素。与脊柱刚性部分的位置相比,交界处的肿瘤位置得分更高。疼痛评估为机械性疼痛(平躺或改变体位的疼痛)或生物性疼痛(夜间疼痛)。此外,还考虑了肿瘤对骨的影响:溶解性与成骨性,对脊柱排列的影响,后部骨元件的受累,以及椎体塌陷的程度。低SINS(0~6)被认为是稳定的,高SINS(13~18)被认为不稳定,需要通过经皮椎弓根螺钉或开放式器械进行手术干预。需要进一步评估中间SINS(7~

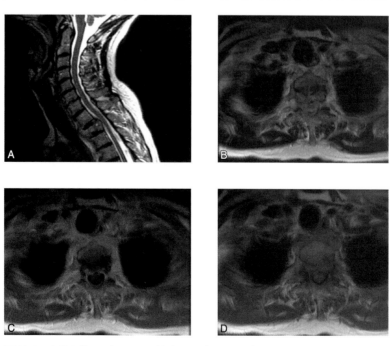

图21-1　患者女性,62岁,EpCAM转移至T2椎骨。颈胸MRI矢状位T2、轴位T2和轴位前后T1序列,可见病变硬膜外延伸导致2级硬膜外脊髓压迫及病理性骨折,轻度脊柱后凸,无后侧受累。患者接受了椎板切除减压术和椎弓根螺钉置入固定,没有后遗症

12)，以确定是否需要手术干预[20]。

最重要的是，NOMS 个体化评估每位患者，并考虑其疾病的全身情况，合并症、手术耐受能力和肿瘤预后均是治疗计划中的关键因素。妇科癌症患者很少发生脊柱转移；然而，一旦发生，预后很差[13,14]。主要目标是治疗脊柱肿瘤，控制疼痛，保持行走，同时将并发症降至最低。尽管这些措施可能不会影响总体生存率，但可使患者尽可能长时间地维持生活质量。

3.2　脑转移：症状、检查和治疗

原发性妇科恶性肿瘤的脑转移极为罕见，且预后不良。据推测，癌细胞通过破坏中枢神经系统的内皮细胞穿过血脑屏障（blood-brain barrier，BBB），从而导致血管通透性增加[22]。这种机制并非妇科恶性肿瘤所独有。

据报道，与脑转移相关的原发性妇科癌症在卵巢癌、宫颈癌和子宫内膜癌中的估计发病率分别低于 2%、0.4%～1.2% 和 0.3%～0.9%[23]。最近，妇科肿瘤脑转移的发病率一直在上升[2,24,25]。发病率的增加可能是由于诊断转移性疾病的能力的提高，有了更敏感的影像检查方法，获取了更好的影像资料，以及影像学复查频率的增加。此外，由于对恶性肿瘤有了更有效的治疗方法，患者存活时间足够长，可能发展为脑转移[24,26]。

在妇科癌症的所有神经系统并发症中，脑转移是最常见的[12]。一般来说，超过三分之二的脑转移患者会出现神经症状，包括头痛（40%～50%）、局灶神经功能缺损（30%～40%）和癫痫（15%～20%）[27,28]。脑转移也可能是在常规影

像学检查时偶然发现的。绒毛膜癌约占原发性妇科肿瘤所致脑转移的 35%，与出血的高风险相关；这些患者可能出现急性神经功能缺损和症状[8,12,28]。

在原发性妇科肿瘤中检测脑转移的最佳诊断成像模式是对比增强 MRI。FDG PET/CT 和 PET/MRI 有助于区分放疗后肿瘤复发和放疗后变化（图 21-2）。在大多数癌症中，脑转移发生在幕上的灰质-白质交界处。妇科脑转移瘤多发于幕下。

不管发生在何处，妇科恶性肿瘤的脑转移在影像学上与其他脑转移相似。敏感性加权 MRI 的使用可能有助于区分出血区域。糖皮质激素通常用于控制与脑转移相关的瘤周水肿[29]。然而，在绒毛膜癌患者中应避免使用糖皮质激素，因为糖皮质激素已被证明能刺激其生长[2,12]。在无癫痫发作记录的患者中，使用抗惊厥药预防癫痫发作仍然存在争议。根据美国神经病学学会，预防性抗惊厥药的使用不被推荐，因为无实质性益处，Glantz 等[30] 的一项研究指出，该益处被定义为无惊厥存活风险降低至少 26%。此外，抗惊厥药物可能与严重的副作用相关，可能危及生命[30]。一些抗惊厥药，例如苯妥英钠、卡马西平和苯巴比妥，会干扰细胞色素 P450 酶复合物，从而影响用于治疗妇科脑转移瘤的几种常用化疗药物的代谢和疗效[28]。因此，抗惊厥药通常仅在有记录的癫痫发作情况下推荐用于妇科癌症脑转移患者。

在治疗妇科癌症脑转移时，必须考虑整体疾病负担。对于那些有症状的转移瘤，手术切除是一种可行的选择。对于已知妇科恶性肿瘤病史和怀疑脑转移的患者，手术切除前

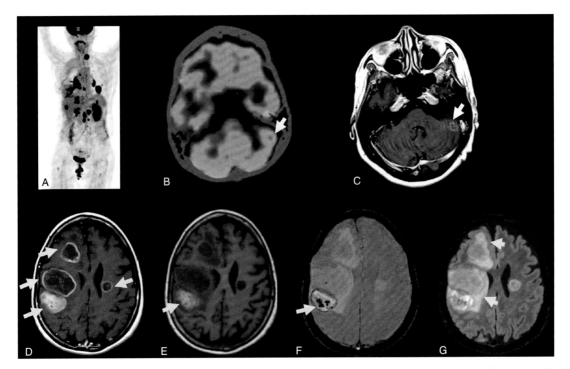

图 21-2　患者女性，50 岁，转移性宫颈腺癌，复发，发现多个脑转移病灶。颅底至大腿 FDG PET/CT MIP 图像，（A）显示广泛的转移性病灶，包括淋巴结、肝和软组织转移；（B）轴向融合 FDG PET/CT 图像显示了部分可见左小脑半球的强 FDG 聚合病灶，MRI 证实了外周强化转移；（C）显示了更多其他转移，如双侧放射冠（D）；以及相对应的强化前短 T1（E）和磁敏感加权低信号（F），提示病灶内血液产物，以及与血管源性水肿相一致的局部肿块效应和 T2-FLAIR 高信号表现；（G）相应的血管源性水肿

的组织诊断至关重要。为了评估手术切除对生存率的影响，Patchell 等将脑转移瘤患者随机分为手术后放疗组和活检后放疗组[31]。在单反脑转移病灶的患者中，手术切除后进行放疗，与活检后进行放疗的患者相比，术后复发更少，生活质量更好[31]。

然而，切除并不总是可行的，尤其是如果存在多发转移，或者转移性疾病的位置和/或严重基础疾病则不建议手术。在这种情况下，与单纯 WBRT 相比，立体定向放射外科加或不加全脑照射(whole brain irradiation, WBRT)都更能提高局部疾病控制和生存率[28,32]。在不可能进行切除和/或立体定向放射外科手术的情况下，特别是在存在多发转移的情况中，WBRT 被视为标准治疗，当用作单一治疗方式时，可使患者存活约 18 周[12,33]。

辅助全身化疗通常在手术和放疗结束后使用。虽然肿瘤能够破坏血脑屏障，但对脑转移瘤进行全身化疗仍然具有挑战性。某些化疗药物，如卡铂、顺铂、5-氟尿嘧啶、吉西他滨、替莫唑胺和拓扑替康，在全身给药时显示出适度的疗效[34-37]。然而，脑转移瘤放射治疗失败后接受化疗的患者通常表现出较低的应答率[37]。免疫治疗可能是治疗妇科癌症脑转移的一个有前途的未来附加选择。

3.3　颅骨、硬脑膜和软脑膜转移：症状、检查、治疗

原发性妇科癌症的症状性颅骨、硬脑膜和软脑膜转移罕见。然而，由于原发性妇科癌症的诊断和治疗的改进，软脑膜转移的发生率可能正在上升[2,12]。通常使用脑 MRI 进行诊断(图 21-3)。鉴于脑脊液(CSF)在妇科癌症中传播的罕见性，通过活检或 CSF 细胞学分析进行组织取样以确认疑似脑转移的诊断是必要的。CA-125 是卵巢癌的血清标志物，可在 CSF 中测定，并已用于诊断卵巢软脑膜转移[2]。颅骨转移可通过手术切除，但在对患者进行具有潜在发病率的侵袭性治疗之前，必须考虑整体肿瘤负担。硬脑膜和软脑膜转移瘤的治疗包括姑息性放射治疗，通常包括立体定向放射手术或 WBRT、鞘内化疗和/或全身化疗。软脑膜转移的发展预示着不良结果；尽管做出了种种努力，大多数软脑膜转移患者通常在诊断后数月内死亡[12]。

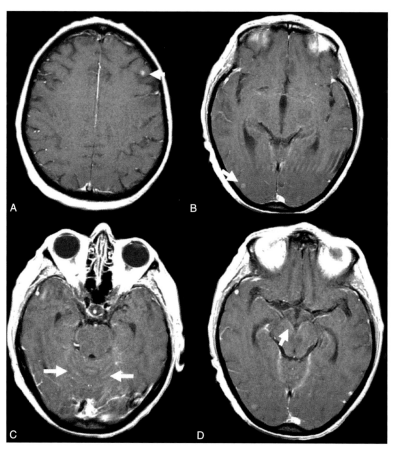

图 21-3　患者女性，68 岁，子宫内膜癌伴头痛。MRI 显示左额(A)和右枕(B)以及小脑(C)和脚间池(D)，可见软脑膜增强病灶，怀疑软脑膜转移

4　妇科恶性肿瘤引起的副肿瘤综合征

副肿瘤神经综合征(paraneoplastic neurological syndromes,

PNS)是一种肿瘤相关的神经并发症，但不是由肿瘤侵袭或神经系统转移性受累直接引起的[38,39]。它们可能涉及中枢神经系统、外周神经系统或两者。有人提出 PNS 是针对在非神经系统癌症中被解释为外来的神经系统抗原的免疫介导攻击的结果[40]。对这一理论的最佳支持来自对这些经典综合征患者的

抗神经抗体的鉴定。不幸的是,副肿瘤综合征造成的神经损伤可能比癌症本身更具破坏性,甚至是一些患者的死亡原因[12]。

继小细胞肺癌之后,妇科和乳腺癌是与 PNS 相关的最常见实体瘤[38,41]。虽然与妇科癌症相关的 PNS 谱包括边缘脑炎、视网膜变性、亚急性感觉神经病变、癌症相关视网膜病变和与抗-Ri 抗体相关的阵挛,但副肿瘤性小脑变性(paraneoplastic cerebellar degeneration,PCD)是 PNS 最常见和最具代表性的,因此在本讨论中着重强调[12,42]。尽管 PCD 可与任何恶性肿瘤一起发生,但卵巢癌是最常见的癌症之一[43]。

超过三分之二的 PCD 患者在确诊癌症前数月至数年出现症状[38,44]。尽管确切的发病机制尚不清楚,但 PCD 与浦肯野细胞丢失以及小脑深核的炎性浸润有关[44,45](图21-4)。临床上,受影响患者除了头晕、恶心和呕吐外,还表现为泛小脑功能障碍,包括轴性和表观性共济失调、构音障碍、眩晕、强拍性眼球震颤和复视[12,44,46]。起病通常为急性或亚急性,症状在数周至数月后趋于稳定。步态共济失调可能非常严重,患者最终只能坐在轮椅上。患者也可能报告无法进行治疗。阅读或观看电视继发于复视和眼球震颤,以及发音困难[12]。任何女性如果有其他无法解释的小脑体征和症状,并且在脑成像上有小脑变性的证据,应立即进行妇科癌症检查,尤其是卵巢癌。其他检查,如乳房 X 线、胸部 X线、CT、MRI、超声和 PET,也应用于排除其他原发性肿瘤[38]。

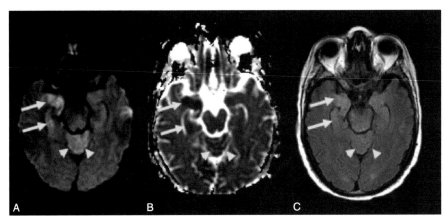

图21-4　患者女性,57 岁,宫颈恶性米勒管混合瘤,表现为进行性意识混乱和精神改变。MRI 显示右侧颞叶内侧(箭头)和双侧小脑上半球(箭头)的异常扩散受限(DWI 序列高信号(A),ADC 成像相应低信号(B))。存在相应的 T2-FLAIR 高强度(C)。没有相关的对比增强表现。进一步检查证实为副肿瘤性脑炎

抗小脑浦肯野细胞表达的小脑变性相关(CDR2)和CDR2 样(CDR2L)蛋白的抗体,称为抗-Yo 或抗 PCA1 抗体,已在妇科癌症相关 PCD 患者的血清和 CSF 中得到证实[47]。CDR2 和 CDR2L 都可能导致 PCD 中的浦肯野细胞死亡,因此可以作为该疾病的治疗靶点。因此,PCD 似乎是免疫介导的,但尚不清楚它是细胞介导的还是由此产生的体液反应[12,50-53]。Rojas-Marcos 等报告,88% 的 PCD 患者抗-Yo 抗体呈阳性,所有妇科癌症患者的这些抗体均呈阳性。在抗-Yo 抗体阳性的 41 名卵巢癌患者中,20% 没有神经并发症[1]。迄今为止,探索这些抗体直接致病作用的动物模型基本上没有定论[49,54-56]。然而,最近研发的 PCD 动物模型表明,PCD 中的促炎性小脑浸润 T 细胞表达促炎性细胞因子,如干扰素-γ(interferon gamma,IFN-γ),可作为该疾病的治疗靶点[57]。有趣的是,抗-Yo 相关 PCD 患者往往比抗-Hu 相关PCD 的患者寿命更长[58]。此外,据推测,与 PNS 相关的免疫反应可提高癌症患者的生存率,这表明高免疫反应可能在肿瘤控制中发挥作用[59]。

我们对 PCD 和其他 PNS 的真正病理学缺乏了解,导致治疗困难。虽然有些人认为治疗原发肿瘤是 PCD 的最佳治疗方法,但患者的神经功能很少得到改善[38,46]。这一事实与疾病缓解数年后患者血清中持续存在抗-Yo 抗体相对应[12]。针对副肿瘤综合征的神经并发症的治疗也基本上不成功。血浆置换、静脉注射免疫球蛋白和大剂量糖皮质激素疗效有限[46]。功能恢复通常需要支持性护理和积极的康复[12,38]。未来的治疗靶点可能 PCD 患者的 CDR2 或 CDR2L 特异性细胞毒性 T 淋巴细胞(cytotoxic T lymphocytes,CTL)或 IFN gamma[48,49,57]。

5　妇科恶性肿瘤治疗相关的神经系统并发症

妇科癌症的治疗涉及多模式方法,通常包括手术、放疗和全身治疗。同时使用各种疗法,如手术和放疗,是很常见的。因此,很难确定神经并发症是由一种药物引起的,还是反映了更复杂的协同毒性作用。

5.1　妇科癌症手术并发症

与妇科恶性肿瘤手术切除相关的最常见并发症之一是压迫性神经病,它与手术复杂、手术时间长直接相关[60]。如果并发症发生在手术牵拉或手术体位压迫后,大多数神经病变是暂时性的;但如果在手术时切断神经,则手术后神经病变可能是永久性的。在腹壁周围神经损伤部位可能发生神经瘤,通常在初次手术后数周至数月确诊。患者可能在切口周围或骨盆或腹股沟区域出现疼痛、麻木和感觉障碍[61]。

在压迫性神经病变中,股神经病变是与妇科手术相关的最常见的神经病变[60]。它们可能发生在不恰当的手术体

位、手术牵拉压迫或手术解剖中[60]。与妇科手术相关的其他神经病变包括生殖股神经、髂腹下神经、髂骨腹股沟神经、闭孔神经和腓神经[60]。由于手术时骨盆肿块或牵开器放置造成的外部压迫，股外侧皮神经受到损伤，可导致一种罕见的并发症，称为感觉异常性股痛，其特征是疼痛和大腿外侧感觉异常[60]。

当根据临床病史和发现怀疑诊断时，手术后神经病变的广泛检查通常是不必要的。然而，当症状没有改善且神经病变的诊断不明确时，可能需要进行额外的检查，包括 MRI 或电生理研究，如 EMG 或神经传导研究，以排除复发性疾病[62]。

神经病变的治疗包括症状管理和支持性护理。止痛药可能对疼痛控制有效。加巴喷丁、曲马多和三环类抗抑郁药等药物也被用于治疗感觉障碍和感觉异常[63]。很少需要额外手术来切除术后神经瘤或修复切断的神经。对盆腔器官与周围神经结构的解剖结构的深入了解和仔细的手术定位将有助于减少妇科癌症引起的神经并发症的发生率[64]。

5.2　妇科放射治疗的神经并发症

原发性和转移性妇科肿瘤的治疗方法多种多样，包括外照射、近距离放射治疗和立体定向放射外科。肿瘤位置、大小和正常器官的邻近程度等因素会影响选择的放射方式。放射治疗，无论模式如何，都可能导致不良副作用。在某些情况下，辐射诱发的症状可能与实际肿瘤的症状相似，因此很难区分辐射损伤和局部、区域侵袭造成的损伤。骨盆原发性妇科肿瘤的放射治疗可导致腰骶神经丛病变，这是由于腰骶丛在放射场中的局限性[12]。辐射诱发的神经丛病通常是一种无痛的神经功能丧失，最常见的特征是腰骶丛神经根分布的双侧麻木和/或无力。这种现象对于区分累及腰骶丛的间位性疾病非常重要，这种疾病是典型的疼痛性单侧疾病，缺乏真正的神经功能缺陷[65]。从历史上看，所有类型的妇科癌症中，据估计 1% ~ 9% 的妇女会发生辐射诱发的神经丛病变，通常是一种迟发效应，平均在治疗后 5 年发生[65,66]。然而，神经丛的转移性累及通常发病较早（<1 年）[65]。尽管如此，腰骶神经丛成像被推荐用于放射治疗后腰部神经丛病变的患者，以排除转移性疾病，尽管成像的诊断敏感性可能有限[12]。肌电图也可能有帮助，因为 50% ~ 70% 的辐射诱发腰骶丛神经病变与多发性纤维性肌阵挛相关，这是一种典型的颤抖运动，几乎是辐射诱发丛神经病变的特征性改变。糖皮质激素可能有助于改善非自限性病例的症状[65]。

由于放射治疗技术的进步，骨盆原发性妇科肿瘤的放射治疗导致严重和/或慢性神经毒性的风险最小。在 PORTEC-3 试验中，比较了放化疗和单纯放疗，在随机分组后 5 年，单纯放疗组没有出现运动或感觉神经病变[67]。相反，放化疗组的 12 名患者（6%）报告为 2 级感觉神经病变，1 名患者报告为 2 度运动神经病变，还有 1 名患者出现其他 2 级神经后遗症。此外，3 名患者报告了 3 级神经副作用。类似地，在 GOG 249 研究中，骨盆放疗与阴道袖带近距离放疗后化疗的神经副作用病例也很少[68]。急性 1 级、2 级和 3 级毒性发生率如下：分别为 3.9% 和 41.7%，0.7% 和 6.9%，0% 和 1.5%。没有 4 级或 5 级急性神经副作用。

与颅骨照射相关的神经并发症在一定程度上可以反映所使用的辐射类型。例如，WBRT 可导致非特异性神经并发症，包括头痛、人格改变和认知缺陷。辐射相关痴呆的特征是智力下降和短期记忆问题，在头颅辐射后持续数月甚至数十年[65]。确保总辐射剂量小于 5 000cGy 有助于减少这些副作用[65]。尽管立体定向放射外科能最大限度地减少全脑损伤，但它可导致局部急性、亚急性和慢性并发症。在治疗的第一周内，不到 10% 的患者出现急性并发症，包括先前存在的局部神经功能缺损、头痛和癫痫发作的恶化[29,65]。嗜睡也是很常见的。然而，目前糖皮质激素的持续使用可能会减少与辐射相关的急性神经并发症。

放射性坏死是头颅放射治疗的最明确晚期并发症，约 8% ~ 16% 的患者在放射治疗后 4 个月至 4 年出现症状[65]。放射性坏死涉及两种机制：①通过微血管的变化，导致梗死和凝固性坏死；②直接破坏星形胶质细胞和少突胶质细胞，从而损伤脑组织，尤其是白质[69]。放射治疗的所有方式都可能发生放射性坏死，但更具体的放射治疗，即立体定向放射治疗和近距离放射治疗，其频率和时间进程尤其加快[65]。除了头痛和人格改变外，癫痫发作和局部缺陷也是常见的，反映了放射性坏死可能产生的肿瘤样效应。患者通常可以用皮质激素治疗。然而，约 5% ~ 10% 的放射坏死患者需要手术治疗以控制症状[29]。

除了缓解症状外，手术干预也可能是必要的，因为这是可靠确定肿块是否确实是先前治疗的肿瘤坏死或复发的唯一方法。在常规 CT 或 MRI 上无法可靠区分放射性坏死和肿瘤复发，因为两者都可能表现为异质性强化肿块，并伴有相关水肿。使用更精细的成像，如 MR 光谱和 PET，已获得支持和普及，因为这些技术通过提供有关所讨论区域的代谢和细胞活动的细节提供了见解。

其他较不常见的脑辐射副作用包括脑血管病变，包括加速动脉粥样硬化和卒中（由于放射诱导的动脉狭窄）、内分泌病变（最常见的原因是辐射诱导的原发性下丘脑功能障碍）和辐射诱导的肿瘤，包括脑膜瘤、肉瘤和不常见的胶质瘤[69]。感兴趣的脑神经，尤其是视神经和视交叉，对辐射极为敏感，如果不能充分保护免受高剂量辐射，可能会发生神经病变[69]。

脊髓辐射，无论是在针对脊柱转移的治疗领域，还是作为治疗原发性妇科肿瘤的副作用，都可能通过两种不同的机制导致神经并发症。首先，脊髓本身可能会受到影响，患者可能出现 Brown-Sequard 综合征，影响一半的脊髓，最终在数周到数月内发展为截瘫[69]。发病机制被认为与放射性坏死相似，因此潜在的过程是脊髓凝固性坏死，特别是影响白质。MRI 有助于评估脊髓水肿。或者，更常见的是骨盆肿瘤的放射治疗，患者在接受数月或数年的放射治疗后，可能出现纯粹的下运动神经元体征，包括松弛、萎缩和无反射。感觉、肠道和膀胱功能通常不受影响。这样一系列的体征和症状反映了脊髓灰质中前角细胞的直接损伤。这些神经并发症通常在几个月后稳定下来，患者通常能够保持行走能力[69]。

5.3　妇科癌症全身治疗的神经并发症

许多用于治疗妇科恶性肿瘤的化疗药物与远端感觉运

动周围神经病变的发生有关。紫杉醇,尤其是与顺铂或卡铂联合使用时,可导致高达60%的患者出现剂量限制性感觉或感觉运动神经病变[2,69]。虽然症状似乎是剂量有限的,但一些患者即使停止使用抗药性化疗药物,仍将继续患有感觉运动性周围神经病变[70]。与卡铂、顺铂、5-氟尿嘧啶、吉西他滨、替莫唑胺和拓扑替康相关的其他并发症包括头痛、精神错乱、虚弱、共济失调、急性脑病、癫痫、脑神经病变、听力损失、脊髓病和小脑综合征[71]。

最近,新的靶向疗法,如靶向抗体和聚(腺苷二磷酸核糖)聚合酶(PARP)抑制剂,正在越来越多地用于妇科恶性肿瘤的治疗[72,73]。然而,这些疗法与不良的神经影响有关。例如,贝伐单抗[靶向人血管内皮生长因子A(vascular endothelial growth factor A,VEGF-A)的单克隆抗体]的使用与高血压和血栓事件的风险增加相关,这可能增加后可逆性白质脑病综合征的风险[74,75]。使用PARP抑制剂,如奥拉帕利、尼拉帕利和ru-caparib,神经毒性的总发生率较低;最常见的神经毒性是疲劳和轻度味觉障碍[76,77]。

新的免疫疗法利用各种机制释放抗肿瘤免疫反应。使用免疫检查点阻滞剂(如彭布罗利珠单抗)产生的神经症状通常较轻,且对糖皮质激素有反应;通常不需要中断治疗。然而,在极少数情况下,已经注意到运动和感觉免疫介导的多发性神经病[78-80]。吉兰-巴雷综合征、重症肌无力和周围炎性神经病变的报告已被记录在使用这些药物的患者中[79]。此外,使用pembrolizumab(PD-1制剂)也发现了脱髓鞘性多神经根病[80]。与免疫治疗使用相关的神经毒性可能与原发性妇科癌症的转移性疾病并无不同。因此,鉴别和识别这些并发症对于患者的适当护理和治疗至关重要。

6 总 结

妇科癌症可能与多种神经系统并发症有关,可能是由于潜在的肿瘤疾病,也可能是渐进治疗的结果。具体而言,妇科癌症患者有肿瘤侵犯或压迫腰骶神经丛的风险,并遭受典型副肿瘤综合征的削弱作用。脑和脊柱转移正成为一种更常见的表现,因为对原发性疾病的更有效治疗使患者能够存活足够长的时间,以发展这种转移性受累。包括CT、MRI和PET在内的多参数成像可以更早、更清晰地诊断局部区域扩散和神经结构的远处受累。妇科癌症原发肿瘤和转移的治疗,如手术、放疗和系统治疗,包括新的靶向治疗和免疫调节剂,本身可能导致神经后遗症。预计随着这些治疗干预措施的不断发展,其相关的神经并发症将变得更加明显。认识到妇科癌症的神经并发症及其治疗可能会提高患者的生活质量,因为这些疾病的长期生存率会增加。

(王嵩 译,高志波 审校)

参考文献

1. Ramchandren S, Dalmau J. Metastases to the peripheral nervous system. *J Neurooncol*. 2005;75(1):101–110.
2. Wen PY, Schiff D. Neurologic complications of solid tumors. *Neurol Clin*. 2003;21(1):107–140. viii.
3. American Cancer Society. *Cancer Facts & Figures 2020*. Atlanta: American Cancer Society; 2020.
4. Braun MM, Overbeek-Wager EA, Grumbo RJ. Diagnosis and management of endometrial cancer. *Am Fam Physician*. 2016;93(6):468–474.
5. Hacker NF, Rao A. Surgical management of lung, liver and brain metastases from gynecological cancers: a literature review. *Gynecol Oncol Res Pract*. 2016;3:7.
6. Nasioudis D, Persaud A, Taunk NK, Latif NA. Brain metastases from gynecologic malignancies: prevalence and management. *Am J Clin Oncol*. 2020;43(6):418–421.
7. Dadlani R, Furtado SV, Ghosal N, Prasanna KV, Hegde AS. Unusual clinical and radiological presentation of metastatic choriocarcinoma to the brain and long-term remission following emergency craniotomy and adjuvant EMA-CO chemotherapy. *J Cancer Res Ther*. 2010;6(4):552–556.
8. Mahmoud-Ahmed AS, Kupelian PA, Reddy CA, Suh JH. Brain metastases from gynecological cancers: factors that affect overall survival. *Technol Cancer Res Treat*. 2002;1(4):305–310.
9. Planner AC, Donaghy M, Moore NR. Causes of lumbosacral plexopathy. *Clin Radiol*. 2006;61(12):987–995.
10. Jaeckle KA, Young DF, Foley KM. The natural history of lumbosacral plexopathy in cancer. *Neurology*. 1985;35(1):8–15.
11. Saphner T, Gallion HH, Van Nagell JR, Kryscio R, Patchell RA. Neurologic complications of cervical cancer. A review of 2261 cases. *Cancer*. 1989;64(5):1147–1151.
12. Abrey LE. Female reproductive tract cancers. In: Schiff D, Wen PY, eds. *Cancer Neurology in Clinical Practice*. Totowa, NJ: Humana Press; 2003:397–403.
13. Abrey LE. Neurologic complications of female reproductive tract cancer. In: Schiff D, Kesari S, Wen PY, eds. *Cancer Neurology in Clinical Practice: Neurologic Complications of Cancer and its Treatment*. Totowa, NJ: Humana Press; 2008:449–458.
14. Liu A, Sankey EW, Goodwin CR, et al. Postoperative survival and functional outcomes for patients with metastatic gynecological cancer to the spine: case series and review of the literature. *J Neurosurg Spine*. 2016;24(1):131–144.
15. Hussain I, Pennicooke BH, Baaj AA. Introduction to spinal metastases. In: Ramakrishna R, Magge RS, Baaj AA, Knisely JPS, eds. *Central Nervous System Metastases: Diagnosis and Treatment*. Cham: Springer International Publishing; 2020:487–494.
16. Paulino Pereira NR, Ogink PT, Groot OQ, et al. Complications and reoperations after surgery for 647 patients with spine metastatic disease. *Spine J*. 2019;19(1):144–156.
17. Yamada S, Tsuyoshi H, Yamamoto M, et al. Prognostic value of 16α-[18F]-fluoro-17β-estradiol positron emission tomography as a predictor of disease outcome in endometrial cancer: a prospective study. *J Nucl Med*. 2020;62(5):636–642.
18. Patchell RA, Tibbs PA, Regine WF, et al. Direct decompressive surgical resection in the treatment of spinal cord compression caused by metastatic cancer: a randomised trial. *Lancet*. 2005;366(9486):643–648.
19. Yahanda AT, Buchowski JM, Wegner AM. Treatment, complications, and outcomes of metastatic disease of the spine: from Patchell to PROMIS. *Ann Transl Med*. 2019;7(10):216.
20. Laufer I, Rubin DG, Lis E, et al. The NOMS framework: approach to the treatment of spinal metastatic tumors. *Oncologist*. 2013;18(6):744–751.
21. Vecht CJ, Haaxma-Reiche H, van Putten WL, de Visser M, Vries EP, Twijnstra A. Initial bolus of conventional versus high-dose dexamethasone in metastatic spinal cord compression. *Neurology*. 1989;39(9):1255–1257.
22. Stewart PA, Hayakawa K, Farrell CL, Maestro RFD. Quantitative study of microvessel ultrastructure in human peritumoral brain tissue. *J Neurosurg*. 1987;67(5):697.
23. Kim SB, Hwang K, Joo JD, Han JH, Kim YB, Kim CY. Outcomes in 20 gynecologic cancer patient with brain metastasis: a single institution retrospective study. *Brain Tumor Res Treat*. 2017;5(2):87–93.
24. Ogawa K, Yoshii Y, Aoki Y, et al. Treatment and prognosis of brain metastases from gynecological cancers. *Neurol Med Chir (Tokyo)*. 2008;48(2):57–62. discussion 62–53.
25. Robinson JB, Morris M. Cervical carcinoma metastatic to the brain. *Gynecol Oncol*. 1997;66(2):324–326.
26. Wong ET, Berkenblit A. The role of topotecan in the treatment of brain metastases. *Oncologist*. 2004;9(1):68–79.
27. Parker RG, Janjan NA, Selch MT. Intracranial metastases. In:

Radiation Oncology for Cure and Palliation. Berlin, Heidelberg: Springer Berlin Heidelberg; 2003:29–35.

28. Soffietti R, Cornu P, Delattre JY, et al. EFNS guidelines on diagnosis and treatment of brain metastases: report of an EFNS Task Force. *Eur J Neurol.* 2006;13(7):674–681.

29. Wen PY, Loeffler JS. Brain metastases. *Curr Treat Options Oncol.* 2000;1(5):447–457.

30. Glantz MJ, Cole BF, Forsyth PA, et al. Practice parameter: anticonvulsant prophylaxis in patients with newly diagnosed brain tumors. Report of the Quality Standards Subcommittee of the American Academy of Neurology. *Neurology.* 2000;54(10):1886–1893.

31. Patchell RA, Tibbs PA, Walsh JW, et al. A randomized trial of surgery in the treatment of single metastases to the brain. *N Engl J Med.* 1990;322(8):494–500.

32. Breneman JC, Warnick RE, Albright Jr RE, et al. Stereotactic radiosurgery for the treatment of brain metastases. *Cancer.* 1997;79(3):551–557.

33. Kurtz JM, Gelber R, Brady LW, Carella RJ, Cooper JS. The palliation of brain metastases in a favorable patient population: a randomized clinical trial by the Radiation Therapy Oncology Group. *Int J Radiat Oncol Biol Phys.* 1981;7(7):891–895.

34. Chura JC, Shukla K, Argenta PA. Brain metastasis from cervical carcinoma. *Int J Gynecol Cancer.* 2007;17(1):141–146.

35. Melichar B, Urminská H, Kohlová T, Nová M, Česák T. Brain metastases of epithelial ovarian carcinoma responding to cisplatin and gemcitabine combination chemotherapy: a case report and review of the literature. *Gynecol Oncol.* 2004;94(2):267–276.

36. Cormio G, Gabriele A, Maneo A, Zanetta G, Bonazzi C, Landoni F. Complete remission of brain metastases from ovarian carcinoma with carboplatin. *Eur J Obstet Gynecol Reprod Biol.* 1998;78(1):91–93.

37. van den Bent MJ. The role of chemotherapy in brain metastases. *Eur J Cancer.* 2003;39(15):2114–2120.

38. Santillan A, Bristow RE. Paraneoplastic cerebellar degeneration in a woman with ovarian cancer. *Nat Clin Pract Oncol.* 2006;3(2):108–112.

39. Dalmau J, Rosenfeld MR. Paraneoplastic syndromes of the CNS. *Lancet Neurol.* 2008;7(4):327–340.

40. Posner JB, Dalmau J. Paraneoplastic syndromes. *Curr Opin Immunol.* 1997;9(5):723–729.

41. Rojas-Marcos I, Rousseau A, Keime-Guibert F, et al. Spectrum of paraneoplastic neurologic disorders in women with breast and gynecologic cancer. *Medicine (Baltimore).* 2003;82(3):216–223.

42. Viau M, Renaud MC, Grégoire J, Sebastianelli A, Plante M. Paraneoplastic syndromes associated with gynecological cancers: a systematic review. *Gynecol Oncol.* 2017;146(3):661–671.

43. Vogrig A, Gigli GL, Segatti S, et al. Epidemiology of paraneoplastic neurological syndromes: a population-based study. *J Neurol.* 2020;267(1):26–35.

44. Zaborowski MP, Spaczynski M, Nowak-Markwitz E, Michalak S. Paraneoplastic neurological syndromes associated with ovarian tumors. *J Cancer Res Clin Oncol.* 2015;141(1):99–108.

45. Albert ML, Darnell JC, Bender A, Francisco LM, Bhardwaj N, Darnell RB. Tumor-specific killer cells in paraneoplastic cerebellar degeneration. *Nat Med.* 1998;4(11):1321–1324.

46. Leypoldt F, Wandinger KP. Paraneoplastic neurological syndromes. *Clin Exp Immunol.* 2014;175(3):336–348.

47. Cao Y, Abbas J, Wu X, Dooley J, van Amburg AL. Anti-Yo positive paraneoplastic cerebellar degeneration associated with ovarian carcinoma: case report and review of the literature. *Gynecol Oncol.* 1999;75(1):178–183.

48. Kråkenes T, Herdlevaer I, Raspotnig M, Haugen M, Schubert M, Vedeler CA. CDR2L is the major Yo antibody target in paraneoplastic cerebellar degeneration. *Ann Neurol.* 2019;86(2):316–321.

49. Greenlee JE, Clawson SA, Hill KE, et al. Anti-Yo antibody uptake and interaction with its intracellular target antigen causes Purkinje cell death in rat cerebellar slice cultures: a possible mechanism for paraneoplastic cerebellar degeneration in humans with gynecological or breast cancers. *PLoS One.* 2015;10(4), e0123446.

50. Vialatte de Pémille C, Berzero G, Small M, et al. Transcriptomic immune profiling of ovarian cancers in paraneoplastic cerebellar degeneration associated with anti-Yo antibodies. *Br J Cancer.* 2018;119(1):105–113.

51. Storstein A, Krossnes BK, Vedeler CA. Morphological and immunohistochemical characterization of paraneoplastic cerebellar degeneration associated with Yo antibodies. *Acta Neurol Scand.* 2009;120(1):64–67.

52. Small M, Treilleux I, Couillault C, et al. Genetic alterations and tumor immune attack in Yo paraneoplastic cerebellar degeneration. *Acta Neuropathol.* 2018;135(4):569–579.

53. Yshii L, Bost C, Liblau R. Immunological bases of paraneoplastic cerebellar degeneration and therapeutic implications. *Front Immunol.* 2020;11:991.

54. Graus F, Illa I, Agusti M, Ribalta T, Cruz-Sanchez F, Juarez C. Effect of intraventricular injection of an anti-Purkinje cell antibody (anti-Yo) in a guinea pig model. *J Neurol Sci.* 1991;106(1):82–87.

55. Schubert M, Panja D, Haugen M, Bramham CR, Vedeler CA. Paraneoplastic CDR2 and CDR2L antibodies affect Purkinje cell calcium homeostasis. *Acta Neuropathol.* 2014;128(6):835–852.

56. Tanaka K, Tanaka M, Igarashi S, Onodera O, Miyatake T, Tsuji S. Trial to establish an animal model of paraneoplastic cerebellar degeneration with anti-Yo antibody. 2. Passive transfer of murine mononuclear cells activated with recombinant Yo protein to paraneoplastic cerebellar degeneration lymphocytes in severe combined immunodeficiency mice. *Clin Neurol Neurosurg.* 1995;97(1):101–105.

57. Yshii L, Pignolet B, Mauré E, et al. IFN-γ is a therapeutic target in paraneoplastic cerebellar degeneration. *JCI Insight.* 2019;4(7).

58. Shams'ili S, Grefkens J, de Leeuw B, et al. Paraneoplastic cerebellar degeneration associated with antineuronal antibodies: analysis of 50 patients. *Brain.* 2003;126(Pt 6):1409–1418.

59. Dalmau J, Posner J. Neurological paraneoplastic syndromes. *Neuroscientist.* 1998;4:443–453.

60. Abdalmageed OS, Bedaiwy MA, Falcone T. Nerve injuries in gynecologic laparoscopy. *J Minim Invasive Gynecol.* 2017;24(1):16–27.

61. Ducic I, Moxley M, Al-Attar A. Algorithm for treatment of postoperative incisional groin pain after cesarean delivery or hysterectomy. *Obstet Gynecol.* 2006;108(1):27–31.

62. Herrera-Ornelas L, Tolls RM, Petrelli NJ, Piver S, Mittelman A. Common peroneal nerve palsy associated with pelvic surgery for cancer. *Dis Colon Rectum.* 1986;29(6):392–397.

63. Stubblefield MD, Vahdat LT, Balmaceda CM, Troxel AB, Hesdorffer CS, Gooch CL. Glutamine as a neuroprotective agent in high-dose paclitaxel-induced peripheral neuropathy: a clinical and electrophysiologic study. *Clin Oncol (R Coll Radiol).* 2005;17(4):271–276.

64. Irvin W, Andersen W, Taylor P, Rice L. Minimizing the risk of neurologic injury in gynecologic surgery. *Obstet Gynecol.* 2004;103(2):374–382.

65. Tasdemiroglu E, Kaya A, Bek S, et al. Neurologic complications of cancer: part 2: vascular, infectious, paraneoplastic, neuromuscular, and treatment-related complications. *Neurosurg Q.* 2004;14:133–153.

66. Cross NE, Glantz MJ. Neurologic complications of radiation therapy. *Neurol Clin.* 2003;21(1):249–277.

67. de Boer SM, Powell ME, Mileshkin L, et al. Adjuvant chemoradiotherapy versus radiotherapy alone for women with high-risk endometrial cancer (PORTEC-3): final results of an international, open-label, multicentre, randomised, phase 3 trial. *Lancet Oncol.* 2018;19(3):295–309.

68. Randall ME, Filiaci V, McMeekin DS, et al. Phase III trial: adjuvant pelvic radiation therapy versus vaginal brachytherapy plus paclitaxel/carboplatin in high-intermediate and high-risk early stage endometrial cancer. *J Clin Oncol.* 2019;37(21):1810–1818.

69. Keime-Guibert F, Napolitano M, Delattre JY. Neurological complications of radiotherapy and chemotherapy. *J Neurol.* 1998;245(11):695–708.

70. Loprinzi CL, Lacchetti C, Bleeker J, et al. Prevention and management of chemotherapy-induced peripheral neuropathy in survivors of adult cancers: ASCO guideline update. *J Clin Oncol.* 2020;38(28):3325–3348.

71. Plotkin SR, Wen PY. Neurologic complications of cancer therapy. *Neurol Clin.* 2003;21(1):279–318. x.

72. Tewari KS, Burger RA, Enserro D, et al. Final overall survival of a randomized trial of bevacizumab for primary treatment of ovarian cancer. *J Clin Oncol.* 2019;37(26):2317–2328.

73. Pothuri B, O'Cearbhaill R, Eskander R, Armstrong D. Frontline PARP inhibitor maintenance therapy in ovarian cancer: a Society of Gynecologic Oncology practice statement. *Gynecol Oncol.*

2020;159(1):8–12.

74. Tlemsani C, Mir O, Boudou-Rouquette P, et al. Posterior reversible encephalopathy syndrome induced by anti-VEGF agents. *Target Oncol.* 2011;6(4):253–258.

75. Seet RC, Rabinstein AA. Clinical features and outcomes of posterior reversible encephalopathy syndrome following bevacizumab treatment. *QJM.* 2012;105(1):69–75.

76. Shaw HM, Hall M. Emerging treatment options for recurrent ovarian cancer: the potential role of olaparib. *Onco Targets Ther.* 2013;6:1197–1206.

77. Swisher EM, Lin KK, Oza AM, et al. Rucaparib in relapsed, platinum-sensitive high-grade ovarian carcinoma (ARIEL2 Part 1): an international, multicentre, open-label, phase 2 trial. *Lancet Oncol.* 2017;18(1):75–87.

78. Liao B, Shroff S, Kamiya-Matsuoka C, Tummala S. Atypical neurological complications of ipilimumab therapy in patients with metastatic melanoma. *Neuro Oncol.* 2014;16(4):589–593.

79. Thaipisuttikul I, Chapman P, Avila EK. Peripheral neuropathy associated with ipilimumab: a report of 2 cases. *J Immunother.* 2015;38(2):77–79.

80. de Maleissye MF, Nicolas G, Saiag P. Pembrolizumab-induced demyelinating polyradiculoneuropathy. *N Engl J Med.* 2016;375(3):296–297.

第 22 章

胃肠道恶性肿瘤的神经系统并发症

Denise Leung[a]、Moh'd Khushman[b] 和 Larry Junck[a]

[a]Department of Neurology, University of Michigan, Ann Arbor, MI, United States, [b]Department of Hematology-Oncology, The University of Alabama at Birmingham, Birmingham, AL, United States

1 胃肠道肿瘤概述

胃肠道(gastrointestinal, GI)肿瘤很常见,占癌症死亡人数的28%[1]。在美国,结直肠癌和胰腺癌在胃肠道肿瘤中的发病率最高,前者是癌症致死的第三大原因,后者是第四大原因(表22-1)[1],紧随其后的分别是胃癌和食管癌。大多数病理类型是腺癌。

表 22-1 2020 年美国胃肠道肿瘤估算的新发病例和死亡人数

癌症类型	每年病例数	每年死亡数	癌症死亡率/%
胃肠道总计	333 680	167 790	27.7
具体部位:			
食管	18 440	16 170	2.7
胃	27 600	11 010	1.8
小肠	11 110	1 700	0.3
结直肠	147 950	53 200	8.8
肛门,肛管,肛肠	8 590	1 350	0.2
肝脏和肝内胆管	42 810	30 160	5.0
胆囊和其他胆管	11 980	4 090	0.7
胰腺	57 600	47 050	7.8
其他消化器官	7 600	3 060	0.5
总计	1 806 590	606 520	100.00

From Siegel RL, Miller KD, Jemal A. Cancer statistics, 2020. CA Cancer J Clin. 2020;70(1):7-30.

1.1 食管癌

食管癌表现为吞咽困难,常常伴有体重下降。它有两种不同的病理类型:鳞状细胞癌和腺癌,两者都在男性中更为常见[2]。食管癌的发病率在过去10年中呈逐年下降趋势。

鳞状细胞癌可发生在整个食管,并与饮酒和吸烟密切相关[2]。鳞状细胞癌以前常见,但现在只占食管癌病例的30%。最初的复发部位通常是原发灶或邻近部位。

相较而言,腺癌在食管远端多发,而且占的比例越来越高[2]。腺癌的发病也与饮酒和吸烟有关,亦与肥胖有关。腺癌可以从反流病–食管炎(Barrett 食管)引起的化生发展而来,复发可以是远隔部位。

对于这两种类型的食管癌,可以采用手术、放疗、化疗、靶向治疗和免疫治疗。多年来,治疗方法有所改进,生存率也有所提高[2]。5年生存率已从20世纪70年代的5%提高到近年来的20%[2]。

1.2 胃癌

相较于在美国,胃癌在全世界范围内是更重要的导致死亡的原因。胃癌几乎都是腺癌[3]。类癌和胃肠道间质瘤(gastrointestinal stromal tumors, GIST)也可起源于胃,但较为罕见[2]。吸烟者胃癌的发病率是普通人的两倍,幽门螺杆菌感染是诱发胃癌的重要原因,尤其是在胃的远端。恶性贫血引起的萎缩性胃炎同样是一个危险因素。胃癌的发病率随地理位置的不同而变化,这可能与饮食习惯和幽门螺杆菌的感染率有关。

CDH-1 基因突变引起的遗传性弥漫性胃癌综合征罕见[4]。但在这类人群的一生中,患胃癌的风险高达80%[2],患有这种综合征的女性也有患乳腺癌的风险。患有 BRCA-1 或 BRCA-2 突变的人或患有李-佛美尼综合征(Li-Fraumeni syndrome, LFS)的人可能具有更高的患胃癌风险[5-7],有李-佛美尼综合征的人特别是有这种癌症家族史的易患早发胃癌[6]。

在北美,胃癌的主要发生部位已从远端胃转移到近端胃[6]。胃癌通常表现为体重减轻(归因于厌食、恶心、吞咽困难或饱腹感)和腹部疼痛,诊断依赖于内窥镜活检,CT 可用于评估疾病的程度。如果肿瘤局限于胃,手术治疗有治愈的机会,但大多数患者术后会出现复发。多数患者就诊时已属晚期,转移最常见的部位是局部淋巴结、肝脏和腹膜。

1.3 肝细胞癌

肝细胞癌有几种亚型,但明确亚型并不改变治疗和预后[2]。然而,纤维细胞型虽然罕见但值得注意,最常发生于35岁以下的女性,而且预后较好。大多数其他亚型的肝细胞癌发生在肝硬化及慢性肝病患者中[2]。因为可以导致肝硬化,所以慢性乙型和丙型病毒性肝炎以及酒精是最重要的危险因素,吸烟同样也会增加这种风险[2]。在某些撒哈拉以南非洲和东南亚国家,肝癌的发病率比美国高得多[2]。

肝癌通常表现为右上腹疼痛、腹部增大或体重减轻[8]。部分患者有低血糖、红细胞增多症、高钙血症和高胆固醇血症等间接征象。诊断是通过经皮穿刺活检或者通过伴血清甲胎蛋白（alpha-fetoprotein，AFP）升高的特征性影像学检查确诊的。手术切除或肝移植仅在少数情况下是可行的。在适当的情况下，也可以使用各种消融或栓塞技术或放射疗法[2]。化疗对晚期肝癌是无效的。在过去的几年里，我们看到了系统性治疗方面取得了一些进展，其中免疫治疗和靶向治疗提高了患者的生存率[10-16]。肝癌最常见的转移部位是局部淋巴结、肺和骨骼。

肝母细胞瘤是一种发生在4岁以下儿童的罕见癌症[2]，肿瘤细胞很像胎儿肝细胞，大多数病例都能通过手术和化疗成功治疗[2]。

1.4 胆囊和胆管癌

胆囊和胆管的癌症（胆管细胞型肝癌）通常是腺癌。胆囊癌往往是胆石症的胆囊切除术中的意外发现[17]；如果该疾病局限，经胆囊切除术通常是可以治愈的，晚期肿瘤可能出现黄疸或体重减轻。这类疾病在某些亚洲和南美国家更为常见，因为这些地区的肝吸虫感染率很高。危险因素包括胆石症、慢性炎症和包括幽门螺杆菌感染在内的慢性感染。原发于肝内或肝外胆管癌并不常见，手术治疗可以治愈，放射或化疗亦可以降低复发风险[18]。很多患者就诊时已是晚期，无法手术切除且预后差。靶向治疗和免疫治疗可用于部分患者，转移可发生于淋巴结、肝脏和肺部[2]。

1.5 胰腺癌

胰腺癌占美国癌症死亡的7%[1]，最重要的危险因素是吸烟[2]。其他风险因素包括肥胖、糖尿病和慢性胰腺炎。由*PRSS-1*基因突变引起的家族性胰腺炎患者的发病风险较高[19]。

胰腺癌最常见的表现包括放射到背部的上腹部疼痛、体重减轻和黄疸[2]。通常CT、MR、超声或胰胆管造影可以发现肿瘤，少数肿瘤是可以通过胰腺十二指肠切除术（Whipple手术）切除。在大多数情况下，组织学诊断依靠内镜超声引导下细针穿刺或CT引导下对原发性或转移性病灶进行活检实现的。手术、消融术、放疗、化疗、靶向治疗或免疫治疗可以作为适合患者的合理治疗选择。胰腺癌通常通过侵犯邻近结构和转移到肝脏而扩散，5年相对生存率（所有时期综合起来）为9%[2]。

1.6 结直肠癌

结直肠癌的风险因素包括结肠息肉、糖尿病、肥胖、体力活动少及富含红肉和加工肉类的饮食[20]。最常见的表现症状是腹痛、排便习惯改变、血便或黑便，随之出现疲劳、贫血和体重下降。诊断通常通过结肠镜活检，有手术可能的直接进行手术切除，对局部病灶的治疗可以采用外科手术，但包括对已经扩散到淋巴结的疾病和远处转移的疾病可以化疗。最常见的转移部位为局部淋巴结、肝脏、肺和腹膜。

1.6.1 结直肠和中枢神经系统肿瘤遗传综合征

从历史上看，特科特综合征是常见于患有结肠直肠癌和中枢神经系统肿瘤的家族[21-22]。它与两种不同的种系缺陷有关，这些缺陷会增加患结肠直肠癌的风险，两种都是常染

色体显性遗传。

第一种是家族性腺瘤性息肉病（familial adenomatous polyposis，FAP），其中结肠腺瘤性息肉病（adenomatous polyposis coli，APC）存在多种种系基因突变，所有这些突变导致出现了截短的蛋白质[23]。基因的突变位置与癌症发病年龄、风险程度、存活率和结肠外疾病有关。患者在童年和青少年时期会出现多个腺瘤性息肉，并且结直肠癌的发病率几乎为100%。明确诊断时的平均年龄为39岁，比没有FAP的患者年轻得多。年轻合并多发腺瘤增加了结肠直肠癌的风险；腺瘤本身并不比那些散发性的腺瘤恶性程度高，建议对已确诊的典型FAP基因携带者进行预防性结肠切除术。FAP是约占结直肠癌的1%。基于APC基因的突变位点，一些家族具有以下特征表现，包括硬纤维瘤、甲状腺肿瘤、肝母细胞瘤、皮肤囊肿、眼底色素病变、眼底病变、骨瘤和骨硬化性颌骨病变（加德纳综合征）。FAP患者患髓母细胞瘤的风险虽然不高但风险增加（中位数发病年龄，14岁；范围：5～26岁）；有此问题者被认为是特科特综合征[23]。

导致特科特综合征的另一种种系突变类型是遗传性非息肉病结直肠癌（hereditary nonpolyposis colorectal cancer，HNPCC）或林奇综合征。这种综合征的遗传缺陷发生在DNA错配修复基因上，其中有几个基因已经被确认（*MLH1*、*MSH2*、*MSH6*、*PMS2*、*EPCAM*），可以导致DNA复制错误、微小病灶不稳定性以及对结肠直肠肿瘤的易感性。这些家族通常很少有息肉，但在年轻时就会发生结直肠癌，比散发型早15～20年。据估计，HNPCC占结直肠癌的3%～5%。在某些家系可能发生肠外肿瘤，常为子宫或上消化道恶性肿瘤。HNPCC中的中枢神经系统肿瘤一般是胶质母细胞瘤（中位年龄，33岁；范围：4～35岁）[24]。

在结肠息肉病或结直肠癌患者中，年轻时若发生脑肿瘤，表现或转移的位置不典型应该考虑是特科特综合征。应追查家族史，并提供医学遗传学咨询。

要注意还存在其他患息肉病但不合并中枢神经系统肿瘤的遗传综合征。其中一个例子是MUTYH相关性息肉，这种疾病的表型因基因型、表观遗传学和环境因素而不同。另一个例子是色素沉着-息肉综合征，患者会出现消化道的错构瘤，罹患结肠直肠癌和其他癌症（如乳腺癌、卵巢癌、胰腺癌）的风险更高。

1.7 神经内分泌肿瘤（类癌）

神经内分泌肿瘤（neuroendocrine neoplasm，NEN）是一类混合型的恶性肿瘤，其细胞具有类似于5-羟色胺神经元的致密核心颗粒（即"神经"特性），并具有制造和分泌单胺类物质的能力（"内分泌"特性）[26]。既往分化良好的胃肠胰腺NEN称为类癌。在目前的实践中，它们被分为低级别或高级别肿瘤，这对于预后评估和治疗决策更有用[27]。这类肿瘤最常起源于胃肠道（62%～67%），其次是肺（22%～27%）[26]。胃肠道NEN在非裔美国人多发而肺部NEN更常见于高加索人中。NEN多发于女性（2.5∶1），并且发病率一直在增加，这与对此病认识的提高有关。患病率较低并符合孤儿病状态的标准（在美国小于20万）。在那些起源于胃肠道的NEN中，最常见于小肠和直肠[2]。其次常见的位置包括结肠、阑

尾和胃。只有少数(<1%)伴有类癌综合征如发作性腹泻和面色潮红,由肿瘤释放 5-羟色胺引起的,通常发生在晚期肝转移的患者中[26]。胃肠道类癌更常见的症状主要有肠梗阻、消化道出血和黑便,许多 NEN 包括一些已经发生转移 NEN 是无症状的。它们的生物学行为比常见的胃肠道腺癌侵袭性要小得多。

大多数 NEN 是偶发的,但也有一些与某些遗传性综合征有关[26]。其中包括希佩尔·林道综合征(Von Hippel-Lindau syndrome,VHL 综合征)、多发性内分泌肿瘤 1 型(multiple endocrine neoplasia type-1,MEN-1)、MEN-2、结节性硬化症和神经纤维瘤病。在 15% 的患者中发生 mTOR 通路基因突变,使 mTOR 抑制剂成为一种治疗方法的合理选择,NEN 的血管非常丰富,使得血管内皮生长因子抑制剂也成为治疗方法选择。

女性发病率高可能是选择偏倚引起的,由于为排除妇科疾病引起的绝经前下腹痛妇女接受了更多的诊断性腹腔镜检查[26]。包括内窥镜检查、CT、MRI、超声波和 PET 多种影像方法可用于诊断。对于非转移性患者,手术切除是最佳的治疗方法,肿瘤定位至关重要。常见的肿瘤标志物包括尿液中的 5-羟色胺的终产物(5-HIAA)和血清中的 CgA,后者更为敏感。因为胃肠道 NEN 通常表达生长抑素受体,所以奥曲肽和生长抑素可以用于标记进行放射性核素扫描诊断。

对非转移瘤手术切除可以治愈[26],辅助治疗的作用尚不清楚。消融、栓塞或选择性的内放疗可用于治疗肝脏 NEN。系统性治疗可选择多种化疗方法或包括生长抑素类似物的靶向治疗等。

Patchell 和 Posner[28] 报告了 219 名类癌患者中有 36 例神经系统并发症。他们发现 14 例硬膜外脊髓压迫(epidural spinal cord compression,ESCC),13 例有脑转移,1 例有颅底转移,1 例有软脑膜转移,还有 5 例神经丛或神经受累。1 例患有类癌瘤肌病,这是一种公认的 5-羟色胺累及肌肉的并发症,用赛庚啶(一种 5-羟色胺拮抗剂)治疗有作用[29-32]。ESCC 也有报道,但罕见,类癌可被认为是一种副肿瘤综合征。据报道,神经系统副肿瘤综合征与支气管类癌瘤有关,但对消化道类癌几乎没有了解[28]。

2　胃肠道肿瘤的神经并发症

虽然肺癌和乳腺癌通常以脑转移和脑膜转移的形式扩散到神经系统,但胃肠道癌则不太常见,胃肠道腺癌的脑转移和脑膜转移发生率较低。这表明肺癌和乳腺癌的高转移率是由于起源于这些器官的原因,而不是腺癌的一般特性。骨转移导致的脊髓压迫也是相当少见的。结直肠癌是导致腰骶部神经丛受累的最常见原因,副肿瘤综合征在消化道肿瘤中相当罕见。治疗消化道恶性肿瘤化疗方案的神经毒性是一个相当常见和重要的问题。

胃肠道肿瘤的转移方式上具有引人关注的特点。胃癌似乎有更大的脑膜转移风险,而结直肠癌则更容易转移到脑部,肝脏和胰腺的肿瘤很少转移到其他部位。硬膜外脊髓受压的风险在结直肠癌和胃癌中最高。肝癌扩散到骨骼的可能性最大,但很少引起硬膜外脊髓压迫。

2.1　脑转移瘤

近 20% 的癌症患者会发生脑转移,但据认为真实的发生率更高,因为这些估计往往只包括那些考虑进行治疗的患者[33]。尸检研究表明其发病率可能高达 40%。随着初始癌症诊断后总体生存结果的持续改善和筛查的增加,这一数字可能会进一步增加。随着原发病的进展脑转移的风险会增加,晚期原发疾病脑转移并不常见。与某些其他癌症(如肺癌、乳腺癌和黑色素瘤)相比,胃肠道原发肿瘤的脑转移并不常见。目前还不清楚为什么有些癌症偏向于脑转移[33],但从各种分子或基因分析中得到了一些有趣的新见解,例如,在结肠直肠癌的低甲基化和侵袭性转移之间存在着某种联系。其他研究表明,脑转移瘤与其对应的原发肿瘤相比存在基因差异。

胃肠道肿瘤脑转移发生率不到 4%[3],但这一比率正在上升[33]。在消化道肿瘤中,结直肠癌的脑转移发生率最高(表 22-2[34];也见于 Esmaeilzadeh 等报道[35])。Nussbaum 等[36] 报道,消化道肿瘤更多出现单发的脑转移瘤(67%),比其他肿瘤出现单发脑转移(占所有转移患者的 53%)更常见。胃肠道癌症(31% 的病例单发转移灶)比其他癌症(占所有单发病例的 18%)更常发生小脑转移。

表 22-2　原发性消化道癌症患者在所有原发肿瘤的 2 382 名患者中的比例

癌症类型	病例数量	在所有患者中脑转移的比例/%
胃肠道总数	119	5.0
具体位置		
食管	13	0.5
胃	8	0.3
肝	2	0.1
胆囊和胆道	0	0.0
胰	4	0.2
结肠直肠	92	3.9

Reproduced with permission from Junck L, Zalupski MM. Neurological complications of GI cancers. In: Newton HB, Malkin MG, eds. Neurological Complications of Systemic Cancer and Antineoplastic Therapy. 1st ed. Boca Raton, FL: CRC Press; 2010: 312-335.

原发性消化道癌症合并脑转移患者的最佳治疗方法与其他原发性癌症的治疗方法相同。美国国家综合癌症网(NCCN)的脑转移瘤指南与在原发肿瘤中几乎没有区别[37]。治疗方式包括手术切除,如果转移瘤是可切除的单一病灶,而且手术风险不大及全身系统疾病可控,手术切除也可适用于控制占位效应及症状。手术切除后通常进行放疗。全脑放射治疗(whole brain radiation,WBRT)或立体定向放射治疗(stereotactic radiosurgery,SRS)取决于几个因素,包括脑肿瘤的总体积、转移瘤的数量和适度的全身治疗方案。一般来说,如果肿瘤的数量少和体积较小,SRS 是首选。如果采用 WBRT,在可能的情况下尽量避开海马区。化疗对消化道原发癌和脑转移的患者有一定的益处,一些靶向药物或免疫疗法具有良好的脑组织穿透力,对某些特定患者是较好选择。地塞米松可以实质性缓解水肿相关的症状。

Gaspar 等[38]基于一个使用递归分割的评分系统分析（recursive partitioning analysis，RPA）将所有原发肿瘤的脑转移患者分出 3 个预后等级。他们使用年龄、卡诺夫斯基评分（Karnofsky performance score，KPS）、原发肿瘤控制状态和有无颅外转移进行评分，3 种不同的 RPA 等级的中位生存期为 2.3、4.2 和 7.1 个月。最近尝试阐明诊断特异性指数而做出了预后评估分级（graded prognostic assessment，GPA）。有人指出，对于消化道癌症，年龄、KPS、有无颅外转移以及脑转移的数量与预后有关[38]。患者被分为 4 组，各组的中位生存期分别为 3、7、11 和 17 个月，其中超过 30% 的患者属于预后最差组。

2.1.1 食管癌脑转移

食管癌的脑转移很可能是通过巴特森脊椎静脉丛完成的，因为此处提供了中枢神经系统和食管之间的沟通[3]。这种转移很罕见，发生率少于患者的 2%。Go 等[3]指出，全世界文献中仅报道了大约 100 个临床或尸检病例，诊断食管癌和脑转移的中位间隔时间为 5.6 至 12.3 个月不等。原发肿瘤分期高和肿瘤体积大的患者更易出现脑转移。他们认为肿瘤的组织学可能不是独立的影响脑转移的风险因素，因为西方人多数患的是腺癌，但在日本大多数患者为鳞状细胞癌，这些结果反映了美国人的腺癌和亚洲人的鳞状细胞癌发病率较高。

Gabrielson 等[40]报告了因食管癌而接受食管切除手术的 334 名患者，12 例发生脑转移（3.6%），其中 230 名腺癌患者中有 10 名（4.3%），104 名鳞癌患者中有 2 名（2%）。另一组研究在 293 例食管癌患者中发现 2 例脑转移，但在 240 例接受食管切除术前的头部 CT 没有发现转移。

Weinberg 等[41]报道，在 1 588 名食管癌患者中有 27 例脑转移（1.7%），病理报告 82% 是腺癌，7% 是鳞状细胞癌，48% 为单发转移。从诊断原发肿瘤开始的中位间隔时间为 5.6 个月，70% 患者全身转移。即使接受积极的治疗脑转移后的中位生存期只有 3.8 个月，发生肝脏转移提示预后不良。

Khuntia 等[42]报道了 27 例食管癌合并脑转移，占 837 例食管癌的 3.1%，从诊断食管癌到发现脑转移的平均间隔为 10 个月，只有 1 例同时诊断出。另外，92% 的患者为腺癌，8% 为鳞状细胞癌。总体中位生存期为 3.6 个月。多变量分析提示一般状况好和积极的治疗（主要是手术）有利于预后。

在来自日本的一组研究中，Ogawa 等[43]报告了在其医院就诊的 2 554 例食管癌患者中有 36 例发生脑转移（1.4%）。只有 31% 在发生脑转移时发生了肺转移，这表明脑转移不需要肺转移作为中间步骤。33 例为鳞状细胞癌，仅有 1 例腺癌，可能反映了食管癌流行病学与美国的差异，17% 为单发转移。总体中位生存期为 3.9 个月，手术加放疗 9.6 个月，单独放疗 1.8 个月。多变量分析表明，治疗方法和患者的一般状况具有预测性。

同样来自日本的 Yoshida[44]在 1 141 名食管癌患者中 17 名出现脑转移（1.5%），占接受治疗的 803 名脑转移瘤患者的 2.1%。与 Ogawa 等的系列研究一样[43]，鳞状细胞癌是最常见的病理类型。治疗包括切除（10 例）、WBRT（5 例）和立体定向放疗（2 例）。治疗结果令人钦佩，其中 10 例单发转移患者中位生存期为 38 个月，7 例多发转移患者中位生存期为 16 个月。

Kothari 等[45]在一个三级转诊中心 1998 年至 2015 年期间筛查出 49 例Ⅰ~Ⅳ期食管癌脑转移患者。82% 为腺癌，发现脑转移后的中位生存期为 5 个月。多因素分析显示，RPA Ⅰ类或Ⅱ类患者的预后优于Ⅲ类患者，有 1~2 个脑转移灶的预后优于有 3 个或 3 个以上脑转移灶的患者，具有这些有利因素患者的中位生存期为 11.1 个月。

Go 等[3]注意到，一些小型研究表明，无论是否进行 WBRT，手术切除均可提高生存率。存活时间最长的为 KPS 良好（90%~100%）、无颅外转移和单发脑转移灶的患者。

2.1.2 胃癌脑转移

胃癌脑转移的发生率小于 1%[3]。曾经有两家大型的单中心回顾性研究。

York 等[46]报道了 3 320 例胃癌患者，其中只有 9 名患者在生前诊断出脑转移，另有 5 例去世后尸检发现有脑转移。诊断出脑转移后总的中位生存期为 2.4 个月，4 例未经特别治疗生存期 1.7 个月，接受放射治疗的 11 例为 2.1 个月，3 例手术切除治疗的患者平均 12.5 个月。

Kasakura 等[47]在 2 322 例胃癌患者中仅发现 11 名脑转移，这 11 例患者均为疾病晚期。做了切除手术的患者预后较好；其中几个患者还接受了化疗和/或放疗，这表明积极的多种方式联合治疗（或者 KPS 评分足够好的患者才适合这种治疗方式）可改善预后。

2.1.3 肝细胞癌脑转移

回顾性系列研究和病例报告表明，总发病率约为 1%[48-51]，然而，尸检结果显示发病率可能高达 7%[52]。肝癌脑转移通常发生于 RPA Ⅱ~Ⅲ、KPS 差、广泛的全身性疾病（尤其是肺转移）的患者，且具有额部或枕部病变引起的神经系统症状。部分患者可能出现颅内出血。Murakami 等[53]报告了来自日本的 16 例患者中 14 名有出血，所有的脑转移都发生于已经明确肝癌诊断的患者（中位潜伏期为 20 个月），81% 患者合并肺转移；中位生存期为 6 周。Kim 等[48]报道韩国的 7 例脑转移的患者中 5 例出现了肺转移，发生转移的中位潜伏期为诊断原发肿瘤后的 13 个月，1 例患者以脑转移为首发表现。

2.1.4 胆囊和胆管癌的脑转移

这些肿瘤出现的脑转移罕见，但已经有胆囊腺癌和胆管腺癌脑转移的病例报告[54-58]。

2.1.5 胰腺癌脑转移

多数报道表明，胰腺癌的脑转移罕见，可能是因为这类癌症局部侵袭性强，患者的存活时间不够长到发生转移，虽然这种情况可能正在改变[3]。1964 年，Aronson 等[59]报道在 250 例脑转移患者中有 7 例是胰腺癌（2.8%），这一发生率高于最近的系列报道，提示可能源于转移方式或诊断模式的改变。Park 等[60]报道，在韩国的 1 229 名患者中 4 例发生了脑转移(0.3%);其中 2 例出现的是癌症自身的症状,中位数生存期不到 3 个月。

2.1.6　结直肠癌脑转移

基于广泛的分子测试,结直肠癌可分为 4 种分子亚型[33]:CMS1 具有强烈的免疫活化作用和卫星灶的不稳定性;CMS2 以 WNT 和 MYC 上调为特征;CMS3 存在代谢失衡;CMS4 表现为 TGFβ 的激活、细胞侵袭和血管生成。有发现在结直肠癌脑转移中出现 RAS 家族和 PIK3CA 的突变。

Cascino 等[61]报道了 40 例直肠癌脑转移患者,占直肠癌患者总数的 4%。只有 1 例在明确诊断直肠癌之前发生了脑转移;其他患者直肠癌的诊断均在出现神经系统症状前,中位间隔 24 个月。92% 的患者有广泛的全身性转移,其中 85% 出现肺转移。经 CT 评估 20 例为单发转移,另 20 例出现多处转移。在单发转移中,幕上转移 13 例(65%),幕下 7 例(35%)。接受放疗的 32 例患者中位生存期只有 9 周;随访显示 11 例患者中只有 2 例有所改善。

Alden 等[62]报道 19 例结直肠癌脑转移的患者,从诊断出结直肠癌到发现脑转移的中位时间是 32 个月(范围,0~100 个月)。79% 的患者伴有其他部位的转移,63% 为单发转移,小脑转移占 32%。全组中位生存期为 2.8 个月,5 例接受放疗的患者中位生存期为 2.6 个月,手术切除的 5 名患者是 4.9 个月。

Hammoud 等[63]报道,在近 9 000 名结直肠癌患者中 100 名发生脑转移(1.2%)。明确原发和转移诊断之间的中位间隔为 26 个月。原发直肠癌与脑转移相关,脑转移患者中 33% 为原发直肠癌,而原发直肠癌在所有这些患者只占 24%。单发转移占 64%。如未接受特殊治疗,发生脑转移后的中位生存期为 3 个月,放疗后生存期为 3 个月而手术切除为 9 个月,在多变量分析中,预测生存的因素包括脑转移瘤的手术治疗和原发肿瘤位置在结肠近端。

Nieder 等[64]报道 20 例接受放疗的结直肠癌合并脑转移的患者。在 10 名单发转移中有 5 例位于小脑幕下,在 9 例多处转移中有 5 例至少出现一处小脑幕下转移灶,45% 出现肺转移。但在 25% 的患者中,首发转移部位是脑部;20% 的患者在原发癌明确诊断之前就已出现脑转移。手术切除(6 例)和放疗(全部 20 例)的中位生存期只有 7 周,只有 1 例患者存活超过 1 年。

Wronski 和 Arbit[65]报道在 709 例接受脑转移瘤切除术的患者中,73 例(10%)是原发结直肠癌。所有患者都切除了原发肿瘤,而脑转移的中位时间为 28 个月,54 例(74%)出现肺部转移。中位生存期为 8 个月,而 1 年生存率为 32%,2 年生存率为 7%,5 年生存率为 4%。30 例(43%)死亡主要或完全由脑转移引起,33 例(47%)死于全身性转移而无脑部复发。脑转移的手术方式(40 例整块切除,11 例为分块切除,22 例超声碎吸)与生存率无关。47 例(64%)的转移灶在幕上,26 例(36%)在小脑,小脑部位的转移是预后不良的一个特征。

Ko 等[66]在中国台湾的一组研究中报告了 53 例结直肠癌合并脑转移。其中,37 例是来自 3 773 例结直肠癌患者的系列(1.0%)。在他们的分析中增加了 16 例患者,报告 53

例患者中 28 例的原发灶在直肠(53%)。29 例伴有肺部转移,10 例伴肝脏转移,12 例没出现转移。在 6 名进行转移瘤切除患者的中位生存期达到了惊人的 87 个月,但未手术患者的中位生存期为 2.9 个月。

Schouten 等[67]报道,在 720 例结直肠癌患者有 10 名出现了脑转移(1.4%)。

Sundermeyer 等[68]报道,在 1 020 例结直肠癌患者中有 3% 出现脑转移;有肺转移的患者发生率为 6.2%,无肺转移的发生率为 1.2%。

Amichetti 等[69]报道了意大利 23 例接受放疗的结直肠癌伴脑转移患者。从初诊到出现脑转移的时长为 28 个月,91% 的患者伴其他部位的转移,74% 的伴肺部转移,52% 肝脏转移,14 例(61%)有多发脑转移。14 例转移到小脑幕上,7 例位于幕下,2 例幕上下都有。中位生存期为 3 个月,但作者指出,只有 3 例的死亡主要原因为脑转移所致。

这一组的结直肠癌合并脑转移及其他数据表明:①脑转移多为单发;②脑转移多为幕下转移;③直肠癌比结肠癌更常见;④外科手术通常会有所帮助。延长生存期的因素包括年龄 65 岁以下、无全身性疾病、单发脑转移、骨转移以及临床表现记忆力下降[3]。

2.2　软脑膜转移瘤

表 22-3 显示了各种原发消化道肿瘤合并软脑膜转移的患者人数[34]。将这些数字与表 22-1 中的发病率和死亡人数相比较,似乎胃癌在消化道肿瘤中发生软脑膜转移的风险较高,而肝癌和胰腺癌的风险则明显较低。Giglio 等[71]报道原发消化道癌的软脑膜转移 21 例,包括 7 例食管癌(占其转移性食管癌的 0.25%),8 例胃癌(占转移患者的 0.19%),1 例胰腺癌(0.023%)和 5 例结直肠癌(0.027%)。

表 22-3　在所有原发性肿瘤的 49 个软脑膜转移系列的 2 765 例患者中,原发性胃肠道癌患者的比例[70]

癌症类型	比例/%
胃肠道总计	2.6
具体部位:	
食管	0.3
胃	1.3
肝脏	0
胆囊和胆	0.1
胰腺	0.3
结直肠	0.6
其他/未知	0.1

Reproduced with permission from Junck L, Zalupski MM. Neurological complications of GI cancers. In: Newton HB, Malkin MG, eds. Neurological Complications of Systemic Cancer and Antineoplastic Therapy. 1st ed. Boca Raton, FL: CRC Press; 2010: 312-335.

他们的数据表明,食管癌与胃癌有同样转移到软脑膜的风险,但这并没有反映在表 22-3 的数据中[34]。

Giglio 等报道的 21 例患者中有 11 名印戒细胞癌[71]。其他系列报道了 8 例胃癌合并软脑膜转移中的 5 例[72]和 17 例患者中的 8 例[73]具有印戒形态。"印戒"是一种具有特征性表现的细胞,由中央黏液将细胞核推开而引起。众所周知,印戒癌侵袭性强并可早期转移[74]。只有 1%～2% 的结直肠癌表现印戒形态[74],但近年来在胃癌中上升到约 20%[75]。印戒形态是弥漫型胃癌的一种亚型,通常在编码细胞黏附分子 E-钙黏蛋白的 *CDH1* 基因中存在突变[76]。E-钙黏蛋白的缺失可能在软脑膜转移中起作用。

原发消化道肿瘤脑膜转移的处理与其他原发肿瘤相似[30,70,77]。临床表现往往与多个层次方面有关,包括精神状态异常、脑神经病变、脊髓病和神经根病。疼痛常常是一个特征,但通常不严重,可以出现癫痫发作。诊断通常依赖 MRI 显示软脑膜沉积(尤其是结节状)或在已知患有胃肠道恶性肿瘤(通常处于晚期)的情况下进行脑脊液细胞学检验。对大多数患者来说,限于支持性治疗措施是合理的,尤其是那些状态不佳和全身性疾病未得到控制的患者。脑积水常见而分流术有效,可以对引起症状的大脑或椎管相应部位进行放疗。脑脊液内化疗(如使用脂质体阿糖胞苷或甲氨蝶呤)的益处有限,可能只适用于那些风险较小的患者[70]。地塞米松可以缓解症状,特别是对影响大脑或脊髓功能的肿瘤。Giglio[78]等报告了 1 例胃食管癌患者对口服卡培他滨有反应,而另 1 例食管癌患者则没有反应。对适合的患者可考虑用靶向药物治疗,根据药物剂型和靶点的不同可以选择全身给药甚至是脑脊液内注射[79]。

Giglio 等[71]报告了 21 例原发性消化道癌症的脑膜转移,原发癌症诊断后的中位潜伏期为 39 周(范围:0～870),经各种治疗后的中位生存期也只有 7 周。

2.2.1　食管癌的软脑膜转移

由 Giglio[71]报告的一组包括 7 例食管癌软脑膜转移病例,表明食管癌可能与胃癌有相同的软脑膜转移风险,高于其他消化道肿瘤,中位生存期只有 8 周。Lukas 等[80]的一组报道中,有 7 例食管癌引起的软脑膜转移,软脑膜受累的发病时间与原发病诊断相关,从 5 个月到 3 年不等。然而,所有患者的病情进展都很快,从 2.5 周至 16 周不等。本组患者接受了不同的疗法,但没有明显有益的治疗方式。图 22-1 显示了一位食管癌软脑膜转移患者的影像。

2.2.2　胃癌的软脑膜转移

胃癌软脑膜转移的风险如前所述。Delaunoit 等[81]提出:胃癌的侵袭性皮革状腺癌变异型特别容易发生软脑膜转移。在 4 例患者中观察到这种情况,占这种变体的 5%。这些患者的脑脊液中常出现印戒细胞支持这一诊断。另一组报道的 8 例胃癌软脑膜转移患者中 5 例出现皮革状变异[72];5 例中有 4 例也具备印戒形态。Lisenko 等[72]报告了在他们的患者中出现少量、小病灶肝脏转移等常见的非典型转移部位,以及弥漫性转移的特性。

在胃癌常见的韩国进行的一系列研究中,Lee 等[82]报道了 18 例软脑膜转移患者的中位生存期为 0.9 个月,10 例经脑脊液注射化疗的患者为 2.7 个月,8 例仅行支持治疗的患者中位生存期为 0.3 个月。Giglio 等[71]报道的 8 名患者的中位生存期为 6 周。Delaunoit 等[81]的患者在进行 CSF 内甲氨蝶呤化疗后生存得到惊人改善,4 例中有 2 例生存超过 9 个月。

2.2.3　其他消化道癌症的软脑膜转移

其他消化道癌症的软脑膜转移是相当罕见的。来源于胆道原发肿瘤的软膜转移至少报道了 6 例胆囊腺癌[83]和 1 例胆管癌[84]。Giglio 等[71]报告了 5 例结直肠癌发生脑膜转移,其中位生存期为 7 周。

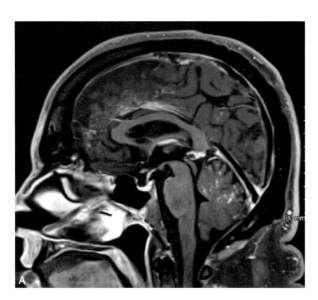
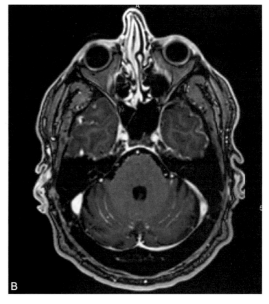

图 22-1　一个低分化食管腺癌患者的软脑膜转移灶。MRI T1 增强扫描显示(A)矢状面和(B)轴位中的小脑叶增强。当发现这些转移灶时,患者已经进行 FOLFOX 治疗,并正在接受卡培他滨的维持治疗。之所以进行 MRI 检查,是因为患者出现了进展性头痛、背痛、行走困难、恶心和头晕。使用地塞米松后,他的症状有所改善但并没完全缓解。报道时,该患者正在接受 WBRT 治疗,并计划开始使用派姆单抗。另外,鉴于预后不佳和症状逐步恶化,患者也在考虑采用临终关怀

2.3　脊髓压迫

本章将使用硬膜外脊髓压迫(epidural spinal cord compression,ESCC)一词描述包括脊髓或马尾的压迫。

胃肠道癌 ESCC 的研究和治疗与来源于其他癌症的 ESCC 相似[37,85]。几乎所有患者都表现剧痛[86];多数有神经根病变,一些有脊髓病变。运动障碍比感觉障碍更常见,肠道和/或膀胱功能障碍通常出现于晚期。进行全脊柱影像检查是很重要的,因为即使只有一个节段症状,有三分之一会在脊柱的不同节段发现硬膜外的沉积物[37,87]。除一些只有轻微运动症状的非卧床患者,MRI 在检查 ESCC 方面的敏感性几乎是 100%[88],对于有脊髓病变或疼痛严重的患者,开始治疗就应该用大剂量地塞米松[86,89]。手术切除有助于保护功能,对合适的患者应考虑直接手术[90]。现在有几个预后评分系统可以帮助外科医生做出这些决定[86]。当不能进行减压手术时,应尽快进行放疗,目前没有公认的最优放疗方案。但大多数中心的治疗疗程少于 2 周。脊柱放射外科治疗更适用于低转移性病灶,特别是对放射不敏感的肿瘤,一些结直肠癌就属于这种情况[37]。疼痛控制(包括对有症状的转移灶进行姑息性放射治疗)、膀胱管理和康复措施都很重要。在有骨转移的患者中,应考虑使用双膦酸盐(如唑来膦酸)治疗以防止骨折和其他骨骼并发症[91]。

表 22-4[34] 中的数据表明,多数来自消化道原发性 ESCC 病例是结肠癌,其次是胃癌。需要更多的数据,最好是基于人群的研究或大型队列研究,以证实原发性胃肠道癌之间 ESCC 风险的差异。当患者因肿瘤而出现 ESCC,但没有明确的癌症诊断时,只有大约 3% 的病例会发现胃肠道癌症[92]。

表 22-4　在 12 个系列的 1 104 例患者中,原发性胃肠道癌患者的比例,所有原发性肿瘤均伴有硬膜外脊髓压迫[85]

癌症类型	比例/%
胃肠道总计	6.1
具体部位:	
食管	0.1
胃	0.7
肝脏	0.5
胆囊和胆	0.0
胰腺	0.4
结直肠	4.3

Reproduced with permission from Junck L, Zalupski MM. Neurological complications of GI cancers. In: Newton HB, Malkin MG, eds. Neurological Complications of Systemic Cancer and Antineoplastic Therapy. 1st ed. Boca Raton, FL: CRC Press; 2010:312-335

ESCC 在食管癌中罕见(见表 22-4)[34]。有 1 例因食管大细胞癌直接侵犯引起胸椎病变的报道[93]。根据表 22-4 可知 ESCC 偶尔会发生于胃癌,在胰腺癌少见。

肝细胞癌常出现骨转移,发生率为 5%~17%,通常为溶骨性病变[49,50,94,95]。有报道显示,403 例中的 22 例(5.5%)[49] 和 482 例中的 18 例(3.7%)[51] 出现了椎体转移。然而,ESCC 并不常见(见表 22-4)[34]。Natsuizaka 等[51] 报道了 482 例肝细胞癌患者 18 例椎体转移,8 例出现 ESCC。Doval 等[96] 报告了 4 例 ESCC 患者,2 例是他们癌症的首发表现。4 例患者都行放射治疗,2 例行椎板切除术,但中位生存期为 4 个月或更短。

结直肠癌多达 5% 的人在确诊原发肿瘤时已有骨转移,全病程多达 27% 的人出现骨转移[97],这些患者最常见的骨转移部位是椎体。

Brown 等[98] 报道了 39 例发生了 45 次 ESCC 的结肠直肠癌,在接受放射治疗的 34 例患者中,17 例患有结肠癌,17 例患有直肠癌。所有病例都出现了其他部位的转移。转移的部位腰椎占 55%,胸椎占 32%,颈椎占 12%,这与大多数转移癌分布在胸椎段为主(65%)而腰骶最少见(24%)不同。其中 63% 的患者在就诊时还可以活动,20 例还能维持行走(95%)。3 例(8%)有局部功能障碍。中位生存期为 4.1 个月,这在预后不好肿瘤的 ESCC 中是相当典型的[90,98],比那些预后较好的原发癌症(如乳腺癌、前列腺癌、淋巴瘤)差得多。多变量分析影响预后的有利因素是原发肿瘤位于直肠而不是结肠,以及放射剂量>30Gy。

Rades 等[99] 报告了 81 例结直肠癌合并 ESCC 仅用放射治疗,11 人(14%)的神经系统得到改善,其中 5 例不能行走的患者重新恢复了行走能力,中位生存期为 4 个月,3 例患者在放疗局部出现 ESCC 复发。

Bostel 等[97] 在接受放疗的 94 名结直肠癌患者的胸椎(60%)和腰椎(40%)发现了 162 处骨转移病灶,放疗后仅 39% 的患者仍存活 6 个月。诊断出骨转移后的中位生存期为 4.2 个月。

2.4　神经丛病变

在消化道肿瘤中,结肠直肠癌最有可能导致腰骶丛病变,因为它靠近腰骶丛和尾椎丛[100,101]。然而,与脑转移和硬膜外转移相比神经丛病变不太常见。神经丛病变往往是在复发时由原发肿瘤或局部淋巴结的侵袭引起的。

腰骶神经丛病变通常表现为其分布区域受累躯干的疼痛[101]。疼痛通常是单侧的(但可能是双侧的),并影响下背部、臀部和大腿[102-104]。夜间卧位疼痛可能加重。L1 水平的孤立性肿瘤可影响髂腹股沟神经、髂腹下神经或生殖股神经,但运动神经不受影响;这些患者主诉腹股沟或下腹部疼痛或感觉异常,但无下肢运动或感觉症状[102]。疼痛可持续加重,并且通常麻醉剂无效。数周或数月后陆续出现无力和感觉症状,表明可能不止一个神经根或周围神经受累。膀胱功能障碍罕见,除非转移瘤向内侧发展压迫马尾,或下方到达 S2、S3 和 S4 神经根或下腹神经丛。尾丛受累通常发生于直肠癌的直接侵犯,无论在原发还是更常见的复发时,这些患者出现会阴疼痛、感觉丧失和早期肠道症状。

检查如发现无力、感觉丧失和反射减退提示不止一个神经根受累[102]。大约一半的患者有骶骨或坐骨切迹压痛或直腿抬高试验阳性。若累及骶丛或尾丛,直肠检查常可触及肿瘤。

腰骶部神经丛病变的鉴别诊断包括与之密切相关的神经根肿瘤直接扩散或椎体转移[104]。脊髓或马尾神经受到硬膜外压迫,背痛是最主要的早期症状。累及圆锥或马尾的软脑膜转移早期出现膀胱和肠道功能紊乱,而双侧疼痛的症状通常不明显。神经丛病变可由动脉内药物如顺铂和 5-FU 化疗的并发症导导[103,105],也要考虑到如腰椎间盘疾病和腰椎管狭窄非癌症疾病。

对于既往神经丛部位曾进行放射治疗的患者,应考虑到放射性神经丛病的可能[101]。它很少在放射后 3 个月内开始,中位数潜伏期放射后 5 年。这些患者的特征性表现通常比较缓和,包括以 L5~S1 为主 L2 到 S1 受累区域的无力和肌肉萎缩[103,104]。三分之一的患者主要表现为早期麻木和感觉异常。约有一半的患者出现疼痛,但通常发生得较晚,而且很少像肿瘤侵袭的疼痛那样严重及难治。

诊断性检查从 MRI 或 CT 开始,MRI 敏感度更高作为首选方式[101],对观察圆锥、马尾或神经根的受累情况也很有用[102-104,106]。对 MRI 不能确诊的可以考虑用 PET 来明确转移[101,107]。最可靠的发现是显示肿瘤肿块,扫描常常显示双侧神经丛受累,即使是只有单侧症状和体征的患者。据报道,引起腰骶部神经丛病变的癌症患者中 45% 为硬膜外肿瘤扩展而来的[102]。没有明显肿块的情况可能是神经因肿瘤累及而增粗。对于放射性神经丛病,影像学检查可能是正常的,也可表现为虽没有肿块的正常组织平面的清晰度不高[104]。放射性损伤可以看到钆增强,并不一定意味着是肿瘤。当最初的影像学检查正常,但如症状持续或恶化时,3~6 个月后的影像学复查可能会发现早期未显示的肿瘤。

当诊断不明确时,肌电图可能有帮助,特别是当考虑到放射性神经丛病的时候[102]。肌电图显示有严重的急性和慢性轴索损失的证据,往往是双侧受累,即使症状和体征是单侧的,感觉神经的动作电位可能消失。肌纤维震颤是肌电图鉴别放射神经丛病和肿瘤侵犯的可靠表现,约 60% 的放射性腰骶神经丛病患者有肌纤维震颤放电,但肿瘤累及腰骶神经丛很少出现这种情况。

对于肿瘤侵袭引起的腰骶部神经痛,30%~80% 的患者经放射治疗后明显缓解[102,103,108]。神经功能障碍改善的可能性较小,只有不超过 1/3 的患者会改善。与骨转移不同,对于因神经根压迫引起的神经痛需要更高的放射剂量才能缓解,长疗程才更有效[101]。预后取决于肿瘤的整体状况。腰骶神经丛病患者的生存期往往不超过几个月。

对于放射性神经病变,目前还缺少有效的治疗方法。症状通常是渐进性的,包括无力、淋巴水肿和疼痛,这些症状可能很顽固[109]。高压氧治疗放射性臂丛病变的一个试验显示没有疗效[110]。治疗通常着重对症支持治疗,疼痛治疗方案包括局部神经阻滞、鞘内注射麻醉剂、经皮神经电刺激、经皮颈髓切开术和交感神经切断术,一些患者使用地塞米松可暂时缓解疼痛,物理治疗可使运动障碍患者获益。

2.5　副肿瘤神经综合征

副肿瘤神经综合征(paraneoplastic neurological syndromes, PNS)是一组临床表现多种多样综合征。被美国国立卫生研究院罕见疾病研究办公室指定为罕见疾病[111]。它们只发生于 0.01%~1% 的癌症患者,尽管真正的发病率可能被低估,只有些关于消化道肿瘤的病例报告[112]。

没有特定的综合征占主,也没有特定的抗神经元抗体占优势,皮肌炎和多发性肌炎之所以被提及,是因为已经有

了关于这些疾病基于人群的研究。其他综合征的一些病例将在后面特定类型肿瘤中的提到,鉴于在缺乏抗神经元抗体与某一特定癌症之间明确联系的情况下,我们不能在个别患者中确定是癌症引起了副肿瘤性综合征。非特异性多发性神经病和运动神经元病的病例没有列出,因为这些诊断与癌症的关联仍不确定。

众所周知,皮肌炎与恶性肿瘤有关,被公认为是一种典型的 PNS。基于人群的研究表明皮肌炎患者发生癌症的风险高达 30%~42%[111]。皮肌炎患者的癌症相对发病率为 2.4(男性)到 3.4(女性)[113]、3.8[114]、6.2[115] 和 7.7[116]。年龄超过 40 岁,症状发作迅速,炎症标志物水平较高,并且存在针对核反转录中间物(TIF)-γ 的自身抗体,更有可能发生相关的恶性肿瘤。Hill 等[117] 发现皮肌炎患者患消化道恶性肿瘤的相对风险:食管癌为 2.9,胃癌为 3.5,胰腺癌为 3.8,结肠直肠癌为 2.5,与一般的恶性肿瘤相似(3.0),但低于卵巢癌和肺癌。文献报道的与 GI 肿瘤相关的皮肌炎病例至少有 8 例食管癌(主要是腺癌)、21 例胃癌、1 例肝癌、3 例胆囊癌、1 例胆管癌、6 例胰腺癌和 34 例结肠直肠癌(大部分没有提供参考文献)[117]。

基于人群的多发性肌炎研究显示 1.7~1.8[113]、1.7[114]、2.0[115] 和 2.1[116] 的相对风险低得多。包涵体肌炎发生癌症的相对危险性也较低(2.4)[115]。这些疾病患者的医疗筛查可能导致了癌症的偶然发现,而实际上并无关系。

2.5.1　食管癌的 PNS

这些都是罕见的。报道的病例包括 4 名边缘性脑炎患者[118],包括在一项对 50 名这种副肿瘤综合征患者的回顾研究发现的 3 例[119],与 GABAB 受体抗体相关的脑干脑炎[120],与抗-Yo 抗体的小脑退行性变的男性腺癌患者 2 例[121,122],鳞状细胞癌的眼肌阵挛[123],与抗-Hu 抗体相关的脑脊髓炎[124],坏死性脊髓病[125],腺癌相关的运动神经病变[126],1 例小细胞癌患者的感觉运动多神经病变[127],以及急性炎症性脱髓鞘多神经根病(acute inflammatory demyelinating polyradiculopathy, AIDP)[128],其中 1 例与抗神经节苷脂抗体相关[129]。

2.5.2　胃癌的 PNS

这些情况也很罕见。报道的病例包括伴有抗 α-烯醇化酶抗体的脑病和感觉运动多发性神经病变[130]、伴未识别抗神经抗体的斜视肌阵挛脑病[131]、具有抗谷氨酸受体抗体的难治性局灶性癫痫[132]、与抗-Yo 抗体相关腺癌患者伴发的小脑变性[133-136]。胃部神经内分泌癌患者伴有抗-Ri 抗体引起的小脑变性[137]、臂丛神经病(神经痛性肌萎缩综合征)[138]、与抗-Hu 抗体相关的亚急性感觉神经病变[139] 和周围神经系统的坏死性动脉炎[140]。

2.5.3　肝细胞癌的 PNS

最常见的肝细胞癌伴发副肿瘤综合征可能是内分泌和皮肤综合征[141]。有人认为,透明细胞肝癌与较多的神经副肿瘤综合征有关[142]。报道的神经系统副肿瘤综合征包括脑脊髓炎与透明细胞肝癌有关。一名 19 岁男性多灶性坏死性

白质脑病,与治疗无关[143]。一名 23 岁女性的非炎症性血管病伴有脑梗死[143],多灶性脱髓鞘脑病伴神经根病[144],癌症相关的视网膜病[145],一名婴儿的斜视肌阵挛伴 Beckwith-Wiedemann 综合征和肝母细胞瘤[146]、亚急性运动神经元病[147]、AIDP[148],3 例慢性多发炎性脱髓鞘病变(chronic inflammatory demyelinating polyneuropathy, CIDP)[149-151]和 PR3 抗中性粒细胞胞质抗体引起的脱髓鞘神经病[152]。还有一些多发性肌炎的病例报告[153-155]。

2.5.4　胆囊和胆道癌的 PNS

这些都罕见。有文献记载的病例有:伴有无抗神经元抗体胆囊腺癌的眼球震颤和小脑共济失调[156]、AIDP 伴胆囊腺癌[157]和 CIDP 伴胆管癌[158]。

2.5.5　胰腺癌的 PNS

内分泌副肿瘤综合征在胰腺的神经内分泌肿瘤中极其常见[159]。其中最常见的综合征是受胃泌素刺激的胃液分泌过多的佐林格-艾利森综合征。其他包括低血糖的胰岛素瘤(通常表现为神经系统症状),以及胰高血糖素瘤引起的体重减轻、皮炎、口腔炎和糖尿病。

神经系统副肿瘤综合征伴胰腺癌的报道少见。已报道的病例包括伴抗 GAD 抗体的脑脊髓炎[160]、米勒-费希尔综合征[161],小脑变性和抗-Hu 抗体合并胰腺小细胞癌[162]、CIDP[158]和获得性胃轻瘫[163],有 2 例斜视眼阵挛,1 例伴有与非典型抗浦肯野细胞抗体相关的脑病和共济失调[164],另 1 例伴有脑干脑炎和没有抗-Ri 或其他自身抗体的脑膜脑炎[165]。

2.5.6　结直肠癌的 PNS

也许是因为结直肠癌的发病率高,已有一些 PNS 的病例报道:

- 伴抗双极性抗体的视网膜病变[166]
- 视神经病变[167,168]
- 埃迪瞳孔伴有局灶性无力和测距障碍[169]
- 边缘系统脑炎[170,171],在回顾 50 例患者中发现副肿瘤边缘系统脑炎 2 例[119]
- 伴非典型抗浦肯野细胞抗体的小脑退变[172]
- 与 4kda 蛋白的非典型抗体相关的小脑变性和边缘系统脑炎[173]
- 伴抗-Ma1、抗-Ma2 和抗-Ma3 抗体的小脑或脑干综合征[174]
- 1 例直肠癌患者出现 Lambert-Eaton 肌无力综合征[175]
- 亚急性感觉神经病变[176]
- CIDP[158]
- 抗 34-kDA 肌浆蛋白抗体的肌炎[177]
- 两例肌强直,其中一例继发肌萎缩和肌炎[178,179]
- 多发性肌炎[180]
- 僵人综合征[181]

2.6　代谢和脑血管并发症

由于胃有产生内因子的作用,胃切除术会引起公认的维生素 B$_{12}$ 缺乏并发症[182]。症状包括步态不稳、虚弱、麻木、感觉异常和精神状态改变,检查可出现包括本体感觉和振动觉丧失以及 Romberg 征阳性。预防是关键,因为 B$_{12}$ 替代疗法是可行的。胃切除的患者也可能缺铁。

肝性脑病除潜在肝硬化患者外,在转移至肝脏的胃肠道恶性肿瘤中并不常见。临床诊断包括肝病恶化史,通常有急性诱发因素,如低血容量、胃肠道出血、低钾血症、镇静药物(特别是苯二氮䓬类药物)、感染和肝静脉或门静脉血栓形成[183]。肝性脑病检查可出现扑翼样震颤和过度通气,凝血酶原时间延长支持诊断成立,必要时做脑电图检查可出现三相波。当肝性脑病出现在恶性肿瘤的晚期,适于对症支持治疗而不需特殊治疗,如果治疗首先应识别和治疗诱发原因。有几种策略可用于治疗慢性和/或急性肝性脑病[184]。这通常伴有降氨治疗,包括用泻药、益生菌、调节有机氨的药物和不可吸收的抗生素,饮食的改变也很重要。

癌症的脑血管并发症比较常见,尤其在胃肠道癌[185]。与产生黏蛋白腺癌有关的血管内黏蛋白增多可能引起血管血栓形成,诱发非细菌性血栓性心内膜炎(nonbacterial thrombotic endocarditis, NBTE),是栓子性梗死导致缺血性卒中的最常见原因。这种案例首先在胰腺癌患者中描述,治疗选择皮下注射低分子量肝素或静脉注射普通肝素。

众所周知,胃肠道恶性肿瘤与高凝状态和弥散性血管内凝血(disseminated intravascular coagulation, DIC)有关[185]。静脉阻塞可能与高凝状态有关,特别是在结肠癌、胆囊癌和胰腺癌中。脑出血可由治疗导致的血小板减少、DIC、抗凝治疗或脑转移灶出血引起。胃癌常伴有硬膜下血肿,胆囊癌被注意到出现脑静脉窦血栓形成。某些药物化疗(特别是贝伐珠单抗治疗胃肠道癌)可能导致缺血性和出血性卒中。治疗在于明确原因并尽可能地纠正。

2.7　疼痛管理

放射性神经病变引起的疼痛在本章前面已经讨论过了。疼痛是胃肠道癌症的另一重大问题,尤其在胰腺癌[186]。癌症疼痛的治疗始于镇痛剂,包括阿片类药物,通常就够了[187,188]。另一种方法是腹腔丛阻滞(神经松解)[186,188-190],这会阻断上腹部内脏的疼痛通道,包括胃至近端结肠,最常用于胰腺癌疼痛的治疗[186,190,191]。腹腔神经丛的侵袭可能是某些胰腺癌导致疼痛的原因,但在临床上难以诊断和介入,腹腔神经丛受累不是腹腔神经丛阻滞的标准。可通过CT、荧光透视或 X 线检查引导,或在超声引导的内窥镜下进行酒精注射。在最初的 1~2 周内疼痛可以得到很大的缓解但常会减弱,但许多患者在 3 个月时仍有部分缓解[190]。然而,许多患者不能减少阿片类镇痛剂的用量。

3　胃肠道恶性肿瘤的常规全身治疗方案及其神经系统并发症

3.1　化疗

3.1.1　氟尿嘧啶

这些是一类包括静脉注射的 5-氟尿嘧啶(5-FU)和口服

剂型氟尿嘧啶的化疗药物。5-FU 是一种嘧啶类似物抗代谢剂,可干扰 DNA 和 RNA 的合成。口服活性 FU 是 5-FU 的前体药,包括卡培他滨(希罗达)和氟尿嘧啶(特加福)[192,193]。FU 在各种消化道恶性肿瘤中广泛使用。静脉输液用的 5-FU 没有骨髓抑制作用,因此很容易与其他化疗药物联合使用。例如,将 5-FU 与亮丙瑞林和奥沙利铂或亮丙瑞林和伊立替康联合使用[194,195]。5-FU 能很好地通过血脑屏障,并可能引起一系列的神经毒性,这种情况在二氢嘧啶脱氢酶缺乏的患者中更常见[196],这种酶负责 85% 以上的嘧啶分解代谢。据估计,部分或完全缺乏 DPD 的成人癌症患者有 3%[197]。5-FU 在快速输液给药时多达 2%-5% 的患者产生急性小脑毒性[198-200]。通常在治疗数周或数月后出现,但急性发作时会出现共济失调、构音障碍和眼球震颤等。MRI 和脑脊液检查无阳性发现,患者通常能恢复良好,激发实验可能导致再发作。这种综合征被认为是由于对颗粒细胞、浦肯野细胞和深部细胞核的直接毒性作用所致[198]。5-FU 也可引起脑病,有时与高氨血症有关[200,201];报道有 1 例在输注胸腺素后得到改善[196]。其他报道的神经毒性包括视神经病变、肌张力障碍、帕金森病和癫痫发作[202,203]。所有这些并发症现在被认为都因普遍延长输液时间已不太常见。

有 5 例患者用卡培他滨治疗出现多灶性白质脑病的报道[204],在 3~7 天内出现恶心、精神改变、构音障碍和共济失调等的多种不同症状。MRI 显示弥散受限的多发性白质病变,T2 和液体衰减反转恢复(fluid-attenuated inversion recovery,FLAIR)呈高信号且无占位效应。类似周围神经病变的手足综合征(感觉迟钝)与卡培他滨的长期使用有关。

3.1.2 铂类

铂类化疗药物(卡铂、顺铂和奥沙利铂)是抑制 DNA 合成的烷化剂,被用于各种胃肠道恶性肿瘤患者的治疗。铂类化疗药物常与其他化疗药物联合应用,例如将 5-FU 与亚叶酸和奥沙利铂组合)或多西他赛、顺铂和 5-FU[194,205]。铂化疗引起的周围神经病变通常是累积的,顺铂、卡铂和奥沙利铂具有共同的特点,但也有一些独特的表现。通常被描述为袜套手套式分布的感觉异常、反射消失,以及本体觉和振动觉丧失。不幸的是神经毒性可能会在长达数月的治疗解除后发展或出现("滑行"现象)[206]。患者可能会逐渐改善,但严重的病例可能无法完全恢复,这可能与剂量累积有关[206]。有用顺铂出现运动能力丧失的报道,使用卡铂导致的神经毒性(4%~6%)低于顺铂或奥沙利铂(15%~60%)。卡铂的外周神经毒性风险在 65 岁以上的患者中增加,尤其是在高剂量使用时[207]。顺铂也可导致听力丧失和前庭神经毒性。

由奥沙利铂引起的神经病变有两种:一种是急性短暂寒冷加剧的情况,另一种是通常在多次暴露后出现的慢性形式[208]。一个不太常见的神经病变是咽喉综合征,表现为咽喉结构的急性感觉障碍,其特点是主观呼吸困难、吞咽困难和口咽部的冷敏感,发生率为 0.3%~2.5%。亚急性累积性神经感觉综合征是一种末梢感觉异常、感觉减退和感觉障碍,伴有本体感觉减退和不协调,也可以包括协调性受损的成分。可能表现出运动症状,包括肌束震颤、强直性肌痉挛和长时间的肌肉收缩[209],反射特征性地减弱[210],不常见的

特征包括前核间型眼肌麻痹综合征和尿潴留[210]。据报道在手术后急性恶化[211]。有些患者会表现出"滑行"[209]。

肌电图(electromyography,EMG)在急性期(<3 周)显示重复的复合肌肉动作电位(compound muscle action potential,CMAP)和 3 周内消失的肌强直性放电[210]。在慢性期,肌电图显示感觉神经动作电位(sensory nerve action potential,SNAP)的感觉振幅下降,而传导速度正常[210]。一般来说,诊断可以通过临床确定,很少需要肌电图。

实验室证据表明,奥沙利铂改变了背根神经节神经元钠离子的运动动力学,这可能是由于影响了电压门控 Na⁺ 通道,为其毒性提供了一个可能的解释[212]。不同基因的几种多态性,有些与这种 Na⁺ 通道有关,与这种神经病变的发病率增加有关[209]。

因奥沙利铂相关的神经病变可能是严重且不可逆的,所以需要努力防止发病[209]。一项研究表明,在用奥沙利铂治疗前后输注钙和镁可以预防神经病变的发生,但有可能干扰疗效[213]。其他被认为可以减轻严重程度的治疗方法包括锻炼、氨磷汀和 α-硫辛酸[214],但这些都没有被确立为标准治疗方法。哌替啶已被推荐用于治疗奥沙利铂的神经病变[209],一些证据表明,联合使用去甲替林和加巴喷丁对缓解症状有辅助作用[214]。可以考虑外用药,其疗效尚不清楚但一般认为风险较低[214]。

3.1.3 紫杉醇

紫杉醇类化疗药物(多西紫杉醇、紫杉醇和白蛋白结合的紫杉醇)抑制微管的动态组装,可用于多种消化道恶性肿瘤。紫杉醇类化疗药物经常与其他化疗药物联合使用,如将紫杉醇和雷莫芦单抗或吉西他滨和白蛋白结合的紫杉醇联合使用[215,216]。紫杉醇类药物可引起周围神经病变和自主神经病变[217]。

3.1.4 吉西他滨

吉西他滨是一种嘧啶类抗代谢药,可抑制 DNA 合成,用来治疗胰腺癌和胆管癌。吉西他滨经常与其他化疗药物联合使用,如顺铂和白蛋白结合的紫杉醇。据报道高达 10%~20% 的人有感觉异常,可能是由于轻度的感觉神经病变,在停吉西他滨治疗 4 周后,自主神经病变得到改善[218]。吉西他滨可引起后部可逆性脑病综合征(posterior reversible encephalopathy syndrome,PRES),稍后讨论[216,219,220]。

3.1.5 伊立替康

伊立替康及其脂质体制剂是拓扑异构酶 I 抑制剂。它们用于治疗各种消化道恶性肿瘤。经常与其他化疗药物(如 5-FU)联合使用,通常无神经毒性[221]。

3.1.6 曲氟尿苷/噻匹拉西

曲氟尿苷是曲氟尿苷/噻匹拉西的活性细胞毒性成分。噻匹拉西是一种胸腺素基核酸类似物,它能干扰 DNA 的合成。噻匹拉西是一种强效的胸苷激酶磷酸化酶抑制剂,可以防止曲氟尿苷的快速降解。用于治疗结直肠癌和胃癌,通常无神经毒性[222,223]。

3.2　靶向治疗

3.2.1　血管内皮生长因子抑制剂

血管内皮生长因子(vascular endothelial growth factor, VEGF)抑制剂(贝伐单抗和雷莫芦单抗)是可结合 VEGF 产生抗血管生成作用的重组单克隆抗体,用于治疗各种消化道恶性肿瘤,经常与其他化疗药物如伊立替康和奥沙利铂等联合使用。主要毒性包括高血压、蛋白尿、血栓栓塞、肿瘤内出血、手术伤口愈合不良和消化道器官穿孔等非神经毒性的[224]。临床试验表明,使用贝伐珠单抗的患者发生脑血管事件的风险更高(相对风险为 3.28),包括缺血性卒中和脑出血[225],短暂性脑缺血发作也有报道。

与吉西他滨一样,它们可以引起 PRES[226,227]。表现为头痛、视力障碍、精神异常和癫痫发作等症状的任何组合,通常伴有高血压[228,229]。标准疗法应该是积极降低血压,如果有癫痫应控制发作。脑出血和 PRES 的风险主张应积极治疗用贝伐单抗患者的高血压。

3.2.2　人类表皮生长受体 2 抑制剂

单克隆抗体曲妥单抗、培妥珠单抗和酪氨酸激酶抑制剂拉帕替尼可靶向过度表达人类表皮生长受体 2(human epidermal growth receptor 2, HER2/neu)的肿瘤细胞。在过度表达 HER2/neu 的肿瘤患者中,曲妥单抗通常与培妥珠单抗或拉帕替尼联合用于结直肠癌患者;曲妥单抗与化疗药物联合使用于胃癌和肠癌患者。它们可引起周围神经病变[230,231]。

3.2.3　多靶向酪氨酸激酶抑制剂

多靶向酪氨酸激酶抑制剂(tyrosine kinase inhibitor, TKI)(索拉非尼、伦瓦替尼、瑞戈非尼和卡博赞替尼)通过抑制多个靶点,包括细胞内 RAF 激酶(CRAF、BRAF 和 BRAF)和细胞表面激酶受体(VEGFR-1、VEGFR-2、VEGFR-3、PDGFR-β、cKIT、FLT-3、RET 和 RET/PTC)等来抑制肿瘤生长。索拉非尼、伦瓦替尼、瑞戈非尼和卡博赞替尼被批准用于肝细胞癌患者,瑞戈非尼也被批准用于结直肠癌患者。TKI 可引起周围感觉神经病变和 PRES[10-13]。

3.2.4　表皮生长因子受体激酶抑制剂

表皮生长因子受体(epidermal growth factor receptor, EGFR)激酶抑制剂厄洛替尼抑制 EFGR 酪氨酸激酶活性。厄洛替尼已被批准与吉西他滨联合用于胰腺癌患者[232]。西妥昔单抗和帕尼单抗是与 EGFR(EGFR、HER1、c-ErbB-1)结合的单克隆抗体,可抑制 EGF 和其他配体的结合。它们被批准用于 KRAS 野生型结直肠癌患者。它们可引起周围神经病变、头晕、感觉异常和意识模糊[233,234]。

3.2.5　BRAF 抑制剂

恩科拉非尼以 BRAF V600E 为靶标并抑制 MAPK 途径[235]。在 BRAF 突变的结直肠癌中,EGFR 介导的通路激活是对 BRAF 抑制剂的一种对抗性机制;BRAF 抑制剂和抗 EGFR 剂的联合使用被证明可以克服这种耐药机制。恩科拉非尼被批准与西妥昔单抗或帕尼单抗联合用于治疗 BRAF V600E 突变的结直肠癌患者,恩科拉非尼可引起周围神经病变[236]。

3.2.6　成纤维细胞生长因子受体激酶抑制剂

成纤维细胞生长因子受体(fibroblast growth factor receptor, FGFR)激酶抑制剂(佩米加替尼)可结合并抑制 FGFR1、FGFR2 和 FGFR3。佩米加替尼被批准用于含 FGFR2 融合体的胆管癌患者。佩米加替尼通常无神经毒性[237]。

3.2.7　异柠檬酸脱氢酶 1 抑制剂

异柠檬酸脱氢酶 1(isocitrate dehydrogenase 1, IDH1)抑制剂(依维西尼布)是一种口服的突变体异柠檬酸脱氢酶 1(IDH1)的小分子抑制剂。依维西尼布被列为伴有 IDH1 突变的胆管癌患者的治疗选择。它可以引起周围神经病变和吉兰-巴雷综合征[238]。

3.2.8　神经营养原肌球蛋白相关激酶抑制剂

神经营养原肌球蛋白相关激酶(neurotrophic tropomyosin-related kinase, NTRK)抑制剂(拉罗霉素和恩曲替尼)是 3 种原肌球蛋白受体激酶(TRK)蛋白(分别由 NTRK1、NTRK2 和 NTRK3 基因编码的 TRKA、TRKB 和 TRKC)的强效抑制剂。恩曲替尼还能抑制原癌基因酪氨酸蛋白激酶 ROS1 和间变性淋巴瘤激酶(ALK)。它们被批准用于有 NTRK 基因融合的癌症患者。拉罗替尼可引起谵妄、构音障碍、头晕、步态障碍、麻痹、记忆障碍、震颤和脑病[239,240]。

3.3　免疫疗法

3.3.1　免疫检查点(immune checkpoint, ICP)抑制剂

针对程序性死亡-1(programmed death-1, PD-1)或程序性死亡配体-1(programmed death ligand-1, PDL-1)的检查点抑制剂药物:PD-1 抑制剂(尼沃单抗和彭布罗利珠单抗)是一种人单克隆抗体,通过与 PD-1 受体结合,阻断配体 PDL-1 和 PDL-2 的结合来抑制 PD-1 的活性。这导致破坏了调节 T 细胞激活的 PD-1 受体负性信号,扭转了 T 细胞的抑制,并诱发了抗肿瘤反应[241,242]。PDL-1 抑制剂(阿特珠单抗)是一种人单克隆抗体,可结合 PDL-1 并阻止其与 B7.1(CD80)受体的相互作用,可恢复抗肿瘤 T 细胞功能[243]。尼沃单抗和彭布罗利珠单抗被批准用于各种消化道恶性肿瘤[14,15]。阿特珠单抗被批准用于肝细胞癌患者[16]。PD-1 和 PDL-1 抑制剂可引起头痛、头晕、周围神经病变、神经炎、周围神经麻痹、面神经和展神经麻痹、脱髓鞘疾病、脑炎(边缘系统/淋巴细胞性/病毒性;可能是免疫介导的)、无菌性脑膜炎、重症肌无力和吉兰-巴雷综合征。一些神经系统的副反应是免疫介导的[244,245]。

靶向细胞毒性 T 淋巴细胞相关抗原(cytotoxic T-lymphocyte-associated antigen, CTLA)的检查点抑制剂药物:CTLA-4 抑制剂(伊匹单抗)是一种重组人单克隆抗体,可与 CTLA-4 结合,增强 T 细胞活化和反应。联合纳武单抗(抗 PD-1)和

伊匹单抗(抗 CTLA-4)增强 T 细胞功能,从而改善抗肿瘤反应[246]。伊匹单抗联合纳武单抗对卫星灶不稳定性高的结直肠癌和肝细胞癌患者有效[246]。伊匹单抗可引起头痛、周围神经病变、脑膜炎、脑炎、重症肌无力和吉兰-巴雷综合征。一些神经系统不良事件是免疫介导的。

(陈世文 译,武孝刚、万经海 审校)

参考文献

1. Siegel RL, Miller KD, Jemal A. Cancer statistics, 2020. *CA Cancer J Clin*. 2020;70(1):7–30.
2. American Cancer Society. *Cancer Facts & Figures 2020*. Atlanta, GA: American Cancer Society; 2020.
3. Go PH, Klaassen Z, Meadows MC, Chamberlain RS. Gastrointestinal cancer and brain metastasis: a rare and ominous sign. *Cancer*. 2011;117(16):3630–3640.
4. Colvin H, Yamamoto K, Wada N, Mori M. Hereditary gastric cancer syndromes. *Surg Oncol Clin N Am*. 2015;24(4):765–777.
5. Chen W, Wang J, Li X, et al. Prognostic significance of BRCA1 expression in gastric cancer. *Med Oncol*. 2013;30(1):423.
6. Masciari S, Dewanwala A, Stoffel EM, et al. Gastric cancer in individuals with Li-Fraumeni syndrome. *Genet Med*. 2011;13(7):651–657.
7. Jakubowska A, Nej K, Huzarski T, Scott RJ, Lubinski J. BRCA2 gene mutations in families with aggregations of breast and stomach cancers. *Br J Cancer*. 2002;87(8):888–891.
8. National Cancer Institute. *Physician Query Data (PDQ). Adult Primary Liver Cancer Symptoms, Tests, Prognosis, and Stages—Patient Version*; 2020. https://www.cancer.gov/types/liver/patient/about-adult-liver-cancer-pdq. Accessed 18 October 2020.
9. National Comprehensive Cancer Network. *NCCN Clinical Practice Guidelines in Oncology: Hepatobiliary Cancers*; 2020. https://www.nccn.org/professionals/physician_gls/pdf/hepatobiliary.pdf. Accessed 20 June 2020.
10. Abou-Alfa GK, Meyer T, Cheng AL, et al. Cabozantinib in patients with advanced and progressing hepatocellular carcinoma. *N Engl J Med*. 2018;379(1):54–63.
11. Kudo M, Finn RS, Qin S, et al. Lenvatinib versus sorafenib in first-line treatment of patients with unresectable hepatocellular carcinoma: a randomised phase 3 non-inferiority trial. *Lancet*. 2018;391(10126):1163–1173.
12. Bruix J, Qin S, Merle P, et al. Regorafenib for patients with hepatocellular carcinoma who progressed on sorafenib treatment (RESORCE): a randomised, double-blind, placebo-controlled, phase 3 trial. *Lancet*. 2017;389(10064):56–66.
13. Llovet JM, Ricci S, Mazzaferro V, et al. Sorafenib in advanced hepatocellular carcinoma. *N Engl J Med*. 2008;359(4):378–390.
14. Zhu AX, Finn RS, Edeline J, et al. Pembrolizumab in patients with advanced hepatocellular carcinoma previously treated with sorafenib (KEYNOTE-224): a non-randomised, open-label phase 2 trial. *Lancet Oncol*. 2018;19(7):940–952.
15. Overman MJ, McDermott R, Leach JL, et al. Nivolumab in patients with metastatic DNA mismatch repair-deficient or microsatellite instability-high colorectal cancer (CheckMate 142): an open-label, multicentre, phase 2 study. *Lancet Oncol*. 2017;18(9):1182–1191.
16. Finn RS, Qin S, Ikeda M, et al. Atezolizumab plus bevacizumab in unresectable hepatocellular carcinoma. *N Engl J Med*. 2020;382(20):1894–1905.
17. Petrick JL, Yang B, Altekruse SF, et al. Risk factors for intrahepatic and extrahepatic cholangiocarcinoma in the United States: a population-based study in SEER-Medicare. *PLoS One*. 2017;12(10):e0186643.
18. National Comprehensive Cancer Network. *NCCN Clinical Practice Guidelines in Oncology: Hepatobiliary Cancers*; 2020. https://www.nccn.org/professionals/physician_gls/pdf/hepatobiliary.pdf. Accessed 18 October 2020.
19. Whitcomb DC. Hereditary pancreatitis: new insights into acute and chronic pancreatitis. *Gut*. 1999;45(3):317–322.
20. Siegel RL, Miller KD, Goding Sauer A, et al. Colorectal cancer statistics, 2020. *CA Cancer J Clin*. 2020;70(3):145–164.
21. Hamilton SR, Liu B, Parsons RE, et al. The molecular basis of Turcot's syndrome. *N Engl J Med*. 1995;332(13):839–847.
22. Cavenee W, Hawkins C, Burger P, Leung S, Van Meir E, Tabori U. Turcot syndrome. In: Louis DLOH, Wiestler OD, Cavenee WK, eds. *World Health Classification of Tumours*. 4th ed. Lyon: International Agency for Research on Cancer (IARC); 2016:317–318.
23. Chung D, Rodgers L. Clinical manifestations and diagnosis of familial adenomatous polyposis; 2020. http://www.uptodate.com. Accessed 1 October 2020.
24. Win AK. Lynch syndrome (hereditary nonpolyposis colorectal cancer): clinical manifestations and diagnosis; 2020. http://www.uptodate.com. Accessed 1 October 2020.
25. Grover S, Stoffel E. MUTYH-associated polyposis; 2020. http://www.uptodate.com. Accessed 1 October 2020.
26. Oronsky B, Ma PC, Morgensztern D, Carter CA. Nothing but NET: a review of neuroendocrine tumors and carcinomas. *Neoplasia*. 2017;19(12):991–1002.
27. Kim JY, Hong SM, Ro JY. Recent updates on grading and classification of neuroendocrine tumors. *Ann Diagn Pathol*. 2017;29:11–16.
28. Patchell RA, Posner JB. Neurologic complications of carcinoid. *Neurology*. 1986;36(6):745–749.
29. Scott S, Antwi-Yeboah Y, Bucur S. Metastatic carcinoid tumour with spinal cord compression. *J Surg Case Rep*. 2012;2012(7):5.
30. Gray JA, Nishikawa H, Jamous MA, Grahame-Smith DG. Spinal cord compression due to carcinoid metastasis. *Postgrad Med J*. 1988;64(755):703–705.
31. Kirkpatrick DB, Dawson E, Haskell CM, Batzdorf U. Metastatic carcinoid presenting as a spinal tumor. *Surg Neurol*. 1975;4(3):283–287.
32. Tanabe M, Akatsuka K, Umeda S, et al. Metastasis of carcinoid to the arch of the axis in a multiple endocrine neoplasia patient: a case report. *Spine J*. 2008;8(5):841–844.
33. Achrol AS, Rennert RC, Anders C, et al. Brain metastases. *Nat Rev Dis Primers*. 2019;5(1):5.
34. Junck L, Zalupski MM. Neurological complications of GI cancers. In: Newton HB, Malkin MG, eds. *Neurological Complications of Systemic Cancer and Antineoplastic Therapy*. 1st ed. Boca Raton, FL: CRC Press; 2010:312–335.
35. Esmaeilzadeh M, Majlesara A, Faridar A, et al. Brain metastasis from gastrointestinal cancers: a systematic review. *Int J Clin Pract*. 2014;68(7):890–899.
36. Nussbaum ES, Djalilian HR, Cho KH, Hall WA. Brain metastases. Histology, multiplicity, surgery, and survival. *Cancer*. 1996;78(8):1781–1788.
37. National Comprehensive Center Network. *National Comprehensive Center Network Clinical Practice Guidelines in Oncology: Central Nervous System Cancers*; 2020. https://www.nccn.org/professionals/physician_gls/pdf/cns.pdf. Accessed 17 October 2020.
38. Gaspar L, Scott C, Rotman M, et al. Recursive partitioning analysis (RPA) of prognostic factors in three Radiation Therapy Oncology Group (RTOG) brain metastases trials. *Int J Radiat Oncol Biol Phys*. 1997;37(4):745–751.
39. Sperduto PW, Fang P, Li J, et al. Estimating survival in patients with gastrointestinal cancers and brain metastases: an update of the graded prognostic assessment for gastrointestinal cancers (GI-GPA). *Clin Transl Radiat Oncol*. 2019;18:39–45.
40. Gabrielsen TO, Eldevik OP, Orringer MB, Marshall BL. Esophageal carcinoma metastatic to the brain: clinical value and cost-effectiveness of routine enhanced head CT before esophagectomy. *AJNR Am J Neuroradiol*. 1995;16(9):1915–1921.
41. Weinberg JS, Suki D, Hanbali F, Cohen ZR, Lenzi R, Sawaya R. Metastasis of esophageal carcinoma to the brain. *Cancer*. 2003;98(9):1925–1933.
42. Khuntia D, Sajja R, Chidel MA, et al. Factors associated with improved survival in patients with brain metastases from esophageal cancer: a retrospective review. *Technol Cancer Res Treat*. 2003;2(3):267–272.
43. Ogawa K, Toita T, Sueyama H, et al. Brain metastases from esophageal carcinoma: natural history, prognostic factors, and outcome. *Cancer*. 2002;94(3):759–764.
44. Yoshida S. Brain metastasis in patients with esophageal carcinoma. *Surg Neurol*. 2007;67(3):288–290.

45. Kothari N, Mellon E, Hoffe SE, et al. Outcomes in patients with brain metastasis from esophageal carcinoma. *J Gastroinest Oncol.* 2016;7(4):562–569.

46. York JE, Stringer J, Ajani JA, Wildrick DM, Gokaslan ZL. Gastric cancer and metastasis to the brain. *Ann Surg Oncol.* 1999;6(8):771–776.

47. Kasakura Y, Fujii M, Mochizuki F, Suzuki T, Takahashi T. Clinicopathological study of brain metastasis in gastric cancer patients. *Surg Today.* 2000;30(6):485–490.

48. Kim M, Na DL, Park SH, Jeon BS, Roh JK. Nervous system involvement by metastatic hepatocellular carcinoma. *J Neurooncol.* 1998;36(1):85–90.

49. Katyal S, Oliver 3rd JH, Peterson MS, Ferris JV, Carr BS, Baron RL. Extrahepatic metastases of hepatocellular carcinoma. *Radiology.* 2000;216(3):698–703.

50. Ishii H, Furuse J, Kinoshita T, et al. Extrahepatic spread from hepatocellular carcinoma: who are candidates for aggressive anti-cancer treatment? *Jpn J Clin Oncol.* 2004;34(12):733–739.

51. Natsuizaka M, Omura T, Akaike T, et al. Clinical features of hepatocellular carcinoma with extrahepatic metastases. *J Gastroenterol Hepatol.* 2005;20(11):1781–1787.

52. Menis J, Fontanella C, Follador A, Fasola G, Aprile G. Brain metastases from gastrointestinal tumours: tailoring the approach to maximize the outcome. *Crit Rev Oncol Hematol.* 2013;85(1):32–44.

53. Murakami K, Nawano S, Moriyama N, et al. Intracranial metastases of hepatocellular carcinoma: CT and MRI. *Neuroradiology.* 1996;38(Suppl. 1):S31–S35.

54. Agrawal A, Agrawal CS, Kumar A, Tiwari A, Lakshmi R, Yadav R. Gall bladder carcinoma: stroke as first manifestation. *Indian J Gastroenterol.* 2006;25(6):316.

55. Gudesblatt MS, Sencer W, Sacher M, Lanzieri CF, Song SK. Cholangiocarcinoma presenting as a cerebellar metastasis: case report and review of the literature. *J Comput Tomogr.* 1984;8(3):191–195.

56. Takano S, Yoshii Y, Owada T, Shirai S, Nose T. Central nervous system metastasis from gallbladder carcinoma—case report. *Neurol Med Chir (Tokyo).* 1991;31(12):782–786.

57. Smith WD, Sinar J, Carey M. Sagittal sinus thrombosis and occult malignancy. *J Neurol Neurosurg Psychiatry.* 1983;46(2):187–188.

58. Kawamata T, Kawamura H, Kubo O, Sasahara A, Yamazato M, Hori T. Central nervous system metastasis from gallbladder carcinoma mimicking a meningioma. Case illustration. *J Neurosurg.* 1999;91(6):1059.

59. Aronson SM, Garcia JH, Aronson BE. Metastatic neoplasms of the brain: their frequency in relation to age. *Cancer.* 1964;17:558–563.

60. Park KS, Kim M, Park SH, Lee KW. Nervous system involvement by pancreatic cancer. *J Neurooncol.* 2003;63(3):313–316.

61. Cascino TL, Leavengood JM, Kemeny N, Posner JB. Brain metastases from colon cancer. *J Neurooncol.* 1983;1(3):203–209.

62. Alden TD, Gianino JW, Saclarides TJ. Brain metastases from colorectal cancer. *Dis Colon Rectum.* 1996;39(5):541–545.

63. Hammoud MA, McCutcheon IE, Elsouki R, Schoppa D, Patt YZ. Colorectal carcinoma and brain metastasis: distribution, treatment, and survival. *Ann Surg Oncol.* 1996;3(5):453–463.

64. Nieder C, Niewald M, Schnabel K. Hirnmetastasen von kolon- und rektumkarzinomen. *Wien Klin Woc.* 1997;109:239–243.

65. Wronski M, Arbit E. Resection of brain metastases from colorectal carcinoma in 73 patients. *Cancer.* 1999;85(8):1677–1685.

66. Ko FC, Liu JM, Chen WS, Chiang JK, Lin TC, Lin JK. Risk and patterns of brain metastases in colorectal cancer: 27-year experience. *Dis Colon Rectum.* 1999;42(11):1467–1471.

67. Schouten LJ, Rutten J, Huveneers HA, Twijnstra A. Incidence of brain metastases in a cohort of patients with carcinoma of the breast, colon, kidney, and lung and melanoma. *Cancer.* 2002;94(10):2698–2705.

68. Sundermeyer ML, Meropol NJ, Rogatko A, Wang H, Cohen SJ. Changing patterns of bone and brain metastases in patients with colorectal cancer. *Clin Colorectal Cancer.* 2005;5(2):108–113.

69. Amichetti M, Lay G, Dessi M, et al. Results of whole brain radiation therapy in patients with brain metastases from colorectal carcinoma. *Tumori.* 2005;91(2):163–167.

70. Junck L. Leptomeningeal metastasis. In: Gilman S, Goldstein GW, eds. *Medlink Neurology.* San Diego, CA: MedLink Corporation; 2008.

71. Giglio P, Weinberg JS, Forman AD, Wolff R, Groves MD. Neoplastic meningitis in patients with adenocarcinoma of the gastrointestinal tract. *Cancer.* 2005;103(11):2355–2362.

72. Lisenko Y, Kumar AJ, Yao J, Ajani J, Ho L. Leptomeningeal carcinomatosis originating from gastric cancer: report of eight cases and review of the literature. *Am J Clin Oncol.* 2003;26(2):165–170.

73. Lee JL, Kang YK, Kim TW, et al. Leptomeningeal carcinomatosis in gastric cancer. *J Neurooncol.* 2004;66(1–2):167–174.

74. Psathakis D, Schiedeck TH, Krug F, Oevermann E, Kujath P, Bruch HP. Ordinary colorectal adenocarcinoma vs. primary colorectal signet-ring cell carcinoma: study matched for age, gender, grade, and stage. *Dis Colon Rectum.* 1999;42(12):1618–1625.

75. Henson DE, Dittus C, Younes M, Nguyen H, Albores-Saavedra J. Differential trends in the intestinal and diffuse types of gastric carcinoma in the United States, 1973–2000: increase in the signet ring cell type. *Arch Pathol Lab Med.* 2004;128(7):765–770.

76. Lauwers G, Kumarasinghe P. Gastric cancer: pathology and molecular pathogenesis. In: Goldberg RM, ed. *UpToDate.* Waltham, MA: UptoDate; 2020.

77. Batool A, Kasi A. Leptomeningeal carcinomatosis. Treasure Island, FL: StatPearls Publishing; 2020.

78. Giglio P, Tremont-Lukats IW, Groves MD. Response of neoplastic meningitis from solid tumors to oral capecitabine. *J Neurooncol.* 2003;65(2):167–172.

79. Thomas KH, Ramirez RA. Leptomeningeal disease and the evolving role of molecular targeted therapy and immunotherapy. *Ochsner J.* 2017;17(4):362–378.

80. Lukas RV, Mata-Machado NA, Nicholas MK, Salgia R, Antic T, Villaflor VM. Leptomeningeal carcinomatosis in esophageal cancer: a case series and systematic review of the literature. *Dis Esophagus.* 2015;28(8):772–781.

81. Delaunoit T, Boige V, Belloc J, et al. Gastric linitis adenocarcinoma and carcinomatous meningitis: an infrequent but aggressive association—report of four cases. *Ann Oncol.* 2001;12(6):869–871.

82. Lee JH, Shin JH, Kim DS, et al. A case of Lambert-Eaton myasthenic syndrome associated with atypical bronchopulmonary carcinoid tumor. *J Korean Med Sci.* 2004;19(5):753–755.

83. Miyagui T, Luchembak L, Teixeira GH, de Azevedo KM. Meningeal carcinomatosis as the initial manifestation of a gallbladder adenocarcinoma associated with a Krukenberg tumor. *Rev Hosp Clin Fac Med Sao Paulo.* 2003;58(3):169–172.

84. Huffman JL, Yeatman TJ, Smith JB. Leptomeningeal carcinomatosis: a sequela of cholangiocarcinoma. *Am Surg.* 1997;63(4):310–313.

85. Junck L. Metastases to the meninges, spine, and plexus. In: Noseworthy JH, ed. *Neurological Therapeutics: Principles and Practice.* London: Informa Healthcare; 2006:912–933.

86. Al-Qurainy R, Collis E. Metastatic spinal cord compression: diagnosis and management. *BMJ.* 2016;353:i2539.

87. Ropper AE, Ropper AH. Acute spinal cord compression. *N Engl J Med.* 2017;376(14):1358–1369.

88. Switlyk MD, Hole KH, Skjeldal S, et al. MRI and neurological findings in patients with spinal metastases. *Acta Radiol.* 2012;53(10):1164–1172.

89. Sorensen S, Helweg-Larsen S, Mouridsen H, Hansen HH. Effect of high-dose dexamethasone in carcinomatous metastatic spinal cord compression treated with radiotherapy: a randomised trial. *Eur J Cancer.* 1994;30A(1):22–27.

90. Patchell RA, Tibbs PA, Regine WF, et al. Direct decompressive surgical resection in the treatment of spinal cord compression caused by metastatic cancer: a randomised trial. *Lancet.* 2005;366(9486):643–648.

91. Ross JR, Saunders Y, Edmonds PM, Patel S, Broadley KE, Johnston SR. Systematic review of role of bisphosphonates on skeletal morbidity in metastatic cancer. *BMJ.* 2003;327(7413):469.

92. Schiff D, O'Neill BP, Suman VJ. Spinal epidural metastasis as the initial manifestation of malignancy: clinical features and diagnostic approach. *Neurology.* 1997;49(2):452–456.

93. Tibble JA, Ireland AC. Carcinoma of the oesophagus causing paraparesis by direct extension to the spinal cord. *Eur J Gastroenterol Hepatol.* 1995;7(10):1003–1004.

94. Kudo M, Izumi N, Kubo S, et al. Report of the 20th Nationwide follow-up survey of primary liver cancer in Japan. *Hepatol Res.* 2020;50(1):15–46.

95. Yoon KT, Kim JK, Kim DY, et al. Role of 18F-fluorodeoxyglucose positron emission tomography in detecting extrahepatic metastasis in pretreatment staging of hepatocellular carcinoma. *Oncology.* 2007;72(Suppl. 1):104–110.

96. Doval DC, Bhatia K, Vaid AK, et al. Spinal cord compression secondary to bone metastases from hepatocellular carcinoma. *World J Gastroenterol.* 2006;12(32):5247–5252.

97. Bostel T, Forster R, Schlampp I, et al. Spinal bone metastases in colorectal cancer: a retrospective analysis of stability, prognostic factors and survival after palliative radiotherapy. *Radiat Oncol.* 2017;12(1):115.

98. Brown PD, Stafford SL, Schild SE, Martenson JA, Schiff D. Metastatic spinal cord compression in patients with colorectal cancer. *J Neurooncol.* 1999;44(2):175–180.

99. Rades D, Dahm-Daphi J, Rudat V, et al. Is short-course radiotherapy with high doses per fraction the appropriate regimen for metastatic spinal cord compression in colorectal cancer patients? *Strahlenther Onkol.* 2006;182(12):708–712.

100. Mendez JS, DeAngelis LM. Metastatic complications of cancer involving the central and peripheral nervous systems. *Neurol Clin.* 2018;36(3):579–598.

101. Schiff D, Sherman J, Brown PD. Metastatic tumours: spinal cord, plexus, and peripheral nerve. In: Batchelor TT, Nishikawa R, Tarbell NJ, Weller M, eds. *Oxford Textbook of Neuro-Oncology.* Oxford: Oxford University Press; 2017:223–232.

102. Jaeckle KA, Young DF, Foley KM. The natural history of lumbosacral plexopathy in cancer. *Neurology.* 1985;35(1):8–15.

103. Pettigrew LC, Glass JP, Maor M, Zornoza J. Diagnosis and treatment of lumbosacral plexopathies in patients with cancer. *Arch Neurol.* 1984;41(12):1282–1285.

104. Thomas JE, Cascino TL, Earle JD. Differential diagnosis between radiation and tumor plexopathy of the pelvis. *Neurology.* 1985;35(1):1–7.

105. Castellanos AM, Glass JP, Yung WK. Regional nerve injury after intra-arterial chemotherapy. *Neurology.* 1987;37(5):834–837.

106. Taylor BV, Kimmel DW, Krecke KN, Cascino TL. Magnetic resonance imaging in cancer-related lumbosacral plexopathy. *Mayo Clin Proc.* 1997;72(9):823–829.

107. Hathaway PB, Mankoff DA, Maravilla KR, et al. Value of combined FDG PET and MR imaging in the evaluation of suspected recurrent local-regional breast cancer: preliminary experience. *Radiology.* 1999;210(3):807–814.

108. Ampil FL. Palliative irradiation of carcinomatous lumbosacral plexus neuropathy. *Int J Radiat Oncol Biol Phys.* 1986;12(9):1681–1686.

109. Warade AC, Jha AK, Pattankar S, Desai K. Radiation-induced brachial plexus neuropathy: a review. *Neurol India.* 2019;67(Supplement):S47–S52.

110. Pritchard J, Anand P, Broome J, et al. Double-blind randomized phase II study of hyperbaric oxygen in patients with radiation-induced brachial plexopathy. *Radiother Oncol.* 2001;58(3):279–286.

111. Martel S, De Angelis F, Lapointe E, Larue S, Speranza G. Paraneoplastic neurologic syndromes: clinical presentation and management. *Curr Probl Cancer.* 2014;38(4):115–134.

112. Rodríguez Páez LR, Yturgaky SJ, Otero Regino W, Faizal M. Síndromes paraneoplásicos en tumores gastrointestinales. Revisión de tema. *Rev Colomb Gastroenterol.* 2017;32(3):230–244.

113. Sigurgeirsson B, Lindelof B, Edhag O, Allander E. Risk of cancer in patients with dermatomyositis or polymyositis. A population-based study. *N Engl J Med.* 1992;326(6):363–367.

114. Chow WH, Gridley G, Mellemkjaer L, McLaughlin JK, Olsen JH, Fraumeni Jr JF. Cancer risk following polymyositis and dermatomyositis: a nationwide cohort study in Denmark. *Cancer Causes Control.* 1995;6(1):9–13.

115. Buchbinder R, Hill CL. Malignancy in patients with inflammatory myopathy. *Curr Rheumatol Rep.* 2002;4(5):415–426.

116. Stockton D, Doherty VR, Brewster DH. Risk of cancer in patients with dermatomyositis or polymyositis, and follow-up implications: a Scottish population-based cohort study. *Br J Cancer.* 2001;85(1):41–45.

117. Hill CL, Zhang Y, Sigurgeirsson B, et al. Frequency of specific cancer types in dermatomyositis and polymyositis: a population-based study. *Lancet.* 2001;357(9250):96–100.

118. Menezes RB, de Lucena AF, Maia FM, Marinho AR. Limbic encephalitis as the presenting symptom of oesophageal adenocarcinoma: another cancer to search? *BMJ Case Rep.* 2013;2013.

119. Gultekin SH, Rosenfeld MR, Voltz R, Eichen J, Posner JB, Dalmau J. Paraneoplastic limbic encephalitis: neurological symptoms, immunological findings and tumour association in 50 patients. *Brain.* 2000;123(Pt 7):1481–1494.

120. Mundiyanapurath S, Jarius S, Probst C, Stocker W, Wildemann B, Bosel J. GABA-B-receptor antibodies in paraneoplastic brainstem encephalitis. *J Neuroimmunol.* 2013;259(1–2):88–91.

121. Xia K, Saltzman JR, Carr-Locke DL. Anti-Yo antibody-mediated paraneoplastic cerebellar degeneration in a man with esophageal adenocarcinoma. *MedGenMed.* 2003;5(3):18.

122. Sutton IJ, Fursdon Davis CJ, Esiri MM, Hughes S, Amyes ER, Vincent A. Anti-Yo antibodies and cerebellar degeneration in a man with adenocarcinoma of the esophagus. *Ann Neurol.* 2001;49(2):253–257.

123. Rossor AM, Perry F, Botha A, Norwood F. Opsoclonus myoclonus syndrome due to squamous cell carcinoma of the oesophagus. *BMJ Case Rep.* 2014;2014.

124. Shirafuji T, Kanda F, Sekiguchi K, et al. Anti-Hu-associated paraneoplastic encephalomyelitis with esophageal small cell carcinoma. *Intern Med.* 2012;51(17):2423–2427.

125. Urai Y, Matsumoto K, Shimamura M, et al. Paraneoplastic necrotizing myelopathy in a patient with advanced esophageal cancer: an autopsied case report. *J Neurol Sci.* 2009;280(1–2):113–117.

126. Khealani BA, Qureshi R, Wasay M. Motor neuronopathy associated with adenocarcinoma of esophagus. *J Pak Med Assoc.* 2004;54(3):165–166.

127. Shimoda T, Koizumi W, Tanabe S, et al. Small-cell carcinoma of the esophagus associated with a paraneoplastic neurological syndrome: a case report documenting a complete response. *Jpn J Clin Oncol.* 2006;36(2):109–112.

128. Tola-Arribas MA, Canibano-Gonzalez MA. Guillain-Barre syndrome associated with gastric adenocarcinoma. Paraneoplastic origin or coincidence? *Rev Neurol.* 2001;33(8):797–798.

129. Mostoufizadeh S, Souri M, de Seze J. A case of paraneoplastic demyelinating motor polyneuropathy. *Case Rep Neurol.* 2012;4(1):71–76.

130. Tojo K, Tokuda T, Yazaki M, et al. Paraneoplastic sensorimotor neuropathy and encephalopathy associated with anti-alpha-enolase antibody in a case of gastric adenocarcinoma. *Eur Neurol.* 2004;51(4):231–233.

131. Bataller L, Graus F, Saiz A, Vilchez JJ, Spanish Opsoclonus-Myoclonus Study Group. Clinical outcome in adult onset idiopathic or paraneoplastic opsoclonus-myoclonus. *Brain.* 2001;124(Pt 2):437–443.

132. Tanaka Y, Nishida K, Yamada O, Takahashi Y, Moriwaki H. Intrathecal glutamate receptor antibodies in a patient with elderly-onset refractory epilepsy. *Rinsho Shinkeigaku.* 2003;43(6):345–349.

133. Kurokawa T, Taniwaki T, Arakawa K, et al. A case of paraneoplastic cerebellar degeneration with resting tremor. *Rinsho Shinkeigaku.* 2001;41(1):24–30.

134. Meglic B, Graus F, Grad A. Anti-Yo-associated paraneoplastic cerebellar degeneration in a man with gastric adenocarcinoma. *J Neurol Sci.* 2001;185(2):135–138.

135. Debes JD, Lagarde SM, Hulsenboom E, et al. Anti-Yo-associated paraneoplastic cerebellar degeneration in a man with adenocarcinoma of the gastroesophageal junction. *Dig Surg.* 2007;24(5):395–397.

136. Goto A, Kusumi M, Wakutani Y, Nakaso K, Kowa H, Nakashima K. Anti-Yo antibody associated paraneoplastic cerebellar degeneration with gastric adenocarcinoma in a male patient: a case report. *Rinsho Shinkeigaku.* 2006;46(2):144–147.

137. Kikuchi H, Yamada T, Okayama A, et al. Anti-Ri-associated paraneoplastic cerebellar degeneration without opsoclonus in a patient with a neuroendocrine carcinoma of the stomach. *Fukuoka Igaku Zasshi.* 2000;91(4):104–109.

138. Cayla J, Bouchacourt P, Rondier J. Parsonage-turner syndrome associated with superficial cancer of the stomach. A coincidence or paraneoplastic syndrome? *Rev Rhum Mal Osteoartic.* 1984;51(5):281–282.

139. Ichimura M, Yamamoto M, Kobayashi Y, et al. Tissue distribution of pathological lesions and Hu antigen expression in paraneoplastic sensory neuronopathy. *Acta Neuropathol.* 1998;95(6):641–648.

140. Naka T, Yorifuji S, Fujimura H, Takahashi M, Tarui S. A case of paraneoplastic neuropathy with necrotizing arteritis localized in the peripheral nervous system. *Rinsho Shinkeigaku.* 1991;31(4):427–432.

141. Kassianides C, Kew MC. The clinical manifestations and natural history of hepatocellular carcinoma. *Gastroenterol Clin North Am.* 1987;16(4):553–562.

142. Coeytaux A, Kressig R, Zulian GB. Hepatocarcinoma with concomitant paraneoplastic encephalomyelitis. *J Palliat Care.* 2001;17(1):59–60.

143. Norris S, Rajendiran S, Sheahan K, et al. Noncirrhotic hepatoma presenting with paraneoplastic neurologic manifestations: two cases. *Am J Gastroenterol.* 1997;92(10):1923–1926.

144. Phanthumchinda K, Rungruxsirivorn S. Encephaloradiculopathy: a non-metastatic complication of hepatocellular carcinoma. *J Med Assoc Thai.* 1991;74(5):288–291.

145. Chang PY, Yang CH, Yang CM. Cancer-associated retinopathy in a patient with hepatocellular carcinoma: case report and literature review. *Retina.* 2005;25(8):1093–1096.

146. Wilfong AA, Parke JT, McCrary 3rd JA. Opsoclonus-myoclonus with Beckwith-Wiedemann syndrome and hepatoblastoma. *Pediatr Neurol.* 1992;8(1):77–79.

147. Turgut N, Karagol H, Celik Y, Uygun K, Reyhani A. Subacute motor neuronopathy associated with hepatocellular carcinoma. *J Neurooncol.* 2007;83(1):95–96.

148. Calvey HD, Melia WM, Williams R. Polyneuropathy: an unreported non-metastatic complication of primary hepatocellular carcinoma. *Clin Oncol.* 1983;9(3):199–202.

149. Abe K, Sugai F. Chronic inflammatory demyelinating polyneuropathy accompanied by carcinoma. *J Neurol Neurosurg Psychiatry.* 1998;65(3):403–404.

150. Sugai F, Abe K, Fujimoto T, et al. Chronic inflammatory demyelinating polyneuropathy accompanied by hepatocellular carcinoma. *Intern Med.* 1997;36(1):53–55.

151. Arguedas MR, McGuire BM. Hepatocellular carcinoma presenting with chronic inflammatory demyelinating polyradiculoneuropathy. *Dig Dis Sci.* 2000;45(12):2369–2373.

152. Walcher J, Witter T, Rupprecht HD. Hepatocellular carcinoma presenting with paraneoplastic demyelinating polyneuropathy and PR3-antineutrophil cytoplasmic antibody. *J Clin Gastroenterol.* 2002;35(4):364–365.

153. Hasegawa K, Uesugi H, Kubota K, et al. Polymyositis as a paraneoplastic manifestation of hepatocellular carcinoma. *Hepatogastroenterology.* 2000;47(35):1425–1427.

154. Kishore D, Khurana V, Raj A, Gambhir IS, Diwaker A. Hepatocellular carcinoma presenting as polymyositis: a paraneoplastic syndrome. *Ann Saudi Med.* 2011;31(5):533–535.

155. Tekaya R, Abdelghni K, Abdelmoula L, Ben Hadj Yahia C, Chaabouni L, Zouari R. Hepatocellular carcinoma with polymyositis as an initial symptom: a case report. *Acta Clin Belg.* 2011;66(1):53–54.

156. Corcia P, De Toffol B, Hommet C, Saudeau D, Autret A. Paraneoplastic opsoclonus associated with cancer of the gall bladder. *J Neurol Neurosurg Psychiatry.* 1997;62(3):293.

157. Phan TG, Hersch M, Zagami AS. Guillain-Barre syndrome and adenocarcinoma of the gall bladder: a paraneoplastic phenomenon? *Muscle Nerve.* 1999;22(1):141–142.

158. Antoine JC, Mosnier JF, Lapras J, et al. Chronic inflammatory demyelinating polyneuropathy associated with carcinoma. *J Neurol Neurosurg Psychiatry.* 1996;60(2):188–190.

159. Kaltsas G, Androulakis II, de Herder WW, Grossman AB. Paraneoplastic syndromes secondary to neuroendocrine tumours. *Endocr Relat Cancer.* 2010;17(3):R173–R193.

160. Hernandez-Echebarria L, Saiz A, Ares A, et al. Paraneoplastic encephalomyelitis associated with pancreatic tumor and anti-GAD antibodies. *Neurology.* 2006;66(3):450–451.

161. Tahrani AA, Sharma S, Rangan S, Macleod AF. A patient with worsening mobility: a diagnostic challenge. *Eur J Intern Med.* 2008;19(4):292–294.

162. Salmeron-Ato P, Medrano V, Morales-Ortiz A, et al. Paraneoplastic cerebellar degeneration as initial presentation of a pancreatic small-cell carcinoma. *Rev Neurol.* 2002;35(12):1112–1115.

163. Caras S, Laurie S, Cronk W, Tompkins W, Brashear R, McCallum RW. Case report: pancreatic cancer presenting with paraneoplastic gastroparesis. *Am J Med Sci.* 1996;312(1):34–36.

164. Honnorat J, Trillet M, Antoine JC, Aguera M, Dalmau J, Graus F. Paraneoplastic opsomyoclonus, cerebellar ataxia and encephalopathy associated with anti-Purkinje cell antibodies. *J Neurol.* 1997;244(5):333–335.

165. Aggarwal A, Williams D. Opsoclonus as a paraneoplastic manifestation of pancreatic carcinoma. *J Neurol Neurosurg Psychiatry.* 1997;63(5):687–688.

166. Jacobson DM, Adamus G. Retinal anti-bipolar cell antibodies in a patient with paraneoplastic retinopathy and colon carcinoma. *Am J Ophthalmol.* 2001;131(6):806–808.

167. Chao D, Chen WC, Thirkill CE, Lee AG. Paraneoplastic optic neuropathy and retinopathy associated with colon adenocarcinoma. *Can J Ophthalmol.* 2013;48(5):e116–e120.

168. Rahimy E, Sarraf D. Paraneoplastic and non-paraneoplastic retinopathy and optic neuropathy: evaluation and management. *Surv Ophthalmol.* 2013;58(5):430–458.

169. Maitland CG, Scherokman BJ, Schiffman J, Harlan JW, Galdi AP. Paraneoplastic tonic pupils. *J Clin Neuroophthalmol.* 1985;5(2):99–104.

170. Aggarwal I, Beller J, Tzimas D. A case of confusion. *Gastroenterology.* 2014;147(6):e5–e6.

171. Sio TT, Paredes M, Uzair C. Neurological manifestation of colonic adenocarcinoma. *Rare Tumors.* 2012;4(2):e32.

172. Anderson NE, Rosenblum MK, Posner JB. Paraneoplastic cerebellar degeneration: clinical-immunological correlations. *Ann Neurol.* 1988;24(4):559–567.

173. Tsukamoto T, Mochizuki R, Mochizuki H, et al. Paraneoplastic cerebellar degeneration and limbic encephalitis in a patient with adenocarcinoma of the colon. *J Neurol Neurosurg Psychiatry.* 1993;56(6):713–716.

174. Rosenfeld MR, Eichen JG, Wade DF, Posner JB, Dalmau J. Molecular and clinical diversity in paraneoplastic immunity to Ma proteins. *Ann Neurol.* 2001;50(3):339–348.

175. Macdonell RA, Rich JM, Cros D, Shahani BT, Ali HH. The Lambert-Eaton myasthenic syndrome: a cause of delayed recovery from general anesthesia. *Arch Phys Med Rehabil.* 1992;73(1):98–100.

176. Kiylioglu N, Meydan N, Barutca S, Akyol A. Sub-acute sensory neuronopathy as a preceding sign of recurrence in colon carcinoma. *Int J Gastrointest Cancer.* 2003;34(2–3):135–137.

177. Ueyama H, Kumamoto T, Araki S. Circulating autoantibody to muscle protein in a patient with paraneoplastic myositis and colon cancer. *Eur Neurol.* 1992;32(5):281–284.

178. Soichot P, Audry-Chaboud D, Martin F, Bady B. Paraneoplastic neuromuscular manifestations—apropos of a case presenting successively a picture of myotonia, then myasthenia with myositis 4 years before the diagnosis of a colonic neoplasm. *Rev Electroencephalogr Neurophysiol Clin.* 1982;12(2):147–152.

179. Pascual J, Sanchez-Pernaute R, Berciano J, Calleja J. Paraneoplastic myotonia. *Muscle Nerve.* 1994;17(6):694–695.

180. Pautas E, Cherin P, Wechsler B. Polymyositis as a paraneoplastic manifestation of rectal adenocarcinoma. *Am J Med.* 1999;106(1):122–123.

181. Liu YL, Lo WC, Tseng CH, Tsai CH, Yang YW. Reversible stiff person syndrome presenting as an initial symptom in a patient with colon adenocarcinoma. *Acta Oncol.* 2010;49(2):271–272.

182. Williams JA, Hall GS, Thompson AG, Cooke WT. Neurological disease after partial gastrectomy. *Br Med J.* 1969;3(5664):210–212.

183. Shawcross DL, Dunk AA, Jalan R, et al. How to diagnose and manage hepatic encephalopathy: a consensus statement on roles and responsibilities beyond the liver specialist. *Eur J Gastroenterol Hepatol.* 2016;28(2):146–152.

184. Wright G, Chattree A, Jalan R. Management of hepatic encephalopathy. *Int J Hepatol.* 2011;2011:841407.

185. Mehta D, El-Hunjul M, Leary MC. Cerebrovascular complications of cancer. In: Caplan LR, Leary MC, Thomas AJ, et al., eds. *Primer on Cerebrovascular Diseases.* 2nd ed. Academic Press; 2017:573–579.

186. Wyse JM, Carone M, Paquin SC, Usatii M, Sahai AV. Randomized, double-blind, controlled trial of early endoscopic ultrasound-guided celiac plexus neurolysis to prevent pain progression in patients with newly diagnosed, painful, inoperable pancreatic cancer. *J Clin Oncol.* 2011;29(26):3541–3546.

187. Portenoy RK, Mehta Z, Ahmed E. Cancer pain management: general principles and risk management for patients receiving opioids. In: Abraham J, ed. *UpToDate.* Waltham, MA: UpToDate; 2020.

188. Network. NCC. *NCCN Clinical Practice Guidelines in Oncology: Adult Cancer Pain.* https://www.nccn.org/professionals/physician_gls/pdf/pain.pdf.

189. Portenoy RK, Copenhaver DJ. Cancer pain management: interventional therapies. In: Abraham J, Fishman S, eds. *UpToDate.* Waltham, MA: UptoDate; 2020.

190. Wong GY, Schroeder DR, Carns PE, et al. Effect of neurolytic celiac plexus block on pain relief, quality of life, and survival in patients with unresectable pancreatic cancer: a randomized controlled trial. *JAMA.* 2004;291(9):1092–1099.

191. Eisenberg E, Carr DB, Chalmers TC. Neurolytic celiac plexus block for treatment of cancer pain: a meta-analysis. *Anesth Analg.* 1995;80(2):290–295.

192. Hoff PM, Cassidy J, Schmoll HJ. The evolution of fluoropyrimidine therapy: from intravenous to oral. *Oncologist.* 2001;6(Suppl. 4):3–11.

193. Huang WY, Ho CL, Lee CC, et al. Oral tegafur-uracil as metronomic therapy following intravenous FOLFOX for stage III colon cancer. *PLoS One.* 2017;12(3):e0174280.

194. Andre T, Boni C, Mounedji-Boudiaf L, et al. Oxaliplatin, fluorouracil, and leucovorin as adjuvant treatment for colon cancer. *N Engl J Med.* 2004;350(23):2343–2351.

195. Saltz LB, Cox JV, Blanke C, et al. Irinotecan plus fluorouracil and leucovorin for metastatic colorectal cancer. Irinotecan Study Group. *N Engl J Med.* 2000;343(13):905–914.

196. Takimoto CH, Lu ZH, Zhang R, et al. Severe neurotoxicity following 5-fluorouracil-based chemotherapy in a patient with dihydropyrimidine dehydrogenase deficiency. *Clin Cancer Res.* 1996;2(3):477–481.

197. Franco DA, Greenberg HS. 5-FU multifocal inflammatory leukoencephalopathy and dihydropyrimidine dehydrogenase deficiency. *Neurology.* 2001;56(1):110–112.

198. Moertel CG, Reitemeier RJ, Bolton CF, Shorter RG. Cerebellar ataxia associated with fluorinated pyrimidine therapy. *Cancer Chemother Rep.* 1964;41:15–18.

199. Riehl JL, Brown WJ. Acute cerebellar syndrome secondary to 5-fluorouracil therapy. *Neurology.* 1964;14:961–967.

200. Pirzada NA, Ali II, Dafer RM. Fluorouracil-induced neurotoxicity. *Ann Pharmacother.* 2000;34(1):35–38.

201. Shehata N, Pater A, Tang SC. Prolonged severe 5-fluorouracil-associated neurotoxicity in a patient with dihydropyrimidine dehydrogenase deficiency. *Cancer Invest.* 1999;17(3):201–205.

202. Adams JW, Bofenkamp TM, Kobrin J, Wirtschafter JD, Zeese JA. Recurrent acute toxic optic neuropathy secondary to 5-FU. *Cancer Treat Rep.* 1984;68(3):565–566.

203. Brashear A, Siemers E. Focal dystonia after chemotherapy: a case series. *J Neurooncol.* 1997;34(2):163–167.

204. Videnovic A, Semenov I, Chua-Adajar R, et al. Capecitabine-induced multifocal leukoencephalopathy: a report of five cases. *Neurology.* 2005;65(11):1792–1794. discussion 1685.

205. Cunningham D, Allum WH, Stenning SP, et al. Perioperative chemotherapy versus surgery alone for resectable gastroesophageal cancer. *N Engl J Med.* 2006;355(1):11–20.

206. Windebank AJ, Grisold W. Chemotherapy-induced neuropathy. *J Peripher Nerv Syst.* 2008;13(1):27–46.

207. McWhinney SR, Goldberg RM, McLeod HL. Platinum neurotoxicity pharmacogenetics. *Mol Cancer Ther.* 2009;8(1):10–16.

208. Kanat O, Ertas H, Caner B. Platinum-induced neurotoxicity: a review of possible mechanisms. *World J Clin Oncol.* 2017;8(4):329–335.

209. Salat K. Chemotherapy-induced peripheral neuropathy-part 2: focus on the prevention of oxaliplatin-induced neurotoxicity. *Pharmacol Rep.* 2020;72(3):508–527.

210. Lehky TJ, Leonard GD, Wilson RH, Grem JL, Floeter MK. Oxaliplatin-induced neurotoxicity: acute hyperexcitability and chronic neuropathy. *Muscle Nerve.* 2004;29(3):387–392.

211. Cersosimo RJ. Oxaliplatin-associated neuropathy: a review. *Ann Pharmacother.* 2005;39(1):128–135.

212. Adelsberger H, Quasthoff S, Grosskreutz J, Lepier A, Eckel F, Lersch C. The chemotherapeutic oxaliplatin alters voltage-gated Na(+) channel kinetics on rat sensory neurons. *Eur J Pharmacol.* 2000;406(1):25–32.

213. Grothey A, Nikcevich DA, Sloan JA, et al. Intravenous calcium and magnesium for oxaliplatin-induced sensory neurotoxicity in adjuvant colon cancer: NCCTG N04C7. *J Clin Oncol.* 2011;29(4):421–427.

214. Guo Y, Jones D, Palmer JL, et al. Oral alpha-lipoic acid to prevent chemotherapy-induced peripheral neuropathy: a randomized, double-blind, placebo-controlled trial. *Support Care Cancer.* 2014;22(5):1223–1231.

215. Wilke H, Muro K, Van Cutsem E, et al. Ramucirumab plus paclitaxel versus placebo plus paclitaxel in patients with previously treated advanced gastric or gastro-oesophageal junction adenocarcinoma (RAINBOW): a double-blind, randomised phase 3 trial. *Lancet Oncol.* 2014;15(11):1224–1235.

216. Von Hoff DD, Ervin T, Arena FP, et al. Increased survival in pancreatic cancer with nab-paclitaxel plus gemcitabine. *N Engl J Med.* 2013;369(18):1691–1703.

217. Zajaczkowska R, Kocot-Kepska M, Leppert W, Wrzosek A, Mika J, Wordliczek J. Mechanisms of chemotherapy-induced peripheral neuropathy. *Int J Mol Sci.* 2019;20(6).

218. Dormann AJ, Grunewald T, Wigginghaus B, Huchzermeyer H. Gemcitabine-associated autonomic neuropathy. *Lancet.* 1998;351(9103):644.

219. Kabre RS, Kamble KM. Gemcitabine and cisplatin induced posterior reversible encephalopathy syndrome: a case report with review of literature. *J Res Pharm Pract.* 2016;5(4):297–300.

220. Valle J, Wasan H, Palmer DH, et al. Cisplatin plus gemcitabine versus gemcitabine for biliary tract cancer. *N Engl J Med.* 2010;362(14):1273–1281.

221. Wang-Gillam A, Li CP, Bodoky G, et al. Nanoliposomal irinotecan with fluorouracil and folinic acid in metastatic pancreatic cancer after previous gemcitabine-based therapy (NAPOLI-1): a global, randomised, open-label, phase 3 trial. *Lancet.* 2016;387(10018):545–557.

222. Mayer RJ, Van Cutsem E, Falcone A, et al. Randomized trial of TAS-102 for refractory metastatic colorectal cancer. *N Engl J Med.* 2015;372(20):1909–1919.

223. Girard PM, de Broucker T, Fryer DG, Netter JM, Saimot AG, Coulaud JP. Cerebellar syndrome in mild *Plasmodium falciparum* malaria. *Trans R Soc Trop Med Hyg.* 1988;82(2):204.

224. Kabbinavar FF, Schulz J, McCleod M, et al. Addition of bevacizumab to bolus fluorouracil and leucovorin in first-line metastatic colorectal cancer: results of a randomized phase II trial. *J Clin Oncol.* 2005;23(16):3697–3705.

225. Zuo PY, Chen XL, Liu YW, Xiao CL, Liu CY. Increased risk of cerebrovascular events in patients with cancer treated with bevacizumab: a meta-analysis. *PLoS One.* 2014;9(7):e102484.

226. Seet RC, Rabinstein AA. Clinical features and outcomes of posterior reversible encephalopathy syndrome following bevacizumab treatment. *QJM.* 2012;105(1):69–75.

227. Hurwitz H, Fehrenbacher L, Novotny W, et al. Bevacizumab plus irinotecan, fluorouracil, and leucovorin for metastatic colorectal cancer. *N Engl J Med.* 2004;350(23):2335–2342.

228. Glusker P, Recht L, Lane B. Reversible posterior leukoencephalopathy syndrome and bevacizumab. *N Engl J Med.* 2006;354(9):980–982. discussion 980–982.

229. Ozcan C, Wong SJ, Hari P. Reversible posterior leukoencephalopathy syndrome and bevacizumab. *N Engl J Med.* 2006;354(9):980–982. discussion 980–982.

230. Meric-Bernstam F, Hurwitz H, Raghav KPS, et al. Pertuzumab plus trastuzumab for HER2-amplified metastatic colorectal cancer (MyPathway): an updated report from a multicentre, open-label, phase 2a, multiple basket study. *Lancet Oncol.* 2019;20(4):518–530.

231. Sartore-Bianchi A, Trusolino L, Martino C, et al. Dual-targeted therapy with trastuzumab and lapatinib in treatment-refractory, KRAS codon 12/13 wild-type, HER2-positive metastatic colorectal cancer (HERACLES): a proof-of-concept, multicentre,

open-label, phase 2 trial. *Lancet Oncol.* 2016;17(6):738–746.

232. Moore MJ, Goldstein D, Hamm J, et al. Erlotinib plus gemcitabine compared with gemcitabine alone in patients with advanced pancreatic cancer: a phase III trial of the National Cancer Institute of Canada Clinical Trials Group. *J Clin Oncol.* 2007;25(15):1960–1966.

233. Douillard JY, Siena S, Cassidy J, et al. Randomized, phase III trial of panitumumab with infusional fluorouracil, leucovorin, and oxaliplatin (FOLFOX4) versus FOLFOX4 alone as first-line treatment in patients with previously untreated metastatic colorectal cancer: the PRIME study. *J Clin Oncol.* 2010;28(31):4697–4705.

234. Pfeiffer P, Nielsen D, Bjerregaard J, Qvortrup C, Yilmaz M, Jensen B. Biweekly cetuximab and irinotecan as third-line therapy in patients with advanced colorectal cancer after failure to irinotecan, oxaliplatin and 5-fluorouracil. *Ann Oncol.* 2008;19(6):1141–1145.

235. Dummer R, Ascierto PA, Gogas HJ, et al. Encorafenib plus binimetinib versus vemurafenib or encorafenib in patients with BRAF-mutant melanoma (COLUMBUS): a multicentre, open-label, randomised phase 3 trial. *Lancet Oncol.* 2018;19(5):603–615.

236. Kopetz S, Grothey A, Yaeger R, et al. Encorafenib, binimetinib, and cetuximab in BRAF V600E-mutated colorectal cancer. *N Engl J Med.* 2019;381(17):1632–1643.

237. Abou-Alfa GK, Sahai V, Hollebecque A, et al. Pemigatinib for previously treated, locally advanced or metastatic cholangiocarcinoma: a multicentre, open-label, phase 2 study. *Lancet Oncol.* 2020;21(5):671–684.

238. Abou-Alfa GK, Macarulla T, Javle MM, et al. Ivosidenib in IDH1-mutant, chemotherapy-refractory cholangiocarcinoma (ClarIDHy): a multicentre, randomised, double-blind, placebo-controlled, phase 3 study. *Lancet Oncol.*

2020;21(6):796–807.

239. Doebele RC, Drilon A, Paz-Ares L, et al. Entrectinib in patients with advanced or metastatic NTRK fusion-positive solid tumours: integrated analysis of three phase 1-2 trials. *Lancet Oncol.* 2020;21(2):271–282.

240. Drilon A, Laetsch TW, Kummar S, et al. Efficacy of larotrectinib in TRK fusion-positive cancers in adults and children. *N Engl J Med.* 2018;378(8):731–739.

241. Robert C, Long GV, Brady B, et al. Nivolumab in previously untreated melanoma without BRAF mutation. *N Engl J Med.* 2015;372(4):320–330.

242. Hamid O, Robert C, Daud A, et al. Safety and tumor responses with lambrolizumab (anti-PD-1) in melanoma. *N Engl J Med.* 2013;369(2):134–144.

243. Rosenberg JE, Hoffman-Censits J, Powles T, et al. Atezolizumab in patients with locally advanced and metastatic urothelial carcinoma who have progressed following treatment with platinum-based chemotherapy: a single-arm, multicentre, phase 2 trial. *Lancet.* 2016;387(10031):1909–1920.

244. Spain L, Walls G, Julve M, et al. Neurotoxicity from immune-checkpoint inhibition in the treatment of melanoma: a single centre experience and review of the literature. *Ann Oncol.* 2017;28(2):377–385.

245. de Maleissye MF, Nicolas G, Saiag P. Pembrolizumab-induced demyelinating polyradiculoneuropathy. *N Engl J Med.* 2016;375(3):296–297.

246. Overman MJ, Lonardi S, Wong KYM, et al. Durable clinical benefit with nivolumab plus ipilimumab in DNA mismatch repair-deficient/microsatellite instability-high metastatic colorectal cancer. *J Clin Oncol.* 2018;36(8):773–779.

第 23 章

泌尿生殖系统恶性肿瘤相关的
神经系统并发症

Lalanthica V. Yogendran[a]、Marc S. Ernstoff[b] 和 Camilo E. Fadul[a]

[a]Department of Neurology, Division of Neuro-Oncology, University of Virginia, Charlottesville, VA, United States, [b]Immuno-Oncology Branch, Developmental Therapeutics Program, Division of Cancer Therapy & Diagnosis, National Cancer Institute, Bethesda, MD, United States

1 引 言

泌尿生殖系统(genitourinary, GU)恶性肿瘤包括一组具有不同生物学行为的癌症。尽管这些肿瘤直接或间接累及神经系统通常出现在肿瘤的进展期,但其临床表现差异很大,在某些情况下可能是该疾病的首发表现。了解肿瘤的转移模式将有助于临床医生评估和治疗有 GU 恶性肿瘤神经系统并发症的患者。由于 GU 恶性肿瘤神经系统转移发生频率低且初始症状较轻微(表 23-1),临床医生在治疗时应当意识到存在神经系统转移的可能性,因为及时评估和治疗将改善此类患者的预后。

本章将描述 GU 恶性肿瘤神经系统转移的一般临床概念,以及适用于在此类患者中最常被观察到的神经系统并发症的治疗方式。神经系统体征和症状的评估必须首先确定并发症是否由神经系统直接浸润或远处转移受累所导致。尽管直接肿瘤浸润更为常见,但随着可能导致神经系统并发症的新治疗方式的出现,远处转移并发症也变得并不少见,并且以前未被识别的副肿瘤性神经系统综合征(paraneoplastic neurologic syndrome, PNS)目前也经常被描述(表 23-2 和表 23-3)。对于每种具体类型的癌症,在本章中我们回顾了其最常见的神经系统并发症,内容包括简要描述 GU 恶性肿瘤发生神经系统转移的原因及主要的临床表现、治疗方法和预后。

表 23-1　GU 癌症中神经系统并发症的发生率(%)

	前列腺癌	子宫颈癌	子宫内膜癌	卵巢癌	肾脏癌	睾丸癌	膀胱癌
脑转移	<1.0	<1.2	<1	0.49~6.1	3.5~17	<2	罕见

表 23-2　GU 癌症治疗的并发症

药物	适应证-癌症部位	并发症情况
顺铂/卡铂	宫颈、卵巢	周围神经病变、耳毒性、感觉异常、视力障碍和勒米特现象
紫杉醇	卵巢	周围神经病变
PARP 抑制剂	卵巢	头痛、失眠、头晕
贝伐单抗	肾脏	可逆性后部脑病综合征(PRES),难以控制的高血压
酪氨酸激酶抑制剂	肾脏	PRES,幻觉

表 23-3　与 GU 癌相关的神经系统副肿瘤综合征

原发癌症部位	副肿瘤综合征	抗体
卵巢	PCD,脑炎,皮肌炎	抗-Yo,抗-cdr2L,抗-Ri,抗双载蛋白抗体,抗-NMDAR
睾丸	边缘叶,下丘脑,脑干/小脑脑炎,皮肌炎	抗-Ma,抗-Ta,抗-KLH11
前列腺	PCD,边缘脑炎,周围神经病变、Lambert-Eaton 综合征[a]	抗-Hu
膀胱	小脑变性,皮肌炎,视阵挛-共济失调[b]	抗-Ri,抗-Yo

[a] 多见于前列腺小细胞癌,[b] 多见于移行细胞癌。

2　前列腺癌

前列腺癌是美国男性最常见的非皮肤癌症[1,2]。因为前列腺癌有扩散到中轴骨骼的倾向,大多数神经系统并发症继发于骨转移压迫神经结构。在前列腺癌发生硬膜外转移的情况下,被转移性扩散侵蚀的椎骨可能会发生骨折,导致脊髓压迫或神经根卡压。同样,骨盆转移可能导致腰骶丛受累,而颅底转移可能压迫脑神经。在极少数情况下,前列腺癌会以软脑膜转移瘤(leptomeningeal metastase,LM)的形式转移至脑实质、硬脑膜或脑脊液(图 23-1)。

2.1　硬膜外脊髓压迫

在死于前列腺癌的男性患者中,有 7% 的患者至少会发生一次恶性肿瘤椎体转移导致的硬膜外脊髓压迫[3]。肿瘤分级、转移负担和激素治疗持续时间较长与脊髓受压风险增加有关[4]。脊髓受累通常继发于骨转移灶局部延伸至椎管内,尽管转移性病变偶尔会压迫椎旁静脉丛的血流,导致继发于脊髓水肿的临床表现[5]。

前列腺癌累及神经系统的最常见初始症状是背痛,疼痛可能是局灶性的、根性的或牵涉性的疼痛。在诊断脊椎骨转移和早期治疗时仅有背痛的患者很少会发展成脊髓压迫。不幸的是,在诊断时,大多数患者都有一定程度的脊髓病变,限制了他们的活动。因此,在诊断为前列腺癌的患者中,当有新出现的背痛时,应警惕出现脊柱转移。转移性前列腺癌患者需要注意其存在脊髓压迫的风险,在症状出现后应该立即寻求治疗,以提高保留或恢复脊髓功能的可能性。临床医生必须意识到普通的神经系统查体并不能排除即将发生脊髓压迫的可能性,延误诊断可能导致严重和永久性的神经功能障碍,而治疗后患者的行走能力是其预后的最重要预测指标[6]。

血清 PSA 是前列腺癌分期和监测治疗反应的敏感标志。当背痛是前列腺癌的首发症状时,评估应包括血清 PSA 测定、体格检查和影像学检查。对于神经系统检查正常并伴有背痛的患者,脊柱平片和骨扫描可能足以发现该区域的骨转移。如果神经系统查体异常或临床医生高度怀疑,MRI 是诊断转移瘤硬膜外脊髓压迫症的首选方法。MRI 扫描应该包括整个脊柱,因为脊柱其他部位的需要治疗的转移性疾病经常被发现。上述诊断过程是恰当的,因为如前所述,诊断和治疗的延误会导致患者丧失行走能力进而出现不良后果[7]。

转移性前列腺癌的标准一线治疗是雄激素剥夺疗法(androgen deprivation therapy,ADT),包括使用黄体生成素释放激素(luteinizing hormone-releasing hormone,LHRH)类似物、睾丸切除术和最近的促性腺激素释放激素拮抗剂疗法。LHRH 疗法可导致耀斑现象,这是黄体生成素和睾酮的短暂增加而导致包括脊髓压迫在内的一系列症状加重。因此,对于前列腺癌脊髓受累的患者,不推荐使用一线单药 LHRH 进行治疗。目前正在研究将 LHRH 与抗雄激素联合使用以降低产生耀斑现象的风险,但目前尚未就这类建议达成共识[8]。神经内分泌前列腺癌的治疗仍然特别具有挑战性,此类肿瘤因 PSA 水平低而对激素治疗抵抗。因此,手术是病理

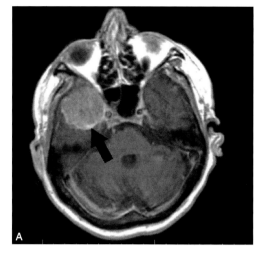
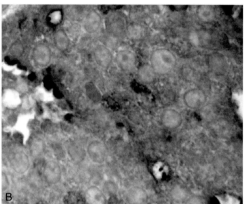
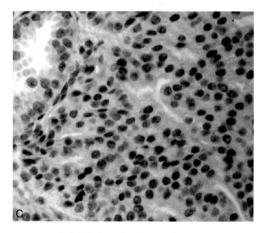

图 23-1　患有晚期激素难治性前列腺癌的男性出现左侧无力 1 周病史。脑部 MRI 显示在轴向 T1 加权图像上观察到右侧颞叶肿块(A)。患者进行了手术切除和病理学的免疫组织化学显示(B)PSA 阳性的转移性腺癌和(C)是对照

诊断和治疗的关键[9]。

唑来膦酸(zoledronic acid,ZA)仍然是美国食品药品监督管理局(Food and Drug Administration,FDA)批准的唯一一种用以延迟恶性肿瘤骨骼相关事件(skeletal-related event,SRE)的二膦酸盐类药物。然而,目前已经有几种新的骨靶向药物可降低前列腺癌继发 SRE 的风险,包括 denosumab 和镭-223,denosumab 已显示可降低去势抵抗性前列腺癌(castration-resistant prostate cancer,CRPC)SRE 的风险,镭-223 已显示可提

高转移性 CRPC 的总体存活时间[2,10]。

尽管采取了预防性 SRE 措施,脊髓压迫仍然可能发生。疼痛管理包括使用阿片类药物和糖皮质激素类药物,可以减轻脊髓水肿和保留神经功能,同时进行诊断性研究,以评估最佳疗程。关于使用的糖皮质激素药物总剂量仍存在争议[3,11]。患者使用不同剂量的糖皮质激素的获益并无显著差异,甚至与安慰剂相比,也无显著优势,但是大剂量使用糖皮质激素会带来更多的副作用[11,12]。神经学、肿瘤学、机械性和全身性(neurologic, oncologic, mechanical, and systemic, NOMS)决策框架已被提出,用以指导最佳治疗的决策过程[13]。放射治疗仍然是手术治疗的支柱,糖皮质激素具有额外的益处。目前手术的重点是减压脊髓以提供最佳的辐射剂量[13]。在最近的 Cochrane 综述中,手术联合放疗与单纯放疗相比并没有导致更多的不良事件发生[12]。转移性硬膜外脊髓压迫患者的预后取决于许多因素。总体而言,能行走、没有额外转移、初诊和发现转移癌之间的间隔较长、无骨骼或内脏转移、运动功能障碍病程进展较慢的患者拥有更好的生存时间[14,15]。对于那些接受减压手术的患者,最好的生存预测指标是术前 KPS 评分>80 分[6]。

2.2　脑转移

在转移性前列腺癌患者中,颅内转移较为罕见,估计发生率为 0.16%~0.63%[16]。通过对前列腺癌脑转移瘤的组织学检查发现,该类肿瘤大多数是中低分化腺癌[17,18]。前列腺癌转移到大脑的 3 种机制已被提出,包括肺转移的继发性扩散,肿瘤绕过肺并通过未闭的卵圆孔进行播散,以及癌细胞进入左心毛细血管系统传播。

前列腺癌脑转移的临床表现是非特异性的,具体症状取决于转移灶的位置。与其他实体瘤相比,前列腺癌的转移似乎更倾向于硬脑膜位置[19]。MRI 检查可以确定肿块的存在,但由于前列腺癌脑转移罕见,通常需要病理检查证实才能确定诊断(见图 23-1)。转移瘤组织中的前列腺酸性磷酸酶和 PSA 的免疫组织化学染色可以证实病变的来源。这项技术对于前列腺癌的首发症状是脑转移的特殊患者尤其有用。

随着治疗方案的进步,近年来前列腺癌脑转移患者的预后有所改善[16,20,21]。脑转移瘤的治疗方法包括糖皮质激素的使用、手术、立体定向放射外科(stereotactic radiosurgery, SRS)和放疗。与其他类型癌症的脑转移一样,前列腺癌脑转移的治疗方案必须根据患者的功能状态、转移灶数目和全身肿瘤负荷进行个体化制订。尽管预后仍然很差,但在临床实践中,对于合适的患者使用开颅手术切除颅内单发转移病灶,并且在术后联合放疗可以改善患者的生存期。

2.3　颅底转移瘤

虽然不常见,但前列腺癌是影响颅底的最常见恶性肿瘤类型,通常发生在激素抵抗并伴有其他骨转移的患者中[22]。通常,疼痛先于脑神经受累出现,之后可出现已描述的五种颅底综合征中的任何一种:眼眶综合征(复视、视力障碍)、鞍旁综合征(复视)、中窝综合征(面部麻木、面部麻痹)、颈静脉孔综合征(声音嘶哑、吞咽困难)和枕髁综合征(舌无

力)[23,24]。如果影像学研究没有临床表现的指导,诊断可能很困难。MRI 是确定诊断的最有用的检查,但经常需要 CT 骨窗和骨扫描来显示骨受累。放射治疗和使用糖皮质激素的姑息疗法可改善大多数患者的症状,而患者的预后取决于全身肿瘤负荷和治疗时机。

2.4　副肿瘤综合征

前列腺癌是继肾癌之后,与 PNS[25,26] 相关的最常见的泌尿系恶性肿瘤,通常发生在晚期癌症的背景下。可能与前列腺癌相关的特殊神经综合征有副肿瘤性小脑变性(paraneoplastic cerebellar degeneration, PCD)、边缘脑炎、Eaton-Lambert 肌无力综合征和周围神经病变[26-28]。一篇综述报道,在 37 例患者的评估中,副肿瘤综合征与抗-Hu 抗体有很强的相关性,其中大多数患者患有腺癌[29]。认识到这些综合征很重要,因为它可能帮助识别潜在的恶性肿瘤并影响治疗选择。早期癌症治疗和免疫抑制治疗可能会稳定或改善神经功能损害,但在大多数情况下,恢复的可能性很小。

2.5　治疗相关并发症

在极少数情况下,机器人辅助腹腔镜下前列腺切除术可能导致使人衰弱的周围神经病变。一项回顾性研究显示,这些手术在前列腺癌中的相关发病率为 0.16%[30]。它通常发生在特伦德伦伯卧位的长耗时手术后,在这种情况下,周围神经受压、拉伸和缺血会导致功能丧失[30]。勃起功能障碍在前列腺癌放射治疗后很常见,并且已被证明与放射剂量有关[31]。近距离放射治疗比外照射有更高的神经功能保留率。前列腺手术也被证明会影响勃起功能,其中双侧神经保留是保持基本勃起功能的预测因素[32]。

3　子　宫

3.1　子宫颈

宫颈癌在女性癌症中的发病率位居第二,很少转移到脑部,脑转移的发生率在 0.4% 到 1.2% 之间[33,34]。脑转移的部位最常见于小脑幕上[33],源于肺部转移灶的血行播散,而肺是宫颈癌转移最常见的部位[33,34]。通过对组织学类型的分析,发现虽然宫颈癌大多数是鳞状细胞癌,但大约三分之一的病例是单独的腺癌或与鳞癌混合的病例[35]。体征和症状在原发性癌症的类型之间没有特异性,MRI 可以确定脑转移灶的存在。治疗方案的制订取决于多种因素,包括转移灶的数量,单纯手术还是手术联合放疗。手术联合术后放疗可以改善肿瘤可被切除患者的预后[33-35]。顺铂是宫颈癌最常用的化疗药物,并且已被发现对治疗脑转移灶和降低全身肿瘤负荷中有效[35,36]。

与宫颈癌相关的腰骶神经丛病变的发病率在 0.3% 到 1.3% 之间[37],上述病变可能继发于肿瘤直接浸润或放射治疗的并发症。肿瘤的神经周围扩散将取决于间质、子宫旁和淋巴血管间隙侵犯的水平、肿瘤大小和淋巴结转移[38,39]。虽然大多数泌尿生殖系统肿瘤会引起全神经丛病变,但宫颈癌通常累及下神经丛(L4~S1)。50% 的患者会出现中度骨盆

疼痛,这种疼痛在发病时可能是不对称的,但之后会变成双侧的。随着疼痛逐渐加重,运动和感觉障碍就会随之而来。

腰骶丛的 CT 扫描或 MRI,包括从神经丛上段向下延伸至坐骨切迹的全节段扫描,将有助于建立诊断。然而,腰骶神经丛的复杂性使得准确诊断受累的特定区域具有挑战性。高分辨率磁共振神经成像可以改善,并可以区分肿瘤侵袭与辐射诱导的神经丛病[40]。当它被确定为辐射诱发时,涉及的辐射剂量范围很广[37,41,42]。对继发于肿瘤侵袭的神经丛病变没有有效的治疗方法,尽管放射治疗可能有助于症状管理。对于放射性神经丛损伤,己酮可可碱和生育酚可以减轻症状,并且与氯膦酸盐(一种双膦酸盐)联用可以增加有效性[37]。其他对症治疗包括减轻神经性疼痛的药物。

转移性病灶导致的硬膜外脊髓压迫不常见于宫颈癌患者。其临床表现与其他部位其他实体肿瘤引起的硬膜外转移相似。MRI 可用于准确诊断脊柱受累。虽然此类患者预后很差,但放射治疗可能会起到缓解症状的作用。

常用于治疗宫颈癌的化疗药物顺铂可以导致周围神经病变和耳毒性。感觉性周围神经病是一种常见的化疗药物导致的并发症,治疗原则是对症治疗[43]。耳毒性为感觉神经性听力丧失,是双侧的,也是不可逆的[43]。

脑病很少见,但却是最常见的由宫颈癌引起的远处转移神经系统并发症之一。它可能是继发于宫颈癌的转移恶化或铂类治疗方案的使用。晚期宫颈癌患者中继发于双侧输尿管梗阻的肾功能衰竭患者可能会出现癫痫发作和代谢性脑病。

3.2　子宫体

子宫内膜腺癌可能会出现多种类型的神经系统并发症,包括腰骶神经丛病变、脊髓压迫和脑转移。子宫小细胞癌虽然罕见,但在疾病晚期也可能出现脑转移[44,45]。总之,子宫恶性肿瘤引起的神经系统并发症比宫颈癌更为罕见。

子宫内膜癌的脑转移罕见,据报道发生率为 0.3% ~ 0.9%[46,47],诊断原发病灶到发现脑转移灶的中位时间间隔为 17 个月[48]。脑转移也可能是未分化并伴有深部肌层和血管侵犯的子宫内膜癌的初始临床表现[49]。

子宫体恶性肿瘤脑转移的危险因素包括高级别肿瘤、晚期和淋巴血管间隙侵犯。因为脑转移对于子宫体恶性肿瘤来说仍然是一个罕见的事件,其治疗方案类似于其他实体瘤脑转移的治疗方案。虽然诊断脑转移后患者的中位生存期仅为 5 个月[48],但在某些情况下,手术切除结合放射治疗可能会改善患者的生存时间[50]。

4　卵　巢　癌

卵巢癌是美国女性第五大常见癌症,也是妇科恶性肿瘤的首要死因。尽管由于更有效的治疗提高了患者的生存时间使卵巢癌脑转移的发生率增加,但是与卵巢癌相关的神经系统并发症仍很少见,据报道发病率为 0.29% ~ 11.6%[51]。

4.1　脑转移

卵巢癌脑转移的发生率估计在 0.49% 至 6.1% 之间[52]。

脑转移被认为是通过血管周围空间的直接血行扩散或骨受累后直接侵入神经系统而发生的。当软脑膜受累时,逆行淋巴扩散被认为是主要原因[53]。最近,*BRCA1* 和 *BRCA2* 基因突变以及雄激素受体的表达被发现与发生脑转移的风险增加有关[52]。积极的预后因素包括 CNS 受累时原发性肿瘤病灶控制良好、低级别肿瘤、铂类药物治疗有效和高 KPS 评分[54]。

浆液性囊腺癌是最常见的卵巢癌病理亚型,占卵巢恶性肿瘤的 90%,因此最常与 CNS 受累有关[54]。脑转移最常见的症状由颅内压升高引起,但也会出现其他局灶性神经功能障碍的症状。诊断后脑转移后患者的中位生存期为 6 个月[55]。

卵巢癌脑转移目前无特殊的治疗方法,与其他实体瘤脑转移没有区别。综合治疗,包括手术、放疗和全身化疗,优于单一治疗方式,据报道接受综合治疗的患者可有 18 ~ 33 个月的生存期[51]。如果选择 WBRT,则优选海马保护,因为这样可以更好地保留患者的认知功能和改善患者自诉的症状[56]。

4.2　软脑膜转移

伴有 LM 的卵巢癌仍然很少见,相关报道更多是因为其拥有更有效的治疗方法和更长的生存期。当发现卵巢癌 LM 时,患者通常同时存在脑转移或者既往出现过脑转移,其临床表现与其他癌症的 LM 并无显著区别[57]。卵巢癌 LM 的诊断依靠大脑和脊柱的 MRI 和 CSF 细胞学检查。对症状区域的姑息性放疗仍然是主要治疗方法,患者的总生存期为几个月,这与其他实体瘤相似[51]。

4.3　副肿瘤综合征

患者发生副肿瘤综合征的情况可以在卵巢癌诊断之前也可在诊断之后,两者概率相似[58]。大约 50% 的非家族性亚急性小脑变性患者患有与卵巢癌或肺癌相关的 PNS[59](图 23-2)。最近描述了一组继发于神经元表面抗体的疾病,这些疾病经常以脑炎的形式出现,但他们很少与恶性肿瘤相关联。但该现象也有例外,N-甲基-d-天冬氨酸受体抗体(N-methyl-d-aspartate receptor antibody,NMDAR-Abs)脑炎,此类脑炎出现在患有良性卵巢畸胎瘤的年轻女性中。PNS 的病因被认为是一种自身免疫过程。

诊断基于神经系统综合征、肿瘤诊断和相关抗体,这些抗体通过间接免疫荧光和证实性免疫印迹在血清或脑脊液中检测。此外,脑脊液检查可能显示细胞数增多、蛋白含量升高和寡克隆条带[59]。最近的一项研究甚至提出,即使在正常的 CA-125 浓度情况下,联合使用 4 种抗原 Ro52、CDR2、HARS 和 5H6 的组合,通过副肿瘤抗体监测也可用于早期卵巢癌检测[60]。无论检测结果如何,原发性肿瘤的治疗都可提高总体存活时间,早期发现和治疗可以改善整体神经功能结果。

PCD 患者表现为共济失调、构音障碍,且常伴有低落性眼球震颤。与 PCD 和卵巢癌相关的最常见抗体是抗表面蛋白 cdr2,也称为抗-Yo 或浦肯野细胞胞质抗体 1 型(purkinje cell cytoplasmic antibody type 1,PCA-1)。PCD 患者中同时存

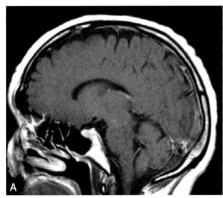
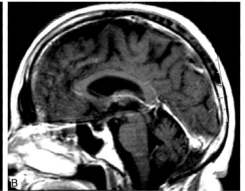

图 23-2 卵巢癌相关副肿瘤性小脑变性患者。矢状 T1 加权 MRI 图像显示(A)症状发作 2 周后小脑正常和(B)初始研究后 14 个月小脑萎缩

在抗-cdr2 样(cdr2L)和抗-Yo 抗体,具有合并卵巢癌或乳腺癌的高可能性[59]。具体而言,脑脊液中存在抗-Yo、抗-Ri 或抗两性蛋白抗体应考虑卵巢癌的可能性。MRI 可显示小脑萎缩,FDG-PET 通常可显示小脑低代谢。对于没有癌症证据的女性 PCD 患者,NCCN 指南建议每 6 个月进行一次经阴道超声和 CA125 检测[61]。对于患有抗-Yo 小脑变性和神经功能状态恶化的女性,尤其是绝经后女性,建议进行手术探查和卵巢切除术。PCD 的存在似乎不会影响卵巢癌患者的预后,但神经系统障碍通常严重致残和不可逆。

NMDAR-Abs 的患者表现为脑炎综合征,其特征是精神症状和记忆改变,随后出现癫痫、运动障碍和自主神经功能失调。多项研究表明,NMDAR 抗体与卵巢畸胎瘤的存在有很强的相关性。脑脊液的表现包括炎症标志物和 NMDAR-Abs。NMDAR 抗体脑炎和卵巢畸胎瘤之间的强烈联系可以通过相同抗原的交叉呈现来解释[59]。中枢神经系统影像学检查并不总是有帮助的,因为正常的 MRI 表现很常见。如果存在病变,最常见位于海马区[62]。在许多 NMDAR-Abs 患者中可以观察到癫痫发作,并伴有相应的脑电异常,而且此类癫痫常为药物难治性癫痫。骨盆的 MRI 或 CT 成像是识别畸胎瘤的关键,但即使在成像上没有发现畸胎瘤,探查手术也可能是有价值的(图 23-3)。对于那些确诊为畸胎瘤的患者,手术切除联合血浆交换、糖皮质激素和静脉注射免疫球

蛋白将提供最好的疗效。

20% 到 25% 的皮肌炎患者有相关的恶性肿瘤[61],当与卵巢癌相关时,常见于 40 岁以上的女性。事实上,40~60 岁患有皮肌炎的女性患卵巢癌的相对风险为 16.7[63]。皮肌炎可能比卵巢癌的发展早几个月甚至几年。对于没有发现癌症的皮肌炎患者,建议在诊断后的前 3 年内每年进行一次盆腔超声筛查[61]。卵巢癌确诊后很少出现皮肌炎。有人认为,雷诺氏综合征与皮肌炎同时存在可以排除卵巢癌的可能[61]。皮肌炎的诊断通常通过肌肉活检确定,该活检显示肌炎的典型病理变化。在大多数情况下,皮肌炎的症状在卵巢癌治疗后消退。糖皮质激素、IVIG 和其他免疫抑制治疗方法在某些情况下可能有效[64]。

4.4 治疗相关的并发症

顺铂和紫杉醇,单独或联合使用,产生与卵巢癌治疗相关的大部分神经系统并发症(见表 23-2)。最常见的并发症是周围神经病变[65]。紫杉醇诱导的神经病变主要影响感觉纤维,运动神经不受影响。紫杉醇给药后症状迅速出现,通常同时累及手和脚。虽然一旦暂停治疗,神经毒性是可逆的,但症状通常会持续存在并且可能会加重,从而影响患者的生活质量。

另一方面,顺铂主要影响大的有髓鞘的周围感觉神经的纤维。尽管神经损伤影响大多数患者,但大约 50% 的患者有症状。顺铂的使用可观察到耳毒性(听力损失和耳鸣)。它通常表现为双侧的、对称的、主要影响高频听力。老年患者和已有听力损失的患者发生这种并发症的可能性更高。在大多数化疗方案中,卡铂已取代顺铂,因为它提供了类似的益处,同时具有较少的肾毒性和神经毒性。最近,聚 ADP-核糖聚合酶(poly ADP-ribose polymerase,PARP)抑制剂已成为 Ⅲ~Ⅳ 期卵巢癌的一线治疗方法,尤其适用于有 BRCA1 或 BRCA2 突变的患者。这些抑制剂引起神经毒性的情况较为罕见,包括头痛、失眠和头晕[66]。

迄今为止,对于化疗引起的疼痛性神经病变尚无预防措施或有效的治疗方法。度洛西汀是唯一推荐的治疗疼痛性神经病变的药物,已被证明可以改善疼痛[67]。一项研究表明,文拉法辛有望成为一种成功的预防性治疗方法,但长期随访结果并未证明其有效性[68]。加巴喷丁和三环类抗抑郁

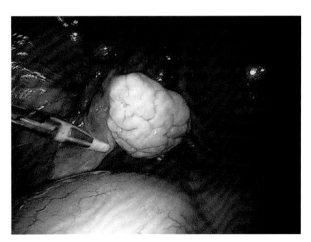

图 23-3 抗 NMDAR 脑炎患者卵巢畸胎瘤的外科发现

药是合理的尝试,因为据报道它们对其他神经病变有效。然而,两项临床试验并未证明患者可以从前者的治疗中受益,而且目前并没有针对后者的前瞻性临床试验;因此,两者的使用都减少了[68]。外用药物(包括巴氯芬、阿米替林和氯胺酮)在一些试验中也显示出有限的疗效,而且并不存在FDA批准的产品[68]。

5 肾 癌

肾癌是美国男性和女性最常见的第六和第八种癌症。大多数肾癌起源于肾皮质,主要组织学类型为透明细胞癌[69]。脑转移和硬膜外脊髓压迫是与肾细胞癌(renal cell carcinoma,RCC)相关的最常见的神经系统并发症。肾癌的转移灶是高度血管化的,而且被认为对放射治疗的敏感性低于其他原发癌的转移灶。

5.1 脑转移

据估计,肾细胞癌脑转移的发生率在所有转移性疾病患者中占3.5%至17%。确诊原发性肾癌和神经系统受累之间的中位时间间隔为10.7个月[69,70],诊断后的5年生存率为12%[69,70]。转移通过血行传播播种到大脑,并出现在疾病的晚期[71]。肾癌脑转移的临床表现与其他恶性肿瘤脑转移的临床表现相似。由于RCC的转移灶是高度血管化的,因此出血风险较高。在某些情况下,临床表现可能是突发的脑出血[70,72]。

肾脏分级预后评估(Renal Graded Prognostic Assessment,GPA)工具是一种诊断特异性预后指标,有助于治疗方案的选择。该评估工具提出KPS评分、脑转移灶数量、颅外转移灶数量和血红蛋白是与1年生存率相关的最特异的因素[73]。多年来,多发脑转移患者的标准疗法是WBRT;然而,使用WBRT的多发脑转移患者的平均生存期约为4.4个月,总体上被认为是无效的[69]。如果在非功能区存在大于3cm的孤立转移灶,则倾向于手术治疗[74]。如果小于10个病灶且病灶直径小于3cm同时患者体能状态良好,则首选SRS[69]。同时,SRS还作为手术切除后的辅助治疗手段。由于认知能力下降的潜在结果,SRS优于WBRT。一项回顾性研究指出,在WBRT发展为痴呆后12个月仍有11%的患者存活[75]。

尽管抗VEGFR酪氨酸激酶抑制剂(tyrosine kinase inhibitor,TKI)(特别是索拉非尼和舒尼替尼)[76]和免疫检查点抑制剂是目前转移性肾细胞癌的主要治疗方法,但它们对脑转移灶的疗效尚不清楚,因为没有Ⅲ期临床试验纳入有脑转移的肾癌患者[77]。许多临床试验排除了有脑转移的RCC患者,因为安全问题包括假性和超进展风险、药物穿过血脑屏障(blood brain barrier,BBB)的能力有限、使用糖皮质激素可以改变免疫系统以及使用抗血管内皮生长因子治疗会增加颅内出血风险[74]。最近的一项多中心回顾性研究显示,使用免疫检查点抑制剂(易普利姆玛和纳武单抗)治疗的RCC患者的脑转移结果令人鼓舞[78]。

尽管抗VEGFR、TKI和免疫检查点抑制剂在颅外病灶的治疗中表现出反应,但颅内病灶的反应充其量是中度有效[74]。此外,使用免疫检查点抑制剂或抗VEGF治疗的中位反应时间约为3个月,这是使用全身治疗的另一个限制[79]。免疫检查点抑制剂通过激活外周T细胞攻击脑转移灶;然而,全身治疗并不足以控制颅内疾病。先前在伴有颅内转移的RCC患者中使用抗VEGF治疗和免疫检查点抑制剂的研究显示,尽管缺乏颅内控制,但患者总体生存时间有所提高,但这归因于治疗对颅外疾病的控制[79]。正在进行的临床试验评估联合使用放疗和免疫疗法,这被认为是有效的,因为放射治疗会使肿瘤组织坏死,导致肿瘤抗原释放和暴露,有利于全身治疗[74]。一些使用这种治疗组合的回顾性研究结果表明患者的总生存期增加[77,79]。

5.2 硬膜外脊髓压迫

肾癌是仅次于前列腺癌的第二大常见可引起硬膜外脊髓压迫的泌尿系恶性肿瘤。据估计,高达30%的晚期RCC患者会发生脊柱转移,其临床特征与其他恶性肿瘤的脊柱转移无明显区别[80]。一项研究发现,有28%的SRE与RCC骨转移相关,此类患者中的脊髓和神经根受压发生率很高[81]。进一步的神经系统损伤会使患者整体生活质量和生存期恶化。其他相关症状包括膀胱和肠道功能改变、虚弱无力和感觉丧失,这些症状可能意味着脊神经根或脊髓受压[82]。诊断由MRI确定,MRI显示受累椎体的低信号强度和脊髓受压程度。

肾癌脊髓压迫症的治疗选择包括使用糖皮质激素减轻水肿、放射治疗、手术、介入放射治疗和全身治疗。手术干预用于降低骨折风险、治疗病理性骨折和减少脊髓受压情况下的脊柱不稳定性[83]。放射治疗在脊柱转移瘤的姑息治疗中起主要作用[81,83]。姑息性放疗可以帮助减少骨痛和改善脊髓压迫。然而,与其他原发性恶性肿瘤相比,肾癌引起的脊髓压迫似乎对放射的反应较弱,最终放疗后的治疗结果和生存时间可能不如其他原发性恶性肿瘤。目前仍然缺乏揭示放射治疗结果的文献,其中一些研究仅报告短期疼痛改善和骨折减少[83]。SRS可以用较少的分割次数提供高放射剂量到达病灶,从而实现准确的靶向并避开其他关键结构[82]。SRS也是外照射分割放射治疗后仍有进展的患者的一种选择,通常可以实现局部肿瘤控制,并且放射毒性较小[82]。对于手术风险低、全身性肿瘤控制好且单区域脊髓受压的患者,建议手术治疗后联合使用放疗。由于RCC为富含血管的肿瘤,所以手术的并发症发生率很高,因此动脉栓塞已被用于减少手术过程中的失血[82]。最近,有关研究正在评估放射治疗和药物治疗的结合。小规模研究着眼于将ZA与放疗法相结合,结果显示与单独的放疗法相比,SRE的生存期有所改善[81,84]。与其他癌症引起的脊髓压迫一样,RCC脊柱转移患者的预期寿命取决于多种因素,例如疾病程度、放射治疗前的一般状态、功能状态和受累椎体的数量[15,80]。

5.3 副肿瘤综合征和软脑膜转移

虽然罕见,但肾细胞癌引起的副肿瘤性神经系统疾病,有多种表现,包括感觉或运动神经病变、非特异性肌病、膈神经麻痹和肌萎缩侧索硬化症[85]。由于这些病例与局部肿瘤疾病有关,因此肾切除术被认为是治愈性的[85]。RCC 的软脑膜转移更不常见。临床表现与其他癌症的 LM 相似。治疗选择包括 TKI、免疫检查点抑制剂和放射治疗[86-88],但患者预后仍然很差。

5.4　治疗相关并发症

贝伐单抗是一种靶向抑制血管内皮生长因子的单克隆抗体,可显著延长转移性肾细胞癌患者的生存期。目前报道了几例在使用贝伐单抗后出现后部可逆性白质脑病综合征(posterior reversible leukoencephalopathy syndrome,PRES)的病例,类似于在化疗和免疫抑制治疗中观察到的病例[89,90]。不受控制的高血压被认为是一个诱发因素,因此,除了停用致病药物外,还建议在出现这种并发症时严格控制血压[90]。也有罕见且严重的与免疫检查点抑制剂(immune checkpoint inhibitor,ICI)治疗相关的神经系统不良事件发生,最常报告的是重症肌无力病例[91]。鉴于 ICI 疗法的使用增加,我们预计神经系统不良事件的频率也会增加。处理 ICI 引起的神经系统不良事件的基石是尽早停止 ICI 治疗,并开始免疫抑制治疗,包括糖皮质激素、静脉白蛋白输注或血浆置换[91]。特定的 TKI 也具有神经系统并发症的风险,包括与 PRES 相关的阿西替尼和帕唑帕尼[92]。

6　生殖细胞性睾丸癌

精原细胞瘤和非精原细胞瘤占所有睾丸癌的 95% 以上,后者具有更具侵袭性的生长行为。睾丸癌仍然是美国年轻男性最常见的原发性恶性肿瘤。尽管在诊断时经常有全身转移的证据,但中枢神经系统的种植并不常见。

6.1　脑转移

约 1%~2% 的睾丸生殖细胞肿瘤发生脑转移,10%~15% 的晚期发生肺转移的患者合并脑转移[93]。具体来说,1.3% 的男性播散性非精原细胞瘤患者和 1.2% 的播散性精原细胞瘤患者在诊断时发生脑转移[94]。如果患者出现神经症状、血清人绒毛膜促性腺激素(human chorionic gonadotrophin,HCG)水平过高和/或恶性畸胎瘤,应怀疑有脑转移。此外,脑部影像学检查应考虑在所有晚期患者当中应用,以诊断临床无症状的脑转移。

目前,睾丸生殖细胞脑转移瘤的标准治疗方法是联合使用顺铂和放疗[95]。那些接受化疗的患者,尤其是化疗第一个周期,应该注意颅内出血的风险[96]。此外,对于有一处或少量脑转移的患者,可以考虑化疗后进行手术治疗[95-97]。对于晚期且被认为预后不良的患者,顺铂和依托泊苷联合自体干细胞移植是可行的。近年来,多西他赛、紫杉醇、吉西他滨、奥沙利铂等新型化疗药物被用作预后不良患者的二线或抢救治疗[93]。一项针对 27 名睾丸生殖细胞肿瘤脑转移患者的回顾性研究显示,其 5 年生存率和 10 年生存率均为35.9%[93],这与其他研究的结果一致[97]。

在初始化疗后发生脑转移的睾丸生殖细胞肿瘤患者的预后较差。发生这种情况的原因被假设为化疗药物未能完全通过血脑屏障[95]。一项临床试验表明,脑转移似乎是肿瘤复发的单一表现,在一些患者中早期且频繁发生[98]。此外,如果脑转移瘤复发,通常与血清肿瘤标志物升高有关(甲胎蛋白浓度>1 000ng/mL 或 HCG 浓度>5 000IU/L);在这种情况下,患者的生存的可能性显著降低[94,99]。研究表明,40% 的伴有脑转移的铂类难治性复发疾病病例可通过大剂量化疗治愈[99]。因此,治愈是可能的,但通常需要更加激进的治疗。

6.2　硬膜外脊髓压迫

睾丸癌可能累及腹膜后淋巴结,并从那里直接长入椎管或引起神经根病变。当有椎管侵犯而没有骨骼受累时,骨扫描或 X 线平片可能会出现假阴性,应进行 MRI 检查。在极少数情况下,脊髓受压是椎体转移的结果。患者出现典型的脊髓压迫症状和体征,与其他肿瘤一样,早期诊断和积极治疗对于改善预后至关重要。

放疗和手术仍然是治疗转移性硬膜外脊髓压迫的主要支柱。对大多数患者来说,治疗的首要选择是紧急放疗。在一个小型的四例病例的系列研究中,接受放射治疗的患者的2 年生存率为 75%[100]。对于晚期复发的非精原细胞性生殖细胞瘤患者,手术切除是主要的治疗方法,随后可以进行积极的局部放疗和辅助化疗[101]。当出现急性神经功能恶化、脊柱不稳定或顽固性疼痛时,也可以进行手术减压和稳定脊柱。在某些情况下,一旦确诊,基于顺铂的联合化疗会被添加到放射和手术当中。

6.3　副肿瘤综合征

边缘系统、下丘脑和脑干的 PNS 与抗-Ma 抗体相关的脑炎已在睾丸癌患者中得到很好的描述(见表 23-3)。在对肿瘤治疗反应良好的患者中,神经系统综合征更常与抗-Ta(以前称为抗-Ma2)抗体亚型相关[102]。患者会出现与受累区域相关的症状,可能是边缘——下丘脑系统、脑干或两者兼有。症状包括在数天或数周内发生的性格和情绪变化,与近期记忆的严重损害、意识混乱和偶尔的癫痫发作有关。睾丸癌的早期治疗能改善预后,因此,有必要对以 PNS 为癌症的首发和唯一临床表现的患者进行早期诊断。

最近,在 13 例没有抗-Ma/Ta 抗体的副肿瘤性脑干/小脑脑炎和睾丸精原细胞瘤患者中发现了抗 Kelch 样蛋白 11(autoantibody against Kelch-like protein 11,KLHL11-abs)的自身抗体[103]。根据这份报告和其他报告,3 种临床情况与KLHL11-abs 相关。第一,伴有良性畸胎瘤或睾丸肿瘤的KLHL11-abs 脑干和小脑综合征(+/-抗-Ma/Ta 抗体)对治疗有中度反应[103]。第二,已发现一些 NMDAR-Abs 脑炎患者同时具有 KLHL11-abs。在此情况下,KLH11-abs 的存在对神经系统没有影响;所以,这些病例仍然表现为典型的NMDAR-Abs 脑炎[103]。第三,约 5% 的患者出现 KLH11-abs 和非副肿瘤的神经系统综合征[103]。KLHL11-abs 患者出现菱形脑炎、共济失调、复视、构音障碍、眩晕、听力损失和耳鸣,其中后两种症状是独特的表现[104]。脑部 MRI 显示脑干或边缘系统的 T2/FLAIR 序列异常。在一项研究中,32 名患者中只有 25% 在接受癌症治疗和/或免疫治疗后表现出神经功能改善,但共济失调、听力丧失和复视永久存在[104]。除此之外,还发现了与睾丸畸胎瘤相关的 NMDAR-Abs 脑炎[102] 以及随后诊断出睾丸生殖细胞肿瘤的一些散发性皮肌炎病例[105]。

6.4　治疗相关并发症

以顺铂为基础的化疗可以治愈许多睾丸癌患者,但神经毒性是最重要的剂量限制性副作用。顺铂引起的神经病变的特点是四肢麻木和刺痛,偶尔会感到疼痛,以及耳毒性。顺铂的神经毒性的一个不太常见的表现是 Lhermitte 现象,这是一种涉及脊髓后柱的病理表现。临床上,大约 20%～25% 的睾丸癌长期存活患者持续存在相关的神经病变症状[106],影响了他们的生活质量。

7　膀　胱　癌

膀胱癌是全世界公认的第九大常见癌症[107]。中枢神经系统受累很少见,但可以表现为脑转移、LM、脊髓压迫,但是很少表现为 PNS。与许多恶性肿瘤相比,非转移性神经系统并发症比转移性神经系统受累更常见[108]。

7.1　脑转移

脑转移对于膀胱癌患者来说仍然是一种罕见的事件,小细胞膀胱癌脑转移的发病率比膀胱移行细胞癌(transitional-cell carcinoma,TCC)高 3～9 倍[109]。当脑转移发生时,它们通常与膀胱癌的初始表现同时被诊断出来。一些研究表明,中枢神经系统转移的发生率与疾病进展有关,并且在接受激进治疗的患者中更高[109]。此外,化疗导致的全身缓解期延长以及常规化疗方案(包括甲氨蝶呤、长春碱、多柔比星和顺铂(M-VAC))无法穿透血脑屏障可能导致脑转移的发生率增加[110]。

最佳治疗方案仍不确定,化疗和免疫检查点抑制剂对脑转移的疗效仍不清楚[111]。从历史上看,WBRT 联合糖皮质激素是多发性脑转移的标准治疗方法,平均生存期为 2～7 个月[112];因此,SRS 现在被更频繁地使用。手术切除非功能区

的单个病灶并进行辅助性 SRS 是合理的[111]。脑转移的良好预后特征包括高 KPS、孤立性病变和无颅外转移性疾病。

7.2　软脑膜转移

仅有少数报道的继发于膀胱癌的 LM 病例[57,107,113]。大多数发生 LM 的患者之前接受过 M-VAC 化疗[107]。膀胱癌诊断后生存期的延长、对治疗耐药的肿瘤细胞的出现以及化疗药物对中枢神经系统的渗透性差是近年来这种神经系统并发症发生率较前增高的一些解释[107,113]。此类疾病预后较差,中位生存期为 2.2 个月[107]。

7.3　脊髓并发症

转移性膀胱癌继发的脊髓或马尾并发症罕见,可能通过肿瘤肿块的直接侵袭而发生[114,115]。此外,肿瘤从骨性结构或更常见的软组织直接延伸到硬膜外腔可能会导致类似的并发症。诊断方法和治疗类似于其他癌症的转移性硬膜外脊髓压迫。

7.4　腰骶神经丛病

腰骶丛病变的发生率在膀胱癌症患者中估计为 2%[116]。腰骶丛功能障碍发生在膀胱癌患者中,原因是肿瘤直接延伸到骨盆后部,这被认为是神经周围扩散的结果[38,116]。在一项研究中,47.7% 的膀胱癌根治性膀胱切除术标本病理分析中发现了神经周围浸润[38]。疼痛通常是最初的症状,尽管经常报道感觉异常、麻木和虚弱。止痛剂、化学疗法和放射疗法都已用于缓解症状,因为由于膀胱靠近神经丛,很难通过手术切除肿瘤[108](图 23-4)。

7.5　副肿瘤综合征

在少数膀胱癌病例中可以发现 PNS,常伴有视阵挛性共济失调和小脑变性,与抗-Ri 和抗-Yo 抗体相关的 PNS,是最常见的[108]。皮肌炎在膀胱癌中也有报道,特别是 TCC[117,118]。在少数情况下,膀胱小细胞癌也表现为侵袭性神经内分泌癌和皮肌炎[118]。

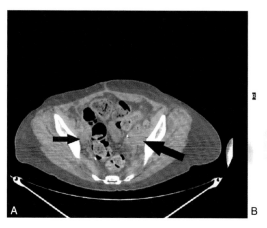
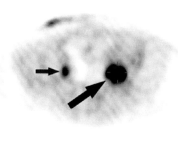

图 23-4　(A)CT 扫描和(B)PET 扫描,该患者有膀胱癌病史并出现左侧腰骶丛病变,显示左侧盆腔肿块(大箭头)。小箭头显示右侧骨盆上有一个较小的肿块

8　结　论

尽管与 GU 癌症相关的神经系统并发症并不常见,但随着更有效的疗法提高了这些肿瘤患者的生存时间,它们的发病率正在上升。建立神经系统诊断的第一步是确定并发症是否继发于癌症直接或转移性累及神经结构、与肿瘤治疗相关的神经毒性或癌症的远程影响(PNS)。神经系统并发症的预后通常取决于早期诊断和治疗。有些是医疗紧急情况,如脊髓压迫,而另一些如神经丛病可能会有更惰性的表现。尽管大多数预后不良,但需要周到的逐步治疗方法来改善与 GU 恶性肿瘤相关的神经系统疾病患者的神经系统症状和肿瘤治疗结果。

（李文辉　译,王崧权、左赋兴　审校）

参考文献

1. Coleman RE. Clinical features of metastatic bone disease and risk of skeletal morbidity. *Clin Cancer Res.* 2006;12(20 Pt. 2):6243s–6249s.
2. Albany C, Hahn NM. Novel bone-targeting agents in prostate cancer. *Prostate Cancer Prostatic Dis.* 2014;17(2):112–118.
3. Loblaw A, Mitera G. Malignant extradural spinal cord compression in men with prostate cancer. *Curr Opin Support Palliat Care.* 2011;5(3):206–210.
4. Sutcliffe P, Connock M, Shyangdan D, Court R, Kandala NB, Clarke A. A systematic review of evidence on malignant spinal metastases: natural history and technologies for identifying patients at high risk of vertebral fracture and spinal cord compression. *Health Technol Assess.* 2013;17(42):1–274.
5. Benjamin R. Neurologic complications of prostate cancer. *Am Fam Physician.* 2002;65(9):1834–1840.
6. Bakar D, Tanenbaum JE, Phan K, et al. Decompression surgery for spinal metastases: a systematic review. *Neurosurg Focus.* 2016;41(2):E2.
7. Crnalic S, Hildingsson C, Bergh A, Widmark A, Svensson O, Lofvenberg R. Early diagnosis and treatment is crucial for neurological recovery after surgery for metastatic spinal cord compression in prostate cancer. *Acta Oncol.* 2013;52(4):809–815.
8. Clinton TN, Woldu SL, Raj GV. Degarelix versus luteinizing hormone-releasing hormone agonists for the treatment of prostate cancer. *Expert Opin Pharmacother.* 2017;18(8):825–832.
9. Patel GK, Chugh N, Tripathi M. Neuroendocrine differentiation of prostate cancer-an intriguing example of tumor evolution at play. *Cancers.* 2019;11(10).
10. Smith MR, Coleman RE, Klotz L, et al. Denosumab for the prevention of skeletal complications in metastatic castration-resistant prostate cancer: comparison of skeletal-related events and symptomatic skeletal events. *Ann Oncol.* 2015;26(2):368–374.
11. Kumar A, Weber MH, Gokaslan Z, et al. Metastatic spinal cord compression and steroid treatment: a systematic review. *Clin Spine Surg.* 2017;30(4):156–163.
12. George R, Jeba J, Ramkumar G, Chacko AG, Tharyan P. Interventions for the treatment of metastatic extradural spinal cord compression in adults. *Cochrane Database Syst Rev.* 2015;(9):CD006716.
13. Laufer I, Rubin DG, Lis E, et al. The NOMS framework: approach to the treatment of spinal metastatic tumors. *Oncologist.* 2013;18(6):744–751.
14. Gao ZY, Zhang T, Zhang H, Pang CG, Jiang WX. Prognostic factors for overall survival in patients with spinal metastasis secondary to prostate cancer: a systematic review and meta-analysis. *BMC Musculoskelet Disord.* 2020;21(1):388.
15. Rades D, Walz J, Stalpers LJ, et al. Short-course radiotherapy (RT) for metastatic spinal cord compression (MSCC) due to renal cell carcinoma: results of a retrospective multi-center study. *Eur Urol.* 2006;49(5):846–852. discussion 52.
16. Bhambhvani HP, Greenberg DR, Srinivas S, Hayden Gephart M. Prostate cancer brain metastases: a single-institution experience.

17. *World Neurosurg.* 2020;138:e445–e449.
17. de Oliveira Barros EG, Meireles Da Costa N, Palmero CY, Ribeiro Pinto LF, Nasciutti LE, Palumbo Jr A. Malignant invasion of the central nervous system: the hidden face of a poorly understood outcome of prostate cancer. *World J Urol.* 2018;36(12):2009–2019.
18. Hatzoglou V, Patel GV, Morris MJ, et al. Brain metastases from prostate cancer: an 11-year analysis in the MRI era with emphasis on imaging characteristics, incidence, and prognosis. *J Neuroimaging.* 2014;24(2):161–166.
19. Ganau M, Gallinaro P, Cebula H, et al. Intracranial metastases from prostate carcinoma: classification, management, and prognostication. *World Neurosurg.* 2020;134:e559–e565.
20. Berg KD, Thomsen FB, Mikkelsen MK, et al. Improved survival for patients with de novo metastatic prostate cancer in the last 20 years. *Eur J Cancer.* 2017;72:20–27.
21. Nevedomskaya E, Baumgart SJ, Haendler B. Recent advances in prostate cancer treatment and drug discovery. *Int J Mol Sci.* 2018;19(5).
22. McDermott RS, Anderson PR, Greenberg RE, Milestone BN, Hudes GR. Cranial nerve deficits in patients with metastatic prostate carcinoma: clinical features and treatment outcomes. *Cancer.* 2004;101(7):1639–1643.
23. Chamoun RB, DeMonte F. Management of skull base metastases. *Neurosurg Clin N Am.* 2011;22(1):61–66. vi-ii.
24. Laigle-Donadey F, Taillibert S, Martin-Duverneuil N, Hildebrand J, Delattre JY. Skull-base metastases. *J Neurooncol.* 2005;75(1):63–69.
25. Hong MK, Kong J, Namdarian B, et al. Paraneoplastic syndromes in prostate cancer. *Nat Rev Urol.* 2010;7(12):681–692.
26. Sacco E, Pinto F, Sasso F, et al. Paraneoplastic syndromes in patients with urological malignancies. *Urol Int.* 2009;83(1):1–11.
27. Aly R, Emmady PD. *Paraneoplastic Cerebellar Degeneration.* Treasure Island, FL: StatPearls; 2020.
28. Bost C, Chanson E, Picard G, et al. Malignant tumors in autoimmune encephalitis with anti-NMDA receptor antibodies. *J Neurol.* 2018;265(10):2190–2200.
29. Storstein A, Raspotnig M, Vitaliani R, et al. Prostate cancer, Hu antibodies and paraneoplastic neurological syndromes. *J Neurol.* 2016;263(5):1001–1007.
30. Maerz DA, Beck LN, Sim AJ, Gainsburg DM. Complications of robotic-assisted laparoscopic surgery distant from the surgical site. *Br J Anaesth.* 2017;118(4):492–503.
31. Faiena I, Patel N, Seftel AD. Prevention of erectile dysfunction after radiotherapy for prostate cancer. *Asian J Androl.* 2014;16(6):805–806.
32. Salonia A, Castagna G, Capogrosso P, Castiglione F, Briganti A, Montorsi F. Prevention and management of post prostatectomy erectile dysfunction. *Transl Androl Urol.* 2015;4(4):421–437.
33. Branch BC, Henry J, Vecil GG. Brain metastases from cervical cancer—a short review. *Tumori.* 2014;100(5):e171–e179.
34. Chura JC, Shukla K, Argenta PA. Brain metastasis from cervical carcinoma. *Int J Gynecol Cancer.* 2007;17(1):141–146.
35. Cordeiro JG, Prevedello DM, da Silva Ditzel LF, Pereira CU, Araujo JC. Cerebral metastasis of cervical uterine cancer: report of three cases. *Arq Neuropsiquiatr.* 2006;64(2A):300–302.
36. Hwang JH, Yoo HJ, Lim MC, et al. Brain metastasis in patients with uterine cervical cancer. *J Obstet Gynaecol Res.* 2013;39(1):287–291.
37. Bourhafour I, Benoulaid M, El Kacemi H, El Majjaoui S, Kebdani T, Benjaafar N. Lumbosacral plexopathy: a rare long term complication of concomitant chemo-radiation for cervical cancer. *Gynecol Oncol Res Pract.* 2015;2:12.
38. Capek S, Howe BM, Amrami KK, Spinner RJ. Perineural spread of pelvic malignancies to the lumbosacral plexus and beyond: clinical and imaging patterns. *Neurosurg Focus.* 2015;39(3):E14.
39. Gupta L, Yadav M, Thulkar S. 'Trident sign' in pelvis: sinister sign with poor prognosis. *BMJ Case Rep.* 2017;2017.
40. Muniz Neto FJ, Kihara Filho EN, Miranda FC, Rosemberg LA, Santos DCB, Taneja AK. Demystifying MR neurography of the lumbosacral plexus: from protocols to pathologies. *Biomed Res Int.* 2018;2018:9608947.
41. Klimek M, Kosobucki R, Luczynska E, Bieda T, Urbanski K. Radiotherapy-induced lumbosacral plexopathy in a patient with cervical cancer: a case report and literature review. *Contemp*

Oncol. 2012;16(2):194–196.

42. Rash D, Durbin-Johnson B, Lim J, et al. Dose delivered to the lumbosacral plexus from high-dose-rate brachytherapy for cervical cancer. *Int J Gynecol Cancer.* 2015;25(5):897–902.

43. Santos N, Ferreira RS, Santos ACD. Overview of cisplatin-induced neurotoxicity and ototoxicity, and the protective agents. *Food Chem Toxicol.* 2020;136, 111079.

44. Koo YJ, Kim DY, Kim KR, et al. Small cell neuroendocrine carcinoma of the endometrium: a clinicopathologic study of six cases. *Taiwan J Obstet Gynecol.* 2014;53(3):355–359.

45. Sawada M, Matsuzaki S, Yoshino K, et al. Long-term survival in small-cell carcinoma of the endometrium with liver and brain metastases. *Anticancer Drugs.* 2016;27(2):138–143.

46. Kasper E, Ippen F, Wong E, Uhlmann E, Floyd S, Mahadevan A. Stereotactic radiosurgery for brain metastasis from gynecological malignancies. *Oncol Lett.* 2017;13(3):1525–1528.

47. Gien LT, Kwon JS, D'Souza DP, et al. Brain metastases from endometrial carcinoma: a retrospective study. *Gynecol Oncol.* 2004;93(2):524–528.

48. Hacker NF, Rao A. Surgical management of lung, liver and brain metastases from gynecological cancers: a literature review. *Gynecol Oncol Res Pract.* 2016;3:7.

49. Kottke-Marchant K, Estes ML, Nunez C. Early brain metastases in endometrial carcinoma. *Gynecol Oncol.* 1991;41(1):67–73.

50. Gressel GM, Lundsberg LS, Altwerger G, et al. Factors predictive of improved survival in patients with brain metastases from gynecologic cancer: a single institution retrospective study of 47 cases and review of the literature. *Int J Gynecol Cancer.* 2015;25(9):1711–1716.

51. Teckie S, Makker V, Tabar V, et al. Radiation therapy for epithelial ovarian cancer brain metastases: clinical outcomes and predictors of survival. *Radiat Oncol.* 2013;8:36.

52. Borella F, Bertero L, Morrone A, et al. Brain metastases from ovarian cancer: current evidence in diagnosis, treatment, and prognosis. *Cancers.* 2020;12(8).

53. Kumar A, Kaushik S, Tripathi RP, Kaur P, Khushu S. Role of in vivo proton MR spectroscopy in the evaluation of adult brain lesions: our preliminary experience. *Neurol India.* 2003;51(4):474–478.

54. Wohl A, Kimchi G, Korach J, et al. Brain metastases from ovarian carcinoma: an evaluation of prognostic factors and treatment. *Neurol India.* 2019;67(6):1431–1436.

55. Cohen ZR, Suki D, Weinberg JS, et al. Brain metastases in patients with ovarian carcinoma: prognostic factors and outcome. *J Neurooncol.* 2004;66(3):313–325.

56. Brown PD, Gondi V, Pugh S, et al. Hippocampal avoidance during whole-brain radiotherapy plus memantine for patients with brain metastases: Phase III Trial NRG Oncology CC001. *J Clin Oncol.* 2020;38(10):1019–1029.

57. Yust-Katz S, Mathis S, Groves MD. Leptomeningeal metastases from genitourinary cancer: the University of Texas MD Anderson Cancer Center experience. *Med Oncol.* 2013;30(1):429.

58. Chatterjee M, Hurley LC, Tainsky MA. Paraneoplastic antigens as biomarkers for early diagnosis of ovarian cancer. *Gynecol Oncol Rep.* 2017;21:37–44.

59. Zaborowski MP, Spaczynski M, Nowak-Markwitz E, Michalak S. Paraneoplastic neurological syndromes associated with ovarian tumors. *J Cancer Res Clin Oncol.* 2015;141(1):99–108.

60. Chatterjee M, Hurley LC, Levin NK, Stack M, Tainsky MA. Utility of paraneoplastic antigens as biomarkers for surveillance and prediction of recurrence in ovarian cancer. *Cancer Biomark.* 2017;20(4):369–387.

61. Titulaer MJ, Soffietti R, Dalmau J, et al. Screening for tumours in paraneoplastic syndromes: report of an EFNS task force. *Eur J Neurol.* 2011;18(1):19–e3.

62. Zhang T, Duan Y, Ye J, et al. Brain MRI characteristics of patients with anti-N-methyl-D-aspartate receptor encephalitis and their associations with 2-year clinical outcome. *AJNR Am J Neuroradiol.* 2018;39(5):824–829.

63. Scheinfeld N. A review of the cutaneous paraneoplastic associations and metastatic presentations of ovarian carcinoma. *Clin Exp Dermatol.* 2008;33(1):10–15.

64. Ben-Zvi N, Shani A, Ben-Baruch G, et al. Dermatomyositis following the diagnosis of ovarian cancer. *Int J Gynecol Cancer.* 2005;15(6):1124–1126.

65. Abrey LE, Dalmau JO. Neurologic complications of ovarian carcinoma. *Cancer.* 1999;85(1):127–133.

66. LaFargue CJ, Dal Molin GZ, Sood AK, Coleman RL. Exploring and comparing adverse events between PARP inhibitors. *Lancet Oncol.* 2019;20(1):e15–e28.

67. Smith EM, Pang H, Cirrincione C, et al. Effect of duloxetine on pain, function, and quality of life among patients with chemotherapy-induced painful peripheral neuropathy: a randomized clinical trial. *JAMA.* 2013;309(13):1359–1367.

68. Loprinzi CL, Lacchetti C, Bleeker J, et al. Prevention and management of chemotherapy-induced peripheral neuropathy in survivors of adult cancers: ASCO guideline update. *J Clin Oncol.* 2020;38(28):3325–3348.

69. Ramalingam S, George DJ, Harrison MR. How we treat brain metastases in metastatic renal cell carcinoma. *Clin Adv Hematol Oncol.* 2018;16(2):110–114.

70. Maria B, Antonella V, Michela R, et al. Multimodality treatment of brain metastases from renal cell carcinoma in the era of targeted therapy. *Ther Adv Med Oncol.* 2016;8(6):450–459.

71. Muacevic A, Siebels M, Tonn JC, Wowra B. Treatment of brain metastases in renal cell carcinoma: radiotherapy, radiosurgery, or surgery? *World J Urol.* 2005;23(3):180–184.

72. Shirotake S. Management of brain metastases from renal cell carcinoma. *Ann Transl Med.* 2019;7(suppl 8):S369.

73. Sperduto PW, Deegan BJ, Li J, et al. Estimating survival for renal cell carcinoma patients with brain metastases: an update of the Renal Graded Prognostic Assessment tool. *Neuro Oncol.* 2018;20(12):1652–1660.

74. Matsui Y. Current multimodality treatments against brain metastases from renal cell carcinoma. *Cancers.* 2020;12(10).

75. DeAngelis LM, Delattre JY, Posner JB. Radiation-induced dementia in patients cured of brain metastases. *Neurology.* 1989;39(6):789–796.

76. Khan M, Zhao Z, Arooj S, Liao G. Impact of tyrosine kinase inhibitors (TKIs) combined with radiation therapy for the management of brain metastases from renal cell carcinoma. *Front Oncol.* 2020;10:1246.

77. Yekeduz E, Arzu Yasar H, Utkan G, Urun Y. A systematic review: role of systemic therapy on treatment and prevention of brain metastasis in renal cell carcinoma. *J Oncol Pharm Pract.* 2020;26(4):972–981.

78. Brown LC, Desai K, Kao C, et al. A multicenter retrospective study to evaluate real-world clinical outcomes in patients with metastatic renal cell carcinoma (mRCC) and brain metastasis treated with ipilimumab and nivolumab. *J Clin Oncol.* 2020;38(6_suppl):637.

79. Fallah J, Ahluwalia MS. The role of immunotherapy in the management of patients with renal cell carcinoma and brain metastases. *Ann Transl Med.* 2019;7(suppl 8):S313.

80. Gerszten PC, Burton SA, Ozhasoglu C, et al. Stereotactic radiosurgery for spinal metastases from renal cell carcinoma. *J Neurosurg Spine.* 2005;3(4):288–295.

81. Woodward E, Jagdev S, McParland L, et al. Skeletal complications and survival in renal cancer patients with bone metastases. *Bone.* 2011;48(1):160–166.

82. Teyssonneau D, Gross-Goupil M, Domblides C, et al. Treatment of spinal metastases in renal cell carcinoma: a critical review. *Crit Rev Oncol Hematol.* 2018;125:19–29.

83. Wood SL, Brown JE. Skeletal metastasis in renal cell carcinoma: current and future management options. *Cancer Treat Rev.* 2012;38(4):284–291.

84. Chen SC, Kuo PL. Bone metastasis from renal cell carcinoma. *Int J Mol Sci.* 2016;17(6).

85. Palapattu GS, Kristo B, Rajfer J. Paraneoplastic syndromes in urologic malignancy: the many faces of renal cell carcinoma. *Rev Urol.* 2002;4(4):163–170.

86. Chilkulwar A, Pottimutyapu R, Wu F, Padooru KR, Pingali SR, Kassem M. Leptomeningeal carcinomatosis associated with papillary renal cell carcinoma. *Ecancermedicalscience.* 2014;8:468.

87. Dalhaug A, Haukland E, Nieder C. Leptomeningeal carcinoma-

tosis from renal cell cancer: treatment attempt with radiation and sunitinib (case report). *World J Surg Oncol.* 2010;8:36.

88. Bonomi L, Bettini AC, Arnoldi E, et al. Nivolumab efficacy in leptomeningeal metastasis of renal cell carcinoma: a case report. *Tumori.* 2020;, 300891620904411.

89. Glusker P, Recht L, Lane B. Reversible posterior leukoencephalopathy syndrome and bevacizumab. *N Engl J Med.* 2006;354(9):980–982. discussion 980–982.

90. Ozcan C, Wong SJ, Hari P. Reversible posterior leukoencephalopathy syndrome and bevacizumab. *N Engl J Med.* 2006;354(9):980–982. discussion 980–982.

91. Ernstoff MS, Puzanov I, Robert C, Diab AM, Hersey PM. *SITC's Guide to Managing Immunotherapy Toxicity.* Springer Publishing Company; 2019.

92. Zukas AM, Schiff D. Neurological complications of new chemotherapy agents. *Neuro Oncol.* 2018;20(1):24–36.

93. Nonomura N, Nagahara A, Oka D, et al. Brain metastases from testicular germ cell tumors: a retrospective analysis. *Int J Urol.* 2009;16(11):887–893.

94. Gilligan T. Decision making in a data-poor environment: management of brain metastases from testicular and extragonadal germ cell tumors. *J Clin Oncol.* 2016;34(4):303–306.

95. Oechsle K, Kollmannsberger C, Honecker F, Boehlke I, Bokemeyer C. Cerebral metastases in non-seminomatous germ cell tumour patients undergoing primary high-dose chemotherapy. *Eur J Cancer.* 2008;44(12):1663–1669.

96. Lavoie JM, Kollmannsberger CK. Current management of disseminated germ cell tumors. *Urol Clin North Am.* 2019;46(3):377–388.

97. Kopp HG, Kuczyk M, Classen J, et al. Advances in the treatment of testicular cancer. *Drugs.* 2006;66(5):641–659.

98. Loriot Y, Pagliaro L, Flechon A, et al. Patterns of relapse in poor-prognosis germ-cell tumours in the GETUG 13 trial: implications for assessment of brain metastases. *Eur J Cancer.* 2017;87:140–146.

99. Adra N, Einhorn LH. Testicular cancer update. *Clin Adv Hematol Oncol.* 2017;15(5):386–396.

100. Bolm L, Janssen S, Bartscht T, Rades D. Radiotherapy alone for malignant spinal cord compression in young men with seminoma. *Anticancer Res.* 2016;36(4):2033–2034.

101. Biswas A, Puri T, Goyal S, et al. Spinal intradural primary germ cell tumour—review of literature and case report. *Acta Neurochir.* 2009;151(3):277–284.

102. Hoffmann LA, Jarius S, Pellkofer HL, et al. Anti-Ma and anti-Ta associated paraneoplastic neurological syndromes: 22 newly diagnosed patients and review of previous cases. *J Neurol Neurosurg Psychiatry.* 2008;79(7):767–773.

103. Maudes E, Landa J, Munoz-Lopetegi A, et al. Clinical significance of Kelch-like protein 11 antibodies. *Neurol Neuroimmunol*

Neuroinflamm. 2020;7(3).

104. Dubey D, Wilson MR, Clarkson B, et al. Expanded clinical phenotype, oncological associations, and immunopathologic insights of paraneoplastic Kelch-like Protein-11 encephalitis. *JAMA Neurol.* 2020;77:1420–1429.

105. Raghavan D. Cutaneous manifestations of genitourinary malignancy. *Semin Oncol.* 2016;43(3):347–352.

106. Fossa SD, de Wit R, Roberts JT, et al. Quality of life in good prognosis patients with metastatic germ cell cancer: a prospective study of the European organization for research and treatment of Cancer Genitourinary Group/Medical Research Council Testicular Cancer Study Group (30941/TE20). *J Clin Oncol.* 2003;21(6):1107–1118.

107. Swallow TW, Mabbutt S, Bell CR. Muscle invasive bladder cancer culminating with leptomeningeal carcinomatosis. *Can Urol Assoc J.* 2015;9(11–12):E903–E904.

108. Anderson TS, Regine WF, Kryscio R, Patchell RA. Neurologic complications of bladder carcinoma: a review of 359 cases. *Cancer.* 2003;97(9):2267–2272.

109. Bex A, Sonke GS, Pos FJ, Brandsma D, Kerst JM, Horenblas S. Symptomatic brain metastases from small-cell carcinoma of the urinary bladder: the Netherlands Cancer Institute experience and literature review. *Ann Oncol.* 2010;21(11):2240–2245.

110. Mahmoud-Ahmed AS, Kupelian PA, Reddy CA, Suh JH. Brain metastases from gynecological cancers: factors that affect overall survival. *Technol Cancer Res Treat.* 2002;1(4):305–310.

111. Brenneman RJ, Gay HA, Christodouleas JP, et al. Brain metastases in bladder cancer. *Bladder Cancer.* 2020;1–12 [Preprint].

112. Fokas E, Henzel M, Engenhart-Cabillic R. A comparison of radiotherapy with radiotherapy plus surgery for brain metastases from urinary bladder cancer: analysis of 62 patients. *Strahlenther Onkol.* 2010;186(10):565–571.

113. Teyssonneau D, Daste A, Dousset V, Hoepffner JL, Ravaud A, Gross-Goupil M. Metastatic non-muscle invasive bladder cancer with meningeal carcinomatosis: case report of an unexpected response. *BMC Cancer.* 2017;17(1):323.

114. Bothig R, Kurze I, Fiebag K, et al. Clinical characteristics of bladder cancer in patients with spinal cord injury: the experience from a single centre. *Int Urol Nephrol.* 2017;49(6):983–994.

115. Gui-Zhong L, Li-Bo M. Bladder cancer in individuals with spinal cord injuries: a meta-analysis. *Spinal Cord.* 2017;55(4):341–345.

116. Aghion DM, Capek S, Howe BM, et al. Perineural tumor spread of bladder cancer causing lumbosacral plexopathy: an anatomic explanation. *Acta Neurochir.* 2014;156(12):2331–2336.

117. Requena C, Alfaro A, Traves V, et al. Paraneoplastic dermatomyositis: a study of 12 cases. *Actas Dermosifiliogr.* 2014;105(7):675–682.

118. Sagi L, Amichai B, Barzilai A, et al. Dermatomyositis and small cell carcinoma of the bladder. *Can Fam Physician.* 2009;55(10):997–999.

第 24 章

肉瘤和神经系统

Karan S. Dixit[a,b], Jean-Paul Wolinsky[b,c], Priya Kumthekar[a,b], Craig Horbinski[b,c,d], and Rimas V. Lukas[a,b]

[a]Department of Neurology, Northwestern University, Chicago, IL, United States, [b]Lou & Jean Malnati Brain Tumor Institute, Northwestern University, Chicago, IL, United States, [c]Department of Neurological Surgery, Northwestern University, Chicago, IL, United States, [d]Department of Pathology, Northwestern University, Chicago, IL, United States

1 引　言

肉瘤是由间充质祖细胞(mesenchymal progenitor cells)引起的肿瘤。间充质细胞(mesenchymal cells)起源于中胚层,而不是外胚层或内胚层。这使得它们在系统发育上与其他中枢神经系统(central nervous system,CNS)肿瘤不同,如神经胶质瘤(gliomas),后者起源于外胚层的细胞。硬脑膜(dura mater)被认为是由外胚层和中胚层起源的细胞组合而成。由于间充质来源的细胞并不是中枢神经系统的重要组成部分,因此由这些类型细胞引起的原发性肿瘤(primary tumors)在中枢神经系统中少见也就不足为奇了。许多中枢神经系统肉瘤常见于儿童。我们对它们的流行病学数据缺乏了解。在美国中央脑肿瘤登记处(Central Brain Tumor Registry of the United States,CBTRUS),可以说是最全面的国家脑肿瘤登记处,这些肿瘤可以与其他肿瘤一起分为以下几类:间充质肿瘤(脑膜肿瘤)、非特异性肿瘤(未分类肿瘤)和所有其他肿瘤(也是未分类肿瘤)[1]。由于这些类别也可以包括其他类型的肿瘤,因此很难确定中枢神经系统肉瘤的发病率。虽然胶质肉瘤仍然是世卫组织分类系统中的一个条目,但我们将避免在本章中讨论它,因为它被认为更类似于由外胚层来源的细胞引起的浸润性胶质瘤,而不是由中胚层来源的细胞引起的中枢神经系统肉瘤。

本章将详细介绍发生在中枢神经系统内的肉瘤,以及那些发生在中枢神经系统附近,例如在骨组织中,并可能对中枢神经系统产生不利影响的肉瘤。这些罕见的肿瘤通常由多学科团队管理治疗,其中包括神经肿瘤学家、儿科神经肿瘤学家、肿瘤学家、神经外科医生、骨科医生、放射肿瘤学家、普通外科医生、神经放射学家和病理学家。这些团队的组成取决于特定的疾病,其位置和一些机构因素。与其他中枢神经系统肿瘤相比,这些肿瘤的最佳治疗管理尚不清楚。这些疾病的罕见性使得随机研究无法进行。我们所知的大部分知识来自回顾性的单机构案例系列研究。这些都受到了这种研究类型所有的固有的缺点的阻碍。

中枢神经系统肉瘤的治疗包括通过外科手术获得组织学诊断。病灶的影像学检查结果在没有病理确认的情况下不能进行可靠的诊断。由于其他中枢神经系统肿瘤类型更为常见,中枢神经系统肉瘤通常不位于任何中枢神经系统疾病的鉴别诊断的首位。所有中枢神经系统肉瘤亚型的治疗管理以最大限度的手术切除为主,理想的切除情况是组织学阴性边缘(histologically negative margins)。术后进一步处理方案尚不明确,但针对特定肉瘤亚型,可能涉及局灶性放疗(focal radiation)和/或全身治疗。特定的放疗剂量方案比其他方案更优越的证据有限。在全身治疗方面也出现了类似的情况。在本文讨论的所有肉瘤性中枢神经系统肿瘤中,已经使用了一系列主要的细胞毒性化疗药物。上述药物之间的具体的孰优孰劣尚无高级别证据支持。

首先,我们将开始着重讨论一些罕见的原发性中枢神经系统肉瘤。然后,我们将讨论周围神经系统的原发性肉瘤。再是邻近中枢神经系统并对其产生负面影响的肉瘤。接下来,我们将介绍转移到中枢神经系统的肉瘤。最后,本章将讨论与中枢神经系统外肉瘤治疗相关的常见神经毒性反应。

2 原发性中枢神经系统肉瘤

原发性中枢神经系统肉瘤(primary CNS sarcomas)是一种罕见的肿瘤。如前所述,原发性中枢神经系统肉瘤的治疗通常为尽可能全切除,随后通常对残余病灶或切除后的肿瘤床进行放射治疗(radiation therapy,RT),也可以采用全身化疗。

放射学检查显示,大多数肿瘤呈强化,并可能存在囊肿(cysts)、钙化(calcification)和肿瘤内出血(intratumoral hemorrhage)。由于硬脑膜起源于部分中胚层,所以约有一半中枢神经系统肉瘤附着于硬脑膜或由硬脑膜产生,这并不奇怪。其中三分之一的肿瘤表现出与正常大脑具有显著的界面。与身体其他部位的肉瘤一样,免疫组织化学(immunohistochemistry,IHC)显示Ⅲ型中间丝波形蛋白染色[2]。其他特异性的肿瘤标志物将在每种具体的肿瘤类型中进行讨论。这些肿瘤的生存率仍然很低。中位总生存期(overall survival,OS)为4.6年,最长可达16年。许多因素,包括增殖指数升高、诊断时非常年轻(<1岁)和脑脊液(cerebrospinal fluid,CSF)播散,都与较差的预后相关[2,3]。

2.1 DICER1 相关的中枢神经系统肉瘤

至少有一些原发性中枢神经系统肉瘤与肿瘤易感性 DICER1 综合征（tumor predisposition DICER1 syndrome）相关。这就是最近被称为与 DICER1 相关的中枢神经系统肉瘤（DICER1-associated central nervous system sarcoma, DCS）。DICER1 编码一种蛋白质，即核糖核酸酶Ⅲ核糖核酸内切酶（RNase Ⅲ endoribonuclease），用来参与前体 RNA（precursor RNA）的切割，以生成微小 RNA（micro-RNA, miRNA）。miR-NA 反过来调节信使 RNA（messenger RNA, mRNA）的表达。这一系统的失调导致罕见肿瘤的发展。大多数突变是常染色体显性遗传的，少数是原发的。甚至更小比例的患者表现出躯体镶嵌现象（somatic mosaicism）[4]。除了原发性中枢神经系统肉瘤外，DICER1 综合征患者还有发生其他罕见的中枢神经系统肿瘤和中枢神经系统外肿瘤的风险。这些肿瘤包括松果体母细胞瘤（pineoblastoma）、垂体母细胞瘤（pituitary blastoma）、纤毛体髓质上皮瘤（ciliary body medulloepithelioma）和中枢神经系统肿瘤中的婴儿胚胎性小脑肿瘤（infantile embryonal cerebellar tumors）。非中枢神经系统肿瘤包括胸膜肺母细胞瘤（pleuropulmonary blastoma）、卵巢支持间质细胞瘤（sertoli-Leydig cell tumor of the ovary）、囊性肾瘤（cystic nephroma）、甲状腺癌（thyroid carcinoma）、肾肉瘤（renal sarcoma）、胚胎性横纹肌肉瘤（embryonal rhabdomyosarcoma）和鼻软骨间充质错构瘤（nasal chondromesenchymal hamartoma）[4]。

DICER1 综合征中的原发性中枢神经系统肉瘤往往影响 3~15 岁的儿童和青少年[4,5]。当与 DICER1 综合征相关时，这些肿瘤通常表现为横纹肌母细胞分化（rhabdomyoblastic differentiation），这与 DICER1 综合征中发现的其他"母细胞"肿瘤一致[6]。IHC 显示了Ⅲ型中间丝结蛋白和肌肉特异性转录因子肌原蛋白的斑片状染色（patchy staining），以及 H3K27me3 的斑片状丢失（patchy loss），这一发现可以在其他肉瘤如恶性周围神经鞘肿瘤（malignant peripheral nerve sheath tumor, MPNST）中看到[5]。分子生物学研究也显示 TP53 失活和 RAS 通路激活[5]。这些肿瘤似乎也具有特定的甲基化谱（methylation profile），这可能有助于诊断评估[6]。

与非 DICER1 相关的中枢神经系统肉瘤一样，手术切除后再进行局部放疗是主要的治疗方法。全身化疗也经常使用异环磷酰胺（ifosfamide）、阿霉素（doxorubicin）、长春新碱（vincristine）和放线菌素等药物（dactinomycin）[7]。

2.2 神经系统孤立性纤维性肿瘤/血管外皮细胞瘤

神经系统/血管外皮细胞瘤的孤立性纤维性肿瘤（solitary fibrous tumor, SFT）一词编入世界卫生组织（World Health Organization, WHO）2016 年修订的分类系统[8]。这些肿瘤类似于其他非中枢神经系统部位的 SFT。以前，这种实体出现在中枢神经系统时，尽管描述它们的原始报告确实使用了术语 SFT，但其还是被称为血管外皮细胞瘤（hemangiopericytoma）[9]。这些肿瘤起源于血管周围的细胞，虽然它们可以在脊柱周围的硬脊膜组织中看到，但它们最常累及颅内硬脑膜。放射学上，它们的外观与另一种硬脑膜肿瘤脑膜瘤相似。它们可能含有囊性成分、更不均匀的强化模式或颅骨外延伸的证据[10]。该类肿瘤的平均诊断年龄为 44 岁。在年轻患者中，男性的发病率较高，而在老年患者中，女性的发病率较高[11]。虽然弥散加权成像和磁共振（magnetic resonance, MR）灌注成像尚未被证明在鉴别 SFT 和脑膜瘤方面有价值，但磁共振波谱可能是有用的。肌醇（myo-inositol）升高，特别是在测试前概率高的患者中，提示患有 SFT[12]。磁共振波谱图上已经描述了胆碱与肌酸（choline-to-creatine）比值升高，但这一发现有多普遍尚不清楚[10]。组织学上，这些肿瘤被描述为具有血管系统的"鹿角"分支模式[13]。SFT 的定义性分子标志是 NGFI-A 结合蛋白 2（NGFI-A binding protein 2, NAB2）与信号转导子和激活子 6（signal transducers and activators 6, STAT6）之间的融合，是由染色体 12q13 的旁着丝粒倒置引起[9,14]。NAB2-STAT6 融合的存在导致核 STAT6 异常高表达，在与 IL-4 和 IL-13 等细胞因子有关的炎症反应中起到转录反式激活因子（transcriptional transactivator）的作用。因此，在近 100% 的肿瘤细胞中强的核 STAT6 免疫染色是 NAB2-STAT6 融合的可靠标志物[15]。像许多其他类型的肿瘤一样，坏死（necrosis）和有丝分裂（mitotic）指数的升高与更具侵袭性的 SFT 行为相关[16]。其他标志物，如 CD34 和 Bcl-2 的表达降低，或 TERT 启动子突变，可能提示无进展生存期（progression-free survival）缩短，但需要进一步验证[17]。

这些肿瘤通常采用手术切除，以大体全切除为目标，而切除的范围可能与生存时间有关[10,11]。由于肿瘤存在术后复发的风险，手术后可进行术后放疗。放射治疗方法包括局部分割放射和立体定向放射外科（stereotactic radiosurgery），其中放射外科用于新诊断和进行性/复发性疾病，而这类罕见疾病放疗的标准剂量尚未确定。这些小的病例系列的生存数据是有限的，该类肿瘤的 5 年总生存率为 61% 至 100%，许多非治疗相关因素可能会影响此类患者的预后[18]。即使采用积极的前期治疗措施，这些肿瘤也有可能在局部及远离原发部位的颅内位置复发。此外，它们可能会转移到神经系统外，而肺和骨骼是最常见的受影响的组织。这些肿瘤与大多数具有高转移潜能的恶性肿瘤的区别在于初始诊断和治疗与随后复发之间的潜伏期，通常以年为单位，有时超过 10 年[10,11,19,20]。这方面强调了继续进行长期监测的重要性。化疗（chemotherapy）在 SFT 中的活性有限，对于难治性或转移性疾病也没有确定的化疗方案。对使用环磷酰胺（cyclophosphamide）、阿霉素、长春新碱、干扰素（interferon）、异环磷酰胺、卡铂（carboplatin）和依托泊苷（etoposide）的全身化疗方案进行了研究，只有一小部分患者表现出影像学反应，但大多数患者病情稳定[21]。替莫唑胺（temozolomide）和贝伐珠单抗（bevacizumab）这两种常用于脑肿瘤的药物，也在有复发和转移性病灶的患者中进行了研究，其中约 80% 的患者获得了部分缓解，中位无进展生存期为 9.7 个月[22]。此外，还研究了舒尼替尼（sunitinib）、索拉非尼（sorafenib）和帕唑帕尼（pazopanib）等靶向药物，并提供了有治疗反应的证据[23]。帕唑帕尼是一种多靶点受体酪氨酸激酶抑制剂（multitargeted receptor tyrosine kinase inhibitor），是最近研究的药物，在一线和复发性病灶中都具有良好的活性[24,25]。

2.3 原发性中枢神经系统组织细胞性肉瘤

原发性中枢神经系统组织细胞肉瘤是一种罕见的血液系统恶性肿瘤，多见于胃肠道、皮肤、淋巴结或其他软组织部位。关于这类肿瘤发生在中枢神经系统的病例报道是非常有限的[26]。尽管至少有一个病例被认为是辐射诱发的，但似乎没有明确的可以诱发此类肿瘤的因素[26]。病理学显示，一些肿瘤中存在不典型的圆形/卵圆形(ovoid)大细胞和纺锤状细胞，细胞质丰富，细胞核呈圆形/卵圆形。正如组织细胞分化的肿瘤所预期的那样，CD68 阳性溶酶体(CD68-positive lysosomes)经常出现在细胞质中。这些细胞中通常对自身细胞系的标志物呈阳性，如分化簇(CD)4、CD11c、CD14、CD68(KP-1)、CD163、溶菌酶和肌动蛋白结合蛋白(fascin)[26]。它们缺乏在朗格汉斯(Langerhans)细胞组织细胞增多症中常见的标志物，如 CD1a、CD21、CD23 和 CD35。RAS/RAF/MAPK 通路的分子改变是组织细胞性肉瘤的高度特征[27]。

由于所报告的病例数量有限，因此尚不确定什么是最佳的治疗方法。这些肿瘤已通过手术切除和/或放射治疗进行治疗。预后仍然很差，生存期通常仅以数月为单位来衡量[28]。

2.4 卡波西肉瘤

卡波西肉瘤是一种由排列在血管和淋巴管内的间充质细胞组成的肿瘤。其发生是由卡波西肉瘤相关的疱疹病毒(Kaposi's sarcoma-associated herpes virus, KSHV)导致的。KSHV 通过聚合酶链反应(polymerase chain reaction, PCR)在 HI-V 感染患者的中枢神经系统神经元中被检测到[29]。

卡波西肉瘤虽然通常会累及皮肤黏膜组织(mucocutaneous tissues)，但很少会影响中枢和周围神经系统。外周神经系统受累主要仅在经历神经根症状的患者的尸检研究中报道，有证据表明肿瘤浸润神经根、神经丛和神经[30]。

中枢神经系统受累及的报道更多，其症状和影像学表现特征并不特异，仍然罕见。组织学上，它看起来像是一个高度血管化的肿瘤，并伴有强烈的炎症浸润。因子Ⅷ相关抗原(factor Ⅷ-related antigen)、CD31 和 CD34 的免疫组化标记虽通常为阳性，但与其他组织学标志物的最佳的单一区分因子可能是 LNA-1 免疫阳性(LNA-1 immunopositivity)，这表明存在 HHV8[31]。在一例发生偏瘫的患者的尸检中，发现了数处出血性和坏死性脑损伤[32]。对于 HIV 和卡波西肉瘤患者，考虑到总体罕见性，排除其他潜在的感染性颅内疾病而不是假设它们是转移性疾病是很重要的[33]。

2.5 尤因肉瘤

尤因肉瘤是一种小的圆形蓝色细胞肿瘤，被认为是一种原发性骨肿瘤，起源于神经外胚层组织，最常见于儿童/青年人群。原发性中枢神经系统尤因肉瘤罕见。组织病理学上，它类似于其他原发性中枢神经系统小圆蓝色细胞肿瘤，如髓母细胞瘤(medulloblastoma)和原始神经外胚层肿瘤(primitive neuroectodermal tumor, PNET)，而该分类于 2016 年由世界卫生组织宣布失效。当尤因肉瘤确实由颅内原发时，它的典型表现为硬脑膜受累[34,35]。原发性硬脑膜尤因肉瘤仅占骨外尤因肉瘤的 1%~4%[34]。目前并不清楚这是伴有硬脑膜侵犯的原发性骨肿瘤还是相反的情况，无论位置如何，其病理学表现都是相似的，典型特征是荷马赖特玫瑰花结(Homer-Wright rosettes)，且已有血管侵犯和坏死的报道[34]。CD99/MIC-2、Friend 白血病病毒整合 1(Friend leukemia virus integration 1, Fli-1)、NXK2.2、EMA、INI-1/SMARCB1 和神经丝蛋白均有不同程度的表达，且这些肿瘤的增殖指数通常很高[35]。约 85% 的此类肿瘤中存在 EWSR1-Fli-1 融合。EWSR1 不常见的融合对象包括 ERG 和 ETV1。靶向 EWSR1 的分离荧光原位杂交探针(break-apart fluorescence in situ hybridization probe)是所有这些融合的可靠检测手段，但它不能确定是哪个对象参与融合。

典型尤因肉瘤的治疗包括强化的新辅助化疗，然后进行整体手术切除或对不能手术的肿瘤进行根治性放疗，然后进行维持化疗[36]。颅内疾病的治疗包括手术切除至无病切缘(disease-free margin)，如果累及到骨组织，也会进行切除，术后放疗和化疗也已被应用到综合治疗当中。由于缺乏随机对照试验的临床数据和可靠的历史对照，它们对结果的影响很难被解释出来[35]。

2.6 平滑肌肉瘤

平滑肌肉瘤是一种来源于平滑肌组织的肿瘤。中枢神经系统平滑肌肉瘤被认为是起源于颅内血管系统或硬脑膜细胞亚群[35]。尽管有原发性中枢神经系统平滑肌肉瘤的病例报道，但这些肿瘤却通常表现在中枢神经系统外。筛查中枢神经系统以外的疾病是很重要的，因为有可能检测到疾病的原发部位。当平滑肌肉瘤累及中枢神经系统时，机体通常是处于免疫受损状态(immunocompromised state)。在 HIV+ 的情况下，平滑肌肉瘤通常发生在 CD4 计数显著减少时[38,39]。在这种情况下，肿瘤通常为 EB 病毒(Epstein-Barr virus, EBV)阳性。既往接受过颅内放射治疗也是发生这些肿瘤的一个潜在危险因素[40]。

从影像学上看，此类病变很可能会表现为增强，并可能起源于脑膜，常被考虑为脑膜瘤(meningioma)[41]。这些病变也可能出现在脑实质内，且它们的边界可以相对较清楚地显示出来[42-44]。病变有在顶枕区域(parieto-occipital region)出现的倾向[45]。沿骶神经的神经周围延伸现也已被描述过[46]。一旦获得组织诊断，免疫组化就可以显示 α-平滑肌肌动蛋白(α-smooth muscle actin)、Ⅲ型中间丝波形蛋白和结蛋白(type Ⅲ intermediate filaments vimentin and desmin)、钙结合蛋白钙调蛋白(calcium-binding protein calponin)、细胞-细胞黏附因子 CD34(cell-cell adhesion factor CD34)、抗凋亡蛋白 BCL2(antiapoptotic protein BCL2)和孕酮受体的染色(progesterone receptor)[37,42,45]。

与其他中枢神经系统肉瘤一样，治疗方法围绕手术切除为中心。然而，局部复发的风险仍然很高。与其他中枢神经系统肉瘤一样，术后放疗和/或化疗也被使用，尽管其效果尚未明确。已报道的化疗药物包括丙卡巴肼(procarbazine)、长春新碱、异环磷酰胺、阿霉素、依托泊苷、环磷酰胺，以及抗血管生成贝伐珠单抗、EGFR 靶向抗体尼妥珠单抗(nimotuzumab)和免疫治疗干扰素-α[39,42,44]。

2.7　血管肉瘤

血管肉瘤是一种罕见的肉瘤,被认为起源于血管系统或淋巴管的内皮细胞。它们以原发性中枢神经系统肿瘤的形式出现尤其罕见。影像学上显示,实质肿瘤明显增强,可能同时存在囊性成分[47]。中枢神经系统血管肉瘤没有相应的影像学特征。组织学上,血管肉瘤显示网状的血管通道内排列着有丝分裂活跃的恶性细胞。常见的典型免疫阳性血管肉瘤标志物有 CD31、CD34、ERG 和 FLI1。大约四分之一的血管肉瘤表达胰岛素样生长因子 2 信使 RNA 结合蛋白 3(in-sulin-like growth factor 2 messenger RNA-binding protein 3, IGF2BP3),而这种蛋白在非肿瘤性病变中并没有发现[48]。血管肉瘤主要出现在老年人群中,然而,中枢神经系统血管肉瘤的年龄分布相当广泛,从先天性肿瘤到老年患者。许多报告的病例都是先天性的,而在结果方面似乎有二分法,大量患者进展迅速至死亡,而其他患者在大体全切除后没有复发的迹象[47]。

2.8　影响中枢神经系统的辐射诱发肉瘤

中枢神经系统暴露在辐射下会使中枢神经系统肿瘤的发病率增加很多倍[49]。辐射诱发的中枢神经系统肉瘤可以是由于偶然的辐射暴露,也可以是医源性诱发的。辐射诱发的肉瘤远比辐射诱发的脑膜瘤和胶质瘤少见[49]。这些肿瘤发生在接受射线照射的区域,通常潜伏期为几年至几十年[50]。值得注意的是,这些肿瘤可以在灵长类动物模型中以更短的时间间隔被诱导出现[51]。其他因素包括辐射剂量和接受放疗时患者的年龄可能会影响发生这些恶性继发肿瘤的风险。利用质子而不是光子来限制进入/退出剂量,从而降低包括中枢神经系统肉瘤在内的继发恶性肿瘤的风险的说法还为时过早[52]。辐射诱导的中枢神经系统肉瘤的影像学表现与自发性中枢神经系统肉瘤相似[50]。目前,还不清楚可以用来鉴别放射诱导的中枢神经系统肉瘤和自发性肉瘤的组织学或分子生物学特征。放射诱导的中枢神经系统肉瘤患者的预后较差,中位 OS 为 11 个月,5 年存活率很低。有一种研究发现,全身化疗可能与改善生存率有关[50]。

3　原发性周围神经系统肉瘤

与中枢神经系统一样,周围神经系统的原发性肉瘤是少见的肿瘤。当它们一旦发生时,它们主要是 MPNST。这些肿瘤可以自发发生,或作为神经皮肤综合征(neurocutaneous syndrome)的一种合并症。累及周围神经系统的肉瘤可表现为运动和感觉系统的症状。有时,它们的生长方式会影响邻近的中枢神经系统,导致其他症状。下面将详细讨论MPNST。

3.1　恶性周围神经鞘瘤

MPNST 是一种起源于周围神经的侵袭性软组织肉瘤。MPNST 罕见,发病率为 1/10 万,其中 50% 发生在 Ⅰ 型神经纤维瘤病(neurofibromatosis 1,NF1)患者中,10% 是辐射诱导的(通常发生在接受照射的 10 ~ 20 年后),其余为散发病例[53]。NF1 患者一生中发生 MPNST 的风险为 9% ~ 13% ,最常由先前存在的丛状神经纤维瘤发展而来(plexiform neurofi-bromas)[54]。患有内丛状神经纤维瘤的 NF1 患者发生 MPNST 的可能性是那些没有的患者的 20 倍[55]。NF1 患者 MPNST 的发病年龄在 30 ~ 40 岁,而无 *NF1* 突变的患者的发病年龄在 70 岁左右[54]。

MPNST 最常见的发病位置是在四肢和躯干,通常沿主要神经和神经干生长,如坐骨神经和臂丛(sciatic and brachial plexus),较少沿头颈部走行(图 24-1)[56]。临床表现通常是新出现的或加重的疼痛、原有肿块的快速生长和受影响的神经支配的感觉运动缺陷的组合症状[57]。NF1 患者出现任何这些症状都应立即进行 MPNST 检查,包括 MRI、PET/CT 和病理活检。提示 MPNST 的 MRI 特征包括肿瘤体积大、不均匀强化、边缘不清、脂肪平面侵犯和周围水肿[58]。越来越多的证据表明,弥散加权成像(diffusion-weighted imaging,DWI)和表观弥散系数(apparent diffusion coefficient,ADC)标测也能可靠地将 MPNST 与良性神经鞘肿瘤区分开来[59]。氟脱氧葡萄糖正电子发射断层扫描(fluorodeoxyglucose positron emission tomography,FDG-PET)也是一种可以区分 MPNST 和良性肿瘤的敏感且特异性强的方法,FDG 摄取区域的靶向活检可以最大限度地提高诊断率[60]。SUV_{max} 阈值为 ≥6.1 可以区分 MPNST 和良性神经鞘瘤,敏感性为 94% ,特异性为 91%[61]。全身 PET/CT 是一种理想的成像方法,因为考虑到肺、肝、骨、局部淋巴结和腹膜后的潜在转移,它还提供了系统分期依据[62]。

MPNST 通常是高级别肿瘤,其组织病理学表现以有丝分裂活跃的梭形细胞为显著特征,S100 和 SOX10 弱或阴性,

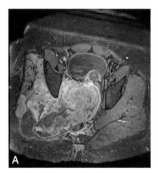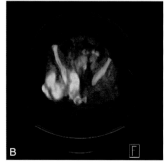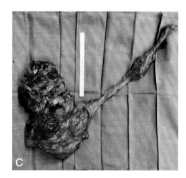

图 24-1　右坐骨神经恶性周围神经鞘瘤。(A)MRI 显示病变明显增强,(B)PET/CT 显示强烈的高代谢活性及(C)右侧坐骨神经和肿瘤的整体标本

表明由施万细胞(Schwann cells)去分化而来[63,64]。一部分 MPNST 具有上皮样形态,甚至其他间充质模式,如平滑肌、骨和软骨。除了 NF1 外,PRC2 复合物中的失活突变,如 SUZ12 和 EED,在 MPNST 中也是常见的[65]。由于 PRC2 的破坏,H3K27me3 免疫阳性的完全丧失被认为是 MPNST 的标志,尽管其可靠性存在争议[66-68]。分期采用美国癌症联合委员会(American Joint Committee on Cancer)的分期系统,包括肿瘤分级、大小(<5cm、≥5cm)、深与浅表位置以及是否存在转移。高级别且肿瘤大小≥5cm 与不良预后相关。虽然普遍的观点是 NF1 合并 MPNST 患者的生存期更短,但对超过1 800 名 MPNST 患者进行的大型 meta 分析显示,两组之间的预后没有显著差异[69]。

MPNST 的治疗与其他软组织肉瘤类似,可以是异质性的。完全的手术切除至边缘阴性是可能治愈的,如果可以的话,应该是主要治疗目标[70]。转移瘤的患者一般不考虑整体切除,除非手术的死亡风险很低。经常考虑且使用的是新辅助化疗(使用异环磷酰胺和表柔比星)或放疗来缩小肿瘤,以获得更好的手术机会[71,72]。近 50% 的病例可发生局部复发;因此,可以考虑使用放射辅助治疗[73]。当 MPNST 不适合手术切除时,常使用辅助放疗,可以改善局部控制以提高疾病的生存率[74]。化疗在局限性疾病中的作用尚不明确,治疗方案与其他软组织肉瘤不同,包括使用阿霉素、达卡巴嗪(dacarbazine)和异环磷酰胺,治疗的有效率从 20% 到 46% 不等[75]。随着分子靶向治疗的出现,MEK 抑制剂塞鲁美替尼(selumetinib)于 2020 年 4 月获得美国突破性治疗认定,用于 NF1 患者的进展性或不可手术的 MPNST。

4　影响神经系统的中枢神经系统外肉瘤

中枢神经系统被保护性的骨骼结构所包围,特别是颅骨和脊柱。在这些结构中发生的肉瘤有可能压迫中枢神经系统,从而导致局部神经功能缺损、损伤和死亡。具体的症状主要与神经解剖学定位有关,但也可导致一般症状(如颅内压升高),这取决于肿瘤的大小和生长速度。我们将讨论 3 种特殊类型的起源于骨组织的肉瘤:脊索瘤(chordoma)、软骨肉瘤(chondrosarcoma)和骨肉瘤(osteosarcoma)。同样,该类肉瘤直接涉及中枢神经系统后的治疗包括手术切除,放射治疗,并在一定程度上需要系统的药物治疗。

4.1　脊索瘤

脊索瘤是一种罕见的骨肿瘤,起源于脊索的残余。它们生长缓慢,但局部具有侵袭性,经常发生在骨骼的轴向或中线,近一半发生在骶尾骨区域,35% 发生在颅底,其余 15% 发生在脊柱中线部位[76]。总的年发病率为 1/100 万,通常发生在 40 到 60 岁之间,其中男女性的比例接近 2∶1[77]。神经系统症状取决于肿瘤的位置。颅底脊索瘤常累及斜坡,可侵犯周围的神经结构,并伴有多种脑神经受损症状,包括复视(diplopia)、吞咽困难(dysphagia)、听力损失、眩晕(vertigo)、头痛和颈部疼痛。骶骨脊索瘤预计可导致进行性下肢感觉或运动障碍、肠和膀胱功能障碍以及神经性疼痛(图 24-2)。

影像学检查显示 CT 上有破坏性骨病变,MRI 上有 T1 低信号、T2 高信号和不均匀强化[78]。组织学表现为相对温和的空泡细胞(藻细胞),周围有黏液样基质。免疫组化通常对 S100 和短链细胞(brachyury)呈阳性,尽管区分脊索瘤和软骨肉瘤的最佳标记是细胞角蛋白抗体[79,80]。

脊索瘤表现为局部侵袭性生长,超过 50% 的患者出现局部区域复发,需要进行积极的前期治疗[81]。预后较差的危险因素包括女性、诊断年龄较大、肿瘤较大、次全切除和是否存在转移[82]。组织学上,Ki67 增殖指数升高也与肿瘤更具侵袭性的生物学行为相关,CDKN2A/B 和 1p36 纯合子(homozygous)缺失也是如此[83,84]。手术是脊索瘤的主要治疗方式,其目标是在可能的情况下进行完全手术切除,接受次全切除的患者在 5 年内复发的风险几乎是全切患者的四倍[85]。通常情况下不可能在颅底进行广泛的整体切除,但在骶骨和脊柱有可能进行完整切除,且有更好的治疗效果[86]。随着时间的推移,外科技术不断发展,特别是对于斜坡脊索瘤,内镜经鼻腔入路已经成为首选方法[87]。脑神经病变通常是颅底脊索瘤的主要症状,手术后往往会立即恶化,尽管手术相关的神经损伤往往可以通过康复治疗而改善[88]。考虑到局部复发的高风险,如果不能进行阴性边缘的整体切除,则推荐采用术后辅助放疗。由于脊索瘤周围通常有重要的神经血管结构,粒子辐射(通常采用质子束治疗)能够将更大剂量的辐射传递到高度共形的视野中,因此受到青睐[89]。鉴于可用的质子辐射中心相对较少,图像引导强度调制放射治疗(image-guided intensity-modulated radiothera-

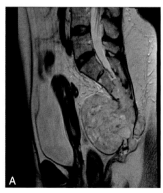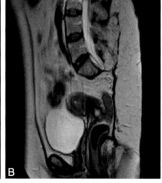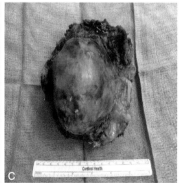

图 24-2　骶骨脊索瘤。(A)术前 T2 加权 MRI 伴骶骨大肿块,(B)随访 2 年,T2 加权 MRI 无疾病证据,(C)整体标本切缘阴性

py,IG-IMRT)是另一种正在研究的治疗模式[90]。目前,化疗在脊索瘤的治疗中还没有任何作用。基于对脊索瘤分子发病机制的不断了解,我们尝试了多种特定通路的靶向药物,包括 EGFR、PDGFR、mTOR 和 VEGF,但治疗效果一般[91]。虽然需要大量的转化和临床研究,但仍有一些难治性脊索瘤对免疫治疗有反应[92]。

4.2 软骨肉瘤

软骨肉瘤是由软骨基质引起的罕见恶性肿瘤,常累及骨盆或长骨;然而,它们虽然很少发生在颅底和脊柱,而一旦发生,最终可能导致神经系统症状[93-95]。

颅内软骨肉瘤是一种罕见的肿瘤,占颅底肿瘤的 6% 和颅内肿瘤的 0.2%[96]。在单个病例系列报道中,中位年龄为 37 岁,近 50% 的患者被归类为 I 级肿瘤,而 30% 的患者被归类为间充质型,这是最恶性的亚型。最常见的受累是岩骨,其次是枕骨、斜坡,然后是蝶骨。最常见的症状是复视、头痛、听力丧失、头晕和耳鸣[97]。脊髓软骨肉瘤通常累及脊柱和肋骨头[98]。盆腔软骨肉瘤通常累及骶髂关节,并可延伸至骶骨或骨盆[99]。

软骨肉瘤很难根据影像学表现与脊索瘤进行鉴别。免疫组织化学可用于区分两者,因为软骨肉瘤不表达细胞角蛋白(cytokeratin),而脊索瘤表达[100]。

软骨肉瘤的主要治疗方法以手术切除为主。然而,与脊索瘤相似,切除的范围可能受到周围神经结构的限制。仅通过手术,5 年复发率估计为 44%,而接受辅助放疗的患者 5 年复发率仅为 9%[94]。颅底软骨肉瘤经手术切除后放疗治疗,5 年局部控制率超过 90%[101]。然而,脊柱和骨盆的软骨肉瘤通常表现得更具侵袭性,局部复发率高达 35%,局部复发与软骨肉瘤造成的死亡相关[102]。化疗在软骨肉瘤中的作用有限。总的来说,软骨肉瘤的预后往往优于脊索瘤,5 年和 10 年生存率接近 99%,而脊索瘤仅分别为 51% 和 35%[100]。

与软骨肉瘤相关的一种特别值得注意的遗传性疾病是马富奇综合征(Maffucci syndrome),该病由种系细胞的异柠檬酸脱氢酶(isocitrate dehydrogenase,IDH)突变引起。IDH 的体细胞突变见于一系列癌症中,包括白血病和浸润性胶质瘤,它的种系细胞的突变更为罕见。马富奇综合征与浸润性胶质瘤、多发性软骨内瘤、皮肤血管瘤和一些患者的软骨肉瘤的进展有关。相关的多发性内生软骨瘤也是由种系 IDH 突变所致,其与软骨瘤、软骨肉瘤和其他恶性肿瘤相关,但与皮肤血管瘤无关。IDH 突变在与 Maffucci/Ollier 综合征相关的软骨肉瘤的发生发展中所起的作用使得起可以作为肿瘤的治疗靶点[103]。

4.3 骨肉瘤

骨肉瘤是最常见的原发性骨恶性肿瘤,呈双峰分布,影响青少年或 65 岁以上的成年人(图 24-3)[104]。它们常发生在长骨和骨盆,很少累及脊柱,约 3%～5% 的病例表现为脊髓压迫和疼痛[105,106]。中枢神经系统转移也罕见,仅发生在 2%～6% 的病例中,通常先发生肺转移[107,108]。在一个由 5 名脑转移患者组成的小队列中,两名患者出现明显的颅内出

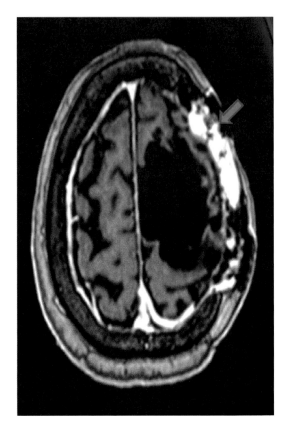

图 24-3　颅骨的低级别骨肉瘤(箭头)。该肿瘤是在用局部放射治疗邻近的胶质瘤多年后出现的

血,3 名患者出现癫痫持续状态(status epilepticus)[109]。骨肉瘤肺转移患者发生脑转移的概率增加可能是由于肺肿瘤栓塞导致,因此有人建议对此类患者进行中枢神经系统的监测[110]。虽然手术切除,特别是对于孤立性病变,联合术后放疗可以获得一定的疗效。但对于此类疾病的最佳的治疗方法尚未达成共识[111]。立体定向放射手术也有良好的局部控制率,且没有明显的毒性[112]。

5　转移至中枢神经系统的肉瘤

正如在第 1 节中首先提到的,大多数影响神经系统的肉瘤要么是通过中枢神经系统外疾病引起的直接压迫,要么是通过肉瘤转移到中枢神经系统来实现的。由肉瘤引起的中枢神经系统转移的发生率尚不确定,但被认为是肉瘤的一种罕见的扩散模式,并被认为是中枢神经系统转移瘤中的一小部分。当肉瘤发生中枢神经系统转移时,它们通常在颅内是单发的,很少是寡转移的,而且不太可能是多发的。转移瘤常累及硬脑膜,并伴有周围结构的侵犯,包括硬膜周围的颅骨和大脑实质。肉瘤中枢神经系统转移的影像学表现缺乏唯一明确的特征。然而,由于中枢神经系统转移不是疾病的早期表现,因此患者经常既往有肉瘤病史。

来自肉瘤的中枢神经系统转移的治疗方式遵循其他实体肿瘤转移以及原发性中枢神经系统肉瘤的处理模式。由于病变通常是单发的,适合切除的,因此手术切除通常是治疗的初始步骤。但有一些肿瘤的位置不适合整体全切除。对于残余的肿瘤,常采用术后局部放射治疗。放射治疗通常

以分割放疗或立体定向放射手术的方式进行,靶区的放射剂量为 15~20Gy,治疗后可以得到局部控制[112]。中枢神经系统转移的出现往往是一个预后不良的标志,全身性疾病负担和患者的整体功能状态是指导预后和治疗的重要因素。此类患者的总生存期从 7 个月到 16 个月之间,大多数患者的寿命不到 12 个月。对于控制良好的系统性疾病和具有良好的工作状态的患者,手术干预以改善神经功能是一种可行的选择。姑息性全脑放射治疗是多发性脑转移和并发活动性全身性肿瘤患者的一种选择[111]。

6　肉瘤治疗引起的神经毒性

由于使用手术和放疗治疗肉瘤所产生的不良结果与其他恶性肿瘤治疗的并发症没有本质上的区别,因此在此不再重复强调。尽管放疗用于肉瘤的治疗,并可能产生神经毒性,但我们在此主要阐述常用于治疗肉瘤的化疗药物的神经毒性。

用于治疗软组织肉瘤和骨肉瘤的最常见的化疗药物包括细胞毒性化疗药物,如蒽环类药物、紫杉烷类药物、铂类药物、烷基化剂以及拓扑异构酶抑制剂。这些药物可引起各种已知的神经并发症,下文将对此进行综述。

6.1　周围神经病变

化疗诱导的周围神经病变是化疗药物常见的剂量依赖性毒性反应,可影响患者的生活质量。在肉瘤的治疗中常用的几种化疗药物均可引起周围神经病变。

铂类药物,即顺铂和卡铂,主要引起大神经纤维感觉神经病变,以剂量依赖的方式影响背根神经节。典型的临床症状包括感觉丧失、本体感觉缺陷和深部肌腱反射的丧失[113]。长春花生物碱类药物(如长春新碱)和紫杉烷(如紫杉醇)对微管产生影响,导致大小纤维混合的感觉运动神经病变。症状通常是疼痛性感觉异常和肌痛[114]。长春新碱还可引起无力疲乏、脑神经病变和自主神经功能障碍,表现为直立性低血压、头晕和便秘[115]。随着停止使用抗肿瘤药物,化疗引起的神经病变通常是可逆的。虽然钙和镁可能有好处,但目前还没有明确的药物来预防化疗引起的神经病变。尽管与安慰剂相比,5-羟色胺/去甲肾上腺素再摄取抑制剂度洛西汀在治疗老年神经性疼痛方面表现出疗效,但三环类抗抑郁药和抗惊厥药的症状治疗效果仍有限[116]。

6.2　听力损失

耳毒性是另一种剂量限制毒性,通常与顺铂有关。顺铂引起的听力损失首先影响高频听力,然后发展到低频听力,通常是双侧性的,且可以是永久性的[117]。症状包括听力损失和耳鸣,也可导致前庭功能障碍[118]。虽然科蒂器(organ of Corti)中的毛细胞凋亡被认为起着重要的致病作用,但其潜在机制尚未完全清楚[119]。接受顺铂治疗的患者应进行常规听力测试,以早期发现听力损失来指导治疗[120],应考虑减少剂量、停药和改用耳毒性较小的化疗,如卡铂。

6.3　中枢神经系统并发症

除了周围神经系统毒性外,化疗还可引起中枢神经系统并发症,包括急性脑病、卒中和癫痫发作。

已有报道在使用顺铂后出现了急性脑病。其他与顺铂相关的急性及亚急性毒性包括癫痫发作(seizures)、卒中(stroke)、皮质失明(cortical blindness)、语言障碍和运动障碍,这些障碍通常在没有任何特定治疗的情况下消失,并且可能不会在反复接触该药物的情况下发生[121]。异环磷酰胺具有较高的中枢神经系统毒性发生率,急性脑病发生率高达 10%~40%。低白蛋白血症与发生异环磷酰胺相关脑病的风险增加有关。症状包括嗜睡、躁动、视觉幻觉、失语症、癫痫发作,甚至昏迷[122]。脑电图可显示弥漫性减慢,无癫痫样放电[121]。静脉注射亚甲蓝常用于异环磷酰胺脑病,但目前尚不清楚患者是否会在没有任何特定干预的情况下得到缓解[123]。

7　结　　论

肉瘤可以同时影响中枢神经系统和周围神经系统,系原发性肉瘤的发生和进展所致,更常见的是神经系统外肉瘤影响中枢神经系统,如骨结构的肉瘤侵犯邻近的神经系统。中枢神经系统外肉瘤在罕见的情况下也可能转移到神经系统,这通常包括硬脑膜受累。最后,用于治疗肉瘤的全身治疗,特别是细胞毒性化疗,可以表现出神经毒性。多学科方法可用于解决所有这些情况。

(华磊 译,王崧权、左赋兴 审校)

参考文献

1. Ostrom QT, Cioffi G, Gittleman H, et al. CBTRUS statistical report: primary brain and other central nervous system tumors diagnosed in the United States in 2012-2016. *Neuro-Oncology.* 2019;21(Suppl. 5):v1–v100. https://doi.org/10.1093/neuonc/noz150.

2. Al-Gahtany M, Shroff M, Bouffet E, et al. Primary central nervous system sarcomas in children: clinical, radiological, and pathological features. *Childs Nerv Syst.* 2003;19(12):808–817. https://doi.org/10.1007/s00381-003-0839-5.

3. Wang K, Ma XJ, Guo TX, et al. Intracranial mesenchymal chondrosarcoma: report of 16 cases. *World Neurosurg.* 2018;116:e691–e698. https://doi.org/10.1016/j.wneu.2018.05.069.

4. de Kock L, Priest JR, Foulkes WD, Alexandrescu S. An update on the central nervous system manifestations of DICER1 syndrome. *Acta Neuropathol.* 2020;139(4):689–701. https://doi.org/10.1007/s00401-019-01997-y.

5. Kamihara J, Paulson V, Breen MA, et al. DICER1-associated central nervous system sarcoma in children: comprehensive clinico-pathologic and genetic analysis of a newly described rare tumor. *Mod Pathol.* 2020;33(10):1910–1921. https://doi.org/10.1038/s41379-020-0516-1.

6. Koelsche C, Mynarek M, Schrimpf D, et al. Primary intracranial spindle cell sarcoma with rhabdomyosarcoma-like features share a highly distinct methylation profile and DICER1 mutations. *Acta Neuropathol.* 2018;136(2):327–337. https://doi.org/10.1007/s00401-018-1871-6.

7. In GK, Hu JS, Tseng WW. Treatment of advanced, metastatic soft tissue sarcoma: latest evidence and clinical considerations. *Ther Adv Med Oncol.* 2017;9(8):533–550. https://doi.org/10.1177/1758834017712963.

8. Louis DN, Perry A, Reifenberger G, et al. The 2016 World Health

Organization classification of tumors of the central nervous system: a summary. *Acta Neuropathol.* 2016;131(6):803–820. https://doi.org/10.1007/s00401-016-1545-1.

9. Carneiro SS, Scheithauer BW, Nascimento AG, Hirose T, Davis DH. Solitary fibrous tumor of the meninges: a lesion distinct from fibrous meningioma. A clinicopathologic and immunohistochemical study. *Am J Clin Pathol.* 1996;106(2):217–224. https://doi.org/10.1093/ajcp/106.2.217.

10. Ma L, Wang L, Fang X, Zhao CH, Sun L. Diagnosis and treatment of solitary fibrous tumor/hemangiopericytoma of central nervous system. Retrospective report of 17 patients and literature review. *Neuro Endocrinol Lett.* 2018;39(2):88–94.

11. Ghose A, Guha G, Kundu R, Tew J, Chaudhary R. CNS hemangiopericytoma: a systematic review of 523 patients. *Am J Clin Oncol.* 2017;40(3):223–227. https://doi.org/10.1097/COC.0000000000000146.

12. Ohba S, Murayama K, Nishiyama Y, et al. Clinical and radiographic features for differentiating solitary fibrous tumor/hemangiopericytoma from meningioma. *World Neurosurg.* 2019;130:e383–e392. https://doi.org/10.1016/j.wneu.2019.06.094.

13. Stout AP, Murray MR. Hemangiopericytoma: a vascular tumor featuring Zimmermann's pericytes. *Ann Surg.* 1942;116(1):26–33. https://doi.org/10.1097/00000658-194207000-00004.

14. Doyle LA, Vivero M, Fletcher CD, Mertens F, Hornick JL. Nuclear expression of STAT6 distinguishes solitary fibrous tumor from histologic mimics. *Mod Pathol.* 2014;27(3):390–395. https://doi.org/10.1038/modpathol.2013.164.

15. Berghoff AS, Kresl P, Bienkowski M, et al. Validation of nuclear STAT6 immunostaining as a diagnostic marker of meningeal solitary fibrous tumor (SFT)/hemangiopericytoma. *Clin Neuropathol.* 2017;36(2):56–59. https://doi.org/10.5414/NP300993.

16. Fritchie K, Jensch K, Moskalev EA, et al. The impact of histopathology and NAB2-STAT6 fusion subtype in classification and grading of meningeal solitary fibrous tumor/hemangiopericytoma. *Acta Neuropathol.* 2019;137(2):307–319. https://doi.org/10.1007/s00401-018-1952-6.

17. Bertero L, Anfossi V, Osella-Abate S, et al. Pathological prognostic markers in central nervous system solitary fibrous tumour/hemangiopericytoma: evidence from a small series. *PLoS One.* 2018;13(9):e0203570. https://doi.org/10.1371/journal.pone.0203570.

18. Spina A, Boari N, Gagliardi F, Donofrio CA, Franzin A, Mortini P. The current role of Gamma Knife radiosurgery in the management of intracranial haemangiopericytoma. *Acta Neurochir.* 2016;158(4):635–642. https://doi.org/10.1007/s00701-016-2742-3.

19. Melone AG, D'Elia A, Santoro F, et al. Intracranial hemangiopericytoma—our experience in 30 years: a series of 43 cases and review of the literature. *World Neurosurg.* 2014;81(3–4):556–562. https://doi.org/10.1016/j.wneu.2013.11.009.

20. Gonzalez-Vargas PM, Thenier-Villa JL, Sanroman Alvarez P, et al. Hemangiopericytoma/solitary fibrous tumor in the central nervous system. experience with surgery and radiotherapy as a complementary treatment: a 10-year analysis of a heterogeneous series in a single tertiary center. *Neurocirugia (Astur).* 2020;31(1):14–23. https://doi.org/10.1016/j.neucir.2019.06.001.

21. Chamberlain MC, Glantz MJ. Sequential salvage chemotherapy for recurrent intracranial hemangiopericytoma. *Neurosurgery.* 2008;63(4):720–726. Author reply 726–727 https://doi.org/10.1227/01.NEU.0000325494.69836.51.

22. Park MS, Patel SR, Ludwig JA, et al. Activity of temozolomide and bevacizumab in the treatment of locally advanced, recurrent, and metastatic hemangiopericytoma and malignant solitary fibrous tumor. *Cancer.* 2011;117(21):4939–4947. https://doi.org/10.1002/cncr.26098.

23. Park MS, Ravi V, Conley A, et al. The role of chemotherapy in advanced solitary fibrous tumors: a retrospective analysis. *Clin Sarcoma Res.* 2013;3(1):7. https://doi.org/10.1186/2045-3329-3-7.

24. Maruzzo M, Martin-Liberal J, Messiou C, et al. Pazopanib as first line treatment for solitary fibrous tumours: the Royal Marsden Hospital experience. *Clin Sarcoma Res.* 2015;5:5. https://doi.org/10.1186/s13569-015-0022-2.

25. Apra C, Alentorn A, Mokhtari K, Kalamarides M, Sanson M. Pazopanib efficacy in recurrent central nervous system hemangiopericytomas. *J Neuro-Oncol.* 2018;139(2):369–372. https://doi.org/10.1007/s11060-018-2870-0.

26. Wu W, Tanrivermis Sayit A, Vinters HV, Pope W, Mirsadraei L, Said J. Primary central nervous system histiocytic sarcoma presenting as a postradiation sarcoma: case report and literature review. *Hum Pathol.* 2013;44(6):1177–1183. https://doi.org/10.1016/j.humpath.2012.11.002.

27. Egan C, Nicolae A, Lack J, et al. Genomic profiling of primary histiocytic sarcoma reveals two molecular subgroups. *Haematologica.* 2020;105(4):951–960. https://doi.org/10.3324/haematol.2019.230375.

28. So H, Kim SA, Yoon DH, et al. Primary histiocytic sarcoma of the central nervous system. *Cancer Res Treat.* 2015;47(2):322–328. https://doi.org/10.4143/crt.2013.163.

29. Tso FY, Sawyer A, Kwon EH, et al. Kaposi's sarcoma-associated herpesvirus infection of neurons in HIV-positive patients. *J Infect Dis.* 2017;215(12):1898–1907. https://doi.org/10.1093/infdis/jiw545.

30. Gonzalez-Crussi F, Mossanen A, Robertson DM. Neurological involvement in Kaposi's sarcoma. *Can Med Assoc J.* 1969;100(10):481–484.

31. Dourmishev LA, Dourmishev AL, Palmeri D, Schwartz RA, Lukac DM. Molecular genetics of Kaposi's sarcoma-associated herpesvirus (human herpesvirus-8) epidemiology and pathogenesis. *Microbiol Mol Biol Rev.* 2003;67(2):175–212. table of contents https://doi.org/10.1128/mmbr.67.2.175-212.2003.

32. Rwomushana RJ, Bailey IC, Kyalwazi SK. Kaposi's sarcoma of the brain. A case report with necropsy findings. *Cancer.* 1975;36(3):1127–1131. https://doi.org/10.1002/1097-0142(197509)36:3<1127::aid-cncr2820360344>3.0.co;2-i.

33. Pantanowitz L, Dezube BJ. Kaposi sarcoma in unusual locations. *BMC Cancer.* 2008;8:190. https://doi.org/10.1186/1471-2407-8-190.

34. Panagopoulos D, Themistocleous M, Apostolopoulou K, Sfakianos G. Primary, dural-based, ewing sarcoma manifesting with seizure activity: presentation of a rare tumor entity with literature review. *World Neurosurg.* 2019;129:216–220. https://doi.org/10.1016/j.wneu.2019.06.036.

35. Chen J, Jiang Q, Zhang Y, et al. Clinical features and long-term outcome of primary intracranial Ewing sarcoma/peripheral primitive neuroectodermal tumors: 14 cases from a single institution. *World Neurosurg.* 2019;122:e1606–e1614. https://doi.org/10.1016/j.wneu.2018.11.151.

36. Gaspar N, Hawkins DS, Dirksen U, et al. Ewing sarcoma: current management and future approaches through collaboration. *J Clin Oncol Off J Am Soc Clin Oncol.* 2015;33(27):3036–3046. https://doi.org/10.1200/JCO.2014.59.5256.

37. Aeddula NR, Pathireddy S, Samaha T, Ukena T, Hosseinnezhad A. Primary intracranial leiomyosarcoma in an immunocompetent adult. *J Clin Oncol Off J Am Soc Clin Oncol.* 2011;29(14):e407–e410. https://doi.org/10.1200/JCO.2010.33.4805.

38. Litofsky NS, Pihan G, Corvi F, Smith TW. Intracranial leiomyosarcoma: a neuro-oncological consequence of acquired immunodeficiency syndrome. *J Neuro-Oncol.* 1998;40(2):179–183. https://doi.org/10.1023/a:1006167629968.

39. Francisco CN, Alejandria M, Salvana EM, Andal VMV. Primary intracranial leiomyosarcoma among patients with AIDS in the era of new chemotherapeutic and biological agents. *BMJ Case Rep.* 2018;2018. https://doi.org/10.1136/bcr-2018-225714.

40. Zhang H, Dong L, Huang Y, et al. Primary intracranial leiomyosarcoma: review of the literature and presentation of a case. *Onkologie.* 2012;35(10):609–616. https://doi.org/10.1159/000342676.

41. Li XL, Ren J, Niu RN, et al. Primary intracranial leiomyosarcoma in an immunocompetent patient: case report with emphasis on imaging features. *Medicine (Baltimore).* 2019;98(17):e15269. https://doi.org/10.1097/MD.0000000000015269.

42. Torihashi K, Chin M, Yoshida K, Narumi O, Yamagata S. Primary intracranial leiomyosarcoma with intratumoral hemorrhage: case report and review of literature. *World Neurosurg.* 2018;116:169–173. https://doi.org/10.1016/j.wneu.2018.05.004.

43. Gautam S, Meena RK. Primary intracranial leiomyosarcoma presenting with massive peritumoral edema and mass effect: case

report and literature review. *Surg Neurol Int.* 2017;8:278. https://doi.org/10.4103/sni.sni_219_17.

44. Polewski PJ, Smith AL, Conway PD, Marinier DE. Primary CNS leiomyosarcoma in an immunocompetent patient. *J Oncol Pract.* 2016;12(9):827–829. https://doi.org/10.1200/JOP.2016.012310.

45. Gallagher SJ, Rosenberg SA, Francis D, Salamat S, Howard SP, Kimple RJ. Primary intracranial leiomyosarcoma in an immunocompetent patient: case report and review of the literature. *Clin Neurol Neurosurg.* 2018;165:76–80. https://doi.org/10.1016/j.clineuro.2017.12.014.

46. Barbiero FJ, Huttner AJ, Judson BL, Baehring JM. Leiomyosarcoma of the infratemporal fossa with perineurial spread along the right mandibular nerve: a case report. *CNS Oncol.* 2017;6(4):281–285. https://doi.org/10.2217/cns-2017-0004.

47. Jerjir N, Lambert J, Vanwalleghem L, Casselman J. Primary angiosarcoma of the central nervous system: case report and review of the imaging features. *J Belg Soc Radiol.* 2016;100(1):82. https://doi.org/10.5334/jbr-btr.1087.

48. Okabayshi M, Kataoka TR, Oji M, et al. IGF2BP3 (IMP3) expression in angiosarcoma, epithelioid hemangioendothelioma, and benign vascular lesions. *Diagn Pathol.* 2020;15(1):26. https://doi.org/10.1186/s13000-020-00951-x.

49. Lee JW, Wernicke AG. Risk and survival outcomes of radiation-induced CNS tumors. *J Neuro-Oncol.* 2016;129(1):15–22. https://doi.org/10.1007/s11060-016-2148-3.

50. Yamanaka R, Hayano A. Radiation-induced sarcomas of the central nervous system: a systematic review. *World Neurosurg.* 2017;98:818–828 e7. https://doi.org/10.1016/j.wneu.2016.11.008.

51. Kent SP, Pickering JE. Neoplasms in monkeys (*Macaca mulatta*): spontaneous and irradiation induced. *Cancer.* 1958;11(1):138–147. https://doi.org/10.1002/1097-0142(195801/02)11:1<138::aid-cncr2820110125>3.0.co;2-p.

52. Weber DC, Habrand JL, Hoppe BS, et al. Proton therapy for pediatric malignancies: fact, figures and costs. A joint consensus statement from the pediatric subcommittee of PTCOG, PROS and EPTN. *Radiother Oncol.* 2018;128(1):44–55. https://doi.org/10.1016/j.radonc.2018.05.020.

53. Le Guellec S, Decouvelaere AV, Filleron T, et al. Malignant peripheral nerve sheath tumor is a challenging diagnosis: a systematic pathology review, immunohistochemistry, and molecular analysis in 160 patients from the French sarcoma group database. *Am J Surg Pathol.* 2016;40(7):896–908. https://doi.org/10.1097/PAS.0000000000000655.

54. Evans DG, Baser ME, McGaughran J, Sharif S, Howard E, Moran A. Malignant peripheral nerve sheath tumours in neurofibromatosis 1. *J Med Genet.* 2002;39(5):311–314. https://doi.org/10.1136/jmg.39.5.311.

55. Tucker T, Wolkenstein P, Revuz J, Zeller J, Friedman JM. Association between benign and malignant peripheral nerve sheath tumors in NF1. *Neurology.* 2005;65(2):205–211. https://doi.org/10.1212/01.wnl.0000168830.79997.13.

56. Stucky CC, Johnson KN, Gray RJ, et al. Malignant peripheral nerve sheath tumors (MPNST): the Mayo Clinic experience. *Ann Surg Oncol.* 2012;19(3):878–885. https://doi.org/10.1245/s10434-011-1978-7.

57. Baehring JM, Betensky RA, Batchelor TT. Malignant peripheral nerve sheath tumor: the clinical spectrum and outcome of treatment. *Neurology.* 2003;61(5):696–698. https://doi.org/10.1212/01.wnl.0000078813.05925.2c.

58. Pilavaki M, Chourmouzi D, Kiziridou A, Skordalaki A, Zarampoukas T, Drevelengas A. Imaging of peripheral nerve sheath tumors with pathologic correlation: pictorial review. *Eur J Radiol.* 2004;52(3):229–239. https://doi.org/10.1016/j.ejrad.2003.12.001.

59. Ahlawat S, Blakeley JO, Rodriguez FJ, Fayad LM. Imaging biomarkers for malignant peripheral nerve sheath tumors in neurofibromatosis type 1. *Neurology.* 2019;93(11):e1076–e1084. https://doi.org/10.1212/WNL.0000000000008092.

60. Brahmi M, Thiesse P, Ranchere D, et al. Diagnostic accuracy of PET/CT-guided percutaneous biopsies for malignant peripheral nerve sheath tumors in neurofibromatosis type 1 patients. *PLoS One.* 2015;10(10):e0138386. https://doi.org/10.1371/journal.pone.0138386.

61. Benz MR, Czernin J, Dry SM, et al. Quantitative F18-fluorodeoxyglucose positron emission tomography accurately characterizes peripheral nerve sheath tumors as malignant or benign. *Cancer.* 2010;116(2):451–458. https://doi.org/10.1002/cncr.24755.

62. Ducatman BS, Scheithauer BW, Piepgras DG, Reiman HM, Ilstrup DM. Malignant peripheral nerve sheath tumors. A clinicopathologic study of 120 cases. *Cancer.* 1986;57(10):2006–2021. https://doi.org/10.1002/1097-0142(19860515)57:10<2006::aid-cncr2820571022>3.0.co;2-6.

63. Rodriguez FJ, Folpe AL, Giannini C, Perry A. Pathology of peripheral nerve sheath tumors: diagnostic overview and update on selected diagnostic problems. *Acta Neuropathol.* 2012;123(3):295–319. https://doi.org/10.1007/s00401-012-0954-z.

64. Miettinen MM, Antonescu CR, Fletcher CDM, et al. Histopathologic evaluation of atypical neurofibromatous tumors and their transformation into malignant peripheral nerve sheath tumor in patients with neurofibromatosis 1-a consensus overview. *Hum Pathol.* 2017;67:1–10. https://doi.org/10.1016/j.humpath.2017.05.010.

65. Sahm F, Reuss DE, Giannini C. WHO 2016 classification: changes and advancements in the diagnosis of miscellaneous primary CNS tumours. *Neuropathol Appl Neurobiol.* 2018;44(2):163–171. https://doi.org/10.1111/nan.12397.

66. Cleven AH, Sannaa GA, Briaire-de Bruijn I, et al. Loss of H3K27 tri-methylation is a diagnostic marker for malignant peripheral nerve sheath tumors and an indicator for an inferior survival. *Mod Pathol.* 2016;29(6):582–590. https://doi.org/10.1038/modpathol.2016.45.

67. Lu VM, Marek T, Gilder HE, et al. H3K27 trimethylation loss in malignant peripheral nerve sheath tumor: a systematic review and meta-analysis with diagnostic implications. *J Neuro-Oncol.* 2019;144(3):433–443. https://doi.org/10.1007/s11060-019-03247-3.

68. Lyskjaer I, Lindsay D, Tirabosco R, et al. H3K27me3 expression and methylation status in histological variants of malignant peripheral nerve sheath tumours. *J Pathol.* 2020;252(2):151–164. https://doi.org/10.1002/path.5507.

69. Kolberg M, Holand M, Agesen TH, et al. Survival meta-analyses for >1800 malignant peripheral nerve sheath tumor patients with and without neurofibromatosis type 1. *Neuro-Oncology.* 2013;15(2):135–147. https://doi.org/10.1093/neuonc/nos287.

70. Dunn GP, Spiliopoulos K, Plotkin SR, et al. Role of resection of malignant peripheral nerve sheath tumors in patients with neurofibromatosis type 1. *J Neurosurg.* 2013;118(1):142–148. https://doi.org/10.3171/2012.9.JNS101610.

71. Hirbe AC, Cosper PF, Dahiya S, Van Tine BA. Neoadjuvant ifosfamide and epirubicin in the treatment of malignant peripheral nerve sheath tumors. *Sarcoma.* 2017;2017:3761292. https://doi.org/10.1155/2017/3761292.

72. Wang D, Zhang Q, Eisenberg BL, et al. Significant reduction of late toxicities in patients with extremity sarcoma treated with image-guided radiation therapy to a reduced target volume: results of radiation therapy oncology group RTOG-0630 trial. *J Clin Oncol Off J Am Soc Clin Oncol.* 2015;33(20):2231–2238. https://doi.org/10.1200/JCO.2014.58.5828s.

73. Watson KL, Al Sannaa GA, Kivlin CM, et al. Patterns of recurrence and survival in sporadic, neurofibromatosis Type 1-associated, and radiation-associated malignant peripheral nerve sheath tumors. *J Neurosurg.* 2017;126(1):319–329. https://doi.org/10.3171/2015.12.JNS152443.

74. Ferner RE, Gutmann DH. International consensus statement on malignant peripheral nerve sheath tumors in neurofibromatosis. *Cancer Res.* 2002;62(5):1573–1577.

75. Verma S, Bramwell V. Dose-intensive chemotherapy in advanced adult soft tissue sarcoma. *Expert Rev Anticancer Ther.* 2002;2(2):201–215. https://doi.org/10.1586/14737140.2.2.201.

76. Stacchiotti S, Sommer J. Chordoma global consensus G. building a global consensus approach to chordoma: a position paper from the medical and patient community. *Lancet Oncol.* 2015;16(2):e71–e83. https://doi.org/10.1016/S1470-2045(14)71190-8.

77. George B, Bresson D, Herman P, Froelich S. Chordomas: a review. *Neurosurg Clin N Am.* 2015;26(3):437–452. https://doi.org/10.1016/j.nec.2015.03.012.

78. Meyers SP, Hirsch Jr WL, Curtin HD, Barnes L, Sekhar LN, Sen C. Chordomas of the skull base: MR features. *AJNR Am J Neuroradiol.* 1992;13(6):1627–1636.

79. Vujovic S, Henderson S, Presneau N, et al. Brachyury, a crucial regulator of notochordal development, is a novel biomarker for chordomas. *J Pathol.* 2006;209(2):157–165. https://doi.org/10.1002/path.1969.

80. Oakley GJ, Fuhrer K, Seethala RR. Brachyury, SOX-9, and podoplanin, new markers in the skull base chordoma vs chondrosarcoma differential: a tissue microarray-based comparative analysis. *Mod Pathol.* 2008;21(12):1461–1469. https://doi.org/10.1038/modpathol.2008.144.

81. Stacchiotti S, Gronchi A, Fossati P, et al. Best practices for the management of local-regional recurrent chordoma: a position paper by the Chordoma Global Consensus Group. *Ann Oncol.* 2017;28(6):1230–1242. https://doi.org/10.1093/annonc/mdx054.

82. Bakker SH, Jacobs WCH, Pondaag W, et al. Chordoma: a systematic review of the epidemiology and clinical prognostic factors predicting progression-free and overall survival. *Eur Spine J.* 2018;27(12):3043–3058. https://doi.org/10.1007/s00586-018-5764-0.

83. Zenonos GA, Fernandez-Miranda JC, Mukherjee D, et al. Prospective validation of a molecular prognostication panel for clival chordoma. *J Neurosurg.* 2018;1:1–10. https://doi.org/10.3171/2018.3.JNS172321.

84. Horbinski C, Oakley GJ, Cieply K, et al. The prognostic value of Ki-67, p53, epidermal growth factor receptor, 1p36, 9p21, 10q23, and 17p13 in skull base chordomas. *Arch Pathol Lab Med.* 2010;134(8):1170–1176. https://doi.org/10.1043/2009-0380-OA.1.

85. Di Maio S, Temkin N, Ramanathan D, Sekhar LN. Current comprehensive management of cranial base chordomas: 10-year meta-analysis of observational studies. *J Neurosurg.* 2011;115(6):1094–1105. https://doi.org/10.3171/2011.7.JNS11355.

86. Walcott BP, Nahed BV, Mohyeldin A, Coumans JV, Kahle KT, Ferreira MJ. Chordoma: current concepts, management, and future directions. *Lancet Oncol.* 2012;13(2):e69–e76. https://doi.org/10.1016/S1470-2045(11)70337-0.

87. Zoli M, Milanese L, Bonfatti R, et al. Clival chordomas: considerations after 16 years of endoscopic endonasal surgery. *J Neurosurg.* 2018;128(2):329–338. https://doi.org/10.3171/2016.11.JNS162082.

88. Sen C, Triana AI, Berglind N, Godbold J, Shrivastava RK. Clival chordomas: clinical management, results, and complications in 71 patients. *J Neurosurg.* 2010;113(5):1059–1071. https://doi.org/10.3171/2009.9.JNS08596.

89. Matloob SA, Nasir HA, Choi D. Proton beam therapy in the management of skull base chordomas: systematic review of indications, outcomes, and implications for neurosurgeons. *Br J Neurosurg.* 2016;30(4):382–387. https://doi.org/10.1080/02688697.2016.1181154.

90. Sahgal A, Chan MW, Atenafu EG, et al. Image-guided, intensity-modulated radiation therapy (IG-IMRT) for skull base chordoma and chondrosarcoma: preliminary outcomes. *Neuro-Oncology.* 2015;17(6):889–894. https://doi.org/10.1093/neuonc/nou347.

91. Di Maio S, Yip S, Al Zhrani GA, et al. Novel targeted therapies in chordoma: an update. *Ther Clin Risk Manag.* 2015;11:873–883. https://doi.org/10.2147/TCRM.S50526.

92. Migliorini D, Mach N, Aguiar D, et al. First report of clinical responses to immunotherapy in 3 relapsing cases of chordoma after failure of standard therapies. *Oncoimmunology.* 2017;6(8):e1338235. https://doi.org/10.1080/2162402X.2017.1338235.

93. Sangma MM, Dasiah S. Chondrosarcoma of a rib. *Int J Surg Case Rep.* 2015;10:126–128. https://doi.org/10.1016/j.ijscr.2015.03.052.

94. Bloch OG, Jian BJ, Yang I, et al. Cranial chondrosarcoma and recurrence. *Skull Base.* 2010;20(3):149–156. https://doi.org/10.1055/s-0029-1246218.

95. Strike SA, McCarthy EF. Chondrosarcoma of the spine: a series of 16 cases and a review of the literature. *Iowa Orthop J.* 2011;31:154–159.

96. Bingaman KD, Alleyne Jr CH, Olson JJ. Intracranial extraskeletal mesenchymal chondrosarcoma: case report. *Neurosurgery.* 2000;46(1):207–211. discussion 211–212.

97. Korten AG, ter Berg HJ, Spincemaille GH, van der Laan RT, Van de Wel AM. Intracranial chondrosarcoma: review of the literature and report of 15 cases. *J Neurol Neurosurg Psychiatry.* 1998;65(1):88–92. https://doi.org/10.1136/jnnp.65.1.88.

98. Arshi A, Sharim J, Park DY, et al. Chondrosarcoma of the osseous spine: an analysis of epidemiology, patient outcomes, and prognostic factors using the SEER registry from 1973 to 2012. *Spine (Phila Pa 1976).* 2017;42(9):644–652. https://doi.org/10.1097/BRS.0000000000001870.

99. Lex JR, Evans S, Stevenson JD, Parry M, Jeys LM, Grimer RJ. Dedifferentiated chondrosarcoma of the pelvis: clinical outcomes and current treatment. *Clin Sarcoma Res.* 2018;8:23. https://doi.org/10.1186/s13569-018-0110-1.

100. Rosenberg AE, Nielsen GP, Keel SB, et al. Chondrosarcoma of the base of the skull: a clinicopathologic study of 200 cases with emphasis on its distinction from chordoma. *Am J Surg Pathol.* 1999;23(11):1370–1378. https://doi.org/10.1097/00000478-199911000-00007.

101. Hug EB, Loredo LN, Slater JD, et al. Proton radiation therapy for chordomas and chondrosarcomas of the skull base. *J Neurosurg.* 1999;91(3):432–439. https://doi.org/10.3171/jns.1999.91.3.0432.

102. Fisher CG, Versteeg AL, Dea N, et al. Surgical management of spinal chondrosarcomas. *Spine (Phila Pa 1976).* 2016;41(8):678–685. https://doi.org/10.1097/BRS.0000000000001485.

103. Golub D, Iyengar N, Dogra S, et al. Mutant isocitrate dehydrogenase inhibitors as targeted cancer therapeutics. *Front Oncol.* 2019;9:417. https://doi.org/10.3389/fonc.2019.00417.

104. Mirabello L, Troisi RJ, Savage SA. Osteosarcoma incidence and survival rates from 1973 to 2004: data from the surveillance, epidemiology, and end results program. *Cancer.* 2009;115(7):1531–1543. https://doi.org/10.1002/cncr.24121.

105. Korovessis P, Repanti M, Stamatakis M. Primary osteosarcoma of the L2 lamina presenting as "silent" paraplegia: case report and review of the literature. *Eur Spine J.* 1995;4(6):375–378. https://doi.org/10.1007/BF00300304.

106. Katonis P, Datsis G, Karantanas A, et al. Spinal osteosarcoma. *Clin Med Insights Oncol.* 2013;7:199–208. https://doi.org/10.4137/CMO.S10099.

107. Kebudi R, Ayan I, Gorgun O, Agaoglu FY, Vural S, Darendeliler E. Brain metastasis in pediatric extracranial solid tumors: survey and literature review. *J Neuro-Oncol.* 2005;71(1):43–48. https://doi.org/10.1007/s11060-004-4840-y.

108. Chaigneau L, Patrikidou A, Ray-Coquard I, et al. Brain metastases from adult sarcoma: prognostic factors and impact of treatment. a retrospective analysis from the French Sarcoma Group (GSF/GETO). *Oncologist.* 2018;23(8):948–955. https://doi.org/10.1634/theoncologist.2017-0136.

109. Baram TZ, van Tassel P, Jaffe NA. Brain metastases in osteosarcoma: incidence, clinical and neuroradiological findings and management options. *J Neuro-Oncol.* 1988;6(1):47–52. https://doi.org/10.1007/BF00163540.

110. Yonemoto T, Tatezaki S, Ishii T, Osato K, Takenouchi T. Longterm survival after surgical removal of solitary brain metastasis from osteosarcoma. *Int J Clin Oncol.* 2003;8(5):340–342. https://doi.org/10.1007/s10147-003-0341-9.

111. Shweikeh F, Bukavina L, Saeed K, et al. Brain metastasis in bone and soft tissue cancers: a review of incidence, interventions, and outcomes. *Sarcoma.* 2014;2014:475175. https://doi.org/10.1155/2014/475175.

112. Flannery T, Kano H, Niranjan A, et al. Gamma knife radiosurgery as a therapeutic strategy for intracranial sarcomatous metastases. *Int J Radiat Oncol Biol Phys.* 2010;76(2):513–519. https://doi.org/10.1016/j.ijrobp.2009.02.007.

113. Park SB, Goldstein D, Krishnan AV, et al. Chemotherapy-induced peripheral neurotoxicity: a critical analysis. *CA Cancer J Clin.* 2013;63(6):419–437. https://doi.org/10.3322/caac.21204.

114. Carlson K, Ocean AJ. Peripheral neuropathy with microtubule-targeting agents: occurrence and management approach. *Clin Breast Cancer.* 2011;11(2):73–81. https://doi.org/10.1016/j.clbc.2011.03.006.

115. van de Velde ME, Kaspers GL, Abbink FCH, Wilhelm AJ, Ket JCF, van den Berg MH. Vincristine-induced peripheral neuropathy in children with cancer: a systematic review. *Crit Rev Oncol Hematol.* 2017;114:114–130. https://doi.org/10.1016/j.

critrevonc.2017.04.004.

116. Piccolo J, Kolesar JM. Prevention and treatment of chemotherapy-induced peripheral neuropathy. *Am J Health Syst Pharm.* 2014;71(1):19–25. https://doi.org/10.2146/ajhp130126.

117. Rybak LP. Mechanisms of cisplatin ototoxicity and progress in otoprotection. *Curr Opin Otolaryngol Head Neck Surg.* 2007;15(5):364–369. https://doi.org/10.1097/MOO.0b013e3282eee452.

118. Watts KL. Ototoxicity: visualized in concept maps. *Semin Hear.* 2019;40(2):177–187. https://doi.org/10.1055/s-0039-1684046.

119. Clerici WJ, DiMartino DL, Prasad MR. Direct effects of reactive oxygen species on cochlear outer hair cell shape in vitro. *Hear Res.* 1995;84(1–2):30–40. https://doi.org/10.1016/0378-5955(95)00010-2.

120. Simpson TH, Schwan SA, Rintelmann WF. Audiometric test criteria in the detection of cisplatin ototoxicity. *J Am Acad Audiol.* 1992;3(3):176–185.

121. Newton HB. Neurological complications of chemotherapy to the central nervous system. *Handb Clin Neurol.* 2012;105:903–916. https://doi.org/10.1016/B978-0-444-53502-3.00031-8.

122. Sweiss KI, Beri R, Shord SS. Encephalopathy after high-dose Ifosfamide: a retrospective cohort study and review of the literature. *Drug Saf.* 2008;31(11):989–996. https://doi.org/10.2165/00002018-200831110-00003.

123. Patel PN. Methylene blue for management of Ifosfamide-induced encephalopathy. *Ann Pharmacother.* 2006;40(2):299–303. https://doi.org/10.1345/aph.1G114.

第 25 章

多发性骨髓瘤的神经系统并发症

Ankush Bhatia[a], Nina A. Paleologos[b]

[a]Department of Neurology, The University of Houston Health Science Center at Houston, McGovern Medical School, Houston, TX, United States, [b]Department of Neurology, Advocate Medical Group, Advocate Healthcare, Rush University Medical School, Chicago, IL, United States

1 引 言

多发性骨髓瘤是一种终末分化浆细胞增殖的肿瘤性疾病,在大多数情况下,该浆细胞产生一种单克隆免疫球蛋白蛋白(也称为 M 蛋白)。克隆性浆细胞主要存在于骨髓中,但也可见于外周血和其他髓外部位,如中枢和周围神经系统,尤其在病程晚期[1]。多发性骨髓瘤是仅次于非霍奇金淋巴瘤的第二大常见血液系统恶性肿瘤,占所有肿瘤的 1.8%,约占血液系统恶性肿瘤的 10%,年发病率约为 4.6/10万[2-5]。多发性骨髓瘤平均发病年龄为 66 岁,黑人男性发病率较高[6,7]。最常见的症状是疲劳、体重减轻、骨痛,以及由单克隆蛋白(最常见的是 IgG kappa)驱动的反复感染。最近修订的诊断标准描述了终末器官损害的表现,包括高钙血症、肾功能不全、贫血和/或骨骼疾病[8,9]。

虽然多发性骨髓瘤的首次报道出现在 19 世纪 40 年代的文献中,但直到 20 世纪 20 年代,其神经系统并发症才被描述[2,3,10,11]。多种病因可能导致多发性骨髓瘤患者常见的神经系统症状和体征,而非单一病因致病,且中枢和外周神经系统都可能受到影响。多发性骨髓瘤出现神经功能障碍的机制包括:①肿瘤细胞的直接浸润,如脊髓受压和软脑膜骨髓瘤病(leptomeningeal myelomatosis, LMM);②由终器官损害引起的代谢紊乱的间接影响、自身免疫过程如副肿瘤疾病、或淀粉样蛋白沉积;③与化疗药物相关的医源性效应。由于多发性骨髓瘤是一大组单克隆抗体病中的一种,神经病学的症状必须根据实验室、影像学和骨髓活检的结果仔细评估。与浆细胞病相关的各种神经病变见表 25-1,将在下面的章节中进行详细的描述。

表 25-1 浆细胞病相关性神经系统损伤

诊断	单克隆蛋白	临床表现	神经病变表型	自主神经参与	治疗
多发性骨髓瘤					
无淀粉样变	IgG>IgA	多样	感觉症状>运动症状	少见	针对原发疾病治疗
淀粉样变相关		疼痛	感觉与运动症状程度相同	显著	SCT
硼替佐米、沙利度胺治疗后不良反应急症	不详	疼痛	感觉症状为主	轻度	药物减量或终止治疗
严重程度不明的单克隆丙种球蛋白病	IgM kappa	多样	感觉症状为主,脱髓鞘,抗-MAG 抗体	无	依据严重程度的多种治疗
华氏巨球蛋白血症	IgM kappa	麻木,感觉性共济失调	感觉症状为主,轴突变性或脱髓鞘	无	利妥昔单抗+环磷酰胺+地塞米松,血浆置换,SCT
免疫球蛋白轻链淀粉样变	Lambda>kappa	疼痛	感觉与运动症状程度相同,轴突变性	显著	SCT vs 美法仑-地塞米松或环磷酰胺/硼替佐米/地塞米松
POEMS 综合征	IgG 或 IgA,lambda	多样,末梢对称性	多发性神经根病,感觉与运动症状程度相同,脱髓鞘	可能参与	针对原发疾病治疗

SCT,干细胞移植;POEMS,周围神经病、器官肿大、内分泌功能障碍、单克隆浆细胞病和皮肤改变。

Modified from Drappatz J., Batchelor T. Neurologic complications of plasma cell disorders. Clin Lymphoma. 2004;5(3):163-171.

2 中枢神经系统并发症

2.1 脊髓压迫

多发性骨髓瘤是一种骨髓恶性肿瘤,因此最常见的神经并发症之一是骨质受累的直接结果。在多发性骨髓瘤患者中,脊髓或马尾神经受压可能导致剧烈疼痛和永久性、严重的神经功能障碍。脊髓或马尾神经硬膜外压迫(extradural spinal cord or cauda equina compression, ESCC)发生在大约10%~24%的多发性骨髓瘤患者中,可能是其主要表现,其发病率从5%到85%不等[10,12-16]。由恶性肿瘤导致的ESCC病例中,多发性骨髓瘤占到5%~10%[15,17,18]。患者死亡前5年发生ESCC的概率(7.9%)高于其他癌症,包括肺癌、乳腺癌和前列腺癌[19]。

多发性骨髓瘤继发ESCC的临床表现出现时间差异很大,在某些病例中突然发生,而在极少数情况下病程发展超过10年[12,13,15]。据报道,确诊前症状的平均持续时间为1~4周[12,15]。多数多发性骨髓瘤患者(58%~80%)在确诊时存在骨痛[2,3,20],是几乎所有患者在病程中某个时期的突出症状[10,13,21]。相对来说,这些患者很少同时发生或后续发展成ESCC。虽然ESCC患者经历的疼痛与无脊髓压迫患者往往无法区分,但一些与ESCC相关的疼痛特征确实存在[13]。持续的局部疼痛或突然发作的疼痛可能是由于病理性骨折[2]。严重和持续的疼痛,特别是根性疼痛,往往先于脊髓压迫的神经症状出现[13,22]。在几个骨髓瘤和ESCC患者的病例系列研究中,70%~100%在确诊前数周有长期背痛,在极少数情况下,确诊前几年就有后背疼痛[12-15,22]。

无力也是ESCC的常见症状[22]。骨髓瘤引起ESCC患者的无力和运动功能障碍发生率(90%~100%)高于其他系统性恶性肿瘤转移引起的ESCC患者(60%~85%)[12,14,15]。有资料表明,20%~65%的ESCC患者出现完全性截瘫[12,14]。60%~100%的患者有感觉障碍(通常发生在脊髓受累节段或以下水平),40%~60%的骨髓瘤ESCC患者有肠和膀胱功能障碍[10,14]。

多发性骨髓瘤患者最常发生ESCC的部位是中下胸椎,腰椎是第二常见部位[12-15,17,22]。胸椎易发生ESCC的倾向有多种解释。由于它是最长的脊柱节段,骨量最大,因此最容易发生骨髓瘤浸润[14,17]。由于胸椎椎管前后距离较颈椎或腰椎节段狭窄,导致椎管与脊髓的比例最小,故胸椎骨髓瘤浸润更易引起症状性脊髓压迫[17,23]。另外,由于中段胸髓血供相对较少,更易发生缺血[13,14]。

骨髓瘤浸润后椎体塌陷和浆细胞直接侵袭硬膜外间隙是骨髓瘤相关脊髓或马尾神经受压的最常见机制[10,12-15,24]。在没有骨质受累的情况下,硬膜外骨髓瘤导致的ESCC普遍认为相对少见,但在某研究中高达20%[10,13,24]。很少有不累及骨质的压迫,可能是由于硬膜对骨髓瘤细胞浸润的固有抵抗[10]。硬膜内转移和淀粉样变性是引起脊髓病的少见原因[10,13,24]。

怀疑ESCC的患者,磁共振成像(magnetic resonance imaging, MRI)是最合适的初步影像评估方式[25-28]。MRI可以提供压缩部位的精确定位和潜在疾病程度的评估,以便做出正确的决策(图25-1A)[17]。脊髓造影也可用于证实ESCC的存在,是在MRI问世之前的一种影像检查方式[10,14]。建议使用计算机断层扫描(computed tomography, CT)软组织窗来明确是否存在骨或软组织受累导致脊髓、马尾神经或神经根受压。众所周知,临床查体,特别是感觉受累平面作为定位工具是不可靠的,如果仅对可疑水平进行成像,可能会错过整个脊柱的弥漫性受累[17]。因此,应进行全脊髓脊柱扫描,包括平扫和使用钆造影剂增强扫描以及T2加权像[17]。病理组织学评估不仅有助于确定脊柱骨和硬膜外间隙的受累程度,而且在适当的免疫组织化学染色后可明确诊断(见图25-1B~D)。

急性期治疗的主要策略是糖皮质激素、化疗、放疗(radiotherapy, RT)和手术[29]。最理想的治疗方法应经过多学科讨论开展个体化治疗。椎管内软组织的骨髓瘤可以通过化疗、RT和糖皮质激素有效治疗,而不需要手术减压。然而,如果出现明显的脊髓受压或马尾神经压迫,仍可能需要手术减压。糖皮质激素可以改善疼痛并获得更好的临床效果,因此应作为一线治疗尽快开展[17]。目前还没有前瞻性试验确定最佳的疗程和剂量[17]。初始剂量为10~100mg、每日剂量为16~96mg的方案都有所报道[17]。应密切跟踪患者的不良反应,如肌病和肌痛、食欲增加和体重增加、血糖升高、下肢水肿和类库欣综合征,并在神经系统症状允许的情况下尽快减少和停用糖皮质激素[17]。

对于可能发生的脊髓压迫建议使用低剂量RT(30Gy)[29]。脊髓受压的患者也应考虑预照射[29]。然而,RT应分次少量给予,以减少对正常脊髓的有害影响,并保留骨髓功能[17,29]。到目前为止,大多数对于验证RT作用的研究都是在小规模患者队列中进行的回顾性研究,但RT在减轻疼痛、减少止痛药使用、改善神经症状和运动功能以及提高多发性骨髓瘤患者的生活质量方面具有明显优势[29-32]。对172例患者进行的回顾性研究结果表明,长疗程RT(3Gy 10次、2.5Gy 15次、2Gy 20次)较短疗程RT(8Gy 1次、4Gy 5次)更能改善运动功能[30]。调强RT和TOMO治疗(tomotherapy)等技术可以减少周围正常脊髓所受的辐射剂量[17]。大型回顾性系列研究表明,单纯RT使75%的多发性骨髓瘤和脊髓压迫患者的运动功能得到改善,1年局部控制为100%,1年生存率为94%[33]。除了在ESCC急性治疗中的疗效外,RT还被证实在骨髓瘤椎体受累患者治疗中的显著优势。值得注意的是,研究结果指出,与未放射的椎体相比,放射椎体中发生的新骨折和局灶性病变更少[34]。此外,尤其是与化疗同步进行时,RT已被证明能减轻脊髓受累后的疼痛[21,35]。

多发性骨髓瘤是一种放射敏感性肿瘤,手术在治疗ESCC中的作用尚未明确[12,17,18,29,36,37]。建议进行骨科和/或神经外科会诊,并应与治疗肿瘤的医生协商考虑手术[29]。虽然手术仍可用于预防或修复轴向骨折、不稳定脊柱骨折或脊髓压迫,但多发性骨髓瘤患者很少需要椎板减压切除术,除非极少数放射耐受的多发性骨髓瘤或椎体后缘骨折压迫[29,38]。一项多中心、随机、前瞻性试验表明,手术后RT与单纯RT治疗转移瘤导致的ESCC,联合治疗优于单纯RT;然而,在这个研究中,多发性骨髓瘤患者是被排除在外的[36]。

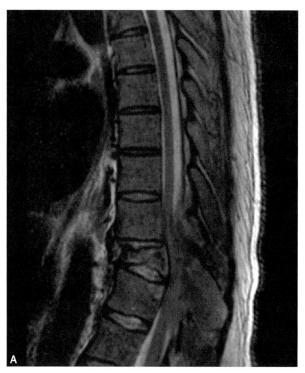

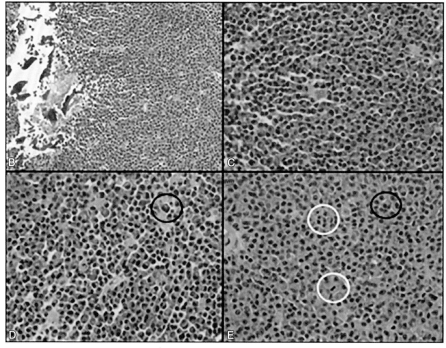

图25-1 （A）T2矢状位图像显示多发性骨髓瘤患者的脊髓严重受压,肿瘤破坏T8~9到T11~12节段脊柱伴明显的T10椎体病理压缩性骨折。较大软组织肿物起源于椎体,侵袭下胸椎管,向后方椎旁软组织进犯。上述受压节段脊髓可见T2高信号水肿。（B~E）侵犯脊柱和硬脊膜外腔的浆细胞肿瘤HE染色,可见有丝分裂细胞（白色圆圈）和双核细胞（黑色圆圈）。肿瘤包含弥漫性高到中分化浆细胞,细胞呈单克隆、kappa限制性内切,CD138染色弥漫阳性。（B）200倍放大；（C~E）400倍放大。Figure courtesy of Meenakshi B. Bhattacharjee, M. D. , University of Texas Health Science Center at Houston

在几个回顾性研究中,有相当多的骨髓瘤相关ESCC患者同时接受手术(通常是椎板减压术)和RT,与任一单一治疗方式相比,临床症状改善显著[10,12]。虽然这些历史研究支持在某些患者中使用外科手术,但重要的是,由于疾病的广泛侵犯,手术治疗对大多数患者并不适合[37,39,40]。骨性疾病弥漫性损害脊椎强度,这会增加安全插入螺棒和螺钉时并发症的风险[37,39,40]。此外,这些患者大多数合并症状显著,不适合进行手术减压,手术增加了致残率、死亡率和康复时间[37,39,40]。

在应用糖皮质激素、化疗和/或RT成功治疗脊髓或马尾神经压迫后,通常需要骨水泥植入术来减轻与骨折相关的疼痛或重建脊柱的稳定性[41]。球囊后凸成形术和经皮椎体成形术是微创手术,已被证实均可减轻疼痛和恢复运动功能[42]。一些研究表明,这些手术在治疗有症状的椎体压缩性骨折方面让患者获益,能显著改善运动功能、背痛和生活质量[29,42-45]。

双膦酸盐可以抑制破骨细胞的活性,已被证实可以减少骨质转换、缓解骨疼痛,并减少包括椎体压缩性骨折引起的骨并发症,包括 ESCC[20,46-49]。美国临床肿瘤学会实践指南建议,对于影像学有或无显影的多发性骨髓瘤骨病变患者,应在抗骨髓瘤治疗的同时给予双膦酸盐[29]。推荐静脉注射唑来膦酸和帕米膦酸,以预防多发性骨髓瘤患者的骨骼相关事件。唑来膦酸的优点是输注时间极短(15 分钟,而帕米膦酸为 2 小时),但价格较贵。大样本量随机双盲临床 III 期研究发现,唑来膦酸和帕米膦酸治疗后患者首次出现骨损伤相关事件的时间无明显差异[50]。地舒单抗(denosumab)是一种新型单克隆抗体,最近证实其在骨骼相关事件发生的时间上不逊于唑来膦酸[51]。其他几个多发性骨髓瘤骨病新的治疗潜在靶点正在研究中[52]。

确诊时的神经功能是 ESCC 患者最重要的预后因素,而非恶性肿瘤本身[17,18]。在初始治疗时仍存在运动功能的患者比运动功能完全丧失的患者更易保留神经功能[17]。无论什么治疗方式,治疗前症状持续时间较短的患者,尤其是症状持续时间小于 24 小时的患者,与症状存在时间较长的患者相比,预后明显较好[12,14,15,22]。治疗反应也显著影响预后。神经功能缺损部分改善或无改善的患者从确诊 ESCC 起的生存期明显短于神经功能障碍完全改善的患者[12,14]。

2.2　中枢神经系统骨髓瘤病

在多发性骨髓瘤患者中,累及中枢神经系统(central nervous system,CNS)的髓外疾病的发病率持续增加,这可能是由于影像学技术的进步和诸如干细胞移植、蛋白酶抑制剂和免疫调节药物等新治疗方法改善了患者生存期[53-56]。尽管自 20 世纪初以来,文献已描述了骨髓瘤通过浆细胞直接浸润脑实质、软脑膜或脑脊液(cerebrospinal fluid,CSF)而侵犯 CNS,但在 2016 年发表的规模最大的多机构回顾性研究中,仅发现了 172 例患者[57]。据报道,大约 1% 的多发性骨髓瘤患者发生 CNS 受累,确诊后预后极差,报道的中位生存期为 7 个月或更短[57-66]。然而,脑内浆细胞瘤对 RT 敏感,与侵袭性骨髓瘤脑膜转移形成鲜明对比[56]。与其他血液系统肿瘤(发病率为 20%~75%)和实体肿瘤(5%~8%)扩散到 CNS 的发生率相比,骨髓瘤侵犯 CNS 更罕见[57-66]。多发性骨髓瘤累及 CNS 可发生在疾病过程的任何阶段,多达四分之一的患者在最初确诊时被发现[57]。

颅骨是多发性骨髓瘤患者最常见的骨性病变部位之一[2],颅骨受侵位置多见于蝶鞍、蝶骨嵴和岩骨尖[10,67-70]。已明确证实,颅骨骨髓瘤病变直接侵袭硬脑膜是肿瘤早期破坏脑膜和脑实质的机制[60,71-79]。位于口咽和鼻旁窦的骨髓瘤病灶也可突破至颅内[80]。没有直接入侵证据的 LMM 直到 20 世纪后期才被报道[81]。在没有直接侵袭的情况下,LMM 的发病机制可能是通过循环恶性浆细胞或骨髓瘤细胞祖细胞的淋巴细胞进行的血行扩散[72-74,76,82-84]。在 CNS 受累的骨髓瘤患者中,循环浆细胞和浆细胞白血病的患病率增加,支持了这种侵入机制[72-74,76]。血行扩散,无论是通过循环浆细胞还是淋巴细胞,也可解释非颅骨病变或脑膜受累而发生的脑实质内骨髓瘤。

神经系统症状和体征取决于颅骨病变的位置[24,28]。临床表现可以是单纯的内分泌异常,如尿崩症或垂体功能低下,也可能是脑神经麻痹、局灶性脑干表现、癫痫、头痛或视乳头水肿等颅内压升高征象[10,24,28,82-87]。多发性骨髓瘤患者如没有弥漫性软脑膜受累,其出现脑神经麻痹的常见原因是,脑神经因颅骨溶解性病变,尤其是蝶骨或岩骨病变而受压和扭曲移位,以及颅底孔洞受侵[10,28,88-91]。最常见累及的脑神经是 II、III、V、VI、VII 和 VIII;后组脑神经也可能受到影响[10,28,77-79,87]。在多发性骨髓瘤中,意识水平的改变以昏迷为最严重的表现,也可见于脑实质受累[24,28]。骨髓瘤性脑膜炎最常见的表现是精神状态改变、下肢无力和步态不稳[74,76,77,92,93]。LMM 还可能出现许多其他神经系统体征或症状,包括脑神经麻痹、头痛、言语障碍、癫痫发作、脑膜炎、偏瘫、偏身感觉丧失、眩晕、辨距障碍、肌肉萎缩、四肢或面部疼痛、大便失禁和 Lhermitte 征[72-74,76,77,92,93]。LMM 继发的梗阻性脑积水伴视乳头水肿已有报道[94]。在早期研究中,首次确诊多发性骨髓瘤到出现 LMM 的间隔时间约为 9 个月[73,76,95];最近的综述报告中位间隔时间为 2~3 年[57,61-63]。较长的时间间隔可能是由于治疗模式优化和使用大剂量化疗后外周血干细胞或骨髓移植。

CNS 多发性骨髓瘤起病的中位年龄约为 50~60 岁,小于多发性骨髓瘤确诊的中位年龄(约 70 岁)[57,96]。虽然回顾性病例系列研究存在局限性,但男女比率偏倚较低,平均男性为 57%[97]。LMM 常见于具有侵袭性恶性肿瘤的患者,其特征是高疾病负担、III 期病程、髓外表现、周围血中循环浆细胞和浆细胞白血病[60,72-74,76]。然而有报道指出,原发疾病症状明显缓解的患者中,LMM 在大剂量化疗和干细胞移植后肿瘤负荷较低时仍有发生[72,73,77]。

由于研究规模较小,且受限于回顾性研究,多发性骨髓瘤 CNS 受侵的患者轻链限制和 Ig 分类间的关系尚无定论。迄今为止规模最大的回顾性研究中,IgA 骨髓瘤占 CNS 多发性骨髓瘤病例的 27%,而在新确诊的大样本量多发性骨髓瘤患者中占 21%[3,57]。此外,一些报告显示,与非 CNS 多发性骨髓瘤相比,CNS 多发性骨髓瘤中 λ 轻链而不是 κ 轻链表达比例更高[54,57]。

研究显示,与不累及 CNS 的多发性骨髓瘤患者相比,CNS 多发性骨髓瘤患者脑脊液和骨髓中浆细胞的细胞遗传学和免疫组织学异常复杂,包括 13 号染色体易位和缺失、高频 p53 缺失和神经黏附分子 CD56 低表达[57,60,98,99]。这些遗传和免疫组织学特征被认为与 LMM 患者骨髓瘤细胞的转移潜能有关[57,99]。相反,在没有 LMM 的多发性骨髓瘤患者中缺乏上述和其他尚未明确的生物学和遗传学特征,说明该并发症发生率较低[77,98,99]。

非骨或硬脑膜侵袭的脑实质内浆细胞瘤是骨髓瘤性 CNS 受累罕见的表现,发生率低于脑膜受累(图 25-2)[10,57,92,100]。脑浆细胞瘤可能发生在无全身性疾病的情况下[21,28,72]。与

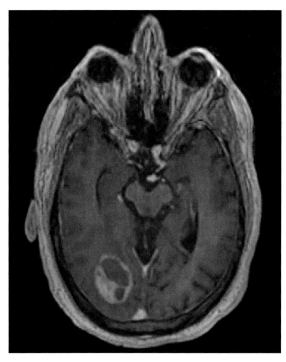

图25-2 轴位T1增强磁共振成像提示右侧枕叶椭圆形、边界清晰、内部不均匀强化肿物,周围轻度强化呈结节状伴分隔形成,大小为2.8cm×3.1cm×2.7cm。肿物周围可见轻度血管源性水肿,脑沟缩窄,右侧侧脑室后角轻度前移。患者系多发性骨髓瘤接受干细胞移植后,病理诊断为脑内浆细胞瘤。患者术后接受放射治疗

颅骨和硬脑膜病变一样,临床表现基于病变的位置和大小;局灶性神经功能缺陷、癫痫发作和颅内压升高都有可能发生[24,28]。

由于可能存在软脑膜病变假阴性的情况,神经影像学检查不能确诊LMM[72,73,101,102]。颅骨骨髓瘤病变在CT和MRI上可能表现为破坏性肿块[100]。LMM在MRI上可表现为脑膜的弥漫性增厚,并伴有局灶性或弥漫性强化;也可能存在多发性脑实质内病变[72,77,103,104]。LMM可表现为轴外软脑膜肿块[72,77]。在CT上,LMM可表现为稍高密度的硬膜下肿块[72]。

LMM的诊断是通过脑脊液中发现浆细胞来明确[71-74,77,105-107]。由于在各种感染和炎症条件下,浆细胞可能在脑脊液中被发现[75,108,109],明确诊断不仅应基于传统的细胞差异,还应通过免疫细胞化学研究来确定浆细胞的单克隆性[72-74,106,107]。在脑脊液中发现的浆细胞和副蛋白的单克隆性应与在血清、尿液或骨髓中发现的一致;然而,有罕见的例外报道[60,74,76]。脑脊液中存在的副蛋白不足以诊断LMM,因为血清和脑脊液中发现的副蛋白量有直接关系,骨髓瘤负荷重的患者即使在没有CNS受累的情况下,脑脊液中副蛋白的数量也会出现异常[60,73,74,76,105]。LMM患者中其他常见的脑脊液表现是蛋白升高、糖含量降低(虽然不及其他形式的软脑膜恶性肿瘤常见)和初始压力升高[60,73,74,76]。

放射治疗、全身中大剂量化疗、同种异体和自体干细胞移植以及鞘内化疗都以不同的组合方式因不同程度的有效性被用于治疗骨髓瘤性CNS受累[55,65-67]。由于血脑屏障和/或脑脊液渗透性差或对肿瘤耐药的骨髓瘤细胞无活性,全身

化疗包括美法仑、环磷酰胺、大剂量甲氨蝶呤或阿糖胞苷等药物疗效有限[56,110,111]。苯达莫司汀(bendamustine)可能是个例外,它能够穿透血脑屏障,并在2例LMM中与沙利度胺、地塞米松和脑脊髓照射联合使用,显示了一定的疗效[111]。Jurczyszyn等学者在2016年[57]报道了接受系统治疗的CNS多发性骨髓瘤患者的中位生存期(OS)明显长于未接受系统治疗的患者(OS 12个月 vs 3个月),尽管这些数据可能因入组患者全身一般状况良好更能耐受全身治疗而出现偏倚。沙利度胺和来那度胺虽然在LMM中安全地穿过血脑屏障,但在许多报道中没有显示出任何生存益处[57,110,112,113],除非联合鞘内治疗和脑脊髓放疗[96]。有报道称,泊马度胺和地塞米松联合使用出现持续的脑脊液反应[114]。包括硼替佐米和马里佐米在内的新型蛋白酶抑制剂已在少数CNS多发性骨髓瘤患者中显示出潜在疗效[115-117]。CNS多发性骨髓瘤最常见的鞘内化疗方案是联合氢化可的松、甲氨蝶呤和/或阿糖胞苷。有报道称,可以成功清除脑脊液浆细胞,但由此产生的临床疗效是短暂的[59,96,106,118]。这些疗法没有一种明显比其他疗法更有益,也没有关于LMM患者治疗的前瞻性研究。多发性骨髓瘤患者的LMM治疗可能会迅速产生治疗效果,尽管通常是短暂的,但可使症状缓解和生活质量提高,为部分患者提供积极的治疗方案[76,77]。文献中多发性骨髓瘤患者的LMM病例数量有限,且缺乏明确有效的治疗方案,导致无法形成共识性治疗建议。由于治疗效果很少长期维持,治疗方案应根据个体情况做出决定。

鉴于恶性浆细胞的放射敏感性,颅内或全脑全脊髓照射是治疗骨孤立性浆细胞瘤、CNS实质病变和其他髓外浆细胞瘤的有效方法[54,119-121]。局部靶向放疗也可以改善脊髓髓内病变造成的肌无力[120]。对一名25个月的长期生存患者进行研究发现,干细胞移植是克服由于CNS受累而导致不良预后的一种方法[53,60,122,123]。

CNS受累的骨髓瘤患者的预后极差,据报道从确诊为CNS受累时起,中位生存期为7个月。治疗有效的患者往往较不敏感患者生存期稍长数月[57,76]。治疗效果良好的LMM患者往往因典型的侵袭性全身性疾病而死亡[57,76]。在9个CNS多发性骨髓瘤患者中,存活时间最长的3人是接受干细胞移植的患者[106]。另一个有趣的提示是,所有9名患者在检测到CNS受累之前都没有接受维持治疗[97,106]。

2.3 高黏滞综合征

1965年,Fahey等在一篇具有里程碑意义的文章中首次描述了黏膜出血、视觉障碍和神经系统异常的经典高黏滞综合征(hyperviscosity syndrome,HVS)三联征[124]。报告的所有患者都患有华氏巨球蛋白血症(Waldenström's macroglobulinemia,WM)。作者强调了这种综合征在多发性骨髓瘤患者中的罕见性[124,125]。后续研究发现,在多发性骨髓瘤患者中的发病率约为2%～10%[14,126-128]。在一些多发性骨髓瘤合并HVS的小宗病例研究中,50%～100%的患者有神经系统表现[127-129]。超过25%的患者表现出HVS的特征是严重的神经功能缺损[127]。

HVS的神经系统症状非常严重,可能导致神经系统急症,具有潜在致命性。它可能导致昏迷、癫痫发作和卒中,并

伴有不可逆转的功能障碍[88,124,130-133]。如果不及时治疗,初发的轻度功能障碍可能会迅速进展,这些症状可在骨髓瘤的治疗过程中随时出现。回顾性系列研究发现,骨髓瘤初发和疾病复发时,HVS 症状的发生率更高[127],作者将此归因于副蛋白浓度升高[127]。

HVS 通常表现为意识水平和心理状态的改变[124,127,128,131,132]。疲劳、昏睡和意识模糊很常见,并可能迅速发展为嗜睡和昏迷[127,131,133]。另外,症状可能在发病时为亚急性,与痴呆综合征相一致[134]。头痛(通常是持续性的)和头晕也很常见,并且可能会出现幻觉[127,128,132]。其他神经系统表现包括听力损失、共济失调、眩晕、眼球震颤、步态障碍、复视和构音障碍[124,127,128]。感觉异常可能由于疾病影响 CNS 或外周血管系统[130],这种影响可能是暂时的或持续的。神经系统症状的出现是由于血清黏度增加对脑循环产生影响[88,132]。血清黏度增加会导致血流减慢[88,132,135],这种血流障碍会导致血管闭塞,其中最易受累的是微循环[132],引起脑缺血从而导致神经系统并发症[88,132]。

视力下降是 HVS 的特征,其严重程度可能从轻度模糊到失明,并且可能是急性的或渐进的[124,127,128]。通过视网膜静脉的缓慢血流最初会导致静脉扩张,这是眼底检查的早期发现[124]。随后视网膜静脉出现明显的充血、迂曲和香肠状扩张和收缩导致火焰状出血[14,124,127,128,132]。毛细血管微动脉瘤和视网膜静脉血栓也可能出现[124]。在严重的情况下,眼底检查会显示渗出物、明显的充血和大量出血[124,127]。

各种形式的出血(如鼻衄、黏膜出血和/或胃肠道出血)是 HVS 最常见的症状和临床特征[124,127,128],脑出血很少发生[88]。血清黏度受到多种因素的影响,包括存在的副蛋白的数量、形状、分子大小和相互作用[124,127-129,132]。HSV 最常见于多发性骨髓瘤亚型 IgA 和 IgG-3 的患者,因为这些亚型分别有形成高分子和聚合物的倾向[2,124,126,127,129,132]。由于 kappa 轻链具备形成聚集体的能力,HVS 可发生在纯轻链骨髓瘤患者中[126,132]。尚无骨髓瘤患者出现症状的血清黏度的绝对值;然而,在相对黏度低于 4.0(正常 1.4~1.8)时,通常不会出现血清高黏血症的临床表现。有些患者黏度为 8~10,也可能无症状[124,128,132]。出现高黏血症症状的黏度值是每个患者的特异性表现,而非疾病的总体特征。黏度值取决于几个因素,包括患者年龄、伴随疾病和其他血液学异常表现[2,124,128,134]。

化疗药物可减少血浆副蛋白的形成,从而降低其浓度,纠正血清高黏血症并改善临床症状[88]。然而,这些结果是迟发的。因此,化疗并不能作为急症情况的一线方案。血浆置换可快速清除血管内副蛋白,并已被证明可快速和明显地改善 HVS 的体征和症状[124,127,128,131,134]。虽然关于血浆置换的频次存在争议,但总体而言,它被认为是一种相对安全、耐受性良好且有效的 HVS 初始治疗方法[124,131,132]。

鉴于神经系统受累预后不良的可能性和早期治疗的有效性,所有出现神经系统异常或视觉症状的多发性骨髓瘤患者均应考虑 HVS,且应立即开始治疗[131]。

2.4　中毒性代谢性脑病

尿毒症和高钙血症常见于多发性骨髓瘤患者,可能导致神经系统异常,临床表现多样,与肿瘤直接侵犯引起的神经系统症状类似。与多发性骨髓瘤直接侵袭引起的许多神经系统并发症相比,如果在症状进展之前立即开始治疗,继发于代谢紊乱的神经系统并发症通常会对干预产生快速和显著的反应。因此,应密切监测骨髓瘤患者代谢过程的临床表现和实验室异常情况,如患者有头痛和其他看似轻微的神经系统症状(包括精神状态的轻微变化),应考虑到这些代谢情况。

2.4.1　尿毒症

肾功能不全是多发性骨髓瘤患者致残和致死的主要原因[136]。大约 25%~50% 的骨髓瘤患者在其病程中会出现肾功能不全。在 1 027 名患者的大型系列研究中,48% 的患者在确诊多发性骨髓瘤时肌酐水平为 1.3mg/dL 或更高[2,136-139]。骨髓瘤患者中肾功能不全高发可能因为肿瘤生长过程中固有的肾损伤等多种机制。一旦肌酐清除率低于 10~20mL/min 时,常出现尿毒症临床综合征;每个器官系统都会受到影响[140]。在一项包含 277 名多发性骨髓瘤患者的回顾性研究中,约 4% 有尿毒症的神经系统表现[10]。

尿毒症脑病的特征是情绪、定向水平和意识程度的波动变化,有时会进展为昏迷[99,100]。与尿毒症脑病相关的其他神经系统异常包括幻觉、头痛、疲劳、扑翼样震颤、震颤、构音障碍、肌阵挛、手足抽搐、共济失调、偏瘫、全身无力、肌张力增高、癫痫、脑膜刺激征和不宁腿综合征[19,99,100]。透析可快速有效地改善尿毒症性脑病,但可能会导致罕见的不良神经系统事件,例如失衡综合征[99,100]。在 50% 的轻度肾功能不全患者中,针对原发恶性肿瘤的化疗可有效改善肾功能[136,141]。通过密切监测和预防多种诱因来避免尿毒症是最好的治疗策略[136,141],这包括充分补水、快速检测和治疗高黏血症、高钙血症、高肌酐血症和泌尿系统感染[136,141]。

2.4.2　高钙血症

大型回顾性系列研究指出,13% 的多发性骨髓瘤初次确诊患者出现高钙血症[3],且最终发生在大约 20%~40% 的患者中[10,20,88]。高钙血症不仅是由浆细胞直接转移至骨骼造成的,也来自骨髓瘤细胞释放的细胞因子如肿瘤坏死因子 β、白细胞介素(interleukin,IL)-1β 和 IL-6 从而增强破骨细胞活性[2,10,20,46,88]。肾功能不全,特别是肾小球功能下降,以及肾小管对钙的重吸收增加,可能会加剧这种情况[20,88]。高钙血症通常与肿瘤负荷较大和疾病病程较晚相关,但可能发生在疾病的任何阶段和任何程度的肿瘤负荷[20]。

在两项关于多发性骨髓瘤神经系统并发症的研究中,约 1%~5% 的患者的诱因是高钙血症[10,14]。高钙血症,尤其是高于 14mg/dL 的水平,通常会导致精神状态改变,包括意识模糊、情绪变化和觉醒程度的改变[2,10,14,24,88,141]。其他神经系统症状包括疲劳、头痛、震颤、肌肉无力和继发于神经肌肉兴奋性降低的肌痛,很少有癫痫发作[10,14,24,88,141]。如果不治疗,患者可能发展到昏迷。腰椎穿刺可能显示 CSF 蛋白水平升高[88]。非神经系统症状主要涉及胃肠道系统,包括恶心、呕吐、厌食、便秘和腹痛;它们可能提示神经系统症状的诱因[2,88,141]。

症状性高钙血症骨髓瘤患者的一线治疗是紧急的、积极的（但需定量）水化，通常与糖皮质激素联合使用[14,20,88,136,141]。这种联合用药可改善肾功能，从而减少钙的再吸收，并改善钙排泄[88]。也应使用袢利尿剂进行治疗，如速尿[88,141]。最初的治疗干预通常会导致神经系统症状迅速而显著改善。早期接受治疗的患者预后更好[2,20,141,142]。降钙素抑制骨吸收并可能暂时有益；然而，由于一线治疗药物的有效性，通常无使用必要[88,141]。双膦酸盐可抑制破骨细胞活性并改善骨髓瘤患者的高钙血症[46]。这种反应不会迅速发生，这些药物不应被视为这些患者初始或急症治疗策略的一部分[88,141]。

3 周围神经系统并发症

3.1 压迫、浸润和颏麻木综合征

多发性骨髓瘤可通过软脑膜浸润、邻近骨病变或浆细胞瘤的压迫影响脑神经和神经根。最典型的例子是颏麻木综合征（numb chin syndrome，NCS），最常见的原因是下颌骨溶解性病变[143]。NCS或颏神经病变，是指颏神经或下牙槽神经分布区出现麻木，累及下颌、下唇，很少累及颊侧齿龈和下牙[144-147]。尽管NCS可能由良性病因引起，例如面部创伤或牙病，但与原发恶性肿瘤存在显著关联，最常见的是乳腺癌或淋巴瘤[144-149]。多发性骨髓瘤患者NCS的确切发病率尚不清楚[80]。NCS可能提示隐匿性恶性肿瘤存在，或表示肿瘤进展或复发[144,146-149]。在任何病因的NCS中，单侧感觉障碍发生比双侧多，由于受影响的神经只是感觉神经，味觉和运动功能得以保留[144-147]。

下颌骨转移可能会压迫颏神经或下牙槽神经，导致多发性骨髓瘤患者出现NCS。据报道，多发性骨髓瘤患者下颌骨受累的范围很广泛，发生在5%~70%的病例中[80,150,151]。除下颌骨转移外，其他与多发性骨髓瘤相关的NCS病因包括软脑膜扩散和导致颅底骨质溶解破坏的颅内病变侵犯下颌神经[144,146-148]。

对于出现颏神经分布区麻木的多发性骨髓瘤患者，应对所有可能的原因进行彻底评估，包括仔细检查是否存在其他脑神经麻痹。辅助检查包括头部、颅底和下颌骨CT，含钆和不含钆的脑部MRI，以及腰椎穿刺[144-148]。病因决定了这些患者的治疗过程[147]。颅底病变的RT、软脑膜转移的鞘内化疗和下颌病变患者对于全身性疾病控制的化疗均对肿瘤相关NCS有一定疗效[145-147]。

任何肿瘤引起的NCS预后均很差，一项研究报道确诊的中位生存期为8个月[144,145,147-149]。在骨髓瘤患者中，无NCS的下颌受累对预后的影响尚不明确[149,151]。

3.2 多发性骨髓瘤相关周围神经病变

周围神经病变是多发性骨髓瘤明确的神经系统并发症，在极少数情况下可能是主要表现[152-155]。在几项大型回顾性系列研究中，多发性骨髓瘤相关周围神经病变的发生率为3%~5%[10,14,28,152,155,156]。在一个23例多发性骨髓瘤患者的前瞻性研究中，基于神经系统检查，相关周围神经病变的发生率达到了13%，如果应用电生理检查，发病率达到了

39%[156]。周围神经病变临床表现多样，通常是一种对称的、混合性感觉运动神经病变，主要累及下肢，其症状为远端肢体麻木和力弱[10,14,155,157]。症状通常较轻，病程稳定或进展，但在某些病例中可能是急性的、单一的或复发和缓解的[14,28,155,158]。单纯感觉或运动神经病变（一些伴有脑神经或呼吸系统受累）也有报道，但不太常见[14,155,158]。纯感觉性神经病变患者可能会出现明显的感觉性共济失调，继发于关节位置感的丧失[155]。在没有淀粉样变性的情况下，自主神经症状和神经性疼痛不是显著特征[14,155]。患者临床表现各异，检查可能显示轻度远端对称性无力和反射减退（最常见于脚踝），伴随所有感觉功能出现轻度下降[155]。

电生理检查结果与差异的临床表现相关，可能与轴突神经病变、脱髓鞘神经病变或具有脱髓鞘特征的轴突神经病变程度一致[14,153,155,158-161]。神经传导速度（nerve conduction velocity，NCV）测试通常显示运动冲动传导速度轻度减慢，复合肌肉动作电位幅度略低，感觉神经复合动作电位低至消失[14,155-157]。通常在肌电图（electromyography，EMG）中，常见到远端肌肉出现纤维化和去神经电位[14,155,157]。

相关组织病理学研究较多，在个案报告或相似病例活检后均提示活跃的轴突变性、脱髓鞘，以及有髓鞘和无髓鞘纤维消失[155-157,161,162]。已发现骨髓瘤细胞浸润周围神经，但并非所有骨髓瘤相关神经疾病患者都有共同发现[155,163]。在肌肉活检中可见到神经源性肌萎缩[157]。

多发性骨髓瘤治疗后的毒性作用是周围神经病变的最常见原因[153]。然而，许多患者在未接受过治疗的情况下也发展为神经病变。已提出免疫相关发病机制，可能涉及抗神经元抗体，但尚未明确特异性抗体及其抗原靶点[154,158,161,164]。髓鞘相关糖蛋白（myelin-associated glycoprotein，MAG）和外周神经髓鞘（peripheral nerve myelin，PNM）的抗体经常出现在意义未明的IgM单克隆丙种球蛋白病（IgM monoclonal gammopathy of undetermined significance，MGUS）相关的脱髓鞘性神经疾病患者中[154,159,164]。然而，IgM多发性骨髓瘤很少见，患者很少有抗PNM或抗-MAG抗体[3,165]。浆细胞直接侵入周围神经也可能导致神经病变[10,153,156,161,163]。相对营养缺乏和多发性骨髓瘤患者常见的代谢紊乱（如慢性肾功能衰竭）也可能是促成因素。多发性骨髓瘤非治疗相关的周围神经病变的确切发病机制尚未明确，可能涉及前述所有情况。

除了治疗多发性骨髓瘤外，没有针对其相关神经病变的特异性治疗方法。治疗选择可能包括自体干细胞移植，以及各种化疗方案。Victor等在1958年报道，多发性骨髓瘤相关周围神经病的病程似乎与恶性肿瘤的病程和恶性肿瘤对治疗的反应不同[162]。随后，这得到了几个回顾性和综述研究的支持[14,154,155,159,164]。有报道描述了接受放疗和/或化疗的骨髓瘤患者神经病变有所改善；然而，骨硬化性骨髓瘤和溶骨性骨髓瘤患者并未单独报告[157,158]。针对免疫机制的治疗，例如血浆置换和静脉注射免疫球蛋白尚未得到充分研究。如果患者合并神经性疼痛，用于治疗其他病因导致的疼痛性神经病的药物（如普瑞巴林和加巴喷丁）可能有效果。目前还没有研究在该患者群体中评估这些药物的疗效。透析可以改善或稳定由慢性肾功能衰竭引起的尿毒症所导致的神经病变。治疗其他潜在的代谢紊乱或营养缺乏也可能

有所帮助。治疗主要是支持性的,包括物理治疗、矫正器和运动辅助设备[166]。

3.3　治疗诱导的周围神经病变急症

目前,多发性骨髓瘤患者周围神经病变主要继发于新型治疗方案,如硼替佐米和沙利度胺。这些药物有显著改善预后的效果,但往往会导致神经毒性,需要减少剂量或停用药物。由于多发性骨髓瘤患者通常具有先前存在的周围神经病变,因此对患者进行相关症状和体征筛查,甚至在开始治疗该疾病之前进行神经传导研究并建立基线非常重要。

3.3.1　蛋白酶体抑制剂

作为新一代抗癌药物组成部分,硼替佐米是一种二肽基硼酸,属于可逆的蛋白酶体抑制剂,主要针对蛋白酶体的糜蛋白酶样和半胱氨酸蛋白酶样活性位点,可以抑制肿瘤存活途径和肿瘤生长、扩散和血管生成[167,168]。虽然硼替佐米显著提高了多发性骨髓瘤的中位生存期[169,170],但许多患者由于副作用(包括多达三分之二的患者出现周围神经病变)而无法耐受治疗[171,172]。将硼替佐米的给药方案改为皮下给药或每周静脉给药可将周围神经病的发生率降低至约40%[173,174]。硼替佐米相关周围神经病被描述为疼痛、远端感觉障碍为主的多发性神经病变。神经传导研究显示感觉神经动作电位降低。在 CSF 蛋白升高的神经传导研究中,严重的、以运动为主的多发性神经病变具有脱髓鞘特征[175,176]。硼替佐米的剂量减少或停药通常可以逆转大多数患者的神经病理症状。一些新的第二代蛋白酶体抑制剂(卡非佐米、马里佐米和伊沙佐米)治疗引起的周围神经病变发生率较低,并且具有超强的疗效,特别是在那些对硼替佐米耐药的骨髓瘤患者中[167,177,178]。

3.3.2　沙利度胺

沙利度胺是同类产品中的第一个免疫调节药物,并于1999 年在多发性骨髓瘤的治疗中显示出疗效[179]。沙利度胺通过多种作用机制导致背根神经节变性[180]。治疗后不久就易出现治疗引起的周围神经病变,症状是累积的、剂量依赖性的,并且与治疗持续时间有关。一项研究报告发现,在用药 6 个月和 12 个月时分别有 38% 和 73% 的患者出现沙利度胺相关神经病变[181]。沙利度胺相关神经病变的临床特征和神经传导研究结果与硼替佐米相似。然而,症状可能在停止治疗后开始,持续数月,并且是不可逆的。来那度胺和泊马度胺等较新的药物与治疗中出现的周围神经病变的相关性较低[177]。

3.4　其他浆细胞病

3.4.1　淀粉样变

6% ~ 15% 的患者中淀粉样变与多发性骨髓瘤同时发生[182]。而 20% ~ 30% 有神经病变的骨髓瘤患者发现有淀粉样变[10,14,155,164]。这些患者的周围神经病变表现一致,通常与无多发性骨髓瘤的原发性系统性淀粉样变患者难以区分[159,164,182]。合并原发性系统性淀粉样变的周围神经病变

患者被细分为原发性系统性淀粉样变和家族性淀粉样变。两者都是由改变淀粉样蛋白纤维的蛋白质亚基确诊。家族性淀粉样变是由于甲状腺素运载蛋白(transthyretin, *TTR*)基因突变所致,不常见的原因包括载脂蛋白 A-1 或凝溶胶蛋白基因突变[183]。

淀粉样轻链(amyloid light-chain, AL)淀粉样变导致的神经病变是由于周围神经中单克隆轻链 kappa 或 lambda 的沉积,但很少与重链片段相关[184]。这些患者周围神经病变的发生率估计为 17%[185]。在 AL 和家族性淀粉样变中,神经病变是慢性和进行性的,通常与自主神经衰竭和疼痛性、依赖性的感觉运动周围神经病变有关[155,159,182,186]。感觉系统症状,尤其是细小纤维神经病变(疼痛和体温下降),往往先于运动异常出现,并且下肢通常先于上肢累及[155,159,187,188]。疼痛通常是突出的早期症状,可能是灼痛或刺痛[155,159,187,188]。自主神经症状包括出汗减少、直立性低血压(可能很严重)、胃肠道功能障碍伴吸收不良和腹泻、阳痿和膀胱功能障碍[155,159,187]。约 25% 的患者可见双侧腕管叠加性综合征,继发于屈肌支持韧带的淀粉样蛋白浸润[10,154,155,159,164,182]。典型的 EMG/NCV 研究结果与轴突神经病变表现一致。淀粉样蛋白瘤是一种淀粉样蛋白在周围神经上的局部沉积,可通过压迫机制引起局灶性神经病变[189,190]。

如果怀疑细小纤维受累,定量泌汗运动神经轴突反射试验、体温调节汗液测试和/或皮肤活检以确定表皮神经纤维密度有助于确诊。应进行血清和尿液免疫固定和无免疫球蛋白轻链检测;但如果怀疑 AL 淀粉样变,组织学检查通常是必要的[191]。直肠或腹部脂肪活检结合腓肠神经活检可以确诊。如果诊断及时明确,干细胞移植是首选治疗方法,完全缓解患者的存活率为 53%,所有接受治疗患者的存活率为43%。如果患者不符合移植条件,则建议进行化疗,包括美法仑-地塞米松或环磷酰胺-硼替佐米-地塞米松[192,193]。

3.4.2　POEMS 综合征

POEMS 综合征是一种罕见的与浆细胞疾病相关的副肿瘤综合征。历史上,它也被命名为骨硬化性骨髓瘤、Takatsuki 综合征或 Crow-Fukase 综合征。POEMS 是描述该综合征最常见特征的首字母缩写词,包括周围神经病、器官肿大、内分泌功能障碍、单克隆浆细胞病和皮肤改变[194]。2012 年,诊断标准进一步细化[8],除了患有浆细胞疾病和神经病变,必须满足三个主要标准之一:包括 Castleman 病、硬化性骨病变和血管内皮生长因子升高[8]。此外,必须满足六个次要标准之一:器官肿大、内分泌病、水肿、皮肤变化、视乳头水肿或血小板增多症/红细胞增多症[8]。

POEMS 综合征的诊断需要有神经病变[154,155,187,188],主要是运动性脱髓鞘性神经病变,有时始于上肢,通常是肿瘤的伴随症状[24,154,155,159,188]。疾病进展渐进,从远端到近端逐渐出现[155,159,164]。感觉丧失的程度低于肢体无力,振动和本体感觉的粗大神经纤维通常较痛温觉纤维更易受损[155,159],肌肉牵张反射缺失或显著减少[155,157,159]。EMG/NCV 的表现通常与主要的脱髓鞘过程一致,传导速度中度至重度减慢;CSF 蛋白通常升高[155,159,164,187]。该神经病变的特征类似于慢性炎症性脱髓鞘性多发性神经根病,患者经常被误

诊[155,159,164]。与多发性骨髓瘤相关神经病变相比较，POEMS 相关神经病变发生在更年轻患者中[154,155,157-159,188]。POEMS 综合征的评估需要检测血清和尿液中的单克隆蛋白，其中 IgG 或 IgA λ 单克隆丙种球蛋白病更支持诊断。因为三分之二的患者表现出浆细胞异常，包括 91% 的 λ 巨核细胞增生和巨核细胞聚集，有必要对骨硬化病变进行骨骼检查，然后进行骨髓活检[195]。胸部、腹部和骨盆的 CT 可显示器官肿大和淋巴结肿大。血管内皮生长因子（vascular endothelial growth factor，VEGF）在 POEMS 中增加，并与疾病活动性相关[196]。

治疗方法取决于骨髓的浆细胞受累和骨病变的数量。若患者没有骨髓受累，骨病变可以直接进行 RT，通常会有更优的总体生存率[197]。若骨髓受累，治疗包括全身化疗或自体干细胞移植。来那度胺、沙利度胺和硼替佐米通常与化疗联合使用[198-200]。

3.4.3　华氏巨球蛋白血症

WM 是一种与 IgM 单克隆性球蛋白病相关的淋巴浆细胞淋巴瘤。骨髓活检结果显示淋巴浆细胞浸润并伴有骨小梁间侵袭模式[201]。WM 的临床表现包括周围神经病变、肝脾肿大、淋巴结肿大和 HSV 感染（如前所述）。另一种 CNS 表现是 Bing-Neel 综合征，其特征是淋巴浆细胞直接浸润，通常通过脑 MRI 影像学和脑脊液研究确诊。虽然 Bing-Neel 综合征的发病机制尚不清楚，但它被认为是由 IgM 沉积在脑实质中引起[202]。WM 引起的周围神经病变与 IgM MGUS 相关的神经病变无法区分[202]。据估计，患者 5 年总生存率约为 78%，治疗方案应该权衡获益和毒性[203]。对于无症状患者应展开随访观察。贫血、血小板减少或终末器官损伤迹象的患者可以接受单药利妥昔单抗治疗。严重症状和/或 HSV 感染的患者可能需要更积极的治疗方案，包括地塞米松、利妥昔单抗和环磷酰胺联合自体干细胞移植来治疗复发或难治病例[204]。

4　结　论

多发性骨髓瘤可能通过多种机制累及神经系统，许多多发性骨髓瘤患者会出现疾病相关的神经系统症状。没有任何症状或体征是神经系统并发症所独有的。治疗延迟可能导致灾难性后果，而对众多潜在的神经系统并发症及时开展治疗可获得良好预后，因此强烈推荐全面仔细评估和鉴别所有可能的诊断。

（佟静　译，左赋兴　审校）

参考文献

1. Kumar SK, Rajkumar V, Kyle RA, et al. Multiple myeloma. *Nat Rev Dis Primers.* 2017;3:17046.
2. Kyle RA. Multiple myeloma: review of 869 cases. *Mayo Clin Proc.* 1975;50(1):29–40.
3. Kyle RA, Gertz MA, Witzig TE, et al. Review of 1027 patients with newly diagnosed multiple myeloma. *Mayo Clin Proc.* 2003;78(1):21–33.
4. Kyle RA, Therneau TM, Rajkumar SV, Larson DR, Plevak MF, Melton 3rd LJ. Incidence of multiple myeloma in Olmsted County, Minnesota: trend over 6 decades. *Cancer.* 2004;101(11):2667–2674.
5. Siegel RL, Miller KD, Jemal A. Cancer statistics, 2019. *CA Cancer J Clin.* 2019;69(1):7–34.
6. Huang SY, Yao M, Tang JL, et al. Epidemiology of multiple myeloma in Taiwan: increasing incidence for the past 25 years and higher prevalence of extramedullary myeloma in patients younger than 55 years. *Cancer.* 2007;110(4):896–905.
7. Waxman AJ, Mink PJ, Devesa SS, et al. Racial disparities in incidence and outcome in multiple myeloma: a population-based study. *Blood.* 2010;116(25):5501–5506.
8. Rajkumar SV. Multiple myeloma: 2020 update on diagnosis, risk-stratification and management. *Am J Hematol.* 2020;95(5):548–567.
9. Rajkumar SV, Dimopoulos MA, Palumbo A, et al. International Myeloma Working Group updated criteria for the diagnosis of multiple myeloma. *Lancet Oncol.* 2014;15(12):e538–e548.
10. Silverstein A, Doniger DE. Neurologic complications of myelomatosis. *Arch Neurol.* 1963;9:534–544.
11. Clamp JR. Some aspects of the first recorded case of multiple myeloma. *Lancet.* 1967;2(7530):1354–1356.
12. Brenner B, Carter A, Tatarsky I, Gruszkiewicz J, Peyser E. Incidence, prognostic significance and therapeutic modalities of central nervous system involvement in multiple myeloma. *Acta Haematol.* 1982;68(2):77–83.
13. Clarke E. Spinal cord involvement in multiple myelomatosis. *Brain.* 1956;79(2):332–348.
14. Camacho J, Arnalich F, Anciones B, et al. The spectrum of neurological manifestations in myeloma. *J Med.* 1985;16(5–6):597–611.
15. Woo E, Yu YL, Ng M, Huang CY, Todd D. Spinal cord compression in multiple myeloma: who gets it? *Aust N Z J Med.* 1986;16(5):671–675.
16. Wallington M, Mendis S, Premawardhana U, Sanders P, Shahsavar-Haghighi K. Local control and survival in spinal cord compression from lymphoma and myeloma. *Radiother Oncol.* 1997;42(1):43–47.
17. Schiff D. Spinal cord compression. *Neurol Clin.* 2003;21(1):67–86. viii.
18. Gilbert RW, Kim JH, Posner JB. Epidural spinal cord compression from metastatic tumor: diagnosis and treatment. *Ann Neurol.* 1978;3(1):40–51.
19. Loblaw DA, Laperriere NJ, Mackillop WJ. A population-based study of malignant spinal cord compression in Ontario. *Clin Oncol (R Coll Radiol).* 2003;15(4):211–217.
20. Mundy GR. Myeloma bone disease. *Eur J Cancer.* 1998;34(2):246–251.
21. Bosch A, Frias Z. Radiotherapy in the treatment of multiple myeloma. *Int J Radiat Oncol Biol Phys.* 1988;15(6):1363–1369.
22. Dahlstrom U, Jarpe S, Lindstrom FD. Paraplegia in myelomatosis—a study of 20 cases. *Acta Med Scand.* 1979;205(3):173–178.
23. Chan L, Snyder HS, Verdile VP. Cervical fracture as the initial presentation of multiple myeloma. *Ann Emerg Med.* 1994;24(6):1192–1194.
24. Davies-Jones GAB, Michael J, Josephson SA. Neurological manifestations of hematological disorders. In: *Aminoff's Neurology and General Medicine.* 5th ed. Amsterdam: Elsevier/AP; 2014.
25. Rahmouni A, Divine M, Mathieu D, et al. Detection of multiple myeloma involving the spine: efficacy of fat-suppression and contrast-enhanced MR imaging. *AJR Am J Roentgenol.* 1993;160(5):1049–1052.
26. Lecouvet FE, Malghem J, Michaux L, et al. Vertebral compression fractures in multiple myeloma. Part II. Assessment of fracture risk with MR imaging of spinal bone marrow. *Radiology.* 1997;204(1):201–205.
27. Leeds NE, Kumar A. Diagnostic imaging. In: Levin VA, ed. *Cancer in the Nervous System.* New York: Churchill Livingstone; 1996:13–49.
28. Pollard JD, Young GA. Neurology and the bone marrow. *J Neurol Neurosurg Psychiatry.* 1997;63(6):706–718.
29. Terpos E, Morgan G, Dimopoulos MA, et al. International Myeloma Working Group recommendations for the treatment of multiple myeloma-related bone disease. *J Clin Oncol.* 2013;31(18):2347–2357.
30. Rades D, Hoskin PJ, Stalpers LJ, et al. Short-course radiotherapy is not optimal for spinal cord compression due to myeloma. *Int J Radiat Oncol Biol Phys.* 2006;64(5):1452–1457.

31. Balducci M, Chiesa S, Manfrida S, et al. Impact of radiotherapy on pain relief and recalcification in plasma cell neoplasms: long-term experience. *Strahlenther Onkol.* 2011;187(2):114–119.

32. Hirsch AE, Jha RM, Yoo AJ, et al. The use of vertebral augmentation and external beam radiation therapy in the multimodal management of malignant vertebral compression fractures. *Pain Physician.* 2011;14(5):447–458.

33. Rades D, Veninga T, Stalpers LJ, et al. Outcome after radiotherapy alone for metastatic spinal cord compression in patients with oligometastases. *J Clin Oncol.* 2007;25(1):50–56.

34. Lecouvet F, Richard F, Vande Berg B, et al. Long-term effects of localized spinal radiation therapy on vertebral fractures and focal lesions appearance in patients with multiple myeloma. *Br J Haematol.* 1997;96(4):743–745.

35. Adamietz IA, Schober C, Schulte RW, Peest D, Renner K. Palliative radiotherapy in plasma cell myeloma. *Radiother Oncol.* 1991;20(2):111–116.

36. Patchell RA, Tibbs PA, Regine WF, et al. Direct decompressive surgical resection in the treatment of spinal cord compression caused by metastatic cancer: a randomised trial. *Lancet.* 2005;366(9486):643–648.

37. Molloy S, Lai M, Pratt G, et al. Optimizing the management of patients with spinal myeloma disease. *Br J Haematol.* 2015;171(3):332–343.

38. Wedin R. Surgical treatment for pathologic fracture. *Acta Orthop Scand Suppl.* 2001;72(302):1–29. 2p.

39. Gokaraju K, Butler JS, Benton A, Suarez-Huerta ML, Selvadurai S, Molloy S. Multiple myeloma presenting with acute bony spinal cord compression and mechanical instability successfully managed nonoperatively. *Spine J.* 2016;16(8):e567–e570.

40. Cawley DT, Butler JS, Benton A, et al. Managing the cervical spine in multiple myeloma patients. *Hematol Oncol.* 2019;37(2):129–135.

41. Kyriakou C, Molloy S, Vrionis F, et al. The role of cement augmentation with percutaneous vertebroplasty and balloon kyphoplasty for the treatment of vertebral compression fractures in multiple myeloma: a consensus statement from the International Myeloma Working Group (IMWG). *Blood Cancer J.* 2019;9(3):27.

42. Patel MS, Ghasem A, Greif DN, Huntley SR, Conway SA, Al Maaieh M. Evaluating treatment strategies for spinal lesions in multiple myeloma: a review of the literature. *Int J Spine Surg.* 2018;12(5):571–581.

43. Yeh HS, Berenson JR. Treatment for myeloma bone disease. *Clin Cancer Res.* 2006;12(20 Pt 2):6279s–6284s.

44. Dudeney S, Lieberman IH, Reinhardt MK, Hussein M. Kyphoplasty in the treatment of osteolytic vertebral compression fractures as a result of multiple myeloma. *J Clin Oncol.* 2002;20(9):2382–2387.

45. Berenson J, Pflugmacher R, Jarzem P, et al. Balloon kyphoplasty versus non-surgical fracture management for treatment of painful vertebral body compression fractures in patients with cancer: a multicentre, randomised controlled trial. *Lancet Oncol.* 2011;12(3):225–235.

46. Berenson JR, Hillner BE, Kyle RA, et al. American Society of Clinical Oncology clinical practice guidelines: the role of bisphosphonates in multiple myeloma. *J Clin Oncol.* 2002;20(17):3719–3736.

47. Rosen LS, Gordon D, Kaminski M, et al. Long-term efficacy and safety of zoledronic acid compared with pamidronate disodium in the treatment of skeletal complications in patients with advanced multiple myeloma or breast carcinoma: a randomized, double-blind, multicenter, comparative trial. *Cancer.* 2003;98(8):1735–1744.

48. Terpos E, Sezer O, Croucher PI, et al. The use of bisphosphonates in multiple myeloma: recommendations of an expert panel on behalf of the European Myeloma Network. *Ann Oncol.* 2009;20(8):1303–1317.

49. Berenson JR, Lichtenstein A, Porter L, et al. Efficacy of pamidronate in reducing skeletal events in patients with advanced multiple myeloma. Myeloma Aredia Study Group. *N Engl J Med.* 1996;334(8):488–493.

50. Rosen LS, Gordon D, Kaminski M, et al. Zoledronic acid versus pamidronate in the treatment of skeletal metastases in patients with breast cancer or osteolytic lesions of multiple myeloma: a phase III, double-blind, comparative trial. *Cancer J.* 2001;7(5):377–387.

51. Raje N, Terpos E, Willenbacher W, et al. Denosumab versus zoledronic acid in bone disease treatment of newly diagnosed multiple myeloma: an international, double-blind, double-dummy, randomised, controlled, phase 3 study. *Lancet Oncol.* 2018;19(3):370–381.

52. Terpos E, Christoulas D, Gavriatopoulou M. Biology and treatment of myeloma related bone disease. *Metabolism.* 2018;80:80–90.

53. Wirk B, Wingard JR, Moreb JS. Extramedullary disease in plasma cell myeloma: the iceberg phenomenon. *Bone Marrow Transplant.* 2013;48(1):10–18.

54. Nieuwenhuizen L, Biesma DH. Central nervous system myelomatosis: review of the literature. *Eur J Haematol.* 2008;80(1):1–9.

55. Tirumani SH, Shinagare AB, Jagannathan JP, Krajewski KM, Munshi NC, Ramaiya NH. MRI features of extramedullary myeloma. *AJR Am J Roentgenol.* 2014;202(4):803–810.

56. Gertz MA. Pomalidomide and myeloma meningitis. *Leuk Lymphoma.* 2013;54(4):681–682.

57. Jurczyszyn A, Grzasko N, Gozzetti A, et al. Central nervous system involvement by multiple myeloma: a multi-institutional retrospective study of 172 patients in daily clinical practice. *Am J Hematol.* 2016;91(6):575–580.

58. Abdallah AO, Atrash S, Shahid Z, et al. Patterns of central nervous system involvement in relapsed and refractory multiple myeloma. *Clin Lymphoma Myeloma Leuk.* 2014;14(3):211–214.

59. Lee D, Kalff A, Low M, et al. Central nervous system multiple myeloma—potential roles for intrathecal therapy and measurement of cerebrospinal fluid light chains. *Br J Haematol.* 2013;162(3):371–375.

60. Fassas AB, Ward S, Muwalla F, et al. Myeloma of the central nervous system: strong association with unfavorable chromosomal abnormalities and other high-risk disease features. *Leuk Lymphoma.* 2004;45(2):291–300.

61. Gangatharan SA, Carney DA, Prince HM, et al. Emergence of central nervous system myeloma in the era of novel agents. *Hematol Oncol.* 2012;30(4):170–174.

62. Paludo J, Painuly U, Kumar S, et al. Myelomatous involvement of the central nervous system. *Clin Lymphoma Myeloma Leuk.* 2016;16(11):644–654.

63. Rasche L, Bernard C, Topp MS, et al. Features of extramedullary myeloma relapse: high proliferation, minimal marrow involvement, adverse cytogenetics: a retrospective single-center study of 24 cases. *Ann Hematol.* 2012;91(7):1031–1037.

64. Varga G, Mikala G, Gopcsa L, et al. Multiple myeloma of the central nervous system: 13 cases and review of the literature. *J Oncol.* 2018;2018:3970169.

65. Varettoni M, Corso A, Pica G, Mangiacavalli S, Pascutto C, Lazzarino M. Incidence, presenting features and outcome of extramedullary disease in multiple myeloma: a longitudinal study on 1003 consecutive patients. *Ann Oncol.* 2010;21(2):325–330.

66. Weberpals J, Pulte D, Jansen L, et al. Survival of patients with lymphoplasmacytic lymphoma and solitary plasmacytoma in Germany and the United States of America in the early 21(st) century. *Haematologica.* 2017;102(6):e229–e232.

67. Yang W, Zheng J, Li R, et al. Multiple myeloma with pathologically proven skull plasmacytoma after a mild head injury: case report. *Medicine (Baltimore).* 2018;97(39):e12327.

68. D'Arena G, Pietrantuono G, Mansueto G, Villani O, Zandolino A, Cammarota A. Parietal skull extramedullary relapse in multiple myeloma. *Postgrad Med J.* 2020;96(1136):360.

69. Chertok Shacham E, Brikman S, Chap Marshak D, Denisov V, Dori G. A rare case of IgM multiple myeloma with a skull neoplasm. *Isr Med Assoc J.* 2019;21(9):632–633.

70. Bitelman VM, Lopes JA, Nogueira AB, Frassetto FP, Duarte-Neto AN. "Punched out" multiple myeloma lytic lesions in the skull. *Autops Case Rep.* 2016;6(1):7–9.

71. Sham RL, Phatak PD, Kouides PA, Janas JA, Marder VJ. Hematologic neoplasia and the central nervous system. *Am J Hematol.* 1999;62(4):234–238.

72. Patriarca F, Zaja F, Silvestri F, et al. Meningeal and cerebral

involvement in multiple myeloma patients. *Ann Hematol.* 2001;80(12):758–762.

73. Petersen SL, Wagner A, Gimsing P. Cerebral and meningeal multiple myeloma after autologous stem cell transplantation. A case report and review of the literature. *Am J Hematol.* 1999;62(4):228–233.

74. Cavanna L, Invernizzi R, Berte R, Vallisa D, Buscarini L. Meningeal involvement in multiple myeloma: report of a case with cytologic and immunocytochemical diagnosis. *Acta Cytol.* 1996;40(3):571–575.

75. Truong LD, Kim HS, Estrada R. Meningeal myeloma. *Am J Clin Pathol.* 1982;78(4):532–535.

76. Leifer D, Grabowski T, Simonian N, Demirjian ZN. Leptomeningeal myelomatosis presenting with mental status changes and other neurologic findings. *Cancer.* 1992;70(7):1899–1904.

77. Schluterman KO, Fassas AB, Van Hemert RL, Harik SI. Multiple myeloma invasion of the central nervous system. *Arch Neurol.* 2004;61(9):1423–1429.

78. Qu XY, Fu WJ, Xi H, Zhou F, Wei W, Hou J. Clinical features of multiple myeloma invasion of the central nervous system in Chinese patients. *Chin Med J (Engl).* 2010;123(11):1402–1406.

79. Marjanovic S, Mijuskovic Z, Stamatovic D, et al. Multiple myeloma invasion of the central nervous system. *Vojnosanit Pregl.* 2012;69(2):209–213.

80. Hogan MC, Lee A, Solberg LA, Thome SD. Unusual presentation of multiple myeloma with unilateral visual loss and numb chin syndrome in a young adult. *Am J Hematol.* 2002;70(1):55–59.

81. Spiers AS, Halpern R, Ross SC, Neiman RS, Harawi S, Zipoli TE. Meningeal myelomatosis. *Arch Intern Med.* 1980;140(2):256–259.

82. Sekhri A, Khattar P, Islam H, Liu D. Multiple myeloma with leptomeningeal involvement and positive CSF. *Stem Cell Investig.* 2014;1:21.

83. Mourad AR, Kharfan-Dabaja MA, Benson K, Moscinski LC, Baz RC. Leptomeningeal myeloma as the sole manifestation of relapse: an unusual presentation. *Am J Med Sci.* 2010;339(1):81–82.

84. Bommer M, Kull M, Teleanu V, et al. Leptomeningeal myelomatosis: a rare but devastating manifestation of multiple myeloma diagnosed using cytology, flow cytometry, and fluorescent in situ hybridization. *Acta Haematol.* 2018;139(4):247–254.

85. Yellu MR, Engel JM, Ghose A, Onitilo AA. Overview of recent trends in diagnosis and management of leptomeningeal multiple myeloma. *Hematol Oncol.* 2016;34(1):2–8.

86. Ren H, Zou Y, Zhao Y, et al. Cerebrospinal fluid cytological diagnosis in multiple myeloma with leptomeningeal involvement: a report of two cases. *Diagn Cytopathol.* 2017;45(1):66–68.

87. Pak N, Shakki Katouli F, Radmard AR, Shaki Katuli MH, Rezwanifar MM, Sepehri Boroujeni N. Multiple cranial nerve palsy concomitant with leptomeningeal involvement in multiple myeloma: a case report and review of literature. *Int J Hematol Oncol Stem Cell Res.* 2018;12(1):8–13.

88. Drappatz J, Batchelor T. Neurologic complications of plasma cell disorders. *Clin Lymphoma.* 2004;5(3):163–171.

89. Knapp AJ, Gartner S, Henkind P. Multiple myeloma and its ocular manifestations. *Surv Ophthalmol.* 1987;31(5):343–351.

90. Chin KJ, Kempin S, Milman T, Finger PT. Ocular manifestations of multiple myeloma: three cases and a review of the literature. *Optometry.* 2011;82(4):224–230.

91. Bellan LD, Cox TA, Gascoyne RD. Parasellar syndrome caused by plasma cell leukemia. *Can J Ophthalmol.* 1989;24(7):331–334.

92. Kusano Y, Terui Y, Nishimura N, Yokoyama M, Ueda K, Hatake K. Myelomatous meningitis: a case report. *Int J Hematol.* 2016;104(2):149–150.

93. Brum M, Antonio AS, Guerreiro R. Myelomatous meningitis: a rare neurological involvement in complete remission of multiple myeloma. *J Neurol Sci.* 2014;340(1–2):241–242.

94. Dennis M, Chu P. A case of meningeal myeloma presenting as obstructive hydrocephalus—a therapeutic challenge. *Leuk Lymphoma.* 2000;40(1–2):219–220.

95. Damaj G, Mohty M, Vey N, et al. Features of extramedullary and extraosseous multiple myeloma: a report of 19 patients from a single center. *Eur J Haematol.* 2004;73(6):402–406.

96. Chen CI, Masih-Khan E, Jiang H, et al. Central nervous system involvement with multiple myeloma: long term survival can be achieved with radiation, intrathecal chemotherapy, and immunomodulatory agents. *Br J Haematol.* 2013;162(4):483–488.

97. Egan PA, Elder PT, Deighan WI, O'Connor SJM, Alexander HD. Multiple myeloma with central nervous system relapse. *Haematologica.* 2020;105(7):1780–1790.

98. Chang H, Bartlett ES, Patterson B, Chen CI, Yi QL. The absence of CD56 on malignant plasma cells in the cerebrospinal fluid is the hallmark of multiple myeloma involving central nervous system. *Br J Haematol.* 2005;129(4):539–541.

99. Chang H, Sloan S, Li D, Keith Stewart A. Multiple myeloma involving central nervous system: high frequency of chromosome 17p13.1 (p53) deletions. *Br J Haematol.* 2004;127(3):280–284.

100. Montalban C, Martin-Aresti J, Patier JL, Millan JM, Cosio MG. Unusual cases in multiple myeloma and a dramatic response in metastatic lung cancer: case 3. Intracranial plasmacytoma with cranial nerve neuropathy in multiple myeloma. *J Clin Oncol.* 2005;23(1):233–235.

101. Moran CC, Anderson CC, Caldemeyer KS, Smith RR. Meningeal myelomatosis: CT and MR appearances. *AJNR Am J Neuroradiol.* 1995;16(7):1501–1503.

102. van Ginkel S, Snijders TJ, van de Donk NW, Klijn CJ, Broekman ML. Progressive neurological deficits in multiple myeloma: meningeal myelomatosis without MRI abnormalities. *J Neurol.* 2012;259(6):1231–1233.

103. Silva N, Delamain M, Duarte G, Reis F. Meningeal myelomatosis illustrated on FLAIR post-contrasted images. *Can J Neurol Sci.* 2019;46(4):477–479.

104. Gascon N, Perez-Montero H, Guardado S, D'Ambrosi R, Cabeza MA, Perez-Regadera JF. Dural plasmacytoma with meningeal myelomatosis in a patient with multiple myeloma. *Case Rep Hematol.* 2018;2018:6730567.

105. de la Fuente J, Prieto I, Albo C, Sopena B, Somolinos N, Martinez C. Plasma cell myeloma presented as myelomatous meningitis. *Eur J Haematol.* 1994;53(4):244–245.

106. Majd N, Wei X, Demopoulos A, Hormigo A, Chari A. Characterization of central nervous system multiple myeloma in the era of novel therapies. *Leuk Lymphoma.* 2016;57(7):1709–1713.

107. Marini A, Carulli G, Lari T, et al. Myelomatous meningitis evaluated by multiparameter flow cytometry: report of a case and review of the literature. *J Clin Exp Hematop.* 2014;54(2):129–136.

108. Peter A. The plasma cells of the cerebrospinal fluid. *J Neurol Sci.* 1967;4(2):227–239.

109. Sarid N, Katz BZ. Dividing plasma cells in the cerebrospinal fluid of a patient with refractory multiple myeloma. *Blood.* 2015;126(18):2162.

110. Anderson KC. Lenalidomide and thalidomide: mechanisms of action—similarities and differences. *Semin Hematol.* 2005;42(4 Suppl. 4):S3–S8.

111. Nahi H, Svedmyr E, Lerner R. Bendamustine in combination with high-dose radiotherapy and thalidomide is effective in treatment of multiple myeloma with central nervous system involvement. *Eur J Haematol.* 2014;92(5):454–455.

112. Katodritou E, Terpos E, Kastritis E, et al. Lack of survival improvement with novel anti-myeloma agents for patients with multiple myeloma and central nervous system involvement: the Greek Myeloma Study Group experience. *Ann Hematol.* 2015;94(12):2033–2042.

113. Vicari P, Ribas C, Sampaio M, et al. Can thalidomide be effective to treat plasma cell leptomeningeal infiltration? *Eur J Haematol.* 2003;70(3):198–199.

114. Mussetti A, Dalto S, Montefusco V. Effective treatment of pomalidomide in central nervous system myelomatosis. *Leuk Lymphoma.* 2013;54(4):864–866.

115. Badros A, Singh Z, Dhakal B, et al. Marizomib for central nervous system-multiple myeloma. *Br J Haematol.* 2017;177(2):221–225.

116. Gozzetti A, Cerase A, Lotti F, et al. Extramedullary intracranial localization of multiple myeloma and treatment with novel agents: a retrospective survey of 50 patients. *Cancer.* 2012;118(6):1574–1584.

117. Harrison SJ, Spencer A, Quach H. Myeloma of the central nervous system—an ongoing conundrum! *Leuk Lymphoma.* 2016;57(7):1505–1506.

118. Chang WJ, Kim SJ, Kim K. Central nervous system multi-

ple myeloma: a different cytogenetic profile? *Br J Haematol.* 2014;164(5):745–748.

119. Kauffmann G, Buerki RA, Lukas RV, Gondi V, Chmura SJ. Case report of bone marrow-sparing proton therapy craniospinal irradiation for central nervous system myelomatosis. *Cureus.* 2017;9(11):e1885.

120. Riley JM, Russo JK, Shipp A, Alsharif M, Jenrette JM. Central nervous system myelomatosis with optic neuropathy and intramedullary spinal cord compression responding to radiation therapy. *Jpn J Radiol.* 2011;29(7):513–516.

121. Tsang RW, Campbell BA, Goda JS, et al. Radiation therapy for solitary plasmacytoma and multiple myeloma: guidelines from the International Lymphoma Radiation Oncology Group. *Int J Radiat Oncol Biol Phys.* 2018;101(4):794–808.

122. Wu P, Davies FE, Boyd K, et al. The impact of extramedullary disease at presentation on the outcome of myeloma. *Leuk Lymphoma.* 2009;50(2):230–235.

123. Lee SE, Kim JH, Jeon YW, et al. Impact of extramedullary plasmacytomas on outcomes according to treatment approach in newly diagnosed symptomatic multiple myeloma. *Ann Hematol.* 2015;94(3):445–452.

124. Fahey JL, Barth WF, Solomon A. Serum hyperviscosity syndrome. *JAMA.* 1965;192:464–467.

125. Mehta J, Singhal S. Hyperviscosity syndrome in plasma cell dyscrasias. *Semin Thromb Hemost.* 2003;29(5):467–471.

126. Khan P, Roth MS, Keren DF, Foon KA. Light chain disease associated with the hyperviscosity syndrome. *Cancer.* 1987;60(9):2267–2268.

127. Preston FE, Cooke KB, Foster ME, Winfield DA, Lee D. Myelomatosis and the hyperviscosity syndrome. *Br J Haematol.* 1978;38(4):517–530.

128. Pruzanski W, Watt JG. Serum viscosity and hyperviscosity syndrome in IgG multiple myeloma. Report on 10 patients and a review of the literature. *Ann Intern Med.* 1972;77(6):853–860.

129. Alkner U, Hansson UB, Lindstrom FD. Factors affecting IgA related hyperviscosity. *Clin Exp Immunol.* 1983;51(3):617–623.

130. Crawford J, Cox EB, Cohen HJ. Evaluation of hyperviscosity in monoclonal gammopathies. *Am J Med.* 1985;79(1):13–22.

131. Gertz MA. Acute hyperviscosity: syndromes and management. *Blood.* 2018;132(13):1379–1385.

132. Kwaan HC, Bongu A. The hyperviscosity syndromes. *Semin Thromb Hemost.* 1999;25(2):199–208.

133. Park MS, Kim BC, Kim IK, et al. Cerebral infarction in IgG multiple myeloma with hyperviscosity. *J Korean Med Sci.* 2005;20(4):699–701.

134. Mueller J, Hotson JR, Langston JW. Hyperviscosity-induced dementia. *Neurology.* 1983;33(1):101–103.

135. Ovadia S, Lysyy L, Floru S. Emergency plasmapheresis for unstable angina in a patient with hyperviscosity syndrome. *Am J Emerg Med.* 2005;23(6):811–812.

136. Martinez-Maldonado M, Yium J, Suki WN, Eknoyan G. Renal complications in multiple myeloma: pathophysiology and some aspects of clinical management. *J Chronic Dis.* 1971;24(4):221–227.

137. Fotiou D, Dimopoulos MA, Kastritis E. Managing renal complications in multiple myeloma. *Expert Rev Hematol.* 2016;9(9):839–850.

138. Faiman BM, Mangan P, Spong J, Tariman JD, The International Myeloma Foundation Nurse Leadership Board. Renal complications in multiple myeloma and related disorders: survivorship care plan of the International Myeloma Foundation Nurse Leadership Board. *Clin J Oncol Nurs.* 2011;15(Suppl):66–76.

139. Niesvizky R, Badros AZ. Complications of multiple myeloma therapy, part 2: risk reduction and management of venous thromboembolism, osteonecrosis of the jaw, renal complications, and anemia. *J Natl Compr Cancer Netw.* 2010;8(Suppl. 1):S13–S20.

140. Barbano RL. Structure and function of the kidneys. In: Goldman L, Schafer AI, eds. *Cecil-Goldman Medicine.* 26th ed. Philadelphia: Elsevier; 2019.

141. Avigan D, Rosenblatt J. Current treatment for multiple myeloma. *N Engl J Med.* 2014;371(10):961–962.

142. Mikhael JR, Dingli D, Roy V, et al. Management of newly diagnosed symptomatic multiple myeloma: updated Mayo Stratification of Myeloma and Risk-Adapted Therapy (mSMART) consensus guidelines 2013. *Mayo Clin Proc.* 2013;88(4):360–376.

143. Tejani N, Cooper A, Rezo A, Pranavan G, Yip D. Numb chin syndrome: a case series of a clinical syndrome associated with malignancy. *J Med Imaging Radiat Oncol.* 2014;58(6):700–705.

144. Laurencet FM, Anchisi S, Tullen E, Dietrich PY. Mental neuropathy: report of five cases and review of the literature. *Crit Rev Oncol Hematol.* 2000;34(1):71–79.

145. Bruyn RP, Boogerd W. The numb chin. *Clin Neurol Neurosurg.* 1991;93(3):187–193.

146. Burt RK, Sharfman WH, Karp BI, Wilson WH. Mental neuropathy (numb chin syndrome). A harbinger of tumor progression or relapse. *Cancer.* 1992;70(4):877–881.

147. Lossos A, Siegal T. Numb chin syndrome in cancer patients: etiology, response to treatment, and prognostic significance. *Neurology.* 1992;42(6):1181–1184.

148. Sweet JM. The numb chin syndrome: a critical sign for primary care physicians. *Arch Intern Med.* 2004;164(12):1347–1348.

149. Miera C, Benito-Leon J, dela Fuente M, de la Serna J. Numb chin syndrome heralding myeloma relapse. *Muscle Nerve.* 1997;20(12):1603–1606.

150. Witt C, Borges AC, Klein K, Neumann HJ. Radiographic manifestations of multiple myeloma in the mandible: a retrospective study of 77 patients. *J Oral Maxillofac Surg.* 1997;55(5):450–453. discussion 454–455.

151. Furutani M, Ohnishi M, Tanaka Y. Mandibular involvement in patients with multiple myeloma. *J Oral Maxillofac Surg.* 1994;52(1):23–25.

152. Faiman B, Doss D, Colson K, Mangan P, King T, Tariman JD. Renal, GI, and peripheral nerves: evidence-based recommendations for the management of symptoms and care for patients with multiple myeloma. *Clin J Oncol Nurs.* 2017;21(5 Suppl):19–36.

153. Denier C, Lozeron P, Adams D, et al. Multifocal neuropathy due to plasma cell infiltration of peripheral nerves in multiple myeloma. *Neurology.* 2006;66(6):917–918.

154. Meier C. Polyneuropathy in paraproteinaemia. *J Neurol.* 1985;232(4):204–214.

155. Kelly Jr JJ, Kyle RA, Miles JM, O'Brien PC, Dyck PJ. The spectrum of peripheral neuropathy in myeloma. *Neurology.* 1981;31(1):24–31.

156. Walsh JC. The neuropathy of multiple myeloma. An electrophysiological and histological study. *Arch Neurol.* 1971;25(5):404–414.

157. Driedger H, Pruzanski W. Plasma cell neoplasia with peripheral polyneuropathy. A study of five cases and a review of the literature. *Medicine (Baltimore).* 1980;59(4):301–310.

158. Davis LE, Drachman DB. Myeloma neuropathy. Successful treatment of two patients and review of cases. *Arch Neurol.* 1972;27(6):507–511.

159. Bosch EP, Smith BE. Peripheral neuropathies associated with monoclonal proteins. *Med Clin North Am.* 1993;77(1):125–139.

160. Kelly Jr JJ. The electrodiagnostic findings in peripheral neuropathy associated with monoclonal gammopathy. *Muscle Nerve.* 1983;6(7):504–509.

161. Ohi T, Kyle RA, Dyck PJ. Axonal attenuation and secondary segmental demyelination in myeloma neuropathies. *Ann Neurol.* 1985;17(3):255–261.

162. Victor M, Banker BQ, Adams RD. The neuropathy of multiple myeloma. *J Neurol Neurosurg Psychiatry.* 1958;21(2):73–88.

163. Barron KD, Rowland LP, Zimmerman HM. Neuropathy with malignant tumor metastases. *J Nerv Ment Dis.* 1960;131:10–31.

164. Kelly Jr JJ. Peripheral neuropathies associated with monoclonal proteins: a clinical review. *Muscle Nerve.* 1985;8(2):138–150.

165. Vrethem M, Cruz M, Wen-Xin H, Malm C, Holmgren H, Ernerudh J. Clinical, neurophysiological and immunological evidence of polyneuropathy in patients with monoclonal gammopathies. *J Neurol Sci.* 1993;114(2):193–199.

166. Wicklund MP, Kissel JT. Paraproteinemic neuropathy. *Curr Treat Options Neurol.* 2001;3(2):147–156.

167. Moreau P, Richardson PG, Cavo M, et al. Proteasome inhibitors in multiple myeloma: 10 years later. *Blood.* 2012;120(5):947–959.

168. Staff NP, Podratz JL, Grassner L, et al. Bortezomib alters microtubule polymerization and axonal transport in rat dorsal root ganglion neurons. *Neurotoxicology.* 2013;39:124–131.

169. Richardson PG, Sonneveld P, Schuster MW, et al. Bortezomib

or high-dose dexamethasone for relapsed multiple myeloma. *N Engl J Med*. 2005;352(24):2487–2498.

170. Richardson PG, Barlogie B, Berenson J, et al. A phase 2 study of bortezomib in relapsed, refractory myeloma. *N Engl J Med*. 2003;348(26):2609–2617.

171. Richardson PG, Xie W, Mitsiades C, et al. Single-agent bortezomib in previously untreated multiple myeloma: efficacy, characterization of peripheral neuropathy, and molecular correlations with response and neuropathy. *J Clin Oncol*. 2009;27(21):3518–3525.

172. San Miguel JF, Schlag R, Khuageva NK, et al. Bortezomib plus melphalan and prednisone for initial treatment of multiple myeloma. *N Engl J Med*. 2008;359(9):906–917.

173. Bringhen S, Larocca A, Rossi D, et al. Efficacy and safety of once-weekly bortezomib in multiple myeloma patients. *Blood*. 2010;116(23):4745–4753.

174. Moreau P, Pylypenko H, Grosicki S, et al. Subcutaneous versus intravenous administration of bortezomib in patients with relapsed multiple myeloma: a randomised, phase 3, non-inferiority study. *Lancet Oncol*. 2011;12(5):431–440.

175. Mauermann ML, Blumenreich MS, Dispenzieri A, Staff NP. A case of peripheral nerve microvasculitis associated with multiple myeloma and bortezomib treatment. *Muscle Nerve*. 2012;46(6):970–977.

176. Ravaglia S, Corso A, Piccolo G, et al. Immune-mediated neuropathies in myeloma patients treated with bortezomib. *Clin Neurophysiol*. 2008;119(11):2507–2512.

177. Richardson PG, Delforge M, Beksac M, et al. Management of treatment-emergent peripheral neuropathy in multiple myeloma. *Leukemia*. 2012;26(4):595–608.

178. Chen D, Frezza M, Schmitt S, Kanwar J, Dou QP. Bortezomib as the first proteasome inhibitor anticancer drug: current status and future perspectives. *Curr Cancer Drug Targets*. 2011;11(3):239–253.

179. Singhal S, Mehta J, Desikan R, et al. Antitumor activity of thalidomide in refractory multiple myeloma. *N Engl J Med*. 1999;341(21):1565–1571.

180. Giannini F, Volpi N, Rossi S, Passero S, Fimiani M, Cerase A. Thalidomide-induced neuropathy: a ganglionopathy? *Neurology*. 2003;60(5):877–878.

181. Mileshkin L, Stark R, Day B, Seymour JF, Zeldis JB, Prince HM. Development of neuropathy in patients with myeloma treated with thalidomide: patterns of occurrence and the role of electrophysiologic monitoring. *J Clin Oncol*. 2006;24(27):4507–4514.

182. Verghese JP, Bradley WG, Nemni R, McAdam KP. Amyloid neuropathy in multiple myeloma and other plasma cell dyscrasias. A hypothesis of the pathogenesis of amyloid neuropathies. *J Neurol Sci*. 1983;59(2):237–246.

183. Plante-Bordeneuve V, Said G. Familial amyloid polyneuropathy. *Lancet Neurol*. 2011;10(12):1086–1097.

184. Solomon A, Weiss DT, Murphy C. Primary amyloidosis associated with a novel heavy-chain fragment (AH amyloidosis). *Am J Hematol*. 1994;45(2):171–176.

185. Kyle RA, Gertz MA. Primary systemic amyloidosis: clinical and laboratory features in 474 cases. *Semin Hematol*. 1995;32(1):45–59.

186. Wang AK, Fealey RD, Gehrking TL, Low PA. Patterns of neuropathy and autonomic failure in patients with amyloidosis. *Mayo Clin Proc*. 2008;83(11):1226–1230.

187. Kyle RA. Monoclonal proteins in neuropathy. *Neurol Clin*. 1992;10(3):713–734.

188. Rajkumar SV, Dispenzieri A, Kyle RA. Monoclonal gammopathy of undetermined significance, Waldenstrom macroglobulinemia, AL amyloidosis, and related plasma cell disorders: diagnosis and treatment. *Mayo Clin Proc*. 2006;81(5):693–703.

189. Ladha SS, Dyck PJ, Spinner RJ, et al. Isolated amyloidosis presenting with lumbosacral radiculoplexopathy: description of two cases and pathogenic review. *J Peripher Nerv Syst*. 2006;11(4):346–352.

190. Sadek I, Mauermann ML, Hayman SR, Spinner RJ, Gertz MA. Primary systemic amyloidosis presenting with asymmetric multiple mononeuropathies. *J Clin Oncol*. 2010;28(25):e429–e432.

191. Gertz MA. Immunoglobulin light chain amyloidosis: 2020 update on diagnosis, prognosis, and treatment. *Am J Hematol*. 2020;95(7):848–860.

192. Sanchorawala V, Sun F, Quillen K, Sloan JM, Berk JL, Seldin DC. Long-term outcome of patients with AL amyloidosis treated with high-dose melphalan and stem cell transplantation: 20-year experience. *Blood*. 2015;126(20):2345–2347.

193. Cordes S, Dispenzieri A, Lacy MQ, et al. Ten-year survival after autologous stem cell transplantation for immunoglobulin light chain amyloidosis. *Cancer*. 2012;118(24):6105–6109.

194. Bardwick PA, Zvaifler NJ, Gill GN, Newman D, Greenway GD, Resnick DL. Plasma cell dyscrasia with polyneuropathy, organomegaly, endocrinopathy, M protein, and skin changes: the POEMS syndrome. Report on two cases and a review of the literature. *Medicine (Baltimore)*. 1980;59(4):311–322.

195. Dao LN, Hanson CA, Dispenzieri A, Morice WG, Kurtin PJ, Hoyer JD. Bone marrow histopathology in POEMS syndrome: a distinctive combination of plasma cell, lymphoid, and myeloid findings in 87 patients. *Blood*. 2011;117(24):6438–6444.

196. D'Souza A, Hayman SR, Buadi F, et al. The utility of plasma vascular endothelial growth factor levels in the diagnosis and follow-up of patients with POEMS syndrome. *Blood*. 2011;118(17):4663–4665.

197. Dispenzieri A, Kyle RA, Lacy MQ, et al. POEMS syndrome: definitions and long-term outcome. *Blood*. 2003;101(7):2496–2506.

198. D'Souza A, Lacy M, Gertz M, et al. Long-term outcomes after autologous stem cell transplantation for patients with POEMS syndrome (osteosclerotic myeloma): a single-center experience. *Blood*. 2012;120(1):56–62.

199. Humeniuk MS, Gertz MA, Lacy MQ, et al. Outcomes of patients with POEMS syndrome treated initially with radiation. *Blood*. 2013;122(1):68–73.

200. Karam C, Klein CJ, Dispenzieri A, et al. Polyneuropathy improvement following autologous stem cell transplantation for POEMS syndrome. *Neurology*. 2015;84(19):1981–1987.

201. Owen RG, Treon SP, Al-Katib A, et al. Clinicopathological definition of Waldenstrom's macroglobulinemia: consensus panel recommendations from the Second International Workshop on Waldenstrom's Macroglobulinemia. *Semin Oncol*. 2003;30(2):110–115.

202. Fintelmann F, Forghani R, Schaefer PW, Hochberg EP, Hochberg FH. Bing-Neel Syndrome revisited. *Clin Lymphoma Myeloma*. 2009;9(1):104–106.

203. Gertz MA. Waldenstrom macroglobulinemia: 2015 update on diagnosis, risk stratification, and management. *Am J Hematol*. 2015;90(4):346–354.

204. Ansell SM, Kyle RA, Reeder CB, et al. Diagnosis and management of Waldenstrom macroglobulinemia: Mayo stratification of macroglobulinemia and risk-adapted therapy (mSMART) guidelines. *Mayo Clin Proc*. 2010;85(9):824–833.

第 26 章

儿童恶性肿瘤治疗中的神经系统并发症

Angela Liou[a], Cassie Kline[a], and Sabine Mueller[b,c]

[a]Children's Hospital of Philadelphia, Philadelphia, PA, United States, [b]University of California, San Francisco, San Francisco, CA, United States, [c]University Children's Hospital Zurich, Zurich, Switzerland

1 引 言

儿童恶性肿瘤给儿童及其家庭带来了沉重的生活负担。儿童恶性肿瘤是 1 至 14 岁儿童的第二大死亡原因,据估计,美国在 2020 年共有 11 050 名 15 岁以下的儿童被确诊癌症[1]。根据 2017 年的监测、流行病学和最终结果数据(Surveillance, Epidemiology and End Results, SEER),最常见的恶性肿瘤是急性白血病,占所有儿童恶性肿瘤的 29%,其次是脑肿瘤(26%)、淋巴瘤(非霍奇金淋巴瘤最常见,12%)、软组织肉瘤(横纹肌肉瘤最常见,6%)、神经母细胞瘤(6%)和

Wilms 瘤(5%)[2,3]。医学科学研究在过去十年取得了令人瞩目的重大进步,这推动了治疗方法的发展。儿童恶性肿瘤的生存率在过去较低,5 年生存率(overall survival, OS)在 20 世纪 70 年代仅 58% ~ 62%,这与当前的 80% ~ 85% 形成了鲜明对比。然而,随着生存率的提高,儿童恶性肿瘤的早期和晚期并发症及其治疗变得越来越值得关注。

中枢神经系统(central nervous system, CNS)对恶性肿瘤及其治疗的直接与间接效应都非常敏感,因此儿童恶性肿瘤的神经系统并发症非常常见。恶性肿瘤的直接影响包括肿瘤的占位效应以及某些严重的潜在并发症如脑疝、癫痫、颅内出血、脑积水和局灶性神经损伤等。这些影响在原发性中枢神

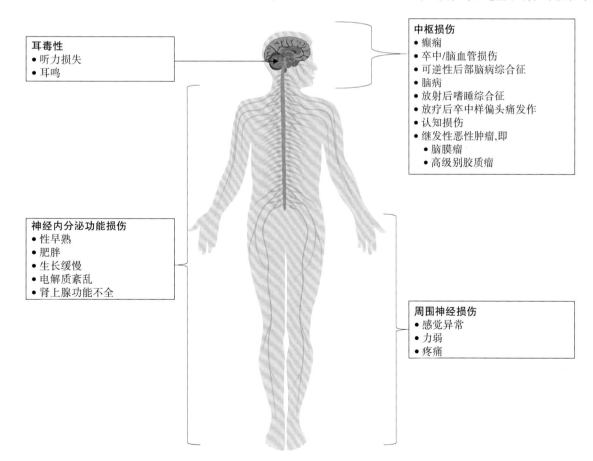

图 26-1 潜在治疗相关毒性-根据中枢神经系统的影响区域划分

经系统肿瘤和实体瘤的脑转移中均可见到,如神经母细胞瘤、骨或软组织肉瘤以及白血病对中枢神经系统的侵袭等。另一方面,神经系统的间接并发症通常包括副肿瘤综合征、肿瘤诱导的凝血障碍以及针对肿瘤直接治疗所带来的一系列后果。尤其长期的神经系统毒性已经成为癌症治疗过程中广泛关注的并发症。由于发育过程中的大脑特别脆弱,这些并发症在儿童人群中尤其明显。由于神经系统的发育不成熟、肿瘤类型的不同以及对治疗的反应不同,儿童的神经系统并发症通常与成人不尽相同。此外,随着基因组技术的发展,我们对疾病的分子驱动

因素有了更广泛的理解。随着儿童癌症治疗策略的迅速发展,也产生了与不同的治疗方式相关的特异性神经毒性。

在本章中,我们将探讨在癌症的常规治疗中出现的神经系统并发症,以及在癌症新型治疗过程中出现的并发症(图26-1)。本章分为两个主要部分:每种治疗策略共有的急性和晚期并发症(表26-1)。随着越来越多的癌症儿童生存期的延长,为提高对相关内容的认识并改进癌症患儿的诊治水平,不断加强对治疗所致的急性和晚期并发症的认识变得越来越重要。

表 26-1　特异性癌症治疗方法及其对神经系统各方面的影响和相关毒性

治疗方式	受影响的神经功能	毒性	治疗方式	受影响的神经功能	毒性
化疗			疫苗	语言	失语
鞘内化疗	认知	执行功能		视觉	视觉障碍
例如:甲氨蝶呤		注意力	溶瘤病毒	运动	震颤
阿糖胞苷		处理速度			失用
		记忆力	**放疗**		
	神经	周围神经病变		认知	执行功能
全身化疗	意识	癫痫			注意力
例如:甲氨蝶呤		脑病变			处理速度
环磷酰胺		疲倦			记忆力
异环磷酰胺				意识	癫痫
二甲磺酸丁酯	血管	卒中			脑病变
噻替派		烟雾综合征			困倦
门冬酰胺酶		血栓/出血			疲倦
		可逆性后部脑病综合征		血管	卒中
	听觉	耳鸣			烟雾综合征
		听力损伤			动脉疾病
	感染	病毒/细菌感染		视觉	视觉障碍
免疫治疗				听觉	耳鸣
以 T 细胞为基础的治疗	疼痛	头痛			听力损伤
例如:CAR-T		水肿		神经内分泌	特异性激素分泌异常-生长激素,甲状腺激素,促性腺激素,肾上腺皮质激素
TCR	神经	自身免疫性神经病变			生长缓慢
检查点抑制剂	意识	意识模糊			肥胖
例如:PD-1 抑制剂		脑病变		恶性肿瘤	继发性恶性肿瘤
IDO-1 抑制剂		困倦			
CTLA-4 抑制剂		疲倦			
		定向力障碍			

2　癌症治疗的急性并发症

众所周知,儿童恶性肿瘤的许多治疗方式都与严重的急性并发症发生有关,这些并发症尤其可对儿童神经系统的发育产生严重影响,甚至造成大量的患儿死亡。这些急性神经系统并发症通常使患儿迅速衰竭,这需要我们早期识别和早期处理。文献已经报道了大量关于这方面的内容。近期,已有几篇关于癌症治疗的急性神经系统并发症的优秀综述性

论文发表[4-8]。在此,我们提供已发表文献的汇编,并对儿童肿瘤领域公认的观点进行综述。

2.1　全身化疗

2.1.1　癫痫

在接受全身化疗的儿童中,癫痫是常见并发症。这是大脑皮质异常同步放电的表现,可导致意识状态的改变。癫痫样活动通常从短暂的亚临床事件发展到全身强直阵挛发作

（如果持续时间延长，可能演变为癫痫持续状态）。许多化疗药物已被证实是癫痫的发病原因，其中最常见的有甲氨蝶呤（methotrexate，MTX）、铂类化合物、长春新碱（vincristine，VCR）。骨髓移植中使用的治疗药物，如磺胺嘧啶和环孢霉素也可能引起癫痫发作。

MTX 无论是通过全身给药还是鞘内注射给药（intrathecally，IT），都经常引发神经毒性，是与癫痫发生最相关的药物之一。MTX 是一种叶酸拮抗剂，可防止嘌呤的从头合成和 DNA 修复。MTX 如何诱发癫痫的发生尚不清楚，但认为其与谷氨酸的异常产生有关，谷氨酸会损伤谷氨酸能突触并诱导神经元细胞死亡[9]。对于儿童癌症，MTX 通常是急性淋巴细胞白血病（acute lymphoblastic leukemia，ALL）、淋巴瘤和实体瘤治疗方案的主要药物。无论是通过低剂量全身化疗的方式治疗 ALL，还是通过高剂量静脉注射给药的方式治疗实体恶性肿瘤，MTX 的神经毒性已在一系列不同的剂量中被发现[10]，重复鞘内注射后的风险可能会更高[11]。癫痫通常与大剂量的静脉或者鞘内给药有关。Bhojwani 等在 2014 年开展了一项 MTX 诱发神经毒性的研究，在圣犹大儿童研究医院 2000 年至 2007 年间被诊断为 ALL 的 369 名儿童队列中，MTX 的暴露被证实与癫痫发作风险有很强的相关性[10]。患者在诱导期间接受了包括高剂量 MTX（$1g/m^2$）在内的前期治疗，随后根据巩固期间的低风险与标准风险/高风险分层，再次接受了 $2.5g/m^2$ 或 $5g/m^2$ 的 MTX 治疗。所有治疗期间均给予亚叶酸钙治疗（亚叶酸钙是一种有活性的叶酸类似物，能有选择地补充正常细胞中储存的叶酸，从而消除 MTX 的毒性）。此外，患者还接受了由 MTX、氢化可的松和阿糖胞苷组成的三联鞘内注射疗法。在维持治疗期间，患者接受了 MTX 低剂量的静脉给药（$40mg/m^2$）。369 名患者中有 14 名（3.8%）出现 MTX 相关神经毒性，其中 7 名患者癫痫发作（1.9%）。临床表现包括了从复杂局部发作到全身性强直阵挛的各种情况。大多数事件为短暂性的，在 24 小时内可完全缓解。大多数患者是在巩固期的静脉给药或鞘注 MTX 后 1 周内首次出现癫痫发作。癫痫缓解后，大多数患者接受后续的 MTX 治疗会再次诱发癫痫，但没有发生其他并发症。

在 Mahoney 等的另一项已被广泛引用的研究中，作者统计了超过 1 000 例 B-前体 ALL 儿童在 6 个月强化治疗期间接受 MTX 治疗的急性神经系统并发症发生率[12]。共 864 例儿童接受了鞘内注射中等剂量 MTX 的方案（$1 000mg/m^2$），另有 345 名患者接受了 $30mg/m^2$ 的低剂量口服 MTX 的治疗方案，同时也通过鞘注 MTX 对中枢神经系统进行预防保护。研究发现，中等剂量组中 9.5% 的患者出现了神经毒性，而在低剂量组此比例为 2.8%。癫痫发作是最常见的并发症，在静脉注射或鞘注 MTX 后出现的中位时间为 10~11 天。在中等剂量 MTX 组，7.9% 的患者出现癫痫发作，而低剂量组仅为 3.7%。与一般方案相比，本研究中的 MTX/亚叶酸钙比值明显高。这种剂量不完全足够的亚叶酸钙治疗可能导致了 MTX 诱发癫痫发生率的升高。

顺铂和 VCR 等其他药物也可通过引起电解质紊乱而加重癫痫发生[6,13]。然而这种情况很少见。顺铂是一种铂基烷化剂，可与 DNA 交联形成加合物，后者可导致细胞凋亡。其广泛应用于小儿肉瘤和中枢神经系统肿瘤的治疗。顺铂会导致电解质从肾脏的流失，从而导致低镁血症、低钾血症和低钠血症，并易引发全身性癫痫发作。此外，顺铂还可穿过血脑屏障，造成神经元的直接损伤。已观察到了顺铂治疗后与癫痫样放电相关的皮质和白质的胶质增生[14]。VCR 也与癫痫发作有关，尽管这种情况比较罕见。VCR 属于长春花生物碱类，其作用是防止微管聚合从而导致细胞分裂停滞。其广泛用于治疗多种小儿癌症，包括血液和实体恶性肿瘤。有观点认为 VCR 引起低钠血症的原因是抗利尿激素分泌不当综合征（syndrome of inappropriate antidiuretic hormone，SIADH），而低钠血症降低了癫痫发作的阈值[14-16]。VCR 和抗真菌的唑类药物如氟康唑同时使用，能够增加 VCR 的毒性和癫痫的发生率[17-20]。在这种情况下，停止 VCR 和唑类药物的治疗可使癫痫不再发生。

一般而言，无论使用何种抗肿瘤药物，癫痫患者均可接受抗癫痫药物（antiepileptic medications，AED）治疗。常用的治疗药物包括劳拉西泮、左乙拉西坦和丙戊酸。对于需要长期治疗或预防的患者，建议使用不干扰通过细胞色素 P450 进行化疗代谢清除的新型药物。

2.1.2　卒中

脑血管疾病作为一种恶性肿瘤的治疗相关并发症在儿童中也有报道。部分静脉化疗可显著改变凝血级联反应，导致脑梗死或脑出血。在此过程中，天冬酰胺酶（asparaginase，ASP）是一种被广泛认同的致病因子。ASP 作为 ALL 的治疗基础，在提高儿童白血病治愈率方面不可或缺。然而，ASP 有许多副作用，包括血栓栓塞风险。ASP 催化天冬酰胺氨基酸的水解，降低癌细胞的增殖和生长。这种细胞毒性作用是白血病所特有的，因为白血病细胞缺乏天冬酰胺合成酶来重建天冬酰胺储备。值得注意的是，ASP 还会扰乱止血和抗凝过程之间的稳定状态。尽管 ASP 可减少血栓形成和生成抗血栓形成蛋白，但由于蛋白 C、S 和抗凝血酶Ⅲ的减少，其并发症主要表现为血栓形成[21,22]。

在一项评估小儿 ALL 与血栓并发症相关性的大型 meta 分析中，作者汇总了 17 项前瞻性研究中 1 752 名儿童的血栓事件[23]。研究发现血栓栓塞发生率为 5.2%，化疗诱导期的血栓栓塞发生率最高。有意思的是，血栓风险与在较长时间内（超过 8 天）每日服用较低剂量 ASP（<6 000U/m²）有关。在接受 9 天或更长时间且剂量在 $6 000U/m^2$ 或以下的 ASP 的患者中，血栓栓塞发生率为 9.6%。血栓事件表现为中线相关深静脉血栓形成和卒中。大多数 CNS 血栓形成事件被归类为脑静脉血栓形成（cerebral venous thrombosis，CVST）。在 2019 年的一项针对荷兰 6 个儿科中心 778 名接受 DCOG ALL-10 方案治疗的 ALL 儿童的回顾性研究中，作者发现 59 例发生了静脉血栓栓塞（venous thromboembolism，VTE），发生率为 7.6%[24]。值得注意的是，这些 CVST 患者中的 44.1% 是经对比增强 CT 或 MR 血管造影诊断的。CVST 发生的中位时间通常是 ASP 治疗后的 3 天之后，且主要与同时使用糖皮质激素有关（87.5%）。

急诊处理 CVST 需要迅速且精准地开始抗凝治疗。做出开始抗凝治疗的决定通常需要平衡血栓的继续进展和出血两者的风险。通常从持续使用普通肝素开始治疗，这种疗法因其与鱼精蛋白的快速可逆性结合而受到青睐。随后,患者转变为使用低分子量肝素治疗。年轻人可考虑直接口服抗凝剂。一个完整的治疗疗程至少需要 3 个月,而且是否中止治疗取决于血栓稳定的影像学证据、是否正在进行 ASP 治疗或是否具有其他任何导致高碳酸血症的风险因素。研究表明,CVST 患者在接受抗凝预防治疗时,进行持续 ASP 治疗是可行的并且安全的[5,25]。CVST 的预后因血栓形成的严重程度和出血的存在具有明显的个体差异。在 2019 年荷兰的一项研究中,34.6% 的 CVST 患者出现了不可逆的神经系统后遗症,包括症状性癫痫、局灶性运动缺陷和认知障碍[24]。

2.1.3　脑病

脑病(encephalopathy)可见于接受全身化疗的儿童,症状包括嗜睡、意识模糊、协调性下降和躁动等,其与几种静脉化疗药物有关,如异环磷酰胺、阿糖胞苷、MTX、ASP、VCR、顺铂和依托泊苷[6]。异环磷酰胺是一种烷基化剂,以前体形式给药,需要通过肝脏细胞色素 P450 进行代谢活化,从而与 DNA 交联,介导 DNA 的合成和损伤修复。该药物可用于治疗实体瘤,包括 CNS 肿瘤、神经母细胞瘤、尤因肉瘤,以及作为复发性/耐药性肿瘤的挽救方案药物之一。在相关文献中,有10% ~ 80% 的患者出现了异环磷酰胺相关的神经毒性[26]。其确切的病理生理机制尚不明确。据推测,毒性代谢产物(尤其是氯乙醛)的产生会导致神经元损伤和神经信号转导的改变。在儿童期患者中神经系统的改变可导致定向障碍、精神病、局灶性运动缺陷、瘫痪和二便失禁。癫痫样活动是一种罕见现象,多见于成人[27,28],在使用药物后观察到 EEG的异常变化,但这些变化通常是短暂的。异环磷酰胺导致脑病的风险因素包括低白蛋白血症、合用止吐药物(尤其是阿瑞匹坦(aprepitant),一种选择性止吐药物,可拮抗 P 物质/神经激肽 1 受体,同时还可竞争细胞色素 P450)、肌酐升高和顺铂接触史[29-32]。低白蛋白血症常被认为是最显著的风险因素之一,然而通过输注白蛋白来预防几乎没有作用[33]。从治疗角度及时停用异环磷酰胺通常可产生完全的自发逆转,并在 72 小时内恢复至神经系统功能基线水平。也可考虑使用亚甲蓝作为逆转剂和预防剂,而且其应用前景广阔[34]。在毒性作用消失后重新开始使用异环磷酰胺时要谨慎,但并非一定不能使用。

静脉注射大剂量阿糖胞苷(intravenous high-dose cytarabine,HDARC)($>3g/m^2$)是另一种与脑病密切相关的用药方案[35]。HDARC 的神经毒性包括意识改变、嗜睡、癫痫发作和急性小脑综合征。ARC 是一种通过抑制 DNA 聚合酶来阻断 DNA 合成的核苷类似物。HDARC 是儿童急性髓系白血病的主要治疗方式。急性小脑综合征可能在 ARC 给药后数天内发生,其表现为典型的小脑体征,如发育不全性运动障碍、构音障碍、辨距困难、共济失调和眼球震颤。Herzig 等分析了 418 例年龄在 2 至 74 岁之间的患者,他们接受 HDARC治疗白血病或淋巴瘤的累积剂量在 36 ~ 48g/m² [36]。研究发现,小脑功能损害的风险与年龄有关,在年龄超过 50 岁患者中,19% 发生神经毒性,相比之下,年轻患者的这一比例仅为3%。这种神经毒性的机制源于对浦肯野细胞(Purkinje cells)的直接损伤[35]。尸检中已观察到明显的浦肯野细胞丢

失伴神经胶质细胞浸润和聚集现象,并引起了炎症反应。解决方案通常是停止 HDARC 的使用。尽管已经尝试了用盐水置换脑脊液,但目前仍没有标准的治疗方法。Pellier 等报告了 1 例 17 岁患者的治疗案例,该患者在 HDARC 后出现神经毒性,在抽出脑脊液并用鞘内输注生理盐水置换脑脊液后症状迅速改善[37]。这种方法并不常见,人们对它的潜在危害知之甚少。相比之下,糖皮质激素在治疗 HDARC 神经毒性方面取得了成功,提示炎症反应是其致病因素[38,39]。

2.1.4　可逆性后部脑病综合征

可逆性后部脑病综合征(posterior reversible encephalopathy syndrome,PRES)是一种与急性高血压密切相关的并发症[40,41]。PRES 是通过一系列临床表现和 MRI FLAIR 序列的影像学改变确诊[42,43]。神经系统的症状包括精神状态改变、癫痫发作、头痛、皮质盲或视觉障碍。这些症状几乎总是伴有血压升高和双侧顶枕叶内对称的 T2 高信号。现普遍认为其发病机制是因血压快速升高引起脑血管自身调控系统紊乱,从而导致了血管源性水肿,并常发生在后部脑叶,可能是该区域缺乏交感神经支配和相应的血管收缩。在接受化疗的儿童中,具有癫痫样活动、头痛和血压突然升高的患者可能发生 PRES。2011 年的一项回顾性研究中,de Laat 等对56 名年龄在 2 ~ 17 岁之且在癌症治疗过程中发生 PRES 的儿童进行了文献综述[44],患者原发肿瘤混杂,其中 55% 为ALL,23% 为实体瘤。对不同类型肿瘤施以不同治疗方案,发现 PRES 的发生不与任何特定治疗方案有关。某些药物似乎是诱发因素,尤其是糖皮质激素。作者发现,87% 的患者在发生 PRES 时患有急性高血压,认为急性高血压是最关键的风险因素。高血压的病因是多方面的,包括原发疾病类型及其治疗方式、肾功能衰竭、焦虑或疼痛以及全身炎症。值得关注的是,该研究得出的结论是,引起 PRES 的不是导致高血压的病因,而是高血压本身。血压正常后,PRES 及其影像学变化可逆。MRI 的异常表现通常在 1 ~ 6 个月内消失。然而,这也可能会导致长期的神经系统后遗症。de Laat 等称 7%的患者最终发展为癫痫。一旦患者接受降压药和癫痫预防治疗,再次使用致病风险药物可能是安全的。

2.1.5　周围神经病变

周围神经病变是化疗常见的剂量限制性不良反应,其更正式的名称是化疗诱导的周围神经病变(chemotherapy-induced peripheral neuropathy,CIPN),是由于药物对周围神经系统的损伤(直接细胞毒性或炎症)所致[45],躯体和自主神经系统均受到影响。因此,CIPN 表现为一系列神经系统症状,包括麻木/刺痛、四肢运动无力、颚痛、体温调节改变和肠运动障碍(功能性便秘)[46]。可引起 CIPN 的常见药物包括长春花生物碱、铂类药物、紫杉烷类和硼替佐米[5,46,47]。VCR是一种限制微管蛋白伸长的长春花生物碱,不仅在细胞分裂过程中引起微管停滞,还引起轴突运输的停滞,从而导致感觉/运动缺陷。2016 年一项关于儿童 CIPN 的 meta 分析从1 580 篇患儿数量超过 200 例并接受癌症治疗的文章中挑选出 61 项符合纳入标准的研究[48],结果发现,VCR 是与周围神经毒性相关的单一最重要因素。半数研究将 CIPN 归因于

VCR,其他药物致病率较 VCR 低 5~10 倍。VCR 可诱发感觉运动和自主神经改变,并引起运动损伤。跖伸肌和踝背屈肌相关支配神经病变后出现足下垂最常见。此外,脑神经的受损表现为声带麻痹引起的声音嘶哑、颏麻/颏痛、上睑下垂和视神经麻痹[48]。通常,VCR 相关的神经毒性发生在治疗的前 1~2 个月,并随着治疗的继续而恶化。

其他与 CIPN 密切相关的药物是铂类化合物,尤其是顺铂和奥沙利铂。作为一种用于小儿实体瘤和 CNS 肿瘤的铂类药物,顺铂优先与背根神经节(dorsal root ganglion,DRG)结合而引起感觉神经病变[49,50]。患者常出现感觉神经症状,包括感觉异常、疼痛和肌肉痉挛/疼痛。与同类别中的其他药物相比,奥沙利铂具有更强的细胞毒性,可引起更长时间的神经病变[51]。

尽管到目前为止还没有一种治疗 CIPN 的药物获得 FDA 批准,但有几种药物已经为 CIPN 的儿童提供了很大的帮助,包括抗惊厥药(即加巴喷丁、卡马西平)和抗抑郁药(阿米替林、度洛西汀)[5]。根据严重程度不同,症状通常会随着药物的停用而消退;然而,仍可以持续的看到运动性多发神经病变的发生[52]。

2.1.6　耳毒性

耳毒性是另一种公认的与铂类药物(尤其是顺铂)相关的神经毒性。这些药物是治疗许多儿童实体瘤和脑肿瘤的主要药物,如骨肉瘤、肝母细胞瘤、神经母细胞瘤和髓母细胞瘤。尽管铂类药物具有出色的抗肿瘤特性,但可引起急性和长期的听力损害、耳鸣或眩晕。在儿童中,顺铂导致的听力损害比卡铂更常见。由于耳蜗外层细胞的高敏感性,高频听力往往早于低频听力受到影响[53-55]。持续的药物暴露会进一步破坏血-迷路屏障,从而导致内耳细胞损伤引起听觉敏锐度下降。临床上表现为无法辨别声音中的细微差异,在儿童中,会干扰语音和噪声的识别。据报道,儿童患者顺铂诱导的耳毒性发生率超过 40%~60%[56,57]。在最近的一项检测儿童和年轻人在接受以顺铂为基础的治疗方案后听觉变化的儿童肿瘤组(Children's Oncology Group,COG)研究中作者发现,如果将所有程度听力损伤包括在内,耳毒性发生率为 40%~50%,严重耳毒性的发生率为 7%~22%[58]。顺铂的中位累积剂量为 395mg/m²。暴露于铂类一个周期后即可在临床上观察到明显的听力损害,从诊断到发生毒性的中位时间为 135 天[56]。相比之下,尽管顺铂和卡铂导致耳毒性的总发生率可高达 75%[59],卡铂相关耳毒性在儿童中较少见[59]。

铂类导致耳毒性的敏感程度可能与遗传因素有关。参与药物代谢的几种基因突变增加了这种敏感程度。最近,发现硫嘌呤甲基转移酶基因(thiopurine S-methyltransferase gene,TPMT)的遗传突变与顺铂的耳毒性密切相关,比值比为 17[60]。然而,值得注意的是,大多数发生铂类相关耳毒性的儿童没有 TPMT 突变。涉及的其他突变包括 COMT、GST 和 ACYPT2[60-62]。未来药物基因组学的进一步研究可以为临床决策提供信息,以便为具有这些遗传突变的个体提供低剂量的治疗方案。此外,文献也列举出其他的风险因素包括累积剂量、颅脑放疗史和同时使用其他耳毒性药物(袢利尿剂、氨基糖苷类)[55,59]。

耳毒性的诊断是基于连续的听力检测。常用的检测听力损害的两种方式为:①扩展高频测听法(extended high-frequency audiometry,EHF);②耳声发射(otoacoustic emission,OAE)。接受铂类治疗的儿童通常在治疗开始前进行听力基线检测,然后在整个治疗过程中进行连续检测。大多数治疗方案包括了在不降低治疗效果的前提下修改药物剂量的具体准则。令人欣慰的是,一项 COG 研究显示,对髓母细胞瘤顺铂治疗方案的剂量调整并未导致更差的近期疗效[63]。从治疗角度看,听力损失的儿童一般配有听力辅助设备,往往成为终身的干预手段。目前,尚无 FDA 批准的药物用于听力保护或耳毒性逆转治疗。一些尚未进入临床的药物表现出了令人欣喜的结果,包括氨磷汀、硫代硫酸钠、N-乙酰半胱氨酸、d-甲硫氨酸和依布硒(ebselen)[53]。这些药物已被纳入临床指南和实践中,但仍需要在儿童中进行大规模临床试验,以获得 FDA 的批准[64]。

2.2　放射治疗

传统的基于光子的放射治疗(radiation therapy,RT)奠定了许多癌症治疗的基石,并且成为提高治愈率的基础。20 世纪 70 年代,颅脑放疗(cranial RT,CRT)用于治疗原发性 CNS 恶性肿瘤、继发性脑转移以及伴有 CNS 浸润的急性淋巴细胞白血病/急性髓系白血病。在过去的十年里,非中枢神经系统肿瘤 CRT 的病例急剧减少,在极年幼儿童中的使用也快速受到限制[65]。这不仅归功于更有效的化疗药物的出现,也归因于对逆转录酶并发症更多的认识。随着癌症治疗方法的改进和生存率的提高,我们对 CRT 的急性和早期并发症有了更多了解。RT 后的神经系统并发症按其出现的时间具体可分为早期(<1 个月)、早期-迟发(1~6 个月)和晚期(>6 个月)。在急性期,可出现头痛、恶心呕吐、嗜睡和精神疲劳。与 CRT 的晚期并发症不同,这些影响大多是短暂和可逆的。晚期并发症包括因脑血管疾病、内分泌紊乱、神经认知缺陷和继发性恶性肿瘤导致的卒中风险增加。这些并发症由健康的邻近脑组织中细胞死亡的脱靶效应所导致。常被用于对抗远期并发症的方法包括减少剂量、保护记忆和认知重要的脑区(如海马区)以及使用质子放疗(proton-based RT,PRT)。与基于光子的放疗相比,PRT 在目标范围外的辐射剂量相对较低,可改善神经系统后遗症,而不会降低抗肿瘤作用[66,67]。

2.2.1　早期效应(<1 个月)——脑病

RT 的急性神经毒性主要源于脑内血管的损伤。在急性期,电离辐射会引起明显的炎症反应。儿童可表现出轻度脑病体征,包括一般性头痛、恶心呕吐、嗜睡和疲劳。症状通常出现在 RT 的前 2 周内,通常是短暂的,对症治疗有效。除镇痛外,可使用止吐药和糖皮质激素。糖皮质激素具有抗炎作用,可以改善脑水肿[68]。同样,现在也广泛使用贝伐单抗来消除辐射诱导的炎症和坏死[69-71]。

2.2.2　亚急性期效应(1~6 个月)——放疗后嗜睡综合征

在 1~6 个月之间可发生早期-迟发性神经系统并发症,

包括短暂性脑病、脊柱放疗所致脊髓病和放疗后嗜睡综合征。数十年前，放疗后嗜睡综合征已经被充分报道，其首先在儿童血液恶性肿瘤放疗后发现[72,73]。放疗后嗜睡综合征主要由全脑放疗引起，是否可由局灶性放疗引起尚不清楚。儿童表现出明显的嗜睡、思维过程缓慢和易怒。病理生理学尚不完全清楚，但已将其归因于少突胶质细胞的髓鞘合成受损和弥漫性皮质脱髓鞘[72]。在文献中，接受颅脑放疗的成人和儿童均可见放疗后嗜睡综合征，发生率在13%至79%[74]。据报道，接受全脑放疗的ALL儿童在18Gy后放疗后嗜睡综合征的发生率在13%至58%，在24Gy后的发生率在60%至79%[75]。典型症状出现在4~8周之间，但症状持续时间较短，且常在2~3周之内自行消退。Vern等在2009年的一项回顾性研究表明，1981年至2007年间接受CRT的27例血液肿瘤患儿中，71%的患儿在RT完成后的28天内出现嗜睡综合征，症状持续7~21天不等[75]。

2.3　造血干细胞移植

造血干细胞移植（hematopoietic stem cell transplantation，HSCT）是一种用于多种疾病和恶性肿瘤的治疗方式。在儿童癌症中，以输注供体造血干细胞的方式进行的同种异体移植被用于治疗小儿白血病/淋巴瘤，而以获取并输注患者自体干细胞的方式进行的自体移植则用于小儿实体瘤治疗。移植相关并发症很常见，通常是由于调整方案导致的化学细胞毒性、严重的免疫抑制和移植物抗宿主病（graft-vs-host disease，GVHD）。此外，神经系统并发症的发生率很高，据报道在10%~60%之间[76-78]。神经系统并发症可能很严重，导致移植后的高致死和致残率[76-80]。大多数神经毒性出现在HSCT的早期，但晚期并发症也可被观察到，尤其是在出现GVHD的患者中。在这里，我们根据发病时间讨论HSCT相关的神经系统并发症：急性期（<6个月）和晚期并发症（>6个月），以及常见的潜在病因。

2.3.1　急性并发症（<6个月）

移植后即刻（<1个月）的神经系统并发症通常表现为脑病、癫痫、PRES、脑神经受损以及颅内出血[76,78]。病因通常是多方面的，包括调整方案中的白消安、用于GVHD预防的钙神经蛋白抑制剂、因严重中性粒细胞减少所导致的CNS感染以及血小板减少或凝血功能障碍情况下的出血或VTE。在移植前阶段，高剂量清髓化疗可导致许多神经系统改变，其中白消安的影响最为广泛。白消安是一种干扰DNA复制和转录的烷化剂。30多年前首次提出白消安替代全身照射（total body irradiation，TBI），现在其已成为大多数同种异体和自体移植预处理方案的主要药物。作为一种有着最低血浆蛋白结合力的亲脂性药物，白消安可自由穿越血脑屏障（blood brain barrier，BBB；中枢神经系统周围的选择性屏障，其功能是限制血液中的循环溶质到达中枢神经系统），并可诱导神经元的直接损伤[81,82]。癫痫发作在症状上中通常表现为全身性强直阵挛，是最常见的与白消安有关的神经系统并发症。从历史上看，在1980—1990年间，约7%的接受高剂量白消安治疗的儿童出现癫痫发作[82]。目前的文献支持在接受白消安治疗的患者中使用预防癫痫发作的药物[83-85]。

除了使用丙戊酸等传统的药物外，还建议许多其他抗癫痫药物，包括苯二氮䓬类（即劳拉西泮、地西泮）、第二代药物（即左乙拉西坦、拉莫三嗪）[83]。然而，关于癫痫预防药物的真正效用尚存在争议，因为一些较新的研究得出了不同的结论[86]。不管怎样，预防癫痫是一种标准的治疗方式，其与较低的药物相关性癫痫发生率密切相关。2014年一项多中心分析纳入了954例儿童，他们在移植后接受了基于白消安的药物治疗，最终只有1.3%的患儿发生癫痫，当排除有CNS诱因的儿童时，这一比例降至0.75%[87]。在该队列中，40%的患者在服用白消安期间发生癫痫发作，而其余患者在移植后的+1天和+86天之间发生癫痫。

儿童在移植后发生的与钙调神经磷酸酶抑制剂（calcineurin inhibitor，CI）相关的神经系统并发症已经被广泛认识。据报告，几乎48%的患儿在移植后出现这种并发症，且通常在移植后4~6周内出现[76]。环孢素A（cyclosporine A，CSA）被广泛用于减少HSCT后的移植排斥和GVHD的风险，其经常成为致病因素。CSA会抑制钙调神经磷酸酶的活性，进一步损害T细胞的白介素产生和免疫激活[88]。尽管CSA作为一种免疫增强剂非常有效，但其引起的严重神经系统并发症已被大量报道[88,89]。CSA通常在移植后使用，如果没有发生GVHD的证据，CSA在使用6个月后开始减量，在1年后停用。CSA引起神经损伤的病理生理过程被认为是由线粒体调节异常引起的。在动物模型中，CSA可损害脑细胞的代谢和能量产生，导致一氧化氮合酶的过度活化和活性氧的产生[88]。与CSA相关的并发症可表现为头痛、意识模糊、震颤、皮质盲、失语、共济失调和癫痫发作[88,90]。临床症状与MRI上的脑水肿和白质信号改变有关[88]。暴露于CSA后的神经系统并发症的发生率据报道约为4%~11%[90]。2010年，Noe等研究了67例接受HSCT治疗的儿童患者中CSA相关神经系统毒性的发生率，发现大约9%的儿童发生了精神状态改变[90]。全身性癫痫的发生率很高（66.6%），症状发生在HSCT后的+1天至+40天，有效的治疗方法是立即停用CSA，症状可在2~3天内消失。患者随后的治疗使用CI（他克莫司联合或不联合霉酚酸酯）替代，且没有再次发生癫痫。同样，在Straathof等的一项大型研究中，再次使用CI被证明是一种可行的选择[91]。然而值得关注的是，即使再次使用免疫抑制剂，大多数患者仍出现了与GVHD相关的不良结局。这可能是由于无法耐受基于CSA的免疫抑制所致。然而，影响这些患者结局的因素是复杂的，仍未完全明确。

HSCT过程中的清髓处理和预防GVHD的治疗使患者处于严重的免疫抑制状态。儿童对致命的细菌、病毒、真菌和寄生虫高度易感。随着时间的推移，对特定病原体的易感性会发生变化。在最初的几个月里，严重的中性粒细胞减少会增加常见细菌或院内感染的风险，如耐甲氧西林葡萄球菌、多重耐药肠球菌和革兰氏阴性菌（大肠杆菌、假单胞菌、克雷伯菌）[78,79]。在此期间，CNS念珠菌病和曲霉菌引起的脓毒性栓塞也占了CNS感染的很大比例[78,79]。在病毒感染中，巨细胞病毒可引起脑炎和脑室炎以及外周神经系统疾病，如脉络膜视网膜炎和脊髓炎[78]。其他致病病毒包括人疱疹病毒、BK病毒、Epstein-Barr病毒、水痘带状疱疹病毒和JC多瘤病毒[92]。在HSCT后的1至6个月间，机会性侵袭性真菌疾病和病毒感染的发病率较高。CNS 曲霉病是最常见的真菌感染，HHV-6 相关脑炎是最常见的病毒性疾病[78,92]。6 个月后，随着预防 GVHD 的免疫抑制药物停用，机会性 CNS 感染的风险也随之降低。然而，对于因 GVHD 治疗而接受长期免疫抑制的患者，由 JC 病毒感染引起的隐球菌性脑膜炎和进行性多灶性白质脑病的风险仍然很大[92]。初始治疗使用广谱抗生素，在临床症状改善和病原体及药敏确定后可使用窄谱抗生素。既往真菌性 CNS 感染（如脑曲霉菌病和弓形虫病）的患者尽管接受了积极的抗真菌治疗，但效果欠佳[80]。

一般来说，脑血管疾病作为移植后的并发症与不良的预后有关。成人的颅内出血比儿童更常见[93-95]，颅内出血仅发生于 2% 的接受 HSCT 的儿童中[77]。颅内出血的原因有很多，包括血小板减少症、凝血功能障碍、高血压、TBI 病史或颅脑放疗。另外，众所周知的是，其他两种重要的血管疾病，即静脉闭塞性疾病（veno-occlusive disease，VOD）又称为静脉窦阻塞综合征（sinusoidal obstruction syndrome，SOS）和移植相关血栓性微血管病（thrombotic microangiopathy，TMA）可引起精神状态改变。在这两种疾病中，均有意识模糊、意识改变、半清醒状态和 PRES 的报告[5,96,97]。在治疗方面，去纤蛋白（defibrotide）用于治疗 VOD，依库珠单抗（eculizumab）用于治疗 TMA。

2.4　新型药物：基于免疫的疗法

近十年我们对如何利用机体自身免疫监视来对抗肿瘤细胞的理解有了长足的发展。T 细胞治疗、检查点抑制剂、疫苗和溶瘤病毒的使用已经改变了当前的癌症治疗格局，特别是在儿童的难治/复发性疾病中有望达到治愈。鉴于其新颖性，我们仍需探索其特殊不良反应，但许多急性神经系统并发症已得到充分认识。而随着随访数据的增多，晚期并发症仍有待进一步明确。

2.4.1　基于 T 细胞的免疫治疗

在过去 5 年多的时间里，基于 T 细胞的治疗出现了前所未有的进展。在抗肿瘤药物中，我们增加了几种基于 T 细胞的免疫疗法，其在治疗儿童白血病的疗效得到充分肯定。到目前为止，已有 3 种药物被 FDA 批准用于治疗复发/难治性 B 细胞 ALL：tisagenlecleucel、blinatumomab 和 inotuzumab[98,99]。

新的 COG 临床试验也正在进行中，以将这些疗法整合到新确诊的 B 细胞 ALL 患者的一线治疗方案中[99]。Tisagenlecleucel 是一种迟发型抗原受体修饰的 T 细胞（CAR-T 19），其靶点是 B 细胞上的 CD-19。这种新疗法通过改变自身的细胞毒性 T 细胞的基因，表达出一个结合 CD19 的胞外结构域，从而与表达 CD-19 的 B 细胞 ALL 细胞结合并将其杀死。CAR-T 首次在儿科的使用是在 2012 年，当时进行了一项 I/IIA 期试验，两名复发/难治性 B-ALL 的儿童接受了 tisagenlecleucel 治疗[100]。有趣的是，两名儿童在 1 个月内均达到了阴性的最小残留疾病状态（minimal residual disease，MRD；<0.01%）。这些结果为全球范围更大的试验铺平了道路，例如 2015 年的关键 II 期 ELIANA 研究[101]。该研究明确了大量与 CAR-T 19 相关的急性毒性，特别是细胞因子释放

综合征（cytokine release syndrome，CRS）对神经系统的毒性。CRS 是由暴发性高细胞因子血症引起的免疫过度激活所致。高水平的细胞因子如 IL-6、IL-10 和可溶性 IL-2 受体与致命的心血管等器官损伤有关。CRS 的临床表现包括低热到多器官衰竭（包括神经毒性）。在 ELIANA 试验中，79% 的患者发生了 CRS，其中相当部分患儿表现出急性神经系统症状，包括头痛、意识模糊和嗜睡[101]。Gofshteyn 等在 2018 年进行的一项研究中，分析了 51 例儿童患者在 CAR-T 19 输注后 30 天内发生的急性神经毒性[102]。该研究发现，45% 的患儿出现了急性神经系统变化，大多数与 CRS 有关，在输注后平均 6 天或 CRS 发病后 3 天出现症状。脑病是最常见的表现，8% 的患者出现癫痫发作。CRS 治疗后，大多数神经系统并发症为短暂性的并可逐渐消退。其他研究也报告了相似的发生率[103,104]。轻度 CRS 可通过支持性治疗自行消退，而严重的 CRS 则可通过靶向阻断 IL-6（托珠单抗）进行治疗，而糖皮质激素则可治疗托珠单抗难治性的重度 CRS 患者[105]。

尚存在另一种 CAR-T 相关神经系统综合征，称为"CAR-T 细胞相关脑病综合征"（CAR-T-cell-related encephalopathy syndrome，CRES），它与 CRS 不同的是可单独发生[106,107]。CRES 表现为一系列神经系统变化，包括头痛、定向障碍、局灶性神经功能缺损、幻觉、失语症、昏睡和少见的癫痫发作。CRES 可在 CAR-T 输注后几天内或接受治疗几个月后出现。CRS 和 CRES 引起神经毒性的病理生理学基础还不明确，但已将其归因于全身炎症继发的神经胶质损伤。2019 年由 Gust 等进行的一项前瞻性研究从 43 例接受 CAR-T19 治疗的儿童和青年患者中获得了炎性 CSF 和血液生物标志物[108]。该研究发现，43 例患者中有 19 例出现了神经毒性，主要症状是谵妄和精神错乱。其严重程度与 CRS、CSF 和血清中 IL-6、IFN-γ、IL-10、颗粒酶 B 的升高以及血清 CAR-T-T 的高峰水平相关。有趣的是，不论患者有无神经系统改变，CSF 中 CAR-T 细胞的浓度没有差异，表明 CNS 渗透性的改变引起的直接神经元损伤不是主要机制。然而，神经病理学提示全身炎症与神经胶质损伤有关。对接受 CAR-T 输注患者尸检的脑组织样本进行分析，结果显示发生了皮层胶质中度增生和伴有血管周围改变和含铁血黄素沉积的小胶质细胞活化，提示有微血管出血[108]。

Blinatumomab 是一种以 CD-19 为靶点的双特异性 T 细胞接合物（bispecific T-cell engager，BiTE），它将表达 CD-19 的 B 细胞 ALL 细胞与细胞毒性 T 细胞连接起来。在 2016 年的一项儿童 II 期试验取得成功后，该药获得了 FDA 的批准，可用于治疗复发性/难治性 B 细胞 ALL[98,109]。在 70 名接受 blinatumomab 推荐剂量治疗的患者中，24% 的患者发生了包括头晕、震颤和嗜睡在内的神经系统并发症，2 名患者出现癫痫发作，使治疗暂时停止[109]。暂无导致治疗永久终止的极严重神经系统并发症，症状通常在停止治疗后不久消退，患者可耐受 blinatumomab 的再次使用。鉴于 blinatumomab 的疗效和毒性，在最近的 COG 试验中，其已作为主要药物之一治疗新确诊的标准风险 B 细胞 ALL 患者[99]。

2.4.2 免疫检查点抑制剂

免疫检查点抑制是另一种利用免疫监视来清除肿瘤的机制。细胞毒性 T 细胞通过杀灭癌细胞保护我们的身体;然而,在肿瘤进展的情况下,由于抑制细胞毒性 T 细胞活性的检查点蛋白的上调,经常出现 T 细胞的耗竭。癌症发生的一个标志是抑制途径的激活,如程序性死亡受体-1(programmed death receptor-1,PD-1)/程序性死亡受体-1 配体(programmed death receptor-1 ligand,PD-L1)、细胞毒性 T 淋巴细胞抗原-4 (cytotoxic T lymphocyte antigen-4,CTLA-4)、B7H3、吲哚胺2,3 双加氧酶(indoleamine 2,3 dioxygenase,IDO)等。生理情况下,检查点蛋白介导正常且必要的免疫耐受。然而,当其在肿瘤细胞的表达上调时,介导了免疫逃逸机制。在成人实验中,几种药物已经被证明在杀灭实体肿瘤中的积极效果,现在已被 FDA 批准使用。这些结果已将检查点抑制剂引入到儿童颅外实体瘤和脑恶性肿瘤的临床试验中。

PD-L1 可在恶性肿瘤的细胞膜上表达,与 T 细胞上的 PD-1 受体相互作用,下调细胞毒性免疫反应,使肿瘤细胞得以生存。存在多种以 PD-L1/PD-1 途径为靶点的药物,包括 PD-1 抑制剂、nivolumab 和 pembrolizumab。目前有几项相关研究正在进行,包括使用 cemiplimab 治疗复发性实体瘤,或联合放疗治疗弥漫性内生型脑桥胶质瘤和高级别胶质瘤(NCT03690869)的 Ⅰ 期试验,以及使用 pembrolizumab 治疗复发性/难治性儿童高级别胶质和弥漫性内生型脑桥胶质瘤(NCT02359565)的 Ⅰ 期试验。此外,还有一项基于 COG 的 Ⅰ/Ⅱ 期 KEYNOTE-051 试验,以评估 pembrolizumab 在儿童肉瘤和 CNS 肿瘤中的疗效(NCT02332668)。此外,欧洲的几项 Ⅰ/Ⅱ 期试验也正在进行中,以评估 nivolumab 对儿童的疗效[110,111]。IDO 与 PD-1 相似,是一种存在于细胞内的酶,也是色氨酸分解代谢途径的关键调节剂;研究表明,高水平的 IDO 抑制 T 细胞和自然杀伤细胞。目前,使用 indoximod(一种 IDO 抑制剂)治疗 3~21 岁恶性脑肿瘤儿童的 Ⅰ 期临床试验(NCT02502708)正在进行。另外,CTLA-4 是一种在细胞毒 T 细胞和调节性 T 细胞上发现的膜结合蛋白。儿童患者首次临床试验研究了 21 岁以下患者使用 ipilimumab 的情况,发现 55% 的患者产生了治疗相关毒性,但临床上没有发生显著的神经毒性[112]。

免疫检查点抑制剂应用于儿童尚处于早期阶段,神经系统并发症已被重视。许多回顾性 meta 分析强调了与 PD-L1/PD1 和 CTLA-4 抑制剂相关的一组独特的神经系统并发症[113,114],包括头痛、无菌性脑膜炎或自身免疫性脑炎。周围神经系统也受到影响,表现为一系列的感觉/运动神经病变,如吉兰-巴雷综合征、慢性炎性脱髓鞘性多发性神经病、骶神经缺陷以及表现为重症肌无力的神经肌肉接头病变。大多数神经毒性发生在治疗开始后 6 周内,通常在治疗停止后消退。糖皮质激素治疗可以促进不良反应几乎完全或彻底逆转[113,115]。使用检查点抑制剂的一个需要仔细考虑的特殊后果是原发脑肿瘤的假性进展。在这种情况下,免疫细胞浸润瘤床,引起局灶性的肿块扩张、水肿和重要脑结构的潜在受压,可能导致局灶性的神经功能缺损、癫痫、脑积水和脑疝。合理使用糖皮质激素可以抑制炎症,但也会对检查点抑制剂的治疗效果产生负面影响。较新的方案现已纳入了血管内皮生长因子(vascular endothelial growth factors,VEGF)抑制剂作为糖皮质激素的替代方案[115]。

2.4.3 疫苗

以治疗为用途的癌症疫苗是另一种首先在成人实体瘤中进行实验而后又应用于儿童癌症的疗法,特别是在治疗儿童脑肿瘤和神经母细胞瘤方面。这种策略通过引入免疫刺激,利用机体的适应性免疫系统促进对肿瘤细胞的杀伤。目前已有多种形式的疫苗,包括基于肽的疫苗,其能显示特定肿瘤抗原或肿瘤相关抗原。还有基于 DNA 和 RNA 的疫苗,其可激活树突细胞[116]。匹兹堡儿童医院最近进行了一项试验,使用基于肽的疫苗来对抗常见的胶质瘤抗原、EphA2、生存素和 IL-13Ra2[117]。疫苗治疗的另一个例子是由儿童神经肿瘤学联合会(Pediatric Neuro-Oncology Consortium,PNOC)进行的关于 H3.3K27M 肽疫苗的研究(NCT02960230)。这种疫苗以 H3.3K27M 突变为靶点,后者是一种已知的致癌驱动因子,存在于 70% 以上的弥漫性中线胶质瘤中[118]。引入一种含有 H3.3K27M 蛋白成分的合成分子,可特异性地引导免疫系统攻击这些癌细胞。类似的基于肿瘤的抗原疫苗也正在探索用于治疗小儿神经母细胞瘤和尤因肉瘤(NCT01192555、NCT02511132 和 NCT03495921)。急性神经系统并发症往往由全身炎症导致。最常见的是给药后 1 周内出现的流感样症状[115]。伴随的主诉还包括头痛和疲劳。正如在免疫调节治疗中常见的情况一样,疫苗治疗后也可看到假性进展的发生,颅后窝肿瘤可见到脑神经病变和小脑体征[119,120]。

2.4.4 溶瘤病毒疗法

最后,溶瘤病毒疗法是一种利用病毒能够破坏肿瘤细胞并且肿瘤细胞裂解释放出的特异性抗原可激活人体适应性免疫应答的疗法。数种病毒,包括腺病毒、单纯疱疹病毒、脊髓灰质炎病毒和麻疹病毒,已被改造成或本身就可感染癌细胞。这些疗法在成人胶质母细胞瘤中的研究最为成功,取得了令人欣喜的结果,延长了患者生存期[115,121]。针对成年人的相关研究表明,溶瘤病毒的神经系统并发症可能很严重,包括头痛、意识模糊、癫痫发作和局灶性神经功能损害。这些并发症的发生常常与溶瘤病毒的类型、CNS 肿瘤类型和患者最初的神经功能有关。在所有基于免疫的治疗中,VEGF 抑制剂中的贝伐单抗还有糖皮质激素常用于减少肿瘤引起的炎症反应,在基于病毒的治疗中同样如此[122]。

3 癌症治疗的晚期并发症

在过去的几十年里,儿童恶性肿瘤的长期生存率得到了显著改善。在 20 世纪 70 年代之前,许多儿童癌症患者都死于原发疾病,而现代多模式治疗和支持治疗促进儿童癌症的治愈率显著提高。据估计，儿童恶性肿瘤患者的存活率目前约为 80%，仅美国就有 50 多万的儿童癌症患者[123-125]。由于患者均接受了癌症的特异性治疗，罹患癌症的儿童长期存活且患者数目出现了前所未有的激增。晚期并发症可以影响每个系统，对于成长期的儿童来说，其对神经认知发育的影响可能是毁灭性的，所以关于神经系统晚期并发症的认识越来越重要。目前，得益于美国规模最大、分析最广泛的 5 年儿童幸存者队列研究结果，儿童癌症幸存者研究（childhood cancer survivor study，CCSS）组织已经发表了大量影响深远的论文[123,124]。此外，一些规模更大的协会，如 COG（表 26-2）和 PNOC，已经提出了成熟指南，用于促进系统的随访和儿童癌症的筛查[126-128]。欧洲协会也发布类似指南，如苏格兰校际指南网（Scottish Intercollegiate Guidelines network，SIGN）、英国儿童癌症和白血病组织（United Kingdom Children's Cancer and Leukaemia Group，UKCCLG）的晚期效应小组以及国际儿童癌症晚期影响指南协调小组（International Late Effects of Children Cancer Guideline Harmonization Group，IGHG）[129,130]。在本节中，我们将介绍与各种治疗方式和潜在干预措施相关的晚期神经系统并发症（表 26-3）。

表 26-2　儿童癌症患者常见神经系统并发症的推荐随访指南

损伤类型	随访指南/注意事项[a]
认知	定期进行神经心理学评估
	常规监测在校表现
	学校联络
神经	常规的体检/神经系统检查
	物理治疗/职业治疗转诊/会诊
血管	血压监测
	血糖监测
	胆固醇监测
	磁共振血管检查
	彩色多普勒超声检查（对于颈部大剂量辐射患者）
	神经外科转诊/会诊，或者其他可以协助解决上述潜在损伤因素的医疗服务（即负责调控血压的心脏专科医生）
功能	常规视力/听力筛查
	神经发育节点的常规筛查
	规范的听力/眼科评估
	针对语言功能的转诊/会诊
	学校联络
神经内分泌	常规体格检查/Tanner 分期
	生长监测
	激素功能筛查
	月经/性功能筛查
	针对内分泌功能的转诊/会诊

[a]Guidelines adapted from and additional details available—Children's Oncology Group. Long-Term Follow-Up Guidelines for Survivors of Childhood, Adolescent and Young Adult Cancers, Version 5.0. Monrovia, CA：Children's Oncology Group；October 2018；Available online：www.survivorshipguidelines.org.
Modified from Children's Oncology Group guidelines.

表 26-3　儿童患者癌症治疗神经损伤和预防干预措施

损伤类型	干预范围	干预/治疗
认知	物理	体育运动
	药物	NMDA 受体拮抗剂
		兴奋剂
	支持治疗	学校干预
		教育支持
神经	物理	物理疗法
		职业疗法
	药物	无痛疗法
		抗癫痫药
		抗抑郁药
	支持治疗	矫形支架支持
		移动支持
血管	外科治疗	神经外科评估受损血管
	药物	控制血压
		控制血糖
		控制胆固醇
		抗凝药物
功能	物理	助听器
		视觉辅助工具
	药物	保护剂（即氨磷汀、硫代硫酸钠、N-乙酰半胱氨酸、D-甲硫氨酸、依布硒）
	支持治疗	言语/语言疗法
		学校干预
		教育支持
神经内分泌	物理	精子/卵子保存措施
	药物	激素替代
		促性腺激素释放激素激动剂
	支持治疗	内分泌亚专科支持

3.1　全身化疗

3.1.1　神经认知后遗症

在儿童时期，发育中的大脑特别容易受到毒物的影响，化疗药物和神经发育异常之间的关系已有详细的文献报道。化疗可以对儿童的大脑产生重大的影响，并造成长期的认知缺陷。患者往往在执行功能、注意力、处理速度和记忆力上表现不佳。一些综述已经确定了部分通常损伤神经认知功能的药物，包括甲氨蝶呤、DNA 交联剂（顺铂、环磷酰胺、异环磷酰胺、噻替哌）、紫杉醇和长春新碱[131,132]。其中，MTX 似乎影响最大。在动物研究中，这些药物会对皮质、丘脑、海马产生广泛的损伤，可见明显的突触重塑、神经细胞凋亡伴胶质增生、血脑屏障通透性增加[133]。而且，MTX 的影响可以长期存在,这与脑组织内环境稳态的普遍破坏和损伤后少突胶质细胞无法恢复有关[134]。

近30年来,已知鞘内注射和静脉注射大剂量MTX会导致急性的神经毒性,MRI显示脑白质病变,表现为脑室周围和脑白质深部的T2加权高信号。然而,随着癌症患者随访数据的愈发全面,目前对MTX长期相关性脑损伤有了更多认识。在白血病患者接受CRT预防中枢神经系统侵袭的试验中,MTX联合放疗易导致更差的神经认知结果。在1990年的一项COG研究中,作者对70名白血病患者进行了联合或未联合鞘内注射MTX的24Gy CRT后,进行了平均为5年的智商测试[135]。该研究发现,接受CRT的MTX的患者智商明显下降。有趣的是,MTX鞘内注射的时机也很重要。在一项针对72名儿童患者的回顾性研究中,Balsom等发现,相对于在CRT之后应用MTX或两者同时进行,在CRT之前应用MTX造成的神经毒性更低[136]。

即使患者仅接受过渡性中枢神经系统预防治疗,与健康对照组相比,仅接受全身化疗的ALL患者仍表现出较差的认知功能。来自St. Jude Lifetime Cohort的研究数据表明,大于10%的ALL患者存在多个认知领域的缺陷,其中以处理速度(16.8%)和执行功能(15.9%)损害最为显著[137],其原因主要是因为使用了MTX。Duffner等在2014年进行了一项研究,对比了两种有历史意义的MTX给药强度差异明显的ALL治疗方案[138],所有患者均未进行CRT。研究发现,在一系列的认知评估中,接受强化中枢神经系统MTX治疗的患者组表现相对差。测试在初始治疗的7年多以后开始进行。有趣的是,该研究评估了脑白质病的影像学证据,发现较多接受强化MTX治疗的患者(68%)表现出持续的白质脑病。MRI结果与不良的神经认知表现相关。同样,在另外一项基于St. Jude的队列研究中,作者报告了脑白质病与神经行为(即行为调节-冲动控制、注意力转移/转换、情绪调节和元认知)缺陷之间的密切关系[139]。Cheung等对190名在2000—2010年期间开始接受治疗的可评估患者进行纵向分析,包括神经认知评估的随访研究并监测了确诊后至少5年的MRI图像[139],患者表现为与低神经认知评分相关的持续性的白质脑病。

最近,在儿童和年轻人的额叶标本以及MTX相关神经损伤的小鼠模型中进行了MTX相关损伤的潜在机制研究[134]。该研究发现,MTX损伤与下列3个方面减少有关:①白质少突胶质细胞前体和MTX使用后少突胶质细胞损伤的恢复;②少突胶质细胞分化;③整体髓鞘形成。其他拓展性研究发现,MTX对叶酸的耗竭以及对相关神经递和胞嘧啶碱基的甲基化干扰。这些效应导致了细胞凋亡后的异常神经元生物合成以及通路的重塑[140]。此外,叶酸缺乏使胆碱作为甲基供体的需求增加,使胆碱库耗尽,从而限制髓鞘的合成。髓鞘在神经冲动快速传输中的作用可解释为何患者会表现处理速度的受损。

与其他药物的联用治疗ALL可能导致MTX的反应加重,如VCR、环磷酰胺和ASP。Genschaft等对比分析了27名ALL患者以及年龄相当的27名正常健康个体的MRI,评估时患者病情缓解的平均时间为12.5年[141],与对照组相比,患者MRI上的双侧海马、伏隔核、杏仁核和丘脑的体积明显

缩小。这些影像表现提示了海马依赖性功能(如记忆)的水平低下。随访结果证实了化学治疗与海马功能障碍之间的关系[142]。

相应的,协作组之间正努力确定有效的预防和治疗措施。重点应该放在识别有神经认知缺陷风险的患者和执行长期监测上。目前,COG正牵头一项名为"癌症患儿的神经心理学、社会、情感和行为结果"的大型前瞻性研究,其中研究人员将常规认知测试纳入生存随访中(ALTE07C1)。PNOC也在其干预性临床试验中纳入了一系列的生活质量和神经认知结果。该试验因使用Cogstate而闻名,这是一款经过验证的计算机程序,可以远程操作[143,144]。从干预的角度看,应用包括体能方法、认知康复方案[145]以及药理学方法证实常规运动可以促进神经保护和受损神经网络的重建。一些国家和国际临床试验正在探讨使用体育锻炼作为治疗诱发的神经认知损伤的补救措施(NCT02153957,NCT02749877)。正如患者的MRI结果所显示的,运动可以增加皮层厚度和海马的体积[146]。从药理学的角度来看,哌甲酯作为一种兴奋剂被成功用于认知障碍患者[147]。Conklin等对之前接受过ALL或脑肿瘤治疗并出现学习障碍的儿童进行了一项随机交叉试验,发现哌甲酯治疗可以提高患儿的注意力和处理速度[147]。这些有希望的结果为后续的研究铺平了道路,将哌甲酯的使用扩展到了所有的癌症患者,无论是否已经出现学习障碍(NCT01100658)。

3.1.2　化疗诱导的周围神经病变(CIPN)

CIPN,曾被认为是一种急性并发症,停药即可消退。但目前发现CIPN存在迟发反应,主要原因是应用VCR和铂类药物(顺铂,卡铂)。在2018年的一项大型观察性研究中,Kandula等评估了121名儿童癌症患者,其中107人接受了至少一种神经毒性化疗药物的治疗[148]。作者进行了神经电生理监测和功能性物理评估,并获得了患者的功能结果。从最初诊断到测试的平均时间为8.5年,半数以上经过VCR和/或铂类药物治疗的患儿在改良儿科总体神经病变评分量表中评分异常。他们还表现出感觉电位降低和自我报告能力的下降。有趣的是,VCR与顺铂诱导的CIPN也存在明显差异。与VCR相比,顺铂具有更高的神经毒性特征,而且会导致更长期的神经功能障碍和感觉改变。其他研究报告指出,高达72%接受顺铂治疗的患者存在慢性感觉改变,有些持续时间超过10年。相比之下,只有30%~40%的接受VCR治疗的患者在治疗3年后仍存在神经病变[148]。与顺铂不同,电生理监测发现,VCR相关的CIPN通常逐渐改善和恢复。据推测,VCR损伤的是更易于修复的逆行轴突,而顺铂损伤的是背根神经节的神经元体[149]。

从治疗角度来看,目前没有针对CIPN的循证建议。2014年,为构建美国临床肿瘤学会临床实践指南进行了一项大型meta分析[150]。然而,在仔细评估了48项随机对照试验后作者发现,缺乏高质量的证据来支撑实践建议。只有度洛西汀治疗作为中等建议被推荐。对于非药物措施,鼓励进行体能训练。虽然迄今为止还没有临床试验研究物理治疗和职业治疗的益处,但是这些方法在对抗功能障碍和改善功能结局等方面的优点是不容置疑的。

3.1.3　耳毒性

铂类药物相关的听力障碍是癌症患儿常见的慢性并发症。癌症患者的听力障碍发生率很高,在部分报告中达到50%以上[56,151,152]。如前所述,最常发生耳毒性的两种药物是顺铂和卡铂。初次发病并接受治疗后,上述症状通常稳定改善。然而,最近的研究表明,即使停止治疗后,听力障碍也可能继续进展。在 Bertolini 等的一项被广泛引用的研究中,作者随访了 120 名接受以铂类为基础治疗的小儿实体肿瘤患者并进行了连续的听力评估[153],平均随访时间为 7 年,顺铂的平均累计剂量为 $400mg/m^2$,卡铂为 $1\ 600mg/m^2$。值得肯定的是,该研究报告称,仅 5% 的患儿听力敏度图在治疗结束时表现为 1 级以上的毒性反应,然而两年内为 11%,2 年以上为 44%。

听力障碍的负担是巨大的,影响着童年及以后生活的方方面面。毋庸置疑,听力损失会影响语言的发展、沟通和社会互动、心理行为发展和整体生活质量。无法检测到高频声音会阻碍正确的语言学习,尤其是在幼儿时期。许多语言的结构中都有大量的高频音素,它们的识别对于正确的语言发展至关重要。在获得语言能力后,年轻人的言语障碍往往不会加重,只有在 3 000~4 000Hz 范围才会出现障碍。年轻人常使用句法线索作为补偿机制[56]。也有报道称,2 000Hz 以上的高频声音障碍更容易导致孩子们学习成绩不佳,并间接地影响了他们的情感成长[153-155]。目前,国际上正在共同努力将听力监测规范化。2019 年 Clemens 等发表了一份报告,总结了由 IGHG 和欧盟资助的 PanCare 协会提出的耳毒性监测建议[152]。这个由来自 10 个国家的 32 名专家组成的小组,在 MEDLINE 上搜索了发表于 1980 年至 2017 年的关于铂类药物引起耳毒性的文献,根据这些证据,该小组编制了耳毒性的监测指南[152]。从治疗角度来看,这些指南尚不完善。目前,还没有 FDA 批准的听力保护药物。治疗主要依赖于多学科协作,包括听力学、耳鼻喉科学、发声和语言病理学、以学校为基础的教育团体和社会工作的支持[156]。

3.2　放射治疗

3.2.1　神经认知缺陷

神经认知障碍作为 CRT 后的晚期效应,在 20 世纪六七十年代就有报道。从神经病理学角度来看,CNS 辐射会诱导许多不可逆的微血管和直接细胞变化,从而导致组织梗死、坏死和血脑屏障破坏[157]。CRT 后的组织学和 MRI 结果可以发现皮质神经元钙化和多灶白质病变[158-160]。在既往研究中,当 ALL 患儿接受全脑 CRT 预防 CNS 侵袭时,绝大多数患者发展为终生的神经认知下降[161]。Rowland 等的早期研究使用一系列神经认知成果测试评估了 CRT 后 1 年以上接受白血病治疗的儿童[162]。作者发现了确切的证据证明 CRT 与执行功能的受损有着密不可分的联系。在智商(intelligent quotient,IQ)测试中,相对于 MTX 组中大于 55% 的比例,CRT 组中仅有不到 15% 的儿童得分超过了平均智商临界值。CRT 队列中的儿童不论在语言和数学处理还是在运动功能方面,甚至在一系列神经心理测试中表现均不佳。这些结果在许多研究中已经得到证实[163,164]。同样,对于脑肿瘤患者来说,CRT 也会导致神经认知的严重损伤,而与混杂变量无关,例如手术损伤、原发性肿瘤位置以及相关的并发症(如脑积水)[138,165]。惊人的是,大约 30%~70% 的脑肿瘤患者在智商测试中的表现低于平均水平,只有不到 10% 的儿童得分高于平均水平[166-168]。在一项包含 22 项研究的大型 meta 分析中,Mulhern 发现在所有的年龄组中,接受 CRT 的儿童智商均比对照组显著下降约 12~14 分[169]。在 120 名患有髓母细胞瘤儿童的队列中,Hoppe-Hirsch 等发现这个变化是渐进性的。在研究开始时,58% 的患者在 CRT 后 5 年的智商分数大于 80,治疗后 10 年时比例急剧下降到 15%,而且有 36% 的患者无法独立生活[168]。

CRT 对神经认知影响的关键预测指标包括接受 CRT 时的年龄、接受的辐射剂量、CNS 肿瘤的位置和是否同时接受MTX 治疗。CRT 的年轻化无疑是一个关键的危险因素。虽然神经灰质的发育在 4~5 岁左右达到高峰,但白质的生长和轴突髓鞘形成一直持续到生命的第二个和第三个 10 年的早期[157]。CRT 引起的早期损伤可导致脱髓鞘和白质体积减小。Webert 等评估了 51 名接受 24Gy CRT 的 ALL 患者,发现 CRT 时的年龄与小头畸形的发生存在明显的联系[170]。同样,Jannoun 等评估了一组接受 CRT 的脑肿瘤患者[171],3 岁以上的儿童总辐射剂量为 50~55Gy 之间,3 岁以下的儿童总辐射剂量为 45Gy,在治疗后 3~20 年的连续认知测试中,发现越年轻的患者智商分数受到的影响越大。接受 CRT 后的 1~5 岁年龄组儿童的平均智商为 72,6~10 岁年龄组儿童的平均智商为 93,11~15 岁年龄组儿童的平均智商为 107。CRT 剂量是另外一个重要的危险因素,高剂量 CRT 与认知发病率升高呈正相关[172]。一些研究试图通过减少髓母细胞瘤治疗中神经轴的放射剂量来研究这种关系。在一项基于儿科肿瘤学组(Pediatric Oncology Group,POG)和儿童研究组织(Children's Study Group,CCC)低风险髓母细胞瘤治疗方案的具有里程碑意义的研究中,126 名患者随机分配分别接受 36Gy 或 23.4Gy 的治疗[173]。但该研究在第 16 个月终止,因为神经轴放射剂量减少相关的早期复发率令人无法接受。然而,在对该队列的随访分析中,Mulhern 等发现,接受 23.4Gy 治疗的幼年儿童智商评分比接受 36Gy 的同龄患者增加了 10~15 分[174]。此外,对特定大脑区域(尤其是皮质半球区域和下丘脑)的照射和辅助性使用 MTX(易患白质脑病)是认知障碍的其他已知危险因素[175-177]。

已经应用若干治疗策略减轻 CRT 对神经认知的影响,包括在预选的 ALL 患者中取消 CNS 预防照射、减少剂量以及在 CNS 肿瘤中使用不同的放射策略。标准的 ALL 治疗方案已不再常规进行 CNS 预防照射治疗,放疗现仅用于高危患者和 CNS 复发或化疗效果不佳的患者。虽然停止放疗不适用于大多数脑肿瘤患者,但调强光子放射治疗(intensity-modulated photon radiation therapy,IMRT)和基于质子的放射治疗方式越来越青睐。超分割是另一种选择方式,通过这种方案,总辐射剂量被分成多个小部分,每周不超过 5 次,以使健康的神经元有时间进行自我修复[178,179]。虽然质子治疗比传统的基于光子的 CRT 产生的辐射散射更少,并且理论上对于周围健康组织造成更少的损伤,但鲜有针对质子 CRT 后的神经认知的研究。在 Ventura 等最近发表的一项研究中，作者随访了 65 名接受质子治疗原发性脑肿瘤的儿童[180]，CRT 至少 1 年后开始进行神经认知评估，作者观察到，与文献中报道的光子治疗的结果相比，质子治疗后的智力下降程度更低。尽管与人群标准相比，处理速度和记忆能力都受到了负面影响，但这被归因于伴随的危险因素，如全脑全脊髓放疗（craniospinal irradiation，CSI）史、手术切除和化疗等情况，且这些儿童的总体学业成就和生活质量都在正常范围内。

部分用于神经保护或认知刺激的药物疗法正在被积极研究，包括美金刚、莫达非尼和多奈哌齐。美金刚是一种用于阿尔茨海默病的 NMDA 受体拮抗剂，已被证明具有神经认知刺激作用。目前，在研试验正评估儿童使用美金刚预防 CRT 后晚期认知影响的情况（NCT03194906）。莫达非尼是另一种用于儿童试验具有神经刺激特性的药物，尽管与安非他明等拟交感神经药物不同，莫达非尼被证明对神经觉醒有益，并且常用于嗜睡症患者[181]。现阶段一项儿童试验正用于评估该药物在进行脑肿瘤治疗后出现记忆力和注意力缺陷的治疗作用（NCT01381718）。最后，神经认知受损的一般治疗必须采取多学科协作，重点是认知康复、创建基于学校的个性化教育和支持儿童的心理行为需求。

3.2.2　心血管损伤：卒中和烟雾病

脑血管病是常规光子放疗中颅脑放疗的一种已知的晚期效应，大量的文献报道了癌症患者进行颅脑放疗后的晚期血管疾病[182-184]，包括卒中、静脉闭塞性疾病/烟雾病、海绵状血管畸形和动脉瘤、卒中样偏头痛。从病理生理学角度上可归因为电离辐射对中型和大型脑血管造成损害[185]。大动脉被厚厚的弹力肌肉中层包裹，最初免受急性辐射损伤的大动脉会因重塑和慢性炎症而变得脆弱，导致了类似于严重动脉粥样硬化的大血管内膜过度纤维化和狭窄[186]。

接受 CRT 的癌症患者中，有几项关键的研究证明了卒中风险增加和 CRT 之间的明确关系[182]。在 CCSS 学组进行的一项大型多机构研究中，Bowers 等分析了 1970—1986 年间接受 CRT 的 10 000 多名儿童癌症患者中自我报告的卒中发病率[183]，作者比较了 4 828 名白血病患者和 1 871 名脑肿瘤患者与 3 846 名对照组（来自患者的兄弟姐妹）之间的卒中风险。在白血病队列中，CRT 后晚期卒中的中位出现时间为 9.8 年，白血病组的脑血管病发生率为每年 58/100 000，25 年的累计发病率为 0.73%，与对照组相比，白血病患者卒中的相对风险（relative risk，RR）为 6.4。与白血病队列相比，卒中在脑肿瘤患者中发病率较高，其发生率为每年 267.6/100 000，25 年的累计发病率为 5.58%，RR 为 29.0。值得注意的是，脑肿瘤组和白血病组之间的卒中风险存在明显差异，这在很大程度上归因于是否进行 RT 以及放射剂量。为了研究卒中风险与 CRT 剂量之间的相关性，作者还对白血病和脑肿瘤患者进行联合分析，然后确定按照 RT 剂量分层的卒中率。该研究发现，接受小于 29Gy 与 30~49Gy 和大于 50Gy 的患者之间存在统计学上的显著差异。此外，在 Bower 的研究中，使用同一组卒中患者的 CCSS 随访研究发现，CRT 是复发性卒中的强预测因子[184]。接受高剂量 CRT（>50Gy）的患者 10 年累计复发率为 33%，而既往未接受 CRT 的患者为 11%[184]。

CCSS 队列还被用来强调卒中和卒中复发对儿童癌症患者死亡率和生活质量的不利影响，显示单次卒中的死亡率是复发卒中的 2 倍以上，且在陪护者照顾下复发性卒中患者的优势比显著增加（OR 5.3）[187]。CCSS 研究的一个严重局限是，结果基于患者的报告，无法评估卒中类型的细节。然而，使用影像学结果综述的其他研究支持观察到的 CRT 与卒中和卒中复发之间的联系[188]。一项对 1993 年至 2002 年[189]间接受 CRT 的 430 多名儿童脑肿瘤患者进行回顾性图表分析评估了医学诊断卒中或短暂性脑缺血发作（transient ischemic attack，TIA）作为 CRT 晚期并发症的发生率，平均随访时间为 6.3 年。该小组观察到，与一般人群 2/10 万~8/10 万相比，每 10 万名 CRT 后患者的卒中/TIA 发病率增加了 10 倍，为 584/10 万。CRT 与第一次发作事件之间的中位时间为 4.9 年。有趣的是，该研究还假设，针对 Willis 环大型血管的照射将造成最大的卒中风险。Willis 环位于桥前池附近，为整个大脑提供脑血流。事实上，研究组发现，Willis 环辐射后的卒中风险比为 9.0，相比之下，该区域以外的辐射风险比为 3.4[189]。

综上所述，这些研究表明 CRT 显著影响卒中晚期发展，该风险受 RT 剂量和大血管受累调节。文献还引用了烷化剂治疗、低龄和合并动脉粥样硬化危险因素作为额外的风险改善因素[190]。此外，在众多研究中，神经纤维瘤病 1 型（NF1）已成为脑闭塞性疾病（尤其是烟雾病）发展的另一个重要危险因素。同样，放射损伤可引起大型脑动脉的纤维化，并产生烟雾病所特有的细小吻合代偿网络。在 Ullrich 等的一项被广泛引用的研究中，作者分析了 345 名因原发性 CNS 肿瘤接受 CRT 的儿童患者中烟雾病的发生率[191]，中位随访期为 4.5 年。使用连续的 MRI/MRA 检查，该研究确定了 12 例（3.5%）患者有烟雾病的影像学证据，12 名患者中有 9 名（75%）随后出现症状性卒中和/或癫痫发作。重要的是，这也是最早强调 NF1 是关键危险因素的研究之一。NF1 是一种导致神经纤维蛋白缺失的遗传性疾病，神经纤维蛋白是一种负调节 RAS 途径的 GTP 酶蛋白，但也在内皮中表达，当缺乏时可能导致损伤后异常的血管增殖[192]。在 NF1 患者中，Ullrich 等发现烟雾病潜伏期明显缩短，为 38 个月，而非 NF1 患者潜伏期为 55 个月。

基于质子的 RT 也可能带来显著的卒中风险，尽管其具有较少的脱靶效应。在 Kralik 等 2017 年的一项回顾性研究中，作者分析了 75 名接受过质子治疗原发性脑肿瘤的患儿队列[193]，中位随访期为 4.3 年。作者发现，6.7%（5/75 例）患者的 MRI 检查显示为大脑血管狭窄，中位发展时间为 1.5 年。5 名患者中有 4 人随后出现有临床意义的卒中。在 2018 年的一个大型病例系列中，Hall 等同样报道了质子治疗是脑血管病变的重要预测因子[194]。作者评估了 2006 年至 2015 年间接受质子治疗的 644 名原发性脑肿瘤患儿，中位随访时间为 3 年。该研究确定，血管病变的 3 年累积发病率为 6.4%，有临床意义的卒中/TIA 累积发病率为 2.6%，年龄是一个重要的危险因素，小于 5 岁的患者更易发生质子诱发的血管病变，这与早期文献报道相一致[195,196]。另一方面，烟雾病在质子治疗中描述较少，迄今为止只有少量病例报告[197-199]，1 例表现为急性间歇性左侧局灶性功能缺损确诊为颅后窝室管膜瘤的儿童,接受肿瘤全切除和质子治疗[198],MRI 显示出烟雾病的特征,包括豆纹动脉的扩张。

3.2.3　放疗后卒中样偏头痛发作

在成人和儿童患者中,已有接受 CRT 数年后卒中样偏头痛发作的报道,患者常在 CRT 后 2~10 年内出现类似偏头痛发作的神经症状[5,182],包括严重的复发性头痛、局灶性神经功能缺损和癫痫发作,这些体征最初都令人担心存在 CNS 肿瘤复发。然而,这些神经变化是短暂而可逆的。MRI 通常显示顶枕区皮质肿胀和增强效应,PET 显示高代谢,脑电图提示为弥漫性的慢波改变。确切的病理生理学基础尚不清楚,但已经提出了 CRT 诱导的血管病变、三叉神经血管系统损伤和离子通道缺陷等学说[5,182]。无论其潜在的机制如何,这种疾病通常出现较晚,并且在完全自发消退之前只持续数周。虽然 CNS 器质性损伤并未发生,但上述情况应密切关注,以便为相应患者提供安慰性指导并限制不必要的干预措施。

3.2.4　血管畸形:海绵状畸形和动脉瘤

光子 RT 后的血管畸形是一种儿童比成人更常见的并发症[201,202]。放射性损伤会影响易破裂血管的完整性,这些畸形通常表现为脑内海绵状畸形(intracerebral cavernous malformation,ICM)、动脉瘤和毛细血管扩张。ICM 是已知的放疗晚期并发症,病理表现为扩张的血管窦,由单层内皮细胞包裹,中间没有脑实质。据报道,ICM 在一般人群中的自然患病率小于 0.5%~0.6%,但在 CRT 后明显升高[203]。在 Gastelum 等 2015 年的一项大型回顾性研究中,作者根据影像学证据评估了 1980 年至 2009 年期间接受 CRT 的儿童 ICM 发生率[203]。在这项针对 362 名患者的单一机构研究中,发现 10 名患者在影像学上表现为 ICM,中位发病时间为 CRT 后 12 年,10 年累积发病率为 3%。同样,在德国的另一个大型回顾性研究中,作者分析了 1980 年至 2003 年间接受 CRT 的所有患儿[204],包括 171 名因一系列恶性肿瘤接受 CRT 的原发性脑肿瘤和白血病患者,以及因移植接受全身放射治疗(total body irradiation,TBI)的患者。近 5% 的患者出现 ICM,平均潜伏期为 14.6 年,与其他研究一致,CRT 后 10 年的累积发生率为 3.8%。有趣的是,没有一个患者出现 ICM 相关的并发症或颅内出血,一部分患者进行了预防性手术切除。在风险因素分析中,令人惊讶的是,大多数 ICM 患者在 10 岁以内接受了 CRT。在这个队列中,10 年的累积发病率几乎翻了一番,达到 7%,这突出表明年轻是 ICM 发展的一个关键预测因素。在另一项值得注意的研究中,Heckl 等评估了所有不分年龄或初次确诊的 189 例 ICM 病例,发现 40 名患者接受 CRT[205]。值得注意的是,这些患者中绝大多数在儿童时期接受了 CRT,而且 63% 的患者在 10 岁以内接受了 CRT。虽然 ICM 由脆弱的血管组成,但很少有引起颅内出血的报道,可能由于早期手术切除病灶。动脉瘤是另一种血管并发症,虽然远不如 ICM 常见,但它们与更高的死亡率有关,并且容易发生危及生命的破裂。动脉瘤通常出现在首次 CRT 后 10 年以上,急性发作动脉瘤性蛛网膜下腔出血后的死亡率大于 40%[206]。最后,小血管疾病(如脑微出血)也与先前的 CRT 有关。脑微出血患者通常表现出较差的神经认知结果,

包括执行功能,特别是对于局限于额叶或颞叶内的微出血患者[207]。对基于质子的 CRT 及其相关的血管畸形的发生率知之甚少,但如前所述,在脑大动脉中已经发现了具有卒中样表现的血管病变。

3.2.5　内分泌疾病

RT 后内分泌异常很常见,下丘脑-垂体中央轴对放射非常敏感,尤其是下丘脑,甚至在剂量低至 18~24Gy 时即可出现损伤[208]。垂体的敏感性稍低,生长激素(growth hormone,GH)、促甲状腺激素、促肾上腺皮质激素(adrenocorticotropic hormone,ACTH)和促性腺激素等缺陷在剂量大于 50Gy 时出现[179]。在儿童癌症患者中,内分泌紊乱不仅直接影响生长、能量和青春期的成熟,而且对正常的社会心理/行为发展也有深远的影响。

(1) 生长激素缺乏症: 生长激素缺乏症(growth hormone deficiency,GHD)是最常见的 CRT 相关内分泌疾病[179],临床上,患者表现的主要特征包括生长速度减慢、骨骼成熟延迟和药物促分泌剂对 GH 的刺激不足。在早期所有涉及 24Gy 全脑 CRT 的研究中,研究人员发现患者与其年龄匹配的同龄人之间存在明显的身高差异[209]。Katz 等评估了 51 名接受 CNS 预防照射的长期存活患者身高,发现线性生长显著受损[209]。51 例患者平均成年时身高比一般人群低一个多标准差。同样,在一项早期研究中,对 46 名接受脑和脊髓放疗的 ALL 患者进行了为期 6 年的随访,并接受了一系列的 GH 评估[210],作者发现,超过 71% 的患者身高比平均水平低一个标准差,大多数患者表现出部分或完全的 GH 缺乏。有趣的是,其余在测试中没有 GH 异常的患者平均身高也明显低于一般人群。作者将这一观察结果归因于 GH 激发试验的局限性,因为尽管测试结果正常,但这些患者中的一部分在之后的治疗中对 GH 替代有反应。CRT 诱导的 GHD 的独特特征是自发性 GH 分泌减少,并在药理学分析中保留 GH 峰值反应[211]。在基于 COG 的标准风险 ALL 方案将 CRT 从 CNS 预防治疗中移除后,ALL 患者的 GH 缺乏情况明显减少。然而,对于 CNS 肿瘤来说,CRT 仍然是治疗的主要手段。文献指出,多达 95% 的儿童脑肿瘤患者罹患 GHD[212,213]。在 2011 年的一项前瞻性研究中,Merchant 等对接受适形放疗的 192 名儿童患者进行了内分泌测试[214],从 CRT 开始 6~60 个月之间提供间歇性 GH 刺激试验。作者发现 CRT 确实是 GHD 以及下丘脑损伤的关键预测因子,而且作者确定,在下丘脑接受超过 16Gy 剂量的治疗后,CRT 5 年后的 GHD 风险超过 50%。不出意外的是,一些研究证实了增加照射剂量和将下丘脑包含在照射范围内将导致 GHD 发生的风险增高[215,216]。在一项由 Gurney 等进行的大型儿童癌症患者研究中,作者获得了 921 名在儿童期患脑肿瘤的成年患者的治疗记录和调查结果[217]。大约 40% 的成年期身高明显低于正常平均水平。患病年龄小是另一个重要的风险因素,当按年龄分层时,在 5 岁之前接受 CNS 恶性肿瘤治疗的成年人,53% 身高处于正常身高倒数 10% 的水平。正如 ALL 相关的研究所示,下丘脑放射治疗和 CRT 的治疗剂量与成人身材矮小密切相关。事实上,下丘脑垂体轴(hypothalamic-pituitary axis,HPA)接受 20Gy 或更高剂量的 RT 后发生身材矮小的风

险将增加 3 倍,剂量大于 60Gy 后风险将增加 5 倍[218,219]。还有很多其他原因导致儿童癌症患者生长发育不良,包括营养不良、化疗、其他内分泌疾病、青春期提前以及脊柱放疗引起的脊柱发育迟缓。特别是脊柱放疗可以引起严重的椎体损伤,尤其是青春期脊柱生长加速时期进行的 RT[220]。

GH 替代治疗是 GHD 的治疗中最重要的部分。虽然 GH 替代治疗可以提高生长速度,但它并不能完全逆转放疗带来的生长障碍。一般来说,接受治疗的儿童的最终身高,仍然低于预期同龄人身高。当将这些儿童与特发性 GHD(idiopathic GHD,iGHD)患者进行比较时也是如此。在辉瑞国际生长研究小组进行的一项研究中,研究人员分析了接受髓母细胞瘤(medulloblastoma,MB)治疗的儿童与患有 iGHD 儿童对 GH 的反应[221]。尽管进行了 GH 治疗,与 iGHD 的队列相比,MB 患者的最终身高仍显著低于患有 iGHD 的队列[221]。为了改善身高劣势,还使用了促性腺激素释放激素(gonadotropin-releasing hormone,GnRH)类似物和 GH 替代治疗。Adan 等在 2000 年的一份报告中首次分析了 GH 和 GnRH 联合治疗的疗效[222]。该研究纳入了 56 名随机挑选的儿童癌症初诊患者,他们在 1986 年至 1997 年期间接受了 CRT 和 GH 替代治疗以及 GnRH 类似物的治疗[222]。与未接受治疗的个体相比,患者成年后的身高有显著改善。身高的改善归因于 GHD 的早期检测、替代疗法的迅速启动以及 GnRH 类似物的联合应用。然而,这个队列的最终身高仍然没有达到人群标准。总的来说,有理由得出这样的结论,尽管进行了 GH 替代治疗,接受 CRT 的 GHD 儿童的最终身高将低于正常预测身高。

从历史上看,由于诱导疾病复发或继发性恶性肿瘤等安全性问题,关于 GH 的使用一直存在很多争议。早期的研究报告称,接受 GH 治疗的儿童患者白血病发病率升高[223-225]。然而,许多随访研究的结果已经否定了这一结论[226-228]。大型队列随访研究也没有发现白血病发病率升高或者脑肿瘤复发[229-231]。另一方面,发生继发性恶性肿瘤的风险不明确。有数据表明,继发恶性肿瘤风险增高不明显,特别是脑膜瘤,但由于事件数量较少,数据存在统计学偏倚。总体而言,癌症患者使用 GH 被认为是安全的[232,233]。然而,有一种常见的做法是将生长激素治疗推迟到症状缓解后至少 1 年,因为在治疗结束后的第 1 年,复发的风险通常最高。

(2) 促性腺激素缺乏症:第二常见的临床显著性内分泌疾病是促性腺激素缺乏症。这种激素异常的临床表现似乎高度依赖于 RT 剂量,剂量超过 50Gy 会导致 GnRH 分泌缺乏,而 20~50Gy 范围内的低剂量至中等剂量的放疗反而会导致青春期提前[179,234]。当 ALL 患者以 24Gy 的剂量进行 CNS 预防放射治疗时,常常发现有青春期提前的情况,女孩尤其多见[234,235]。当患者接受 30~50Gy 范围内的较高剂量 RT 时,性别的差异不再明显[236]。文献指出,下丘脑皮层负反馈的停止是导致青春期提前的原因[234]。另一方面,当 RT 剂量超过 50Gy 时,可以看到下丘脑-垂体-性腺轴受到了绝对抑制。GnRH 缺乏症的临床表现广泛,可以从性激素的轻微下降到循环激素的严重下降,导致严重的性早熟和第二性征发育。

(3) 促肾上腺皮质激素缺乏症:CRT 后儿童 ACTH 缺乏症很罕见,但由于其潜在危及生命的并发症值得密切关注。情况严重时,ACTH 缺乏症可表现为血压不稳定、器官灌注不足、低血糖或对全身性疾病产生生理反应的能力受损,照射剂量的增加会导致该疾病的发病率增加。ALL 患者进行剂量为 18~24Gy 的低剂量 RT 预防治疗时,几乎没有观察到与 RT 相关的 ACTH 缺乏症。然而,当对脑肿瘤患者进行更高剂量的 RT 时,可以观察到 ACTH 缺乏症的检出概率增加[213,234,237]。这种情况常表现为晚期反应,常在 CRT 后 10 年以上的患者中被发现。所以建议密切监测该并发症并持续到成年期。治疗包括激素替代治疗,例如氢化可的松,为维持生理水平,在疾病期间可以使用更高的剂量。

(4) 甲状腺功能减退症:甲状腺功能减退症是 RT 的另一个并发症,临床表现包括一系列代谢紊乱,从生长障碍到体重增加、神经行为障碍以及学校表现和学业成绩不佳。中枢性及原发性甲状腺功能减退均可见,但每一种均由不同的 RT 方式(颅脑与脊髓)治疗后引起。下丘脑-垂体-甲状腺轴具有相对的耐放射性,中枢性甲状腺功能减退只有在放疗剂量超过 50Gy 时才会出现明显临床症状。ALL 患者进行剂量为 24Gy 的 CRT 后可见甲状腺功能障碍,但临床症状较轻微,一般通过游离甲状腺素(游离 T_4)、甲状腺素(T_4)和三碘甲状腺原氨酸(T_3)等实验室检验进行检测[220]。相比之下,中枢性甲状腺减退症与脑肿瘤患儿有临床相关性。在 Rose 等一项被引用广泛的研究中,作者跟踪了 208 名多种肿瘤病史的儿童癌症患者,包括脑肿瘤、头颈部癌症和 ALL[238]。该研究发现,大约 50% 的鞍区或鼻咽肿瘤患者和大约 35% 的幕上或颅后窝肿瘤患者表现出甲状腺功能减退,其发病率与颅脑总照射剂量显著相关。确诊后进行 30Gy 以上 RT 的患者,甲状腺功能减退的 10 年累计发病率为 39%,如果治疗剂量为 15~29Gy,其累计发病率仅为 8%[238]。原发性甲状腺功能减退相对更常见,一般是因位于 CSI 照射范围内的甲状腺受损导致。CSI 是髓母细胞瘤治疗的基础,可以减轻肿瘤经软脑膜播散的风险,这组儿童中发生原发性甲状腺功能减退的概率较大。据报道,CSI 后髓母细胞瘤患者发生原发性甲状腺功能减退的概率为 20%~60%[239,240]。甲状腺素替代是主要的治疗方法,其耐受性通常很好。适当的甲状腺素治疗通常可以改善症状,然而,甲状腺功能减退导致线性生长的逆转和神经系统并发症等方面的症状可否改善尚存在争议。另外,在低-中治疗剂量范围中,甲状腺癌的风险随着 RT 剂量的增加而出现成比例的升高,但在较高治疗剂量下,风险趋于平稳。事实上,在大于 30Gy 的高剂量治疗下,癌症风险下降,这是放疗诱导的不可修复损伤或细胞死亡的反映[212]。大多数甲状腺癌为成熟乳头状癌,其发病时间通常在治疗后的 5 年以上[241,242]。

(5) 肥胖:肥胖是 CRT 后癌症患者中普遍观察到的晚期反应。其机制是多因素的,主要归因于下丘脑肥胖、未治疗的 GHD 和糖皮质激素治疗。对下丘脑的直接细胞损伤,特别是对下丘脑腹内侧核(ventromedial hypothalamus,VMH)的直接细胞损伤,会导致能量摄入和消耗失调。在 Lustig 等 1999 年的一项研究中发现,与人群正常水平相比,确诊脑肿瘤 10 年后的患者 BMI 显著增加[243],主要危险因素包括下丘脑损伤、CRT 剂量大于 50Gy 以及治疗时年龄较小[244]。下丘脑肥胖的影响可能会导致普遍的身体和社会影响。鉴于 VMH 损伤导致的高胰岛素血症与摄食过量之间的关系，奥曲肽作为生长抑素类似物已在儿童脑肿瘤患者中进行了试验，结果令人鼓舞。在 2003 年的一项随机安慰剂对照试验中，研究人员发现奥曲肽治疗改善了患者的 BMI，治疗组的 BMI 平均降低了 0.2，而安慰剂组平均升高了 2.2[245]。

为了减轻光子照射引起的这些不良内分泌疾病，质子 CRT 因其组织保护特性而日益受到青睐，质子 CRT 引起的晚期内分泌效应较少。Eaton 等的一份报告指出，与基于光子的 CRT 相比，在接受基于质子的 CRT 患者中，最终身高的改善与甲状腺功能减退症和性激素缺乏症的发生率的降低间存在统计学上的显著相关性[246]。然而，质子治疗并没有消除所有与照射相关的晚期内分泌缺陷，特别是 GHD。

3.2.6　继发恶性肿瘤

随着晚期抗肿瘤治疗后的生存率改善，与治疗相关的继发性恶性肿瘤发病率也随之增加。这些继发性癌症与原发肿瘤复发不同，现在已经成为癌症患者发病和死亡的主要原因[124,247]。CRT 后可以导致继发性 CNS 恶性肿瘤，具体来说，CRT 增加了继发性脑膜瘤、恶性胶质瘤和胚胎肿瘤的风险[247,248]。十余年前，部分 CCSS 研究强调 RT 是继发肿瘤的关键因素。Friedman 等进行了一项大型研究，其中涵盖了 CCSS 队列中的 14 359 名患者，发现所有继发肿瘤的 30 年累计发病率总计为 20.5%[249]。在该组中，1 402 名患者共罹患了 2 703 个肿瘤，其中 9.6% 是 CNS 肿瘤。在这些 CNS 肿瘤中，脑膜瘤和胶质瘤的发生率最高。将继发恶性肿瘤按照病理类型进行分类，发现脑膜瘤的 30 年累计发病率为 3.1%，髓母细胞瘤的比例最高，达到了 16.4%。在所有的继发肿瘤中，RT 均为关键的影响因素（RR 2.7）。与早期的 CCSS 队列的巢式病例对照研究一致，Neglia 等调查了 14 361 名长期存活患者 CNS 继发恶性肿瘤的发生率，并对 RT 剂量与风险的关系进行了详细评估后发现[250]，最常见的肿瘤是脑膜瘤（n=66）、胶质瘤（n=40）和原始神经外胚层肿瘤（n=6）。发展为神经胶质瘤的中位时间为 9 年，但发展为脑膜瘤的潜伏期比较长，中位时间为 17 年。照射剂量与 CNS 肿瘤发生率之间也存在着线性相关性。对于脑膜瘤和胶质瘤，OR 在治疗量为 30~44Gy 的时候达到峰值（脑膜瘤的 OR 为 96.3，胶质瘤的 OR 为 21），这与后来的结果一致[251]。在 Bowers 等 2013 年的一项回顾性 meta 分析中，研究者发现脑膜瘤和高级别胶质瘤是最常见的继发性肿瘤，其中几乎所有患者（95%~100%）都有明确的颅脑放疗史[252]。

鉴于对继发性肿瘤风险和 RT 剂量之间的认识不断提高，对于低/标准风险的患者，有减少 CRT 剂量或完全取消 CRT 的趋势。在 2017 年的一项大型 CCSS 研究中，Turcotte 等评估了抗肿瘤治疗的变化趋势以及与继发性癌症发病率的时间相关性，发现由于治疗方法的改变，继发肿瘤的风险显著降低[253]。作者对 1970 年至 1999 年间确诊的 23 603 名患者进行了回顾性多中心队列分析，平均随访时间为 20.5 年。分析显示，70 年代接受治疗的患者（2.1%）与 90 年代接受治疗的患者（1.3%）在继发肿瘤的 15 年累计发病率上存在有明显的差异。对于所有的继发性癌症来说，包括脑膜瘤，治疗时间每增加 5 年，RR 都会相应地下降。

对于出现继发性肿瘤的儿童癌症患者来说，遗传易感性在其中起到了关键的作用。许多易感综合征会增加 CRT 后继发脑肿瘤的风险。罹患 NF1 或 NF2、von Hippel-Lindau 病、Li-Fraumeni 综合征、Gorlin 综合征以及毛细血管扩张性共济失调等疾病的患者对 RT 敏感[254,255]，很多都与 DNA 修复的缺陷有关，从而可能导致细胞发生恶性转化。辐射会诱发大量双链断裂，可能会压垮已经存在缺陷的 DNA 修复系统。最近，用于识别易感综合征儿童并进行早期检测的努力越来越受到重视。2017 年，美国癌症研究协会（American Association for Cancer Research，AACR）的儿童癌症工作组召集了一个大型跨国医疗专业人员团队并发布了一套共识指南，旨在将易感综合征儿童早期检测的方法标准化[256]。然而，对于有并发或者既往有原发恶性肿瘤病史的儿童，指南中并没有提及治疗的调整或对于继发性癌症风险的影响。作者强调，在这些特殊的病例中，治疗和后续的监测是高度个性化的，其主要取决于潜在的疾病以及接受的原发癌症治疗。

3.3　造血干细胞移植（HSCT）

HSCT 导致的晚期神经系统并发症少见，主要与慢性 GVHD 的发展有关。慢性 GVHD 由供体 T 细胞攻击宿主组织抗原和多器官损伤（包括皮肤、胃肠道、肝脏和肺部）介导[79,257]。已知慢性 GVHD 会影响神经系统，然而，其神经系统后遗症在周围神经系统（peripheral nervous system，PNS）中表现最为明显[79,258,259]。由于存在混杂因素（例如细胞毒性药物治疗史、放疗史和感染史），难以将慢性 GVHD 作为首要病因。神经系统表现发生于移植后数月，与慢性 GVHD 基本同时发生[79,258]，不过大多数文献的数据都是来源于成年癌症患者[258-260]。

GVHD 的 PNS 表现是一种公认的现象[258]。慢性 GVHD 可累及 PNS 包括神经束、神经鞘和神经节到神经肌肉接头和相关肌肉筋膜在内的所有解剖结构。据报道，慢性 GVHD 可导致一些疾病的发生，包括免疫介导的神经病变（如吉兰-巴雷综合征）、神经肌肉接头疾病（如重症肌无力和肌病）、多发性肌炎和肌病[258]。然而，在 2014 年美国国立卫生研究院（National Institutes of Health，NIH）对慢性 GVHD 的共识标准中，只有周围神经病变、多发性肌炎和肌病被认为是由慢性 GVHD 引起的明显神经系统后遗症[261]。

相反，GVHD 的 CNS 受累存在争议。尽管 CNS 的临床表现未纳入 2014 年 NIH 评分标准，但一些其他组织却将 CNS 并发症归因于慢性 GVHD。Openshaw 等和 Grauer 等都提出了一套诊断标准，以明确潜在的 GHVD 相关 CNS 改变[258,259]，这些指南考虑了慢性 GVHD 伴有无法以其他方式解释的神经系统症状、异常的脑部 MRI、脑脊液检查异常（如免疫球蛋白增多症）以及对免疫抑制治疗的反应[258]。虽然明确的诊断需要组织学上发现 GVHD 诱导的改变，但这很少获得证实。慢性 GVHD 的神经系统症状可能差异较大，可表现为一系列的疾病，包括脑病、癫痫发作、脑血管疾病、脱髓鞘疾病、局灶性神经功能缺损和免疫介导的脑炎[79,258,260]。脑部 MRI 常显示多灶性白质改变、缺血性梗死区域和小出血[79]。

针对神经系统症状的治疗重点在于控制潜在的 GVHD，这通常需要糖皮质激素、钙调磷酸酶抑制剂以及较新的免疫调节疗法[79,258]。神经系统并发症可能随着治疗而改善，然而，慢性 GVHD 是死亡率和发病率增加的重要因素。Kang 等 2015 年进行了一项研究，共评估了 383 名接受同种异体移植的儿童患者，随后发现有 70 名患者出现了神经系统并发症[76]，其中三分之一的患者在移植后 100 天以上出现症状。在对死亡率关键预测因素的多变量分析中明确，广泛的慢性 GVHD 是一个具有统计学意义的危险因素，危害风险为 5.98。

3.4　新型药物：免疫疗法

免疫疗法和靶向治疗的出现标志着癌症个性化治疗的新时代。这些疗法具有显著的治愈潜力，前提是存在明确的靶点。然而，这些方案仍处于起步阶段，与我们在传统药物、XRT 和 BMT 方面的丰富经验相比，新型疗法的长期耐受性在很大程度上是未知的[262,263]。在我们实施靶向治疗的有限经验中，儿童患者已经发现了少量潜在的晚期影响，包括内分泌异常（主要是甲状腺和骨矿物质代谢）、心肌病和慢性免疫抑制[262]。然而，要全面了解晚期效应及其对儿童神经认知发育和心理行为成熟度的影响，需要进行纵向随访。目前正在进行几项 Ⅰ／Ⅱ 期 SIOP 和 COG 试验，目的是研究新疗法的耐受性和疾病反应，来自这些队列的长期随访数据将是不可或缺的。同样显而易见的是，为了准确评估晚期效应，有必要对儿童进行严格的、充分有效的前瞻性临床试验，以评估慢性并发症和随时间产生的神经系统变化。幸运的是，此方面取得了协调一致的进展。FDA 最近授权，鼓励课题资助者和研究者纳入晚期效应相关的研究目标，特别是细胞治疗和基因治疗产品[264]。未来了解新药的晚期效应可以更全面的掌握治疗风险和益处，并帮助患者和家庭更好的处理新旧治疗方式之间的复杂关系。

4　结　　论

癌症研究的显著突破促进了其有效治疗方法的发展。令人兴奋的是，这些科学上和医学上的突破已经导致患有恶性肿瘤的儿童和青年人的总生存期显著提高。在不到 30 年的时间里，儿童癌症的 5 年平均生存率从 20 世纪 70 年代的 50% 上升到现在的 80% ～ 85% 以上[1,2,265]。然而，随着存活率的上升，治疗中出现急性和晚期并发症的患者数量也有所增加。在儿童中，神经系统特别容易受到毒物的影响，这些毒性因素可能导致毁灭性的、甚至是不可逆转的后果。潜在神经损伤的广度可以影响儿童生活的各个方面，从身体成长到心理障碍，所有这些都可以持续到成年。随着治疗方法的改进和儿童癌症患者人数的增加，了解治疗的急性和晚期效应以及有效的患者管理变得越来越重要。未来的研究将需要关注急性治疗后的神经系统变化，以及这些变化如何影响长期的神经认知发育和生活质量。这类研究在新的治疗模式（如靶向和免疫治疗）的制定中具有特别重要的意义，以推动目前这些治疗方式的不断改进。

（孙晓祎、孙军委　译，阚志生、左赋兴　审校）

参考文献

1. Siegel RL, Miller KD, Jemal A. Cancer statistics, 2020. *CA Cancer J Clin.* 2020;70(1):7–30.
2. Howlader N, Noone A, Krapcho M, et al. *SEER Cancer Statistics Review, 1975–2018.* Bethesda, MD: National Cancer Institute; 2018:1–12.
3. Siegel RL, Miller KD, Jemal A. Cancer statistics, 2018. *CA Cancer J Clin.* 2018;68(1):7–30.
4. Giglio P, Gilbert MR. Neurologic complications of cancer and its treatment. *Curr Oncol Rep.* 2010;12(1):50–59.
5. Sun LR, Cooper S. Neurological complications of the treatment of pediatric neoplastic disorders. *Pediatr Neurol.* 2018;85:33–42.
6. Reddy AT, Witek K. Neurologic complications of chemotherapy for children with cancer. *Curr Neurol Neurosci Rep.* 2003;3(2):137–142.
7. Neil EC, Hanmantgad S, Khakoo Y. Neurological complications of pediatric cancer. *J Child Neurol.* 2016;31(12):1412–1420.
8. Armstrong C, Sun LR. Neurological complications of pediatric cancer. *Cancer Metastasis Rev.* 2020;1–21.
9. Leke R, Oliveira D, Schmidt A, et al. Methotrexate induces seizure and decreases glutamate uptake in brain slices: prevention by ionotropic glutamate receptors antagonists and adenosine. *Life Sci.* 2006;80(1):1–8.
10. Bhojwani D, Sabin ND, Pei D, et al. Methotrexate-induced neurotoxicity and leukoencephalopathy in childhood acute lymphoblastic leukemia. *J Clin Oncol.* 2014;32(9):949.
11. Cheung YT, Khan RB, Liu W, et al. Association of cerebrospinal fluid biomarkers of central nervous system injury with neurocognitive and brain imaging outcomes in children receiving chemotherapy for acute lymphoblastic leukemia. *JAMA Oncol.* 2018;4(7), e180089.
12. Mahoney Jr DH, Shuster JJ, Nitschke R, et al. Acute neurotoxicity in children with B-precursor acute lymphoid leukemia: an association with intermediate-dose intravenous methotrexate and intrathecal triple therapy—a Pediatric Oncology Group study. *J Clin Oncol.* 1998;16(5):1712–1722.
13. Singh G, Rees JH, Sander JW. Seizures and epilepsy in oncological practice: causes, course, mechanisms and treatment. *J Neurol Neurosurg Psychiatry.* 2007;78(4):342–349.
14. Steeghs N, De Jongh F, Smitt PS, Van den Bent M. Cisplatin-induced encephalopathy and seizures. *Anticancer Drugs.* 2003;14(6):443–446.
15. Hurwitz RL, Mahoney Jr DH, Armstrong DL, Browder TM. Reversible encephalopathy and seizures as a result of conventional vincristine administration. *Med Pediatr Oncol.* 1988;16(3):216–219.
16. Lennon AS, Norales G, Armstrong MB. Cardiac arrest and possible seizure activity after vincristine injection. *Am J Health Syst Pharm.* 2012;69(16):1394–1397.
17. Mahapatra M, Kumar R, Choudhry VP. Seizures as an adverse drug reaction after therapeutic dose of vincristine. *Ann Hematol.* 2007;86(2):153–154.
18. Eiden C, Palenzuela G, Hillaire-buys D, et al. Posaconazole-increased vincristine neurotoxicity in a child: a case report. *J Pediatr Hematol Oncol.* 2009;31(4):292–295.
19. van Schie RM, Brüggemann RJ, Hoogerbrugge PM, Te Loo D. Effect of azole antifungal therapy on vincristine toxicity in childhood acute lymphoblastic leukaemia. *J Antimicrob Chemother.* 2011;66(8):1853–1856.
20. Hamdy DA, El-Geed H, El-Salem S, Zaidan M. Posaconazole-vincristine coadministration triggers seizure in a young female adult: a case report. *Case Rep Hematol.* 2012;2012.
21. Goyal G, Bhatt VR. L-asparaginase and venous thromboembolism in acute lymphocytic leukemia. *Future Oncol.* 2015;11(17):2459–2470.
22. Truelove E, Fielding A, Hunt B. The coagulopathy and thrombotic risk associated with L-asparaginase treatment in adults with acute lymphoblastic leukaemia. *Leukemia.* 2013;27(3):553–559.
23. Caruso V, Iacoviello L, Di Castelnuovo A, et al. Thrombotic complications in childhood acute lymphoblastic leukemia: a meta-analysis of 17 prospective studies comprising 1752 pediatric patients. *Blood.* 2006;108(7):2216–2222.
24. Klaassen IL, Lauw MN, Fiocco M, et al. Venous thromboembolism

in a large cohort of children with acute lymphoblastic leukemia: risk factors and effect on prognosis. *Res Pract Thromb Haemost.* 2019;3(2):234–241.

25. Qureshi A, Mitchell C, Richards S, Vora A, Goulden N. Asparaginase-related venous thrombosis in UKALL 2003-re-exposure to asparaginase is feasible and safe. *Br J Haematol.* 2010;149(3):410–413.

26. Ajithkumar T, Parkinson C, Shamshad F, Murray P. Ifosfamide encephalopathy. *Clin Oncol.* 2007;19(2):108–114.

27. Feyissa AM, Tummala S. Ifosfamide related encephalopathy: the need for a timely EEG evaluation. *J Neurol Sci.* 2014;336(1–2):109–112.

28. Taupin D, Racela R, Friedman D. Ifosfamide chemotherapy and nonconvulsive status epilepticus: case report and review of the literature. *Clin EEG Neurosci.* 2014;45(3):222–225.

29. Kataria PS, Kendre PP, Patel AA. Ifosfamide-induced encephalopathy precipitated by aprepitant: a rarely manifested side effect of drug interaction. *J Pharmacol Pharmacother.* 2017;8(1):38.

30. Howell JE, Szabatura AH, Hatfield Seung A, Nesbit SA. Characterization of the occurrence of ifosfamide-induced neurotoxicity with concomitant aprepitant. *J Oncol Pharm Pract.* 2008;14(3):157–162.

31. Ide Y, Yanagisawa R, Kubota N, et al. Analysis of the clinical characteristics of pediatric patients who experience ifosfamide-induced encephalopathy. *Pediatr Blood Cancer.* 2019;66(12), e27996.

32. Szabatura AH, Cirrone F, Harris C, et al. An assessment of risk factors associated with ifosfamide-induced encephalopathy in a large academic cancer center. *J Oncol Pharm Pract.* 2015;21(3):188–193.

33. Kettle JK, Grauer D, Folker TL, O'Neal N, Henry DW, Williams CB. Effectiveness of exogenous albumin administration for the prevention of ifosfamide-induced encephalopathy. *Pharmacotherapy.* 2010;30(8):812–817.

34. Pelgrims J, De Vos F, Van den Brande J, Schrijvers D, Prové A, Vermorken J. Methylene blue in the treatment and prevention of ifosfamide-induced encephalopathy: report of 12 cases and a review of the literature. *Br J Cancer.* 2000;82(2):291–294.

35. Baker WJ, Royer Jr GL, Weiss RB. Cytarabine and neurologic toxicity. *J Clin Oncol.* 1991;9(4):679–693.

36. Herzig RH, Hines JD, Herzig GP, et al. Cerebellar toxicity with high-dose cytosine arabinoside. *J Clin Oncol.* 1987;5(6):927–932.

37. Pellier I, Leboucher B, Rachieru P, Ifrah N, Rialland X. Flushing out of cerebrospinal fluid as a therapy for acute cerebellar dysfunction caused by high dose of cytosine arabinoside: a case report. *J Pediatr Hematol Oncol.* 2006;28(12):837–839.

38. Dotson JL, Jamil MO. Successful treatment of cytarabine-related neurotoxicity with corticosteroids, a case series. *Int J Hematol.* 2018;108(5):554–557.

39. Malhotra P, Mahi S, Lal V, Kumari S, Jain S, Varma S. Cytarabine-induced neurotoxicity responding to methyl prednisolone and research, Chandigarh, India. *Am J Hematol.* 2004;77(4):416.

40. Anastasopoulou S, Eriksson MA, Heyman M, et al. Posterior reversible encephalopathy syndrome in children with acute lymphoblastic leukemia: clinical characteristics, risk factors, course, and outcome of disease. *Pediatr Blood Cancer.* 2019;66(5), e27594.

41. Morris EB, Laningham FH, Sandlund JT, Khan RB. Posterior reversible encephalopathy syndrome in children with cancer. *Pediatr Blood Cancer.* 2007;48(2):152–159.

42. Khan SJ, Arshad AA, Fayyaz MB, Ud Din Mirza I. Posterior reversible encephalopathy syndrome in pediatric cancer: clinical and radiologic findings. *J Glob Oncol.* 2017;4:1–8.

43. Raman R, Devaramane R, Jagadish GM, Chowdaiah S. Various imaging manifestations of posterior reversible encephalopathy syndrome (PRES) on magnetic resonance imaging (MRI). *Pol J Radiol.* 2017;82:64.

44. de Laat P, te Winkel ML, Devos A, Catsman-Berrevoets C, Pieters R, van den Heuvel-Eibrink M. Posterior reversible encephalopathy syndrome in childhood cancer. *Ann Oncol.* 2011;22(2):472–478.

45. Park SB, Goldstein D, Krishnan AV, et al. Chemotherapy-induced peripheral neurotoxicity: a critical analysis. *CA Cancer J Clin.* 2013;63(6):419–437.

46. Gilchrist L. Chemotherapy-induced peripheral neuropathy in pediatric cancer patients. In: *Paper presented at: Seminars in Pediatric Neurology*; 2012.

47. Mora E, Smith EML, Donohoe C, Hertz DL. Vincristine-induced

48. Kandula T, Park SB, Cohn RJ, Krishnan AV, Farrar MA. Pediatric chemotherapy induced peripheral neuropathy: a systematic review of current knowledge. *Cancer Treat Rev.* 2016;50:118–128.

49. McDonald ES, Randon KR, Knight A, Windebank AJ. Cisplatin preferentially binds to DNA in dorsal root ganglion neurons in vitro and in vivo: a potential mechanism for neurotoxicity. *Neurobiol Dis.* 2005;18(2):305–313.

50. Staff NP, Grisold A, Grisold W, Windebank AJ. Chemotherapy-induced peripheral neuropathy: a current review. *Ann Neurol.* 2017;81(6):772–781.

51. Argyriou AA, Polychronopoulos P, Iconomou G, Chroni E, Kalofonos HP. A review on oxaliplatin-induced peripheral nerve damage. *Cancer Treat Rev.* 2008;34(4):368–377.

52. Jain P, Gulati S, Seth R, Bakhshi S, Toteja G, Pandey R. Vincristine-induced neuropathy in childhood ALL (acute lymphoblastic leukemia) survivors: prevalence and electrophysiological characteristics. *J Child Neurol.* 2014;29(7):932–937.

53. Brock PR, Knight KR, Freyer DR, et al. Platinum-induced ototoxicity in children: a consensus review on mechanisms, predisposition, and protection, including a new International Society of Pediatric Oncology Boston ototoxicity scale. *J Clin Oncol.* 2012;30(19):2408.

54. Sheth S, Mukherjea D, Rybak LP, Ramkumar V. Mechanisms of cisplatin-induced ototoxicity and otoprotection. *Front Cell Neurosci.* 2017;11:338.

55. Brooks B, Knight K. Ototoxicity monitoring in children treated with platinum chemotherapy. *Int J Audiol.* 2018;57(Suppl. 4):S62–S68.

56. Knight KRG, Kraemer DF, Neuwelt EA. Ototoxicity in children receiving platinum chemotherapy: underestimating a commonly occurring toxicity that may influence academic and social development. *J Clin Oncol.* 2005;23(34):8588–8596.

57. Peleva E, Emami N, Alzahrani M, et al. Incidence of platinum-induced ototoxicity in pediatric patients in Quebec. *Pediatr Blood Cancer.* 2014;61(11):2012–2017.

58. Knight KR, Chen L, Freyer D, et al. Group-wide, prospective study of ototoxicity assessment in children receiving cisplatin chemotherapy (ACCL05C1): a report from the Children's Oncology Group. *J Clin Oncol.* 2017;35(4):440.

59. Clemens E, de Vries AC, Pluijm SF, et al. Determinants of ototoxicity in 451 platinum-treated Dutch survivors of childhood cancer: a DCOG late-effects study. *Eur J Cancer.* 2016;69:77–85.

60. Ross CJ, Katzov-Eckert H, Dubé M-P, et al. Genetic variants in TPMT and COMT are associated with hearing loss in children receiving cisplatin chemotherapy. *Nat Genet.* 2009;41(12):1345–1349.

61. Tserga E, Nandwani T, Edvall NK, et al. The genetic vulnerability to cisplatin ototoxicity: a systematic review. *Sci Rep.* 2019;9(1):3455.

62. Wheeler HE, Gamazon ER, Frisina RD, et al. Variants in WFS1 and other Mendelian deafness genes are associated with cisplatin-associated ototoxicity. *Clin Cancer Res.* 2017;23(13):3325–3333.

63. Nageswara Rao AA, Wallace DJ, Billups C, Boyett JM, Gajjar A, Packer RJ. Cumulative cisplatin dose is not associated with event-free or overall survival in children with newly diagnosed average-risk medulloblastoma treated with cisplatin based adjuvant chemotherapy: report from the Children's Oncology Group. *Pediatr Blood Cancer.* 2014;61(1):102–106.

64. Freyer DR, Brock PR, Chang KW, et al. Prevention of cisplatin-induced ototoxicity in children and adolescents with cancer: a clinical practice guideline. *Lancet Child Adolesc Health.* 2020;4(2):141–150.

65. Jairam V, Roberts KB, James BY. Historical trends in the use of radiation therapy for pediatric cancers: 1973–2008. *Int J Radiat Oncol Biol Phys.* 2013;85(3):e151–e155.

66. Baumann BC, Hallahan DE, Michalski JM, Perez CA, Metz JM. Concurrent chemo-radiotherapy with proton therapy: reduced toxicity with comparable oncological outcomes vs photon chemo-radiotherapy. *Br J Cancer.* 2020;123:1–2.

67. Baumann BC, Mitra N, Harton JG, et al. Comparative effectiveness of proton vs photon therapy as part of concurrent chemoradiotherapy for locally advanced cancer. *JAMA Oncol.* 2020;6(2):237–246.

68. Keime-Guibert F, Napolitano M, Delattre J-Y. Neurological complications of radiotherapy and chemotherapy. *J Neurol.* 1998;245(11):695–708.

69. Foster KA, Ares WJ, Pollack IF, Jakacki RI. Bevacizumab for symp-

tomatic radiation-induced tumor enlargement in pediatric low grade gliomas. *Pediatr Blood Cancer*. 2015;62(2):240–245.

70. Levin VA, Bidaut L, Hou P, et al. Randomized double-blind placebo-controlled trial of bevacizumab therapy for radiation necrosis of the central nervous system. *Int J Radiat Oncol Biol Phys*. 2011;79(5):1487–1495.

71. Liu AK, Macy ME, Foreman NK. Bevacizumab as therapy for radiation necrosis in four children with pontine gliomas. *Int J Radiat Oncol Biol Phys*. 2009;75(4):1148–1154.

72. Freeman J, Johnston P, Voke J. Somnolence after prophylactic cranial irradiation in children with acute lymphoblastic leukaemia. *Br Med J*. 1973;4(5891):523–525.

73. Littman P, Rosenstock J, Gale G, et al. The somnolence syndrome in leukemic children following reduced daily dose fractions of cranial radiation. *Int J Radiat Oncol Biol Phys*. 1984;10(10):1851–1853.

74. Powell C, Guerrero D, Sardell S, et al. Somnolence syndrome in patients receiving radical radiotherapy for primary brain tumours: a prospective study. *Radiother Oncol*. 2011;100(1):131–136.

75. Vern TZ, Salvi S. Somnolence syndrome and fever in pediatric patients with cranial irradiation. *J Pediatr Hematol Oncol*. 2009;31(2):118–120.

76. Kang J-M, Kim Y-J, Kim JY, et al. Neurologic complications after allogeneic hematopoietic stem cell transplantation in children: analysis of prognostic factors. *Biol Blood Marrow Transplant*. 2015;21(6):1091–1098.

77. Uckan D, Cetin M, Yigitkanli I, et al. Life-threatening neurological complications after bone marrow transplantation in children. *Bone Marrow Transplant*. 2005;35(1):71–76.

78. Dulamea AO, Lupescu IG. Neurological complications of hematopoietic cell transplantation in children and adults. *Neural Regen Res*. 2018;13(6):945.

79. Saiz A, Graus F. Neurological complications of hematopoietic cell transplantation. In: *Paper presented at: Seminars in Neurology*; 2004.

80. Weber C, Schaper J, Tibussek D, et al. Diagnostic and therapeutic implications of neurological complications following paediatric haematopoietic stem cell transplantation. *Bone Marrow Transplant*. 2008;41(3):253–259.

81. Ciurea SO, Andersson BS. Busulfan in hematopoietic stem cell transplantation. *Biol Blood Marrow Transplant*. 2009;15(5):523–536.

82. Vassal G, Gouyette A, Hartmann O, Pico J, Lemerle J. Pharmacokinetics of high-dose busulfan in children. *Cancer Chemother Pharmacol*. 1989;24(6):386–390.

83. Eberly AL, Anderson GD, Bubalo JS, McCune JS. Optimal prevention of seizures induced by high-dose busulfan. *Pharmacotherapy*. 2008;28(12):1502–1510.

84. De RLC, Tomas J, Figuera A, Berberana M, Fernandez-Ranada J. High dose busulfan and seizures. *Bone Marrow Transplant*. 1991;7(5):363–364.

85. Chan K, Mullen C, Worth LL, et al. Lorazepam for seizure prophylaxis during high-dose busulfan administration. *Bone Marrow Transplant*. 2002;29(12):963–965.

86. Ruiz-Argüelles GJ, Gomez-Almaguer D, Steensma DP. Outdated dogma? Busulfan, seizure prophylaxis, and stem cell allografting. *Am J Hematol*. 2012;87(9):941.

87. Caselli D, Rosati A, Faraci M, et al. Risk of seizures in children receiving busulphan-containing regimens for stem cell transplantation. *Biol Blood Marrow Transplant*. 2014;20(2):282–285.

88. Serkova NJ, Christians U, Benet LZ. Biochemical mechanisms of cyclosporine neurotoxicity. *Mol Interv*. 2004;4(2):97.

89. Gijtenbeek J, Van den Bent M, Vecht CJ. Cyclosporine neurotoxicity: a review. *J Neurol*. 1999;246(5):339–346.

90. Noè A, Cappelli B, Biffi A, et al. High incidence of severe cyclosporine neurotoxicity in children affected by haemoglobinopathies undergoing myeloablative haematopoietic stem cell transplantation: early diagnosis and prompt intervention ameliorates neurological outcome. *Ital J Pediatr*. 2010;36(1):14.

91. Straathof K, Anoop P, Allwood Z, et al. Long-term outcome following cyclosporine-related neurotoxicity in paediatric allogeneic haematopoietic stem cell transplantation. *Bone Marrow Transplant*. 2017;52(1):159–162.

92. Zunt JR. Central nervous system infection during immunosuppression. *Neurol Clin*. 2002;20(1):1–22.

93. Najima Y, Ohashi K, Miyazawa M, et al. Intracranial hemorrhage following allogeneic hematopoietic stem cell transplantation. *Am J Hematol*. 2009;84(5):298–301.

94. Graus F, Saiz A, Sierra J, et al. Neurologic complications of autologous and allogeneic bone marrow transplantation in patients with leukemia: a comparative study. *Neurology*. 1996;46(4):1004–1009.

95. Zhang X, Han W, Chen Y, et al. *Intracranial Hemorrhage and Mortality in 1461 Patients After Allogeneic Hematopoietic Stem Cell Transplantation for 6-Year Follow-Up: Study of 44 Cases*. Washington, DC: American Society of Hematology; 2013.

96. Ho VT, Cutler C, Carter S, et al. Blood and marrow transplant clinical trials network toxicity committee consensus summary: thrombotic microangiopathy after hematopoietic stem cell transplantation. *Biol Blood Marrow Transplant*. 2005;11(8):571–575.

97. Mohty M, Malard F, Abecassis M, et al. Sinusoidal obstruction syndrome/veno-occlusive disease: current situation and perspectives—a position statement from the European Society for Blood and Marrow Transplantation (EBMT). *Bone Marrow Transplant*. 2015;50(6):781–789.

98. Teachey DT, Hunger SP. Immunotherapy for ALL takes the world by storm. *Nat Rev Clin Oncol*. 2018;15(2):69–70.

99. Gupta S, Maude SL, O'Brien MM, Rau RE, McNeer JL. How the COG is approaching the high-risk patient with ALL: incorporation of immunotherapy into frontline treatment. *Clin Lymphoma Myeloma Leuk*. 2020;20:S8–S11.

100. Grupp SA, Kalos M, Barrett D, et al. Chimeric antigen receptor–modified T cells for acute lymphoid leukemia. *N Engl J Med*. 2013;368(16):1509–1518.

101. Buechner J, Grupp SA, Maude SL, et al. Global registration trial of efficacy and safety of CTL019 in pediatric and young adult patients with relapsed/refractory (R/R) acute lymphoblastic leukemia (ALL): update to the interim analysis. *Clin Lymphoma Myeloma Leuk*. 2017;17:S263–S264.

102. Gofshteyn JS, Shaw PA, Teachey DT, et al. Neurotoxicity after CTL019 in a pediatric and young adult cohort. *Ann Neurol*. 2018;84(4):537–546.

103. Lee DW, Kochenderfer JN, Stetler-Stevenson M, et al. T cells expressing CD19 chimeric antigen receptors for acute lymphoblastic leukaemia in children and young adults: a phase 1 dose-escalation trial. *Lancet*. 2015;385(9967):517–528.

104. Gardner RA, Finney O, Annesley C, et al. Intent-to-treat leukemia remission by CD19 CAR T cells of defined formulation and dose in children and young adults. *Blood*. 2017;129(25):3322–3331.

105. DiNofia AM, Maude SL. Chimeric antigen receptor T-cell therapy clinical results in pediatric and young adult B-ALL. *HemaSphere*. 2019;3(4).

106. Shimabukuro-Vornhagen A, Gödel P, Subklewe M, et al. Cytokine release syndrome. *J Immunother Cancer*. 2018;6(1):56.

107. Neelapu SS, Tummala S, Kebriaei P, et al. Chimeric antigen receptor T-cell therapy—assessment and management of toxicities. *Nat Rev Clin Oncol*. 2018;15(1):47–62.

108. Gust J, Finney OC, Li D, et al. Glial injury in neurotoxicity after pediatric CD19-directed chimeric antigen receptor T cell therapy. *Ann Neurol*. 2019;86(1):42–54.

109. von Stackelberg A, Locatelli F, Zugmaier G, et al. Phase I/phase II study of blinatumomab in pediatric patients with relapsed/refractory acute lymphoblastic leukemia. *J Clin Oncol*. 2016;34(36):4381–4389.

110. Ring EK, Markert JM, Gillespie GY, Friedman GK. Checkpoint proteins in pediatric brain and extracranial solid tumors: opportunities for immunotherapy. *Clin Cancer Res*. 2017;23(2):342–350.

111. Foster JB, Madsen PJ, Hegde M, et al. Immunotherapy for pediatric brain tumors: past and present. *Neuro Oncol*. 2019;21(10):1226–1238.

112. Merchant MS, Wright M, Baird K, et al. Phase I clinical trial of ipilimumab in pediatric patients with advanced solid tumors. *Clin Cancer Res*. 2016;22(6):1364–1370.

113. Cuzzubbo S, Javeri F, Tissier M, et al. Neurological adverse events associated with immune checkpoint inhibitors: review of the literature. *Eur J Cancer*. 2017;73:1–8.

114. Johnson DB, Manouchehri A, Haugh AM, et al. Neurologic toxicity associated with immune checkpoint inhibitors: a pharmacovigilance study. *J Immunother Cancer*. 2019;7(1):134.

115. Finch EA, Duke E, Hwang EI, Packer RJ. Immunotherapy ap-

proaches for pediatric CNS tumors and associated neurotoxicity. *Pediatr Neurol.* 2020;107:7–15.

116. Hutzen B, Ghonime M, Lee J, et al. Immunotherapeutic challenges for pediatric cancers. *Mol Ther Oncolytics.* 2019;15:38–48.

117. Pollack IF, Jakacki RI, Butterfield LH, et al. Antigen-specific immunoreactivity and clinical outcome following vaccination with glioma-associated antigen peptides in children with recurrent high-grade gliomas: results of a pilot study. *J Neurooncol.* 2016;130(3):517–527.

118. Mueller S, Taitt JM, Villanueva-Meyer JE, et al. Mass cytometry detects H3.3K27M-specific vaccine responses in diffuse midline glioma. *J Clin Invest.* 2020;130:6325–6337.

119. Pollack IF, Jakacki RI, Butterfield LH, et al. Antigen-specific immune responses and clinical outcome after vaccination with glioma-associated antigen peptides and polyinosinic-polycytidylic acid stabilized by lysine and carboxymethylcellulose in children with newly diagnosed malignant brainstem and nonbrainstem gliomas. *J Clin Oncol.* 2014;32(19):2050.

120. Ceschin R, Kurland BF, Abberbock SR, et al. Parametric response mapping of apparent diffusion coefficient as an imaging biomarker to distinguish pseudoprogression from true tumor progression in peptide-based vaccine therapy for pediatric diffuse intrinsic pontine glioma. *Am J Neuroradiol.* 2015;36(11):2170–2176.

121. Stepanenko AA, Chekhonin VP. Recent advances in oncolytic virotherapy and immunotherapy for glioblastoma: a glimmer of hope in the search for an effective therapy? *Cancer.* 2018;10(12):492.

122. Desjardins A, Gromeier M, Herndon JE, et al. Recurrent glioblastoma treated with recombinant poliovirus. *N Engl J Med.* 2018;379(2):150–161.

123. American Academy of Pediatrics Section on Hematology/Oncology Children's Oncology Group. Long-term follow-up care for pediatric cancer survivors. *Pediatrics.* 2009;123(3):906.

124. Armstrong GT, Liu Q, Yasui Y, et al. Late mortality among 5-year survivors of childhood cancer: a summary from the Childhood Cancer Survivor Study. *J Clin Oncol.* 2009;27(14):2328.

125. Jones RM, Pattwell SS. Future considerations for pediatric cancer survivorship: translational perspectives from developmental neuroscience. *Dev Cogn Neurosci.* 2019;38:100657.

126. Children's Oncology Group. *Long-Term Follow-Up Guidelines for Survivors of Childhood, Adolescent, and Young Adult Cancers Version 5.0*; 2018, October.

127. Landier W, Bhatia S, Eshelman DA, et al. Development of risk-based guidelines for pediatric cancer survivors: the Children's Oncology Group Long-term Follow-up Guidelines from the children's Oncology Group Late Effects Committee and Nursing Discipline. *J Clin Oncol.* 2004;22(24):4979–4990.

128. Eshelman-Kent D, Kinahan KE, Hobbie W, et al. Cancer survivorship practices, services, and delivery: a report from the Children's Oncology Group (COG) nursing discipline, adolescent/young adult, and late effects committees. *J Cancer Surviv.* 2011;5(4):345–357.

129. Landier W, Skinner R, Wallace WH, et al. Surveillance for late effects in childhood cancer survivors. *J Clin Oncol.* 2018;36(21):2216.

130. Kremer LC, Mulder RL, Oeffinger KC, et al. A worldwide collaboration to harmonize guidelines for the long-term follow-up of childhood and young adult cancer survivors: a report from the International Late Effects of Childhood Cancer Guideline Harmonization Group. *Pediatr Blood Cancer.* 2013;60(4):543–549.

131. Ikonomidou C. Chemotherapy and the pediatric brain. *Mol Cell Pediatr.* 2018;5(1):8.

132. Kline CN, Mueller S. Neurocognitive outcomes in children with brain tumors. In: *Paper presented at: Seminars in Neurology*; 2020.

133. Rzeski W, Pruskil S, Macke A, et al. Anticancer agents are potent neurotoxins in vitro and in vivo. *Ann Neurol.* 2004;56(3):351–360.

134. Gibson EM, Nagaraja S, Ocampo A, et al. Methotrexate chemotherapy induces persistent tri-glial dysregulation that underlies chemotherapy-related cognitive impairment. *Cell.* 2019;176(1–2):43–55.e13.

135. Bleyer W, Fallavollita J, Robison L, et al. Influence of age, sex, and concurrent intrathecal methotrexate therapy on intellectual function after cranial irradiation during childhood: a report from the Children's Cancer Study Group. *Pediatr Hematol Oncol.* 1990;7(4):329–338.

136. Balsom WR, Bleyer WA, Robison LL, et al. Intellectual function in long-term survivors of childhood acute lymphoblastic leukemia: protective effect of pre-irradiation methotrexate a Children's Cancer Study Group study. *Med Pediatr Oncol.* 1991;19(6):486–492.

137. Krull KR, Hardy KK, Kahalley LS, Schuitema I, Kesler SR. Neurocognitive outcomes and interventions in long-term survivors of childhood cancer. *J Clin Oncol.* 2018;36(21):2181.

138. Duffner PK, Armstrong FD, Chen L, et al. Neurocognitive and neuroradiologic central nervous system late effects in children treated on Pediatric Oncology Group (POG) P9605 (standard risk) and P9201 (lesser risk) acute lymphoblastic leukemia protocols (ACCL0131): a methotrexate consequence? A report from the Children's Oncology Group. *J Pediatr Hematol Oncol.* 2014;36(1):8.

139. Cheung YT, Sabin ND, Reddick WE, et al. Leukoencephalopathy and long-term neurobehavioural, neurocognitive, and brain imaging outcomes in survivors of childhood acute lymphoblastic leukaemia treated with chemotherapy: a longitudinal analysis. *Lancet Haematol.* 2016;3(10):e456–e466.

140. van der Plas E, Nieman BJ, Butcher DT, et al. Neurocognitive late effects of chemotherapy in survivors of acute lymphoblastic leukemia: focus on methotrexate. *J Can Acad Child Adolesc Psychiatry.* 2015;24(1):25.

141. Genschaft M, Huebner T, Plessow F, et al. Impact of chemotherapy for childhood leukemia on brain morphology and function. *PLoS One.* 2013;8(11), e78599.

142. Dietrich J, Prust M, Kaiser J. Chemotherapy, cognitive impairment and hippocampal toxicity. *Neuroscience.* 2015;309:224–232.

143. Cromer JA, Harel BT, Yu K, et al. Comparison of cognitive performance on the cogstate brief battery when taken in-clinic, in-group, and unsupervised. *Clin Neuropsychol.* 2015;29(4):542–558.

144. Heitzer AM, Ashford JM, Harel BT, et al. Computerized assessment of cognitive impairment among children undergoing radiation therapy for medulloblastoma. *J Neurooncol.* 2019;141(2):403–411.

145. Richard NM, Bernstein LJ, Mason WP, et al. Cognitive rehabilitation for executive dysfunction in brain tumor patients: a pilot randomized controlled trial. *J Neurooncol.* 2019;142(3):565–575.

146. Szulc-Lerch KU, Timmons BW, Bouffet E, et al. Repairing the brain with physical exercise: cortical thickness and brain volume increases in long-term pediatric brain tumor survivors in response to a structured exercise intervention. *NeuroImage.* 2018;18:972–985.

147. Conklin HM, Khan RB, Reddick WE, et al. Acute neurocognitive response to methylphenidate among survivors of childhood cancer: a randomized, double-blind, cross-over trial. *J Pediatr Psychol.* 2007;32(9):1127–1139.

148. Kandula T, Farrar MA, Cohn RJ, et al. Chemotherapy-induced peripheral neuropathy in long-term survivors of childhood cancer: clinical, neurophysiological, functional, and patient-reported outcomes. *JAMA Neurol.* 2018;75(8):980–988.

149. Bjornard KL, Gilchrist LS, Inaba H, et al. Peripheral neuropathy in children and adolescents treated for cancer. *Lancet Child Adolesc Health.* 2018;2(10):744–754.

150. Hershman DL, Lacchetti C, Dworkin RH, et al. Prevention and management of chemotherapy-induced peripheral neuropathy in survivors of adult cancers: American Society of Clinical Oncology clinical practice guideline. *J Clin Oncol.* 2014;32(18):1941–1967.

151. Bass JK, Hua C-H, Huang J, et al. Hearing loss in patients who received cranial radiation therapy for childhood cancer. *J Clin Oncol.* 2016;34(11):1248.

152. Clemens E, van den Heuvel-Eibrink MM, Mulder RL, et al. Recommendations for ototoxicity surveillance for childhood, adolescent, and young adult cancer survivors: a report from the International Late Effects of Childhood cancer Guideline Harmonization Group in collaboration with the PanCare Consortium. *Lancet Oncol.* 2019;20(1):e29–e41.

153. Bertolini P, Lassalle M, Mercier G, et al. Platinum compound-related ototoxicity in children: long-term follow-up reveals continuous worsening of hearing loss. *J Pediatr Hematol Oncol.* 2004;26(10):649–655.

154. Bess FH, Dodd-Murphy J, Parker RA. Children with minimal sensorineural hearing loss: prevalence, educational performance, and functional status. *Ear Hear.* 1998;19(5):339–354.

155. Gurney JG, Tersak JM, Ness KK, Landier W, Matthay KK, Schmidt

ML. Hearing loss, quality of life, and academic problems in long-term neuroblastoma survivors: a report from the Children's Oncology Group. *Pediatrics.* 2007;120(5):e1229–e1236.

156. Grewal S, Merchant T, Reymond R, McInerney M, Hodge C, Shearer P. Auditory late effects of childhood cancer therapy: a report from the Children's Oncology Group. *Pediatrics.* 2010;125(4):e938–e950.

157. Mulhern RK, Palmer SL. Neurocognitive late effects in pediatric cancer. *Curr Probl Cancer.* 2003;27(4):177–197.

158. Mulhern RK, Palmer SL, Reddick WE, et al. Risks of young age for selected neurocognitive deficits in medulloblastoma are associated with white matter loss. *J Clin Oncol.* 2001;19(2):472–479.

159. Reddick WE, Shan ZY, Glass JO, et al. Smaller white-matter volumes are associated with larger deficits in attention and learning among long-term survivors of acute lymphoblastic leukemia. *Cancer.* 2006;106(4):941–949.

160. Reddickaij WE, Russell JM, Glass JO, et al. Subtle white matter volume differences in children treated for medulloblastoma with conventional or reduced dose craniospinal irradiation. *Magn Reson Imaging.* 2000;18(7):787–793.

161. Rubenstein CL, Varni JW, Katz ER. Cognitive functioning in long-term survivors of childhood leukemia: a prospective analysis. *J Dev Behav Pediatr.* 1990;11(6):301–305.

162. Rowland JH, Glidewell O, Sibley R, et al. Effects of different forms of central nervous system prophylaxis on neuropsychologic function in childhood leukemia. *J Clin Oncol.* 1984;2(12):1327–1335.

163. Moss HA, Nannis ED, Poplack DG. The effects of prophylactic treatment of the central nervous system on the intellectual functioning of children with acute lymphocytic leukemia. *Am J Med.* 1981;71(1):47–52.

164. Tamaroff M, Miller D, Murphy M, Salwen R, Ghavimi F, Nir Y. Immediate and long-term posttherapy neuropsychologic performance in children with acute lymphoblastic leukemia treated without central nervous system radiation. *J Pediatr.* 1982;101(4):524–529.

165. Mulhern RK, Merchant TE, Gajjar A, Reddick WE, Kun LE. Late neurocognitive sequelae in survivors of brain tumours in childhood. *Lancet Oncol.* 2004;5(7):399–408.

166. Duffner PK, Cohen ME, Thomas P. Late effects of treatment on the intelligence of children with posterior fossa tumors. *Cancer.* 1983;51(2):233–237.

167. Hirsch J, Renier D, Czernichow P, Benveniste L, Pierre-Kahn A. Medulloblastoma in childhood. Survival and functional results. *Acta Neurochir.* 1979;48(1–2):1–15.

168. Hoppe-Hirsch E, Renier D, Lellouch-Tubiana A, Sainte-Rose C, Pierre-Kahn A, Hirsch J. Medulloblastoma in childhood: progressive intellectual deterioration. *Childs Nerv Syst.* 1990;6(2):60–65.

169. Mulhern RK, Hancock J, Fairclough D, Kun L. Neuropsychological status of children treated for brain tumors: a critical review and integrative analysis. *Med Pediatr Oncol.* 1992;20(3):181–191.

170. Waber DP, Urion DK, Tarbell NJ, Niemeyer C, Gelber R, Sallan SE. Late effects of central nervous system treatment of acute lymphoblastic leukemia in childhood are sex-dependent. *Dev Med Child Neurol.* 1990;32(3):238–248.

171. Jannoun L, Bloom H. Long-term psychological effects in children treated for intracranial tumors. *Int J Radiat Oncol Biol Phys.* 1990;18(4):747–753.

172. Silber JH, Radcliffe J, Peckham V, et al. Whole-brain irradiation and decline in intelligence: the influence of dose and age on IQ score. *J Clin Oncol.* 1992;10(9):1390–1396.

173. Deutsch M, Thomas PR, Krischer J, et al. Results of a prospective randomized trial comparing standard dose neuraxis irradiation (3,600 cGy/20) with reduced neuraxis irradiation (2,340 cGy/13) in patients with low-stage medulloblastoma. *Pediatr Neurosurg.* 1996;24(4):167–177.

174. Mulhern RK, Kepner JL, Thomas PR, Armstrong FD, Friedman HS, Kun LE. Neuropsychologic functioning of survivors of childhood medulloblastoma randomized to receive conventional or reduced-dose craniospinal irradiation: a Pediatric Oncology Group study. *J Clin Oncol.* 1998;16(5):1723–1728.

175. Ellenberg L, McComb GJ, Siegel SE, Stowe S. Factors affecting intellectual outcome in pediatric brain tumor patients. *Neurosurgery.* 1987;21(5):638–644.

176. Decker AL, Szulc KU, Bouffet E, et al. Smaller hippocampal sub-field volumes predict verbal associative memory in pediatric brain tumor survivors. *Hippocampus.* 2017;27(11):1140–1154.

177. Acharya S, Wu S, Ashford JM, et al. Association between hippocampal dose and memory in survivors of childhood or adolescent low-grade glioma: a 10-year neurocognitive longitudinal study. *Neuro Oncol.* 2019;21(9):1175–1183.

178. Hopewell JW. Radiation injury to the central nervous system. *Med Pediatr Oncol.* 1998;30(S1):1–9.

179. Mostoufi-Moab S, Grimberg A. Pediatric brain tumor treatment: growth consequences and their management. *Pediatr Endocrinol Rev.* 2010;8(1):6.

180. Ventura LM, Grieco JA, Evans CL, et al. Executive functioning, academic skills, and quality of life in pediatric patients with brain tumors post-proton radiation therapy. *J Neurooncol.* 2018;137(1):119–126.

181. Minzenberg MJ, Carter CS. Modafinil: a review of neurochemical actions and effects on cognition. *Neuropsychopharmacology.* 2008;33(7):1477–1502.

182. Morris B, Partap S, Yeom K, Gibbs I, Fisher P, King A. Cerebrovascular disease in childhood cancer survivors: a Children's Oncology Group Report. *Neurology.* 2009;73(22):1906–1913.

183. Bowers DC, Liu Y, Leisenring W, et al. Late-occurring stroke among long-term survivors of childhood leukemia and brain tumors: a report from the Childhood Cancer Survivor Study. *J Clin Oncol.* 2006;24(33):5277–5282.

184. Fullerton HJ, Stratton K, Mueller S, et al. Recurrent stroke in childhood cancer survivors. *Neurology.* 2015;85(12):1056–1064.

185. Louis EL, McLoughlin MJ, Wortzman G. Chronic damage to medium and large arteries following irradiation. *J Can Assoc Radiol.* 1974;25(2):94–104.

186. Fajardo LF. The pathology of ionizing radiation as defined by morphologic patterns. *Acta Oncol.* 2005;44(1):13–22.

187. Mueller S, Kline CN, Buerki RA, et al. Stroke impact on mortality and psychologic morbidity within the Childhood Cancer Survivor Study. *Cancer.* 2020;126(5):1051–1059.

188. Mueller S, Sear K, Hills NK, et al. Risk of first and recurrent stroke in childhood cancer survivors treated with cranial and cervical radiation therapy. *Int J Radiat Oncol Biol Phys.* 2013;86(4):643–648.

189. Campen CJ, Kranick SM, Kasner SE, et al. Cranial irradiation increases risk of stroke in pediatric brain tumor survivors. *Stroke.* 2012;43(11):3035–3040.

190. Mueller S, Fullerton HJ, Stratton K, et al. Radiation, atherosclerotic risk factors, and stroke risk in survivors of pediatric cancer: a report from the Childhood Cancer Survivor Study. *Int J Radiat Oncol Biol Phys.* 2013;86(4):649–655.

191. Ullrich N, Robertson R, Kinnamon D, et al. Moyamoya following cranial irradiation for primary brain tumors in children. *Neurology.* 2007;68(12):932–938.

192. Kaas B, Huisman TA, Tekes A, Bergner A, Blakeley JO, Jordan LC. Spectrum and prevalence of vasculopathy in pediatric neurofibromatosis type 1. *J Child Neurol.* 2013;28(5):561–569.

193. Kralik SF, Watson GA, Shih C-S, Ho CY, Finke W, Buchsbaum J. Radiation-induced large vessel cerebral vasculopathy in pediatric patients with brain tumors treated with proton radiation therapy. *Int J Radiat Oncol Biol Phys.* 2017;99(4):817–824.

194. Hall MD, Bradley JA, Rotondo RL, et al. Risk of radiation vasculopathy and stroke in pediatric patients treated with proton therapy for brain and skull base tumors. *Int J Radiat Oncol Biol Phys.* 2018;101(4):854–859.

195. Wang C, Roberts KB, Bindra RS, Chiang VL, James BY. Delayed cerebral vasculopathy following cranial radiation therapy for pediatric tumors. *Pediatr Neurol.* 2014;50(4):549–556.

196. Tsang DS, Murphy ES, Merchant TE. Radiation therapy for optic pathway and hypothalamic low-grade gliomas in children. *Int J Radiat Oncol Biol Phys.* 2017;99(3):642–651.

197. Reynolds MR, Haydon DH, Caird J, Leonard JR. Radiation-induced moyamoya syndrome after proton beam therapy in the pediatric patient: a case series. *Pediatr Neurosurg.* 2016;51(6):297–301.

198. Zwagerman NT, Foster K, Jakacki R, Khan FH, Yock TI, Greene S. The development of Moyamoya syndrome after proton beam therapy. *Pediatr Blood Cancer.* 2014;61(8):1490–1492.

199. Scala M, Vennarini S, Garrè ML, et al. Radiation-induced moyamoya syndrome after proton therapy in child with clival chor-

doma: natural history and surgical treatment. *World Neurosurg.* 2019;123:306–309.

200. Kerklaan JP, á Nijeholt GJL, Wiggenraad RG, Berghuis B, Postma TJ, Taphoorn MJ. SMART syndrome: a late reversible complication after radiation therapy for brain tumours. *J Neurol.* 2011;258(6):1098–1104.

201. Nimjee SM, Powers CJ, Bulsara KR. Review of the literature on de novo formation of cavernous malformations of the central nervous system after radiation therapy. *Neurosurg Focus.* 2006;21(1):1–6.

202. Burn S, Gunny R, Phipps K, Gaze M, Hayward R. Incidence of cavernoma development in children after radiotherapy for brain tumors. *J Neurosurg Pediatr.* 2007;106(5):379–383.

203. Gastelum E, Sear K, Hills N, et al. Rates and characteristics of radiographically detected intracerebral cavernous malformations after cranial radiation therapy in pediatric cancer patients. *J Child Neurol.* 2015;30(7):842–849.

204. Strenger V, Sovinz P, Lackner H, et al. Intracerebral cavernous hemangioma after cranial irradiation in childhood. *Strahlenther Onkol.* 2008;184(5):276–280.

205. Heckl S, Aschoff A, Kunze S. Radiation-induced cavernous hemangiomas of the brain: a late effect predominantly in children. *Cancer.* 2002;94(12):3285–3291.

206. Sciubba DM, Gallia GL, Recinos P, Garonzik IM, Clatterbuck RE. Intracranial aneurysm following radiation therapy during childhood for a brain tumor. Case report and review of the literature. *J Neurosurg.* 2006;105(2 suppl):134–139.

207. Roddy E, Sear K, Felton E, et al. Presence of cerebral microbleeds is associated with worse executive function in pediatric brain tumor survivors. *Neuro Oncol.* 2016;18(11):1548–1558.

208. Follin C, Erfurth EM. Long-term effect of cranial radiotherapy on pituitary-hypothalamus area in childhood acute lymphoblastic leukemia survivors. *Curr Treat Options Oncol.* 2016;17(9):50.

209. Katz J, Pollock BH, Jacaruso D, Morad A. Final attained height in patients successfully treated for childhood acute lymphoblastic leukemia. *J Pediatr.* 1993;123(4):546–552.

210. Kirk J, Stevens M, Menser M, et al. Growth failure and growth-hormone deficiency after treatment for acute lymphoblastic leukaemia. *Lancet.* 1987;329(8526):190–193.

211. Bercu BB, Diamond Jr FB. Growth hormone neurosecretory dysfunction. *Clin Endocrinol Metab.* 1986;15(3):537–590.

212. Roddy E, Mueller S. Late effects of treatment of pediatric central nervous system tumors. *J Child Neurol.* 2016;31(2):237–254.

213. Livesey E, Hindmarsh P, Brook C, et al. Endocrine disorders following treatment of childhood brain tumours. *Br J Cancer.* 1990;61(4):622–625.

214. Merchant TE, Rose SR, Bosley C, Wu S, Xiong X, Lustig RH. Growth hormone secretion after conformal radiation therapy in pediatric patients with localized brain tumors. *J Clin Oncol.* 2011;29(36):4776–4780.

215. Schmiegelow M, Lassen S, Poulsen H, et al. Cranial radiotherapy of childhood brain tumours: growth hormone deficiency and its relation to the biological effective dose of irradiation in a large population based study. *Clin Endocrinol (Oxf).* 2000;53(2):191–197.

216. Darzy KH, Shalet SM. Hypopituitarism following radiotherapy. *Pituitary.* 2009;12(1):40–50.

217. Gurney JG, Ness KK, Stovall M, et al. Final height and body mass index among adult survivors of childhood brain cancer: Childhood Cancer Survivor Study. *J Clin Endocrinol Metabol.* 2003;88(10):4731–4739.

218. Diller L, Chow EJ, Gurney JG, et al. Chronic disease in the Childhood Cancer Survivor Study cohort: a review of published findings. *J Clin Oncol.* 2009;27(14):2339–2355.

219. Gurney JG, Kadan-Lottick NS, Packer RJ, et al. Endocrine and cardiovascular late effects among adult survivors of childhood brain tumors: Childhood Cancer Survivor Study. *Cancer.* 2003;97(3):663–673.

220. Duffner PK. Long-term effects of radiation therapy on cognitive and endocrine function in children with leukemia and brain tumors. *Neurologist.* 2004;10(6):293–310.

221. Ranke MB, Price DA, Lindberg A, Wilton P, Darendeliler F, Reiter EO. Final height in children with medulloblastoma treated with growth hormone. *Horm Res Paediatr.* 2005;64(1):28–34.

222. Adan L, Sainte-Rose C, Souberbielle J, Zucker J, Kalifa C, Brauner R. Adult height after growth hormone (GH) treatment for GH deficiency due to cranial irradiation. *Med Pediatr Oncol.* 2000;34(1):14–19.

223. Watanabe S, Tsunematsu Y, Fujimoto J, et al. Leukaemia in patients treated with growth hormone. *Lancet.* 1988;331(8595):1159–1160.

224. Stahnke N, Zeisel H. Growth hormone therapy and leukaemia. *Eur J Pediatr.* 1989;148(7):591–596.

225. Fradkin JE, Mills JL, Schonberger LB, et al. Risk of leukemia after treatment with pituitary growth hormone. *JAMA.* 1993;270(23):2829–2832.

226. Stahnke N. Leukemia in growth-hormone treated patients: an update, 1992. *Horm Res Paediatr.* 1992;38(suppl 1):56–62.

227. Nishi Y, Tanaka T, Takano K, et al. Recent status in the occurrence of leukemia in growth hormone-treated patients in Japan. *J Clin Endocrinol Metabol.* 1999;84(6):1961–1965.

228. Bell J, Parker K, Swinford R, Hoffman A, Maneatis T, Lippe B. Long-term safety of recombinant human growth hormone in children. *J Clin Endocrinol Metabol.* 2010;95(1):167–177.

229. Moshang Jr T, Rundle AC, Graves DA, Nickas J, Johanson A, Meadows A. Brain tumor recurrence in children treated with growth hormone: the national cooperative growth study experience. *J Pediatr.* 1996;128(5):S4–S7.

230. Swerdlow A, Reddingius R, Higgins C, et al. Growth hormone treatment of children with brain tumors and risk of tumor recurrence. *J Clin Endocrinol Metabol.* 2000;85(12):4444–4449.

231. Ogilvy-Stuart AL, Ryder W, Gattamaneni H, Clayton PE, Shalet SM. Growth hormone and tumour recurrence. *Br Med J.* 1992;304(6842):1601–1605.

232. Sklar CA, Mertens AC, Mitby P, et al. Risk of disease recurrence and second neoplasms in survivors of childhood cancer treated with growth hormone: a report from the Childhood Cancer Survivor Study. *J Clin Endocrinol Metabol.* 2002;87(7):3136–3141.

233. Ergun-Longmire B, Mertens AC, Mitby P, et al. Growth hormone treatment and risk of second neoplasms in the childhood cancer survivor. *J Clin Endocrinol Metabol.* 2006;91(9):3494–3498.

234. Gleeson HK, Shalet SM. The impact of cancer therapy on the endocrine system in survivors of childhood brain tumours. *Endocr Relat Cancer.* 2004;11(4):589–602.

235. Leiper A, Stanhope R, Kitching P, Chessells J. Precocious and premature puberty associated with treatment of acute lymphoblastic leukaemia. *Arch Dis Child.* 1987;62(11):1107–1112.

236. Ogilvy-Stuart AL, Clayton PE, Shalet SM. Cranial irradiation and early puberty. *J Clin Endocrinol Metabol.* 1994;78(6):1282–1286.

237. Constine LS, Woolf PD, Cann D, et al. Hypothalamic-pituitary dysfunction after radiation for brain tumors. *N Engl J Med.* 1993;328(2):87–94.

238. Rose SR, Lustig RH, Pitukcheewanont P, et al. Diagnosis of hidden central hypothyroidism in survivors of childhood cancer. *J Clin Endocrinol Metabol.* 1999;84(12):4472–4479.

239. Paulino AC. Hypothyroidism in children with medulloblastoma: a comparison of 3600 and 2340 cGy craniospinal radiotherapy. *Int J Radiat Oncol Biol Phys.* 2002;53(3):543–547.

240. Ricardi U, Corrias A, Einaudi S, et al. Thyroid dysfunction as a late effect in childhood medulloblastoma: a comparison of hyperfractionated versus conventionally fractionated craniospinal radiotherapy. *Int J Radiat Oncol Biol Phys.* 2001;50(5):1287–1294.

241. Schneider AB, Ron E, Lubin J, Stovall M, Gierlowski TC. Dose-response relationships for radiation-induced thyroid cancer and thyroid nodules: evidence for the prolonged effects of radiation on the thyroid. *J Clin Endocrinol Metabol.* 1993;77(2):362–369.

242. Sigurdson AJ, Ronckers CM, Mertens AC, et al. Primary thyroid cancer after a first tumour in childhood (the Childhood Cancer Survivor Study): a nested case-control study. *Lancet.* 2005;365(9476):2014–2023.

243. Lustig RH, Rose SR, Burghen GA, et al. Hypothalamic obesity caused by cranial insult in children: altered glucose and insulin dynamics and reversal by a somatostatin agonist. *J Pediatr.* 1999;135(2):162–168.

244. Lustig RH, Post SR, Srivannaboon K, et al. Risk factors for the development of obesity in children surviving brain tumors. *J Clin Endocrinol Metabol.* 2003;88(2):611–616.

245. Lustig RH, Hinds PS, Ringwald-Smith K, et al. Octreotide ther-

apy of pediatric hypothalamic obesity: a double-blind, placebo-controlled trial. *J Clin Endocrinol Metabol.* 2003;88(6):2586–2592.

246. Eaton BR, Esiashvili N, Kim S, et al. Endocrine outcomes with proton and photon radiotherapy for standard risk medulloblastoma. *Neuro Oncol.* 2016;18(6):881–887.

247. Morton LM, Onel K, Curtis RE, Hungate EA, Armstrong GT. The rising incidence of second cancers: patterns of occurrence and identification of risk factors for children and adults. *Am Soc Clin Oncol Educ Book.* 2014;34(1):e57–e67.

248. Braganza MZ, Kitahara CM, Berrington de González A, Inskip PD, Johnson KJ, Rajaraman P. Ionizing radiation and the risk of brain and central nervous system tumors: a systematic review. *Neuro Oncol.* 2012;14(11):1316–1324.

249. Friedman DL, Whitton J, Leisenring W, et al. Subsequent neoplasms in 5-year survivors of childhood cancer: the Childhood Cancer Survivor Study. *J Natl Cancer Inst.* 2010;102(14):1083–1095.

250. Neglia JP, Robison LL, Stovall M, et al. New primary neoplasms of the central nervous system in survivors of childhood cancer: a report from the Childhood Cancer Survivor Study. *J Natl Cancer Inst.* 2006;98(21):1528–1537.

251. Taylor AJ, Little MP, Winter DL, et al. Population-based risks of CNS tumors in survivors of childhood cancer: the British Childhood Cancer Survivor Study. *J Clin Oncol.* 2010;28(36):5287.

252. Bowers DC, Nathan PC, Constine L, et al. Subsequent neoplasms of the CNS among survivors of childhood cancer: a systematic review. *Lancet Oncol.* 2013;14(8):e321–e328.

253. Turcotte LM, Liu Q, Yasui Y, et al. Temporal trends in treatment and subsequent neoplasm risk among 5-year survivors of childhood cancer, 1970-2015. *JAMA.* 2017;317(8):814–824.

254. Evans DGR, Birch JM, Ramsden R, Sharif S, Baser ME. Malignant transformation and new primary tumours after therapeutic radiation for benign disease: substantial risks in certain tumour prone syndromes. *J Med Genet.* 2006;43(4):289–294.

255. Travis LB, Rabkin CS, Brown LM, et al. Cancer survivorship—genetic susceptibility and second primary cancers: research strategies and recommendations. *J Natl Cancer Inst.* 2006;98(1):15–25.

256. Brodeur GM, Nichols KE, Plon SE, Schiffman JD, Malkin D. Pediatric cancer predisposition and surveillance: an overview, and a tribute to Alfred G Knudson Jr. *Clin Cancer Res.* 2017;23(11):e1–e5.

257. Filipovich AH, Weisdorf D, Pavletic S, et al. National Institutes of Health consensus development project on criteria for clinical trials in chronic graft-versus-host disease: I. Diagnosis and Staging Working Group report. *Biol Blood Marrow Transplant.* 2005;11(12):945–956.

258. Grauer O, Wolff D, Bertz H, et al. Neurological manifestations of chronic graft-versus-host disease after allogeneic haematopoietic stem cell transplantation: report from the Consensus Conference on Clinical Practice in chronic graft-versus-host disease. *Brain.* 2010;133(10):2852–2865.

259. Openshaw H. Neurological manifestations of chronic graft versus host disease. In: Vogelsang GB, Pavletic SZ, eds. *Chronic Graft Versus Host Disease.* New York: Cambridge University Press; 2009:243–251.

260. Sostak P, Padovan C, Yousry T, Ledderose G, Kolb H-J, Straube A. Prospective evaluation of neurological complications after allogeneic bone marrow transplantation. *Neurology.* 2003;60(5):842–848.

261. Jagasia MH, Greinix HT, Arora M, et al. National Institutes of Health consensus development project on criteria for clinical trials in chronic graft-versus-host disease: I. The 2014 Diagnosis and Staging Working Group report. *Biol Blood Marrow Transplant.* 2015;21(3):389–401.e381.

262. Chow EJ, Antal Z, Constine LS, et al. New agents, emerging late effects, and the development of precision survivorship. *J Clin Oncol.* 2018;36(21):2231.

263. Cooney T, Yeo KK, Kline C, et al. Neuro-oncology practice clinical debate: targeted therapy vs conventional chemotherapy in pediatric low-grade glioma. *Neuro Oncol Pract.* 2020;7(1):4–10.

264. U.S. Food and Drug Administration. *Cellular & Gene Therapy Guidances;* 2020, February 14.

265. Curtin SC, Minino AM, Anderson RN. Declines in cancer death rates among children and adolescents in the United States, 1999–2014. *NCHS Data Brief.* 2016;257:1–8.

第四篇

抗癌治疗的神经系统并发症

第 27 章

放射性神经系统并发症

Kailin Yang[a]，Erin S. Murphy[a]，Simon S. Lo[b]，
Samuel T. Chao[a]，and John H. Suh[a]

[a]Department of Radiation Oncology，Taussig Cancer Center，Cleveland Clinic，
Cleveland，OH，United States，[b]Department of Radiation Oncology，University of
Washington School of Medicine，Seattle，WA，United States

1 引 言

放疗是原发性和继发性 CNS 恶性肿瘤的主要治疗方法。预防性脑部放疗或全脑全脊髓放疗被用于有神经系统播散倾向的癌种，预防脑或脊髓转移。神经系统的放疗会对正常神经组织和相关血管造成一系列与时间有关的损伤，导致一过性和/或永久性改变[1]。基础和临床研究的最新进展表明，放疗的神经系统并发症是通过多种类型细胞损伤介导的[2]。传统上，根据与放疗的时间关系将神经系统并发症分为：急性期（放疗期间）、延迟早期（放疗后 6 个月内）和延迟晚期（放疗后 6 个月至数年）[2,3]。近几十年来，随着抗肿瘤治疗疗效的提高，神经系统并发症的临床表现和降低放疗相关毒性的尝试受到越来越多的关注。普遍认为放疗总剂量、分次剂量、治疗体积、同步化疗的使用、年龄和易感突变是神经系统并发症的风险因素[4,5]。因此，全面了解放疗相关神经毒性的分子机制和临床表现，可以降低治疗相关并发症的发生率和严重程度。

2 放射性神经系统并发症的病理生理学

临床常用的几种形式的辐射，包括光子、电子、质子和其他粒子。尽管放疗具有多种物理特性，但大量双链 DNA 断裂诱导的细胞死亡被认为是神经系统并发症的主要机制。此外，对细胞器（如脂质膜和蛋白质复合物）的直接损伤也会导致严重的毒性。传统上，内皮细胞和少突胶质细胞被认为是辐射诱导 CNS 毒性的主要靶细胞[1]。然而，最近的证据表明，神经系统功能完整性的机制更为复杂，总结见表 27-1[2]。

在急性期，可以观察到血脑屏障（blood-brain barrier，BBB）通透性增加，这通常取决于放疗剂量，并在数周内恢复[6]。血管内皮细胞凋亡被认为是 BBB 短暂而急性渗漏的主要驱动因素。内皮细胞的死亡是通过酸性鞘磷脂酶的激活介导的，并且可以被成纤维细胞生长因子抑制[7]。在受辐射的内皮细胞中，细胞间黏附分子（intercellular adhesion molecules，ICAM-1）的过表达也与 BBB 的破坏相关，在空间和时间上均有影响[8]。小胶质细胞分泌肿瘤坏死因子-α（tumor

表 27-1 放射性神经系统并发症的病理生理学

阶段	时间表（放疗后）	关键事件
急性	期间或几天	血脑屏障短暂破坏 内皮细胞、寡祖细胞和神经元干细胞的凋亡
延迟早期	几周到 6 个月	内皮细胞的增殖 血脑屏障暂时性修复 成熟少突胶质细胞脱髓鞘和丢失
延迟晚期	6 个月到几年	血管源性水肿和坏死 进行性脱髓鞘 神经元变性和神经发生受损

necrosis factor-α，TNF-α）可能导致 BBB 通透性改变[9]。尽管成熟的少突胶质细胞仍然存在，但寡祖细胞在急性期也发生凋亡[10]。神经元干细胞在急性辐射后发生凋亡，导致小鼠模型中的增殖细胞减少[11]。

急性期内皮功能被短暂破坏后，在放疗结束后的早期就可以观察到 BBB 完整性恢复。内皮细胞增殖（至少部分）可逆转屏障通透性增加[6]。矛盾的是，这种临时修复过程通常在第二次屏障破坏波之后，更常见于延迟早期。屏障破坏的第二阶段与小胶质细胞和星形胶质细胞产生 TNF-α 之间的空间相关性揭示了对 BBB 功能动力学的机制认识[9]。屏障功能恶化的第一阶段和第二阶段之间的确切关系仍不明确，尽管正常的衰老过程和第一阶段的不完全修复可能有助于屏障功能障碍第二波的发展。随着 BBB 功能障碍，开始发生缺氧和活性氧蓄积。延迟早期放射毒性的另一个标志是脱髓鞘。在大鼠模型中，脱髓鞘在放疗后 2 周开始发生，并持续数月。在细胞水平，髓鞘脱失与早期少突胶质前体细胞的凋亡相关，随后在延迟早期与成熟少突胶质细胞的脱失相关。神经元分化的转变也伴随着髓鞘脱失，神经前体细胞优先分化为神经胶质细胞[12]。

在延迟晚期，BBB 在第二波破坏后出现坏死。这一过程被认为是由星形胶质细胞调节的，星形胶质细胞表现出高表达水平的血管内皮生长因子（vascular endothelial growth factor，VEGF）和缺氧诱导因子-1α（hypoxia-inducible factor-1α，HIF-1α）。血管源性水肿发生在屏障功能障碍区域，导致缺

氧和 HIF-1α 稳定,进而刺激周围星形胶质细胞表达和分泌 VEGF[13]。在动物模型中,VEGF 可能是通过调节内皮细胞上 ICAM-1 的表达来介导放射性神经损伤[14]。成熟少突胶质细胞的损失和相关的脱髓鞘也在延迟晚期继续存在。对神经元功能的影响出现在这一阶段,尽管成熟神经元通常为终末分化,不太可能发生辐射损伤引起的细胞凋亡。相反,轴突功能障碍和突触变化被认为是辐射引起神经元毒性的主要机制[15]。放射治疗后 15 个月时,脑室下区的神经干细胞库处于低水平[16]。从早期和延迟早期阶段神经元分化的转变也可能损害神经元的形成,并导致海马中新形成的神经元数量减少[12]。

脱髓鞘和血管变化是辐射后不同阶段的主要组织学事件[1,17]。这些过程由不同的细胞群协调,具有复杂的空间和时间关系。理解这类神经系统并发症的细胞和分子机制为开发针对辐射诱导毒性的治疗新方法奠定了基础[2]。

3 放射性脑病

放射性脑病的分型与放射治疗的时间间隔高度相关,详见表 27-2。急性反应通常发生在放疗的第一天,早期和延迟早期并发症发生在 1 天至 6 个月之间,延迟晚期毒性发生在放疗后数月甚至数年的时间范围内[1,2]。放疗因素和患者因素均与此类神经系统并发症的发生率和严重程度相关[4]。

表 27-2 放射性脑病

阶段	类型	发病机制	预后
急性	急性脑病	血脑屏障破坏	可逆
延迟早期	疲乏/嗜睡综合征	脱髓鞘	可逆
	局灶性脑病	脱髓鞘	可能可逆
	假性进展	血管性水肿	可逆 vs 疾病进展
延迟晚期	放射性坏死	坏死	视对干预的反应
	脑白质病	脱髓鞘	永久
	认知功能下降	神经发生受损	永久

3.1 急性并发症

急性脑病包括嗜睡、头痛、恶心、呕吐和现有神经功能缺损恶化等症状,可在首次放射治疗后数小时内发生。使用现代放射技术,大多数患者仅表现出轻度症状,但也有大剂量辐射导致与急性脑病相关死亡的报道[18]。颅内压升高被认为是症状恶化的急性脑病的易感因素[19]。从机制上讲,BBB 的急性扰动导致通透性增加,其通常对糖皮质激素有反应。

3.2 延迟早期并发症

延迟早期并发症包括放疗后数周至 6 个月内发生的各种临床症状。这些症状通常是可逆的,根据严重程度可能需要医疗干预。针对延迟早期并发症的发生率和严重程度,对患者进行适当教育,对于放疗后的管理至关重要。

疲乏是放疗后的常见副作用,在因原发性脑恶性肿瘤而接受放疗的患者中,高达 90% 的患者会出现疲乏[20]。在大多数患者中疲乏是轻度的,但严重疲乏可能会限制患者的日常活动,休息后可能无法缓解。疲乏通常发生在放射治疗的

前几周,并在放疗完成后约 2 周达到峰值。在接受全脑放疗的 3 岁以下儿童中,一种更严重的形式——嗜睡综合征——的发生率高达 50%。嗜睡综合征可表现为重度嗜睡,伴恶心、易激惹、睡眠过度、发热和视乳头水肿,通常在完成放疗后约 3~8 周出现,预后良好[21]。在大多数患者中,可通过支持性护理缓解疲乏,重点在于规律的睡眠习惯以及适当的小睡。可以通过给予糖皮质激素促进嗜睡综合征的恢复[22]。对于难治性或重度疲乏,可以考虑使用精神兴奋剂[23]。

局灶性脑病在接受眼、耳、垂体和脑干辐射的患者中更常见[24]。包括共济失调、复视、听力丧失和构音障碍。症状通常在放疗后数月出现,与少突胶质前体细胞凋亡导致的髓鞘脱失和成熟少突胶质细胞丢失相关。

在接受根治性放疗的恶性胶质瘤患者中,高达 25% 的患者可发生假性进展,其发生率与同时使用化疗(如替莫唑胺)相关[25]。MRI 假性进展表现为 T1 对比增强,伴随着周围液体衰减反转恢复序列(fluid-attenuated inversion recovery,FLAIR)变化增加。一些患者可能表现为既往神经系统症状恶化,使得很难辨别早期肿瘤进展和假性进展。神经肿瘤学缓解评估(Response Assessment in Neuro-Oncology,RANO)标准,将疾病进展定义为放化疗完成后的前 12 周内的强化范围超过 80% 等剂量线[26,27]。而假性进展的临床症状和影像学变化通常在数月内改善。可重复行 MRI 和/或 PET,以评估假性进展的消退情况。

更严重的神经系统并发症,如肿瘤周围水肿和癫痫发作也可能发生,尤其是采用立体定向放射手术治疗原发性和转移性脑肿瘤时[28]。发生率取决于总剂量和分次剂量。对于脑膜瘤患者,矢状窦周围的位置与放疗后水肿发生率较高相关[29]。症状通常在发作后的几个月内消退,但可以使用糖皮质激素和抗癫痫药物进行治疗。

3.3 延迟晚期并发症

迟发性并发症通常是不可逆转的变化,开始出现在放射治疗后 6 个月至数年[1,2]。常见毒性包括局灶性放射性坏死、脑白质病和认知能力下降。与迟发性并发症严重程度相关的因素包括总放射剂量、分次剂量、放射体积、同步化疗、年龄、遗传倾向和合并症[30]。

局灶性放射性坏死出现在放射治疗后,包括针对原发或继发神经恶性肿瘤的部分或全脑放疗(图 27-1)。高级别胶质瘤标准剂量(通常为 59.4~60Gy,每次 1.8~2.0Gy)放疗后局灶性坏死的发生率为 10%~15%,而同步化疗的患者发生率更高[30,31]。发病高峰时间约为放疗后 12 个月,但时间间隔可长达 5 年或更长时间[30]。正常脑组织目前剂量限制主要是为了将放射性坏死的风险降至最低[32]。立体定向放射手术后,高达 5% 的患者可发生症状性放射性坏死[33]。根据 RTOG9005 研究的结果,该风险与照射剂量和照射野体积相关[34]。

在接受根治性放疗的原发性头颈癌(如鼻咽癌)患者中已有颞叶坏死的报道[35]。同样,在接受眼眶和上颌窦放疗的患者中也有额叶坏死的报道[36]。此类并发症是由于治疗野内颞叶、额叶和脑干下部的辐射暴露所致。海马区放疗引起的微血管损伤可能促使认知功能障碍的发生[37]。现

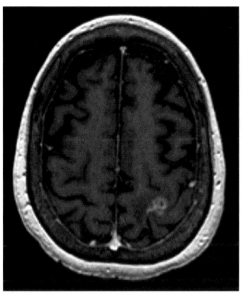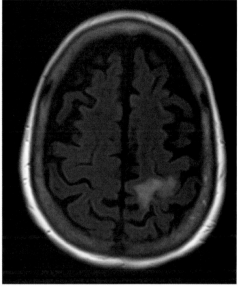

图 27-1　放射性坏死的影像学表现。T1 加权 MRI 图像（左图）显示了不均匀强化病灶，T2/FLAIR 加权 MRI 图像（右图）描绘了周围血管源性水肿

代放疗方法，如三维适形放疗（three dimensional conformal radiation therapy，3D-CRT）和调强放疗（intensity-modulated radiation therapy，IMRT）可显著降低颞叶的放射剂量，从而降低颞叶坏死的发生率。

局灶性放射性坏死的病理学表现为主要白质受累的凝固性坏死[36]。大脑皮质和深部灰质通常不会发生放射性坏死。广泛的血管损伤常见于放射性坏死区域，伴有血管壁玻璃样变、纤维素样坏死、血管血栓形成和毛细血管扩张性改变。周围区域也可见少突胶质细胞缺失、营养不良性钙化、纤维性胶质细胞增生和轴突功能障碍。

放射性脑坏死的影像学通常表现为既往照射野内的占位，MRI T1 序列可见血管源性水肿和对比增强（图 27-1，左）[38]。MRI 上 T2 信号增高是 BBB 破坏引起的水肿表现（图 27-1，右）。使用常规 CT 和 MRI，很难鉴别放射性坏死和肿瘤复发。多个的影像学方法已经被提出来提高诊断局灶性放射性坏死的准确性。使用[18]F-氟脱氧葡萄糖（[18]F-fluoro-deoxyglucose，FDG）PET 成像时，放射性坏死与低 FDG 亲和力相关，与其低代谢性质一致[39]。使用[11]C-蛋氨酸的 PET 扫描也可区分低亲和力的放射性坏死和肿瘤复发，但该示踪剂并非临床常规使用[40]。放射性脑坏死病灶的液体扩散能力通常增加，因此低表观扩散系数（apparent diffusion coefficient，ADC）在扩散加权 MRI 序列中具有诊断价值[41]。灌注加权 MRI 显示，放射性脑坏死的绝对脑血容量（cerebral blood volume，CBV）低于肿瘤复发[42]。使用 MR 波谱，胆碱/肌酐和胆碱/N-天冬氨酸乙酸酯（N-aspartyl acetate，NAA）比值升高与肿瘤复发相关，而乳酸盐峰值提示放射性脑坏死[43]。

糖皮质激素已成为症状性放射性脑坏死的一线治疗方式，而一些患者可能对糖皮质激素依赖，需要更好的治疗方式[44]。替代治疗包括高压氧、己酮茶碱和维生素 E，这些药物可以增加坏死组织的氧气输送和/或使血管正常化[45,46]。

最近的小规模研究也证明了贝伐珠单抗（作用于 VEGF 的单克隆抗体）在放射性脑坏死中的疗效[47]。手术切除仍然是放射性坏死的根治性手段，但这可能对需要病理诊断或药物治疗无效的患者更有帮助[44]。另一种手术方法，激光间质热疗法（laser interstitial thermal therapy，LITT），对糖皮质激素依赖的患者有效[48]。LITT 使用激光在坏死组织内产生高温，诱导热凝固。

在接受全脑放射治疗的患者中，脑白质病和相关的脑萎缩更常见（图 27-2）[49]。这些并发症也可能发生在年轻且预

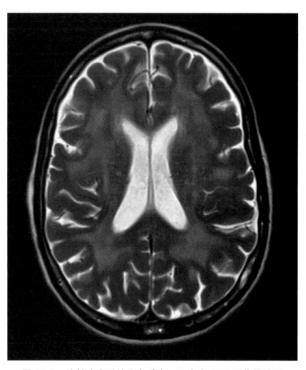

图 27-2　放射治疗后的脑白质病。T2 加权 MRI 图像描述了全脑放疗后脑室周围广泛的白质变化

后更好的低级别胶质瘤患者中。在影像学上,典型的异常改变包括广泛的白质改变(在脑室周围区域更明显)、皮质萎缩和脑室扩大。在重度病例中,患者可能出现与正常压力性脑积水一致的显著并发症,包括进行性痴呆、共济失调和尿失禁[50]。认知功能下降是放疗后的另一种长期毒性,在接受全脑放疗的患者中发生率高达50%,其对日常功能有重大影响[51]。霍普金斯语言学习测验修订版(Hopkins verbal learning test-Revised,HVLT-R)通常被用于评估临床实践和试验中的认知功能下降。一些治疗药物,如多奈哌齐、哌甲酯和莫达非尼,除了用于认知康复治疗外,也已经被尝试用于放疗后缓解症状以保持正常的日常功能[52]。在前瞻性试验中,包括海马保护和美金刚在内的干预措施已被证明可降低认知功能下降的发生率[53]。

智商(intelligence quotient,IQ)下降是在儿童期接受过颅脑放疗的原发性脑肿瘤存活者中常见的长期损害[54]。通常会以每年2~4分的速度下降,相关因素包括放疗开始时年龄较小(尤其是3岁以下)、总照射剂量和照射体积[55]。从机制上讲,这些幸存者在获得新的技能和信息方面会遭遇困难,造成与健康同龄人相比落后。与成人患者相似,诊断性影像上显示弥漫性白质改变和脑萎缩。据报告,三分之一的儿童患者具有矿化微血管病变的独特特征,其通常表现为灰质/白质交界处小血管钙化沉积[56]。

4 放射性脊髓并发症

4.1 急性和早期迟发性脊髓病

放射治疗后的急性脊髓病尚未得到临床或实验证据的

支持。既往使用10Gy单次治疗脊柱转移瘤未引起任何急性脊髓病[57]。一过性放射性脊髓病通常发生在治疗后2~6个月(表27-3)[19]。通常表现为轻度症状,包括感觉异常和沿脊柱向下和四肢扩散的电击感,与多发性硬化患者中常见的Lhermitte征一致。发生率高达10%,风险因素包括高分次剂量(>2Gy/d)、高总剂量(>50Gy)和同步化疗[58]。这些体征通常是对称的,由包颈部屈曲引起,并在初次发生后几个月内消退。与多发性硬化相反,MRI扫描通常不能揭示迟发性脊髓病患者的情况[59]。从机制上讲,后柱一过性脱髓鞘被认为是病因,但这与疾病进展或更严重形式的永久性脊髓病无关。鉴于临床表现的轻度和可逆性,大多数短暂性脊髓病患者不需要治疗干预,但对于症状严重的患者可考虑卡马西平或加巴喷丁。

4.2 晚期迟发性脊髓病

晚期迟发性脊髓病通常表现为进行性和不可逆症状,从感觉和运动功能的轻度缺陷至完全性截瘫(见表27-3)。其临床过程最初通常遵循隐匿模式,伴本体感觉或温度感觉轻度丧失。在随后的数月至数年内病情稳定进展,出现衰弱症状,包括无力、失禁、肠功能丧失,反射亢进,甚至四肢瘫痪或截瘫。疼痛在迟发性脊髓病中罕见。迟发型脊髓病的MRI成像显示与水肿一致的髓内T2高信号,受累脊柱节段为T1低信号,可能在病程后期进展为脊髓萎缩[60]。

晚期迟发性脊髓病的病理学变化包括脱髓鞘伴轴突变性和局灶性坏死,更常见于后柱。血管变化是另一个特征,从毛细血管扩张、管壁增厚、玻璃样变到纤维素样坏死[61]。在动物模型中,HIF-1α诱导的VEGF表达可介导发病机制,可能是通过增加血管通透性导致水肿[13]。

表27-3 放疗性脊髓并发症

阶段	类型	发病机制	预后
延迟早期	早期脊髓病(Lhermitte征)	一过性脱髓鞘	可逆
延迟晚期	晚期脊髓病(进行性运动和感觉缺陷)	脱髓鞘、血管坏死、轴突损伤	进展/永久
	下运动神经元综合征	血管病变	永久
	出血	毛细血管扩张	好/亚急性

常规分次剂量为1.8~2Gy时,在54Gy和61Gy发生脊髓病的风险分别为<1%和<10%[62]。虽然二次放疗系列研究表明放疗后脊髓可再生,但在大多数研究中,脊柱二次放疗之前通常至少间隔6个月[63]。随着立体定向放射治疗(SBRT)的出现,提出了几种形式的剂量限制[62,64]。当前涉及脊髓SBRT的临床试验方案通常将单次治疗时脊髓的最大剂量限制在13~14Gy[62,65]。

脊柱放疗后发生迟发性脊髓病患者的治疗选择有限。曾有使用高剂量糖皮质激素和高压氧的报道[66]。对于糖皮质激素治疗后出现难治性脊髓疾病的患者,可以考虑使用抗凝治疗,如肝素和依诺肝素,也可以使用贝伐珠单抗[67,68]。

其他罕见的迟发性毒性包括下运动神经元综合征和脊髓出血。下运动神经元综合征涉及下肢对称性弛缓性无力,伴萎缩、束颤和反射消失[69]。还可能存在感觉功能缺陷。针极肌电图可显示慢性去神经支配,特别是在既往辐射层

面。MRI扫描可检测到马尾神经对比增强,这可能是由辐射引起的近端脊髓根血管病变所致。毛细血管扩张引起的脊髓出血极为罕见,可能在放射治疗后数十年发生[70]。其特征为MRI显示亚急性出血,大多数患者会恢复。

5 放射性神经损伤

5.1 放射性脑神经毒性

脑神经损伤是放射治疗后常见的并发症。轴突的直接损伤和辐射诱导的纤维化是神经损伤的可能病理机制[19]。神经接受的总剂量、分次剂量和放射野内脑神经的范围是重要的风险因素。

最常受累的脑神经是视神经(CN Ⅱ)和视交叉,在接受鼻咽、鼻/鼻窦、眼眶和蝶鞍放疗的患者中已有报告。发生视

神经病变的平均时间间隔为放疗后 1.5 年[71]。临床上,患者通常表现为单眼或双眼无痛性视力丧失,也可能存在视野缺损。在 MRI 上,受影响的神经可见片状增强,在早期阶段与神经扩大相关,随后在后期阶段出现萎缩[72]。一般而言,视神经损伤发生在总剂量高于 50Gy 的患者中,但据报告分次剂量比总剂量更关键[73]。考虑到解剖位置,辐射的方式是另一个风险因素,斜坡脊索瘤质子放疗的发生率较高(50%)[74]。放射性视神经病变具有不可逆和进行性过程,可能导致患侧最终失明。大多数患者不会再次接受医疗干预,但贝伐珠单抗或高压氧治疗的罕见病例报告显示出一定前景[75,76]。

舌下神经(CN Ⅻ)、迷走神经(CN Ⅹ)是受放射治疗影响第二常见的神经[77]。舌下神经的单侧麻痹通常会导致舌同侧麻痹和萎缩,导致部分吞咽困难,而双侧麻痹与破坏性更强的症状相关,包括重度吞咽困难和构音障碍。舌下神经和迷走神经损伤的发病机制被认为是辐射引起的软组织和肌肉纤维化,通常在头颈部区域高剂量(>50Gy)辐射后出现,例如鼻咽癌[78]。因此,在 IMRT 时代尽量减少热点至关重要。另外,疾病进展/复发可能是神经麻痹的另一个促成因素,因此,头颈部 MRI 扫描对排除复发和确认纤维化程度很有价值。EMG 是一种常用的诊断试验,因为可以很容易地检测到受累神经的去神经支配[79]。在放射性神经损伤患者的 EMG 中观察到一种自发的暴发放电的复杂模式,称为肌强直症[80]。一般而言,这是一个不可逆的过程,使用糖皮质激素可取得一些疗效[81]。

放射治疗期间的难闻气味感觉可能来自嗅觉神经(CN Ⅰ)的直接刺激,高剂量辐射下,嗅觉神经的长期损伤,特别是嗅觉阈值评分恶化也被报道过[82]。辐射后动眼神经(CN Ⅲ)或三叉神经(CN Ⅴ)麻痹罕见,通常是可逆的过程[83]。接受立体定向放射外科治疗前庭神经鞘瘤的患者中,面神经(CN Ⅶ)功能障碍的发生率可高达 6%,与单次分割治疗剂量有关[84]。建议采用分次治疗方案,以最大限度地降低神经损伤的风险[85]。感音神经性聋是放疗后的一种迟发性并发症,但主要驱动事件是对耳蜗而非听神经的直接毒性。

5.2　放射性臂丛神经病变

接受放射治疗的乳腺癌、肺癌和霍奇金淋巴瘤患者可能发生臂丛神经损伤。锁骨上、锁骨下和腋窝淋巴结区域的放射剂量与臂丛神经病变发生率正相关[19]。在放射治疗的急性或早期阶段报告了一过性但可逆的感觉异常,但较为罕见[86]。

迟发性臂丛神经病变在放射治疗后大约几年达到峰值,但该风险在几十年后仍然存在[87]。患者最初表现为同侧手和手指感觉异常和麻木,随后出现进行性肩部和近端手臂无力。放射性臂丛神经病变疼痛少见。辐射引起的广泛纤维化可能导致臂丛神经损伤,但轴突末端的直接损伤和脱髓鞘也是可能的原因[19]。每日分次大剂量的使用和热点的存在是相关风险因素。采用传统的 1.8~2Gy 单次剂量时,通常可接受的最大剂量限制为 60~66Gy[88]。接受再放疗的患者会有一定程度的臂丛神经修复,通常累积最大剂量应低于95Gy,以尽量减少再放疗导致的神经损伤风险[89]。也有

SBRT 诱发臂丛神经病变的报告,其可能导致感觉异常、无力、神经性疼痛和瘫痪等症状[90]。一项来自印第安纳大学的早期研究显示,2+级臂丛神经病变发生在 SBRT 治疗肺尖癌后的中位时间为 7 个月,发生率为 19%,建议将臂丛神经的最大剂量控制在 26Gy 以内,分 3 或 4 次[91]。瑞典的一项单独研究建议,对于 3 分次 SBRT,臂丛神经的最大剂量应控制在 30Gy 以内[92]。

与脑神经损伤相似,肌电图已被用于诊断放射性臂丛神经病变。肌纤维震颤是辐射诱导的神经丛病变的特征,见于多达 70% 的患者中[93]。这对于放射性臂丛神经病变的诊断特别有帮助,因为肌纤维震颤很少存在于其他病因中,如肿瘤复发或转移。可以考虑通过臂丛神经 MRI 来确认是否存在辐射诱导的纤维化(T2 加权图像上的低信号)以及是否存在肿块[94]。在 MRI 上也观察到臂丛神经的弥漫性增厚和对比增强。PET/CT 可用于排除高代谢转移[95]。

臂丛神经放射性损伤的治疗选择非常有限。在一项使用高压氧的随机 Ⅱ 期研究中未观察到神经功能改善[96,97]。手术神经松解术通过移除神经外瘢痕组织,对疼痛缓解有一些益处,但对神经功能的影响极小[98]。神经性疼痛可以使用神经妥乐平对症治疗。对于有晚期症状(如顽固性疼痛和同侧肢体弛缓性瘫痪)的患者,可以将肩胛骨截肢视为一种积极的手术治疗方式[99]。

5.3　放射性腰骶丛神经病

腰骶丛损伤通常与下腹部和骨盆区域的辐射有关[19]。在接受低剂量放疗的早期睾丸精原细胞瘤患者中,描述了早期轻度腰骶丛病变[100]。大多数患者的预后良好,症状在 1~3 个月内消退。

腰骶丛迟发性毒性通常以隐匿的病程开始,中位间隔为放疗后数年。患者出现双下肢不对称无力伴进行性感觉缺失。疼痛相对罕见,尽管在晚期可能有伴随体征。纤维化压迫小血管和神经末梢以及照射直接引起的血管损伤是可能的病因。可以使用肌电图,因为肌纤维震颤可诊断放射神经丛病变[101]。CT、MRI 和 PET/CT 可用于排除转移性病因,尽管在 MRI 的 T2 加权序列上的受照射神经中可见信号强度增加[102]。

大多数患者的症状将以逐步方式继续进展[103]。晚期延迟性腰骶丛神经病变的治疗选择有限。已知己酮可可碱-生育酚(pentoxifylline-tocopherol,PE)联合给药可减少放射性纤维化。在病例报告中,在 PE 基础上加用氯膦酸盐可对改善感觉运动症状带来一些获益[104]。

6　放射治疗后内分泌功能障碍

内分泌功能障碍是中枢神经系统放射治疗后的常见并发症。20Gy 以上的放疗剂量对下丘脑和垂体内分泌功能的损伤已被广泛研究[105-107]。在放射治疗后 1 年,在任何临床症状出现之前,患者就可能出现激素的亚临床水平异常[108]。发病率随时间增加而持续升高,高达 80%。因胶质瘤和鼻咽癌而接受头颅放疗的患者发生下丘脑-垂体轴内分泌病的风险增加[108,109]。

生长激素缺乏是最常见的表现。促性腺激素和肾上腺皮质激素缺乏、高泌乳素血症和中枢性甲状腺功能减退也有报道。接受下丘脑或垂体放疗的患者应在治疗完成后 1 年内进行内分泌功能的基线评估。应定期随访并进行血液检查，以筛查下丘脑-垂体轴的激素水平异常[4]。

甲状腺激素缺乏是放射治疗后另一种常见的内分泌功能紊乱。发生率可高达 20%，主要是由于头部辐射引起的中枢性甲状腺功能减退或直接辐射至甲状腺引起的原发性甲状腺功能减退[106]。对于长期存活者，应定期通过血清促甲状腺激素和游离 T_4 水平进行筛查。当激素水平降低和（或）患者出现症状时，可开始甲状腺激素替代治疗如左甲状腺素。

7　放射治疗后脑血管并发症

脑血管并发症常见于颅部放射治疗后，包括血管病变、卒中和海绵状血管畸形[110]。颈内动脉和 Willis 环是放射性血管损伤的最易感部位[111]。大血管倾向于发生动脉粥样硬化、血栓栓塞和动脉瘤，而小血管在辐射后有毛细血管损失和缺血性坏死的风险[112,113]。血管并发症的时间通常是辐射后数年，辐射剂量、分次和暴露区域影响发生率和严重程度[114]。儿童癌症生存者研究报告显示，在脑肿瘤的生存者中，诊断后中位 14 年发生卒中的风险为 3.4%[115]。接受头颅放化疗的患者卒中风险最高（6.5%）。Willis 环特别容易在放疗后发生远期卒中，在接受 10Gy 或以上的儿童期癌症幸存者大型队列中，45 岁时的风险接近 11.3%[116]。观察到的放疗后 20 年脑血管事件死亡率约为 1%，既往接受脑中心部位放疗患者的风险增加[117]。对于接受过头颅放疗的癌症生存者，建议采用保守方法减少脑血管事件的风险因素，如严格控制高血压、糖尿病和高胆固醇血症[114]。对于发生短暂性脑缺血发作（transient ischemic attack，TIA）或卒中的患者，还尝试了血管成形术、支架植入术和动脉修复术，以获得最佳结局[118,119]。

Moyamoya 动脉病通常与接受头颅放疗后的儿童期脑肿瘤幸存者相关[120]。临床上，它表现为异常的侧支血管网络，靠近颈内动脉或 Willis 环周围的自发闭塞血管。风险因素包括放疗时年龄较小、1 型神经纤维瘤病和 Willis 环暴露于辐射[121]。中位发病时间在放疗后的前 5 年内。烟雾病患者通常表现为 TIA 或卒中复发、头痛、癫痫发作和进行性认知功能恶化。手术血运重建和颈动脉搭桥术已被用于治疗放射诱发的烟雾性动脉病[122,123]。

8　辐射诱发的继发性恶性肿瘤

继发性恶性肿瘤是一种特征明确的放射暴露后并发症[124]。Cahan 标准被用于定义辐射诱发的肉瘤[125]。一般而言，需要满足几个条件才能将继发性恶性肿瘤的发生归因于既往放疗的影响：首先，第二种恶性肿瘤必须出现在既往放疗区域；其次，放疗与继发肿瘤确诊之间有足够的潜伏期；

再次，既往接受放疗的恶性肿瘤和继发肿瘤之间的组织学不同；最后，在放疗前，在继发肿瘤组织中未检测到代谢或遗传异常。与神经组织放射相关的继发恶性肿瘤的常见组织学类型包括脑膜瘤、胶质瘤、神经鞘膜瘤和肉瘤[126]。

继发性恶性肿瘤的发生风险与辐射剂量和治疗野相关[127]。一项针对接受头癣儿童期放疗的大型回顾性队列研究表明，仅 1~2Gy 的放射剂量可显著增加神经系统继发性恶性肿瘤的风险[128]。发生脑膜瘤、胶质瘤和神经鞘膜瘤的相对风险分别为 9.5、2.6 和 18.8。脑膜瘤是最常见的神经系统继发性恶性肿瘤，约占报告病例的 70%[129]。该风险与辐射剂量相关，辐射诱导的脑膜瘤具有侵袭性病理学特征以及复杂的细胞遗传学畸变[130]。

胶质瘤是放射治疗引起的继发性神经系统恶性肿瘤中第二常见类型（约 20%）[129]。从放疗到发生继发性胶质瘤的潜伏期很长，中位时间约为 11 年[131]。大多数继发性胶质瘤为高级别，如胶质母细胞瘤，WHO 4 级[132]。放射诱导的胶质瘤的基因图谱分析显示 TP53 突变、CDK4 扩增、CDKN2A 纯合性缺失的频率很高，以及涉及受体酪氨酸激酶基因的扩增或重排，这些支持由辐射诱导双链断裂介导的发病机制[133]。继发的高级别胶质瘤患者的临床预后极差。神经鞘膜瘤和神经系统肉瘤是放射治疗的罕见并发症。骨肉瘤和未分化多形性肉瘤（过去称为恶性纤维组织细胞瘤）是继发性肉瘤最常见的组织学类型[134]。这些罕见类型的继发性恶性肿瘤的总体预后仍然较差[135]。

遗传易感性是辐射诱导继发性恶性肿瘤的另一个风险因素[124]。肿瘤抑制基因的种系突变可能导致辐射后继发性恶性肿瘤的发生。尽管数据和随访的质量因研究而异，多发癌病变，包括神经纤维瘤病 1、神经纤维瘤病 2、von Hippel-Lindau 病、Li-Fraumeni 综合征和视网膜母细胞瘤，与辐射诱发肿瘤的风险增加相关[136]。在这些患者开始放射治疗之前，需要在放射治疗的安全性和疗效之间进行仔细的平衡。

9　结　　论

随着癌症治疗水平和患者生存率的提高，抗肿瘤治疗的短期和长期副作用在近几十年来受到越来越多的关注[2]。作为主要治疗方式之一，放射治疗会引起一系列潜在的副作用，这些副作用与治疗因素有关，包括放疗总剂量、分次剂量、治疗体积、同步化疗、年龄和易感突变[5,19]。认识到神经系统放疗并发症以及对患者进行适当的教育对临床治疗至关重要。精确放疗技术（如 IMRT）通过限制危及器官的辐射剂量和减少毒性提高了治疗准确性[4]。基础研究的进展发现了介导放疗诱导并发症的潜在病理过程的新分子机制，揭示了将放疗副作用降至最低的新途径[2]。未来的研究应侧重于增加对患者特异性遗传因素和精确放疗实施之间的理解，以实现精确的放疗计划，达到最佳疗效和最小毒性。

（张烨 译，万经海 审校）

参考文献

1. Sheline GE, Wara WM, Smith V. Therapeutic irradiation and brain injury. *Int J Radiat Oncol Biol Phys.* 1980;6:1215–1228.
2. Soussain C, Ricard D, Fike JR, Mazeron JJ, Psimaras D, Delattre JY. CNS complications of radiotherapy and chemotherapy. *Lancet.* 2009;374:1639–1651.
3. Sheline GE. Radiation therapy of brain tumors. *Cancer.* 1977;39:873–881.
4. Tanguturi SK, Alexander BM. Neurologic complications of radiation therapy. *Neurol Clin.* 2018;36:599–625.
5. Rogers LR. Neurologic complications of radiation. *Continuum (Minneap Minn).* 2012;18:343–354.
6. Li YQ, Chen P, Jain V, Reilly RM, Wong CS. Early radiation-induced endothelial cell loss and blood-spinal cord barrier breakdown in the rat spinal cord. *Radiat Res.* 2004;161:143–152.
7. Pena LA, Fuks Z, Kolesnick RN. Radiation-induced apoptosis of endothelial cells in the murine central nervous system: protection by fibroblast growth factor and sphingomyelinase deficiency. *Cancer Res.* 2000;60:321–327.
8. Nordal RA, Wong CS. Intercellular adhesion molecule-1 and blood-spinal cord barrier disruption in central nervous system radiation injury. *J Neuropathol Exp Neurol.* 2004;63:474–483.
9. Daigle JL, Hong JH, Chiang CS, McBride WH. The role of tumor necrosis factor signaling pathways in the response of murine brain to irradiation. *Cancer Res.* 2001;61:8859–8865.
10. Atkinson S, Li YQ, Wong CS. Changes in oligodendrocytes and myelin gene expression after radiation in the rodent spinal cord. *Int J Radiat Oncol Biol Phys.* 2003;57:1093–1100.
11. Mizumatsu S, Monje ML, Morhardt DR, Rola R, Palmer TD, Fike JR. Extreme sensitivity of adult neurogenesis to low doses of X-irradiation. *Cancer Res.* 2003;63:4021–4027.
12. Monje ML, Mizumatsu S, Fike JR, Palmer TD. Irradiation induces neural precursor-cell dysfunction. *Nat Med.* 2002;8:955–962.
13. Nordal RA, Nagy A, Pintilie M, Wong CS. Hypoxia and hypoxia-inducible factor-1 target genes in central nervous system radiation injury: a role for vascular endothelial growth factor. *Clin Cancer Res.* 2004;10:3342–3353.
14. Proescholdt MA, Heiss JD, Walbridge S, et al. Vascular endothelial growth factor (VEGF) modulates vascular permeability and inflammation in rat brain. *J Neuropathol Exp Neurol.* 1999;58:613–627.
15. Pellmar TC, Schauer DA, Zeman GH. Time- and dose-dependent changes in neuronal activity produced by X radiation in brain slices. *Radiat Res.* 1990;122:209–214.
16. Panagiotakos G, Alshamy G, Chan B, et al. Long-term impact of radiation on the stem cell and oligodendrocyte precursors in the brain. *PLoS ONE.* 2007;2, e588.
17. van der Kogel AJ. Radiation-induced damage in the central nervous system: an interpretation of target cell responses. *Br J Cancer Suppl.* 1986;7:207–217.
18. Young DF, Posner JB, Chu F, Nisce L. Rapid-course radiation therapy of cerebral metastases: results and complications. *Cancer.* 1974;34:1069–1076.
19. Dropcho EJ. Neurotoxicity of radiation therapy. *Neurol Clin.* 2010;28:217–234.
20. Faithfull S, Brada M. Somnolence syndrome in adults following cranial irradiation for primary brain tumours. *Clin Oncol (R Coll Radiol).* 1998;10:250–254.
21. Ch'ien LT, Aur RJ, Stagner S, et al. Long-term neurological implications of somnolence syndrome in children with acute lymphocytic leukemia. *Ann Neurol.* 1980;8:273–277.
22. Mandell LR, Walker RW, Steinherz P, Fuks Z. Reduced incidence of the somnolence syndrome in leukemic children with steroid coverage during prophylactic cranial radiation therapy. Results of a pilot study. *Cancer.* 1989;63:1975–1978.
23. Breitbart W, Alici Y. Psychostimulants for cancer-related fatigue. *J Natl Compr Canc Netw.* 2010;8:933–942.
24. Greene-Schloesser D, Robbins ME, Peiffer AM, Shaw EG, Wheeler KT, Chan MD. Radiation-induced brain injury: a review. *Front Oncol.* 2012;2:73.
25. Brandsma D, Stalpers L, Taal W, Sminia P, van den Bent MJ. Clinical features, mechanisms, and management of pseudoprogression in malignant gliomas. *Lancet Oncol.* 2008;9:453–461.
26. Linhares P, Carvalho B, Figueiredo R, Reis RM, Vaz R. Early Pseudoprogression following chemoradiotherapy in glioblastoma patients: the value of RANO evaluation. *J Oncol.* 2013;2013, 690585.
27. Wen PY, Chang SM, Van den Bent MJ, Vogelbaum MA, Macdonald DR, Lee EQ. Response assessment in neuro-oncology clinical trials. *J Clin Oncol.* 2017;35:2439–2449.
28. Chang JH, Chang JW, Choi JY, Park YG, Chung SS. Complications after gamma knife radiosurgery for benign meningiomas. *J Neurol Neurosurg Psychiatry.* 2003;74:226–230.
29. Cai R, Barnett GH, Novak E, Chao ST, Suh JH. Principal risk of peritumoral edema after stereotactic radiosurgery for intracranial meningioma is tumor-brain contact interface area. *Neurosurgery.* 2010;66:513–522.
30. Ruben JD, Dally M, Bailey M, Smith R, McLean CA, Fedele P. Cerebral radiation necrosis: incidence, outcomes, and risk factors with emphasis on radiation parameters and chemotherapy. *Int J Radiat Oncol Biol Phys.* 2006;65:499–508.
31. Kumar AJ, Leeds NE, Fuller GN, et al. Malignant gliomas: MR imaging spectrum of radiation therapy- and chemotherapy-induced necrosis of the brain after treatment. *Radiology.* 2000;217:377–384.
32. Emami B, Lyman J, Brown A, et al. Tolerance of normal tissue to therapeutic irradiation. *Int J Radiat Oncol Biol Phys.* 1991;21:109–122.
33. Swinson BM, Friedman WA. Linear accelerator stereotactic radiosurgery for metastatic brain tumors: 17 years of experience at the University of Florida. *Neurosurgery.* 2008;62:1018–1031 [discussion 1031–1012].
34. Shaw E, Scott C, Souhami L, et al. Single dose radiosurgical treatment of recurrent previously irradiated primary brain tumors and brain metastases: final report of RTOG protocol 90-05. *Int J Radiat Oncol Biol Phys.* 2000;47:291–298.
35. Chen J, Dassarath M, Yin Z, Liu H, Yang K, Wu G. Radiation induced temporal lobe necrosis in patients with nasopharyngeal carcinoma: a review of new avenues in its management. *Radiat Oncol.* 2011;6:128.
36. Rottenberg DA, Chernik NL, Deck MD, Ellis F, Posner JB. Cerebral necrosis following radiotherapy of extracranial neoplasms. *Ann Neurol.* 1977;1:339–357.
37. Cheung M, Chan AS, Law SC, Chan JH, Tse VK. Cognitive function of patients with nasopharyngeal carcinoma with and without temporal lobe radionecrosis. *Arch Neurol.* 2000;57:1347–1352.
38. Walker AJ, Ruzevick J, Malayeri AA, et al. Postradiation imaging changes in the CNS: how can we differentiate between treatment effect and disease progression? *Future Oncol.* 2014;10:1277–1297.
39. Chao ST, Suh JH, Raja S, Lee SY, Barnett G. The sensitivity and specificity of FDG PET in distinguishing recurrent brain tumor from radionecrosis in patients treated with stereotactic radiosurgery. *Int J Cancer.* 2001;96:191–197.
40. Tsuyuguchi N, Sunada I, Iwai Y, et al. Methionine positron emission tomography of recurrent metastatic brain tumor and radiation necrosis after stereotactic radiosurgery: is a differential diagnosis possible? *J Neurosurg.* 2003;98:1056–1064.
41. Shah R, Vattoth S, Jacob R, et al. Radiation necrosis in the brain: imaging features and differentiation from tumor recurrence. *Radiographics.* 2012;32:1343–1359.
42. Wang B, Zhao B, Zhang Y, et al. Absolute CBV for the differentiation of recurrence and radionecrosis of brain metastases after gamma knife radiotherapy: a comparison with relative CBV. *Clin Radiol.* 2018;73:758 e751–758 e757.
43. Sundgren PC. MR spectroscopy in radiation injury. *AJNR Am J Neuroradiol.* 2009;30:1469–1476.
44. Vellayappan B, Tan CL, Yong C, et al. Diagnosis and Management of Radiation Necrosis in patients with brain metastases. *Front Oncol.* 2018;8:395.
45. Ohguri T, Imada H, Kohshi K, et al. Effect of prophylactic hyperbaric oxygen treatment for radiation-induced brain injury after stereotactic radiosurgery of brain metastases. *Int J Radiat Oncol Biol Phys.* 2007;67:248–255.
46. Williamson R, Kondziolka D, Kanaan H, Lunsford LD, Flickinger JC. Adverse radiation effects after radiosurgery may benefit from

oral vitamin E and pentoxifylline therapy: a pilot study. *Stereotact Funct Neurosurg.* 2008;86:359–366.

47. Levin VA, Bidaut L, Hou P, et al. Randomized double-blind placebo-controlled trial of bevacizumab therapy for radiation necrosis of the central nervous system. *Int J Radiat Oncol Biol Phys.* 2011;79:1487–1495.

48. Ahluwalia M, Barnett GH, Deng D, et al. Laser ablation after stereotactic radiosurgery: a multicenter prospective study in patients with metastatic brain tumors and radiation necrosis. *J Neurosurg.* 2018;130:804–811.

49. Swennen MH, Bromberg JE, Witkamp TD, Terhaard CH, Postma TJ, Taphoorn MJ. Delayed radiation toxicity after focal or whole brain radiotherapy for low-grade glioma. *J Neurooncol.* 2004;66:333–339.

50. DeAngelis LM, Delattre JY, Posner JB. Radiation-induced dementia in patients cured of brain metastases. *Neurology.* 1989;39:789–796.

51. Meyers CA, Smith JA, Bezjak A, et al. Neurocognitive function and progression in patients with brain metastases treated with whole-brain radiation and motexafin gadolinium: results of a randomized phase III trial. *J Clin Oncol.* 2004;22:157–165.

52. Cramer CK, Cummings TL, Andrews RN, et al. Treatment of radiation-induced cognitive decline in adult brain tumor patients. *Curr Treat Options Oncol.* 2019;20:42.

53. Brown PD, Gondi V, Pugh S, et al. Hippocampal avoidance during whole-brain radiotherapy plus memantine for patients with brain metastases: phase III trial NRG oncology CC001. *J Clin Oncol.* 2020;38:1019–1029.

54. Palmer SL, Goloubeva O, Reddick WE, et al. Patterns of intellectual development among survivors of pediatric medulloblastoma: a longitudinal analysis. *J Clin Oncol.* 2001;19:2302–2308.

55. Fouladi M, Gilger E, Kocak M, et al. Intellectual and functional outcome of children 3 years old or younger who have CNS malignancies. *J Clin Oncol.* 2005;23:7152–7160.

56. Davis PC, Hoffman Jr JC, Pearl GS, Braun IF. CT evaluation of effects of cranial radiation therapy in children. *AJR Am J Roentgenol.* 1986;147:587–592.

57. Tefft M, Mitus A, Schulz MD. Initial high dose irradiation for metastases causing spinal cord compression in children. *Am J Roentgenol Radium Ther Nucl Med.* 1969;106:385–393.

58. Fein DA, Marcus Jr RB, Parsons JT, Mendenhall WM, Million RR. Lhermitte's sign: incidence and treatment variables influencing risk after irradiation of the cervical spinal cord. *Int J Radiat Oncol Biol Phys.* 1993;27:1029–1033.

59. Pak D, Vineberg K, Feng F, Ten Haken RK, Eisbruch A. Lhermitte sign after chemo-IMRT of head-and-neck cancer: incidence, doses, and potential mechanisms. *Int J Radiat Oncol Biol Phys.* 2012;83:1528–1533.

60. Komachi H, Tsuchiya K, Ikeda M, Koike R, Matsunaga T, Ikeda K. Radiation myelopathy: a clinicopathological study with special reference to correlation between MRI findings and neuropathology. *J Neurol Sci.* 1995;132:228–232.

61. Lengyel Z, Reko G, Majtenyi K, et al. Autopsy verifies demyelination and lack of vascular damage in partially reversible radiation myelopathy. *Spinal Cord.* 2003;41:577–585.

62. Kirkpatrick JP, van der Kogel AJ, Schultheiss TE. Radiation dose-volume effects in the spinal cord. *Int J Radiat Oncol Biol Phys.* 2010;76:S42–S49.

63. Abbatucci JS, Delozier T, Quint R, Roussel A, Brune D. Radiation myelopathy of the cervical spinal cord: time, dose and volume factors. *Int J Radiat Oncol Biol Phys.* 1978;4:239–248.

64. Sahgal A, Ma L, Gibbs I, et al. Spinal cord tolerance for stereotactic body radiotherapy. *Int J Radiat Oncol Biol Phys.* 2010;77:548–553.

65. Ryu S, Pugh SL, Gerszten PC, et al. RTOG 0631 phase II/III study of image-guided stereotactic radiosurgery for localized (1-3) spine metastases: phase II results. *Int J Radiat Oncol Biol Phys.* 2011;81:S131–S132.

66. Graber JJ, Nolan CP. Myelopathies in patients with cancer. *Arch Neurol.* 2010;67:298–304.

67. Liu CY, Yim BT, Wozniak AJ. Anticoagulation therapy for radiation-induced myelopathy. *Ann Pharmacother.* 2001;35:188–191.

68. Chamberlain MC, Eaton KD, Fink J. Radiation-induced myelopathy: treatment with bevacizumab. *Arch Neurol.* 2011;68:1608–1609.

69. van der Sluis RW, Wolfe GI, Nations SP, et al. Post-radiation lower motor neuron syndrome. *J Clin Neuromuscul Dis.* 2000;2:10–17.

70. Allen JC, Miller DC, Budzilovich GN, Epstein FJ. Brain and spinal cord hemorrhage in long-term survivors of malignant pediatric brain tumors: a possible late effect of therapy. *Neurology.* 1991;41:148–150.

71. Danesh-Meyer HV. Radiation-induced optic neuropathy. *J Clin Neurosci.* 2008;15:95–100.

72. Archer EL, Liao EA, Trobe JD. Radiation-induced optic neuropathy: clinical and imaging profile of twelve patients. *J Neuroophthalmol.* 2019;39:170–180.

73. Parsons JT, Bova FJ, Fitzgerald CR, Mendenhall WM, Million RR. Radiation optic neuropathy after megavoltage external-beam irradiation: analysis of time-dose factors. *Int J Radiat Oncol Biol Phys.* 1994;30:755–763.

74. Bowyer J, Natha S, Marsh I, Foy P. Visual complications of proton beam therapy for clival chordoma. *Eye (Lond).* 2003;17:318–323.

75. Farooq O, Lincoff NS, Saikali N, Prasad D, Miletich RS, Mechtler LL. Novel treatment for radiation optic neuropathy with intravenous bevacizumab. *J Neuroophthalmol.* 2012;32:321–324.

76. Borruat FX, Schatz NJ, Glaser JS, Feun LG, Matos L. Visual recovery from radiation-induced optic neuropathy. The role of hyperbaric oxygen therapy. *J Clin Neuroophthalmol.* 1993;13:98–101.

77. Lin YS, Jen YM, Lin JC. Radiation-related cranial nerve palsy in patients with nasopharyngeal carcinoma. *Cancer.* 2002;95:404–409.

78. Janssen S, Glanzmann C, Yousefi B, et al. Radiation-induced lower cranial nerve palsy in patients with head and neck carcinoma. *Mol Clin Oncol.* 2015;3:811–816.

79. Alqahtani SA, Agha C, Rothstein T. Isolated unilateral tongue atrophy: a possible late complication of juxta cephalic radiation therapy. *Am J Case Rep.* 2016;17:535–537.

80. Tiftikcioglu BI, Bulbul I, Ozcelik MM, Piskin-Demir G, Zorlu Y. Tongue myokymia presenting twelve years after radiation therapy. *Clin Neurophysiol Pract.* 2016;1:41–42.

81. Rigamonti A, Lauria G, Mantero V, Stanzani L, Salmaggi A. Bilateral radiation-induced hypoglossal nerve palsy responsive to steroid treatment. *J Clin Neurol.* 2018;14:244–245.

82. Jalali MM, Gerami H, Rahimi A, Jafari M. Assessment of olfactory threshold in patients undergoing radiotherapy for head and neck malignancies. *Iran J Otorhinolaryngol.* 2014;26:211–217.

83. Grabau O, Leonhardi J, Reimers CD. Recurrent isolated oculomotor nerve palsy after radiation of a mesencephalic metastasis. Case report and mini review. *Front Neurol.* 2014;5:123.

84. Badakhshi H, Graf R, Bohmer D, Synowitz M, Wiener E, Budach V. Results for local control and functional outcome after linac-based image-guided stereotactic radiosurgery in 190 patients with vestibular schwannoma. *J Radiat Res.* 2014;55:288–292.

85. Kalapurakal JA, Silverman CL, Akhtar N, Andrews DW, Downes B, Thomas PR. Improved trigeminal and facial nerve tolerance following fractionated stereotactic radiotherapy for large acoustic neuromas. *Br J Radiol.* 1999;72:1202–1207.

86. Salner AL, Botnick LE, Herzog AG, et al. Reversible brachial plexopathy following primary radiation therapy for breast cancer. *Cancer Treat Rep.* 1981;65:797–802.

87. Johansson S, Svensson H, Larsson LG, Denekamp J. Brachial plexopathy after postoperative radiotherapy of breast cancer patients—a long-term follow-up. *Acta Oncol.* 2000;39:373–382.

88. Thomas TO, Refaat T, Choi M, et al. Brachial plexus dose tolerance in head and neck cancer patients treated with sequential intensity modulated radiation therapy. *Radiat Oncol.* 2015;10:94.

89. Chen AM, Yoshizaki T, Velez MA, Mikaeilian AG, Hsu S, Cao M. Tolerance of the brachial plexus to high-dose reirradiation. *Int J Radiat Oncol Biol Phys.* 2017;98:83–90.

90. Schaub SK, Tseng YD, Chang EL, et al. Strategies to mitigate toxicities from stereotactic body radiation therapy for spine metastases. *Neurosurgery.* 2019;85:729–740.

91. Forquer JA, Fakiris AJ, Timmerman RD, et al. Brachial plexopathy from stereotactic body radiotherapy in early-stage NSCLC: dose-limiting toxicity in apical tumor sites. *Radiother Oncol.* 2009;93:408–413.

92. Lindberg K, Grozman V, Lindberg S, et al. Radiation-induced brachial plexus toxicity after SBRT of apically located lung lesions. *Acta Oncol.* 2019;58:1178–1186.

93. Olsen NK, Pfeiffer P, Johannsen L, Schroder H, Rose C. Radiation-induced brachial plexopathy: neurological follow-up in 161 recurrence-free breast cancer patients. *Int J Radiat Oncol Biol Phys.* 1993;26:43–49.

94. Wittenberg KH, Adkins MC. MR imaging of nontraumatic brachial plexopathies: frequency and spectrum of findings. *Radiographics.* 2000;20:1023–1032.

95. Ho L, Henderson R, Luong T, Malkhassian S, Wassef H. 18F-FDG PET/CT appearance of metastatic brachial plexopathy involving epidural space from breast carcinoma. *Clin Nucl Med.* 2012;37:e263–e264.

96. Yarnold J. Double-blind randomised phase II study of hyperbaric oxygen in patients with radiation-induced brachial plexopathy. *Radiother Oncol.* 2005;77:327.

97. Pritchard J, Anand P, Broome J, et al. Double-blind randomized phase II study of hyperbaric oxygen in patients with radiation-induced brachial plexopathy. *Radiother Oncol.* 2001;58:279–286.

98. Lu L, Gong X, Liu Z, Wang D, Zhang Z. Diagnosis and operative treatment of radiation-induced brachial plexopathy. *Chin J Traumatol.* 2002;5:329–332.

99. Behnke NK, Crosby SN, Stutz CM, Holt GE. Periscapular amputation as treatment for brachial plexopathy secondary to recurrent breast carcinoma: a case series and review of the literature. *Eur J Surg Oncol.* 2013;39:1325–1331.

100. Brydoy M, Storstein A, Dahl O. Transient neurological adverse effects following low dose radiation therapy for early stage testicular seminoma. *Radiother Oncol.* 2007;82:137–144.

101. Ko K, Sung DH, Kang MJ, et al. Clinical, electrophysiological findings in adult patients with non-traumatic plexopathies. *Ann Rehabil Med.* 2011;35:807–815.

102. Bourhafour I, Benoulaid M, El Kacemi H, El Majjaoui S, Kebdani T, Benjaafar N. Lumbosacral plexopathy: a rare long term complication of concomitant chemo-radiation for cervical cancer. *Gynecol Oncol Res Pract.* 2015;2:12.

103. Delanian S, Lefaix JL, Pradat PF. Radiation-induced neuropathy in cancer survivors. *Radiother Oncol.* 2012;105:273–282.

104. Delanian S, Lefaix JL, Maisonobe T, Salachas F, Pradat PF. Significant clinical improvement in radiation-induced lumbosacral polyradiculopathy by a treatment combining pentoxifylline, tocopherol, and clodronate (Pentoclo). *J Neurol Sci.* 2008;275:164–166.

105. Constine LS, Woolf PD, Cann D, et al. Hypothalamic-pituitary dysfunction after radiation for brain tumors. *N Engl J Med.* 1993;328:87–94.

106. Appelman-Dijkstra NM, Malgo F, Neelis KJ, Coremans I, Biermasz NR, Pereira AM. Pituitary dysfunction in adult patients after cranial irradiation for head and nasopharyngeal tumours. *Radiother Oncol.* 2014;113:102–107.

107. Pai HH, Thornton A, Katznelson L, et al. Hypothalamic/pituitary function following high-dose conformal radiotherapy to the base of skull: demonstration of a dose-effect relationship using dose-volume histogram analysis. *Int J Radiat Oncol Biol Phys.* 2001;49:1079–1092.

108. Taphoorn MJ, Heimans JJ, van der Veen EA, Karim AB. Endocrine functions in long-term survivors of low-grade supratentorial glioma treated with radiation therapy. *J Neurooncol.* 1995;25:97–102.

109. Woo E, Lam K, Yu YL, Ma J, Wang C, Yeung RT. Temporal lobe and hypothalamic-pituitary dysfunctions after radiotherapy for nasopharyngeal carcinoma: a distinct clinical syndrome. *J Neurol Neurosurg Psychiatry.* 1988;51:1302–1307.

110. Murphy ES, Xie H, Merchant TE, Yu JS, Chao ST, Suh JH. Review of cranial radiotherapy-induced vasculopathy. *J Neurooncol.* 2015;122:421–429.

111. Nordstrom M, Felton E, Sear K, et al. Large vessel arteriopathy after cranial radiation therapy in pediatric brain tumor survivors. *J Child Neurol.* 2018;33:359–366.

112. Stewart FA, Heeneman S, Te Poele J, et al. Ionizing radiation accelerates the development of atherosclerotic lesions in ApoE−/− mice and predisposes to an inflammatory plaque phenotype prone to hemorrhage. *Am J Pathol.* 2006;168:649–658.

113. Price RA, Birdwell DA. The central nervous system in childhood leukemia. III. Mineralizing microangiopathy and dystrophic calcification. *Cancer.* 1978;42:717–728.

114. Xu J, Cao Y. Radiation-induced carotid artery stenosis: a comprehensive review of the literature. *Interv Neurol.* 2014;2:183–192.

115. Bowers DC, Liu Y, Leisenring W, et al. Late-occurring stroke among long-term survivors of childhood leukemia and brain tumors: a report from the childhood cancer survivor study. *J Clin Oncol.* 2006;24:5277–5282.

116. El-Fayech C, Haddy N, Allodji RS, et al. Cerebrovascular diseases in childhood cancer survivors: role of the radiation dose to Willis circle arteries. *Int J Radiat Oncol Biol Phys.* 2017;97:278–286.

117. Aizer AA, Du R, Wen PY, Arvold ND. Radiotherapy and death from cerebrovascular disease in patients with primary brain tumors. *J Neurooncol.* 2015;124:291–297.

118. Kashyap VS, Moore WS, Quinones-Baldrich WJ. Carotid artery repair for radiation-associated atherosclerosis is a safe and durable procedure. *J Vasc Surg.* 1999;29:90–96 [discussion 97–99].

119. DeZorzi C. Radiation-induced coronary artery disease and its treatment: a quick review of current evidence. *Cardiol Res Pract.* 2018;2018:8367268.

120. Desai SS, Paulino AC, Mai WY, Teh BS. Radiation-induced moyamoya syndrome. *Int J Radiat Oncol Biol Phys.* 2006;65:1222–1227.

121. Ullrich NJ, Robertson R, Kinnamon DD, et al. Moyamoya following cranial irradiation for primary brain tumors in children. *Neurology.* 2007;68:932–938.

122. Kornblihtt LI, Cocorullo S, Miranda C, Lylyk P, Heller PG, Molinas FC. Moyamoya syndrome in an adolescent with essential thrombocythemia: successful intracranial carotid stent placement. *Stroke.* 2005;36:E71–E73.

123. Taniguchi M, Taki T, Tsuzuki T, Tani N, Ohnishi Y. EC-IC bypass using the distal stump of the superficial temporal artery as an additional collateral source of blood flow in patients with Moyamoya disease. *Acta Neurochir.* 2007;149:393–398.

124. Dracham CB, Shankar A, Madan R. Radiation induced secondary malignancies: a review article. *Radiat Oncol J.* 2018;36:85–94.

125. Cahan WG, Woodard HQ, Higinbotham NL, Stewart FW, Coley BL. Sarcoma arising in irradiated bone: report of eleven cases. 1948. *Cancer.* 1998;82:8–34.

126. Kleinschmidt-Demasters BK, Kang JS, Lillehei KO. The burden of radiation-induced central nervous system tumors: a single institution s experience. *J Neuropathol Exp Neurol.* 2006;65:204–216.

127. Galloway TJ, Indelicato DJ, Amdur RJ, Morris CG, Swanson EL, Marcus RB. Analysis of dose at the site of second tumor formation after radiotherapy to the central nervous system. *Int J Radiat Oncol Biol Phys.* 2012;82:90–94.

128. Ron E, Modan B, Boice Jr JD, et al. Tumors of the brain and nervous system after radiotherapy in childhood. *N Engl J Med.* 1988;319:1033–1039.

129. Amirjamshidi A, Abbassioun K. Radiation-induced tumors of the central nervous system occurring in childhood and adolescence. Four unusual lesions in three patients and a review of the literature. *Childs Nerv Syst.* 2000;16:390–397.

130. Al-Mefty O, Topsakal C, Pravdenkova S, Sawyer JR, Harrison MJ. Radiation-induced meningiomas: clinical, pathological, cytokinetic, and cytogenetic characteristics. *J Neurosurg.* 2004;100:1002–1013.

131. Pettorini BL, Park YS, Caldarelli M, Massimi L, Tamburrini G, Di Rocco C. Radiation-induced brain tumours after central nervous system irradiation in childhood: a review. *Childs Nerv Syst.* 2008;24:793–805.

132. Paulino AC, Mai WY, Chintagumpala M, Taher A, Teh BS. Radiation-induced malignant gliomas: is there a role for reirradiation? *Int J Radiat Oncol Biol Phys.* 2008;71:1381–1387.

133. Lopez GY, Van Ziffle J, Onodera C, et al. The genetic landscape of gliomas arising after therapeutic radiation. *Acta Neuropathol.* 2019;137:139–150.

134. Patel SR. Radiation-induced sarcoma. *Curr Treat Options Oncol.* 2000;1:258–261.

135. Yamanaka R, Hayano A. Radiation-induced malignant peripheral nerve sheath tumors: a systematic review. *World Neurosurg.* 2017;105(961–970), e968.

136. Evans DG, Birch JM, Ramsden RT, Sharif S, Baser ME. Malignant transformation and new primary tumours after therapeutic radiation for benign disease: substantial risks in certain tumour prone syndromes. *J Med Genet.* 2006;43:289–294.

第28章

癌症和全身性抗癌治疗的神经系统并发症

Gilbert Youssef[a,b,c], Patrick Y. Wen[a,b,c], Eudocia Q. Lee[a,b,c]

[a]Center for Neuro-Oncology, Department of Medical Oncology, Dana-Farber Cancer Institute, Boston, MA, United States, [b]Division of Cancer Neurology, Brigham and Women's Hospital, Boston, MA, United States, [c]Harvard Medical School, Boston, MA, United States

1 引 言

在过去的20年里,癌症靶向治疗的范围已经不断扩大,包括传统的细胞毒性化疗和激素药物,以及较新的疗法,如单克隆抗体和小分子信号转导抑制剂。此外,一种旨在刺激抗肿瘤免疫反应的新方法已经以免疫调节剂和免疫治疗的形式呈现。由于患者在病程早期被诊断,并且更频繁地使用多种药物,单药或多药联合治疗,因此从短期和长期来看,抗肿瘤治疗可能产生的神经毒性的范围也已拓展。本章将对常规化疗(表28-1)、单克隆抗体和靶向治疗(表28-2)导致的神经毒性的疾病谱系、机制和治疗等进行回顾。

表28-1 常规化疗的常见神经毒性反应

药物类型	特异性药物	神经毒性	
		中枢神经系统(CNS)	周围神经系统(PNS)
烷基化剂	亚硝基脲类	白质脑病,癫痫发作,视神经病变	
	布苏尔凡	癫痫发作	
	氯丁二烯	癫痫发作	
	环磷酰胺	记忆混乱,视力模糊	
	异环磷酰胺	脑病	疼痛性轴突感觉运动PN
	丙卡巴肼	头痛,抑郁,精神病	
	替莫唑胺	头痛	
	噻替哌	脑病、脊髓病[a]	
	达卡巴嗪	头痛、癫痫发作	
	雌莫司汀	脑梗死	
抗代谢物	克拉立滨	头痛	感觉运动PN,格林-巴雷样综合征
	卡培他滨	多灶性白质脑病,小脑性共济失调,高张力症	
	阿糖胞苷	急性小脑综合征,无菌性脑膜炎[a]	
	氟达拉滨	头痛,精神错乱,急性白质脑病	
	5-氟尿嘧啶	急性小脑综合征脑病	
	吉西他滨	脑病	感觉和自主神经PN,急性炎性肌病
	羟基脲	头痛,精神错乱,镇静剂,癫痫发作	
	甲氨蝶呤	无菌性脑膜炎[a],横贯性脊髓病[a],急性脑病,迟发性白质脑病	
铂化合物	顺铂	头痛,脑病,皮质盲,脊髓后束的短暂性脱髓鞘	耳毒性,感觉轴突PN
	卡铂	视网膜病变	
	奥沙利铂		短暂性感觉异常,肌肉痉挛,寒冷,过敏症,感觉运动轴突PN
抗肿瘤抗生素	阿霉素	脑梗死,亚急性升髓病[a],脑病[a]	
	道诺霉素	亚急性升髓病[a],脑病[a]	
长春花生物碱	长春新碱	致命性骨髓性脑病[a]	感觉运动小纤维轴突PN,单神经病变,自主神经病变
	长春瑞滨		感觉主导的轴突PN
紫杉烷	紫杉醇	输液相关的光敏	感觉运动轴突PN,短暂性急性肌痛和关节痛

续表

药物类型	特异性药物	神经毒性	
		中枢神经系统（CNS）	周围神经系统（PNS）
拓扑异构酶抑制剂	多西他赛		大纤维感觉 PN
	伊立替康	头晕,构音障碍	
	托波替康	头痛	感觉异常
	依托泊苷	头痛,脑病	感觉运动 PN
生物制剂	干扰素	震颤,精神错乱,人格改变,脑病,高张力,癫痫发作	感觉运动轴突 PN
	白细胞介素		
	肿瘤坏死因子		
	恩扎鲁胺	抑郁,癫痫发作	
	利血生	硬脑膜窦血栓形成,脑梗死	
免疫调节剂	沙利度胺	短暂性嗜睡	感觉运动轴突 PN

ª 鞘内给药时。PN,周围神经病变。

表 28-2　靶向治疗的常见神经毒性

药物类型	特异性药物	神经毒性	
		中枢神经系统（CNS）	周围神经系统（PNS）
单克隆抗体	阿伦珠单抗	PML,脑病,癫痫发作,语言障碍,颅内出血,卒中,PRES,视神经病变,认知功能障碍	
	贝伐珠单抗	外周单核白细胞	
	布伦妥昔单抗	嗜睡	感觉运动轴突 PN,吉兰-巴雷综合征,CIDP
	西妥昔单抗		肌肉痉挛,感觉异常
	波拉单抗		感觉运动 PN
	利妥昔单抗	头痛,头晕,PML,PRESª	肌痛,腰骶部感觉异常ª
	曲妥珠单抗	头痛、头晕、失眠	疼痛感觉 PN
	Ado-曲妥珠单抗	头痛	感觉 PN
小分子酪氨酸激酶抑制剂	BCR-ABL1 抑制剂（伊马替尼,尼洛替尼,达沙替尼）	脑血管事件,横贯性脊髓炎,头痛	可逆性近端肌病,感觉运动轴突 PN
	EGFR 抑制剂（阿法替尼、厄洛替尼、吉非替尼）	头痛、癫痫发作	感觉 PN
	VEGFR 抑制剂（舒尼替尼、索拉非尼）	PRES,缺血性卒中	
	ALK 抑制剂（克里唑替尼、阿利替尼、塞瑞替尼、卡博赞替尼）	头痛,视神经病变	肌痛,感觉 PN
	伊布替尼	头痛,头晕	
	BRAF 抑制剂（维莫拉非尼,达布拉非尼）	脑水肿,脑实质内出血	双侧面瘫（维莫拉非尼）
	MEK 抑制剂（曲美替尼,考比替尼）		横纹肌溶解症,浆液性视网膜病变
	帕尔伯克利布		肌痛,味觉障碍
	NTRK 抑制剂（拉洛替尼,恩曲替尼）	脑病,头晕,步态障碍,睡眠障碍	
蛋白酶体抑制剂	硼替佐米		疼痛感觉 PN
	卡非佐米		
	异沙米布		
mTOR 抑制剂	西罗莫司	PRES	可逆性肌肉无力
	依维莫司		
	坦西罗莫司		
SMO 抑制剂	索奈德吉布		味觉障碍,肌痛,肌肉痉挛
	Vismodegib		

ª 鞘内给药时。CIDP,慢性炎性脱髓鞘性多神经根病;PML,进行性多灶性白质脑病;PN,周围神经病变;PRES,后路可逆性脑病综合征。

2   神经毒性的机制

传统的细胞毒性药物通常是针对正在快速分裂的细胞。中枢神经系统(central nervous system,CNS)几乎没有活跃的细胞更新,尽管神经胶质细胞、巨噬细胞和内皮细胞的更新较快,但与其他细胞谱系相比仍较缓慢。此外,血脑屏障(blood-brain barrier,BBB)阻止了许多大分子和亲水物质进入脑脊液(cerebrospinal fluid,CSF)和中枢神经系统实质中。从理论上讲,尽管BBB可以保护中枢神经系统免受全身化疗相关的毒性损伤,但仍有中枢神经系统穿透性弱的药物诱发神经毒性的报道。在中枢神经系统的某些区域,即最后区,其血脑屏障缺失,允许这些药物进入中枢神经系统,这就解释了大多数细胞毒性药物所引发恶心和呕吐的症状[1]。然而,其他已确定的因素,如增加中枢神经系统对化疗相关毒性易感性的因素,包括通过腰椎穿刺或脑室内缓慢注射使药物直接进入脑脊液,中枢神经系统化疗同时放射治疗导致血脑屏障的破坏,或化疗引起的直接或间接血管损伤,某些个体血脑屏障外流泵的破坏,以及动脉内给药导致血管内药物水平的增加[2-4]。中枢神经系统也可通过激素变化、全身高张力和化疗药物引起的凝血功能障碍而受到间接毒性的影响。高龄、代谢药物的器官功能障碍、同时使用其他细胞毒性药物、伴发其他内科疾病和代谢异常也可增强神经毒性[1,5-7]。中枢神经系统的毒性可以是急性的或慢性的,并可影响大脑和脊髓。在大脑中,症状从急性意识混乱、视觉和/或幻听、嗜睡、癫痫和小脑症状,到慢性白质脑病和"化学脑",后者是一种以认知和行为改变为特征的疾病。脊髓毒性通常是急性的,主要表现为鞘内化疗后的横贯性脊髓炎或无菌性脑膜炎复发。

外周神经系统(peripheral nervous system,PNS)的毒性更为常见,而且通常是剂量依赖性。化疗诱导的周围神经病(chemotherapy-induced peripheral neuropathy,CIPN)最常见,通常具有剂量依赖性和累积性,有时在停止治疗后毒性作用仍持续很长时间。不同的机制参与了CIPN的发生发展。改变微管聚合的药物,如长春花生物碱和紫杉烷,抑制快速轴突运输,并导致长度依赖的轴突损伤[8,9]。其他药物,如沙利度胺,可影响神经的血液供应,导致沃勒氏变性,而顺铂已观察到可逆的短暂后束脱髓鞘[1,10];奥沙利铂可导致急性可逆性神经病变、累积性CIPN和较少见的视觉改变、声音改变和口周感觉异常,归因于草酸代谢物钙镁螯合导致的电压门控钠通道的破坏[11]。初级感觉神经元的背根神经节具有开孔的血管,缺乏血脑屏障,使它们比运动神经元更容易受到化疗药物的影响。因此,尽管运动和自主神经症状可以发生,感觉症状仍是主要的毒性反应。神经肌肉并发症比CIPN少得多,主要表现为酪氨酸激酶抑制剂导致的痉挛和肌痛,以及阿霉素、顺铂、依托泊苷或免疫治疗导致肌无力综合征的加重或罕见的进展[12,13]。

3   特异性药物的神经毒性

3.1   烷化剂

3.1.1   亚硝基脲

亚硝基脲类药物包括卡莫司汀(carmustine,BCNU)、洛莫司汀(lomustine,CCNU)、司莫司汀(semustin,甲基-CC-NU)、尼莫司汀(nimustine,ACNU)、福莫司汀和链脲佐菌素,主要用于治疗高级别神经胶质瘤、黑色素瘤和淋巴瘤。该类药物具有高脂溶性,易进入脑脊液,其浓度达到血浆的15%~30%。他们通过口服、静脉或动脉内注射给药,BCNU晶片通过腔内局部植入给药。神经毒性在常规剂量下是罕见的,但高剂量与眼部症状(急性输注时的眼眶疼痛、视神经病变和视网膜损伤)和白质脑病相关,表现为局灶或全身性癫痫发作、局灶性肌肉无力,但很少发生卒中或昏迷[14]。BCNU动脉内给药与一种亚急性坏死性白质脑病相关,其特征是局灶性坏死和矿化性轴索病,既往或同时接受放疗的患者中更明显[15,16]。使用BCNU晶片,可观察到轻微的神经毒性,通常表现为水肿、癫痫发作增加或对侧局灶性缺损。

3.1.2   白消安(二甲磺酸丁酯)

白消安是一种双功能烷基化剂,通过交联核酸链和干扰转录及翻译来发挥作用。它是一种常用于治疗慢性粒细胞性白血病的口服药物,是造血干细胞移植调节方案中最常用的药物之一[17]。白消安可以自由地透过血脑屏障,在脑脊液中达到与血浆中相同的高浓度[18,19]。接受高剂量治疗的患者中,大约10%患者发生了广泛性强直阵挛性癫痫发作,通常多发于治疗开始的第二天和最终剂量给药后24小时之间[20]。预防性抗癫痫治疗可减少癫痫的发生率,并已成为移植前给预处理方案的标准治疗。研究最多的抗癫痫药物是苯妥英和劳拉西泮,但左乙拉西坦也已成为一种安全有效的选择[21-23]。

3.1.3   苯丁酸氮芥

苯丁酸氮芥是一种耐受性良好的口服氮芥衍生物,被批准作为治疗白血病、淋巴瘤和一些实体肿瘤的单一药物或组合方案中的药物。已有报道关于高剂量治疗导致的全身性癫痫发作,特别是在儿童肾病综合征的患者中。低剂量治疗也与癫痫发作相关,但仅发生于既往有癫痫发作史的患者[24]。癫痫发作通常发生在治疗开始后24小时至3周内,但也有报告称发作时间最早发生于最初用药几小时后,最晚至用药后90天。复视、视网膜出血和进行性多灶性白质脑病(progressive multifocal leukoencephalopathy,PML)也有报道[25,26]。

3.1.4   环磷酰胺

环磷酰胺需要在肝脏中代谢激活,并且对白血病、淋巴瘤和实体肿瘤具有广谱活性。神经毒性在常规剂量下较为罕见,但已有报道高剂量可导致可逆性视力模糊、头晕和精神错乱[27,28]。

3.1.5   异环磷酰胺

异环磷酰胺是环磷酰胺的一种类似物,在肝脏羟基化为活性代谢物4-羟基异环磷酰胺和异磷甲酰胺芥末,用于肉瘤、睾丸癌和肺癌的治疗。在接受高剂量治疗的患者中,15%~40%发展为特殊性脑病,其特征是精神错乱、幻觉、小脑功能障碍、锥体外系症状、脑神经病变、癫痫发作,偶尔还导致昏迷[7,29]。症状通常在药物输注后24小时内出现,更容易发生在肝肾损害、低白蛋白血症、低钠血症、同时使用苯巴比妥和既往使用顺铂治疗的患者中[30,31]。尽管有不可逆的缺陷和死亡的报道,症状通常在几天内自行消退。考虑复发的风险很高,再次给药并不常见。亚甲基蓝已被用于治疗严重的异环磷酰胺引起的脑病,有助于在几天内改善症状,然而,损害也可能自愈。目前缺乏随机临床试验对亚甲基蓝的评价,并且其本身也具有导致头痛和头晕的潜力,因此,亚甲基蓝的临床用途尚无法确认。苯二氮䓬类药物和硫胺素也可被用于逆转神经毒性症状[9]。也有异环磷酰胺导致轴突周围神经病变的报道,主要发生在潜在神经病变的患者中[32,33]。

3.1.6　丙卡巴肼

丙卡巴肼是一种口服烷基化剂,用于治疗淋巴瘤和胶质瘤。过去的静脉注射配方常引起严重的嗜睡。因有较弱的单胺氧化酶抑制剂活性,其主要神经不良事件是头痛和高血压脑病,尤其同时使用拟交感神经药物或食用含酪胺的食物后。因此,建议在治疗过程中限制此类饮食。其他的神经毒性反应包括抑郁症和精神病[34]。

3.1.7　替莫唑胺

替莫唑胺是一种口服的烷基化剂,广泛应用于恶性胶质瘤的治疗。已报道高达 40% 的患者出现头痛,尽管它们的病因不能与潜在的恶性肿瘤区分。严重的神经系统并发症则较为罕见[35]。

3.1.8　噻替哌

噻替哌与氮芥有关,很容易穿过血脑屏障[36]。常用于静脉注射治疗乳腺癌、卵巢癌和膀胱癌、淋巴瘤,可以作为造血干细胞移植前的多药化疗方案的一部分,还可以鞘内给药用于治疗软脑膜疾病。神经毒性在常规静脉注射剂量下是罕见的,但在高剂量时可出现脑病和急性精神错乱状态。毒性主要是通过鞘内给药后出现,包括轻度可逆性化学性脑膜炎,在极少数情况下是脊髓病,很少是永久性的[37]。

3.1.9　其他烷基化剂

达卡巴嗪是一种静脉注射烷基化剂,用于治疗淋巴瘤、黑色素瘤和其他实体肿瘤。轻度自限性头痛和不适等症状已被报道,但严重的神经毒性则较为罕见,常表现为脑病和癫痫发作[38]。

3.2　抗代谢药物

3.2.1　2-氯脱氧腺苷(克拉屈滨)

克拉屈滨是一种嘌呤核苷类似物,用于治疗淋巴样增生性疾病,特别是毛细胞白血病、慢性淋巴细胞白血病和低级别淋巴瘤。神经毒性在低剂量时并不常见,尽管头痛和远端运动无力已有报道。神经毒性的发生率随着剂量的增加而增加,主要是严重的周围感觉运动神经病变,以轴突变性为特征,而且可能不可逆[39]。骨髓病和格林-巴雷样综合征也偶有被报道[40]。

3.2.2　卡培他滨

卡培他滨是一种口服前体药,通过胸腺苷磷酸化酶代谢为 5-氟尿嘧啶,用于治疗乳腺癌、肺癌、头颈部癌、胰腺癌和结直肠癌。神经毒性并不常见,但已有多灶性白质脑病的报道[41]。症状通常在治疗后一周内出现,包括头痛、眩晕、意识不清、共济失调、构音障碍和全身性肌张力增加。脑 MRI 显示胼胝体区高 T2/FLAIR 限制信号,而在桥臂肌和深三脑室周围白质区则较少。症状通常在停止治疗后几天内消失。小脑性共济失调、急性可逆性牙关紧闭、眼部异常和轻度周围神经病变也有报道[42-44](图 28-2)。

3.2.3　阿糖胞苷

阿糖胞苷是一种嘧啶类似物,其活性代谢物抑制 S 期的 DNA-聚合酶,并导致复制链的过早终止,用于治疗白血病、淋巴瘤和软脑膜转移。神经毒性的发生率和严重程度取决于给药的剂量和给药途径。静脉给药主要与小脑毒性有关,特别是当剂量高于 $1g/m^2$ 时。在接受高于 $3g/m^2$ 剂量治疗的患者中,多达 25% 的患者出现急性小脑综合征[45]。该综合征通常发生在 24 小时内,开始出现嗜睡和精神不清,随后出现小脑症状,包括躯干共济失调和步态不稳,以及构音障碍和眼球震颤[46]。停止输液后,症状通常在 2 周内自行消失。小脑毒性发展的危险因素包括年龄大于 40 岁、肾功能异常、潜在的神经系统疾病和累积剂量大于 $30g^{[47]}$。脑脊液检查通常是正常的。脑成像通常显示可逆的白质改变,但在长期随访中可观察到浦肯野纤维消失后的小脑萎缩[9]。视力模糊、眼部灼烧痛、可逆性视力下降、假性延髓麻痹、霍纳综合征和嗅觉丧失也偶尔被报道[48-50]。

阿糖胞苷鞘内给药后,至少 24 小时内脑脊液中药物浓度达到峰值,潜在不良事件主要发生在给药后的 24 小时内,但发病也可延迟到用药后的几天内。无菌性脑膜炎是最常见的并发症,据报道有高达 10% 的患者出现此症。患者通常出现腰痛及经常性头痛[51]。脊髓病是一类罕见的并发症,可发生在鞘内给药后数天至数周内,表现为腰痛、快速上升性弛缓性麻痹、感觉水平和括约肌功能异常[52]。脊柱 MRI 最初的检查结果可以正常,但随后可见明显的局灶性脊髓肿胀和髓内增强信号。其他罕见的并发症包括闭锁综合征,以及急性脑病和癫痫发作[32,53]。用于鞘内给药的阿糖胞苷缓释剂型脂质体制剂已退市,其在脑脊液中产生细胞毒性水平可长达 10~14 天,导致高达 25% 的患者在治疗周期中发生无菌性脑膜炎[54]。联合使用糖皮质激素大大降低了发生这种并发症的可能性。PNS 毒性很罕见,但当静脉注射阿糖胞苷与其他细胞毒性药物联合使用时,疼痛的感觉神经病变常被报道[55,56]。臂丛病和外侧直肌麻痹也时有报道[57]。

3.2.4　氟达拉滨

氟达拉滨是一种嘌呤类似物,通过抑制 DNA 聚合酶和核糖核苷酸还原酶发挥作用,用于治疗 B 细胞慢性淋巴细胞白血病和一些异体移植的调节方案。神经毒性并不常见,通常表现为头痛、精神错乱、视力模糊和本体感觉缺陷[58]。当剂量大于 $50mg/m^2/d$ 时,可能发生急性中毒性白质脑病,症状虽严重,但很少致命[59]。编码浓缩核苷转运体和脱氧胞苷激酶的基因多态性与神经毒性发生率的增加相关[60]。

3.2.5　5-氟尿嘧啶

5-氟尿嘧啶(5-FU)是一种氟化嘧啶,通过抑制胸苷酸合成酶来干扰 DNA 合成。与卡培他滨一样,其被广泛用于实体癌症的治疗,包括结直肠癌、头颈部癌和乳腺癌。5-FU 很容易透过血脑屏障,在小脑中的浓度最高。主要的神经毒性是一种急性小脑综合征,约5%的患者在给药后几周至几个月内发生,其特征是突然发作的共济失调、构音障碍和眼球震颤[61-63]。随着 5-FU 剂量的累积,会出现罕见的急性脑病综合征,尤其是在同时使用左旋咪唑时容易发生[64]。在开始治疗6~19 周后,患者会出现各种症状,包括精神错乱、精神状态改变、抑郁情绪、失语、构音障碍、共济失调、复视、眩晕、呃逆、步态失衡、运动障碍、感觉异常和癫痫发作。该综合征的病理生理学是一种炎症反应,表现为血管周围淋巴细胞浸润,髓鞘丢失,病理检查中轴突则相对被保留,并导致脑室周围白质多灶性脱髓鞘。多数患者在停止治疗和给予糖皮质激素一个疗程后,临床症状和影像学改变均可改善。也有报道,后路可逆性脑病综合征(posterior reversible encephalopathy syndrome,PRES)是 5-FU 的延迟毒性反应。

对于二氢嘧啶脱氢酶(dihydropyrimidine dehydrogenase,DPD)缺乏症的患者,5-FU 及其前体药卡培他滨的毒性可能较重,有时甚至是致命的[65,66]。DPD 是 5-FU 分解代谢途径的初始酶和限速酶,负责85%的 5-FU 的分解代谢。DPD 活性的降低会导致 5-FU 的积累,据报道,高达59%的患者经历了意外的 5-FU 毒性。胸苷酸合成酶、亚甲基四氢叶酸还原酶和口服磷酸核糖基转移酶编码基因的多态性也与 5-FU 神经毒性发生率的增加有关[67]。

3.2.6　吉西他滨

吉西他滨是一种胞苷类似物,在细胞内代谢为两种活性的细胞毒性代谢物,用于胰腺癌、膀胱癌和非小细胞肺癌的治疗。神经毒性不常见,尽管高达10%的患者被报道出现感觉和自主神经病变[68]。吉西他滨与铂类药物和/或紫杉烷类药物的联合化疗方案治疗1~2 周后,可发生以头痛、精神错乱、视力障碍、失语症、共济失调和癫痫发作为特征的脑病综合征[69]。这种组合还与急性炎症性肌病的发展有关,其特征是疼痛和局灶性无力,通常涉及近端肌肉、以前受辐射区域的肌肉和腹壁肌肉[70]。停止化疗后,给予糖皮质激素处理,可使症状消失。

3.2.7　羟基脲

羟基脲是一种核糖核苷酸还原酶抑制剂,用于治疗骨髓增生性疾病和一些实体肿瘤,包括头颈部癌症。使用时很少观察到神经系统并发症。高剂量有镇静作用。已有头痛、精神错乱、幻觉和癫痫发作的报道,尤其见于羟基脲与高活性抗逆转录病毒疗法联合治疗的获得性免疫缺陷综合征患者[71,72]。

3.2.8　甲氨蝶呤

甲氨蝶呤是一种不可逆的二氢叶酸还原酶抑制剂,可抑制嘌呤和胸腺嘧啶的生物合成,是广泛治疗血液肿瘤和实体肿瘤的抗代谢物药物。大剂量静脉注射(≥1g/m²)和鞘内给药可增强其血脑屏障透过能力[1]。其毒性主要影响中枢神经系统,可为急性、亚急性或慢性。

无菌性脑膜炎是最常见的急性毒性。鞘内给药的患者中,高达60%的患者可发生无菌性脑膜炎。症状包括头痛、发热、颈部僵硬和嗜睡,常在给药后 4 小时内开始,在 72 小时内自行消失[73]。这种毒性的发展是特异性的,随后给药并不能预测到类似的反应[1]。横贯性脊髓病是鞘内给药甲氨蝶呤的另一种特殊的急性并发症。表现为急性背部和神经根性腿痛,严重时可伴有感觉丧失、截瘫和括约肌功能障碍,病理特征为脊髓和脑干的空泡坏死性脱髓鞘[1,74]。其发病率随着先前或同时接受脊柱放疗、伴发软脑膜疾病和年龄增长而增加。临床改善情况随时间的推移而变化。当通过脑室内储库给药时,甲氨蝶呤可以直接穿透白质,通过脑脊液流动受阻或导管错位,而导致急性脑病,其特征是突然的精神错乱、嗜睡和少见的癫痫发作[75]。也有报道,这种并发症发生在先前或同时接受脑部放疗的情况下接受静脉高剂量给药的患者中。

卒中样综合征,局灶性波动症状(反复偏瘫、失语或癫痫发作)可在静脉注射高剂量甲氨蝶呤后的数天至数周内发生,通常发生在第三次或第四次注射后。精神状态的改变多样,并从极度的嗜睡转变为不恰当的大笑。这种症状通常可在几天内消失,并不排除需接受进一步的治疗。PRES 见于接受静脉注射或鞘内给予甲氨蝶呤的患者。它可以急性发展,或在治疗后的几天内逐步发展,其特征是头痛、意识混乱和视力障碍[76,77]。发病率随高血压和低镁血症的发生而增加。

迟发性白质脑病是甲氨蝶呤最具破坏性的并发症。在接受过多次高剂量静脉治疗的中枢神经系统淋巴瘤长期幸存的成年患者中,高达26%的患者可出现此并发症,特别是在治疗之前或同时接受头颅照射的患者[78]。进行性痴呆是其典型症状,可在治疗的 6 年后发生。步态障碍,偏瘫和失语症也有被报道[79]。脑 MRI 典型表现为脑萎缩,伴有弥漫性白质异常,脑室增大,有时还伴有皮质钙化[80]。通常在尸检中观察到少突胶质细胞的丢失、胶质细胞增生和坏死性白质脑病。

3.2.9　喷司他丁

喷司他丁是一种用于治疗毛细胞白血病的嘌呤类似物。常规剂量的神经毒性较罕见。在较高剂量时可观察到癫痫发作和脑病[81]。

3.3　铂化合物

3.3.1　顺铂

顺铂是一种含铂基药物,可与 DNA 结合,产生链间和链内的交联,阻碍 DNA 的合成和转录,用于治疗多种实体肿瘤,包括卵巢癌、睾丸癌、肺癌、胃肠癌、膀胱癌、头颈部癌症和成神经管细胞瘤。顺铂血脑屏障穿透性较小,但解剖发现其在背根神经节细胞中浓度较高[82]。虽然脑脊液浓度相对较低,但中枢神经系统也可产生毒性,特别是在脑肿瘤患者颈动脉内给药后[83]。症状可由顺铂的直接毒性或由顺铂导致的电解质异常引起,如由不适当的抗利尿激素(syndrome of inappropriate antidiuretic hormone,SIADH)综合征引起的低钠血症,或肾毒性、低镁血症或低钙血症[9]。头痛、脑病、皮质盲、局灶性缺陷和癫痫发作也有报道,但在停止治疗或纠正代谢紊乱后,这些症状通常可以恢复。延迟的血管毒性导致卒中也有文献描述。高达 40% 的患者可出现短暂的脊髓后束脱髓鞘,并在输注期间或注射后表现莱尔米特(Lhermitte)现象[10]。高浓度的顺铂诱导铂化 DNA 在外层毛发细胞的细胞核中积累,诱发活性氧的积聚,并激活线粒体通路,导致这些细胞的凋亡[84]。这进一步导致了耳毒性和听力测试中听力阈值的增加。据报道,高达 36% 的患者存在耳鸣,在低累积剂量下 20% 的患者受到影响,在高累积剂量下高达 50% 的患者受到影响[85]。耳毒性的发生率随着剂量增加、噪声或其他细胞毒性药物暴露、营养不良状态和颅内照射而增加[86-88]。接受治疗的年轻患者发生耳毒性的可能性更高。

周围神经病变是顺铂的主要剂量限制毒性,通常发生在接受累积剂量 $>400mg/m^2$ 的超过 30% 的患者中[89]。轴突损伤主要影响大的有髓感觉纤维,患者通常出现四肢远端麻木和感觉异常,但也可出现更严重的本体感觉缺陷,共济失调步态。疼痛、温度感觉受损和自主神经功能异常并不常见,运动纤维通常不受累及。症状进展可能发生在停止治疗后数月,即所谓的滑行现象。大多数患者的症状最终可以得到改善,但恢复往往不完全[82]。

3.3.2 卡铂

卡铂是第二代铂复合物,具有与顺铂相似的活性,但神经系统副作用较少。卡铂很难穿过血脑屏障,但在脑脊液浓度比顺铂更高[90]。中枢神经系统毒性主要见于动脉内给药后,视网膜病变是最常见的不良事件,皮质失明和皮质梗死少见[91]。周围神经病变罕见于以前接受顺铂治疗或接受大剂量卡铂治疗的患者。

3.3.3 奥沙利铂

奥沙利铂是第三代铂类化合物,用于治疗结直肠癌。周围神经病变是最常见的不良事件[92]。几乎所有的患者都经历过急性短暂性感觉异常、四肢和口腔周围区域的肌肉疼挛,以及由寒冷引发或加重的声音变化。患者经常出现喉咙不适和吞咽冷流质困难[93]。在药物输注过程中可能会出现症状,在每次给药后 2~3 天恶化,其严重程度往往会随着后续剂量的增加而增加。这些症状与其草酸代谢物螯合钙和镁,导致神经元电压门控钠通道的改变有关[94,95]。在治疗过程的后期,累积剂量大于 $750mg/m^2$ 的患者中,有 10%~20% 的患者可能出现慢性剂量依赖性的感觉运动轴突病变[96]。

3.4 抗肿瘤抗生素

一些抗生素通过引起 DNA 的单链断裂、抑制 DNA 定向的 RNA 聚合酶和拓扑异构酶 II 而具有抗肿瘤作用。蒽环类药物(阿霉素和柔红霉素)、博来霉素、丝裂霉素 C 和米托蒽醌是典型的例子。这些药物几乎没有中枢神经系统穿透性,因此,神经毒性罕见。据报道,动脉内注射阿霉素会导致脑梗死和出血性坏死,而无意中鞘内注射阿霉素或柔红霉素可能导致致命的急性或亚急性上升性脊髓病和脑病[97,98]。博来霉素可观察到罕见的视觉模糊、癫痫发作、脑病和脑梗死,而丝裂霉素 C 可发生弥散性血管内凝血和血栓性微血管病,导致头痛和脑疾病梗死[38,99]。

3.5 长春花生物碱

长春花生物碱是一种植物衍生的化合物,可以抑制有丝分裂纺锤体中微管的组装,从而导致细胞周期阻滞。长春新碱和长春碱是天然生物碱,而长春地辛和长春瑞滨都是半合成化合物。

长春新碱广泛用于治疗白血病、淋巴瘤、骨髓瘤、各种肉瘤和脑瘤,是这类药物中最具神经毒性的药物(特别是影响 PNS)。中枢神经系统毒性罕见,尽管意外的大量鞘内过量可能导致致命的髓鞘脑病[100]。脑病、皮质盲、手足徐动症、共济失调、帕金森病和癫痫发作很少有报道,通常可逆,没有任何后遗症[101]。脑神经病变也有报道,包括上睑下垂、眼肌麻痹、复视、声带麻痹、感音神经性听力损失和面瘫[102-104]。

长春新碱诱导 PNS 的毒性常见,被认为是抑制周围神经微管的快速轴突运输所致。长度依赖的、感觉多于运动的小纤维多神经病变是最常见的并发症,发生在大多数患者,但股和腓单神经病变也有报道。手指和脚趾感觉异常是最初的症状,通常是踝关节反射丧失。硬膜神经活检显示轴突变性伴节段性脱髓鞘。肌肉无力也可能会发生,通常涉及手腕的伸肌和脚趾的背屈肌[105]。周围神经病变的严重程度与剂量相关,往往在老年、营养不良、既往有周围神经照射、肝功能不全或脱髓鞘神经病史或同时接受造血集落刺激因子或 CYP3A4 酶抑制剂的患者中更严重[103,106-108]。多达三分之一的患者发展为自主神经病变,主要影响胃肠道,导致便秘,发生麻痹性肠梗阻或巨结肠情况少见,也可发生膀胱低张力、阳痿和直立性低血压[109]。周围神经病变通常是可逆的,其发生并不妨碍继续治疗。然而,如果症状非常严重,影响患者的生活质量,应停止治疗。推荐给予等于或小于 $1.4mg/m^2$ 的剂量,以尽量减少神经病变的风险。

长春碱不会引起中枢神经系统毒性,但可引起比长春新碱更温和的神经病变。长春瑞滨和长春地辛也可能引起轻度的远端感觉为主的神经病变,伴踝关节反射丧失[110,111]。

3.6 紫杉烷

3.6.1 紫杉醇

紫杉醇是一种植物衍生物,通过聚合和稳定微管来阻断 G2 期的有丝分裂后期的细胞周期,经常与铂类化合物联合,用于治疗多种实体肿瘤,包括乳腺癌、卵巢癌和肺癌。中枢神经系统毒性罕见,在非常高的剂量($>600mg/m^2$)时,主要以急性严重脑病的形式出现[112]。一些患者在注射过程中出现光晕(一种通过视野闪烁的感觉)[113]。PNS 毒性常见,是紫杉醇最主要的不良事件。周围神经中大量刚性微管抑制了轴突运输,导致主要大纤维多发性神经病变。这种病变可能在治疗后 48 小时内发生,但通常发生在累积剂量为 100～200mg/m² 之后[114]。患者开始出现感觉异常、麻木,有时还会出现手脚灼痛。由于本体感觉缺陷,症状可能发展为灵活性受损和不稳,特别是在黑暗中[115]。一些患者会发展为轻微的近端肌无力,但通常会自行消退[116]。短暂性急性关节痛和肌痛已有报道,也是神经病变的一种表现[117,118]。粒细胞集落刺激因子(granulocyte colony stimulating factor, G-CSF)剂量大于 250mg/m² 可能使神经病变恶化,使其成为剂量限制毒性[119]。高剂量短时间输注、高累积剂量、糖尿病和已存在的神经病变增加了 CIPN 的发生率。硬膜神经活检显示纤维丢失,轴突发芽,轴突萎缩,伴继发性脱髓鞘和髓鞘再生[120]。神经病变很少是永久存在。

3.6.2 多西他赛

多西他赛是紫杉醇的半合成类似物,用于治疗多种实体肿瘤。它是一种比紫杉醇更有效的细胞复制抑制剂[9]。与紫杉醇一样,它可引起主要的大纤维感觉周围神经病变,通常为轻度至中度,但在停止治疗后的几周内消退。神经病变更为严重,累积剂量大于 400mg/m² 时,大的有髓纤维丢失,偶尔轴突变性[121]。输液过程中可逆的尔米特现象和轻度的近端运动无力偶有报道[116,122]。

3.7 拓扑异构酶抑制剂

拓扑异构酶是在 DNA 的转录和复制过程中控制 DNA 双螺旋结构的 DNA 酶。拓扑异构酶Ⅰ启动了 DNA 单链的切割,而拓扑异构酶Ⅱ则切割了两条 DNA 链。拓扑异构酶抑制剂诱导不可逆的 DNA 复制缺陷,导致随后的细胞周期阻滞和细胞死亡。

3.7.1 伊立替康

伊立替康是喜树碱(irinotecan, CPT)的一种水溶性半合成类似物,在肝脏中代谢为活性形式,抑制拓扑异构酶Ⅰ,用于治疗淋巴瘤、白血病和进展性或转移性结直肠癌。尚未观察到严重的神经毒性。非特异性头晕和偶尔的短暂性构音障碍已有报道[38]。

3.7.2 拓扑替康

拓扑替康也是一种拓扑异构酶Ⅰ抑制剂,对卵巢癌和小细胞肺癌具有活性。神经毒性并不常见;头痛和感觉异常有少量报道。

3.7.3 依托泊苷和替尼泊苷

这两种药物都是鬼臼毒素的半合成衍生物,并可抑制拓扑异构酶Ⅱ。其中枢神经系统穿透性较差,达到的脑脊液浓度仅为血浆的 0.3%～5%。依托泊苷更常用,主要用于肺癌、生殖细胞瘤和淋巴瘤的治疗。常规剂量的中枢神经系统毒性很少见。头痛和脑病偶有报道,主要在高剂量静脉注射期间或高剂量静脉注射后不久出现。轻度至中度感觉运动神经病变也有报道,尤其见于高龄、营养不良和既往神经毒性化疗的患者[38,123]。

4 靶 向 治 疗

4.1 单克隆抗体

4.1.1 贝伐珠单抗

贝伐珠单抗是一种抗血管内皮生长因子(vascular endothelial growth factor, VEGF)的人源化抗体,用于治疗转移性结直肠癌和胶质母细胞瘤。神经毒性与其抗 VEGF 活性有关,主要是脑血管事件[124,125]。VEGF,通过促进内皮细胞增殖,抑制其活化和凝血、一氧化氮(NO)和前列环素诱导的信号通路对内皮细胞路具有保护作用[126,127]。阻断 VEGF 会损害内皮细胞的再生能力,导致促炎细胞因子表达和抑制 NO 和前列环素产生,导致高血压发病率增加,脑血管损伤,最终颅内血栓形成和出血[126,127]。PRES 发生率不到 0.1%,症状出现在治疗开始后 1 天到 1 年不等。停止治疗和控制任何潜在的高血压都会抑制该症状的出现[128]。据报道,一些接受贝伐珠单抗治疗的患者有严重的视神经病变[129]。既往接受贝伐珠单抗治疗的患者也存在长期认知障碍,其机制是通过抑制海马 CA1 神经元表达的 VEGF 而导致海马突触可塑性降低[130]。

4.1.2 西妥昔单抗

西妥昔单抗是一种针对上皮生长因子受体(epithelial growth factor receptor, EGFR)的嵌合小鼠-人抗体,用于治疗结肠直肠癌和头颈部癌。它可引起低镁血症,表现为疲劳、嗜睡、肌肉痉挛和感觉异常。据报道,它也通过同样的机制加重奥沙利铂诱导的神经病变[131]。也有报道 2 例慢性炎症性脱髓鞘多神经根病与西妥昔单抗使用可能有关[132]。

4.1.3 碘-131 托西莫单抗

碘-131 托西莫单抗是一种放射性标记的抗 CD20 小鼠单克隆抗体,对恶性 B 细胞提供靶向放射治疗,用于惰性非霍奇金淋巴瘤的治疗。明显的神经毒性尚未见报道,但少数患者在输注过程中可能会出现头痛、疲劳或头晕[133,134]。

4.1.4 利妥昔单抗

利妥昔单抗是一种针对成熟 B 细胞表面抗原 CD20(非糖基化磷酸蛋白)的嵌合单克隆抗体,表达的,用于治疗系统性 B 细胞淋巴瘤和原发性中枢神经系统淋巴瘤。利妥昔单抗最常见的神经毒性是输注期间出现头痛、非特异性头晕和肌痛,但缺血性或出血性卒中、癫痫、血清素综合征和 PRES 罕见[135-137]。罕见且最严重的并发症是 John Cunningham(JC)病毒的重新激活,导致 PML[138]。鞘内给予利妥昔单抗通常耐受性良好,但已有罕见的急性和可逆性脑病和腰骶部感觉异常的报道[139,140]。

4.1.5 曲妥珠单抗

曲妥珠单抗是一种针对人表皮生长因子受体-2(human epidermal growth factor receptor-2, HER2)的人源化单克隆抗体,单独或与标准化疗药物联合用于 Her2 阳性乳腺癌的治疗。最常见的与输液相关的神经系统副作用包括头痛、头晕、疲劳和失眠。一种感觉神经病变(有时感到疼痛)与高累积剂量相关,通常在治疗后 1~2 年出现[141]。

T-DM1,也被称为恩美曲妥珠单抗,是一种抗体偶联物(antibody-drug conjugate,ADC)也与感觉多神经病变和头痛有关,特别是在脑转移患者中[142-144]。T-DM1 还增强了立体定向辐射的作用,导致放射性坏死和脑水肿的发生率更高[145,146]。

德喜曲妥珠单抗(trastuzumab deruxtecan)是另一种 ADC,曲妥珠单抗与拓扑异构酶 I 抑制剂结合,也导致少数患者疼痛性的感觉神经病变[147]。

4.1.6　维布妥昔单抗/本妥昔单抗

维布妥昔单抗/本妥昔单抗是一种用于治疗 CD30 阳性淋巴瘤的 ADC。最常见的神经不良事件是周围神经病变,通常在治疗开始后 24~30 周发生[148]。据报道,高达 80% 的患者患有此病变,在有神经病变易感性的老年人中更为常见。

主要是感觉症状,但多达 15% 的病例可出现运动症状[149,150]。对于大于 2 级的神经病变应进行治疗,直到改善到 1 级,然后重新以较低剂量开始治疗。然而,如果出现 4 级神经病变,应停用。神经病变归因于 CD30 受体的内化,导致细胞内单甲基奥瑞他汀 E 的释放,从而破坏了微管结构。少数一些关于 PML、格林-巴利综合征和 CIDP 的病例已有报道[151,152]。也可以观察到肌痛和轻度可逆性近端肌无力(图 28-1 和图 28-2)。

4.1.7　维博妥珠单抗

维博妥珠单抗是将单克隆抗 CD79b 抗体维博妥珠单抗与微管干扰剂单甲基奥瑞他汀 E 结合的 ADC,用于治疗大 B 细胞淋巴瘤。主要的神经毒性是一种感觉运动多性神经病变,可见于多达 40% 的患者。这种神经毒性通常比较温和,药物剂量减少后会逐渐消退[153,154]。

4.1.8　其他单克隆抗体

阿仑单抗(alemtuzumab)是一种人源化的单克隆抗 CD52

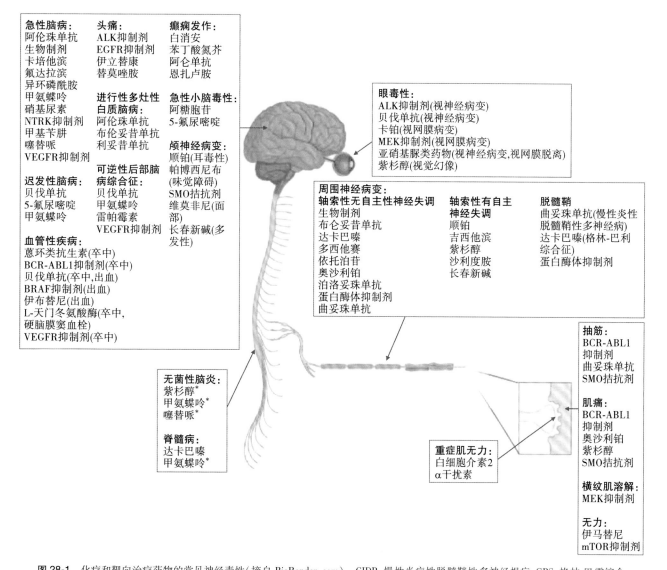

图 28-1　化疗和靶向治疗药物的常见神经毒性(摘自 BioRender.com)。CIDP,慢性炎症性脱髓鞘性多神经根病;GBS,格林-巴雷综合征;PML,进行性多灶性白质脑病;PRES,后路可逆性脑病综合征。* 鞘内给药时

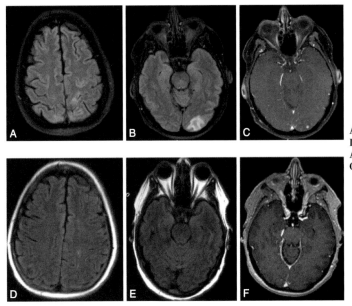

A、B和C：2018年4月的脑部MRI；
D、E和F：2018年6月的脑MRI；
A、B、D和E：T2/FLAIR序列；
C和F：T1对比后序列

图28-2 吉西他滨治疗后的后路可逆性脑病综合征。这是一位52岁的女性，低分化腹膜癌，肝转移，在阿霉素和贝伐单抗病情进展后接受吉西他滨治疗。在第一次服用吉西他滨一周后，她开始出现枕部头痛、恶心和血压升高。几天后，她因全身性强直阵挛性发作被带到急诊科。脑MRI显示双侧顶枕叶皮质和皮质下区T2/FLAIR高信号改变，左侧枕叶呈点状强化。腰椎穿刺无任何感染或软脑膜受累的情况。停用吉西他滨，经降压、抗癫痫治疗后，症状逐渐好转并得到缓解。2个月后随访脑MRI显示异常T2/FLAIR信号和增强信号均消失

抗体，用于B细胞慢性淋巴细胞白血病的治疗。少数患者可发生PML[155]。

倍林妥莫双抗（blinatumomab）是一种抗CD19/CD3双特异性T细胞接合子，用于急性淋巴细胞白血病的治疗。神经毒性见于多达50%的患者，包括脑病、癫痫发作、言语障碍、协调障碍和平衡障碍，其机制是激活免疫系统[156-158]。使用免疫检查点阻断剂，也观察到类似的不良事件，而且累及更多中枢神经系统和外周神经（将在另一章讨论）。

4.2 小分子酪氨酸激酶抑制剂

4.2.1 BCR-Abl抑制剂

BCR-Abl酪氨酸激酶抑制剂是用于治疗慢性髓系白血病（chronic myeloid leukemia，CML）和费城阳性急性淋巴细胞白血病（pH+ALL）的口服药物。伊马替尼是这类药物中的第一个药物，2001年开始用于CML治疗。第二代和第三代药物包括波沙替尼、尼洛替尼、波那替尼和达沙替尼。据报道，这些药物，特别是波那替尼，由于抑制VEGFR活性，增加动脉闭塞性疾病和脑血管事件的风险。高达48%的患者会发生此类并发症[159]。治疗期间应监测血脂和血糖水平，目的是进一步阻止卒中发生的风险。ABL激酶也与神经肌接头发育有关而这些药物诱发肌痛和痉挛在中并不少见，症状通常温和，服用钙和镁可改善[12]。然而，伊马替尼可致一种更严重的可逆性近端肌病[151]。另外，1例患者因伊马替尼发生横贯性脊髓炎，改为达沙替尼再次发生此病；1例患者使用该类药物出现长度依赖的感觉运动轴突神经病，另一例患者则出现视野缺损的视神经病变[160]。头痛和非特异性头晕也有报道。

4.2.2 表皮生长因子受体抑制剂

人表皮生长因子受体（HER）属于受体-酪氨酸激酶超家族，包括表皮生长因子受体（EGFR）和HER2等。口服EGFR抑制剂有阿法替尼、厄洛替尼、吉非替尼和第三代药物奥西替尼，主要用于治疗表达EGFR通路改变的非小细胞肺癌。拉帕替尼是一种口服HER2抑制剂，用于乳腺癌治疗。除高达40%的患者发生轻度头痛外，一般很少发生神经毒性[161]。这类药物均可导致各种电解质减少，导致潜在癫痫发作，特别是对脑转移瘤患者[151]。拉帕替尼偶尔会出现周围神经病变。

4.2.3 血管内皮生长因子受体抑制剂

索拉非尼和舒尼替尼是一种多激酶抑制剂，主要抑制血管内皮生长因子受体（VEGFR）和血小板源性生长因子受体（platelet-derived growth factor receptor，PDGFR），可用于多种实体肿瘤治疗。最常见的神经不良事件是PRES和缺血性卒中[162,163]。这两种药物可致可逆性脑病[12]。舒尼替尼可引起甲状腺功能减退，引起黏液水肿昏迷[164,165]。

4.2.4 间变性淋巴瘤激酶抑制剂

克唑替尼、阿利替尼、塞瑞替尼和洛拉替尼是口服间变性淋巴瘤激酶（ALK）抑制剂，用于治疗ALK重排的非小细胞肺癌，卡博赞替尼用于治疗肾细胞癌和甲状腺髓样癌。这些药物神经毒性并不常见。克唑替尼可致永久性头痛和视神经病变[166]，阿来替尼可致肌痛[167]，塞瑞替尼可致周围神经病变[168]。此外，超过50%接受洛拉替尼治疗的患者最常见不良反应是认知功能、情绪和言语的改变，通常在治疗开始

的前 2 个月内发生,症状可逆[169]。

4.2.5　蛋白酶体抑制剂

硼替佐米(bortezomib)、卡非佐米(carfilzomib)和伊沙佐米(ixazomib)是蛋白酶体抑制剂,用于治疗多发性骨髓瘤。硼替佐米和卡非佐米是静脉注射药物,而伊沙佐米是一种新的口服药物。硼替佐米的神经毒性最为常见,主要表现为疼痛性的多发感觉神经病变,可发生在多达 80% 的患者中[170]。神经病变的确切病理生理机制尚不清楚,可能与背根神经节细胞蛋白酶体直接抑制作用导致内质网应激和线粒体破坏细胞内钙稳态,随后发生脱髓鞘或混合脱髓鞘和轴突神经病变[151]。症状通常出现在累积剂量为>26mg/m² 后,并且更有可能在经过大量预处理的患者和那些已存在基线神经病变的患者中发生[171-173]。10% 的患者报告了包括远端下肢无力在内的运动神经病变。症状通常在停止治疗后 3 个月内消失,但也可持续 2 年[174]。与硼替佐米相比,卡非佐米和伊沙唑米的周围神经病变不太常见,也不太严重[175,176]。

4.2.6　神经营养性酪氨酸受体激酶抑制剂

拉罗曲替尼和恩替替尼是抑制神经营养酪氨酸受体激酶(neurotrophic tyrosine receptor kinase, NTRK)的口服药物,用于肉瘤、肺癌和恶性唾液腺肿瘤的治疗。神经系统不良事件是常见的,通常是轻微的。最常见的是脑病、头晕、步态障碍和睡眠障碍。

4.2.7　其他酪氨酸激酶抑制剂

伊布鲁替尼是一种布鲁顿(Bruton)酪氨酸激酶(BTK)抑制剂,用于治疗慢性淋巴细胞白血病和一些淋巴瘤。血小板表面 BTK 的表达,导致与该药相关的颅内出血发生率增加[177]。它还与中枢神经系统机会性感染的发生率增加有关,特别是曲霉菌病[178]。它还可能引起头痛和非特异性的头晕[179]。

维美拉非尼和达布拉非尼是 BRAF 激酶抑制剂,主要用于治疗携带 BRAF V600 突变的黑色素瘤,具有良好的中枢神经系统穿透性,治疗中枢转移的黑色素瘤特别有用。神经毒性很少见。然而,考虑它们是放射增敏剂,在脑转移瘤中同时使用立体定向放射治疗,可导致脑实质内水肿恶化和出血[180]。维美拉非尼可致面部麻痹,使用糖皮质激素后可逆转症状[181,182]。

BRAF 抑制剂经常与丝裂原活化蛋白激酶(MEK)抑制剂如曲美替尼和克比米替尼联合使用。这些药物与横纹肌溶解和视网膜脱离伴浆液性视网膜病变相关[183]。

细胞周期蛋白依赖性激酶(CDK)抑制剂是用于治疗激素受体阳性乳腺癌的小型口服 TKIs,如哌柏西利(palbociclib)。哌柏西利相关的神经毒性轻微,仅限于肌痛和痛觉障碍[184]。

西罗莫司(mTOR)靶点的抑制剂用于各种实体肿瘤的治疗,如乳腺、肺、肾癌和胰腺癌,以及结节性硬化症和移植后的室管膜下巨细胞星形细胞瘤。主要的 mTOR 抑制剂是西罗莫司、依维莫司和替西罗莫司。虽然神经毒性很少见,但它们可导致低磷血症,出现可逆性肌无力,器官移植患者使

用西罗莫司可出现 PRES。

Sonidegib 和 vismodegib 是靶向 Hedgehog 途径的平滑(smoothened, SMO)拮抗剂,用于治疗一些实体和血液恶性肿瘤。20% ~ 40% 的患者出现味觉障碍、肌痛和肌肉痉挛[185]。补充锌可以帮助改善味觉障碍[186]。

5　生　物　制　剂

生物反应调节剂,如干扰素、白细胞介素和肿瘤坏死因子,与化疗药物联合用于治疗一些血液学和实体肿瘤。干扰素被用于治疗毛细胞白血病、卡波西肉瘤、慢性髓系白血病和黑色素瘤。神经毒性是剂量依赖性的,与强烈的炎症反应有关。低剂量最常见的不良反应是震颤,高剂量则会出现精神错乱、嗜睡、人格改变、认知障碍、幻觉、高张力和癫痫发作[187-189]。认知变化主要包括非语言记忆和执行功能的损害;人格变化包括抑郁、增加的躯体关注和压力反应,并且更有可能发生在已有精神疾病的患者身上[190]。动眼肌麻痹、感觉运动轴突多神经病变、重症肌无力和多神经根病的病例已有报道[191,192]。

高达 50% 的黑色素瘤和肾细胞癌患者使用白细胞介素 2 出现神经精神不良事件,包括失忆症、妄想、幻觉和抑郁症,但在停止治疗后消失[193]。

肿瘤坏死因子与短暂性失语症、脑病和轻度感觉神经病变有关[194]。

雄激素阻断治疗可以降低血浆睾酮水平,可导致抑郁[195]。恩扎鲁胺,一种雄激素受体信号抑制剂,治疗去势抵抗性的前列腺癌,可增加患者癫痫发作的发生率[196]。

L-天冬酰胺酶是一种用于治疗急性淋巴细胞白血病的酶。它催化分解 L-天冬酰胺,使白血病细胞缺乏 L-天冬酰胺,从而抑制白血病细胞中的蛋白质合成。其神经毒性很罕见。然而,对凝血因子合成的诱导抑制可导致凝血功能障碍,通常发生在治疗开始后几周,表现为出血和血栓形成,包括硬脑膜窦血栓形成和脑梗死[197]。

5.1　免疫调节剂

沙利度胺是一种具有免疫调节特性的强效抗血管生成药物,用于治疗浆细胞病。它与远端周围神经病变有关,其发病率随着累积剂量的增加而增加,可能在约 50% 的患者中发生[198]。这主要是一种感觉神经病变,但 30% 的患者有运动症状,自主神经功能障碍,表现为便秘、心动过缓和阳痿[199-201]。神经病变的病理生理机制尚不清楚,但合理的机制是通过核因子 kappa B 诱导血管生成抑制和神经营养因子活性失调。老年患者开始治疗时常见短暂的嗜睡,但大多数患者在几周后逐渐改善乃至最终消失[202]。

来那度胺和波马利度胺是较新的抗血管生成和免疫调节药物,用于治疗多发性骨髓瘤。其周围神经病变发生率很低,据报道不到 2%。

6　化疗导致认知障碍

随着癌症治疗的进步,癌症幸存者的数量继续增加,总

的中位生存率也在增加。这就出现了化疗后长期并发症:化疗相关认知障碍(chemotherapy-related cognitive impairment, CICI),有时被称为"化学脑"或"化学雾"。将认知变化与化疗联系起来的研究可以追溯到 20 世纪 70 年代[203],就像癌症一样,由于寿命越来越长,这种并发症也越来越多见,可影响高达 70% 的长期癌症幸存者[204,205]。认知变化在大多数患者中是短暂的,通常在停止治疗后的几个月内消失,也可能会持续数年,甚至在一些患者中变得更糟[206]。症状通常隐匿,往往只有患者自己注意到,但至少在一个认知领域可以检测到低于平均水平的评分。最大型的研究是在乳腺癌和肺癌幸存者中进行的。语言记忆和执行功能尤其受到影响,但注意力、情景记忆和工作记忆、视觉记忆、处理速度、视觉空间和构造能力方面的损伤也有报道。记忆提取和远期记忆相对保存[207-210]。患者不会受到同等的影响,症状的严重程度也不会与远期接受化疗药物的类型或治疗结束后的持续时间有关。然而,CICI 的风险随着治疗方案的剂量增加而增加。较高的剂量、治疗时高龄、治疗前较低智商和受教育水平是其他危险因素[1]。CICI 在女性患者中也更常见,这可能与激素状况有关。这些症状归因于最初伴随癌症诊断出现的抑郁和情绪变化。然而,全面的神经心理学测试数据提示,存在一种不同于抑郁时所看到的认知障碍模式。脑脊液和脑实质中检测到化疗药物,即使水平较低,也进一步支持了 CICI 理论[211-213]。同时,PET 研究评估了乳腺癌远程化疗患者在执行控制和记忆相关的任务期间 FDG 摄取和脑血流情况,结果显示,与对照组相比,预先处理患者脑血容量和基底神经节、额下皮层和小脑的 FDG 吸收,均减少[214]。另一项研究评估了同一癌症人群的弥漫性张量成像(diffuse tensor imaging, DTI)序列,结果显示放射冠、胼胝体、额叶、顶叶和枕叶白质束的各向异性降低,表明大脑的整体功能受损[215]。

CICI 的确切病理生理机制尚不清楚,但已提出了多种潜在的机制。多药耐药 1 基因(multidrug resistance 1, MDR1)和药物外排的 P-糖蛋白基因存在多态性,更容易使一些受试者 CSF 中产生较高的化疗药物浓度,更容易对脑实质产生影响,特别是对胶质祖细胞和非分裂少突胶质细胞的影响[216,217]。一旦进入脑脊液和脑实质,化疗药物会导致细胞氧化损伤,特别是神经元的氧化损伤,导致 DNA 转录受损和必要基因产物的丢失,从而导致细胞凋亡和认知障碍,这是多种神经退行性疾病所共有的过程[218,219]。此外,化疗药物已显示生成活性氧和诱导促炎细胞因子的释放,导致线粒体损伤,增加端粒缩短,加速神经胶质老化过程,和血脑屏障破坏,这又使得脑脊液中毒性物质的浓度更高[220-223]。长期激素治疗后导致激素水平的下降,也与 CICI 有关,因为性激素,特别是雌激素,具有神经营养和神经保护作用,并与言语和记忆功能有关[224,225]。最后,微生物-肠-脑轴的改变作为 CICI 一种罪魁祸首的原因,成为目前广泛研究的主题。胃肠道微生物群通过迷走神经与神经系统紧密相连,产生短链脂肪酸和神经递质,参与调节神经胶质细胞的成熟、中枢神经系统先天免疫和血脑屏障的通透性[226-228]。黏膜炎是化疗中常见的不良事件,可导致肠道菌群的显著破坏,间接改变正常的大脑功能[229,230]。跨膜蛋白 Toll 样受体 4(transmembrane protein Toll-like receptor 4, TLR4)的多态性可增加这种

风险[231]。载脂蛋白 E、脑源性神经营养因子和儿茶酚-O-甲基转移酶与记忆、注意力和运动速度有关。这些基因的单核苷酸多态性也可以导致对 CICI 的神经元遗传易感性[232-234]。

对于 CICI 的治疗没有具体的指南,也没有认可的治疗方法。然而,一些非药物和药物的方法已经显示出了有希望的结果。最好的初始方法是鼓励身体和心理干预,因为运动已经被证明可以改善脑血流和神经可塑性,减少神经炎症[235-237]。每周定期进行 2~5 次中等强度的运动可以帮助保存活细胞。一项对 23 名女性乳腺癌患者进行太极 10 周评估的研究显示,注意力、记忆、执行功能和处理速度都有显著改善[238]。在动物研究中,认知训练也被证明可以延长齿状回神经元的存活数月,并有助于消除负面情绪和不合适的行为,同时提高睡眠质量[239,240]。一些研究人员推荐富含水果和蔬菜的均衡饮食,因与改善乳腺癌患者的语言流畅性和执行功能有关[241]。然而,到目前为止,还没有进行过随机临床试验来评估这些干预措施的益处。

一些药物也被建议用来治疗 CICI。美金刚是一种 N-甲基-D-天门冬氨酸(NMDA)拮抗剂,用于阿尔茨海默病,可降低全脑放疗后脑转移患者的认知障碍的发生率[242]。多奈哌齐是一种可逆的乙酰胆碱酯酶(AChE)抑制剂,也用于治疗阿尔茨海默病,已显示出改善远程化疗患者的一些认知域[243,244]。乙酰胆碱酯酶有更好的生物利用度,可减少基底节胆碱能系统的萎缩,改善脑灌注,可能是临床获益的机制。中枢神经系统刺激物,如哌甲酯和莫达非尼,也已经在 CICI 中进行了研究。哌甲酯在一些研究中显示出了有争议的结果,而莫达非尼与主诉疲劳的乳腺癌患者的注意力和记忆力改善有关,但目前尚不清楚其影响是否仅与潜在疲劳的改善有关[245-247]。

其他治疗方式没有显示任何获益,包括促红细胞生成素、银杏叶、经皮尼古丁贴片和反复经颅磁刺激,而身体针灸结合电针刺激三叉神经,在一项双盲随机对照试验中,已显示可改善生活质量和工作记忆。

最后,益生菌和粒细胞集落刺激因子(G-CSF)可能是有益的,但尚未在人类中开展研究。

7　结　　论

神经系统疾病影响高达 15% 的癌症患者,并可影响患者的生活质量,有时也影响生存率。其中一些疾病可能是原发性癌症的直接并发症,而另一些疾病则由治疗引起,并且随着幸存者数量的增加而变得更加常见。放射治疗、常规化疗和较新的肿瘤靶向药物都与神经毒性有关。它们的毒性特征不同,取决于肿瘤靶向药物的作用机制、剂量和治疗时间。患者的个人易感性和合并症,如高血压和糖尿病,也发挥作用。认识这些因素可能有助于识别癌症治疗中神经并发症风险的高危患者,对这些并发症进行早期诊断,可保留神经功能和防止可避免的后遗症。然而,一些永久性的神经损伤可能延迟出现。有必要采取强有力的措施来确定神经毒性的遗传易感性以及预防和治疗策略,以提高癌症幸存者的生活质量。

(钟春龙、刘珉 译,李忠东 审校)

参考文献

1. Nolan CP, LM DA. Neurologic complications of chemotherapy and radiation therapy. *Continuum (Minneap Minn)*. 2015;23.

2. Qin D, Ma J, Xiao J, Tang Z. Effect of brain irradiation on blood-CSF barrier permeability of chemotherapeutic agents. *Am J Clin Oncol*. 1997;20(3):263–265.

3. Ahles TA, Saykin A. Cognitive effects of standard-dose chemotherapy in patients with cancer. *Cancer Invest*. 2001;19(8):812–820.

4. Mk T, Sw H. Neurotoxicity secondary to antineoplastic drugs. *Cancer Treat Rev*. 1994;20(2):191–214.

5. Ahles TA, Saykin AJ, McDonald BC, et al. Longitudinal assessment of cognitive changes associated with adjuvant treatment for breast cancer: impact of age and cognitive reserve. *J Clin Oncol Off J Am Soc Clin Oncol*. 2010;28(29):4434–4440.

6. Joly F, Rigal O, Noal S, Giffard B. Cognitive dysfunction and cancer: which consequences in terms of disease management? *Psychooncology*. 2011;20(12):1251–1258.

7. Szabatura AH, Cirrone F, Harris C, et al. An assessment of risk factors associated with ifosfamide-induced encephalopathy in a large academic cancer center. *J Oncol Pharm Pract Off Publ Int Soc Oncol Pharm Pract*. 2015;21(3):188–193.

8. Antoine J-C, Camdessanché J-P. Peripheral nervous system involvement in patients with cancer. *Lancet Neurol*. 2007;6(1):75–86.

9. Verstappen CCP, Heimans JJ, Hoekman K, Postma TJ. Neurotoxic complications of chemotherapy in patients with cancer: clinical signs and optimal management. *Drugs*. 2003;63(15):1549–1563.

10. DeAngelis LM, Posner JB. *Neurologic Complications of Cancer*. Oxford University Press; 2013. [cited 2020 Oct 4]. Available from: https://oxfordmedicine.com/view/10.1093/med/9780195366747.001.0001/med-9780195366747.

11. Grolleau F, Gamelin L, Boisdron-Celle M, Lapied B, Pelhate M, Gamelin E. A possible explanation for a neurotoxic effect of the anticancer agent oxaliplatin on neuronal voltage-gated sodium channels. *J Neurophysiol*. 2001;85(5):2293–2297.

12. Schiff D, Wen PY, van den Bent MJ. Neurological adverse effects caused by cytotoxic and targeted therapies. *Nat Rev Clin Oncol*. 2009;6(10):596–603.

13. Wolf S, Barton D, Kottschade L, Grothey A, Loprinzi C. Chemotherapy-induced peripheral neuropathy: prevention and treatment strategies. *Eur J Cancer*. 2008;44(11):1507–1515.

14. Shingleton BJ, Bienfang DC, Albert DM, Ensminger WD, Chandler WF, Greenberg HS. Ocular toxicity associated with high-dose carmustine. *Arch Ophthalmol*. 1982;100(11):1766–1772.

15. Cascino TL, Byrne TN, Deck MDF, Posner JB. Intra-arterial BCNU in the treatment of metastatic brain tumors. *J Neurooncol*. 1983;1(3):211–218.

16. Tsuboi K, Yoshii Y, Hyodo A, Takada K, Nose T. Leukoencephalopathy associated with intra-arterial ACNU in patients with gliomas. *J Neurooncol*. 1995;23(3):223–231.

17. Deeg HJ, Maris MB, Scott BL, Warren EH. Optimization of allogeneic transplant conditioning: not the time for dogma. *Leukemia*. 2006;20(10):1701–1705.

18. Vassal G, Deroussent A, Hartmann O, et al. Dose-dependent neurotoxicity of high-dose busulfan in children: a clinical and pharmacological study. *Cancer Res*. 1990;50(19):6203–6207.

19. Hassan M, Ehrsson H, Smedmyr B, et al. Cerebrospinal fluid and plasma concentrations of busulfan during high-dose therapy. *Bone Marrow Transplant*. 1989;4(1):113–114.

20. Murphy CP, Harden EA, Thompson JM. Generalized seizures secondary to high-dose Busulfan therapy. *Ann Pharmacother*. 2016. [cited 2020 Oct 4]; Available from: https://journals.sagepub.com/doi/10.1177/106002809202600107.

21. Chan K, Mullen C, Worth L, et al. Lorazepam for seizure prophylaxis during high-dose busulfan administration. *Bone Marrow Transplant*. 2002;29(12):963–965.

22. Eberly AL, Anderson GD, Bubalo JS, McCune JS. Optimal prevention of seizures induced by high-dose Busulfan. *Pharmacotherapy*. 2008;28(12):1502–1510.

23. Akiyama K, Kume T, Fukaya M, et al. Comparison of levetiracetam with phenytoin for the prevention of intravenous busulfan-induced seizures in hematopoietic cell transplantation recipients. *Cancer Chemother Pharmacol*. 2018;82(4):717–721.

24. Salloum E, Khan KK, Cooper DL. Chlorambucil-induced seizures. *Cancer*. 1997;79(5):1009–1013.

25. Crews SJ. Drug-induced ocular side effects and drug interactions. *Br J Ophthalmol*. 1984;68(5):371.

26. Danovska M, Ovcharova E, Marinova-Trifonova D, Mladenovski I. Chlorambucil-induced progressive multifocal leucoencephalopathy - a case report. *J Neurol Sci*. 2019;405:166.

27. Kende G, Sirkin SR, Thomas PR, Freeman AI. Blurring of vision: a previously undescribed complication of cyclophosphamide therapy. *Cancer*. 1979;44(1):69–71.

28. Tashima CK. Immediate cerebral symptoms during rapid intravenous administration of cyclophosphamide (NSC-26271). *Cancer Chemother Rep*. 1975;59(2 Pt 1):441–442.

29. Dimaggio JR, Baile WF, Brown R, Schapira D. Hallucinations and ifosfamide-induced neurotoxicity. *Cancer*. 1994;73(5):1509–1514.

30. Pratt CB, Green AA, Horowitz ME, et al. Central nervous system toxicity following the treatment of pediatric patients with ifosfamide/mesna. *J Clin Oncol Off J Am Soc Clin Oncol*. 1986;4(8):1253–1261.

31. Curtin JP, Koonings PP, Gutierrez M, Schlaerth JB, Morrow CP. Ifosfamide-induced neurotoxicity. *Gynecol Oncol*. 1991;42(3):193–196 [discussion 191–192].

32. Patel SR, Vadhan-Raj S, Papadopolous N, et al. High-dose ifosfamide in bone and soft tissue sarcomas: results of phase II and pilot studies--dose-response and schedule dependence. *J Clin Oncol Off J Am Soc Clin Oncol*. 1997;15(6):2378–2384.

33. Frisk P, Stålberg E, Strömberg B, Jakobson A. Painful peripheral neuropathy after treatment with high-dose ifosfamide. *Med Pediatr Oncol*. 2001;37(4):379–382.

34. Postma TJ, van Groeningen CJ, Witjes RJ, Weerts JG, Kralendonk JH, Heimans JJ. Neurotoxicity of combination chemotherapy with procarbazine, CCNU and vincristine (PCV) for recurrent glioma. *J Neurooncol*. 1998;38(1):69–75.

35. Middleton MR, Grob JJ, Aaronson N, et al. Randomized phase III study of temozolomide versus dacarbazine in the treatment of patients with advanced metastatic malignant melanoma. *J Clin Oncol Off J Am Soc Clin Oncol*. 2000;18(1):158–166.

36. Maanen MJ, Smeets CJ, Beijnen JH. Chemistry, pharmacology and pharmacokinetics of N,N′,N″-triethylenethiophosphoramide (ThioTEPA). *Cancer Treat Rev*. 2000;26(4):257–268.

37. Gutin PH, Levi JA, Wiernik PH, Walker MD. Treatment of malignant meningeal disease with intrathecal thiotepa: a phase II study. *Cancer Treat Rep*. 1977;61(5):885–887.

38. Newton HB. Neurological complications of chemotherapy to the central nervous system. In: *Handbook of Clinical Neurology*. Elsevier; 2012:903–916. [cited 2020 Oct 8]. Available from: https://linkinghub.elsevier.com/retrieve/pii/B9780444535023000318.

39. Vahdat L, Wong ET, Wile MJ, Rosenblum M, Foley KM, Warrell RJ. Therapeutic and neurotoxic effects of 2-chlorodeoxyadenosine in adults with acute myeloid leukemia. *Blood*. 1994;84(10):3429–3434.

40. Saven A, Kawasaki H, Carrera CJ, et al. 2-Chlorodeoxyadenosine dose escalation in nonhematologic malignancies. *J Clin Oncol Off J Am Soc Clin Oncol*. 1993;11(4):671–678.

41. Videnovic A, Semenov I, Chua-Adajar R, et al. Capecitabine-induced multifocal leukoencephalopathy: a report of five cases. *Neurology*. 2005;65(11):1792–1794.

42. Renouf D, Gill S. Capecitabine-induced cerebellar toxicity. *Clin Colorectal Cancer*. 2006;6(1):70–71.

43. Couch LSB, Groteluschen DL, Stewart JA, Mulkerin DL. Capecitabine-related neurotoxicity presenting as trismus. *Clin Colorectal Cancer*. 2003;3(2):121–123.

44. Saif MW, Wood TE, McGee PJ, Diasio RB. Peripheral neuropathy associated with capecitabine. *Anticancer Drugs*. 2004;15(8):767–771.

45. Gottlieb D, Bradstock K, Koutts J, Robertson T, Lee C, Castaldi P. The neurotoxicity of high-dose cytosine arabinoside is age-related. *Cancer*. 1987;60(7):1439–1441.

46. Herzig RH, Hines JD, Herzig GP, et al. Cerebellar toxicity with high-dose cytosine arabinoside. *J Clin Oncol Off J Am Soc Clin Oncol*. 1987;5(6):927–932.

47. Kannarkat G, Lasher EE, Schiff D. Neurologic complications of chemotherapy agents. *Curr Opin Intern Med.* 2008;7(1):88–94.

48. Ritch PS, Hansen RM, Heuer DK. Ocular toxicity from high-dose cytosine arabinoside. *Cancer.* 1983;51(3):430–432.

49. Shaw PJ, Procopis PG, Menser MA, Bergin M, Antony J, Stevens MM. Bulbar and pseudobulbar palsy complicating therapy with high-dose cytosine arabinoside in children with leukemia. *Med Pediatr Oncol.* 1991;19(2):122–125.

50. Hoffman DL, Howard JR, Sarma R, Riggs JE. Encephalopathy, myelopathy, optic neuropathy, and anosmia associated with intravenous cytosine arabinoside. *Clin Neuropharmacol.* 1993;16(3):258–262.

51. Kwong Y-L, Yeung DYM, Chan JCW. Intrathecal chemotherapy for hematologic malignancies: drugs and toxicities. *Ann Hematol.* 2009;88(3):193–201.

52. Dunton SF, Nitschke R, Spruce WE, Bodensteiner J, Krous HF. Progressive ascending paralysis following administration of intrathecal and intravenous cytosine arabinoside. A pediatric oncology group study. *Cancer.* 1986;57(6):1083–1088.

53. Resar LM, Phillips PC, Kastan MB, Leventhal BG, Bowman PW, Civin CI. Acute neurotoxicity after intrathecal cytosine arabinoside in two adolescents with acute lymphoblastic leukemia of B-cell type. *Cancer.* 1993;71(1):117–123.

54. Glantz MJ, Jaeckle KA, Chamberlain MC, et al. A randomized controlled trial comparing intrathecal sustained-release cytarabine (DepoCyt) to intrathecal methotrexate in patients with neoplastic meningitis from solid tumors. *Clin Cancer Res Off J Am Assoc Cancer Res.* 1999;5(11):3394–3402.

55. Russell JA, Powles RL. Letter: neuropathy due to cytosine arabinoside. *Br Med J.* 1974;4(5945):652–653.

56. Powell BL, Capizzi RL, Lyerly ES, Cooper MR. Peripheral neuropathy after high-dose cytosine arabinoside, daunorubicin, and asparaginase consolidation for acute nonlymphocytic leukemia. *J Clin Oncol Off J Am Soc Clin Oncol.* 1986;4(1):95–97.

57. Scherokman B, Filling-Katz MR, Tell D. Brachial plexus neuropathy following high-dose cytarabine in acute monoblastic leukemia. *Cancer Treat Rep.* 1985;69(9):1005–1006.

58. Annaloro C, Costa A, Fracchiolla NS, et al. Severe fludarabine neurotoxicity after reduced intensity conditioning regimen to allogeneic hematopoietic stem cell transplantation: a case report. *Clin Case Rep.* 2015;3(7):650–655.

59. Beitinjaneh A, McKinney AM, Cao Q, Weisdorf DJ. Toxic leukoencephalopathy following Fludarabine-associated hematopoietic cell transplantation. *Biol Blood Marrow Transplant.* 2011;17(3):300–308.

60. Plunkett W, Gandhi V, Huang P, et al. Fludarabine: pharmacokinetics, mechanisms of action, and rationales for combination therapies. *Semin Oncol.* 1993;20(5 Suppl 7):2–12.

61. Koenig H, Patel A. Biochemical basis of the acute cerebellar syndrome in 5-fluorouracil chemotherapy. *Trans Am Neurol Assoc.* 1969;94:290–292.

62. Barbieux C, Patri B, Cerf I, de Parades V. Acute cerebellar syndrome after treatment with 5-fluorouracil. *Bull Cancer (Paris).* 1996;83(1):77–80.

63. Noguerón E, Berrocal A, Albert A, Camps C, Vicent JM. Acute cerebellar syndrome due to 5-fluorouracil. *Rev Neurol.* 1997;25(148):2053–2054.

64. Niemann B, Rochlitz C, Herrmann R, Pless M. Toxic encephalopathy induced by Capecitabine. *Oncology.* 2004;66(4):331–335.

65. Takimoto CH, Lu ZH, Zhang R, et al. Severe neurotoxicity following 5-fluorouracil-based chemotherapy in a patient with dihydropyrimidine dehydrogenase deficiency. *Clin Cancer Res Off J Am Assoc Cancer Res.* 1996;2(3):477–481.

66. Saif MW. Dihydropyrimidine dehydrogenase gene (DPYD) polymorphism among Caucasian and non-Caucasian patients with 5-FU- and capecitabine-related toxicity using full sequencing of DPYD. *Cancer Genomics Proteomics.* 2013;10(2):89–92.

67. Saif MW. Capecitabine-induced cerebellar toxicity and TYMS pharmacogenetics. *Anticancer Drugs.* 2019;30(4):431–434.

68. Dormann AJ, Grünewald T, Wigginghaus B, Huchzermeyer H. Gemcitabine-associated autonomic neuropathy. *Lancet.* 1998;351(9103):644.

69. Larsen FO, Hansen SW. Severe neurotoxicity caused by gemcitabine treatment. *Acta Oncol.* 2004;43(6):590–591.

70. Pentsova E, Liu A, Rosenblum M, O'Reilly E, Chen X, Hormigo A. Gemcitabine induced myositis in patients with pancreatic cancer: case reports and topic review. *J Neurooncol.* 2012;106(1):15–21.

71. Donehower RC. An overview of the clinical experience with hydroxyurea. *Semin Oncol.* 1992;19(3 Suppl 9):11–19.

72. Barry M, Clarke S, Mulcahy F, Back D. Hydroxyurea-induced neurotoxicity in HIV disease. *AIDS.* 1999;13(12):1592.

73. Mott MG, Stevenson P, Wood CB. Methotrexate meningitis. *Lancet.* 1972;2(7778):656.

74. Bates S, McKeever P, Masur H, et al. Myelopathy following intrathecal chemotherapy in a patient with extensive Burkitt's lymphoma and altered immune status. *Am J Med.* 1985;78(4):697–702.

75. Bhojwani D, Sabin ND, Pei D, et al. Methotrexate-induced neurotoxicity and leukoencephalopathy in childhood acute lymphoblastic leukemia. *J Clin Oncol Off J Am Soc Clin Oncol.* 2014;32(9):949–959.

76. Pavlidou E, Pavlou E, Anastasiou A, et al. Posterior reversible encephalopathy syndrome after intrathecal methotrexate infusion: a case report and literature update. *Quant Imaging Med Surg.* 2016;6(5):605–611.

77. Aradillas E, Arora R, Gasperino J. Methotrexate-induced posterior reversible encephalopathy syndrome. *J Clin Pharm Ther.* 2011;36(4):529–536.

78. Correa DD, Shi W, Abrey LE, et al. Cognitive functions in primary CNS lymphoma after single or combined modality regimens. *Neuro-Oncol.* 2012;14(1):101–108.

79. Blay JY, Conroy T, Chevreau C, et al. High-dose methotrexate for the treatment of primary cerebral lymphomas: analysis of survival and late neurologic toxicity in a retrospective series. *J Clin Oncol Off J Am Soc Clin Oncol.* 1998;16(3):864–871.

80. Lien HH, Blomlie V, Saeter G, Solheim O, Fosså SD. Osteogenic sarcoma: MR signal abnormalities of the brain in asymptomatic patients treated with high-dose methotrexate. *Radiology.* 1991;179(2):547–550.

81. Cheson BD, Vena DA, Foss FM, Sorensen JM. Neurotoxicity of purine analogs: a review. *J Clin Oncol Off J Am Soc Clin Oncol.* 1994;12(10):2216–2228.

82. Gregg RW, Molepo JM, Monpetit VJ, et al. Cisplatin neurotoxicity: the relationship between dosage, time, and platinum concentration in neurologic tissues, and morphologic evidence of toxicity. *J Clin Oncol Off J Am Soc Clin Oncol.* 1992;10(5):795–803.

83. Tfayli A, Hentschel P, Madajewicz S, et al. Toxicities related to intraarterial infusion of cisplatin and etoposide in patients with brain tumors. *J Neurooncol.* 1999;42(1):73–77.

84. Clerici WJ, Yang L. Direct effects of intraperilymphatic reactive oxygen species generation on cochlear function. *Hear Res.* 1996;101(1–2):14–22.

85. Reddel RR, Kefford RF, Grant JM, Coates AS, Fox RM, Tattersall MH. Ototoxicity in patients receiving cisplatin: importance of dose and method of drug administration. *Cancer Treat Rep.* 1982;66(1):19–23.

86. Bokemeyer C, Berger CC, Hartmann JT, et al. Analysis of risk factors for cisplatin-induced ototoxicity in patients with testicular cancer. *Br J Cancer.* 1998;77(8):1355–1362.

87. Huang E, Teh BS, Strother DR, et al. Intensity-modulated radiation therapy for pediatric medulloblastoma: early report on the reduction of ototoxicity. *Int J Radiat Oncol Biol Phys.* 2002;52(3):599–605.

88. Kopelman J, Budnick AS, Sessions RB, Kramer MB, Wong GY. Ototoxicity of high-dose cisplatin by bolus administration in patients with advanced cancers and normal hearing. *Laryngoscope.* 1988;98(8 Pt 1):858–864.

89. Boogerd W, ten Bokkel Huinink WW, Dalesio O, Hoppenbrouwers WJ, van der Sande JJ. Cisplatin induced neuropathy: central, peripheral and autonomic nerve involvement. *J Neurooncol.* 1990;9(3):255–263.

90. Riccardi R, Riccardi A, Di Rocco C, et al. Cerebrospinal fluid pharmacokinetics of carboplatin in children with brain tumors. *Cancer Chemother Pharmacol.* 1992;30(1):21–24.

91. O'Brien ME, Tonge K, Blake P, Moskovic E, Wiltshaw E. Blindness associated with high-dose carboplatin. *Lancet.* 1992;339(8792):558.

92. Cvitkovic E, Bekradda M. Oxaliplatin: a new therapeutic option in colorectal cancer. *Semin Oncol.* 1999;26(6):647–662.

93. Loprinzi CL, Lacchetti C, Bleeker J, et al. Prevention and management of chemotherapy-induced peripheral neuropathy in survivors of adult cancers: ASCO guideline update. *J Clin Oncol.* 2020;38(28):3325–3348.

94. Gamelin E, Gamelin L, Bossi L, Quasthoff S. Clinical aspects and molecular basis of oxaliplatin neurotoxicity: current management and development of preventive measures. *Semin Oncol.* 2002;29(5 Suppl 15):21–33.

95. Grothey A. Oxaliplatin-safety profile: neurotoxicity. *Semin Oncol.* 2003;30(4 Suppl 15):5–13.

96. André T, Boni C, Mounedji-Boudiaf L, et al. Oxaliplatin, fluorouracil, and leucovorin as adjuvant treatment for colon cancer. *N Engl J Med.* 2004;350(23):2343–2351.

97. Neuwelt EA, Glasberg M, Frenkel E, Barnett P. Neurotoxicity of chemotherapeutic agents after blood-brain barrier modification: neuropathological studies. *Ann Neurol.* 1983;14(3):316–324.

98. Mortensen ME, Cecalupo AJ, Lo WD, Egorin MJ, Batley R. Inadvertent intrathecal injection of daunorubicin with fatal outcome. *Med Pediatr Oncol.* 1992;20(3):249–253.

99. Pisoni R, Ruggenenti P, Remuzzi G. Drug-induced thrombotic microangiopathy: incidence, prevention and management. *Drug Saf.* 2001;24(7):491–501.

100. Bain PG, Lantos PL, Djurovic V, West I. Intrathecal vincristine: a fatal chemotherapeutic error with devastating central nervous system effects. *J Neurol.* 1991;238(4):230–234.

101. Hurwitz RL, Mahoney DH, Armstrong DL, Browder TM. Reversible encephalopathy and seizures as a result of conventional vincristine administration. *Med Pediatr Oncol.* 1988;16(3):216–219.

102. Delaney P. Vincristine-induced laryngeal nerve paralysis. *Neurology.* 1982;32(11):1285–1288.

103. Sandler SG, Tobin W, Henderson ES. Vincristine-induced neuropathy. A clinical study of fifty leukemic patients. *Neurology.* 1969;19(4):367–374.

104. Lugassy G, Shapira A. Sensorineural hearing loss associated with vincristine treatment. *Blut.* 1990;61(5):320–321.

105. DeAngelis LM, Gnecco C, Taylor L, Warrell RP. Evolution of neuropathy and myopathy during intensive vincristine/corticosteroid chemotherapy for non-Hodgkin's lymphoma. *Cancer.* 1991;67(9):2241–2246.

106. Naumann R, Mohm J, Reuner U, Kroschinsky F, Rautenstrauss B, Ehninger G. Early recognition of hereditary motor and sensory neuropathy type 1 can avoid life-threatening vincristine neurotoxicity. *Br J Haematol.* 2001;115(2):323–325.

107. Weintraub M, Adde MA, Venzon DJ, et al. Severe atypical neuropathy associated with administration of hematopoietic colony-stimulating factors and vincristine. *J Clin Oncol Off J Am Soc Clin Oncol.* 1996;14(3):935–940.

108. Teusink AC, Ragucci D, Shatat IF, Kalpatthi R. Potentiation of vincristine toxicity with concomitant fluconazole prophylaxis in children with acute lymphoblastic leukemia. *Pediatr Hematol Oncol.* 2012;29(1):62–67.

109. Haim N, Epelbaum R, Ben-Shahar M, Yarnitsky D, Simri W, Robinson E. Full dose vincristine (without 2-mg dose limit) in the treatment of lymphomas. *Cancer.* 1994;73(10):2515–2519.

110. Focan C, Olivier R, Le Hung S, Bays R, Claessens JJ, Debruyne H. Neurological toxicity of vindesine used in combination chemotherapy of 51 human solid tumors. *Cancer Chemother Pharmacol.* 1981;6(2):175–181.

111. Romero A, Rabinovich MG, Vallejo CT, et al. Vinorelbine as first-line chemotherapy for metastatic breast carcinoma. *J Clin Oncol Off J Am Soc Clin Oncol.* 1994;12(2):336–341.

112. Nieto Y, Cagnoni PJ, Bearman SI, et al. Acute encephalopathy: a new toxicity associated with high-dose paclitaxel. *Clin Cancer Res Off J Am Assoc Cancer Res.* 1999;5(3):501–506.

113. Seidman AD, Barrett S, Canezo S. Photopsia during 3-hour paclitaxel administration at doses > or = 250 mg/m2. *J Clin Oncol Off J Am Soc Clin Oncol.* 1994;12(8):1741–1742.

114. van Gerven JM, Moll JW, van den Bent MJ, et al. Paclitaxel (Taxol) induces cumulative mild neurotoxicity. *Eur J Cancer.* 1994;30A(7):1074–1077.

115. Postma TJ, Vermorken JB, Liefting AJ, Pinedo HM, Heimans JJ. Paclitaxel-induced neuropathy. *Ann Oncol Off J Eur Soc Med Oncol.* 1995;6(5):489–494.

116. Freilich RJ, Balmaceda C, Seidman AD, Rubin M, DeAngelis LM. Motor neuropathy due to docetaxel and paclitaxel. *Neurology.* 1996;47(1):115–118.

117. Lorenz E, Hagen B, Himmelmann A, et al. A phase II study of biweekly administration of paclitaxel in patients with recurrent epithelial ovarian cancer. *Int J Gynecol Cancer Off J Int Gynecol Cancer Soc.* 1999;9(5):373–376.

118. Loprinzi CL, Maddocks-Christianson K, Wolf SL, et al. The paclitaxel acute pain syndrome: sensitization of nociceptors as the putative mechanism. *Cancer J.* 2007;13(6):399–403.

119. Schiller JH, Storer B, Tutsch K, et al. Phase I trial of 3-hour infusion of paclitaxel with or without granulocyte colony-stimulating factor in patients with advanced cancer. *J Clin Oncol Off J Am Soc Clin Oncol.* 1994;12(2):241–248.

120. Sahenk Z, Barohn R, New P, Mendell JR. Taxol neuropathy. Electrodiagnostic and sural nerve biopsy findings. *Arch Neurol.* 1994;51(7):726–729.

121. New PZ, Jackson CE, Rinaldi D, Burris H, Barohn RJ. Peripheral neuropathy secondary to docetaxel (Taxotere). *Neurology.* 1996;46(1):108–111.

122. Hilkens PH, Verweij J, Stoter G, Vecht CJ, van Putten WL, van den Bent MJ. Peripheral neurotoxicity induced by docetaxel. *Neurology.* 1996;46(1):104–108.

123. Falkson G, van Dyk JJ, van Eden EB, van der Merwe AM, van den Bergh JA, Falkson HC. A clinical trial of the oral form of 4'-demethyl-epipodophyllotoxin-beta-D ethylidene glucoside (NSC 141540) VP 16-213. *Cancer.* 1975;35(4):1141–1144.

124. Seet RCS, Rabinstein AA, Lindell PE, Uhm JH, Wijdicks EF. Cerebrovascular events after bevacizumab treatment: an early and severe complication. *Neurocrit Care.* 2011;15(3):421–427.

125. Fraum TJ, Kreisl TN, Sul J, Fine HA, Iwamoto FM. Ischemic stroke and intracranial hemorrhage in glioma patients on antiangiogenic therapy. *J Neurooncol.* 2011;105(2):281–289.

126. Kamba T, McDonald DM. Mechanisms of adverse effects of anti-VEGF therapy for cancer. *Br J Cancer.* 2007;96(12):1788–1795.

127. Zachary I. Signaling mechanisms mediating vascular protective actions of vascular endothelial growth factor. *Am J Physiol Cell Physiol.* 2001;280(6):C1375–C1386.

128. Fugate JE, Rabinstein AA. Posterior reversible encephalopathy syndrome: clinical and radiological manifestations, pathophysiology, and outstanding questions. *Lancet Neurol.* 2015;14(9):914–925.

129. Sherman JH, Aregawi DG, Lai A, et al. Optic neuropathy in patients with glioblastoma receiving bevacizumab. *Neurology.* 2009;73(22):1924–1926.

130. Fathpour P, Obad N, Espedal H, et al. Bevacizumab treatment for human glioblastoma. Can it induce cognitive impairment? *Neuro-Oncol.* 2014;16(5):754–756.

131. Kono T, Satomi M, Asama T, et al. Cetuximab-induced hypomagnesaemia aggravates peripheral sensory neurotoxicity caused by oxaliplatin. *J Gastrointest Oncol.* 2010;1(2):97–101.

132. Beydoun SR, Shatzmiller RA. Chronic immune-mediated demyelinating polyneuropathy in the setting of cetuximab treatment. *Clin Neurol Neurosurg.* 2010;112(10):900–902.

133. Vose JM, Wahl RL, Saleh M, et al. Multicenter phase II study of iodine-131 tositumomab for chemotherapy-relapsed/refractory low-grade and transformed low-grade B-cell non-Hodgkin's lymphomas. *J Clin Oncol Off J Am Soc Clin Oncol.* 2000;18(6):1316–1323.

134. Kaminski MS, Estes J, Zasadny KR, et al. Radioimmunotherapy with iodine 131I tositumomab for relapsed or refractory B-cell non-Hodgkin lymphoma: updated results and long-term follow-up of the University of Michigan experience. *Blood.* 2000;96(4):1259–1266.

135. Stone JB, DeAngelis LM. Cancer-treatment-induced neurotoxicity—focus on newer treatments. *Nat Rev Clin Oncol.* 2016;13(2):92–105.

136. Glusker P, Recht L, Lane B. Reversible posterior leukoencephalopathy syndrome and bevacizumab. *N Engl J Med.* 2006;354(9):980–982. discussion 980–982.

137. Emery P, Fleischmann R, Filipowicz-Sosnowska A, et al. The

efficacy and safety of rituximab in patients with active rheumatoid arthritis despite methotrexate treatment: results of a phase IIB randomized, double-blind, placebo-controlled, dose-ranging trial. *Arthritis Rheum.* 2006;54(5):1390–1400.

138. Carson KR, Evens AM, Richey EA, et al. Progressive multifocal leukoencephalopathy after rituximab therapy in HIV-negative patients: a report of 57 cases from the research on adverse drug events and reports project. *Blood.* 2009;113(20):4834–4840.

139. Rubenstein JL, Fridlyand J, Abrey L, et al. Phase I study of intraventricular administration of rituximab in patients with recurrent CNS and intraocular lymphoma. *J Clin Oncol Off J Am Soc Clin Oncol.* 2007;25(11):1350–1356.

140. Bromberg JEC, Doorduijn JK, Baars JW, van Imhoff GW, Enting R, van den Bent MJ. Acute painful lumbosacral paresthesia after intrathecal rituximab. *J Neurol.* 2012;259(3):559–561.

141. Soffietti R, Trevisan E, Rudà R. Neurologic complications of chemotherapy and other newer and experimental approaches. In: *Handbook of Clinical Neurology.* Elsevier; 2014:1199–1218. [cited 2020 Oct 8]. Available from: https://linkinghub.elsevier.com/retrieve/pii/B9780702040887000808.

142. Verma S, Miles D, Gianni L, et al. Trastuzumab emtansine for HER2-positive advanced breast cancer. *N Engl J Med.* 2012;367(19):1783–1791.

143. Perez EA, Barrios C, Eiermann W, et al. Trastuzumab emtansine with or without Pertuzumab versus Trastuzumab plus Taxane for human epidermal growth factor receptor 2-positive, advanced breast cancer: primary results from the phase III MARIANNE study. *J Clin Oncol Off J Am Soc Clin Oncol.* 2017;35(2):141–148.

144. Jin J, Wang B, Gao Y, et al. Exposure–safety relationship of trastuzumab emtansine (T-DM1) in patients with HER2-positive locally advanced or metastatic breast cancer (MBC). *J Clin Oncol.* 2013;31(15_suppl):646.

145. Carlson JA, Nooruddin Z, Rusthoven C, et al. Trastuzumab emtansine and stereotactic radiosurgery: an unexpected increase in clinically significant brain edema. *Neuro-Oncol.* 2014;16(7):1006–1009.

146. Stumpf PK, Cittelly DM, Robin TP, et al. Combination of Trastuzumab emtansine and stereotactic radiosurgery results in high rates of clinically significant Radionecrosis and dysregulation of Aquaporin-4. *Clin Cancer Res.* 2019;25(13):3946–3953.

147. Iwata H, Tamura K, Doi T, et al. Trastuzumab deruxtecan (DS-8201a) in subjects with HER2-expressing solid tumors: long-term results of a large phase 1 study with multiple expansion cohorts. *J Clin Oncol.* 2018;36(15_suppl):2501.

148. Foyil KV, Bartlett NL. Brentuximab vedotin for the treatment of CD30+ lymphomas. *Immunotherapy.* 2011;3(4):475–485.

149. Younes A, Gopal AK, Smith SE, et al. Results of a pivotal phase II study of brentuximab vedotin for patients with relapsed or refractory Hodgkin's lymphoma. *J Clin Oncol Off J Am Soc Clin Oncol.* 2012;30(18):2183–2189.

150. Forero-Torres A, Holkova B, Goldschmidt J, et al. Phase 2 study of frontline brentuximab vedotin monotherapy in Hodgkin lymphoma patients aged 60 years and older. *Blood.* 2015;126(26):2798–2804.

151. Wick W, Hertenstein A, Platten M. Neurological sequelae of cancer immunotherapies and targeted therapies. *Lancet Oncol.* 2016;17(12):e529–e541.

152. Fargeot G, Dupel-Pottier C, Stephant M, et al. Brentuximab vedotin treatment associated with acute and chronic inflammatory demyelinating polyradiculoneuropathies. *J Neurol Neurosurg Psychiatry.* 2020;91(7):786–788.

153. Palanca-Wessels MCA, Czuczman M, Salles G, et al. Safety and activity of the anti-CD79B antibody-drug conjugate polatuzumab vedotin in relapsed or refractory B-cell non-Hodgkin lymphoma and chronic lymphocytic leukaemia: a phase 1 study. *Lancet Oncol.* 2015;16(6):704–715.

154. Sehn LH, Herrera AF, Flowers CR, et al. Polatuzumab Vedotin in relapsed or refractory diffuse large B-cell lymphoma. *J Clin Oncol.* 2019;38(2):155–165.

155. Piccinni C, Sacripanti C, Poluzzi E, et al. Stronger association of drug-induced progressive multifocal leukoencephalopathy (PML) with biological immunomodulating agents. *Eur J Clin Pharmacol.* 2010;66(2):199–206.

156. Topp MS, Gökbuget N, Stein AS, et al. Safety and activity of blinatumomab for adult patients with relapsed or refractory B-precursor acute lymphoblastic leukaemia: a multicentre, single-arm, phase 2 study. *Lancet Oncol.* 2015;16(1):57–66.

157. Topp MS, Gökbuget N, Zugmaier G, et al. Phase II Trial of the Anti-CD19 bispecific T cell–engager blinatumomab shows hematologic and molecular remissions in patients with relapsed or refractory B-precursor acute lymphoblastic leukemia. *J Clin Oncol.* 2014;32(36):4134–4140.

158. Maude SL, Frey N, Shaw PA, et al. Chimeric antigen receptor T cells for sustained remissions in leukemia. *N Engl J Med.* 2014;371(16):1507–1517.

159. Gainor JF, Chabner BA. Ponatinib: accelerated disapproval. *Oncologist.* 2015;20(8):847–848.

160. Rafei H, Jabbour EJ, Kantarjian H, et al. Neurotoxic events associated with BCR-ABL1 tyrosine kinase inhibitors: a case series. *Leuk Lymphoma.* 2019;60(13):3292–3295.

161. Welslau M, Diéras V, Sohn J-H, et al. Patient-reported outcomes from EMILIA, a randomized phase 3 study of trastuzumab emtansine (T-DM1) versus capecitabine and lapatinib in human epidermal growth factor receptor 2-positive locally advanced or metastatic breast cancer. *Cancer.* 2014;120(5):642–651.

162. Martín G, Bellido L, Cruz JJ. Reversible posterior leukoencephalopathy syndrome induced by sunitinib. *J Clin Oncol Off J Am Soc Clin Oncol.* 2007;25(23):3559.

163. Choueiri TK, Schutz FAB, Je Y, Rosenberg JE, Bellmunt J. Risk of arterial thromboembolic events with sunitinib and sorafenib: a systematic review and meta-analysis of clinical trials. *J Clin Oncol Off J Am Soc Clin Oncol.* 2010;28(13):2280–2285.

164. Lele AV, Clutter S, Price E, De Ruyter ML. Severe hypothyroidism presenting as myxedema coma in the postoperative period in a patient taking sunitinib: case report and review of literature. *J Clin Anesth.* 2013;25(1):47–51.

165. Mannavola D, Coco P, Vannucchi G, et al. A novel tyrosine-kinase selective inhibitor, sunitinib, induces transient hypothyroidism by blocking iodine uptake. *J Clin Endocrinol Metab.* 2007;92(9):3531–3534.

166. Chun SG, Iyengar P, Gerber DE, Hogan RN, Timmerman RD. Optic neuropathy and blindness associated with crizotinib for non-small-cell lung cancer with EML4-ALK translocation. *J Clin Oncol Off J Am Soc Clin Oncol.* 2015;33(5):e25–e26.

167. Ou S-HI, Ahn JS, De Petris L, et al. Alectinib in crizotinib-refractory ALK-rearranged non-small-cell lung cancer: a phase II global study. *J Clin Oncol Off J Am Soc Clin Oncol.* 2016;34(7):661–668.

168. Cooper MR, Chim H, Chan H, Durand C. Ceritinib: a new tyrosine kinase inhibitor for non-small-cell lung cancer. *Ann Pharmacother.* 2015;49(1):107–112.

169. Bauer TM, Felip E, Solomon BJ, et al. Clinical management of adverse events associated with lorlatinib. *Oncologist.* 2019;24(8):1103–1110.

170. Richardson PG, Briemberg H, Jagannath S, et al. Frequency, characteristics, and reversibility of peripheral neuropathy during treatment of advanced multiple myeloma with bortezomib. *J Clin Oncol Off J Am Soc Clin Oncol.* 2006;24(19):3113–3120.

171. Richardson PG, Sonneveld P, Schuster MW, et al. Reversibility of symptomatic peripheral neuropathy with bortezomib in the phase III APEX trial in relapsed multiple myeloma: impact of a dose-modification guideline. *Br J Haematol.* 2009;144(6):895–903.

172. Argyriou AA, Iconomou G, Kalofonos HP. Bortezomib-induced peripheral neuropathy in multiple myeloma: a comprehensive review of the literature. *Blood.* 2008;112(5):1593–1599.

173. Lanzani F, Mattavelli L, Frigeni B, et al. Role of a pre-existing neuropathy on the course of bortezomib-induced peripheral neurotoxicity. *J Peripher Nerv Syst.* 2008;13(4):267–274.

174. Cavaletti G, Jakubowiak AJ. Peripheral neuropathy during bortezomib treatment of multiple myeloma: a review of recent studies. *Leuk Lymphoma.* 2010;51(7):1178–1187.

175. Dimopoulos MA, Moreau P, Palumbo A, et al. Carfilzomib and dexamethasone versus bortezomib and dexamethasone for patients with relapsed or refractory multiple myeloma (ENDEAVOR): a randomised, phase 3, open-label, multicentre study. *Lancet Oncol.* 2016;17(1):27–38.

176. Moreau P, Masszi T, Grzasko N, et al. Oral ixazomib, lenalidomide, and dexamethasone for multiple myeloma. *N Engl J Med.* 2016;374(17):1621–1634.

177. Seiter K, Stiefel MF, Barrientos J, et al. Successful treatment of ibrutinib-associated central nervous system hemorrhage with platelet transfusion support. *Stem Cell Invest.* 2016;3:27.

178. Rogers KA, Mousa L, Zhao Q, et al. Incidence of opportunistic infections during ibrutinib treatment for B-cell malignancies. *Leukemia.* 2019;33(10):2527–2530.

179. Dreyling M, Jurczak W, Jerkeman M, et al. Ibrutinib versus temsirolimus in patients with relapsed or refractory mantle-cell lymphoma: an international, randomised, open-label, phase 3 study. *Lancet.* 2016;387(10020):770–778.

180. Kroeze SGC, Fritz C, Hoyer M, et al. Toxicity of concurrent stereotactic radiotherapy and targeted therapy or immunotherapy: a systematic review. *Cancer Treat Rev.* 2017;53:25–37.

181. Shailesh FNU, Singh M, Tiwari U, Hutchins LF. Vemurafenib-induced bilateral facial palsy. *J Postgrad Med.* 2014;60(2):187.

182. Klein O, Ribas A, Chmielowski B, et al. Facial palsy as a side effect of vemurafenib treatment in patients with metastatic melanoma. *J Clin Oncol Off J Am Soc Clin Oncol.* 2013;31(12):e215–e217.

183. Robert C, Karaszewska B, Schachter J, et al. Improved overall survival in melanoma with combined dabrafenib and trametinib. *N Engl J Med.* 2015;372(1):30–39.

184. DeMichele A, Clark AS, Tan KS, et al. CDK 4/6 inhibitor palbociclib (PD0332991) in Rb+ advanced breast cancer: phase II activity, safety, and predictive biomarker assessment. *Clin Cancer Res Off J Am Assoc Cancer Res.* 2015;21(5):995–1001.

185. Villani A, Fabbrocini G, Costa C, Scalvenzi M. Sonidegib: safety and efficacy in treatment of advanced basal cell carcinoma. *Dermatol Ther.* 2020;10(3):401–412.

186. Ramelyte E, Amann VC, Dummer R. Sonidegib for the treatment of advanced basal cell carcinoma. *Expert Opin Pharmacother.* 2016;17(14):1963–1968.

187. Caraceni A, Gangeri L, Martini C, et al. Neurotoxicity of interferon-α in melanoma therapy. *Cancer.* 1998;83(3):482–489.

188. Pavol MA, Meyers CA, Rexer JL, Valentine AD, Mattis PJ, Talpaz M. Pattern of neurobehavioral deficits associated with interferon alpha therapy for leukemia. *Neurology.* 1995;45(5):947–950.

189. Valentine AD, Meyers CA, Kling MA, Richelson E, Hauser P. Mood and cognitive side effects of interferon-alpha therapy. *Semin Oncol.* 1998;25(1 Suppl 1):39–47.

190. Hensley ML, Peterson B, Silver RT, Larson RA, Schiffer CA, Szatrowski TP. Risk factors for severe neuropsychiatric toxicity in patients receiving interferon alfa-2b and low-dose cytarabine for chronic myelogenous leukemia: analysis of cancer and leukemia group B 9013. *J Clin Oncol Off J Am Soc Clin Oncol.* 2000;18(6):1301–1308.

191. Bora I, Karli N, Bakar M, Zarifoğlu M, Turan F, Oğul E. Myasthenia gravis following IFN-alpha-2a treatment. *Eur Neurol.* 1997;38(1):68.

192. Rutkove SB. An unusual axonal polyneuropathy induced by low-dose interferon alfa-2a. *Arch Neurol.* 1997;54(7):907–908.

193. Denicoff KD, Rubinow DR, Papa MZ, et al. The neuropsychiatric effects of treatment with interleukin-2 and lymphokine-activated killer cells. *Ann Intern Med.* 1987;107(3):293–300.

194. Drory VE, Lev D, Groozman GB, Gutmann M, Klausner JM. Neurotoxicity of isolated limb perfusion with tumor necrosis factor. *J Neurol Sci.* 1998;158(1):1–4.

195. Pirl WF, Siegel GI, Goode MJ, Smith MR. Depression in men receiving androgen deprivation therapy for prostate cancer: a pilot study. *Psychooncology.* 2002;11(6):518–523.

196. Scher HI, Fizazi K, Saad F, et al. Increased survival with enzalutamide in prostate cancer after chemotherapy. *N Engl J Med.* 2012;367(13):1187–1197.

197. Feinberg WM, Swenson MR. Cerebrovascular complications of L-asparaginase therapy. *Neurology.* 1988;38(1):127–133.

198. Mileshkin L, Stark R, Day B, Seymour JF, Zeldis JB, Prince HM. Development of neuropathy in patients with myeloma treated with thalidomide: patterns of occurrence and the role of electrophysiologic monitoring. *J Clin Oncol Off J Am Soc Clin Oncol.* 2006;24(27):4507–4514.

199. Dimopoulos MA, Eleutherakis-Papaiakovou V. Adverse effects of thalidomide administration in patients with neoplastic diseases. *Am J Med.* 2004;117(7):508–515.

200. Rajkumar SV, Rosiñol L, Hussein M, et al. Multicenter, randomized, double-blind, placebo-controlled study of thalidomide plus dexamethasone compared with dexamethasone as initial therapy for newly diagnosed multiple myeloma. *J Clin Oncol Off J Am Soc Clin Oncol.* 2008;26(13):2171–2177.

201. Murphy PT, O'Donnell JR. Thalidomide induced impotence in male hematology patients: a common but ignored complication? *Haematologica.* 2007;92(10):1440.

202. Waage A, Gimsing P, Fayers P, et al. Melphalan and prednisone plus thalidomide or placebo in elderly patients with multiple myeloma. *Blood.* 2010;116(9):1405–1412.

203. Silberfarb PM. Chemotherapy and cognitive defects in cancer patients. *Annu Rev Med.* 1983;34:35–46.

204. Runowicz CD, Leach CR, Henry NL, et al. American cancer society/American society of clinical oncology breast cancer survivorship care guideline. *J Clin Oncol Off J Am Soc Clin Oncol.* 2015;34(6):611–635.

205. Castellino SM, Ullrich NJ, Whelen MJ, Lange BJ. Developing interventions for cancer-related cognitive dysfunction in childhood cancer survivors. *J Natl Cancer Inst.* 2014;106(8).

206. Koppelmans V, Breteler MMB, Boogerd W, Seynaeve C, Gundy C, Schagen SB. Neuropsychological performance in survivors of breast cancer more than 20 years after adjuvant chemotherapy. *J Clin Oncol Off J Am Soc Clin Oncol.* 2012;30(10):1080–1086.

207. Komaki R, Meyers CA, Shin DM, et al. Evaluation of cognitive function in patients with limited small cell lung cancer prior to and shortly following prophylactic cranial irradiation. *Int J Radiat Oncol Biol Phys.* 1995;33(1):179–182.

208. Tannock IF, Ahles TA, Ganz PA, Van Dam FS. Cognitive impairment associated with chemotherapy for cancer: report of a workshop. *J Clin Oncol Off J Am Soc Clin Oncol.* 2004;22(11):2233–2239.

209. Ferguson RJ, Ahles TA. Low neuropsychologic performance among adult cancer survivors treated with chemotherapy. *Curr Neurol Neurosci Rep.* 2003;3(3):215–222.

210. Anderson-Hanley C, Sherman ML, Riggs R, Agocha VB, Compas BE. Neuropsychological effects of treatments for adults with cancer: a meta-analysis and review of the literature. *J Int Neuropsychol Soc.* 2003;9(7):967–982.

211. Ginos JZ, Cooper AJ, Dhawan V, et al. [13N]cisplatin PET to assess pharmacokinetics of intra-arterial versus intravenous chemotherapy for malignant brain tumors. *J Nucl Med Off Publ Soc Nucl Med.* 1987;28(12):1844–1852.

212. Mitsuki S, Diksic M, Conway T, Yamamoto YL, Villemure J-G, Feindel W. Pharmacokinetics of 11C-labelled BCNU and SarCNU in gliomas studied by PET. *J Neurooncol.* 1991;10(1):47–55.

213. Gangloff A, Hsueh W-A, Kesner AL, et al. Estimation of paclitaxel biodistribution and uptake in human-derived xenografts in vivo with (18)F-fluoropaclitaxel. *J Nucl Med Off Publ Soc Nucl Med.* 2005;46(11):1866–1871.

214. Silverman DHS, Dy CJ, Castellon SA, et al. Altered frontocortical, cerebellar, and basal ganglia activity in adjuvant-treated breast cancer survivors 5–10 years after chemotherapy. *Breast Cancer Res Treat.* 2007;103(3):303–311.

215. Deprez S, Amant F, Smeets A, et al. Longitudinal assessment of chemotherapy-induced structural changes in cerebral White matter and its correlation with impaired cognitive functioning. *J Clin Oncol.* 2012;30(3):274–281.

216. Jamroziak K, Robak T. Pharmacogenomics of MDR1/ABCB1 gene: the influence on risk and clinical outcome of haematological malignancies. *Hematology.* 2004;9(2):91–105.

217. Seigers R, Schagen SB, Van Tellingen O, Dietrich J. Chemotherapy-related cognitive dysfunction: current animal studies and future directions. *Brain Imaging Behav.* 2013;7(4):453–459.

218. Fishel ML, Vasko MR, Kelley MR. DNA repair in neurons: so if they don't divide what's to repair? *Mutat Res.* 2007;614(1–2):24–36.

219. Caldecott KW. DNA single-strand breaks and neurodegeneration. *DNA Repair.* 2004;3(8–9):875–882.

220. Ahles TA, Saykin AJ. Candidate mechanisms for chemotherapy-induced cognitive changes. *Nat Rev Cancer.* 2007;7(3):192–201.

221. Gaman AM, Uzoni A, Popa-Wagner A, Andrei A, Petcu E-B. The role of oxidative stress in etiopathogenesis of chemotherapy induced cognitive impairment (CICI)-"Chemobrain". *Aging Dis.* 2016;7(3):307–317.

222. Schröder CP, Wisman GBA, de Jong S, et al. Telomere length in breast cancer patients before and after chemotherapy with or with-

out stem cell transplantation. *Br J Cancer*. 2001;84(10):1348–1353.

223. Bolzán AD, Bianchi MS. DNA and chromosome damage induced by bleomycin in mammalian cells: an update. *Mutat Res*. 2018;775:51–62.

224. Shilling V, Jenkins V, Fallowfield L, Howell T. The effects of hormone therapy on cognition in breast cancer. *J Steroid Biochem Mol Biol*. 2003;86(3–5):405–412.

225. Liu J, Lin H, Huang Y, Liu Y, Wang B, Su F. Cognitive effects of long-term dydrogesterone treatment used alone or with estrogen on rat menopausal models of different ages. *Neuroscience*. 2015;290:103–114.

226. Rhee SH, Pothoulakis C, Mayer EA. Principles and clinical implications of the brain-gut-enteric microbiota axis. *Nat Rev Gastroenterol Hepatol*. 2009;6(5):306–314.

227. Cryan JF, O'Riordan KJ, Cowan CSM, et al. The microbiota-gut-brain axis. *Physiol Rev*. 2019;99(4):1877–2013.

228. Erny D, de Angelis ALH, Jaitin D, et al. Host microbiota constantly control maturation and function of microglia in the CNS. *Nat Neurosci*. 2015;18(7):965–977.

229. Pedroso SHSP, Vieira AT, Bastos RW, et al. Evaluation of mucositis induced by irinotecan after microbial colonization in germ-free mice. *Microbiol Read Engl*. 2015;161(10):1950–1960.

230. Secombe KR, Coller JK, Gibson RJ, Wardill HR, Bowen JM. The bidirectional interaction of the gut microbiome and the innate immune system: implications for chemotherapy-induced gastrointestinal toxicity. *Int J Cancer*. 2019;144(10):2365–2376.

231. Wardill HR, Gibson RJ, Van Sebille YZA, et al. Irinotecan-induced gastrointestinal dysfunction and pain are mediated by common TLR4-dependent mechanisms. *Mol Cancer Ther*. 2016;15(6):1376–1386.

232. Ahles TA, Saykin AJ, Noll WW, et al. The relationship of APOE genotype to neuropsychological performance in long-term cancer survivors treated with standard dose chemotherapy. *Psychooncology*. 2003;12(6):612–619.

233. Cheng H, Li W, Gan C, Zhang B, Jia Q, Wang K. The COMT (rs165599) gene polymorphism contributes to chemotherapy-induced cognitive impairment in breast cancer patients. *Am J Transl Res*. 2016;8(11):5087–5097.

234. Dooley LN, Ganz PA, Cole SW, Crespi CM, Bower JE. Val66Met BDNF polymorphism as a vulnerability factor for inflammation-associated depressive symptoms in women with breast cancer. *J Affect Disord*. 2016;197:43–50.

235. Oh B, Butow PN, Mullan BA, et al. Effect of medical Qigong on cognitive function, quality of life, and a biomarker of inflammation in cancer patients: a randomized controlled trial. *Support Care Cancer*. 2012. [cited 2020 Oct 14]. Available from: https://pubmed.ncbi.nlm.nih.gov/21688163/.

236. Hillman CH, Erickson KI, Kramer AF. Be smart, exercise your heart: exercise effects on brain and cognition. *Nat Rev Neurosci*. 2008;9. [cited 2020 Oct 14]. Available from https://pubmed.ncbi.nlm.nih.gov/18094706/.

237. Derry HM, Jaremka LM, Bennett JM, et al. Yoga and self-reported cognitive problems in breast cancer survivors: a randomized controlled trial. *Psychooncology*. 2015;24(8):958.

238. Reid-Arndt SA, Matsuda S, Cox CR. Tai Chi effects on neuropsychological, emotional, and physical functioning following cancer treatment: a pilot study. Vol. 18, Complementary therapies in clinical practice. *Complement Ther Clin Pract*. 2012. [cited 2020 Oct 14]. Available from: https://pubmed.ncbi.nlm.nih.gov/22196570/.

239. Ferguson RJ, McDonald BC, Rocque MA, et al. Development of CBT for chemotherapy-related cognitive change: results of a waitlist control trial. *Psychooncology*. 2012;21(2):176–186.

240. Dos Santos M, Rigal O, Léger I, et al. Cognitive rehabilitation program to improve cognition of cancer patients treated with chemotherapy: a randomized controlled multicenter trial. *J Clin Oncol*. 2019;37(15_suppl):11521.

241. Zuniga KE, Moran NE. Low serum carotenoids are associated with self-reported cognitive dysfunction and inflammatory markers in breast cancer survivors. *Nutrients*. 2018. [cited 2020 Oct 14];10(8). Available from: https://www.ncbi.nlm.nih.gov/pmc/articles/PMC6116006/.

242. Brown PD, Pugh S, Laack NN, et al. Memantine for the prevention of cognitive dysfunction in patients receiving whole-brain radiotherapy: a randomized, double-blind, placebo-controlled trial. *Neuro-Oncol*. 2013;15(10):1429.

243. Rapp SR, Case LD, Peiffer A, et al. Donepezil for irradiated brain tumor survivors: a phase III randomized placebo-controlled clinical trial. *J Clin Oncol*. 2015;33(15):1653.

244. Lawrence JA, Griffin L, Balcueva EP, et al. A study of donepezil in female breast cancer survivors with self-reported cognitive dysfunction 1 to 5 years following adjuvant chemotherapy. *J Cancer Surviv Res Pract*. 2016;10(1):176.

245. Escalante CP, Meyers C, Reuben JM, et al. A randomized, double-blind, 2-period, placebo-controlled crossover trial of a sustained-release methylphenidate in the treatment of fatigue in cancer patients. *Cancer J*. 2014;20(1):8–14.

246. Mar Fan HG, Clemons M, Xu W, et al. A randomised, placebo-controlled, double-blind trial of the effects of d-methylphenidate on fatigue and cognitive dysfunction in women undergoing adjuvant chemotherapy for breast cancer. *Support Care Cancer*. 2008;16. [cited 2020 Oct 14]. Available from: https://pubmed.ncbi.nlm.nih.gov/17972110/.

247. Kohli S, Fisher SG, Tra Y, et al. The effect of modafinil on cognitive function in breast cancer survivors. *Cancer*. 2009;115. [cited 2020 Oct 14]. Available from: https://pubmed.ncbi.nlm.nih.gov/19309747/.

第 29 章

造血干细胞移植的神经系统并发症

Eudocia Q. Lee[a,b,c,d]

[a]Center for Neuro-Oncology, Department of Medical Oncology, Dana-Farber Cancer Institute, Boston, MA, United States, [b]Division of Cancer Neurology, Brigham and Women's Hospital, Boston, MA, United States, [c]Department of Neurology, Brigham and Women's Hospital, Boston, MA, United States, [d]Harvard Medical School, Boston, MA, United States

1 引 言

造血干细胞移植(hematopoietic stem cell transplantation, HSCT)是一种化疗和/或放疗后输注造血干细胞从而治疗许多血液系统和非血液系统疾病的手段[1]。全球范围内每年进行 50 000 多例的造血干细胞移植术[2]。HSCT 虽然是一种可治愈多种血液系统恶性肿瘤和骨髓非恶性疾病的治疗手段,但死亡与早期和晚期治疗显著相关[3]。HSCT 受者死亡的主要原因是疾病复发、感染和移植物抗宿主病(graft versus host disease, GVHD)(仅限同种异体移植)[3]。

移植的目的和风险取决于移植的类型。移植干细胞如果来源于患者自身骨髓(bone marrow, BM)或外周血(peripheral blood, PBSC),该类型称为自体移植。自体移植的患者会首先接受预处理,去除体内对放化疗敏感的肿瘤细胞,并清除或显著减少活性骨髓。进行干细胞移植旨在拯救和重建骨髓,而非治疗疾病本身。患者进行自体移植一般不会发生

GVHD 或移植物抗肿瘤(graft versus tumor, GvT)效应。自体移植最常见适应证是多发性骨髓瘤和淋巴瘤[1]。移植干细胞来源于健康供体时所进行的移植称为同种异体移植。该移植类型也需预处理去除受者体内肿瘤细胞,清除活性骨髓,抑制其免疫系统。移植的供体干细胞替代受体免疫系统并清除其体内恶性肿瘤细胞。故异体 HSCT 适应证包括急性髓性白血病、急性淋巴细胞白血病、骨髓增生异常综合征、骨髓增生性肿瘤以及某些实体瘤[1]。由于 GvT 效应,同种异体移植疾病复发风险最低。然而,异体移植相关的风险包括 GVHD、移植失败和免疫缺陷。干细胞另一个可能来源是部分匹配的脐带血。然而,可用的脐带血数量非常有限,它主要用于儿童造血干细胞移植。

造血干细胞移植过程的时间线可提供各潜在并发症的发生情况(图 29-1)。当患者为移植对象时,首先要接受预处理,再进行干细胞移植。受体免疫重建于干细胞移植后,但所需时间各异。物理屏障(皮肤和黏膜表面)、中性粒细胞、巨噬细胞和自然杀伤细胞在内的先天或自然免疫在移植数

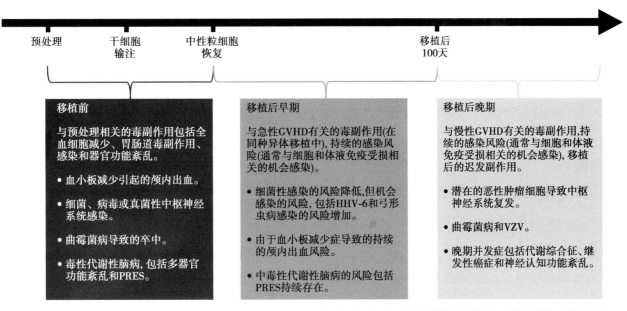

预处理 干细胞输注 中性粒细胞恢复 移植后100天

移植前

与预处理相关的毒副作用包括全血细胞减少、胃肠道毒副作用、感染和器官功能紊乱。

- 血小板减少引起的颅内出血。
- 细菌、病毒或真菌性中枢神经系统感染。
- 曲霉菌病导致的卒中。
- 毒性代谢性脑病,包括多器官功能紊乱和PRES。

移植后早期

与急性GVHD有关的毒副作用(在同种异体移植时),持续的感染风险(通常与细胞和体液免疫受损相关的机会感染)。

- 细菌性感染的风险降低,但机会感染的风险,包括HHV-6和弓形虫病感染的风险增加。
- 由于血小板减少导致的持续的颅内出血风险。
- 中毒性代谢性脑病的风险包括PRES持续存在。

移植后晚期

与慢性GVHD有关的毒副作用,持续的感染风险(通常与细胞和体液免疫受损相关的机会感染),移植后的迟发副作用。

- 潜在的恶性肿瘤细胞导致中枢神经系统复发。
- 曲霉菌病和VZV。
- 晚期并发症包括代谢综合征、继发性癌症和神经认知功能紊乱。

图 29-1 造血干细胞移植的神经系统并发症可分为 3 个阶段:移植前(从预处理方案开始到中性粒细胞恢复)、移植后早期(从中性粒细胞恢复到移植后 100 天)和移植后晚期(100 天及以后)

周至数月后重建。中性粒细胞减少症在自体移植中持续 7~14 天,在异体移植中持续 20~30 天,但中性粒细胞功能可能在几个月内不会完全恢复。异体移植患者中,B 淋巴细胞和 T 淋巴细胞介导的特异性免疫的重建可能需要数年,并可能因 GVHD 延迟。移植后第 100 天是异体造血干细胞移植患者的一个里程碑,因为造血干细胞定植(第一次连续 3 天中性粒细胞计数大于 $0.5×10^9$/L)通常在这一天发生,同时严重并发症的风险也会降低。第 100 天划分移植后早期(前 30~100 天内)和移植后晚期(>100 天)。而在不同的治疗时期发生的神经系统并发症略有不同。异体移植的早期并发症通常与清髓方案、全血细胞减少症、感染和药物毒性有关[4]。晚期并发症主要和 GVHD、免疫抑制治疗或疾病复发有关。

据研究报道,造血干细胞移植所致神经系统并发症发生率约为 2.8% 到 56%,取决于不同的神经毒性类型、患者群体类型和移植类型[5]。一项评估造血干细胞移植受者 CNS 并发症的前瞻性研究发现,CNS 感染发生率在自体移植中为 0.1%,同种异体移植中为 2.6%,而非感染性中枢神经系统疾病发生率在自体移植中为 0.4%,同种异体移植中为 4.5%[6]。曲霉菌类(属)真菌是中枢神经系统感染的最常见原因。代谢紊乱和药物(环孢素最常见)是最常见非感染性中枢神经系统毒性的原因。另一项研究报道,异体移植患者中枢神经系统并发症累积发生率在第 30 天为 9%,第 100 天为 18%,第 180 天为 20%,第 365 天为 23%[7]。研究还表明,出现中枢神经毒性的患者死亡率更高[4,8]。上述前瞻性研究报道,如果移植受者发生 CNS,其中 50% 的患者 30 天内死亡,而中枢神经系统真菌感染和脑血管事件所致死亡率最高[6]。一项对 2010—2020 年进行异体移植后死亡的 33 047 名成人患者的评估发现,345 人(1.04%)96 天内死于中枢神经系统毒性副作用[9]。

2　预处理方案相关神经系统并发症

预处理方案(通常是化疗和/或放疗)可分为清髓、减强或非清髓。顾名思义,清髓疗法用药后 1~3 周内会造成更严重的长期全血细胞减少,甚至不可逆的全血细胞减少,直到干细胞移植后造血功能才能得以恢复。降低强度的预处理方案会导致长期全血细胞减少,但全血细胞减少表现不如清髓方案明显。非清髓疗法对全血细胞减少的作用最轻(但明显导致淋巴细胞减少)。以下按字母顺序列出预处理方案中常见药物清单。

2.1　阿仑珠单抗

阿仑珠单抗(alemtuzumab)是一种人源化抗 CD52 单克隆抗体,可耗尽循环血液中 B 和 T 淋巴细胞,对造血干细胞没有明显作用[10]。同种异体造血干细胞移植的预处理方案中,阿仑珠单抗可以降低急性和慢性 GVHD 的风险,并预防移植排斥反应。阿仑珠单抗使免疫重建速度,特别是 $CD4^+$ 淋巴细胞的重建速度减慢,因此会增加进行性多灶性白质脑病(progressive multifocal leukoencephalopathy,PML)在内的机

会性感染风险。

2.2　抗胸腺细胞免疫球蛋白

受体与供体 HLA 不匹配的干细胞移植预处理方案常使用抗胸腺细胞免疫球蛋白(antithymocyte globulin,ATG)以降低移植排斥反应和 GVHD 的风险。报道称马 ATG 使用患者中不到 5% 会出现癫痫、麻痹、混乱、头晕、晕厥和头痛[11]。兔 ATG 使用患者中 18%~40% 出现头痛[12]。

2.3　白消安

白消安是一种烷化剂,常见于大剂量化疗预处理方案[13]。大剂量白消安用药患者可能会发生癫痫,故需警惕有癫痫病史或头部创伤病史或接受潜在致痫药物的用药患者发生癫痫[14]。建议使用二甲磺酸丁前 12 小时和最后一次使用二甲磺酸丁后 24 小时内使用抗惊厥药物进行预处理,否则癫痫发生率增加,为 1% 到 40% 不等[15]。一项回顾性研究指出,静脉注射白消安患者使用 125~300mg/d 的苯妥英后,癫痫发作预防率可达 98.6%,而使用 1 000mg/d 的左乙拉西坦后癫痫发作预防率为 100%,但上述两种方案的癫痫预防率或药物不良事件发生率没有显著统计学差异[15]。

2.4　环磷酰胺

环磷酰胺常联合全身照射(total body irradiation,TBI)或其他化疗药物作为预处理方案,也用于预防移植后慢性 GVHD[13]。干细胞移植患者很少报道吉兰-巴雷综合征[16]。但环磷酰胺上市后监测发现有神经毒性的报道,包括脑病、周围神经病变、癫痫发作、后发可逆性脑病综合征(posterior reversible leukoencephalopathy,PRES)和骨髓病[17]。

2.5　胞嘧啶阿糖苷

胞嘧啶阿糖苷(又称阿糖胞苷或 Ara-C)在预处理方案中通常与 TBI 或其他化疗药物联用[13]。阿糖胞苷所致中枢神经系统毒性与剂量相关,因此需限制其使用剂量[18]。接受大剂量阿糖胞苷的患者中,中枢神经毒性的发生率约为 10%[19]。其中主要的中枢神经系统表现为小脑功能障碍,尽管癫痫发作或脑病(嗜睡、意识模糊、定向力障碍、记忆减退、认知功能障碍、精神障碍)也可与小脑功能障碍同时出现或单独出现[19]。阿糖胞苷治疗后 3~8 天出现小脑功能障碍,包括构音障碍、运动障碍、辨距障碍和共济失调等。患者停用阿糖胞苷后 5 天内上述症状缓解,但其中约 30% 不能恢复正常小脑功能。病理检查中发现该人群小脑浦肯野细胞丢失。高龄、药物累积剂量大和肾功能不全是阿糖胞苷所致中枢神经毒性发生的危险因素。

2.6　氟达拉滨

氟达拉滨是一种具有免疫抑制特性的核苷类似物,与烷化剂协同作用增强。氟达拉滨早期剂量范围研究中,报道过剂量依赖的严重中枢神经系统毒性。Chun 等曾报道 36 例氟达拉滨用药患者中 13 例(36%)出现严重的中枢神经毒性。

该13名患者接受≥96mg/（m²·d）（约为目前4倍推荐剂量）的大剂量氟达拉滨，持续5～7天，随即表现失明，进行性脑病，甚至出现死亡[20,21]。低剂量氟达拉滨报道的神经毒性发生率较低[21]。然而，减强预处理方案使用标准剂量氟达拉滨的患者，也曾报道发生过神经毒性[22]（图29-2）。Beitinjaneh等的一项单中心回顾性研究报道，1 596名接受干细胞移植的成人和儿童患者中，39人（2.4%）出现严重的氟达拉滨相关脑白质病[22]。其中包括3种临床综合征：①PRES，特点是癫痫发作、头痛、视力变化和精神状态改变，同时头颅MRI提示皮层和皮层下白质受累；②急性中毒性脑白质病（acute toxic leukoencephalopathy，ATL），特点是认知功能障碍、意识障碍和视力变化，同时头颅MRI提示深部白质变化；③其他类型脑白质病，表现与ATL相似，但头颅MRI提示不明显的深部白质变化。使用氟达拉滨后约2个月出现中枢神经系统毒性，其严重程度在后续一个月内趋于平稳。14名（36%）患者在神经毒性出现后6个月内死于神经毒性。10名生存期超过1年的干细胞移植者发生氟达拉滨相关中枢神经系统毒性，其中6例患者神经系统恢复，3例患者神经系统不完全恢复，1例患者神经功能永久障碍。

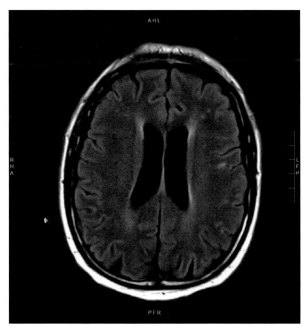

图29-2　64岁男性患者，64岁，患有T细胞-大颗粒淋巴细胞白血病伴纯红细胞再生障碍，入院接受异体干细胞移植。作为患者接受的降低强度预处理方案的一部分，他接受了包括氟达拉滨、环磷酰胺、ATG和TBI。一个月后，患者出现腰痛，并向两腿放射，感觉丧失，身体无力，随后出现皮质盲。早期头颅MRI检查无异常，但7天后复查的头颅MRI检查显示脑室周围白质、颞叶和脑干有细微的斑块状T2高信号。脑干细微的斑块状T2高信号。反复脑脊液检查未发现炎症或感染的证据。最终认定该患者的综合征与氟达拉滨相关神经毒性最相符

2.7　美法仑（苯丙氨酸氮芥）

美法仑用于一些自体和异体移植预处理方案，因其有清髓能力但髓外毒性最小，免疫抑制作用强[13,23]。据报道，美法仑预处理的自体移植患者中38%有头晕现象[24]。大剂量静脉注射美法仑的肾功能衰竭者中，几乎没有严重脑病强直-阵挛性发作的报道，尽管部分病例也存在高细胞因子血症[25-27]。

2.8　噻替哌（三胺硫磷）

预处理中噻替哌常与其他化疗药物联合使用[13]。剂量依赖性神经系统并发症在噻替哌用药期间或用药后不久发生，包括头痛、意识模糊、失忆、幻觉、嗜睡、癫痫发作、昏迷和健忘等[28]。大剂量噻替哌治疗的患者中，很少有致命脑病的报道[28,29]。一项临床试验纳入了20名噻替哌巩固治疗［300mg/（m²·d），持续3天］的干细胞移植后少突胶质细胞瘤患者，其中4名（20%）患者死于迟发性噻替哌相关神经毒性[29]。4名患者中有3名出现严重的进行性脑病，其症状包括情感淡漠、定向力障碍和精神运动迟缓。另一名患者死于干细胞再输注48小时后发生的致命性瘤内出血。

临床实践中噻替哌相关神经毒性值得关注但一般不会致命。最近一项回顾性研究发现，307例接受大剂量噻替派疗程的干细胞移植患儿中57例（18.6%）报告不良神经系统事件[30]。不良事件大多数表现为头痛、头晕或意识模糊，程度（分级）是轻度（1级）或中度（2级），但其中有6例严重不良事件，表现为癫痫发作、震颤和小脑综合征。噻替哌相关神经系统并发症均在3天中位时间内消失且患者没有后遗症，同时部分患者还能接受噻替哌再治疗。

2.9　全身照射

全身照射（total body irradiation，TBI）广泛用于预处理方案能够诱导免疫抑制，防止对供体骨髓的排斥反应（异体移植中），并根除各部位恶性肿瘤细胞，特别是中枢神经系统和睾丸等免疫豁免器官所在部位[13,31]。TBI相关急性神经毒性的表现可包括头痛和疲劳[32]。延迟性神经认知功能障碍也被认为是TBI并发症，但在成人和儿童人群中的研究（大部分样本量小）结果并不一致。一项纳入404名造血干细胞移植患者的meta分析显示TBI与认知功能变化不相关[33]。然而，另一项纳入儿童干细胞移植受者的纵向研究显示，3岁以下接受TBI的患者智商（intelligence quotient，IQ）明显低于未接受TBI的患者智商[34]。超过12Gy的TBI剂量也与干细胞移植后100天内神经系统并发症风险增加有关[35]。

3　中毒性-代谢性脑病

代谢性脑病会影响约5%的异体造血干细胞移植受者[36]，更常在移植前或移植后早期发生[37]。潜在病因通常是多因素的，包括多器官（例如肝肾）功能障碍、电解质紊乱、内分泌紊乱、感染和药物毒性（包括前面提到的预处理药物）。患者可能因长期全肠外营养和维生素B1缺乏而发生韦尼克脑病。血浆渗透压改变和低钠血症的快速纠正会导致中央神经髓鞘溶解症。肝静脉阻塞性疾病（hepatic veno-occlusive disease，VOD），也被称为窦道阻塞综合征（sinusoidal obstructive syndrome，SOS），可在清髓或减强（较少见）造血干细胞移植预处理后的部分患者中发生，主要表现为意识模

糊、脑病、肾衰竭、胸腔积液和多器官功能衰竭引起的缺氧[38]。可逆性后部白质脑病综合征（posterior reversible encephalopathy syndrome，PRES）因造血干细胞移植中各种使用的药物引起，包括后续会进一步讨论的钙调磷酸酶抑制剂。抗生素引起可逆性脑病患者不到1%[39]。头孢菌素类和青霉素类药物往往会引起脑病，并伴肌阵挛或癫痫发作。普鲁卡因青霉素、磺胺类、氟喹诺酮类和大环内酯类药物会引起知觉失调。甲硝唑引起的脑病的特点是小脑功能紊乱和癫痫发作（罕见）。

4 脑血管并发症

4.1 颅内出血

造血干细胞移植受者可发生脑内（intraparenchymal，IPH）、硬膜下（subdural，SDH）或蛛网膜下腔（subarachnoid，SAH）出血或混合性颅内出血（Intracranial hemorrhage，ICH）。研究发现造血干细胞移植受者中ICH发生率从1.5%到32.2%不等[40]。尸检发现出血严重程度可以是瘀斑或局灶性出血或大出血[41]。血小板减少是根本原因，尽管血小板输注无效、感染、凝血功能障碍、高血压和PRES等因素也可能造成ICH。一项回顾性研究发现，2004年至2014年间接受异体造血干细胞移植的622例患者中21例（3.4%）发生了ICH（15例脑内出血，2例SAH，4例硬膜下出血）[42]。从造血干细胞移植到发生ICH的中位时间是63天（纳入对象发生ICH天数范围是6~3 488）。IPH的死亡率很高，上述报道中大多数IPH患者死亡，而SAH或SDH患者均存活。目前临床上对血小板计数为$10×10^9/L$或更少的患者进行预防性血小板输注，以减少ICH在内的自发性出血风险[43]。

4.2 缺血性卒中

造血干细胞移植受者中缺血性卒中的发生明显比颅内出血的发生少。当围移植期发生卒中，可能的原因包括二甲基亚砜（dimethyl sulfoxide，DMSO）相关神经毒性和真菌，特别是曲霉菌（下文进一步讨论）感染。DMSO是一种冷冻保护剂，用于防止移植中干细胞的冷冻损伤，在动物模型中会表现出剂量依赖性血管收缩作用[44]。DMSO的神经系统毒性，包括PRES、癫痫发作和卒中等，都有报道。如果移植前清洗干细胞或使用低浓度的DMSO，其相关毒性的发生率降低。

在造血干细胞移植患者中，也曾报道过一种免疫介导的脑血管炎，表现为大血管或小血管疾病，可能与慢性GVHD有关[45]。中到大血管炎可表现为缺血性卒中或出血性卒中引起的局灶性神经功能障碍。小血管炎的特点是头痛、认知障碍、癫痫发作和发热（儿童）、乏力或流感样症状的复发渐进过程。MRI可显示多灶性或弥漫性白质改变和不同年龄的缺血性卒中。MRI出现以上表现后建议行脑血管成像，确诊血管炎仍需活检以证实。脑血管炎的治疗包括免疫抑制剂，如糖皮质激素和环磷酰胺。

卒中也是造血干细胞移植的远期并发症。一般来说，造血干细胞移植后长期生存者发生代谢综合征风险高，估计患病率为31%~49%。与普通人群相比，造血干细胞移植生存者更可能报告卒中（4.8% vs. 3.3%）、心肌病（4.0% vs 2.6%）、血脂异常（33.9% vs 22.3%）和糖尿病（14.3% vs 11.7%）[46]。成人造血干细胞移植患者移植后平均4~10年内卒中的累积发生率为1%~5%[47]。当比较自体与异体移植时，自体移植存活者的卒中风险程度低于异体移植存活者，但与一般人群相比仍有升高。筛查和管理心血管危险因素是预防造血干细胞移植幸存者缺血性脑卒中的关键。

4.3 移植相关的血栓性微血管病变

移植相关的血栓性微血管病变（transplant-associated thrombotic microangiopathy，TA-TMA）是一种由内皮损伤和微血栓形成引起的多系统疾病，最常影响肾脏，但也可累及肺、胃肠道、脑和心脏[48,49]。这种并发症在异体造血干细胞移植中更常见，但自体造血干细胞移植中也有报道。各个研究中TA-TMA发病率差异很大，部分原因是诊断标准不一致。一项回顾性研究发现，23 665名同种异体造血干细胞移植受者中TA-TMA的3年累积发生率为3%[50]。虽然确切的发病机制尚不清楚，但TA-TMA的潜在诱因包括大剂量化疗、放疗、钙调磷酸酶抑制剂、GVHD和感染。据报道，高达50%的TA-TMA患者有神经系统症状，包括意识模糊、头痛、幻觉或癫痫发作[49]。尽管脑血管可能受影响，但大多数神经系统损伤是由急性未控制的TMA相关高血压引起，包括PRES和可能的出血。处理方法包括停用药物，治疗可能诱发TMA的合并症如感染，以及积极的高血压管理。TA-TMA与高死亡率有关。

5 中枢神经系统感染

免疫力低下患者，特别是接受异体移植的患者，感染的风险增加。一项研究中发现，真菌感染是造血干细胞移植受者中枢神经系统感染最常见原因，其次是病毒、寄生虫和细菌感染（表29-1）[6]。不同的感染可能发生在移植过程的不同阶段（见图29-1）[37]。移植前，中性粒细胞减少和黏膜屏障受损导致高感染风险，其中包括革兰氏阳性和革兰氏阴性细菌感染、真菌感染（曲霉菌和念珠菌）和病毒感染（单纯疱疹病毒）。严重中性粒细胞减少的情况下，由于炎症反应受损，患者可能不存在典型的感染症状，因此影像学较少提示边缘强化、肿块效应等脑部病变和脑水肿。移植后早期细胞和体液免疫受损，部分取决于GVHD和免疫抑制剂治疗程度，机会性感染（HPV-6、巨细胞病毒、弓形虫）风险增加。移植后期，随着免疫力缓慢恢复，患者有感染曲霉菌和水痘-带状疱疹病毒的风险。

中枢神经系统感染的症状可能非特异性，所以需要对其有深刻认识，而延迟治疗会导致不良后果，需要及时干预[51]。如果怀疑中枢神经系统感染，需要进行神经影像学检查（首选MRI）、脑脊液分析和病灶活检（特定情况下）。经验性抗菌治疗应在收集的血液和脑脊液样本送检后开始，随后根据病原学证据进行调整。

表 29-1　HSCT 患者的中枢神经系统感染总结

微生物种类	临床表现	MRI 表现	诊断	抗微生物治疗
寄生虫感染				
弓形虫属	大脑弓形虫病	基底节、颅后窝或灰白质交界区域高信号或等信号病变 与 HIV 的弓形虫病相比，HSCT 患者的病变可能表现为出血，可能不会表现增强或出现周围水肿	CSF：检出速殖子或囊肿 弓形虫 PCR	乙胺嘧啶和磺胺二甲嘧啶 替代方案：乙胺嘧啶和克林霉素，三亚甲基磺胺甲噁唑
真菌感染				
曲霉属	脑脓肿 出血或缺血性血管病变 海绵窦血栓 假性动脉瘤	典型多发病变，主要位于基底节区，丘脑，和皮层下白质 可见出血或缺血性改变；不一定可见环形强化	CSF：半乳甘露聚糖 曲霉属 PCR	伏立康唑 部分病例中外科手术清除脓肿可能有效
毛霉属和根霉属	鼻脑型毛霉菌病 中枢神经系统播散性感染	鼻脑型毛霉菌病病变可累及颅眶和鼻旁窦，破坏硬腭和鼻旁窦骨质 可能出现海绵窦血栓，脑实质受侵，出现脑梗死	感染组织病理检查显示不规则的真菌，菌丝广角分支	L-AmB 外科手术切除坏死组织
念珠菌属	脑膜炎（特别是播散性病例，脑室外引流病例和慢性脑膜炎病例）	脑积水（分流装置感染表现明显），脓肿（多发，小环形强化病灶，可伴出血）	CSF：酵母菌染色和真菌培养	L-AmB 和 5-氟胞嘧啶 氟康唑联合 5-氟胞嘧啶或单药口服氟康唑巩固治疗 去除留置的感染导管（脑室引流管或中心静脉导管）
隐球菌属	脑膜炎	Virchow-Robin 间隙扩大，囊变样结构，脉络丛肉芽肿	CSF：印度墨水染色和真菌培养 隐球菌 PCR	L-AmB 和 5-FC 部分颅内压增高患者可进行重复腰穿
细菌感染				
革兰氏阳性菌（金黄色葡萄球菌，表皮葡萄球菌，肺炎链球菌，李斯特菌）	脑膜炎 脑室炎	脑膜炎表现软脑膜强化；脑室炎表现脑积水，室管膜异常强化，脑室内积脓伴弥散受限	CSF：革兰氏染色和细菌培养	根据药敏结果选择敏感抗生素
病毒感染				
VZV	血管炎，导致血栓、栓塞、出血少见	脑内多发梗死，脑血管造影可见血管狭窄或梗死	CSF：VZV PCR，VZV 抗体水平测定	阿昔洛韦
HHV-6	脑炎	双侧颞叶内侧、海马、杏仁核对称 T2 高信号影	CSF：HHV-6 PCR（需注意 HHV-6 染色体融合）	膦甲酸或更昔洛韦
CMV	脑室脑炎	可能正常，也可能出现斑片样白质 T2 高信号伴脑室周围强化	CSF：CMV PCR，CMV 抗原	更昔洛韦和膦甲酸
HSV	脑炎	颞叶内侧、下方，岛叶，扣带回 T2 高信号影	CSF：HSV PCR	阿昔洛韦
JC 病毒	PML	不对称皮层下白质异常，无占位效应或强化	CSF：JC 病毒 PCR；病变脑组织活检	无标准治疗方案，恢复免疫系统功能
EBV	脑膜脑炎	MRI 可能正常，或基底节区、皮层出现多区域高 T2 信号影	CSF：EBV PCR	无标准治疗方案，减少免疫抑制
	PTLD	表现多样，多发增强占位	CSF：EBV PCR 病变脑组织活检	减少免疫抑制，抗肿瘤治疗

　　缩写：5-FC，5-氟胞嘧啶；CMV，巨细胞病毒；CSF，脑脊液；EBV，Epstein-Barr 病毒；HHV-6，人疱疹样病毒 6；HSV，单纯疱疹病毒；JC，John Cunningham 病毒；L-AmB，脂质体两性霉素 B；MRI，磁共振成像；PCR，聚合酶链式反应；PML，进行性多灶性白质脑病；PTLD，移植后淋巴细胞增殖性疾病；VZV，水痘-带状疱疹病毒。

5.1　真菌

随着氟康唑的广泛使用,侵袭性白念珠菌感染导致的造血干细胞移植患者死亡率已经下降[52]。霉菌反而成为感染相关死亡的主要原因。造血干细胞移植受者中,90%以上的脑脓肿由曲霉菌引起[53]。侵袭性曲霉菌或通过血源性途径从肺扩散到脑部(导致感染性血管病变,引起卒中或出血,或扩展到脑组织中引起脑炎、脑膜炎或脓肿)或通过鼻旁窦扩散到颅内(引起脑脓肿、海绵窦血栓或颈动脉假性动脉瘤)[53]。半乳甘露聚糖是曲霉菌细胞壁的一种成分,可以在血清、CSF 或支气管肺泡灌洗液中检出。活检发现有隔膜的菌丝可明确诊断。建议用伏立康唑来治疗中枢神经系统曲霉病。某些中枢神经系统真菌感染病例中手术切除病灶可能是有益的。然而尽管存在治疗措施,一旦发生真菌感染死亡率仍然很高。

5.2　寄生虫病

弓形虫病感染是一种造血干细胞移植受者中罕见但可能致命的机会性感染[54]。潜伏弓形虫感染再激活是造血干细胞移植中弓形虫病最常见原因。血清弓形虫抗体阳性的流行率和弓形虫病严重程度因地理区域而异。免疫功能低下的患者可发生严重的弓形虫病,表现为脑炎、肺炎或心肌炎。血清抗体阳性的异体移植受者接受血清抗体阴性供者的造血干细胞时,弓形虫病再激活风险最高[55]。异体造血干细胞移植受者通常接受甲氧苄啶-磺胺甲噁唑(trimethoprim-sulfamethoxazole,TMP-SMX)来预防卡氏肺孢子菌肺炎,这也是弓形虫病的有效预防措施[56]。脑弓形虫病可表现为精神状态改变、疲劳、癫痫发作和发热[51]。脑弓形虫病 MRI 表现通常是结节状或环状增强,大多涉及基底神经节和额叶。CSF 检测弓形虫速殖子或囊肿,或 CSF 弓形虫 PCR 可明确诊断。治疗方法包括乙胺嘧啶和磺胺嘧啶。

5.3　病毒

单纯疱疹病毒(herpes simplex virus,HSV)、水痘带状疱疹病毒(varicella zoster virus,VZV)、Epstein-Barr 病毒(Epstein-Barr virus,EBV)、巨细胞病毒(cytomegalovirus,CMV)、人类疱疹病毒 6(human herpes virus 6,HHV-6)、腺病毒(adenovirus,ADV)、John Cunningham(JC)病毒和 West Nile 病毒都可以引起造血干细胞移植受者 CNS 感染(表 29-1)[57]。0.6%的患者在在造血干细胞移植后 6 个月内发生中枢神经系统病毒感染。建议对 CMV、HSV 或 VZV 血清阳性的移植受者进行合理抗病毒预防[56]。

HHV-6B 是异体造血干细胞移植后病毒性脑炎最常见原因[57]。HHV-6B 在原发感染(通常在儿童期)后处于潜伏状态,当免疫系统受到抑制时,HHV-6B 重新激活。T 细胞功能低下(如脐带血移植、移除 T 细胞的异体移植、供体受体不匹配或无血缘关系、急性 GVHD 和糖皮质激素治疗)是 HHV-6B 脑炎的一个风险因素[58]。HHV-6B 脑炎第 70 天的累积发生率在脐带血移植受者中为 7.9%,而在其他供体来源的移植受者中为 1.2%[59]。HHV-6B 脑炎表现为移植后急性边缘叶系统脑炎,伴意识模糊、脑病、短期记忆丧失、抗利尿激素分泌异常综合征(syndrome of inappropriate antidiuretic hormone secretion,SIADH)、癫痫发作和失眠[58]。脑部 MRI 最初无异常,但 60%的病例会在颞叶内侧出现非增强 T2 高信号病变。脑电图常呈弥漫性异常,颞叶癫痫发作也较常见。PCR 检测 CSF 中 HHV-6 DNA,结合相关的临床表现并排除其他原因,可诊断 HHV-6B 脑炎。HHV-6B 脑炎患者血浆 HHV-6B 病毒载量通常高于 100 000 拷贝数。在解释 HHV-6 DNA 检测结果时需要注意区分 HHV-6 再激活和 HHV-6 染色体整合(chromosomally integrated HHV-6,CIHHV-6),后者一般不会引起脑炎。大约 1%的人群基因组中存在 CIHHV-6,因此在全血、血清和 CSF 中会检测到源于人类染色体 DNA 的潜伏形式病毒 DNA,而且病毒载量很高[58]。HHV-6B 脑炎的治疗方案包括静脉注射膦甲酸或更昔洛韦[58]。HHV-6 脑炎预后不良。一项异体移植受者的研究报告发现 HHV-6 脑炎的患者在第 100 天的总生存率为 58.3%,而未患 HHV-6 脑炎的患者为 80.5%[60]。57%的幸存者在完成抗病毒治疗后仍有神经心理功能障碍,记忆障碍最常见。

5.4　细菌性感染

多药耐药菌株日益增加的背景下,菌血症成为造血干胞移植中常见的感染性并发症[61,62]。在 20 世纪 60 年代,细菌曾经是中性粒细胞减少期间感染相关死亡的主要原因,但包括氟喹诺酮类预防中性粒细胞减少症和经验性治疗中性粒细胞减少症所致发热的策略已降低细菌感染死亡率。大多数中心研究发现,与革兰氏阴性菌血症相比,革兰氏阳性菌血症的发生率更高。

与其他类型的中枢神经系统感染相比,细菌性脑膜炎在造血干细胞移植受者中相对不常见。然而,造血干细胞移植受者的细菌性脑膜炎的发生率比普通人群高 30 倍[63]。异体造血干细胞移植的风险比自体造血干细胞移植高,使用脑室内导管(如脑室外引流管)或神经外科手术后的患者风险更高。荷兰的一个研究中报道了肺炎链球菌和脑膜炎奈瑟菌是最常见的致病菌[63]。该研究发现,从移植到细菌性脑膜炎发病的时间间隔大,中位间隔时间为 4 年。造血干细胞移植受者的细菌性脑膜炎表现与普通人群相似,但由于白细胞减少,CSF 白细胞计数可能会很低。建议对疑似脑膜炎患者进行经验性抗菌治疗,当分离出致病菌后再选用针对性敏感抗生素。细菌性脑膜炎患者的神经系统并发症,包括脑梗死、静脉窦血栓和出血。该荷兰研究中,21%的造血干细胞移植受者发生细菌性脑膜炎而死亡,其中 36%的幸存者遗留中度残疾后遗症[63]。

6　慢性移植物抗宿主疾病相关的神经系统并发症

慢性移植物抗宿主病(GVHD)是异体造血干细胞移植的晚期并发症,是一种免疫介导的疾病,可影响各种器官,包括皮肤、眼睛、口腔黏膜、肺、肠道和肝脏[45]。神经系统受累,特别是在儿童中比较罕见。GVHD 发生时通常周围神经系统受影响,中枢神经系统受累更为少见。根据一项 meta 分析,包括 GVHD 在内免疫介导的神经系统疾病的综合发生率为 0.6%[8]。根据 2014 年美国国立卫生研究院慢性 GVHD 共识，肌炎是慢性 GVHD 的一个独特但非诊断性的表现[64]。其他神经系统综合征，如免疫性神经病（如急性或慢性炎症性脱髓鞘多发性神经病）、重症肌无力、脑血管炎、脱髓鞘和脑炎表现均不唯一，因此 GVHD 是一种排除性诊断。

约 2% ~ 3% 的患者在异体造血干细胞移植后发生肌炎[45]。症状可在移植后 3 至 69 个月内发生，伴或不伴有其他慢性 GVHD 的症状。患者常表现为中度至重度的对称性近端肌肉无力，特别是累及颈部屈肌和腰部肢体，并可发生吞咽困难和呼吸功能障碍。患者肌酸激酶通常比正常值升高 5~50 倍。肌电图可出现肌病表现，包括颤动电位。肌肉活检的病理报告可以帮助确诊。治疗应遵循慢性 GVHD 的一般准则，使用皮质激素以及联合其他免疫抑制药物。一般来说，开始治疗的 2~7 个月内，神经功能会明显恢复。

据报道，1% ~ 2% 的异体造血干细胞移植患者在移植后 3 个月内会出现吉兰-巴雷综合征（Guillain Barre syndrome，GBS）。据报道，GBS 与急性和慢性 GVHD 有关，也可在没有 GVHD 的情况下发生。GBS 通常表现为快速进行的对称性、上升性运动无力，伴麻木和反射减退，并在 2~4 周内达到高峰。其他可能的表现包括脑神经病变、呼吸功能不全和自主神经受累。异体造血干细胞移植后大多数 GBS 病例是感染后发生的，病原体包括柯萨奇病毒、CMV、肺炎衣原体、肺炎支原体、空肠弯曲杆菌、EB 病毒、丙型肝炎病毒和 VZV。GBS 所有亚型，包括急性炎症性脱髓鞘多发性神经病、急性运动感觉轴索神经病、急性运动轴索神经病和 Miller-Fisher 综合征等，都与慢性 GVHD 相关。神经传导速度检查对诊断 GBS 很重要。CSF 检查通常显示蛋白-细胞分离。血浆置换或静脉注射丙种球蛋白可用于治疗异体造血干细胞移植后的 GBS。

7　免疫抑制治疗相关的神经系统并发症

7.1　糖皮质激素

糖皮质激素常被用来控制急性和慢性 GVHD。副作用包括神经精神症状，如情绪不稳定，记忆障碍甚至精神障碍等。长期使用糖皮质激素可发生糖皮质激素性肌病，使用 30mg/d 或更高剂量的泼尼松，糖皮质激素性肌病风险升高[45]。症状早期比较隐蔽，后期会表现近端肌肉无力和萎缩。但血清肌酸激酶和肌电图一般正常。病理诊断非必须；当进行活检时，Ⅱ型纤维萎缩是主要的活检组织学发现。处理糖皮质激素性肌病方法包括减少使用糖皮质激素，并改用另一种免疫抑制剂治疗 GVHD。

7.2　钙调磷酸酶抑制剂

钙调磷酸酶抑制剂环孢素和他克莫司经常被用来治疗慢性 GVHD。钙调磷酸酶抑制剂的神经毒性包括上肢细小震颤（手臂伸展时最明显），枕部偏头痛，周围神经病变和麻木，以及躁动到精神障碍的神经精神症状[65]。据报道接受钙调磷酸酶抑制剂预防 GVHD 的异体造血干细胞移植患者中约 5.5% ~ 7.2% 可发生 PRES[7]。PRES 基本可逆转，临床表现神经系统症状（如癫痫发作、脑病、头痛和视觉障碍），影像学表现皮层下血管性水肿[66]。神经系统症状急性或亚急性发作，几小时到几天时间内发展。脑病所致意识障碍可从轻度意识模糊到昏迷。60% ~ 75% 的 PRES 患者会出现全身强直-阵挛性发作。不明原因的精神状态变化应及时进行脑电图检查以排除癫痫状态。头痛通常为钝性和弥漫性，但也可因脑血管收缩而剧烈发作，这种情况需要做脑血管造影检查。PRES 导致的视觉障碍包括视力下降、视野缺损、皮质盲和视觉幻觉。头颅 MRI 通常显示 T2 信号异常，与皮层下血管性水肿一致。头颅 MRI 显示 3 种主要累及部位：大脑半球的顶枕部、大脑前动脉和大脑中动脉区域之间全半球分水岭区域，或额叶上沟。PRES 所致水肿甚至可以影响基底节、脑干或小脑，累及部位可能不对称，但基本是双侧性。PRES 患者可发生颅内出血，当患者异体移植后发生 PRES，颅内出血发生频率相较于其他疾病可能更高。PRES 通常（但不总是）可通过去除或治疗病因而恢复。如何处理造血干细胞移植中的 PRES，目前还没有指南和共识。PRES 患者的高血压管理很重要。停用免疫抑制药物可能会逆转 PRES，但会增加移植排斥反应或 GVHD 风险。PRES 管理策略尚未在前瞻性试验中验证，但其中包括调整治疗药物或改用免疫抑制剂[67]。血清中钙调磷酸酶抑制剂浓度升高可能与神经毒性有关，但药物浓度水平正常的患者中，也有 PRES 的报道。

8　神经认知功能障碍

不同研究对神经认知功能的定义和评估的标准不一致，同时研究纳入的样本量小，患者群体也不同，因此并未真正认识造血干细胞移植中发生的神经认知功能障碍及其程度[35]。神经认知功能障碍的风险因素包括移植前化疗、预处理中的全身照射、免疫抑制疗法、住院时间和 GVHD[35]。

研究表明，成人 HSCT 患者的神经认知功能障碍已存在于移植前，移植后的最初几个月内恶化，部分神经认知功能随着时间的推移恢复；但高达 60% 的成人造血干细胞移植患者移植后 22~82 个月仍存在一定程度的神经认知功能障碍[35]。Syrjala 等对成人异体造血干细胞移植受者进行了前瞻性评估，分别在基线时间（移植前）以及移植后 80 天、1 年和 5 年时使用标准化的神经心理学测试[68,69]，发现移植前，15% ~ 32% 的患者存在神经认知功能障碍（移植前运动灵活性、言语记忆和言语流畅性障碍率约为预估的两倍）[69]。从基线到 80 天，所有患者测试的表现都有所下降，但大多数在 1 年后有所恢复（Pegboard 测量的运动速度和灵活性除外）。信息处理速度和执行功能的进一步恢复发生在移植后 1 至 5 年[68]。然而，全球缺陷评分（Global Deficit Score）显示，5 年内 41.5% 的长期生存者存在神经认知功能障碍（大部分轻度），而匹配对照组为 19.7%。此外，与自身基线结果以及匹配的健康对照组相比，移植受者在 5 年后显示出持续的运动语言和灵活性缺陷。

儿童移植患者移植前和移植后的测试也显示存在神经认知功能障碍和智商下降[35]。诊断和治疗时更小的年龄似乎与更明显的下降有关[34]。一项小儿造血干细胞移植患者的纵向研究表明,最年轻的患者(基线年龄小于 3 岁)在第一年出现认知功能下降[34]。没有接受过 TBI 的患者在随后的几年里基本恢复了神经认知功能,而那些接受过 TBI 的患者神经认知功能未能完全恢复。

目前还没有预防或管理造血干细胞移植受者神经认知功能障碍的前瞻性研究。减轻神经认知功能障碍的策略包括减少使用神经毒性方案如 TBI,积极干预移植后急性中枢神经系统毒性,非药物干预如认知康复训练,和药物干预等[70]。

9　继发性恶性肿瘤

与普通人群相比,造血干细胞移植患者患实体癌的风险增加。中枢神经系统肿瘤的标准化发病率(造血干细胞移植队列中观察到的癌症病例与相似年龄和性别的普通人群中预期的癌症病例之比)为 3.8～9.5[71,72]。据报道,造血干细胞移植后发生的中枢神经系统肿瘤包括星形细胞瘤(包括胶质母细胞瘤)、脑膜瘤(见图 29-2)、室管膜瘤、髓母细胞瘤、原始神经外胚层肿瘤(primitive neuro-ectodermal tumor,PNET)和中枢神经系统淋巴瘤。移植时低龄,前期治疗时颅内的照射以及移植前的 TBI 预处理可能是继发恶性肿瘤的风险因素[72]。

造血干细胞移植受者也有发生移植后淋巴细胞增生性疾病(posttransplant lymphoproliferative disorder,PTLD)的风险。这是一组异质性恶性疾病,在移植后 T 细胞功能被抑制(通常来自免疫抑制剂)的情况下发生[73,74]。最常见的类型与 EB 病毒有关(EBV-PTLD),3.2% 的同种异体造血干细胞移植受者中可发生[74]。其临床表现可从偶然的、无症状的发现到暴发性发作,5%～20% 的患者中枢神经系统受累[73]。在 CNS-PTLD 中,脑部 MRI 通常显示多灶性环形强化病变,大多涉及脑叶、基底节和丘脑[75]。脑脊液中 EB 病毒的 PCR 阳性高度提示 CNS-PTLD,但通常需要活检以明确诊断。通常情况下 CNS-PTLD 的病理变化类似侵袭性弥漫大细胞淋巴瘤。治疗包括减少使用免疫抑制和抗肿瘤治疗。中枢神经系统在内的淋巴结外组织受累与 PTLD 的较差预后有关[74]。

10　结　　论

造血干细胞移植的神经系统并发症发病率和死亡率有关。接受异体移植的患者比接受自体移植的患者出现并发症的风险更高。神经毒性可能来自造血干细胞移植本身的治疗,包括预处理方案,或者来自造血干细胞移植的并发症,如感染和 GVHD,以及来自移植并发症的治疗,包括抗生素和钙调磷酸酶抑制剂的使用。

(蒋磊 译,田申 审校)

参考文献

1. Bazinet A, Popradi G. A general practitioner's guide to hematopoietic stem-cell transplantation. *Curr Oncol.* 2019;26(3):187–191.
2. World Health Organization. *Haematopoietic Stem Cell Transplantation HSCtx.* https://www.who.int/transplantation/hsctx/en/. Accessed 7 October 2020.
3. Styczyński J, Tridello G, Koster L, et al. Death after hematopoietic stem cell transplantation: changes over calendar year time, infections and associated factors. *Bone Marrow Transplant.* 2020;55(1):126–136.
4. Balaguer-Rosello A, Bataller L, Piñana JL, et al. Noninfectious neurologic complications after allogeneic hematopoietic stem cell transplantation. *Biol Blood Marrow Transplant.* 2019;25(9):1818–1824.
5. Sheikh MA, Toledano M, Ahmed S, Gul Z, Hashmi SK. Noninfectious neurologic complications of hematopoietic cell transplantation: a systematic review. *Hematol Oncol Stem Cell Ther.* 2021;14(2):87–94.
6. Schmidt-Hieber M, Engelhard D, Ullmann A, et al. Central nervous system disorders after hematopoietic stem cell transplantation: a prospective study of the Infectious Diseases Working Party of EBMT. *J Neurol.* 2020;267(2):430–439.
7. Siegal D, Keller A, Xu W, et al. Central nervous system complications after allogeneic hematopoietic stem cell transplantation: incidence, manifestations, and clinical significance. *Biol Blood Marrow Transplant.* 2007;13(11):1369–1379.
8. Gavriilaki M, Mainou M, Gavriilaki E, et al. Neurologic complications after allogeneic transplantation: a meta-analysis. *Ann Clin Transl Neurol.* 2019;6(10):2037–2047.
9. Schultze-Florey CR, Peczynski C, de Marino I, et al. Frequency of lethal central nervous system neurotoxicity in patients undergoing allogeneic stem cell transplantation: a retrospective registry analysis. *Bone Marrow Transplant.* 2020;55(8):1642–1646.
10. Poiré X, van Besien K. Alemtuzumab in allogeneic hematopoetic stem cell transplantation. *Expert Opin Biol Ther.* 2011;11(8):1099–1111.
11. *Product Information: ATGAM(R) IV Injection, Lymphocyte Immune Globulin, Anti-Thymocyte Globulin [Equine] Sterile IV Injection.* Kalamazoo, MI: Pharmacia & Upjohn Company; 2005. https://www.fda.gov/media/78206/download.
12. *Product Information: THYMOGLOBULIN(R) Intravenous Injection, Anti-Thymocyte Globulin (Rabbit) Intravenous Injection.* Cambridge, MA: Genzyme Corporation (per manufacturer); 2017. https://www.fda.gov/media/74641/download.
13. Gyurkocza B, Sandmaier BM. Conditioning regimens for hematopoietic cell transplantation: one size does not fit all. *Blood.* 2014;124(3):344–353.
14. *Product Information: BUSULFEX(R) Intravenous Injection, Busulfan Intravenous Injection.* Rockville, MD: Otsuka America Pharmaceutical, Inc (per FDA); 2015. https://www.accessdata.fda.gov/drugsatfda_docs/label/2015/020954s014lbl.pdf.
15. Akiyama K, Kume T, Fukaya M, et al. Comparison of levetiracetam with phenytoin for the prevention of intravenous busulfan-induced seizures in hematopoietic cell transplantation recipients. *Cancer Chemother Pharmacol.* 2018;82(4):717–721.
16. Rodriguez V, Kuehnle I, Heslop HE, Khan S, Krance RA. Guillain-Barré syndrome after allogeneic hematopoietic stem cell transplantation. *Bone Marrow Transplant.* 2002;29(6):515–517.
17. *Product Information: CYCLOPHOSPHAMIDE Intravenous Injection, Oral Tablets, Cyclophosphamide Intravenous Injection, Oral Tablets.* Deerfield, IL: Baxter Healthcare Corporation (per FDA); 2013. https://www.accessdata.fda.gov/drugsatfda_docs/label/2013/012141s090,012142s112lbl.pdf.
18. Herzig RH, Hines JD, Herzig GP, et al. Cerebellar toxicity with high-dose cytosine arabinoside. *J Clin Oncol.* 1987;5(6):927–932.
19. Baker WJ, Royer Jr GL, Weiss RB. Cytarabine and neurologic toxicity. *J Clin Oncol.* 1991;9(4):679–693.
20. Chun HG, Leyland-Jones BR, Caryk SM, Hoth DF. Central nervous system toxicity of fludarabine phosphate. *Cancer Treat Rep.* 1986;70(10):1225–1228.
21. Ding X, Herzlich AA, Bishop R, Tuo J, Chan C-C. Ocular toxicity of fludarabine: a purine analog. *Expert Rev Ophthalmol.*

2008;3(1):97–109.

22. Beitinjaneh A, McKinney AM, Cao Q, Weisdorf DJ. Toxic leukoencephalopathy following fludarabine-associated hematopoietic cell transplantation. *Biol Blood Marrow Transplant.* 2011;17(3):300–308.

23. Bayraktar UD, Bashir Q, Qazilbash M, Champlin RE, Ciurea SO. Fifty years of Melphalan use in hematopoietic stem cell transplantation. *Biol Blood Marrow Transplant.* 2013;19(3):344–356.

24. *Product Information: EVOMELA Intravenous Injection, Melphalan Intravenous Injection.* Irvine, CA: Spectrum Pharmaceuticals, Inc. (per FDA); 2016. https://www.accessdata.fda.gov/drugsatfda_docs/label/2016/207155s000lbl.pdf.

25. Schuh A, Dandridge J, Haydon P, Littlewood TJ. Encephalopathy complicating high-dose melphalan. *Bone Marrow Transplant.* 1999;24(10):1141–1143.

26. Freeman M, Dubey D, Neeley O, Carter G. Hypercytokinemia induced encephalopathy following Melphalan administration (P5.102). *Neurology.* 2015;84(14 suppl). P5.102.

27. Alayón-Laguer D, Alsina M, Ochoa-Bayona JL, Ayala E. Melphalan culprit or confounder in acute encephalopathy during autologous hematopoietic stem cell transplantation? *Case Rep Transplant.* 2012;2012:942795.

28. *Product Information: TEPADINA(R) Intravenous, Intracavitary, Intravesical Injection, Thiotepa Intravenous, Intracavitary, Intravesical Injection.* Cedar Park, TX: ADIENNE SA (per FDA); 2017. https://www.accessdata.fda.gov/drugsatfda_docs/label/2017/208264s000lbl.pdf.

29. Cairncross G, Swinnen L, Bayer R, et al. Myeloablative chemotherapy for recurrent aggressive oligodendroglioma. *Neuro Oncol.* 2000;2(2):114–119.

30. Maritaz C, Lemare F, Laplanche A, Demirdjian S, Valteau-Couanet D, Dufour C. High-dose thiotepa-related neurotoxicity and the role of tramadol in children. *BMC Cancer.* 2018;18(1):177.

31. Paix A, Antoni D, Waissi W, et al. Total body irradiation in allogeneic bone marrow transplantation conditioning regimens: a review. *Crit Rev Oncol Hematol.* 2018;123:138–148.

32. American College of Radiology and American Society for Radiation Oncology. *ACR–Astro Practice Parameter for the Performance of Total Body Irradiation.* https://www.astro.org/uploadedFiles/_MAIN_SITE/Patient_Care/Clinical_Practice_Statements/Content_Pieces/ACRASTROPracticeParameterTBI.pdf. Accessed 8 October 2020.

33. Phillips KM, McGinty HL, Cessna J, et al. A systematic review and meta-analysis of changes in cognitive functioning in adults undergoing hematopoietic cell transplantation. *Bone Marrow Transplant.* 2013;48(10):1350–1357.

34. Willard VW, Leung W, Huang Q, Zhang H, Phipps S. Cognitive outcome after pediatric stem-cell transplantation: impact of age and total-body irradiation. *J Clin Oncol.* 2014;32(35):3982–3988.

35. Buchbinder D, Kelly DL, Duarte RF, et al. Neurocognitive dysfunction in hematopoietic cell transplant recipients: expert review from the late effects and Quality of Life Working Committee of the CIBMTR and complications and Quality of Life Working Party of the EBMT. *Bone Marrow Transplant.* 2018;53(5):535–555.

36. Dowling MR, Li S, Dey BR. Neurologic complications after allogeneic hematopoietic stem cell transplantation: risk factors and impact. *Bone Marrow Transplant.* 2018;53(2):199–206.

37. Bonardi M, Turpini E, Sanfilippo C, Mina T, Tolva A, Zappoli Thyrion F. Brain imaging findings and neurologic complications after allogenic hematopoietic stem cell transplantation in children. *Radiographics.* 2018;38(4):1223–1238.

38. Dalle JH, Giralt SA. Hepatic veno-occlusive disease after hematopoietic stem cell transplantation: risk factors and stratification, prophylaxis, and treatment. *Biol Blood Marrow Transplant.* 2016;22(3):400–409.

39. Bhattacharyya S, Darby RR, Raibagkar P, Gonzalez Castro LN, Berkowitz AL. Antibiotic-associated encephalopathy. *Neurology.* 2016;86(10):963–971.

40. Zhang XH, Wang QM, Chen H, et al. Clinical characteristics and risk factors of intracranial hemorrhage in patients following allogeneic hematopoietic stem cell transplantation. *Ann Hematol.* 2016;95(10):1637–1643.

41. Bleggi-Torres LF, Werner B, Gasparetto EL, de Medeiros BC, Pasquini R, de Medeiros CR. Intracranial hemorrhage following bone marrow transplantation: an autopsy study of 58 patients. *Bone Marrow Transplant.* 2002;29(1):29–32.

42. Najima Y, Ohashi K, Miyazawa M, et al. Intracranial hemorrhage following allogeneic hematopoietic stem cell transplantation. *Am J Hematol.* 2009;84(5):298–301.

43. Kaufman RM, Djulbegovic B, Gernsheimer T, et al. Platelet transfusion: a clinical practice guideline from the AABB. *Ann Intern Med.* 2015;162(3):205–213.

44. Windrum P, Morris TC, Drake MB, Niederwieser D, Ruutu T. Variation in dimethyl sulfoxide use in stem cell transplantation: a survey of EBMT centres. *Bone Marrow Transplant.* 2005;36(7):601–603.

45. Grauer O, Wolff D, Bertz H, et al. Neurological manifestations of chronic graft-versus-host disease after allogeneic haematopoietic stem cell transplantation: report from the Consensus Conference on Clinical Practice in chronic graft-versus-host disease. *Brain.* 2010;133(10):2852–2865.

46. Chow EJ, Baker KS, Lee SJ, et al. Influence of conventional cardiovascular risk factors and lifestyle characteristics on cardiovascular disease after hematopoietic cell transplantation. *J Clin Oncol.* 2014;32(3):191–198.

47. DeFilipp Z, Duarte RF, Snowden JA, et al. Metabolic syndrome and cardiovascular disease after hematopoietic cell transplantation: screening and preventive practice recommendations from the CIBMTR and EBMT. *Biol Blood Marrow Transplant.* 2016;22(8):1493–1503.

48. Khosla J, Yeh AC, Spitzer TR, Dey BR. Hematopoietic stem cell transplant-associated thrombotic microangiopathy: current paradigm and novel therapies. *Bone Marrow Transplant.* 2018;53(2):129–137.

49. Jodele S, Laskin BL, Dandoy CE, et al. A new paradigm: diagnosis and management of HSCT-associated thrombotic microangiopathy as multi-system endothelial injury. *Blood Rev.* 2015;29(3):191–204.

50. Epperla N, Li A, Logan B, et al. Incidence, risk factors for and outcomes of transplant-associated thrombotic microangiopathy. *Br J Haematol.* 2020;189(6):1171–1181.

51. Schmidt-Hieber M, Silling G, Schalk E, et al. CNS infections in patients with hematological disorders (including allogeneic stem-cell transplantation)-Guidelines of the Infectious Diseases Working Party (AGIHO) of the German Society of Hematology and Medical Oncology (DGHO). *Ann Oncol.* 2016;27(7):1207–1225.

52. Marr KA, Seidel K, Slavin MA, et al. Prolonged fluconazole prophylaxis is associated with persistent protection against candidiasis-related death in allogeneic marrow transplant recipients: long-term follow-up of a randomized, placebo-controlled trial. *Blood.* 2000;96(6):2055–2061.

53. Concepcion NDP, Romberg EK, Phillips GS, Lee EY, Laya BF. Imaging assessment of complications from transplantation from pediatric to adult patients: part 2: hematopoietic stem cell transplantation. *Radiol Clin North Am.* 2020;58(3):569–582.

54. Martino R, Maertens J, Bretagne S, et al. Toxoplasmosis after hematopoietic stem cell transplantation. *Clin Infect Dis.* 2000;31(5):1188–1194.

55. Robert-Gangneux F, Meroni V, Dupont D, et al. Toxoplasmosis in transplant recipients, Europe, 2010–2014. *Emerg Infect Dis J.* 2018;24(8):1497.

56. Tomblyn M, Chiller T, Einsele H, et al. Guidelines for preventing infectious complications among hematopoietic cell transplant recipients: a global perspective. *Bone Marrow Transplant.* 2009;44(8):453–455.

57. Abidi MZ, Hari P, Chen M, et al. Virus detection in the cerebrospinal fluid of hematopoietic stem cell transplant recipients is associated with poor patient outcomes: a CIBMTR contemporary longitudinal study. *Bone Marrow Transplant.* 2019;54(8):1354–1360.

58. Ward KN, Hill JA, Hubacek P, et al. Guidelines from the 2017 European Conference on Infections in Leukaemia for management of HHV-6 infection in patients with hematologic malignancies and after hematopoietic stem cell transplantation. *Haematologica.* 2019;104(11):2155–2163.

59. Ogata M, Satou T, Kadota J, et al. Human herpesvirus 6 (HHV-6) reactivation and HHV-6 encephalitis after allogeneic hemato-

poietic cell transplantation: a multicenter, prospective study. *Clin Infect Dis.* 2013;57(5):671–681.

60. Ogata M, Oshima K, Ikebe T, et al. Clinical characteristics and outcome of human herpesvirus-6 encephalitis after allogeneic hematopoietic stem cell transplantation. *Bone Marrow Transplant.* 2017;52(11):1563–1570.

61. Mikulska M, Del Bono V, Viscoli C. Bacterial infections in hematopoietic stem cell transplantation recipients. *Curr Opin Hematol.* 2014;21(6):451–458.

62. Misch EA, Andes DR. Bacterial infections in the stem cell transplant recipient and hematologic malignancy patient. *Infect Dis Clin North Am.* 2019;33(2):399–445.

63. van Veen KEB, Brouwer MC, van der Ende A, van de Beek D. Bacterial meningitis in hematopoietic stem cell transplant recipients: a population-based prospective study. *Bone Marrow Transplant.* 2016;51(11):1490–1495.

64. Jagasia MH, Greinix HT, Arora M, et al. National institutes of health consensus development project on criteria for clinical trials in chronic graft-versus-host disease: I. The 2014 diagnosis and staging working group report. *Biol Blood Marrow Transplant.* 2015;21(3):389–401.e381.

65. Coe CL, Horst SN, Izzy MJ. Neurologic toxicities associated with tumor necrosis factor inhibitors and calcineurin inhibitors. *Neurol Clin.* 2020;38(4):937–951.

66. Fugate JE, Rabinstein AA. Posterior reversible encephalopathy syndrome: clinical and radiological manifestations, pathophysiology, and outstanding questions. *Lancet Neurol.* 2015;14(9):914–925.

67. Cerejo MC, Barajas RF, Cha S, Logan AC. Management strategies for posterior reversible encephalopathy syndrome (PRES) in patients receiving calcineurin-inhibitor or sirolimus therapy for hematologic disorders and allogeneic transplantation. *Blood.* 2014;124(21):1144.

68. Syrjala KL, Artherholt SB, Kurland BF, et al. Prospective neurocognitive function over 5 years after allogeneic hematopoietic cell transplantation for cancer survivors compared with matched controls at 5 years. *J Clin Oncol.* 2011;29(17):2397–2404.

69. Syrjala KL, Dikmen S, Langer SL, Roth-Roemer S, Abrams JR. Neuropsychologic changes from before transplantation to 1 year in patients receiving myeloablative allogeneic hematopoietic cell transplant. *Blood.* 2004;104(10):3386–3392.

70. Kelly DL, Buchbinder D, Duarte RF, et al. Neurocognitive dysfunction in hematopoietic cell transplant recipients: expert review from the Late Effects and Quality of Life Working committee of the Center for International Blood and Marrow Transplant Research and Complications and Quality of Life Working Party of the European Society for Blood and Marrow Transplantation. *Biol Blood Marrow Transplant.* 2018;24(2):228–241.

71. Inamoto Y, Shah NN, Savani BN, et al. Secondary solid cancer screening following hematopoietic cell transplantation. *Bone Marrow Transplant.* 2015;50(8):1013–1023.

72. Curtis RE, Rowlings PA, Deeg HJ, et al. Solid cancers after bone marrow transplantation. *N Engl J Med.* 1997;336(13):897–904.

73. Dierickx D, Habermann TM. Post-transplantation lymphoproliferative disorders in adults. *N Engl J Med.* 2018;378(6):549–562.

74. Styczynski J, Gil L, Tridello G, et al. Response to rituximab-based therapy and risk factor analysis in Epstein Barr virus-related lymphoproliferative disorder after hematopoietic stem cell transplant in children and adults: a study from the Infectious Diseases Working Party of the European Group for Blood and Marrow Transplantation. *Clin Infect Dis.* 2013;57(6):794–802.

75. White ML, Moore DW, Zhang Y, Mark KD, Greiner TC, Bierman PJ. Primary central nervous system post-transplant lymphoproliferative disorders: the spectrum of imaging appearances and differential. *Insights Imaging.* 2019;10(1):46.

第 30 章

化疗所致的周围神经病变

Zhi-Jian Chen[a,b] and Mark G. Malkin[a,b,c]

[a]Neuro-Oncology Program at Massey Cancer Center, Virginia Commonwealth University School of Medicine, Richmond, VA, United States, [b]Neuro-Oncology Division, Department of Neurology, Virginia Commonwealth University School of Medicine, Richmond, VA, United States, [c]Neurology and Neurosurgery, William G. Reynolds, Jr. Chair in Neuro-Oncology, Virginia Commonwealth University School of Medicine, Richmond, VA, United States

1 引　言

化疗药物导致的周围神经病变是临床最常见的神经综合征[1]。在接受多种药治疗的患者中,化疗所致周围神经病变(chemotherapy-induced peripheral neuropathy, CIPN)的总发病率约为38%[2],该百分比因不同的化疗方案、暴露持续时间和评估方法而异[3,4]。CIPN 发生率较高的化疗组合涉及铂类、长春花生物碱、硼替佐米和紫杉烷类药物[5]。在美国,每年有超过 40 万名患者发生 CIPN,花费约 25 亿美元[6]。CIPN 的症状包括治疗后的早期疼痛,以及随后的感觉异常、感觉性共济失调以及机械性和寒冷性痛觉超敏。这些症状在化疗结束后仍会持续很长时间,显著影响患者生活质量。一项基于生活质量量表——CIPN20——自报告数据的研究结果显示[7],最常见的症状是手脚麻木(30%)、脚和脚趾感觉减退(19%)、手或手指麻木(15%),以及脚趾或脚灼痛或闪痛(13%)[8]。神经病变的实际临床表现模式多因药物而异,取决于神经损伤的主要部位和机制。值得注意的是,有患者在完成化疗 11 年后仍报告了相关症状。重要的是,CIPN 会限制化疗药物使用种类的选择和使用剂量,延迟后续治疗周期,因此是最常见的停止化疗原因。据报道,在接受紫杉烷类为基础的辅助化疗和新辅助化疗的早期乳腺癌患者中,17%患者 CIPN 相关剂量减少[9]。研究表明,即使适度减少计划的化疗总剂量,也会对癌症患者的生存期产生负面影响[10,11]。

2 病理生理学

CIPN 的病理生理学机制可能比其他类型的周围神经病更复杂,因为不同化疗药物引起 CIPN 的机制不同,例如微管靶向药物、含铂药物、蛋白酶体抑制剂、血管生成抑制剂、新一类化疗药如免疫检查点抑制剂,另外损伤的部位也不同,这些部位涉及整个周围神经系统,甚至部分中枢神经系统或脊髓。尽管药物导致肿瘤细胞增殖和细胞死亡的作用机制已得到了充分研究和相对清楚。然而,尚不完全清楚这些(大部分)对快速增殖肿瘤细胞的作用是否会对非增殖感觉神经元产生不良影响,或者其他药理作用是否有助于 CIPN 的发生。CIPN 标志是轴突病变,主要是感觉神经元的轴突病变[12,13]。它与周围神经系统神经元中的 DNA 损伤、氧化应激、线粒体毒性和离子通道重塑有关。引发周围神经毒性和神经性疼痛发作的事件因化疗方案而异。背根神经节、感觉神经元、卫星细胞、施万细胞以及脊髓中的神经元和神经胶质细胞是化疗神经毒性的优先发生部位。

长春花生物碱类(如长春新碱、长春碱、长春地辛)最常用于治疗血液系统和淋巴系统恶性肿瘤以及一些乳腺和肺实体瘤。这些药物能够抑制微管的组装,促进它们分解,并导致神经元细胞骨架和轴突运输的改变。长春花生物碱类药物对微管蛋白的亲和力不同,长春新碱的亲和力最高,因此导致的神经病变也最严重,其次是长春碱和长春瑞滨[14]。

紫杉醇和多西他赛属于紫杉烷类,用于治疗乳腺、前列腺、肺、胰腺、妇科肿瘤和其他实体瘤,通过抑制微管蛋白从微管聚合物上解离而起作用。这两种化合物都不能穿过血脑屏障(blood-brain-barrier, BBB),但紫杉醇能通过未知作用机制在背根神经节的神经元中积累(位于 BBB 之外)[15,16]。紫杉醇和多西他赛分别主要通过 CYP 2C8 和 3A4 代谢,尽管这些代谢物的药理活性适中,且导致 CIPN 的能力尚不清楚。

铂类药物(奥沙利铂、顺铂和卡铂)广泛用于治疗几种类型的实体瘤。奥沙利铂适用于治疗消化道肿瘤(晚期结直肠癌、食管癌、胃癌、肝癌、胰腺癌),而顺铂和卡铂适用于治疗其他类型的肿瘤(小细胞肺癌、睾丸癌、卵巢癌、脑癌、子宫癌、膀胱癌)。长期使用会导致铂类药物与背根神经节感觉神经元中的 DNA 结合产生毒性作用。奥沙利铂的独特之处在于它会引起急性冷痛觉过敏,这可能是由于奥沙利铂对电压门控钠通道的作用增加了神经元的兴奋性[17]。

硼替佐米和卡非佐米是蛋白酶体可逆性抑制剂,用于治疗多发性骨髓瘤和多种类型的淋巴瘤。神经酰胺和鞘氨醇-1 磷酸(sphingosine-1 phosphate, S1P)强效致炎和致痛作用的证据确切[18]。硼替佐米增加星形胶质细胞内鞘脂代谢,导致神经酰胺以及 S1P 和二氢鞘氨醇-1-磷酸(dihydrosphingosine-1-phosphate, DHS1P)的产生量增加。释放的 S1P 与星形胶质细胞上的 S1P 受体(S1PR1)结合,最终导致脊髓背角的突触前谷氨酸的释放量增加,进而发展为神经性疼痛[19,20]。

现今免疫检查点抑制剂（immune checkpoint inhibitor, ICI）应用逐渐增多，并且正在成为治疗各种类型肿瘤的标准用药。伊匹木单抗（针对细胞毒性 T 淋巴细胞相关抗原 4 的抗体，CTLA-4）、纳武利尤单抗、帕博丽珠单抗、cemiplimab（针对程序性细胞死亡 1 配体的抗体，PD-1）、阿替丽珠单抗、度伐利尤单抗、阿维单抗（抗 PD-1 配体，PD-L1）的应用已使肺癌、肾癌、肝癌、膀胱癌和乳腺癌、黑色素瘤和淋巴瘤等各种癌症患者的生存率提高[21,22]。随着免疫检查点抑制剂在癌症治疗中的快速发展，免疫介导的神经病变越来越被人们所知[23]。它们多为脱髓鞘性周围神经病变，如脱髓鞘性多神经根病变。潜在的机制可能是，受累组织和肿瘤之间具有共有的抗原，这导致了肿瘤新抗原和正常组织抗原之间的交叉反应，从而导致了免疫治疗引起的免疫相关不良事件[24,25]。此外，ICI 与正常组织中表达的靶标直接结合（由于 CTLA-4 表达导致抗体在垂体中沉积）可能会引起抗体依赖性毒性和补体介导的炎症[26]。其免疫机制为通过 IV 型（T 细胞依赖性）和 II 型（IgG 依赖性）[27]。

与许多疾病（尤其是癌症）的研究相似，近几年由于进入了分子生物学/遗传学时代，相当多的研究已经确定了与癌症患者发生 CIPN 相关的遗传风险因素。其中许多本质上是药物遗传学，从而影响化疗药物的吸收、分布、代谢或排泄。它们是：①Charcot-Marie-Tooth（夏科-马里-图思病）相关基因，如 *FGD4*、*PRX*、*SBF2*；②DNA 修复相关基因，如 *ERCC1*、*XPC*、*KIAA0146-PRKDb*；③药物代谢相关基因，如 *CYP2C8*、*GSTP1*、*CYP1B1*、*CYP3A4*、*CYP3A5*、*GSTM1*、*GSTM3*；④炎症反应相关基因，如 *ITGA1*、*IL-1b*；⑤神经相关基因，如 *ARHGEF10*、*EPHA5*、*EPHA6*；⑥转运蛋白基因，如 *ABCB1*、*ABCC2*、*ABCC4*、*SLCO1B1c*；⑦其他生物标志物，如 *GPX7*、*KLC3*、*TAC1* 等[28]。

与紫杉烷导致神经病变的进展和严重程度相关的遗传变异包括：肝配蛋白受体基因 *EPHA6*、*EPHA5* 和 *EPHA8* 的低频变异，夏科-马里-图思病基因 *ARHGEF10*，糖原合酶激酶-3b（*GSK3b*）基因，DNA 修复途径基因 *XPC*，以及先天性周围神经病变基因 *FGD4*、b-微管蛋白 II a 基因（*TUBB2A*）和一种编码三分子复合物组分的基因 *VAC14*，该复合物可严格调节磷脂酰肌醇 3,5-二磷酸的水平[29]。编码谷胱甘肽转移酶 P1 的 *GSTP1* 基因多态性（Ile105Val）与奥沙利铂相关累积性严重神经病变的发生风险降低有关[30]。编码中心体蛋白的 *CEP72* 基因中 SNP（单核苷酸多态性）与长春新碱治疗后期诱导神经病变有关[31]。

如果能确定患者发生 CIPN 的生物标志物，可以根据每个患者的独特需求定制个性化的化疗方案，从而避免患者发生高 CIPN 风险。但迄今为止，尚无灵敏、理想的生物标志物可用于 CIPN 病程的早期诊断或纵向监测。目前正在进行一些临床试验专注于自然发展研究和生物标志物的验证，例如对美国非裔女性紫杉烷治疗和化疗引起的周围神经病变风险的 ECOG-ACRIN 前瞻性验证试验，以及行业赞助的 CIPN 自然发展研究（EPIPHANY）。随着 DNA 测序成本的不断下降，将来医生有可能使用基因组测序作为一种工具来对患者进行个性化诊治。

3 临床表现及诊断评价

大约 70% 接受紫杉醇[10]和 31%～64% 使用长春花生物碱和蛋白酶体抑制剂治疗血液恶性肿瘤的患者报告了 CIPN 症状[11]。21%～63% 使用铂为基础的方案治疗直肠癌的患者和 63% 使用沙利度胺的患者报告了 CIPN 病例[10]。CIPN 是剂量依赖性的，最早在给药后 24～72 小时发生，但通常在化疗结束后 3 个月发生，这种现象被称为"coasting（滑行）"。在许多情况下，CIPN 在停止治疗后仍然存在。58%～64% 接受紫杉醇类药物治疗的乳腺癌患者在完成化疗后 5 年内仍然存在 CIPN 症状[12]，30% 接受长春新碱治疗的淋巴瘤患者在化疗后 5 年以上仍然存在 CIPN 症状。CIPN 的严重程度轻重不等，其危险因素包括累积化疗剂量、神经病变史和遗传多态性[12]。CIPN 的典型症状是周围神经病变，呈手套-袜套状分布，以感觉丧失、感觉异常、感觉迟钝和麻木为特征，在最严重的病例中会伴有神经性疼痛。神经性症状通常在化疗开始后的 6 个月内出现[7,13]。CIPN 可导致疼痛和/或残疾，最终导致严重的功能丧失和生活质量的下降[3,6]。除了感觉神经病变症状外，CIPN 还可引起肌肉痉挛、无力，以及自主神经症状异常，如便秘、肠梗阻、尿潴留和直立性低血压。伴发病如抑郁、失眠和跌倒对癌症幸存者的长期影响有关[11]。

CIPN 发生的确切原因尚不明确，因此对于何种评估被认为是 CIPN 的"金标准"，难以达成共识[1]。因此，如果没有可靠和可重复的评估工具，在某些临床中 CIPN 的患病率可能会被错误估计，对 CIPN 治疗的评估也可能不够敏感或可靠，以致无法确定有效的治疗方法。在临床实践中，通常由肿瘤医生首先做出 CIPN 的诊断，很少使用神经传导速度、皮肤活检或神经活检等相应的检查。已经制定了有效的患者和临床医生报告结果的措施。用于 CIPN 分级的临床医生报告结局（clinician reported outcome, ClinRO）包括国家癌症研究所不良事件通用术语标准（National Cancer Institute Common Terminology Criteria for Adverse Events, NCI-CTCAE）中医生评估的常见毒性标准以及临床版总的神经病变评分（Total Neuropathy Score clinical version, TNSc）[2-4]。患者报告结局（patient-reported outcome, PRO）包括欧洲癌症研究与治疗组织-生活质量问卷-CIPN-20（European Organization for Research and Treatment of Cancer-Quality of Life Questionnaire CIPN-20, EORTC QLQ-CIPN-20）和治疗性神经病变评估量表（Treatment Induced Neuropathy Assessment Scale, TNAS）。值得注意的是，选择一种有效、敏感的 CIPN 评估工具是一项成功的临床研究最重要组成部分之一。在分析 7 项已发表的慢性 CIPN 患者临床试验时，只有其中 4 项评价治疗性疼痛为一线治疗效果。在这四项试验中，成功证明对神经性疼痛有治疗疗效的药物（即度洛西汀）是唯一一种不仅使用只评估疼痛的主要结局指标，而且也使用最小疼痛强度作为主要纳入标准的药物[5]。除了 PRO 和 ClinRO，功能性测量也可能涵盖受 CIPN 影响的主观以及客观成分的测试。由于潜在使用和易于管理，评估周围神经病变的各种功能测试方法已被研发，并用于周围神经病变评估已有十多年。但随着近年来测量设备的发展或数字化功能测试设备对 CIPN 相关的特定临床症状的更好识别的技术进步,功能性测量在神经病变评估中的应用越来越有吸引力。

最近一项对约 70 000 名癌症患者的回顾性队列研究表明,接受神经毒性药物治疗患者的跌倒率是非神经毒性药物治疗患者的两倍[32,33]。步态障碍和跌倒已被证明是 CIPN 最严重的功能并发症之一,这些是应用可穿戴设备技术表征疾病进展的理想的临床症状。

4　临床治疗

美国临床肿瘤学会(American Society of Clinical Oncology) 发布了两个版本的成人癌症幸存者化疗诱导的周围神经病变的预防和管理指南,全面总结了已开展的临床试验并提供循证指导[34,35]。指南数据再次证实,不建议使用任何药物预防 CIPN。不应鼓励使用乙酰左旋肉碱来预防癌症患者的 CIPN。此外,当患者出现难以忍受的神经病变和/或功能损害时,临床医生应该评估适当延迟给药、减少剂量、替代或停止化疗。度洛西汀是唯一有适当证据支持用于已确定疼痛的 CIPN 患者的药物[36]。

在实践中,对于与癌症及其治疗相关的神经性疼痛患者,对于疼痛仅对阿片类药物部分反应的患者,共识建议使用抗抑郁药物和抗惊厥药物作为一线辅助镇痛药物。因此,对于正在经历 CIPN 的癌症患者,建议使用度洛西汀,有 2b 类证据支持。考虑到有限的治疗选择以及对其他神经性疼痛的疗效,加巴喷丁/普瑞巴林或三环类抗抑郁药(阿米替林/去甲替林)是一个合理的选择。也可以尝试使用含有巴氯芬、阿米替林、氯胺酮或利多卡因的复合外用药剂。除了上述选择外,运动、针灸和扰频器治疗(scrambler therapy) 在处理 CIPN 引起的神经病变症状方面也引起了更多的关注。

无论是预防还是治疗 CIPN,都有很大的需求以及研究前景。更好地了解 CIPN 的病理生理机制、自然病程和药物基因组学特征,对于预测 CIPN 的特异有效治疗至关重要。

（王小营、邢百倩 译,李忠东、戴晓芳 审校）

参考文献
1. Brewer JR, Morrison G, Dolan ME, Fleming GF. Chemotherapy-induced peripheral neuropathy: current status and progress. *Gynecol Oncol.* 2016;140(1):176–183.
2. Cavaletti G, Zanna C. Current status and future prospects for the treatment of chemotherapy-induced peripheral neurotoxicity. *Eur J Cancer.* 2002;38(14):1832–1837.
3. Cavaletti G, Frigeni B, Lanzani F, et al. Chemotherapy-induced peripheral neurotoxicity assessment: a critical revision of the currently available tools. *Eur J Cancer.* 2010;46(3):479–494.
4. Cavaletti G, Cornblath DR, Merkies ISJ, et al. The chemotherapy-induced peripheral neuropathy outcome measures standardization study: from consensus to the first validity and reliability findings. *Ann Oncol.* 2013;24(2):454–462.
5. Staff NP, Podratz JL, Grassner L, et al. Bortezomib alters microtubule polymerization and axonal transport in rat dorsal root ganglion neurons. *Neurotoxicology.* 2013;39:124–131.
6. Pachman DR, Barton DL, Watson JC, Loprinzi CL. Chemotherapy-induced peripheral neuropathy: prevention and treatment. *Clin Pharmacol Ther.* 2011;90(3):377–387.
7. Postma TJ, Aaronson NK, Heimans JJ, Muller MJ, Hildebrand JG, Delattre JY. The development of an EORTC quality of life questionnaire to assess chemotherapy-induced peripheral neuropathy: the QLQ-CIPN20. *Eur J Cancer.* 2005;41(8):1135–1139.
8. Beijers AJ, Mols F, Tjan-Heijnen VC, Faber CG, van de Poll-Franse LV, Vreugdenhil G. Peripheral neuropathy in colorectal cancer survivors: the influence of oxaliplatin administration. Results from the population-based PROFILES registry. *Acta Oncol.* 2015;54(4):463–469.
9. Bhatnagar B, Gilmore S, Goloubeva O, et al. Chemotherapy dose reduction due to chemotherapy induced peripheral neuropathy in breast cancer patients receiving chemotherapy in the neoadjuvant or adjuvant settings: a single-center experience. *Springerplus.* 2014;3:366–371.
10. Denduluri N, Lyman GH, Wang Y, et al. Chemotherapy dose intensity and overall survival among patients with advanced breast or ovarian cancer. *Clin Breast Cancer.* 2018;18(5):380–386.
11. Pettengell R, Schwenkglenks M, Bosly A. Association of reduced relative dose intensity and survival in lymphoma patients receiving CHOP-21 chemotherapy. *Ann Hematol.* 2008;87(5):429–430.
12. Miltenburg NC, Boogerd W. Chemotherapy-induced neuropathy: a comprehensive survey. *Cancer Treat Rev.* 2014;40(7):872–882.
13. Lema MJ, Foley KM, Hausheer FH. Types and epidemiology of cancer-related neuropathic pain: the intersection of cancer pain and neuropathic pain. *Oncologist.* 2010;15(Suppl. 2):3–8.
14. Sisignano M, Baron R, Scholich K, Geisslinger G. Mechanism-based treatment for chemotherapy-induced peripheral neuropathic pain. *Nat Rev Neurol.* 2014;10(12):694–707.
15. Cavaletti G, Cavalletti E, Montaguti P, Oggioni N, De Negri O, Tredici G. Effect on the peripheral nervous system of the short-term intravenous administration of paclitaxel in the rat. *Neurotoxicology.* 1997;18(1):137–145.
16. Wozniak KM, Vornov JJ, Wu Y, et al. Sustained accumulation of microtubule-binding chemotherapy drugs in the peripheral nervous system: correlations with time course and neurotoxic severity. *Cancer Res.* 2016;76(11):3332–3339.
17. Zajaczkowska R, Kocot-Kępska M, Leppert W, Wrzosek A, Mika J, Wordliczek J. Mechanisms of chemotherapy-induced peripheral neuropathy. *Int J Mol Sci.* 2019;20(6):1451–1480.
18. Salvemini D, Doyle T, Kress M, Nicol G. Therapeutic targeting of the ceramide-to-sphingosine 1-phosphate pathway in pain. *Trends Pharmacol Sci.* 2013;34(2):110–118.
19. Stockstill K, Doyle TM, Yan X, et al. Dysregulation of sphingolipid metabolism contributes to bortezomib-induced neuropathic pain. *J Exp Med.* 2018;215(5):1301–1313.
20. Emery EC, Wood JN. Gaining on pain. *N Engl J Med.* 2018;379(5):485–487.
21. Emens LA, Ascierto PA, Darcy PK, et al. Cancer immunotherapy: opportunities and challenges in the rapidly evolving clinical landscape. *Eur J Cancer.* 2017;81:116–129.
22. Hargadon KM, Johnson CE, Williams CJ. Immune checkpoint blockade therapy for cancer: an overview of FDA-approved immune checkpoint inhibitors. *Int Immunopharmacol.* 2018;62:29–39.
23. Psimaras D, Velasco R, Birzu C, et al. Immune checkpoint inhibitors-induced neuromuscular toxicity: from pathogenesis to treatment. *J Peripher Nerv Syst.* 2019;24(Suppl. 2):S74–S85.
24. Johnson DB, Balko JM. Biomarkers for immunotherapy toxicity: are cytokines the answer? *Clin Cancer Res.* 2019;25(5):1452–1454.
25. Michot JM, Bigenwald C, Champiat S, et al. Immune-related adverse events with immune checkpoint blockade: a comprehensive review. *Eur J Cancer.* 2016;54:139–148.
26. Thompson JA, Schneider BJ, Brahmer J, et al. Management of immunotherapy-related toxicities, version 1.2019. *J Natl Compr Canc Netw.* 2019;17(3):255–289.
27. Caturegli P, Di Dalmazi G, Lombardi M, et al. Hypophysitis secondary to cytotoxic T-lymphocyte-associated protein 4 blockade: insights into pathogenesis from an autopsy series. *Am J Pathol.* 2016;186(12):3225–3235.
28. Diaz PL, Furfari A, Wan BA, et al. Predictive biomarkers of chemotherapy-induced peripheral neuropathy: a review. *Biomark Med.* 2018;12(8):907–916.
29. Starobova H, Vetter I. Pathophysiology of chemotherapy-induced peripheral neuropathy. *Front Mol Neurosci.* 2017;10:174–195.
30. Lecomte T, Landi B, Beaune P, Laurent-Puig P, Loriot MA. Glutathione S-transferase P1 polymorphism (Ile105Val) predicts cumulative neuropathy in patients receiving oxaliplatin-based

chemotherapy. *Clin Cancer Res.* 2006;12(10):3050–3056.

31. Diouf B, Crews KR, Lew G, et al. Association of an inherited genetic variant with vincristine-related peripheral neuropathy in children with acute lymphoblastic leukemia. *JAMA.* 2015;313(8):815–823.

32. Tofthagen C, Overcash J, Kip K. Falls in persons with chemotherapy-induced peripheral neuropathy. *Support Care Cancer.* 2012;20(3):583–589.

33. Ward PR, Wong MD, Moore R, Naeim A. Fall-related injuries in elderly cancer patients treated with neurotoxic chemotherapy: a retrospective cohort study. *J Geriatr Oncol.* 2014;5(1):57–64.

34. Hershman DL, Lacchetti C, Dworkin RH, et al. American Society of Clinical Oncology. Prevention and management of chemotherapy-induced peripheral neuropathy in survivors of adult cancers: American Society of Clinical Oncology clinical practice guideline. *J Clin Oncol.* 2014;32(18):1941–1967.

35. Loprinzi CL, Lacchetti C, Bleeker J, et al. Prevention and management of chemotherapy-induced peripheral neuropathy in survivors of adult cancers: ASCO guideline update. *J Clin Oncol.* 2020;38(28):3325–3348.

36. Smith EM, Pang H, Cirrincione C, et al, Alliance for Clinical Trials in Oncology. Effect of duloxetine on pain, function, and quality of life among patients with chemotherapy-induced painful peripheral neuropathy: a randomized clinical trial. *JAMA.* 2013;309(13):1359–1367.

第 31 章

免疫治疗和单克隆抗体治疗引起的神经系统并发症

Alberto Picca[a,b] and Dimitri Psimaras[a,b]

[a]Service de Neurologie 2—Mazarin, Neurology Department, Pitié-Salpêtrière Hospital, APHP, Paris, France, [b]OncoNeuroTox Group, Center for Patients with Neurological Complications of Oncologic Treatments, Pitié-Salpetrière Hospital, Paris, France

1 引　言

人们很早就认识到，免疫系统在预防肿瘤的发生、发展过程中发挥着重要作用。在过去的 10 年里，免疫疗法在癌症患者中的应用发展迅速。免疫检查点抑制剂治疗多种实体肿瘤[1]，以及嵌合抗原受体 T(chimeric antigen receptor T, CAR-T)细胞治疗难治性或复发性 B 细胞恶性肿瘤均是肿瘤免疫疗法的重大突破[2]。与此同时，其他免疫调节剂如白细胞介素和干扰素的使用正在逐渐减少。

单克隆抗体(monoclonal antibodies, mAbs)是一种基因工程抗体，通过多种不同的方式发挥抗肿瘤作用[3]，一些可能结合信号通路中的跨膜受体阻断肿瘤细胞生长，如抗表皮生长因子受体(epidermal growth factor receptor, EGFR)-西妥昔单抗(cetuximab)[4]和抗人表皮生长因子受体 2(human epidermal growth factor receptor 2, HER2)-曲妥珠单抗(trastuzumab)[5]，另一些则在肿瘤微环境中抗促血管生成信号通路，如抗血管内皮生长因子(vascular endothelial growth factor, VEGF)-贝伐珠单抗(bevacizumab)[6]。它们还可能通过补体依赖的细胞毒性(complement-dependent cytotoxicity, CDC)、抗体依赖性细胞吞噬作用(antibody-dependent cellular phagocytosis, ADCP)和抗体依赖性细胞毒性(antibody-dependent cellular cytotoxicity, ADCC)来激活宿主对肿瘤细胞的免疫反应，如抗 CD20 抗体-利妥昔单抗[3]。有的单克隆抗体很可能不止一种机制发挥抗肿瘤作用。最近，单克隆抗体被用作传递效应分子的载体(如作为细胞毒性化合物或放射性核素的载体)，在抗原特异性细胞内化后特异性释放到靶细胞中[7]。FDA 批准的首个抗体-药物偶联物(antibody-drug conjugate, ADC)为本妥昔单抗-单甲基奥瑞他汀 E(brentuximab vedotin)，该药由抗-CD30 单抗与纺锤体微管抑制剂 E(spindle poison monomethyl auristatin E, MMSE)偶联而成。其他最新进展，如设计的双特异性单克隆抗体，可同时靶向肿瘤抗原和效应细胞上的激活受体(例如 T 细胞上的 CD3)，对肿瘤细胞产生强烈的免疫反应[8]。它们通常被称为双特异性 T 细胞衔接器(bispecific T cell engager, BiTE)，第一个获得 FDA 批准的是抗-CD19 和抗-CD3 的贝林妥欧单抗(blinatumomab)，应用于抗急性淋巴细胞白血病[9]。单克隆抗体也可不直接靶向肿瘤细胞或肿瘤微环境从而发挥抗肿瘤作用。抗细胞

毒性相关的 T-淋巴细胞蛋白 4(cytotoxic T-lymphocyte-associated protein 4, CTLA4)和抗程序性细胞死亡蛋白 1(programmed cell death protein 1, PD1)/程序性死亡配体 1(programmed death-ligand 1, PDL1)，即检查点抑制剂，则可以通过结合宿主免疫细胞，增强对肿瘤的免疫反应[1]。

单克隆抗体引起神经毒性的机制多种多样，包括靶向血管效应(例如，贝伐珠单抗中引起的脑血管事件和可逆性后部白质脑病综合征)、神经毒性分子的脱靶释放(例如，维布妥昔单抗中的 MMSE)、诱导免疫抑制状态(例如，抗-CD20 单抗)或其他特征不明确的机制，如西妥昔单抗相关的无菌性脑膜炎或贝林妥欧单抗相关的脑病。

在本文，我们将讨论与靶向肿瘤细胞或肿瘤微环境中发挥作用的单克隆抗体关联性最强的神经系统副作用(总结见表 31-1)。免疫检查点抑制剂也可能诱导免疫相关的神经系

表 31-1　与靶向肿瘤细胞的单克隆抗体关联性最强的神经毒性

化合物	靶向	相关的神经毒性
贝伐珠单抗	VEGF	脑血管事件 RPLS 视神经病(？)
西妥昔单抗	EGFR	无菌性脑膜炎 低镁血症症状 RPLS
帕尼单抗	EGFR	低镁血症症状 RPLS
曲妥珠单抗	HER2	RPLS
利妥昔单抗	CD20	PML RPLS
奥滨尤妥珠单抗	CD20	PML
奥法木单抗	CD20	PML
地努妥昔单抗	GD2	疼痛
抗体-药物复合体		
维布妥昔单抗	CD30	周围神经病
Polatuzumab vedotin	CD79b	周围神经病
Enfortumab vedotin	Nectin-4	周围神经病
Trastuzumab emtansine	HER2	周围神经病
双特异性 T-细胞衔接器		
贝林妥欧单抗	CD19, CD3	脑病 癫痫 局灶性症状 震颤 头痛

PML, 进行性多灶性脑白质病变; RPLS, 可逆性后部白质脑病综合征。

统不良事件[10]，我们将在第 32 章中进一步讨论它们。本文也将涉及在肿瘤治疗中所使用的细胞因子(白细胞介素 2 和 α-干扰素)的主要神经毒性。

2 贝伐珠单抗

贝伐珠单抗是一种由重组人源化单克隆抗体组成，通过靶向血管内皮生长因子(vascular endothelial growth factor，VEGF)抗血管生成药物[11]。目前 FDA 已批准贝伐珠单抗用于治疗转移性结直肠癌(metastatic colorectal cancer，mCRC)、晚期非小细胞肺癌、宫颈癌、转移性肾细胞癌和进展性胶质母细胞瘤[12]。

2.1 贝伐珠单抗与脑血管事件

已知贝伐珠单抗会增加血管缺血和出血性事件的风险[13,14]，统称脑血管事件。来自 17 项随机临床试验的 12 917 例患者的 meta 分析发现，贝伐珠单抗治疗组与对照组相比，脑血管疾病风险比(risk ratio，RR)为 3.28[15]，中枢神经系统(central nervous system，CNS)缺血事件 RR 为 3.22，对 CNS 出血的 RR 为 3.09。贝伐珠单抗治疗，患者发生脑血管事件的风险似乎是剂量依赖性的。贝伐珠单抗致 CNS 缺血性事件的总发生率为 0.5%，CNS 出血性卒中的发生率为 0.3%[15]。纪念斯隆-凯特琳癌症中心的一项单中心回顾性分析中，Khasraw 及其同事也报告了类似结果[16]。贝伐珠单抗还可能增加静脉血栓栓塞的风险[17]，包括脑静脉血栓形成。

这些脑血管事件涉及多种潜在机制。VEGF 是一种保护性血管因子，贝伐珠单抗可能诱导内皮细胞损伤，升高促炎细胞因子水平，并减少一氧化氮的产生，导致增加血栓形成和血管壁脆性。此外，贝伐珠单抗在部分患者可诱导动脉高血压[18]。病理性或其他医源性因素可能会进一步加重血管损伤，如血小板减少、治疗性抗凝、癌症诱导的高凝状态和辐射诱导的血管损伤等。

现有的症状与因其他原因引起的脑血管事件的没有区别，缺血性卒中的典型表现为突发性局灶性障碍(如晕厥、感觉缺陷、失语症或构音障碍)，而颅内出血通常表现为头痛、局灶性障碍、意识下降，但很少出现癫痫发作。两项回顾性研究显示，从治疗开始到脑血管事件发生的中位时间为 3~4 个月，但涉及范围从 1 周到 50 周不等[19,20]。只有大约一半的患者可恢复到他们的基线神经状态。据报道，26%~60%的患者在 3 个月内就会终止治疗[19,20]。脑血管事件的治疗主要为支持性治疗。在贝伐珠单抗诱导的动脉缺血性卒中中，抗血小板治疗作用的数据很少。对于脑静脉血栓患者，低分子肝素抗凝是首选[21]。

2.2 贝伐珠单抗和可逆性脑后部白质病变综合征

可逆性脑后部白质病变综合征(reversible posterior leukoencephalopathy syndrome，RPLS)，也被称为可逆性后脑病综

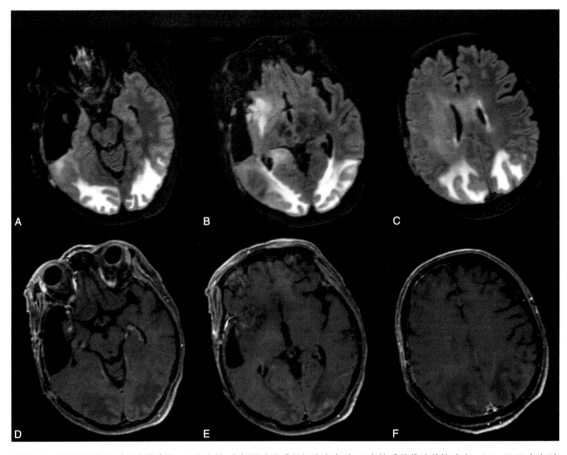

图 31-1　可逆性后部白质脑病综合征，54 岁女性，右侧颞叶胶质母细胞瘤术后，正在接受贝伐珠单抗治疗。(A~C)T2 加权液体衰减反复恢复(FLAIR)序列显示枕叶和后顶叶双侧白质高信号，与血管源性水肿相对应。(D~F)钆注射后 T1 加权序列显示后部皮层微弱增强。右侧颞岛 FLAIR 高信号(A~C)和增强扫描(D~F)对应的是由基底胶质瘤浸润的区域

合征(posterior reversible encephalopathy syndrome,PRES),是一种罕见的、严重的疾病。抗-VEGF 化合物,如贝伐珠单抗可能会引起这种可逆的药物不良反应[22-24],临床表现为头痛、恶心、呕吐、癫痫、视觉障碍(包括典型的皮质失明)、意识混乱和意识下降[25],影像学表现为颞叶、顶叶和枕叶白质高信号(图 31-1),但也可能存在于前脑半球和后窝结构。在某些病例中可能会出现对比度增强,这种情况是由血脑屏障破坏和脑血管自我调节机制失败导致的血管源性水肿所致[26]。

已有报道,贝伐珠单抗平均治疗 10 周后,发生 RPLS[24],症状与其他原因引起的 RPLS 没有区别。贝伐珠单抗治疗发生蛋白尿和/或不受控制的高血压,其危险因素可能为女性、高血压病史患者。几乎所有被报道的患者在 RPLS 诊断时已有血压升高[24,27]。当贝伐珠单抗与导致 RPLS 其他化疗药物(如铂化合物)同时使用时,很难识别是哪种药物引起了 RPLS。

对于怀疑出现 RPLS 的患者,应立即停用贝伐珠单抗,并且进行对症治疗,如使用降压药控制全身血压,对于癫痫患者应服用抗癫痫药物治疗。至于其他原因引起的 RPLS,患者结局通常是良好的,平均 9 天后患者症状缓解[24]。然而,对于可能出现永久性后遗症的缺血性或出血事件的患者,有报道称再次引入贝伐珠单抗,没有任何 RPLS 复发[28],即在第一次事件完全解决和充分控制全身性血压的条件下,可以考虑继续使用。

2.3　贝伐珠单抗与视神经病变

Sherman 等在 2009 年使用贝伐珠单抗治疗 6 例胶质母细胞瘤患者,发现该药可能会诱发视神经病变[29]。患者接受平均 7.5 剂贝伐珠单抗后出现了单侧($n=3$)或双侧($n=3$)视神经病变。所有患者均接受过涉及视神经结构的放射治疗,1 例患者组织病理结果显示放射后改变。Sherman 等认为辐射对视神经损伤有启动效应。然而,自第一次报告以来,放射性改变并没有再次出现,并且玻璃体内和全身注射贝伐珠单抗治疗放射性视神经病变,都显示出了良好的治疗效果[30-32]。

3　西妥昔单抗和其他抗表皮生长因子受体单抗

西妥昔单抗是一种针对表皮生长因子受体(epidermal growth factor receptor,EGFR)的嵌合单克隆抗体[4]。目前,FDA 批准其用于治疗复发或晚期的头颈部鳞状细胞癌以及 Ras 野生型并表达 EGFR 的转移性结直肠癌(mCRC)患者[33]。

3.1　西妥昔单抗与无菌性脑膜炎

在 2000 年的Ⅰ期临床试验中 Baselga 及其同事首次报道了 1 例与西妥昔单抗相关的无菌性脑膜炎[34]。上市后证实,这是使用西妥昔单抗后产生的一种罕见且隐匿副作用[35-41]。无菌性脑膜炎通常在首次服用负荷剂量(西妥昔单抗,400mg/m²)后发生。也可能在多次服用该药物后发生[40]。相关症状出现在西妥昔单抗输液后的 24 小时内(最常见的是 2~12 小时),包括发热、严重头痛、畏光、颈部僵硬、恶心、呕吐以及精神状态改变(很少出现)等类似细菌性脑膜炎症状。影像学(脑部 CT 或 MRI)检查显示正常。脑脊液分析显示白细胞显著升高(通常为≥1 000/μL,可高达 5 000/μL),中性粒细胞>80%,并伴有蛋白水平增加。药物诱发的无菌性脑膜炎诊断是排除性诊断,应先排除感染性以及癌性脑膜炎。在细菌培养呈阴性结果之前,必须行经验性抗生素治疗。症状通常在支持性护理的几天内缓解,在极少的情况下,症状消除需要长达两周时间[35]。西妥昔单抗的重复使用通常是安全的,降低输注速率并预先给予患者糖皮质激素可能会降低复发风险[35,42]。

3.2　西妥昔单抗和低镁血症

低镁血症通常在抗 EGFR 治疗过程中发生,表现为神经系统症状[43]。抗 EGFR 治疗患者发生低镁血症的原因是损害肾脏对镁的重吸收[44]。一项前瞻性研究表明,几乎所有接受 EGFR 靶向治疗患者的血清镁浓度都有所下降[44]。一些回顾性单中心研究表明,在接受西妥昔单抗治疗的患者中,约有 24%~27%会发生≥3 级的低镁血症[45,46],在接受西妥昔单抗治疗超过 6 个月的患者中,其发生率上升到 47%[45]。

严重的低镁血症可能表现为疲劳、感觉异常、肌肉痉挛、意识混乱和嗜睡等神经系统症状,反射亢进伴有 Chvostek 和 Trousseau 体征,在更严重的情况下,可能存在严重的肌肉无力、意识下降、精神病、手足搐搦甚至可能发生惊厥[43,47]。由于甲状旁腺激素释放和活性受损可能并发低钙血症,纠正低镁血症通常可逆转继发性低钙血症[46]。

西妥昔单抗引起的低镁血症患者中,由于肾功能衰竭,需要大剂量注射硫酸镁才能逆转[44-46]。由于继发性腹泻,口服补充剂常无效且耐受性差。在 3~4 级低镁血症中,静脉补充硫酸镁(每天最多 8~10g)是有益的,但持续时间短(48~72 小时)[44-46]。因此,每周需要注射多次[43]。西妥昔单抗停药后,副作用通常是可逆的[44,45],30~90 天后镁离子浓度可恢复正常。然而,在少数情况下,抗 EGFR 治疗结束后,低镁血症可能持续数月[45]。

3.3　西妥昔单抗与可逆性脑后部白质病变综合征

西妥昔单抗与典型 RPLS 的发生可能有关[48,49]。西妥昔单抗引起的 RPLS 发病机制尚不明确,但药物诱导的低镁血症(与 RPLS 相关的电解质紊乱[50])可能是一种诱发或促发的因素。

3.4　其他抗 EGFR 单克隆抗体

低镁血症是 FDA 批准的抗 EGFR 单克隆抗体的典型副作用,西妥昔单抗类似药物如帕尼单抗(panitumumab)[51]和耐昔妥珠单抗(necitumumab)[52]也会引起低镁血症。

4　曲妥珠单抗

曲妥珠单抗(trastuzumab)是一种靶向人表皮生长因子

受体 2(human epidermal growth factor receptor 2，HER2) 的单克隆抗体，FDA 批准用于治疗 HER2 过度表达的乳腺癌、转移性胃腺癌或胃食管接合部腺癌[53]。

有研究表明，曲妥珠单抗与 RPLS 疾病的发展有关[54-56]。患者表现出典型的 RPLS 症状，包括癫痫发作和皮质盲，MRI 显示枕叶相应的 T2/FLAIR 高信号。所有与曲妥珠单抗相关的 RPLS 患者血压均升高，其作用机制可能是曲妥珠单抗的抗血管生成作用[54,57]。一例患者在 RPLS 症状和 MRI 信号异常消失后重新服用曲妥珠单抗，没有再出现 RPLS[55]。

5　利妥昔单抗和其他抗 CD20 单抗

利妥昔单抗是一种嵌合型抗 CD20 单克隆抗体，目前已被 FDA 批准用于治疗非霍奇金淋巴瘤(non-Hodgkin lymphoma，NHL) 或慢性淋巴细胞白血病(chronic lymphocytic leukemia，CLL) 患者，以及类风湿关节炎[58]和其他自身免疫性疾病等非肿瘤适应证。1997 年，利妥昔单抗成为第一个被批准用于治疗癌症的单克隆抗体。

5.1　利妥昔单抗和进行性多灶性白质脑病

进行性多灶性白质脑病(progressive multifocal leukoencephalopathy，PML) 是一种罕见但严重的脑部疾病，由双链 DNA JC 多瘤病毒(JC polyomavirus，JCV) 局部再激活引起[59-61]。JC 病毒普遍存在，在儿童期无症状感染后，它仍然潜伏在靶器官中，包括肾脏、淋巴和骨髓。超过 50% 的成年人 JCV 血清呈阳性。在免疫抑制的条件下，JC 病毒可能重新激活并迁移到大脑，诱导少突胶质细胞死亡并导致脱髓鞘[59-61]。艾滋病是与 PML 发展相关的最常见疾病，血液系统恶性肿瘤、慢性自身免疫性疾病和免疫抑制治疗是已知的风险因素[59,60]。

自 2006 年以来，利妥昔单抗一直与致命性 PML 的发生有关，因此 FDA 提出了警告[58]。尽管如此，由于缺乏之前瞻性数据和存在多种混杂因素(联合化疗和患癌本身常被作为易感因素)，使用利妥昔单抗治疗的血液系统恶性肿瘤患者中引起 PML 的确切发病率仍不明确。一项单中心回顾性研究报道，使用利妥昔单抗的非 HIV、非霍奇金淋巴瘤患者中 PML 的发病率为 7.8 例/万，而未使用利妥昔单抗的非 HIV、非霍奇金淋巴瘤患者中 PML 的发病率为 1.5 例/万，相对风险为 5.4[62]。更值得注意的是，后续研究中，使用利妥昔单抗治疗的非 HIV CLL 患者与未使用患者的相对风险为 19.9 (发病率分别为 16.5/万和 0.8/万)[63]。从罗氏公司安全数据库获得的数据以及 Focosi 等于 2019 年发表的文献也表明，与使用利妥昔单抗治疗的非霍奇金淋巴瘤患者相比 CLL 患者有相对较高的 PML 发生风险[64]。使用基于苯达莫司汀方案治疗患者的 PML 发生风险可能更高[64]。在 D'Alò 及其同事发表的一项单中心回顾性研究中，47 名患者接受了苯达莫司汀联合利妥昔单抗方案(BR) 治疗高肿瘤负荷滤泡性淋巴瘤患者中，3 名发生了致命性 PML[65]，其中两人外周血免疫表型结果显示 CD4$^+$ 细胞重度减少(≤200/μL)[65]。

CD4$^+$ 淋巴细胞减少是引起 PML 的一个已知的危险因素[66,67]，并且推测其是利妥昔单抗引发 PML 的机制[64]。利妥昔单抗会导致 CD4$^+$ 淋巴细胞计数下降[68]。在基于苯达莫司汀在内的方案中，重度 CD4$^+$ 淋巴细胞减少的发生率进一步增加[64]，这可能解释了风险增加的原因。另一种假说认为，利妥昔单抗诱导的 B 细胞耗竭，导致造血祖细胞动员感染潜伏性 JCV，从而导致其扩散到大脑[69]。

PML 的症状取决于受影响的大脑区域，通常包括认知恶化和偏瘫，例如感觉丧失、视野缺损、失语或共济失调等局部症状[59-61]。发病时表现通常为亚急性，持续数天或数周。在利妥昔单抗治疗的患者出现新的神经症状或体征时，应考虑 PML。MRI 显示白质 T2 高信号，通常位于白质-灰质交界处附近，很少或没有占位效应，并且没有或微弱的对比增强[59,61]。脑干和小脑可能较少受累，而视神经和脊髓通常也不受影响。明确诊断需要在患者的脑脊液或组织病理标本中发现 JCV[61]。

在迄今为止发表的一系列病例中，从第一次服用利妥昔单抗开始到诊断为 PML 的中位时间为 16 个月[69]，结局通常很差。Carson 及其同事研究表明，大多数患者在 PML 诊断中位时间 2 个月后死于 PML[69]。目前尚无有效的直接治疗 JCV 的方法。一旦确诊为 PML，应立即停用利妥昔单抗。与那他珠单抗相关的 PML 的治疗类似，对前 2~3 个月接受最后一次剂量患者，可通过血浆置换减少利妥昔单抗血药浓度并加速免疫活性恢复[70]。随后的免疫恢复过程通常会导致局部炎症、症状恶化，这种情况称为免疫重建炎症综合征(immune reconstitution inflammatory syndrome，IRIS)[59]。MRI 可以显示病灶体积增加，同时可显示伴随病灶增加的外观变化。虽然 IRIS 是对 JCV 持续免疫反应的标志物，但它可能会导致患者的神经状况严重恶化，需要短期服用大剂量糖皮质激素(例如，每天 1g 甲泼尼龙，持续 3~5 天)。

5.2　利妥昔单抗与 RPLS

在肿瘤血液病和风湿病患者中，利妥昔单抗与 RPLS 的发生偶尔有关[71,72]。由于其他一些潜在因素(如化疗、高血压、终末期肾功能衰竭)，很难确定是否由利妥昔单抗直接导致的。然而，至少在一部分病例中，利妥昔单抗与 RPLS 具有很强的时间关联性，可提示利妥昔单抗是诱发因素[72,73]。典型的神经症状(皮质失明、头痛、癫痫发作) 和影像学改变确保诊断可靠。治疗与其他原因的诱发 RPLS 没有区别，包括积极纠正任何伴随的高血压、二级抗癫痫预防和支持性护理。结果通常是好的，临床和放射学症状均能完全缓解[71]。

5.3　其他抗 CD20 单克隆抗体

奥滨尤妥珠单抗(obinotuzumab) 是一种人源化抗 CD20 单克隆抗体，FDA 批准用于慢性淋巴细胞白血病和滤泡性淋巴瘤[74]。奥法木单抗(ofatumumab)，是全人源化靶向抗 CD20 单克隆抗体，目前已被批准用于治疗慢性淋巴细胞白血病[75]。这两种药物都与进行性多灶性白质脑病的发展有关[76-78]，关于其 PML 风险已被 FDA 加框警告[74,75]。然而，这些药物的使用经验有限，需要更多的证据评估 JCV 再激发的风险。

6 地努妥昔单抗

地努妥昔单抗(dinutuximab)是一种靶向GD2神经节苷脂的嵌合人鼠单克隆抗体[79,80]。目前,FDA批准与GM-CSF和IL-2联合治疗高危神经母细胞瘤[81]。该药通过在过表达神经节苷脂的神经母细胞瘤细胞中诱导抗体依赖性细胞毒作用来发挥其抗肿瘤作用[79,80]。然而,GD2也在神经外胚层来源的健康细胞中表达,包括神经元和周围神经纤维,这就是地努妥昔单抗导致神经相关副作用的常见原因。

与地努妥昔单抗密切相关的不良反应是无神经病变的神经性疼痛[72-84]。一项关键的临床试验(COG ANBL0032)显示,85%接受地努妥昔单抗治疗的儿童患者出现疼痛,52%的患者出现严重疼痛(3~4级)[82]。疼痛与抗体介导的外周神经纤维补体级联局部激活,进而引起的炎症有关[85],表现为自发性腹痛和/或异常疼痛。疼痛通常与药物输注时间有着密切关系,其发生率在第一次输注时最高,随着周期重复用药而降低[82,84]。为了减少输液反应和疼痛,最近的研究将输液时间从5小时延长到10小时[82-84]。FDA推荐的输注方法还需要在给药前、给药期间和给药结束后2小时内静脉注射阿片类药物[81]。

7 布伦妥昔单抗

布伦妥昔单抗(brentuximab vedotin,BV)是一种抗体偶连药物(antibody-drug conjugate,ADC),是由嵌合靶向抗CD30的单克隆抗体偶连细胞毒药物单甲基澳瑞他汀E(monomethyl auristatin E,MMAE)组成。维布妥昔单抗的作用机制依赖于其在CD30高表达细胞中的内化,随后释放能够抑制微管聚合的MMAE,阻断靶细胞的复制[86]。目前FDA批准BV用于治疗经典霍奇金淋巴瘤、系统性间变性大细胞淋巴瘤、原发性皮肤间变性大细胞淋巴瘤或其他表达CD30的外周T细胞淋巴瘤[87]。

7.1 布伦妥昔单抗与周围神经病变

周围神经病变(peripheral neuropathy,PN)是BV的主要副作用。在关键的Ⅲ期临床试验中,BV治疗后周围神经病变发生率为67%,其中3级事件发生率为9%~13%,显著高于对照组[88,89]。因神经病变而提前终止治疗的病例占14%~23%,其中周围神经病变是导致治疗终止的最常见不良事件[88,89]。然而,大多数患者(82%~85%)在停止或完成治疗后周围神经病变均可得到改善或缓解。

周围神经病变的不良事件是剂量依赖型的[90],从治疗开始到PN出现的中位时间大约是15周[88,90]。周围神经病变中最常见是感觉神经病变,但有报道称高达23%的患者出现了运动神经病变[88]。最常见的症状包括远端麻木、感觉异常、神经性疼痛和感觉性共济失调[90,91]。运动症状出现时,通常表现为轻度远端肢体无力。神经学检查显示深腱反射丧失和震动感觉受损。神经生理学检查通常显示出选择性或显著的长度依赖的轴突损伤[90,91],与目前已知的轴突细

胞骨架破坏机制一致[92]。对于2~3级周围神经病变,建议暂停BV治疗,直至症状改善至≤1级,可以再重新从低剂量开始治疗,4级症状患者需要停止BV治疗[87]。

此外,最近有报道称,BV也可能诱发炎症性多神经根病变,符合吉兰-巴雷综合征或慢性炎症脱髓鞘性多神经根病变(chronic inflammatory demyelinating polyradiculoneuropathy,CIDP)的诊断标准[93],但是发生率较低。临床症状常表现为远端感觉障碍,但患者也常出现感觉性共济失调和显著的由轻至重的远端肢体无力。在一系列报道中,在症状最严重的时候,四分之三的患者不能独立行走[93]。神经传导研究可显示腓肠神经幸免的脱髓鞘特征。由于症状严重,大多数发展为炎症性多神经根病变的患者需要停止BV治疗。尽管患者通常会留下轻-中度的残留缺陷,但静脉注射免疫球蛋白(2g/kg)3~5天似乎是有益的[93]。

7.2 布伦妥昔单抗与PML

2012年,有病例首次报道JC病毒在接受BV治疗的患者体内复活,FDA随即发布了相关警告[94,95]。在之后的系列报道中描述了5例BV治疗相关PML的主要特点[96],3例因复发的霍奇金淋巴瘤接受BV治疗,2例为皮下淋巴瘤。所有患者既往均接受过化疗,其中3例霍奇金淋巴瘤的患者还接受了自体干细胞移植(autologous stem cell transplantation,ASCT)。与其他单克隆抗体(如利妥昔单抗或纳他利珠单抗)相关的PML不同,在大多数病例中,从首次BV给药到发病时间小于3个月。临床表现为思维混乱、步态障碍和局灶性神经功能缺损。大多数患者病情迅速恶化至死亡。只有1例免疫重建炎性综合征(immte resconstitution inflammatory syndrome,IRIS)患者情况有好转[96]。虽然在大多数报道的病例中,时间关系支持BV在JC病毒再激活中起致病作用,但患者之前的化疗方案和自体干细胞移植(ASCT)也是已知的PML潜在危险因素。潜在的淋巴瘤也是PML形成和发展的危险因素。

所有在接受BV治疗中出现中枢神经系统症状如局灶性症状或精神状态改变的患者,应评估是否为PML。MRI可显示白质病变[59,61],在脑脊液或组织病理学标本中检测JC病毒可明确诊断[61]。

8 波拉妥珠单抗

波拉妥珠单抗(polatuzumab vedotin,PoV)是一种由人源化抗CD79b的单克隆抗体与微管抑制剂MMAE结合而成的抗体-药物偶联物[97]。最近FDA加速批准了它与利妥昔单抗和苯达莫司汀联合用于既往至少接受过两次治疗后仍复发或难治性(r/r)弥漫性大B淋巴细胞瘤(diffuse large B-cell lymphoma,DLBCL)[98],PoV目前也正在研究用于治疗其他r/r的非霍奇金淋巴瘤[98]。

与携带抗CD30抗体的抗体偶联药物维布妥昔单抗相似,PoV的主要剂量相关性毒性也是周围神经病变。周围神经病变通常为感觉神经病变,严重程度为轻至中度(1~2

级),但也可见运动型或混合型周围神经病变[99-101]。推测其发生的相关机制是 MMAE 对神经轴突的脱靶毒性所致。

在 ROMULUS Ⅱ期试验中,每 3 周给予 2.4mg/kg 的 PoV 联合利妥昔单抗治疗 r/r 型弥漫大 B 细胞或滤泡性淋巴瘤(follicular lymphoma,FL),所有分级的 PN 在弥漫性大 B 细胞淋巴瘤组发生率为 36%,在 FL 组发生率为 65%[100]。尽管如此,解释发病率数据时仍需谨慎,因为患者接受 PoV 试验治疗方案前服用过神经毒性化合物(如长春碱),大约三分之一的病例在研究开始时已经存在 1 级 PN。DLBCL 组有 3 例(8%)3 级感觉型 PN 和 1 例(3%)3 级运动型 PN,FL 组无相关报道。接受 PoV 联合利妥昔单抗治疗过程中,DLBCL 组中 18%的患者、FL 组中 55%的患者由于周围神经病变终止治疗[100]。为了降低 2 级及以上 PN 的发生率,随后的Ⅰ期和Ⅱ期试验将 PoV 的剂量降低到 1.8mg/kg[102]。在 GO29365 Ⅰb/Ⅱ期试验中,每 3 周给予 1.8mg/kg 的 PoV 联合苯达莫司汀-利妥昔单抗,所有等级的 PN 发生率为 40%[101],中位发病时间为 2 个月。大多数病例为 1~2 级毒性,只有 4 例(2.3%)患者出现 3 级 PN[101]。

PoV 诱导的 2~3 级周围神经病变的建议治疗方案是暂停治疗,直到 PN 改善到 1 级或更低,并将剂量减少为 1.4mg/kg 重新开始治疗。对于 4 级 PN,如果 14 天内没有改善到 1 级或更低,或在减少剂量治疗期间 PN 没有改善到 2~3 级,建议终止 PoV 治疗[98]。

9   恩福妥珠单抗

恩福妥珠单抗(enfortumabvedotin,EV)是一种靶向黏附分子 Nectin-4 的完全人源化抗体偶联药物,可将微管抑制剂 MMAE 传递到靶细胞[103]。EV 于 2019 年获得加速批准,用于治疗此前曾接受抗 PD1/PDL1 治疗和铂类化疗的局部晚期或转移性尿路上皮癌[104]。

作为与 MMAE 偶联的单克隆抗体药物,周围神经病变是其常见的副作用,主要表现为轻到中度的感觉神经病变。在Ⅰ期 EV-101 试验中[105],随着 EV 剂量的增加,PN 发病率增加。在接受目标剂量为 1.25mg/kg 治疗的患者中,周围感觉神经病变的发生率为 38%,严重程度以轻度为主,仅有 1 例(1%)患者出现 3 级感觉神经病变。然而,在 3%接受治疗的患者中,PN 是导致 EV 停用的主要药物不良事件[105]。

在 2 期 EV-201 试验中[106],50%的患者出现了不同层级的与治疗相关的 PN,感觉神经病变(44%)比运动神经病变(14%)更常见。其中 2 例(2%)出现 3 级及以上的感觉型 PN。感觉型 PN 再次被认定为是导致用药剂量降低(9%)或停药(6%)的主要原因。各等级 PN 的中位发病时间为 2.43 个月(≥2 级为 3.8 个月)[104,106]。值得注意的是,该试验包括了之前接受过铂类化合物治疗的患者;PN 持续≥2 级的病例被排除在研究之外。42 例患者在入组时已经有 PN,该亚组中 52%的患者出现 PN 加重。在 EV-301 期临床试验中,EV 组中 46.3%的患者出现了治疗相关 PN(化疗组为 30.6%)。使用 EV 治疗的患者中有 3.7%出现了 3 级神经

病变(化疗组为 2.4%)。大多数病例为感觉神经病变,EV 组 296 例患者中有 22 例(7.4%)出现运动神经病变,5 例患者(1.7%)严重程度为 3 级。感觉型 PN 是导致剂量降低、中断和终止治疗的主要不良事件(发生率分别为 7.1%、15.5%和 2.4%)[107]。

目前 FDA 的建议包括:对 2 级 PN,建议暂时中断 EV 给药,至少改善至 1 级后再恢复给药(若患者为首次出现 PN,恢复给药时剂量相同;若患者为再次出现 PN,恢复给药时应减少剂量)。对于 PN 级别≥3 级的患者建议终止治疗[104]。在 EV-201 试验中,76%的 PN 患者在最后一次随访中症状均可改善至 1 级或更低(中位改善时间为 1.18 个月)[106]。

10   恩美曲妥珠单抗

恩美曲妥珠单抗(trastuzumab emtansine,T-DM1)是由靶向 HER2 单克隆抗体曲妥珠单抗与微管抑制剂美坦新(DM1)连接而成的抗体偶联物(ADC)。目前该药被 FDA 批准用于 HER2 阳性乳腺癌患者的治疗[108]。

T-DM1 最常见的神经系统副作用为头痛和肌痛,通常是非特异性和轻度的。其中,头痛发生率为 23%~32%[109-111],多为 1~2 级。Ⅲ期临床试验中 3~4 级头痛的发生率低于 2%~3%[109,111-113]。

与不使用 T-DM1 的脑转移患者相比,使用 T-DM1 的脑转移患者所有等级头痛发生率(28% vs 21%)和 3 级头痛发生率(2.5% vs 0.7%)都更高[110]。同样,10%~18%的患者会出现肌痛,但通常无临床意义。

轴突损伤引起的周围神经病变是微管抑制剂 DM1 的预期毒副作用[114]。据报道,有 5%~32%接受 T-DM1 治疗的患者中出现了周围神经病变[109,111,112,115],其中 3~4 级周围神经病变占 1.6%~2.2%[112,115]。FDA 说明书建议发生 3 级及以上周围神经病变的患者应暂停使用 T-DM1,直至周围神经病变改善至 2 级及以下[108]。

11   贝林妥欧单抗

贝林妥欧单抗(blinatumomab)是一种双特异性 T 细胞衔接(bi-specific T cell engager,BiTE)抗体,同时与 T 细胞表达的 CD3 抗原和 B 细胞表达的 CD19 抗原结合,诱导 T 细胞介导的对表达 CD19 细胞的杀伤作用[116]。目前已被 FDA 批准用于 r/r B 细胞前体急性淋巴细胞白血病(acute lymphoblastic leukemia,ALL)的治疗,并加速批准用于首次或第二次完全缓解且微小残留病变≥0.1%的 B 细胞前体 ALL 患者[117],同时正在研究用于治疗其他表达 CD19 的恶性肿瘤,如 r/r B 细胞非霍奇金淋巴瘤(NHL)。

接受贝林妥欧单抗治疗的 ALL 患者中,神经毒性是主要的剂量限制性不良事件[116],FDA 已批准在贝林妥欧单抗的说明书上加框警告[117]。流感样症状也很常见,包括头痛(29%~47%)和疲劳(高达 50%以上),通常是 1~2 级不良事件[9,118,119],这可能是由于轻度细胞因子释放综合征所致

而不是直接累及中枢神经系统的结果。另一个经常报道的1~2级不良事件是震颤(10%~36%)[9,118,119]。

严重(≥3级)神经系统不良事件在Ⅱ期试验中报告的发生率为13%~22%[9,118,120]，在Ⅲ期TOWER试验中报告的发生率为9.4%(25/267)[119]，典型表现为脑病症状(意识混乱、意识减退、共济失调、言语障碍、震颤)和/或癫痫[120]。曾报告一例致命性脑病病例，该患者因ALL和大量贝林妥欧单抗鞘内治疗引起中枢神经系统受累[120]。

值得注意的是，由于担心神经毒性风险增加，活动性中枢神经系统白血病或临床相关中枢神经系统病变患者已被排除在临床试验之外，该人群中贝林妥欧单抗治疗的安全性尚未确定。

大多数神经系统不良事件(各等级和≥3)发生在第一个周期后，而且发生率在随后的治疗周期中降低[120]。在所有级别的不良事件中，从贝林妥欧单抗开始使用到发病的中位时间是9天，3级及以上不良事件的中位时间是16.5天[120]。贝林妥欧单抗治疗期间发生神经系统不良事件的可能风险因素仍未明确，高风险患者可能为65岁以上、既往存在神经系统合并症、接受过两次以上补救治疗以及非白人种族[120]。

贝林妥欧单抗引起3级神经系统不良事件推荐停药至少3天，直到不良事件降至1级及以下，然后减量至9µg/天重新给药。以下情况应终止治疗：7天内未将不良事件降至1级及以下，在给予9µg/天及以下的剂量下仍发生不良事件，任何情况下发生4级不良事件[117]。对严重神经系统不良事件的患者，可给予地塞米松至少8mg，3/日，之后4天逐渐减量[120]。既往有癫痫发作的患者应开始二级抗癫痫预防。停药和糖皮质激素治疗可能对复发性神经系统事件有良好效果[120]。但是，对于癫痫发作不止1次的患者建议停用贝林妥欧单抗[117]。

贝林妥欧单抗用于r/r NHL治疗的Ⅰ期和Ⅱ期试验中，神经系统不良事件是剂量限制性毒性[121,122]。大约70%接受治疗的患者出现了所有级别的神经系统不良事件，主要包括1~2级震颤、头痛和头晕[121,122]。22%的患者发生3级事件，包括脑病、意识模糊、嗜睡、言语障碍(失语、构音障碍)、共济失调和癫痫发作[121,122]，但未发现4级或5级的神经系统事件。大多数病例发生在治疗开始或剂量增加后的2天内[122]。所有出现3级毒性的患者，建议按照方案中断治疗。如果在14天内没有出现缓解或出现4级毒性，则表明需要永久停药。神经毒性是17%~22%患者中止治疗的最常见原因。然而，几乎所有的神经系统事件在贝林妥欧单抗中断或停药后都得到解决[121,122]。为了减少神经系统副作用的发生率，建议在首次给药和给予新的推荐剂量之前需逐步增加剂量和提前给予地塞米松。

长期监测纳入Ⅰ期(MT103-104)临床试验患者的结果显示，存活患者中没有与贝林妥欧单抗相关的神经系统异常。在完成贝林妥欧单抗治疗后5年(4.2~7.2年)评估的9例病例中未发现严重的认知障碍，其中4例既往出现过神经系统不良事件[123]。

临床前实验表明，贝林妥欧单抗增加T细胞对血管内皮的黏附性，随后T淋巴细胞重新分布到激活的内皮细胞上[124]。Klinger及其同事提出了一种模型，T细胞黏附到脑

内皮细胞后，即使存在完整的血脑屏障，T淋巴细胞也会在血管周围空间迁移。对1例接受贝林妥欧单抗治疗后反复出现神经系统不良事件的r/r ALL患者进行尸检，在血管周围和软脑膜间隙中发现了CD3+/CD8+T细胞[124]。该模型中，外渗的T淋巴细胞在中枢神经系统遇到罕见的B细胞并在贝林妥欧单抗存在下被激活，进而引发了局部炎症级联反应。该级联反应通过招募其他免疫细胞(如单核细胞)进一步在局部维持炎性细胞因子的产生，并继发性破坏血脑屏障。其他假设表明，由于大量白细胞黏附于脑内皮细胞，导致脑微循环受损和随之而来的缺氧，也可能是贝林妥欧单抗短暂性诱导神经系统症状的原因[124]。体外试验表明，抗粘连化合物可作为降低贝林妥欧单抗神经毒性的潜在预防性治疗方法[124]。P-选择素抑制剂多硫酸戊聚糖(pentosan polysulfate, PPS)似乎可以减少贝林妥欧单抗输注后的T细胞重新分布[124]。在一项针对r/r NHL的贝林妥欧单抗Ⅰ期试验中，3例具有神经系统不良事件高风险患者，在治疗开始和剂量增加时接受了PPS治疗，没有导致剂量中断[122]。

12　白介素-2

阿地白介素(aldesleukin)是一种重组白介素-2(interleukin-2, IL-2)衍生物，具有抗肿瘤和免疫调节特性，目前被批准用于治疗转移性黑色素瘤和转移性肾细胞癌[125]。其理论机制是增强细胞毒性T淋巴细胞和自然杀伤细胞的抗肿瘤活性。IL-2疗法具有显著的神经毒性，可能是由于其对血脑屏障的破坏，引起严重致残。

12.1　IL-2和急性/亚急性脑病

有30%~50%静脉推注IL-2的患者发生急性/亚急性脑病，通常在治疗5~6天后发生[126]，且可能呈剂量依赖性，持续输注IL-2可降低发病率。临床表现为行为改变(激动、易怒、攻击性、抑郁、幻觉、罕见的偏执妄想)、认知改变(定向障碍、记忆丧失)和嗜睡，有时嗜睡可能会发展为昏迷，也可能会出现癫痫发作[127-130]。上述症状通常在停止治疗后几天内消退。出现攻击性行为或妄想时给予抗精神病药疗效显著[130]。已报告1例死亡病例，尸检结果提示急性播散性脑脊髓炎[131]。

IL-2治疗还可能诱发典型的可逆性脑后白质病变综合征(RPLS)，包括临床表现(即癫痫发作、皮质盲、意识下降)和影像学表现(即主要累及枕叶和颅后窝结构)[132]，停药后通常无不利影响。

12.2　IL-2和周围神经病变

已有少数臂丛神经病病例报道，有时是双侧的，一般在几周内完全消退[133]。神经卡压综合征尤其是腕管综合征是IL-2的典型并发症，一般认为是间质水肿压迫神经受累所致[134-136]。

13　α-干扰素

干扰素是一种具有抗病毒、抗肿瘤和免疫调节作用的细

胞因子[137]。α-干扰素（Interferon alpha，IFN-alpha）在肿瘤学中用于治疗血液系统恶性肿瘤（毛细胞性白血病、滤泡型淋巴瘤）、恶性黑色素瘤和艾滋病相关的卡波西肉瘤。

α-干扰素的神经毒性作用可以是急性、亚急性或慢性的。在接受 α-干扰素治疗的患者中，大约三分之一的患者产生神经毒性症状，其中严重并发症低于 10%[138]。最常见的神经副作用是流感样综合征（头痛、肌痛、发热、疲劳、关节痛、不适和少见癫痫发作），病症发生短暂（4~8 小时），很少有治疗限制[139]。首次给药后，该综合征通常严重，但在治疗过程中趋于改善。为了提高耐受性，可以在术前使用对乙酰氨基酚或非甾体抗炎药。震颤是 α-干扰素治疗的另一个常见的副作用[140]。β 受体阻滞剂在这些情况下可能有用。1%~4% 的患者会有癫痫发作[137]，并且在过往的报道中[141]，高剂量和标准剂量的 α-干扰素给药后均可发生癫痫[142]。一旦停止使用干扰素，癫痫发作就会缓解，即使没有慢性抗惊厥药物治疗，也不会复发。如果癫痫发作后需要继续使用干扰素治疗，则可能需要使用抗惊厥药物。未能控制的癫痫和既往癫痫病史是使用干扰素 α-2b 和干扰素 α-2a 的禁忌证。

13.1　α-干扰素与亚急脑病

症状通常出现在治疗的第二周和第四周之间，其特征是疲劳、行为变化（嗜睡、情感障碍、精神病）和认知变化（定向障碍、记忆力下降、言语困难、注意力不集中以及语言和视觉障碍）[143-145]。

局灶性神经症状罕见，严重的脑病可能会发展为昏迷。脑电图显示弥漫性缓慢波，但这些异常未必与患者的临床状态相关。影像学没有提示意义的改变，而且脑脊液通常是正常的。亚急性中枢神经系统毒性的出现在很大程度上是剂量依赖性的[143,146]。几乎所有患者在高剂量给药后出现严重脑病，而普通剂量给药（3MIU 每周三次）后严重脑病发生率降低（4%~20%）[143,147]。在减少剂量或停止 α-干扰素治疗后的 2~3 周内，症状得到改善。然而，一些神经毒性副作用可能在停止治疗后持续很长时间，少数患者可能在停止干扰素治疗后病情恶化，导致慢性脑病。

13.2　α-干扰素与慢性神经精神病学表现

慢性并发症的发生率尚不清楚，但 Meyers 等估计在治疗后 3 年的发病率为 14/1 300[148]。在接受 α-干扰素治疗的患者中，10%~40% 的患者出现精神症状，其中大部分是抑郁症，这可能是导致治疗中断的原因[149]。α-干扰素也可导致严重的精神症状表现，永久性痴呆，甚至是植物人状态[148,150]。脑电图显示弥漫性非特异性缓慢活动。脑 CT 或 MRI 显示约有一半的病例出现脑萎缩，而脑脊液报告正常[148,150]。严重神经精神副作用的诱发因素包括较大年龄、较高干扰素剂量和密集的治疗计划。

13.3　α-干扰素与外周神经毒性

外周神经系统的副作用是 α-干扰素治疗中罕见且特征不明确的不良事件[151]。报告的病例包括轴突多发性神经病

变[152]、慢性炎性脱髓鞘性多发性神经病变[153,154]、脑神经病变[155]、重症肌无力[156]和多发性肌炎[157-159]。然而，直接的致病作用很难确定，因为 α-干扰素也已成功用于治疗免疫介导的神经病变[160]。目前尚不清楚 α-干扰素是否能引起肌无力或简单地引发或加重已存在的无明显临床症候的疾病。然而，对于重症肌无力患者，还是应避免 α-干扰素治疗，因为在停止了 α-干扰素治疗后，症状仍可能恶化。在伴有冷球蛋白血症的慢性肝病患者中，α-干扰素可能会加重潜在的神经病变，因此应避免使用 α-干扰素[151,161]。

（孙强、王根柱、李晓晶、原明璐、寻志坤 译，李忠东 审校）

参考文献

1. Ribas A, Wolchok JD. Cancer immunotherapy using checkpoint blockade. *Science*. 2018;359(6382):1350–1355. https://doi.org/10.1126/science.aar4060.
2. June CH, Sadelain M. Chimeric antigen receptor therapy. *N Engl J Med*. 2018;379(1):64–73. https://doi.org/10.1056/NEJMra1706169.
3. Zahavi D, Weiner L. Monoclonal antibodies in cancer therapy. *Antibodies*. 2020;9:3. https://doi.org/10.3390/antib9030034.
4. Kirkpatrick P, Graham J, Muhsin M. Cetuximab. *Nat Rev Drug Discov*. 2004;3(7):549–550. https://doi.org/10.1038/nrd1445.
5. Spector NL, Blackwell KL. Understanding the mechanisms behind trastuzumab therapy for human epidermal growth factor receptor 2–positive breast cancer. *J Clin Oncol*. 2009;27(34):5838–5847. https://doi.org/10.1200/JCO.2009.22.1507.
6. Garcia J, Hurwitz HI, Sandler AB, et al. Bevacizumab (Avastin®) in cancer treatment: a review of 15 years of clinical experience and future outlook. *Cancer Treat Rev*. 2020;86. https://doi.org/10.1016/j.ctrv.2020.102017.
7. Lambert JM, Berkenblit A. Antibody–drug conjugates for cancer treatment. *Annu Rev Med*. 2018;69(1):191–207. https://doi.org/10.1146/annurev-med-061516-121357.
8. Krishnamurthy A, Jimeno A. Bispecific antibodies for cancer therapy: a review. *Pharmacol Ther*. 2018;185:122–134. https://doi.org/10.1016/j.pharmthera.2017.12.002.
9. Topp MS, Gökbuget N, Stein AS, et al. Safety and activity of blinatumomab for adult patients with relapsed or refractory B-precursor acute lymphoblastic leukaemia: a multicentre, single-arm, phase 2 study. *Lancet Oncol*. 2015;16(1):57–66. https://doi.org/10.1016/S1470-2045(14)71170-2.
10. Berzero B, Picca A, Psimaras D. Neurological complications of chimeric antigen receptor T cells and immune-checkpoint inhibitors: ongoing challenges in daily practice. *Curr Opin Oncol*. 2020;32(6):603–612. https://doi.org/10.1097/CCO.0000000000000681.
11. Ferrara N, Hillan KJ, Gerber H-P, Novotny W. Discovery and development of bevacizumab, an anti-VEGF antibody for treating cancer. *Nat Rev Drug Discov*. 2004;3(5):391–400. https://doi.org/10.1038/nrd1381.
12. Genentech, Inc. *AVASTIN® (bevacizumab). [package insert]*. U.S. Food and Drug Administration website; 2020. https://www.accessdata.fda.gov/drugsatfda_docs/label/2020/125085s332lbl.pdf. Accessed 30 November 2020.
13. Schutz FAB, Je Y, Azzi GR, Nguyen PL, Choueiri TK. Bevacizumab increases the risk of arterial ischemia: a large study in cancer patients with a focus on different subgroup outcomes. *Ann Oncol*. 2011;22(6):1404–1412. https://doi.org/10.1093/annonc/mdq587.
14. Hapani S, Sher A, Chu D, Wu S. Increased risk of serious hemorrhage with bevacizumab in cancer patients: a meta-analysis. *Oncology*. 2010;79(1–2):27–38. https://doi.org/10.1159/000314980.
15. Zuo P-Y, Chen X-L, Liu Y-W, Xiao C-L, Liu C-Y. Increased risk of cerebrovascular events in patients with cancer treated with bevacizumab: a meta-analysis. *PLoS One*. 2014;9(7):e102484. https://doi.org/10.1371/journal.pone.0102484.
16. Khasraw M, Holodny A, Goldlust SA, DeAngelis LM.

Intracranial hemorrhage in patients with cancer treated with bevacizumab: the Memorial Sloan-Kettering experience. *Ann Oncol.* 2012;23(2):458–463. https://doi.org/10.1093/annonc/mdr148.

17. Nalluri SR, Chu D, Keresztes R, Zhu X, Wu S. Risk of venous thromboembolism with the angiogenesis inhibitor bevacizumab in cancer patients: a meta-analysis. *JAMA.* 2008;300(19):2277–2285. https://doi.org/10.1001/jama.2008.656.

18. Ranpura V, Pulipati B, Chu D, Zhu X, Wu S. Increased risk of high-grade hypertension with bevacizumab in cancer patients: a meta-analysis. *Am J Hypertens.* 2010;23(5):460–468. https://doi.org/10.1038/ajh.2010.25.

19. Seet RCS, Rabinstein AA, Lindell PE, Uhm JH, Wijdicks EF. Cerebrovascular events after bevacizumab treatment: an early and severe complication. *Neurocrit Care.* 2011;15(3):421–427. https://doi.org/10.1007/s12028-011-9552-5.

20. Tlemsani C, Mir O, Psimaras D, et al. Acute neurovascular events in cancer patients receiving anti-vascular endothelial growth factor agents: clinical experience in Paris University Hospitals. *Eur J Cancer.* 2016;66:75–82. https://doi.org/10.1016/j.ejca.2016.07.008.

21. Brandes AA, Bartolotti M, Tosoni A, Poggi R, Franceschi E. Practical management of bevacizumab-related toxicities in glioblastoma. *Oncologist.* 2015;20(2):166–175. https://doi.org/10.1634/theoncologist.2014-0330.

22. Glusker P, Recht L, Lane B. Reversible posterior leukoencephalopathy syndrome and bevacizumab. *N Engl J Med.* 2006;354(9):980–982. https://doi.org/10.1056/NEJMc052954.

23. Ozcan C, Wong SJ, Hari P. Reversible posterior leukoencephalopathy syndrome and bevacizumab. *N Engl J Med.* 2006;354(9):980–982.

24. Tlemsani C, Mir O, Boudou-Rouquette P, et al. Posterior reversible encephalopathy syndrome induced by anti-VEGF agents. *Target Oncol.* 2011;6(4):253–258. https://doi.org/10.1007/s11523-011-0201-x.

25. Hinchey J, Chaves C, Appignani B, et al. A reversible posterior leukoencephalopathy syndrome. *N Engl J Med.* 1996;334(8):494–500. https://doi.org/10.1056/NEJM199602223340803.

26. Fugate JE, Rabinstein AA. Posterior reversible encephalopathy syndrome: clinical and radiological manifestations, pathophysiology, and outstanding questions. *Lancet Neurol.* 2015;14(9):914–925. https://doi.org/10.1016/S1474-4422(15)00111-8.

27. Seet RCS, Rabinstein AA. Clinical features and outcomes of posterior reversible encephalopathy syndrome following bevacizumab treatment. *QJM Mon J Assoc Physicians.* 2012;105(1):69–75. https://doi.org/10.1093/qjmed/hcr139.

28. Lou E, Turner S, Sumrall A, et al. Bevacizumab-induced reversible posterior leukoencephalopathy syndrome and successful retreatment in a patient with glioblastoma. *J Clin Oncol.* 2011;6. https://doi.org/10.1200/JCO.2011.36.1865. Published online September.

29. Sherman JH, Aregawi DG, Lai A, et al. Optic neuropathy in patients with glioblastoma receiving bevacizumab. *Neurology.* 2009;73(22):1924–1926. https://doi.org/10.1212/WNL.0b013e3181c3fd00.

30. Finger PT, Chin KJ. Antivascular endothelial growth factor bevacizumab for radiation optic neuropathy: secondary to plaque radiotherapy. *Int J Radiat Oncol Biol Phys.* 2012;82(2):789–798. https://doi.org/10.1016/j.ijrobp.2010.11.075.

31. Farooq O, Lincoff NS, Saikali N, Prasad D, Miletich RS, Mechtler LL. Novel treatment for radiation optic neuropathy with intravenous bevacizumab. *J Neuroophthalmol.* 2012;32(4):321–324. https://doi.org/10.1097/WNO.0b013e3182607381.

32. Finger PT. Anti-VEGF bevacizumab (Avastin) for radiation optic neuropathy. *Am J Ophthalmol.* 2007;143(2):335–338. https://doi.org/10.1016/j.ajo.2006.09.014.

33. ImClone LLC. *ERBITUX® (cetuximab). [package insert].* U.S. Food and Drug Administration website; 2020. https://www.accessdata.fda.gov/drugsatfda_docs/label/2019/125084s273lbl.pdf. Accessed 30 November 2020.

34. Baselga J, Pfister D, Cooper MR, et al. Phase I studies of anti-epidermal growth factor receptor chimeric antibody C225 alone and in combination with cisplatin. *J Clin Oncol.* 2000;18(4):904–914. https://doi.org/10.1200/JCO.2000.18.4.904.

35. Feinstein TM, Gibson MK, Argiris A. Cetuximab-induced aseptic meningitis. *Ann Oncol.* 2009;20(9):1609–1610. https://doi.org/10.1093/annonc/mdp382.

36. Emani MK, Zaiden RA. Aseptic meningitis: a rare side effect of cetuximab therapy. *J Oncol Pharm Pract.* 2013;19(2):178–180. https://doi.org/10.1177/1078155212447973.

37. Nagovskiy N, Agarwal M, Allerton J. Cetuximab-induced aseptic meningitis. *J Thorac Oncol.* 2010;5(5):751. https://doi.org/10.1097/JTO.0b013e3181d408bc.

38. Kaur S, Khatun H, Kumar A, Ellis M, Mehta D, Guron G. Cetuximab induced aseptic meningitis: a rare side effect. *J Cancer Sci Ther.* 2018;10:211–213. https://doi.org/10.4172/1948-5956.1000546.

39. Prasanna D, Elrafei T, Shum E, Strakhan M. More than a headache: a case of cetuximab-induced aseptic meningitis. *BMJ Case Rep.* 2015;2015. https://doi.org/10.1136/bcr-2015-209622.

40. Rohrer CL, Grullon Z, George SK, Castillo R, Karasiewicz K. A case of aseptic meningitis in a cetuximab-experienced patient with metastatic colon cancer. *J Oncol Pharm Pract.* 2018;24(8):632–633. https://doi.org/10.1177/1078155217739685.

41. Vulsteke CA, Joosens E. Aseptic meningitis as a rare but serious side effect of cetuximab therapy. *Belg J Med Oncol.* 2010;4(6):257–259.

42. Maritaz C, Metz C, Baba-Hamed N, Jardin-Szucs M, Deplanque G. Cetuximab-induced aseptic meningitis: case report and review of a rare adverse event. *BMC Cancer.* 2016;16:384. https://doi.org/10.1186/s12885-016-2434-7.

43. Fakih M, Vincent M. Adverse events associated with anti-EGFR therapies for the treatment of metastatic colorectal cancer. *Curr Oncol.* 2010;17(Suppl. 1):S18–S30. https://doi.org/10.3747/co.v17is1.615.

44. Tejpar S, Piessevaux H, Claes K, et al. Magnesium wasting associated with epidermal-growth-factor receptor-targeting antibodies in colorectal cancer: a prospective study. *Lancet Oncol.* 2007;8(5):387–394. https://doi.org/10.1016/S1470-2045(07)70108-0.

45. Fakih MG, Wilding G, Lombardo J. Cetuximab-induced hypomagnesemia in patients with colorectal cancer. *Clin Colorectal Cancer.* 2006;6(2):152–156. https://doi.org/10.3816/CCC.2006.n.033.

46. Schrag D, Chung KY, Flombaum C, Saltz L. Cetuximab therapy and symptomatic hypomagnesemia. *J Natl Cancer Inst.* 2005;97(16):1221–1224. https://doi.org/10.1093/jnci/dji242.

47. Riggs JE. Neurologic manifestations of electrolyte disturbances. *Neurol Clin.* 2002;20(1):227–239. vii https://doi.org/10.1016/s0733-8619(03)00060-4.

48. Palma J-A, Gomez-Ibañez A, Martin B, Urrestarazu E, Gil-Bazo I, Pastor MA. Nonconvulsive status epilepticus related to posterior reversible leukoencephalopathy syndrome induced by cetuximab. *Neurologist.* 2011;17(5):273–275. https://doi.org/10.1097/NRL.0b013e3182173655.

49. Kamiya-Matsuoka C, Paker AM, Chi L, Youssef A, Tummala S, Loghin ME. Posterior reversible encephalopathy syndrome in cancer patients: a single institution retrospective study. *J Neurooncol.* 2016;128(1):75–84. https://doi.org/10.1007/s11060-016-2078-0.

50. Chardain A, Mesnage V, Alamowitch S, et al. Posterior reversible encephalopathy syndrome (PRES) and hypomagnesemia: a frequent association? *Rev Neurol.* 2016;172(6):384–388. https://doi.org/10.1016/j.neurol.2016.06.004.

51. Douillard JY, Siena S, Cassidy J, et al. Final results from PRIME: randomized phase III study of panitumumab with FOLFOX4 for first-line treatment of metastatic colorectal cancer. *Ann Oncol.* 2014;25(7):1346–1355. https://doi.org/10.1093/annonc/mdu141.

52. Thatcher N, Hirsch FR, Luft AV, et al. Necitumumab plus gemcitabine and cisplatin versus gemcitabine and cisplatin alone as first-line therapy in patients with stage IV squamous non-small-cell lung cancer (SQUIRE): an open-label, randomised, controlled phase 3 trial. *Lancet Oncol.* 2015;16(7):763–774. https://doi.org/10.1016/S1470-2045(15)00021-2.

53. Genentech, Inc. *HERCEPTIN® (trastuzumab) [package insert].* U.S. Food and Drug Administration website; 2020. https://www.accessdata.fda.gov/drugsatfda_docs/label/2010/103792s5250lbl.pdf. Accessed 30 November 2020.

54. Kaneda H, Okamoto I, Satoh T, Nakagawa K. Reversible pos-

terior leukoencephalopathy syndrome and trastuzumab. *Invest New Drugs*. 2012;30(4):1766–1767. https://doi.org/10.1007/s10637-011-9696-3.

55. Ladwa R, Peters G, Bigby K, Chern B. Posterior reversible encephalopathy syndrome in early-stage breast cancer. *Breast J*. 2015;21(6):674–677. https://doi.org/10.1111/tbj.12502.

56. Abughanimeh O, Abu Ghanimeh M, Qasrawi A, Al Momani LA, Madhusudhana S. Trastuzumab-associated posterior reversible encephalopathy syndrome. *Cureus*. 2018;10(5). https://doi.org/10.7759/cureus.2686.

57. Izumi Y, Xu L, di Tomaso E, Fukumura D, Jain RK. Tumour biology: herceptin acts as an anti-angiogenic cocktail. *Nature*. 2002;416(6878):279–280. https://doi.org/10.1038/416279b.

58. Genentech, Inc. *RITUXAN® (rituximab) [package insert]*. U.S. Food and Drug Administration website; 2020. https://www.accessdata.fda.gov/drugsatfda_docs/label/2010/103705s5311lbl.pdf. Accessed November 30, 2020.

59. Aksamit AJ. Progressive multifocal leukoencephalopathy. *Continuum*. 2012;18:1374–1391. https://doi.org/10.1212/01.CON.0000423852.70641.de [6 Infectious Disease].

60. Tan CS, Koralnik IJ. Progressive multifocal leukoencephalopathy and other disorders caused by JC virus: clinical features and pathogenesis. *Lancet Neurol*. 2010;9(4):425–437. https://doi.org/10.1016/S1474-4422(10)70040-5.

61. Berger JR, Aksamit AJ, Clifford DB, et al. PML diagnostic criteria: consensus statement from the AAN Neuroinfectious Disease Section. *Neurology*. 2013;80(15):1430–1438. https://doi.org/10.1212/WNL.0b013e31828c2fa1.

62. Norris LB, Georgantopoulos P, Rao GA, Haddock KS, Bennett CL. Association between rituximab use and progressive multifocal leukoencephalopathy among non-HIV, non-Hodgkin lymphoma Veteran's Administration patients. *J Clin Oncol*. 2014;32(15_Suppl):e19540. https://doi.org/10.1200/jco.2014.32.15_suppl.e19540.

63. Norris LB, Georgantopoulos P, Rao GA, Sartor AO, Bennett CL. Rituximab is associated with increased risk of progressive multifocal leukoencephalopathy developing among non-HIV-infected veterans with chronic lymphocytic leukemia. *J Clin Oncol*. 2015;33(15_Suppl):e18033. https://doi.org/10.1200/jco.2015.33.15_suppl.e18033.

64. Focosi D, Tuccori M, Maggi F. Progressive multifocal leukoencephalopathy and anti-CD20 monoclonal antibodies: what do we know after 20 years of rituximab. *Rev Med Virol*. 2019;29(6):e2077. https://doi.org/10.1002/rmv.2077.

65. D'Alò F, Malafronte R, Piludu F, et al. Progressive multifocal leukoencephalopathy in patients with follicular lymphoma treated with bendamustine plus rituximab followed by rituximab maintenance. *Br J Haematol*. 2020;189(4):e140–e144. https://doi.org/10.1111/bjh.16563.

66. Gasnault J, Kahraman M, De Goër de Herve MG, Durali D, Delfraissy J-F, Taoufik Y. Critical role of JC virus-specific CD4 T-cell responses in preventing progressive multifocal leukoencephalopathy. *AIDS*. 2003;17(10):1443–1449.

67. Delgado-Alvarado M, Sedano MJ, González-Quintanilla V, de Lucas EM, Polo JM, Berciano J. Progressive multifocal leukoencephalopathy and idiopathic CD4 lymphocytopenia. *J Neurol Sci*. 2013;327(1):75–79. https://doi.org/10.1016/j.jns.2013.02.002.

68. Mélet J, Mulleman D, Goupille P, Ribourtout B, Watier H, Thibault G. Rituximab-induced T cell depletion in patients with rheumatoid arthritis: association with clinical response. *Arthritis Rheum*. 2013;65(11):2783–2790. https://doi.org/10.1002/art.38107.

69. Carson KR, Evens AM, Richey EA, et al. Progressive multifocal leukoencephalopathy after rituximab therapy in HIV-negative patients: a report of 57 cases from the Research on Adverse Drug Events and Reports project. *Blood*. 2009;113(20):4834–4840. https://doi.org/10.1182/blood-2008-10-186999.

70. Clifford DB, Ances B, Costello C, et al. Rituximab-associated progressive multifocal leukoencephalopathy in rheumatoid arthritis. *Arch Neurol*. 2011;68(9):1156–1164. https://doi.org/10.1001/archneurol.2011.103.

71. Mustafa KN, Qasem U, Al-Ryalat NT, Bsisu IK. Rituximab-associated posterior reversible encephalopathy syndrome. *Int J Rheum Dis*. 2019;22(1):160–165. https://doi.org/10.1111/1756-185X.13427.

72. Mizutani M, Nakamori Y, Sakaguchi H, et al. Development of syndrome of inappropriate secretion of ADH and reversible posterior leukoencephalopathy during initial rituximab-CHOP therapy in a patient with diffuse large B-cell lymphoma. *Rinsho Ketsueki*. 2013;54(3):269–272.

73. Mavragani CP, Vlachoyiannopoulos PG, Kosmas N, Boletis I, Tzioufas AG, Voulgarelis M. A case of reversible posterior leucoencephalopathy syndrome after rituximab infusion. *Rheumatology (Oxford)*. 2004;43(11):1450–1451. https://doi.org/10.1093/rheumatology/keh305.

74. Genentech, Inc. *GAZYVA® (obinutuzumab) [package insert]*. U.S. Food and Drug Administration website; 2020. https://www.accessdata.fda.gov/drugsatfda_docs/label/2017/125486s017s018lbl.pdf. Accessed 30 November 2020.

75. Novartis Pharmaceuticals Corporation. *ARZERRA® (ofatumumab) [package insert]*. U.S. Food and Drug Administration website; 2020. https://www.accessdata.fda.gov/drugsatfda_docs/label/2016/125326s062lbl.pdf. Accessed 30 November 2020.

76. Raisch DW, Rafi JA, Chen C, Bennett CL. Detection of cases of progressive multifocal leukoencephalopathy associated with new biologicals and targeted cancer therapies from the FDA's adverse event reporting system. *Expert Opin Drug Saf*. 2016;15(8):1003–1011. https://doi.org/10.1080/14740338.2016.1198775.

77. Pejsa V, Lucijanic M, Jonjic Z, Prka Z, Vukorepa G. Progressive multifocal leukoencephalopathy developing after obinutuzumab treatment for chronic lymphocytic leukemia. *Ann Hematol*. 2019;98(6):1509–1510. https://doi.org/10.1007/s00277-018-3552-x.

78. Forryan J, Yong J. Rapid cognitive decline in a patient with chronic lymphocytic leukaemia: a case report. *J Med Case Reports*. 2020;14(1):1–6. https://doi.org/10.1186/s13256-020-2360-9.

79. Ploessl C, Pan A, Maples KT, Lowe DK. Dinutuximab: an anti-GD2 monoclonal antibody for high-risk neuroblastoma. *Ann Pharmacother*. 2016. https://doi.org/10.1177/1060028016632013. Published online February 25.

80. Keyel ME, Reynolds CP. Spotlight on dinutuximab in the treatment of high-risk neuroblastoma: development and place in therapy. *Biol Targets Ther*. 2018;13:1–12. https://doi.org/10.2147/BTT.S114530.

81. United Therapeutics Corp. *UNITUXIN® (dinutuximab) [package insert]*. U.S. Food and Drug Administration website; 2020. https://www.accessdata.fda.gov/drugsatfda_docs/label/2015/125516s000lbl.pdf. Accessed 30 November 2020.

82. Yu AL, Gilman AL, Ozkaynak MF, et al. Anti-GD2 antibody with GM-CSF, interleukin-2, and isotretinoin for neuroblastoma. *N Engl J Med*. 2010;363(14):1324–1334. https://doi.org/10.1056/NEJMoa0911123.

83. Mody R, Naranjo A, Van Ryn C, et al. Irinotecan-temozolomide with temsirolimus or dinutuximab in children with refractory or relapsed neuroblastoma (COG ANBL 1221): an open-label, randomised, phase 2 trial. *Lancet Oncol*. 2017;18(7):946–957. https://doi.org/10.1016/S1470-2045(17)30355-8.

84. Ozkaynak MF, Gilman AL, London WB, et al. A comprehensive safety trial of chimeric antibody 14.18 with GM-CSF, IL-2, and isotretinoin in high-risk neuroblastoma patients following myeloablative therapy: children's oncology group study ANBL 0931. *Front Immunol*. 2018;9. https://doi.org/10.3389/fimmu.2018.01355.

85. Sorkin LS, Otto M, Baldwin WM, et al. Anti-GD2 with an FC point mutation reduces complement fixation and decreases antibody-induced allodynia. *Pain*. 2010;149(1):135–142. https://doi.org/10.1016/j.pain.2010.01.024.

86. Oak E, Bartlett NL. A safety evaluation of brentuximab vedotin for the treatment of Hodgkin lymphoma. *Expert Opin Drug Saf*. 2016;15(6):875–882. https://doi.org/10.1080/14740338.2016.1179277.

87. Seattle Genetics, Inc. *ADCETRIS® (brentuximab vedotin) [package insert]*. U.S. Food and Drug Administration website; 2020. https://www.accessdata.fda.gov/drugsatfda_docs/la-

bel/2014/125388_S056S078lbl.pdf. Accessed 30 November 2020.

88. Moskowitz CH, Nademanee A, Masszi T, et al. Brentuximab vedotin as consolidation therapy after autologous stem-cell transplantation in patients with Hodgkin's lymphoma at risk of relapse or progression (AETHERA): a randomised, double-blind, placebo-controlled, phase 3 trial. *Lancet*. 2015;385(9980):1853–1862. https://doi.org/10.1016/S0140-6736(15)60165-9.

89. Prince HM, Kim YH, Horwitz SM, et al. Brentuximab vedotin or physician's choice in CD30-positive cutaneous T-cell lymphoma (ALCANZA): an international, open-label, randomised, phase 3, multicentre trial. *Lancet*. 2017;390(10094):555–566. https://doi.org/10.1016/S0140-6736(17)31266-7.

90. Corbin ZA, Nguyen-Lin A, Li S, et al. Characterization of the peripheral neuropathy associated with brentuximab vedotin treatment of Mycosis Fungoides and Sézary Syndrome. *J Neurooncol*. 2017;132(3):439–446. https://doi.org/10.1007/s11060-017-2389-9.

91. Mariotto S, Tecchio C, Sorio M, et al. Clinical and neurophysiological serial assessments of brentuximab vedotin-associated peripheral neuropathy. *Leuk Lymphoma*. 2019;60(11):2806–2809. https://doi.org/10.1080/10428194.2019.1605068.

92. Mariotto S, Ferrari S, Sorio M, et al. Brentuximab vedotin: axonal microtubule's Apollyon. *Blood Cancer J*. 2015;5:e343. https://doi.org/10.1038/bcj.2015.72.

93. Fargeot G, Dupel-Pottier C, Stephant M, et al. Brentuximab vedotin treatment associated with acute and chronic inflammatory demyelinating polyradiculoneuropathies. *J Neurol Neurosurg Psychiatry*. 2020;91(7):786–788. https://doi.org/10.1136/jnnp-2020-323124.

94. Wagner-Johnston ND, Bartlett NL, Cashen A, Berger JR. Progressive multifocal leukoencephalopathy in a patient with Hodgkin lymphoma treated with brentuximab vedotin. *Leuk Lymphoma*. 2012;53(11):2283–2286. https://doi.org/10.3109/10428194.2012.676170.

95. von Geldern G, Pardo CA, Calabresi PA, Newsome SD. PML-IRIS in a patient treated with brentuximab. *Neurology*. 2012;79(20):2075–2077. https://doi.org/10.1212/WNL.0b013e3182749f17.

96. Carson KR, Newsome SD, Kim EJ, et al. Progressive multifocal leukoencephalopathy associated with brentuximab vedotin therapy: a report of 5 cases from the Southern Network on Adverse Reactions (SONAR) project. *Cancer*. 2014;120(16):2464–2471. https://doi.org/10.1002/cncr.28712.

97. Deeks ED. Polatuzumab vedotin: first global approval. *Drugs*. 2019;79(13):1467–1475. https://doi.org/10.1007/s40265-019-01175-0.

98. Genentech, Inc. *POLIVY® (polatuzumab vedotin-piiq) [package insert]*. US Food and Drug Administration website; 2020. https://www.accessdata.fda.gov/drugsatfda_docs/label/2019/761121s000lbl.pdf. Accessed 30 November 2020.

99. Palanca-Wessels MCA, Czuczman M, Salles G, et al. Safety and activity of the anti-CD79B antibody–drug conjugate polatuzumab vedotin in relapsed or refractory B-cell non-Hodgkin lymphoma and chronic lymphocytic leukaemia: a phase 1 study. *Lancet Oncol*. 2015;16(6):704–715. https://doi.org/10.1016/S1470-2045(15)70128-2.

100. Morschhauser F, Flinn IW, Advani R, et al. Polatuzumab vedotin or pinatuzumab vedotin plus rituximab in patients with relapsed or refractory non-Hodgkin lymphoma: final results from a phase 2 randomised study (ROMULUS). *Lancet Haematol*. 2019;6(5):e254–e265. https://doi.org/10.1016/S2352-3026(19)30026-2.

101. Sehn LH, Herrera AF, Flowers CR, et al. Polatuzumab vedotin in relapsed or refractory diffuse large B-cell lymphoma. *J Clin Oncol*. 2020;38(2):155–165. https://doi.org/10.1200/JCO.19.00172.

102. Lu D, Gillespie WR, Girish S, et al. Time-to-event analysis of polatuzumab vedotin-induced peripheral neuropathy to assist in the comparison of clinical dosing regimens. *CPT Pharmacomet Syst Pharmacol*. 2017;6(6):401–408. https://doi.org/10.1002/psp4.12192.

103. Challita-Eid PM, Satpayev D, Yang P, et al. Enfortumab vedotin antibody-drug conjugate targeting nectin-4 is a highly potent therapeutic agent in multiple preclinical cancer models. *Cancer Res*. 2016;76(10):3003–3013. https://doi.org/10.1158/0008-5472.CAN-15-1313.

104. Astellas Pharma US, Inc. *PADCEV® (enfortumab vedotin) [package insert]*. U.S. Food and Drug Administration website; 2020. https://www.accessdata.fda.gov/drugsatfda_docs/label/2019/761137s000lbl.pdf. Accessed 30 November 2020.

105. Rosenberg J, Sridhar SS, Zhang J, et al. EV-101: a phase I study of single-agent enfortumab vedotin in patients with nectin-4-positive solid tumors, including metastatic urothelial carcinoma. *J Clin Oncol*. 2020;38(10):1041–1049. https://doi.org/10.1200/JCO.19.02044.

106. Rosenberg JE, O'Donnell PH, Balar AV, et al. Pivotal trial of enfortumab vedotin in urothelial carcinoma after platinum and anti-programmed death 1/programmed death ligand 1 therapy. *J Clin Oncol*. 2019;37(29):2592–2600. https://doi.org/10.1200/JCO.19.01140.

107. Powles T, Rosenberg JE, Sonpavde GP, et al. Enfortumab vedotin in previously treated advanced urothelial carcinoma. *N Engl J Med*. 2021;384(12):1125–1135. https://doi.org/10.1056/NEJMoa2035807.

108. Genentech, Inc. *KADCYLA® (ado-trastuzumab emtansine) [package insert]*. U.S. Food and Drug Administration website; 2020. https://www.accessdata.fda.gov/drugsatfda_docs/label/2019/125427s105lbl.pdf. Accessed 30 November 2020.

109. Montemurro F, Ellis P, Anton A, et al. Safety of trastuzumab emtansine (T-DM1) in patients with HER2-positive advanced breast cancer: primary results from the KAMILLA study cohort 1. *Eur J Cancer*. 2019;109:92–102. https://doi.org/10.1016/j.ejca.2018.12.022.

110. Montemurro F, Delaloge S, Barrios CH, et al. Trastuzumab emtansine (T-DM1) in patients with HER2-positive metastatic breast cancer and brain metastases: exploratory final analysis of cohort 1 from KAMILLA, a single-arm phase IIIb clinical trial. *Ann Oncol*. 2020;31(10):1350–1358. https://doi.org/10.1016/j.annonc.2020.06.020.

111. Perez EA, Barrios C, Eiermann W, et al. Trastuzumab emtansine with or without pertuzumab versus trastuzumab plus taxane for human epidermal growth factor receptor 2-positive, advanced breast cancer: primary results from the phase III MARIANNE study. *J Clin Oncol*. 2017;35(2):141–148. https://doi.org/10.1200/JCO.2016.67.4887.

112. Verma S, Miles D, Gianni L, et al. Trastuzumab emtansine for HER2-positive advanced breast cancer. *N Engl J Med*. 2012;367(19):1783–1791. https://doi.org/10.1056/NEJMoa1209124.

113. Krop IE, Kim S-B, González-Martín A, et al. Trastuzumab emtansine versus treatment of physician's choice for pretreated HER2-positive advanced breast cancer (TH3RESA): a randomised, open-label, phase 3 trial. *Lancet Oncol*. 2014;15(7):689–699. https://doi.org/10.1016/S1470-2045(14)70178-0.

114. Poon KA, Flagella K, Beyer J, et al. Preclinical safety profile of trastuzumab emtansine (T-DM1): mechanism of action of its cytotoxic component retained with improved tolerability. *Toxicol Appl Pharmacol*. 2013;273(2):298–313. https://doi.org/10.1016/j.taap.2013.09.003.

115. von Minckwitz G, Huang C-S, Mano MS, et al. Trastuzumab emtansine for residual invasive HER2-positive breast cancer. *N Engl J Med*. 2019;380(7):617–628. https://doi.org/10.1056/NEJMoa1814017.

116. Goebeler M-E, Bargou RC. T cell-engaging therapies—BiTEs and beyond. *Nat Rev Clin Oncol*. 2020;17(7):418–434. https://doi.org/10.1038/s41571-020-0347-5.

117. Amgen Inc. *BLINCYTO® (blinatumomab) [package insert]*. U.S. Food and Drug Administration website; 2020. https://www.accessdata.fda.gov/drugsatfda_docs/label/2018/125557s013lbl.pdf. Accessed 30 November 2020.

118. Topp MS, Gökbuget N, Zugmaier G, et al. Phase II trial of the anti-CD19 bispecific T cell–engager blinatumomab shows hematologic and molecular remissions in patients with relapsed or refractory B-precursor acute lymphoblastic leukemia. *J Clin Oncol*. 2014;32(36):4134–4140. https://doi.org/10.1200/JCO.2014.56.3247.

119. Kantarjian H, Stein A, Gökbuget N, et al. Blinatumomab versus chemotherapy for advanced acute lymphoblastic leukemia. *N Engl J Med*. 2017;376(9):836–847. https://doi.org/10.1056/NEJMoa1609783.

120. Stein AS, Schiller G, Benjamin R, et al. Neurologic adverse events

in patients with relapsed/refractory acute lymphoblastic leukemia treated with blinatumomab: management and mitigating factors. *Ann Hematol.* 2019;98(1):159–167. https://doi.org/10.1007/s00277-018-3497-0.

121. Viardot A, Goebeler M-E, Hess G, et al. Phase 2 study of the bispecific T-cell engager (BiTE) antibody blinatumomab in relapsed/refractory diffuse large B-cell lymphoma. *Blood.* 2016;127(11):1410–1416. https://doi.org/10.1182/blood-2015-06-651380.

122. Goebeler M-E, Knop S, Viardot A, et al. Bispecific T-cell engager (BiTE) antibody construct blinatumomab for the treatment of patients with relapsed/refractory non-Hodgkin lymphoma: final results from a phase I study. *J Clin Oncol.* 2016;34(10):1104–1111. https://doi.org/10.1200/JCO.2014.59.1586.

123. Dufner V, Sayehli CM, Chatterjee M, et al. Long-term outcome of patients with relapsed/refractory B-cell non-Hodgkin lymphoma treated with blinatumomab. *Blood Adv.* 2019;3(16):2491–2498. https://doi.org/10.1182/bloodadvances.2019000025.

124. Klinger M, Zugmaier G, Nägele V, et al. Adhesion of T cells to endothelial cells facilitates blinatumomab-associated neurologic adverse events. *Cancer Res.* 2020;80(1):91–101. https://doi.org/10.1158/0008-5472.CAN-19-1131.

125. Prometheus Laboratories Inc. *PROLEUKIN® (aldesleukin) [package insert].* U.S. Food and Drug Administration website; 2020. https://www.accessdata.fda.gov/drugsatfda_docs/label/2012/103293s5130lbl.pdf. Accessed 30 November 2020.

126. Denicoff KD, Rubinow DR, Papa MZ, et al. The neuropsychiatric effects of treatment with interleukin-2 and lymphokine-activated killer cells. *Ann Intern Med.* 1987;107(3):293–300. https://doi.org/10.7326/0003-4819-107-2-293.

127. Dillman RO, Oldham RK, Barth NM, et al. Continuous interleukin-2 and tumor-infiltrating lymphocytes as treatment of advanced melanoma. A national biotherapy study group trial. *Cancer.* 1991;68(1):1–8. https://doi.org/10.1002/1097-0142(19910701)68:1<1::aid-cncr2820680102>3.0.co;2-k.

128. Siegel JP, Puri RK. Interleukin-2 toxicity. *J Clin Oncol.* 1991;9(4):694–704. https://doi.org/10.1200/JCO.1991.9.4.694.

129. Rosenberg SA, Lotze MT, Muul LM, et al. A progress report on the treatment of 157 patients with advanced cancer using lymphokine-activated killer cells and interleukin-2 or high-dose interleukin-2 alone. *N Engl J Med.* 1987;316(15):889–897. https://doi.org/10.1056/NEJM198704093161501.

130. Margolin KA, Rayner AA, Hawkins MJ, et al. Interleukin-2 and lymphokine-activated killer cell therapy of solid tumors: analysis of toxicity and management guidelines. *J Clin Oncol.* 1989;7(4):486–498. https://doi.org/10.1200/JCO.1989.7.4.486.

131. Vecht CJ, Keohane C, Menon RS, Punt CJ, Stoter G. Acute fatal leukoencephalopathy after interleukin-2 therapy. *N Engl J Med.* 1990;323(16):1146–1147. https://doi.org/10.1056/nejm199010183231616.

132. Karp BI, Yang JC, Khorsand M, Wood R, Merigan TC. Multiple cerebral lesions complicating therapy with interleukin-2. *Neurology.* 1996;47(2):417–424. https://doi.org/10.1212/wnl.47.2.417.

133. Loh FL, Herskovitz S, Berger AR, Swerdlow ML. Brachial plexopathy associated with interleukin-2 therapy. *Neurology.* 1992;42(2):462–463. https://doi.org/10.1212/wnl.42.2.462.

134. Heys SD, Mills KL, Eremin O. Bilateral carpal tunnel syndrome associated with interleukin 2 therapy. *Postgrad Med J.* 1992;68(801):587–588. https://doi.org/10.1136/pgmj.68.801.587.

135. Puduvalli VK, Sella A, Austin SG, Forman AD. Carpal tunnel syndrome associated with interleukin-2 therapy. *Cancer.* 1996;77(6):1189–1192. https://doi.org/10.1002/(sici)1097-0142(19960315)77:6<1189::aid-cncr27>3.0.co;2-x.

136. Sikora SS, Samsonov ME, Dookeran KA, Edington H, Lotze MT. Peripheral nerve entrapment: an unusual adverse event with high-dose interleukin-2 therapy. *Ann Oncol.* 1996;7(5):535–536. https://doi.org/10.1093/oxfordjournals.annonc.a010647.

137. Williams CD, Linch DC. Interferon alfa-2a. *Br J Hosp Med.* 1997;57(9):436–439.

138. Vial T, Choquet-Kastylevsky G, Liautard C, Descotes J. Endocrine and neurological adverse effects of the therapeutic interferons. *Toxicology.* 2000;142(3):161–172. https://doi.org/10.1016/s0300-483x(99)00141-9.

139. Ravaud A, Bedane C, Geoffrois L, Lesimple T, Delaunay M. Toxicity and feasibility of adjuvant high-dose interferon alpha-2b in patients with melanoma in clinical oncologic practice. *Br J Cancer.* 1999;80(11):1767–1769. https://doi.org/10.1038/sj.bjc.6690595.

140. Caraceni A, Gangeri L, Martini C, et al. Neurotoxicity of interferon-alpha in melanoma therapy: results from a randomized controlled trial. *Cancer.* 1998;83(3):482–489. https://doi.org/10.1002/(sici)1097-0142(19980801)83:3<482::aid-cncr17>3.0.co;2-s.

141. Kirkwood JM, Ernstoff MS, Davis CA, Reiss M, Ferraresi R, Rudnick SA. Comparison of intramuscular and intravenous recombinant alpha-2 interferon in melanoma and other cancers. *Ann Intern Med.* 1985;103(1):32–36. https://doi.org/10.7326/0003-4819-103-1-32.

142. Janssen HLA, Berk L, Vermeulen M, Schalm SW. Seizures associated with low-dose α-interferon. *Lancet.* 1990;336(8730):1580. https://doi.org/10.1016/0140-6736(90)93356-T.

143. Rohatiner AZ, Prior PF, Burton AC, Smith AT, Balkwill FR, Lister TA. Central nervous system toxicity of interferon. *Br J Cancer.* 1983;47(3):419–422. https://doi.org/10.1038/bjc.1983.63.

144. Adams F, Quesada JR, Gutterman JU. Neuropsychiatric manifestations of human leukocyte interferon therapy in patients with cancer. *JAMA.* 1984;252(7):938–941. https://doi.org/10.1001/jama.1984.03350070056026.

145. Quesada JR, Talpaz M, Rios A, Kurzrock R, Gutterman JU. Clinical toxicity of interferons in cancer patients: a review. *J Clin Oncol.* 1986;4(2):234–243. https://doi.org/10.1200/JCO.1986.4.2.234.

146. Merimsky O, Chaitchik S. Neurotoxicity of interferon-alpha. *Anticancer Drugs.* 1992;3(6):567–570. https://doi.org/10.1097/00001813-199212000-00002.

147. Färkkilä M, Iivanainen M, Roine R, et al. Neurotoxic and other side effects of high-dose interferon in amyotrophic lateral sclerosis. *Acta Neurol Scand.* 1984;70(1):42–46. https://doi.org/10.1111/j.1600-0404.1984.tb00801.x.

148. Meyers CA, Scheibel RS, Forman AD. Persistent neurotoxicity of systemically administered interferon-alpha. *Neurology.* 1991;41(5):672–676. https://doi.org/10.1212/wnl.41.5.672.

149. Gool ARV, Kruit WHJ, Stoter G, Engels FK, Eggermont AMM. Neuropsychiatric side effects of interferon-alfa therapy. *Pharm World Sci.* 2003;25(1):11–20. https://doi.org/10.1023/A:1022449613907.

150. Merimsky O, Reider-Groswasser I, Inbar M, Chaitchik S. Interferon-related mental deterioration and behavioral changes in patients with renal cell carcinoma. *Eur J Cancer.* 1990;26(5):596–600. https://doi.org/10.1016/0277-5379(90)90086-9.

151. Stübgen J-P. Interferon alpha and neuromuscular disorders. *J Neuroimmunol.* 2009;207(1):3–17. https://doi.org/10.1016/j.jneuroim.2008.12.008.

152. Rutkove SB. An unusual axonal polyneuropathy induced by low-dose interferon alfa-2a. *Arch Neurol.* 1997;54(7):907–908. https://doi.org/10.1001/archneur.1997.00550190093020.

153. Meriggioli MN, Rowin J. Chronic inflammatory demyelinating polyneuropathy after treatment with interferon-alpha. *Muscle Nerve.* 2000;23(3):433–435. https://doi.org/10.1002/(sici)1097-4598(200003)23:3<433::aid-mus17>3.0.co;2-o.

154. Anthoney DA, Bone I, Evans TR. Inflammatory demyelinating polyneuropathy: a complication of immunotherapy in malignant melanoma. *Ann Oncol.* 2000;11(9):1197–1200. https://doi.org/10.1023/a:1008362714023.

155. Bauherz G, Soeur M, Lustman F. Oculomotor nerve paralysis induced by alpha II-interferon. *Acta Neurol Belg.* 1990;90(2):111–114.

156. Batocchi AP, Evoli A, Servidei S, Palmisani MT, Apollo F, Tonali P. Myasthenia gravis during interferon alfa therapy. *Neurology.* 1995;45(2):382–383. https://doi.org/10.1212/wnl.45.2.382.

157. Arai H, Tanaka M, Ohta K, Kojo T, Niijima K, Imawari M. Symptomatic myopathy associated with interferon therapy for chronic hepatitis C. *Lancet.* 1995;345(8949):582. https://doi.org/10.1016/s0140-6736(95)90490-5.

158. Cirigliano G, Della Rossa A, Tavoni A, Viacava P, Bombardieri S. Polymyositis occurring during alpha-interferon treatment for malignant melanoma: a case report and review of the literature. *Rheumatol Int.* 1999;19(1–2):65–67. https://doi.org/10.1007/

s002960050103.

159. Falcone A, Bodenizza C, Musto P, Carotenuto M. Symptomatic myopathy during interferon alfa therapy for chronic myelogenous leukemia. *Leukemia.* 1998;12:1329. https://doi.org/10.1038/sj.leu.2401104.

160. Gorson KC, Allam G, Simovic D, Ropper AH. Improvement following interferon-alpha 2A in chronic inflammatory demyelinating polyneuropathy. *Neurology.* 1997;48(3):777–780. https://doi.org/10.1212/wnl.48.3.777.

161. Ammendola A, Sampaolo S, Ambrosone L, et al. Peripheral neuropathy in hepatitis-related mixed cryoglobulinemia: electrophysiologic follow-up study. *Muscle Nerve.* 2005;31(3):382–385. https://doi.org/10.1002/mus.20184.

第 32 章

免疫调节治疗的神经系统并发症

Brian M. Andersen and David A. Reardon

Center for Neuro-Oncology, Department of Medical Oncology, Dana-Farber Cancer Institute, Boston, MA, United States

1 引 言

免疫调节靶向恶性肿瘤所建立的耐受机制。与大多数化疗药物不同,免疫治疗操控的是非肿瘤细胞,尤其是在适应性免疫系统中。免疫检查点阻断剂(immune checkpoint blockade, ICB)最初于 2011 年获得美国食品药品监督管理局(Food and Drug Administration, FDA)批准,现已成为最常用的免疫调节治疗方法。此外,嵌合抗原受体(chimeric antigen receptor, CAR)T 细胞免疫疗法和双特异性 T 细胞衔接器(bispecific T cell engager, BiTE)是两种其他类型的免疫调节疗法,已被批准用于多种血液系统恶性肿瘤,并正在许多实体肿瘤中开展研究。免疫调节疗法会产生不同于传统化疗的不良反应,有时还会影响神经系统。

ICB 药物是一种可以阻断淋巴细胞表面表达的免疫检查点分子的单克隆抗体。目前已被批准的 ICB 治疗针对 T 淋巴细胞上的下列分子靶点:细胞毒性 T 淋巴细胞抗原-4[CTLA-4:伊匹单抗(ipilimumab)]、程序性死亡受体-1[PD-1:帕博利珠单抗(pembrolizumab)、纳武利尤单抗(nivolumab)和西米普利单抗 cemiplimab)]和程序性死亡配体-1[PD-L1:阿替利珠单抗(atezolizumab)、德瓦鲁单抗(durvalumab)和阿维鲁单抗(avelumab)]。目前对许多其他 T 细胞、B 细胞和 NK 细胞,以及其他先天性免疫检查点的研究也正在进行中。一旦这些药物与其靶点结合,抑制信号就会受阻,从而激活 T 细胞并杀死表达抗原的肿瘤细胞。当肿瘤患者使用 ICB 时,所有类型的 T 细胞都会发生检查点阻断,包括识别特异性肿瘤新抗原衍生表位的 T 细胞、存在于恶性肿瘤和正常细胞表面的肿瘤相关抗原衍生表位,以及只存在于非恶性肿瘤细胞表面的自身抗原。ICB 还可以通过抑制辅助性 T 细胞上相同的免疫检查点,间接触发 B 细胞活化和自身免疫抗体应答。ICB 诱导的自身免疫引起的毒性被称为免疫相关不良事件(immune-related adverse event, irAE)。

神经系统副肿瘤综合征(paraneoplastic neurologic syndrome, PNS)是一组罕见的疾病,是一种与神经免疫相关的不良事件(neurological irAE, N-irAE)。PNS 是对肿瘤细胞表达的神经元抗原的自发自身免疫反应,可导致非肿瘤的神经组织损伤。PNS 的特征是具有明显的临床体征和/或症状的组合,伴或不伴患者血清中存在特定的自身抗体,或者伴有随

着抗肿瘤治疗或免疫抑制而改善的非典型神经症状。在没有免疫治疗的情况下,PNS 在所有肿瘤中的发生率不到 1%,但不同瘤种间存在显著差异。N-irAE 涵盖范围很广,其中一部分为 PNS。本章将讨论接受 ICB 治疗的患者中出现的神经免疫相关不良事件(N-irAE),其中包括偶尔类似 PNS 的中枢和周围神经系统紊乱[1]。

本章还讨论了 CAR-T 细胞治疗引起的神经毒性,也称为免疫效应细胞相关神经毒性综合征(immune effector cell-associated neurotoxicity syndrome, ICANS),其机制尚不清楚,但与 ICB 的神经毒性产生机制不同。CAR-T 细胞是表达一种工程化受体的 T 淋巴细胞,其外部结构类似于抗体,内部结构类似于 T 细胞和共刺激受体的内部结构域。CAR-T 细胞(FDA 于 2017 年批准)是通过从患者体内分离自体 T 细胞,转导表达嵌合受体的基因,并进行体外扩增而产生的。然后 CAR-T 细胞被注入患者体内进一步增殖,并裂解表达受体靶点的肿瘤细胞。CAR-T 细胞治疗在非霍奇金淋巴瘤、急性淋巴细胞白血病和多发性骨髓瘤中的成功,归因于它们表达一种由所有肿瘤细胞表达的表面抗原,如 CD19、CD20 或 B 细胞成熟抗原(B cell maturation antigen, BCMA)[2]。CAR-T 细胞可诱导一种称为细胞因子释放综合征(cytokine release syndrome, CRS)的严重促炎状态,在这种状态下产生高水平的细胞因子,如白细胞介素 6(IL-6)和白细胞介素 1β(IL-1b)。CRS 可演变为噬血细胞性淋巴组织细胞增多症(hemophagocytic lymphohistiocytosis, HLH),也称为巨噬细胞活化综合征,可导致多器官功能障碍[3]。一些 CRS 患者也表现出 ICANS,从轻微意识混乱或脑病到严重的失语、癫痫、脑水肿、昏迷或死亡。CAR-T 细胞诱导神经毒性的潜在机制尚不清楚。目前的证据更倾向于是由于 T 细胞的间接作用,而不是直接作用,如脑内皮细胞功能障碍、促炎细胞因子渗透和脑实质中巨噬细胞的活性[2,4,5]。

第三类新型免疫治疗 BiTE,如 FDA 批准用于治疗急性淋巴细胞白血病的博纳吐单抗(blinatumomab),由两个结合肿瘤特异性抗原和 T 细胞特异性活化分子的抗体结构的单链可变片段组成。BiTE 可诱发类似 ICANS 的神经毒性综合征[6]。

N-irAE 和 ICANS 的及时诊断和治疗对于预防病情恶化、永久性疾病及死亡至关重要,因此肿瘤科医生、神经科医生和神经肿瘤科医生都应该熟悉相应的诊断和治疗。

2　流　行　病　学

2.1　免疫检查点阻断治疗引起的神经系统免疫相关不良事件

自 2011 年以来,美国有数十万肿瘤患者接受了 ICB 治疗。目前已有数十种 ICB 的适应证,其中最常用的药物是抗 CTLA-4 和抗 PD1 抗体。大多数关于 N-irAE 的数据来自转移性恶性黑色素瘤、肾细胞癌、小细胞和非小细胞肺癌以及微卫星高度不稳定的肿瘤患者。irAE 和 N-irAE 的发生率取决于肿瘤的种类、所使用的药物(双药疗法 irAE 和 N-irAE 发生率更高)和给药剂量。在接受伊匹单抗[7]治疗的患者中,最高可达43%的患者会发生任何类型的严重 irAE;在接受抗 PD1/PD-L1 抗体治疗的患者中[8,9],任何类型的严重 irAE 的发生率最高可达20%。抗 PD1 和/或抗 PD-L1 抗体的 irAE,如果治疗得当,与患者预后改善相关[9-11],提示 irAE 可能反映免疫系统更有可能发挥抗肿瘤活性。致命性 irAE 发生率在 0.3%~1.3%左右,这一发生率与许多传统化疗相当[12]。无论使用何种 ICB 药物,致命性毒性往往在治疗过程的早期发生并迅速发展[13]。

研究数据表明,N-irAE 的发生率可能不像最初估计得那么罕见(表 32-1)。最初,在病例报告和大规模临床试验中报道了 N-irAE。一项系统综述对截止至 2016 年 2 月的 N-irAE 病例进行分析,发病率大约为 3.8%~12%;大多数病例仅发生轻微的非特异性症状,如头痛(55%)[19]。早期的临床试验结果显示,0.4%~2.8%的病例发生Ⅲ或Ⅳ级 N-irAE[20,21]。最近一项回顾性队列研究评估了在单中心接受 ICB 治疗的 1 834 例患者的 N-irAE 发生率。1.5%(28 例)的患者出现了限制日常活动的 N-irAE。相较于传统化疗,ICB 的抗肿瘤反应动力学和 irAE 的发生时间在不同药物间差异更大。大多数 N-irAE 发生在治疗的前 6 个周期内(12~18 周)。接受抗 CTLA-4 和抗 PD1 双重 ICB 的患者 N-irAE 发生率最高(2.8%),其次是抗 CTLA-4 抗体(2.2%),接受抗 PD1 或抗 PD-L1 抗体的发生率最低(1.0%)。68%(19 例)的患者同时发生了非神经性 irAE,如结肠炎、肺炎、甲状腺炎、白癜风或心肌炎。中枢神经系统(central nervous system,CNS)与周围神经系统(peripheral nervous system,PNS)N-irAE 的发生率也因治疗而异,抗 CTLA-4 抗体更常在中枢神经系统中引起 irAE,而抗 PD1/抗 PD-L1 治疗则更可能引起周围神经系统 irAE。18%的患者发生了 CNS 和 PNS 的 N-irAE[14]。总之,早期研究估算的严重 N-irAE 的发生率略低,最近的一项 meta 分析和回顾性队列研究报告的发生率在1%到2%之间。随着 ICB 获批适应证的增多,预计 N-irAE 的发生率也将随之进一步增加。

表 32-1　神经免疫相关不良事件发生率(接受免疫检查点阻断剂患者的百分比)[14-18]

诊断	发生率	临床特征
周围神经系统		
周围性神经病	0.7%~1.16%	远端无力和/或感觉丧失
脑神经病	0.46%	最常见面神经病变
吉兰-巴雷综合征	0.25%	快速进行性虚弱、背痛、呼吸系统受损
重症肌无力	0.12%~0.47%	疲乏无力、上睑下垂、呼吸系统受损
肌炎	0.06%~0.55%	近端肌肉无力、上睑下垂,有时伴肌痛
慢性(CIDP 样)多发性神经病	0.051%	远端缓慢进展,通常呈对称性无力和/或麻木/感觉异常
中枢神经系统		
垂体炎	8%~13%	头痛、弥漫性虚弱、全身乏力
脑炎	0.5%	精神错乱、失语、注意力不集中
脑膜炎	0.15%	脑膜刺激征、头痛
脱髓鞘病	0.08%	与新发强化中枢神经系统病灶对应的局灶性神经功能缺损
脑血管病	0.07%	与新发扩散限制性中枢神经系统病灶对应的局灶性神经功能缺损

2.2　嵌合抗原受体 T 细胞免疫疗法的神经毒性(ICANS)

与 ICB 相比,接受 CAR-T 细胞治疗的患者数量更少,这使得不良反应发生率的计算更具挑战性。CRS 是 CAR-T 细胞治疗最常见的不良反应,包括导致发热、低血压和多器官功能障碍的弥漫性炎症反应。在一些临床试验中,CRS 的发生率高达100%,且多达46%的患者发生高级别 CRS[22,23]。ICANS 是一种与 CRS 相关但又具独特性的不良反应,其发生率相对较低。任何程度或类型的神经毒性的发生率为20%至64%,严重神经毒性的发生率为11%~52%[2,22,24-29]。

3　头　　痛

在最近的一项综述中,超过一半的接受 ICB 的患者出现了头痛[19]。绝大多数患者症状较轻,对乙酰氨基酚或非糖皮质激素可以缓解症状。对于肿瘤患者的任何新发头痛,重点病史分析和检查对于确定是否存在潜在的继发性原因至关重要。以下提到的某些严重不良事件,如垂体炎、无菌性脑膜炎和脑水肿(由 ICB 或 CAR-T 治疗所致毒性)最初均可能表现为轻度头痛。如出现新发头痛、症状进行性加重、单侧头痛、重度头痛、症状随体位改变(仰卧或站立加重)或其他伴随症状,均为危险警告信号,提示需及时进行脑影像学和/或神经病学评估。伴随恶心、呕吐、视力障碍、失语、意识障碍或其他新发神经系统症状应紧急评估。在没有其他相关特征的情况下,应密切监测 ICB 或 CAR-T 治疗后新发的头痛,并使用可最大限度减少神经系统副作用或免疫抑制的药物进行缓解。

4　恶性脑水肿

脑转移是肿瘤的常见并发症,传统上采用放射治疗,有时需要手术切除。ICB 在多种肿瘤中,诱导中枢神经系统内抗肿瘤免疫反应的潜力目前已无可辩驳,在黑色素瘤和非小细胞肺癌脑转移的应答率与全身转移的应答率相当[30-34]。少数接受 CAR-T 细胞治疗患者的脑部和软脑膜肿瘤会消退。无论是局灶性还是广泛性的脑肿瘤神经症状,均可能在伴随发生的局部抗肿瘤免疫反应的情况下恶化[35,36]。肿瘤溶解、白细胞浸润和局部细胞因子的产生增加,可导致转移性脑水肿一过性恶化。

此外,接受 CAR-T 细胞疗法的患者在无中枢神经系统转移的情况下也可能出现弥漫性脑水肿[15]。无论有无脑转移,免疫治疗后可出现新发、复发或恶化的脑水肿症状(后文另行详细讨论),包括:①头痛,尤其是体位改变后头痛并伴有恶心和/或呕吐;②间歇性嗜睡或意识障碍;③癫痫发作;④局灶性神经功能缺损,如偏瘫、脑神经病、偏侧忽略或偏盲、感觉丧失或共济失调;⑤脑疝综合征,需行急诊头颅 CT 平扫并考虑在重症监护室进行监测。恶性脑水肿引起的脑疝综合征的表现包括:

(1) 大脑镰下疝,由于大脑镰下扣带回移位,压迫双侧额叶所致。同侧大脑前动脉由于受压极易发生缺血。大脑镰下疝的体征包括双侧巴宾斯基征阳性、急性尿失禁、单侧小腿和上臂近端无力;

(2) 颞叶钩回疝,由于颞叶钩回移位至同侧中脑,引起对侧偏瘫、第三对脑神经麻痹致同侧瞳孔散大,可能伴大脑后动脉受压,导致枕叶梗死,引起对侧视野缺失;

(3) 小脑幕切迹疝,由于幕上大脑半球肿块引起丘脑、下丘脑、中脑的侧向和向下移位,导致进行性意识丧失。幕上肿块还可导致第三脑室或室间孔脑脊液引流受阻,引起脑室受压和脑积水,导致步态困难、头痛、恶心或呕吐,以及进行性意识丧失;

(4) 小脑幕裂孔疝,由于颅后窝肿块,引起脑干和/或小脑组织向上移位,压迫中脑,导致瞳孔或眼球运动异常,也可导致脑积水;

(5) 小脑扁桃体疝,由于幕上大肿块或颅后窝肿块,导致晕厥或突发性呼吸暂停[37]。

恶性脑水肿的治疗通过高渗疗法(如高渗盐水或甘露醇)以维持正常高值至偏高的血钠浓度,可联合糖皮质激素治疗。在确定针对恶性脑水肿的治疗强度时,尤其是糖皮质激素剂量时,应考虑脑肿瘤部位、神经症状的急性程度、免疫治疗开始时间、目前治疗的疗效以及患者的总体治疗目的。虽然目前尚缺乏指导治疗的临床试验,但大多数情况下,恶性脑水肿需要中至高剂量地塞米松

(通常首剂静脉推注 10mg,后续至少每次 8mg,每日两次)持续数日。鉴于免疫反应可以较持久,并在中断 ICB 后不一定会立即停止,脑水肿症状可能会持续数周。当合并出现免疫相关和肿瘤生长相关的脑水肿时,可能导致永久性损伤。

5　周围神经系统

影响周围神经系统的不良反应见于 ICB 治疗后,但未见于 CAR-T 细胞治疗后。外周 N-irAE 的发生率约是中枢 N-irAE 的两倍,尤其是在接受抗 PD1/抗 PD-1 抗体的患者中,并且通常类似非肿瘤患者的周围神经系统疾病[14,16]。在大约五分之一的病例中,N-irAE 同时出现在 CNS 和 PNS 中[14]。大多数 PNS N-irAE 是抗体和 B 细胞驱动的;然而,有证据表明 T 细胞也在某些疾病中发挥作用。虽然 ICB 诱导的神经病变总体上严重程度较轻、预后较好,但 ICB 诱导的重症肌无力和肌炎提示可能预后较差[17]。最近的一篇针对抗 PD1 治疗的神经肌肉并发症的系统性综述显示,有证据不支持 13% 病例的诊断[38],突显了对这些疾病进行全面的多学科检查的重要性。

5.1　神经病变

神经病变(neuropathy)是引起周围神经功能障碍的一大类综合征,其原因多种多样,包括:创伤、毒素、营养缺乏、感染、遗传综合征、微血管功能障碍和自身免疫等。接受 ICB 的患者中免疫介导的神经病变的估算发生率为 0.7% ~ 1.16%[16,18]。一般而言,进行性肌无力和/或感觉缺失的神经病变症状可以被大多数临床医生发现,但其病因仍不明确。在没有肿瘤的情况下,免疫介导的神经病变通常由神经肌肉疾病专业领域的神经科医生进行诊断和治疗。通过识别临床综合征并结合实验室或神经功能测试进行诊断,这些测试通常缺乏特征性自身抗体或抗原。诊断通常需要神经科医生,因为有时难以鉴别虚弱与乏力,通常伴有先前已经存在的细胞毒性化疗导致的神经病变,而周围神经异常的定位是关键。体检包括全面的神经学检查、血清学和/或脑脊液检测、肌电-神经传导检查(electromyography-nerve conduction study,EMG-NCS),有时还需要脑或脊柱磁共振检查。

掌握周围神经元及其髓鞘的基本结构和解剖对于了解自身免疫性神经病的不同部位、发病机制以及体征和症状很重要(图 32-1)。感觉和运动神经元在其起作用的水平或邻近区域出入脊髓。运动神经元细胞体位于脊髓前角内,而感觉神经元细胞体则位于脊柱外的背根神经节中。此外,周围神经系统的自主神经元有时会选择性地受到自身免疫攻击。感觉神经元、运动神经元和自主神经元共享一些但非全部抗原,它们的轴突被施万细胞(Schwann cell)包围,由被郎飞结(nodes of Ranvier)间断的髓鞘组成。抗体与(轴突上的)郎飞结、髓鞘或细胞体上的靶点结合。因此,临床综合征能反映受攻击的神经元类型,有时诊断则通过 EMG-NCS 检测到的受攻击的神经元或髓鞘的结构引起的神经生理功能障碍的类型来做出[39]。

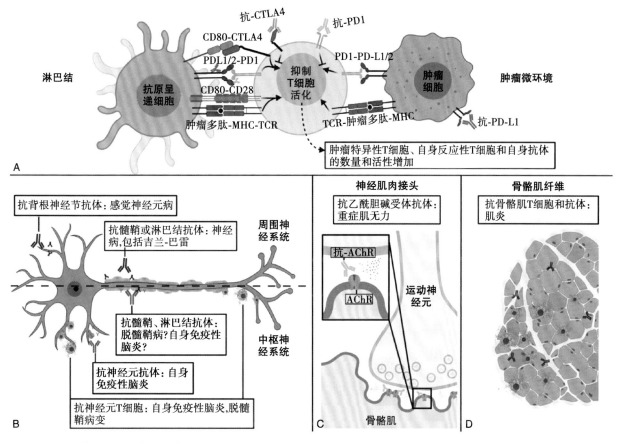

图 32-1 ICB 诱导的脑病、神经病、神经肌肉疾病和肌病的机制。(A)T 细胞免疫检查点诱导抑制信号,以对抗 T 细胞受体发现抗原时信号通路激活。免疫检查点阻断(ICB)抗体,如抗 CTLA4,抗 PD1 和抗 PD-L1 抗体在细胞外结合并阻止配体与肿瘤细胞和抗原呈递细胞结合。ICB 靶向所有 T 细胞,包括肿瘤和自身反应性 T 细胞,并可能导致自身免疫性 T 细胞和抗体介导的疾病。(B)神经元和髓鞘的许多区域可以被 ICB 激活的自身反应性 T 细胞作为靶点。(C)ICB 通过诱导针对突触后神经肌肉接头蛋白,如烟碱型乙酰胆碱受体(acetylcholine receptor,AChR)的抗体诱导重症肌无力,尽管相当一部分患者的抗 AchR 抗体呈阴性。(D)ICB 诱导的肌炎,经常与重症肌无力同时发生,与自身反应性 T 细胞和骨骼肌抗原的抗体有关

最实用的神经病变类型划分是根据急性程度,表明哪些情况需要紧急住院或门诊进行神经学评估[如急性炎症性脱髓鞘性多发性神经病(acute inflammatory demyelinating polyradiculoneuropathy,AIDP),也称为吉兰-巴雷综合征(Guillain-Barré syndrome,GBS)]。对于亚急性或慢性起病的病例,也可以考虑其他常见的神经病变原因,这些原因可能是唯一的潜在病因,也可与 ICB 诱导的神经病变同时发生。应询问患者饮酒情况,并根据其营养状况进行基本的血清学检测,以评估是否患有糖尿病或多种维生素缺乏症。神经病变的营养相关原因包括缺乏维生素 B_{12}、维生素 B_1(硫胺素)、维生素 B_6、维生素 E、铜或锌。促甲状腺激素(thyroid stimulating hormone,TSH)、HIV、血清免疫固定、轻链也应进行检测[40,41]。考虑到偶有重症肌无力合并肌炎,测试肌酸磷酸激酶、进行心电图检查排除心肌受累以及进行 EMG-NCS 检查也是合理的。

免疫介导的神经病变可分为十几种类型[39],许多但并非所有类型都在 ICB 用药后发生。下面,主要类型按起病时间(急性与非急性)和受影响的神经元类型或部分进行划分。虽然以下是典型的常用诊断,但患者可变性、疾病异质性和潜在的不同免疫发病机制很可能导致 ICB 诱导的神经病变具有如下所述的不同特征。

5.1.1 亚急性至慢性起病:脑神经病、类似慢性炎症性脱髓鞘性多发性神经病的感觉和运动神经病

大约三分之一的 ICB 引起的神经病变患者会发生脑神经损伤,使其成为最常见的神经病变类型(表 32-1)[16]。大多数患者表现为亚急性起病,类似贝尔面瘫(Bell's palsy)的上、下面神经无力。其他单一脑神经病变也会发生,如三叉神经痛。绝大多数病例的增强 MRI 显示受累脑神经强化;尽管缺乏多发脑神经病变的临床证据,许多脑神经通常在磁共振增强影像上表现为强化。脑脊液(CSF)常表现为淋巴细胞增多伴蛋白升高[18,42-44]。在中断 ICB 和开始使用泼尼松后,在完成泼尼松减量后脑神经病变有望得到缓解[18,45]。GBS 也可有面部无力症状,但往往较单纯的面部无力要严重得多,并在此之前先出现上肢无力。

感觉神经病变可单独发生,也可与运动神经或自主神经病变同时发生。患者表现为缓慢的、进行性感觉丧失或疼痛,常伴有受累皮节分布区域感觉异常。感觉功能障碍可以是长度依赖或非长度依赖的,后者可以与化疗引起的神经病变区分开来。小的感觉神经纤维功能障碍影响痛觉和温度觉,表现为疼痛感觉异常,通常表现为长度依赖性。较大的感觉纤

维功能障碍表现为振动觉或本体感觉缺陷,导致步态共济失调。在极少数情况下,臂丛或腰骶丛选择性受累,可能导致涉及多个感觉神经元的严重疼痛或虚弱。感觉神经传导检查只

能检测到大的纤维传导,通常显示传导速度减慢,伴或不伴传导阻滞,提示脱髓鞘过程[18,46,47]。也可见传导波幅减小,提示轴突丢失,肿瘤患者比非肿瘤患者更常见(表 32-2)。

表 32-2　神经性、神经肌肉性和肌病性 N-irAE 的电生理特性[17,18,48,49]

诊断	神经传导检查特征	肌电图特征
感觉神经病(脱髓鞘)	感觉神经远端潜伏期延长,感觉传导速度减慢	无纤颤或肌束颤动
感觉神经病(轴突)	SNAP 波幅降低	无纤颤或肌束颤动
运动神经病(脱髓鞘,经典特发性吉兰-巴雷综合征)	CMAP 波幅正常	远端运动潜伏期延长,传导速度减慢,F 波延长
运动神经病(轴突,通常是 ICB 诱导的吉兰-巴雷综合征)	CMAP 波幅降低	偶发性纤颤或肌束颤动(数周至数月)
重症肌无力	重复神经刺激下 CMAP 波幅降低>10%	单纤维 EMG 中肌纤维激活潜伏期的可变性/"抖动"增加[a]
肌炎	SNAP 和感觉潜伏期正常,CMAP 波幅正常至降低	纤颤,正尖波,自发活动;早期募集;单纤维 EMG 抖动增加[a]

[a] 抖动不是 MG 或肌炎所特有,也出现在肌萎缩侧索硬化症和 Lambert-Eaton 肌无力综合征中。
CMAP,复合运动动作电位;SNAP,感觉神经动作电位。
注:神经病变(包括 GBS)的电生理异常通常在发病后至少 10 天才会出现。

运动神经病变最常见的表现是肢体无力,尤以远端肢体无力多见。若持续数周至数月,可出现肌肉萎缩和肌束震颤。神经传导检查显示脱髓鞘时传导速度减慢,轴突损伤时传导波幅减小。肌电图可显示失神经支配表现,如插入活动增加、纤颤电位和运动单位电位募集减少。如上所述,多神经分布区域无力提示神经丛选择性功能障碍[14,18,46,50,51]。

干预措施根据基于美国国家癌症研究所不良事件通用术语标准(National Cancer Institute Common Terminology Criteria for Adverse Events,CTCAE)5.0 版的症状严重程度[52]。CTCAE 的目的是对肿瘤治疗临床试验中不良事件的严重程度进行标准化,但亦被广泛用于临床试验之外不良事件的分级。1 级是指患者无症状,仅在临床检查或诊断检测中才发现症状的不良事件(adverse events,AE),在每周密切复查的同时可考虑继续使用 ICB。2 级是指患者出现轻微影响日常活动的症状。3 级或更高级别的事件被认为是严重事件,经常会导致住院诊疗和监测。发生 3 级事件的患者日常生活需要帮助。4 级事件以严重损害为特征,如无法行走,可能伴有呼吸和/或吞咽障碍[40,41,53,54]。

较高级别神经病变的治疗指南是基于病例报告和文献的共识,而不是随机临床试验。2 级神经病变可口服泼尼松治疗,起始剂量约为每天 50~60mg,6~8 周后逐渐减量;绝大多数患者症状可得到改善或缓解[14,18]。一旦症状缓解,可考虑恢复 ICB 治疗。有病例报道,患者的神经病变以慢性形式起病,但在加用第二个 ICB 药物或更换 ICB 药物时病变加速恶化,表现类似 GBS[18]。3 级或以上的患者应予静脉注射甲泼尼龙并停止 ICB 治疗。如无改善,则行血浆置换,或静脉注射免疫球蛋白或利妥昔单抗,治疗同散发性慢性炎症性脱髓鞘性多发性神经病(chronic inflammatory demyelinating polyneuropathy,CIDP)[55,56]。基于指南的治疗后仍无改善的严重难治性病例,一些临床医生会使用非糖皮质激素细胞毒性免疫抑制药物,如吗替麦考酚酯(mycophenolate mofetil)[57]。度洛西汀(duloxetine)、普瑞巴林(pregabalin)或加

巴喷丁(gabapentin)可用于神经性疼痛[40]。

5.1.2　自主神经病变

ICB 治疗后的少数患者中可观察到自主神经病变。这种病变可发生自主神经症状的任何组合,如多汗、胃瘫或肠蠕动障碍、瞳孔散大、肠、膀胱、性功能障碍或直立性低血压[18,58]。

部分自主神经病变可能同时存在感觉神经病变,糖皮质激素治疗可能有效,严重病例可能对所有免疫抑制治疗均无效。自主神经病变有时可能是 GBS 的一个特征(如本章后述),也可能由副肿瘤神经综合征(paraneoplastic neurologic syndrome,PNS)引起,可以考虑进行副肿瘤抗体血清学检测。应进行全面的神经学检查,对于伴发的周围感觉运动神经病变应考虑行 EMG-NCS(表 32-2)。应评估患者是否存在直立性低血压,若存在,应提供相应咨询和支持性护理,如压迫袜、物理治疗、药物治疗如氟氢化可的松(fludrocortisone)、米多君(midodrine)、屈昔多巴(droxidopa)、托莫西汀(atomoxetine)或溴吡斯的明(pyridostigmine)[59-62]。

5.1.3　多发性单神经炎

在多个部位呈不规则非对称分布的感觉运动神经病变,称为多发性单神经炎,此类病变应评估是否有血管炎的证据。血管性神经病变可单独发生,也可在有系统性血管炎的情况下发生。血清学检测特别有助于评估血管炎及其他原因引起的多发性单神经炎:需要考虑的检测包括 ESR、CRP、C3、C4、ANA、抗双链 DNA 抗体、SSA、SSB、RF、c 和 p-ANCA、维生素 B_{12} 和甲基丙二酸。

5.1.4　吉兰-巴雷综合征(GBS)——急性炎症性脱髓鞘性多发性神经病

在接受 ICB 的患者中,远端肢体感觉丧失、感觉异常、无力,伴或不伴数小时内进行性加重的呼吸困难,提示需进行

GBS 的评估。GBS 可能的其他临床特征包括：背痛、心动过速、胃轻瘫、脑神经病变、共济失调或眩晕。脑神经和前庭功能障碍提示为较少见的 GBS 变异米勒-费希尔综合征(Miller-Fisher syndrome)。在接受 ICB 的患者中，GBS 的发生率大约是 CIDP 变异型的 5 倍，考虑到呼吸衰竭的风险，临床医生需要意识到，当症状急性发作时，通常需要入院进行快速检查、监测和治疗[16,18]。

接受 GBS 评估的患者应由呼吸治疗师每 3~4 小时定期评估吸气负压和肺活量。评估检查包括脊柱 MRI，若存在脑神经病变，还应考虑行脑 MRI。包括马尾神经在内的腰神经根强化很常见，许多病例表现为弥漫性软脑膜(包括脑神经)强化。脑脊液应送检行细胞计数、蛋白质、葡萄糖和革兰氏染色、培养、HSV1 和 2 的聚合酶链反应(PCR)、细胞学、寡克隆区带和自身免疫性脑病检测。脑脊液分析结果最常见的是中度淋巴细胞增多，这个特点将 ICB 诱导的 GBS 与大多数典型的 GBS 区分开来，后者通常无白细胞升高。脑脊液蛋白升高几乎是普遍现象[18,46,47,50,55,57,63-65]。发病前 10 天内的 EMG-NCS 可能正常；因此，EMG-NCS 表现出异常结果之前必须先进行经验性治疗(表 32-2)。如前述的慢性神经病变，脱髓鞘表现为神经传导速度减慢，而轴突损伤导致传导波幅减小。经典的 GBS 最常见的是脱髓鞘，而 ICB 诱导的 GBS 更常见的是轴突丢失导致的传导波幅减小[66]。许多神经节苷脂抗原与非 ICB 相关的 GBS 相关，因此应检测这些神经节苷脂的血清抗体。大多数 ICB 诱导的 GBS 病例都是血清学阴性的；阴性血清学结果及大量病理标本显示 T 细胞浸润，提示直接溶细胞性 T 细胞活性可能是许多病例的致病机制。

一旦确诊为 GBS 2 级或更高级别，应立即停用 ICB。与其他 GBS 不同，ICB 诱导的 GBS 的治疗应包括大剂量甲泼尼龙 1mg/kg，连续 5 天给药，同时进行血浆置换或静脉注射免疫球蛋白(intravenous immune globulin, IVIG)[40,41,53,54]。患者应住院监测，如有需要则转入 ICU。重症患者可能需要插管和自主神经功能障碍的症状管理。对于较为惰性的周围神经病变，可能有明显神经性疼痛，可用度洛西汀、普瑞巴林或加巴喷丁减轻症状。

5.2　重症肌无力和肌炎

特发性重症肌无力(myasthenia gravis, MG)是一种神经肌肉接合处的、散发性的自身免疫性疾病，在相当大比例的病例中与胸腺瘤相关。特发性 MG 的特征是四肢或延髓肌的波动性、易疲劳性无力，多表现为晨轻暮重或随着肢体重复使用而加重。在临床实践中，易疲劳性并不总能在检查时被发现或检测到。在 65%~95% 的病例中可发现结合和/或阻断或调节突触后神经肌肉接合蛋白的血清抗体，最常见的是烟碱型乙酰胆碱受体(nicotinic acetylcholine receptor, nAChR)[67]。在 nAChR 血清阴性的病例中，可能存在针对肌肉特异性酪氨酸激酶(muscle-specific tyrosine kinase, Musk)或脂蛋白受体相关蛋白 4(lipoprotein receptor-related protein 4, LRP4)蛋白的抗体[68,69]。MG 经常但不总是导致 EMG-NCS 异常(表 32-2)，最显著的是对重复神经刺激的反应减弱。有时也会进行 Tensilon 试验，通过静脉注射依酚氯铵(edrophonium)或新斯的明(neostigmine)(乙酰胆碱酯酶抑制

剂)，并在数分钟内连续检查患者的无力是否有一过性的改善。所有患者均需行影像学检查以确定是否存在胸腺瘤，若存在则行胸腺瘤切除[70]。肌无力危象罕见发生，伴有急性呼吸或弥漫性无力。由于肌无力危象是抗体介导的，因此血浆置换或 IVIG 可有效治疗该病。MG 的长期控制采用溴吡斯的明(pyridostigmine)(非免疫调节剂，但可改善神经肌肉传递)和免疫抑制治疗如糖皮质激素、IVIG 和/或免疫抑制药物(如硫唑嘌呤)[71]。虽然个体间的治疗结果有差异，但大多数特发性 MG 患者的预后比较好。

Lambert-Eaton 肌无力综合征(Lambert-Eaton myasthenic syndrome, LEMS)是一种比特发性 MG 罕见 10 倍的副肿瘤神经系统疾病，与小细胞肺腺癌密切相关。虽然小细胞肺癌常用抗 PD-L1 抗体治疗，但 LEMS 的发病率仍然极低，文献报道仅 2 例[72,73]。与 MG 相比，LEMS 的特点是抗 P/Q 型钙通道抗体作用于突触前膜且随着使用而强度增加，并在重复的神经刺激/神经传导检查中反应加强[72]。

肌炎有时被称为非 ICB 相关的特发性炎性肌病，通常包括皮肌炎(dermatomyositis, DM)、多发性肌炎(polymyositis, PM)和包涵体肌炎(inclusion body myositis, IBM)。最近的一种趋势是排除 PM 这一诊断，并将包涵体肌炎重新归类为非炎性肌炎。一项基于新发现的自身抗体的修订分类将肌炎的诊断分为四类：皮肌炎(DM)、免疫介导的坏死性肌病、抗合成酶综合征和重叠性肌炎[74]。所有类型的典型表现为隐匿起病的对称性近端肢体无力、肌酶升高和肌肉活检呈炎性。患者偶尔会出现包括上睑下垂在内的延髓肌无力。体格检查时可发现肌肉萎缩和/或触诊压痛[75]。已鉴定出许多自身抗体，包括抗组氨酰-ARN-t-合成酶(Jo1)、抗苏氨酸-ARN-t-合成酶(PL7)、抗丙氨酸-ARN-t-合成酶(PL12)、抗复合核小体重塑组蛋白脱乙酰酶(Mi2)、抗 Ku 抗体、抗多发性肌炎/系统性硬皮病(PMScl)、抗拓扑异构酶 1(Scl70)和抗信号识别粒子(SRP)抗体。诊断通常通过综合临床检查、血清学检测、MRI 和肌肉活检来明确[76]。EMG-NCS 可能显示肌病改变(表 32-2)，包括正常的感觉神经传导、正常或低波幅运动神经传导，以及伴或不伴短时、低波幅运动单位电位的异常自发活动，并在肌电图上有早期募集模式。在皮肌炎和抗合成酶病例中，肌肉活检显示肌束周围和血管周围有淋巴浆细胞浸润，而在坏死性免疫介导肌病中则缺乏淋巴细胞浸润和肌纤维坏死。治疗方法缺乏随机研究证实，主要包括糖皮质激素，如泼尼松，从 0.5mg/kg/d 开始，加量至 80mg/d。重症病例给予静脉甲泼尼龙用药 5 天后，予泼尼松治疗并在 4~6 周后逐渐减量，以及使用非糖皮质激素免疫抑制药物，如 IVIG、利妥昔单抗、甲氨蝶呤、吗替麦考酚酯或硫唑嘌呤[77-79]。由于免疫介导的肌病和肿瘤之间存在关联，因此还需要对潜在的恶性肿瘤进行彻底筛查[80]。

据估计，ICB 治疗后重症肌无力的发生率为 0.12%~0.47%，大约是普通人群的 10 倍[16,17]。虽然罕见，但其与多发性神经病、甲状腺炎、肌炎和心肌炎均有关，后者是最致命的免疫相关不良事件[14,17,48,81]。孤立的 ICB 诱导的 MG 也可出现暴发性肌无力危象，导致呼吸衰竭并迅速恶化。无论发病的急性程度如何，在评估潜在的 ICB 诱导的 MG 时，应牢记几个重要的临床观察。与特发性 MG 相比，ICB 诱导的 MG

在临床过程中会更频繁地导致延髓或呼吸无力。ICB 诱导的 MG 还可同时合并肌炎和心肌炎。症状通常在治疗的第一到四个周期内开始[14,17,82]。若急性起病,诊断检查应包括快速呼吸和神经系统评估。包括对 MG、肌炎、甲状腺炎、心肌炎和潜在神经病变的同时评估检测。血清学检测应包括抗 AChR 抗体阻断或调节组合(针对 MG)、ESR 和 CRP、肌酸激酶(肌炎)、抗横纹肌抗体(肌炎)、TSH 和游离 T₄(甲状腺炎)、肌钙蛋白(心肌炎)和心电图(心肌炎)。如肌酸激酶升高,应检测血清中与炎性肌病相关的自身抗体(抗-Jo1、抗-PL7、抗-PL12、抗-Mi2、抗-PMSCL、抗-Scl70 和抗-SRP)。电生理学对明确诊断至关重要,因为 MG 抗体检测对 ICB 诱导的 MG 敏感性和特异性都较低,且临床上很难将 MG 与神经病变或肌炎区分开来。若标准 EMG-NCS 是阴性的,应进行单纤维 EMG 及可能的肌肉 MRI 或活检(表 32-2)[49,83]。

与特发性 MG 不同,ICB 诱导的 MG 的治疗应从糖皮质激素开始。除暂停 ICB 外,2 级 ICB-MG 的治疗应予口服溴吡斯的明 30mg,每日 3 次,及低剂量泼尼松每日 20~100mg。对于 2 级肌炎,也应开始低剂量(0.5~1mg/kg/d)泼尼松治疗,并根据肌酸激酶的改善情况在数周内逐步减量。3 级 ICB 诱导的 MG 或肌炎病例应住院治疗,静脉注射甲泼尼龙 1mg/kg,持续 5 天。若甲泼尼龙治疗 2~3 天后无改善,可以考虑血浆置换或 IVIG 治疗 MG 或肌炎。应注意避免使用可能使 MG 恶化的药物,例如 β 受体阻滞剂、环丙沙星和静脉注射镁[40,41,53,54]。许多患者经糖皮质激素治疗有效,部分患者会迅速好转;但有文献报道 ICB 诱导的 MG 患者死亡率高达 20%[17,38]。美国临床肿瘤学会(American Society of Clinical Oncology)和美国国家癌症研究所(National Cancer Institute)的指南指出,若患者出现 3 级或以上级别的 MG 或肌炎,应永久停用 ICB[40,54];然而,若 MG 或其他 AE 迅速缓解,亦有一些肿瘤和支持团队会在密切监测下使用相同或不同的药物进行 ICB 再挑战[17,83]。而心肌炎的出现几乎一致性地导致 ICB 永久停用。

6 中枢神经系统

免疫检查点阻断剂引起的中枢神经系统疾病的发生率大约是周围神经系统疾病的一半,更常见于抗 CTLA-4 抑制剂伊匹单抗,类似于既往分类中的由自身免疫引起的中枢神经系统疾病。垂体炎常被认为是一种内分泌紊乱,但下文也将作简要描述。无菌性脑膜炎、脑炎和脊髓炎可单独发生,也可合并发生,或与 ICB 诱导的周围神经系统疾病同时发生。罕见发生血管事件如可逆性后部脑病综合征(posterior reversible encephalopathy syndrome,PRES)或中枢神经系统血管炎改变,被认为是由于脑动脉和毛细血管内的自身免疫活动所致。

6.1 垂体炎

自身免疫性垂体炎的发生率约为 1/900 万[84];而 8%~13% 接受抗 CTLA-4 抗体单药或联合抗 PD1/PD-L1 抗体治疗的肿瘤患者可能发生垂体炎[85,86]。通常在治疗开始后 6~12 周发病[86,87],在 89% 的患者中,最初症状为头痛、全身乏力和疲劳。10%~20% 患者报告的症状更能体现垂体或内分泌功能障碍,如恶心、呕吐、厌食、体重下降、视力变化、热或冷不耐受,偶尔还会出现意识混乱[86]。一半的垂体炎患者有低钠血症,这是垂体炎导致继发性肾上腺功能不全的一个主要指标。其他常见的实验室异常是肾上腺皮质激素(adrenocorticotrophic hormone,ACTH)和促甲状腺激素(thyroid-stimulating hormone,TSH)缺乏,其次是其他垂体前叶激素缺乏。由垂体后叶功能障碍引起的尿崩症极为罕见[88,89]。临床医生必须高度警惕肾上腺危象,如低血压、严重电解质紊乱和脱水,一旦发现异常应及时检测血清电解质紊乱和激素水平,并应与肿瘤科医生及内分泌科医生多学科合作。脑部 MR 经常但不总是表现为垂体增大及明显强化,这种异常通常在可检测到血液内分泌紊乱平均 1 周前出现[86]。糖皮质激素治疗非常有效,通常在几天内就会产生临床缓解[87]。大多数情况下,肾上腺功能不全是永久性的,需要长期使用低剂量糖皮质激素治疗[86,90,91]。甲状腺功能障碍可使用左甲状腺素治疗,且更有可能缓解,但仅在少数患者中缓解[86,91]。ICB 治疗患者可能发生低促性腺激素性腺功能减退症,导致女性雌二醇水平、男性睾酮水平低下以及催乳素分泌紊乱[92]。

6.2 无菌性脑膜炎

在接受 ICB 治疗的患者中,约有 0.15% 会发生脑膜自身免疫性炎症[16],即无菌性脑膜炎,轻度脑膜炎可能是轻度特发性头痛的基础[19]。除头痛外,其他症状包括恶心/呕吐、发热、脑膜刺激征、视乳头水肿,或大脑皮质刺激征象,如意识障碍(高度怀疑合并脑炎)、癫痫发作或局灶性神经功能缺损[40,53,54]。检查的主要内容应为脑部(使用垂体扫描方案评估垂体炎)和全脊柱 MR(有或无钆造影剂增强)、晨间皮质醇和 ACTH 的血清学检测,以及腰椎穿刺。脑脊液分析应包括测量开放压力、细胞计数、蛋白质、葡萄糖和革兰氏染色、培养、HSV1 和 HSV2 及其他病毒性脑炎的 PCR、细胞学和循环肿瘤细胞分析(若有条件检测)、寡克隆区带和自身免疫性脑病[40,54]。脑脊液最常见的是淋巴细胞增多和蛋白质水平升高,而无其他异常。偶尔可见脑脊液寡克隆区带,提示鞘内有抗体产生。通常经验性给予患者阿昔洛韦治疗,以覆盖可能的假阴性 HSV PCR,并行连续监测。也可重复行影像学检查和/或腰椎穿刺监测,以评估疾病是否改善或治愈。与其他 N-irAE 相比,ICB 诱导的脑膜炎通常严重程度较低,因此治疗紧急程度也随之较低。大多数情况下,可对患者进行监测,但若排除感染且症状为中度或重度,则应考虑口服(0.5~1mg/kg 泼尼松)或静脉(1mg/kg/d 甲泼尼龙,持续 5 天)糖皮质激素治疗[40,53,54]。免疫检查点抑制剂需暂停直至脑膜炎症状缓解或影像学表现好转。症状缓解后,脑或脊柱 MR 仍可能持续显示脑膜强化。

两例经 ICB 治疗后发生无菌性脑膜炎的病例提供了充分的证据,表明脑膜炎的潜在病因是新发中枢神经系统结节病。两例患者均存在新发、ICB 诱导、经活检证实的活动性肺结节病和严重脑膜炎。虽然病理诊断未经脑膜活检证实,但严格排除了其他病因,影像学表现比典型的无菌性脑膜炎范围更大,且在 ICB 停药和免疫抑制治疗后脑膜炎症状和影像学表现均改善[93,94]。ICB 治疗后患者出现新的肺部症状并伴有头痛或其他脑膜炎体征极为罕见,可能需要针对系统性和中枢神经系统结节病进行额外的检查(血清和脑脊液血管紧张素转换酶)。

6.3　脑炎、脱髓鞘综合征和小脑炎

淋巴细胞或抗体介导的脑实质损伤可表现为局灶性或弥漫性综合征,具体取决于免疫反应的部位和程度。大约 0.5%~0.9% 的接受 ICB 治疗的患者会发生脑实质 N-irAE[16,95],可有多种表现,包括弥漫性脑炎、脑干或边缘脑炎、小脑炎、局灶性脱髓鞘综合征或副肿瘤性脑炎[96]。20% 的脑实质 N-irAE 与脑膜炎和周围神经病变等其他 N-irAE 共同发生[14,95]。脑实质的 N-irAE 在接受抗 PD1 治疗的患者中稍多见,但在抗 CTLA-4 或抗 PD-L1 单药治疗患者中也有报道[96]。虽然 ICB 诱导的脑炎严重程度不一且通常可治愈,但也有罕见的死亡报告,不同 ICB 药物之间脑炎的严重程度没有明显差异[95]。

与其他 N-irAE 相比,ICB 诱导的脑炎症状平均开始时间稍晚,中位时间为开始 ICB 治疗后 80 天。临床表现多种多样,最常见的症状包括意识模糊和头痛,分别占 50% 和 36%。大约 20% 的患者出现癫痫发作,发热则不太常见(18%)。患者应接受全身感染检查、脑和脊柱磁共振检查、脑电图(EEG)和脑脊液分析,以明确或排除感染、恶性肿瘤和特定的自身免疫性疾病,包括副肿瘤神经系统疾病。尤其应尽早行脑电图检查,以便快速治疗非惊厥性癫痫。脑脊液的特异性检测应包括细胞计数、蛋白质、葡萄糖和革兰氏染色、培养、HSV1 和 HSV2 和其他病毒性脑炎的 PCR、细菌培养和快速检测、细胞学、寡克隆区带和自身免疫性脑病检测。在文献报道的一组患者中,最常见的脑 MR 异常是颞叶或枕叶强化,22% 的患者发生。其中 68% 的患者完全康复,22% 的患者有持续性的神经系统异常,9% 的患者死亡[95]。基于神经学检查和脑磁共振影像,根据脑部受影响最严重的部位进行分类,其中包括边缘脑炎(包括副肿瘤抗体阳性和阴性病例)[95,96],符合桥本脑病诊断标准的弥漫性脑炎[14],延伸至脑干的弥漫性暴发性脑炎[97],和小脑炎[46,98]。虽然某些脑炎病例明确显示是抗体介导的[96],但两例死亡病例的尸检显示以 T 淋巴细胞为主的浸润,而无 B 细胞或浆细胞。脑炎可能是由于副肿瘤神经综合征(如 NMDA 受体或抗 MA2 脑炎[96,99])引起的,在这些疾病中受累的脑实质区域和肿瘤之间可能表达相同抗原。与重症肌无力抗体检测的情况相似,ICB 诱导的脑炎常见副肿瘤抗体阳性而不伴随临床综合征。虽然对某例脑炎是否为副肿瘤性疾病的判定似乎不影响临床治疗方案,但快速排除其他潜在的脑病原因很重要,且往往具有挑战性。

除脑炎外,ICB 诱导的脑实质损伤还来自类似于脱髓鞘的局灶性免疫浸润[14,100,101],以及免疫血管攻击导致的可逆性后部脑病综合征(PRES)[14,50,102]。此外,ICB 导致的脱髓鞘综合征也可导致脊髓炎[90,101,103]。所有有新的局灶性神经功能缺陷的患者都应该进行全脊柱 MR 检查,但当患者出现明显的颈、胸或腰椎水平功能缺损、严重背痛、鞍区麻醉样症状、大小便失禁、脊髓中央管综合征或脊髓半切综合征或截

瘫时,脊柱成像应优先于脑成像。脱髓鞘检查应包括与前述脑炎检查相同的脑脊液检查和水通道蛋白-4(aquaportin-4,AQP4)和髓鞘少突胶质细胞糖蛋白(oligodendrocyte glycoprotein,MOG)抗体血清检测。对 PRES 的检查和治疗还应了解合并用药、血压和肾功能,以排除所有可能相关因素。

ICB 诱导的脑炎治疗包括停用 ICB,考虑静脉注射阿昔洛韦直至 PCR 转为阴性,轻度脑炎给予 0.5~1.0mg/kg 泼尼松,中度脑炎予 1~2mg/kg 甲泼尼龙,重度脑炎予静脉 1g/d 甲泼尼龙,连续 3~5 天,加或不加 IVIG,连续 5 天。若无改善或检测到自身抗体,应考虑使用利妥昔单抗或血浆置换[40,54]。横贯性脊髓炎通常需要大剂量甲泼尼龙和永久性停用 ICB,如下所述[40,54,90]。

7　CAR-T 细胞介导的神经毒性(免疫效应细胞相关神经毒性综合征)

CAR-T 细胞疗法已被用于 1 000 多名 FDA 批准适应证的血液和淋巴系统恶性肿瘤患者,且这一疗法在许多实体肿瘤患者中也正在进行临床试验。CAR-T 细胞介导的神经毒性,以下简称免疫效应细胞相关神经毒性综合征(immune effector cell-associated neurotoxicity syndrome,ICANS),表现为局灶性或弥漫性神经系统症状,这些症状不是 CAR-T 细胞的直接作用,而是巨噬细胞和单核细胞的激活、内皮细胞的破坏、细胞因子渗入脑及潜在的星形胶质细胞的激活所致[4,5]。ICANS 的发病时间可能不同;少数患者在最初的 7 天内伴有细胞因子释放综合征(cytokine release syndrome,CRS),而大多数 ICANS 患者在输注后 7~21 天起病[25,26,28,104]。许多因素会导致 ICANS 风险增加,包括年龄较小、既往存在神经系统合并症、髓外疾病、使用含氟达拉滨的治疗、较高的 CAR-T 细胞剂量、较高的 CAR-T 细胞计数峰值、早期发生或严重 CRS、血细胞减少(尤其是血小板减少)和弥散性血管内凝血[104,105]。

由于在接受 CAR-T 细胞治疗的患者中,ICANS 的发生率高达 60%[104],因此在输注前通常要进行基线神经系统检查和脑 MRI 检查,且所有患者在输注后的高危期都要系统地复查。常见的 ICANS 症状包括意识混乱(约 90%),表现为波动性嗜睡、注意力不集中、烦躁、计算障碍或失用症;失语(50%)、头痛(40%)、震颤(33%)、书写困难、额叶释放症状、记忆减退、脑膜刺激征、构音障碍、局灶性无力(10%)、共济失调和癫痫发作[24,104,106]。值得注意的是,孤立性头痛在 CRS 中经常发生,通常不能预测 ICANS[3]。影像学检查结果也同样多样化:弥漫性脑水肿最常见,其次是在不同部位观察到的局灶性弥散受限和 T2/FLAIR 异常,包括双侧丘脑、胼胝体压部,或多灶性病变[104,106,107]。还可发生微出血和软脑膜强化[105]。

ICANS 的严重程度根据美国血液和骨髓移植协会的共识声明分级,该协会提出了免疫效应细胞相关脑病(Immune Effector Cell-Associated Encephalopathy,ICE)评分(表 32-3)[3]。除了 ICE 评分外,每位患者还应进行神经系统检查,以评估是否有其他可计入 CTCAE 分级的神经系统症状。这些其他

症状包括意识水平、运动症状、癫痫和颅内压升高/脑水肿，可伴或不伴脑病发生（表32-3）。在进行治疗前，应按 ICB 所致脑炎的诊治建议，迅速对全身和/或中枢神经系统感染进行相应检查，通常需要进行血清学和脑脊液检测。

表 32-3　免疫效应细胞相关脑病 ICE 评分[3]

检查项目	精神状态特征	总分
定向力	定向：年，月，城市，医院	4
命名	能够命名 3 个对象（例如，时钟、笔、按钮）	3
遵循指令	能够遵循简单的指令（例如，"给我看你的拇指"）	1
书写	能够写出标准的句子（例如，"今天是晴天"）	1
注意力	能够从 100 倒数到 10	1
总分		10

　　在进行 CAR-T 细胞治疗之前，患者应行基线脑部 MRI 检查；许多临床医生会予数周预防性剂量（500mg/次，每天 2 次）的抗癫痫药物左乙拉西坦。有脑病早期体征（ICE 评分 7～9；若神经系统评估没有进一步发现，则为 1 级）疑似 ICANS 的患者应强烈考虑行头颅 CT 平扫以评估脑水肿，随后进行连续 EEG 监测。如果出现进一步的神经功能恶化，应该以较低阈值进行持续的 EEG 和脑部 MRI（增强或平扫）监测，并开始使用地塞米松，通常给一到两次经验性剂量，然后行神经系统复查。初始剂量每次 4～10mg 不等，每日 2 次。若神经功能进一步恶化，可能需要临床医生根据经验酌情使用地塞米松，最多每 6 小时 10mg。除了在重症监护室监测和其他针对恶性水肿的措施同时使用的恶性脑水肿病例（见第 4 节）外，由于地塞米松半衰期长，通常合理的给药间隔为每 12 小时一次，而非 6 或 8 小时[108]。除了基本检查和糖皮质激素的使用之外，ICANS 的治疗存在很大差异。目前的诊疗推荐是来自单个中心的研究者[109]组成的工作组的专家意见和机构经验，因此有一定的争议[110]。由于疗效尚未确定，用于 CRS 的抗细胞因子疗法，如托珠单抗（tocilizumab）（抗 IL-6 受体抗体）和阿那白滞素（anakinra）（抗 IL-1 受体抗体）相对较少用于 ICANS，但具体使用情况取决于各中心。虽然预后差异很大，但大多数患者能完全康复。大约 4%～10% 的患者会有持续的神经功能缺损[2,25,26]。

8　结论：多样化的表现、动力学、多学科和早期治疗的重要性、再挑战的考虑

　　免疫调节疗法已成为许多恶性肿瘤、尤其是晚期肿瘤的主要治疗手段。免疫调节及其并发症将继续增加，因此了解这些不良影响对于安全使用免疫疗法至关重要。N-irAE 通常类似于特发性自身免疫性疾病，可影响神经系统的所有组成部分。相比之下，目前对 ICANS 的了解较少，临床上较少出现可定位的体征，各机构的治疗也不太统一。虽然每个个体本身可能是罕见的，但由于异常免疫调节而出现神经系统症状的情况相当普遍。与其他针对肿瘤本身的疗法不同，免

疫反应的动力学范围很广；然而，大多数患者的免疫反应在 ICB 治疗的前 4～6 用药周期出现，在 CAR-T 细胞输注后的约 7～21 天内出现。对于急性发作的症状，若不及时采取行动可能会导致神经功能迅速恶化，因此快速的检查和治疗至关重要，且早期治疗可能痊愈。在某些情况下，2 级或 3 级 N-irAE 的患者可能会考虑使用同种或另一种 ICB 药物进行再挑战。虽然指南建议对 4 级事件或任何级别的某些特定 N-irAE，如横贯性脊髓炎和心肌炎，永久停止免疫治疗[40,54]，但大多数病例将通过与患者讨论 ICB 再挑战与替代方案治疗的风险来决定。

（欧丹 译，万经海、左赋兴 审校）

参考文献

1. Graus F, Dalmau J. Paraneoplastic neurological syndromes in the era of immune-checkpoint inhibitors. *Nat Rev Clin Oncol.* 2019;16(9):535–548.
2. Schuster SJ, Svoboda J, Chong EA, et al. Chimeric antigen receptor T cells in refractory B-cell lymphomas. *N Engl J Med.* 2017;377(26):2545–2554.
3. Lee DW, Santomasso BD, Locke FL, et al. ASTCT consensus grading for cytokine release syndrome and neurologic toxicity associated with immune effector cells. *Biol Blood Marrow Transplant.* 2019;25(4):625–638.
4. Hunter BD, Jacobson CA. CAR T-cell associated neurotoxicity: mechanisms, clinicopathologic correlates, and future directions. *J Natl Cancer Inst.* 2019;111(7):646–654.
5. Gust J, Finney OC, Li D, et al. Glial injury in neurotoxicity after pediatric CD19-directed chimeric antigen receptor T cell therapy. *Ann Neurol.* 2019;86(1):42–54.
6. Topp MS, Gokbuget N, Stein AS, et al. Safety and activity of blinatumomab for adult patients with relapsed or refractory B-precursor acute lymphoblastic leukaemia: a multicentre, single-arm, phase 2 study. *Lancet Oncol.* 2015;16(1):57–66.
7. Bertrand A, Kostine M, Barnetche T, Truchetet ME, Schaeverbeke T. Immune related adverse events associated with anti-CTLA-4 antibodies: systematic review and meta-analysis. *BMC Med.* 2015;13:211.
8. Maughan BL, Bailey E, Gill DM, Agarwal N. Incidence of immune-related adverse events with program death receptor-1- and program death receptor-1 ligand-directed therapies in genitourinary cancers. *Front Oncol.* 2017;7:56.
9. Ricciuti B, Genova C, De Giglio A, et al. Impact of immune-related adverse events on survival in patients with advanced non-small cell lung cancer treated with nivolumab: long-term outcomes from a multi-institutional analysis. *J Cancer Res Clin Oncol.* 2019;145(2):479–485.
10. Rogado J, Sanchez-Torres JM, Romero-Laorden N, et al. Immune-related adverse events predict the therapeutic efficacy of anti-PD-1 antibodies in cancer patients. *Eur J Cancer.* 2019;109:21–27.
11. Toi Y, Sugawara S, Kawashima Y, et al. Association of immune-related adverse events with clinical benefit in patients with advanced non-small-cell lung cancer treated with nivolumab. *Oncologist.* 2018;23(11):1358–1365.
12. Wang DY, Salem JE, Cohen JV, et al. Fatal toxic effects associated with immune checkpoint inhibitors: a systematic review and meta-analysis. *JAMA Oncol.* 2018;4(12):1721–1728.
13. Postow MA, Sidlow R, Hellmann MD. Immune-related adverse events associated with immune checkpoint blockade. *N Engl J Med.* 2018;378(2):158–168.
14. Dubey D, David WS, Reynolds KL, et al. Severe neurological toxicity of immune checkpoint inhibitors: growing spectrum. *Ann Neurol.* 2020;87(5):659–669.
15. JCAR015 in ALL: A root-cause investigation. *Cancer Discov.* 2018;8(1):4–5.
16. Johnson DB, Manouchehri A, Haugh AM, et al. Neurologic toxicity associated with immune checkpoint inhibitors: a pharma-

covigilance study. *J Immunother Cancer*. 2019;7(1):134.

17. Suzuki S, Ishikawa N, Konoeda F, et al. Nivolumab-related myasthenia gravis with myositis and myocarditis in Japan. *Neurology*. 2017;89(11):1127–1134.

18. Dubey D, David WS, Amato AA, et al. Varied phenotypes and management of immune checkpoint inhibitor-associated neuropathies. *Neurology*. 2019;93(11):e1093–e1103.

19. Cuzzubbo S, Javeri F, Tissier M, et al. Neurological adverse events associated with immune checkpoint inhibitors: review of the literature. *Eur J Cancer*. 2017;73:1–8.

20. Spain L, Walls G, Julve M, et al. Neurotoxicity from immune-checkpoint inhibition in the treatment of melanoma: a single centre experience and review of the literature. *Ann Oncol*. 2017;28(2):377–385.

21. Robert C, Long GV, Brady B, et al. Nivolumab in previously untreated melanoma without BRAF mutation. *N Engl J Med*. 2015;372(4):320–330.

22. Grupp SA, Kalos M, Barrett D, et al. Chimeric antigen receptor-modified T cells for acute lymphoid leukemia. *N Engl J Med*. 2013;368(16):1509–1518.

23. Maude SL, Frey N, Shaw PA, et al. Chimeric antigen receptor T cells for sustained remissions in leukemia. *N Engl J Med*. 2014;371(16):1507–1517.

24. Kochenderfer JN, Dudley ME, Kassim SH, et al. Chemotherapy-refractory diffuse large B-cell lymphoma and indolent B-cell malignancies can be effectively treated with autologous T cells expressing an anti-CD19 chimeric antigen receptor. *J Clin Oncol*. 2015;33(6):540–549.

25. Maude SL, Laetsch TW, Buechner J, et al. Tisagenlecleucel in children and young adults with B-cell lymphoblastic leukemia. *N Engl J Med*. 2018;378(5):439–448.

26. Neelapu SS, Locke FL, Bartlett NL, et al. Axicabtagene Ciloleucel CAR T-cell therapy in refractory large B-cell lymphoma. *N Engl J Med*. 2017;377(26):2531–2544.

27. Park JH, Riviere I, Gonen M, et al. Long-term follow-up of CD19 CAR therapy in acute lymphoblastic leukemia. *N Engl J Med*. 2018;378(5):449–459.

28. Schuster SJ, Bishop MR, Tam CS, et al. Tisagenlecleucel in adult relapsed or refractory diffuse large B-cell lymphoma. *N Engl J Med*. 2019;380(1):45–56.

29. Gardner RA, Finney O, Annesley C, et al. Intent-to-treat leukemia remission by CD19 CAR T cells of defined formulation and dose in children and young adults. *Blood*. 2017;129(25):3322–3331.

30. Borghaei H, Paz-Ares L, Horn L, et al. Nivolumab versus docetaxel in advanced nonsquamous non-small-cell lung cancer. *N Engl J Med*. 2015;373(17):1627–1639.

31. Gauvain C, Vauleon E, Chouaid C, et al. Intracerebral efficacy and tolerance of nivolumab in non-small-cell lung cancer patients with brain metastases. *Lung Cancer*. 2018;116:62–66.

32. Goldberg SB, Gettinger SN, Mahajan A, et al. Pembrolizumab for patients with melanoma or non-small-cell lung cancer and untreated brain metastases: early analysis of a non-randomised, open-label, phase 2 trial. *Lancet Oncol*. 2016;17(7):976–983.

33. Long GV, Atkinson V, Lo S, et al. Combination nivolumab and ipilimumab or nivolumab alone in melanoma brain metastases: a multicentre randomised phase 2 study. *Lancet Oncol*. 2018;19(5):672–681.

34. Tawbi HA, Forsyth PA, Algazi A, et al. Combined nivolumab and ipilimumab in melanoma metastatic to the brain. *N Engl J Med*. 2018;379(8):722–730.

35. Brown CE, Alizadeh D, Starr R, et al. Regression of glioblastoma after chimeric antigen receptor T-cell therapy. *N Engl J Med*. 2016;375(26):2561–2569.

36. Abramson JS, McGree B, Noyes S, et al. Anti-CD19 CAR T cells in CNS diffuse large-B-cell lymphoma. *N Engl J Med*. 2017;377(8):783–784.

37. Posner JB. Neurologic complications of systemic cancer. *Dis Mon*. 1978;25(2):1–60.

38. Johansen A, Christensen SJ, Scheie D, Hojgaard JLS, Kondziella D. Neuromuscular adverse events associated with anti-PD-1 monoclonal antibodies: systematic review. *Neurology*. 2019;92(14):663–674.

39. Kieseier BC, Mathey EK, Sommer C, Hartung HP. Immune-mediated neuropathies. *Nat Rev Dis Primers*. 2018;4(1):31.

40. Brahmer JR, Lacchetti C, Schneider BJ, et al. Management of immune-related adverse events in patients treated with immune checkpoint inhibitor therapy: American Society of Clinical Oncology clinical practice guideline. *J Clin Oncol*. 2018;36(17):1714–1768.

41. Puzanov I, Diab A, Abdallah K, et al. Managing toxicities associated with immune checkpoint inhibitors: consensus recommendations from the Society for Immunotherapy of Cancer (SITC) Toxicity Management Working Group. *J Immunother Cancer*. 2017;5(1):95.

42. Ali S, Lee SK. Ipilimumab therapy for melanoma: a mimic of leptomeningeal metastases. *AJNR Am J Neuroradiol*. 2015;36(12):E69–E70.

43. Altman AL, Golub JS, Pensak ML, Samy RN. Bilateral facial palsy following Ipilimumab infusion for melanoma. *Otolaryngol Head Neck Surg*. 2015;153(5):894–895.

44. Yost MD, Chou CZ, Botha H, Block MS, Liewluck T. Facial diplegia after pembrolizumab treatment. *Muscle Nerve*. 2017;56(3):E20–E21.

45. Zimmer L, Goldinger SM, Hofmann L, et al. Neurological, respiratory, musculoskeletal, cardiac and ocular side-effects of anti-PD-1 therapy. *Eur J Cancer*. 2016;60:210–225.

46. Kao JC, Liao B, Markovic SN, et al. Neurological complications associated with anti-programmed death 1 (PD-1) antibodies. *JAMA Neurol*. 2017;74(10):1216–1222.

47. Thaipisuttikul I, Chapman P, Avila EK. Peripheral neuropathy associated with ipilimumab: a report of 2 cases. *J Immunother*. 2015;38(2):77–79.

48. Takamatsu K, Nakane S, Suzuki S, et al. Immune checkpoint inhibitors in the onset of myasthenia gravis with hyperCKemia. *Ann Clin Transl Neurol*. 2018;5(11):1421–1427.

49. Shah M, Tayar JH, Abdel-Wahab N, Suarez-Almazor ME. Myositis as an adverse event of immune checkpoint blockade for cancer therapy. *Semin Arthritis Rheum*. 2019;48(4):736–740.

50. Liao B, Shroff S, Kamiya-Matsuoka C, Tummala S. Atypical neurological complications of ipilimumab therapy in patients with metastatic melanoma. *Neuro Oncol*. 2014;16(4):589–593.

51. Tanaka R, Maruyama H, Tomidokoro Y, et al. Nivolumab-induced chronic inflammatory demyelinating polyradiculoneuropathy mimicking rapid-onset Guillain-Barre syndrome: a case report. *Jpn J Clin Oncol*. 2016;46(9):875–878.

52. 2017. https://ctep.cancer.gov/protocoldevelopment/electronic_applications/docs/CTCAE_v5_Quick_Reference_5x7.pdf. [Accessed].

53. Haanen J, Carbonnel F, Robert C, et al. Management of toxicities from immunotherapy: ESMO clinical practice guidelines for diagnosis, treatment and follow-up. *Ann Oncol*. 2017;28(suppl 4):iv119–iv142.

54. Thompson JA, Schneider BJ, Brahmer J, et al. Management of immunotherapy-related toxicities, version 1.2019. *J Natl Compr Canc Netw*. 2019;17(3):255–289.

55. de Maleissye MF, Nicolas G, Saiag P. Pembrolizumab-induced demyelinating polyradiculoneuropathy. *N Engl J Med*. 2016;375(3):296–297.

56. Sepulveda M, Martinez-Hernandez E, Gaba L, et al. Motor polyradiculopathy during pembrolizumab treatment of metastatic melanoma. *Muscle Nerve*. 2017;56(6):E162–E167.

57. Gu Y, Menzies AM, Long GV, Fernando SL, Herkes G. Immune mediated neuropathy following checkpoint immunotherapy. *J Clin Neurosci*. 2017;45:14–17.

58. Appelbaum J, Wells D, Hiatt JB, et al. Fatal enteric plexus neuropathy after one dose of ipilimumab plus nivolumab: a case report. *J Immunother Cancer*. 2018;6(1):82.

59. Byun JI, Moon J, Kim DY, et al. Efficacy of single or combined midodrine and pyridostigmine in orthostatic hypotension. *Neurology*. 2017;89(10):1078–1086.

60. Okamoto LE, Shibao CA, Gamboa A, et al. Synergistic pressor effect of atomoxetine and pyridostigmine in patients with neurogenic orthostatic hypotension. *Hypertension*. 2019;73(1):235–241.

61. Strassheim V, Newton JL, Tan MP, Frith J. Droxidopa for ortho-

static hypotension: a systematic review and meta-analysis. *J Hypertens.* 2016;34(10):1933–1941.

62. Eschlbock S, Wenning G, Fanciulli A. Evidence-based treatment of neurogenic orthostatic hypotension and related symptoms. *J Neural Transm (Vienna).* 2017;124(12):1567–1605.

63. Manousakis G, Koch J, Sommerville RB, et al. Multifocal radiculoneuropathy during ipilimumab treatment of melanoma. *Muscle Nerve.* 2013;48(3):440–444.

64. Gaudy-Marqueste C, Monestier S, Franques J, Cantais E, Richard MA, Grob JJ. A severe case of ipilimumab-induced Guillain-Barre syndrome revealed by an occlusive enteric neuropathy: a differential diagnosis for ipilimumab-induced colitis. *J Immunother.* 2013;36(1):77–78.

65. Wilgenhof S, Neyns B. Anti-CTLA-4 antibody-induced Guillain-Barre syndrome in a melanoma patient. *Ann Oncol.* 2011;22(4):991–993.

66. Chen X, Haggiagi A, Tzatha E, DeAngelis LM, Santomasso B. Electrophysiological findings in immune checkpoint inhibitor-related peripheral neuropathy. *Clin Neurophysiol.* 2019;130(8):1440–1445.

67. Chan KH, Lachance DH, Harper CM, Lennon VA. Frequency of seronegativity in adult-acquired generalized myasthenia gravis. *Muscle Nerve.* 2007;36(5):651–658.

68. McConville J, Farrugia ME, Beeson D, et al. Detection and characterization of MuSK antibodies in seronegative myasthenia gravis. *Ann Neurol.* 2004;55(4):580–584.

69. Higuchi O, Hamuro J, Motomura M, Yamanashi Y. Autoantibodies to low-density lipoprotein receptor-related protein 4 in myasthenia gravis. *Ann Neurol.* 2011;69(2):418–422.

70. Wolfe GI, Kaminski HJ, Aban IB, et al. Randomized trial of thymectomy in myasthenia gravis. *N Engl J Med.* 2016;375(6):511–522.

71. Verschuuren J, Strijbos E, Vincent A. Neuromuscular junction disorders. *Handb Clin Neurol.* 2019;133:447–466.

72. Agrawal K, Agrawal N. Lambert-Eaton myasthenic syndrome secondary to nivolumab and ipilimumab in a patient with small-cell lung cancer. *Case Rep Neurol Med.* 2019;2019:5353202.

73. Manson G, Maria ATJ, Poizeau F, et al. Worsening and newly diagnosed paraneoplastic syndromes following anti-PD-1 or anti-PD-L1 immunotherapies, a descriptive study. *J Immunother Cancer.* 2019;7(1):337.

74. Selva-O'Callaghan A, Pinal-Fernandez I, Trallero-Araguas E, Milisenda JC, Grau-Junyent JM, Mammen AL. Classification and management of adult inflammatory myopathies. *Lancet Neurol.* 2018;17(9):816–828.

75. Pinal-Fernandez I, Parks C, Werner JL, et al. Longitudinal course of disease in a large cohort of myositis patients with autoantibodies recognizing the signal recognition particle. *Arthritis Care Res.* 2017;69(2):263–270.

76. Allenbach Y, Benveniste O, Goebel HH, Stenzel W. Integrated classification of inflammatory myopathies. *Neuropathol Appl Neurobiol.* 2017;43(1):62–81.

77. Dalakas MC, Illa I, Dambrosia JM, et al. A controlled trial of high-dose intravenous immune globulin infusions as treatment for dermatomyositis. *N Engl J Med.* 1993;329(27):1993–2000.

78. Mahler EA, Blom M, Voermans NC, van Engelen BG, van Riel PL, Vonk MC. Rituximab treatment in patients with refractory inflammatory myopathies. *Rheumatology (Oxford).* 2011;50(12):2206–2213.

79. Vencovsky J, Jarosova K, Machacek S, et al. Cyclosporine A versus methotrexate in the treatment of polymyositis and dermatomyositis. *Scand J Rheumatol.* 2000;29(2):95–102.

80. Selva-O'Callaghan A, Grau JM, Gamez-Cenzano C, et al. Conventional cancer screening versus PET/CT in dermatomyositis/polymyositis. *Am J Med.* 2010;123(6):558–562.

81. Chen JH, Lee KY, Hu CJ, Chung CC. Coexisting myasthenia gravis, myositis, and polyneuropathy induced by ipilimumab and nivolumab in a patient with non-small-cell lung cancer: a case report and literature review. *Medicine (Baltimore).* 2017;96(50), e9262.

82. Guidon AC. Lambert-eaton myasthenic syndrome, botulism, and immune checkpoint inhibitor-related myasthenia gravis. *Continuum (Minneap Minn).* 2019;25(6):1785–1806.

83. Reynolds KL, Guidon AC. Diagnosis and management of immune checkpoint inhibitor-associated neurologic toxicity: illustrative case and review of the literature. *Oncologist.* 2019;24(4):435–443.

84. Caturegli P, Newschaffer C, Olivi A, Pomper MG, Burger PC, Rose NR. Autoimmune hypophysitis. *Endocr Rev.* 2005;26(5):599–614.

85. Albarel F, Gaudy C, Castinetti F, et al. Long-term follow-up of ipilimumab-induced hypophysitis, a common adverse event of the anti-CTLA-4 antibody in melanoma. *Eur J Endocrinol.* 2015;172(2):195–204.

86. Faje AT, Sullivan R, Lawrence D, et al. Ipilimumab-induced hypophysitis: a detailed longitudinal analysis in a large cohort of patients with metastatic melanoma. *J Clin Endocrinol Metab.* 2014;99(11):4078–4085.

87. Ryder M, Callahan M, Postow MA, Wolchok J, Fagin JA. Endocrine-related adverse events following ipilimumab in patients with advanced melanoma: a comprehensive retrospective review from a single institution. *Endocr Relat Cancer.* 2014;21(2):371–381.

88. Dillard T, Yedinak CG, Alumkal J, Fleseriu M. Anti-CTLA-4 antibody therapy associated autoimmune hypophysitis: serious immune related adverse events across a spectrum of cancer subtypes. *Pituitary.* 2010;13(1):29–38.

89. Juszczak A, Gupta A, Karavitaki N, Middleton MR, Grossman AB. Ipilimumab: a novel immunomodulating therapy causing autoimmune hypophysitis: a case report and review. *Eur J Endocrinol.* 2012;167(1):1–5.

90. Abou Alaiwi S, Xie W, Nassar AH, et al. Safety and efficacy of restarting immune checkpoint inhibitors after clinically significant immune-related adverse events in metastatic renal cell carcinoma. *J Immunother Cancer.* 2020;8(1):e000144.

91. Min L, Hodi FS, Giobbie-Hurder A, et al. Systemic high-dose corticosteroid treatment does not improve the outcome of ipilimumab-related hypophysitis: a retrospective cohort study. *Clin Cancer Res.* 2015;21(4):749–755.

92. Chang LS, Barroso-Sousa R, Tolaney SM, Hodi FS, Kaiser UB, Min L. Endocrine toxicity of cancer immunotherapy targeting immune checkpoints. *Endocr Rev.* 2019;40(1):17–65.

93. Dunn-Pirio AM, Shah S, Eckstein C. Neurosarcoidosis following immune checkpoint inhibition. *Case Rep Oncol.* 2018;11(2):521–526.

94. Tan I, Malinzak M, Salama AKS. Delayed onset of neurosarcoidosis after concurrent ipilimumab/nivolumab therapy. *J Immunother Cancer.* 2018;6(1):77.

95. Johnson DB, McDonnell WJ, Gonzalez-Ericsson PI, et al. A case report of clonal EBV-like memory CD4(+) T cell activation in fatal checkpoint inhibitor-induced encephalitis. *Nat Med.* 2019;25(8):1243–1250.

96. Williams TJ, Benavides DR, Patrice KA, et al. Association of autoimmune encephalitis with combined immune checkpoint inhibitor treatment for metastatic cancer. *JAMA Neurol.* 2016;73(8):928–933.

97. Bossart S, Thurneysen S, Rushing E, et al. Case report: encephalitis, with brainstem involvement, following checkpoint inhibitor therapy in metastatic melanoma. *Oncologist.* 2017;22(6):749–753.

98. Zurko J, Mehta A. Association of immune-mediated cerebellitis with immune checkpoint inhibitor therapy. *Mayo Clin Proc Innov Qual Outcomes.* 2018;2(1):74–77.

99. Vogrig A, Fouret M, Joubert B, et al. Increased frequency of anti-Ma2 encephalitis associated with immune checkpoint inhibitors. *Neurol Neuroimmunol Neuroinflamm.* 2019;6(6):e604.

100. Duraes J, Coutinho I, Mariano A, Geraldo A, Macario MC. Demyelinating disease of the central nervous system associated with pembrolizumab treatment for metastatic melanoma. *Mult Scler.* 2019;25(7):1005–1008.

101. Maurice C, Schneider R, Kiehl TR, et al. Subacute CNS demyelination after treatment with nivolumab for melanoma. *Cancer Immunol Res.* 2015;3(12):1299–1302.

102. Maur M, Tomasello C, Frassoldati A, Dieci MV, Barbieri E, Conte P. Posterior reversible encephalopathy syndrome during ipilimumab therapy for malignant melanoma. *J Clin Oncol.* 2012;30(6):e76–e78.

103. Narumi Y, Yoshida R, Minami Y, et al. Neuromyelitis optica spectrum disorder secondary to treatment with anti-PD-1 antibody

nivolumab: the first report. *BMC Cancer.* 2018;18(1):95.

104. Santomasso BD, Park JH, Salloum D, et al. Clinical and biological correlates of neurotoxicity associated with CAR T-cell therapy in patients with B-cell acute lymphoblastic leukemia. *Cancer Discov.* 2018;8(8):958–971.

105. Gust J, Hay KA, Hanafi LA, et al. Endothelial activation and blood-brain barrier disruption in neurotoxicity after adoptive immunotherapy with CD19 CAR-T cells. *Cancer Discov.* 2017;7(12):1404–1419.

106. Rubin DB, Danish HH, Ali AB, et al. Neurological toxicities associated with chimeric antigen receptor T-cell therapy. *Brain.* 2019;142(5):1334–1348.

107. Karschnia P, Jordan JT, Forst DA, et al. Clinical presentation, management, and biomarkers of neurotoxicity after adoptive immunotherapy with CAR T cells. *Blood.* 2019;133(20):2212–2221.

108. Lim-Fat MJ, Bi WL, Lo J, et al. Letter: When less is more: dexamethasone dosing for brain tumors. *Neurosurgery.* 2019;85(3):E607–E608.

109. Neelapu SS, Tummala S, Kebriaei P, et al. Chimeric antigen receptor T-cell therapy—assessment and management of toxicities. *Nat Rev Clin Oncol.* 2018;15(1):47–62.

110. Teachey DT, Bishop MR, Maloney DG, Grupp SA. Toxicity management after chimeric antigen receptor T cell therapy: one size does not fit 'ALL'. *Nat Rev Clin Oncol.* 2018;15(4):218.

第 33 章

激素和支持治疗相关神经系统并发症

Shannon Fortin Ensigna[a] and Alyx B. Porterb[b]

[a]Department of Hematology and Oncology, Mayo Clinic, Phoenix, AZ, United States,
[b]Department of Neurology, Mayo Clinic, Phoenix, AZ, United States

1 引　言

糖皮质激素常在肿瘤治疗中应用于直接治疗的一部分,或广泛应用于维持性治疗。糖皮质激素在肿瘤治疗中具有广泛且明确的好处,然而在其使用中仍存在较多长期和/或剂量相关副作用。神经系统副作用尤其突出,因此激素的长期使用受到限制,同时激素对患者生活质量潜在的严重影响开始逐渐受到关注。肿瘤患者的支持性治疗过程中也会出现神经系统并发症,它是辅助支持性药物(包括抗癫痫药、镇痛药、止吐药,尤其是抗抑郁药)的副作用;神经系统并发症也出现在管理肿瘤相关中枢神经系统血管损伤(包括缺血性梗死或出血性损伤)的过程中。故本章节中我们回顾并总结糖皮质激素导致及继发于肿瘤患者支持性治疗的神经系统并发症。

2 糖皮质激素

糖皮质激素在肿瘤治疗中具有多方面的作用。通常是直接作用于许多血液系统恶性肿瘤(包括非霍奇金淋巴瘤)治疗方案的一部分。肿瘤脑转移患者,原发性脑脊髓肿瘤患者和/或脊髓压迫患者中,糖皮质激素主要用于减轻水肿,并改善患者神经功能。糖皮质激素在肿瘤治疗中还用于缓解疼痛、止吐和预防各类化疗相关输液反应。虽然全身性应用糖皮质激素会导致多器官系统产生毒性,包括皮肤、眼、心血管、胃肠道、肌肉骨骼、内分泌/代谢、血液和免疫系统不良事件(增加感染易感性),但本章节重点关注激素引起的中枢或周围神经系统功能障碍。

2.1 糖皮质激素肌病

糖皮质激素肌病发病率高,四肢近端无痛性肌无力是其典型症状。随时间推移,近端肌肉进行性萎缩。部分患者仅主观感受无力,而无其他临床症状。然而,35%的患者需辅助下步行[1]。糖皮质激素肌病同样影响呼吸肌[2-4]。值得注意的是,很少观察到糖皮质激素肌病患者中肌无力不对称分布[5]。

据报道,长期使用糖皮质激素治疗的患者发生糖皮质激素肌病比例为6%～60%不等[2,6]。接受糖皮质激素治疗的患者中10%～20%可能表现明显临床症状[1,7]。这可能受年

龄和性别的影响(研究表明老年人和女性发生风险更高),同时联用的其他药物(如苯妥英)改变糖皮质激素的代谢,也影响该病发生及临床表现[1,7,8]。

一般而言,高剂量和/或长时间使用糖皮质激素,易诱发糖皮质激素肌病,但目前均没有确定的阈值[1]。糖皮质激素肌病通常在数周至数月内逐渐出现,而很少在开始治疗的4周内出现[7]。一项回顾性研究指出,使用地塞米松至少2周的原发性脑肿瘤患者中三分之二在第9～12周时出现肌无力[1,9]。然而,一项前瞻性研究同时发现,每天接受4～16mg地塞米松的患者在治疗3周内肌病迅速进展[2,10]。另一项评估哮喘患者全身性泼尼松剂量关系的研究发现,每天接受30mg以下泼尼松的患者很少发生肌病,此外,使用非氟化糖皮质激素(如泼尼松或泼尼松龙)的患者发生肌病的风险可能更小[1,6]。

肌病患者肌电图和实验室检查结果通常无异常[1,7,9]。然而,患者受累的肌肉可在肌电图中表现短暂的运动低振幅和多相活动的单位电位[1,7]。通常情况下,肌电图检查提示无自发肌纤维活动[7]。患者肌酸激酶、LDH和SGOT可能升高,尿肌酐排泄率可能增加[3,4,9]。糖皮质激素肌病患者肌肉病理活检结果通常无异常,因此病理活检无法明确诊断,尽管活检结果可能提示选择性Ⅱb型纤维肌肉细胞萎缩且Ⅱb型纤维细胞肌糖原增加[7,8]。鉴于使用全身性糖皮质激素会导致多器官系统并发症,在糖皮质激素用药患者中,如果同时观察糖皮质激素诱导的其他公认毒性反应时,糖皮质激素与肌病有可能被推定为因果关系。

目前没有特定的治疗方案可改善糖皮质激素肌病患者症状。如果病情允许,糖皮质激素应减量,通常情况下患者肌无力严重程度会因此逐渐改善。停药后患者肌无力症状需要几周到几月不等才可能恢复正常[1,6,7]。部分患者可能永久存在肌无力后遗症[6]。物理疗法有助于增强患者的活动能力,并可能在一定程度上预防肌无力[2,6,7]。

2.2 硬膜外脂肪增多症

长期糖皮质激素治疗可能导致硬膜外脂肪异常沉积,即硬膜外脂肪增多症。报道的病例中多为男性[11]。该副作用很罕见,通常只在长达数年糖皮质激素治疗后发生。然而,部分患者可能在糖皮质激素仅治疗5个月后就出现该并发症[12]。脊髓或马尾会由此受压,患者可能会表现背痛、神经根病、麻痹或神经源性跛行[12,13]。硬膜外脂肪沉积多见于脊

柱的胸段,较少见于腰骶段[11]。MRI 可明确诊断。硬膜外脂肪增多症的治疗包括逐渐降低糖皮质激素使用剂量。肥胖患者中,减重也可改善症状[12]。如果患者神经系统功能障碍明显,可以考虑椎板切除术,这也可使神经功能逐渐恢复[11]。接受大剂量糖皮质激素用药的患者可能在椎板切除术后受益[11]。

2.3 认知功能损害

长期或短期使用糖皮质激素均可造成陈述性或言语性记忆缺陷为特征的认知障碍[14,15]。糖皮质激素使海马神经元可逆性萎缩,造成海马功能障碍;患者接受地塞米松或泼尼松治疗后 4~5 天即出现陈述性记忆障碍[15-17]。一项临床研究发现,长期糖皮质激素治疗的患者与对照组相比海马体积明显缩小[18],病例组中 6 例患者稳定使用皮质醇后平均随访 4 年,海马体积仍缩小且患者持续存在记忆障碍[18]。上述严重认知障碍表现与糖皮质激素导致的痴呆症状可能相符[15]。急性记忆障碍与糖皮质激素用量有关,在停药后可能完全逆转;然而,长期使用糖皮质激素后停药的情况下脑萎缩的恢复情况尚不清楚[17]。

2.4 重度精神障碍

众多研究报道精神症状也是糖皮质激素使用的副作用,其发生率从 13% 到 62% 不等;一项 meta 分析纳入 11 项研究,发现精神症状的加权平均发生率为 27.6%。严重精神症状平均发生率为 5.7%[19]。精神综合征包括抑郁(41%)、躁狂(28%)、抑郁合并躁狂(8%)、精神病(14%)和谵妄(10%)。上述症状可能在治疗期间任何时候发生,但大多发生在治疗早期[15]。糖皮质激素相关精神障碍发生风险与糖皮质激素的剂量有关[15]。泼尼松每日用量 40mg 时,精神症状很少出现,而泼尼松每日用量 80mg 或以上时,精神症状出现的比例超过 18%[19]。大剂量糖皮质激素更可能引起躁狂发作,而相对低剂量糖皮质激素的长期治疗常引起抑郁[18]。根据精神症状的严重程度,神经科医生或精神科医生需要进一步干预。如果病情允许,糖皮质激素应减量使用。

2.5 轻度精神症状

易怒、失眠、焦虑和情绪激动是糖皮质激素使用患者常见的副作用。同时,患者也可能表现震颤和运动亢进[15,20]。上述症状的发生率没有明确报道。一项研究发现,12 例接受 6 000~9 000mg 泼尼松龙治疗的口腔天疱疮患者中有 7 例出现失眠[21]。一项纳入 88 名地塞米松治疗的脑转移患者的回顾性研究中发现 24% 的患者有失眠症状[22]。

2.6 糖皮质激素剂量

糖皮质激素可能导致许多降低患者生活质量的副作用,因此应该使用糖皮质激素的最低有效剂量且治疗时间应尽可能短。短剂量的糖皮质激素暴发和/或渐短剂量疗法通常可作为控制急性癌症相关疼痛策略的一部分,或在全身化疗前预防恶心和/或灌注反应,上述疗法中累积的糖皮质激素暴露和导致的糖皮质激素相关毒性有限。糖皮质激素通常在血液恶性肿瘤标准治疗方案的治疗过程中随时间减量,以

尽量减轻相关毒性。在需使用糖皮质激素情况下(例如控制脑肿瘤患者水肿),其剂量可根据临床表现严重程度进行调整。脑肿瘤合并脑水肿患者糖皮质激素标准初始剂量是每天 16mg(4mg/6h)[23]。有颅内压升高可能的患者,或大脑后窝有肿瘤占位的患者,可考虑使用该初始剂量。一项前瞻性随机研究发现,没有颅内压升高临床表现和体征的患者中,每天 4mg 地塞米松与每天 16mg 地塞米松效果相同[10]。失眠通常是每 6~8 小时给药引起的,故病情允许的情况下应每天两次给药[24]。临床实践中,患者 48 小时内负荷剂量为每天 8mg,维持剂量是每天 4mg,而后续治疗方式(如放疗和/或手术)进一步明确的情况下,糖皮质激素剂量可能会进一步降低。同样需要关注的是,接受免疫检查点抑制剂进行癌症靶向治疗的患者,每天使用大于 10mg 泼尼松的预后较差[25]。因此如果患者后续不能放疗和/或手术,应谨慎采取处理脑转移并发症的激素替代策略。贝伐珠单抗近期作为一种节约糖皮质激素策略控制脑水肿,已得到广泛应用,因此在需控制脑水肿的情况下可考虑使用贝伐珠单抗[26]。

值得注意的是,突然减量糖皮质激素可能导致糖皮质激素戒断综合征,其最常见的表现是抑郁、焦虑和疲劳[15]。糖皮质激素停药的其他表现也包括头痛、疲劳、低热、不适、恶心、双侧髋关节和膝盖关节疼痛、肌痛和其他继发于下丘脑-垂体-肾上腺轴(hypothalamic-pituitary-adrenal axis,HPA)受抑制的症状[15,27-29]。

通常情况下糖皮质激素的剂量应逐渐减少。一些报告表明,使用糖皮质激素不超过 2 周的患者 72 小时内完全停药是安全的[8]。治疗时间较长的患者可在 4~12 周内减少剂量。常用的策略是每 3~5 天减少 25% 糖皮质激素剂量。因为糖皮质激素的长生物半衰期通常长达 72 小时或更长,尽管糖皮质激素的血浆半衰期约为 4 小时[22]。

3 癫痫

大约三分之二的原发性脑肿瘤患者和三分之一的脑转移患者会发生癫痫[30,31]。低级别胶质瘤患者中,癫痫的患病率明显更高,高达 90%,这可能与胶质瘤异柠檬酸脱氢酶(isocitrate dehydrogenase,IDH)突变有关[32]。18% 的脑转移的病例表现为癫痫发作,其余 15% 的患者在病程后期癫痫发作[30]。药物、代谢紊乱、放疗相关毒性或可逆性后脑白质脑病综合征均可能导致肿瘤患者发生癫痫[33,34]。因此,评估患者接受过的所有药物和癌症治疗,以确定每种治疗方式对癫痫发作的潜在影响非常重要。没有证据支持使用抗癫痫药物(antiepileptic drugs,AED)对无癫痫发作的脑肿瘤患者进行预防性治疗,因此抗癫痫药物应只用于癫痫表现明显的患者,也可能用于没有癫痫发作但有癫痫发作危险因素的患者[35]。手术、放化疗抗肿瘤治疗通常会显著降低癫痫发作的频率[30,31]。临床医师需综合考虑患者并发症或异常检查结果,预估药物相关特异毒性,从而选择 AED 进行治疗。早期研究发现丙戊酸盐额外具有抗肿瘤效应,然而后续研究并未证实;丙戊酸盐单独用于控制恶性肿瘤诱发的癫痫[32]。左乙拉西坦仍然是肿瘤诱发癫痫中最常用的 AED 之一[32]。

3.1　抗癫痫药物副作用

尽管有众所周知的药物毒性,抗癫痫药物(AED)仍在脑肿瘤合并癫痫发作患者的多模式治疗中起关键作用。皮肤不良反应、神经认知功能障碍、骨髓抑制和肝脏功能异常都是 AED 常见副作用[36-38]。严重皮肤不良反应如 Stevens-Johnson 综合征罕见,但也可主要发生在卡马西平,苯巴比妥,苯妥英或拉莫三嗪用药后 4~8 周[39,40]。此外,苯妥英用药患者脑部放疗期间也观察到 Stevens-Johnson 综合征[41]。该并发症可能致命。神经认知功能障碍是一种抗癫痫药物的常见毒性[36,42]。其中包括嗜睡、头晕、共济失调、视力模糊、复视、易怒、恶心、头痛、震颤、抑郁、失眠、记忆障碍、情感淡漠、攻击性和敌意表现[32]。AED 剂量越大,神经认知功能损伤越强[43]。低级别胶质瘤患者中,肿瘤和抗癫痫药物都与认知功能改变有关[44]。此外,低级别胶质瘤潜在癫痫发生率高,因此很难停用 AED,目前还没有大型前瞻性研究明确胶质瘤患者治疗期间最佳 AED 停药时间[32]。

3.2　抗癫痫药物的药物相互作用

抗癫痫药物与肿瘤治疗药物(包括化疗药物)有许多潜在的相互作用。这些相互作用潜在影响肿瘤和癫痫用药效果,并可能导致单一或共同药物毒性反应。分解蛋白质的细胞色素 p450 通路活性改变是药物相互作用的主要原因。经典抗癫痫药物(如苯巴比妥、扑米酮、卡马西平和苯妥英)都能作用于细胞色素 p450 辅酶(如 3A4,2C9,或 2C19),导致新陈代谢更快,从而降低血浆中共享同工酶的药物浓度[45]。

酶诱导型抗癫痫药物会损害几种化疗药物的疗效,如亚硝基脲、紫杉醇、环磷酰胺、依托泊苷、拓泊替康、伊立替康、硫代帕、阿霉素和甲氨蝶呤[45]。丙戊酸是一种广谱酶抑制剂,可能降低其他药物的代谢,从而导致药物血药浓度升高。因此,丙戊酸可能同时导致其他药物的活性增强和毒性作用。亚硝酸钠、顺铂和依托泊苷的药物毒性也与丙戊酸有关[46]。反之,许多化疗药物也可以作用于细胞色素 p450 通路的同工酶,从而可能影响抗癫痫药物的血药浓度,因为这些药物的代谢需要相同辅酶。甲氨蝶呤、顺铂和阿霉素可降低丙戊酸的血药浓度。阿霉素和顺铂可降低卡马西平或丙戊酸的血药浓度[46]。苯妥英与氟尿啶(即氟尿嘧啶、替加氟和卡培他滨)合用会增加苯妥英的毒性作用[47]。

苯妥英和苯巴比妥缩短了地塞米松和泼尼松的半衰期,从而降低药物的活性[48]。苯妥英的血药浓度升高,可能由于可用蛋白质结合位点减少,也可能因地塞米松影响肝脏代谢而降低[49]。因此,应密切监测使用地塞米松患者的苯妥英浓度—特别是停用地塞米松时期,因其可能导致苯妥英毒性作用。

4　血管并发症

癌症患者发生脑血管并发症风险增加[50]。一项研究回顾性分析 3 426 名系统性癌症患者的尸检报告发现,500 例患者中存在发生脑血管事件证据,其中 255 例患者出现明显临床体征和症状[51]。223 例发生缺血性卒中,157 例发生脑出血,63 例发生硬脑膜下血肿,33 例发生窦血栓,24 例发生蛛网膜下腔出血。69 名卒中肿瘤患者中,大多数(63.8%)均在癌症确诊后的 1 年内发生卒中[50]。

脑血管事件多与肿瘤有关,如肿瘤导致的相关凝血功能障碍或肿瘤栓塞[50,52]。此外,一些化疗药物同样可能引起凝血功能障碍和动脉粥样硬化。顺铂和其他铂类化合物治疗的患者发生缺血性卒中的风险最高[53]。肿瘤治疗患者中常见血小板减少症,和治疗恶性肿瘤相关静脉血栓栓塞的抗凝药物均可能会进一步增加脑出血的风险[50]。特别是胶质瘤患者,已被发现是静脉血栓栓塞风险最高的患者之一,发生率高达 25%~39%,在胶质瘤患者中使用贝伐珠单抗可进一步增加复杂脑出血风险[32]。

5　镇　痛　药

5.1　阿片类药物

阿片类药物因其通常能充分止痛而广泛应用于肿瘤治疗[54]。然而,由于药物副作用,阿片类药物并不总是止痛剂的首选。常用的阿片类药物包括可待因、曲马多、羟考酮、芬太尼和吗啡。阿片类药物有几种累及中枢神经系统的副作用,包括镇静、疲劳、头晕、情感欣快、幻觉、睡眠障碍、抑郁、躁动、癫痫和呼吸抑制[55-58]。阿片类药物可引起反常的疼痛超敏反应,这通常发生在长期使用大剂量阿片类药物的患者中[59,60]。阿片类药物也可直接作用于脑干而引起恶心[61]。系统综述研究了对慢性非癌性疼痛患者使用阿片类药物的安慰剂对照随机试验,发现恶心症状的发生率为 32%[62]。最常见的神经系统副作用中嗜睡/镇静、头晕和头痛发生率分别为 29%、20% 和 8%。

阿片类药物最见神经副作用中,镇静严重影响生活质量。需要注意的是,阿片类药物诱导的镇静也可反映在癌症患者表现的慢性疲劳。因为对阿片类药物耐受性,镇静副作用在治疗早期和慢性治疗晚期发生,两个时期需要较高剂量药物来充分控制疼痛。多数患者对后续第二种镇静药物没有耐受性,这限制了治疗疼痛[55]。长期接受长效阿片类药物联合芬太尼治疗的癌症患者中,镇静副作用的发生率为 7% 到 13% 不等[63]。一些研究调查了慢性镇静相关治疗方案。患者每日哌甲酯剂量为 10mg 和 15mg 时已被证实可获益[54,58]。一项纳入 6 名癌症患者的非盲法研究表明,多奈哌齐可以改善镇静效果[63]。患者多奈哌齐起始剂量为 2.5~5.0mg,一些患者随后最高增加到 10mg,一个患者增加到 15mg。一项回顾性研究评估了莫达非尼对 11 例患者的镇静作用[55]。莫达非尼的平均起始剂量为 264mg(SD 112mg),维持平均剂量为 427mg(SD 156mg)。该研究发现莫达非尼对阿片类药物相关镇静作用有益。纳洛酮或纳布啡可治疗呼吸抑制[61]。镇静也可能是阿片类药物相关睡眠呼吸障碍的混杂并发症,而发现合并潜在慢性阻塞性肺病或肥胖症的患者中有镇静的并发症非常重要[64]。此外,老年患者可能对阿片类药物的敏感性增加,因此应特别注意监测该人群中不良神经毒性反应[65]。

许多患者对阿片类药物产生耐药性,因此需要增加每日剂量以充分发挥阿片类药物的镇痛效果[58]。患者对一种阿片类药物的耐受并不意味着对所有阿片类药物的耐受，认识到这一点至关重要[58]。因此，将一种阿片类药物换成另一种阿片类药物可以更好地控制疼痛。然而，由于患者可能只对第一种阿片类药物产生了耐受，因此当患者改用同等剂量的另一种阿片类药物可能导致用药过量。患者还可能存在躯体依赖阿片类药物，导致停药后出现自主神经和躯体过度活跃相关体征和症状[58]。患者改用另一种阿片类药物也可能产生戒断症状和体征[66]。

5.2　非甾体抗炎药

非甾体抗炎药(nonsteroidal antiinflammatory drugs，NSAIDs)通常用于治疗关节炎和其他炎症引起的疼痛，其内在作用机制是减少血小板的聚集[67]。非甾体抗炎药，特别是阿司匹林导致出血次数增加。然而，脑出血的风险很低，除非血小板减少与其他影响止血的因素合并存在[68]。使用非甾体抗炎药的患者相较于使用阿司匹林患者出血性卒中的风险似乎没有增加[69]。在老年患者中，非甾体抗炎药可能引起肾功能不全，有时甚至是急性肾功能不全，而已经有肾灌注损伤的患者风险更高[70]；因此，老年人群应该常规评估非甾体抗炎药引起的出血风险。

5.3　抗癫痫药和抗抑郁药

神经性疼痛常用抗癫痫药、抗抑郁药和这些药物的变体来治疗。卡马西平、加巴喷丁、普瑞巴林、度洛西汀和阿米替林是最常用的药物[71]。卡马西平在癫痫章节中所述可能引起多种神经系统副作用。

加巴喷丁每日 3 次给药，用药剂量需逐渐增加，最高剂量可达 1 200mg，可有效减轻神经性疼痛[72]。使用更高的剂量(一项研究纳入的带状疱疹神经痛患者接受加巴喷丁的剂量为 2 400mg)后最突出的神经系统副作用是头晕(33%)和嗜睡(20%)[73]。与加巴喷丁类似，普瑞巴林最常见的神经系统副作用是头晕和嗜睡[74]。上述副作用可能与剂量有关。

阿米替林具有抗胆碱作用，可引起神经麻痹、疲劳、震颤、抽搐和谵妄[75,76]。谵妄的发生和严重程度与血浆中抗胆碱能活性有关[77]。因此，高剂量阿米替林更容易引起谵妄。1~2mg 静脉注射毒扁豆碱可治疗药物引起的严重抗胆碱副作用[76]。每日口服 5mg 多奈哌齐有效改善阿米替林毒性症状[76]。

度洛西汀已被证明可以缓解癌症患者化疗引起的周围神经病变疼痛，并降低疼痛对日常生活的影响。度洛西汀耐受性良好，疲劳是最显著的不良事件(7%)，其次是失眠(5%)和恶心(5%)[78]。

6　止　吐　药

癌症患者，特别是放化疗后常表现恶心呕吐。最常用的止吐剂是选择性 5-HT$_3$ 受体拮抗剂[79,80]。昂丹司琼或长效帕洛诺司琼，是预防和治疗癌症患者恶心的首选药物。虽然止吐药严重的神经系统副作用很少见，但头痛是其常见的神经系统副作用[80]。部分患者用药后可能会头晕或疲劳[81]。很少报道注射昂丹司琼后导致的短暂性失明[82]。昂丹司琼也可能降低曲马多的镇痛效果[83]。

多巴胺拮抗剂也常用于治疗化疗引起的恶心和呕吐。丙氯拉嗪是一种可以阻断大脑突触后中边缘多巴胺能 D$_1$ 和 D$_2$ 受体的抗精神药，通常用于治疗恶心。患者用药后可能发生头痛、失眠、镇静，或罕见的锥体外系反应。此外，多巴胺拮抗剂(如甲氧氯普胺)需要时可作为后续的一线治疗药物；然而这极少存在于临床实践。甲氧氯普胺也可能导致锥体外系紊乱，主要表现肌张力障碍、帕金森病、迟发性运动障碍和静坐不能[80,84-86]。

成人甲氧氯普胺导致的锥体外系副作用发生率预估为 0.2%；然而，儿童和老年人群中锥体外系副作用发生风险可能增加到 25%[85]。其症状通常在给药后 4~36 小时出现，偶尔在给药 6 天后出现[87]。停药后，锥体外系症状通常在 12 小时内消失[87]。

神经激肽-1 受体拮抗剂(如阿瑞吡坦)是一种治疗恶心的新型药物。阿瑞吡坦最常与其他止吐药联合使用以预防恶心呕吐。阿瑞吡坦最常见的神经系统副作用是疲劳和乏力[80,88]。

口服大麻素(即四氢大麻酚合成药物，包括屈大麻酚和大麻隆)已经越来越多用于化疗引起的恶心和呕吐。这些药物最常见的不良事件包括定向障碍、头晕、情感欣快、精神错乱和嗜睡[89]。

糖皮质激素也可用于预防和治疗恶心，这类药物的神经系统毒性已在前文详诉。

7　抑　　郁

癌症患者重度抑郁的发生率约为 15%，轻度抑郁的发生率更高[90]。抑郁症状通常会严重影响生活质量[91]。抑郁可能是原发疾病或相关治疗产生情绪改变的结果。因脑肿瘤的脑功能损伤导致手术、放疗和/或代谢紊乱会混淆明确诱因。一旦明确诊断，需排除脑转移、感染和中毒性/代谢性脑病。大多数患者接受抗抑郁药物治疗。

在精神病院接受治疗的 53 042 例患者中 734 例报道抗抑郁药物严重的不良反应[92]。抗抑郁药物被认为是其中 360 例患者发生不良事件的唯一原因。使用三环类抗抑郁药的患者中，0.15%～0.21% 出现中毒性谵妄和神经系统药物不良反应。神经系统不良事件主要包括癫痫发作。SSRI 可诱发其他精神症状(尤其是躁动)，而 SSRI 用药患者中 0.15% 发生神经系统不良事件。此外，0.05% 的患者出现电解质紊乱，尤其是低钠血症。该项研究中，米氮平、米安色林、文拉法辛、奈法唑酮和瑞波西汀被归为"其他抗抑郁药物"，它们最常见的神经系统不良事件是中毒性谵妄和癫痫，发生在约 0.05% 的患者中。抗抑郁药剂量与不良事件的发生无显著相关。该研究没有纳入肿瘤患者，且只调查了严重的不良事件，而在肿瘤人群中，不良事件的类型和频率可能不同。一项研究纳入 59 例晚期癌症患者，研究分析了一种治疗抑郁症算法的疗效[91]。随访第一周，19 例患者退出(其中 8 人出现精神错乱)。8 例患者中 5 例出现的谵妄可能是由抗抑郁药引起的：3 名患者使用阿普唑仑，1 名患者使用阿米替林和阿莫沙平。

　　一项 meta 分析表明，苯二氮䓬类药物联合使用抗抑郁药可能会更快改善抑郁症[93]。此外，该联合治疗的患者中停药率较低。苯二氮䓬类药物可改善失眠和焦虑，提高依从性，从而更快解决症状。目前管理策略围绕 SSRI 和 SNRI 药物并结合认知行为疗法。

8 总　　结

　　糖皮质激素常规用于肿瘤学实践，其中包括直接用于治疗方案或更广泛地作为支持性治疗方案。糖皮质激素尽管有明显的好处，但其仍与许多毒性相关，其中包括中枢或周围神经系统功能障碍。此外，癌症患者的多模式管理中使用的其他支持性治疗方案，包括抗癫痫药、镇痛药、止吐药和抗抑郁药，也会产生神经毒性。为了制定神经毒性缓解策略以减少癌症患者治疗过程中药物对生活质量的不良影响，详细了解、预测和识别神经系统不良事件至关重要。在此我们重点强调了肿瘤患者糖皮质激素治疗和支持治疗中出现可能出现并需要干预的神经系统并发症。

（田申　译，左赋兴　审校）

参考文献

1. Dropcho EJ, Soong SJ. Steroid-induced weakness in patients with primary brain tumors. *Neurology*. 1991;41:1235–1239.
2. Batchelor TT, Taylor LP, Thaler HT, Posner JB, DeAngelis LM. Steroid myopathy in cancer patients. *Neurology*. 1997;48:1234–1238.
3. Janssens S, Decramer M. Corticosteroid-induced myopathy and the respiratory muscles. Report of two cases. *Chest*. 1989;95:1160–1162.
4. van Balkom RH, van der Heijden HF, van Herwaarden CL, Dekhuijzen PN. Corticosteroid-induced myopathy of the respiratory muscles. *Neth J Med*. 1994;45:114–122.
5. Sun DY, Edgar M, Rubin M. Hemiparetic acute myopathy of intensive care progressing to triplegia. *Arch Neurol*. 1997;54:1420–1422.
6. Bowyer SL, LaMothe MP, Hollister JR. Steroid myopathy: incidence and detection in a population with asthma. *J Allergy Clin Immunol*. 1985;76:234–242.
7. Ubogu EE, Kaminski HJ. Endocrine myopathies. In: Engel AG, Franzini-Armstrong C, eds. *Myology—Basic and Clinical*. vol. 2. 3rd ed. New York: McGraw-Hill Companies; 2004:1713–1738.
8. Wen PY, et al. Medical management of patients with brain tumors. *J Neurooncol*. 2006;80:313–332.
9. Askari A, Vignos Jr PJ, Moskowitz RW. Steroid myopathy in connective tissue disease. *Am J Med*. 1976;61:485–492.
10. Vecht CJ, Hovestadt A, Verbiest HB, van Vliet JJ, van Putten WL. Dose-effect relationship of dexamethasone on Karnofsky performance in metastatic brain tumors: a randomized study of doses of 4, 8, and 16 mg per day. *Neurology*. 1994;44:675–680.
11. Roy-Camille R, Mazel C, Husson JL, Saillant G. Symptomatic spinal epidural lipomatosis induced by a long-term steroid treatment. Review of the literature and report of two additional cases. *Spine (Phila Pa 1976)*. 1991;16:1365–1371.
12. Gupta R, Kumar AN, Gupta V, Madhavan SM, Sharma SK. An unusual cause of paraparesis in a patient on chronic steroid therapy. *J Spinal Cord Med*. 2007;30:67–69.
13. Burkhardt N, Hamann GF. Extradural lipomatosis after long-term treatment with steroids. *Nervenarzt*. 2006;77:1477–1479.
14. Wolkowitz OM, Lupien SJ, Bigler E, Levin RB, Canick J. The "steroid dementia syndrome": an unrecognized complication of glucocorticoid treatment. *Ann N Y Acad Sci*. 2004;1032:191–194.
15. Warrington TP, Bostwick JM. Psychiatric adverse effects of corticosteroids. *Mayo Clin Proc*. 2006;81:1361–1367.
16. Coluccia D, et al. Glucocorticoid therapy-induced memory deficits: acute versus chronic effects. *J Neurosci*. 2008;28:3474–3478.
17. Brown ES, Rush AJ, McEwen BS. Hippocampal remodeling and damage by corticosteroids: implications for mood disorders. *Neuropsychopharmacology*. 1999;21:474–484.
18. Brown ES, Vera E, Frol AB, Woolston DJ, Johnson B. Effects of chronic prednisone therapy on mood and memory. *J Affect Disord*. 2007;99:279–283.
19. Lewis DA, Smith RE. Steroid-induced psychiatric syndromes. A report of 14 cases and a review of the literature. *J Affect Disord*. 1983;5:319–332.
20. Stiefel FC, Breitbart WS, Holland JC. Corticosteroids in cancer: neuropsychiatric complications. *Cancer Invest*. 1989;7:479–491.
21. Mignogna MD, et al. High-dose intravenous 'pulse' methylprednisone in the treatment of severe oropharyngeal pemphigus: a pilot study. *J Oral Pathol Med*. 2002;31:339–344.
22. Sturdza A, et al. The use and toxicity of steroids in the management of patients with brain metastases. *Support Care Cancer*. 2008;16:1041–1048.
23. Galicich JH, French LA, Melby JC. Use of dexamethasone in treatment of cerebral edema associated with brain tumors. *J Lancet*. 1961;81:46–53.
24. Lim-Fat MJ, et al. Letter: when less is more: dexamethasone dosing for brain tumors. *Neurosurgery*. 2019;85:E607–E608.
25. Arbour KC, et al. Impact of baseline steroids on efficacy of programmed cell death-1 and programmed death-ligand 1 blockade in patients with non-small-cell lung cancer. *J Clin Oncol*. 2018;36:2872–2878.
26. Meng X, et al. Efficacy and safety of bevacizumab treatment for refractory brain edema: case report. *Medicine (Baltimore)*. 2017;96:e8280.
27. Wolfson AH, et al. The role of steroids in the management of metastatic carcinoma to the brain. A pilot prospective trial. *Am J Clin Oncol*. 1994;17:234–238.
28. Cooper MS, Stewart PM. Corticosteroid insufficiency in acutely ill patients. *N Engl J Med*. 2003;348:727–734.
29. Coursin DB, Wood KE. Corticosteroid supplementation for adrenal insufficiency. *JAMA*. 2002;287:236–240.
30. Junck L. Supportive management in neuro-oncology: opportunities for patient care, teaching, and research. *Curr Opin Neurol*. 2004;17:649–653.
31. Hildebrand J, Lecaille C, Perennes J, Delattre JY. Epileptic seizures during follow-up of patients treated for primary brain tumors. *Neurology*. 2005;65:212–215.
32. Schiff D, Alyahya M. Neurological and medical complications in brain tumor patients. *Curr Neurol Neurosci Rep*. 2020;20:33.
33. Lee VH, Wijdicks EF, Manno EM, Rabinstein AA. Clinical spectrum of reversible posterior leukoencephalopathy syndrome. *Arch Neurol*. 2008;65:205–210.
34. Minisini AM, Pauletto G, Andreetta C, Bergonzi P, Fasola G. Anticancer drugs and central nervous system: clinical issues for patients and physicians. *Cancer Lett*. 2008;267:1–9.
35. Sirven JI, Wingerchuk DM, Drazkowski JF, Lyons MK, Zimmerman RS. Seizure prophylaxis in patients with brain tumors: a meta-analysis. *Mayo Clin Proc*. 2004;79:1489–1494.
36. Aldenkamp AP, et al. Cognitive side-effects of phenytoin compared with carbamazepine in patients with localization-related epilepsy. *Epilepsy Res*. 1994;19:37–43.
37. Koenig SA, et al. Valproic acid-induced hepatopathy: nine new fatalities in Germany from 1994 to 2003. *Epilepsia*. 2006;47:2027–2031.
38. Gerstner T, Bauer MO, Longin E, Bell N, Koenig SA. Reversible hepatotoxicity, pancreatitis, coagulation disorder and simultaneous bone marrow suppression with valproate in a 2-year-old girl. *Seizure*. 2007;16:554–556.
39. Rzany B, et al. Risk of Stevens-Johnson syndrome and toxic epidermal necrolysis during first weeks of antiepileptic therapy: a case-control study. Study group of the international case control study on severe cutaneous adverse reactions. *Lancet*. 1999;353:2190–2194.
40. Mockenhaupt M, Messenheimer J, Tennis P, Schlingmann J. Risk of Stevens-Johnson syndrome and toxic epidermal necrolysis in new users of antiepileptics. *Neurology*. 2005;64:1134–1138.
41. Khafaga YM, et al. Stevens-Johnson syndrome in patients on phenytoin and cranial radiotherapy. *Acta Oncol*. 1999;38:111–116.

42. Riva D, Devoti M. Discontinuation of phenobarbital in children: effects on neurocognitive behavior. *Pediatr Neurol.* 1996;14:36–40.

43. Thompson PJ, Trimble MR. Anticonvulsant serum levels: relationship to impairments of cognitive functioning. *J Neurol Neurosurg Psychiatry.* 1983;46:227–233.

44. Klein M, et al. Effect of radiotherapy and other treatment-related factors on mid-term to long-term cognitive sequelae in low-grade gliomas: a comparative study. *Lancet.* 2002;360:1361–1368.

45. Vecht CJ, Wagner GL, Wilms EB. Interactions between antiepileptic and chemotherapeutic drugs. *Lancet Neurol.* 2003;2:404–409.

46. Bourg V, Lebrun C, Chichmanian RM, Thomas P, Frenay M. Nitroso-urea-cisplatin-based chemotherapy associated with valproate: increase of haematologic toxicity. *Ann Oncol.* 2001;12:217–219.

47. Gilbar PJ, Brodribb TR. Phenytoin and fluorouracil interaction. *Ann Pharmacother.* 2001;35:1367–1370.

48. Ruegg S. Dexamethasone/phenytoin interactions: neurooncological concerns. *Swiss Med Wkly.* 2002;132:425–426.

49. Lackner TE. Interaction of dexamethasone with phenytoin. *Pharmacotherapy.* 1991;11:344–347.

50. Zhang YY, Chan DK, Cordato D, Shen Q, Sheng AZ. Stroke risk factor, pattern and outcome in patients with cancer. *Acta Neurol Scand.* 2006;114:378–383.

51. Graus F, Rogers LR, Posner JB. Cerebrovascular complications in patients with cancer. *Medicine (Baltimore).* 1985;64:16–35.

52. Cestari DM, Weine DM, Panageas KS, Segal AZ, DeAngelis LM. Stroke in patients with cancer: incidence and etiology. *Neurology.* 2004;62:2025–2030.

53. Li SH, et al. Incidence of ischemic stroke post-chemotherapy: a retrospective review of 10,963 patients. *Clin Neurol Neurosurg.* 2006;108:150–156.

54. Bruera E, Fainsinger R, MacEachern T, Hanson J. The use of methylphenidate in patients with incident cancer pain receiving regular opiates. A preliminary report. *Pain.* 1992;50:75–77.

55. Webster L, Andrews M, Stoddard G. Modafinil treatment of opioid-induced sedation. *Pain Med.* 2003;4:135–140.

56. Trescot AM, et al. Opioid guidelines in the management of chronic non-cancer pain. *Pain Physician.* 2006;9:1–39.

57. Daniell HW. DHEAS deficiency during consumption of sustained-action prescribed opioids: evidence for opioid-induced inhibition of adrenal androgen production. *J Pain.* 2006;7:901–907.

58. Benyamin R, et al. Opioid complications and side effects. *Pain Physician.* 2008;11:S105–S120.

59. Angst MS, Clark JD. Opioid-induced hyperalgesia: a qualitative systematic review. *Anesthesiology.* 2006;104:570–587.

60. DuPen A, Shen D, Ersek M. Mechanisms of opioid-induced tolerance and hyperalgesia. *Pain Manag Nurs.* 2007;8:113–121.

61. Ruan X. Drug-related side effects of long-term intrathecal morphine therapy. *Pain Physician.* 2007;10:357–366.

62. Kalso E, Edwards JE, Moore RA, McQuay HJ. Opioids in chronic non-cancer pain: systematic review of efficacy and safety. *Pain.* 2004;112:372–380.

63. Slatkin NE, Rhiner M, Bolton TM. Donepezil in the treatment of opioid-induced sedation: report of six cases. *J Pain Symptom Manage.* 2001;21:425–438.

64. Rosen IM, et al. Chronic opioid therapy and sleep: an American Academy of Sleep Medicine position statement. *J Clin Sleep Med.* 2019;15:1671–1673.

65. Rao A, Cohen HJ. Symptom management in the elderly cancer patient: fatigue, pain, and depression. *J Natl Cancer Inst Monogr.* 2004;150–157. https://doi.org/10.1093/jncimonographs/lgh031.

66. McMunnigall F, Welsh J. Opioid withdrawal syndrome on switching from hydromorphone to alfentanil. *Palliat Med.* 2008;22:191–192.

67. Scharbert G, et al. Point-of-care platelet function tests: detection of platelet inhibition induced by nonopioid analgesic drugs. *Blood Coagul Fibrinolysis.* 2007;18:775–780.

68. Thrift AG, McNeil JJ, Forbes A, Donnan GA. Risk of primary intracerebral haemorrhage associated with aspirin and non-steroidal anti-inflammatory drugs: case-control study. *BMJ.* 1999;318:759–764.

69. Choi NK, Park BJ, Jeong SW, Yu KH, Yoon BW. Nonaspirin nonsteroidal anti-inflammatory drugs and hemorrhagic stroke risk: the Acute Brain Bleeding Analysis study. *Stroke.* 2008;39:845–849.

70. Pannu N, Nadim MK. An overview of drug-induced acute kidney injury. *Crit Care Med.* 2008;36:S216–S223.

71. Finnerup NB, et al. Pharmacotherapy for neuropathic pain in adults: a systematic review and meta-analysis. *Lancet Neurol.* 2015;14:162–173.

72. Bennett MI, Simpson KH. Gabapentin in the treatment of neuropathic pain. *Palliat Med.* 2004;18:5–11.

73. Rice AS, Maton S, Postherpetic G. Neuralgia Study, Gabapentin in postherpetic neuralgia: a randomised, double blind, placebo controlled study. *Pain.* 2001;94:215–224.

74. Frampton JE, Foster RH. Pregabalin: in the treatment of postherpetic neuralgia. *Drugs.* 2005;65:111–118. discussion 119–120.

75. Raethjen J, et al. Amitriptyline enhances the central component of physiological tremor. *J Neurol Neurosurg Psychiatry.* 2001;70:78–82.

76. Noyan MA, Elbi H, Aksu H. Donepezil for anticholinergic drug intoxication: a case report. *Prog Neuropsychopharmacol Biol Psychiatry.* 2003;27:885–887.

77. Flacker JM, et al. The association of serum anticholinergic activity with delirium in elderly medical patients. *Am J Geriatr Psychiatry.* 1998;6:31–41.

78. Smith EM, et al. Effect of duloxetine on pain, function, and quality of life among patients with chemotherapy-induced painful peripheral neuropathy: a randomized clinical trial. *JAMA.* 2013;309:1359–1367.

79. Noble A, Bremer K, Goedhals L, Cupissol D, Dilly SG. A double-blind, randomised, crossover comparison of granisetron and ondansetron in 5-day fractionated chemotherapy: assessment of efficacy, safety and patient preference. The Granisetron Study Group. *Eur J Cancer.* 1994;30A:1083–1088.

80. Hesketh PJ. Chemotherapy-induced nausea and vomiting. *N Engl J Med.* 2008;358:2482–2494.

81. Shi Y, et al. Ramosetron versus ondansetron in the prevention of chemotherapy-induced gastrointestinal side effects: a prospective randomized controlled study. *Chemotherapy.* 2007;53:44–50.

82. Cherian A, Maguire M. Transient blindness following intravenous ondansetron. *Anaesthesia.* 2005;60:938–939.

83. Arcioni R, et al. Ondansetron inhibits the analgesic effects of tramadol: a possible 5-HT(3) spinal receptor involvement in acute pain in humans. *Anesth Analg.* 2002;94:1553–1557. table of contents.

84. Putnam PE, Orenstein SR, Wessel HB, Stowe RM. Tardive dyskinesia associated with use of metoclopramide in a child. *J Pediatr.* 1992;121:983–985.

85. Yis U, Ozdemir D, Duman M, Unal N. Metoclopramide induced dystonia in children: two case reports. *Eur J Emerg Med.* 2005;12:117–119.

86. Basch E, et al. Antiemetic use in oncology: updated guideline recommendations from ASCO. *Am Soc Clin Oncol Educ Book.* 2012;532–540. https://doi.org/10.14694/EdBook_AM.2012.32.230.

87. Low LC, Goel KM. Metoclopramide poisoning in children. *Arch Dis Child.* 1980;55:310–312.

88. Osorio-Sanchez JA, Karapetis C, Koczwara B. Efficacy of aprepitant in management of chemotherapy-induced nausea and vomiting. *Intern Med J.* 2007;37:247–250.

89. Badowski ME. A review of oral cannabinoids and medical marijuana for the treatment of chemotherapy-induced nausea and vomiting: a focus on pharmacokinetic variability and pharmacodynamics. *Cancer Chemother Pharmacol.* 2017;80:441–449.

90. Hotopf M, Chidgey J, Addington-Hall J, Ly KL. Depression in advanced disease: a systematic review Part 1. Prevalence and case finding. *Palliat Med.* 2002;16:81–97.

91. Okamura M, et al. Clinical experience of the use of a pharmacological treatment algorithm for major depressive disorder in patients with advanced cancer. *Psychooncology.* 2008;17:154–160.

92. Degner D, et al. Severe adverse drug reactions of antidepressants: results of the German multicenter drug surveillance program AMSP. *Pharmacopsychiatry.* 2004;37(Suppl 1):S39–S45.

93. Furukawa TA, Streiner DL, Young LT. Is antidepressant-benzodiazepine combination therapy clinically more useful? A meta-analytic study. *J Affect Disord.* 2001;65:173–177.

第五篇

精神、疼痛、社会心理和支持治疗

第 34 章

癌症患者的精神护理

William S. Breitbart[a,b,c], Yesne Alici[b], and Mark Kurzrok[b]

[a]Department of Psychiatry, Weill Medical College of Cornell University, New York, NY, United States, [b]Department of Psychiatry and Behavioral Sciences, Memorial Sloan-Kettering Cancer Center, New York, NY, United States, [c]Department of Medicine, Pain and Palliative Care Service, Memorial Sloan-Kettering Cancer Center, New York, NY, United States

1 引 言

肿瘤心理学是对癌症心理和精神方面的研究和治疗,是从预防到治愈的动态过程。涉及癌症患者、他们的家人和护理提供者对肿瘤的心理反应,以及可以影响肿瘤风险、检测和生存率的心理、行为和社会因素。

肿瘤心理学的临床医生和研究人员遍布全球,他们以几个国家和国际组织为代表。美国癌症外科医生委员会在 2012 年颁发了一项最新认证标准。此认证标准要求癌症中心进行现场项目,识别那些痛苦的患者并为他们提供寻求心理支持的资源。大多数癌症中心都有一个或多个确定的成员负责提供心理社会支持。来自精神病学、心理学、社会工作、护理学以及神职人员的临床医生和研究者作为不同学科的心理-肿瘤学团队的成员提供了独特的观点以及工具去减缓痛苦。

相对年轻的肿瘤心理学仍在发展。随着癌症患者新型心理治疗模式的发展和交流技能培训的激增,提供者可以接受一系列循证干预措施的培训去管理癌症患者复杂的精神和心理需求。

本篇文章回顾了精神肿瘤学的历史,撰述癌症诊断所引起的独特关注,评估和管理癌症中的主要精神疾病,以及精神病学方面的疲劳管理。与家庭、丧亲和癌症幸存者的社会心理护理相关的问题也被讨论。

2 历 史 背 景

几个世纪以来,医生不愿意与患者及其家人讨论癌症的诊断。由于缺乏有效的治疗,癌症代表着不可避免的死亡。因此,透露癌症的诊断结果被认为是残忍和消极的[1]。

到了 20 世纪 70 年代初,随着手术技术、化疗和放疗的进步,患者的存活率有所提高,这与以患者为中心的医疗文化转变相吻合。对癌症诊断的讨论成为肿瘤治疗中更常见的一部分。临床医生在沟通癌症诊断时更加舒服,提供最佳的疼痛管理和姑息治疗越来越受到关注,以及对患者自主性和生活质量的日益增长的兴趣,促使临床医生和研究人员专注于支持性和心理方面的护理。在 20 世纪 80 年代,较大的癌症中心开始建立心理-肿瘤学机构,并且第一个关于癌症中精神和心理并发症的流行研究发表了[1-4]。20 世纪 90 年代,改变习惯(如吸烟)、饮食和生活方式的行为研究改善了公众预防癌症的教育[1]。健康相关的生活质量评估和更近期患者报告的结果已成为临床试验中结果测量的常规部分[5]。尽管在治疗方面取得了上述进展,但癌症和精神疾病的普遍联系仍然存在,特别是没有得到充分治疗的人群,仍不利于疗效的稳定[1]。

3 对癌症的常见心理反应

确诊癌症产生了一种危机,需要患者迅速适应灾难性的消息,同时经常经历巨大的痛苦。除了对死亡的恐惧,确诊癌症后的主要担忧还包括依赖、毁容、残疾和抛弃,以及人际关系的中断,角色功能的中断和财务困难[6]。癌症的确诊会引起痛苦,个体最初表现的典型反应是震惊和否认,常常在 1 周内平缓[7]。在做出重要的治疗决定时,患者必须管理好巨大的悲伤情绪。有亲戚或朋友在场可以帮助处理重要信息。研究表明,医护人员表达消息的方式会影响患者的信念、情绪和对未来的态度。现有的循证指南和可获得的建议描述了与癌症患者分享诊断、治疗计划和预后的有效方法[3,6-9]。

对癌症诊断的反应的第二阶段的特点是一段情绪动荡的时期,伴有焦虑、抑郁、易怒、失眠和注意力不集中的混合症状。有时症状变得非常严重,以至于患者变得无法自主生活。这些症状通常在家人、朋友和他们的护理人员的支持下开始解决,他们概述了一个提供希望的治疗计划。这个阶段通常持续 1~2 周[3]。

在第三阶段和最后阶段,患者适应癌症的诊断和治疗。患者恢复到以前使用的应对策略,这有助于减轻痛苦。这些应对策略受成熟和适应的影响[3]。

知情同意的法律要求改善了医生和患者之间关于疾病、治疗选择和预后的沟通。然而,由于意识到疾病的严重性,更多地参与治疗可能会给一些患者带来额外的负担[6]。癌症的心理影响在缓解后长期存在;在患者完成他们的治疗后,他们经常被监测复发,这通常会引发焦虑和恐惧。

患者对癌症诊断的反应受社会因素、个人因素以及与特定癌症诊断相关的因素的调节。社会因素与社会对癌症及其治疗的认知和知识有关。个体因素包括先前存在的性格特征、应对能力、自我力量、生活的发展阶段，以及癌症在生命特定发展阶段的意义[3,10,11]。较低的社会经济地位已被证明是获得医疗保健的一个潜在障碍和癌症诊断后精神疾病的危险因素[12]。最后，对癌症的适应与疾病本身的特征有关，如疾病的阶段、症状、部位、预后、治疗类型和对功能的影响[3,6]。考虑到癌症预测后心理调节的不良因素，对脆弱人群进行早期干预很重要。

4　癌症患者精神疾病的流行病学

在癌症患者中，精神疾病的患病率约为 50%[4,5,13-18]。癌症患者的大多数精神障碍与癌症本身或治疗的不良影响有关。在疾病晚期和预后不良的患者中患病率最高[4,13-19]。社会支持差、收入低、既往有精神疾病史是精神疾病发病的重要危险因素[20]。超过三分之二的精神病诊断为适应障碍，4%~15% 的抑郁症，约 10% 的谵妄[4,14,20,21]。住院患者研究显示，晚期患者抑郁（20%~45%）和谵妄（15%~75%）的发生率均较高[14,22]。可治疗的综合征，如重度抑郁和谵妄，这些尽管已知在癌症患者中流行，但仍未得到充分诊断和治疗[13,14,23,24]。

5　癌症患者精神病学评估与治疗的一般原则

对癌症患者的精神病学评估包括对癌症部位、阶段、治疗的全面医学评估以及任何相关的医疗状况或治疗，以及对患者过去精神病史的全面评估和目前的精神状态，以及患者对病情和预后的了解。另一个重要的评估领域是环境的作用，特别关注患者的家庭，他们与医疗系统的接口，以及经济问题[2,6,25]。

社会心理困扰管理小组，由国家综合癌症网络（National Comprehensive Cancer Network，NCCN）任命，制定并在最近发布了修订的循证标准护理指南，以协助肿瘤团队关注患者的痛苦[25,26]。该小组最初提议使用"痛苦"一词，这是由于患者、家属和医疗保健提供者与"精神病学"或"心理病学"等术语相关联而蒙受污名。该小组将痛苦定义为"心理（即认知、行为、情感）、社会、精神和/或身体性质的多因素、不愉快体验，可能会干扰有效应对癌症、其身体症状和治疗的能力。"每项患者调查显示，20%~52% 的癌症患者有明显的痛苦。痛苦与不坚持癌症治疗、较长的住院时间和较差的生活质量有关[26-29]。

该指南包括一个简单的痛苦测量表，以快速筛查患者的痛苦。为了使用"痛苦测量表"，患者被要求对自己的痛苦程度进行评分，分值为 0~10。测量表附有一个问题列表，患者用来指出主要的痛苦来源，即身体、心理、社会、精神或实际问题，如财务。在门诊环境中广泛使用该量表进行痛苦筛查，改善了将社会心理支持和精神护理纳入癌症患者的治疗[3,24,25]。

精神肿瘤学治疗的特点是同时使用几种模式，积极尝试快速缓解精神症状和心理痛苦[6,18]。医生还必须解决家庭问题，以及家庭工作人员的接口。医生在疾病的各个阶段都必须保持活跃[6]。

越来越多的心理治疗模式已经被证明可以减少癌症患者的痛苦和提高生活质量。家庭应参与治疗过程，特别是在疾病进展和患者失去功能和能力为自己辩护的情况下。

认知行为疗法（cognitive-behavioral therapy，CBT）是一种有时间限制的、结构化的心理治疗方式，它鼓励患者识别和纠正导致情绪、焦虑和行为变化的消极或不准确的思维模式。CBT 已被证明对减轻癌症患者痛苦的心理和身体症状有效[30-32]。

以证据为基础的减压和放松练习旨在帮助患者身心放松，包括被动放松、渐进式肌肉放松、药物治疗、正念冥想、生物反馈和引导想象。患者可能会发现一些方法比其他方法更有帮助；任何有效减轻压力的方法都是有帮助的，应该加强[33]。

体育锻炼是一种安全有效的循证治疗癌症患者，无论是在治疗期间还是治疗后。体育活动对身体和心理都有许多好处，包括改善精力、睡眠、疲劳、疼痛、抑郁、焦虑、免疫功能、血液和淋巴流动，以及整体生活质量。运动方式和强度水平应根据患者当前的身体状态进行个性化调整，使患者在运动后感到更有活力，而不是更疲劳。患者应避免任何导致疼痛、呼吸短促或其他与先前存在的健康状况有关的问题的运动[34,35]。

支持小组得到了 30 年研究的支持，这些研究显示了应对癌症和生活质量的积极影响。研究发现，各种类型的支持小组可以改善癌症患者的情绪、生活质量、应对技巧、疼痛管理、自尊和人际关系[8]。积极的效果往往在最初更痛苦的患者中更明显[36-38]。对数字支持团体的新兴研究发现，这种治疗平台减少了抑郁和对疼痛的负面反应，同时增加了对生活和精神的热情[39]。

意义中心心理疗法（Meaning Centered Psychotherapy，MCP）是对 Victor Franke 作品的手册化改编，这涉及存在性痛苦[40]。利用多模式的方法，包括教学、讨论、经验元素、会议，帮助患者识别和加强意义的来源。个体和群体模式的 MCP 已被证明可以提高生活质量和精神福祉，并减少癌症患者的绝望、加速死亡的愿望和肉体上的痛苦[41]。

癌症管理和积极生活（Managing Cancer and Living Meaningfully，CALM）是一种手册化的心理治疗干预，旨在治疗和预防晚期癌症患者的抑郁和临终痛苦。治疗的重点领域包括症状管理和与医疗保健提供者的沟通、自我和个人关系的变化、精神健康和意义及目的的感觉及死亡率和未来的关注[41]。

COPE（Creativity, Optimism, Planning and Expert Information）模型（创造力、乐观、计划和专家信息）是一种基于证据的概念模型，旨在通过应用解决问题训练的原则来帮助癌症患者的家庭照顾者所经历的压力问题。虽然这种模式是针对照顾者，研究也表明，通过减少痛苦症状能让患者直接受益[41,42]。

在下一节中，我们将简要回顾癌症患者中常见的精神疾病。

6　谵　妄

谵妄是一种常见的神经精神综合征,其特征是意识、注意力、认知和知觉随时间波动而突然出现紊乱。这些症状通常会让患者、他们的家人和护理提供者感到非常痛苦[43]。谵妄预示潜在的生理紊乱,通常包括感染、代谢紊乱、停药或药物不良反应[43]。谵妄是医学疾病中最常见的神经精神并发症。这是一种医疗紧急情况,必须加以预防、识别和深思熟虑地治疗。

不幸的是,谵妄在医疗环境中经常诊断不足和得不到治疗,导致发病率和死亡率增加,对疼痛等症状的管理受到干扰,住院时间延长,医疗成本增加,并增加了患者及其照顾者的痛苦[22,23,43-51]。在一项对住院癌症患者的研究中,发现54%的人在从谵妄中恢复后回忆起他们的谵妄经历[52]。预测谵妄回忆的因素包括短期记忆障碍的程度、谵妄的严重程度和知觉障碍的存在。预测患者痛苦的最重要因素是妄想的存在。研究发现,精神错乱不活跃的患者和精神错乱活跃的患者一样痛苦[53,54]。

癌症是导致谵妄的一个危险因素。在癌症患者中,谵妄的发生率为25%~85%,这取决于疾病的阶段[22,23,49,50,54]。由于不同的临床环境和背景,对癌症患者谵妄的估计范围很广[55]。

癌症相关因素如无法控制的疼痛、中枢神经系统肿瘤、脑转移、副肿瘤综合征以及几种免疫疗法和化疗是癌症患者谵妄的常见原因。在住院的癌症患者中,谵妄的患病率从15%到30%不等,但谵妄在生命的最后几周变得更加普遍,影响40%~85%[22,23,50]。谵妄通常是死亡的先兆,因为入院的老年患者在住院期间发生谵妄的估计死亡率为22%~76%[50,56]。

易感危险因素如年龄、功能障碍、疾病的性质和严重程度增加住院期间谵妄的风险[23,49,50,56,57]。因代谢异常而意外入院与癌症患者谵妄风险增加密切相关[58]。痴呆是谵妄发生的重要独立危险因素[49]。感觉障碍、低体重指数(body mass index,BMI)和营养不良也与谵妄的风险增加有关[23,49,50]。

在晚期癌症患者中,癌症对中枢神经系统(central nervous system,CNS)的直接影响以及疾病或治疗对中枢神经系统的间接影响都可能导致谵妄症状[49]。由于癌症患者经常服用多种药物,年龄较大,生理状态下降,即使常规使用催眠药也足以诱发谵妄[23,58]。麻醉性镇痛药是混乱状态的常见原因,特别是在老年人和身患绝症的。苯二氮䓬类药物是谵妄的独立危险因素,由于其脂溶性和在脂肪组织中积累,其对镇静的敏感性增加,作用时间延长,在老年人中造成更大的风险[56]。已知引起谵妄的化疗药物包括异环磷酰胺、甲氨蝶呤、氟尿嘧啶、长春新碱、长春碱、博来霉素、BCNU、顺铂、天冬酰胺酶、丙卡巴嗪和糖皮质激素[23,59]。免疫疗法如IL-2、干扰素和新的嵌合抗原受体(chimeric antigen receptor,CAR)t细胞疗法也与谵妄有关[57,58]。停药(苯二氮䓬类或阿片类药物)可能是谵妄的一个常见原因,特别是因手术停药又没有及时重新用药的术后患者[23,50,53]。

谵妄的诊断主要是临床诊断。谵妄的临床特征包括病程快速波动、注意力障碍、警觉和觉醒水平改变、精神运动活动增加或减少、睡眠-觉醒周期障碍、情感性症状、知觉障碍、思维紊乱、偏执狂、言语不连贯、定向障碍和记忆障碍[41,50]。也可能出现神经异常,包括皮质(失语症、失用症、发音障碍、书写困难)和运动症状(震颤、失用症、肌阵挛、肌张力和深层肌腱反射的改变)[23,50]。

根据觉醒障碍和精神运动行为,谵妄可分为三种临床亚型:多动、少动和混合型[60,61]。大约三分之二是低活性亚型或混合亚型[60,62]。多动症最常表现为幻觉、妄想、躁动和迷失方向,而少动症表现为迷失方向、镇静,但很少伴有幻觉或妄想[23,61]。

谵妄的许多临床特征和症状也可与其他精神疾病有关,如抑郁、狂躁、精神病和痴呆。谵妄,尤其是低活性亚型,最初常常被误诊为抑郁症。在区分谵妄与抑郁时,特别是在晚期癌症的背景下,评估抑郁和认知症状的发病和时间顺序是特别有用的[23,50]。

虽然谵妄诊断评估的"金标准"仍然是《精神障碍诊断与统计手册(第5版)》(Diagnostic and Statistical Manual of Mental Disorders,DSM-5)中的临床访谈,但不同的提供者已经开发了一些用于筛查谵妄的量表和仪器,其中一些已被评估用于癌症患者。其中包括98版谵妄评定量表、ICU混乱评估方法、谵妄观察量表和纪念性谵妄评估量表[63-70]。

记忆性谵妄评估量表(memorial delirium assessment scale,MDAS)是一个10项谵妄筛查和评估工具,在住院的晚期癌症和艾滋病患者中得到验证[66]。量表项目评估唤醒障碍和意识水平,以及认知功能的几个领域,包括记忆、注意力、定向、思维障碍和精神运动活动。13分的临界值是谵妄的诊断标准。在接受姑息治疗的晚期癌症患者中,MDAS被进一步检查了临床效用和验证。研究人员发现MDAS在这一人群中是有用的,其临界值为7分(总分为30分),在这一姑息治疗人群中对谵妄的诊断具有最高的敏感性(98%)和特异性(76%)[67,68]。

ICU混乱评估法(confusion assessment method for ICU,CAM-ICU)是由较长的用于危重患者谵妄快速筛查的混乱评估法发展而来[68,69]。该仪器不需要患者的口头参与,包括4个阶段的标准:急性变化或波动的精神状态、注意力不集中、意识水平改变和思维混乱。将CAM-ICU的使用限制在危重护理环境中是很重要的,因为该仪器在住院的非危重癌症患者中使用的研究显示灵敏度低于20%[69]。

98修订版谵妄评定量表(delirium rating scale revised 98,DRS-R-98)已被用于癌症患者,可作为诊断和评估工具[70]。该量表由16项临床相关量表组成,包括13项严重程度,分别为:注意、妄想、睡眠-觉醒周期障碍、知觉障碍和幻觉、情感不稳定、语言、取向、精神运动躁动或迟缓、短期/长期记忆、思维过程异常和视觉空间能力,以及3项诊断项目:症状严重程度的波动、身体障碍和症状出现的时间[70-72]。

在医学疾病(包括晚期疾病)中管理谵妄的标准方法包括寻找潜在原因,纠正这些因素,并通过药物和非药物干预来管理症状[23,50]。期望的结果是患者清醒、警觉、冷静、认知完整、沟通连贯。晚期患者在生命的最后几天出现谵妄(称为晚期谵妄），谵妄的管理是独特的。晚期谵妄的管理出现了几个困境，期望的临床结果可能会显著改变死亡过程[22,23,50,73-76]。当面对绝症或垂死患者的谵妄时，应制定鉴别诊断，以确定可能的病因或病因。对精神错乱病因的诊断检查可能受到诸如环境（家庭、临终关怀医院）或对患者舒适度的关注等实际限制[23,50]。大多数情况下，终末期谵妄的病因是多因素的，或可能无法确定。病因在患有谵妄的绝症患者中发现的少于50%。

不幸的是，当在绝症中发现谵妄的独特原因时，它往往是不可逆转的或难以治疗的。一项研究发现，68%的意识不清的癌症患者可以得到改善，尽管30天内死亡率为31%。在最近的一项关于姑息治疗单元的谵妄患者的前瞻性研究中，研究人员报告说，谵妄的病因在绝大多数病例中是多因素。尽管88%的濒死患者在生命的最后一周发生谵妄，但约50%的谵妄发作是可逆的。与可逆性相关的谵妄原因包括脱水和药物治疗。低氧性和代谢性脑病在晚期谵妄时逆转的可能性较小[23,46,50,75]。

自1999年美国精神病学协会发表谵妄管理指南以来，各种系统性综述文章和指南相继发表，为临床医生提供循证的最佳临床实践。最近发布的一套指南是2019年苏格兰大学校际指南网络（Scottish Intercollegiate Guidelines Network，SIGN）关于谵妄的出版物，这是英国10年来发布的第一套指南。该指南强调了多模式非药物策略、护理提供者教育、沟通和随访、避免高危药物以及基础病例的医学评估的重要性[77,78]。该指南还建议，除了在特定的临床情况下（包括患者痛苦和对患者或工作人员造成伤害的风险），应有限地使用药物治疗。具体来说，指南建议避免使用苯二氮䓬类药物，但在戒断或路易体痴呆的情况下除外，考虑累积抗胆碱能负荷，并谨慎滴定止痛药物以避免治疗不足的疼痛或阿片类药物毒性。该指南指出，对于难治性痛苦患者，短疗程的低剂量抗精神病药物"可能"有作用[79]。

诊断评估包括对谵妄的潜在可逆性原因的评估。全面体检应评估败血症、脱水或主要器官衰竭的证据。对可能导致谵妄的药物应进行复查，然后尽可能减少或停用。筛查常见的实验室值可以评估代谢异常或感染的可能作用。如果初次检查未能发现谵妄的来源，在某些情况下，对大脑进行影像学研究和脑脊液评估可能是适当的，以确定谵妄的来源[23,50]。

预防是降低谵妄相关发病率和死亡率的最有效策略。一项包括定向、动员、药物调节、睡眠-觉醒周期保存、感觉障碍和脱水在内的谵妄预防方案使普通医疗单位的谵妄发生率降低了6%。该方案已被证明适用于其他环境时是有效的，包括养老院和外科病房。避免或尽量减少致谵妄药物，如苯二氮䓬类药物、阿片类药物和抗胆碱能药物，特别是在老年人和身体虚弱者中，是防止谵妄的另一种有效干预措施。

虽然目前的证据不支持使用抗精神病药物来预防高危患者的谵妄，但它们可能对预防术后谵妄有用[79,80]。一些研究支持使用选择性α2-肾上腺素能受体激动剂右美托咪定预防谵妄在术前和重症监护设置[81]。两项规模较小的研究表明，褪黑素和褪黑素类似物雷美替胺能有效降低老年住院患者的精神错乱发生率[82,83]。

非药物和支持性治疗方法是有效治疗谵妄的关键部分。有证据表明，与常规护理相比，非药物干预可以加快症状的改善，但不一定能提高死亡率或与健康相关的生活质量。非药物和支持性治疗方法优先考虑睡眠-觉醒周期调节、营养和水分、视觉和听觉优化、早期活动和定向。有效的干预措施包括创造一个平静、舒适、光线充足的环境，使用日历和钟表等定向物品，让家人或家人的照片在床边，限制房间和工作人员的更换，以及允许患者在夜间不受干扰的休息以促进健康的睡眠-觉醒周期。一对一的护理观察也可能是有用的，有时是必要的，以监测行为障碍，这些行为障碍可使患者和工作人员处于伤害的风险[22,23,49,50,84-87]。

在精神错乱中，医患交流起着尤为重要的作用。精神错乱是一种让人迷失方向、常常令人不安的状态，会给患者和他们的照顾者带来巨大的痛苦。有证据表明，患者对谵妄的了解和护理计划可以帮助他们感到更安全、更放心[88]。

单靠支持性技术往往不能有效控制谵妄的症状，对危险或痛苦的症状需要药物治疗[23]。抗精神病药物是主要的药物干预手段[50]。氟哌啶醇多年来一直是治疗谵妄的有效药物[50]。非典型抗精神病药物，包括奥氮平、利培酮、喹硫平、齐拉西酮和阿立哌唑，由于其较轻的副作用，越来越多地用于治疗谵妄[89-95]。

没有一种抗精神病药物被食品和药物管理局（Food and Drug Administration，FDA）批准用于治疗谵妄[89]。大多数研究仅限于开放标签试验、病例报告和回顾性综述。比较试验没有发现任何抗精神病药物在疗效方面优于其他药物[89-95]。

过去10年，谵妄治疗试验激增。最近的几项研究发现，抗精神病药物在谵妄持续时间或严重程度方面没有好处。2016年的一项系统综述检查了抗精神病药物，包括利培酮（口服）、口服奥氮平（口服）、口服喹硫平（口服）、齐拉西酮（肌内注射）及氟哌啶醇（口服、静脉注射和肌内注射），并得出结论，目前的证据不支持使用抗精神病药物治疗或预防住院老年人谵妄[96]。在19项研究中，谵妄发生率没有显著下降，谵妄持续时间或严重程度、住院或重症监护时间或死亡率也没有变化。在两项研究中，更多的患者在接受抗精神病药物治疗后需要住院治疗，这表明了潜在的危害。最近另一项关于抗精神病药物治疗谵妄的系统综述，在16项随机对照试验和10项观察性研究中发现，氟哌啶醇和非典型抗精神病药物与安慰剂相比，在谵妄持续时间、住院时间、镇静状态或死亡率方面没有差异[97]。该研究还发现氟哌啶醇与第二代抗精神病药物在谵妄严重程度和认知功能方面没有差异。作者指出，这些研究在抗精神病药物的剂量、给药途径、疗效和测量仪器等方面存在异质性，而且关于多种临床重要结果的证据不足或没有证据。在姑息治疗环境下的非典型抗精神病药物的随机对照试验中，与接受安慰剂的参与者相比，接受口服利培酮或氟哌啶醇的参与者有更高的谵妄症状评分，更可能需要突破性的治疗[98]。必须考虑到该分析的局限性，包括生存不是主要研究结果之一和服用氟哌啶醇的患者有更多的医学疾病且需要更多的阿片类药物并有更严重的谵妄[98]。

治疗谵妄药物的选择取决于多种因素，包括躁动程度、谵妄亚型、可用的给药途径、同时发生的医疗条件和对不良反应的考虑[23,50,89]。最近科克伦对绝症患者谵妄药物治疗的一篇综述得出结论,基于一项双盲随机对照研究,氟哌啶醇是治疗接近生命末期谵妄患者的最合适药物,而氯丙嗪是一个可接受的替代药物,不用过于担心存在认知障碍的小风险。然而,也需要强调的是,由于该研究的患者数量较少($n=30$),目前的证据还不足以得出药物治疗在晚期谵妄中的作用的结论[95,99]。另一篇科克兰综述,比较了氟哌啶醇和非典型抗精神病药物的疗效和不良反应发生率,得出结论:氟哌啶醇和选择的较新的非典型抗精神病药物(利培酮,奥氮平)在控制谵妄症状方面是有效的[94]。美国精神病学协会精神错乱治疗指南推荐低剂量氟哌啶醇(如根据需要 1~2mg/4h 口服或老年人 0.25~0.5mg/4h 口服)作为必要药物治疗的选择[50]。劳拉西泮(0.5~1.0mg/h 口服或静脉注射)联合氟哌啶醇可有效快速镇静躁动谵妄患者,并可减少氟哌啶醇相关的锥体外系症状。然而,应避免苯二氮䓬单药治疗,除非谵妄是由于酒精或苯二氮䓬戒断引起的,因为苯二氮䓬可引起抑制解除和过度镇静。对于焦虑的患者,另一种治疗策略是将氟哌啶醇换成更镇静的抗精神病药物,如氯丙嗪[50,100]。重要的是要注意氯丙嗪的抗胆碱能和低血压的副作用,特别是在老年患者[100]。表 34-1 列出了用于治疗谵妄的抗精神病药物的推荐剂量范围。

表 34-1　治疗谵妄的抗精神病药物

药物	剂量[a]	给药方式[b]	副作用	评价
经典抗精神病药物				
氟哌啶醇	0.5~2mg/2~12h	PO/IV/IM/SC	>4.5mg/d 可引起锥体外系副作用、监测 QTc 间期	仍旧是治疗谵妄的标准药物。加用劳拉西泮(0.5~1mg/2~4h)可用于焦躁的患者
氯丙嗪	12.5~50mg/4~6h	PO/IV/IM/SC/PR	相较氟哌啶醇,具有镇静和抗胆碱能作用。低血压患者需监测血压	因镇静作用,优先用于焦躁患者
非经典抗精神病药物				
奥氮平	2.5~5mg/12~24h	PO[c]	短期使用时,镇静是主要的剂量限制性副作用	高龄、老年痴呆和低活动亚型的患者可能对药物反应较差
利培酮	0.25~1mg/12~24h	PO[c]	>6mg/d 可增加锥体外系症状的风险、直立性低血压	临床经验提示对低活动性谵妄效果更好
喹硫平	12.5~100mg/12~24h	PO	镇静、直立性低血压	由于其帕金森病副作用风险较低,因此优先用于帕金森病患者或 Lewy 体痴呆患者
齐拉西酮	10~40mg/12~24h	PO	使用 ECG 检测 QTc 间期	临床证据限于病例报道。相较其他抗精神病药物,不建议用于有 QT 延长风险的患者
阿立哌唑	5~30mg/24h	PO[c]	静坐不能的监测	临床经验提示对低活动性谵妄效果更好

[a] 老年患者和具有多种合并症的患者建议低剂量缓慢滴定用药。[b] 奥氮平、阿立哌唑和齐拉西酮可通过 IM 方式给药,但是目前没有研究或报道 IM 给药方式可用于谵妄患者。[c] 利培酮、奥氮平和阿立哌唑可通过口服崩解片剂给药。

　　根据最近使用抗精神病药物治疗谵妄的文献,有必要强调的是,对于低活动性谵妄患者或任何轻度至中度的亚型谵妄患者,最好避免使用抗精神病药物,或仅在益处明显大于风险的情况下使用,例如当症状干扰医疗护理或对患者或工作人员构成危险时。正如马尔等在一篇辩论文章中指出的,基于证据的关注必须应用于所有干预措施,包括药理学干预和非药理学干预,并保持同等警惕[101]。在某些情况下,非药物干预可有效预防谵妄,并可能是治疗谵妄的有用工具,尽管早期动员或认知矫正等干预可能对严重谵妄患者产生刺激作用,而不是有益的。

　　APA 精神错乱治疗指南推荐使用低剂量氟哌啶醇(即,根据需要 1~2mg/4h 口服或老年人 0.25~0.5mg/4h 口服)作为必要药物治疗的选择[98]。现有文献支持使用利培酮治疗谵妄,剂量从 0.125~1mg 开始,必要时滴定至每天最多 4mg,特别注意增加锥体外系症状的风险,直立性低血压,高剂量时镇静[98]。奥氮平的起始剂量为每晚 2.5~5mg,镇静作用通常是一个主要的限制因素,尽管这种药物效果可能有利于治疗亢进性谵妄。最近的文献也支持奥氮平用于化疗引起的恶心和呕吐的管理,这种药物经常用于门诊和住院的癌症患者[99]。文献支持喹硫平的使用,起始剂量为 12.5~50mg,

滴定量可达 100~200mg/d(通常按剂量划分)。镇静和直立性低血压通常是剂量限制因素[89]。喹硫平是锥体外系症状风险增加的患者的首选药物,包括帕金森病或路易体痴呆患者,因为喹硫平是抗精神病药物,锥体外系效应风险最低[102]。最近的研究和临床经验建议阿立哌唑的起始剂量为每天 2~5mg,最大剂量为每天 30mg,临床证据支持其用于神志不清的患者[89]。

　　在开始使用任何抗精神病药物治疗谵妄时,重要的考虑因素可能包括锥体外系症状风险、镇静、抗胆碱能作用、心律失常和药物-药物相互作用。美国食品药品监督管理局发布了一项关于使用抗精神病药物治疗痴呆患者行为障碍相关死亡风险增加的公共卫生建议。随后的研究表明,使用抗精神病药物的老年患者死亡率增加。最近的一项 meta 分析发现,全因死亡的相对风险接近 2(HR = 1.9~2.19),无论是否患有痴呆症,死亡率仍然很高。这项研究还发现,死亡风险最大的时期是治疗的最初 180 天,而且全因死亡风险与剂量有关。典型和非典型抗精神病药物的死亡率差异不大[103]。

　　一项对服用抗精神病药物的老年人的回顾性队列研究发现,与非典型抗精神病药物相比,典型抗精神病药物与较高的死亡率相关[104,105]。死亡率的增加通常出现在药物治疗开始后不久。目前尚不清楚这些警告是否适用于长期使用抗精神病药物的老年患者（如 1~2 周）。FDA 最近发布了另一项关于静脉注射氟哌啶醇引起 QT 延长和尖端扭转的风险的警告，因此，QTc 间隔应定期监测[106,107]。考虑到使用抗精神病药的固有风险，临床医生应该只使用它们来治疗使患者痛苦或使患者或工作人员处于伤害风险的症状。抗精神病药物应在尽可能短的时间内以尽可能低的剂量使用。这些药物应在出院时停止，除非有一个明确的计划，逐步减少或门诊精神护理的长期随访。

有限的证据支持使用抗精神病药物以外的其他药物，这可能有助于伴有抗精神病药物相关的难治性躁动或心电图 QT 间期升高的患者。

一些回顾性研究支持丙戊酸作为治疗谵妄环境下躁动的二线药物[108-110]。值得注意的是，目前尚无文献研究丙戊酸在癌症患者中的使用，该药物的一些特点可能禁止其在该人群中的使用，包括血小板减少的风险，以及通过多种机制的药物相互作用，包括通过蛋白质置换（甲氨蝶呤、顺铂和伊立替康）增加清除率，通过抑制 CYP2C9、CYP3A4（替西莫司和伊马替尼）、UGT1A4（拉莫三嗪）、UGT2B7 和环氧酶[111-113]。

右美托咪定是一种 α-2 激动剂，已被研究用于在术后和重症患者，通常为机械通气的患者。最近的一项系统综述和 meta 分析表明，右美托咪定可降低重症监护患者谵妄和躁动的发生率[114]。副作用包括心动过缓和低血压，使用的限制包括需要高水平的护理和经常性费用。

褪黑素及其类似物是治疗谵妄患者的新靶点。最近的一项 meta 分析显示，补充褪黑激素可以降低普通病房老年患者谵妄的发生率[115]。最近的另一项 meta 分析支持预防性补充褪黑激素预防老年患者术后谵妄的有效性[116]。

儿童肿瘤科谵妄的管理也类似，对潜在的医学病因进行仔细的评估和治疗，并在护理中尽量减少医源性因素。如果谵妄症状持续存在，且儿童表现出烦躁不安的行为，使患者感到痛苦或妨碍医疗护理，则可考虑药物治疗。大多数专家建议使用非典型的抗精神病药物，如喹硫平[117]。

7　适应障碍

具有抑郁情绪、焦虑情绪、混合情绪特征和其他变异的适应障碍代表了在癌症患者中发现的最常见的精神病诊断组[43,115]。癌症的诊断可能会引发对压力的正常反应，从而影响情绪。癌症患者是一个连续体，一端是急性应激反应，另一端是情绪和焦虑障碍[3,6]。适应障碍是指在应激源出现后 3 个月内，由于可识别的应激源而出现的情绪或行为症状，其痛苦程度与应激源的严重程度或强度不成比例，或在社会、职业或一个或多个社会心理领域的功能受损。症状必须不符合另一种精神障碍的标准，不能与正常的丧亲之痛兼容。DSM-5 指出，环境背景和文化因素可能会影响症状的严重程度和表现，也必须加以考虑。当压力消除时，这种疾病可能会消失，但这种情况可能会变成慢性的，需要在治疗的同时服用药物[3,6,43,118,119]。

由于缺乏调整障碍的标准化筛查工具，患病率估计值各不相同。Mitchell 等的一项 meta 分析发现，在癌症患者中，适应障碍的患病率为 19%[16]。

8　焦虑性障碍

焦虑是癌症环境中最常见的反应，是对重大威胁的正常适应反应，但也可能变成适应不良。焦虑表现为一系列广泛的身体体征和症状，思维（即侵入性思维）和行为的变化。

在这一部分，我们将回顾在 DSM-5 中标准化的焦虑障碍，且在癌症患者中常见的焦虑障碍[43]。

广泛性焦虑障碍（generalized anxiety disorder）的特征是在至少 6 个月的时间里，在不同的环境中发生超过天数的过度担忧，至少有以下 6 种症状中的 3 种：坐立不安或感到紧张或紧张，容易疲劳，难以集中注意力或大脑一片空白，易怒，肌肉紧张，睡眠障碍[43]。

惊恐障碍的特征是反复发作的、预期的或意外的惊恐发作，随之而来的是对惊恐发作的担忧和担心，以及为避免未来突然发作而做出的行为改变[43]。恐慌症状具有特定的特征，包括在各种情况下迅速出现症状，以致无法进行预期回避[16]。

特定恐惧症的特征是由于对特定物体或情况的存在或预期而引起的持续和过度的恐惧。对血液、针头、医院、磁共振成像机和辐射模拟器的恐惧可能会使坚持治疗复杂化。接受化疗的患者有恶心和呕吐，尽管有适当的止吐方案，但约 25%~30% 的患者出现预期性恶心和呕吐。当患者受到刺激时，他们会感到恶心，这些刺激会让他们想起药物注射[6,23,120]。

一般医疗状况引起的焦虑症是指症状是疾病的直接生理后果的情况。癌症焦虑可由不同的医疗状况引起，包括肺栓塞、缺氧、低血糖和心脏疾病。激素分泌肿瘤和副肿瘤综合征也会引起焦虑。

治疗目标包括降低患者情绪困扰的整体水平，以及减少可能损害社会或职业功能的特定目标症状。癌症患者焦虑的治疗取决于病因和症状出现的时间。谵妄可伴有焦虑；因此，当评估出现急性症状变化或病程波动的癌症患者时，必须考虑到这一点[6]。

非药物治疗包括几种方法，如人际心理治疗、支持性心理治疗和认知行为治疗。已经使用了一些行为方法，如渐进式肌肉放松、呼吸练习、冥想、生物反馈和引导意象，对有焦虑症的癌症患者有很好的效果[3,6,16]。

用于治疗癌症患者焦虑的药物也用于治疗原发性焦虑障碍。这些药物是用于短期缓解急性焦虑的苯二氮䓬（如劳拉西泮、氯硝西泮、地西泮）和用于长期使用的抗抑郁药（通常是选择性 5-羟色胺再摄取抑制剂，如艾司西酞普兰和舍曲林或 5-羟色胺去甲肾上腺素再摄取抑制剂，如文拉法辛或度洛西汀，因为毒性和药物相互作用比三环类抗抑郁药小）。低剂量非典型抗精神病药物可以在短时间内使用——考虑到迟发性运动障碍、代谢综合征和全因死亡率增加的风险——特别是在经常监测的以焦虑为谵妄症状的住院患者或舒适护理环境中[3,6,16]。β 受体阻滞剂可以考虑用于焦虑的身体症状，如震颤和心悸[121]。

9　创伤和应激相关的疾病

创伤和应激相关的疾病，在 DSM-5 中从急性压力障碍中重新分类，涉及直接或间接暴露于实际或死亡的威胁、严重伤害或性侵犯。创伤和应激相关障碍的诊断标准包括五个类别中的九种或九种以上的症状,即入侵、消极情绪、分离、回避和觉醒,这些症状在创伤事件后开始或加重[43]。在创伤事件发生后3天至1个月内出现的症状应考虑与创伤和应激相关的障碍;创伤后应激障碍(posttraumatic stress disorder,PTSD)应被考虑为暴露于创伤事件后持续超过1个月的症状[119]。与创伤和应激相关的疾病在癌症患者中的流行程度尚未得到证实。患癌症被认为是危及生命的事件。对于那些有严重心理创伤的患者来说,恐惧会导致分离体验,逃避一切与癌症有关的事情,做噩梦,易怒,过度警觉和注意力不集中。32%的癌症患者都患有创伤后应激障碍。较年轻的癌症患者,被诊断为晚期疾病的患者,或刚刚完成癌症治疗的患者,有更大的风险患上PTSD。文献还报道,高达80%的患者在癌症后可能会出现PTSD症状[3,6,120,122-125]。评估癌症患者的典型PTSD症状是困难的。对侵入性症状的评估是存疑的,因为癌症患者经常报告对未来的恐惧且很少有闪回或侵入性记忆。回避行为很难确定,因为患者经常面对这种疾病及其治疗与潜在的创伤相关的压力源[6,119-126]。

10　抑　郁　症

抑郁症是癌症常见的精神并发症,虽然它没有在临床护理上得到正确的认识[127]。抑郁症是癌症常见的精神并发症,也是自杀的重要危险因素。癌症患者在疾病的各个阶段都很容易出现这些症状。重要的是要识别与癌症相关的正常悲伤或痛苦何时变得压倒性或受损,这可能表明存在抑郁症,而不是正常的情绪反应。改善对于抑郁症的认识和治疗会增加对癌症治疗的依从性,提高生活质量,并减少诸如希望加速死亡和自杀等严重后果[127]。

在不同的研究中,癌症患者抑郁症的患病率差异很大,从最低的1%到最高的50%不等[14]。使用不同的诊断措施和截止标准影响对于患病率的估计。身体症状以及癌症的部位和阶段是造成患病率差异的附加因素。虽然在一般人群中,抑郁症在女性中比男性更普遍,这一点已经得到了充分的证实,但这种性别差异在癌症患者中并不明显[13,14,127-133]。

癌症患者的抑郁有几个危险因素[131,134-138]。化疗方案包括长春碱、长春新碱、干扰素、丙卡巴嗪、天冬酰胺酶、他莫昔芬、环丙孕酮和糖皮质激素具有更大的风险。胰腺癌、头颈癌、乳腺癌和肺癌患者的抑郁症患病率较高,而淋巴瘤、结肠癌和妇科癌症患者的患病率相对较低[136]。抑郁症也可能继发于器官衰竭,或营养、内分泌和神经系统的癌症并发症。抑郁症的其他风险因素包括疾病晚期、身体残疾、存在其他慢性疾病、既往抑郁史、家族抑郁史、无法控制的疼痛、社会支持少、社会孤立和近期重大损失的经历[3,16,131]。

癌症患者的抑郁症诊断具有挑战性,因为其神经植物性症状与癌症和/或其治疗引起的许多症状相似,如食欲缺乏、疲劳、睡眠障碍、精神运动迟缓、冷漠和注意力不集中。对癌症患者抑郁症状的评估应集中在是否存在焦虑、快感缺乏、绝望、毫无价值、过度或不适当的内疚和自杀想法。食欲、睡眠障碍、疲劳和能量损失的变化仍然可以用来诊断身体健康的癌症患者,尽管我们必须记住,化疗和放疗引起的疲劳和其他植物性障碍可以持续很长时间。记忆力差和注意力不集中更可能是老年抑郁症患者最初的主诉。在医学上患有

抑郁症的患者中,妄想和幻觉可能是谵妄诊断的反映,应首先排除谵妄[3,6,131,139]。

DSM-5中的几个子类的抑郁症诊断都在癌症的背景下。"具有抑郁特征的癌症所致抑郁症"的诊断与癌症引起的不符合抑郁发作标准的抑郁症状有关。当症状符合重度抑郁发作的全部标准时,应使用"癌症引起的抑郁症伴重度抑郁样发作"。当躁狂或癌症引起的轻躁症与抑郁症状同时出现,"癌症引起的抑郁症具有混合性特征"是最合适的。当一种药物(如干扰素)是抑郁症的潜在病因时,就会使用"物质/药物诱发抑郁症"的诊断。糖皮质激素用于广泛的临床情况,可导致抑郁、躁狂和精神病状[19,132,139]。确定癌症患者抑郁症状的病因是困难的,通常在大多数患者中,多种因素导致抑郁症状。自我报告症状清单用于筛查目的是有用的,但不能区分重性抑郁障碍和带有抑郁特征的一般医学状况引起的情绪障碍[139-141]。重度抑郁障碍被定义为临床显著的持续性和广泛性抑郁情绪和/或快感缺乏的发作,伴有认知和行为症状。在过去有过严重抑郁发作的患者在癌症的背景下有复发的风险[139,142]。

在DSM-5中未被识别的癌症患者中,意志消沉是一种重要的抑郁综合征。这种综合征已经在文献中描述和研究了20多年。De Figueiredo和Fava等分别从重度抑郁症中描述了意志消沉,发现那些有意志消沉的人在主观性上感到无能,认为他们没有达到对自己或他人的期望,或无法应对他们当前的状况,导致绝望、无助、绝望或放弃的感觉[143,144]。意志消沉的患者认为他们的痛苦来源在自身之外,他们没有快感缺乏或罪恶感,并且能够理性地评估他们的问题。研究表明,意志消沉会对癌症患者产生负面影响,因为这种情况与较差的生活质量、对癌症的关注增加、失去尊严和自杀的想法有关[144]。Fava等提出了身心研究诊断标准(Diagnostic Criteria for Psychosomatic Research,DCPR),并对其进行了修订,以提高其在研究和临床护理中的效用[142]。最近一项使用DCPR来识别意志消沉患者的研究发现,抑郁症的患病率超过30%,而重度抑郁症的患病率不到17%[144,145]。越来越多的文献记录了患者意志消沉的经历,最近的系统综述总结了越来越多的关于其症状和后果的知识,令人信服地断言该综合征在癌症治疗中的重要性[146-150]。

10.1　诊断标准表格

癌症患者的抑郁症管理需要一个综合的方法,解决评估、治疗和后续[140,141]。最初的管理始于与临床医生建立治疗联盟,并从家人或朋友那里寻求支持。美国心理学会关于身体健康个体抑郁症治疗的实践指南已经被国家综合癌症网络(NCCN)应用于癌症患者抑郁症的治疗[25,140]。有几种可用的药物和心理治疗策略。在选择合适的治疗方法之前,应考虑癌症的部位、目前的癌症治疗方法、共病的医学条件和药物治疗,其中任何一种都可能导致抑郁症状。如果抑郁症被认为是由某种疾病或药物引起的,临床医生应该治疗潜在的疾病或更换药物;然而,抗抑郁药通常同时开始使用以尽快减轻患者的痛苦[6,132,142]。

在癌症患者中使用抗抑郁药物带来了独特的挑战。对癌症患者,特别是病入膏肓的患者,最好是快速起效;然而,抗抑郁药由于起作用的时间较晚,可能需要几个星期才能产生治疗效果[141]。应根据每种抗抑郁药的潜在副作用、药物-

药物相互作用、患者预后、抑郁的主要症状和共病情况选择适当的抗抑郁药。抗抑郁药应以低剂量开始，并在体质虚弱和老年癌症患者中缓慢滴定[132]。

选择性 5-羟色胺再摄取抑制剂（selective serotonin reuptake inhibitors, SSRI）已成为抑郁症的一线治疗方案[132,140]。它们是有效的，一般耐受性良好，而且在过量使用时毒性不如三环类抗抑郁药。一些 SSRI，如氟西汀和氟伏沙明，是细胞色素 P450 同工酶的抑制剂。因此，重要的是监测药物-药物相互作用的可能性[143,144]。舍曲林、西酞普兰和艾司西酞普兰与蛋白质结合较低，可能与 P450 系统发生药物相互作用的风险较低。许多 SSRI 以液体的形式提供，这使得那些不能吞咽药片的患者更容易服用[132]。

三环类抗抑郁药（tricyclic antidepressant, TCA）已经存在很多年了，而且比许多 SSRI 更便宜。因为他们的抗胆碱能，抗肾上腺素能和抗组胺能的副作用，他们很少被用于癌症患者。它们作为辅助止痛药物，尤其是用于神经性疼痛，已经成为癌症患者使用它们最常见的指征[132,140]。

单胺氧化酶抑制剂（monoamine oxidase inhibitor, MAOI）与富含酪胺的食物或拟交感神经药物同时使用时，由于有致死性高血压危象的风险，很少用于治疗癌症患者的抑郁症[132,140]。

在较新的抗抑郁药中，安非他酮主要作用于多巴胺系统，可能有轻微的刺激作用，对疲劳或精神运动迟缓的癌症患者有益。一般来说，医学上的疾病对它的耐受性很好。安非他酮在高剂量时与癫痫发作风险增加有关，在中枢神经系统肿瘤或癫痫发作障碍患者中应特别谨慎使用。V-文拉法辛和度洛西汀作为血清素和去甲肾上腺素的再摄取抑制剂（reuptake inhibitor of serotonin and norepinephrine, SNRI），它们通常耐受性良好，副作用也像 SSRI 一样温和。由于去甲肾上腺素能神经传递的增强，建议对接受 SNRI 的患者进行血压监测。值得注意的是，文拉法辛主要抑制低剂量的血清素再摄取；它对去甲肾上腺素再摄取抑制的作用是剂量高于每天 150mg。由于 V-文拉法辛和度洛西汀作为辅助镇痛药物的作用，它们更适合用于共病抑郁和神经性疼痛的患者。米氮平通过阻断 5-HT$_2$、5-HT$_3$ 和 α_2-肾上腺素能受体位点起作用。它的镇静和体重增加的副作用对许多癌症患者的失眠和体重下降是有益的。米氮平还通过 5-HT$_3$ 阻断具有止吐特性。它也有可溶的片剂形式，对不能吞咽或有恶心呕吐的患者特别有用[132,140,151,152]。

精神兴奋剂和清醒促进剂有助于治疗抑郁症癌症患者的疲劳、精神运动迟缓和注意力不集中的症状。用于癌症患者的精神兴奋剂包括右苯丙胺和哌甲酯。与抗抑郁药相比，它们有一个主要的优势，因为它们的起效快，可以缓解疲劳，促进清醒，对抗阿片类药物相关的镇静作用。副作用包括厌食、焦虑、失眠、兴奋、易怒和情绪不稳定。低剂量时不常见副作用，可以通过缓慢滴定避免。可能发生高血压和心脏并发症；因此，监测心功能是可取的。莫达非尼是一种非刺激性唤醒剂。它能提高警觉性、清醒度和精力。它可能比精神兴奋剂的耐受性更好，但也可能导致焦虑、不安和失眠。高血压控制不良的患者应慎用此药[132,140,153]。表 34-2 列出了用于治疗癌症患者抑郁症的药物清单。

表 34-2　癌症患者可使用的抗抑郁药

药物	起始剂量/治疗范围	常见副作用/评价
选择性 5-羟色胺再摄取抑制剂（SSRI）		
氟西汀[a]	10～20mg/20～60mg	不同程度的胃肠道不适、恶心、头痛、失眠、焦虑、性功能障碍。舍曲林、西酞普兰和依他普仑几乎不与 p450 系统相互作用
舍曲林[a]	25～50mg/50～200mg	
帕罗西汀	10～20mg/20～50mg	
氟伏沙明	50mg/100～300mg	
西酞普兰[a]	10～20mg/20～60mg	
依他普仑[a]	10mg/10～20mg	
5-羟色胺和去甲肾上腺素再摄取抑制剂（SNRI）		
度洛西汀	20～30mg/30～60mg bid	兴奋、焦虑、恶心。对慢性疼痛有帮助
文拉法辛缓释片	37.5mg bid/75～225mg	兴奋、恶心、焦虑、镇静、出汗和高血压
去甲文拉法辛	25mg/50mg	兴奋、恶心、焦虑、镇静、出汗和高血压
三环类抗抑郁药（TCA）		
阿米替林	10～25mg/50～150mg	镇静
丙咪嗪	10～25mg/50～300mg	镇静
地昔帕明	25mg/75～200mg	轻度镇静或直立性低血压；中度抗胆碱能效应
去甲替林[a]	10～25mg/50～150mg	镇静；轻度抗胆碱能效应或直立性低血压
多塞平[a]	25mg/75～300mg	镇静；抗胆碱能效应；直立性低血压
非经典抗抑郁药		
安非他酮	75mg/150～450mg	兴奋、易感人群导致癫痫、性功能障碍较少。对戒烟有帮助
曲唑酮	50mg/150～200mg	镇静、有助睡眠、异常勃起
奈法唑酮	100/150～300mg	肝衰竭风险、镇静、头晕、便秘。性功能障碍少见
米氮平	7.5～15mg/15～45mg	镇静、体重增加、可溶解片剂使用
维拉佐酮		胃肠道不适、恶心、失眠。罕见体重增加、性功能障碍少见
沃替西汀		胃肠道不适、恶心、失眠。罕见体重增加、性功能障碍少见
兴奋剂和促觉醒药物		
右旋安非他命	2.5mg/5～30mg	可能的心脏并发症、焦躁、焦虑、恶心
哌甲酯	2.5mg/5～15mg bid	
莫达非尼	50mg/100～400mg	兴奋、恶心、心脏副作用、通常耐受性好

[a] 液体形式可用。

几种不同的心理治疗技术已经成功地应用于抑郁症患者。心理治疗常与药物干预相结合。最常用的心理疗法是支持性心理疗法和认知行为疗法[132,140]。

团体治疗有助于改善社会网络，将患者与其他有相同诊断和/或治疗的人联系起来，减少患者的孤立感。支持-表达和认知-存在群体心理疗法已经被研究并成功地用于癌症患者[132,154-156]。

电休克疗法（electroconvulsive therapy，ECT）是一种治疗抑郁症的有效方法。对于难以接受精神药物治疗的患者、抑郁后出现严重体重减轻、表现出急性精神病或有高自杀风险的患者应考虑使用电痉挛疗法。虽然电痉挛疗法没有绝对的禁忌证，但对于有中枢神经系统肿瘤或心脏问题的患者应谨慎使用[157,158]。

11　癌症患者的自杀评估与管理

与普通人群相比，癌症患者的自杀率更高。研究表明，虽然只有一小部分癌症患者会自杀，但自杀的风险几乎是普通人群的 4.5 倍[159-162]。自杀更有可能发生在晚期癌症患者身上，他们遭受着不断升级的抑郁、绝望和控制不良的症状，尤其是疼痛。膀胱癌、肺癌、头颈部癌和睾丸癌患者自杀的风险增加。对于疾病晚期、预后不良或症状控制不良的患者，自杀念头不应被视为是理性的[161-165]。值得注意的是，这些患者可能有可治疗的抑郁症发作，从而诱发他们的自杀意念。临床医生应该评估有持续死亡欲望或自杀意图的绝症患者的绝望和抑郁症的诊断[162-164]。

既往精神疾病史、既往抑郁症或自杀未遂史、近期丧亲史、酗酒或其他药物滥用或依赖史、男性、家族抑郁症或自杀史、缺乏家庭或社会支持、近期丧亲是自杀的常见危险因素[161,166]。由于判断力和冲动控制能力受损，未经治疗的谵妄可能导致不可预测的自杀企图。老年患者和患有头颈、肺癌、乳腺癌、泌尿生殖系统癌、胃肠道癌和骨髓瘤的个体自杀风险似乎更高[161,165,166]。一项来自丹麦、芬兰、挪威、瑞典和美国的以国际人口为基础的研究表明，在诊断出乳腺癌 25 年或 25 年以上后，自杀的长期风险有小幅增加，但在统计上有显著意义[167]。芬兰一项关于 1 年内自杀的调查显示，4.3% 的人患有癌症。半数患者在自杀时病情有缓解。患者在癌症诊断前有精神病史，尤其是与药物滥用有关的精神病史[167]。

自杀念头的评估应考虑疾病的阶段和预后。从 4 个角度考虑自杀倾向问题是有益的：所有癌症患者的自杀倾向都是短暂的；有自杀念头且预后良好的患者；预后不良/症状控制不良患者的自杀念头还有绝症患者的自杀念头。对于预后良好或病情缓解的癌症患者，自杀意念或自杀计划也需要仔细评估[161]。

重要的是要认识和积极治疗高危抑郁症患者。维持一种支持性的关系，控制症状（例如，疼痛，恶心，抑郁），让家人或朋友参与是管理自杀患者的最初步骤。最近的一项研究调查了儿童癌症成年幸存者的自杀意念和过去的自杀企图，发现身体健康和自杀倾向之间有很强的相关性，这强调了控制癌症患者症状的重要性[168]。高风险个体的早期精神病学

介入通常可以避免癌症患者的自杀。仔细的评估包括探索自杀想法的原因和风险的严重性。临床医生应该感同身受地倾听，不要表现出批评或判断。允许患者讨论自杀的想法通常会降低自杀的风险，尽管人们普遍认为与此相反。当医生承认他们的选择是合法的，并且需要对他们的死亡保留一种控制感时，患者通常会重新考虑和拒绝自杀的想法[161]。

12　癌症相关疲劳的精神病学考虑

癌症相关的疲劳是一种与癌症或癌症治疗相关的、干扰正常功能的持久的主观疲劳感。身体、情绪和动机因素可能会导致癌症相关疲劳引起的相关症状。它与生活质量下降和相当大的心理和功能发病率相关[169]。疲劳可能比疼痛或恶心和呕吐更令人痛苦，这些在大多数患者中可以通过药物控制[157,169-171]。癌症相关的疲劳通常比非癌症个体的疲劳更令人痛苦，而且通常难以睡眠和休息。癌症相关的疲劳很常见；癌症相关疲劳的报告患病率从 4% 到 91% 不等，这取决于研究的特定癌症人群和使用的评估方法[157,169,170]。大约 50% 的癌症患者在诊断癌症时会感到疲劳。它发生在高达 75% 的骨转移患者中。疲劳在长期癌症幸存者中也很普遍，在缓解后很长一段时间内，疲劳会继续对生活质量产生严重影响[157,169-174]。

一临床专家组提出了一套诊断标准，已被纳入《国际疾病分类（第 10 版）》（International Classification of Disease，ICD-10）[170]。我们设计了一套标准化的访谈指南，并对其进行了可靠性和有效性研究，以评估所提出的临床综合征，结果表明，该指南在识别经历临床显著癌症相关疲劳的患者方面具有实用价值。

疲劳是很难量化的。有各种标准化的自我报告量表来测量疲劳，其中大多数是在癌症的背景下开发的[169,170]。鉴于疲劳的多因素性质，除了疲劳评估工具外，还应使用辅助量表（如抑郁量表）和某些生物学参数的测量，以便对患者的疲劳进行更全面的评估。

癌症患者经常同时存在疲劳和抑郁，这两种情况的症状有相当多的重叠。为了有效治疗癌症相关的疲劳，有必要弄清抑郁症与疲劳的关系。由疲劳引起的抑郁症状通常不那么严重，患者倾向于将这些症状归因于疲劳的后果。另一方面，抑郁症更可能出现在绝望、感觉没有价值和/或内疚、自杀意念和有抑郁症家族史的情况下。癌症相关的疲劳和抑郁之间的任何因果关系的性质尚不清楚。

癌症相关疲劳的病理生理可能是多因素的，由几个身体和社会心理机制引起。这包括肿瘤副作用、阿片类药物或其他药物（如抗抑郁药、受体阻滞剂、苯二氮䓬类药物、抗组胺药）、性腺功能减退、甲状腺功能减退、恶病质、贫血、血清素调节失调、昼夜节律调节失调、化疗、放疗、骨髓移植和生物反应调节剂治疗[175]。癌症相关的疲劳与疼痛、抑郁、情绪困扰、睡眠剥夺和身体活动减少有关。细胞因子失调（主要是 IL-1，IL-6，TNF-α）在癌症相关疲劳的发展中发挥作用[169,175]。

所有患者应在首次就诊时进行疲劳筛查，然后在癌症治疗期间和缓解后定期进行疲劳筛查。NCCN 癌症相关疲劳实

践指南推荐使用数字自我报告量表或口头量表来评估疲劳的严重程度[169]。如果疲劳的严重程度为中度至重度(即,在0~10评分中得分大于4,分数越高表明严重程度越严重),建议进行重点病史和临床检查,评估疲劳模式、相关症状和任何对功能的干扰。疲劳的潜在可逆转的原因(如疼痛、情绪困扰、睡眠障碍、贫血、甲状腺功能减退)应查明和治疗,并应消除非必要的中枢作用药物。

NCCN 指南推荐非药物方法治疗癌症相关疲劳[169,176,177]。活动增强和社会心理干预(即教育、支持团体、个人咨询、压力管理培训)得到了研究的充分支持。饮食管理、注意力恢复疗法和睡眠疗法也被推荐用于治疗癌症相关的疲劳[169,176,177]。

精神兴奋剂(即哌甲酯、右旋安非他明)、促进清醒的药物(即莫达非尼和阿莫达非尼)和抗抑郁药物已被研究用于治疗与癌症相关的疲劳[178-184]。莫达非尼已被证明能改善严重而非轻至中度症状的与癌症相关疲劳,尽管目前的证据有限[185]。

抗抑郁药物只被发现对伴有抑郁症的癌症相关疲劳有帮助[182,184]。

如果确定贫血是引起癌症相关疲劳的主要原因,医生应确定症状严重的患者是否有必要输血[169]。促红细胞生成素和其他促红细胞生成素可能被考虑用于贫血相关的疲劳,但要谨慎,充分的临床和实验室证据表明,有促进恶性肿瘤生长的作用和非恶性的细胞凋亡的作用。考虑到恶性肿瘤恶化的风险,这些制剂可能最适合于姑息治疗[186]。

糖皮质激素经常被用于治疗癌症相关的疲劳。三项随机对照试验表明,与安慰剂相比,糖皮质激素可以改善癌症相关的疲劳,持续时间约为 2 周,但这些试验有较高的损耗率和严重的副作用,包括胰岛素抵抗、肌病和更频繁的感染。考虑到其有限的作用时间和显著的副作用,用于治疗癌症相关疲劳的糖皮质激素应保留给那些共病厌食症患者的生命末期护理,或用于治疗与脑或骨转移相关的疼痛[187]。

研究或考虑了其他几种治疗癌症相关疲劳的方法,但目前缺乏临床应用的有力证据。这些药物包括可逆的胆碱酯酶抑制剂、非甾体抗炎药、环氧合酶 2 抑制剂、细胞因子拮抗剂和缓激肽拮抗剂[187]。

13　癌症幸存者

2019 年,大约有 1 700 万美国人有癌症史,预计到 2030 年,这一数字将增长到 2 200 多万人[188]。这一人口包括正在接受治疗的患者、没有疾病证据的患者和长期幸存者。在男性癌症幸存者中,三种主要的癌症类型是前列腺癌、结直肠癌和黑色素瘤。在女性癌症幸存者中,三种主要癌症类型是乳腺癌、子宫癌和结肠直肠癌。大多数癌症幸存者年龄超过65 岁[6,188-190]。不幸的是,显著的症状在缓解后仍然存在;在停止治疗的癌症幸存者中,27%报告有三种或三种以上中度至重度症状。症状控制不良可导致工作能力受损、不坚持随访护理以及会降低生活质量[191-194]。

来自 9 535 名儿童癌症长期幸存者的美国队列的数据显示,43.6%的自述损伤发生率存在于以下六个领域中的一个

或多个领域:一般健康、心理健康、功能损伤、活动限制、癌症治疗导致的疼痛,以及与癌症和癌症治疗直接相关的焦虑/恐惧。心理健康问题是最常被提及的,风险因素包括女性、低教育程度和低家庭收入[189]。幸存者上大学的可能性更小,年轻时失业的可能性更大。患有中枢神经系统(尤其是脑瘤)的癌症和治疗的幸存者,以及患有认知障碍或感觉功能障碍(如听力损失)的人,出现不良社会后果的风险更大[195,196]。荷兰的一项研究发现,与健康对照组相比,男性受教育程度更低,就业率更低,结婚率更低,与原籍家庭同住的比例更高。脑肿瘤史或头颅照射史是最强的独立预测因子,但不能解释所有变异。另一项丹麦研究证实了这一点;虽然长期存活者有更多的心理症状,但是他们因心理疾病而住院的比例并不增高,除非他们有脑瘤或脑放疗[197]。心理生育能力可能是一个痛苦的问题。许多幸存者有创伤后症状,研究表明 10% ~ 15% 的移植幸存者符合 PTSD 的标准,另外10% ~ 15% 经历 PTSD 阈下症状[6,190]。癌症患者发展 PTSD的危险因素包括晚期疾病诊断、年轻、既往创伤史、较差的社会支持、低社会经济和教育地位[158,198,199]。有许多幸存者项目(例如全国癌症幸存者联盟)为寻求支持的患者、夫妇和家庭提供讲习班、讲座和团体。

14　家庭问题和丧亲之痛

癌症患者的家庭和照顾者往往负担过重,他们的痛苦往往没有被认识到或忽视。已注意到主要照顾者的状况随着时间而恶化,甚至在稳定或改善后发生。对丧亲或癌症幸存者家庭的研究表明,随着时间的推移,功能受损的发生率显著增加,而且往往会恶化[6,200]。高风险家庭可及早被发现,并可得到心理健康提供者的极大帮助。少数家庭需要正式的家庭治疗,必须以对医疗事实和医疗环境的现实理解来进行。大多数家庭通过短期危机干预来应对。在以家庭为中心的悲伤治疗中,患者和家属见面来处理事件和预测即将到来的损失[6,201]。这种治疗方式在患者死后持续几次,帮助家属巩固患者在世时取得的积极成果。家庭中的孩子也需要关注,为成人照顾者提供以适当的方式回答孩子的问题的指导是很重要的。

15　员工的心理问题

照顾者的压力在许多环境下的研究都有记录。医患之间的沟通问题不仅会导致患者的不满,也会降低医生的工作满意度和自尊心。

工作人员经历了一个发展过程,因为他们第一次与癌症患者密切合作。高度的烦躁、焦虑、悲伤和麻木会在最初几个月消退,取而代之的是展示能力和生存能力的需要。在接下来的几个月里,存在的问题更容易浮出水面,员工们塑造了一种更深层次的适应方式,涉及他们的整个人格。非正式的支持,同辈群体的互动,开放的沟通,以及足够的定向是成功适应的重要因素。以团队为基础的方法鼓励员工凝聚和分担困难的任务。

(顾英豪　译,惠珂　审校)

参考文献

1. Holland JC. History of psycho-oncology: overcoming attitudinal and conceptual barriers. *Psychosom Med.* 2002;64:206–221.

2. Holland JH, Friedlander MM. Oncology. In: Blumenfield M, Strain JJ, eds. *Psychosomatic Medicine.* Philadelphia, PA: Lippincott Williams & Wilkins; 2006:121–144.

3. Holland JC, Gooen-Piels J. Psycho-oncology. In: Holland JC, Frei E, eds. *Cancer Medicine.* 6th ed. Hamilton, Ontario: B.C. Decker Inc; 2003:1039–1053.

4. Derogatis LR, Morrow GR, Fetting D, et al. The prevalence of psychiatric disorders among cancer patients. *JAMA.* 1983;249:751–757.

5. Bylund CL, Brown RF, di Ciccone BL, et al. Training faculty to facilitate communication skills training: development and evaluation of a workshop. *Patient Educ Couns.* 2008;70(3):430–436.

6. Lederberg MS. Psycho-oncology. In: Sadock BJ, Sadock VA, eds. *Kaplan and Sadock's Synopsis of Psychiatry.* 9th ed. Philadelphia, PA: Lippincott Williams and Wilkins Press; 2003:1351–1365.

7. Park C, Folkman S. Meaning in the context of stress and coping. *Rev Gen Psychol.* 1997;1:115–144.

8. Daniels J, Kissane DW. Psychosocial interventions for cancer patients. *Curr Opin Oncol.* 2008;20(4):367–371. https://doi.org/10.1097/CCO.0b013e3283021658.

9. Spencer S, Carver C, Price A. Psychological and social factors in adaptation. In: Holland JC, ed. *Psycho-Oncology.* New York, NY: Oxford University Press; 1998:211–222.

10. Rowland JH. Interpersonal resources: developmental stage of adaptation: adult model. In: Holland JC, Rowland JH, eds. *Handbook of Psycho-Oncology: Psychological Care of the Patient with cancer.* New York, NY: Oxford University Press; 1989:25–43.

11. Russak SM, Lederberg M, Fitchett G. Spirituality and coping with cancer. *Psychooncology.* 1999;8:375–466.

12. Marmot M. Social determinants of health inequalities. *Lancet.* 2005;365:1099–1104.

13. Chochinov HM, Wilson KG, Enns M, Lander S. Prevalence of depression in the terminally ill: effects of diagnostic criteria and symptom threshold judgments. *Am J Psychiatry.* 1994;151:537–540.

14. Massie MJ. Prevalence of depression in patients with cancer. *J Natl Cancer Inst Monogr.* 2004;32:57–71.

15. Singer S, Das-Munshi J, Brähler E. Prevalence of mental health conditions in cancer patients in acute care—a meta-analysis. *Ann Oncol.* 2010;21(5):925–930. https://doi.org/10.1093/annonc/mdp515.

16. Mitchell AJ, Chan M, Bhatti H, et al. Prevalence of depression, anxiety, and adjustment disorder in oncological, haematological, and palliative-care settings: a meta-analysis of 94 interview-based studies. *Lancet Oncol.* 2011;12(2):160–174. https://doi.org/10.1016/S1470-2045(11)70002-X.

17. Mehnert A, Brähler E, Faller H, et al. Four-week prevalence of mental disorders in patients with cancer across major tumor entities. *J Clin Oncol.* 2014;32(31):3540–3546. https://doi.org/10.1200/JCO.2014.56.0086.

18. Gopalan MR, Karunakaran V, Prabhakaran A, Jayakumar KL. Prevalence of psychiatric morbidity among cancer patients—hospital-based, cross-sectional survey. *Indian J Psychiatry.* 2016;58(3):275–280. https://doi.org/10.4103/0019-5545.191995.

19. Anuk D, Özkan M, Kizir A, Özkan S. The characteristics and risk factors for common psychiatric disorders in patients with cancer seeking help for mental health. *BMC Psychiatry.* 2019;19(1):269. Published 2019 Sep 3 https://doi.org/10.1186/s12888-019-2251-z.

20. Walker J, Holm Hansen C, Martin P, et al. Prevalence of depression in adults with cancer: a systematic review. *Ann Oncol.* 2013;24(4):895–900. https://doi.org/10.1093/annonc/mds575.

21. Walker J, Hansen CH, Martin P, et al. Prevalence, associations, and adequacy of treatment of major depression in patients with cancer: a cross-sectional analysis of routinely collected clinical data. *Lancet Psychiatry.* 2014;1(5):343–350. https://doi.org/10.1016/S2215-0366(14)70313-X.

22. Casarett DJ, Inouye SK. Diagnosis and management of delirium near the end of life. *Ann Intern Med.* 2001;135(1):32–40.

23. Breitbart W, Friedlander M. Confusion/delirium. In: Bruera E, Higginson I, Ripamonti C, von Gunten C, eds. *Palliative Medicine.* London, UK: London Hodder Press; 2006:688–700.

24. Holland JC, Andersen B, Breitbart WS, et al. Distress management. *J Natl Compr Canc Netw.* 2007;5(1):66–98.

25. The National Comprehensive Cancer Network. *Distress Management Clinical Practice Guidelines in Oncology, version 3;* 2019.

26. Riba MB, Donovan KA, Andersen B, et al. Distress management, version 3.2019, NCCN clinical practice guidelines in oncology. *J Natl Compr Canc Netw.* 2019;17(10):1229–1249. https://doi.org/10.6004/jnccn.2019.0048.

27. Carlson LE, Groff SL, Maciejewski O, Bultz BD. Screening for distress in lung and breast cancer outpatients: a randomized controlled trial. *J Clin Oncol.* 2010;28(33):4884–4891. https://doi.org/10.1200/JCO.2009.27.3698.

28. Lin C, Clark R, Tu P, Bosworth HB, Zullig LL. Breast cancer oral anti-cancer medication adherence: a systematic review of psychosocial motivators and barriers. *Breast Cancer Res Treat.* 2017;165(2):247–260. https://doi.org/10.1007/s10549-017-4317-2.

29. Nipp RD, El-Jawahri A, Moran SM, et al. The relationship between physical and psychological symptoms and health care utilization in hospitalized patients with advanced cancer. *Cancer.* 2017;123(23):4720–4727. https://doi.org/10.1002/cncr.30912.

30. Greer S, Moorey S, Baruch JD, et al. Adjuvant psychological therapy for patients with cancer: a prospective randomised trial. *BMJ.* 1992;304(6828):675–680. https://doi.org/10.1136/bmj.304.6828.675.

31. Gielissen MF, Verhagen CA, Bleijenberg G. Cognitive behaviour therapy for fatigued cancer survivors: long-term follow-up. *Br J Cancer.* 2007;97(5):612–618. https://doi.org/10.1038/sj.bjc.6603899.

32. Jacobsen PB. Promoting evidence-based psychosocial care for cancer patients. *Psychooncology.* 2009;18(1):6–13. https://doi.org/10.1002/pon.1468.

33. Henke Yarbro C, Hansen Frogge M, Goodman M. *Cancer Symptom Management.* 3rd ed. Sudbury, MA: Jones and Bartless; 2004:24. 52, 89, 133, 466–467, 470.

34. Wolin KY, Schwartz AL, Matthews CE, Courneya KS, Schmitz KH. Implementing the exercise guidelines for cancer survivors. *J Support Oncol.* 2012;10(5):171–177. https://doi.org/10.1016/j.suponc.2012.02.001.

35. Segal R, Zwaal C, Green E, et al. Exercise for people with cancer: a systematic review. *Curr Oncol.* 2017;24(4):e290–e315. https://doi.org/10.3747/co.24.3619.

36. Spiegel D, Bloom JR, Yalom I. Group support for patients with metastatic cancer. A randomized outcome study. *Arch Gen Psychiatry.* 1981;38(5):527–533. https://doi.org/10.1001/archpsyc.1980.017803000390.

37. Fawzy FI, Canada AL, Fawzy NW. Malignant melanoma: effects of a brief, structured psychiatric intervention on survival and recurrence at 10-year follow-up. *Arch Gen Psychiatry.* 2003;60(1):100–103. https://doi.org/10.1001/archpsyc.60.1.100.

38. Andersen BL, Thornton LM, Shapiro CL, et al. Biobehavioral, immune, and health benefits following recurrence for psychological intervention participants [published correction appears in Clin Cancer Res. 2010 Sep 1;16(17):4490]. *Clin Cancer Res.* 2010;16(12):3270–3278. https://doi.org/10.1158/1078-0432.CCR-10-0278.

39. Lieberman MA, Golant M, Giese-Davis J, et al. Electronic support groups for breast carcinoma: a clinical trial of effectiveness. *Cancer.* 2003;97(4):920–925. https://doi.org/10.1002/cncr.11145.

40. Breitbart W, Gibson C, Poppito SR, Berg A. Psychotherapeutic interventions at the end of life: a focus on meaning and spirituality. *Can J Psychiatry.* 2004;49(6):366–372.

41. McMillan SC, Small BJ. Using the COPE intervention for family caregivers to improve symptoms of hospice homecare patients: a clinical trial. *Oncol Nurs Forum.* 2007;34(2):313–321. https://doi.org/10.1188/07.ONF.313-321.

42. Houts PS, Nezu AM, Nezu CM, Bucher JA. The prepared family caregiver: a problem-solving approach to family caregiver

education. *Patient Educ Couns.* 1996;27(1):63–73. https://doi.org/10.1016/0738-3991(95)00790-3.

43. *Diagnostic and Statistical Manual of Mental Disorders: DSM-5.* 5th ed. American Psychiatric Association; 2013. DSM-V, doi-org.db29.linccweb.org/10.1176/appi.

44. Fainsinger R, Young C. Cognitive failure in a terminally ill patient. *J Pain Symptom Manage.* 1991;6:492–494.

45. Gagnon P, Charbonneau C, Allard P, et al. Delirium in terminal cancer: a prospective study using daily screening, early diagnosis, and continuous monitoring. *J Pain Symptom Manage.* 2000;19(6):412–426.

46. Coyle N, Breitbart W, Weaver S, et al. Delirium as a contributing factor to "crescendo" pain: three case reports. *J Pain Symptom Manage.* 1994;9(1):44–47.

47. Caraceni A, Nanni O, Maltoni M, et al. Impact of delirium on the short term prognosis of advanced cancer patients. Italian Multicenter Study Group on Palliative Care. *Cancer.* 2000;89(5):1145–1149.

48. Maltoni M, Caraceni A, Brunelli C, et al. Prognostic factors in advanced cancer patients: evidence-based clinical recommendations—a study by the Steering Committee of the European Association for Palliative Care. *J Clin Oncol.* 2005;23(25):6240–6248.

49. Inouye SK. Delirium in older persons. *N Engl J Med.* 2006;354(11):1157–1165.

50. Trzepacz PT, Breitbart W, Franklin J, et al. Practice guideline for the treatment of patients with delirium. American Psychiatric Association. *Am J Psychiatry.* 1999;156(5 suppl):1–20.

51. Williams ST, Dhesi JK, Partridge JSL. Distress in delirium: causes, assessment and management. *Eur Geriatr Med.* 2020;11:63–70. https://doi.org/10.1007/s41999-019-00276-z.

52. Breitbart W, Gibson C, Tremblay A. The delirium experience: delirium recall and delirium related distress in hospitalized patients with cancer, their spouses/caregivers, and their nurses. *Psychosomatics.* 2002;43(3):183–194.

53. Morita T, Hirai K, Sakaguchi Y, et al. Family-perceived distress from delirium-related symptoms of terminally ill cancer patients. *Psychosomatics.* 2004;45(2):107–113.

54. Lawlor PG, Gagnon B, Mancini IL, et al. Occurrence, causes, and outcome of delirium in patients with advanced cancer: a prospective study. *Arch Intern Med.* 2000;160(6):786–794.

55. Lawlor PG, Davis DHJ, Ansari M, et al. An analytical framework for delirium research in palliative care settings: integrated epidemiologic, clinician-researcher, and knowledge user perspectives. *J Pain Symptom Manage.* 2014;48(2):159–175. https://doi.org/10.1016/j.jpainsymman.2013.12.245.

56. Fong T, Racine A, Schmitt E, et al. The distress of delirium in patients with dementia. *Innov Aging.* 2018;2(suppl 1):141. Published 2018 Nov 11 https://doi.org/10.1093/geroni/igy023.512.

57. Titov A, Petukhov A, Staliarova A, et al. The biological basis and clinical symptoms of CAR-T therapy-associated toxicities. *Cell Death Dis.* 2018;9(9):897. https://doi.org/10.1038/s41419-018-0918-x. 30181581. PMC6123453.

58. Ruark J, Mullane E, Cleary N, et al. Patient-reported neuropsychiatric outcomes of long-term survivors after chimeric antigen receptor T cell therapy. *Biol Blood Marrow Transplant.* 2020;26(1):34–43. https://doi.org/10.1016/j.bbmt.2019.09.037.

59. Gaudreau JD, Gagnon P, Harel F, et al. Psychoactive medications and risk of delirium in hospitalized cancer patients. *J Clin Oncol.* 2005;23(27):6712–6718.

60. Ross CA, Peyser CE, Shapiro I, et al. Delirium: phenomenologic and etiologic subtypes. *Int Psychogeriatr.* 1991;3(2):135–147.

61. Stagno D, Gibson C, Breitbart W. The delirium subtypes: a review of prevalence, phenomenology, pathophysiology, and treatment response. *Palliat Support Care.* 2004;2(2):171–179.

62. Krewulak KD, Stelfox HT, Leigh JP, Ely EW, Fiest KM. Incidence and prevalence of delirium subtypes in an adult ICU: a systematic review and meta-analysis. *Crit Care Med.* 2018;46(12):2029–2035. https://doi.org/10.1097/CCM.0000000000003402.

63. Smith M, Breitbart W, Platt M. A critique of instruments and methods to detect, diagnose, and rate delirium. *J Pain Symptom Manage.* 1994;10:35–77.

64. Trzepacz P, Baker R, Greenhouse J. A symptom rating scale of delirium. *Psychiatry Res.* 1988;23:89–97.

65. Trzepacz PT. The delirium rating scale: its use in consultation-liaison research. *Psychosomatics.* 1999;40:193–204.

66. Breitbart W, Rosenfeld B, Roth A. The Memorial Delirium Assessment Scale. *J Pain Symptom Manage.* 1997;13:128–137.

67. Lawlor P, Nekolaichuck C, Gagnon B, Mancini I, Pereira J, Bruera E. Clinical utility, factor analysis and further validation of the Memorial Delirium Assessment Scale (MDAS). *Cancer.* 2000;88:2859–2867.

68. Ely EW, Margolin R, Francis J, et al. Evaluation of delirium in critically ill patients: validation of the Confusion Assessment Method for the Intensive Care Unit (CAM-ICU). *Crit Care Med.* 2001;29(7):1370–1379. https://doi.org/10.1097/00003246-200107000-00012.

69. Neufeld KJ, Hayat MJ, Coughlin JM, et al. Evaluation of two intensive care delirium screening tools for non-critically ill hospitalised patients. *Psychosomatics.* 2011;52:133–140. https://doi.org/10.1016/j.psym.2010.12.018.

70. Bush SH, Lawlor PG, Ryan K, et al. Delirium in adult cancer patients: ESMO clinical practice guidelines. *Ann Oncol.* 2018;29(suppl 4):iv143–iv165. https://doi.org/10.1093/annonc/mdy147.

71. Grassi L, Caraceni A, Beltrami E, et al. Assessing delirium in cancer patients: the Italian versions of the Delirium Rating Scale and the Memorial Delirium Assessment Scale. *J Pain Symptom Manage.* 2001;21(1):59–68. https://doi.org/10.1016/s0885-3924(00)00241-4.

72. Trzepacz PT, Mittal D, Torres R, Kanary K, Norton J, Jimerson N. Validation of the Delirium Rating Scale-revised-98: comparison with the delirium rating scale and the cognitive test for delirium [published correction appears in J Neuropsychiatry Clin Neurosci 2001 Summer;13(3):433]. *J Neuropsychiatry Clin Neurosci.* 2001;13(2):229–242. https://doi.org/10.1176/jnp.13.2.229.

73. Spiller JA, Keen JC. Hypoactive delirium: assessing the extent of the problem for inpatient specialist palliative care. *Palliat Med.* 2006;20(1):17–23.

74. Morita T, Tei Y, Inoue S. Impaired communication capacity and agitated delirium in the final week of terminally ill cancer patients: prevalence and identification of research focus. *J Pain Symptom Manage.* 2003;26:827–834.

75. Fainsinger R, Bruera E. Treatment of delirium in a terminally ill patient. *J Pain Symptom Manage.* 1992;7:54–56.

76. Morita T, Tsunoda J, Inoue S, et al. Survival prediction of terminally ill cancer patients by clinical symptoms: development of a simple indicator. *Jpn J Clin Oncol.* 1999;29(3):156–159.

77. Barr J, Fraser GL, Puntillo K, et al. Clinical practice guidelines for the management of pain, agitation, and delirium in adult patients in the intensive care unit. *Crit Care Med.* 2013;41(1):263–306. https://doi.org/10.1097/CCM.0b013e3182783b72.

78. Davis D, Searle SD, Tsui A. The Scottish Intercollegiate Guidelines Network: risk reduction and management of delirium. *Age Ageing.* 2019;48(4):485–488. https://doi.org/10.1093/ageing/afz036.

79. Fok MC, Sepehry AA, Frisch L, et al. Do antipsychotics prevent postoperative delirium? A systematic review and meta-analysis. *Int J Geriatr Psychiatry.* 2015;30(4):333–344. https://doi.org/10.1002/gps.4240.

80. Hirota T, Kishi T. Prophylactic antipsychotic use for postoperative delirium: a systematic review and meta-analysis. *J Clin Psychiatry.* 2013;74(12):e1136–e1144. https://doi.org/10.4088/JCP.13r08512.

81. Skrobik Y, Duprey MS, Hill NS, Devlin JW. Low-dose nocturnal dexmedetomidine prevents ICU delirium. A randomized, placebo-controlled trial. *Am J Respir Crit Care Med.* 2018;197(9):1147–1156. https://doi.org/10.1164/rccm.201710-1995OC.

82. Hatta K, Kishi Y, Wada K, et al. Preventive effects of ramelteon on delirium: a randomized placebo-controlled trial. *JAMA Psychiatry.* 2014;71(4):397–403. https://doi.org/10.1001/jamapsychiatry.2013.3320.

83. Al-Aama T, Brymer C, Gutmanis I, Woolmore-Goodwin SM, Esbaugh J, Dasgupta M. Melatonin decreases delirium in elderly patients: a randomized, placebo-controlled trial [published correction appears in Int J Geriatr Psychiatry. 2014 May;29(5):550]. *Int J Geriatr Psychiatry.* 2011;26(7):687–694. https://doi.org/10.1002/gps.2582.

84. Pitkala KH, Laurila JV, Strandberg TE, Tilvis RS. Multicomponent

geriatric intervention for elderly inpatients with delirium: a randomized, controlled trial. *J Gerontol A Biol Sci Med Sci.* 2006;61(2):176–181.

85. Pitkala KH, Laurila JV, Strandberg TE, Kautiainen H, Sintonen H, Tilvis RS. Multicomponent geriatric intervention for elderly inpatients with delirium: effects on costs and health-related quality of life. *J Gerontol A Biol Sci Med Sci.* 2008;63(1):56–61.

86. Milisen K, Lemiengre J, Braes T, Foreman MD. Multicomponent intervention strategies for managing delirium in hospitalized older people: systematic review. *J Adv Nurs.* 2005;52(1):79–90.

87. Cole MG, McCusker J, Bellavance F, et al. Systematic detection and multidisciplinary care of delirium in older medical inpatients: a randomized trial. *CMAJ.* 2002;167(7):753–759.

88. Laitinen H. Patients' experience of confusion in the intensive care unit following cardiac surgery. *Intensive Crit Care Nurs.* 1996;12(2):79–83. https://doi.org/10.1016/s0964-3397(96)80994-3. 8845628.

89. Boettger S, Breitbart W. Atypical antipsychotics in the management of delirium: a review of the empirical literature. *Palliat Support Care.* 2005;3(3):227–237.

90. Lacasse H, Perreault MM, Williamson DR. Systematic review of antipsychotics for the treatment of hospital-associated delirium in medically or surgically ill patients. *Ann Pharmacother.* 2006;40(11):1966–1973.

91. Michaud L, Bula C, Berney A, et al. Delirium: guidelines for general hospitals. *J Psychosom Res.* 2007;62(3):371–383.

92. Schwartz TL, Masand P. The role of atypical antipsychotics in the treatment of delirium. *Psychosomatics.* 2002;43:171–174.

93. Seitz DP, Gill SS, van Zyl LT. Antipsychotics in the treatment of delirium: a systematic review. *J Clin Psychiatry.* 2007;68(1):11–21.

94. Lonergan E, Britton AM, Luxenberg J, Wyller T. Antipsychotics for delirium. *Cochrane Database Syst Rev.* 2007;(2):CD005594.

95. Jackson KC, Lipman AG. Drug therapy for delirium in terminally ill patients. *Cochrane Database Syst Rev.* 2004;2:CD004770.

96. Neufeld KJ, Yue J, Robinson TN, Inouye SK, Needham DM. Antipsychotic medication for prevention and treatment of delirium in hospitalized adults: a systematic review and meta-analysis [published correction appears in J Am Geriatr Soc. 2016 Oct;64(10):2171–2173]. *J Am Geriatr Soc.* 2016;64(4):705–714. https://doi.org/10.1111/jgs.14076.

97. Oh ES, Needham DM, Nikooie R, et al. Antipsychotics for preventing delirium in hospitalized adults: a systematic review. *Ann Intern Med.* 2019;171(7):474–484. https://doi.org/10.7326/M19-1859.

98. Agar MR, Lawlor PG, Quinn S, et al. Efficacy of oral risperidone, haloperidol, or placebo for symptoms of delirium among patients in palliative care: a randomized clinical trial [published correction appears in JAMA Intern Med. 2017 Feb 1;177(2):293]. *JAMA Intern Med.* 2017;177(1):34–42. https://doi.org/10.1001/jamainternmed.2016.7491.

99. Hocking CM, Kichenadasse G. Olanzapine for chemotherapy-induced nausea and vomiting: a systematic review. *Support Care Cancer.* 2014;22(4):1143–1151. https://doi.org/10.1007/s00520-014-2138-y.

100. Breitbart W, Marotta R, Platt MM, et al. A double-blind trial of haloperidol, chlorpromazine, and lorazepam in the treatment of delirium in hospitalized AIDS patients. *Am J Psychiatry.* 1996;153(2):231–237.

101. Meagher D, Agar MR, Teodorczuk A. Debate article: antipsychotic medications are clinically useful for the treatment of delirium. *Int J Geriatr Psychiatry.* 2018;33(11):1420–1427. https://doi.org/10.1002/gps.4759.

102. Rummel-Kluge C, Komossa K, Schwarz S, et al. Second-generation antipsychotic drugs and extrapyramidal side effects: a systematic review and meta-analysis of head-to-head comparisons. *Schizophr Bull.* 2012;38(1):167–177. https://doi.org/10.1093/schbul/sbq042.

103. Ralph SJ, Espinet AJ. Increased all-cause mortality by antipsychotic drugs: updated review and meta-analysis in dementia and general mental health care. *J Alzheimers Dis Rep.* 2018;2(1):1–26. Published 2018 Feb 2 https://doi.org/10.3233/ADR-170042.

104. Hu H, Deng W, Yang H. A prospective random control study comparison of olanzapine and haloperidol in senile delirium. *Chongqing Med J.* 2004;8:1234–1237.

105. Schneider LS, Dagerman KS, Insel P. Risk of death with atypical antipsychotic drug treatment for dementia, meta-analysis of randomized placebo-controlled trials. *JAMA.* 2005;294:1934–1943.

106. Wang PS, Schneeweiss S, Avorn J, et al. Risk of death in elderly users of conventional vs. atypical antipsychotic medications. *N Engl J Med.* 2005;353(22):2335–2341.

107. Zareba W, Lin DA. Antipsychotic drugs and QT interval prolongation. *Psychiatry Q.* 2003;74:291–306.

108. Sher Y, Miller Cramer AC, Ament A, Lolak S, Maldonado JR. Valproic acid for treatment of hyperactive or mixed delirium: rationale and literature review. *Psychosomatics.* 2015;56(6):615–625. https://doi.org/10.1016/j.psym.2015.09.008.

109. Gagnon DJ, Fontaine GV, Smith KE, et al. Valproate for agitation in critically ill patients: a retrospective study. *J Crit Care.* 2017;37:119–125. https://doi.org/10.1016/j.jcrc.2016.09.006.

110. Crowley KE, Urben L, Hacobian G, Geiger KL. Valproic acid for the management of agitation and delirium in the intensive care setting: a retrospective analysis. *Clin Ther.* 2020;42(4):e65–e73. https://doi.org/10.1016/j.clinthera.2020.02.007.

111. Gidal BE, Sheth R, Parnell J, Maloney K, Sale M. Evaluation of VPA dose and concentration effects on lamotrigine pharmacokinetics: implications for conversion to lamotrigine monotherapy. *Epilepsy Res.* 2003;57(2–3):85–93. https://doi.org/10.1016/j.eplepsyres.2003.09.008.

112. Pursche S, Schleyer E, von Bonin M, et al. Influence of enzyme-inducing antiepileptic drugs on trough level of imatinib in glioblastoma patients. *Curr Clin Pharmacol.* 2008;3(3):198–203. https://doi.org/10.2174/157488408785747656.

113. Coulter DW, Walko C, Patel J, et al. Valproic acid reduces the tolerability of temsirolimus in children and adolescents with solid tumors. *Anticancer Drugs.* 2013;24(4):415–421. https://doi.org/10.1097/CAD.0b013e32835dc7c5.

114. Ng KT, Shubash CJ, Chong JS. The effect of dexmedetomidine on delirium and agitation in patients in intensive care: systematic review and meta-analysis with trial sequential analysis. *Anaesthesia.* 2019;74(3):380–392. https://doi.org/10.1111/anae.14472.

115. Joseph SG. Melatonin supplementation for the prevention of hospital-associated delirium. *Ment Health Clin.* 2018;7(4):143–146. Published 2018 Mar 26 https://doi.org/10.9740/mhc.2017.07.143.

116. Campbell AM, Axon DR, Martin JR, et al. Melatonin for the prevention of postoperative delirium in older adults: a systematic review and meta-analysis. *BMC Geriatr.* 2019;19:272. https://doi.org/10.1186/s12877-019-1297-6.

117. Traube C, Silver G, Reeder RW, et al. Delirium in critically ill children: an international point prevalence study. *Crit Care Med.* 2017;45(4):584–590. https://doi.org/10.1097/CCM.0000000000002250.

118. Strain J. Adjustment disorders. In: Holland JC, ed. *Psycho-Oncology.* New York, NY: Oxford University Press; 1998:509–517.

119. van Beek FE, Wijnhoven LMA, Jansen F, et al. Prevalence of adjustment disorder among cancer patients, and the reach, effectiveness, cost-utility and budget impact of tailored psychological treatment: study protocol of a randomized controlled trial. *BMC Psychol.* 2019;7(1):89. Published 2019 Dec 23 https://doi.org/10.1186/s40359-019-0368-y.

120. Stark D, Kiely M, Smith A, Velikova G, House A, Selby P. Anxiety disorders in cancer patients: their nature, associations, and relation to quality of life. *J Clin Oncol.* 2002;20:3137–3148.

121. Smith MY, Redd WH, Peyser C, Vogl D. Posttraumatic stress disorder in cancer: a review. *Psychooncology.* 1999;8:521–537.

122. Kangas M, Henry JL. Bryant RA correlates of acute stress disorder in cancer patients. *J Trauma Stress.* 2007;20(3):325–334.

123. Kangas M, Henry JL, Bryant RA. Posttraumatic stress disorder following cancer. A conceptual and empirical review. *Clin Psychol Rev.* 2002;22:499–524.

124. Palmer SC, Kagee A, Coyne JC, DeMichelle A. Experience of trauma, distress, and posttraumatic stress disorder among breast cancer patients. *Psychosom Med.* 2004;66:258–264.

125. Kroll J. Posttraumatic symptoms and the complexity of responses to trauma. *JAMA.* 2003;290:267–270.

126. Stark DP, House A. Anxiety in cancer patients. *Br J Cancer.* 2000;83(10):1261–1267. https://doi.org/10.1054/bjoc.2000.1405.

127. Caruso R, Giulia Nanni M, Riba MB, Sabato S, Grassi L. Depressive spectrum disorders in cancer: diagnostic issues and intervention. A critical review. *Curr Psychiatry Rep.* 2017;19(6):33. https://doi.org/10.1007/s11920-017-0785-7.

128. Dalton SO, Mellemkjaer L, Olsen JH, Mortensen PB, Johansen C. Depression and cancer: a register-based study of patients hospitalized with affective disorders, Denmark 1969–1993. *Am J Epidemiol.* 2002;155:1088–1095.

129. Kessler RC, McGonagle KA, Swartz M, Blazer DG, Nelson CB. Sex and depression in the national comorbidity survey. I: lifetime prevalence, chronicity and recurrence. *J Affect Disord.* 1993;29:85–96.

130. DeFlorio ML, Massie MJ. Review of depression in cancer: gender differences. *Depression.* 1995;3:66–80.

131. Badger T, Segrin C, Dorros SM, Meek P, Lopez AM. Depression and anxiety in women with breast cancer and their partners. *Nurs Res.* 2007;56(1):44–53.

132. Coups EJ, Winell J, Holland JC. Depression in the context of cancer. In: Licinio J, Wong M-L, eds. Weinheim, Germany: Wiley; 2005:365–385. Biology of Depression: From Novel Insights to Therapeutic Strategies; vol. 1.

133. Akechi T, Okuyama T, Sugawara Y, Nakano T, Shima Y, Uchitomi Y. Major depression, adjustment disorders, and posttraumatic stress disorder in terminally ill cancer patients: associated and predictive factors. *J Clin Oncol.* 2004;22(10):1957–1965.

134. Lander M, Wilson K, Chochinov HM. Depression and the dying older patient. *Clin Geriatr Med.* 2000;16(2):335–356.

135. Musselman DL, Miller AH, Porter MR, et al. Higher than normal plasma interleukin-6 concentrations in cancer patients with depression: preliminary findings. *Am J Psychiatry.* 2001;158:1252–1257.

136. Ebrahimi B, Tucker SL, Li D, et al. Cytokines in pancreatic carcinoma. *Cancer.* 2004;101:2727–2736.

137. van Wilgen CP, Dijkstra PU, Stewart RE, Ranchor AV, Roodenburg JL. Measuring somatic symptoms with the CES-D to assess depression in cancer patients after treatment: comparison among patients with oral/oropharyngeal, gynecological, colorectal, and breast cancer. *Psychosomatics.* 2006;47(6):465–470.

138. Schroevers MJ, Ranchor AV, Sanderman R. The role of social support and self-esteem in the presence and course of depressive symptoms: a comparison of cancer patients and individuals from the general population. *Soc Sci Med.* 2003;57:375–385.

139. Spiegel D, Sand S, Koopman C. Pain and depression in patients with cancer. *Cancer.* 1994;74:2570–2578.

140. American Psychiatric Association. *Practice Guidelines for the Treatment of Patients with Major Depressive Disorder.* 2nd ed. Arlington, VA: American Psychiatric Publishing, Inc; 2000.

141. Kathol RG, Mutgi A, Williams J, Clamon G, Noyes Jr R. Diagnosis of major depression in cancer patients according to four sets of criteria. *Am J Psychiatry.* 1990;147:1021–1024.

142. Potash M, Breitbart W. Affective disorders in advanced cancer. *Hematol Oncol Clin North Am.* 2002;16(3):671–700.

143. Fava GA, Freyberger HJ, Bech P, et al. Diagnostic criteria for use in psychosomatic research. *Psychother Psychosom.* 1995;63(1):1–8. https://doi.org/10.1159/000288931.

144. de Figueiredo JM. Depression and demoralization: phenomenologic differences and research perspectives. *Compr Psychiatry.* 1993;34(5):308–311. https://doi.org/10.1016/0010-440x(93)90016-w.

145. Grassi L, Rossi E, Sabato S, Cruciani G, Zambelli M. Diagnostic criteria for psychosomatic research and psychosocial variables in breast cancer patients. *Psychosomatics.* 2004;45(6):483–491. https://doi.org/10.1176/appi.psy.45.6.483.

146. Mangelli L, Fava GA, Grandi S, et al. Assessing demoralization and depression in the setting of medical disease. *J Clin Psychiatry.* 2005;66(3):391–394. https://doi.org/10.4088/jcp.v66n0317.

147. Vehling S, Mehnert A. Symptom burden, loss of dignity, and demoralization in patients with cancer: a mediation model. *Psychooncology.* 2014;23(3):283–290. https://doi.org/10.1002/pon.3417.

148. Clarke DM, Kissane DW, Trauer T, Smith GC. Demoralization, anhedonia and grief in patients with severe physical illness. *World Psychiatry.* 2005;4(2):96–105.

149. Tecuta L, Tomba E, Grandi S, Fava GA. Demoralization: a systematic review on its clinical characterization. *Psychol Med.* 2015;45(4):673–691. https://doi.org/10.1017/S0033291714001597.

150. Robinson S, Kissane DW, Brooker J, Burney S. A systematic review of the demoralization syndrome in individuals with progressive disease and cancer: a decade of research. *J Pain Symptom Manage.* 2015;49(3):595–610. https://doi.org/10.1016/j.jpainsymman.2014.07.008.

151. DeVane CL. Differential pharmacology of newer antidepressants. *J Clin Psychiatry.* 1998;59(suppl 20):85–93.

152. Dugan SE, Fuller MA. Duloxetine: a dual reuptake inhibitor. *Ann Pharmacother.* 2004;38:2078–2085.

153. Wisor JP, Eriksson KS. Dopaminergic-adrenergic interactions in the wake promoting mechanism of modafinil. *Neuroscience.* 2005;132:1027–1034.

154. Goodwin PJ, Leszcz M, Ennis M, et al. The effect of group psychosocial support on survival in metastatic breast cancer. *N Engl J Med.* 2001;345:1719–1726.

155. Classen C, Butler LD, Koopman C, et al. Supportive-expressive group therapy and distress in patient with metastatic cancer: a randomized clinical intervention trial. *Arch Gen Psychiatry.* 2001;58(5):494–501.

156. Kissane DW, Bloch S, Smith GC, et al. Cognitive-existential group psychotherapy for women with primary breast cancer: a randomized controlled trial. *Psychooncology.* 2003;12:532–546.

157. Barnes EA, Bruera E. Fatigue in patients with advanced cancer: a review. *Int J Gynecol Cancer.* 2002;12(5):424–428.

158. Wachen JS, Patidar SM, Mulligan EA, Naik AD, Moye J. Cancer-related PTSD symptoms in a veteran sample: association with age, combat PTSD, and quality of life. *Psychooncology.* 2014;23(8):921–927. https://doi.org/10.1002/pon.3494.

159. Bolund C. Suicide and cancer: II. Medical and care factors in suicide by cancer patients in Sweden. 1973-1976. *J Psychosoc Oncol.* 1985;3:17–30.

160. Weisman AD. Coping behavior and suicide in cancer. In: Cullen JW, Fox BH, Ison RN, eds. *Cancer: The Behavioral Dimensions.* New York: Raven press; 1976.

161. Breitbart W. Suicide risk and pain in cancer and AIDS patients. In: Chapman CR, Foley KM, eds. *Current and Emerging Issues in Cancer Pain: Research and Practice.* New York, NY: Raven Press; 1993:49–65.

162. Zaorsky NG, Zhang Y, Tuanquin L, Bluethmann SM, Park HS, Chinchilli VM. Suicide among cancer patients [published correction appears in Nat Commun. 2020 Jan 31;11(1):718]. *Nat Commun.* 2019;10(1):207. Published 2019 Jan 14 https://doi.org/10.1038/s41467-018-08170-1.

163. Chochinov HM, Wilson KG, Ennis M, et al. Desire for death in the terminally ill. *Am J Psychiatry.* 1995;152:1185–1191.

164. Chochinov HM, Wilson KG, Ennis M, Lander S. Depression, hopelessness, and suicidal ideation in the terminally ill. *Psychosomatics.* 1998;39(4):336–370.

165. Louhivuori KA, Hakama J. Risk of suicide among cancer patients. *Am J Epidemiol.* 1979;109:59–65.

166. Labisi O. Assessing for suicide risk in depressed geriatric cancer patients. *J Psychosoc Oncol.* 2006;24(1):43–50.

167. Schairer C, Brown LM, Chen BE, et al. Suicide after breast cancer: an international population-based study of 723 810 women. *J Natl Cancer Inst.* 2006;98(19):1416–1419.

168. Recklitis CJ, Lockwood RA, Rothwell MA, Diller LR. Suicidal ideation and attempts in adult survivors of childhood cancer. *J Clin Oncol.* 2006;24(24):3852–3857.

169. Mock V, Atkinson A, et al. NCCN practice guidelines for cancer-related fatigue. *Oncology (Williston Park).* 2000;14(11A):151–161.

170. Cella D, Davis K, et al. Cancer-related fatigue: prevalence of proposed diagnostic criteria in a United States sample of cancer survivors. *J Clin Oncol.* 2001;19(14):3385–3391.

171. Cella D, Peterman A, Passik S, Jacobsen P, Breitbart W. Progress toward guidelines for the management of fatigue. *Oncology.* 1998;12:369–377.

172. Curt GA, Breitbart W, Cella D, et al. Impact of cancer-related fatigue on the lives of patients: new findings from the fatigue coalition. *Oncologist.* 2000;5:353–360.

173. Flechtner H, Bottomley A. Fatigue and quality of life: lessons from the real world. *Oncologist*. 2003;8(Suppl 1):5–9.

174. Lawrence DP, Kupelnick B, et al. Evidence report on the occurrence, assessment, and treatment of fatigue in cancer patients. *J Natl Cancer Inst Monogr*. 2004;32:40–50.

175. Ahlberg K, Ekman T, et al. Assessment and management of cancer-related fatigue in adults. *Lancet*. 2003;362(9384):640–650. ft, Ros.

176. Mock V. Evidence-based treatment for cancer-related fatigue. *J Natl Cancer Inst Monogr*. 2004;32:112–118.

177. Morrow GR, Shelke AR, Roscoe JA, et al. Management of cancer related fatigue. *Cancer Invest*. 2005;23:229–239.

178. Breitbart W, Rosenfeld B, Kaim M, et al. A randomized, double-blind, placebo-controlled trial of psychostimulants for the treatment of fatigue in ambulatory patients with human immunodeficiency virus disease. *Arch Intern Med*. 2001;161:411–420.

179. Bruera E, Driver L, et al. Patient-controlled methylphenidate for the management of fatigue in patients with advanced cancer: a preliminary report. *J Clin Oncol*. 2003;21(23):4439–4443.

180. Bruera E, Valero V, et al. Patient-controlled methylphenidate for cancer fatigue: a double-blind, randomized, placebo-controlled trial. *J Clin Oncol*. 2006;24(13):2073–2078.

181. Cullum JL, Wojciechowski AE, Pelletier G, Simpson JS. Bupropion sustained release treatment reduces fatigue in cancer patients. *Can J Psychiatry*. 2004;49(2):139–144.

182. Morrow GR, Hickok JT, et al. Differential effects of paroxetine on fatigue and depression: a randomized, double-blind trial from the University of Rochester Cancer Center Community Clinical Oncology Program. *J Clin Oncol*. 2003;21(24):4635–4641.

183. Musselman DL, Lawson DH, Gumnick JF, et al. Paroxetine for the prevention of depression induced by high-dose interferon alfa. *N Engl J Med*. 2001;344:961–966.

184. Roscoe JA, Morrow GR, et al. Effect of paroxetine hydrochloride on fatigue and depression in breast cancer patients receiving chemotherapy. *Breast Cancer Res Treat*. 2005;89(3):243–249.

185. Jean-Pierre P, Morrow GR, Roscoe JA, et al. A phase 3 randomized, placebo-controlled, double-blind, clinical trial of the effect of modafinil on cancer-related fatigue among 631 patients receiving chemotherapy: a University of Rochester Cancer Center Community Clinical Oncology Program Research base study. *Cancer*. 2010;116(14):3513–3520. https://doi.org/10.1002/cncr.25083.

186. Debeljak N, Solár P, Sytkowski AJ. Erythropoietin and cancer: the unintended consequences of anemia correction. *Front Immunol*. 2014;5:563. Published 2014 Nov 11 https://doi.org/10.3389/fimmu.2014.00563.

187. McFarland D, Bjerre-Real C, Alici Y, Breitbart W. Cancer-related fatigue. In: *Psycho-Oncology*. 4th ed. Oxford University Press; 2021. https://doi.org/10.1093/med/9780190097653.003.0035.

188. Miller KD, Nogueira L, Mariotto AB, et al. Cancer treatment and survivorship statistics, 2019. *CA Cancer J Clin*. 2019;69(5):363–385. https://doi.org/10.3322/caac.21565.

189. Hudson MM, Mertens AC, Yasui Y, et al. Health status of adult long-term survivors of childhood cancer: a report from the Childhood Cancer Survivor Study. *JAMA*. 2003;290:1583–1592.

190. Bloom JR. Special issue on survivorship. *Psychooncology*. 2002;11:89–180.

191. Esther Kim JE, Dodd MJ, Aouizerat BE, Jahan T, Miaskowski C. A review of the prevalence and impact of multiple symptoms in oncology patients. *J Pain Symptom Manage*. 2009;37(4):715–736. https://doi.org/10.1016/j.jpainsymman.2008.04.018.

192. Murphy CC, Bartholomew LK, Carpentier MY, Bluethmann SM, Vernon SW. Adherence to adjuvant hormonal therapy among breast cancer survivors in clinical practice: a systematic review. *Breast Cancer Res Treat*. 2012;134(2):459–478. https://doi.org/10.1007/s10549-012-2114-5.

193. Cleeland CS, Zhao F, Chang VT, et al. The symptom burden of cancer: evidence for a core set of cancer-related and treatment-related symptoms from the Eastern Cooperative Oncology Group Symptom Outcomes and Practice Patterns study. *Cancer*. 2013;119(24):4333–4340. https://doi.org/10.1002/cncr.28376.

194. Sun Y, Shigaki CL, Armer JM. Return to work among breast cancer survivors: a literature review. *Support Care Cancer*. 2017;25(3):709–718. https://doi.org/10.1007/s00520-016-3446-1.

195. Gurney JG, Krull KR, Kadan-Lottick N, et al. Social outcomes in the Childhood Cancer Survivor Study cohort. *J Clin Oncol*. 2009;27(14):2390–2395. https://doi.org/10.1200/JCO.2008.21.1458.

196. Schulte F, Brinkman TM, Li C, et al. Social adjustment in adolescent survivors of pediatric central nervous system tumors: a report from the Childhood Cancer Survivor Study. *Cancer*. 2018;124(17):3596–3608. https://doi.org/10.1002/cncr.31593.

197. Ross L, Johanson C, Dalton SO, et al. Psychiatric hospitalizations among survivors of cancer in childhood or adolescence. *N Engl J Med*. 2003;349:650–657.

198. Abbey G, Thompson SB, Hickish T, Heathcote D. A meta-analysis of prevalence rates and moderating factors for cancer-related post-traumatic stress disorder. *Psychooncology*. 2015;24(4):371–381. https://doi.org/10.1002/pon.3654.

199. Swartzman S, Booth JN, Munro A, Sani F. Posttraumatic stress disorder after cancer diagnosis in adults: a meta-analysis. *Depress Anxiety*. 2017;34(4):327–339. https://doi.org/10.1002/da.22542.

200. Baider L, Cooper CL, De-Nour AK, eds. *Cancer and the Family*. 2nd ed. Chichester: John Wiley and Sons; 2000.

201. Kissane D, Lichtenthal WG, Zaider T. Family care before and after bereavement. *Omega*. 2007–2008;56(1):21–32.

第 35 章

慢性癌痛综合征及其治疗

Nathan Cherney[a], Alan Carver[b], and Herbert B. Newton[c,d,e,f]

[a]Department of Medical Oncology, Shaare Zedek Medical Center, Jerusalem, Israel,
[b]Department of Neuro-Oncology, Memorial Sloan-Kettering Cancer Center,
New York, NY, United States, [c]Neuro-Oncology Center, Orlando, FL, United States,
[d]CNS Oncology Program, Advent Health Cancer Institute, Advent Health Orlando Campus
& Advent Health Medical Group, Orlando, FL, United States, [e]Neurology, UCF
School of Medicine, Orlando, FL, United States, [f]Neurology & Neurosurgery(Retired),
Division of Neuro-Oncology, Esther Dardinger Endowed Chair in Neuro-Oncology,
James Cancer Hospital & Solove Research Institute, Wexner Medical Center at the
Ohio State University, Columbus, OH, United States

调查表明 30%~60% 的癌症患者在积极治疗期间会感到疼痛,其中超过三分之二情病进展[1]。无法缓解的疼痛使患者丧失自理能力,并降低生活质量;疼痛造成身体功能与社交的障碍,并且与心理困扰增加密切相关。疼痛引发或加剧原先的痛苦,干扰正常的反应与适应过程,增加脆弱感,对可能发生的灾难性结果过于关注[2]。持续性疼痛干扰癌症患者的饮食、睡眠、思考、社交能力,并与其疲劳相关。

癌痛综合征是一类特殊的疼痛症状和体征,其与恶性肿瘤或恶性肿瘤的治疗特异性结果密切相关。该综合征与多种不同的病因学和病理生理学机制相关,具有重要的治疗及预后意义。癌症相关的疼痛综合征可以是急性的,也可以是慢性的。急性疼痛通常与诊断和治疗干预有关,而慢性疼痛由直接的肿瘤浸润引起。15%~25% 的慢性癌症疼痛是手术、放化疗等治疗的副作用,与癌症或其治疗无关的慢性癌痛仅占一小部分。

癌症相关的急性疼痛综合征的最常见原因是诊断或治疗干预,通常容易诊断[3]。尽管一些肿瘤相关疼痛有急性发作(如病理性骨折引起的疼痛),但大多数疼痛会持续存在,除非对病变进行有效治疗。相反,大多的慢性癌症相关性疼痛直接由肿瘤引起。癌痛综合征最大的前瞻性调查数据显示,近四分之一的患者发生两种或两种以上的疼痛,超过 90% 的患者存在一种或者多种与肿瘤相关的疼痛,21% 的患者经历一种或者多种由癌症治疗引起的疼痛。躯体疼痛(71%)比神经性疼痛(39%)或内脏疼痛(34%)更为常见[4]。骨痛和神经结构受压是两个最常见的原因[5-9]。

1 骨 痛

骨转移是引起癌症患者慢性疼痛最常见的原因[10]。肺癌、乳腺癌和前列腺癌最常转移至骨,但是任何的肿瘤类型都可能伴发疼痛性骨病变。尽管骨痛常与骨性结构的直接肿瘤浸润相关,但是超过 25% 的骨转移患者没有疼痛,多发性骨转移患者常仅诉少数部位疼痛。

1.1 鉴别诊断

转移瘤导致的骨痛需要鉴别[10]。该人群中非肿瘤性因素包括骨质疏松性骨折(包括多发性骨髓瘤相关性骨折)、局灶性骨坏死[可能是自发性的或是与化疗、皮质醇激素、放疗相关(见下文)]及骨软化症[11,12]。与成纤维细胞生长因子-23 升高相关的副肿瘤性骨软化症很少见,类似多发性转移[13,14]。

1.2 多灶性或全身性骨痛

骨痛可能是局灶性、多灶性或全身性的[10]。多灶性骨痛最常见于多发性骨转移患者。骨髓置换有时会引起全身性疼痛综合征[15-18],血源性恶性肿瘤中多见,实体肿瘤和脑肿瘤中较少见[16,19-23]。该综合征可以没有骨显像或 X 线检查异常,诊断困难,MRI 影像显示最佳[24]。

1.3 脊柱综合征

脊柱是骨转移最常见的部位[10]。三分之二以上的脊柱转移灶位于胸椎;腰骶部和颈部的转移大约各占 20% 和 10%。多节段累累常见,发生率超过 85%[25]。早期识别由椎体肿瘤浸润导致疼痛综合征至关重要,因为疼痛通常早于邻近神经结构的压迫,及时治疗病变可防止继发神经功能损伤。

1.3.1 寰枢椎破坏和齿状突骨折

项部或枕部疼痛是寰枢椎破坏或齿状突骨折的典型表现。疼痛常常自颅骨后方放射至颅顶,颈部活动会加剧疼痛,尤其是屈曲时[26]。病理性骨折可能导致继发性半脱位,伴颈延髓交界处的脊髓压迫。

1.3.2 C7-T1 综合征

C7 或 T1 椎体的浸润可能导致肩胛区疼痛。如果针对损伤部位下方的牵涉疼痛区进行影像检查,可能会遗漏病变导致误诊。

1.3.3　T12-L1 综合征

T12 或 L1 椎体病变可导致同侧髂嵴或骶髂关节疼痛,直接对骨盆骨的影像检查可能导致漏诊误诊。

1.3.4　骶骨综合征

放射至臀部、会阴或大腿后部的严重局灶性疼痛可伴发骶骨破坏[27],躺坐姿势常加剧疼痛,站立或行走疼痛缓解[28]。肿瘤可能向外累及旋转髋部的肌肉(如梨状肌),可引起髋关节运动相关性偶发剧痛,或恶性"梨状肌综合征",其特征是一侧臀部或大腿后方疼痛,髋关节内旋时加剧,局部增大的肿瘤也可累及骶丛(见下文)。

1.4　背部疼痛及硬膜外压迫症(见第 7 章的脊髓压迫症)

脊髓或马尾神经的硬脊膜外压迫是次常见的癌症神经系统并发症,发生率高达 10%[29]。绝大多数硬脊膜外压迫患者的首发症状是背部疼痛,确诊时,10% 患者的唯一症状是背部疼痛[29-31],疼痛常早于神经系统体征出现,应将其视为硬脊膜外压迫的潜在征象,应及时进行有效治疗。然而,背部疼痛是一种非特异性性症状,原因可能是无硬膜外侵犯的骨或椎旁转移、腹膜后或软脑膜瘤、糖皮质激素给药引起的硬脊膜外脂肪增多症或多种其他良性疾病[32]。正因为难以对发生背部疼痛的每位癌症患者进行广泛全面检查,应选择影像明确提示硬脊膜外腔明确压迫占位的合适患者进行针对性评估。

1.5　骨盆和髋关节疼痛综合征

骨盆和髋关节是常见的转移部位,病变可累及骨盆(坐骨耻骨、骶髂骨或髋臼周围)3 个解剖区中的任何一个、髋关节本身或股骨近端[29,33]。这些结构的承重功能对于正常行走至关重要,如发生病变可在行走和负重时引起偶发性疼痛。

1.5.1　髋关节综合征

肿瘤累及髋臼或股骨头常会发生局部髋关节疼痛,并因髋关节负重和活动而加重[29,34]。疼痛可放射至膝部或大腿内侧,有时局限在这些部位[33]。髋臼肿瘤向内生长可累及穿过骨盆侧壁的腰骶丛,CT 或 MRI 可以很好地评估该区域病变。与其他影像技术相比,CT 或 MRI 可更敏感地显示骨质破坏和邻近软组织受累的程度[35]。重要的鉴别诊断包括缺血性坏死、神经根痛(通常是 L1),或者偶发隐匿性感染[36]。

1.6　关节炎

1.6.1　肥大性肺性骨关节病

肥大性肺性骨关节病(hypertrophic pulmonary osteoarthropathy,HPOA)是一种副肿瘤综合征,包括杵状指、长骨骨膜炎以及偶发的类风湿样多关节炎[37]。骨膜炎和关节炎可

以导致膝关节、腕关节和踝关节的疼痛、压痛及肿胀,发作常为亚急性,可能在数月后发现潜在的肿瘤,最常见于非小细胞肺癌,少数情况下,可能与良性间皮瘤、源于其他部位的肺转移瘤、食管平滑肌瘤、乳腺癌、转移性鼻咽癌相关。HPOA 的诊断依靠体格检查、影像学表现、放射性核素骨扫描[37-39]。有效的抗肿瘤治疗有时可让症状缓解,双膦酸盐治疗有助于减轻症状[40-43]。

2　内脏和其他肿瘤相关的疼痛综合征

疼痛可由累及胃肠道或泌尿生殖道的空腔脏器、实质脏器、腹膜或腹膜后软组织的病变引起。空腔脏器(包括肠道、胆道和输尿管)的梗阻会导致内脏疼痛综合征,外科文献中有详尽描述[44]。由于病变同时累及躯体结构和神经,腹膜后和盆腔病变引起的疼痛可能包括伤害性和神经性混合机制。

2.1　肝脏扩张综合征

肝脏区域对疼痛敏感的结构包括肝脏包膜、血管和胆道[45],分布于这些结构的感受器通过腹腔神经丛、膈神经和右下肋间神经传入。广泛的肝内转移或与胆汁淤积相关的严重肝脏肿大可引起右侧肋下区不适,较少见于右背中部或肋腹部[45-48],右侧颈肩部或右侧肩胛区可有牵涉痛[46]。

因肝脏扩张而出现慢性疼痛的患者可间断偶发急性肋下疼痛,呼吸时加重,体格检查可发现摩擦感或摩擦音,提示腹膜炎播散等可能存在的紧急情况,如转移灶出血[49]。

2.2　中线腹膜后综合征

累及上腹部的腹膜后病变可造成疼痛,因腹后壁的深部躯体结构损伤、疼痛敏感结缔组织以及血管与导管结构的扭曲、局部炎症以及直接侵犯腹腔神经丛而产生,最常见的原因是胰腺癌和腹膜后淋巴结病变,尤其是腹腔淋巴结病变[50-56]。胰腺癌容易侵犯周围神经并出现疼痛,可能与局部区域神经生长因子(nerve growth factor,NGF)的分泌和激活及其高亲和力的受体 TrkA 有关,这些因素参与刺激表皮癌细胞生长和神经周围浸润[57]。相比之下,过表达低亲和力受体(p75NGFR)的肿瘤疼痛症状轻[58]。

在某些胰腺癌患者中,主胰管梗阻引起压力增高产生的疼痛可通过胰管支架植入术缓解[59]。

疼痛发生在上腹部、胸背部下方,或两个区域同时出现,常为广泛性难以定位的钝痛和刺痛,卧床时加剧,坐起时缓解,可通过 CT、MRI 或上腹部超声扫描发现病变。

2.3　肠梗阻

腹痛是肠梗阻固有的表现,可发生于腹腔或盆腔癌症患者[60]。疼痛原因包括平滑肌收缩、肠系膜紧张和肠壁缺血。梗阻症状可能主要是由于肿瘤堵塞,而更多见的是机械性梗阻与其他因素的共同作用,例如自主神经病变以及代谢紊乱或者药物引起的肠梗阻。持续性疼痛和绞痛可分布于受累

内脏相应脊柱节段所代表的皮节。呕吐、厌食和便秘是重要的相关症状。

2.4 腹膜转移癌

腹膜转移癌最常发生于腹部或盆腔肿瘤的种植性转移；除乳腺癌外，腹外肿瘤的血源性播散是罕见的。转移癌可能引起腹膜炎症、肠系膜栓塞、恶性粘连以及腹水，均可引发疼痛。疼痛和腹胀是最常见的症状，粘连可导致空腔脏器梗阻，出现间歇性绞痛[61]。CT扫描可以显示腹水、网膜浸润和腹膜结节[62]。

2.5 恶性会阴疼痛

结直肠、女性生殖道、远端泌尿生殖系统肿瘤是引起会阴疼痛的最常见病因[63-67]。盆腔肿瘤切除后的严重会阴疼痛常早于其他症状出现，应将其视为癌症进展或复发的预兆[63,64,67]。会阴疼痛由复发病变的微小周围神经侵犯引起的[68]，疼痛（典型者为持续性疼痛）常因久坐或站立加剧，且可能与里急后重或膀胱痉挛有关[63]。

骨盆深部肌肉组织的肿瘤浸润，也能导致一种类似于所谓盆底肌张力性肌痛的综合征[69]，为持续性疼痛或沉重感，直立姿势时加重，疼痛可与其他类型的会阴疼痛同时出现，盆底指检可发现局部压痛或触及肿瘤。

2.6 肾上腺疼痛综合征

肾上腺大型转移瘤（在肺癌中常见）可导致单侧腰痛，少数为腹痛，严重程度不一，可能是剧痛[70]。肾上腺转移瘤可并发出血，导致严重腹痛[71]。

2.7 输尿管梗阻

骨盆内的肿瘤压迫或浸润常引起输尿管梗阻[72,73]，近端梗阻较少见，与腹膜后淋巴结肿大、腹膜后孤立转移灶、腹壁转移或腔内转移灶有关，常见于宫颈癌、卵巢癌、前列腺癌和直肠癌，疼痛可伴或不伴输尿管梗阻，梗阻时表现为典型的侧腹部慢性不适钝痛，辐射到腹股沟区或生殖器[74]。若不出现疼痛，腹部影像学检查发现肾积水或出现肾功能衰竭时，提示输尿管梗阻。输尿管梗阻可并发肾盂肾炎或肾脓肿，常表现为脓毒血症、腰痛和排尿困难。输尿管梗阻的诊断常能通过肾脏超声检查显示肾积水而确诊，肾盂造影可确定梗阻部位，CT扫描常常能发现病因[73]。

2.8 卵巢癌疼痛

中重度慢性腹盆腔疼痛是卵巢癌最常见的症状；在疾病发作或复发前两周内，约三分之二的患者出现症状[75]，疼痛发生在下腰部或腹部[76,77]，是经治患者可能复发的重要证据[75]。

2.9 肺癌疼痛

即使胸壁或壁胸膜未受累，肺肿瘤也会出现内脏疼痛综合征。在大量肺癌患者中，80%为单侧疼痛，20%为双侧疼痛。肺门肿瘤患者的疼痛发生在胸骨或肩胛骨，上叶或下叶肿瘤分别累及肩部和下胸部[78,79]。如前所述，早期肺癌可出现同

侧面部疼痛[80]。据推测，这种疼痛综合征由迷走神经传入神经元引起。

2.10 其他不常见的内脏疼痛综合征

突发严重腹部或腰部疼痛可能由内脏肿瘤的非创伤性破裂引起，肝细胞癌和其他肝转移癌中最为常见[81,82]。文献已经报道了结肠腺癌肾转移导致的肾破裂、急性白血病脾破裂、肾上腺皮质癌破裂和转移癌诱发穿孔性阑尾炎[83-86]。带蒂内脏肿瘤的扭转可产生痉挛性腹痛。

3 头痛与面部疼痛

癌症患者的头痛源于头部或颈部的疼痛敏感结构的炎症、肿瘤侵犯或牵拉，合理使用影像技术进行早期评估，可发现病变并立即开始治疗，不仅可以减轻疼痛，也可以阻止神经功能缺失的恶化[87]。癌症患者头痛和面部疼痛最常见的原因有脑内肿瘤、软脑膜转移瘤、颅底转移瘤和脑神经痛，其中一部分在本卷的其他部分进行讨论。

3.1 耳痛和眼痛综合征

3.1.1 耳痛

耳痛是耳朵的疼痛感觉，牵涉性耳痛位于耳部，但并非耳源性。耳部丰富的感觉神经分布来自四条脑神经和两条颈神经，这几条神经同样也支配其他部位，比如头、颈、胸、腹，疼痛可能源自远隔部位。听神经瘤和颞骨、颞下窝的转移瘤可导致耳痛[87-91]，牵涉性耳痛可见于肿瘤累及口咽或下咽部的患者[92]。

3.1.2 眼痛

视力模糊和眼痛是脉络膜转移瘤的两种最常见症状[93]。慢性眼痛与骨性眼眶、眶内结构（如眼直肌或视神经）的肿瘤转移有关[94-96]。

3.2 头痛与面部疼痛的少见病因

癌症患者的头痛和面部疼痛原因众多[87]。单侧面部疼痛可能是同侧肺肿瘤的初始症状[80]，这种牵涉痛可能是由迷走神经传入神经元介导的。面部皮肤鳞状细胞癌由于广泛侵犯周围神经而引起面部疼痛[97]，霍奇金淋巴瘤患者的短暂神经功能障碍症状类似于偏头痛[98]。部分患者表现为一种可逆性后部白质脑病综合征（reversible posterior leukoencephalopathy syndrome，RPLS），特征为头痛、意识障碍、癫痫发作和皮层视觉丧失，并伴有大脑后部水肿的神经影像学表现[99]。

头痛可伴发脑梗死或脑出血，原因可能是非细菌性血栓性心内膜炎或弥散性血管内凝血。头痛也是矢状窦阻塞的常见症状，可能与肿瘤浸润、高凝状态或使用左旋天冬酰胺酶治疗有关[100]。曾有报道，肺癌患者的上腔静脉阻塞出现假性脑瘤性头痛[101]，鼻窦腔肿瘤可表现为面深部或鼻腔疼痛[102]。

4　累及周围神经系统的神经性疼痛

累及周围神经系统的神经性疼痛很常见，包括疼痛性神经根病、神经丛病、单神经病变或周围神经病变。

4.1　疼痛性神经根病

神经根受到压迫、扭转或炎症浸润可导致神经根病或多神经根病。神经根性疼痛是硬膜外肿瘤和软脑膜肿瘤转移的一个重要表现（见上文）。

4.1.1　带状疱疹后遗神经痛

带状疱疹后遗神经痛（postherpetic neuralgia，PHN）的准确临床定义一直存在争议，而普遍认为，急性疱疹性神经痛是指在皮疹暴发前或伴随皮疹暴发的疼痛，从皮疹开始持续30天。一些权威人士认为所有的持续性疼痛都是 PHN；其他观点则认为亚急性疱疹性神经痛持续到皮疹愈合后，但在皮疹暴发后 4 个月内消退。"PHN"是指从皮疹开始持续 4 个月以上的疼痛[103]。一项研究表明，疱疹后遗神经痛在癌症人群中的发生率是普通人群的 2~3 倍[104]。

4.2　神经丛病

在癌症患者中，颈丛、臂丛或腰骶神经丛的损伤往往是因为肿瘤浸润或对局部肿瘤的治疗（包括手术切除或放疗）[105]。由于具体的神经丛病在本文其他章节有更详细的描述，故不在本章中讨论，其必须与疼痛性神经丛病的其他原因区别开来，包括手术或麻醉过程中的神经丛损伤、放疗诱发的继发性肿瘤、神经丛缺血和副肿瘤神经炎。

5　副肿瘤疼痛综合征

5.1　肿瘤相关男性乳房发育

睾丸的良恶性肿瘤以及少部分来自其他部位的肿瘤，会分泌人绒毛膜促性腺激素（human chorionic gonadotropin，HCG），可出现慢性乳房胀痛或男性乳房发育[106-111]。约10%的睾丸癌患者有男性乳房发育或乳房胀痛的症状，并且随着患者体内 HCG 水平的升高，男性乳房发育的可能性增大[112]。乳房疼痛可能是隐匿性肿瘤的首发症状[113-115]。

5.2　副肿瘤性天疱疮

副肿瘤性天疱疮是一种罕见的黏膜皮肤疾病，与非霍奇金淋巴瘤和慢性淋巴细胞白血病有关，特征是广泛表浅溃疡，伴有嘴唇出血性痂皮、眼结膜大疱，少数患者伴发肺部病变。组织病理学特征为上皮内和上皮下裂隙，免疫沉淀反应可见针对桥粒斑蛋白和桥粒核心糖蛋白的自身抗体[116,117]。

5.3　副肿瘤雷诺综合征

副肿瘤雷诺综合征是实体肿瘤的罕见临床表现，见于肺癌、卵巢癌、睾丸癌和黑色素瘤[118,119]。

6　癌症治疗相关的慢性疼痛综合征

大多数与治疗相关的疼痛是由组织损伤引起的，疼痛是剧烈的、可预见的，并且是自限性的。治疗相关的慢性疼痛综合征与侵入性治疗的持续性疼痛并发症（如术后脓肿）有关，更常见于神经损伤[120]。在某些病例中，这些症状往往在治疗完成后很久才出现，导致难以区分是疾病复发还是治疗并发症。

6.1　化疗后疼痛并发症

6.1.1　中毒性周围神经病变

化疗诱导的周围神经病变很常见，典型表现为手和/或脚的疼痛性感觉异常，伴轴突病变的恒定体征，包括"袜子、手套"样感觉丧失、虚弱、反射减退和自主神经功能障碍[120,121]，多为持续烧灼痛或刺痛，因接触而加重。与周围神经病变有关的常见药物包括长春花生物碱（尤其是长春新碱）、顺铂、奥沙利铂和紫杉醇。丙卡巴肼、卡铂、米索硝唑、六甲蜜啶很少导致周围神经病变。一些研究数据表明，在顺铂和奥沙利铂治疗的同时注射氨磷汀、谷胱甘肽和钙、镁，可降低神经病变风险[122-126]。最近资料显示预防性应用维生素 E 可以减少紫杉醇神经病变[127]。

6.1.2　股骨头或肱骨头缺血性（无菌性）坏死

股骨头或肱骨头缺血性坏死既可自发发生，又可是间断/持续糖皮质激素治疗或骨髓移植后大剂量化疗的并发症[128-130]。骨质坏死是单侧或双侧的，累及股骨头最常见，常引起髋关节、大腿或膝盖疼痛。肱骨头坏死表现为肩部、上臂或肘部疼痛，运动时加重，休息时缓解，关节局部可能有压痛，但不常见。疼痛常早于放射学改变数周或数月，骨显像和 MRI 均易发现，且相互佐证，可用来发现放射线检查阴性的缺血性坏死（avascular necrosis，AVN），但 MRI 具有更高的敏感性和特异性[131]。早期治疗包括使用止痛药、减少或停用糖皮质激素，有时采用手术治疗，随着骨质逐渐破坏，可能需要关节置换。

6.1.3　神经丛病

顺铂分别注入髂动脉和腋窝动脉可引起腰骶丛和臂丛神经病变[132,133]，患者在输液后 48 小时内出现疼痛、虚弱和感觉异常。这种综合征的发病机制被认为是小血管损伤和神经丛或神经的梗死，尚不清楚神经病变的预后。

6.1.4　雷诺现象

在使用顺铂、长春碱、博来霉素治疗的生殖细胞肿瘤患者中，持续雷诺现象占 20%~30%[134]。在联合使用顺铂、长春新碱和博来霉素治疗头颈部肿瘤的患者中也观察到该现象[135]。病理生理学研究表明，雷诺现象是由于中枢交感神经系统的高反应性，导致末梢小动脉平滑肌细胞功能下降所致[136]。

6.2 激素治疗相关的慢性疼痛

男性乳房发育伴前列腺癌激素治疗:慢性男性乳房发育和乳房胀痛是前列腺癌抗雄激素治疗的常见并发症[137],发生率因药物而异;常与己烯雌酚和比卡鲁胺有关,少见于氟他胺和环丙孕酮,罕见于接受促黄体激素释放激素(luteinizing hormone-releasing hormone,LHRH)激动剂治疗的患者。老年人的乳房发育应与原发性或继发性乳腺癌相鉴别[138,139]。

6.3 慢性术后疼痛综合征

几乎任何部位的手术切口都可能导致慢性疼痛。尽管肾切除术、胸骨切开术、开颅术、腹股沟淋巴结清扫术和其他手术后偶尔会发生持续性疼痛,但文献没有详细阐述发生于癌症人群的这些疼痛综合征。然而,业已确定某些疼痛综合征属于特定手术后遗症,其最重要的疼痛机制是周围神经或神经丛损伤的神经病变。

6.3.1 乳腺术后疼痛综合征

不同程度的慢性疼痛是乳腺癌手术常见后遗症,尽管几乎所有的乳房手术(从乳房肿瘤切除术到根治性乳房切除术)后都有慢性疼痛的报道,但最常发生在腋窝淋巴结清扫术后[140-143],30%~70%的患者会出现这种疼痛综合征[140,144-151]。

疼痛常表现为局限于手臂内侧、腋窝和前胸壁的紧缩样和灼烧样不适感[143,152-155],术后即刻或术后数月出现,疼痛的自然史不确定,亚急性和慢性病程都有可能[156,157],但是术后18个月发生疼痛不常见,出现这种情况应仔细评估以排除胸壁病变复发。体检时,疼痛部位往往有部分区域感觉丧失[154]。疼痛的长期性与术后即刻疼痛的强度、术后并发症以及后续的化疗和放疗有关[148,149,158]。很多患者的疼痛是慢性的,且持续多年[159]。

腋窝淋巴结清扫过程中常发生肋间臂神经失用[143,154,160],该神经的大小和分布解剖变异大,这是患者术后疼痛部位差异大的原因[161]。一些患者的疼痛可能由腋窝血肿引起[162]。

疼痛的危险性和严重程度与淋巴结切除的数量呈正相关[163,164],与年龄呈负相关[147,150,163]。腋窝淋巴结清扫时保留肋间臂神经是否能减少疼痛的发生,研究结果并不一致[165-167]。通过切除前哨淋巴结而非淋巴结全清扫,或者进行淋巴结照射,从而避免腋窝清扫可以使疼痛的发生率降低。

该疼痛综合征应与乳房切除术后冻结肩、腋窝综合征[168]和乳腺蜂窝织炎[169]相鉴别。部分乳房手术后疼痛患者的腋窝或胸壁存在触痛点。

6.3.2 根治性颈清扫术后疼痛

根治性颈清扫术后慢性颈肩痛很常见[170],损伤副神经(CN XI)常引起肩部疼痛[171]。一些患者的疼痛可能是手术切除颈部肌肉后的肩胛带肌肉骨骼不平衡造成的[172],与肩下垂综合征类似,该综合征可并发胸腔出口综合征或肩胛上神经卡压,伴有选择性的冈上肌和冈下肌无力和萎缩[173,174]。

接受根治性颈清扫术的患者疼痛加剧,可能提示肿瘤复发或软组织感染,难以与放疗和手术后的组织损伤相鉴别,需要复查CT或MRI扫描以排除肿瘤复发,可以使用抗生素的经验治疗[175,176]。

6.3.3 开胸术后疼痛

关于开胸术后疼痛的研究主要有两种[177,178]。第一种,确定3组患者:最大组(63%)患者术后疼痛时间延长,术后两个月内疼痛减轻[178],术后疼痛消退后再发常是由肿瘤引起的;第二组(16%)患者在开胸手术后持续疼痛,并且在随访期逐渐加剧,最常见的原因是病变局部复发和感染;最后一组患者的疼痛持续时间长,程度稳定或逐渐减轻,在8个月内疼痛消失,与肿瘤复发无关。总的来说,超过95%的开胸术后迟发性疼痛或疼痛加重患者存在肿瘤残留或者复发。最近的一项研究证实,238例接受开胸手术的患者中,20例存在复发性疼痛均有肿瘤再生长[177]。

对于开胸术后疼痛复发或加重的患者应进行仔细评估,最好进行胸部CT扫描或MRI检查,胸片不能评估疾病复发。部分患者开胸术后疼痛可能是由于肩胛骨区域内的肌肉束紧绷引起的,病变区域的局部麻醉注射可缓解疼痛[179]。

6.3.4 术后冻结肩

开胸术或乳房切除术后疼痛的患者有发展成冻结肩的风险[140],可引发疼痛,特别是伴有反射性交感神经萎缩症的患者,术后适当的镇痛治疗和术后关节主动活动可以预防。

6.3.5 幻肢痛综合征

幻肢痛一般认为是由截肢导致的,患者好像感觉肢体仍然与身体相连。肢体截断后60%~80%的患者会出现幻肢痛,但严重者仅占5%~10%[180-182]。截肢前长期疼痛和截肢前存在疼痛的患者,幻肢痛的发生率显著增高[183,184],截肢前有疼痛症状的患者可感到与之前症状相同的幻肢痛[185]。

相较于创伤性截肢,肿瘤相关的幻肢痛更常见,术后化疗会增加发生幻肢痛的风险[180,182,186]。幻肢痛可以是连续性也可以是阵发性,常伴有感觉异常。幻肢可能表现出疼痛和异常姿势,范围可逐渐扩大并接近残肢。开始时幻肢痛可能会逐渐加重,但随着时间慢慢消失。越来越多的证据表明,截肢术前或术后的神经阻滞可降低截肢后一年内幻肢痛的发生率[180,187-190]。

部分患者的疼痛症状可自行减轻。疼痛减轻后再加剧,或者之前无痛的幻肢出现延迟性疼痛,提示出现幻肢近端病变,包括复发肿瘤[191]。

幻肢痛综合征也曾在其他外科手术后被报道[180]。15%~30%的患者在乳房切除术后出现乳房幻觉痛,可能也和切除术前疼痛有关[148,192-194]。乳房幻觉痛往往从乳头开始,然后扩散到整个乳房,特点是多变的,可能是刺痛、连续性或间歇性痛。约15%行直肠腹会阴切除术的患者会出现直肠幻觉痛综合征[64,195],可发生在术后早期或者数月至数年,这种迟发性的疼痛几乎都与肿瘤复发有关。膀胱切除术后膀胱幻痛以及眼球摘除术后眼球幻觉痛的罕见病例也已被报道。

6.3.6　残肢痛

截肢后数月至数年,手术瘢痕处会出现残肢痛[196]。残肢痛的原因通常是神经横断部位出现神经瘤,特征是灼烧感或刺痛,常因运动或压力而加重,注射局部麻醉剂可以缓解疼痛。

6.3.7　术后骨盆底肌痛

骨盆底手术创伤可导致残留的骨盆底肌痛,类似上述肿瘤综合征,即所谓的紧张肌痛[69]。尚不清楚其自然史以及是否与疾病复发相关。对于肛门直肠切除术的患者,术后骨盆底肌痛应与肛门幻觉痛综合征相鉴别(见上文)。

6.4　放疗后慢性疼痛综合征

放射治疗引起的慢性疼痛往往发生在晚期肿瘤患者,应与肿瘤复发相鉴别。放疗诱发的臂丛及腰骶丛神经病变和慢性放射性脊髓病在本卷的其他地方进行讨论。

(1) 慢性放射性肠炎和直肠炎:2%～10%接受腹部或盆腔放射治疗的患者会出现迟发性并发症如慢性肠炎和直肠结肠炎[197,198]。

(2) 放射性膀胱炎:盆腔器官(前列腺、膀胱、结肠/直肠、子宫、卵巢和阴道/外阴)肿瘤的放疗可导致慢性放射性膀胱炎[199-200]。

(3) 淋巴水肿性疼痛:三分之一淋巴水肿患者的病因是乳腺癌或其治疗导致的并发症,可出现手臂疼痛和紧缩感,疼痛是主要症状[202,203]。

(4) 会阴烧灼痛综合征:持续性的会阴不适是盆腔放疗少见的迟发性并发症,6～18 个月的潜伏期后,肛周区域会出现烧灼性疼痛,烧灼痛可向前延伸至阴道或阴囊[204,205]。

(5) 前列腺近距离放疗后盆腔疼痛:前列腺癌患者近距离放疗可产生慢性射线相关盆腔疼痛综合征,排尿或会阴压力升高时加重,资料显示,部分原因是前列腺中央区放射剂量过高[206]。

(6) 放射性骨坏死:放射性骨坏死是放疗的另一晚期并发症,闭塞性动脉内膜炎导致的骨坏死可产生局部疼痛。外层组织的破坏可以自然发生,也可以是创伤的结果,如拔牙或义牙损伤[207,208]。疼痛性溃疡的迁延不愈应与肿瘤复发相鉴别。

7　复杂性疼痛的临床评估

针对患者、疼痛综合征和治疗方案进行临床评估是至关重要的。专科医生对癌症疼痛的评估和管理缺乏知识和特殊培训,因此,应该关注专家的评估和会诊[209]。纪念斯隆-凯特琳癌症中心最近的一项调查为 376 名疼痛患者提供了咨询服务,有 64% 的患者发现了以前未明确的疼痛病因,36% 的患者确诊了新的神经系统疾病,4% 的患者存在感染;疼痛科医师会诊发现,大多数患者接受过放疗、手术或化疗[210]。Coyle 等报道了一系列疼痛逐渐加剧的类似病例,发现了一种漏诊的谵妄,并通过治疗有效控制了疼痛[211]。

7.1　治疗策略

表 35-1 展示了一种处理剧烈疼痛的阶梯治疗方案。通过依次解决这些问题,临床医生能够以一种合理和有序的方式探索治疗方案,强调采用低致残率和廉价的非侵入性方法。

表 35-1　剧烈疼痛的阶梯治疗方案

1. 初级治疗方法(化疗、放疗、手术或抗生素治疗)是否可行,如果可行,它们是否有可能改善患者预后?
2. 阿片类药物已到最大耐受剂量吗?
3. 是否通过合理药物治疗或更换阿片类药物来缓解副作用?
4. 考虑或尝试过适当的辅助镇痛药吗?
5. 考虑过椎管内使用阿片类药物吗?
6. 是否考虑过其他麻醉方法或神经外科治疗?
7. 难治性疼痛需要镇静剂才能完全缓解吗?

病例讨论会常有助于疑难癌痛的诊治,尤其是在因为个别临床医生的偏见影响决策时[212,213],会议参与者包括肿瘤科医师、姑息治疗科医师、麻醉科医师、神经外科医师、精神科医师、护士、社会工作者等,主要探讨治疗措施和医疗目标。如果当地专业技术有限,强烈建议电话咨询癌症疼痛管理方面的专家。

7.1.1　策略 1:主要治疗方法(化疗、放疗、手术或抗生素治疗)是否可行,如果可行,它们是否可能改善患者的预后?

评估过程中可发现疼痛的原因,有必要进行初始治疗(即直接治疗疼痛病因的治疗),可以提高患者舒适度、改善功能或延长生存时间。例如,手术、放疗或化疗可能缓解肿瘤浸润产生的疼痛;感染引起的疼痛可以通过抗生素治疗或引流来缓解。特殊的镇痛治疗常作为初始治疗的辅助治疗。

(1) **放射治疗**:大量数据和临床经验表明,放射治疗可有效缓解硬脊膜外肿瘤、骨转移瘤疼痛及脑转移瘤引起的头痛[214-219]。然而,在其他情况下,鲜有关于放疗有效性的相关数据。例如,通过放疗可缓解骶骨下神经丛病引起的会阴部疼痛,肝脏放疗(如 2 000～3 000cGy)对 50%～90% 的肝包膜扩张疼痛患者有效且耐受性良好[220-226]。

(2) **化疗**:尽管关于化疗的具体镇痛效果数据很少,但肿瘤缩小通常与疼痛缓解明显有关。虽然有报道发现,即使在肿瘤没有明显收缩的情况下也有镇痛作用,但是对疼痛有效常与肿瘤局部反应有关[227-230]。任何情况下,都应全面评估仅为缓解疼痛症状而进行化疗的合理性,除非患者的缓解疗效明显大于不良反应。

(3) **外科手术**:外科手术可以缓解由特定问题引起的症状,如空腔脏器阻塞、骨结构不稳定和神经组织受压[231-237]。由于局部晚期疾病无法治疗而导致肢体疼痛不能控制,截除受累肢体可明显缓解疼痛[238,239],必须对潜在获益与手术的风险、预期的住院和恢复时间以及预期的获益时间均衡考虑。

(4) **抗生素疗法**:当疼痛源自感染时,抗生素可以起到镇痛作用。典型的例子包括蜂窝组织炎,慢性鼻窦感染,盆腔脓肿,脓肾和耻骨炎[169,240]。一些患者的感染可能是隐匿性的,只能通过药物的经验性治疗使症状缓解后才能确诊[175,176,210]。

（5）**射频肿瘤消融术**:射频消融术是指在超声引导下经皮穿刺病灶或术中将电极植入病灶,射频能量通过电极释放并产生热量,导致凝固性坏死,可显著减轻癌痛[241],越来越多文献报道并支持在骶前和盆腔肿瘤复发、骨样骨瘤、疼痛性胰源性肾和肾上腺肿瘤以及疼痛的骨转移瘤(包括椎体转移)中使用这种方法[242-250]。

（6）**甲基丙烯酸甲酯椎体成形术和髋臼成形术**:此类技术是在 X 线引导下经皮注射甲基丙烯酸甲酯从而稳定疼痛性骨转移瘤。"椎体成形术"可固化和稳定溶骨性病变,可使疼痛迅速消失(1～3 天),恢复脊柱稳定性[251,252]。最适合椎体成形术的是椎体溶骨性病变,未发生后壁破坏,没有或伴有椎体塌陷且疼痛严重者。肿瘤侵犯硬脊膜外是相对禁忌证,可能会发生罕见但严重的并发症,包括骨水泥外渗至邻近的神经孔、静脉栓塞和需要减压的脊髓压迫症。髋臼成形术报道较少,罕见的主要并发症包括骨水泥向髋关节内延伸,导致坐骨神经周围软骨溶解和外渗,术后疼痛加重。

7.1.2　策略2:确定阿片类药物达到最大耐受剂量

充分证据表明,无论疼痛的机制如何,强烈疼痛的对症治疗应该从阿片类药物开始。慢性疼痛状态的阿片类药物选择因素包括疼痛强度、药代动力学和剂型,既往的不良反应以及是否有共存疾病。

中度疼痛的患者通常使用含有对乙酰氨基酚或阿司匹林加可待因、二氢可待因、氢可酮、羟考酮、氧可酮和丙氧苯的组合药物进行治疗,通过增加这些组合药物的剂量,直接达到非阿片类协同镇痛药的最大剂量(例如,4 000mg 对乙酰氨基酚)。近年来,阿片类药物新配方的不断涌现,提高了中度疼痛患者给药的便利性。这些药物包括可待因、二氢可待因、羟考酮、吗啡和曲马多的控释制剂,适用于中度疼痛,最新的药物为丁丙诺啡片。

强烈疼痛患者常用吗啡、氢吗啡酮、羟考酮、羟吗啡酮、芬太尼或美沙酮治疗,短半衰期的阿片类激动剂(吗啡、氢吗啡酮、芬太尼、羟考酮或羟吗啡酮)通常更受欢迎,因为它们比长半衰期的药物更容易控制剂量,而长半衰期药物需要更长的时间,才能接近稳定状态的血浆浓度。

如果患者使用的是耐受性良好的阿片类药物,通常会继续用药,除非难以确定剂量或不能方便地给药达到所需剂量。如果患者达到一定剂量后出现毒性症状,无法充分缓解疼痛而没有过多的副作用,或者当前药物中没有的特定配方,抑或为了提高药物使用的便捷性,可以考虑更换阿片类药物。

由于阿片类药物反应性和其他个体因素的巨大差异,应通过逐步增加剂量来缓解疼痛,直到疼痛消失或出现超剂量副作用。因为阿片反应随剂量呈对数线性增加,剂量增幅小于30%～50%不太可能显著镇痛。患者控制疼痛所需的阿片类药物剂量差异很大,据报道,一些患者需要非常大剂量的全身阿片类药物来控制疼痛[253-262]。只要给药不受过多副作用、不便、不适感或费用的影响,绝对剂量是无关紧要的。

需要增加剂量是一个复杂的现象。大多数患者达到的剂量在很长一段时间内保持不变[254,263-265],可能涉及各种不同原因[266]。临床经验表明,真正的镇痛剂耐药比疾病进展或心理困扰增加少得多[211,265-268]。事实上,大多数需要增加剂量以控制疼痛的患者都有明显的疾病进展,接受稳定剂量阿片类药物患者的疼痛恶化不应归因于耐受性,而应考虑是疾病进展,少数情况是心理困扰加重[266-268]。

7.1.3　策略3:通过适当的药物治疗或更换阿片类药物来缓解副作用

对于任何类阿片类药物,疼痛控制不佳往往是由于剂量相关副作用引起的,导致药物无法达到有效剂量。至关重要的是重新建立阿片类镇痛和副作用之间的更好平衡。阿片类药物不良反应的管理方法一般有四种[269]:

减少阿片类药物总剂量:减少阿片类药物的剂量通常会减少与剂量相关的不良反应。当患者疼痛得到良好控制时,阿片类药物逐渐减量往往会消除剂量相关的不良反应,同时使疼痛得到充分缓解[270]。在确保疼痛控制的情况下减少阿片类药物剂量,应添加一种伴随增效剂。两种常见的方法包括:

（1）添加非阿片类联合镇痛药:加用的非甾体类抗炎药物属于非阿片类联合镇痛药,常与阿片类药物具有协同作用。

（2）添加一种药理作用合理且可治疗疼痛综合征的辅助镇痛药;这将在下面进一步讨论。

（3）区域麻醉或神经消融干预:世界卫生组织"镇痛阶梯"有效性的研究结果表明,10%～30% 的癌症疼痛患者单独使用全身药物治疗,在没有不可接受的药物毒性时,不能在缓解疼痛和副作用之间取得令人满意的平衡。麻醉和神经外科技术可以达到充分镇痛,并减少或无须全身给予阿片类药物(见下文)。

不良反应的对症处理:预防或控制阿片类药物不良反应的常用对症药物见表 35-2。这些方法大多是基于临床经验。描述这些方法的文献几乎无一例外都难以考证或仅仅停留在所谓的"专家意见"。很少有研究对这些方法的疗效进行前瞻性评估,也没有研究对其长期毒性进行评估。一般来说,这种方法包括添加一种新药,增加治疗费用,并伴有不良反应或药物相互作用的相关风险。

表 35-2　阿片类药物副作用的对症处理药物

镇静状态	哌甲酯
	匹莫林
	莫达芬尼
意识模糊	氟哌啶醇
	利培酮
肌阵挛	氯硝西泮
便秘	渗透性泻药
	刺激剂泻药
恶心/呕吐	甲氧氯普胺
	5HT3 阻滞剂
	东莨菪碱

更换阿片类药物:在过去的 10 年里,许多临床医生和癌症疼痛服务机构报道,通过更换阿片类药物,成功地减少其副作用[260,271-284]。认知障碍、镇静状态、幻觉、恶心、呕吐和肌阵挛的改善已被广泛报道。这种方法需要熟悉一系列阿片类激动剂,并在阿片类药物之间切换时,使用等效镇痛表来转换剂量。虽然这种方法具有最小化多药治疗的实际优势,但疗效不恒定且不可预测。更换阿片类药物时,即使谨慎使用等量镇痛表,患者也会因个体敏感性而有剂量不足或过量的风险。

7.1.4　策略 4:辅助镇痛药的作用

"辅助镇痛药"描述了一种药物,其主要适应证不是疼痛,但在某些情况下具有镇痛作用。无法在缓解疼痛和副作用之间达到平衡时,辅助镇痛药可与初始镇痛药联合使用,以改善患者预后[285]。所有辅助镇痛药的反应存在很大的个体差异,而且对大多数人来说,受益可能有限。此外,许多辅助镇痛药都有可能引起副作用,可能与阿片类药物的副作用叠加而引起不良反应。在评估辅助药物应用于特定患者的疗效时,必须考虑获益的可能性、不良反应的风险、给药的难易程度和患者的便利性。癌症疼痛的管理中,辅助镇痛药可以根据常规使用进行分类:多用途辅助镇痛药;用于神经性疼痛的辅助镇痛药;用于治疗骨痛的辅助镇痛药;用于内脏疼痛的辅助镇痛药。

(1) 多用途辅助镇痛药

1) 糖皮质激素:糖皮质激素是使用最广泛的辅助镇痛药[286,287]。糖皮质激素可有效治疗颅内压增高性头痛、急性脊髓受压、上腔静脉综合征、转移瘤性骨痛、肿瘤浸润或压迫引起的神经性疼痛、症状性淋巴水肿和肝脏囊性扩张。药物的镇痛作用机制可能包括抗水肿、抗炎作用以及直接影响受损神经的电活动[288]。最常用的药物是地塞米松,该药物的盐皮质激素效应相对较低,理论上最合理,地塞米松也常规用于颅内压增高症和脊髓压迫症。

出现疼痛和其他症状的晚期癌症患者,可能对相对较小剂量的糖皮质激素(例如,地塞米松 1~2mg,每日两次)反应良好。然而,在某些情况下,高剂量的治疗方案可能是合适的。例如,在脊髓受压患者中,急性发作的剧烈骨痛或神经性疼痛不能用阿片类药物迅速缓解,但短期的相对高剂量糖皮质激素(例如,给予地塞米松 100mg,随后开始每天 96mg,分次服用)可能会产生显著效果[287,289]。可以在数周内逐渐减少剂量,同时开始其他镇痛方法,如放射治疗。尽管糖皮质激素对晚期癌症患者的疗效通常非常令人满意,但延长药物使用时间可能加剧严重的副作用[290]。

2) 外用局麻药:外用局麻药可用于治疗疼痛的皮肤和黏膜病变。利多卡因凝胶常用于治疗口咽溃疡,虽然误吸的风险似乎很小,但口咽麻醉后进食时仍需谨慎。

(2) 治疗神经性疼痛的辅助药物:

阿片类药物对神经性疼痛的疗效一般不如伤害性疼痛,许多患者通过添加辅助镇痛药来改善药物的治疗效果。

抗抑郁药物常用于治疗持续的神经性疼痛,三胺三环类药物如阿米替林、多塞平和丙咪嗪的镇痛疗效最佳[291]。二胺类三环类抗抑郁药(如地昔帕明、氯米帕明和去甲替林)副作用较少,当考虑镇静、抗胆碱能作用或减少心血管毒性时应为首选。抗抑郁药选择性 5-羟色胺摄取抑制剂的镇痛效果证据较少,但考虑到它们的副作用少,也能用于神经性疼痛的治疗[292]。

选择抗惊厥药物可能对不同类型的神经性疼痛有效。尽管卡马西平的疗效最好,但该药物潜在的血液系统毒性限制其使用。由于已证实加巴喷丁对几种神经性疼痛具有镇痛作用,具有良好的耐受性,以及较少的药物间相互作用,其已被推荐作为治疗各种神经性疼痛的一线药物[293]。许多较新的抗惊厥药物,如拉莫三嗪、托吡酯、非尔氨酯和奥卡西平也有应用前景。

偶尔全身性应用局部麻醉药物,对以连续性钝痛或切割样钝痛为特征的神经性疼痛有效。三环类抗抑郁药效果不佳或不能耐受的持续感觉障碍患者,以及抗惊厥药物和巴氯芬无效的撕裂痛患者,口服局麻药是合理的治疗。目前,长期全身性应用局麻药治疗,通常使用口服制剂,如氟卡尼、妥卡尼或美西律。静脉注射利多卡因(5mg/kg,超过 45 分钟)的镇痛反应可以预测口服美西律的疗效[294]。使用可乐定、巴氯芬、降钙素和氯胺酮皮下注射缺乏数据支持[295]。

(3) 治疗骨痛的辅助药物:

骨痛的治疗常需要整合阿片类药物与多种辅助方法。一项关于非甾体抗炎药治疗癌症疼痛的 meta 分析回顾了 42 个试验中 3 084 例患者的数据,发现非甾体抗炎药对骨痛没有特别疗效,镇痛效果仅相当于"弱阿片片类药物",但一些患者似乎从添加这种药物中获益颇多。对于严重患者,提倡应用糖皮质激素[286,296]。

双膦酸盐是无机焦磷酸盐的类似物,可抑制破骨细胞活性,并减少各种疾病中的骨质吸收。晚期癌症患者静脉注射帕米磷酸钠和氯磷酸盐的对照试验已经证明可减轻骨痛[297]。帕米磷酸钠的镇痛效果似乎与剂量和时间有关,剂量在 15~30mg/周 之间有明显疗效,30mg/2 周的疗效低于 60mg/4 周[298]。此外观察到口服静脉注射用唑来磷酸盐和口服伊班磷酸钠具有类似疗效[299-301]。

被吸收到高骨转化率区域的放射性标记药物,是治疗骨转移瘤的潜在选择,具备定位受累部位和相对选择性吸收的优点,正常组织受到的辐射暴露有限。一系列放射性药物具有良好的临床疗效且血液学毒性轻微。研究最透彻和最常用的放射性核素是锶-89[302,303],但禁忌证是血小板计数低于 60 000 或 WCC<2.4,该药不建议用于临床状况很差的患者[304]。采用其他方法已经合成了将放射性同位素与双膦酸盐化合物相连接的骨靶向放射性药物,据报道,钐-153-乙二胺四亚甲基磷酸、钐-153-莱西多南和铼-186-羟亚乙基二磷酸盐都有疗效[305-307]。

(4) 内脏痛的辅助镇痛药:

辅助药物治疗膀胱痉挛、里急后重样痛和肠绞痛的潜在疗效鲜有报道。盐酸奥昔布宁是一种三胺,具有抗胆碱能和罂粟碱样的直接抗肌肉痉挛作用,常可缓解膀胱痉挛疼痛,黄酮哌酯也有此作用[308-310]。基于有限的临床经验和前列腺素在膀胱平滑肌收缩中发挥作用的体外证据,非甾体抗炎药可能适用于膀胱痉挛疼痛患者[311],膀胱内辣椒素试验的证据有限[312,313]。

目前尚无确定可治疗直肠痉挛疼痛的药物疗法。最近的一项双盲实验研究表明,雾化沙丁胺醇可以减少发作的持续时间和严重程度[314]。据报道,地尔硫草、可乐定、氯丙嗪和苯二氮䓬类药物的试验有效[315-319]。

经验性静脉注射丁溴东莨菪碱和舌下含服氢溴酸东莨菪碱,可治疗无法手术的肠梗阻引起的绞痛[320-323],有数据表明也可用奥曲肽治疗[324,325]。

最近,对癌症疼痛的非阿片类辅助治疗包括医用大麻、针灸和指压疗法。自 1975 年以来,一直在评估医用大麻治疗癌痛的疗效,包括双盲实验和安慰剂对照试验[326]。已在各种类型的癌症患者中,测试含有四氢大麻素(tetrahydrocannabinol,THC)和大麻素二醇(cannabidiol,CBD)的大麻素类产品,一些轻至中度证据表明其对慢性癌症疼痛和癌症相关神经性疼痛有效。尚需进行更多的三期试验,以确定不同类型大麻疗法的有效性和最佳剂量。近十年的证据表明,针灸和指压疗法可用于治疗慢性癌痛[327]。最近的 17 项随机临床试验 meta 分析得出结论,针灸和指压疗法与减轻疼痛强度有关。此外,这些干预措施也与阿片类药物使用减少有关。

7.1.5　策略 5:关注椎管内阿片类药物的作用

一般来说,优先考虑区域镇痛技术,如椎管内给予阿片类药物以及局部麻醉或胸膜内局部麻醉,因为可以在不损害神经完整性的情况下达到治疗目的。然而,神经破坏性手术对部分患者是有价值的;比如胰腺癌患者的腹腔神经丛阻滞,早期治疗的获益远大于风险。

(1) 硬脊膜外和鞘内应用阿片类药物:在脊髓作用部位附近使用低剂量阿片类物质可能会减少穿刺导致的不良反应。在一项比较椎管内阿片类药物治疗和常规全身用药的随机试验中,发现椎管内给药具有更好的镇痛效果,不良反应更少[328],而鞘内给药通常优于硬膜外给药。

椎管内给药的阿片类药物选择受多种因素的影响。亲水性药物,如吗啡和氢吗啡酮,在脑脊液中的半衰期延长,药物明显偏头侧分布[329]。亲脂性阿片类,如芬太尼和舒芬太尼,头侧分布偏少,可能更适用于脊柱的节段性镇痛。添加低浓度的局部麻醉剂,如 0.125% ~ 0.25% 丁哌卡因,可在不增加毒性的情况下增强镇痛效果[330-332]。其他药物也可与椎管内阿片类药物合用,包括可乐定、奥曲肽、氯胺酮和降钙素,但还需要进一步的研究来评估其潜在效用[333-337]。

(2) 脑室内应用阿片类药物:越来越多的国际经验表明,将小剂量阿片类药物(特别是吗啡)注入脑室具有长期镇痛作用[338,339]。该技术已用于上半身疼痛或头部疼痛以及严重弥漫性疼痛的患者,药物耐受性良好。治疗方案包括通过 Ommaya 囊进行间歇注射和使用植入式泵进行持续输注[338-340]。

(3) 区域局部麻醉:数位学者报道了采用胸膜内局部麻药治疗开胸术后慢性疼痛,以及头部、颈部、胸部、手臂和上腹部内脏的癌症相关疼痛[341-343]。对于局限性上肢痛患者,经肌间沟臂丛神经导管间歇输注丁哌卡因可能有益[344]。

7.1.6　策略 6:其他有创性神经消融介入技术

需要慎重考虑有创性方法。关于替代镇痛疗法和探讨当前临床问题的资料需要仔细解读。文献的特点是患者的选择缺乏一致性,以往镇痛治疗记录不足,结果评估不一致,缺乏长期随访。此外,根据文献中记录的疗效,可能无法预测技术经验有限的医生对患者实施操作的效果。

对于大多数疼痛综合征,理论上有许多的技术可以应用。选择治疗方法遵循以下原则:

(1) 只要可以通过无创方式缓解疼痛,则暂缓消融治疗。

(2) 首选最有可能奏效的技术,优先选择副作用最少最轻微的。

(3) 癌症进展阶段的疼痛可能是多灶性的,针对单一疼痛部位的手术,即使完美完成,也不可能在死亡前完全缓解疼痛。现实而合理的目标是将疼痛持续降低到药物治疗可控的水平,且副作用最小。

(4) 躯体神经松解术应尽可能在有效镇痛和局麻阻断后进行。

(5) 由于所有方法都有学习曲线,因此具备特殊技术经验的医生可提高疗效。

7.2　交感神经消融治疗内脏痛

7.2.1　腹腔神经丛阻滞

腹腔神经丛溶解性阻滞可治疗上腹部内脏肿瘤浸润引起的疼痛,包括胰腺、腹膜后的上部、肝脏、胆囊和近端小肠[345,346]。据报道,胰腺癌患者的镇痛百分率为 50% ~ 90%,且有效期一般为 1~12 个月[345,347]。鉴于这种方法的普遍效果,以及来自两项小型研究的支持性数据,一些临床医生建议在早期阶段进行这种干预;其他专家持不同意见,认为腹腔神经丛阻滞仅适用于口服阿片类药物后不能达到镇痛与副作用均衡的患者[345-349]。常见的短暂并发症包括直立性低血压和腹泻。腹腔神经丛阻滞一般是在荧光镜或 CT 定位下进行的;最近,已经发明了一种胃镜超声下精确解剖定位的方法[350,351]。

7.2.2　交感神经阻滞治疗盆腔内脏疼痛

有关两种技术的使用经验报道较少。下腹部神经丛的上部进行苯酚消融术可缓解由降结肠、直肠和下泌尿生殖系统结构引起的慢性癌痛[352,353]。类似地,对奇神经节(Walther 神经节)(骶尾骨交界处孤立的后腹膜结构)的神经消融可以缓解直肠、会阴或阴道的内脏痛觉[354-356]。

7.2.3　躯体结构的交感神经阻滞

通过阻断交感神经投射到受累区域的纤维,可缓解交感神经持续疼痛综合征,对于涉及腿部者,应考虑腰部交感神经阻滞,星状神经节阻滞可用于累及面部或手臂的交感神经持续性疼痛[357]。

7.3　神经消融治疗躯体痛和神经痛

7.3.1　神经根切断术

通过手术切除、化学神经消融或射频消融,对背侧感觉根进行单节段或多节段性破坏(神经根切断),可作为难治性局部疼痛综合征的有效疼痛控制方法,这些技术最常用于治疗由于肿瘤侵袭躯体和神经结构引起的胸壁疼痛[358],其他适应证包括顽固性上肢、下肢、骨盆或会阴疼痛[359]。约50%的患者达到了满意的镇痛效果,平均缓解时间为3~4个月,但个体差异很大。手术的具体并发症取决于神经消融部位,例如,腰骶神经消融术的并发症包括轻度瘫痪(5%~20%)、括约肌功能障碍(5%~60%)、触觉和本体感觉受损以及感觉障碍。虽然神经功能缺损常是暂时性的,但由于虚弱、括约肌功能不全和位置感丧失导致残疾风险增加,这些技术适用于功能受限和已经做了尿路改道术的患者,必须将风险告知患者。

7.3.2　初级传入神经或其神经节的神经消融

初级传入神经的神经消融也可明显缓解特定部位疼痛患者的症状。这些方法可能并发运动或括约肌功能障碍,应用受到限制。顽固性单侧面部或咽部疼痛可接受三叉神经消融(半月神经节阻滞)或舌咽神经消融[360,361];涉及舌或口底的单侧疼痛可通过蝶腭神经节阻滞治疗[362];肋间或椎旁神经消融是胸壁疼痛患者神经根切断术的替代方法;单侧肩痛可接受肩胛上神经消融[363];臂丛神经消融可有效缓解更广泛的臂痛,但将导致极度运动无力[364]。

7.3.3　脊髓前侧柱切断术

在脊髓前侧柱切断术中,前外侧脊髓丘脑束被消融使对侧痛温觉丧失[365,366],常适用于躯干或下肢出现严重单侧疼痛的患者。通常首选经皮穿刺技术;开放性脊髓前侧柱切断术适用于不能仰卧位或不能配合经皮穿刺手术的患者。脊髓前侧柱切断术后,90%以上的患者疼痛即刻显著缓解,但50%的患者在1年后疼痛复发[365-367],再次手术有时是有效的。脊髓前侧柱切断术的神经系统并发症包括轻瘫、共济失调、膀胱功能和"镜像"疼痛[366],通常是短暂的,约5%的患者的并发症是长期和致残的,长期存活(大于12个月)的患者很少会出现迟发性疼痛。最严重的潜在并发症是呼吸功能障碍,可能表现为膈神经麻痹或睡眠诱导后呼吸功能不全[368,369]。鉴于此,不建议进行双侧高位颈髓前侧柱切断术,或在仅有一侧功能性肺的同侧进行单侧颈髓前外侧柱切断术。

7.3.4　策略 7:如果疼痛难以治疗,考虑使用镇静疗法以达到充分缓解

通过谨慎地应用镇痛治疗,疼痛通常会得到充分缓解,而不会损害患者的感知或功能,没有超出疾病自然过程的影响。然而,有时无法实现这一目标,疼痛被认为是"难以治愈的"[370]。确诊难治性疼痛时,临床医生必须确认,进一步应用标准干预措施:①无法达到充分;②与过多的和不能忍受的急性或慢性症状相关;③不能在可接受的时间内缓解疼痛。在这种情况下,镇静疗法可能是唯一能够提供充分缓解的治疗选择,即所谓"生命终末期难治性症状的镇静对症治疗"[371]。

在生命的终末期,镇静治疗的理由是目标合理且适度。最重要治疗目标是保持患者舒适,即使在为必要的姑息性治

疗设定严格治疗区间的情况下,也必须寻求症状的充分缓解[372,373]。难治性症状无法通过其他方式缓解是镇静疗法的适应证。为了保障患者权利,镇静治疗在缓解生命终末期无法忍受的疼痛方面具有道德合法性。经最高法院确认,患者有权要求对未缓解的痛苦进行姑息治疗。

一旦临床上一致认为疼痛是难治性的,就应该向患者或其代理人介绍这一选择。患者出现难治性症状时,为其提供镇静剂可以证明临床医生对减轻痛苦的承诺,可以增强医患关系中的信任,并影响患者对医生临床能力的评估。事实上,患者通常会拒绝使用镇静剂,承认疼痛不会完全缓解,但他们知道,如果情况变得无法忍受,仍然可选择使用。部分患者会首先考虑舒适度,并要求开始镇静。

部分描述在生命终末期针对难治性疼痛使用镇静治疗是经验性的,涉及阿片类药物、神经抑制剂、苯二氮䓬类药物、巴比妥类药物和异丙酚[370]。在缺乏相对有效数据的情况下,药物选择指南是经验性的。无论选择何种药物,给药初始期需要调整剂量以达到充分缓解,继之提供持续治疗以确保疗效。

（赵兵 译,左赋兴 审校）

参考文献

1. Neufeld NJ, Elnahal SM, Alvarez RH. Cancer pain: a review of epidemiology, clinical quality and value impact. *Future Oncol.* 2017;13:833–841.
2. Strang P. Existential consequences of unrelieved cancer pain. *Palliat Med.* 1997;11(4):299–305.
3. Stull DM, Hollis LS, Gregory RE, Sheidler VR, Grossman SA. Pain in a comprehensive cancer center: more frequently due to treatment than underlying tumor (meeting abstract). *Proc Annu Meet Am Soc Clin Oncol.* 1996;15:1717. abstract.
4. Caraceni A, Portenoy RK. An international survey of cancer pain characteristics and syndromes. IASP task force on cancer pain. International Association for the Study of Pain. *Pain.* 1999;82(3):263–274.
5. Foley KM. Pain syndromes in patients with cancer. *Med Clin North Am.* 1987;71(2):169–184.
6. Banning A, Sjogren P, Henriksen H. Pain causes in 200 patients referred to a multidisciplinary cancer pain clinic. *Pain.* 1991;45(1):45–48.
7. Twycross R, Harcourt J, Bergl S. A survey of pain in patients with advanced cancer. *J Pain Symptom Manage.* 1996;12(5):273–282.
8. Daut RL, Cleeland CS. The prevalence and severity of pain in cancer. *Cancer.* 1982;50(9):1913–1918.
9. Grond S, Zech D, Diefenbach C, Radbruch L, Lehmann KA. Assessment of cancer pain: a prospective evaluation in 2266 cancer patients referred to a pain service. *Pain.* 1996;64(1):107–114.
10. Jimenez-Andrade JM, Mantyh WG, Bloom AP, et al. Bone cancer pain. *Ann N Y Acad Sci.* 2010;1198:173–181.
11. Gray MR, Leinster SJ, al-Janabi M, Critchley M, Pearce CJ. Osteomalacia mimicking metastasis: a treatable cause of bone pain. *J R Coll Surg Edinb.* 1992;37(5):344–345.
12. Shane E, Parisien M, Henderson JE, et al. Tumor-induced osteomalacia: clinical and basic studies. *J Bone Miner Res.* 1997;12(9):1502–1511.
13. Jonsson KB, Zahradnik R, Larsson T, et al. Fibroblast growth factor 23 in oncogenic osteomalacia and X-linked hypophosphatemia. *N Engl J Med.* 2003;348(17):1656–1663.
14. Edmister KA, Sundaram M. Oncogenic osteomalacia. *Semin Musculoskelet Radiol.* 2002;6(3):191–196.
15. Jonsson OG, Sartain P, Ducore JM, Buchanan GR. Bone pain as an initial symptom of childhood acute lymphoblastic leukemia: association with nearly normal hematologic indexes. *J Pediatr.* 1990;117(2 Pt 1):233–237.
16. Wong KF, Chan JK, Ma SK. Solid tumour with initial presentation

in the bone marrow—a clinicopathologic study of 25 adult cases. *Hematol Oncol.* 1993;11(1):35–42.

17. Hesselmann S, Micke O, Schaefer U, Willich N. Systemic mast cell disease (SMCD) and bone pain. A case treated with radiotherapy. *Strahlenther Onkol.* 2002;178(5):275–279.

18. Lin JT, Lachmann E, Nagler W. Low back pain and myalgias in acute and relapsed mast cell leukemia: a case report. *Arch Phys Med Rehabil.* 2002;83(6):860–863.

19. Golembe B, Ramsay NK, McKenna R, Nesbit ME, Krivit W. Localized bone marrow relapse in acute lymphoblastic leukemia. *Med Pediatr Oncol.* 1979;6(3):229–234.

20. Lembersky BC, Ratain MJ, Golomb HM. Skeletal complications in hairy cell leukemia: diagnosis and therapy. *J Clin Oncol.* 1988;6(8):1280–1284.

21. Beckers R, Uyttebroeck A, Demaerel P. Acute lymphoblastic leukaemia presenting with low back pain. *Eur J Paediatr Neurol.* 2002;6(5):285–287.

22. Cohen Y, Zidan J, McShan D. Bone marrow biopsy in solid cancer. *Acta Haematol.* 1982;68(1):14–19.

23. Kleinschmidt-Demasters BK. Diffuse bone marrow metastases from glioblastoma multiforme: the role of dural invasion. *Hum Pathol.* 1996;27(2):197–201.

24. Ollivier L, Gerber S, Vanel D, Brisse H, Leclere J. Improving the interpretation of bone marrow imaging in cancer patients. *Cancer Imaging.* 2006;6:194–198.

25. Constans JP, de Divitiis E, Donzelli R, Spaziante R, Meder JF, Haye C. Spinal metastases with neurological manifestations. Review of 600 cases. *J Neurosurg.* 1983;59(1):111–118.

26. Bilsky MH, Shannon FJ, Sheppard S, Prabhu V, Boland PJ. Diagnosis and management of a metastatic tumor in the atlanto-axial spine. *Spine.* 2002;27(10):1062–1069.

27. Nader R, Rhines LD, Mendel E. Metastatic sacral tumors. *Neurosurg Clin N Am.* 2004;15(4):453–457.

28. Payer M. Neurological manifestation of sacral tumors. *Neurosurg Focus.* 2003;15(2):E1.

29. Taylor JW, Schiff D. Metastatic epidural spinal cord compression. *Semin Neurol.* 2010;30:245–253.

30. Ruckdeschel JC. Early detection and treatment of spinal cord compression. *Oncology (Huntingt).* 2005;19(1):81–86. discussion 86, 89–92.

31. Greenberg HS, Kim JH, Posner JB. Epidural spinal cord compression from metastatic tumor: results with a new treatment protocol. *Ann Neurol.* 1980;8(4):361–366.

32. Stranjalis G, Jamjoom A, Torrens M. Epidural lipomatosis in steroid-treated patients. *Spine.* 1992;17(10):1268.

33. Sim FH. Metastatic bone disease of the pelvis and femur. *Instr Course Lect.* 1992;41:317–327.

34. Singh PC, Patel DV, Chang VT. Metastatic acetabular fractures: evaluation and approach to management. *J Pain Symptom Manage.* 2006;32(5):502–507.

35. Beatrous TE, Choyke PL, Frank JA. Diagnostic evaluation of cancer patients with pelvic pain: comparison of scintigraphy, CT, and MR imaging [see comments]. *AJR Am J Roentgenol.* 1990;155(1):85–88.

36. Mackey JR, Birchall I, Mac DN. Occult infection as a cause of hip pain in a patient with metastatic breast cancer. *J Pain Symptom Manage.* 1995;10(7):569–572.

37. Martinez-Lavin M. Hypertrophic osteoarthropathy. *Curr Opin Rheumatol.* 1997;9(1):83–86.

38. Greenfield GB, Schorsch HA, Shkolnik A. The various roentgen appearances of pulmonary hypertrophic osteoarthropathy. *Am J Roentgenol Radium Ther Nucl Med.* 1967;101(4):927–931.

39. Sharma OP. Symptoms and signs in pulmonary medicine: old observations and new interpretations. *Dis Mon.* 1995;41(9):577–638.

40. Hung GU, Kao CH, Lin WY, Wang SJ. Rapid resolution of hypertrophic pulmonary osteoarthropathy after resection of a lung mass caused by xanthogranulomatous inflammation.[in process citation]. *Clin Nucl Med.* 2000;25(12):1029–1030.

41. Kishi K, Nakamura H, Sudo A, et al. Tumor debulking by radiofrequency ablation in hypertrophic pulmonary osteoarthropathy associated with pulmonary carcinoma. *Lung Cancer.* 2002;38(3):317–320.

42. Amital H, Applbaum YH, Vasiliev L, Rubinow A. Hypertrophic pulmonary osteoarthropathy: control of pain and symptoms with pamidronate. *Clin Rheumatol.* 2004;23(4):330–332.

43. Suzuma T, Sakurai T, Yoshimura G, et al. Pamidronate-induced remission of pain associated with hypertrophic pulmonary osteoarthropathy in chemoendocrine therapy-refractory inoperable metastatic breast carcinoma. *Anticancer Drugs.* 2001;12(9):731–734.

44. Cope's SW. *Early Diagnosis of the Acute Abdomen.* 16th ed. New York: Oxford; 1983.

45. Coombs DW. Pain due to liver capsular distention. In: Ferrer-Brechner T, ed. *Common Problems in Pain Management.* Chicago: Year Book Medical Publishers; 1990:247–253.

46. Mulholland MW, Debas H, Bonica JJ. Diseases of the liver, biliary system and pancreas. In: Bonica JJ, ed. *The Management of Pain.* Philadelphia: Lea & Febiger; 1990:1214–1231.

47. De Conno F, Polastri D. Clinical features and symptomatic treatment of liver metastasis in the terminally ill patient. *Ann Ital Chir.* 1996;67(6):819–826.

48. Harris JN, Robinson P, Lawrance J, et al. Symptoms of colorectal liver metastases: correlation with CT findings. *Clin Oncol (R Coll Radiol).* 2003;15(2):78–82.

49. La Fianza A, Alberici E, Biasina AM, Preda L, Tateo S, Campani R. Spontaneous hemorrhage of a liver metastasis from squamous cell cervical carcinoma: case report and review of the literature. *Tumori.* 1999;85(4):290–293.

50. Grahm AL, Andren-Sandberg A. Prospective evaluation of pain in exocrine pancreatic cancer. *Digestion.* 1997;58(6):542–549.

51. Kelsen DP, Portenoy R, Thaler H, Tao Y, Brennan M. Pain as a predictor of outcome in patients with operable pancreatic carcinoma. *Surgery.* 1997;122(1):53–59.

52. Kelsen DP, Portenoy RK, Thaler HT, et al. Pain and depression in patients with newly diagnosed pancreas cancer. *J Clin Oncol.* 1995;13(3):748–755.

53. Sponseller PD. Evaluating the child with back pain. *Am Fam Physician.* 1996;54(6):1933–1941.

54. Neer RM, Ferrucci JT, Wang CA, Brennan M, Buttrick WF, Vickery AL. A 77-year-old man with epigastric pain, hypercalcemia, and a retroperitoneal mass. *N Engl J Med.* 1981;305(15):874–883.

55. Krane RJ, Perrone TL. A young man with testicular and abdominal pain. *N Engl J Med.* 1981;305(6):331–336.

56. Schonenberg P, Bastid C, Guedes J, Sahel J. Percutaneous echography-guided alcohol block of the celiac plexus as treatment of painful syndromes of the upper abdomen: study of 21 cases. *Schweiz Med Wochenschr.* 1991;121(15):528–531.

57. Zhu Z, Friess H, diMola FF, et al. Nerve growth factor expression correlates with Perineural invasion and pain in human pancreatic cancer. *J Clin Oncol.* 1999;17(8):2419.

58. Dang C, Zhang Y, Ma Q, Shimahara Y. Expression of nerve growth factor receptors is correlated with progression and prognosis of human pancreatic cancer. *J Gastroenterol Hepatol.* 2006;21(5):850–858.

59. Tham TC, Lichtenstein DR, Vandervoort J, et al. Pancreatic duct stents for "obstructive type" pain in pancreatic malignancy. *Am J Gastroenterol.* 2000;95(4):956–960.

60. Ripamonti C. Management of bowel obstruction in advanced cancer. *Curr Opin Oncol.* 1994;6(4):351–357.

61. Averbach AM, Sugarbaker PH. Recurrent intraabdominal cancer with intestinal obstruction. *Int Surg.* 1995;80(2):141–146.

62. Archer AG, Sugarbaker PH, Jelinek JS. Radiology of peritoneal carcinomatosis. *Cancer Treat Res.* 1996;82:263–288.

63. Stillman M. Perineal pain: diagnosis and management, with particular attention to perineal pain of cancer. In: Foley KM, Bonica JJ, Ventafrida V, eds. *Second International Congress on Cancer Pain.* New York: Raven Press; 1990:359–377.

64. Boas RA, Schug SA, Acland RH. Perineal pain after rectal amputation: a 5-year follow-up. *Pain.* 1993;52(1):67–70.

65. Miaskowski C. Special needs related to the pain and discomfort of patients with gynecologic cancer. *J Obstet Gynecol Neonatal Nurs.* 1996;25(2):181–188.

66. Hagen NA. Sharp, shooting neuropathic pain in the rectum or genitals: pudendal neuralgia. *J Pain Symptom Manage.* 1993;8(7):496–501.

67. Rigor BM. Pelvic cancer pain. *J Surg Oncol.* 2000;75(4):280–300.

68. Seefeld PH, Bargen JA. The spread of carcinoma of the rectum: in-

vasion of lymphatics, veins and nerves. *Ann Surg.* 1943;118:76–90.

69. Sinaki M, Merritt JL, Stillwell GK. Tension myalgia of the pelvic floor. *Mayo Clin Proc.* 1977;52(11):717–722.

70. Berger MS, Cooley ME, Abrahm JL. A pain syndrome associated with large adrenal metastases in patients with lung cancer. *J Pain Symptom Manage.* 1995;10(2):161–166.

71. Karanikiotis C, Tentes AA, Markakidis S, Vafiadis K. Large bilateral adrenal metastases in non-small cell lung cancer. *World J Surg Oncol.* 2004;2(1):37.

72. Harrington KJ, Pandha HS, Kelly SA, Lambert HE, Jackson JE, Waxman J. Palliation of obstructive nephropathy due to malignancy. *Br J Urol.* 1995;76(1):101–107.

73. Russo P. Urologic emergencies in the cancer patient. *Semin Oncol.* 2000;27(3):284–298.

74. Little B, Ho KJ, Gawley S, Young M. Use of nephrostomy tubes in ureteric obstruction from incurable malignancy. *Int J Clin Pract.* 2003;57(3):180–181.

75. Portenoy RK, Kornblith AB, Wong G, et al. Pain in ovarian cancer patients. Prevalence, characteristics, and associated symptoms. *Cancer.* 1994;74(3):907–915.

76. Goff BA, Mandel LS, Melancon CH, Muntz HG. Frequency of symptoms of ovarian cancer in women presenting to primary care clinics. *JAMA.* 2004;291(22):2705–2712.

77. Webb PM, Purdie DM, Grover S, Jordan S, Dick ML, Green AC. Symptoms and diagnosis of borderline, early and advanced epithelial ovarian cancer. *Gynecol Oncol.* 2004;92(1):232–239.

78. Marino C, Zoppi M, Morelli F, Buoncristiano U, Pagni E. Pain in early cancer of the lungs. *Pain.* 1986;27(1):57–62.

79. Marangoni C, Lacerenza M, Formaglio F, Smirne S, Marchettini P. Sensory disorder of the chest as presenting symptom of lung cancer. *J Neurol Neurosurg Psychiatry.* 1993;56(9):1033–1034.

80. Sarlani E, Schwartz AH, Greenspan JD, Grace EG. Facial pain as first manifestation of lung cancer: a case of lung cancer-related cluster headache and a review of the literature. *J Orofac Pain.* 2003;17(3):262–267.

81. Miyamoto M, Sudo T, Kuyama T. Spontaneous rupture of hepatocellular carcinoma: a review of 172 Japanese cases. *Am J Gastroenterol.* 1991;86(1):67–71.

82. Marini P, Vilgrain V, Belghiti J. Management of spontaneous rupture of liver tumours. *Dig Surg.* 2002;19(2):109–113.

83. Wolff JM, Boeckmann W, Jakse G. Spontaneous kidney rupture due to a metastatic renal tumour. Case report Scand. *J Urol Nephrol.* 1994;28(4):415–417.

84. Rajagopal A, Ramasamy R, Martin J, Kumar P. Acute myeloid leukemia presenting as splenic rupture. *J Assoc Physicians India.* 2002;50:1435–1437.

85. Stamoulis JS, Antonopoulou Z, Safioleas M. Haemorrhagic shock from the spontaneous rupture of an adrenal cortical carcinoma. A case report. *Acta Chir Belg.* 2004;104(2):226–228.

86. Ende DA, Robinson G, Moulton J. Metastasis-induced perforated appendicitis: an acute abdomen of rare aetiology. *Aust N Z J Surg.* 1995;65(1):62–63.

87. Bossi P, Giusti R, Tarsitano A, et al. The point of pian in head and neck cancer. *Crit Rev Oncol Hematol.* 2019;138:51–59.

88. Morrison GA, Sterkers JM. Unusual presentations of acoustic tumours. *Clin Otolaryngol.* 1996;21(1):80–83.

89. Shapshay SM, Elber E, Strong MS. Occult tumors of the infratemporal fossa: report of seven cases appearing as preauricular facial pain. *Arch Otolaryngol.* 1976;102(9):535–538.

90. Hill BA, Kohut RI. Metastatic adenocarcinoma of the temporal bone. *Arch Otolaryngol.* 1976;102(9):568–571.

91. Leonetti JP, Li J, Smith PG. Otalgia. An isolated symptom of malignant infratemporal tumors. *Am J Otol.* 1998;19(4):496–498.

92. Scarbrough TJ, Day TA, Williams TE, Hardin JH, Aguero EG, Thomas Jr CR. Referred otalgia in head and neck cancer: a unifying schema. *Am J Clin Oncol.* 2003;26(5):E157–E162.

93. De Potter P. Ocular manifestations of cancer. *Curr Opin Ophthalmol.* 1998;9(6):100–104.

94. Weiss R, Grisold W, Jellinger K, Muhlbauer J, Scheiner W, Vesely M. Metastasis of solid tumors in extraocular muscles. *Acta Neuropathol (Berl).* 1984;65(2):168–171.

95. Friedman J, Karesh J, Rodrigues M, Sun CC. Thyroid carcinoma metastatic to the medial rectus muscle. *Ophthal Plast Reconstr Surg.* 1990;6(2):122–125.

96. Laitt RD, Kumar B, Leatherbarrow B, Bonshek RE, Jackson A. Cystic optic nerve meningioma presenting with acute proptosis. *Eye.* 1996;10(Pt 6):744–746.

97. Schroeder TL, Farlane DF, Goldberg LH. Pain as an atypical presentation of squamous cell carcinoma [in process citation]. *Dermatol Surg.* 1998;24(2):263–266.

98. Dulli DA, Levine RL, Chun RW, Dinndorf P. Migrainous neurologic dysfunction in Hodgkin's disease [letter]. *Arch Neurol.* 1987;44(7):689.

99. Miyazaki Y, Tajima Y, Sudo K, et al. Hodgkin's disease-related central nervous system angiopathy presenting as reversible posterior leukoencephalopathy. *Intern Med.* 2004;43(10):1005–1007.

100. Sigsbee B, Deck MD, Posner JB. Nonmetastatic superior sagittal sinus thrombosis complicating systemic cancer. *Neurology.* 1979;29(2):139–146.

101. Portenoy RK, Abissi CJ, Robbins JB. Increased intracranial pressure with normal ventricular size due to superior vena cava obstruction [letter]. *Arch Neurol.* 1983;40(9):598.

102. Marshall JA, Mahanna GK. Cancer in the differential diagnosis of orofacial pain. *Dent Clin N Am.* 1997;41(2):355–365.

103. Dworkin RH, Portenoy RK. Pain and its persistence in herpes zoster. *Pain.* 1996;67(2–3):241–251.

104. Rusthoven JJ, Ahlgren P, Elhakim T, et al. Varicella-zoster infection in adult cancer patients. A population study. *Arch Intern Med.* 1988;148(7):1561–1566.

105. Jaeckle KA. Nerve plexus metastases. *Neurol Clin.* 1991;9(4):857–866.

106. Daniels IR, Layer GT. Testicular tumours presenting as gynaecomastia. *Eur J Surg Oncol.* 2003;29(5):437–439.

107. Duparc C, Boissiere-Veverka G, Lefebvre H, et al. An oestrogen-producing seminoma responsible for gynaecomastia. *Horm Metab Res.* 2003;35(5):324–329.

108. Foppiani L, Bernasconi D, Del Monte P, Marugo A, Toncini C, Marugo M. Leydig cell tumour-induced bilateral gynaecomastia in a young man: endocrine abnormalities. *Andrologia.* 2005;37(1):36–39.

109. Forst T, Beyer J, Cordes U, et al. Gynaecomastia in a patient with a hCG producing giant cell carcinoma of the lung. Case report. *Exp Clin Endocrinol Diabetes.* 1995;103(1):28–32.

110. Wurzel RS, Yamase HT, Nieh PT. Ectopic production of human chorionic gonadotropin by poorly differentiated transitional cell tumors of the urinary tract. *J Urol.* 1987;137(3):502–504.

111. Liu G, Rosenfield Darling ML, Chan J, Jaklitsch MT, Skarin AT. Gynecomastia in a patient with lung cancer. *J Clin Oncol.* 1999;17(6):1956.

112. Tseng Jr A, Horning SJ, Freiha FS, Resser KJ, Hannigan Jr JF, Torti FM. Gynecomastia in testicular cancer patients. Prognostic and therapeutic implications. *Cancer.* 1985;56(10):2534–2538.

113. Cantwell BM, Richardson PG, Campbell SJ. Gynaecomastia and extragonadal symptoms leading to diagnosis delay of germ cell tumours in young men [see comments]. *Postgrad Med J.* 1991;67(789):675–677.

114. Mellor SG, McCutchan JD. Gynaecomastia and occult Leydig cell tumour of the testis. *Br J Urol.* 1989;63(4):420–422.

115. Haas GP, Pittaluga S, Gomella L, et al. Clinically occult Leydig cell tumor presenting with gynecomastia. *J Urol.* 1989;142(5):1325–1327.

116. Allen CM, Camisa C. Paraneoplastic pemphigus: a review of the literature. *Oral Dis.* 2000;6(4):208–214.

117. Camisa C, Helm TN, Liu YC, et al. Paraneoplastic pemphigus: a report of three cases including one long-term survivor. *J Am Acad Dermatol.* 1992;27(4):547–553.

118. DeCross AJ, Sahasrabudhe DM. Paraneoplastic Raynaud's phenomenon. *Am J Med.* 1992;92(5):571–572.

119. Borenstein A, Seidman DS, Ben-Ari GY. Raynaud's phenomenon as a presenting sign of metastatic melanoma. *Am J Med Sci.* 1990;300(1):41–42.

120. Portenoy RK, Ahmed E. Cancer pain syndromes. *Hematol Oncol Clin North Am.* 2018;32:371–386.

121. Ocean AJ, Vahdat LT. Chemotherapy-induced peripheral neuropathy: pathogenesis and emerging therapies. *Support Care Cancer.* 2004.

122. Spencer CM, Goa KL. Amifostine. A review of its pharmacodynamic and pharmacokinetic properties, and therapeutic potential as a radioprotector and cytotoxic chemoprotector. *Drugs*. 1995;50(6):1001–1031.

123. Penz M, Kornek GV, Raderer M, Ulrich-Pur H, Fiebiger W, Scheithauer W. Subcutaneous administration of amifostine: a promising therapeutic option in patients with oxaliplatin-related peripheral sensitive neuropathy. *Ann Oncol*. 2001;12(3):421–422.

124. Cascinu S, Catalano V, Cordella L, et al. Neuroprotective effect of reduced glutathione on oxaliplatin-based chemotherapy in advanced colorectal cancer: a randomized, double-blind, placebo-controlled trial. *J Clin Oncol*. 2002;20(16):3478–3483.

125. Cascinu S, Cordella L, Del Ferro E, Fronzoni M, Catalano G. Neuroprotective effect of reduced glutathione on cisplatin-based chemotherapy in advanced gastric cancer: a randomized double-blind placebo-controlled trial. *J Clin Oncol*. 1995;13(1):26–32.

126. Gamelin L, Boisdron-Celle M, Delva R, et al. Prevention of oxaliplatin-related neurotoxicity by calcium and magnesium infusions: a retrospective study of 161 patients receiving oxaliplatin combined with 5-fluorouracil and leucovorin for advanced colorectal cancer. *Clin Cancer Res*. 2004;10(12 Pt 1):4055–4061.

127. Argyriou AA, Chroni E, Koutras A, et al. Preventing paclitaxel-induced peripheral neuropathy: a phase II trial of vitamin E supplementation. *J Pain Symptom Manage*. 2006;32(3):237–244.

128. Virik K, Karapetis C, Droufakou S, Harper P. Avascular necrosis of bone: the hidden risk of glucocorticoids used as antiemetics in cancer chemotherapy. *Int J Clin Pract*. 2001;55(5):344–345.

129. Cook AM, Dzik-Jurasz AS, Padhani AR, Norman A, Huddart RA. The prevalence of avascular necrosis in patients treated with chemotherapy for testicular tumours. *Br J Cancer*. 2001;85(11):1624–1626.

130. Fink JC, Leisenring WM, Sullivan KM, Sherrard DJ, Weiss NS. Avascular necrosis following bone marrow transplantation: a case-control study. *Bone*. 1998;22(1):67–71.

131. DeSmet AA, Dalinka MK, Alazraki N, et al. Diagnostic imaging of avascular necrosis of the hip. American College of Radiology. ACR appropriateness criteria. *Radiology*. 2000;215(Suppl):247–254.

132. Castellanos AM, Glass JP, Yung WK. Regional nerve injury after intra-arterial chemotherapy. *Neurology*. 1987;37(5):834–837.

133. Kahn Jr CE, Messersmith RN, Samuels BL. Brachial plexopathy as a complication of intraarterial cisplatin chemotherapy. *Cardiovasc Intervent Radiol*. 1989;12(1):47–49.

134. Berger CC, Bokemeyer C, Schneider M, Kuczyk MA, Schmoll HJ. Secondary Raynaud's phenomenon and other late vascular complications following chemotherapy for testicular cancer. *Eur J Cancer*. 1995;31A(13–14):2229–2238.

135. Kukla LJ, McGuire WP, Lad T, Saltiel M. Acute vascular episodes associated with therapy for carcinomas of the upper aerodigestive tract with bleomycin, vincristine, and cisplatin. *Cancer Treat Rep*. 1982;66(2):369–370.

136. Hansen SW, Olsen N, Rossing N, Rorth M. Vascular toxicity and the mechanism underlying Raynaud's phenomenon in patients treated with cisplatin, vinblastine and bleomycin [see comments]. *Ann Oncol*. 1990;1(4):289–292.

137. McLeod DG, Iversen P. Gynecomastia in patients with prostate cancer: a review of treatment options. *Urology*. 2000;56(5):713–720.

138. Ramamurthy L, Cooper RA. Metastatic carcinoma to the male breast. *Br J Radiol*. 1991;64(759):277–278.

139. Olsson H, Alm P, Kristoffersson U, Landin-Olsson M. Hypophyseal tumor and gynecomastia preceding bilateral breast cancer development in a man. *Cancer*. 1984;53(9):1974–1977.

140. Maunsell E, Brisson J, Deschenes L. Arm problems and psychological distress after surgery for breast cancer. *Can J Surg*. 1993;36(4):315–320.

141. Hladiuk M, Huchcroft S, Temple W, Schnurr BE. Arm function after axillary dissection for breast cancer: a pilot study to provide parameter estimates. *J Surg Oncol*. 1992;50(1):47–52.

142. Vecht CJ. Arm pain in the patient with breast cancer. *J Pain Symptom Manage*. 1990;5(2):109–117.

143. Vecht CJ, Van de Brand HJ, Wajer OJ. Post-axillary dissection pain in breast cancer due to a lesion of the intercostobrachial nerve. *Pain*. 1989;38(2):171–176.

144. Kakuda JT, Stuntz M, Trivedi V, Klein SR, Vargas HI. Objective assessment of axillary morbidity in breast cancer treatment. *Am Surg*. 1999;65(10):995–998.

145. Keramopoulos A, Tsionou C, Minaretzis D, Michalas S, Aravantinos D. Arm morbidity following treatment of breast cancer with total axillary dissection: a multivariated approach. *Oncology*. 1993;50(6):445–449.

146. Kuehn T, Klauss W, Darsow M, et al. Long-term morbidity following axillary dissection in breast cancer patients—clinical assessment, significance for life quality and the impact of demographic, oncologic and therapeutic factors. *Breast Cancer Res Treat*. 2000;64(3):275–286.

147. Warmuth MA, Bowen G, Prosnitz LR, et al. Complications of axillary lymph node dissection for carcinoma of the breast: a report based on a patient survey. *Cancer*. 1998;83(7):1362–1368.

148. Tasmuth T, von Smitten K, Kalso E. Pain and other symptoms during the first year after radical and conservative surgery for breast cancer. *Br J Cancer*. 1996;74(12):2024–2031.

149. Tasmuth T, von SK, Hietanen P, Kataja M, Kalso E. Pain and other symptoms after different treatment modalities of breast cancer. *Ann Oncol*. 1995;6(5):453–459.

150. Smith WC, Bourne D, Squair J, Phillips DO, Alastair Chambers W. A retrospective cohort study of post mastectomy pain syndrome. *Pain*. 1999;83(1):91–95.

151. Carpenter JS, Andrykowski MA, Sloan P, et al. Postmastectomy/postlumpectomy pain in breast cancer survivors. *J Clin Epidemiol*. 1998;51(12):1285–1292.

152. Wood KM. Intercostobrachial nerve entrapment syndrome. *South Med J*. 1978;71(6):662–663.

153. Paredes JP, Puente JL, Potel J. Variations in sensitivity after sectioning the intercostobrachial nerve. *Am J Surg*. 1990;160(5):525–528.

154. van Dam MS, Hennipman A, de Kruif JT, van der Tweel I, de Graaf PW. Complications following axillary dissection for breast carcinoma (see comments). *Ned Tijdschr Geneeskd*. 1993;137(46):2395–2398.

155. Granek I, Ashikari R, Foley KM. Postmastectomy pain syndrome: clinical and anatomic correlates. *Proc Am Soc Clin Oncol*. 1983;3:122. Abstract.

156. International Association for the Study of Pain. Subcommittee on taxonomy. Classification of chronic pain. *Pain*. 1986;3(suppl):135–138.

157. Ernst MF, Voogd AC, Balder W, Klinkenbijl JH, Roukema JA. Early and late morbidity associated with axillary levels I-III dissection in breast cancer. *J Surg Oncol*. 2002;79(3):151–155 [discussion 156].

158. Stevens PE, Dibble SL, Miaskowski C. Prevalence, characteristics, and impact of postmastectomy pain syndrome: an investigation of women's experiences. *Pain*. 1995;61(1):61–68.

159. Macdonald L, Bruce J, Scott NW, Smith WC, Chambers WA. Long-term follow-up of breast cancer survivors with postmastectomy pain syndrome. *Br J Cancer*. 2005;92(2):225–230.

160. Bratschi HU, Haller U. Significance of the intercostobrachial nerve in axillary lymph node excision. *Geburtshilfe Frauenheilkd*. 1990;50(9):689–693.

161. Assa J. The intercostobrachial nerve in radical mastectomy. *J Surg Oncol*. 1974;6(2):123–126.

162. Blunt C, Schmiedel A. Some cases of severe post-mastectomy pain syndrome may be caused by an axillary haematoma. *Pain*. 2004;108(3):294–296.

163. Hack TF, Cohen L, Katz J, Robson LS, Goss P. Physical and psychological morbidity after axillary lymph node dissection for breast cancer. *J Clin Oncol*. 1999;17(1):143–149.

164. Johansson S, Svensson H, Larsson LG, Denekamp J. Brachial plexopathy after postoperative radiotherapy of breast cancer patients—a long-term follow-up. *Acta Oncol*. 2000;39(3):373–382.

165. Torresan RZ, Cabello C, Conde DM, Brenelli HB. Impact of the preservation of the intercostobrachial nerve in axillary lymphadenectomy due to breast cancer. *Breast J*. 2003;9(5):389–392.

166. Temple WJ, Ketcham AS. Preservation of the intercostobrachial nerve during axillary dissection for breast cancer. *Am J Surg*. 1985;150(5):585–588.

167. Salmon RJ, Ansquer Y, Asselain B. Preservation versus section of intercostal-brachial nerve (IBN) in axillary dissection for breast cancer—a prospective randomized trial. *Eur J Surg Oncol*. 1998;24(3):158–161.

168. Moskovitz AH, Anderson BO, Yeung RS, Byrd DR, Lawton TJ, Moe RE. Axillary web syndrome after axillary dissection. *Am J Surg.* 2001;181(5):434–439.

169. Hughes LL, Styblo TM, Thoms WW, et al. Cellulitis of the breast as a complication of breast-conserving surgery and irradiation. *Am J Clin Oncol.* 1997;20(4):338–341.

170. Dijkstra PU, van Wilgen PC, Buijs RP, et al. Incidence of shoulder pain after neck dissection: a clinical explorative study for risk factors. *Head Neck.* 2001;23(11):947–953.

171. van Wilgen CP, Dijkstra PU, van der Laan BF, Plukker JT, Roodenburg JL. Shoulder complaints after neck dissection; is the spinal accessory nerve involved? *Br J Oral Maxillofac Surg.* 2003;41(1):7–11.

172. Talmi YP, Horowitz Z, Pfeffer MR, et al. Pain in the neck after neck dissection. *Otolaryngol Head Neck Surg.* 2000;123(3):302–306.

173. Swift TR, Nichols FT. The droopy shoulder syndrome. *Neurology.* 1984;34(2):212–215.

174. Brown H, Burns S, Kaiser CW. The spinal accessory nerve plexus, the trapezius muscle, and shoulder stabilization after radical neck cancer surgery. *Ann Surg.* 1988;208(5):654–661.

175. Bruera E, Mac Donald N. Intractable pain in patients with advanced head and neck tumors: a possible role of local infection. *Cancer Treat Rep.* 1986;70(5):691–692.

176. Coyle N, Portenoy RK. Infection as a cause of rapidly increasing pain in cancer patients. *J Pain Symptom Manage.* 1991;6(4):266–269.

177. Keller SM, Carp NZ, Levy MN, Rosen SM. Chronic post thoracotomy pain. *J Cardiovasc Surg (Torino).* 1994;35(6 Suppl 1):161–164.

178. Kanner R, Martini N, Foley KM. Nature and incidence of post-thoracotomy pain. *Proc Am Soc Clin Oncol.* 1982;1:590. Abstract.

179. Hamada H, Moriwaki K, Shiroyama K, Tanaka H, Kawamoto M, Yuge O. Myofascial pain in patients with postthoracotomy pain syndrome. *Reg Anesth Pain Med.* 2000;25(3):302–305.

180. Collins KL, Russell HG, Schumacher PJ, et al. A review of current theories and treatments for phantom limb pain. *J Clin Investig.* 2018;128:2168–2176.

181. Ehde DM, Czerniecki JM, Smith DG, et al. Chronic phantom sensations, phantom pain, residual limb pain, and other regional pain after lower limb amputation. *Arch Phys Med Rehabil.* 2000;81(8):1039–1044.

182. Flor H. Phantom-limb pain: characteristics, causes, and treatment. *Lancet Neurol.* 2002;1(3):182–189.

183. Nikolajsen L, Ilkjaer S, Kroner K, Christensen JH, Jensen TS. The influence of preamputation pain on postamputation stump and phantom pain. *Pain.* 1997;72(3):393–405.

184. Weinstein SM. Phantom pain. *Oncology (Huntingt).* 1994;8(3):65–70. discussion 70, 73–4.

185. Katz J, Melzack R. Pain 'memories' in phantom limbs: review and clinical observations. *Pain.* 1990;43(3):319–336.

186. Smith J, Thompson JM. Phantom limb pain and chemotherapy in pediatric amputees. *Mayo Clin Proc.* 1995;70(4):357–364.

187. Enneking FK, Morey TE. Continuous postoperative infusion of a regional anesthetic after an amputation of the lower extremity. A randomized clinical trial [letter]. *J Bone Joint Surg Am.* 1997;79(11):1752–1753.

188. Katz J. Prevention of phantom limb pain by regional anaesthesia. *Lancet.* 1997;349(9051):519–520.

189. Nikolajsen L, Ilkjaer S, Christensen JH, Kroner K, Jensen TS. Randomised trial of epidural bupivacaine and morphine in prevention of stump and phantom pain in lower-limb amputation [see comments]. *Lancet.* 1997;350(9088):1353–1357.

190. Pavy TJ, Doyle DL. Prevention of phantom limb pain by infusion of local anaesthetic into the sciatic nerve [see comments]. *Anaesth Intensive Care.* 1996;24(5):599–600.

191. Chang VT, Tunkel RS, Pattillo BA, Lachmann EA. Increased phantom limb pain as an initial symptom of spinal-neoplasia [published erratum appears in J pain symptom manage 1997 Sep; 14(3):135]. *J Pain Symptom Manage.* 1997;13(6):362–364.

192. Kwekkeboom K. Postmastectomy pain syndromes. *Cancer Nurs.* 1996;19(1):37–43.

193. Kroner K, Krebs B, Skov J, Jorgensen HS. Immediate and long-term phantom breast syndrome after mastectomy: incidence, clinical characteristics and relationship to pre-mastectomy breast pain. *Pain.* 1989;36(3):327–334.

194. Rothemund Y, Grusser SM, Liebeskind U, Schlag PM, Flor H. Phantom phenomena in mastectomized patients and their relation to chronic and acute pre-mastectomy pain. *Pain.* 2004;107(1–2):140–146.

195. Ovesen P, Kroner K, Ornsholt J, Bach K. Phantom-related phenomena after rectal amputation: prevalence and clinical characteristics. *Pain.* 1991;44(3):289–291.

196. Davis RW. Phantom sensation, phantom pain, and stump pain. *Arch Phys Med Rehabil.* 1993;74(1):79–91.

197. Yeoh EK, Horowitz M. Radiation enteritis. *Surg Gynecol Obstet.* 1987;165(4):373–379.

198. Nussbaum ML, Campana TJ, Weese JL. Radiation-induced intestinal injury. *Clin Plast Surg.* 1993;20(3):573–580.

199. Joly F, Brune D, Couette JE, et al. Health-related quality of life and sequelae in patients treated with brachytherapy and external beam irradiation for localized prostate cancer. *Ann Oncol.* 1998;9(7):751–757.

200. Pillay PK, Teh M, Chua EJ, Tan EC, Tung KH, Foo KT. Haemorrhagic chronic radiation cystitis—following treatment of pelvic malignancies. *Ann Acad Med Singapore.* 1984;13(4):634–638.

201. Perez CA, Grigsby PW, Lockett MA, Chao KS, Williamson J. Radiation therapy morbidity in carcinoma of the uterine cervix: dosimetric and clinical correlation. *Int J Radiat Oncol Biol Phys.* 1999;44(4):855–866.

202. Newman ML, Brennan M, Passik S. Lymphedema complicated by pain and psychological distress: a case with complex treatment needs. *J Pain Symptom Manage.* 1996;12(6):376–379.

203. McWayne J, Heiney SP. Psychologic and social sequelae of secondary lymphedema. *Cancer.* 2005.

204. Minsky BD, Cohen AM. Minimizing the toxicity of pelvic radiation therapy in rectal cancer. *Oncology (Huntingt).* 1988;2(8):21–25. 28–9.

205. Mannaerts GH, Rutten HJ, Martijn H, Hanssens PE, Wiggers T. Effects on functional outcome after IORT-containing multimodality treatment for locally advanced primary and locally recurrent rectal cancer. *Int J Radiat Oncol Biol Phys.* 2002;54(4):1082–1088.

206. Wallner K, Elliott K, Merrick G, Ghaly M, Maki J. Chronic pelvic pain following prostate brachytherapy: a case report. *Brachytherapy.* 2004;3(3):153–158.

207. Epstein JB, Rea G, Wong FL, Spinelli J, Stevenson-Moore P. Osteonecrosis: study of the relationship of dental extractions in patients receiving radiotherapy. *Head Neck Surg.* 1987;10(1):48–54.

208. Epstein J, van der Meij E, McKenzie M, Wong F, Lepawsky M, Stevenson-Moore P. Postradiation osteonecrosis of the mandible: a long-term follow-up study. *Oral Surg Oral Med Oral Pathol Oral Radiol Endod.* 1997;83(6):657–662.

209. Von Roenn JH, Cleeland CS, Gonin R, Hatfield AK, Pandya KJ. Physician attitudes and practice in cancer pain management. A survey from the eastern cooperative oncology group. *Ann Intern Med.* 1993;119(2):121–126.

210. Gonzales GR, Elliott KJ, Portenoy RK, Foley KM. The impact of a comprehensive evaluation in the management of cancer pain. *Pain.* 1991;47(2):141–144.

211. Coyle N, Breitbart W, Weaver S, Portenoy R. Delirium as a contributing factor to "crescendo" pain: three case reports. *J Pain Symptom Manage.* 1994;9(1):44–47.

212. Feldman HA, McKinlay JB, Potter DA, et al. Nonmedical influences on medical decision making: an experimental technique using videotapes, factorial design, and survey sampling. *Health Serv Res.* 1997;32(3):343–366.

213. Christakis NA, Asch DA. Biases in how physicians choose to withdraw life support. *Lancet.* 1993;342(8872):642–646.

214. Hoskin PJ. Radiotherapy for bone pain. *Pain.* 1995;63(2):137–139.

215. Bates T. A review of local radiotherapy in the treatment of bone metastases and cord compression. *Int J Radiat Oncol Biol Phys.* 1992;23(1):217–221.

216. Janjan NA. Radiation for bone metastases: conventional techniques and the role of systemic radiopharmaceuticals. *Cancer.* 1997;80(8 Suppl):1628–1645.

217. Vermeulen SS. Whole brain radiotherapy in the treatment of metastatic brain tumors. *Semin Surg Oncol.* 1998;14(1):64–69.

218. Thiagarajan A, Yamada Y. Radiobiology and radiotherapy of brain metastases. *Clin Exp Metastasis.* 2017;34:411–419.

219. Wang TJC, Brown PD. Brain metastases: fractionated whole-brain radiotherapy. *Handb Clin Neurol.* 2018;149:123–127.

220. Dobrowsky W, Schmid AP. Radiotherapy of presacral recurrence

following radical surgery for rectal carcinoma. *Dis Colon Rectum.* 1985;28(12):917–919.

221. Bosch A, Caldwell WL. Palliative radiotherapy in the patient with metastatic and advanced incurable cancer. *Wis Med J.* 1980;79(4):19–21.

222. Leibel SA, Pajak TF, Massullo V, et al. A comparison of misonidazole sensitized radiation therapy to radiation therapy alone for the palliation of hepatic metastases: results of a radiation therapy oncology group randomized prospective trial. *Int J Radiat Oncol Biol Phys.* 1987;13(7):1057–1064.

223. Mohiuddin M, Chen E, Ahmad N. Combined liver radiation and chemotherapy for palliation of hepatic metastases from colorectal cancer. *J Clin Oncol.* 1996;14(3):722–728.

224. Sherman DM, Weichselbaum R, Order SE, Cloud L, Trey C, Piro AJ. Palliation of hepatic metastasis. *Cancer.* 1978;41(5):2013–2017.

225. Turek-Maischeider M, Kazem I. Palliative irradiation for liver metastases. *JAMA.* 1975;232(6):625–628.

226. Borgelt BB, Gelber R, Brady LW, Griffin T, Hendrickson FR. The palliation of hepatic metastases: results of the radiation therapy oncology group pilot study. *Int J Radiat Oncol Biol Phys.* 1981;7(5):587–591.

227. Patt YZ, Peters RE, Chuang VP, Wallace S, Claghorn L, Mavligit G. Palliation of pelvic recurrence of colorectal cancer with intra-arterial 5-fluorouracil and mitomycin. *Cancer.* 1985;56(9):2175–2180.

228. Rothenberg ML. New developments in chemotherapy for patients with advanced pancreatic cancer. *Oncology (Huntingt).* 1996;10(9 Suppl):18–22.

229. Thatcher N, Anderson H, Betticher DC, Ranson M. Symptomatic benefit from gemcitabine and other chemotherapy in advanced non-small cell lung cancer: changes in performance status and tumour-related symptoms. *Anticancer Drugs.* 1995;6(Suppl 6):39–48.

230. Cattell E, Arance A, Middleton M. Assessing outcomes in palliative chemotherapy. *Expert Opin Pharmacother.* 2002;3(6):693–700.

231. Pothuri B, Vaidya A, Aghajanian C, Venkatraman E, Barakat RR, Chi DS. Palliative surgery for bowel obstruction in recurrent ovarian cancer: an updated series. *Gynecol Oncol.* 2003;89(2):306–313.

232. Miner TJ, Jaques DP, Shriver CD. A prospective evaluation of patients undergoing surgery for the palliation of an advanced malignancy. *Ann Surg Oncol.* 2002;9(7):696–703.

233. Ward WG, Holsenbeck S, Dorey FJ, Spang J, Howe D. Metastatic disease of the femur: surgical treatment. *Clin Orthop Relat Res.* 2003;415 Suppl:S230–S244.

234. Frassica FJ, Frassica DA. Evaluation and treatment of metastases to the humerus. *Clin Orthop.* 2003;415(Suppl):S212–S218.

235. Katzer A, Meenen NM, Grabbe F, Rueger JM. Surgery of skeletal metastases. *Arch Orthop Trauma Surg.* 2002;122(5):251–258.

236. Abrahm JL. Assessment and treatment of patients with malignant spinal cord compression. *J Support Oncol.* 2004;2(5):377–388. 391; discussion 391–3, 398, 401.

237. Yen D, Kuriachan V, Yach J, Howard A. Long-term outcome of anterior decompression and spinal fixation after placement of the Wellesley Wedge for thoracic and lumbar spinal metastasis. *J Neurosurg.* 2002;96(1 Suppl):6–9.

238. Paz IB. Major palliative amputations. *Surg Oncol Clin N Am.* 2004;13(3):543–547. x.

239. Wittig JC, Bickels J, Kollender Y, Kellar-Graney KL, Meller I, Malawer MM. Palliative forequarter amputation for metastatic carcinoma to the shoulder girdle region: indications, preoperative evaluation, surgical technique, and results. *J Surg Oncol.* 2001;77(2):105–113 [discussion 114].

240. Lopez MR, Stock JA, Gump FE, Rosen JS. Carcinoma of the breast metastatic to the ureter presenting with flank pain and recurrent urinary tract infection. *Am Surg.* 1996;62(9):748–752.

241. Neeman Z, Wood BJ. Radiofrequency ablation beyond the liver. *Tech Vasc Interv Radiol.* 2002;5(3):156–163.

242. Campos FG, Habr-Gama A, Kiss DR, Leite AF, Seid V, Gama-Rodrigues J. Management of the pelvic recurrence of rectal cancer with radiofrequency thermoablation: a case report and review of the literature. *Int J Colorectal Dis.* 2005;20(1):62–66.

243. Ohhigashi S, Nishio T, Watanabe F, Matsusako M. Experience with radiofrequency ablation in the treatment of pelvic recurrence in rectal cancer: report of two cases. *Dis Colon Rectum.* 2001;44(5):741–745.

244. Cioni R, Armillotta N, Bargellini I, et al. CT-guided radiofrequency ablation of osteoid osteoma: long-term results. *Eur Radiol.* 2004;14(7):1203–1208.

245. Varshney S, Sharma S, Pamecha V, et al. Radiofrequency tissue ablation: an early Indian experience. *Indian J Gastroenterol.* 2003;22(3):91–93.

246. Mirza AN, Fornage BD, Sneige N, et al. Radiofrequency ablation of solid tumors. *Cancer J.* 2001;7(2):95–102.

247. Rohde D, Albers C, Mahnken A, Tacke J. Regional thermoablation of local or metastatic renal cell carcinoma. *Oncol Rep.* 2003;10(3):753–757.

248. Goetz MP, Callstrom MR, Charboneau JW, et al. Percutaneous image-guided radiofrequency ablation of painful metastases involving bone: a multicenter study. *J Clin Oncol.* 2004;22(2):300–306.

249. Posteraro AF, Dupuy DE, Mayo-Smith WW. Radiofrequency ablation of bony metastatic disease. *Clin Radiol.* 2004;59(9):803–811.

250. Gronemeyer DH, Schirp S, Gevargez A. Image-guided radiofrequency ablation of spinal tumors: preliminary experience with an expandable array electrode. *Cancer J.* 2002;8(1):33–39.

251. Fourney DR, Schomer DF, Nader R, et al. Percutaneous vertebroplasty and kyphoplasty for painful vertebral body fractures in cancer patients. *J Neurosurg.* 2003;98(1 Suppl):21–30.

252. Masala S, Lunardi P, Fiori R, et al. Vertebroplasty and kyphoplasty in the treatment of malignant vertebral fractures. *J Chemother.* 2004;16(Suppl 5):30–33.

253. Bercovitch M, Adunsky A. Patterns of high-dose morphine use in a home-care hospice service: should we be afraid of it? *Cancer.* 2004;101(6):1473–1477.

254. Scarborough B, Smith CB. Optimal pain management for patients with cancer in the modern era. *CA Cancer J Clin.* 2018;68:182–196.

255. Wood H, Dickman A, Star A, Boland JW. Updates in palliative care—overview and recent advancements in the pharmacological management of cancer pain. *Clin Med.* 2018;18:17–22.

256. Boisvert M, Cohen SR. Opioid use in advanced malignant disease: why do different centers use vastly different doses? A plea for standardized reporting. *J Pain Symptom Manage.* 1995;10(8):632–638.

257. Subramanian AV, Yehya AHS, Oon CE. Molecular basis of cancer pain management: an updated review. *Medicina.* 2019;55:584. https://doi.org/10.3390/medicina55090584.

258. Collins JJ, Grier HE, Kinney HC, Berde CB. Control of severe pain in children with terminal malignancy. *J Pediatr.* 1995;126(4):653–657.

259. Fulton JS, Johnson GB. Using high-dose morphine to relieve cancer pain. *Nursing.* 1993;23(2):34–39.

260. Fitzgibbon DR, Ready LB. Intravenous high-dose methadone administered by patient controlled analgesia and continuous infusion for the treatment of cancer pain refractory to high-dose morphine. *Pain.* 1997;73(2):259–261.

261. Lilley LL, Guanci R. Using high-dose fentanyl patches. *Am J Nurs.* 1996;96(7):18–20. 22.

262. Radbruch L, Grond S, Zech DJ, Bischoff A. High-dose oral morphine in cancer pain management: a report of twelve cases. *J Clin Anesth.* 1996;8(2):144–150.

263. Brescia FJ, Portenoy RK, Ryan M, Krasnoff L, Gray G. Pain, opioid use, and survival in hospitalized patients with advanced cancer. *J Clin Oncol.* 1992;10(1):149–155.

264. Kanner RM, Foley KM. Patterns of narcotic drug use in a cancer pain clinic. *Ann N Y Acad Sci.* 1981;362:161–172.

265. Schug SA, Zech D, Grond S, Jung H, Meuser T, Stobbe B. A long-term survey of morphine in cancer pain patients. *J Pain Symptom Manage.* 1992;7(5):259–266.

266. Portenoy RK. Tolerance to opioid analgesics: clinical aspects. *Cancer Surv.* 1994;21:49–65.

267. Collin E, Poulain P, Gauvain-Piquard A, Petit G, Pichard-Leandri E. Is disease progression the major factor in morphine 'tolerance' in cancer pain treatment? *Pain.* 1993;55(3):319–326.

268. Paice JA. The phenomenon of analgesic tolerance in cancer pain management. *Oncol Nurs Forum.* 1988;15(4):455–460.

269. Cherny N, Ripamonti C, Pereira J, et al. Strategies to manage the adverse effects of oral morphine: an evidence-based report. *J Clin Oncol.* 2001;19(9):2542–2554.

270. Fallon MT, B ON. Substitution of another opioid for morphine.

Opioid toxicity should be managed initially by decreasing the opioid dose [letter; comment]. *BMJ*. 1998;317(7150):81.

271. Lawlor P, Turner K, Hanson J, Bruera E. Dose ratio between morphine and hydromorphone in patients with cancer pain: a retrospective study. *Pain*. 1997;72(1–2):79–85.

272. Bruera E, Pereira J, Watanabe S, Belzile M, Kuehn N, Hanson J. Opioid rotation in patients with cancer pain. A retrospective comparison of dose ratios between methadone, hydromorphone, and morphine. *Cancer*. 1996;78(4):852–857.

273. Bruera E, Franco JJ, Maltoni M, Watanabe S, Suarez-Almazor M. Changing pattern of agitated impaired mental status in patients with advanced cancer: association with cognitive monitoring, hydration, and opioid rotation. *J Pain Symptom Manage*. 1995;10(4):287–291.

274. Cherny NJ, Chang V, Frager G, et al. Opioid pharmacotherapy in the management of cancer pain: a survey of strategies used by pain physicians for the selection of analgesic drugs and routes of administration. *Cancer*. 1995;76(7):1283–1293.

275. de Stoutz ND, Bruera E, Suarez-Almazor M. Opioid rotation for toxicity reduction in terminal cancer patients. *J Pain Symptom Manage*. 1995;10(5):378–384.

276. Thomas Z, Bruera E. Use of methadone in a highly tolerant patient receiving parenteral hydromorphone. *J Pain Symptom Manage*. 1995;10(4):315–317.

277. Galer BS, Coyle N, Pasternak GW, Portenoy RK. Individual variability in the response to different opioids: report of five cases. *Pain*. 1992;49(1):87–91.

278. Ripamonti C, Groff L, Brunelli C, Polastri D, Stavrakis A, De Conno F. Switching from morphine to oral methadone in treating cancer pain: what is the equianalgesic dose ratio? [see comments]. *J Clin Oncol*. 1998;16(10):3216–3221.

279. Maddocks I, Somogyi A, Abbott F, Hayball P, Parker D. Attenuation of morphine-induced delirium in palliative care by substitution with infusion of oxycodone. *J Pain Symptom Manage*. 1996;12(3):182–189.

280. Vigano A, Fan D, Bruera E. Individualized use of methadone and opioid rotation in the comprehensive management of cancer pain associated with poor prognostic indicators. *Pain*. 1996;67(1):115–119.

281. Paix A, Coleman A, Lees J, et al. Subcutaneous fentanyl and sufentanil infusion substitution for morphine intolerance in cancer pain management. *Pain*. 1995;63(2):263–269.

282. Ashby MA, Martin P, Jackson KA. Opioid substitution to reduce adverse effects in cancer pain management. *Med J Aust*. 1999;170(2):68–71.

283. Hagen N, Swanson R. Strychnine-like multifocal myoclonus and seizures in extremely high- dose opioid administration: treatment strategies [see comments]. *J Pain Symptom Manage*. 1997;14(1):51–58.

284. Makin MK, Ellershaw JE. Substitution of another opioid for morphine. Methadone can be used to manage neuropathic pain related to cancer [letter; comment]. *BMJ*. 1998;317(7150):81.

285. Portenoy RK. Adjuvant analgesic agents. *Hematol Oncol Clin North Am*. 1996;10(1):103–119.

286. Watanabe S, Bruera E. Corticosteroids as adjuvant analgesics. *J Pain Symptom Manage*. 1994;9(7):442–445.

287. Rousseau P. The palliative use of high-dose corticosteroids in three terminally ill patients with pain. *Am J Hosp Palliat Care*. 2001;18(5):343–346.

288. Devor M, Govrin-Lippmann R, Raber P. Corticosteroids suppress ectopic neural discharge originating in experimental neuromas. *Pain*. 1985;22(2):127–137.

289. Sorensen S, Helweg-Larsen S, Mouridsen H, Hansen HH. Effect of high-dose dexamethasone in carcinomatous metastatic spinal cord compression treated with radiotherapy: a randomised trial. *Eur J Cancer*. 1994;30A(1):22–27.

290. Twycross R. The risks and benefits of corticosteroids in advanced cancer. *Drug Saf*. 1994;11(3):163–178.

291. McQuay HJ, Tramer M, Nye BA, Carroll D, Wiffen PJ, Moore RA. A systematic review of antidepressants in neuropathic pain. *Pain*. 1996;68(2–3):217–227.

292. Mattia C, Paoletti F, Coluzzi F, Boanelli A. New antidepressants in the treatment of neuropathic pain. A review. *Minerva Anestesiol*. 2002;68(3):105–114.

293. Bennett MI, Simpson KH. Gabapentin in the treatment of neuro-

294. Galer BS, Harle J, Rowbotham MC. Response to intravenous lidocaine infusion predicts subsequent response to oral mexiletine: a prospective study. *J Pain Symptom Manage*. 1996;12(3):161–167.

295. Lipman AG. Analgesic drugs for neuropathic and sympathetically maintained pain. *Clin Geriatr Med*. 1996;12(3):501–515.

296. McNicol E, Strassels S, Goudas L, Lau J, Carr D. Nonsteroidal anti-inflammatory drugs, alone or combined with opioids, for cancer pain: a systematic review. *J Clin Oncol*. 2004;22(10):1975–1992.

297. Wong R, Wiffen PJ. Bisphosphonates for the relief of pain secondary to bone metastases (Cochrane review). *Cochrane Database Syst Rev*. 2002;(2), CD002068.

298. Strang P. Analgesic effect of bisphosphonates on bone pain in breast cancer patients: a review article. *Acta Oncol*. 1996;5(50):50–54.

299. Li EC, Davis LE. Zoledronic acid: a new parenteral bisphosphonate. *Clin Ther*. 2003;25(11):2669–2708.

300. Menssen HD, Sakalova A, Fontana A, et al. Effects of long-term intravenous ibandronate therapy on skeletal-related events, survival, and bone resorption markers in patients with advanced multiple myeloma. *J Clin Oncol*. 2002;20(9):2353–2359.

301. Tripathy D, Lichinitzer M, Lazarev A, et al. Oral ibandronate for the treatment of metastatic bone disease in breast cancer: efficacy and safety results from a randomized, double-blind, placebo-controlled trial. *Ann Oncol*. 2004;15(5):743–750.

302. Robinson RG, Preston DF, Schiefelbein M, Baxter KG. Strontium 89 therapy for the palliation of pain due to osseous metastases. *JAMA*. 1995;274(5):420–424.

303. Gunawardana DH, Lichtenstein M, Better N, Rosenthal M. Results of strontium-89 therapy in patients with prostate cancer resistant to chemotherapy. *Clin Nucl Med*. 2004;29(2):81–85.

304. Schmeler K, Bastin K. Strontium-89 for symptomatic metastatic prostate cancer to bone: recommendations for hospice patients. *Hosp J*. 1996;11(2):1–10.

305. Wang RF, Zhang CL, Zhu SL, Zhu M. A comparative study of samarium-153-ethylenediaminetetramethylene phosphonic acid with pamidronate disodium in the treatment of patients with painful metastatic bone cancer. *Med Princ Pract*. 2003;12(2):97–101.

306. Sartor O, Reid RH, Hoskin PJ, et al. Samarium-153-lexidronam complex for treatment of painful bone metastases in hormone-refractory prostate cancer. *Urology*. 2004;63(5):940–945.

307. Palmedo H, Manka-Waluch A, Albers P, et al. Repeated bone-targeted therapy for hormone-refractory prostate carcinoma: randomized phase II trial with the new, high-energy radiopharmaceutical rhenium-188 hydroxyethylidenediphosphonate. *J Clin Oncol*. 2003;21(15):2869–2875.

308. Paulson DF. Oxybutynin chloride in control of post-transurethral vesical pain and spasm. *Urology*. 1978;11(3):237–238.

309. Baert L. Controlled double-blind trail of flavoxate in painful conditions of the lower urinary tract. *Curr Med Res Opin*. 1974;2(10):631–635.

310. Milani R, Scalambrino S, Carrera S, Pezzoli P, Ruffmann R. Flavoxate hydrochloride for urinary urgency after pelvic radiotherapy: comparison of 600 mg versus 1200 mg daily dosages. *J Int Med Res*. 1988;16(1):71–74.

311. Abrams P, Fenely R. The action of prostaglandins on smooth muscle of the human urinary tract in vitro. *Br J Urol*. 1976;47:909–915.

312. Lazzeri M, Beneforti P, Benaim G, Maggi CA, Lecci A, Turini D. Intravesical capsaicin for treatment of severe bladder pain: a randomized placebo controlled study. *J Urol*. 1996;156(3):947–952.

313. Barbanti G, Maggi CA, Beneforti P, Baroldi P, Turini D. Relief of pain following intravesical capsaicin in patients with hypersensitive disorders of the lower urinary tract. *Br J Urol*. 1993;71(6):686–691.

314. Eckardt VF, Dodt O, Kanzler G, Bernhard G. Treatment of proctalgia fugax with salbutamol inhalation. *Am J Gastroenterol*. 1996;91(4):686–689.

315. Boquet J, Moore N, Lhuintre JP, Boismare F. Diltiazem for proctalgia fugax [letter]. *Lancet*. 1986;1(8496):1493.

316. Castell DO. Calcium-channel blocking agents for gastrointestinal disorders. *Am J Cardiol*. 1985;55(3):210B–213B.

317. Swain R. Oral clonidine for proctalgia fugax. *Gut*.

1987;28(8):1039–1040.

318. Patt RB, Proper G, Reddy S. The neuroleptics as adjuvant analgesics. *J Pain Symptom Manage.* 1994;9(7):446–453.

319. Hanks GW. Psychotropic drugs. *Postgrad Med J.* 1984;60(710):881–885.

320. Ventafridda V, Ripamonti C, Caraceni A, Spoldi E, Messina L, De Conno F. The management of inoperable gastrointestinal obstruction in terminal cancer patients. *Tumori.* 1990;76(4):389–393.

321. De Conno F, Caraceni A, Zecca E, Spoldi E, Ventafridda V. Continuous subcutaneous infusion of hyoscine butylbromide reduces secretions in patients with gastrointestinal obstruction. *J Pain Symptom Manage.* 1991;6(8):484–486.

322. Baines MJ. ABC of palliative care. Nausea, vomiting, and intestinal obstruction. *BMJ.* 1997;315(7116):1148–1150.

323. Baines MJ. Management of intestinal obstruction in patients with advanced cancer. *Ann Acad Med Singapore.* 1994;23(2):178–182.

324. Dean A. The palliative effects of octreotide in cancer patients. *Chemotherapy.* 2001;47(Suppl 2):54–61.

325. Ripamonti C, Panzeri C, Groff L, Galeazzi G, Boffi R. The role of somatostatin and octreotide in bowel obstruction: pre-clinical and clinical results. *Tumori.* 2001;87(1):1–9.

326. Blake A, Wan BA, Malek L, et al. A selective review of medical cannabis in cancer pain management. *Ann Palliat Med.* 2017;6(Suppl 2):S215–S222.

327. He Y, Guo X, May BH, et al. Clinical evidence for association of acupuncture and acupressure with improved cancer pain. A systematic review and meta-analysis. JAMA. *Oncologia.* 2020;6:271–278.

328. Smith TJ, Staats PS, Deer T, et al. Randomized clinical trial of an implantable drug delivery system compared with comprehensive medical management for refractory cancer pain: impact on pain, drug-related toxicity, and survival. *J Clin Oncol.* 2002;20(19):4040–4049.

329. Brose WG, Tanelian DL, Brodsky JB, Mark JB, Cousins MJ. CSF and blood pharmacokinetics of hydromorphone and morphine following lumbar epidural administration. *Pain.* 1991;45(1):11–15.

330. Nitescu P, Sjoberg M, Appelgren L, Curelaru I. Complications of intrathecal opioids and bupivacaine in the treatment of "refractory" cancer pain. *Clin J Pain.* 1995;11(1):45–62.

331. Sjoberg M, Nitescu P, Appelgren L, Curelaru I. Long-term intrathecal morphine and bupivacaine in patients with refractory cancer pain. Results from a morphine: bupivacaine dose regimen of 0.5:4.75 mg/ml. *Anesthesiology.* 1994;80(2):284–297.

332. Mercadante S. Intrathecal morphine and bupivacaine in advanced cancer pain patients implanted at home. *J Pain Symptom Manage.* 1994;9(3):201–207.

333. Eisenach JC, DuPen S, Dubois M, Miguel R, Allin D. Epidural clonidine analgesia for intractable cancer pain. The Epidural Clonidine Study Group. *Pain.* 1995;61(3):391–399.

334. Penn RD, Paice JA, Kroin JS. Octreotide: a potent new non-opiate analgesic for intrathecal infusion [see comments]. *Pain.* 1992;49(1):13–19.

335. Yang CY, Wong CS, Chang JY, Ho ST. Intrathecal ketamine reduces morphine requirements in patients with terminal cancer pain. *Can J Anaesth.* 1996;43(4):379–383.

336. Yaksh TL. Epidural ketamine: a useful, mechanistically novel adjuvant for epidural morphine? *Reg Anesth.* 1996;21(6):508–513.

337. Blanchard J, Menk E, Ramamurthy S, Hoffman J. Subarachnoid and epidural calcitonin in patients with pain due to metastatic cancer. *J Pain Symptom Manage.* 1990;5(1):42–45.

338. Karavelis A, Foroglou G, Selviaridis P, Fountzilas G. Intraventricular administration of morphine for control of intractable cancer pain in 90 patients. *Neurosurgery.* 1996;39(1):57–61.

339. Cramond T, Stuart G. Intraventricular morphine for intractable pain of advanced cancer. *J Pain Symptom Manage.* 1993;8(7):465–473.

340. Dennis GC, DeWitty RL. Long-term intraventricular infusion of morphine for intractable pain in cancer of the head and neck. *Neurosurgery.* 1990;26(3):404–407. discussion 407–8.

341. Symreng T, Gomez MN, Rossi N. Intrapleural bupivacaine v saline after thoracotomy—effects on pain and lung function—a double-blind study [see comments]. *J Cardiothorac Anesth.* 1989;3(2):144–149.

342. Dionne C. Tumour invasion of the brachial plexus: management of pain with intrapleural analgesia [letter]. *Can J Anaesth.* 1992;39(5 Pt 1):520–521.

343. Lema MJ, Myers DP, De Leon-Casasola O, Penetrante R. Pleural phenol therapy for the treatment of chronic esophageal cancer pain. *Reg Anesth.* 1992;17(3):166–170.

344. Cooper MG, Keneally JP, Kinchington D. Continuous brachial plexus neural blockade in a child with intractable cancer pain. *J Pain Symptom Manage.* 1994;9(4):277–281.

345. Caraceni A, Portenoy RK. Pain management in patients with pancreatic carcinoma. *Cancer.* 1996;78(3):639–653.

346. Eisenberg E, Carr DB, Chalmers TC. Neurolytic celiac plexus block for treatment of cancer pain: a meta-analysis [published erratum appears in Anesth Analg 1995 Jul;(81)1:213]. *Anesth Analg.* 1995;80(2):290–295.

347. Wong GY, Schroeder DR, Carns PE, et al. Effect of neurolytic celiac plexus block on pain relief, quality of life, and survival in patients with unresectable pancreatic cancer: a randomized controlled trial. *JAMA.* 2004;291(9):1092–1099.

348. Kawamata M, Ishitani K, Ishikawa K, et al. Comparison between celiac plexus block and morphine treatment on quality of life in patients with pancreatic cancer pain. *Pain.* 1996;64(3):597–602.

349. Mercadante S. Celiac plexus block versus analgesics in pancreatic cancer pain. *Pain.* 1993;52(2):187–192.

350. Gress F, Schmitt C, Sherman S, Ciaccia D, Ikenberry S, Lehman G. Endoscopic ultrasound-guided celiac plexus block for managing abdominal pain associated with chronic pancreatitis: a prospective single center experience. *Am J Gastroenterol.* 2001;96(2):409–416.

351. Wiersema MJ, Wong GY, Croghan GA. Endoscopic technique with ultrasound imaging for neurolytic celiac plexus block. *Reg Anesth Pain Med.* 2001;26(2):159–163.

352. Plancarte R, de Leon-Casasola OA, El-Helaly M, Allende S, Lema MJ. Neurolytic superior hypogastric plexus block for chronic pelvic pain associated with cancer. *Reg Anesth.* 1997;22(6):562–568.

353. Plancarte R, Amescua C, Patt RB, Aldrete JA. Superior hypogastric plexus block for pelvic cancer pain. *Anesthesiology.* 1990;73(2):236–239.

354. Plancarte R, Velazquez R, Patt RB. Neurolytic block of the sympathetic axis. In: Patt RB, ed. *Cancer Pain.* Philadelphia: Lippincott; 1993:377–425.

355. Wemm Jr K, Saberski L. Modified approach to block the ganglion impar (ganglion of Walther) [letter]. *Reg Anesth.* 1995;20(6):544–545.

356. Nebab EG, Florence IM. An alternative needle geometry for interruption of the ganglion impar [letter]. *Anesthesiology.* 1997;86(5):1213–1214.

357. Lamacraft G, Cousins MJ. Neural blockade in chronic and cancer pain. *Int Anesthesiol Clin.* 1997;35(2):131–153.

358. Patt RB, Reddy S. Spinal neurolysis for cancer pain: indications and recent results. *Ann Acad Med Singapore.* 1994;23(2):216–220.

359. Saris SC, Silver JM, Vieira JF, Nashold Jr BS. Sacrococcygeal rhizotomy for perineal pain. *Neurosurgery.* 1986;19(5):789–793.

360. Ischia S, Luzzani A, Polati E. Retrogasserian glycerol injection: a retrospective study of 112 patients. *Clin J Pain.* 1990;6(4):291–296.

361. Rizzi R, Terrevoli A, Visentin M. Long-term results of alcoholization and thermocoagulation of trigeminal nerve for cancer pain. In: Erdmann W, Oyama T, Pernak MJ, eds. *The Pain Clinic I. Proceedings of the First International Symposium.* Utrecht: VNU Science Press; 1985:360.

362. Prasanna A, Murthy PS. Sphenopalatine ganglion block and pain of cancer [letter]. *J Pain Symptom Manage.* 1993;8(3):125.

363. Meyer-Witting M, Foster JM. Suprascapular nerve block in the management of cancer pain. *Anaesthesia.* 1992;47(7):626.

364. Neill RS. Ablation of the brachial plexus. Control of intractable pain, due to a pathological fracture of the humerus. *Anaesthesia.* 1979;34(10):1024–1027.

365. Stuart G, Cramond T. Role of percutaneous cervical cordotomy for pain of malignant origin. *Med J Aust.* 1993;158(10):667–670.

366. Sanders M, Zuurmond W. Safety of unilateral and bilateral percutaneous cervical cordotomy in 80 terminally ill cancer patients. *J Clin Oncol.* 1995;13(6):1509–1512.

367. Cowie RA, Hitchcock ER. The late results of antero-lateral cor-

dotomy for pain relief. *Acta Neurochir.* 1982;1(2):39–50.

368. Chevrolet JC, Reverdin A, Suter PM, Tschopp JM, Junod AF. Ventilatory dysfunction resulting from bilateral anterolateral high cervical cordotomy. Dual beneficial effect of aminophylline. *Chest.* 1983;84(1):112–115.

369. Polatty RC, Cooper KR. Respiratory failure after percutaneous cordotomy. *South Med J.* 1986;79(7):897–899.

370. Cherny NI, Portenoy RK. Sedation in the management of refractory symptoms: guidelines for evaluation and treatment. *J Palliat Care.* 1994;10(2):31–38.

371. Burt RA. The Supreme Court speaks—not assisted suicide but a constitutional right to palliative care. *N Engl J Med.* 1997;337(17):1234–1236.

372. *President's Commission for the Study of Ethical Problems in Medical and Biomedical and Behavioral Research. Deciding to Forgo Life Sustaining Treatment: Ethical and Legal Issues in Treatment Decisions.* Washington: U.S. Government Printing Office; 1983.

373. American Medical Association. Good care of the dying patient. Council on scientific affairs, American Medical Association. *JAMA.* 1996;275(6):474–478.

扩展阅读

Sawe J. High-dose morphine and methadone in cancer patients. Clinical pharmacokinetic considerations of oral treatment. *Clin Pharmacokinet.* 1986;11(2):87–106.

第 36 章

癌症患者合并神经系统并发症的
社会心理问题

Ashlee R. Loughan[a], Kelcie Willis[b], Autumn Lanoye[c],
Deborah Allen[d], Morgan Reid[b], Scott Ravyts[b],
Rachel Boutte[b], and Julia Brechbeil[b]

[a]Department of Neurology, Virginia Commonwealth University, Richmond, VA, United States,
[b]Department of Psychology, Virginia Commonwealth University, Richmond, VA, United States,
[c]Department of Health Behavior, Virginia Commonwealth University, Richmond,
VA, United States, [d]Nursing Research, Duke University, Durham, NC, United States

1 引 言

为癌症患者提供护理是复杂的,因为需要一个多学科团队来识别和监测整个癌症病程中可能发生的心理和行为表现。心理社会问题在诊断、治疗和康复后的任何时间都可能发生,并且严重程度和持续时间各不相同。许多心理社会问题的结局是难以让人接受的,并可导致终身残疾。

2 神经认知

癌症人群中认知功能改变的发病率约为75%[1-3],但在神经肿瘤学领域其发病率约为91%[4]。认知障碍一直是脑肿瘤患者在治疗后最关心的问题[5],相关研究也证实其比未患癌的同龄人存在各种认知领域的功能障碍[6]。然而,对认知功能障碍的评估差异导致了其定义的不同,从而影响了整个大数据库中发病率的报告。认知功能的测评可通过客观测量(即通过基于表现的任务)方式,又可通过主观测量(即通过自我报告测量)方式;"认知功能障碍"的概念又可以分为与健康对照组相比有统计学意义的差异(即比既定值低1.5个标准差),或比自身病前低1.5个标准差[7-10]。对多数个体而言,由此造成的障碍可能是伴随终身的[11]。认知功能障碍的严重程度可以是患者自身和近亲才会注意到的细微改变,也可以是影响日常功能、就业能力和社会交往的严重改变。神经认知评估可以识别认知功能障碍,及时转诊并进行有计划的康复治疗、治疗建议、重点策略、药物治疗和支持性护理[12]。神经肿瘤患者表现出的认知功能障碍与皮层下异常改变一致,可表现为大脑处理速度缓慢,注意力、信息编码和检索能力的减弱,精神运动迟缓。准确且有效的神经认知性能测评数据对于提供生活质量(quality of life, QoL)护理至关重要。

2.1 神经解剖学

认知障碍的表现除了与肿瘤的大小与位置相关,还受临床治疗的神经毒性影响,比如剂量、暴露时间的长短、给药方式和患者的遗传背景。由于压迫、移位效应和治疗的神经毒性,治疗后的损伤则更为弥散,甚至可能完全与肿瘤位置无关[13,14]。不像其他类型的脑损伤定位往往更为明确,脑肿瘤患者的认知评估更具挑战性。在不同的神经肿瘤分类中,治疗与认知障碍之间的剂量反应关系大致一致,年龄和认知储备(即病前的认知功能水平)作为预测因素也是如此。无论如何,肿瘤的大小和位置在神经认知症状中的作用仍然起着至关重要的作用[15]。神经肿瘤患者在手术、放疗或化疗前出现的认知障碍一般与其病变位置直接相关[15-17]。

2.1.1 额叶

额叶皮层的破坏以及其与大脑其他部分的皮层下通路连接的紊乱会导致人体注意力和执行功能障碍。额叶肿瘤患者会有注意力分散、处理速度变慢、难以计划或安排及管理自己的活动、采取不恰当的行动、伴有平淡或不恰当的情绪[18-21]。依据疾病严重程度的不同,患者在日常生活中可能需要密切监护,特别是尚未意识到自身病情严重程度的失认症患者[22,23]。构建词组、成段言语、言语和/或言语模仿的困难也是额叶病变患者的特点[18,19,24,25]。此外,肿瘤本身导致的水肿也会损害额叶区与其他脑区共享的神经束,导致额叶对大脑功能的调节的中断[4,26]。因此,即使患者没有额叶病变,也会表现出执行功能障碍,比如为冷漠、缺乏动力、缺乏自发性、注意力受损、工作记忆力下降和难以转换思维模式[27]。大多数认知功能障碍是在患者化疗期间和化疗后不久发现的,且一些患者可表现为持续性损伤[28]。

2.1.2 颞叶

记忆障碍在颞叶损害后很常见,包括日常遗忘和难以记住新信息。个体对于新信息的学习能力有赖于获取、编码和存储这些信息,其中任何一个过程的中断都会影响大脑检索信息的成功。手术、放疗、化疗,以及抗癫痫药、糖皮质激素等的使用，甚至是极端的心理压力都可能造成记忆过程的中断。多数情况下，上述因素的组合对患者的记忆产生不利影响。神经认知测试的结果显示患者在化疗后，即使巩固记忆相对保留的情况下仍会出现学习效率降低和记忆检索困难。肿瘤患者会担心化疗会导致广泛的记忆丧失甚至痴呆症。但流行病学研究结果表明，如果癌症患者在治疗前没有认知障碍的迹象，那么化疗并不会导致长期影响并继发痴呆[29]。大多数脑肿瘤患者在放疗后会出现不同程度的脑萎缩和半球白质变化，表现出记忆障碍[30]。约30%的脑肿瘤患者在接受脑放疗后的数月至数年会进入晚期放射性脑病，这是一种不可逆的、严重的并发症[13]。虽然严重程度不同，但晚期效应中严重的神经认知障碍会导致放射诱导性痴呆。这已成为总生存期延长后的低级别胶质瘤患者所面临的问题。鉴于前额叶皮层在记忆中的关键作用，因此当患者出现记忆障碍时，应对颞叶和额叶的注意力和信息处理功能进行评估。

颞叶病变的患者也可表现出各种语言问题。位于语言中枢内或接近语言中枢的肿瘤确诊后往往无法手术或只能部分切除。因此，这些肿瘤本身即可损害语言功能，并严重影响患者的QoL。颞叶优势半球病变的患者通常表现为言语障碍，如音位分析、命名物体或词汇检索，以及对语音或书面文字内容的理解，特别是在使用复杂的语法结构和长句时。颞叶肿瘤位于非优势半球的患者可能有音调和语调成分的变化，难以感知他人言语中的情绪，以及无法在自己的言语中表达情绪。他们在视知觉和左侧运动灵活性方面也有困难[18,20,31]。

2.1.3　顶叶/枕叶

顶叶肿瘤可能导致空间定位问题，以及表达物体和/或事件之间关系的困难[32]。治疗对视觉空间功能的影响存在差异，从无明显影响到严重的功能障碍[1,33-35]。此外，其他神经认知脑区可以对视觉空间的功能产生间接影响，如额叶功能缺陷导致的计划性降低会阻碍非语言、视觉问题的处理。顶上叶、顶内沟或额叶眼区的肿瘤可能会引起视觉空间注意力问题[36,37]；同样，壳核、丘脑枕、尾状核、岛叶、颞上回或脑室周围白质的肿瘤也可能导致视觉空间缺失[38]。枕叶肿瘤的患者可能对物体的视觉感知有困难，表现为误解图像或需要更多时间和努力才能正确感知[18,20,21]。

2.1.4　小脑

小脑后外侧区域可能与认知有关，而蚓部可能与情感的变化有关[39]。小脑病变的影响已被命名为各种严重程度和范围不同的疾病。Schmahmann 和 Sherman 提出了一种"小脑认知情感综合征"（现在被命名为"Schmahmann 综合征"[40]），是指执行功能损害以及空间认知、语言和人格方面的障碍[41]。病因是前额叶、颞叶、后顶叶和边缘皮层与小脑的神经回路间连接的破坏，可通过简短的认知测试来判断[42]。右侧小脑因为有交叉通路，故其病变会导致言语障碍，而在左侧小脑病变中以空间障碍为突出[43,44]。有研究显示小脑病变会造成综合语言学、言语流畅性、误差检测、计划、努力记忆、非运动性联想学习、空间注意、社会认知和注意力转移等方面障碍[45-54]。然而，其他研究人员未能重复上

述研究结果并质疑小脑的认知功能，推测可能是由于运动障碍或方法问题的缺陷导致[55-57]。第三脑室肿瘤患者可能出现记忆、执行功能、精细运动速度和灵活性的损害，与额叶皮层下功能有关[58]。

2.2　治疗的影响

神经组织、细胞和神经元以及血脑屏障直接或间接的损害可导致暂时或永久的认知障碍。这些损害可能与肿瘤的压迫以及手术、化疗或放疗导致的治疗相关的损伤有关[59]。目前治疗方法是多种模式的，包括手术切除、化疗和放疗。

2.2.1　手术

颅内肿瘤完全切除有利于提高生存率[60,61]，但位置的限制以及需保留脑组织的重要功能，最常见的手术方式是次全切出。显微外科技术的进步已明显改善了切除的效果。术前一般会用糖皮质激素类药物缓解颅内压增高，术后会继续使用并逐渐减量。癫痫的预防从术中开始，并持续至放疗期间，停药时机取决于肿瘤的位置和术前的癫痫发作风险。麻醉、糖皮质激素及抗癫痫药物的使用可对认知功能产生不利影响[62]。此外，在脑肿瘤初诊及复发时，来自手术的压力会加剧认知的变化。

2.2.2　化疗

有关化疗对认知功能影响的研究大多是在非中枢神经系统肿瘤患者群体中展开的[63]，与年龄相匹配的健康对照组相比，化疗对肿瘤患者产生了长期的影响，如额叶、纹状体和颞叶区域的皮质连接减少[64]。常用于脑肿瘤的化疗药物包括蒽环类药物、烷基化药物、铂类药物和抗代谢药物，这些药物都会通过引发或加剧炎症、氧化应激、增加自由基形成和增加细胞因子水平的方式影响认知功能[65]。这些药物还会改变神经的发生，从而降低神经可塑性和修复认知功能受损相关皮质通路的能力[59,66]。认知功能的改变可以通过学习、记忆、注意力、执行功能、空间学习、处理速度等方面的测评结果体现，也会导致个体抑郁症或其他情绪障碍[67]。免疫治疗和靶向生物治疗的研究显示其继发的认知障碍是可逆的，但长期影响尚待明确[68]。

2.2.3　放射治疗

约90%脑瘤患者在接受全脑放疗后会发生认知功能的改变[69]。放疗技术的进步极大地改善了放射线的传递，从全脑缩小到病灶部位，从而减少了辐射对包括海马组织在内的临近组织的影响[70,71]。在放射治疗过程中，皮质组织、细胞、神经元和内皮细胞之间呈相互动态作用[66,69]。辐射可诱发长期炎症反应和氧化应激、血脑屏障的破坏以及神经发生和神经可塑性的损害[69,72]。在接受脑部放射治疗后可伴随记忆、注意力和问题解决方面的障碍[69,70]。

2.2.4　肿瘤特定基因突变

近期关于肿瘤特异性基因突变与其对认知功能之间影响的研究正在开展[73,74]。随着这一研究方向的推进，期待发现特定肿瘤基因型导致的神经认知功能特征。

2.3 神经认知评估

认知障碍定义为一个或多个认知领域的功能下降。神经心理学家将患者的主诉和既往史（病情发展、医疗、精神、教育）与相应的影像学、实验室数据、治疗计划、大脑与行为关系的知识、功能神经解剖学、神经病理学、认知心理学、心理测量学和测试理论、精神病理学和神经发育结合起来。如前所述，认知功能的改变可以通过客观（神经心理学测试）或主观（自我报告）两种方式进行测量。客观的认知功能测评往往受到多个因素影响：①所选择的神经认知工具或方式；②患者的评分与标准化健康人群的基线水平或病前功能进行比较；③使用不确定的正常和障碍的得分切点。主观评估常在临床访谈中进行，可以由神经心理学家从患者和/或他人的角度问询相关病史和症状，也可以由患者本人或其亲人通过问卷形式进行的自我报告完成（例如，信息提供者报告）。简而言之，客观评估是测评患者当前的能力，而主观评估则是患者对变化的感知。通常自我报告的工具要求反映的是参与者最近一段时间的功能（例如，过去 7 天或 1 个月），而客观评估则反映单一时间点的状态。

2.3.1 客观评估

全面的神经认知评估可使用多种评估工具，包括评估病前功能、简单和持续注意力、处理速度、执行功能、对抗性命名和语言流畅性、学习和回忆、运动能力和情绪调整，应注意结合受试者的负担以及各自的认知功能情况进行适当调整。医疗健康领域常用的筛查工具简易精神量表（Mini Mental Status Examination, MMSE）或蒙特利尔认知评估量表（Montreal Cognitive Assessment, MoCA）在癌症人群中相对不敏感，尤其在治疗中的脑肿瘤患者人群中尤为突出。事实上，MMSE 在脑肿瘤人群中的敏感度只有 50%，无异于抛硬币[75]。神经心理状态评估可重复测试（Repeatable Battery and Neuropsychological Status, RBANS）是比 MMSE 或 MoCA 更全面的测评工具，且对认知功能障碍的识别能力更好[76]。然而到目前为止，在繁忙的肿瘤诊疗工作中加入约 20 分钟测试的可行性却有待商榷。国际认知与癌症工作组（International Cognitive and Cancer Task Force, ICCTF）[77]认为客观测试（即神经心理学）方式是评估癌症诊断和治疗后认知功能改变的黄金标准。ICCTF 对临床研究中的认知测试提供了建议（见表 36-1），但临床评估方面仍未达成共识，专家们正在进行讨论，希望将来能形成标准。直到目前为止，临床上常用的认知测评方式的特异性和敏感性尚存争议。多数患者在确诊前的神经心理学评估数据缺失限制了癌症或其治疗引起的认知功能改变的客观判断。

表 36-1　国际认知与癌症工作组推荐认知测评测试[77]

方法
霍普金斯词汇学习测验-修订版（Hopkins Verbal Learning Test-Revised, HVLT-R）[78]
口语流畅性测验（Controlled Oral Word Association Test, COWAT）[79]
轨迹追踪测验（Trail Making Test, TMT）[80]

2.3.2 主观测评

临床访谈是主观测评的一种方式，通常在神经心理学评估的初始阶段进行，是获取信息不可缺少的来源。这种开放的交流方式经常会设计一些具体领域的问题以及了解患者对困难的看法，此外，还可了解客观测试无法获取的既往或当下的其他方面认知功能。另一种作为补充使用的主观评估方法是问卷调查。尽管可在临床护理和认知评估中标准化使用，但患者报告的问题和认知障碍的评估之间存在差异性且相关性有限[81]，患者对损伤的感知通常要比客观测试的结果差[82,83]。因此，患者的问卷调查仍是一个有争议的话题。此外，相较客观损害，主观测评中的患者报告与情感问题的关系更为密切[84,85]。自我报告仍然是临床操作的核心方法，并且通常可以直接体现对个体 QoL 的影响，这并非标准化认知测试在统计上的缺陷。即使是简单的筛查方式，主观评估也能促使医生对患者进行神经心理学评估。表 36-2 Webexec 量表是一个简单的执行功能调查示例。

表 36-2　神经心理功能自我报告量示例——Webexec 量表

1. 您是否发现很难将注意力集中在特定任务上？
2. 您是否发现自己在专注于任务时遇到问题？
3. 您是否难以一次执行多项任务？
4. 您是否会"丢失"您的思路？
5. 您是否难以理解您已开始的事情？
6. 你是否认为自己有"冲动"行事？

2.4 神经认知治疗

目前可改善癌症相关认知功能障碍的公认且有效的循证干预措施仍然有限。过去十年中，研究人员对药物和非药物方式进行了探索，但目前均处于起步阶段。由于多数随机对照试验会将脑肿瘤患者排除在外，因此很难衡量在其他癌症或神经系统疾病中安全有效的治疗方式是否可以在神经肿瘤患者身上推行。

2.4.1 药理治疗

有临床试验观察到在脑肿瘤患者中使用精神兴奋剂可改善认知功能，如哌甲酯或右哌甲酯、莫达非尼、阿莫达非尼、美金刚或多奈哌齐。但大多数药物需要长期监测和滴定以达到最佳的认知效益。据报道，哌甲酯/右哌甲酯可改善患者的处理速度、注意力、记忆力和执行功能[86,87]。多奈哌齐可改善注意力、集中力、记忆和处理速度[88,89]。美金刚可延缓认知能力的下降，特别是在记忆、执行功能和处理速度等领域，与在痴呆症患者中观察到的结果相似[90]。虽然研究并没发现莫达非尼/阿莫达非尼干预组与安慰剂组之间的认知功能存在显著差异[91,92]，但患者自觉身体健康、信息处理、记忆和疲劳得到改善[91]。

2.4.2 非药物疗法

非药物治疗包括如维生素 E、银杏叶、褪黑激素的补充和药物替代，以及身体/行为康复和认知训练，如自然疗愈环境、运动和正念减压、EEG 生物反馈/神经反馈、想象、冥想、身体康复计划和认知训练计划。通过建立和借鉴如创伤性脑损伤和卒中等疾病的神经康复治疗方式，已开发的非药物治疗方案已初步成效，但由于普遍缺乏严格质控，在赞许其疗效时需要谨慎[93]。这些方法可以单独使用，也可联合使用，故每一种方式所带来的症状改善有待厘清。这些尚在研究中的方法是为优选使用非药物方式改善认知功能的癌症幸存者提供可替代方法[94]。这些方式除了能改善认知功能，还可改善情绪、疲劳、生活治疗和一般健康状态。

（1）认知康复：针对与癌症相关神经系统并发症的认知康复包括基于计算机指导和/或以策略为导向的训练，但尚缺乏标准化的循证方案。该方法侧重于："认知再训练"，其目的是恢复或规避受损的神经通路[93,95]。认知康复的两种常见方法是恢复和代偿[96]。恢复性方法是基于对受损区域

的反复刺激以促进神经生成并最终恢复失去的功能的假设；而补偿性方法的假设是失去的神经功能不能被恢复，但可利用剩余的功能来替代，从而适应弱点区域并促进认知的改善。脑肿瘤患者的认知训练和康复治疗已显示出良好的可行性和耐受性，并对注意力和记忆力等领域的功能改善效果显著[97-103]（表 36-3）。在近期的一项系统回顾中，Fernandes及其同事[95]发现，认知康复干预可有效改善至少一个领域的认知功能。在其他研究中，脑肿瘤患者比因卒中和创伤性脑损伤的住院治疗患者表现出优越的效益[97,104,105]。未来面临的挑战包括如何更好地实现认知改善的可持续性，以及认知改善从任务表现到真实世界中的实现。尽管康复治疗被认为是一种冗长和耗时的干预措施，但它可以解决功能并促进应对。康复训练可视为脑肿瘤治疗后护理的一个组成部分。

表 36-3　胶质瘤患者的认知功能障碍的认知训练/康复干预

认知训练/康复			
研究	参与人数	方式	结果
Gehring 等[97]	140	为期 6 周的计算机和补偿性的再培训，2 小时/周	干预后即刻和 6 个月内认知功能的改善，6 个月内仅注意力和记忆力得到改善
Hassler 等[98]	11	90 分钟/周，为期 10 周的感知、集中、注意力、记忆、迟钝和言语记忆训练	注意力和学习能力得到改善
Sherer 等[99]	13	认知和职业康复门诊（平均 2.6±1.9 个月）	独立性改善 46%，生产力改善 62%
Zucchella 等[100]	58	1~16 小时的个人认知训练（包括电脑练习和元认知训练），为期 4 周	视觉注意力和言语记忆得到改善
Yang 等[101]	38	30 分钟/天，3 天/周，4 周的虚拟现实训练	视觉和听觉的工作记忆、维持注意力和处理速度得到改善
Maschio 等[102]	16	1~10 小时/周的多媒体软件进行认知训练	即刻及 6 个月后的言语和事件记忆、流畅性和长期视觉空间得到改善
Richard 等[103]	25	2~8 小时/周的目标管理培训课程+家庭作业	刚开始和 4 个月后都是如此均表现出执行功能和功能目标实现的改善

（2）认知行为疗法：认知行为疗法（cognitive behavioral therapy，CBT）超越了认知康复中以策略为导向的训练，而是在患者思想和情感框架内将认知困难情境化[95,106]。除了包含针对功能障碍的方法，CBT 通常还包括放松训练、对抗认知能力功能失调的信念、活动安排和情绪调节策略等内容。迄今为止，每周 8 次的规范化记忆和注意力适应训练（memory and attention adaption training，MAAT）是对癌症相关认知功能障碍研究最充分的 CBT 方法。与未治疗的对照组相比，MAAT 参与者除了在 QoL 方面有所改善外，在言语记忆方面也有所改善[107]。符号数字转换测试的结果显示，与积极的支持性治疗的对照组相比，MAAT 参与者在认知障碍和处理速度方面的自我报告均有明显的改善[108]。至今尚无关于 MAAT 在原发脑肿瘤患者中的使用研究，因此其疗效尚不明确。

（3）体育锻炼：运动可以通过增加大脑的血流量来减少压力、改善炎症、缓解疲劳、改善睡眠、提高情绪等方式改善癌症相关的认知功能损伤[93,109]。在 26 项关于运动与癌症相关认知功能障碍关系的研究中，有 21 项研究结果显示了包括记忆、注意力和执行功能等多个认知领域的改善[110]。在脑肿瘤患者中，步行应是治疗期间的首选运动形式，大多数患者更喜欢在家进行常规治疗并希望获得治疗后的身体

活动信息（70%）[111]。Molassiotis 及其同事[112]发现，在日常生活中增加步行活动的患者的情绪、应对能力和 QoL 均有所改善。虽然这些研究在治疗类型、持续时间和强度上的差异弱化了证据的强度，但运动作为癌症系统性治疗后认知功能障碍的治疗方法是一个全新且必要的研究领域。伴有神经系统限制的脑肿瘤患者，如有局灶性的运动或感觉障碍，应在癌症治疗期间和治疗后先行物理评估再开始运动[113]。

（4）冥想：冥想练习包括正念、气功、瑜伽和自然疗愈环境等方式，可以改善情绪并减少压力[114,115]。有可能是通过缓解慢性炎症及改善痛苦，从而实现癌症相关的认知功能障碍的直接改善。这也是最近备受关注的领域之一，尽管有改善希望，但目前只有初步数据支持其潜在效果[93]。

3　心　理　问　题

脑肿瘤的诊断可以视为一个创伤和压力事件。由于疾病的不确定性和不可控性，个体可以做出一系列情绪反应，包括怀疑、恐惧、过度哭泣、内疚、悲伤或愤怒。有时这些情绪反应甚至可能表现为临床抑郁、临床焦虑和生存困境。在评估脑肿瘤对患者情绪和心理的影响时，必须采用一个全面

的生物-心理-社会模型。生物因素包括肿瘤本身和治疗效果；心理因素包括病前人格、应对机制和已有的心理诊断；社会因素包括个人的支持网络、财务稳定和获得医疗保健的机会。最近的一项研究发现，超过一半的脑肿瘤患者患有精神症状[116]。此外，在研究脑肿瘤患者的痛苦情绪时，Loughan及其同事[117]确定了四种不同的痛苦概况：①全身痛苦；②情绪痛苦；③复原力；④存在痛苦。这些分析表明，脑肿瘤患者对诊断、治疗和预后有着不同的心理反应。有些患者没有表现出痛苦（复原力）；有些人表现出典型的抑郁和焦虑（情绪痛苦）心理特征；一小部分患者在总体上表现出高度的痛苦（全局痛苦）。然而，大多数患者可以接受与死亡相关的痛苦，这是一种生存痛苦。在这些资料之间发现了一个显著差异就是确诊后的时间。与存在痛苦组相比，复原力组的患者距离确诊的时间明显更远。纵向数据显示了类似的结论，焦虑往往随着时间的推移而显著减少，而抑郁症状保持不变[118]。总之，这一发现表明，随着时间的推移，一些患者可能会学会适应和接受诊断，变得更有韧性。然而，抑郁和焦虑似乎是脑肿瘤患者中最常见的评估和研究指标[119,120]。并且二者都被证明与较差的预后有关[121]。

3.1 抑郁症

对于脑肿瘤患者，抑郁症状可能出现在疾病轨迹的不同阶段（在诊断和治疗之前、期间或之后）。抑郁症的症状可能是心理上的（例如，快感缺乏，悲伤）、行为上的（例如，卧床时间增加），或者认知上的（例如，自尊不足）。几乎所有脑肿瘤患者（93%~95%）都有抑郁症状[122,123]，并且其临床诊断率高于其他肿瘤人群和普通人群（分别为22%~41%、13%和7%）[123-128]。目前，抑郁的确切病因尚不清楚。在现有的理解中，最常见的解释是抑郁是对不良预后的规范性心理反应。一旦确诊抑郁，患者不仅要面对医学上的肿瘤相关症状，还要面对诊断的心理意义，同时这也将对他们的生活质量和生存时间产生的影响。化疗、辅助治疗和放射治疗的神经化学副作用也可能导致抑郁症[119]。无论病因如何，抑郁症的症状似乎与功能损害、认知功能障碍和生活质量降低有着显著相关[116,129,130]。事实上，抑郁症被发现是脑肿瘤患者生活质量下降的主要预测因素，甚至可以作为不良医学预后的指标[121]。在对低度恶性的脑肿瘤患者的5年随访中，Mainio及其同事[129]发现，与非抑郁症的同龄人相比，抑郁症患者的生存时间显著缩短；但是在高度恶性或良性肿瘤患者中没有发现相应的差异。类似的纵向研究表明基线以上的重度抑郁可以很好地预测从诊断到治疗期间抑郁症的严重程度[118]。此外，Mainio的研究中证明了情绪、认知和社会角色因素似乎越来越多地与身体功能方面的抑郁相关[121]。应该注意的是，食欲差和无力等抑郁症状在脑肿瘤患者中是常见的，这可能是药物治疗导致的而并非抑郁造成的。因此，抑郁症的症状应该由医学专业人员专业鉴别，以确保适当的治疗计划。

3.2 焦虑

与抑郁症相似，焦虑在脑肿瘤诊断中是的一种常见的反应。大约17%~31%的患者认为自己有中度至重度焦虑症状[117,118]。焦虑更常见于女性患者[118]，并且在年轻患者和

在接受放射治疗前的患者中更为突出[131]。脑肿瘤患者的焦虑症似乎与肿瘤所在位置有关，也可能与肿瘤偏侧性有关[132,133]，但是肿瘤的类型或分级似乎对焦虑并没有影响[132]。脑肿瘤患者的焦虑可能是一种短暂的压力或焦虑体验，也可能达到临床诊断的标准（例如，可诊断为广泛性焦虑症、特定恐惧症、恐慌症）[134]。许多脑肿瘤患者发现他们的焦虑症状时有时无：通常，患者说因为这种疾病复发率高，所以在接受手术前或定期磁共振检查前感到最为焦虑[135]。事实上，尽管研究发现生存焦虑是独立的且是广泛性焦虑相关的焦虑类型，但是患者的担忧仍可能表现为对癌症复发的恐惧或对死亡的恐惧[117]。然而，焦虑症状的增加预示着更差的生活质量，并可能加剧认知功能障碍[136,137]。当痛苦持续时间超过一周，这会恶化或干扰患者对治疗的配合，此时就需要对其进行干预[138]。

3.3 生存困境

生存困境可以定义为对自己生存的担忧，如生命的目的和意义或关于痛苦的信仰，以及对死亡的恐惧[139]。尽管生存困境并不是脑瘤患者独有的，但由于预后不明确以及身体和认知能力迅速下降等因素，这类人群可能面临着一种新的苦恼经历[140,141]。因为相关研究通常将脑肿瘤患者排除在外，所以迄今为止，神经肿瘤学对生存困境缺乏透彻的理解[142]。但最近的一项研究发现，在脑肿瘤患者中，与死亡相关的痛苦比一般的心理痛苦更容易得到认可[117]。在将脑肿瘤患者与其他晚期癌症进行比较时，证明这一研究发现是正确的。此外，在对脑肿瘤患者及其照顾者进行的纵向访谈中，Cavers等确定了一个名为"动态生存轨迹"的主题，为随着时间的推移而演变的生存困境提供了证据：从管理诊断，到强化治疗的起起落落，最后到寻找生命尽头的意义。140名患者和护理人员表达了在诊断中寻找意义的深切愿望，一些人在信仰中找到了安慰。与此相关的是，一些人对死亡的接受持务实的观点，试图享受活着的每一个剩余时刻[140]。这些发现强调了个体之间和个体内部的无数反应，并试图理解和接受他们的诊断，同时应对它带来的生存困境。这些担忧是重要的考虑因素，因为生存困境的严重程度会影响到其他重要的结果，如生活质量、抑郁和疲劳[124,141,143]。

3.4 肿瘤相关的精神影响

虽然一些癌症的诊断结果会使患者出现某些精神症状，但在脑肿瘤患者中，某些情绪和个性变化可以直接归因于疾病本身。事实上，在某些脑肿瘤患者中，精神症状是这种疾病的首要临床指征[144]。如前所述，脑肿瘤患者的痛苦发生率似乎比普通人群更高[117,145]；然而，这不仅是之前讨论过的情绪反应和心理社会压力源造成的，与癌症发展相关的炎症细胞因子也会产生典型的抑郁症状，如快感缺乏、睡眠和食欲改变以及精神运动减慢[146]。胶质母细胞瘤患者可能更容易发生个性和行为改变，因为健康的脑组织更容易被这些快速增长的肿瘤相关的脑压增加和肿胀而被破坏。生长缓慢的肿瘤，如毛细胞星形细胞瘤，可能不会造成那么大的损害，因为它们的缓慢生长使大脑能够代偿肿瘤。精神症状也可能取决于肿瘤的位置[116,147-158]。摘要见表36-4。

表 36-4　不同部位肿瘤相关精神症状[116,153-155,158-160]

肿瘤位置	相关精神症状
右半球	偏执,躁狂,幻觉和激动
左半球	抑郁症状
额叶	混乱状态或迷失方向,痴呆,去抑制,冷漠,判断力差,欣快
颞叶	性格变化和情绪(抑郁或焦虑)
枕叶	视幻觉
丘脑和下丘脑	焦虑、抑郁、情绪不稳定、好战、顽固、喋喋不休、性欲亢进、精神错乱、运动障碍、注意力减退、记忆力减退、推理能力减退、饮食失调和嗜睡
胼胝体	人格改变,精神错乱,最常见的是情感症状
基底神经节	人格改变与抑郁
脑垂体	情绪不稳定、抑郁和精神病症状,通常是由于内分泌变化造成的
小脑和脑干	情感障碍,包括情绪迟钝和去抑制,偏执妄想,人格改变,小脑认知情感综合征

3.5　心理治疗

尽管脑肿瘤患者的痛苦发生率很高,但心理问题往往得不到充分治疗。如果在整个疾病轨迹中发现上述任何一种情况,则应为患者及其亲人提供不同的治疗策略(见表36-5)。为了对脑肿瘤患者的情绪困扰有更好的了解,可以采取更有效的干预措施,提高脑肿瘤患者应对疾病的能力,并享有更好的生活质量[124]。当需要治疗时,通常建议采用双管齐下的方法:药理学和行为学。

表 36-5　对照顾胶质瘤患者及其护理人员和临床医师的实用建议[140]

疾病时间点和实用护理建议
转介	• 在等待诊断时承认不确定性的苦恼
初步诊断	• 提供更多关于可能发生的过程和预期诊断的详细信息
治疗期间	• 为患者提供表达他们的问题或疑问的机会 • 向照顾者提供支持性建议,并允许他们提出问题 • 确保医院和初级保健机构之间的即时沟通
随访	• 确定一个指定的人(可能是专业护士或家庭医生),他将保持联系并提供心理支持和实际建议 • 讨论未来可能发生的情况和可能出现的症状 • 在适当的情况下,让照顾者参与关于实际帮助的讨论
疾病进展	• 敏感地给患者机会计划他们未来的护理,并考虑选择,如他们的复苏偏好,生前遗嘱和他们首选的死亡地点 • 让护理人员参与有关临终护理的讨论(征得患者同意) • 将患者的护理计划与所有其他服务进行沟通,包括下班后服务 • 保持联系并对看护师给予支持
丧失亲人	• 提供已知和关键专业人员的首次丧亲探视 • 提供进一步联系

3.5.1　药理学

脑肿瘤患者常用的精神药物包括抗抑郁药、苯二氮䓬类药物,有时还包括抗精神病药物。已有研究发现,近一半被诊断患有抑郁症的脑肿瘤患者术后仍继续服用抗抑郁药物[123]。尽管很少有高质量的研究来检验它们的有效性。而且,抗抑郁药可能会降低癫痫发作阈值,引起额外的记忆障碍和疲劳;因此,未来的对照研究是必要的,以检查抗抑郁药的益处是否大于该人群潜在的副作用[161]。目前,在肿瘤学中没有抗抑郁药的"金标准"。抗抑郁药的选择往往是基于副作用的概况。具有更多激活特性的抗抑郁药(如氟西汀、安非他酮)可能是伴有显著疲劳的抑郁症患者的良好选择。如果失眠是情绪障碍的突出症状,并导致白天疲劳,那么夜间使用更镇静的抗抑郁药(如一些三环类抗抑郁药,米氮平)可能是更好的选择。苯二氮䓬类药物可能对减轻脑瘤引起的焦虑[162]或激动[163]症状有效,但有可能产生药物相互作用或副作用,包括可能的药物依赖[164]。对脑肿瘤患者的幻觉和其他精神病症状可使用抗精神病药物(如氟哌啶醇)进行治疗,但重点的是医生要确保这些精神症状不是使用糖皮质激素等其他药物产生的副作用[165]。药物的选择和剂量可能需要修改,因为精神药物会导致脑肿瘤患者的癫痫发作、谵妄和其他副作用[166]。建议只在短期内处方药物,并对脑肿瘤患者进行高度监测;同时也可以建议转诊到精神病学接受治疗。

3.5.2　行为学

各种形式的心理治疗已被用来治疗脑肿瘤患者的情绪担忧。其中最有前景的脑肿瘤特异性治疗-对脑瘤的认识(making sense of brain tumor, MSoBT)[143]是一个 10 周的手册计划,包括心理教育、神经心理反馈、认知康复、心理治疗和增加夫妇/家庭支持。对于胶质瘤患者来说,面对面和远程治疗的 MSoBT 都是可行和可接受的,并能显著降低抑郁和提高幸福感[167]。其他心理社会干预,包括康复训练和认知行为治疗,已经被成功地证明可以减少包括脑肿瘤患者的各种癌症患者的情绪困扰[168]。管理生存困境的干预措施,如管理癌症和有意义地生活(Managing Cancer and Living Meaningfully, CALM)[169-171]、意义中心心理治疗[172]和尊严治疗[173]已被证明在其他癌症人群中是有益的,然而,脑肿瘤患者仍然被排除在这些试验之外。最后,有规律的运动也被发现可以减轻脑肿瘤患者的抑郁和焦虑,提高生活质量[174]。

4　行为影响

除了上述情绪难题外,脑瘤的诊断和治疗可能会影响患者的日常行为,如食欲、睡眠和疲劳,运动/步态和性欲。这些症状变化可能是认知或情绪症状或直接的治疗效果的结果。例如,虽然食欲、睡眠和性欲的波动是与抑郁症诊断相关的常见行为变化,但糖皮质激素的使用也可能引起和改变这些行为。因此,由医生和心理学家组成的医疗团队可能最适合确定病因和合适的治疗方案。由于行为的变化对患者的生活质量有深远影响,因此对其进行全面评估非常重要。此外,其他医学专家(例如,职业治疗师、睡眠医学医生)也应参加管理症状。

4.1　食欲

脑瘤患者可能会出现食欲的改变，这取决于多种因素。治疗后食欲的具体变化有很好的记载。例如，在接受糖皮质激素治疗的脑瘤患者中，37%的人食欲显著增加，23%的人体重增加[175]。此外，糖皮质激素剂量和持续时间都有助于增加食欲[175]。出现食欲显著增加的患者可能受益于糖皮质激素剂量的调整或服用可能导致体重增加的其他药物，如卡马西平或其他用于行为或精神障碍的药物[176]。另一方面，在整个治疗过程中，食欲下降的患病率约为10%~14%，在高级别和低级别肿瘤患者中是一致的[177]。放疗和化疗都与食欲下降有关[178,179]。McCall 及其团队[180]发现，与其他癌症人群相比，脑肿瘤患者营养不良的患病率非常低（低于20%）。由于恶性脑肿瘤患者更容易出现营养不良，一项研究建议营养筛查参数为体重减轻大于或等于5%、持续恶心和呕吐、吞咽困难和/或头痛。最后，该研究显示，情绪低落、恶心和吞咽困难是脑瘤患者的3种常见症状，并可负面影响食欲[181]。出现食欲下降或明显恶心呕吐的患者应用抗呕吐药、合成屈大麻酚或糖皮质激素等药物可能有效[182]。此外，心理治疗也可以辅助改善和调节食欲[183]。

4.2　疲劳

疲劳是肿瘤患者在整个疾病过程中常见的主诉，特别是脑瘤患者的患病率超过80%。疲劳严重降低患者生活质量，国家综合癌症网络（National Comprehensive Cancer Network，NCCN）因此制定了指南[184]用于评估和测量肿瘤患者的疲劳。NCCN 将癌症相关疲劳定义为"与癌症或癌症治疗相关的身体、情绪和/或认知疲劳或疲劳的令人痛苦的持续主观感觉，与近期活动不成比例并干扰正常功能"（第 FT-1 页）。疲劳通常被患者描述为疲劳、虚弱或疲惫，并可能伴有其他的补充症状，如思考困难或注意力难以集中[185]。疲劳会导致患者日常生活的显著变化，包括就业状况、社交活动和睡眠模式的变化[186]。精神疲劳患者经常报告说他们很容易不知所措，难以组织、信守承诺和在日常活动中高效工作。此外，疲劳患者报告说，曾经轻松应对的事情如今需要投入更多的精力[187]。疲劳还与较差的生存率相关[188]，并降低患者对未来的期望感[189]。脑瘤患者疲劳的病理生理学是多因素的，涉及生物、医学、社会和行为因素[190]。女性、活动性疾病患者以及认知和运动障碍严重的患者疲劳风险增加[191]。研究发现从诊断到放疗后2周，疲劳发生率增加[192]。更严重的疲劳与照顾者支持增加[193]和日常生活活动的独立性降低有关[194]。疲劳的管理包括药物和行为干预。神经刺激药物已用于治疗患病人群的疲劳，然而，缺乏疲劳治疗的对照研究[87]。尽管患者报告疲劳严重程度较低，动机较好，但莫达非尼在症状管理方面并未优于安慰剂[91]。运动和身体活动是已经证实的有效治疗癌症相关疲劳的措施；然而，针对脑瘤人群的运动研究很少[195]。最后，如果疲劳是睡眠障碍的直接结果，则睡眠治疗（如 CBT-I）可能会改善疲劳症状。

4.3　睡眠

睡眠障碍是脑瘤患者最常见和最严重的并发症之一[196,197]。在最近的一项真实世界的调查中，53%的脑瘤患者报告有睡眠障碍，15%的患者出现临床上显著的失眠症状，27%的患者报告中度至重度日间嗜睡[198]。这些症状需要引起特别关注，因为它们在整个病程中都不太可能缓解[199]。具体而言，增加的心理压力、呼吸困难和疼痛都预示着 CNS 癌症患者在生命终末期会出现更大的睡眠障碍[199]。事实上，对于接近生命终末期的患者，高达95%的患者会出现睡眠中断，主要是由于颅内压升高导致包括网状激活系统在内的大脑结构移位，最终导致意识水平改变和昏迷[200]。多个因素被认为有助于该患者群体的睡眠障碍，包括肿瘤的直接影响；药物和辐射的间接影响；以及同时出现的心理症状，如抑郁或焦虑[197]。不管病因如何，睡眠障碍与一系列不良后果相关，包括更高水平的焦虑、抑郁、疲劳、疼痛和神经认知症状[198]。睡眠障碍与白天嗜睡同时出现时可能特别令人痛苦。据估计，约90%接受头颅放射治疗的脑肿瘤患者会出现白天嗜睡[201]。遗憾的是，很少有神经肿瘤学医生对患者定期筛查睡眠障碍[202]。对于治疗，大多数医生选择药物干预（如唑吡坦），这对本已脆弱的患者是雪上加霜，因为药物可能进一步加重患者的记忆障碍，或导致跌倒、骨折或机动车事故[203]。临床医生应评估患者正在服用的药物，并确定是否应进行调整，如改变患者最后一次服用糖皮质激素的时间。尽管近一半（47%）的癌症患者表示倾向于行为治疗方案，但仍缺乏针对这些癌症患者睡眠的非药物干预措施[204]。最近的一项 meta 分析证实，肿瘤患者能获益于失眠认知行为疗法（CBT-I）[205]，初步证据还表明，基于正念的减压干预也可能改善睡眠[206]；然而，这些治疗尚未专门针对脑瘤患者。

4.4　运动技能

约21%的脑瘤患者伴随运动障碍；然而，这一估计值在不同人群表现不一致，取决于患者是否正在接受治疗（10%）或处于生命末期阶段（44%）[181]。身体功能障碍导致生活质量下降[207]，包括丧失功能独立性，以及增加跌倒和因不动而导致其他并发症的发生风险[207]。运动缺陷可能与肿瘤位置有关，因为位于或邻近额叶、顶叶和小脑初级运动皮质的肿瘤与步态障碍、协调失调和共济失调有关[208]。治疗也会影响运动功能。运动功能障碍包括震颤增加、步态不稳定、协调困难和面部僵硬减少，可能是脑病的间接表现[209]。根据剂量、位置和严重程度，放射治疗可预测7%~24%的脑瘤患者会出现脑病[210]。化疗诱发的神经病变是指周围神经损伤，其严重程度随着治疗时间的延长而增加，主要表现为四肢麻木、刺痛或无力[211]。用于减轻治疗副作用（如水肿）的药物，如糖皮质激素，可能增加肌病和其他运动障碍的风险[212]。药物干预，如神经保护和抗惊厥药物，可以减少震颤和神经病变[211]。神经肿瘤学团队应积极意识到任何药物治疗引起的运动功能障碍，并在可能的情况下尽量减少剂量毒性[211]。注重平衡和协调的物理治疗可能是一个重要的资源；患者还可能需要辅助移动装置[207]。多学科康复干预措施，包括神经学、康复和姑息治疗服务，已证实可显著提高治疗后脑瘤患者的自我护理能力、括约肌控制、运动和活动能力[213]。

4.5　性行为

脑瘤或其治疗可能影响性行为和性欲。在一项对成年脑瘤患者生活经历的定性研究中，患者报告他们的夫妻关系中失去了身体和情感上的亲密关系[214]。此外,如果脑瘤患者接受抗抑郁药治疗,他们也可能报告性动机降低[215]。在某些情况下,这些变化导致夫妻关系疏远或离婚。尽管有研究探讨了其他癌症的性行为[216],但对脑瘤患者性欲变化的因素知之甚少。此外,青少年 PBT 患者通常被归类为儿科,卫生专业人员可能没有注意到这些患者发生的身体和性变化[217]。出现性欲和性行为变化的患者,可能会受益于转诊并接受专门从事性咨询和性关系的临床医生的治疗[214]。

5　社　会　关　注

　　脑肿瘤诊疗过程不但会影响患者自身,如对其认知功能、情感及情绪和/或行为产生影响,而且会影响到患者周围亲近的人,尤其是其主要看护者。我们通过总结诊疗过程对于患者家属、朋友和同事所产生的影响后发现,有些关系会因此面临压力,而有些关系会得以增进。总之,社会支持是脑肿瘤患者及其照顾者生活质量的最强影响因素之一。

5.1　社会关系

　　脑瘤患者在患病后可能会发现其社会关系所产生的一系列变化[218,219]。现有的研究发现,当患者被诊断为脑瘤时,其人际间关系会发生不同改变。一些患者感觉自己是一个"负担",感觉自己的社交生活受到了许多医学治疗以及各种治疗副作用的限制[220,221]。也有一些患者认为,疾病带来的压力能让他们与最爱的人(如主要看护者)更加亲近,甚至在

照顾和陪伴支持的过程中,建立起新的关系纽带[222-224]。无论是加强旧人际关系还是获得新的关系纽带,社会支持对脑肿瘤患者的生活质量都具有重要的影响意义,它可能有助于减轻疾病给患者所带来的负面影响[218]。

5.2　患者的护理

　　看护人群体是受脑肿瘤病患诊疗显著影响的一类人。除了先前提到的:脑瘤患者患病后其相关认知、心理和行为所带来的挑战外,因病情的严重程度、病情的易变性,我们可以预知,对患者进行护理的过程无疑是精神和身体上的双重挑战[225,226]。许多研究表明,脑肿瘤患者的照护者总体生活质量较普通人群显著降低[227],安排治疗、与医疗专业人员进行沟通、为患者提供身体、精神和社会支持等因素,意味着照顾者必须在监护疾病时承担更多的责任。当护理需求发生变化时,他们往往未能准备就要去适应新的角色和责任,并面临挑战、做出决策。对于那些复杂的医疗指示他们常难以理解、对医疗风险责任不熟悉、照顾过程中要承担的情感负担过重[228]。脑瘤患者的家庭护理人员表明,以照顾患者为重心,其自身的需求往往要让步,所以他们的压力很大,身体和情绪状况不佳,此外还有事业上的牺牲、金钱损失和职场上所面临的歧视[229]。

　　在 Sherwood 和同事[230]的概念模型中,看护者的应激反应即是其对爱人病患状况(如:肿瘤状况、神经心理损伤程度)的初级评估,它与看护者现有资源的二级评估(如:教育、经济支持、自我效能感;图 36-1)具有相关性。当患者的需求

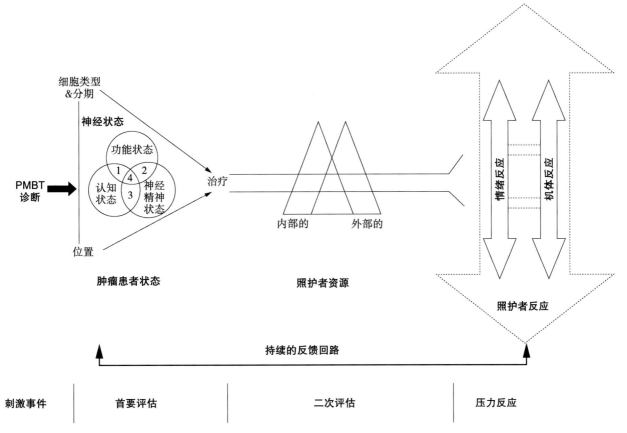

图 36-1　脑肿瘤患者护理的概念模型[230]

大于现有的照顾资源时,照顾者的负担就会增加。一项有潜力的定性分析发现,照顾者的负担主要围绕着以下4种类型:①家庭问题,包括角色的转变和家庭改变;②难以应对的患者行为,如患者神经认知和人格的改变;③个人情绪,如感到不知所措、沮丧或愤怒等情绪;④对接医疗系统,包括与医疗团队的沟通、了解疾病[229]。此外,尽管照顾者的压力和患者自身所经历的压力类型不尽相同,照顾者的压力不可避免地会对患者的状态造成影响,反之亦然[231-233]。甚至有证据表明,照顾者比患者经历更多的焦虑和抑郁[233,234]。

为解决看护者面临的负担,医务人员可以按照其家庭风险向看护者提供相应的额外资源进行干预,如医学教育或给予适当的意见[230,235]。此外,有研究发现无论是正式抑或非正式的社会支持都可以减轻照顾者的负担。看护者可能会加入脑瘤后援群组,无论是个人或家庭治疗、精神网络,抑或是密友和家庭成员的支持,在这非常时期都格外具有价值[219,220,236-239]。如前所述,照顾者施以社会支持同时潜在地提升着患者的生活质量[240]。所以,虽然大多数文献都聚焦于一些负面影响上,但仍有证据表明,照顾脑瘤患者过程可能产生一些积极影响,包括建立更紧密的家庭关系或发掘出内在的力量和韧性[241,242]。

5.3　就业

能否重返工作岗位对于患者来说重要,这可能有利于提高脑肿瘤患者的生活质量、个人价值感和帮助患者重返家庭生活。重回到工作岗位的可能性因诊断和手术或治疗后的时间而异。对于弥漫性低级别肿瘤,97.1%的患者术后1年内恢复工作[243]。对于那些患有Ⅱ级和Ⅲ级胶质瘤的人来说,57%~70%的患者术后1年回到了工作岗位[244],然而,被诊断为胶质母细胞瘤的患者就业率明显较低,只有13%的患者在诊断一年后重返工作岗位[245]。促进患者重返工作岗位可能性相关的因素包括:肿瘤体积、工作强度、是否并发疾病、年龄,以及患者是否被认定为主要的家庭经济支柱[245-247]。然而,有些神经心理缺陷使得患者在工作中出现如:时间管理不善、难以应对体力工作,难以满足精神/人际间工作等问题[248]。例如,最常见的工作困难包括:遵循事物的流程、交谈中记住思路、为一项任务整理材料、在不同任务之间变通以及遵循书面指示[249]。虽然专项的康复项目可能有助于患者重返工作岗位的能力[250],但还需要进一步的研究来确定此项目是否能减轻神经肿瘤人群与工作相关的损伤。

6　健康差异关注

目前关于脑部肿瘤患者健康差异的数据非常有限[251]。然而,来自更广泛的文献的研究结果强调了可能适用于这一人群的潜在不平等。Curry和Barker[251]解释说,少数族裔和社会经济资源较低的人通常健康状况较差,获得护理的机会较少——在脑肿瘤及其治疗方面,这些差异可能更加隐蔽。

6.1　认知因素

理想情况下,神经心理学评估将"基线"或"发病前"作为一个时间点,以评估个体在某些事件之前的认知功能(如

在一种干预措施之前)。然而,就医学诊断背景下的神经心理学测试而言,更常见的情况是,提供者只有在诊断之后,甚至在治疗之后,才能访问数据。在这一基础上,专业的医务人员将个体得分与标准的评定数据进行比较,以评估认知障碍的存在和程度。还有一些机制可用于评估患者脑损伤之前的功能(例如,教育或职业水平、阅读能力)。迄今为主,在患有脑肿瘤的美国种族或族裔少数群体中,尚无全面的规范数据。在鉴别和诊断神经病学问题的背景下,基于种族的规范可以考虑作为诸如文化适应、教育质量和早期生活经历等社会结构的替代品[252]。因此,缺乏这些可用的数据可能会导致检测能力精确性的下降,进一步导致对认知障碍少数群体的转诊和治疗能力的下降。但是,根据人口统计数据进行调整并不总是必需的;因此,神经心理学家和临床医生必须确保及时了解有关此问题的最佳实践方法[252,253]。其他可能产生或加剧差异的问题是,少数种族和少数民族获得神经心理学服务的程度、对医学界的信任和/或意识到神经心理学测试的潜在好处的程度[252,254]。

6.2　心理因素

研究脑肿瘤患者心理社会环境差异的数据也相对缺乏。更广泛的神经肿瘤学文献表明,黑人和西班牙裔患者获得高质量神经肿瘤学服务的机会较少,这一问题可能涉及提供一般支持性护理的多学科团队[255]。在最近一项关于脑转移老年患者支持性治疗的研究中发现,与非西班牙裔白人相比,少数族裔患者接受的支持性药物治疗要少得多。这些药物以减少显著影响生活质量的症状为主,包括抗精神病/抗谵妄和抗抑郁药物等[256]。同样,在一项针对脑肿瘤患者姑息治疗的研究中,作者指出,提供医疗服务者有义务调查和解决老年人以及种族和民族多样化患者的社会心理和姑息治疗需求[257]。此外,他们还报告说,尽管存在明显的系统性障碍,但重要的是,有必要让这些患者在个人层面参与临床接触,以确保他们获得与来自更特权群体的患者相同水平的支持服务和护理[257]。

7　临终关怀

一般而言,在癌症患者护理连续体中,生命终末期是一个重要方面,对于脑瘤患者尤其如此[258]。脑肿瘤的诊断和治疗有其独特的挑战,例如有限和不可治愈治疗方案,疾病复发的可能性高,快速的认知功能下降,身体功能衰退以及总体预后差。这些挑战中的每一个都可能引发"双重意识",脑肿瘤患者必须同时平衡他们对生存的希望和对死亡的接受[259]。事实上,如前所述,许多患者遇到对死亡的恐惧及这种疾病麻烦的感觉等存在的痛苦,贯穿于整个过程。然而,只有一小部分脑瘤患者会接受姑息治疗咨询,创建与家人或医疗机构的高级护理指导团队[260]。鉴于在这种人群中,疾病的预后和生存信息的普遍性,团队重要的任务是平等对待疾病的每个阶段,包括生命末期的患者和家庭问题[262]。

7.1　姑息治疗

姑息治疗的目标是管理与严重医学疾病相关的症状,以

减少患者受苦。根据提供服务的不同姑息治疗可分为两个领域：①主要领域，可由任何医疗机构提供从业者；②专科领域，即由经过专门培训的供应商团队提供，用于处理缓解问题。虽然姑息治疗起源于临终关怀运动。最近的数据表明，在早期阶段引入姑息性护理服务，可缩短疾病进展，提高生活质量。

引进姑息治疗服务的时机对脑肿瘤患者尤其重要，因为他们的认知能力和身体功能通常会迅速下降，产生临终关怀和决定的重大混乱。现有数据表明，为脑瘤患者提供姑息治疗服务转诊的中位时间为死亡前 28 ~ 70 天[263]。与此同时，高达 64% 的患者在生命的最后几周失去了有效沟通的能力，这一时期，许多患者经常采用姑息治疗[260,263]。因此，有充分的理由引入姑息治疗服务，并尽快让患者及其护理人员参与进来，以便使患者从姑息治疗中获得的潜在利益最大化。由于姑息治疗的主要功能是最小化痛苦和最大化生活质量，这一人群在许多方面经历的高症状负担使神经肿瘤患者成为姑息治疗的主要候选人。然而，数据表明，这一人群使用这些服务的频率较低。Gofton 等[260]在他们的回顾性研究中发现，只有 12% 的脑瘤患者接受了姑息治疗会诊。最近一篇关于高级别胶质瘤患者姑息治疗的综述探讨了一些障碍，例如将临终关怀和姑息治疗混为一谈，缺乏将姑息治疗与神经肿瘤学相结合的明确模式，在姑息治疗专家中对神经疾病的教育有限[264]。图 36-2 总结了将姑息治疗与神经肿瘤学相结合所面临的复杂挑战。

7.2　高级护理规划

高级护理规划（advanced care planning, ACP）是一个持续的过程，包括患者在与替代决策者、家属和医疗保健提供者协商后，将价值观、信仰、维持生命的治疗偏好，护理目标和姑息治疗选项做出的决定，如果他们后来无法表达这些愿望的话。ACP 还可以包括患者完成预先指令，该指令记录了他们的意愿和/或指定了替代决策者。姑息治疗文献强调，ACP 增加了患者在他们喜欢的地方死亡的可能性，增加了临终关怀的使用，并减少了住院时间，幸存亲属产生较低的压力水平和抑郁[265]。然而，最近对脑肿瘤患者 ACP 的回顾研究表明，12% ~ 40% 的患者没有进行临终讨论；当这些讨论发生时，大多数发生在死亡的 1 个月内[261]。最近对脑肿瘤利益相关者（患者、护理者和提供者）进行的一项定性研究确定了改善 ACP 的 3 个关键主题：①态度作为障碍；②放大患者的声音；③ACP 的最佳时机[266]。患者分享了以前医疗提供者和照顾者因社会禁忌、文化障碍、缺乏经验、焦虑或恐惧，或认为 ACP 意味着希望渺茫（例如，"不战斗"或"放弃"）而避免或阻止这些对话的负面经历。相反，在讨论 ACP 后，患者表达了更强的自主感和控制感，而照顾者和临床医生类似

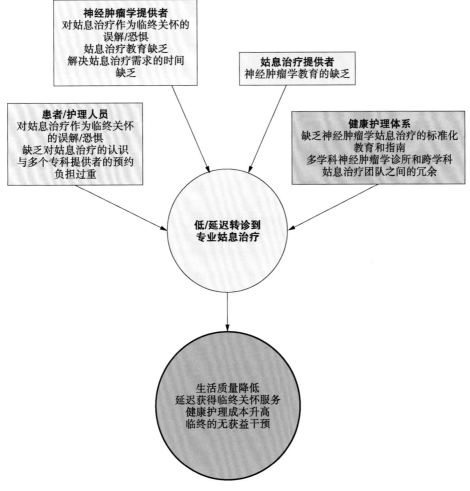

图 36-2　特异性姑息性治疗受限的概念模型[264]

地报告说,在紧急情况下或生命末期的决策过程中,ACP 改善了沟通,减少了困惑,并减少了情绪困扰。患者、护理者和提供者之间的偏好可引起 ACP 时间安排的矛盾。医疗提供者表示,由于患者和亲人仍在处理诊断,在诊断早期很难进行 ACP 对话。此外,提供者认为这些对话向患者和他们所爱的人传递了"放弃"或"不提供希望"的信息。然而,护理人员分享说,他们经常推迟 ACP 的讨论,结果意识到为时已晚,因为患者的认知能力已经下降,超出了他们讨论自己的偏好的能力。正如本章前面所概述的,脑瘤患者通常会因为肿瘤的位置和治疗而承受很高的症状负担,这会对生活质量、认知和长期独立做出治疗决策的能力产生负面影响[267]。因此,建议在病程早期让医疗提供者、患者和照顾者参与 ACP 的讨论,重点关注通过临终关怀(又名死亡质量)实现的生活质量。

7.3　精神信仰

对癌症患者的临终关怀通常包括对患者精神需求的评估和治疗[268]。事实上,在更广泛的肿瘤学文献中,人们发现,一个人的精神信仰是力量和韧性的来源,是个人发展的一个方面,甚至有时是晚期癌症患者生存困境或询问的组成部分[171,269,270]。有限的研究考虑了精神在脑瘤患者中的作用,尽管这一肿瘤人群经常面临着独特的挑战,如非治愈性治疗,预后不良,以及快速的认知和/或身体衰退。在先前的定性研究中[220,271,272],脑瘤患者表示,他们的精神信仰在不确定和孤立的时期提供了安慰,信仰让患者感到"平静"[220]。来自患者的其他证据表明,精神信仰有助于理解压力事件或重新评价他们的生活[220,271,272]。然而,其他的患者努力使他们的信仰与他们的诊断相一致,并质疑为什么他们会患这样的疾病[272]。尽管不是所有的患者都会遇到精神上的挑战[273],脑瘤患者可能会从存在性心理疗法(如 CALM 疗法)[171]的可用性中受益,这些疗法将精神问题作为治疗的一部分[271]。在一项关于使用服务的回顾性研究中,作者发现只有 31% 的脑瘤患者得到当地心理治疗团队的持续支持,此外,只有 8% 的患者使用咨询服务[262]。在没有心理治疗服务的情况下,患者表示渴望与包括护士在内的医护人员讨论临终关怀[271]。考虑到上述人群中存在痛苦的比率,进一步关注脑瘤患者的精神需求是有必要的。

8　结　　论

接受癌症诊断对患者和他们的护理人员有着深远的影响。治疗的进步不断提高脑肿瘤患者的生存率,因此有必要关注神经肿瘤发展过程中可能出现的一系列心理社会需求。这需要一个跨学科的团队合作提供干预措施,旨在改善其生活质量,使其日常功能最大化,减少症状负担,并坚持患者和家庭的护理优先级和偏好。为了更好地理解神经认知功能和心理功能之间的动态相互作用的潜在机制,有必要进行进一步的研究。肿瘤学领域终于认识到,生命的质量和数量一样重要。

（程怀东　译，惠珂　审校）

参考文献

1. Wefel JS, Lenzi R, Theriault RL, Davis RN, Meyers CA. The cognitive sequelae of standard-dose adjuvant chemotherapy in women with breast carcinoma: results of a prospective, randomized, longitudinal trial. *Cancer.* 2004;100(11):2292–2299. https://doi.org/10.1002/cncr.20272.
2. Moleski M. Neuropsychological, neuroanatomical, and neurophysiological consequences of CNS chemotherapy for acute lymphoblastic leukemia. *Arch Clin Neuropsychol.* 2000;15(7):603–630. https://doi.org/10.1016/S0887-6177(99)00050-5.
3. Shilling V, Jenkins V, Morris R, Deutsch G, Bloomfield D. The effects of adjuvant chemotherapy on cognition in women with breast cancer—preliminary results of an observational longitudinal study. *Breast.* 2005;14(2):142–150. https://doi.org/10.1016/j.breast.2004.10.004.
4. Tucha O, Smely C, Preier M, Lange KW. Cognitive deficits before treatment among patients with brain tumors. *Neurosurgery.* 2000;47:324–333 [discussion 333–334] https://doi.org/10.1097/00006123-200008000-00011.
5. Locke DEC, Cerhan JH, Wu W, et al. Cognitive rehabilitation and problem-solving to improve quality of life of patients with primary brain tumors: a pilot study. *J Support Oncol.* 2008;6(8):383–391. http://www.ncbi.nlm.nih.gov/pubmed/19149323%5Cnhttp://www.scopus.com/inward/record.url?eid=2-s2.0-59449097658&partnerID=40&md5=f0f909f7f954f-47216cec2758e57c203.
6. Gehrke AK, Baisley MC, Sonck ALB, Wronski SL, Feuerstein M. Neurocognitive deficits following primary brain tumor treatment: systematic review of a decade of comparative studies. *J Neuro-Oncol.* 2013;115(2):135–142. https://doi.org/10.1007/s11060-013-1215-2.
7. Mahalakshmi P, Vanisree AJ. Quality of life measures in glioma patients with different grades: a preliminary study. *Indian J Cancer.* 2015;52(4):580–585. https://doi.org/10.4103/0019-509X.178395.
8. de Boer AGEM, Taskila T, Ojajärvi A, van Dijk FJH, Verbeek JHAM. Cancer survivors and unemployment: a meta-analysis and meta-regression. *JAMA.* 2009;301(7):753–762. https://doi.org/10.1001/jama.2009.187.
9. Feuerstein M, Hansen JA, Calvio LC, Johnson L, Ronquillo JG. Work productivity in brain tumor survivors. *J Occup Environ Med.* 2007;49(7):803–811. https://doi.org/10.1097/JOM.0b013e318095a458.
10. Salander P, Bergenheim AT, Henriksson R. How was life after treatment of a malignant brain tumour? *Soc Sci Med.* 2000;51(4):589–598. http://ovidsp.ovid.com/ovidweb.cgi?T=JS&PAGE=reference&D=emed5&NEWS=N&AN=2000165064.
11. Burg MA, Adorno G, Lopez EDS, et al. Current unmet needs of cancer survivors: analysis of open-ended responses to the American Cancer Society study of cancer survivors II. *Cancer.* 2015;121(4):623–630. https://doi.org/10.1002/cncr.28951.
12. Ownsworth T, Hawkes A, Steginga S, Walker D, Shum D. A biopsychosocial perspective on adjustment and quality of life following brain tumor: a systematic evaluation of the literature. *Disabil Rehabil.* 2009;31(13):1038–1055. https://doi.org/10.1080/09638280802509538.
13. Crossen JR, Garwood D, Glatstein E, Neuwelt EA. Neurobehavioral sequelae of cranial irradiation in adults: a review of radiation-induced encephalopathy. *J Clin Oncol.* 1994;12(3):627–642. https://doi.org/10.1200/jco.1994.12.3.627.
14. Taphoorn MJ, Klein M. Cognitive deficits in adult patients with brain tumours. *Lancet Neurol.* 2004;3(3):159–168. https://doi.org/10.1016/S1474-4422(04)00680-5.
15. Meyers C, Kayl AE. Neurocognitive function. In: Levin V, ed. *Cancer in the Nervous System.* 2nd ed. New York: Oxford University Press; 2002.
16. Kayl A, Meyers C. Neuropsychological impact of brain metastases and its treatment. In: Sawaya R, ed. *Intracranial Metastases.* Malden: Blackwell Publishing; 2004:430–459.
17. Kayl A, Meyers C. Neuropsychological complications in patients with brain tumors. In: *Palliative Care Consultations in Primary and Metastatic Brain Tumors.* New York: Oxford University Press;

2004:83–92.

18. Heilman K, Valenstein E. *Clinical Neuropsychology.* 4th ed. New York: Oxford University Press; 2003.

19. Halligan P, Kischka U, Marshall J. *Handbook of Clinical Neuropsychology.* New York: Oxford University Press; 2003.

20. Martin G. *Human Neuropsychology.* 2nd ed. Upper Saddle River: Prentice-Hall; 2006.

21. Lezak M. *Neuropsychological Assessment.* 3rd ed. New York: Oxford University Press; 1995.

22. Weitzner M, Meyers C. Quality of life and neurobehavioral functioning in patients with malignant gliomas. In: Yung W, ed. *Bailliere's Clinical Neurology: Cerebral Gliomas.* London: Bailliere Tindall; 1996:425–439.

23. Meyers C. Quality of life of brain tumor patients. In: *Neuro-Oncology: The Essentials.* 1st ed. New York: Thieme Medical Publishers; 2000.

24. Coltheart M, Sartori G, Job R. *The Cognitive Neuropsychology of Language.* London: Lawrence Erlbaum Associates Ltd; 1987.

25. Hillis A. *The Handbook of Adult Language Disorders: Integrating Cognitive Neuropsychology, Neurology, and Rehabilitation.* New York: Psychology Press; 2002.

26. Packer R, Miller D, Shaffrey M. Intracranial neoplasms. In: Rosenberg R, Pleasure D, eds. *Comprehensive Neurology.* New York: John Wiley; 1998:187–243.

27. Lilja A, Smith GJW, Salford LG. Microprocesses in perception and personality. *J Nerv Ment Dis.* 1992. https://doi.org/10.1097/00005053-199202000-00003.

28. Janelsins MC, Kohli S, Mohile SG, Usuki K, Ahles TA, Morrow GR. An update on cancer- and chemotherapy-related cognitive dysfunction: current status. *Semin Oncol.* 2011. https://doi.org/10.1053/j.seminoncol.2011.03.014.

29. Koppelmans V, Breteler MMB, Boogerd W, Seynaeve C, Schagen SB. Late effects of adjuvant chemotherapy for adult onset non-CNS cancer; cognitive impairment, brain structure and risk of dementia. *Crit Rev Oncol Hematol.* 2013;88(1):87–101. https://doi.org/10.1016/j.critrevonc.2013.04.002.

30. Douw L, Klein M, Fagel SS, et al. Cognitive and radiological effects of radiotherapy in patients with low-grade glioma: long-term follow-up. *Lancet Neurol.* 2009;8(9):810–818. https://doi.org/10.1016/S1474-4422(09)70204-2.

31. Scheibel RS, Meyers CA, Levin VA. Cognitive dysfunction following surgery for intracerebral glioma: influence of histopathology, lesion location, and treatment. *J Neuro-Oncol.* 1996;30(1):61–69. https://doi.org/10.1007/BF00177444.

32. Spreen O, Strauss E. *A Compendium of Neuropsychological Tests: Administration, Norms, and Commentary.* Oxford University Press; 1998:1216.

33. Wieneke MH. Neuropsychological assessment of cognitive functioning following chemotherapy for breast cancer. *Psychooncology.* 1995;4(1):61–66.

34. Freeman JR, Broshek DK. Assessing cognitive dysfunction in breast cancer: what are the tools? *Clin Breast Cancer.* 2002;3(Suppl. 3):S91–S99. http://www.embase.com/search/results?subaction=viewrecord&from=export&id=L36495688%5Cnhttp://sfx.umd.edu/hs?sid=EMBASE&issn=15268209&id=doi:&atitle=Assessing+cognitive+dysfunction+in+breast+cancer:+what+are+the+tools?&stitle=Clin.+Breast+Cancer&title=Cli.

35. Ahles TA, Saykin AJ, Furstenberg CT, et al. Neuropsychologic impact of standard-dose systemic chemotherapy in long-term survivors of breast cancer and lymphoma. *J Clin Oncol.* 2002;20(2):485–493. https://doi.org/10.1200/JCO.20.2.485.

36. Corbetta M, Patel G, Shulman GL. *Review the Reorienting System of the Human Brain: From Environment to Theory of Mind*; 2008:306–324. https://doi.org/10.1016/j.neuron.2008.04.017.

37. Corbetta M, Kincade JM, Shulman GL. Neural systems for visual orienting and their relationships to spatial working memory. *J Cogn Neurosci.* 2002;14(3):508–523. https://doi.org/10.1162/089892902317362029.

38. Karnath H-O, Milner D, Vallar G. *The Cognitive and Neural Bases of Spatial Neglect.* Oxford University Press; 2002.

39. Rønning C, Sundet K, Due-Tønnessen B, Lundar T, Helseth E. Persistent cognitive dysfunction secondary to cerebellar injury in patients treated for posterior fossa tumors in childhood. *Pediatr Neurosurg.* 2005. https://doi.org/10.1159/000084860.

40. Manto M, Mariën P. Schmahmann's syndrome—identification of the third cornerstone of clinical ataxiology. *Cerebellum Ataxias.* 2015;2(2). https://doi.org/10.1186/s40673-015-0023-1.

41. Schmahmann JD, Sherman JC. The cerebellar cognitive affective syndrome. *Brain.* 1998. https://doi.org/10.1093/brain/121.4.561.

42. Hoche F, Guell X, Vangel MG, Sherman JC, Schmahmann JD. The cerebellar cognitive affective/Schmahmann syndrome scale. *Brain.* 2018;141:248–270. https://doi.org/10.1093/brain/awx317.

43. Riva D, Giorgi C. The cerebellum contributes to higher functions during development. Evidence from a series of children surgically treated for posterior fossa tumours. *Brain.* 2000. https://doi.org/10.1093/brain/123.5.1051.

44. Levisohn L, Cronin-Golomb A, Schmahmann JD. Neuropsychological consequences of cerebellar tumour resection in children. Cerebellar cognitive affective syndrome in a paediatric population. *Brain.* 2000. https://doi.org/10.1093/brain/123.5.1041.

45. Leggio MG, Silveri MC, Petrosini L, Molinari M. Phonological grouping is specifically affected in cerebellar patients: a verbal fluency study. *J Neurol Neurosurg Psychiatry.* 2000. https://doi.org/10.1136/jnnp.69.1.102.

46. Fiez JA, Petersen SE, Cheney MK, Raichle ME. Impaired non-motor learning and error detection associated with cerebellar damage: a single case study. *Brain.* 1992. https://doi.org/10.1093/brain/115.1.155.

47. Grafman J, Litvan I, Massaquoi S, Stewart M, Sirigu A, Hallett M. Cognitive planning deficit in patients with cerebellar atrophy. *Neurology.* 1992. https://doi.org/10.1212/wnl.42.8.1493.

48. Appollonio IM, Grafman J, Schwartz V, Massaquoi S, Hallett M. Memory in patients with cerebellar degeneration. *Neurology.* 1993. https://doi.org/10.1212/wnl.43.8.1536.

49. Drepper J, Timmann D, Kolb FP, Diener HC. Non-motor associative learning in patients with isolated degenerative cerebellar disease. *Brain.* 1999. https://doi.org/10.1093/brain/122.1.87.

50. Townsend J, Courchesne E, Covington J, et al. Spatial attention deficits in patients with acquired or developmental cerebellar abnormality. *J Neurosci.* 1999. https://doi.org/10.1523/jneurosci.19-13-05632.1999.

51. Courchesne E, Townsend J, Akshoomoff NA, et al. Impairment in shifting attention in autistic and cerebellar patients. *Behav Neurosci.* 1994. https://doi.org/10.1037/0735-7044.108.5.848.

52. Molinari M, Leggio MG, Silveri MC. Verbal fluency and agrammatism. *Int Rev Neurobiol.* 1997. https://doi.org/10.1016/s0074-7742(08)60358-x.

53. Hoche F, Guell X, Sherman JC, Vangel MG, Schmahmann JD. Cerebellar contribution to social cognition. *Cerebellum.* 2016;15:732–743. https://doi.org/10.1007/s12311-015-0746-9.

54. Guell X, Hoche F, Schmahmann JD. Metalinguistic deficits in patients with cerebellar dysfunction: empirical support for the dysmetria of thought theory. *Cerebellum.* 2015;14:50–58. https://doi.org/10.1007/s12311-014-0630-z.

55. Beldarrain G, Garcia-Moncó C, Quintana M, Llorens V, Rodeño E. Diaschisis and neuropsychological performance after cerebellar stroke. *Eur Neurol.* 1997. https://doi.org/10.1159/000117415.

56. Helmuth LL, Ivry RB, Shimizu N. Preserved performance by cerebellar patients on tests of word generation, discrimination learning, and attention. *Learn Mem.* 1997. https://doi.org/10.1101/lm.3.6.456.

57. Daum I, Ackermann H. Neuropsychological abnormalities in cerebellar syndromes-fact or fiction? *Int Rev Neurobiol.* 1997. https://doi.org/10.1016/s0074-7742(08)60365-7.

58. Friedman MA, Meyers CA, Sawaya R, Bruce JN, Hodge CJ, Piepmeier JM. Neuropsychological effects of third ventricle tumor surgery. *Neurosurgery.* 2003. https://doi.org/10.1227/01.NEU.0000053367.94965.6B.

59. Dietrich J, Prust M, Kaiser J. Chemotherapy, cognitive impairment and hippocampal toxicity. *Neuroscience.* 2015;309:224–232. https://doi.org/10.1016/j.neuroscience.2015.06.016.

60. McGirt MJ, Chaichana KL, Gathinji M, et al. Independent association of extent of resection with survival in patients with

malignant brain astrocytoma: clinical article. *J Neurosurg.* 2009;110(1):156–162. https://doi.org/10.3171/2008.4.17536.

61. Chang EF, Clark A, Smith JS, et al. Functional mapping-guided resection of low-grade gliomas in eloquent areas of the brain: improvement of long-term survival—clinical article. *J Neurosurg.* 2011;114(3):566–573. https://doi.org/10.3171/2010.6.JNS091246.

62. Allen DH, Loughan AR. Impact of cognitive impairment in patients with gliomas. *Semin Oncol Nurs.* 2018;34(5). https://doi.org/10.1016/j.soncn.2018.10.010.

63. Hodgson KD, Hutchinson AD, Wilson CJ, Nettelbeck T. A meta-analysis of the effects of chemotherapy on cognition in patients with cancer. *Cancer Treat Rev.* 2013. https://doi.org/10.1016/j.ctrv.2012.11.001.

64. Hosseini SMH, Koovakkattu D, Kesler SR. Altered small-world properties of gray matter networks in breast cancer. *BMC Neurol.* 2012. https://doi.org/10.1186/1471-2377-12-28.

65. Pendergrass JC, Targum SD, Harrison JE. Cognitive impairment associated with cancer: a brief review. *Innov Clin Neurosci.* 2018;15(1–2):36–44.

66. Seigers R, Schagen SB, Van Tellingen O, Dietrich J. Chemotherapy-related cognitive dysfunction: current animal studies and future directions. *Brain Imaging Behav.* 2013;7(4):453–459. https://doi.org/10.1007/s11682-013-9250-3.

67. Nokia MS, Anderson ML, Shors TJ. Chemotherapy disrupts learning, neurogenesis and theta activity in the adult brain. *Eur J Neurosci.* 2012;36(11):3521–3530. https://doi.org/10.1111/ejn.12007.

68. Gilbert MR, Dignam JJ, Armstrong TS, et al. A randomized trial of bevacizumab for newly diagnosed glioblastoma. *N Engl J Med.* 2014;370(8):699–708. https://doi.org/10.1056/NEJMoa1308573.

69. Greene-Schloesser D, Robbins ME. Radiation-induced cognitive impairment-from bench to bedside. *Neuro-Oncology.* 2012;14(Suppl. 4). https://doi.org/10.1093/neuonc/nos196.

70. Wilke C, Grosshans D, Duman J, Brown P, Li J. Radiation-induced cognitive toxicity: pathophysiology and interventions to reduce toxicity in adults. *Neuro-Oncology.* 2018. https://doi.org/10.1093/neuonc/nox195.

71. Tomé WA, Gökhan Ş, Brodin NP, et al. A mouse model replicating hippocampal sparing cranial irradiation in humans: a tool for identifying new strategies to limit neurocognitive decline. *Sci Rep.* 2015;5(August):14384. https://doi.org/10.1038/srep14384.

72. Monje ML, Vogel H, Masek M, Ligon KL, Fisher PG, Palmer TD. Impaired human hippocampal neurogenesis after treatment for central nervous system malignancies. *Ann Neurol.* 2007;62(5):515–520. https://doi.org/10.1002/ana.21214.

73. Wefel JS, Noll KR, Scheurer ME. Neurocognitive functioning and genetic variation in patients with primary brain tumours. *Lancet Oncol.* 2016;17(3):e97–e108. https://doi.org/10.1016/S1470-2045(15)00380-0.

74. Correa DD, Satagopan J, Martin A, et al. Genetic variants and cognitive functions in patients with brain tumors. *Neuro-Oncology.* 2019;21(10):1297–1309. https://doi.org/10.1093/neuonc/noz094.

75. Meyers CA, Wefel JS. The use of the mini-mental state examination to assess cognitive functioning in cancer trials: no ifs, ands, buts, or sensitivity. *J Clin Oncol.* 2003;21(19):3557–3558. https://doi.org/10.1200/JCO.2003.07.080.

76. Aslanzadeh F, Braun SE, Brechbiel J, et al. *Screening for Cognitive Impairment in Primary Brain Tumor Patients: A Preliminary Investigation With the MMSE-2 and RBANS.* International Neuropsychological Society; 2020.

77. Wefel JS, Vardy J, Ahles T, Schagen SB. International Cognition and Cancer Task Force recommendations to harmonise studies of cognitive function in patients with cancer. *Lancet Oncol.* 2011;12(7):703–708. https://doi.org/10.1016/S1470-2045(10)70294-1.

78. Benedict RHB, Schretlen D, Groninger L, Brandt J. Hopkins verbal learning test-revised: normative data and analysis of inter-form and test-retest reliability. *Clin Neuropsychol.* 1998;12(1):43–55. https://doi.org/10.1076/clin.12.1.43.1726.

79. Patterson J. Multilingual aphasia examination. In: *Encyclopedia of Clinical Neuropsychology;* 2011:1674–1676. https://doi.org/10.1007/978-0-387-79948-3_900.

80. Tombaugh TN. Trail Making Test A and B: normative data stratified by age and education. *Arch Clin Neuropsychol.* 2004;19(2):203–214. https://doi.org/10.1016/S0887-6177(03)00039-8.

81. Rugo HS, Ahles T. The impact of adjuvant therapy for breast cancer on cognitive function: current evidence and directions for research. *Semin Oncol.* 2003;30(6). https://doi.org/10.1053/j.seminoncol.2003.09.008.

82. Cull A, Hay C, Love SB, Mackie M, Smets E, Stewart M. What do cancer patients mean when they complain of concentration and memory problems? *Br J Cancer.* 1996;74(10):1674–1679. https://doi.org/10.1038/bjc.1996.608.

83. Poppelreuter M, Weis J, Külz AK, Tucha O, Lange KW, Bartsch HH. Cognitive dysfunction and subjective complaints of cancer patients: a cross-sectional study in a cancer rehabilitation centre. *Eur J Cancer.* 2004;40(1):43–49. https://doi.org/10.1016/j.ejca.2003.08.001.

84. Gehring K, Taphoorn MJB, Sitskoorn MM, Aaronson NK. Predictors of subjective versus objective cognitive functioning in patients with stable grades II and III glioma. *Neurooncol Pract.* 2015;2(1):20–31. https://doi.org/10.1093/nop/npu035.

85. van der Linden SD, Gehring K, De Baene W, Emons WHM, Rutten GJM, Sitskoorn MM. Assessment of executive functioning in patients with meningioma and low-grade glioma: a comparison of self-report, proxy-report, and test performance. *J Int Neuropsychol Soc.* 2020;26:187–196. https://doi.org/10.1017/S1355617719001164.

86. Meyers CA, Weitzner MA, Valentine AD, Levin VA. Methylphenidate therapy improves cognition, mood, and function of brain tumor patients. *J Clin Oncol.* 1998;16(7):2522–2527. http://www.ncbi.nlm.nih.gov/pubmed/9667273.

87. Gehring K, Patwardhan SY, Collins R, et al. A randomized trial on the efficacy of methylphenidate and modafinil for improving cognitive functioning and symptoms in patients with a primary brain tumor. *J Neuro-Oncol.* 2012;107(1):165–174. https://doi.org/10.1007/s11060-011-0723-1.

88. Shaw EG, Rosdhal R, D'Agostino RB, et al. Phase II study of donepezil in irradiated brain tumor patients: effect on cognitive function, mood, and quality of life. *J Clin Oncol.* 2006. https://doi.org/10.1200/JCO.2005.03.3001.

89. Rapp SR, Case LD, Peiffer A, et al. Donepezil for irradiated brain tumor survivors: a phase III randomized placebo-controlled clinical trial. *J Clin Oncol.* 2015;33(15):1653–1659. https://doi.org/10.1200/JCO.2014.58.4508.

90. Brown PD, Pugh S, Laack NN, et al. Memantine for the prevention of cognitive dysfunction in patients receiving whole-brain radiotherapy: a randomized, double-blind, placebo-controlled trial. *Neuro-Oncology.* 2013;15(10):1429–1437. https://doi.org/10.1093/neuonc/not114.

91. Boele FW, Douw L, De Groot M, et al. The effect of modafinil on fatigue, cognitive functioning, and mood in primary brain tumor patients: a multicenter randomized controlled trial. *Neuro-Oncology.* 2013;15(10):1420–1428. https://doi.org/10.1093/neuonc/not102.

92. Page BR, Shaw EG, Lu L, et al. Phase II double-blind placebo-controlled randomized study of armodafinil for brain radiation-induced fatigue. *Neuro-Oncology.* 2015;17(10):1393–1401. https://doi.org/10.1093/neuonc/nov084.

93. Treanor CJ, Mcmenamin UC, O'Neill RF, et al. Non-pharmacological interventions for cognitive impairment due to systemic cancer treatment. *Cochrane Database Syst Rev.* 2016. https://doi.org/10.1002/14651858.CD011325.pub2.

94. Mar Fan HG, Clemons M, Xu W, et al. A randomised, placebo-controlled, double-blind trial of the effects of d-methylphenidate on fatigue and cognitive dysfunction in women undergoing adjuvant chemotherapy for breast cancer. *Support Care Cancer.* 2008. https://doi.org/10.1007/s00520-007-0341-9.

95. Fernandes H, Richard N, Edelstein K. Cognitive rehabilitation for cancer-related cognitive dysfunction: a systematic review. *Support Care Cancer.* 2019;27:3253–3279. https://doi.org/10.1007/s00520-019-04866-2.

96. Walsh S, Primeau M. Neuropsychological rehabilitation and habituation. In: Noggle C, Dean R, Barisa M, eds. *Neuropsychological Rehabilitation.* Springer; 2013.

97. Gehring K, Sitskoorn MM, Gundy CM, et al. Cognitive rehabilitation in patients with gliomas: a randomized, controlled trial. *J Clin Oncol.* 2009;27(22):3712–3722. https://doi.org/10.1200/JCO.2008.20.5765.

98. Hassler MR, Elandt K, Preusser M, et al. Neurocognitive training in patients with high-grade glioma: a pilot study. *J Neuro-Oncol.* 2010;97(1):109–115. https://doi.org/10.1007/s11060-009-0006-2.

99. Sherer M, Meyers CA, Bergloff P. Efficacy of postacute brain injury rehabilitation for patients with primary malignant brain tumors. *Cancer.* 1997;80(2):250–257. https://doi.org/10.1002/(SICI)1097-0142(19970715)80.

100. Zucchella C, Capone A, Codella V, et al. Cognitive rehabilitation for early post-surgery inpatients affected by primary brain tumor: a randomized, controlled trial. *J Neuro-Oncol.* 2013;114(1):93–100. https://doi.org/10.1007/s11060-013-1153-z.

101. Yang S, Chun MH, Son YR. Effect of virtual reality on cognitive dysfunction in patients with brain tumor. *Ann Rehabil Med.* 2014;38(6):726–733. https://doi.org/10.5535/arm.2014.38.6.726.

102. Maschio M, Dinapoli L, Fabi A, Giannarelli D, Cantelmi T. Cognitive rehabilitation training in patients with brain tumor-related epilepsy and cognitive deficits: a pilot study. *J Neuro-Oncol.* 2015;125:419–426. https://doi.org/10.1007/s11060-015-1933-8.

103. Richard NM, Bernstein LJ, Mason WP, et al. Cognitive rehabilitation for executive dysfunction in brain tumor patients: a pilot randomized controlled trial. *J Neuro-Oncol.* 2019;142:565–575. https://doi.org/10.1007/s11060-019-03130-1.

104. Huang ME, Cifu DX, Keyser-Marcus L. Functional outcome after brain tumor and acute stroke: a comparative analysis. *Arch Phys Med Rehabil.* 1998;79(11):1386–1390.

105. O'Dell MW, Barr K, Spanier D, Warnick RE. Functional outcome of inpatient rehabilitation in persons with brain tumors. *Arch Phys Med Rehabil.* 1998;79(12):1530–1534.

106. Kucherer S, Ferguson RJ. Cognitive behavioral therapy for cancer-related cognitive dysfunction. *Curr Opin Support Palliat Care.* 2017. https://doi.org/10.1097/SPC.0000000000000247.

107. Ferguson RJ, McDonald BC, Rocque MA, et al. Development of CBT for chemotherapy-related cognitive change: results of a wait-list control trial. *Psychooncology.* 2012. https://doi.org/10.1002/pon.1878.

108. Ferguson RJ, Sigmon ST, Pritchard AJ, et al. A randomized trial of videoconference-delivered cognitive behavioral therapy for survivors of breast cancer with self-reported cognitive dysfunction. *Cancer.* 2016. https://doi.org/10.1002/cncr.29891.

109. Schmitz KH, Courneya KS, Matthews C, et al. American college of sports medicine roundtable on exercise guidelines for cancer survivors. *Med Sci Sports Exerc.* 2010;42(7):1409–1426. https://doi.org/10.1249/MSS.0b013e3181e0c112.

110. Myers JS, Erickson KI, Sereika SM, Bender CM. Exercise as an intervention to mitigate decreased cognitive function from cancer and cancer treatment: an integrative review. *Cancer Nurs.* 2018. https://doi.org/10.1097/NCC.0000000000000549.

111. Jones LW, Guill B, Keir ST, et al. Exercise interest and preferences among patients diagnosed with primary brain cancer. *Support Care Cancer.* 2007;15(1):47–55. https://doi.org/10.1007/s00520-006-0096-8.

112. Molassiotis A, Zheng Y, Denton-Cardew L, Swindell R, Brunton L. Symptoms experienced by cancer patients during the first year from diagnosis: patient and informal caregiver ratings and agreement. *Palliat Support Care.* 2010;8(03):313–324. https://doi.org/10.1017/S1478951510000118.

113. Lovely MP. Symptom management of brain tumor patients. *Semin Oncol Nurs.* 2004;20(4):273–283.

114. Saeed SA, Cunningham K, Bloch RM. Depression and anxiety disorders: benefits of exercise, yoga, and meditation. *Am Fam Physician.* 2019;99(10):620–627.

115. Wang CW, Chan CHY, Ho RTH, Chan JSM, Ng SM, Chan CLW. Managing stress and anxiety through qigong exercise in healthy adults: a systematic review and meta-analysis of randomized controlled trials. *BMC Complement Altern Med.* 2014. https://doi.org/10.1186/1472-6882-14-8.

116. Madhusoodanan S, Ting MB, Farah T, Ugur U. Psychiatric aspects of brain tumors: a review. *World J Psychiatry.* 2015;5(3):273–

285. https://doi.org/10.5498/wjp.v5.i3.273.

117. Loughan AR, Aslanzadeh FJ, Brechbiel J, et al. Death-related distress in adult primary brain tumor patients. *Neurooncol Pract.* 2020;7(5):498–506. https://doi.org/10.1093/nop/npaa015.

118. Tibbs MD, Huynh-Le MP, Reyes A, et al. Longitudinal analysis of depression and anxiety symptoms as independent predictors of neurocognitive function in primary brain tumor patients. *Int J Radiat Oncol Biol Phys.* 2020;108(5):1229–1239. https://doi.org/10.1016/j.ijrobp.2020.07.002.

119. Litofsky NS, Resnick AG. The relationships between depression and brain tumors. *J Neuro-Oncol.* 2009;94:153–161. https://doi.org/10.1007/s11060-009-9825-4.

120. Bunevicius A, Deltuva V, Tamasauskas S, Tamasauskas A, Bunevicius R. Screening for psychological distress in neurosurgical brain tumor patients using the Patient Health Questionnaire-2. *Psychooncology.* 2013;22(8):1895–1900. https://doi.org/10.1002/pon.3237.

121. Mainio A, Hakko H, Niemelä A, Koivukangas J, Räsänen P. Depression in relation to anxiety, obsessionality and phobia among neurosurgical patients with a primary brain tumor: a 1-year follow-up study. *Clin Neurol Neurosurg.* 2011;113(8):649–653. https://doi.org/10.1016/j.clineuro.2011.05.006.

122. Fox SW, Lyon D, Farace E. Symptom clusters in patients with high-grade glioma. *J Nurs Scholarsh.* 2007;39(1):61–67.

123. Litofsky NS, Farace E, Anderson F, et al. Depression in patients with high-grade glioma: results of the glioma outcomes project. *Neurosurgery.* 2004;54:358–367. https://doi.org/10.1227/01.NEU.0000103450.94724.A2.

124. Pelletier G, Verhoef MJ, Khatri N, Hagen N. Quality of life in brain tumor patients: the relative contributions of depression, fatigue, emotional distress, and existential issues. *J Neuro-Oncol.* 2002;57(1):41–49.

125. Wellisch DK, Kaleita TA, Freeman D, Cloughesy T, Goldman J. Predicting major depression in brain tumor patients. *Psychooncology.* 2002;11(3):230–238. https://doi.org/10.1002/pon.562.

126. Arnold SD, Forman LM, Brigidi BD, et al. Evaluation and characterization of generalized anxiety and depression in patients with primary brain tumors. *Neuro-Oncology.* 2008;10(2):171–181. https://doi.org/10.1215/15228517-2007-057.

127. Linden W, Vodermaier A, MacKenzie R, Greig D. Anxiety and depression after cancer diagnosis: prevalence rates by cancer type, gender, and age. *J Affect Disord.* 2012;121(2–3):343–351. https://doi.org/10.1016/j.jad.2012.03.025.

128. American Psychiatric Association. *Diagnostic and Statistical Manual of Mental Disorders: DSM-5.* American Psychiatric Association; 2013:991. https://doi.org/10.1176/appi.books.9780890425596.744053.

129. Mainio A, Hakko H, Timonen M, Niemelä A, Koivukangas J, Räsänen P. Depression in relation to survival among neurosurgical patients with a primary brain tumor: a 5-year follow-up study. *Neurosurgery.* 2005;56(6):1234–1241. https://doi.org/10.1227/01.NEU.0000159648.44507.7F.

130. Huang J, Zeng C, Xiao J, et al. Association between depression and brain tumor: a systematic review and meta-analysis. *Oncotarget.* 2017;8(55):94932–94943. https://doi.org/10.18632/oncotarget.19843.

131. Kilbride L, Smith G, Grant R. The frequency and cause of anxiety and depression amongst patients with malignant brain tumours between surgery and radiotherapy. *J Neuro-Oncol.* 2007;84(3):297–304. https://doi.org/10.1007/s11060-007-9374-7.

132. Pringle AM, Taylor R, Whittle IR. Anxiety and depression in patients with an intracranial neoplasm before and after tumour surgery. *Br J Neurosurg.* 1999;13(1):46–51. https://doi.org/10.1080/02688699944177.

133. Mainio A, Hakko H, Niemelä A, Koivukangas J, Räsänen P. Gender difference in relation to depression and quality of life among patients with a primary brain tumor. *Eur Psychiatry.* 2006;21(3):194–199. https://doi.org/10.1016/j.eurpsy.2005.05.008.

134. Mirijello A, Leggio L, Ferrulli A, Miceli A. State and trait anxiety and depression in patients with primary brain tumors before and after surgery: 1-year longitudinal study celiac disease view

project genetics of hemangioblastoma of the central nervous system view project. *J Neurosurg.* 2008. https://doi.org/10.3171/JNS/2008/108/2/0281.

135. Rosenblum ML, Kalkanis S, Goldberg W, et al. Odyssey of hope: a physician's guide to communicating with brain tumor patients across the continuum of care. *J Neuro-Oncol.* 2009;92(3 SPEC. ISS):241–251. https://doi.org/10.1007/s11060-009-9828-1.

136. Bunevicius A, Tamasauskas S, Deltuva V, Tamasauskas A, Radziunas A, Bunevicius R. Predictors of health-related quality of life in neurosurgical brain tumor patients: focus on patient-centered perspective. *Acta Neurochir.* 2014;156(2):367–374. https://doi.org/10.1007/s00701-013-1930-7.

137. Goebel S, Mehdorn HM. Development of anxiety and depression in patients with benign intracranial meningiomas: a prospective long-term study. *Support Care Cancer.* 2013;21(5):1365–1372. https://doi.org/10.1007/s00520-012-1675-5.

138. Morantz RA, Walsh WJ. *Brain Tumors: A Comprehensive Text.* 1st ed. New York, NY: Informa HealthCare; 1993.

139. Cohen SR, Mount BM, Tomas JJN, Mount LF. Existential well-being is an important determinant of quality of life: evidence from the McGill Quality of Life Questionnaire. *Cancer.* 1996;77(3):576–586. https://doi.org/10.1002/(SICI)1097-0142(19960201)77:3<576::AID-CNCR22>3.0.CO;2-0.

140. Cavers D, Hacking B, Erridge SE, Kendall M, Morris PG, Murray SA. Social, psychological and existential well-being in patients with glioma and their caregivers: a qualitative study. *Can Med Assoc J.* 2012;184(7):373–382. https://doi.org/10.1503/cmaj.111622.

141. Ownsworth T, Nash K. Existential well-being and meaning making in the context of primary brain tumor: conceptualization and implications for intervention. *Front Oncol.* 2015;5(APR):1–6. https://doi.org/10.3389/fonc.2015.00096.

142. Loughan AR, Lanoye A, Aslanzadeh F, et al. Fear of Cancer Recurrence and Death Anxiety: unaddressed concerns for adult neuro-oncology patients. *J Clin Psychol Med Settings.* 2019;1–15.

143. Ownsworth T, Chambers S, Damborg E, Casey L, Walker DG, Shum DHK. Evaluation of the making sense of brain tumor program: a randomized controlled trial of a home-based psychosocial intervention. *Psychooncology.* 2014. https://doi.org/10.1002/pon.3687.

144. Keschner M, Bender M, Strauss I. Mental symptoms associated with brain tumor: a study of 530 verified cases. *JAMA.* 1938;110:714–718.

145. Massie MJ. Prevalence of depression in patients with cancer. *J Natl Cancer Inst Monogr.* 2004. https://doi.org/10.1093/jncimonographs/lgh014.

146. Sotelo JL, Musselman D, Nemeroff C. The biology of depression in cancer and the relationship between depression and cancer progression. *Int Rev Psychiatry.* 2014. https://doi.org/10.3109/09540261.2013.875891.

147. Irle E, Peper M, Wowra B, Kunze S. Mood changes after surgery for tumors of the cerebral cortex. *Arch Neurol.* 1994;51(2):164–174. https://doi.org/10.1001/archneur.1994.00540140070017.

148. Ismail MF, Lavelle C, Cassidy EM. Steroid-induced mental disorders in cancer patients: a systematic review. *Future Oncol.* 2017. https://doi.org/10.2217/fon-2017-0306.

149. Filley CM, Kleinschmidt-DeMasters BK. Neurobehavioral presentations of brain neoplasms. *West J Med.* 1995.

150. Madhusoodanan S, Opler MG, Moise D, et al. Brain tumor location and psychiatric symptoms: is there any association? A meta-analysis of published case studies. *Expert Rev Neurother.* 2010. https://doi.org/10.1586/ern.10.94.

151. Lezak MD, Howieson DB, David WL. *Neuropsychological Assessment.* Oxford University Press; 2004.

152. Nachev P, Husain M. Disorders of visual attention and the posterior parietal cortex. *Cortex.* 2006;42:766–773.

153. Price BH, Mesulam M. Psychiatric manifestations of right hemisphere infarctions. *J Nerv Ment Dis.* 1985;173(10):610–614. https://doi.org/10.1097/00005053-198510000-00006.

154. Mechanick JI, Hochberg FH, LaRocque A. Hypothalamic dysfunction following whole-brain irradiation. *J Neurosurg.* 1986;65(4):490–494. https://doi.org/10.3171/jns.1986.65.4.0490.

155. Scharre DW. Neuropsychiatric aspects of neoplastic, demyelinating, infectious, and inflammatory brain disorders. In: Coffey CE, Jeffrey C, eds. *Textbook of Geriatric Neuropsychiatry. Washington.* Washington, DC: American Psychiatric Press, Inc; 2000:523–547.

156. Price TRP, Goetz KL, Lovell MR. Neuropsychiatric aspects of brain tumors. In: Yodofsky SC, Hales R, eds. *The American Psychiatric Publishing Textbook of Neuropsychiatry and Clinical Neurosciences.* 4th ed. Washington, DC: American Psychiatric Publishing, Inc; 2002:735–764.

157. Nasrallah HA, McChesney CM. Psychopathology of corpus callosum tumors. *Biol Psychiatry.* 1981;16:663–669.

158. Schmahmann JD. Disorders of the cerebellum: ataxia, dysmetria of thought, and the cerebellar cognitive affective syndrome. *J Neuropsychiatr Clin Neurosci.* 2004;16(3):367–378. https://doi.org/10.1176/jnp.16.3.367.

159. Heilman KM, Bowers D, Valenstein E, Watson RT. Disorders of visual attention. *Baillieres Clin Neurol.* 1993;2(2):389–413.

160. Madhusoodanan S, Danan D, Moise D. Psychiatric manifestations of brain tumors: diagnostic implications. *Expert Rev Neurother.* 2007;7(4):343–349. https://doi.org/10.1586/14737175.7.4.343.

161. Rooney A, Grant R. Pharmacological treatment of depression in patients with a primary brain tumour. *Cochrane Database Syst Rev.* 2013;5:1–19. https://doi.org/10.1002/14651858.CD006932.pub3.

162. Vaidya R, Sood R, Karlin N, Jatoi A. Benzodiazepine use in breast cancer survivors: findings from a consecutive series of 1,000 patients. *Oncology.* 2011;81(1):9–11. https://doi.org/10.1159/000330814.

163. Pace A, Di Lorenzo C, Guariglia L, et al. End of life issues in brain tumor patients. *J Neuro-Oncol.* 2009;91(1):39–43. https://doi.org/10.1007/s11060-008-9670-x.

164. Platt LM, Whitburn AI, Platt-Koch AG, Koch RL. Nonpharmacological alternatives to benzodiazepine drugs for the treatment of anxiety in outpatient populations: a literature review. *J Psychosoc Nurs Ment Health Serv.* 2016;54(8):35–42. https://doi.org/10.3928/02793695-20160725-07.

165. Boele FW, Rooney AG, Grant R, Klein M. Psychiatric symptoms in glioma patients: from diagnosis to management. *Neuropsychiatr Dis Treat.* 2015;11:1413–1420. https://doi.org/10.2147/NDT.S65874.

166. Yudofsky SC, Hales R, eds. *The American Psychiatric Publishing Textbook of Neuropsychiatry and Behavioral Neurosciences.* 5th ed. Arlington, VA: American Psychiatric Publishing Co; 2007.

167. Ownsworth T, Cubis L, Prasad T, et al. Feasibility and acceptability of a telehealth platform for delivering the Making Sense of Brain Tumour programme: a mixed-methods pilot study. *Neuropsychol Rehabil.* 2020;1–29. https://doi.org/10.1080/09602011.2020.1826331.

168. Clark MM, Rummans TA, Atherton PJ, et al. Randomized controlled trial of maintaining quality of life during radiotherapy for advanced cancer. *Cancer.* 2013;119(4):880–887. https://doi.org/10.1002/cncr.27776.

169. Rodin G, Lo C, Mikulincer M, Donner A, Gagliese L, Zimmermann C. Pathways to distress: the multiple determinants of depression, hopelessness, and the desire for hastened death in metastatic cancer patients. *Soc Sci Med.* 2009;68(3):562–569. https://doi.org/10.1016/j.socscimed.2008.10.037.

170. Lo C, Zimmermann C, Rydall A, et al. Longitudinal study of depressive symptoms in patients with metastatic gastrointestinal and lung cancer. *J Clin Oncol.* 2010;28(18):3084–3089. https://doi.org/10.1200/JCO.2009.26.9712.

171. Rodin G, Lo C, Rydall A, et al. Managing Cancer and Living Meaningfully (CALM): a randomized controlled trial of a psychological intervention for patients with advanced cancer. *J Clin Oncol.* 2018;36(23):2422–2432. https://doi.org/10.1200/JCO.2017.77.1097.

172. Breitbart W, Poppito S, Rosenfeld B, et al. Pilot randomized controlled trial of individual meaning-centered psychotherapy for patients with advanced cancer. *J Clin Oncol.* 2012;30(12):1304–1309. https://doi.org/10.1200/JCO.2011.36.2517.

173. Houmann LJ, Chochinov HM, Kristjanson LJ, Petersen MA, Groenvold M. A prospective evaluation of Dignity Therapy in advanced cancer patients admitted to palliative care. *Palliat Med.*

2014;28(5):448–458. https://doi.org/10.1177/0269216313514883.

174. Levin GT, Greenwood KM, Singh F, Tsoi D, Newton RU. Exercise improves physical function and mental health of brain cancer survivors: two exploratory case studies. *Integr Cancer Ther.* 2015;15(2):190–196. https://doi.org/10.1177/1534735415600068.

175. Armstrong TS, Ying Y, Wu J, et al. The relationship between corticosteroids and symptoms in patients with primary brain tumors: utility of the Dexamethasone Symptom Questionnaire-Chronic. *Neuro-Oncology.* 2015;17(8):1114–1120. https://doi.org/10.1093/neuonc/nov054.

176. Ness-Abramof R, Apovian CM. Drug-induced weight gain. *Drugs Today (Barc).* 2005;41(8):547–555. https://doi.org/10.1358/dot.2005.41.8.893630.

177. Armstrong TS, Vera-Bolanos E, Acquaye AA, Gilbert MR, Ladha H, Mendoza T. The symptom burden of primary brain tumors: evidence for a core set of tumor- and treatment-related symptoms. *Neuro-Oncology.* 2016;18(2):252–260. https://doi.org/10.1093/neuonc/nov166.

178. Bitterlich C, Vordermark D. Analysis of health-related quality of life in patients with brain tumors prior and subsequent to radiotherapy. *Oncol Lett.* 2017;14(2):1841–1846. https://doi.org/10.3892/ol.2017.6310.

179. Erharter A, Giesinger J, Kemmler G, et al. Implementation of computer-based quality-of-life monitoring in brain tumor outpatients in routine clinical practice. *J Pain Symptom Manag.* 2010;39(2):219–229. https://doi.org/10.1016/j.jpainsymman.2009.06.015.

180. McCall M, Leone A, Cusimano MD. Nutritional status and body composition of adult patients with brain tumours awaiting surgical resection. *Can J Diet Pract Res.* 2014;75(3):148–151. https://doi.org/10.3148/cjdpr-2014-007.

181. Ijzerman-Korevaar M, Snijders TJ, de Graeff A, Teunissen SCCM, de Vos FYF. Prevalence of symptoms in glioma patients throughout the disease trajectory: a systematic review. *J Neuro-Oncol.* 2018;140(3):485–496. https://doi.org/10.1007/s11060-018-03015-9.

182. Allen D. Dronabinol therapy: central nervous system adverse events in adults with primary brain tumors. *Clin J Oncol Nurs.* 2019;23(1):1–4. https://doi.org/10.1188/19.CJON.23-26.

183. Jacobsen PB, Jim HS. Psychosocial interventions for anxiety and depression in adult cancer patients: achievements and challenges. *CA Cancer J Clin.* 2008;58(4):214–230. https://doi.org/10.3322/ca.2008.0003.

184. National Comprehensive Cancer Network. Cancer-related fatigue. Clinical practice guidelines in oncology. *J Natl Compr Cancer Netw.* 2003;1(3):308–331.

185. Lovely M, Stewart-Amidei C, Arzbaecher J, et al. *Care of the Adult Patient With a Brain Tumor.* Chicago: American Association of Neuroscience Nurses; 2014.

186. Curt GA, Breitbart W, Cella D, et al. Impact of cancer-related fatigue on the lives of patients: new findings from the fatigue coalition. *Oncologist.* 2000;5(5):353–360. https://doi.org/10.1634/theoncologist.5-5-353.

187. Zandvoort V, Kappelle LJ, Algra A, De Haan F. Decreased capacity for mental eVort after single supratentorial lacunar infarct may aVect performance in everyday life. *J Neurol Neurosurg Psychiatry.* 1998. https://doi.org/10.1136/jnnp.65.5.697.

188. Portenoy RK, Itri LM. Cancer-related fatigue: guidelines for evaluation and management. *Oncologist.* 1999;4.

189. Lai Y-H, Chang JT-C, Keefe FJ, et al. Symptom distress, catastrophic thinking, and hope in nasopharyngeal carcinoma patients. *Cancer Nurs.* 2003;26:485–493.

190. Asher A, Fu JB, Bailey C, Hughes JK. Fatigue among patients with brain tumors. *CNS Oncol.* 2016;5(2):91–100. https://doi.org/10.2217/cns-2015-0008.

191. Armstrong TS, Cron SG, Vera Bolanos E, Gilbert MR, Kang DH. Risk factors for fatigue severity in primary brain tumor patients. *Cancer.* 2010;116(11):2707–2715. https://doi.org/10.1002/cncr.25018.

192. Lovely MP, Miaskowski C, Dodd M. Relationship between fatigue and quality of life in patients with glioblastoma multiformae. *Oncol Nurs Forum.* 1999;26(5):921–925.

193. Janda M, Steginga S, Dunn J, Langbecker D, Walker D, Eakin E. Unmet supportive care needs and interest in services

among patients with a brain tumour and their carers. *Patient Educ Couns.* 2008;71(2):251–258. https://doi.org/10.1016/j.pec.2008.01.020.

194. Maqbool T, Agarwal A, Sium A, Trang A, Chung C, Papadakos J. Informational and supportive care needs of brain metastases patients and caregivers: a systematic review. *J Cancer Educ.* 2016. https://doi.org/10.1007/s13187-016-1030-5.

195. Puetz TW, Herring MP. Differential effects of exercise on cancer-related fatigue during and following treatment: a meta-analysis. *Am J Prev Med.* 2012;43(2). https://doi.org/10.1016/j.amepre.2012.04.027, e1.

196. Jeon MS, Dhillon HM, Agar MR. Sleep disturbance of adults with a brain tumor and their family caregivers: a systematic review. *Neuro-Oncology.* 2017;19(8):1035–1046. https://doi.org/10.1093/neuonc/nox019.

197. Armstrong TS, Shade MY, Breton G, et al. Sleep-wake disturbance in patients with brain tumors. *Neuro-Oncology.* 2017;19(3):323–335. https://doi.org/10.1093/neuonc/now119.

198. Jeon MS, Dhillon HM, Koh E-S, et al. Exploring sleep disturbance among adults with primary or secondary malignant brain tumors and their caregivers. *Neurooncol Pract.* 2020. https://doi.org/10.1093/nop/npaa057.

199. Jeon MS, Dhillon HM, Descallar J, et al. Prevalence and severity of sleep difficulty in patients with a CNS cancer receiving palliative care in Australia. *Neurooncol Pract.* 2019;6(6):499–507. https://doi.org/10.1093/nop/npz005.

200. Thier K, Calabek B, Tinchon A, Grisold W, Oberndorfer S. The Last 10 days of patients with glioblastoma: assessment of clinical signs and symptoms as well as treatment. *Am J Hosp Palliat Care.* 2016;33(10):985–988. https://doi.org/10.1177/1049909115609295.

201. Powell C, Guerrero D, Sardell S, et al. Somnolence syndrome in patients receiving radical radiotherapy for primary brain tumours: a prospective study. *Radiother Oncol.* 2011;100(1):131–136. https://doi.org/10.1016/j.radonc.2011.06.028.

202. Jeon MS, Dhillon HM, Koh ES, Nowak AK, Hovey E, Agar MR. Sleep disturbance in people with brain tumours and caregivers: a survey of healthcare professionals' views and current practice. *Support Care Cancer.* 2020;1–12. https://doi.org/10.1007/s00520-020-05635-2.

203. Proctor A, Bianchi MT. Clinical pharmacology in sleep medicine. *ISRN Pharmacol.* 2012;1–14. https://doi.org/10.5402/2012/914168.

204. Willis K, Ratvys S, Lanoye A, Loughan A. *Insomnia in Brain Tumor Patients: Assessing Needs in Neuro-Oncology.* Austin, TX: Society for NeuroOncology; 2020.

205. Campbell T, Garland S, Johnson J, et al. Sleeping well with cancer: a systematic review of cognitive behavioral therapy for insomnia in cancer patients. *Neuropsychiatr Dis Treat.* 2014;10:1113. https://doi.org/10.2147/NDT.S47790.

206. Garland SN, Carlson LE, Stephens AJ, Antle MC, Samuels C, Campbell TS. Mindfulness-based stress reduction compared with cognitive behavioral therapy for the treatment of insomnia comorbid with cancer: a randomized, partially blinded, non-inferiority trial. *J Clin Oncol.* 2014;32(5):449–457. https://doi.org/10.1200/JCO.2012.47.7265.

207. Kushner DS, Amidei C. Rehabilitation of motor dysfunction in primary brain tumor patients†. *Neurooncol Pract.* 2015;2(4):185–191. https://doi.org/10.1093/nop/npv019.

208. Amidei C, Kushner DS. Clinical implications of motor deficits related to brain tumors†. *Neurooncol Pract.* 2015;2(4):179–184. https://doi.org/10.1093/nop/npv017.

209. Mez J, Stern RA, McKee AC. Chronic traumatic encephalopathy: where are we and where are we going? Topical collection on dementia. *Curr Neurol Neurosci Rep.* 2013;13(12):1–12. https://doi.org/10.1007/s11910-013-0407-7.

210. Chao ST, Ahluwalia MS, Barnett GH, et al. Challenges with the diagnosis and treatment of cerebral radiation necrosis. *Int J Radiat Oncol Biol Phys.* 2013;87(3):449–457. https://doi.org/10.1016/j.ijrobp.2013.05.015.

211. Windebank AJ, Grisold W. Chemotherapy-induced neuropathy. *J Peripher Nerv Syst.* 2008;13:27–46.

212. Dietrich J, Rao K, Pastorino S, Kesari S. Corticosteroids in brain

cancer patients: benefits and pitfalls. *Expert Rev Clin Pharmacol.* 2014. https://doi.org/10.1586/ecp.11.1.

213. Khan F, Amatya B, Drummond K, Galea M. Effectiveness of integrated multidisciplinary rehabilitation in primary brain cancer survivors in an Australian community cohort: a controlled clinical trial. *J Rehabil Med.* 2014;46(8):754–760. https://doi.org/10.2340/16501977-1840.

214. Lovely MP, Stewart-Amidei C, Page M, et al. A new reality: long-term survivorship with a malignant brain tumor. *Oncol Nurs Forum.* 2013;40(3):267–274. https://doi.org/10.1188/13.ONF.267-274.

215. Zaini S, Guan NC, Sulaiman AH, Zainal NZ, Huri HZ, Shamsudin SH. The use of antidepressants for physical and psychological symptoms in cancer. *Curr Drug Targets.* 2018;19(12):1431–1455. https://doi.org/10.2174/1389450119666180226125026.

216. Andersen BL. Surviving cancer: the importance of sexual self-concept. *Med Pediatr Oncol.* 1999;33:15–23. https://doi.org/10.1002/(SICI)1096-911X(199907)33:1<15::AID-MPO4>3.0.CO;2-L.

217. Kieran MW, Walker D, Frappaz D, Prados M. Brain tumors: from childhood through adolescence into adulthood. *J Clin Oncol.* 2010;28(32):4783–4789. https://doi.org/10.1200/JCO.2010.28.3481.

218. Cubis L, Ownsworth T, Pinkham MB, Foote M, Legg M, Chambers S. The importance of staying connected: mediating and moderating effects of social group memberships on psychological well-being after brain tumor. *Psychooncology.* 2019;28(7):1537–1543. https://doi.org/10.1002/pon.5125.

219. Janda M, Eakin EG, Bailey L, Walker D, Troy K. Supportive care needs of people with brain tumours and their carers. *Support Care Cancer.* 2006;14(11):1094–1103. https://doi.org/10.1007/s00520-006-0074-1.

220. Cavers D, Hacking B, Erridge S, Kendall M, Morris PG, Murray SA. Social, psychological and existential well-being in patients with glioma and their caregivers: a qualitative study. *CMAJ.* 2012. https://doi.org/10.1503/cmaj.111622.

221. Sterckx W, Coolbrandt A, Clement P, et al. Living with a high-grade glioma: a qualitative study of patients' experiences and care needs. *Eur J Oncol Nurs.* 2015;19(4):383–390. https://doi.org/10.1016/j.ejon.2015.01.003.

222. Adelbratt S, Strang P. Death anxiety in brain tumour patients and their spouses. *Palliat Med.* 2000;14(6):499–507.

223. Ownsworth T, Chambers S, Hawkes A, Walker DG, Shum D. Making sense of brain tumour: a qualitative investigation of personal and social processes of adjustment. *Neuropsychol Rehabil.* 2010;21(1):117–137. https://doi.org/10.1080/09602011.2010.537073.

224. Ownsworth T. *Self-Identity After Brain Injury.* Psychology Press; 2014.

225. Mcconigley R, Halkett G. Caring for someone with high-grade glioma: a time of rapid change for caregivers. *Palliat Med.* 2010. https://doi.org/10.1177/0269216309360118.

226. Ownsworth T, Henderson L, Chambers SK. Social support buffers the impact of functional impairments on caregiver psychological well-being in the context of brain tumor and other cancers. *Psychooncology.* 2009;19(10):1116–1122. https://doi.org/10.1002/pon.1663.

227. Janda M, Steginga S, Langbecker D, Dunn J, Walker D, Eakin E. Quality of life among patients with a brain tumor and their carers. *J Psychosom Res.* 2007;63(6):617–623. https://doi.org/10.1016/j.jpsychores.2007.06.018.

228. Nezu AM, Nezu CM, Friedman SH, Faddis S, Houts PS. *Helping Cancer Patients Cope: A Problem-Solving Approach.* American Psychological Association; 2004. https://doi.org/10.1037/10283-000.

229. Schubart JR, Kinzie MB, Farace E. Caring for the brain tumor patient: family caregiver burden and unmet needs. *Neuro-Oncology.* 2008;10(1):61–72. https://doi.org/10.1215/15228517-2007-040.

230. Sherwood P, Given B, Given C, Schiffman R, Murman D, Lovely M. Caregivers of persons with a brain tumor: a conceptual model. *Nurs Inq.* 2004. https://doi.org/10.1111/j.1440-1800.2004.00200.x.

231. Boele FW, Heimans JJ, Aaronson NK, et al. Health-related quality of life of significant others of patients with malig-nant CNS versus non-CNS tumors: a comparative study. *J Neuro-Oncol.* 2013;115(1):87–94. https://doi.org/10.1007/s11060-013-1198-z.

232. Li Q, Lin Y, Xu Y, Zhou H. The impact of depression and anxiety on quality of life in Chinese cancer patient-family caregiver dyads, a cross-sectional study. *Health Qual Life Outcomes.* 2018;16(1):1–15. https://doi.org/10.1186/s12955-018-1051-3.

233. Baumstarck K, Leroy T, Hamidou Z, et al. Coping with a newly diagnosed high-grade glioma: patient-caregiver dyad effects on quality of life. *J Neuro-Oncol.* 2016;129(1):155–164. https://doi.org/10.1007/s11060-016-2161-6.

234. Petruzzi A, Finocchiaro CY, Lamperti E, Salmaggi A. Living with a brain tumor: reaction profiles in patients and their caregivers. *Support Care Cancer.* 2013;21(4):1105–1111. https://doi.org/10.1007/s00520-012-1632-3.

235. Coolbrandt A, Sterckx W, Clement P, et al. Family caregivers of patients with a high-grade glioma. *Cancer Nurs.* 2015;38(5):406–413. https://doi.org/10.1097/NCC.0000000000000216.

236. Lo C, Hales S, Chiu A, et al. Managing Cancer And Living Meaningfully (CALM): randomised feasibility trial in patients with advanced cancer. *BMJ Support Palliat Care.* 2016;9:209–218. https://doi.org/10.1136/bmjspcare-2015-000866.

237. Milbury K, Weathers SP, Durrani S, et al. Online couple-based meditation intervention for patients with primary or metastatic brain tumors and their partners: results of a pilot randomized controlled trial. *J Pain Symptom Manag.* 2020;59(6):1260–1267. https://doi.org/10.1016/j.jpainsymman.2020.02.004.

238. Northouse LL, Katapodi MC, Song L, Zhang L, Mood DW. Interventions with family caregivers of cancer patients: meta-analysis of randomized trials. *CA Cancer J Clin.* 2010;60(5). https://doi.org/10.3322/caac.20081.

239. Parvataneni R, Polley MY, Freeman T, et al. Identifying the needs of brain tumor patients and their caregivers. *J Neuro-Oncol.* 2011;104(3):737–744. https://doi.org/10.1007/s11060-011-0534-4.

240. Baumstarck K, Chinot O, Tabouret E, et al. Coping strategies and quality of life: a longitudinal study of high-grade glioma patient-caregiver dyads. *Health Qual Life Outcomes.* 2018;16(1):157. https://doi.org/10.1186/s12955-018-0983-y.

241. Lipsman N, Skanda A, Kimmelman J, Bernstein M. The attitudes of brain cancer patients and their caregivers towards death and dying: a qualitative study. *BMC Palliat Care.* 2007;6(1):7. https://doi.org/10.1186/1472-684X-6-7.

242. Ownsworth T, Goadby E, Chambers SK. Support after brain tumor means different things: family caregivers' experiences of support and relationship changes. *Front Oncol.* 2015;5(Feb):33. https://doi.org/10.3389/fonc.2015.00033.

243. Ng S, Herbet G, Moritz-Gasser S, Duffau H. Return to work following surgery for incidental diffuse low-grade glioma: a prospective series with 74 patients. *Neurosurgery.* 2020;87(4):720–729. https://doi.org/10.1093/neuros/nyz513.

244. Yoshida A, Motomura K, Natsume A, et al. Preoperative predictive factors affecting return to work in patients with gliomas undergoing awake brain mapping. *J Neuro-Oncol.* 2020;146(1):195–205. https://doi.org/10.1007/s11060-019-03371-0.

245. Starnoni D, Berthiller J, Idriceanu TM, et al. Returning to work after multimodal treatment in glioblastoma patients. *Neurosurg Focus.* 2018;44(6). https://doi.org/10.3171/2018.3.FOCUS1819, E17.

246. Yoshida M, Sato Y, Akagawa Y, Hiasa K. Correlation between quality of life and denture satisfaction in elderly complete denture wearers. *Int J Prosthodont.* 2001;14(1):77–80.

247. Senft C, Behrens M, Lortz I, et al. The ability to return to work: a patient-centered outcome parameter following glioma surgery. *J Neuro-Oncol.* 2020;149(3):403–411. https://doi.org/10.1007/s11060-020-03609-2.

248. Nugent BD, Weimer J, Choi CJ, et al. Work productivity and neuropsychological function in persons with skull base tumors. *Neurooncol Pract.* 2014;1(3):106–113. https://doi.org/10.1093/nop/npu015.

249. Collins C, Gehrke A, Feuerstein M. Cognitive tasks challenging brain tumor survivors at work. *J Occup Environ Med.* 2013;55(12):1426–1430. https://doi.org/10.1097/JOM.0b013e3182a64206.

250. Rusbridge SL, Walmsley NC, Griffiths SB, Wilford PA, Rees JH. Predicting outcomes of vocational rehabilitation in patients with brain tumours. *Psychooncology.* 2013;22(8):1907–1911. https://doi.org/10.1002/pon.3241.

251. Curry WT, Barker FG. Racial, ethnic and socioeconomic disparities in the treatment of brain tumors. *J Neuro-Oncol.* 2009;93(1):25–39. https://doi.org/10.1007/s11060-009-9840-5.

252. Romero HR, Lageman SK, Kamath V, et al. Challenges in the neuropsychological assessment of ethnic minorities: summit proceedings. *Clin Neuropsychol.* 2009. https://doi.org/10.1080/13854040902881958.

253. Lageman SK. Cultural diversity in neuropsychology. In: *Encyclopedia of Clinical Neuropsychology.* Springer; 2018.

254. Rivera Mindt M, Byrd D, Saez P, Manly J. Increasing culturally competent neuropsychological services for ethnic minority populations: a call to action. *Clin Neuropsychol.* 2010. https://doi.org/10.1080/13854040903058960.

255. Mukherjee D, Zaidi HA, Kosztowski T, et al. Disparities in access to neuro-oncologic care in the United States. *Arch Surg.* 2010;145(3):247–253. https://doi.org/10.1001/archsurg.2009.288.

256. Lamba N, Mehanna E, Kearney RB, et al. Racial disparities in supportive medication use among older patients with brain metastases: a population-based analysis. *Neuro-Oncology.* 2020;22(9):1339–1347. https://doi.org/10.1093/neuonc/noaa054.

257. Wilcox JA, Boire AA. Palliation for all people: alleviating racial disparities in supportive care for brain metastases. *Neuro-Oncology.* 2020;22(9):1239–1240. https://doi.org/10.1093/neuonc/noaa174.

258. Taplin SH, Anhang Price R, Edwards HM, et al. Introduction: understanding and influencing multilevel factors across the cancer care continuum. *J Natl Cancer Inst Monogr.* 2012;2012(44):2–10. https://doi.org/10.1093/jncimonographs/lgs008.

259. Colosimo K, Nissim R, Pos AE, Hales S, Zimmermann C, Rodin G. "Double awareness" in psychotherapy for patients living with advanced cancer. *J Psychother Integr.* 2018;28(2):125–140. https://doi.org/10.1037/int0000078.

260. Gofton TE, Graber J, Carver A. Identifying the palliative care needs of patients living with cerebral tumors and metastases: a retrospective analysis. *J Neuro-Oncol.* 2012;108(3):527–534. https://doi.org/10.1007/s11060-012-0855-y.

261. Song K, Amatya B, Voutier C, Khan F. Advance care planning in patients with primary malignant brain tumors: a systematic review. *Front Oncol.* 2016;6. https://doi.org/10.3389/fonc.2016.00223.

262. Faithfull S, Cook K, Lucas C. Palliative care of patients with a primary malignant brain tumour: case review of service use and support provided. *Palliat Med.* 2005. https://doi.org/10.1191/0269216305pm1068oa.

263. Walbert T. Integration of palliative care into the neuro-oncology practice: patterns in the United States. *Neurooncol Pract.* 2014;1(1):3–7. https://doi.org/10.1093/nop/npt004.

264. Crooms RC, Goldstein NE, Diamond EL, Vickrey BG. Palliative care in high-grade glioma: a review. *Brain Sci.* 2020;10(10):1–24. https://doi.org/10.3390/brainsci10100723.

265. Walbert T. Palliative care, end-of-life care, and advance care planning in neuro-oncology. *Continuum (Minneap Minn).* 2017;23(6, Neuro-oncology):1709–1726. https://doi.org/10.1212/CON.0000000000000538.

266. Cutshall NR, Kwan BM, Salmi L, Lum HD. "It makes people uneasy, but it's necessary. #BTSM": using twitter to explore advance care planning among brain tumor stakeholders. *J Palliat Med.* 2020;23(1):121–124. https://doi.org/10.1089/jpm.2019.0077.

267. Fritz L, Dirven L, Reijneveld JC, et al. Advance care planning in glioblastoma patients. *Cancers (Basel).* 2016;8(102):1–9. https://doi.org/10.3390/cancers8110102.

268. World Health Organization. *National Cancer Control Programmes: Policies and Managerial Guidelines.* 2nd. World Health Organization; 2002.

269. Salsman JM, Pustejovsky JE, Jim HSL, et al. A meta-analytic approach to examining the correlation between religion/spirituality and mental health in cancer. *Cancer.* 2015;121(21):3769–3778. https://doi.org/10.1002/cncr.29350.

270. Mystakidou K, Tsilika E, Parpa E, Galanos A, Vlahos L. Post-traumatic growth in advanced cancer patients receiving palliative care. *Br J Health Psychol.* 2008;13(4):633–646. https://doi.org/10.1348/135910707X246177.

271. Nixon A, Narayanasamy A. The spiritual needs of neuro-oncology patients from patients' perspective. *J Clin Nurs.* 2010;19(15–16). https://doi.org/10.1111/j.1365-2702.2009.03112.x.

272. Strang S, Strang P. Spiritual thoughts, coping and "sense of coherence" in brain tumour patients and their spouses. *Palliat Med.* 2001;15:127–134.

273. Piderman KM, Radecki Breitkopf C, Jenkins SM, et al. A chaplain-led spiritual life review pilot study for patients with brain cancers and other degenerative neurologic diseases. *Rambam Maimonides Med J.* 2015;6(2). https://doi.org/10.5041/rmmj.10199, e0015.

第 37 章

支持性治疗

Alicia M. Zukas[a], Mark G. Malkin[b,c,d], and Herbert B. Newton[e,f,g,h]

[a]Department of Neurosurgery, Division of Neuro-Oncology, Hollings Cancer Center, Medical University of South Carolina, Charleston, SC, United States, [b]Neuro-Oncology Program at Massey Cancer Center, Virginia Commonwealth University School of Medicine, Richmond, VA, United States, [c]Neuro-Oncology Division, Department of Neurology, Virginia Commonwealth University School of Medicine, Richmond, VA, United States, [d]Neurology and Neurosurgery, William G. Reynolds, Jr. Chair in Neuro-Oncology, Virginia Commonwealth University School of Medicine, Richmond, VA, United States, [e]Neuro-Oncology Center, Orlando, FL, United States, [f]CNS Oncology Program, Advent Health Cancer Institute, Advent Health Orlando Campus & Advent Health Medical Group, Orlando, FL, United States, [g]Neurology & Neurosurgery(Retired), Division of Neuro-Oncology, Esther Dardinger Endowed Chair in Neuro-Oncology, James Cancer Hospital & Solove Research Institute, Wexner Medical Center at the Ohio State University, Columbus, OH, United States, [h]Neurology, UCF School of Medicine, Orlando, FL, United States

1 引 言

对罹患脑肿瘤的患者,现今治疗方法常涉及多学科团队,包括内科医生、护士和从事神经系统肿瘤各方面的专业支持人员,以及针对脑肿瘤患者的肿瘤委员会[1]。除了聚焦于控制肿瘤生长的治疗策略(例如手术、放疗、化疗、肿瘤治疗领域等)外,支持治疗是提高生活质量的基础。支持性治疗包含姑息性治疗,旨在帮助患者缓解身体、心理、社会和精神需求。根据国际姑息治疗倡议,世界卫生组织建议尽早对患者启动姑息治疗[2]。

治疗团队面临的挑战开始于诊断,此时必须将坏消息传达给患者和家人。医护人员与患者沟通不佳会导致患者的痛苦、误解和较差的依从性。脑肿瘤患者会收到许多坏消息,在告知时,有几个重要因素需要考虑和注意,包括诊断、可能新发残疾的讨论和进一步的护理计划。患者还可能询问对其家庭、就业、开车甚至遗传风险的影响。传达坏消息包括医护人员的口头传达,同时处理患者的情绪反应。以循证为基础的告知有助于这具有挑战性的沟通。可采用传递坏消息的 ABCDE 方法:提前准备(advance preparation),建立治疗关系(building a therapeutic relationship),良好沟通(communicating well),处理患者的情绪及反应(dealing with a patients emotions and reactions),以及鼓励患者释放感情并认可(encouraging/validating emotions)[3]。SPIKES 方案是为向癌症患者传达坏消息而特别设计的[4]。方案分六步,首先建议

恰当地设置谈话场景,包括隐私保护、照顾者的参与以及对话时中断的处理。其次,通过了解患者对事件的认知来开启对话。这有助于明确患者对此的准备和期望。一些患者及其家属可能具备一定的医学知识,已经认识到了疾病预后不良[5]。与之相反,其他一些患者和家属可能对了解疾病或预后表现为矛盾或者明显不感兴趣[6]。应请患者对疾病了解更多的信息,并由此进行下一步诊疗。对患者提供知识或诊断,评估患者的情绪,同情患者,并在综合患者信息、规划治疗方案时将患者的意见也纳入考虑[4]。医生要有同理心,以一种不傲慢的方式使用简单、非技术的语言。在沟通时靠近患者,并保持良好的眼神交流。

对罹患脑肿瘤的患者及家属来说,支持的作用至关重要;即使患者死于疾病,对于其照顾者的关怀仍在持续[7]。原发性脑肿瘤(primary brain tumor,PBT)患者在临床中更易面对与死亡有关的痛苦,一项研究证明患者发生死亡相关焦虑的概率高达 81%[8]。当患者和家属听到"脑癌"这个词时,他们会陷入危机、感到失控、产生对未知的恐惧和无助。为了重获对生活的掌控,他们可以与护理团队建立合作关系,构建一个支持体系,这可在治疗和康复过程中发挥积极的作用。医疗信息手册、其他的书面材料及能为罹患脑肿瘤的患者和家庭提供服务和资源的组织所建立的网站都会很有帮助。这些组织包括美国脑肿瘤协会、小儿脑肿瘤基金会、加拿大脑肿瘤基金会、国家脑肿瘤学会和儿童脑肿瘤基金会。这些组织更专注于原发性和转移性脑肿瘤,而拥有更多资源的其他组织专注于癌症患者的神经系统并发症,如美

国癌症协会、加拿大癌症协会、欧洲癌症协会和国际癌症控制联盟。在发生侵袭性脑肿瘤等致命疾病时，患者的家人通常是最大的支持和安慰来源，也是家庭环境中积极的护理者[9,10]。在这种情况下，家庭成员通常扮演信息搜寻者和患者倡导者的角色。需要注意的是，家庭护理人员也有患抑郁症和其他压力症状的风险，需要强大的支持网才能有效发挥这一作用[10]。患者和其照顾者的其他支持来源包括治疗团队的护士、肿瘤方面的社工、基于医院的支持团体，甚至在线社交网络。

本章的其余部分将介绍脑肿瘤患者的管理中可能需要的支持性治疗的各个方面。

1.1 癫痫和抗癫痫治疗

癫痫发作是脑肿瘤患者的常见并发症，癫痫发作的副损伤、驾驶权力的限制以及发作后续事件的焦虑会影响患者的生活质量[11]。癫痫药物的副作用、药物间相互作用，以及癫痫疾病与癫痫药物产生的经济负担，会进一步影响生活质量。在 PBT 患者、转移性脑肿瘤（metastatic brain tumors, MBT）患者及脑膜疾病和脑血管并发症患者中，可出现 20%~50% 癫痫发作[11-14]。在一组 1 028 例 PBT 患者队列中，低级别胶质瘤、间变性胶质瘤和胶质母细胞瘤患者的癫痫发病率分别为 85%、69% 和 49%[15]。对于低级别胶质瘤患者，肿瘤全切是有无癫痫发作影响最大的因素[16]。D-2-羟基戊二酸作为 IDH1 酶突变的副产物，发现具有致痫性，可能是肿瘤致痫作用的遗传学解释[17]。携带这种 IDH 突变的患者，其癫痫发作的可能性是正常人的两倍，且更常见于年轻人[17]。值得注意的是，在 25~64 岁新诊断癫痫的成年人中，超过 25% 的人存在尚未发现的脑肿瘤[11]。在疾病进展时，癫痫活动往往变得更加频繁和严重，有 10%~20% 的患者会受到影响。当肿瘤位于幕上时，年轻患者（如儿童和年轻成人）往往有更高的癫痫发作概率。幕上肿瘤容易引起癫痫发作，尤其是位于靠近中央沟皮层或附近时[16]。对于少见的 PBT，如神经节胶质瘤和胚胎发育不良性神经上皮肿瘤，其癫痫发生率更高，往往位于颞叶及边缘系统结构。无论相对于颞叶的位置如何，低级别胶质瘤患者在全切除术后 80% 的时间内都可能发生癫痫[18]。多灶性或双侧半球肿瘤也可引起频繁的发作，如果脑和脑膜都受累，则转移性病变更可能引起癫痫发作[19]。当肿瘤位于深部或局限于白质中时癫痫发作不常见。研究表明，肿瘤相关性癫痫，往往起源于肿瘤附近完整而未被浸润的神经组织，而不是来自肿瘤组织内[11,14,20,21]。

脑组织被浸润和刺激患者通常表现为癫痫，可分为意识清醒的局灶性发作、意识受损的局灶性发作和局灶性发作演变为双侧强直-阵挛发作[11-14,22]。对于 MBT 患者，意识清醒的局灶性发作是主要的类型，较不常见的表现包括意识受损的局灶性发作和局灶性发作演变为双侧强直-阵挛发作。在一些癫痫患者中，神经系统检查可能正常。对于 MBT 患者更有可能出现与局部神经功能受损相关的癫痫活动[11,14]。

癫痫的诊断常基于患者及家人对既往病史和发作的描述[11-14]。EEG 可能没有异常，只有 25%~33% 会显示局灶性发作间期的癫痫样活动。长程脑电监测（有或没有视频内容）更有助于诊断癫痫，排除非惊厥性癫痫持续状态或发作停止。

癫痫不一定会影响脑肿瘤患者的总体生存[11]。癫痫可产生有利或不利的影响。例如，当肿瘤负荷较小易于治疗时，新发癫痫可使患者得到及时检查和早期诊断。癫痫频率的增加可提示肿瘤进展，反映肿瘤活动或出血的变化，或作为肿瘤进展的首发症状。在开始某些对周围脑组织造成刺激的治疗（如外射线放射治疗）时，癫痫可能加重。

目前认为，伴有充分证据的、明确癫痫脑肿瘤患者都应该服用抗癫痫药物（antiepileptic drug, AED）[11-14,20]。通常选择不与糖皮质激素或化疗药物相互作用的单药治疗开始，一般为非酶诱导剂。例如，苯妥英可与糖皮质激素相互作用，可降低糖皮质激素的半衰期和生物利用度，地塞米松通过诱导细胞色素 P450 酶导致血清苯妥英水平降低。非酶诱导药物包括左乙拉西坦、布瓦西坦、拉科酰胺、托吡酯、拉莫三嗪、加巴喷丁和普瑞巴林。如果存在导致治疗延迟的血液毒性问题，应避免使用卡马西平和唑尼沙胺。苯妥英钠或丙戊酸钠可引起血小板减少。苯妥英钠、卡马西平和丙戊酸钠在减少癫痫发作方面具有相对同等的功效[23,24]。没有研究表明哪种药物在降低脑肿瘤患者癫痫发作频率方面优于另一种药物。最低量的单药疗法，以减少药物副作用，单药疗法可在约 50% 的时间控制癫痫发作[25]。还发现单药治疗可以提高患者依从性，对患者更具成本效益。一些患者如果应用高剂量的单一药物，无法控制癫痫发作或出现无法忍受的副作用，须添加第二种药物。可对患者的血清药物浓度进行监测，以对药物的分布进行调整，如妊娠或在需要随访某些治疗时（如使用苯妥英或丙戊酸钠时）[26]。

在罹患脑肿瘤的人群中，尽管使用了抗癫痫药物，癫痫发作可能仍然难以控制。伴癫痫发作的患者比在疾病后期因为病变才出现发作的患者治疗效果更差[11,14]。约 15%~50% 低级别胶质瘤的病例治疗效果不佳[16,27]。改善癫痫发作结局的预后因素包括：术前癫痫发作持续时间短、肿瘤全切和病变为单发。总的来说，尽管进行了积极的抗癫痫治疗，但癫痫发作仍是常见的。肿瘤若位于皮质功能区附近，全切除的机会将减少，从而降低了对癫痫发作的控制。目前的推荐是对难治性癫痫患者进行超全切除，沿功能区边界切除肿瘤及附近的非功能区皮质[28]。

与无脑肿瘤患者相比，存在脑肿瘤的患者服用抗癫痫药物的副作用发生率更高[29]。常见的副作用包括精神状态迟缓、嗜睡、头晕和疲劳。这些副作用对脑肿瘤患者具有不利影响，因为这些症状可能治疗前就已存在。这进一步强调了予以患者最低有效剂量的重要性。药疹在罹患脑肿瘤的患者中也更常见。在减少糖皮质激素剂量或同时放射治疗时，可能出现超敏反应并引发药疹。由于可能引起严重的皮肤反应，美国 FDA 对卡马西平的药物信息标签进行了更改。在开具卡马西平之前，应对亚裔患者检测 HLA-B * 1502 等位基因，以降低发生史蒂文斯-约翰逊综合征（Stevens-Johnson syndrome）和中毒性表皮坏死松解症的风险[30]。奥卡西平也不建议用于对卡马西平不耐受的患者，其对皮肤反应存在一些交叉反应。奥卡西平、苯妥英钠和苯巴比妥也与 HLA-B * 1502 相关的皮疹易感性有关[31]。

对于没有癫痫病史的脑肿瘤患者，癫痫的预防用药不起作用。这一结论得到了 Glantz 及其同事为美国神经病学学会进行的 meta 分析的支持[29]。Zimmerman 等发现，对于胶质瘤、转移瘤和脑膜瘤，癫痫的预防用药没有作用[32]。此外,2008 年的一项大型 Cochrane 研究提示,癫痫预防的使用应根据个人情况而定[33]。数据还表明,可以考虑对黑色素瘤脑转移患者进行癫痫预防治疗[34],使用二代 AED 可显著降低其 3 月内癫痫发生率。

开颅手术后给予患者预防性抗癫痫药物,可在术后 1~2 周停用[29]。这基于多个试验的数据,包括一个纳入 147 例因幕上肿瘤接受开颅手术的患者的队列研究[35]。随机予以患者左乙拉西坦或苯妥英钠,与苯妥英钠组相比,接受左乙拉西坦的患者术后癫痫的发生率显著降低。此外,苯妥英钠组患者也出现了更多的药物副作用,如肝功能障碍,而左乙拉西坦组患者情绪障碍的发生率更高。

1.2 糖皮质激素

在 PMT 和 MBT 患者中,使用糖皮质激素通常是必要的,以控制颅内压升高引起的症状(例如头痛、恶心呕吐、意识模糊、虚弱)[12,21,36]。瘤周水肿是颅内压升高的主要原因,其通过多种机制介导,包括肿瘤血管生成相关的新生血管的通透性改变,及由肿瘤和周围组织分泌的介质因子(如氧自由基、花生四烯酸、谷氨酸、组胺、缓激肽、心钠素和血管内皮生长因子(vascular endothelial growth factor, VEGF))[37-39]。地塞米松是最常用于治疗脑肿瘤相关脑水肿的高效糖皮质激素[14,36]。与其他合成糖皮质激素相比,它有几个优点,包括半衰期更长,盐皮质激素效应更少,影响认知和行为方面的并发症发生率更低,以及对白细胞趋化作用的抑制更弱[40]。地塞米松和其他糖皮质激素减轻瘤周水肿的机制尚不清楚。众所周知,MBT 具有高浓度的糖皮质激素受体。这些药物对肿瘤引起的水肿的作用很可能是通过与这些受体结合,随后移位到细胞核并表达新基因来介导的[39]。一项 MRI 研究中,地塞米松能显著降低血液-肿瘤屏障的通透性和局部脑血容量,而不会显著改变脑血流量或水肿程度[41]。地塞米松抑制肿瘤细胞和内皮细胞分泌血管活性因子(如 VEGF 和前列环素),可能参与了这一过程[38,39]。此外,糖皮质激素可抑制内皮细胞对几种影响毛细血管通透性物质的反应。糖皮质激素还可以诱导淋巴母细胞周期停滞和细胞死亡,这在需要快速起效时很有用[42]。

患者所需糖皮质激素的确切剂量取决于肿瘤的发生进程、肿瘤的大小和位置及瘤周水肿的程度。它们也可用于减少放疗时的副作用,及使用检查点抑制剂治疗期间发生的中枢神经系统症状[43]。一般来说,地塞米松已成为首选药物,因为其半衰期长,低盐皮质激素效应和低谵妄的可能性。大多数 MBT 患者每天需要 4~12mg 地塞米松来保持临床症状的稳定[44]。应予患者能控制颅内高压相关症状的最低剂量糖皮质激素[14,36]。这种方法将最大限度地减少长期使用糖皮质激素可能产生的一些毒性作用和并发症,如高血糖、外周水肿、近端肌病、胃炎、感染、骨质疏松、体重增加、肠穿孔、白内障、股骨头坏死和精神或行为变化(例如,欣快感、轻躁狂、抑郁、精神病、睡眠障碍)[14,45-50]。地塞米松引起的近端肌病患者在减少用量后会改善,但这可能需要数月的恢复[49,50]。此外如果患者接受下肢康复锻炼,大腿近端肌肥胖会加重。有报道:应用同等剂量的泼尼松或氢化可的松代替地塞米松,可产生对肌病的改善[49,50]。

高达 60% 的慢性给药患者可出现糖皮质激素引起的神经精神并发症,可通过减少剂量或停药来改善。当需要继续使用糖皮质激素时,应予以对症药物进行干预。例如,伴随糖皮质激素性谵妄或精神病的患者通常可使用低剂量的非典型抗精神病药如奥氮平来改善症状。应避免使用典型的抗精神病药物,以减少发生肌张力障碍的风险。一项研究发现,约 50% 的 PBT 患者有睡眠障碍[51]。失眠可能是多因素的,与脑实质改变、放疗反应、焦虑和同时服用精神活性药物或物质有关。激素引起的睡眠障碍通常可通过减少频次或晚餐后减量给药、行为疗法和严格的睡前准备来应对。治疗效果不佳时,使用镇静催眠药物可有助于睡眠。

皮质激素引起的骨质疏松症是一个常见的问题,30% ~ 50% 的患者在接受了一年或更长时间的治疗后出现[45,52,53]。长期服用地塞米松的患者需要预防骨质疏松症,包括服用钙剂和维生素 D 补充剂,以及进行负重锻炼。这些措施应该尽早开始,因为在慢性糖皮质激素治疗的前 2~4 个月骨质流失最严重。对于长期接受糖皮质激素治疗(即 ≥3 个月)的患者,或已确诊骨质疏松症或存在骨质疏松性骨折证据的患者,应在补充钙剂和维生素 D 的同时采用双膦酸盐治疗(例如,利塞膦酸钠,2.5~5.0mg/d;阿仑膦酸钠,5~10mg/d)[53]。

脑肿瘤患者发生免疫抑制有多种原因,包括长期糖皮质激素的使用、肿瘤分泌免疫调节因子和化疗药物的影响[40,45]。长期使用糖皮质激素可导致淋巴细胞减少,主要是作用于 CD4+T 细胞并使其数量减少,可使全身感染的风险增加。卡氏肺孢子菌肺炎(pneumocystis carinii pneumonia, PCP)是一种严重的感染,病死率约为 50%[54]。大多数 PCP 研究都是通过 HIV 感染者完成的,这些患者罹患的免疫缺陷与脑肿瘤患者不同。既往研究表明,脑肿瘤患者发生 PCP 的概率低于 1.0%[55,56]。不建议对每一个长期服用糖皮质激素或进行化疗的脑肿瘤患者进行 PCP 预防治疗。应监测所有患者淋巴细胞减少的情况,包括对高危病例的 CD4+T 细胞浓度进行评估。另一项对 240 名服用替莫唑胺,但未接受 PCP 预防的脑肿瘤患者单中心的回顾性研究表明[54],240 例患者中有 1 例(0.4%)发生了 PCP,但也有其他潜在的免疫缺陷的因素,其中 89% 的患者存在高剂量的糖皮质激素应用。结合多项数据,对于淋巴细胞减少和 CD4+T 细胞计数低于 200 个细胞/ml 的高危患者,应予以预防性抗 PCP 的治疗方案[56]。最常用的预防性抗生素是甲氧苄啶-磺胺甲噁唑(TMP-SMX,160+800mg),剂量为每周 3 次,每次双倍剂量口服。对于磺胺过敏或 TMP-SMX 与其他药物(如甲氨蝶呤)存在不良相互作用的患者,可选择预防性药物包括喷他脒(300mg/月,雾化吸入)和氨苯砜(100mg/d,口服)。

2 新型抗血管生成药物

糖皮质激素药物通常用于处理与脑肿瘤相关的血管通透性改变和随之而产生的血管源性水肿。VEGF 抗体和 VEGF 酪氨酸激酶抑制剂在癌症患者中应用越来越多。它们被批准用于多种癌症类型,包括非小细胞肺癌、肾细胞癌、宫颈癌、卵巢癌、结直肠癌、肝细胞癌和胃肠道间质瘤。它们可以单独使用或与糖皮质激素联合使用用于治疗脑放射性坏死[57]。抗血管生成药物具有糖皮质激素的效果,可减少 MRI 中肿瘤相关水肿[58]。贝伐珠单抗已获批准用于复发性胶质母细胞瘤的治疗,因此在疾病复发时使用贝伐珠单抗可减少糖皮质激素的用量。抗 VEGF 药物的副作用包括胃肠道穿孔、出血、静脉血栓栓塞、高血压、伤口愈合障碍和蛋白尿。

2.1 抑酸剂

一般认为使用糖皮质激素会增加消化性溃疡的风险。然而,一项大型 meta 分析和对照试验显示糖皮质激素的使用与消化性溃疡形成之间没有显著的关系[59]。美国国家健康和临床优化研究所的报告指出,晚期癌症或功能状态较差的患者发生严重胃肠道并发症的风险更高,建议进行预防应用[59]。高危患者应使用胃酸抑制剂如法莫替丁(20mg po bid)或奥美拉唑(20~40mg po qd)进行预防[60,61]。这些药物可在患者减少地塞米松或健康状况改善后完全停用。

2.2 血栓栓塞并发症和抗凝治疗

癌症患者中血栓栓塞如深静脉血栓形成(deep venous thrombosis,DVT)、肺栓塞(pulmonary embolism,PE)的风险较高,临终前发生率接近 15%[62-65],且发现其在尸检中发生率更高(45%~50%)。对脑肿瘤患者来说,发生 DVT 和 PE 的风险似乎比一般癌症人群要高[63,65]。在围手术期,^{125}I 标记的纤维蛋白原扫描显示,脑肿瘤切除术后血栓形成的总发生率为 45%[64]。其发生率因脑肿瘤类型而异,MBT 患者为 20%。脑肿瘤患者围手术期后发生静脉血栓栓塞(VTE)的风险也很高。例如,一项对胶质瘤患者的 meta 分析指出,每名随访患者的 DVT 发生率在 0.013~0.023/月之间,总发生率为 7%~24%[66]。唯一一项前瞻性研究随访了 75 例患者直至临终,发现深静脉血栓发生率为 24%(0.015 DVT/患者-月)[67]。除了与肿瘤相关的生物学因素外,一些临床因素也与 DVT 和 PE 的风险增加有关,包括上肢瘫痪、下肢瘫痪、确诊前有 DVT 或 PE 病史、同时服用 VEGF 抑制剂或促红细胞生成素刺激剂,以及较长的手术时间[65,66,68],其他可能相关的因素包括高龄、肿瘤体积较大以及使用其他化疗治疗。

抗凝治疗的首选方案是神经肿瘤治疗团队的共同问题,仍在继续研究中。全球仍在广泛使用维生素 K 拮抗剂,但在营养不良和肝功能障碍的患者中,该药物的使用可能难以把握。两项随机临床试验(CANTHANOX 和 ONCENOX 试验)发现,与华法林相比,使用依诺肝素组发生致命性出血的风险较低[69]。2006 年,低分子量肝素(low molecular weight heparin,LMWH)被确定为癌症患者静脉血栓栓塞的标准治疗方式。研究人员还建立了生活质量测量方法,并明确了使用低分子量肝素比使用维生素 K 拮抗剂,能改善整体生活质量。与普通肝素相比,低分子量肝素有更好的生物利用度、更长的半衰期和更多剂量依赖性清除率,因此具有更可预见的抗凝作用[70]。此外,低分子量肝素可以在门诊进行皮下注射,而不需要监测凝血状态。低分子量肝素的治疗持续时间为 3~6 个月,甚至可以在存在危险因素时长期使用。新型口服抗凝剂也已被批准用于静脉血栓栓塞的治疗。然而,对于癌症或脑肿瘤患者的资料有限。这些药物有固定的口服剂量,与其他食物和药物相互作用小,全身副作用轻,并且不

需要常规进行实验室监测[69]。

一般来说,在抗凝治疗过程中,即使使用肝素和香豆素,脑肿瘤患者发生症状性出血的风险也很低[65,67,68,71]。大多数作者报告 MBT 的出血率为 5%~7%。为了尽量减少瘤内出血的可能性,如果使用肝素和香豆素治疗,凝血功能参数需要非常保守,PTT 和 PT 值应在对照范围的 1.5~2.0 倍之内[68]。患者单独使用香豆素,INR 应维持在 1.5~2.5 之间[65,72]。

下腔静脉滤器(inferior vena cava,IVC)在脑肿瘤和其他癌症患者中的应用仍存在争议。该人群的指征是:如果患者有抗凝禁忌证,无法维持抗凝,或在抗凝治疗期间出现 VTE 复发进展[73]。滤器的使用并未显示可使晚期癌症患者生存获益[73]。一些研究表明原发性和转移性脑肿瘤患者,使用下腔静脉滤器有显著的并发症发生率(40%~62%),并提示肿瘤相关的生物学因素可能对其产生影响[71]。滤器置入后的并发症包括滤器血栓形成、DVT 复发、PE 复发和下腔静脉血栓形成。目前大多数作者认为急性和长期抗凝治疗,对于脑肿瘤合并 DVT 和/或 PE 的患者优于滤器置入,仍应考虑对特定患者采用这种方法。对于有大量瘤内出血、神经功能障碍、跌倒发作风险过高和胃肠道出血的患者,可评估是否放置下腔静脉滤器而非进行抗凝治疗。

2.3 吞咽困难与吞咽障碍

吞咽困难和吞咽障碍在神经系统疾病患者中很常见,可能与卒中、多发性硬化症、运动神经元疾病、神经退行性疾病和器质性病变(如 MBT 或脑膜病变)有关[74-80]。吞咽功能障碍可导致严重的营养不良、脱水和吸入性肺炎。据报道,63% 的脑肿瘤患者存在吞咽困难,其发生根据肿瘤位置的不同而有显著差异[81]。病变位于幕下的患者出现吞咽困难和口咽残留的比例较高。其发生原因最常见的是脑干功能障碍,由脑干受压及脑干内部肿瘤生长引起[80,82,83]。导致吞咽困难的肿瘤包括脑干胶质瘤、脑干转移瘤、室管膜瘤、脉络膜丛乳头状瘤、大型松果体区肿瘤(即松果体瘤、星形细胞瘤)和桥小脑角区肿瘤(如听神经鞘瘤和脑膜瘤)。肿瘤直接压迫导致脑干回路受损进而影响吞咽功能,受影响的结构包括孤束核、腹侧网状结构和脑神经传出的运动支(V 3、Ⅶ、Ⅸ、Ⅹ、Ⅻ脑神经和颈襻)[84-86]。有其他报道,单侧幕上肿瘤也可引起吞咽困难[87,88]。在一项将 PBT 患者的吞咽障碍和一组非脑肿瘤患者神经系统症状进行对照的前瞻性分析中,Newton 及其同事发现,117 名肿瘤患者中有 17 人(14.5%)存在有吞咽问题[88]。对有症状患者队列进行的正式吞咽评估显示,大多数患者被明显低估了他们的功能障碍程度。此外,伴有警觉性水平(level of alertness,LOA)降低的有症状患者,在床旁和吞咽造影检查中更有可能出现异常。17 例有症状的患者中,12 例(70.5%)有巨大的弥漫性、单侧幕上病变,伴有周围水肿和占位效应,这常与 LOA 降低相关。单侧病变导致吞咽困难的神经解剖学基础尚不清楚。这可能是几个因素的综合作用,包括 LOA 降低患者咀嚼过程中对口腔感觉的反馈降低,对侧面部和舌肌无力,以及合并口-舌进食行为的运动编程能力受损的口腔失用症。

根据现有的研究,对进展期肿瘤患者进行常规吞咽功能障碍筛查应受到重视,特别是在患者疾病的后期,伴或不伴

LOA 降低时。另一项单中心的研究发现，该康复中心收治的脑肿瘤患者中 72.5% 的患者有明显的吞咽困难[81]。因此建议所有有症状的患者都应接受正式的吞咽评估，即使在主诉较轻微时[88]。初步的床旁筛查可以评估口腔和喉部功能，并识别有误吸危险的患者[89]。此外，床边检查可以改变患者饮食行为来降低其误吸的风险。在初步床旁评估后，往往需要进一步检查，以便更详细地评估吞咽功能，如吞咽过程中存在延迟、喉抬高程度、咽部是否对称、咽隐窝有无残留、有无隐匿性误吸。改良钡餐造影可用于此评估，并能准确地揭示吞咽功能的异常、误吸程度以及如何最佳地改变饮食[89-91]。

伴有吞咽困难的脑肿瘤患者的临床管理往往是一个复杂的问题。患者须具备必要的认知和沟通技巧，积极参与对其吞咽功能的临床管理[89,90]。LOA 减弱或认知改变显著的肿瘤患者，无法采用其他神经疾病（如卒中）患者的复杂康复策略。对于 LOA 正常的患者，应进行吞咽功能康复治疗。如果治疗不能提高经口进食的效率，需要另一种营养途径，如胃管。

2.4　临终关怀

临终关怀运动起源于 20 世纪 60 年代的英国，Cicely Saunders 博士创立了第一家多学科临终关怀医院，以照顾绝症患者[92-94]。后来，该行为逐渐扩大并最终在 20 世纪 70 年代传至美国。在英国，大多数临终关怀都是在医院进行的，而在美国，只要情况允许，临终关怀就会转移到家庭环境中[95]。资料表明，处于生命末期的患者进行临终关怀，其生命质量优于未进行临终关怀的患者[95]。无论患者是在住院、非住院或家庭进行临终关怀，均可提高其护理质量。早期临终关怀活动的成功实施，国会于 1982 年通过立法，设立了联邦医疗保险临终关怀福利金[93,94]。老年临终关怀福利金，为预期寿命在 6 个月或以下的绝症患者提供护理补贴，这些患者须经其主治医生和临终关怀医疗主管证明。除了预期寿命标准之外，医疗保险涵盖临终关怀福利的其他条件包括：享受医疗保险资格（即至少 65 岁或被证明为残疾），已放弃对疾病进一步的侵入性或"治愈性"的治疗，能够在家中接受大部分护理，家中有主要照顾者在场。只要主治医生可持续证明患者为疾病终末期，医疗保险福利将继续为寿命超过 6 个月的患者支付费用。大多数进入临终关怀阶段的患者，寿命不会超过医保所规定的 6 个月。事实上，他们中的大多数人在 4~6 周内就会死亡，这表明医生没有及时将他们的患者转入临终关怀阶段[94]。患者在医院接受进一步的治疗后濒临死亡，在进入临终关怀阶段有 56% 的患者 10 天内死亡[96]。然而在美国，超过一半的晚期癌症患者并未得到临终关怀服务，或者进入临终关怀阶段太晚，无法最大化获益[93,96]。

对于进一步治疗无效的 MBT 和其他脑肿瘤患者，最重要和关键的一步将是向患者提出临终关怀和姑息性症状控制的建议[97-99]。就像医生首次告诉患者他们的诊断一样，必须具备最大限度的同情心和关怀。一旦治愈性治疗或持续治疗停止，患者应尽快转至临终关怀机构，其首要目标是减轻痛苦。当临终关怀团队的成员与患者和家属建立有意义的关系时（一般几周到几个月），临终关怀的效果更好。

临终关怀的目的是为身患绝症的患者及其家人提供医疗、社会心理和精神上的支持[92-97]。这是一个极为重要的时刻，患者在失去治愈的希望时，对未来的焦虑是压倒性的。临终关怀试图减轻脑肿瘤患者的身体和精神上的痛苦。对治疗的希望将转变为追求最大限度地提高尊严、舒适、生活质量，充分享受剩余每一天的过程[98]。此外，还可向同样遭受巨大痛苦并面临即将失去亲人的患者家属提供支持[98]。对于晚期无法治愈的癌症，最常见的恐惧之一是与家人和爱人隔绝。临终关怀团队的存在，尤其是在家庭环境中，可缓解这种恐惧，确保分离和孤独痛苦最小化。

临终关怀是所有神经肿瘤疾病患者全面关怀的一个重要方面。在处于疾病终末期的患者，当停止遏制恶性肿瘤进展的治疗时，应向其提供临终关怀服务。除了在癌症相关疼痛的许多方面具备专业知识外，临终关怀的医师和护士也能有效处理 MBT 患者特有的一些问题，如吞咽困难和癫痫发作[99]。在疾病终末期，由于吞咽功能的损伤或意识水平下降，许多患者不能口服抗癫痫药物。对护理人员来说，可提供鼻内、颊内、舌下或肌肉内给药的方式，这些给药方式与经静脉或直肠给药途径一样有效[100]。劳拉西泮药液在室温下可稳定存放近 30 天，咪达唑仑可稳定存放 60 天。这些药物可以放在患者的床边，以便需要时迅速使用。伴有呼吸困难和呼吸障碍的患者可受益于阿片类药物的使用，其使用剂量取决于之前应用这类药物的程度[101]。

2.5　伦理问题

脑肿瘤患者的关怀往往因众多的伦理问题和讨论而饱受困扰[102-105]。其他医学亚专科不会面临这么多的重病患者，患者的日常护理涉及生死抉择。这些患者不仅遭受疾病的折磨，而且经常面对一些严重的副作用和治疗造成的并发症。对脑肿瘤患者进行关怀治疗的医生，应该掌握伦理原则和理论。这将使医生更好地为治疗过程中不可避免出现的许多复杂伦理难题做好准备，在许多情况下，随后的姑息治疗也是如此。

几个基本的道德原则需要明确。最重要的伦理原则包括尊重自主性、公平、仁慈和非伤害原则[102-104]。尊重患者自主权是指医生认同患者有自己做决定的权利和能力。这些决定是独一无二的，其受到患者价值观的影响，可能与医生的建议不同。公平涉及人人平等及患者进入医疗系统后合法享有的权利。公平要求患有脑肿瘤疾病的患者与患有预后可能不那么严重的其他疾病的患者能够同样获得医疗帮助（例如疾病治疗、疼痛控制、营养支持）。无恶意是指医生对患者采取的行动，最大化获得积极的治疗结果，避免不必要的痛苦、伤害和折磨。这些活动包括治疗癌症和延长高质量的生存时间，控制疼痛和其他疾病相关症状，以及人际支持。非伤害原则是指医生在为患者提供治疗时应该"不造成伤害"。这一原则的范围很广，涉及很多问题，包括隐瞒相关诊断或预后信息、疼痛治疗不当、治疗不足和持续的过度治疗。

医生需要有一个包含这些基本的伦理原则的伦理立场或体系。最常见立场是，医生根据评估每一项行动结果的好与坏来做出决定。这一伦理立场被称为效果论或功利主义，通过比较可能的好的结果或受益与潜在的伤害或痛苦来为做出的决定辩护[106]。第二种最常见的伦理立场是对人的尊重,它在很大程度上依赖于自主和尊重的伦理原则[102]。这种方法强调了让患者参与他们护理和治疗决定的重要性。另一种对人的尊重是家长式的,在这种情况下,医生认为所有的决定都应该为患者的利益着想,而不考虑患者的具体愿望或需要[102-104,106]。

当讨论一个像癌症这样令人痛苦的诊断,尤其是当它是MBT或类似的脑肿瘤时,很难做到对患者诚实[104,107,108]。一项肿瘤学文献中关于伦理问题的调查表明,说真话是最常被争论的话题[106]。在 1961 年至 1979 年期间,大多数医生采取家长式的方法,即隐瞒诊断和预后信息,以使患者保持希望并最大限度地减少对患者的心理伤害。自 1979 年以来,人们的态度发生了变化,现在许多医生更倾向于透露有关患者诊断和预后的准确信息[107-109]。在讨论诊断和预后时,这种从家长式作风转向更"以患者为中心"或"尊重个人"的趋势是重要的,因为绝大多数患者希望尽可能多地了解他们的疾病、治疗方式的选择和生存机会[108]。

在予以脑肿瘤患者临终关怀时,医生需要在传达准确的诊断、预后信息,与培养并保持患者希望之间取得平衡。目前来说一个更诚实、更准确的诊断面谈并不会使患者失去希望,反而更会促进医患关系的加深[108,110]。医生应该了解希望对每个患者意味着什么,因为它可以代表许多不同的东西,其中一些不同于治愈或长期生存的希望。

在肿瘤患者的临床试验设计和管理过程中,伦理问题会频繁出现。任何临床试验概念与实践的道德基石都是充分的知情告知[108]。充分的知情有 3 个特征:提供足够的信息,没有胁迫,以及患者完全自主。在任何临床试验中必须充分向患者提供关于试验的检查、步骤和治疗方式等信息。如果有严重的风险或益处,必须对其加以概述。所有可能发生的严重风险都应包括在内。此外还应包括任何存在的死亡风险,因为这样严重的后果必须让患者知道它发生的可能性[111]。医生必须以一种开放、客观和公正的方式,提出合理的临床试验的替代治疗方案。替代治疗应该包括其他医疗中心所提供的治疗。医生的职责之一是在不对疾病进行治疗的情况下,告知患者这样的后果和可能的结果。患者应该知道,任何有关临床试验的最终决定是其自己做出的。此时自主性意味着患者理解在知情同意过程中医师所提供的信息,并认同它在此时适用于自己。

保护患者利益最大化这一责任,完全落在拟参与临床试验患者的医生肩上[105]。医生在开始为之努力之前,必须考虑到自身信仰、偏见和学术追求对其的影响。设计和实施临床试验的医生,必须把重点放在追求对疗效起决定性作用的证据上。根据严格的科学和伦理标准设计的研究可以使患者产生信心和良好的信任。

决定停止治疗对患者、家庭成员和治疗团队是一件非常困难的事情[102-104,112,113]。它标志着"生命最后阶段的开始",此时患者所有治愈疾病或使疾病维持长期稳定的希望都破灭了,患者的死亡迫在眉睫。停止治疗的决定,通常出现在患者使用最新治疗方案后出现进展时,患者出现进一步的神经功能恶化。在许多病例中,神经系统状态相当差,严重损害了运动能力、认知功能和言语互动能力。虽然还可予以其他治疗方案,医生必须清楚和诚实地说明,进一步的治疗不会显著影响结果。这种情况下,衡量进一步治疗对生活质量的不利影响,与改善生活质量和延长生存期的潜在益处,是至关重要的。改善生活质量和延长生存期也是较为有限的。医生必须向患者和家属强调,终止进一步治疗并不意味着医生会放弃他们。即使后续治疗的重点,将转移到让患者更舒适、缓解其疼痛和控制症状,医生仍将积极参与患者的治疗。除了能否延长生存期的问题,许多患者和家属想知道进一步的治疗是否可以改善神经功能。换句话说,患者目前的神经系统状态是否可以在一定程度上逆转,从而在剩下的时间里提高生活质量? 在这些疾病的晚期,神经功能很难得到恢复或改善。进一步的治疗能稳定患者的病情,就算是乐观的。

生活质量是一个主观的评价标准,而脑肿瘤疾病是如此多变,停止治疗的适当时间因患者情况而异。处于机体功能良好的患者无法忍受,在治疗期间以功能严重受损的方式生活。对另一患者,他们更容易接受身体功能水平和生活方式的改变,单纯的生存就已足够,反而不太关注生存质量。

终止治疗在伦理上合适吗? 如果医生恰当地解释了情况,并按照患者或家属的意愿行事,那么这个决定就符合尊重自主性、公平性、仁慈性和非伤害性的原则[102-104,112,113]。医生将会采取措施,让患者更有尊严、更平静的死亡,而不必接受进一步治疗的折磨。终止治疗是为了"提高获益",也就是让患者按照自己的意愿离开。医生强制或逼迫患者接受进一步治疗,在伦理上是不恰当的,也违背了无恶意原则。

3　结　　论

医疗的重点是治愈或通过治疗使大多数患者病情稳定,但了解上述支持性治疗的许多方面仍然是非常重要的。密切监测每位患者,如癫痫控制、抗癫痫药物毒性、血栓栓塞的预防和治疗、糖皮质激素相关的问题。当患者进入疾病的最后阶段,医生必须意识到临终关怀的问题并适当利用临终关怀资源。临终关怀的各个方面,都应在尊重患者自主性和慈善的原则下,遵循恰当的伦理准则来进行。

（李守巍 译,惠珂、左赋兴 审校）

参考文献

1. Ruhstaller T, Roe H, Thurlimann B, Nicoll JJ. The multidisciplinary meeting: an indispensable aid to communication between different specialties. *Eur J Cancer*. 2006;42(15):2459–2462.

2. Callaway MV, Connor SR, Foley KM. World Health Organization public health model: a roadmap for palliative care development. *J Pain Symptom Manage*. 2018;55(2S):S6–S13.

3. VandeKieft GK. Breaking bad news. *Am Fam Physician*. 2001;64(12):1975–1978.

4. Baile WF, Buckman R, Lenzi R, Glober G, Beale EA, Kudelka AP. SPIKES—a six-step protocol for delivering bad news: application to the patient with cancer. *Oncologist*. 2000;5(4):302–311.

5. Back AL, Arnold RM. Discussing prognosis: "how much do you want to know?" Talking to patients who are prepared for explicit information. *J Clin Oncol*. 2006;24:4209–4213.

6. Back AL, Arnold RM. Discussing prognosis: "how much do you want to know?" Talking to patients who do not want information or who are ambivalent. *J Clin Oncol*. 2006;24:4214–4217.

7. Feldman GB. The role of support in treating the brain tumor pa-

tient. In: Black PM, Loeffler JS, eds. *Cancer of the Nervous System.* vol. 17. Cambridge: Blackwell Science; 1997:335–345.

8. Loughan AR, Aslanzadeh FJ, Brechbiel J, et al. Death-related distress in adult primary brain tumor patients. *Neurooncol Pract.* 2020;7(5):498–506.

9. Given BA, Given CW, Kozachik S. Family support in advanced cancer. *CA Cancer J Clin.* 2001;51:213–231.

10. Nijboer C, Tempelaar R, Triemstra M, van den Bos GAM, Sanderman R. The role of social and psychologic resources in caregiving of cancer patients. *Cancer.* 2001;91:1029–1103.

11. Glantz M, Recht LD. Epilepsy in the cancer patient. In: Vecht CJ, ed. *Handbook of Clinical Neurology.* Amsterdam: Elsevier Science; 1997:9–18. Neuro-Oncology, Part III; vol. 25. 69. 2.

12. Chamberlain MC. Neoplastic meningitis. *J Clin Oncol.* 2005;23:3605–3613.

13. Rogers LR. Cerebrovascular complications in cancer patients. *Neurol Clin North Am.* 2003;21:167–192.

14. Newton HB. Neurological complications of systemic cancer. *Am Fam Physician.* 1999;59:878–886.

15. Lote K, Stenwig AE, Skullerud K, Hirschberg H. Prevalence and prognostic significance of epilepsy in patients with gliomas. *Eur J Cancer.* 1998;34(1):98.

16. Ruda R, Trevisan E, Soffietti R. Epilepsy and brain tumors. *Curr Opin Oncol.* 2010;22:611.

17. Chen H, Judkins J, Thomas C, et al. Mutant IDH1 and seizures in patients with glioma. *Neurology.* 2017;88(19):1805–1813.

18. Englot DJ, Berger MS, Barbaro NM, Chang EF. Factors associated with seizure freedom in the surgical resection of glioneuronal tumors. *Epilepsia.* 2012;53(1):51–57.

19. Oberndorfer S, Schmal T, Lahrmann H, et al. The frequency of seizures in patients with primary brain tumors or cerebral metastases. An evaluation from the Ludwig Boltzmann Institute of Neuro-Oncology and Department of Neurology. *Wien Klin Wochenschr.* 2002;114(21–22):911–916.

20. Schaller B, Rüegg SJ. Brain tumor and seizures: pathophysiology and its implications for treatment revisited. *Epilepsia.* 2003;44:1223–1232.

21. Ettinger AB. Structural causes of epilepsy: tumors, cysts, stroke, and vascular malformation. *Neurol Clin.* 1994;12:41–56.

22. Fisher RS, Cross JH, French JA, et al. Operational classification of seizure types by the International League Against Epilepsy: Position Paper of the ILAE Commission for Classification and Terminology. *Epilepsia.* 2017;58(4):522–530.

23. Brodie MJ, Dichter MA. Antiepileptic drugs. *N Engl J Med.* 1996;334:168–175.

24. Britton JW, So EL. Selection of antiepileptic drugs: a practical approach. *Mayo Clin Proc.* 1996;71:778–786.

25. Van Breemen MS, Rijsman RM, Taphoorn MJ, et al. Efficacy of anti-epileptic drugs in patients with gliomas and seizures. *J Neurol.* 2009;256(9):1519–1526.

26. St Louis EK. Monitoring antiepileptic drugs: a level-headed approach. *Curr Neuropharmacol.* 2009;7(2):115–119.

27. Vecht CJ, Kerkhof M, Duran-Pena A. Seizure prognosis in brain tumors: new insights and evidence-based management. *Oncologist.* 2014;19(7):751–759.

28. Duffau H. Surgery of low-grade gliomas: towards a 'functional neurooncology'. *Curr Opin Oncol.* 2009;21(6):543–549.

29. Glantz MJ, Cole BF, Forsyth PA, et al. Practice parameter: anticonvulsant prophylaxis in patients with newly diagnosed brain tumors. Report of the Quality Standards Subcommittee of the American Academy of Neurology. *Neurology.* 2000;54(10):1886–1893.

30. Ferrell Jr PB, McLeod HL. Carbamazepine, HLA-B*1502 and risk of Stevens-Johnson syndrome and toxic epidermal necrolysis: US FDA recommendations. *Pharmacogenomics.* 2008;9(10):1543–1546.

31. Sun D, Yu CH, Liu ZS, et al. Association of HLA-B*1502 and *1511 allele with antiepileptic drug-induced Stevens-Johnson syndrome in central China. *J Huazhong Univ Sci Technolog Med Sci.* 2014;34(1):146–150.

32. Sirven JI, Wingerchuk DM, Drazkowski JF, Lyons MK, Zimmerman RS. Seizure prophylaxis in patients with brain tumors: a meta-analysis. *Mayo Clin Proc.* 2004;79(12):1489–1494.

33. Tremont-Lukats IW, Ratilil BO, Armstrong T, Gilbert MR. Antiepileptic drugs for preventing seizures in people with brain tumors. *Cochrane Database Syst Rev.* 2008;2, CD004424.

34. Goldlust SA, Hsu M, Lassman AB, Panageas KS, Avila EK. Seizure prophylaxis and melanoma brain metastases. *J Neurooncol.* 2012;108(1):109–114.

35. Wu AS, Trinh VT, Suki D, et al. A prospective randomized trial of perioperative seizure prophylaxis in patients with intraparenchymal brain tumors. *J Neurosurg.* 2013;118(4):873–883.

36. Newton HB, Turowski RC, Stroup TJ, McCoy LK. Clinical presentation, diagnosis, and pharmacotherapy of patients with primary brain tumors. *Ann Pharmacother.* 1999;33:816–832.

37. Ohnishi T, Sher PB, Posner JB, Shapiro WB. Capillary permeability factor secreted by malignant brain tumor. Role in peritumoral edema and possible mechanism for anti-edema effect of glucocorticoids. *J Neurosurg.* 1990;72:245–251.

38. Del Maestro RF, Megyesi JF, Farrell CL. Mechanisms of tumor-associated edema: a review. *Can J Neurol Sci.* 1990;17:177–183.

39. Samdani AF, Tamargo RJ, Long DM. Brain tumor edema and the role of the blood-brain barrier. In: Vecht CJ, ed. *Handbook of Clinical Neurology.* Amsterdam: Elsevier Science; 1997:71–102. Neuro-Oncology, Part I; vol. 23. 67. 4.

40. Mukwaya G. Immunosuppressive effects and infections associated with corticosteroid therapy. *Pediatr Infect Dis J.* 1988;7:499–504.

41. Østergaard L, Hochberg FH, Rabinov JD, et al. Early changes measured by magnetic resonance imaging in cerebral blood flow, blood volume, and blood-brain barrier permeability following dexamethasone treatment in patients with brain tumors. *J Neurosurg.* 1999;90:300–305.

42. Roth P, Happold C, Weller M. Corticosteroid use in neuro-oncology: an update. *Neurooncol Pract.* 2015;2(1):6–12.

43. Petrelli F, Signorelli D, Ghidini M, et al. Association of steroids use with survival in patients treated with immune checkpoint inhibitors: a systematic review and meta-analysis. *Cancer.* 2020;12(3):546.

44. Dietrich J, Rao K, Pastorino S, Kesari S. Corticosteroids in brain cancer patients: benefits and pitfalls. *Expert Rev Clin Pharmacol.* 2011;4(2):233–242.

45. Lester RS, Knowles SR, Shear NH. The risks of systemic corticosteroid use. *Dermatol Clin.* 1998;16:277–286.

46. Weissman DE, Dufer D, Vogel V, Abeloff DD. Corticosteroid toxicity in neuro-oncology patients. *J Neurooncol.* 1987;5:125–128.

47. Fadul CE, Lemann W, Thaler HT, Posner JB. Perforation of the gastrointestinal tract in patients receiving steroids for neurologic disease. *Neurology.* 1988;38:348–352.

48. Stiefel FC, Breitbart WS, Holland JC. Corticosteroids in cancer: neuropsychiatric complications. *Cancer Invest.* 1989;7:479–491.

49. Dropcho EJ, Soong SJ. Steroid-induced weakness in patients with primary brain tumors. *Neurology.* 1991;41:1235–1239.

50. Batchelor TT, Taylor LT, Thaler HT, Posner JB, DeAngelis LM. Steroid myopathy in cancer patients. *Neurology.* 1997;48:1234–1238.

51. Wellisch DK, Kaleita TA, Freeman D, Cloughesy T, Goldman J. Predicting major depression in brain tumor patients. *Psychooncology.* 2002;11(3):230–238.

52. Joseph JC. Corticosteroid-induced osteoporosis. *Am J Hosp Pharm.* 1994;51:188–197.

53. McIlwain HH. Glucocorticoid-induced osteoporosis: pathogenesis, diagnosis, and management. *Prev Med.* 2003;36:243–249.

54. Neuwelt AJ, Nguyen TM, Fu R, et al. Incidence of *Pneumocystis jirovecii* pneumonia after temozolomide for CNS malignancies without prophylaxis. *CNS Oncol.* 2014;3(4):267–273.

55. Mahindra AK, Grossman SA. *Pneumocystis carinii* pneumonia in HIV negative patients with primary brain tumors. *J Neurooncol.* 2003;63:263–270.

56. Mathew BS, Grossman SA. Pneumocystis carinii pneumonia prophylaxis in HIV negative patients with primary CNS lymphoma. *Cancer Treat Rev.* 2003;29:105–119.

57. Zhuang H, Shi S, Yuan Z, Chang JY. Bevacizumab treatment for radiation brain necrosis: mechanism, efficacy and issues. *Mol Cancer.* 2019;18(1):21.

58. Brastianos PK, Batchelor TT. VEGF inhibitors in brain tumors. *Clin Adv Hematol Oncol.* 2009;7(11):753–760.

59. Liu D, Ahmet A, Ward L, et al. A practical guide to the monitoring and management of the complications of systemic corticoste-

roid therapy. *Allergy Asthma Clin Immunol.* 2013;9(1):30.

60. Garnett WR, Garabedian-Ruffalo SM. Identification, diagnosis, and treatment of acid-related diseases in the elderly: implications for long-term care. *Pharmacotherapy.* 1997;17:938–958.

61. Sachs G. Proton pump inhibitors and acid-related diseases. *Pharmacotherapy.* 1997;17:22–37.

62. Lee AYY, Levine MN. Management of venous thromboembolism in cancer patients. *Oncologia.* 2000;14:409–421.

63. Gomes MPV, Deitcher SR. Diagnosis of venous thromboembolic disease in cancer patients. *Oncologia.* 2003;17:126–139.

64. Sawaya R, Zuccarello M, Elkalliny M, Nighiyama H. Postoperative venous thromboembolism and brain tumors: part I. Clinical profile. *J Neuro-Oncol.* 1992;14:119–125.

65. Hamilton MG, Hull RD, Pineo GF. Venous thromboembolism in neurosurgery and neurology patients: a review. *Neurosurgery.* 1994;34:280–296.

66. Marras LC, Geerts WH, Perry JR. The risk of venous thromboembolism is increased throughout the course of malignant glioma. An evidence-based review. *Cancer.* 2000;89:640–646.

67. Brandes AA, Scelzi E, Salmistraro E, et al. Incidence and risk of thromboembolism during treatment of high-grade gliomas: a prospective study. *Eur J Cancer.* 1997;33:1592–1596.

68. Quevedo JF, Buckner JC, Schmidt JL, Dinapoli RP, O'Fallon JR. Thromboembolism in patients with high-grade glioma. *Mayo Clin Proc.* 1994;69:329–332.

69. Barbosa M. What is the best treatment for a cancer patient with thrombosis? *Clin Med Insights Oncol.* 2014;8:49–55.

70. Weitz JI. Low-molecular-weight heparins. *N Engl J Med.* 1997;337:688–698.

71. Schiff D, DeAngelis LM. Therapy of venous thromboembolism in patients with brain metastases. *Cancer.* 1994;73:493–498.

72. Altshuler E, Moosa H, Selker RG, Vertosick FT. The risk and efficacy of anticoagulant therapy in the treatment of thromboembolic complications in patients with primary brain tumors. *Neurosurgery.* 1990;27:74–77.

73. Pandhi MB, Desai KR, Ryu RK, Lewandowski RJ. The role of inferior vena cava filters in cancer patients. *Semin Interv Radiol.* 2016;33(2):71–74.

74. Buchholz D. Neurologic causes of dysphagia. *Dysphagia.* 1987;1:152–156.

75. Kirshner HS. Causes of neurogenic dysphagia. *Dysphagia.* 1989;3:184–188.

76. Barer DH. The natural history and functional consequences of dysphagia after hemispheric stroke. *J Neurol Neurosurg Psychiatry.* 1989;52:236–241.

77. Lieberman AN, Horowitz L, Redmond P, Pachter L, Lieberman I, Leibowitz M. Dysphagia in Parkinson's disease. *Am J Gastroenterol.* 1980;74:157–160.

78. Daly DD, Code CF, Anderson HA. Disturbances of swallowing and esophageal motility in patients with multiple sclerosis. *Neurology.* 1962;59:250–256.

79. Robbins J. Swallowing in ALS and motor neuron disease. *Neurol Clin.* 1987;5:213–229.

80. Buchholz D. Neurologic evaluation of dysphagia. *Dysphagia.* 1987;1:187–192.

81. Park DH, Chun MH, Lee SJ, Song YM. Comparison of swallowing functions between brain tumor and stroke patients. *Ann Rehabil Med.* 2013;37(5):633–641.

82. Frank Y, Schwartz SB, Epstein NE, Beresford HR. Chronic dysphagia, vomiting and gastroesophageal reflux as manifestations of a brain stem glioma: a case report. *Pediatr Neurosci.* 1989;15:265–268.

83. Straube A, Witt TN. Oculo-bulbar myasthenic symptoms as the sole sign of tumour involving or compressing the brain stem. *J Neurol.* 1990;237:369–371.

84. Cunningham ET, Donner MW, Jones B, Point SM. Anatomical and physiological overview. In: Jones B, Donner MW, eds. *Normal and Abnormal Swallowing. Imaging in Diagnosis and Therapy.* vol. 2. New York: Springer-Verlag; 1991:7–32.

85. Dodds WJ, Stewart ET, Logemann JA. Physiology and radiology of the normal oral and pharyngeal phases of swallowing. *Am J Roentgenol.* 1989;154:953–963.

86. Sessle BJ, Henry JL. Neural mechanisms of swallowing: neurophysiological and neurochemical studies on brain stem neurons in the solitary tract region. *Dysphagia.* 1989;4:61–75.

87. Meadows JC. Dysphagia in unilateral cerebral lesions. *J Neurol Neurosurg Psychiatry.* 1973;36:853–860.

88. Newton HB, Newton C, Pearl D, Davidson T. Swallowing assessment in primary brain tumor patients with dysphagia. *Neurology.* 1994;44:1927–1932.

89. Emick-Herring B, Wood P. A team approach to neurologically based swallowing disorders. *Rehabil Nurs.* 1990;15:126–132.

90. Dodds WJ, Logemann JA, Stewart ET. Radiologic assessment of abnormal oral and pharyngeal phases of swallowing. *Am J Roentgenol.* 1990;154:965–974.

91. Bloch AS. Nutritional management of patients with dysphagia. *Oncologia.* 1993;7:127–137.

92. Rhymes J. Hospice care in America. *JAMA.* 1990;264:369–372.

93. Kinzbrunner BM. Ethical dilemmas in hospice and palliative care. *Support Care Cancer.* 1995;3:28–36.

94. Von Gunten CF, Neely KJ, Martinez J. Hospice and palliative care: program needs and academic issues. *Oncologia.* 1996;10:1070–1074.

95. Finlay IG, Higginson IJ, Goodwin DM, et al. Palliative care in hospital, hospice, at home: results from a systematic review. *Ann Oncol.* 2002;13:257–264.

96. Mulville AK, Widick NN, Srivastava Makani N. Timely referral to hospice care for oncology patients: a retrospective review. *Am J Hosp Palliat Care.* 2019;36(6):466–471.

97. Kahn MJ, Lazarus CJ, Owens DP. Allowing patients to die: practical, ethical, and religious concerns. *J Clin Oncol.* 2003;21:3000–3002.

98. Brenner PR. Managing patients and families at the ending of life: hospice assumptions, structures, and practice in response to staff stress. *Cancer Invest.* 1997;15:257–264.

99. D'Olimpio J. Contemporary drug therapy in palliative care: new directions. *Cancer Invest.* 2001;19:413–423.

100. Gronheit W, Popkirov S, Wehner T, Schlegel U, Wellmer J. Practical management of epileptic seizures and status epilepticus in adult palliative care patients. *Front Neurol.* 2018;9:595.

101. Thomas JR, Von Gunten CF. Treatment of dyspnea in cancer patients. *Oncologia.* 2002;16:745–750.

102. Latimer E. Ethical challenges in cancer care. *J Palliat Care.* 1992;8:65–70.

103. Smith TJ, Bodurtha JN. Ethical considerations in oncology: balancing the interests of patients, oncologists, and society. *J Clin Oncol.* 1995;13:2464–2470.

104. Newton HB, Malkin MG. Ethical issues in neuro-oncology. *Semin Neurol.* 1997;17:219–226.

105. Vick NA, Wilson CB. Total care of the patient with a brain tumor. With considerations of some ethical issues. *Neurol Clin.* 1985;3:705–710.

106. Vanderpool HY, Weiss GB. Ethics and cancer: a survey of the literature. *South Med J.* 1987;80:500–506.

107. Gert B, Culver CM. Moral theory in neurologic practice. *Semin Neurol.* 1984;4:9–14.

108. Butow PN, Kazemi JN, Beeney LJ, Griffin AM, Dunn SM, Tattersall MHN. When the diagnosis is cancer. Patient communication experiences and preferences. *Cancer.* 1996;77:2630–2637.

109. Gert B, Nelson WA, Culver CM. Moral theory and neurology. *Neurol Clin.* 1989;7:681–696.

110. Clayton JM, Butow PN, Arnold RM, Tattersall MHN. Fostering coping and nurturing hope when discussing the future with terminally ill cancer patients and their caregivers. *Cancer.* 2005;103:1965–1975.

111. Culver CM, Gert B. Basic ethical concepts in neurologic practice. *Semin Neurol.* 1984;4:1–8.

112. Thomasma DC. The ethics of caring for the older patient with cancer: defining the issues. *Oncologia.* 1992;6:124–130.

113. Nelson WA, Bernat JL. Decisions to withhold or terminate treatment. *Neurol Clin.* 1989;7:759–774.

索　引